E. Schönau, E. G. Naumann, A. Längler, J. Beuth

Pädiatrie integrativ

E. Schönau, E. G. Naumann, A. Längler, J. Beuth

Pädiatrie integrativ

Konventionelle und komplementäre Therapie

URBAN & FISCHER München

Zuschriften und Kritik an:
Elsevier GmbH, Urban & Fischer Verlag, Lektorat Komplementäre und Integrative Medizin, Hackerbrücke 6, 80335 München

Wichtiger Hinweis für den Benutzer
Die Erkenntnisse in der Medizin unterliegen laufendem Wandel durch Forschung und klinische Erfahrungen. Herausgeber und Autoren dieses Werkes haben große Sorgfalt darauf verwendet, dass die in diesem Werk gemachten therapeutischen Angaben (insbesondere hinsichtlich Indikation, Dosierung und unerwünschten Wirkungen) dem derzeitigen Wissensstand entsprechen. Das entbindet den Nutzer dieses Werkes aber nicht von der Verpflichtung, anhand der Beipackzettel zu verschreibender Präparate zu überprüfen, ob die dort gemachten Angaben von denen in diesem Buch abweichen und seine Verordnung in eigener Verantwortung zu treffen.

Wie allgemein üblich wurden Warenzeichen bzw. Namen (z.B. bei Pharmapräparaten) nicht besonders gekennzeichnet.

Bibliografische Information Der Deutschen Bibliothek
Die Deutsche Bibliothek verzeichnet diese Publikation in der Deutschen Nationalbibliografie; detaillierte bibliografische Daten sind im Internet unter http://dnb.ddb.de abrufbar.

Um den Textfluss nicht zu stören, wurde bei Patienten und Berufsbezeichnungen die grammatikalisch maskuline Form gewählt. Selbstverständlich sind in diesen Fällen immer Frauen und Männer gemeint.

Planung: Dr. med. Julia Bender
Projektmanagement: Dr. med. Julia Bender, Verena Eichhorn
Redaktion: Dr. med. Mechthild Heinmüller, Höhenbrunn; Karen Kühl, Gernlinden
Register: Inge Pfeifer, München
Herstellung: Marion Kraus
Satz: abavo GmbH, Buchloe
Druck und Bindung: Printforce, Alphen/NL
Zeichnungen: Susanne Adler, Lübeck; Henriette Rintelen, Velbert (Kap. 44.1)
Umschlaggestaltung: SpieszDesign, Neu-Ulm
Titelfotografie: Corbis (Stephen Welstead)

ISBN 978-3-437-31432-0

Aktuelle Informationen finden Sie im Internet unter www.elsevier.com und www.elsevier.de

Unseren Kindern

Geleitwort

11 354 Ärzte sind derzeit in Deutschland in der Kinderheilkunde tätig, einem Fach, das viele schöne Seiten bietet, an den Arzt aber auch vielfältige Herausforderungen stellt. Die Freude am Fachgebiet entsteht vor allem durch den kontinuierlichen Umgang mit Kindern, mit ihrer Unbefangenheit und ihren enormen Lern- und Entwicklungspotenzialen. Die Pädiatrie bietet dem Arzt somit große Gestaltungsmöglichkeiten und sie vermag beim Kind Weichen zu stellen, die sich auf den Verlauf des gesamten weiteren Lebens positiv auszuwirken vermögen.

Gleichzeitig stellt aber die Zunahme vieler Krankheitsbilder eine zentrale Herausforderung für das Fach dar: Insbesondere muss der zu beobachtende kontinuierliche Anstieg der Inzidenzraten des Diabetes I beunruhigen sowie die Tatsache, dass inzwischen auch bei Kindern und Jugendlichen ein Diabetes II diagnostiziert werden kann. Die fast epidemieartige Zunahme allergischer Erkrankungen in unserer Gesellschaft stimmt ebenfalls nachdenklich und auch hier sind die medizinischen Antworten nicht einfach. Laut der MAS-90-Studie lässt sich mittlerweile bereits bei 25% der Kinder im ersten Lebensjahr eine Atopie feststellen. Eine weitere Herausforderung stellt die rapide Zunahme der kindlichen Adipositas in unserer Gesellschaft dar. Bedenkt man die aus ihr zukünftig für unser Gesundheitssystem erwachsenen Probleme, so werden die besonderen präventiven Aufgaben deutlich, die an die Kinderheilkunde gestellt sind. Die Diskussion um die richtige Diagnostik und Behandlung des ADHS hat zudem verdeutlicht, dass es gerade in der Pädiatrie meistens nicht mit einer medikamentösen Therapie allein getan ist, sondern das soziale Umfeld des Kindes wie auch andere Gesundheitsberufe in ein multimodales Behandlungskonzept einbezogen werden müssen.

Ein besonderes Problem der Kinderheilkunde liegt aber in der Tatsache begründet, dass die meisten Medikamente, die dem Arzt zur Behandlung seiner Patienten zur Verfügung stehen, nur im off-label-use eingesetzt werden können. Ergebnisse aus kontrollierten Medikamentenstudien an Kindern liegen in der Regel nicht vor, da diese Studien nur schwierig durchzuführen und für die pharmazeutische Industrie meist nicht ausreichend lukrativ sind. So ist der Arzt oftmals allein gelassen in seinen medizinischen Entscheidungen, gleichzeitig aber konfrontiert mit den Ängsten besorgter Eltern. Da liegt es nahe, es in manchen Fällen zunächst mit dem Einsatz „sanfter" Mittel zu versuchen, die auch weiterhin für Kinder unter 12 Jahren zu Lasten der gesetzlichen Krankenversicherung verordnet werden dürfen. Aber auch für sie mangelt es in der Regel an wissenschaftlichen Belegen.

Es ist deshalb sehr zu begrüßen, dass das vorliegende Therapie-Handbuch dem Arzt einen schnellen Zugriff auf schul- wie auch komplementärmedizinische Behandlungsansätze ermöglicht. Erst durch die systematische Auswertung praktischer Erfahrungen aus beiden Bereichen wird es schließlich auch zu dem erforderlichen wissenschaftlichen Erkenntnisgewinn und zu einer Annäherung unterschiedlicher Behandlungsansätze zum Wohle des Patienten kommen. Im Versorgungsalltag ist der Kinderarzt längst zu einer ekklektizistischen Herangehensweise gezwungen. Das vorliegende Buch vermag ihm eine Orientierungshilfe in unsicherem Gelände zu vermitteln. Gesicherte Forschungsergebnisse bleiben jedoch weiterhin eine Herausforderung an Wissenschaft und Praxis.

Prof. Dr. med. Dr. h.c. Jörg-Dietrich Hoppe
Präsident der Bundesärztekammer

Herausgeber und Autoren

Herausgeber

Prof. Dr. med. Eckhard Schönau
Klinik und Poliklinik für Allg. Kinderheilkunde der Universität zu Köln
Joseph-Stelzmann-Str. 9
50931 Köln

Dr. medic. Dipl.-Psych. Dipl.-Päd. Emil G. Naumann
Klinik und Poliklinik für Allg. Kinderheilkunde der Universität zu Köln
Joseph-Stelzmann-Str. 9
50931 Köln

Dr. med. Alfred Längler
Gemeinschaftskrankenhaus Herdecke
Abteilung Kinderheilkunde und Jugendmedizin
Gerhard-Kienle-Weg 4
58313 Herdecke

Prof. Dr. med. Josef Beuth
Institut zur wissenschaftlichen Evaluation naturheilkundlicher Verfahren
Universitätsklinik zu Köln
Robert-Koch-Str. 10
50931 Köln

Autoren

Prof. Dr. med. Dietrich Abeck
Gemeinschaftspraxis PD Dr. med. S. Plötz und Prof. Dr. med. D. Abeck
Grünwalder Str. 248
81545 München

Sandra Bachmann
Dipl. Pfl.wissensch. (FH)
Jürgen-von-Manger-Str. 14
44627 Herne

Prof. Dr. med. Rolf Behrens
Klinik für Kinder und Jugendliche
Klinikum Süd
Breslauer Str. 201
90471 Nürnberg

PD Dr. med. Markus Bettendorf
Universitäts-Kinderklinik
Im Neuenheimer Feld 150
69120 Heidelberg

Prof. Dr. med. Josef Beuth
Institut zur wissenschaftlichen Evaluation naturheilkundlicher Verfahren
Universitätsklinik zu Köln
Robert-Koch-Str. 10
50931 Köln

Prof. Dr. med. Hansjosef Böhles
Klinikum der Johann-Wolfgang-Goethe-Universität
Klinik für Kinderheilkunde I
Theodor-Stern-Kai 7
60590 Frankfurt

Han Chaling
Via Vetulonia,52F
00183 Roma
ITALIA

Prof. Dr. sc. hum. Dipl.-Psych. Manfred Döpfner
Klinik und Poliklinik für Psychiatrie und Psychotherapie des Kindes- und Jugendalters der Universität zu Köln
Robert-Koch-Str. 10
50931 Köln

Dr. med. Reinhild Engelen
Altes Feld 7
58313 Herdecke

Gertrud Even
Klinik und Poliklinik für Allg. Kinderheilkunde der Universität zu Köln
Joseph-Stelzmann-Str. 9
50931 Köln

Prof. Dr. med. Peer Eysel
Klinik und Poliklinik für Orthopädie der Universität zu Köln
Joseph-Stelzmann-Str. 9
50931 Köln

Susanne Fahl
Klinik und Poliklinik für Allg. Kinderheilkunde der Universität zu Köln
Joseph-Stelzmann-Str. 9
50931 Köln

Dr. med. Tillmann Fellmer
Gemeinschaftskrankenhaus Herdecke
Abteilung Kinderheilkunde und Jugendmedizin
Gerhard-Kienle-Weg 4
58313 Herdecke

Dr. med. Frank Friedrichs
Rathausstr. 10
52072 Aachen

Dr. med. Anna-Margarete Funke
Klinik für Frauenheilkunde und Geburtshilfe der Universität zu Köln
Kerpener Str. 34
50931 Köln

Dr. med. Gerd Ganser
St.-Josef-Stift
Nordwestdeutsches Rheumazentrum
Westtor 7
48324 Sendenhorst

Prof. Dr. med. Alexander von Gontard
Klinik f. Kinder- und Jugendpsychiatrie
Universitätsklinikum des Saarlandes
Postfach
66421 Homburg/Saar

Univ.-Dozent Dr. med. Max Haidvogl
Ludwig-Boltzmann-Institut für Homöopathie
Dürergasse 4
8010 Graz
ÖSTERREICH

Dr. med. Erika Hammer
Tumringer Str. 200
79539 Lörrach

Dr. med. Peter Herkenrath
Klinik und Poliklinik für Allg. Kinderheilkunde der Universität zu Köln
Joseph-Stelzmann-Str. 9
50931 Köln

Dr. med. Dörte Hilgard
Gemeinschaftskrankenhaus Herdecke
Abteilung Kinderheilkunde und Jugendmedizin
Gerhard-Kienle-Weg 4
58313 Herdecke

Bettina Hofinga
Gemeinschaftskrankenhaus Herdecke
Abteilung Kinderheilkunde und Jugendmedizin
Gerhard-Kienle-Weg 4
58313 Herdecke

Prof. Dr. med. Reinhard W. Holl
Zentralinstitut für Biomedizinische Technik
Universität Ulm
Albert-Einstein-Allee 47
89069 Ulm

PD Dr. med. Bernd Hoppe
Klinik und Poliklinik für Allg. Kinderheilkunde der Universität zu Köln
Joseph-Stelzmann-Str. 9
50931 Köln

Prof. Dr. med. Hans-Iko Huppertz
Zentralkrankenhaus St.-Jürgen-Straße
Prof.-Hess-Kinderklinik
28205 Bremen

Dr. med. Lüder Jachens
Oberthalhofen 25
88167 Stiefenhofen

Ulrich Kaiser
Zahnärztliche Gemeinschaftspraxis
Dr. Holzner-Hartmannsgruber und Kaiser
Martin-Grief-Höhe 5
84539 Zangberg

Prof. Dr. med. Martin Kirschstein
Allgemeines Krankenhaus Celle
Kinderklinik
Siemensplatz 4
29223 Celle

Dr. med. Silke van Koningsbruggen
Klinik und Poliklinik für Allg. Kinderheilkunde der Universität zu Köln
Joseph-Stelzmann-Str. 9
50931 Köln

PD Dr. med. Bernhard Korge
Klinik und Poliklinik für Dermatologie und Venerologie der Universität zu Köln
Joseph-Stelzmann-Str. 9
50931 Köln

Dr. med. Niklas Kreutzer
Urologische Klinik
Klinikum Dortmund
Münsterstraße 240
44145 Dortmund

Dr. med. Angela Kribs
Klinik und Poliklinik für Allg. Kinderheilkunde der Universität zu Köln
Joseph-Stelzmann-Str. 9
50931 Köln

Dr. med. Karl-Reinhard Kummer
Posseltstr. 7
76227 Karlsruhe

Renate Kviske
Sturenhagener Weg 11
24229 Dänischenhagen

Dr. med. Alfred Längler
Gemeinschaftskrankenhaus Herdecke
Abteilung Kinderheilkunde und Jugendmedizin
Gerhard-Kienle-Weg 4
58313 Herdecke

Dr. med. Christof Land
Klinik und Poliklinik für Allg. Kinderheilkunde der Universität zu Köln
Joseph-Stelzmann-Str. 9
50931 Köln

Dr. med. Ruth Lang-Roth
HNO-Klinik der Universität zu Köln
Joseph-Stelzmann-Str. 9
50931 Köln

Prof. Dr. med. Dipl.-Psych. Gerd Lehmkuhl
Klinik und Poliklinik für Psychiatrie und Psychotherapie des Kindes- und Jugendalters der Universität zu Köln
Robert-Koch-Str. 10
50931 Köln

Dr. med. Matthias Lohn
Filderklinik
Abteilung Kinderheilkunde und Jugendmedizin
Im Haberschlai 7
70794 Filderstadt

Heike Lummerzheim
Gemeinschaftskrankenhaus Herdecke
Abteilung Kinderheilkunde und Jugendmedizin
Gerhard-Kienle-Weg 4
58313 Herdecke, Ruhr

Dr. med. Oliver Maier
Ostschweizer Kinderspital St. Gallen
Neuropädiatrie
Claudiusstr. 6
9000 St. Gallen
SCHWEIZ

Dr. rer. nat. Peter Melchers
Abteilung für Kinder- und Jugendpsychiatrie
Kreiskrankenhaus Gummersbach
Kaiserstr. 75
51643 Gummersbach

Dr. med. Michael Meusers
Gemeinschaftskrankenhaus Herdecke
Abteilung Kinder- und Jugendpsychiatrie
Gerhard-Kienle-Weg 4
58313 Herdecke, Ruhr

Karin Michael
Klinik und Poliklinik für Allg. Kinderheilkunde der Universität zu Köln
Zentrum für Kinderonkologie und -hämatologie
Joseph-Stelzmann-Str. 9
50931 Köln

Prof. Dr. med. Dietrich Michalk
Klinik und Poliklinik für Allg. Kinderheilkunde der Universität zu Köln
Joseph-Stelzmann-Str. 9
50931 Köln

Jens Uwe Möller
Reha-Klinik Damp
Seeuferweg
24349 Damp

Dr. med. Ulrich Mutschler
Städtische Kinderklinik Hildesheim
Weinberg 1
31141 Hildesheim

Dr. medic. Dipl.-Psych. Dipl.-Päd. Emil G. Naumann
Klinik und Poliklinik für Allg. Kinderheilkunde der Universität zu Köln
Joseph-Stelzmann-Str. 9
50931 Köln

Dr. med. Ulrich Neudorf
Kinderklinik der Universität Essen
Hufelandstr. 55
45147 Essen

Prof. Dr. med. Walter Nützenadel
Universitätsklinikum Mannheim
Klinik für Kinderheilkunde
Theodor-Kutzer-Ufer 1-3
68167 Mannheim

Prof. Dr. med. Michael Radke
Klinik für Kinderheilkunde und Jugendmedizin
Klinikum Ernst von Bergmann
Charlottenstr. 72
14467 Potsdam

Dr. med. Stefan Razeghi
Kinderklinik Dritter Orden
Franz-Schrank-Str. 8
80638 München

Martin Rieger
Heckscher Klinik
Abteilung Rottmannshöhe
82335 Berg/Starnberger See

Dr. med. Ernst Rietschel
Klinik und Poliklinik für Allg. Kinderheilkunde der Universität zu Köln
Joseph-Stelzmann-Str. 9
50931 Köln

Dr. med. Rita Röhling
Klinik und Poliklinik für Allg. Kinderheilkunde der Universität zu Köln
Zentrum f. Kinderonkologie u. -hämatologie
Joseph-Stelzmann-Str. 9
50931 Köln

Prof. Dr. med. Jürgen Rütt
Klinik und Poliklinik für Orthopädie der Universität zu Köln
Joseph-Stelzmann-Str. 9
50931 Köln

Silke Schellhammer
Preysingstr. 11
81667 München

Dr. med. Arne Schmidt
Gemeinschaftskrankenhaus Herdecke
Abteilung Kinder- und Jugendpsychiatrie
Gerhard-Kienle-Weg 4
58313 Herdecke

Dr. med. Beate Schmidt
Klinik und Poliklinik für Allg. Kinderheilkunde der Universität zu Köln
Joseph-Stelzmann-Str. 9
50931 Köln

Dr. med. Stefan Schmidt-Troschke
Gemeinschaftskrankenhaus Herdecke
Abteilung Kinder- und Jugendmedizin
Gerhard-Kienle-Weg 4
58313 Herdecke, Ruhr

Prof. Dr. med. Eckhard Schönau
Klinik und Poliklinik für Allg. Kinderheilkunde der Universität zu Köln
Joseph-Stelzmann-Str. 9
50931 Köln

Astrid Schubert
Klinik und Poliklinik für Allg. Kinderheilkunde der Universität zu Köln
Joseph-Stelzmann-Str. 9
50931 Köln

Dr. med. Christian Schultz
Klinik f. Kinder- u. Jugendmedizin
Universitätsklinikum Schleswig-Holstein
Campus Lübeck
Ratzeburger Allee 160
23562 Lübeck

Dr. med. Reinhard Schwarz
Quellengasse 42
8010 Graz
ÖSTERREICH

Dr. med. Ludwig Stapenhorst
Elisabeth-Krankenhaus Essen
Kinderklinik
Moltkestr. 61
45138 Essen

Dr. med. Kerstin Strom
Feuerwehrheimstr. 3
83457 Bayerisch Gmain

Dr. med. Tobias Strunk
Klinik f. Kinder- u. Jugendmedizin
Universitätsklinikum Schleswig-Holstein
Campus Lübeck
Ratzeburger Allee 160
23562 Lübeck

Dr. med. Christoph Tautz
Gemeinschaftskrankenhaus Herdecke
Abteilung Kinder- und Jugendmedizin
Gerhard-Kienle-Weg 4
58313 Herdecke

Dr. med. Bernhard Ulrich
Ottweilerstr. 128
66113 Saarbrücken

Dr. med. Anne Vierzig
Klinik und Poliklinik für Allg. Kinderheilkunde der Universität zu Köln
Joseph-Stelzmann-Str. 9
50931 Köln

Prof. Dr. med. Martin Wabitsch
Abteilung Kinder- und Jugendmedizin der Universität zu Ulm
Prittwitzstr. 43
89075 Ulm

Prof. Dr. med. Michael Weiß
Klinik f. Kinder- und Jugendmedizin
Städt. Kinderkrankenhaus
Amsterdamer Str. 59
50735 Köln

Dr. med. Annic Weyersberg
Klinik und Poliklinik für Allg. Kinderheilkunde der Universität zu Köln
Joseph-Stelzmann-Str. 9
50931 Köln

Dr. med. Alfred Wiater
Krankenhaus Porz
Kinderklinik
Urbacher Weg 19
51149 Köln

Dr. med. Karl Rüdiger Wiebelitz
Abteilung Naturheilkunde
Klinik Blankenstein
Im Vogelsang 5 – 11
45527 Hattingen

Dr. med. Boris Zernikow
Vestische Kinderklinik Datteln
Dr.-Friedrich-Steiner-Str. 5
45711 Datteln

Inhaltsverzeichnis

1 Vorwort

Aufgrund der zunehmenden Häufigkeit der Anwendung komplementärer Behandlungsmethoden ist deren Integration in die konventionelle Medizin zu einer zentralen Fragestellung im medizinischen Alltag geworden. Der Wunsch vieler Eltern nach einer komplementären Therapieerweiterung für ihr krankes Kind stellt für den naturwissenschaftlich und nach den Methoden der evidence-based-medicine (EBM) ausgebildeten Kinder- und Jugendarzt eine besondere Herausforderung dar. Die Herausgeber und die Autoren des vorliegenden Therapie-Handbuches „Pädiatrie integrativ" erstellen für den deutschen Sprachraum erstmalig ein Werk, das eine Leitlinien-konforme „schulmedizinische" Therapie um komplementäre Maßnahmen erweitert. Das vorliegende Werk hat den Anspruch eines Lehrbuches mit der Darstellung von Informationen, die den publizierten Leitlinien der Deutschen Gesellschaft für Kinderheilkunde und Jugendmedizin bzw. den EBM-Kriterien einer modernen Medizin entsprechen und dem Leitgedanken des *„salus aegroti suprema lex"* verpflichtet sind.

Einige Besonderheiten des vorliegenden Buches möchten wir hier kurz hervorheben:

- Dieses Buch konzentriert sich auf die häufigsten Erkrankungen im Kindes- und Jugendalter und ihre Behandlungen. Die straffe Gliederung der Texte und der Übersichtstabellen soll dem Leser helfen, sich rasch einen fundierten Überblick über die jeweiligen therapeutischen Strategien zu verschaffen.
- Um eine schnelle, klare Übersicht über konventionelle und komplementäre Maßnahmen auf den ersten Blick zu ermöglichen, arbeitet das vorliegende Buch mit einer Farbcodierung: die konventionellen Teile eines Kapitels erscheinen in schwarzer Schrift, während komplementärmedizinische Maßnahmen in blauer Schrift gedruckt sind. Auch die dazugehörigen Autorennamen unterliegen dieser Farbkennzeichnung. Jeder Autor zeichnet dabei nur für seinen Anteil des jeweiligen Beitrags verantwortlich.
- Eine Bewertung der komplementärmedizinischen Empfehlungen nach EBM-Kriterien erfolgt durch das Institut zur wissenschaftlichen Evaluation naturheilkundlicher Verfahren an der Universität zu Köln.
- Am Ende der meisten Kapitel steht der „Integrative Stufenplan", der in tabellarischer Form eine bestmögliche Kombination von konventionellen und komplementären Maßnahmen darstellt. Mit dieser transparenten Darstellung grenzt sich das vorliegende Buch ganz bewusst von der Fülle der verfügbaren „Ratgeber" zu „natürlichen" Therapien ab.

Die Entstehung dieses Buches, in dem „Schulmediziner" und „Komplementärmediziner" gemeinsam Krankheitsbilder und deren Behandlung darlegen, war nur möglich aufgrund der hohen Kooperationsbereitschaft aller Beteiligten. Den zahlreichen Autoren, die mit großem Engagement an der Erstellung dieses Buches mitgewirkt haben, möchten wir besonders danken. Dank schulden wir auch den Lektorinnen des Urban & Fischer Verlages, Frau Dr. med. Julia Bender und Frau Verena Eichhorn, die sich mit großem Einsatz und mühevoller Kleinarbeit der vielen Kapitel angenommen und den hohen Organisationsaufwand souverän gemeistert haben. Letztlich danken wir dem Urban & Fischer Verlag für das verständnisvolle Eingehen auf unsere Wünsche sowie die tatkräftige Unterstützung unseres Vorhabens.

Köln und Herdecke im Juli 2004

E. Schönau E. G. Naumann

A. Längler J. Beuth

2 Anwendung des Buches

Gliederung

Das vorliegende Buch ist in 3 Teile aufgegliedert:

Teil I: Symptomatische Therapie

Hier finden Sie differenzialdiagnostische Überlegungen und integrative Therapieansätze zu wichtigen Leitsymptomen im Kindesalter. Weitgehend unabhängig von der zugrunde liegenden Diagnose werden effektive Strategien zur Linderung der Beschwerden vorgestellt. Viele Querverweise schaffen die Verbindung zur kausalen Therapie der einzelnen Krankheiten, die in Teil II dargestellt wird.

Teil II: Spezielle Therapie

Teil II konzentriert sich auf die spezielle Therapie der wichtigsten Krankheitsbilder im Kindesalter, geordnet nach Organsystemen. Zu jedem Krankheitsbild werden in knapper, übersichtlicher Form Ätiologie, Epidemiologie, Einteilung, Klinik und Leitsymptome, Diagnostik, Differenzialdiagnosen, konventionelle Therapie, komplementäre Therapie, Prognose und Literatur abgehandelt. Querverweise zu den einzelnen Therapieverfahren in Teil III helfen insbesondere bei der gezielten Anwendung der komplementären Therapie.

Teil III: Therapieverfahren

In Teil III werden die in Teil I und II häufig angewandten komplementären Therapieverfahren systematisch vorgestellt. Neben einer kurzen Übersicht über Entwicklung und Grundlagen des jeweiligen Verfahrens werden praxisorientiert die Grundlagen der einzelnen Therapiemaßnahmen mit ihren Indikationen und Kontraindikationen dargestellt. Auf potenzielle Gefahren oder Nebenwirkungen der komplementären Therapie wird konsequent hingewiesen, so dass das vorliegende Buch auch „Anfängern" eine leichte und sichere Anwendung einzelner Naturheilverfahren ermöglicht. Es ersetzt aber keineswegs eine vertiefende Ausbildung in einzelnen komplementären Verfahren. Am Ende eines jeden Kapitels werden, soweit vorliegend, wissenschaftliche Studien zu dem jeweiligen Verfahren zitiert und nach den Kriterien der evidence-based medicine (EBM) bewertet.

Besonderheiten

Aufbau der Kapitel

Besonderes Anliegen des Buches ist es, die konventionelle und komplementäre Therapie sinnvoll miteinander zu verbinden und zu kombinieren. Um dies zu erreichen, wurden die Kapitel in Teil I und Teil II in der Regel von je zwei unterschiedlichen Autoren verfasst: ein „schulmedizinisch" orientierter Autor stellt Grundlagen und konventionelle Therapie des jeweiligen Krankheitsbildes dar, während ein komplementärmedizinisch erfahrener Autor komplementäre Therapieoptionen vorstellt. Beide Teile des Kapitels sind durch ein Farbsystem leicht voneinander zu unterscheiden:

- **Konventionelle Teile eines Kapitels erscheinen in schwarzer Schrift,**
- **Komplementäre Teile eines Kapitels werden in blauer Schrift gedruckt.**

Integrativer Stufenplan

Am Ende jedes Kapitels in Teil I und II steht der „Integrative Stufenplan". Hier wird in Tabellenform gezeigt, wie sich konventionelle und komplementäre Therapie bei dem jeweiligen Krankheitsbild kombinieren lassen, und welche Therapiemaßnahme bei welchem Schweregrad der Erkrankung zum Einsatz kommen sollte. Um jegliche Gefährdung des Patienten zu vermeiden, wird bei schwerwiegenden Krankheiten explizit darauf hingewiesen, dass die konventionelle Therapie hier absolute Priorität hat und komplementäre Maßnahmen nur unterstützend eingesetzt werden dürfen.

EBM-Bewertung

Jedes komplementäre Therapieverfahren wurde einer Bewertung gemäß den Kriterien der evidence-based medicine unterzogen. Die Studienlage wurde dabei durch das Institut zur wissenschaftlichen Evaluation naturheilkundlicher Verfahren an der Universität zu Köln geprüft und entsprechend eingeordnet. Die allgemeine Bewertung der verschiedenen Verfahren findet sich dabei in Teil III am Ende des Kapitels zu dem jeweiligen Verfahren. Zusätzlich wurde für jede Indikation in Teil I und II geprüft, ob Studien zur komplementären Therapie bei diesem speziellen Krankheitsbild vorliegen. Falls ja, sind diese in einem kleinen Kasten am Ende des Kapitels genannt (s. u.), falls nicht, findet sich lediglich ein Querverweis zur allgemeinen Bewertung des Verfahrens. Die **Grundlagen und Limitierungen einer EBM-Bewertung** sowie weitere methodologische Gesichtspunkte von Therapiemaßnahmen oder -verfahren werden in **Kapitel 4** dargestellt.

Kästen

Besonders wichtige Inhalte werden in unterschiedlichen Kästen hervorgehoben, die hier kurz vorgestellt werden sollen:

Merke

In den so genannten Merke-Kästen finden sich besonders wichtige Zusammenhänge, die das Verständnis erleichtern oder bei der Therapie berücksichtigt werden müssen.

Achtung

! In den Achtung-Kästen stehen Warnhinweise, die auf die Nebenwirkungen und Komplikationen aufmerksam machen.

EBM

EBM In den EBM-Kästen findet sich die Bewertung der Studienlage gemäß den Kriterien der evidence-based medicine (s. o.).

3 Auswahl der Therapieverfahren

Alfred Längler, Arne Schmidt, Michael Meusers

3.1 Komplementäre Therapieverfahren

Alfred Längler

Begriffsbestimmung

Der Begriff „komplementärmedizinische Verfahren" kann ausgesprochen weit gefasst werden. Allgemein verbindliche Definitionen gibt es nicht (zur Bestandsaufnahme der Forschungssituation siehe auch Materialien zur Gesundheitsforschung, Herausgegeben vom Projektträger Forschung im Dienste der Gesundheit, Band 21: Unkonventionelle medizinische Richtungen, Bonn 1992). Eine mögliche Definition lieferte die von der durch die US-Regierung im Jahr 2000 eingesetzte *White House Commission on Complementary and Alternative Medicine Policy* (www.whccamp.hhs.gov):

„*CAM (**C**omplementary and **A**lternative **M**edicine) is a heterogeneous group of medical, health care, and healing systems other than those intrinsic to mainstream health care in the United States.*"

Eine andere Definitionsmöglichkeit ist:

„*Komplementäre Medizin sucht eine **Ergänzung der konventionellen Medizin**, indem sie auf der Basis dieser oft auch als ‚Schulmedizin' genannten Methodik zusätzliche wissenschaftliche, diagnostische und therapeutische Verfahren zur Anwendung bringt.*"

Im Zusammenhang mit dem Thema komplementäre Therapieverfahren werden häufig auch die Begriffe „alternative Medizin", „Naturheilkunde", „biologische Medizin" oder „ganzheitliche Medizin" gebraucht. Insbesondere der Begriff der „alternativen Medizin" findet in dem vorliegenden Werk keine Verwendung, da „alternative Medizin" im engeren Wortsinn oft einen kompromisslosen Ersatz schulmedizinischer Therapien meint. **Anliegen des vorliegenden Handbuches ist jedoch gerade die Integration der konventionellen und komplementären Therapieverfahren**. Der Begriff der „Ganzheitlichkeit" ist in seinem plakativen Gebrauch unwissenschaftlich, da nicht trennscharf und der Beliebigkeit Tür und Tor öffnend.

Aus den genannten Gründen beschränken sich sowohl die grundlegenden Darstellungen einzelner Therapieverfahren (☞ Teil III Therapieverfahren) als auch die speziellen Empfehlungen in den einzelnen Therapiekapiteln (☞ Teil I und II) auf komplementäre Therapieverfahren, die in den meisten Fällen ergänzend zu schulmedizinischen Verfahren zum Einsatz kommen.

Auswahl der dargestellten Methoden

Prinzipiell findet der Leser in diesem Buch ausschließlich Therapieempfehlungen zu komplementären Behandlungsmethoden, die u. a. folgende Kriterien erfüllen:

- Ihre Grundlagen sind in schriftlicher Form dargestellt (Literatur siehe in den einzelnen Kapiteln) und für jeden interessierten Arzt zugänglich.
- Ihre Grundlagen werden in zumindest innerhalb der Therapierichtung anerkannten und abgestimmten Curricula (sogenannte „Binnenanerkennung" nach AMG) gelehrt. Beispiele sind Akupunktur, Manuelle Medizin.
- Es besteht die Möglichkeit, nach Durchlaufen der speziellen Curricula einen zertifizierten Abschluss zu erwerben, welcher teilweise auch als Zusatzbezeichnung durch die Landesärztekammern anerkannt bzw. vergeben wird (z. B. Homöopathie, Naturheilverfahren).

Es mag durchaus Therapieverfahren geben, die diese Kriterien erfüllen, im Therapieteil aber nicht zur Darstellung kommen. Ohne andere seriöse komplementäre Therapieverfahren ausgrenzen zu wollen, haben sich die Autoren auf Verfahren beschränkt, deren Anwendung innerhalb der Kinderheilkunde zumindest auf der Basis breiterer praktischer und klinischer Erfahrungen abgesichert ist. Wo vorhanden, werden publizierte Erfahrungen, die nach den Methoden der EBM (☞ 4) beurteilt werden können, berücksichtigt.

Besondere Therapierichtungen

Im bundesdeutschen Arzneimittelgesetz von 1976 (zuletzt überarbeitet 1998) sind folgende Therapieverfahren namentlich als „besondere Therapierichtungen" gesetzlich verankert:

- Anthroposophische Medizin (Kommission C),
- Homöopathie (Kommission D),
- Phytotherapie (Kommission E).

Diesen besonderen Therapierichtungen ist jeweils ein spezifischer, systematischer und übergreifender Ansatz

insbesondere im Verständnis der Wirksamkeit der jeweiligen Therapien gemeinsam.
Die im Rahmen dieser besonderen Therapierichtungen zum Einsatz kommenden Medikamente werden von den genannten Kommissionen nach definierten Kriterien geprüft (insbesondere Erstellung entsprechender Monographien) und für den Verkehr freigegeben. In §26 AMG wird hierzu festgelegt:
In der Arzneimittelprüfung „ist das wissenschaftliche Erkenntnismaterial entsprechend dem Selbstverständnis und der Eigenart der jeweiligen Therapierichtung zu bewerten. ... Dies ist in der Formulierung der Anwendungsgebiete kenntlich zu machen.“

Nicht eigenständige Therapieverfahren
Einige komplementäre Therapiekomponenten stellen kein in sich eigenständiges System dar, sondern verstehen sich als Ergänzung anderer komplementärer und schulmedizinischer Therapieverfahren. So ist z.B. die Kinästhetik (☞ 44.6.2) ähnlich wie die basale Stimulation® (☞ 44.6.1) als eine Art Basis für eine Patienten-orientierte therapeutische Grundhaltung zu verstehen.
Die Darstellung **äußerer Anwendungen** greift teilweise altbewährte volksheilkundliche Methoden neu auf und stellt diese – wo möglich – auf eine wissenschaftliche Basis. Speziell die äußeren Anwendungen stellen Therapieprinzipien dar, die es auch den Eltern der erkrankten Kinder ermöglichen, sich aktiv an der Gesundung ihres Kindes zu beteiligen und nicht bloß passiv Medikamente zu verabreichen.
Schließlich gibt es noch eine Gruppe von Therapieverfahren, die je nach Sichtweise nicht im engeren Sinne zu den komplementärmedizinischen Verfahren zu rechnen sind, die im speziellen Teil dieses Handbuches an einzelnen Stellen dennoch Erwähnung finden. Hierzu zählen insbesondere **künstlerische Therapien** (wie z.B. Musiktherapie oder Maltherapie), die jedoch im Kontext spezifisch komplementärer Therapieverfahren wie z.B. der anthroposophischen Medizin, eine spezifische Ausprägung erfahren.

3.2 Entspannende Verfahren/ Psychotherapie

Michael Meusers, Arne Schmidt

Grundprinzip
Menschen nehmen eine **„faktische Welt“** wahr und ordnen ihr **Bedeutungen** zu: so ordnen wir z.B. unterschiedlicher Mimik Freundlichkeit oder Aggression zu und haben gelernt zu verstehen, dass ein und dasselbe Ereignis für verschiedene Menschen ganz unterschiedliche Bedeutungen haben kann. Auch in der Medizin hat diese Dichotomie der Wirklichkeit ihre Entsprechungen gefunden: Medikamente oder chirurgische Maßnahmen wirken auf die faktische Welt, während die Psychotherapie die Wertung bzw. die Interpretationen der faktischen Welt verändert und so zu neuen Stimmungen und Handlungsoptionen verhilft. Die unterschiedlichen Psychotherapieformen unterscheiden sich lediglich darin, in welcher Form das Deuten, das Verstehen der faktischen Welt verändert wird. Da unsere Wertungen eng mit unseren Emotionen verbunden sind, versucht Psychotherapie grundsätzlich auch an motivationale und emotionale Faktoren anzuknüpfen. Weltanschauliche Gesichtspunkte können – nach Auftragsklärung zwischen Patient und Therapeut – hinzukommen.

Therapieverfahren
Beratung
Hilfe auf dem Boden von „gesundem Menschenverstand“ findet aus Alltagsbewusstsein heraus im sozialen Umfeld des Einzelnen wirkungsvoll statt. Nur wenn Beratung wirkungslos ist, ist Psychotherapie effektiver, sie erfordert jedoch immer auch die Eigenaktivität (Training, Üben, Introspektion) des Betroffenen.

Verhaltenstherapie (☞ 48.1)
Nach einer Selbstreflexion des Verhaltens mit Identifikation von Veränderungswünschen wird zwischen Patient und Behandler ein detailliertes Erlernen neuen Verhaltens vereinbart und dieses mittels Belohnen/Verhindern von Bestrafung erleichtert und stabilisiert.

Tiefenpsychologisch orientierte Verfahren (☞ 48.2)
Der Weg zu neuen Sichtweisen ist hier das Anknüpfen an freie Assoziationen, der erneute Blick auf die frühe Kindheit, die inszenierte Eltern-Kind-Beziehung mit dem Therapeuten. Durch Deutungen kann der Therapeut den Weg zu neuen Interpretationen lenken, im Mittelpunkt steht aber die Fähigkeit des Patienten aus sich heraus eine neue „Sicht der Dinge“ zu finden.

Systemische Therapieformen
Die Verwendung von Bildern/Metaphern, die Aufforderung das eigene Leben als neue Geschichte zu erzählen/ zu begreifen, durch besondere Fragetechniken (zirkuläres Fragen) in Familien unausgesprochene familiäre Sichtweisen offenzulegen sowie die Benutzung nicht

sprachlicher Mittel wie Familienskulptur sind hier die ganz unterschiedlichen Mittel der Therapie, die aber alle auf einer gemeinsamen Sichtweise basieren: Nichts ist falsch, die Wirklichkeit ist selbst konstruiert, es kann noch bessere Wege geben – alles hängt alleine von der (Be-)Deutung, der Sinngebung ab.

Therapieverfahren, die das Bewusstsein umgehen
Menschen, die psychotherapeutische Hilfe aufsuchen, haben oft schon das Scheitern „guter Ratschläge" an sich erlebt. Der gesunde Menschenverstand steht also oft dem therapeutischen Vorgehen entgegen, und so entwickelten sich am Anfang der Psychotherapie Behandlungsformen, die das Bewusstsein umgehen wollten, z. B. die **Hypnotherapie**, die bis heute aktuell ist. Bei diesen Verfahren wird versucht, im Trancezustand die Aquirierung neuer Sichtweisen zu ermöglichen.

Entspannende Verfahren (☞ 47)
Der bewusste, gesteuerte Umgang mit dem Wach- und Trancezustand, mit Spannung und Entspannung, mit Welterleben und Körpererleben führte zu Therapieverfahren, bei denen die bewusste Entspannung, das bewusste Erleben des eigenen Körpers ganz in den Vordergrund rückte: z. B. **Autogenes Training** (☞ 47.1), progressive Muskelentspannung nach Jacobson u. a. (☞ 47.2) etc.

Gestaltende Therapien
In allen Psychotherapieverfahren ist das Evidenzerleben neuer Sichtweisen der Kernprozess. Insbesondere im Kindesalter oder für Patienten, die sich „nur körperlich" krank erleben, ist dieses Evidenzerleben deutlich schwieriger zu erreichen. Es bedarf vielmehr des „direkten Erlebens". **Kunsttherapien** (☞ 48.3.2) haben hier ihren besonderen Stellenwert in der Therapie. Steht die Interpretation des selbst hergestellten Bildes, der Musik im Vordergrund, so knüpft diese Therapieform noch stärker an die konventionellen Psychotherapieformen an. Steht die tatsächliche künstlerische Gestaltung im Malen, Plastizieren, im musikalischen Bereich oder auch in der **Heileurythmie** (☞ 44.2) im Vordergrund, so knüpft diese Therapieform insbesondere an die aus der Anthroposophie erweiterten Therapieformen an. Therapeutisches Ziel ist die Möglichkeit des Patienten, den eigenen Gestaltungsimpuls neu in sich wahrnehmen und fördern zu können. Dieser Impuls kommt aus der künstlerischen Persönlichkeit des Patienten, es geht nicht um den Erwerb von Fertigkeiten. Dieser kreative Teil der Persönlichkeit ist Voraussetzung für die Bewältigung körperlicher und seelischer Krankheiten und ist sozusagen die gesunde Seite des Patienten. Das Wiederfinden des Weges zum eigenen Gestaltungsprozess ist das Ziel – weniger die geschaffene Wirklichkeit, das Kunstobjekt.

Verbindung zu komplementären Therapien
Komplementäre Therapien beziehen oft sowohl psychische als auch physische Aspekte, die als funktionelle Entität gesehen werden, in die Behandlung mit ein. So ist insbesondere in der anthroposophischen Medizin ein Schlüssel zu diesem Verständnis der Ätherleib oder Lebensleib (☞ 44.2), in dem die sich Gestaltungskräfte des menschlichen Organismus mit den „gewöhnlichen Denkkräften" zusammen finden. Hieraus wird erklärlich, weshalb Therapie aus dem seelischen Erleben, aus der künstlerischen Gestaltungskraft wie auch aus dem Leiblich-Konstitutionellen, z. B. durch potenzierte Arzneimittel ☞ 44.2, 44.4), **rhythmische Massagen** (☞ 45.2), **äußere Anwendungen** (☞ 45.1) etc. wirksam sein kann.

Grenzen der Psychotherapie
Psychotherapie ist kein Allheilmittel seelischer Erkrankungen und kann auch bei psychischen Erkrankungen nicht immer andere Behandlungen (z. B. Psychopharmaka bei Psychosen) ersetzen. Wie bei allen Therapien besteht die Möglichkeit von unerwünschten Wirkungen, Symptomverschlechterungen, Kontraindikationen und Kunstfehlern. Manchmal ist Medikation Eingangsvoraussetzung für den Beginn eines psychotherapeutischen Prozesses und umgekehrt.

4 Methodik wissenschaftlicher Erkenntnis

Josef Beuth, Alfred Längler

4.1 Wissenschaftliche Erkenntnis und ärztliche Urteilsfähigkeit

Praktische Therapieentscheidungen am (Kinder-)Krankenbett werden auf der Basis ärztlicher Erfahrung gefällt. Diese Erfahrung basiert auf dem Boden wissenschaftlicher Erkenntnis. Ärztliches Urteil als Grundlage rationaler Therapieentscheidungen muss professionalisiert werden und auch in der „modernen" Medizin erhalten bleiben. Urteilsfähig ist aber nur der Arzt, der neben seiner individuellen Erfahrung auch über die best verfügbare wissenschaftliche Evidenz als Basis seiner Erkenntnisgrundlagen verfügt.

Die durch Sackett[1] angestoßene und nachhaltig positiv beeinflusste Diskussion über allgemeinverbindliche Beurteilungskriterien klinischer Forschung (Evidence-based medicine, EBM) hat eine Reihe unübersehbarer Vorteile gebracht. Durch Offenlegung und freien Zugang der Information kann sich auch der praktisch tätige Arzt Informationen verschaffen, die ihn zu einem eigenständigen Urteil befähigen. EBM darf jedoch nicht dahingehend missverstanden werden, dass ausschließlich Therapien, die hohe Evidenzgrade nach EBM erreichen, in der konkreten Therapiesituation Anwendung finden können und dürfen. Auch in Abwesenheit der Verfügbarkeit der besten Evidenz (EBM-Grad I) kann eine gute und im Einzelfall „richtige" Therapieentscheidung getroffen werden.

Alle in Deutschland zugelassenen und anzuwendenden Arzneimittel müssen auf biologische und pharmazeutische Qualität, Unbedenklichkeit und Wirksamkeit geprüft sein. Durch die Bereitstellung und Bewerbung von Präparaten mit unzureichend dokumentierter Zusammensetzung (Qualität) und unbelegter Wirksamkeit werden bei Patienten in der Regel ungerechtfertigte Hoffnungen geweckt. Wer eine neue Heilmethode oder ein neues Medikament einführt, hat nach den Gesetzen der Wissenschaft durch sachgerechte Studien für den Nachweis von Unbedenklichkeit und Wirksamkeit zu sorgen. Die Ergebnisse müssen detailliert zugänglich sein, so dass jeder Interessierte diese überprüfen und nachvollziehen kann.

4.2 Evidenzbasierte Entscheidungsgrundlagen

Eine international akzeptierte Definition der EBM wurde 1998 von Sackett[1] publiziert:

„Die Praxis der EBM bedeutet die Integration individueller klinischer Expertise mit der bestmöglichen externen Evidenz aus systematischer Forschung. Die individuelle Expertise resultiert aus dem Können und der Urteilskraft, die Ärzte durch ihre Erfahrung und klinische Praxis erworben haben."

Ärztliches Handeln wird demnach bestimmt durch individuelles Können, Erfahrung sowie Regelwissen. Dieses Regelwissen setzt sich zusammen aus unterschiedlichen Informationen und ist letztlich Grundlage für die konkrete ärztliche Entscheidung im Einzelfall. Daher müssen Informationen vor Übernahme in den Regelwissensstand und vor individuellen diagnostischen und therapeutischen Entscheidungen unter den folgenden Aspekten bewertet werden:

- **Validität:** stimmt die Information?
- **Relevanz:** ist die Information von praktischer klinischer Bedeutung?
- **Fallbezug:** ist die Information für den konkreten Fall anwendbar?

Neben praxisbezogener Relevanz (unter anderem Art der untersuchten Parameter, Übertragbarkeit in die medizinische Praxis, Größe des Effektes) und Fallbezug (unter anderem Relevanz der Studienergebnisse für den konkreten Patienten, Nutzen/Schaden für Patienten) ist die Validität (Beurteilung der Untersuchung/Studie nach Art der Fragestellung und Qualität) von besonderer Bedeutung. Dabei wird die Information in verschiedene Grade der Evidenz eingeteilt, je nach Design der Studien und Quelle der Information.

> Zu beachten ist hierbei, dass Studien der Evidenzgrade I und II die Wirksamkeit einer medizinischen Maßnahme mit einer geringen Irrtumswahrscheinlichkeit belegen können.
> Untersuchungen der Evidenzgrade III bis V können u. a. Trends aufzeigen, Hypothesen generieren und therapeutische Maßnahmen aufzeigen, die bei definierten Erkrankungen individuell hilfreich sein können.

Diagnostische/therapeutische medizinische Maßnahmen sollten in Studien evaluiert und zwecks vergleichbarer Bewertung je nach Studiendesign/-typ in Anlehnung an die Empfehlungen des Center for Evidence Based Medicine (☞ Tab. 4-1) eingeteilt werden.

Tab. 4-1: Empfehlungen des Center for Evidence Based Medicine, University of Oxford

I	A	Evidenz aufgrund von übereinstimmenden Ergebnissen von Metaanalysen von randomisierten kontrollierten Studien (RCTs)
	B	Evidenz aufgrund mindestens einer RCT
II	A	Evidenz aufgrund von übereinstimmenden Ergebnissen von nicht-kontrollierten Studien, z. B. Kohortenstudien
	B	Evidenz von mindestens einer nicht-kontrollierten Studie, z. B. Kohortenstudie
III	A	Evidenz aufgrund von übereinstimmenden Ergebnissen von nicht-kontrollierten, nicht-experimentellen Studien, z. B. Fall-Kontroll-Studien
	B	Evidenz aufgrund mindestens einer nicht-kontrollierten, nicht-experimentellen Studie, z. B. Fall-Kontroll-Studie
IV		Evidenz aufgrund von Fallbeobachtungen
V		Evidenz aufgrund von Expertenaussagen

4.2.1 EBM Grad I: randomisierte, kontrollierte Studie (RCT)

Der Nachweis der therapeutischen Wirksamkeit wird in einem repräsentativen Patientenkollektiv erbracht. Dabei wird der Behandlungserfolg des zu testenden Medikaments mit dem einer anderen Behandlungsmaßname verglichen. Die Standardmethode des Vergleiches therapeutischer Behandlungen ist die randomisierte kontrollierte Studie (randomized controlled trial; RTC). In der RCT wird eine repräsentative Stichprobe von Patienten, die an der zu untersuchenden Erkrankung leiden, nach definierten und oft sehr eng gefassten Ein- und Ausschlusskriterien in die Studie aufgenommen. Die Patienten werden in zwei Gruppen aufgeteilt: eine Gruppe wird mit dem Medikament behandelt, dessen Wirksamkeit erprobt werden soll (Therapiegruppe). Eine andere Gruppe wird mit einer Kontrolltherapie behandelt, die – sofern keine Standardtherapie für die Erkrankung bekannt ist – aus einem Plazebo besteht (Kontrollgruppe). Die Patienten werden nach dem Zufallsprinzip einer der Gruppen zugeordnet. Diese Zufallseinteilung (Randomisierung) stellt die Vergleichbarkeit beider Gruppen im Hinblick auf alle individuellen Ausgangsbedingungen, wie z. B. Alter, Krankengeschichte, Krankheitsstadium etc. sicher. Statistisch gesehen sind die Zufallsverteilungen dieser Faktoren für beide Gruppen gleich, was einen unverzerrten Vergleich der Behandlung erlaubt. Richtlinien für Design, Durchführung, Analyse und Publikation sind u. a. von der Europäischen Zulassungsbehörde (European Agency for the Evaluation of Medical Products; EMEA) festgelegt.

4.2.2 EBM Grad II: epidemiologische Kohortenstudie; nicht-kontrollierte Studie

Bei Medikamenten, die seit Jahren ohne RCT-Wirksamkeitsnachweisstudie auf dem Markt sind, ist es wünschenswert (bzw. zu fordern), die Erkenntnisse zu diesen Produkten, die sich während der praktischen Anwendung der Medikamente angesammelt haben, zu nutzen, um Unbedenklichkeit und Wirksamkeit zu evaluieren. Beobachtende epidemiologische Studie stellen gültige und von der EU gebilligte Methoden dar, um Nachweise zur Sicherheit und Wirksamkeit von Medikamenten zu erbringen.[2] In epidemiologischen Kohortenstudien wird eine repräsentative Gruppe (Kohorte) von Personen aus der interessierenden Population (Patienten, die an einer definierten Krankheit leiden) zusammengestellt und die angewandte Behandlung sowie die beobachteten Behandlungserfolge werden mit allen weiteren Patienten- und Behandlungsmerkmalen (so genannte Kovariablen) erfasst. Die Behandlung obliegt der Entscheidung des Arztes oder des Patienten und wird durch die Studie nicht beeinflusst. Richtlinien für die gute wissenschaftliche Praxis im Bereich der Epidemiologie sind veröffentlicht.[5]

Das Prinzip der epidemiologischen Kohortenstudie basiert auf der Annahme, dass ein Vergleich von definierten Variablen zwischen Patientengruppen eines vergleichbaren Patientenkollektivs (Kohorte) möglich ist. Als unabdingbare Voraussetzungen müssen für eine retrolektive epidemiologische Kohortenstudie insbesondere erfüllt sein:

- Die Auswahl der Patienten/Innen Kohorte darf keinen Bias haben.
- Eine ausreichende Homogenität der zu erwartenden Parameter/Daten muss gewährleistet sein.

Unter der Voraussetzung einer Korrektur (z. B. durch Propensity Scores[3, 4]) von Inhomogenitäten, die durch diverse Einflussfaktoren verursacht werden können, ist ein gültiger und unverzerrter Vergleich von Behandlungen mittels beobachtender/epidemiologischer (Kohorten)Studien möglich. Ausführliche Vergleiche von RCTs und epidemiologischen/beobachtenden Studien bei unterschiedlichsten Erkrankungen haben gezeigt, dass die geschätzten Behandlungseffekte in beiden Studientypen vergleichbar waren.[5,6]

> Daraus folgernd ergibt sich: Beobachtungsstudien/epidemiologische Studien liefern wissenschaftlich fundierte Informationen bezüglich Unbedenklichkeit und Wirksamkeit von Medikamenten, die in Klinik/Praxis angewandt werden. Sie könnten u. a. eingesetzt werden, um aus klinischen Datenbanken diagnose- und therapierelevante Daten zu evaluieren.[7]

4.2.3 EBM Grade III – V: experimentelle Studien, Fallbeobachtungen, Expertenmeinungen

Untersuchungsergebnisse der EBM Grade III – V können die Wirksamkeit einer therapeutischen Maßnahme nicht belegen. Sie eignen sich hingegen zur Entwicklung innovativer therapeutischer Konzepte/Ideen, die allerdings in EBM Grad I oder II relevanten Studien oder methodologisch vergleichbaren Untersuchungen auf Unbedenklichkeit und Wirksamkeit zu prüfen wären, ehe sie als empfehlenswert einzustufen wären.

> Mit EBM Grad III – V evaluierte Medikationen können als erweiterte (wissenschaftlich begründete/komplementäre) indikationsbezogene Maßnahmen einen therapeutischen Benefit zeigen und sinnvoll sein.

4.3 Wissenschaftlich begründete medizinisch-klinische Forschung und individuelle Arzt-Patienten-Beziehung

Die Wahl der in der jeweils speziellen Lebens- und Krankheitssituation des Patienten „richtigen" Therapie ist in der konkreten und individuellen Arzt-Patienten-Beziehung einer Reihe von Einflussfaktoren unterworfen. Diese Einflussfaktoren betreffen sowohl die wissenschaftlichen Erkenntnisgrundlagen als auch die zwischenmenschliche Interaktion zwischen Arzt und Patient[8]. Die wesentlichen Einflussfaktoren sind:

- Für große Felder der kinderheilkundlichen Versorgung, insbesondere für seltenere Erkrankungen, liegen wissenschaftlich fundierte Unbedenklichkeits-/Wirksamkeitsnachweise (oder qualifizierte Konsensusbeschlüsse) bislang nicht vor, so dass der Einsatz von Leitlinien limitiert ist. Einzufordern wären Wirksamkeitsnachweisstudien.
- Klinische Studien der EBM-Grade I und II erfordern meist sehr enge Ein- und Ausschlusskriterien. Wesentliche Begleiterkrankungen und individuelle „Störgrößen" werden notwendigerweise herausgefiltert, um ein möglichst homogenes und damit vergleichbares Kollektiv zu erhalten. Streng genommen gilt die so gewonnene Evidenz auch nur für im engeren Sinne vergleichbare Patienten.
- Die gemessenen „Effekte" sind in der Regel relativ kurzfristige Effekte; Langzeitbeobachtungen, die die Nachhaltigkeit therapeutischer Maßnahmen untersuchen, sind eher die Ausnahme.
- Innovative experimentelle/klinische Forschung privilegiert Arzneimittelstudien und „High-Tech-Verfahren", an denen die Industrie ein genuines Interesse hat. Die unabdingbaren Wirksamkeits- und Nutzennachweise unter Alltags-/Praxisbedingungen der Versorgung erfordert aufwendigere Ansätze, für die finanzielle Mittel oft nicht in ausreichender Menge zur Verfügung stehen.
- Multifaktorielle, komplexe Zusammenhänge lassen sich in kontrollierten und randomisierten Designs kaum abbilden. Entsprechend komplexe Therapiesituationen sind mit den Methoden der EBM nicht immer sicher beurteilbar. Ein möglicher Ansatz sind epidemiologische Kohortenstudien, die praxisrelevante, komplexere Therapiekonzepte evaluieren. Sie sind wissenschaftlich fundiert, kostengünstig und wenig zeitintensiv. Sie können den Unbedenklichkeits-/Wirksamkeitsnachweis führen.
- Wünsche und persönliche Einstellungen (u. a. zu Gesundheit, Krankheit und Tod) des Patienten bzw. von Eltern sind (auf der Basis von evidenzbasierten Studien) in die Therapieentscheidung mit einzubeziehen.
- Der Versuch, die Persönlichkeit des eine Therapieempfehlung gebenden Arztes als subjektiven „Störfaktor" aus der Therapieentscheidung zu eliminieren, muss in der konkreten Arzt-Patienten-Beziehung scheitern. Der Patient wünscht insbesondere bei chronischen Erkrankungen neben der Beseitigung eines Symptoms meist auch die konkret helfende menschliche Begegnung.

Zusammengefasst kann festgestellt werden: auf der Basis der durch EBM zur Verfügung gestellten Information muss der Arzt unter Berücksichtigung seiner eigenen ärztlichen Erfahrung und unter Berücksichtigung der individuellen Patientenperspektive zur besten Behandlung für den jeweiligen Patienten finden.

4.4 Besonderheiten komplementärmedizinischer Forschung

Alfred Längler

Neben den dargestellten, auf alle Therapieverfahren gleichermaßen zutreffenden Limitierungen bzw. Spezifizierungen, sind in der wissenschaftlichen Beurteilung komplementärmedizinischer Verfahren[9] zusätzlich folgende Gesichtspunkte zu berücksichtigen:

- Grundsätzlich unterscheidet sich die präklinische/klinische Forschung, inklusive EBM-relevanter Studien (Grad I und II) der wissenschaftlich begründeten Medizin nicht von der der Komplementärmedizin. Die Überprüfung auf Qualität, Unbedenklichkeit und Wirksamkeit aller therapeutischen Maßnahmen unterschiedlichster medizinischer Richtungen muss nicht zuletzt auch aus Patientenschutzgründen eingefordert werden. Insofern ist der Versuch einzelner Vertreter komplementärmedizinischer Verfahren, sich einer wissenschaftlichen Beurteilung zu entziehen, als unbegründet und unseriös zu bezeichnen.
- Die im bundesdeutschen Arzneimittelgesetz genannten „Besonderen Therapierichtungen" (☞ 3.1) sollen – so der Gesetzestext – nach dem „jeweiligen Stand der wissenschaftlichen Erkenntnisse in der jeweiligen Therapierichtung"[10] beurteilt werden. Diese so genannte „Binnenanerkennung" darf jedoch nicht dazu führen, dass sich diese Therapierichtungen dem wissenschaftlichen Diskurs entziehen. Sie sind eine Ergänzung medizinischer Behandlungsmethoden im Sinne des im Gesetzestext geforderten Methodenpluralismus.
- **Konventionelle Therapieverfahren** beruhen in ihrer Erkenntnisgrundlage auf der Grundannahme einer **naturwissenschaftlich-objektivierenden Medizin** (Paradigma). Sie gehen davon aus, dass alle Naturgebilde und Naturvorgänge sozusagen vom Kleinsten her (Molekül, Gen etc.) kausal-analytisch bestimmt sind (Reduktionismus). Die Existenz einer gestaltbildenden Kraft sowie regulativer übergeordneter Vorgänge wird außer Acht gelassen. Der Effekt einer einzelnen, in der Regel chemisch definierten Substanz wird auf der molekularen, zellulären oder genetischen Ebene in sich schlüssig nachvollziehbar beschrieben.
  Dem steht für viele **komplementäre Therapieverfahren** (mit Ausnahme insbesondere der Phytotherapie) ein prinzipiell diametral entgegengesetztes Verständnis von gesund- und krankmachenden Prozessen entgegen. Vielen dieser Verfahren gemeinsam (Details hierzu ☞ Kapitel 44–48) ist eine Sicht des Menschen als eine **integrierte Einheit von materiell-körperlichen und immateriellen Faktoren** (Leib, Seele, Geist)[11]. Anders ausgedrückt: nicht die Krankheit, sondern der kranke Mensch wird behandelt. Insofern basieren viele komplementäre Therapiekonzepte auf einem system- und autonomieorientierten Organismusbegriff[12]. Krankheit wird verstanden als eine Beeinträchtigung von Selbstregulationsvorgängen, die in späteren Krankheitsstadien durchaus auch zu strukturellen Beeinträchtigungen führen können.
  Die postulierten Wirkungen vieler komplementärer Therapieverfahren sind somit in erster Linie als regulative Wirkungen zu erfassen und häufig unspezifisch.
- Wissenschaftliche Studien zu individuellen komplementären Therapieverfahren, bei denen das gleiche Medikament oder Verfahren für unterschiedliche Erkrankungen/Symptome zum Einsatz kommt, bzw. die gleiche Erkrankung/Symptomatik mit individuellen Medikamenten/Methoden behandelt wird, werden oft nicht einzelne Medikamente sondern komplexe „Therapiekonzepte" zum Fokus der wissenschaftlichen Fragestellung machen[13, 14, 15].
- Insofern doch einzelne Medikamente wissenschaftlich untersucht werden (z. B. Arnika D30 bei stumpfen Traumen) ist das Ergebnis als exemplarisch für die angewandte Therapierichtung zu werten. Man wird nicht sinnvollerweise fordern, im nächsten Schritt auch alle anderen verfügbaren Potenzen von Arnika zu erforschen. Gleichzeitig beweist nicht eine einzige Studie zu einem konkreten Medikament die Wirksamkeit der gesamten Therapierichtung.

4.5 Qualitätssicherung komplementärer Therapieverfahren

Die im Arzneimittelgesetz festgeschriebene Forderung, dass Arzneimittel in der Anwendung sowohl wirksam als auch unbedenklich sein sollen, führt sowohl für konventionelle als auch für komplementäre Therapieverfahren zu strengen Qualitätsanforderungen. Qualitätssicherung setzt beim Herstellungsverfahren eines Heilmittels an, geht über die Qualifikation des Verschreibenden und endet beim „Verbraucher", in unserem Fall beim Patienten.

- Sofern es sich um substanzielle Heilmittel handelt (definierter Inhaltsstoff oder -gemisch), ist eine Wirkstoffstandardisierung ein unabdingbarer Schritt zur Qualitätssicherung. Für Medikamente ohne definierten Wirkstoff (insbesondere z.B. potenzierte Heilmittel) muss die Wirkstoffstandardisierung durch eine Prozessstandardisierung (z.B. Herstellung nach homöopathischem Arzneibuch [HAB]) ersetzt werden.
- Die therapeutische Anwendung von nicht apothekenpflichtigen „Medikamenten" ist in der Regel ebenso abzulehnen wie die Anwendung von in der Bundesrepublik nicht verkehrsfähigen Arzneimitteln. Unabhängig von der möglicherweise fehlenden Wirksamkeit besteht hier eine erhebliche Gefahr durch nicht deklarierte Beimischung/Verunreinigung von gesundheitsschädlichen Substanzen und in deren Folge auftretenden z.T. ernsthaften Nebenwirkungen[16].
- Der Patient muss bei jeglicher pharmakologischen Intervention über die notwendigen Begleitmaßnahmen (Art und Dauer der Anwendung, Aufbewahrung des Medikamentes, mögliche Neben- und Wechselwirkungen) ausreichend informiert werden. Ein Verweis auf die Gebrauchsinformation ist hierfür in der Regel nicht ausreichend.
- Qualitätssicherung auf der Ebene des Verschreibenden bedeutet, dass insbesondere komplementäre Medikamente/Therapieverfahren nur von entsprechend in der jeweiligen Therapierichtung erfahrenen Ärzten angewandt werden sollen. Grundlage der persönlichen Erfahrung ist in der Regel eine curricular nachvollziehbar gestaltete und zertifizierte Ausbildung (z.B. Zusatzbezeichnung „Naturheilverfahren" oder „Homöopathie" der jeweiligen Ärztekammern), die eigene praktische Erfahrung unter kompetenter Supervision beinhalten muss.

> **!** Für die in diesem Buch gegebenen komplementären Therapieempfehlungen gilt insofern die Einschränkung, dass sie vom in der jeweiligen Therapierichtung Unerfahrenen nicht unkritisch eingesetzt werden dürfen. Die Autoren haben sich bemüht, nur solche erfahrungsbasierten Therapie empfehlungen auszusprechen, die regelhaft zum gewünschten Erfolg führen und keine ernsthaften Gefahren in der Anwendung bergen. Dennoch ist der interessierte Leser im Sinne der Qualitätssicherung dringend aufgefordert, eine entsprechend geeignete Qualifikation zu erwerben, sofern er komplementäre Therapieverfahren regelmäßig einsetzen will.

Literatur

1 Sackett DL, Rosenberg WMC, Gray JAM, Haynes RB, Richardson WS: Evidence based medicine: what it is and what it isn´t. Br Med J 1996; 312: 71 – 2
2 German Professional Society of Epidemology: Guidelines and recommendations for ensuring Good Epidemiological Practice (GEP). Gesundheitswesen 62 (2000): 295
3 Rubin, D. B.: Estimating causal effects from large data sets using. Ann. Intern. Med. 127 (1997): 757 – 762
4 D'Agostino, R. B. J.: Propensity score for bias reduction in the comparison of treatment to a non-randomized control group. Stat. Med. 17 (1998): 2265 – 2271
5 Benson, K., Hartz, A. J.: A comparison of observational studies and randomized, cotrolled trials. New Engl. J. Med. 342 (2000): 1878 – 1886
6 Concato, J., Shah, N., Horwitz, R. I.: Randomized, controlled trials, observational studies, and the hierarchy of research designs. New Engl. J. Med. 342 (2000): 1887 – 1896
7 Schneider, B.: Analyse der therapeutischen Wirksamkeit in beobachtenden Kohortenstudien. Cancer, Chemother., Pharmacol. 47 (2001): 35 – 37
8 Kiene H.: Komplementäre Methodenlehre der klinischen Forschung. Cognition based medicine. Berlin, Heidelberg, New York: Springer 2001
9 Heusser P., Kriterien zur Beurteilung des Nutzens von komplementärmedizinischen Methoden. Forschende Komplementärmedizin, Klassische Naturheilkunde 8: 14 – 23; 2001
10 Sozialgesetzbuch V, §2
11 Fintelmann V., Intuitive Medizin, Hippokrates Stuttgart 2000
12 Antonovsky A., Salutogenese, 1997
13 Alm JS, Swartz J, Bjorksten B, Engstrand L, Engstrom J, Kuhn I, Lilja G,Mollby R, Norin E, Pershagen G, Reinders C, Wreiber K, Scheynius A.: An anthroposophic lifestyle and intestinal microflora in infancy.Pediatr Allergy Immunol. 2002 Dec; 13 (6): 402 – 11
14 Alm JS, Swartz J, Lilja G, Scheynius A, Pershagen G.: Atopy in children of families with an anthroposophic lifestyle.Lancet. 1999 May 1; 353 (9163): 1485 – 8
15 Linde K, Clausius N, Ramirez G, Melchart D, Eitel F, Hedges LV, Jonas WB.: Are the clinical effects of homeopathy placebo effects? A meta-analysis of placebo-controlled trials.Lancet. 1997 Sep 20; 350 (9081): 834
16 Ernst E, Serious adverse effects of unconventional therapies for children and adolescents: a systematic review of recent evidence. Eur J Pediatr, 2003: 162; 72–80

5 Fieber

Hans-Iko Huppertz (Konventioneller Teil)
Alfred Längler (Komplementärer Teil)

5.1 Klinik/Ätiologie

Hans-Iko Huppertz

Fieber ist definiert als **Erhöhung der rektal gemessenen Temperatur auf über 38,0 °C**, alternativ auch ab 38,5 °C. Die Temperaturerhöhung kann oft bereits durch die Inspektion oder Palpation vermutet werden, bei Verdacht auf Fieber muss jedoch die Körpertemperatur gemessen werden.
Die Ursachen von Fieber können infektiös, autoimmun, neoplastisch, metabolisch oder toxisch sein. Letztlich kommt es zur Prostaglandin-vermittelten Verstellung der Solltemperatur im Hypothalamus, wodurch entsprechende metabolische Veränderungen wie Kältezittern, vaskuläre Veränderungen wie Zentralisation und Verhaltensmodifikationen wie Wärmesuchen ausgelöst werden.

> Fieber ist ein Symptom und keine Diagnose: Auch wenn man bestehendes Fieber vor Diagnosestellung symptomatisch behandeln möchte, so dass die Therapie des Fiebers unabhängig von der Ursache eine eigenständige Bedeutung erhält, muss immer nach der Ursache des Fiebers gesucht werden und diese zeitnah gefunden werden.

5.2 Diagnostik

Messung des Fiebers

Die Fiebermessung erfolgt in der Regel rektal. Alternativ kann die Messung oral erfolgen, wobei die Temperatur 0,3–0,6 °C niedriger als rektal liegt und durch Hyperventilation und kalte Getränke falsch niedrig gemessen werden kann. Die axillär oder am Trommelfell gemessene Temperatur unterliegt großen Schwankungen.

Untersuchung

Bei neu aufgetretenem Fieber ist das Ziel der initialen Untersuchung, rasch eine Ursache des Fiebers zu finden und einen möglicherweise harmlosen viralen Infekt von einer schweren bakteriellen Sepsis oder fokalen Infektion zu unterscheiden:

Anamnese
- Umgebungsinfekte?
- Reisen?
- Zeitpunkt des Beginns, weiterer Verlauf?
- Höhe und Art der Fiebermessung?
- Begleitende Symptome?

Inspektion
- Inspektion der Haut;
- Einschätzung der Vigilanz;
- Suche nach Schonhaltungen.

Körperliche Untersuchung
- Nackensteifigkeit;
- Schleimhäute von Augen, Nase, Rachen und Mund;
- Otoskopie;
- Palpation der Lymphknoten;
- Auskultation/Perkussion der Lunge;
- Palpation/Auskultation des Abdomens;
- Durchbewegen aller Extremitäten.

Weitere Diagnostik
Wenn diese Untersuchungen zu keinem Ergebnis führen, muss der Urin untersucht werden. Zentrale Pneumonien sind häufig nur in der Röntgen-Thorax-Aufnahme zu erkennen. So genannte okkulte Bakteriämien sind klinisch nicht zu erkennen. Die rasche Verschlechterung des Allgemeinzustands kann Ausdruck einer Sepsis z. B. mit Meningokokken sein. Laborwerte können eine beginnende Sepsis nicht ausschließen.

Beurteilung
Einschätzung des Allgemeinzustands, eventuell weitere apparative oder Labordiagnostik; Stellung einer **Arbeitsdiagnose:**
- Virale, selbst begrenzte Infektion,
- Fokale bakterielle Infektion,
- Verdacht auf Sepsis?

5.3 Differenzialdiagnosen

Nach Reisen in warme Länder oder ans Mittelmeer oder bei Einwanderern müssen weitere Erkrankungen in Erwägung gezogen werden (☞ Tab. 5-1).

Tab. 5-1: Meist außerhalb von Deutschland erworbene Infektionskrankheiten als Ursache von Fieber

Krankheit	Besonderheiten
Malaria	Bei Verdacht muss das Ergebnis des dicken Tropfens innerhalb von 2 Stunden verfügbar sein
Amöbenruhr	Leberabszess, auch ohne Dysenterie möglich
Typhus abdominalis	Oft kein Durchfall, sondern zentralnervöse Manifestationen
Kala-Azar	Lange Inkubationszeit
Tuberkulose	Intrakutantest bei Anergie nicht aussagekräftig
Rickettsiosen	Exanthem

Neben den infektiösen Ursachen können auch nicht-infektiöse entzündliche, neoplastische, toxische oder metabolische Ursachen vorliegen:

Entzündliche Erkrankungen
- Kawasaki-Syndrom (☞ 35.6)
- Entzündliche Darmerkrankung (☞ 31.2, 31.3)
- Still-Syndrom (☞ 35.1)
- Akutes rheumatisches Fieber (☞ 35.2)
- Purpura Schoenlein-Henoch
- Systemischer Lupus erythematodes (☞ 35.5)
- Sarkoidose
- Vaskulitis

Neoplastische Erkrankungen
- Neuroblastom
- Akute lymphatische Leukämie (☞ 41.1)
- Lymphom
- Ewing-Sarkom (☞ 41.2)

Vergiftungen
- Atropin
- Anticholinergika
- Salizylate
- Kokain

Metabolische Erkrankungen
- Durstfieber
- Entgleister Diabetes mellitus (☞ 40.1)
- Maligne Hyperthermie

> **!** Besteht das Fieber länger als wenige Tage, müssen alle bisherigen Maßnahmen in Zweifel gezogen oder wiederholt, die Differenzialdiagnose erweitert und die Abklärung rasch vorangetrieben werden!

5.4 Konventionelle Therapie

Management des Fiebers

Virale oder fokale bakterielle Infektionen

Erkannte virale oder fokale bakterielle Infektionen werden entsprechend symptomatisch (z. B. sympathomimetische Nasentropfen bei Schnupfen, ☞ 38.1) oder kausal (z. B. Antibiotikum bei akuter Otitis media mit Erguss, ☞ 38.8) behandelt. Dabei können auch eine invasive Diagnostik und stationäre Aufnahme notwendig sein, z. B. bei Meningitis (☞ 36.3) oder Osteomyelitis. Ansonsten werden diese Kinder, die die Mehrzahl aller Patienten mit Fieber darstellen, ambulant behandelt. Bei einer Verschlechterung oder dem Auftreten neuer Symptome (z. B. Petechien) wird eine sofortige Wiedervorstellung vereinbart.

Schlechter Allgemeinzustand

Wenn der Allgemeinzustand schlecht ist oder sich rasch verschlechtert, muss das Kind beobachtet werden. Eventuell sollte sofort nach Anlage entsprechender Kulturen eine parenterale antibiotische Therapie begonnen werden. Die Beurteilung des Allgemeinzustandes eines Kindes ist eine hohe, nur durch langjährige Erfahrung zu erlernende Fähigkeit. Eine kalkulierte Therapie kann in der Gabe von Cefotaxim (200 mg/kg in 3 Dosen) und Flucloxacillin (50 mg/kg in 3 Dosen) bestehen (Cave: Enterokokken-Lücke).

Unbekannte Ursache

Wenn sich keine Ursache für das Fieber findet, ist bei gutem Allgemeinzustand ein abwartendes Verhalten unter symptomatischen Maßnahmen gerechtfertigt.

Kinder unter 3 Jahren

Bei Kindern zwischen 3 und 36 Monaten kann eine **okkulte Bakteriämie** vorliegen, die von selbst verschwinden oder aber zu septischen Komplikationen führen kann. Eine orale Antibiotikagabe ist vermutlich nicht sinnvoll. Auch Laborwerte sind in dieser Situation von eingeschränkter Aussagekraft. Ein deutlich erhöhtes CRP (> 100 mg/l) weist auf eine bakterielle Ursache hin, ein niedriges CRP schließt eine sich entwickelnde Sepsis aber nicht aus, weil die Induktion von CRP in der Leber möglicherweise noch nicht abgeschlossen ist. Zwar kann die Messung der Konzentration von Zytokinen im Serum (z. B. Interleukin-6) der CRP-Bestimmung überlegen sein, ändert aber am grundsätzlichen Problem nichts. Das Blutbild ist oft wenig aussagekräftig, am günstigsten wird die absolute Zahl der Neutrophilen bewertet, die aber meist nicht in kurzer Zeit erhältlich ist.

Risikopatienten

Das oben aufgeführte Programm gilt nur für bisher gesunde Kinder. Frühgeborene und Kinder in den ersten zwei Lebensmonaten sollen bei Fieber in eine Kinderklinik eingewiesen werden. Träger von Fremdmaterial (z.B. ventrikulo-peritonealer Shunt) sowie Kinder mit angeborenen oder erworbenen Immundefekten, malignen Erkrankungen, Hämoglobinopathien, Herzfehlern oder unter Immunsuppression müssen entsprechend der Grundkrankheit versorgt werden.

Symptomatische Therapie

Die Therapie der für das Fieber ursächlichen Erkrankung sollte immer gleichzeitig mit der Fiebersenkung eingeleitet werden.

> Die Fiebersenkung erfolgt bei Temperaturen ab 39,5 °C. Fieber ist ein wichtiger Abwehrmechanismus gegen virale Infektionen, sehr hohe Temperaturen hingegen können schädlich sein. Bei Kindern mit Fieberkrämpfen in der Anamnese kann man auch schon bei 38 °C antipyretische Maßnahmen einleiten, eine prophylaktische Wirksamkeit ist aber umstritten.

Die Fiebersenkung kann pharmakologisch und/oder physikalisch erfolgen.

Medikamentöse Therapie

Gebräuchliche Fiebermittel sind Ibuprofen und Paracetamol (englisch: Acetaminophen). Metamizol (Novaminsulfon) gilt als Reservemittel (☞ Tab. 5-2). Die rektale Applikation der in Tab. 5-2 genannten Antipyretika, in gleicher Dosis wie oral, sollte wegen geringerer und variabler Resorption nur selten gewählt werden. Die Differenzialindikation Ibuprofen oder Paracetamol ist abhängig vom Einzelfall oder Präferenzen des Patienten oder des Therapeuten:

- **Paracetamol** ist ein gutes und bewährtes Antipyretikum. Die geringe therapeutische Breite von Paracetamol mit der Gefahr einer Intoxikation und nachfolgend eines akuten Leberversagens und der Notwendigkeit einer Lebertransplantation erfordern eine sorgfältige Dosierung: Irrtümer der Dosierung sind laut Befragung von Eltern häufig. Bei unzuverlässigen Eltern, suizidalen Tendenzen, unsicherer Aufbewahrung des Medikaments oder ambulanter Therapie ist Paracetamol zurückhaltend einzusetzen. Antidot ist Acetylcystein.
- **Ibuprofen** ist ein gutes Antipyretikum, dessen antientzündliche Wirkung günstig sein kann. Die Thrombozytenaggregationshemmung ist an die Gegenwart des Medikaments gebunden (Halbwertzeit zwei bis drei Stunden). Die Magennebenwirkungen mit Blutung, Ulkus oder Perforation treten im Kindesalter extrem selten auf und waren in Studien nicht häufiger als bei Paracetamol.

Andere nicht steroidale Antirheumatika können gegeben werden.

Tab. 5-2: Gebräuchliche Antipyretika

	Ibuprofen	Paracetamol	Metamizol
Einzeldosis (mg/kg)	7,5–10	10–15	10–15
Gaben pro Tag	4	4	4
Maximaldosis/Tag (mg/kg)	35	60	60
Maximaldosis/Tag (bei Erwachsenen)	2400 mg	3000 mg	4000 mg
Darreichungsformen	Tabletten, Saft	Tabletten, Saft	Tabletten, Saft
Weitere Wirkungen	Analgetisch, antiinflammatorisch	Analgetisch	Analgetisch
Nebenwirkungen	Magenverstimmung, erosive Gastritis, Thrombozyten-Aggregations-Hemmung	Magenverstimmung, Leberschädigung bis zum Leberversagen	Agranulozytose (eventuell irreversibel)
Hinweise		Geringe therapeutische Breite	Auch i.v. in gleicher Dosis applizierbar: bei schneller Injektion Gefahr von Schock

> Acetylsalicylsäure sollte wegen der geringen therapeutischen Breite, der lang dauernden Thrombozyten-Aggregationshemmung und der Assoziation mit dem Reye-Syndrom nicht mehr als Antipyretikum angewandt werden.

Physikalische Therapie
Die physikalischen Maßnahmen der Fiebersenkung können alleine oder kombiniert mit der pharmakologischen Fiebersenkung angewandt werden:
- Bei Fieberkontinua oder -abfall wird der Patient, seinem Wunsch entsprechend, **aufgedeckt**, um einem Wärmestau vorzubeugen.
- **Flüssigkeitszufuhr** führt oft alleine schon zur Fiebersenkung.
- **Wadenwickel** (☞ 45.1) werden häufig von den Kindern gut angenommen und sind sinnvoll, wenn das Kind nicht zentralisiert ist.

5.5 Komplementäre Therapie
Alfred Längler

Die hier empfohlenen komplementärmedizinischen Maßnahmen gelten zunächst ausschließlich für ansonsten gesunde Kinder. Kinder mit Immunschwächen (kongenital oder erworben) oder schwerwiegenden anderen Grunderkrankungen bedürfen einer sehr viel differenzierteren Therapie. Im Einzelfall und bei entsprechender klinisch-praktischer Erfahrung können die hier empfohlenen Maßnahmen ergänzend aber auch in komplexeren Situationen hilfreich eingesetzt werden.
Auch und insbesondere für die komplementäre Therapie gilt:
- Die Ursache des Fiebers muss geklärt werden (s.o.).
- Eine antipyretische Therapie sollte erst bei deutlich erhöhter Körpertemperatur (> 39,5 °C) und/oder reduziertem Allgemeinbefinden einsetzen.
- Die Fieberreaktion ist Ausdruck der kindlichen Eigenaktivität in der Überwindung der zugrunde liegenden Krankheit

Grundsätzlich sollte das fiebernde Kind:
- leichte, atmungsfähige Kleidung tragen,
- so zugedeckt sein, dass es gewärmt wird, aber kein Wärmestau entsteht,
- in einem Raum mit frischer aber nicht kühler oder zugiger Luft liegen,
- ausreichend Flüssigkeit zu sich nehmen (geeignete Tees siehe Phytotherapie),
- nur so viel zu essen angeboten bekommen, wie es möchte („leichte Kost").

Anthroposophische Medizin
In der anthroposophischen Medizin werden zur Behandlung des Fiebers einige der unten genannten homöopathischen Mittel als spezielle Heilmittelkompositionen angewandt:
- **Apis/Belladonna:** bei heißen, schwitzigen Kindern, die u. U. auch zu Fieberkrämpfen neigen; Säuglinge bis zu 4 mal tgl. 3 – 5 Globuli; Klein- und Schulkinder bis zu 2 stdl. 5 – 10 Globuli;
- **Chamomilla comp. Supp.** (Belladonna, Chamomilla, Echinacea angustifolia et purpurea, Papaver somniferum, Argentum metallicum): wirken harmonisierend bei fieberbedingter Kreislaufschwäche, Unruhezuständen bis hin zur Zittrigkeit; nur gering antipyretisch wirksam, nimmt dem Fieber die Spitze; maximal 4 stdl. 1 Supp.
- **Echinacea/Argentum:** bei hohem Fieber insbesondere zur Unterstützung bei V.a. septisch-eitrige Prozesse:
  - Als Globuli: Säuglinge bis zu 4 mal tgl. 3 – 5 Globuli; Klein- und Schulkinder bis zu 2 stdl. 5 – 10 Globuli,
  - Als Ampullen (s.c. oder i.v.): Säuglinge und Kleinkinder 1 – 2 mal tgl. 0,5 ml; Schulkinder 2 – 3 mal tgl. 1 ml
- **Ferrum phosphoricum comp.** (Aconit, Bryonia, Eukalyptus, Eupatorium, Ferrum phosphoricum, Sabadilla in unterschiedlichen Potenzen): bei katarrhalisch-fieberhaften Infekten ohne eindeutige Organmanifestation; vorwiegend im Herbst/Winter; Säuglinge 3 – 4 mal tgl. 5 Globuli, Kleinkinder 3 – 4 mal tgl. 10 Globuli, Schulkinder bis zu stdl. 10 Globuli;
- **Gelsemium comp.** (Arsenicum album, Belladonna, Bryonia, Gelsemium, Phosphorus in unterschiedlichen Potenzen): vorwiegend bei katarrhalischen Atemwegsinfektionen mit mittelhohem Fieber und wenig dramatischem Verlauf; Neigung zu Kreislaufdystonie, Schwäche; Säuglinge 3 – 4 mal tgl. 5 Tropfen, Kleinkinder 3 – 4 mal tgl. 10 Tropfen, Schulkinder bis zu 2 stdl. 10 Tropfen;
- **Meteoreisen Globuli:** vorwiegend bei fieberhaften Infekten der oberen und unteren Atemwege mit Rezidivneigung; allgemeine Abgeschlagenheit; Auftreten im Herbst; 2 – 3 mal tgl. 5 – 10 Globuli;

Weitere Medikamente siehe bei den speziellen dem Fieber zugrunde liegenden Erkrankungen.

Äußere Anwendungen
- Wadenwickel (☞ 5.4, 45.1),
- Einlauf: Als Flüssigkeit dient entweder leicht gesalzenes Wasser oder Kamillentee mit einem geringen Salzzusatz. Einlauftemperatur ca. 30 °C. Beim Säugling

ca. 50 ml; bei größeren Kindern bis 250 ml. Einlauf mittels Gummiklistier oder bei größeren Kindern Irrigator. Durch die Temperaturdifferenz wird die Kerntemperatur leicht gesenkt. Zusätzlich wird das Immunsystem durch die dem ersten Einlauf in der Regel folgende Darmentleerung entlastet. Weitere Einläufe (bis zu 3 mal tgl.) werden im wesentlichen resorbiert und können so bei trinkschwachen Kindern eine eventuell notwendige Infusion in Einzelfällen umgehen. Keinesfalls sollte diese Maßnahme aber eine ansonsten notwendige Klinikeinweisung verhindern!

Homöopathie

Typische homöopathische Fiebermittel sind:

- **Aconit D6:** stürmischer Beginn, Folge von Unterkühlung; ängstlich und unruhig;
- **Belladonna D6:** Blutdrang zum Kopf; Haut feucht, dampfender Schweiß; Neigung zu Fieberkrämpfen;
- **Bryonia D6:** sich langsam entwickelndes Fieber; Fieberanstieg nachts, Berührungsempfindlichkeit;
- **Ferrum phosphoricum D6:** vor allem bei katarrhalischen Infekten; trockene, kitzelnde Schleimhäute;
- **Gelsemium D6:** allmählicher Beginn mit mäßigem Fieber, heißer Kopf, kalte Glieder; Kälteschauer, Zittern, Zähneklappern;
- **Pulsatilla D6:** Verlangen nach frischer Luft, glühend heiße Haut, Durst auf kleine Mengen kalten Wassers.

Die Dosierung für alle genannten Einzelmittel ist: zu Beginn 1–2 stdl. 3–5 Globuli bzw. Tropfen; bei eingetretener Besserung 3–4 mal tgl. 3–5 Globuli oder Tropfen.

Viburcol® N Zäpfchen sind ein Komplexpräparat aus Chamomilla, Belladonna, Plantago, Pulsatilla und Calcium carbonicum. Sie wirken bei Fieber harmonisierend und sind auch bei Unruhezuständen ohne Fieber oft hilfreich. Säuglinge 2 mal 1 Supp; > 6 Monate mehrfach tgl. 1 Supp (bis 6 mal).

Weitere Medikamente siehe bei den speziellen dem Fieber zugrunde liegenden Erkrankungen

Phytotherapie

Phytotherapeutisch kommen vor allem Tees in Form von Einzeldrogen oder Mischungen zum Einsatz. Man unterscheidet folgende Wirkungen:

- Diaphoretisch (die Schweißbildung anregend):
  - Holunderblüten als Tee oder heißer Holunderbeerensaft,
  - Lindenblüten als Tee;
- Antipyretisch:
  - Mädesüßblüten und/oder -kraut (Spiraeae) als Tee,
  - Weidenrinde (Salix cortex) als Tee oder Fertigpräparat (z. B. Salix Bürger® Lösung: 2 mal tgl. 10–30 Tropfen).

EBM Zur komplementärmedizinischen Therapie bei Fieber liegen keine publizierten Studien der EBM-Grade 1 oder 2 sowie keine Konsensusempfehlungen vor. Allgemeine Bewertung der einzelnen Therapieverfahren ☞ 44.1, 44.4, 44.5, 45.1.

5.6 Integrativer Stufenplan

Stufe	Klinik	Konventionelle Therapie (☞ 5.4)	Komplementäre Therapie (☞ 5.5)	EBM-Bewert. kompl. Therapie
1	Temp < 39,0 °C; geringe Beeinträchtigung	–	Allgemeine Maßnahmen	5
2	< 39,5 °C und unruhiges Kind	Paracetamol, Ibuprofen	Viburcol Supp.[1]	4
			Chamomilla comp. Supp.	5
3	Fieberspitzen > 39,5 °C	Paracetamol, Ibuprofen	Aconitum D6 Bei warmen Extremitäten Wadenwickel	5
4	Kontinua > 39,5 °C	Paracetamol, Ibuprofen	Parallel Fortsetzung komplementärer Maßnahmen	Siehe Stufe 1–3
5	Stufe 1–4 erfolglos	Metamizol	Parallel Fortsetzung komplementärer Maßnahmen	Siehe Stufe 1–3

Literatur

1 Albonico H.U., Bräker H., Hüsler J., Febrile infectious diseases in the history of cancer and matched controls. Med. Hypotheses 51: 315 – 320; 1996

2 Alpern ER, Alessandrini EA, Bell LM, Shaw KN, McGowan KL, Occult bacteremia from a pediatric emergency department: current prevalence, time to detection, and outcome, Pediatrics 106 (2000), 505 – 511

3 Baker MD, Bell LM, Unpredictability of serious bacterial illness in febrile infants from birth to 1 month of age, Arch. Pediatr. Adolesc. Med. 153 (1999) 508 – 511

4 Baker MD, Bell LM, Avner JR, The efficacy of routine outpatient management without antibiotics of fever in selected infants, Pediatrics 103 (1999), 627 – 631

5 Baraff LJ, Management of fever without source in infants and children, Ann. Emerg. Med. 36 (2000), 602 – 614

6 Bauchner H, Dorfman D, The impact of newer diagnostic tests on the mangement of children with fever, Arch. Pediatr. Adolesc. Med. 154 (2000), 761 – 762

7 Finkelstein JA, Christiansen CL, Platt R, Fever in pediatric primary care: occurrence, management and outcome, Pediatrics 105 (2000) 260 – 266

8 Green SM, Rothrock SG, Evaluation styles for well-appearing febrile children: are you a „risk-minimizer" or a „test-minimizer"? Ann. Emerg. Med. 33 (1999), 211 – 214

9 Müller-Krampe B., Gottwals R., Weiser M.; Symptomatische Behandlung von akuten fieberhaften Infekten mit einem modernen Homöopathikum. Biologische Medizin 2002; 31 (2): 79 – 85

10 Rabea A, Klein P, Weiser M, Therapie akuter fieberhafter Infekte bei Kleinkindern, Biologische Medizin, 33 (2004), 21 – 24

6 Husten

Silke van Koningsbruggen, Ernst Rietschel (Konventioneller Teil)
Alfred Längler (Komplementärer Teil)

6.1 Klinik/Einteilung/Ätiologie

Silke van Koningsbruggen, Ernst Rietschel

Husten ist das häufigste Symptom, das zur Vorstellung beim Kinderarzt führt. In den meisten Fällen handelt es sich um **akuten Husten**; hält der Husten länger als 3 – 8 Wochen an, spricht man von **persistierendem Husten**. Bei einer Dauer von über 8 Wochen liegt ein **chronischer Husten** vor.

Husten wird entweder willkürlich ausgelöst oder über einen Stimulus, der über Hustenrezeptoren vermittelt wird. Diese befinden sich in großer Anzahl in der Schleimhaut von Trachea und Bronchien sowie im Larynx und Pharynx, seltener im Zwerchfell, Pleura, Perikard und äußerem Gehörgang. Sekrete und inhaliertes Fremdmaterial sollen durch Husten aus den Atemwegen entfernt werden, insbesondere dann, wenn die anderen Faktoren der mukoziliären Clearance gestört sind oder deren Kapazität überfordert ist.

> Häufigste Ursache für akuten Husten sind Infekte der oberen und unteren Atemwege, bei Schulkindern insbesondere eine Sinusitis („postnasal drip").

Tab. 6-1: Ursachen des akuten Hustens

Hauptsymptom	Verdachtsdiagn.	Nebenbefunde, Alter	Diagnosesicherung
Bellender Husten	Laryngitis subglottica	Progred. inspir. Stridor, Heiserkeit	Besser unter Steroid- oder Epinephrininhalation
	Bakt. Tracheitis	Progred. inspir. Stridor, Fieber, reduz. AZ	Bronchoskopie, Bakteriologie
Trockener Husten ohne Fieber	Bronchiolitis	Sgl.: Tachypnoe, feinblasige RGs	RSV-Antigennachweis, Rö-Thorax
	Asthma	KK: pos. Allergietest, Husten bei Anstrengung	Besser auf antiinflammatorische Therapie
		SK: pos. Allergietest, Husten bei Anstrengung	Lufu, Bronchospasmolyse
	Pneumothorax	Akuter Thoraxschmerz, Tachy-/Dyspnoe	Rö-Thorax
	Lungenödem	Entsprechende Grundkrankheit, Tachy-/Dyspnoe	Rö-Thorax
	Otitis externa	Ohrenschmerzen	Entzündeter oder obturierter Gehörgang
Trockener Husten mit Fieber	Pneumonie	Tachypnoe, reduz. AZ	Rö-Thorax
	Pleuritis	Atemabh. Schmerzen	Pleurareiben
	Perikarditis	Unspezif. Thoraxschmerz	EKG
Produktiver Husten	Fremdkörperaspiration	KK: Anamnese, seitendiff. Atemgeräusch	Starre Bronchoskopie
	Bronchitis	KK, SK: Infekt der oberen Atemwege	Luftwegsinfekt, Rasselgeräusche, Rö-Thorax
Nächtlicher Husten	Gastroösophagealer Reflux	Sgl., KK	pH-Metrie
	Asthma, Hausstaubmilbenallergie	KK, SK	Allergiediagn., Lufu
	Sinusitis, Postnasal-drip-Syndrom, Adenoide	KK, SK	Schleim an Rachenhinterwand, Mundatmung
Stakkatoart. Husten	Pertussis	Pertussiskontakt	Lymphozytose, Serologie, typisch klinischer Befund

Sgl. = Säugling, KK = Kleinkind, SK = Schulkind

Ursachen des akuten Hustens

☞ Tab. 6-1

Ursachen des chronischen Hustens

Im Säuglingsalter

- Infektion (RS-, Influenza-, Parainfluenza-, Rhino-, Adenoviren, Bordetella pertussis, Chlamydia pneumoniae),
- Aspiration (Schluckstörung, gastroösophagealer Reflux),
- Passivrauchen,
- Obstruktive Bronchitis/Asthma bronchiale,
- Chronische neonatale Lungenerkrankung,
- Mukoviszidose,
- Angeborene Fehlbildungen des Larynx und der Trachea,
- Angeborene Herzfehler mit Rechts-Links-Shunt,
- Angeborene Fehlbildungen der herznahen Gefäße (durch Kompression der Trachea und Bronchien),
- Z. n. Fremdkörperaspiration,
- Immundefekte.

Im Kleinkindesalter

- Infektion (RS-, Influenza-, Parainfluenza-, Rhino-, Adenoviren, Bordetella pertussis, Chlamydia pneumoniae),
- Z. n. Fremdkörperaspiration,
- Asthma bronchiale,
- Adenoide Vegetationen,
- Sinubronchiales Syndrom (postnasal drip),
- Gastroösophagealer Reflux,
- Mukoviszidose,
- Bronchiektasen (Ziliendyskinesie, Immundefekt),
- Interstitielle Lungenerkrankung,
- Gehörgangsfremdkörper.

Im Schulalter

- Infektion (RS-, Influenza-, Parainfluenza-, Rhino-, Adenoviren, Bordetella pertussis, Mykoplasma pneumoniae, Mykobakterium tuberculosis),
- Asthma bronchiale,
- Aktives und passives Rauchen,
- Adenoide Vegetationen,
- Mukoviszidose,
- Bronchiektasen (Ziliendyskinesie, Immundefekt),
- Gastroösophagealer Reflux,
- Interstitielle Lungenerkrankung,
- Tumor (Lymphom, intrabronchiale Tumore),
- Reizgasinhalation,
- Medikamente (β-Rezeptorenblocker, ACE-Hemmer),
- Sarkoidose,
- Perikarditis,
- Hyperventilationssyndrom,
- Larynxdysfunktion,
- Psyche.

Epidemiologie

Husten bei Säuglingen ist ein eher seltenes Symptom, da die Hustenrezeptoren noch nicht ausgereift sind. Bei Kleinkindern ist Husten die häufigste Ursache für eine Vorstellung beim Kinderarzt. Mit zunehmendem Alter wird Husten aufgrund abnehmender Häufigkeit von Infektionen seltener.

Klinik

Folgende Charakteristika des Hustens geben erste Hinweise auf die Ätiologie:

Tab. 6-2: Zusammenhang zwischen Hustenqualität und Lokalisation bzw. Ätiologie

Hustenqualität	Lokalisation, bzw. Ätiologie
Bellend	Larynx, Trachea
Produktiv	Bronchitis, Bronchiektasen
Trocken	Affektion der kleinen Atemwege (Asthma, Pneumonie)
Stakkatoartig	Pertussis, Adenovirusinfektion
Explosionsartig	Psychogen
Räuspern	Pharyngitis, Tic
Hüsteln (anstoßender Husten)	Pleuritis, Pneumonie, interstitielle Lungenerkrankung

Tab. 6-3: Auslöser bzw. Begleitsituation

Auslöser bzw. Begleitsituation	Ätiologie
Schlaf	Gastroösophagealer Reflux, nächtliches Asthma bronchiale, permanente Mundatmung
Psychische Belastung	Psychogener Husten
Körperliche Anstrengung	Asthma bronchiale, bronchiale Hyperreagibilität

Mögliche Begleitsymptome

- Fieber,
- Retrosternale oder pleurale Schmerzen,
- Erbrechen,
- Geblähtes Abdomen,
- Gewichtsverlust oder Einschränkung der körperlichen Belastbarkeit,

- Minderwuchs, Dystrophie,
- Stridor,
- Dyspnoe (Tachykardie, Nasenflügeln, Einsatz der Atemhilfsmuskulatur, Einziehungen, verlängertes Expirium),
- Periphere oder zentrale Zyanose,
- Fassthorax,
- Trommelschlegelfinger.

6.2 Diagnostik

Anamnese

Im Rahmen der Anamnese sollte neben den o. g. Symptomen auch nach folgenden Faktoren gezielt gefragt werden:

- **Familienanamnese:** Erkrankungen wie z.B: Asthma bei Verwandten 1. Grades, Ziliendyskinesiesyndrom, Immundefekte.
- **Umgebungsanamnese:**
  - Allergene (Haustiere, Hausstaubmilben, etc.),
  - Infektionen (z. B. Tuberkulose, Pertussis, etc.),
  - Inhalative Schadstoffe, ggf. Ausmaß der Tabakrauchexposition.

Basisdiagnostik

Inspektion des Rachens, des äußeren Gehörganges und der Nase (anteriore Rhinoskopie) können Hinweise auf eine nicht pulmonale Ursache des Hustens geben (Schleimstraße an der Rachenhinterwand: „postnasal drip", z. B. durch vergrößerte chronisch entzündete Adenoide; Gehörgangsfremdkörper, Atopie).

Ein pathologischer **Auskultationsbefund** der Lunge oder des Herzens erfordert weitere Diagnostik, wenn entsprechende Begleitsymptome vorliegen.

> Bei **akutem Husten** ohne Thoraxschmerzen, Stridor und ohne länger als 7 Tage bestehendem Fieber erübrigt sich eine weitere Diagnostik. Eine Ausnahme stellt der Verdacht auf eine Fremdkörperaspiration dar (Bronchoskopie).

Weiterführende Diagnostik

Akuter Husten

- Besteht das Fieber länger als 7 Tage oder sind thorakale Schmerzen vorhanden, sollte eine **Rö-Thorax Aufnahme** zum Ausschluss einer Pneumonie durchgeführt werden.
- Eine **Sputumuntersuchung** sollte wenn möglich erfolgen. Bakteriologische Ergebnisse aus Rachenabstrichen sind wenig spezifisch für intrapulmonale Infektionen.

Chronischer Husten

- Bei chronischem Husten entscheidet eine **Röntgenthoraxaufnahme** über das weitere Vorgehen (☞ Tab. 6-4 und Tab. 6-5).
- Ebenso gehört eine dem Alter angepasste **Lungenfunktionsuntersuchung** zu jeder Abklärung des chronischen Hustens. Hiermit lassen sich restriktive von obstruktiven Lungenerkrankungen unterscheiden.
- Zu jeder Lungenfunktionsuntersuchung gehört ein **Bronchospasmolysetest.** Zum Nachweis einer bronchialen Hyperreagibilität kann eine standardisierte Laufbelastung oder eine unspezifische Provokation (z. B. mit hypertoner Kochsalzlösung) durchgeführt werden.
- **Pulsoxymetrische Messung** der Sauerstoffsättigung ist insbesondere bei Verdacht auf interstitielle Lungenerkrankungen indiziert.

> Chronischer Husten erfordert immer eine differenzierte Abklärung. Hier ist ein umfangreiches differenzialdiagnostisches Programm als Stufendiagnostik zum Ausschluss der verschiedenen Differenzialdiagnosen einzusetzen.

Tab. 6-4: Differenzialdiagnose des chronischen Hustens mit unauffälligem Rö-Thorax

Hauptsymptom	Nebenbefunde, Alter	Verdachtsdiagnosen
Produktiver Husten	Sgl., in- oder exspirat. Stridor	Angeb. Fehlbildungen (Tracheo- oder Bronchomalazie, Fistel)
	Jedes Alter	Erworbene Obstr. der zentr. Atemwege (Tbc, Adenome, Fremdkörper)
	Jedes Alter, Zusammenhang mit Nahrungsaufnahme	Gastroösophagealer Reflux
	Pankreasinsuff., Pseudomonasbesiedlung	Mukoviszidose
Trockener Husten	Nächtl. Husten	Passagere Hyperreagibilität nach Infektion
	Mundatmung	Sinubronchiales Syndrom, Adenoide

Haupt-symptom	Nebenbefunde, Alter	Verdachtsdiagnosen
Trockener Husten	Rezidiv., Atemnot bei Belastung, Giemen	Konst. Hyperreagibilität, Asthma bronchiale
	Sgl., Kleinkind	Exogene Noxen (Passivrauchen)
	β-Blocker, ACE-Hemmer	Medikamenteninduzierter Husten
Stakkatoartiger Husten	Pertussiskontakt, fehlende Impfung	Pertussis
Explosiver, bellender Husten	Verstärkung bei Zuwendung	Psychogener Husten

Tab. 6-5: Differenzialdiagnose des akuten und chronischen Hustens bei auffälligem Rö-Thorax

Haupt-symptom	Nebenbefunde im Rö-Thorax	Verdachtsdiagn.
Produktiver Husten	Seitendiff. Belüftung	Fremdkörper-aspiration
	Bronchiektasen	Mukoviszidose
	Bronchiektasen	Immundefekt
	Bronchiektasen, Situs inversus, Sinusitis	Ziliendyskinesie
Produktiver oder trockener Husten	Mediastinalverbreiterung	Tuberkulose
Trockener Husten	Mediastinalverbreiterung	Thymom, M. Hodgkin, Sarkoidose
	Hinweise für angeb. Fehlbildungen	Lobäres Emphysem, adenomatoide zystische Malformation, bronchogene Zyste, Lungensequester
	Interstit. Verdichtungen	Mykoplasmenpneumonie
	Interstit. Verdichtungen, O_2-Sättigungsabfall bei Belastung	Exogen allergische Alveolitis
	Lokale Verdichtungen	Atelektase
	Lokale Verdichtungen	Pneumonie
	Lokale Verdichtungen	Rundherd, V.a. Tumor

6.3 Konventionelle Therapie

Kausale Therapie

Die kausale Therapie ist abhängig von der zugrunde liegenden Diagnose.

Symptomatische Therapie

Diese wird unterteilt in hustenfördernde (protussive) und hustenstillende (antitussive) Therapie.

Protussive Therapie

Bei Erkrankungen, die mit einer gestörten mukoziliären Clearance einhergehen, können folgende protussive Therapiemaßnahmen wesentlich zur Sekretelimination beitragen:

- Abschwellende Nasentropfen zur Verbesserung der Nasenatmung (☞ 38.1.6), bei Säuglingen Spülungen mit Kochsalzlösung;
- Inhalation mit 2 ml 0,9 %-iger Kochsalzlösung mehrmals täglich;
- Inhalative Bronchodilatatoren (Salbutamol und Ipratropiumbromid, Dosierung und Inhalationstechnik ☞ 29.5);
- Physiotherapie mit atemgymnastischen Übungen, Vibrationsdrainage, bei größeren Kindern autogene Drainage.

Die Wirkung von Sekretolytika, Sekretomotorika und Mukolytika ist nicht belegt. Eine protussive Therapie sollte nicht unmittelbar mit einer antitussiven Therapie kombiniert werden.

Antitussive Therapie

Bei unproduktivem, v. a. nächtlichem Reizhusten, thorakalen, hustenabhängigen Schmerzen und Pertussis können Hustenblocker (Antitussiva) eingesetzt werden.
Antitussiva sind Pharmaka, die entweder das Hustenzentrum in der Medulla oblongata dämpfen (zentrale Wirkung) und/oder den Hustenreflex hemmen (periphere Wirkung). Die zentralwirkenden Antitussiva lassen sich einteilen in **opioidhaltige** (z. B. Codein, Dihydrocodein, Dextromethorphan) und **nicht-opioidhaltige** (Clobutinol, Benproperin, Pentoxyverin).

Therapie der ersten Wahl

Das peripher wirkende Antitussivum **Noscapin** ist die Therapie der ersten Wahl (☞ Tab. 6-6); die Wirkung ist am besten belegt, es zeigt keine der opioidtypischen Nebenwirkungen und ist daher für Säuglinge geeignet.

Tab. 6-6: Therapie der ersten Wahl

Noscapin (Capval®)	6 Mo.–3 J.	3–12 J.	>12 J.
Dragees	–	3 × 1	3 × 2
Saft	2 × 2,5 ml	3 × 5 ml	3 × 10 ml
Tropfen	6x8	6 × 15	6 × 30

Therapie der zweiten Wahl
Codeinhaltige Antitussiva (☞ Tab. 6-7) werden bis zu 20 % zu Morphin metabolisiert und können dadurch eine Abhängigkeit induzieren. Als weitere Nebenwirkungen sind Atemdepression, Sedierung, Obstipation und Histaminliberation möglich.
Sie sollten dann eingesetzt werden, wenn eine **zusätzlich sedierende Wirkung** erwünscht ist.

Tab. 6-7: Therapie der zweiten Wahl

Präparat	Alter	Dosierung
Codein Tablette (30mg), z. B. Tryasol® (bis 3 mal tgl.)	1–3 J.	0,5 Tbl.
	6–12 J.	0,5–1 Tbl.
	> 12 J.	1–2 Tbl.
Codein Tropfen, z. B. Mono Codein; (1 Tr. = 0,8 mg Codeinbasis; bis 3 mal tgl.)	2–6 J.	3–5 Tr.
	6–14 J.	6–18 Tr.
	> 14.	20–50 Tr.
Codein Saft, z. B. Codicaps® (15 ml = 30 mg; bis 3 mal tgl.)	2–6 J.	0,5 ml
	6–10 J.	1 ml
	10–4 J.	2 ml
	>14 J.	3 ml
Dihydrocodein Tablette (10mg), z. B. Tiamon® Mono (bis 3 mal tgl.)	1–3 J.	0,25–0,5 Tbl.
	4–6 J.	0,5 Tbl.
	6–9 J.	0,5–1 Tbl.
	9–12 J.	1–2 Tbl.
	>12 J.	1–3 Tbl.

Nicht empfehlenswert
- **Sedierende Antihistaminika** sollten nicht als Antitussiva eingesetzt werden (z. B. Diphenhydramin), da sie gleichzeitig eine Erhöhung der Schleimviskosität bewirken können.
- Vor **Dextromethorphan,** einem nicht verschreibungspflichtigen Antitussivum, muss gewarnt werden, da es sowohl eine euphorisierende, suchterzeugende Wirkung hat als auch Krampfanfälle auslösen kann.
- Für die häufig verordneten Antitussiva **Pentoxyverin** und **Clobutinol** ist eine antitussive Wirkung nicht erwiesen.
- Für den Einsatz von **Kombinationspräparaten** mit z.B: Expektorantien oder Mukolytika gibt es keine Indikation, da für die Wirkung von Expektorantien und Mukolytika eine funktionierende Hustenclearance notwendig ist.

6.4 Komplementäre Therapie

Alfred Längler

Die hier vorgeschlagenen komplementärmedizinischen Maßnahmen beziehen sich ausschließlich auf das Symptom Husten in seinen unterschiedlichen Ausprägungsformen im Rahmen von Infektionen der Atemwege. Die verschiedenen nicht-infektiösen Husten-Ursachen (z. B. Fremdkörper) bedürfen einer anderen kausalen Therapie!

Anthroposophische Medizin/Homöopathie

Für die richtige Wahl des geeigneten anthroposophischen und/oder homöopathischen Mittels ist die Husten-Charakteristik entscheidend:
- Trockener, stechend-schmerzhafter Husten; großes Durstgefühl: Bryonia D6 Globuli oder Tropfen, 3–4 mal tgl. 5–10 Glob. oder Tr.;
- Bellende, kurz aufeinander folgende Hustenstöße, pertussiformer Verlauf: Drosera D6: 3–4 mal tgl. 5–10 Glob.;
- Reflexartiger Husten, der von einem Reiz im Nasen-/Rachen-Raum ausgeht; rasch aufeinander folgende Hustenstöße; begleitende Sinusitis: Corallium rubrum D6 Tbl.: 3–4 mal tgl. 1 Tabl.;
- Bellender, ermüdender, schmerzhafter Husten; Verschlechterung abends: Phosphor D6–D12 Globuli oder Tropfen: 2 mal tgl. (morgens, mittags) 5–10 Globuli oder Tropfen;
- Beim Husten Übelkeit und Brechneigung: Ipecacuanha D6 Globuli oder Tropfen: 3–4 mal tgl. 5–10;
- Bei festsitzendem Schleim, begleitet von Dyspnoe: Tartarus stibiatus D4–D6 Trit.: 4 mal 1 Msp.

Eine Mischung aus einigen der genannten Substanzen enthält das Fertigpräparat **Monapax®** (Saft, Tropfen), das insbesondere bei pertussiformem Husten Anwendung findet. Dosierung:
- Von 3–6 Monaten: 3 mal tgl. 6 Tropfen,
- 6 Monate bis 3 Jahre: 3 mal tgl. 6–10 Tropfen oder 4 mal ½ TL Saft,
- 3–7 Jahre: 4 mal tgl. 10 Tropfen oder 3 mal tgl. 1 TL Saft,
- > 7 Jahre: 4 mal tgl. 15–20 Tropfen oder 4 mal tgl. 2 TL Saft.

Darüber hinaus hat sich auch die inhalative Anwendung einiger der genannten homöopathischen Mittel (aus Ampullen) bewährt:

- Bei festsitzendem, rauem Husten: Inhalation mit 1 ml Bryonia D4 und 1 ml physiologischer Kochsalzlösung,
- Bei obstruktivem Husten: Inhalation mit 1 ml Tabacum Rh D6 und 1 ml physiologischer Kochsalzlösung.

Äußere Anwendungen

- Bei quälendem, vor allem nächtlichem Husten: Brustwickel oder -einreibung mit Lavendelöl 10 % (☞ 45.1),
- Bei obstruktiver Begleitreaktion: Ingwer- oder Senfmehlbrustwickel (☞ 45.1).
- Sekretolytisch und antitussiv wirken unterstützende Einreibungen von Brust und Rücken mit Plantago Bronchialbalsam (enthält u.a. Campher, Thymian, Eukalyptus mit Bienenwachs).

Phytotherapie

Phytotherapeutisch kommen bei Husten/Bronchitis je nach Differenzialindikation folgende Wirkstoffgruppen zum Einsatz:

- **Schleimstoffdrogen (Mucilaginosa):** Sie wirken vorwiegend über einen Schutz der katarrrhalisch entzündeten Schleimhaut, z. B. Eibischwurzel, Huflattichblätter, Isländisches Moos, Malvenblätter und -blüten, Spitzwegerichkraut;
- **Expektoranzien,** die sekretolytisch, sekretomotorisch und mukolytisch wirken:
  - Äth. Öldrogen, z. B. Fenchel, Anis, Campher, Eukalyptus, Thymian,
  - Saponindrogen, z. B. Efeublätter, Primelwurzel, Schlüsselblumenblüten, Süßholzwurzel;
- **Bronchospasmolytika:** erleichtern durch Krampflösen das Abhusten, z. B. Efeublätter, Huflattichblätter, Lindenblüten, Primelwurzel, Thymiankraut;
- **Antiphlogistika,** z. B. Bibernellwurzel, Efeublätter, Isländisches Moos, Spitzwegerichkraut;
- Drogen mit **keimhemmenden Inhaltsstoffen,** z. B. Brunnenkressekraut, Efeublätter, Kapuzinerkressekraut, schwarze Rettichwurzel, Thymiankraut, Umckaloabowurzel.

Ein Beispiel für einen gut wirksamen „Hustentee“:

Rp.

Liquiritiae radix conc.	50,0
Primulae radix conc.	10,0
Althaeae radix conc.	30,0
Anisi fructus	10,0

Ein Präparat aus der Wurzel der afrikanischen Pflanze Umckaloabo (als Fertigarzneimittel: **Umckaloabo® Tropfen**) lässt sich keiner der Wirkstoffgruppen zuordnen, ist aber bei Bronchitis-Symptomen (u.a. Husten) gut wirksam. Dosierung: ab 6 Monaten 3 mal tgl. 5 – 10 Tropfen; 6 – 12 Jahre: 3 mal 10 – 20 Tropfen; > 12 Jahre: 3 mal 20 Tropfen.

Es gibt eine Vielzahl von Fertigarzneimitteln, die in verschiedenen Darreichungsformen (Saft, Tropfen, Zäpfchen, Tabletten) meist eine Kombination verschiedener pflanzlicher Inhaltsstoffe mit meist mehreren Wirkprinzipien (s. o.) enthalten. Hier einige Beispielpräparate:

- Prospan® Tropfen (Efeublätterextrakt): 3 mal tgl. 5 – 12 Tropfen,
- Cefabronchin® Tropfen (Bibernell, Eukalyptus, Fenchel, Seifenwurzel, Steranis, Thymian): 2 stdl. bis 6 mal tgl. 10 Tropfen,
- Bronchicum® Elixir N (Bimbernellwurzel, Grindeliakraut, Quebrachorinde, Thymiankraut): 2 – 3 mal tgl. ½ – 1 TL,
- Melrosum® Hustensirup N (Bimbernellwurzel, Grindeliakraut, Thymiankraut, Rosenblüten): 3 mal tgl. ½ – 2 TL,
- Flechtenhonig Weleda (u.a. Lichen islandica, Anis, Cladonia rangiferina): 1 – 5 Jahre: 3 mal tgl. ½ TL; 6 – 11 Jahre: 3 mal tgl. 1 TL; > 11 Jahre: 3 – 5 mal 1 TL.

EBM

Zur komplementärmedizinischen Therapie bei Husten liegen keine publizierten Studien der EBM-Grade 1 oder 2 sowie keine Konsensusempfehlungen vor. Allgemeine Bewertung der einzelnen Therapieverfahren ☞ 44.2, 44.4, 45.1, 45.2, 45.4.

6.5 Integrativer Stufenplan

Stufe	Klinik	Konventionelle Therapie (☞ 6.3)	Komplementäre Therapie (☞ 6.4)	EBM-Bewert. kompl. Therapie
1	Wenig produktiver, störender Husten	Noscapin	Lavendelöl-Brusteinreibung	5
			Bei obstruktiver Komponente Ingwermehlwickel	5
			Hustensaft aus Efeublättern	3
2	Trockener Husten	Noscapin	Fortsetzung der äußeren Anwendungen (Stufe 1)	Siehe Stufe 1
			Tartarus stibiatus D4	5
			Monapax oral	5
			Inhalation mit Bryonia D4 (Ampullen 1 ml) plus 1 ml NaCl 0,9 %	5
			Bei gleichzeitiger Übelkeit/ Brechneignug: Ipecacuanha D6	5
	Pertussiformer Husten	Noscapin	Drosera D6	5
3	Anhaltend quälender nächtlicher Husten	Noscapin	Ergänzend Fortsetzung der Maßnahmen der Stufe 1 und 2	Siehe Stufe 1–2
4	Stufe 1–3 erfolglos	Codein	Ergänzend Fortsetzung der Maßnahmen der Stufe 1–3	Siehe Stufe 1–2

Literatur

1 Irwin, RS, Madison, JM. The Diagnosis and Treatment of Cough. New England Journal of Medicine 2000; 343: 1715–1721

2 Irwin, RS, Boulet, LP, Cloutier, MM et al. Managing cough as a defense mechanism and as a symptom: a consensus panel report of the American College of Chest Physicians. Chest 1998; 114:Suppl: 133S–181S

3 Hecker M, Runkel F, Völp A: Behandlung chronischer Bronchitis mit einem Spezialextrakt aus Efeublättern – multizentrische Anwendungsbeobachtung mit 1350 Patienten. Forsch Komplementärmed u klassische Naturheilverfahren 2002; 9: 77–84

4 Ernst E, März R, Sieder Ch: A controlled multi-center study of herbal versus synthetic secretoliytic drugs for acute Bronchitis; Phytomedicine 1997; 4 (4): 287–293

7 Infektionsanfälligkeit

Michael Weiß (Konventioneller Teil)
Alfred Längler (Komplementärer Teil)

7.1 Klinik/Einteilung/Ätiologie

Michael Weiß

Gehäufte Infektionen, zum Beispiel wiederholte oder über Wochen direkt aneinander anschließende obere und untere Atemwegsinfektionen, wecken bei Eltern häufig den Verdacht einer besonderen, pathologischen Infektionsanfälligkeit und lösen große Verunsicherung und Sorgen aus.

Hinweise zur Bewertung gehäufter Infektionen

- Alter des Patienten: häufige Infekte bei Säuglingen und Kleinkindern,
- Besondere Exposition, z.B. in Kinderkrippen und Kindergarten,
- Ausprägung der einzelnen Infektionen,
- Beeinträchtigung der allgemeinen Entwicklung,
- Notwendige stationäre Krankenhausbehandlungen,
- Komplizierter, langwieriger Verlauf von Infektionen,
- Ungewöhnliche Häufung verschiedener schwerer Infektionen,
- Ähnliche Infektionen bei Familienangehörigen in mehreren Generationen.

7.2 Diagnostik

Werden Kinder mit gehäuften Infektionen in der pädiatrischen Praxis oder in einer Kinderklinik vorgestellt, richten sich die zu empfehlenden Untersuchungen nach der Anamnese, dem klinischen Eindruck und dem aktuellen Untersuchungsbefund ebenso wie nach bereits vorliegenden Untersuchungsbefunden und ärztlichen Berichten, oder Aufstellungen der Eltern.

7.2.1 Anamnese

Familienanamnese

Ergibt sich aus der anamnestischen Schilderung der Verdacht auf eine gesteigerte Infektionsanfälligkeit, stellt eine Analyse des Familienstammbaums mit Eintragung aller bekannten Familienmitglieder ein wichtiges Untersuchungsinstrument dar, das aussagekräftige Informationen vor aufwendigen Laborinformationen liefern kann. Insbesondere sind frühe, unerklärte Todesfälle oder die familiäre Häufung bestimmter Infektionen, maligner oder Autoimmunerkrankungen sowie unklarer Krankheitsbilder zu erfragen.

Bei der Suche nach den häufig rezessiv vererbten genetisch bedingten Immundefekten wird die Frage nach einem Verwandtschaftsverhältnis der Eltern (Konsanguinität) wichtig. Auf dem diagnostischen Weg ist die psycho-soziale Situation der Familie zu explorieren, um vermeidbare Infektgefährdungen z.B. unter ungünstigen Wohnverhältnissen zu erkennen oder auch eine in seltenen Fällen mögliche Vortäuschung von Infektionssymptomen aufzudecken (Münchhausen-by-proxy-Syndrom).

Infektionsanamnese

Die natürliche Exposition gegenüber infektiösen Erregern trägt zum Aufbau eines kompletten, leistungsfähigen Immunsystems bei. Individuelle und familiäre Dispositionen können bestimmte Infektionen begünstigen, aber auch Infektionssymptome auf einzelne Immundefekte hinweisen. Obwohl angeborene Immundefekte selten sind, muss auch nach einer zunächst unauffälligen Entwicklung in den ersten Lebensmonaten mit anschließenden gehäuften Infektionen oder eintretender Gedeihstörung an einen möglichen Immundefekt gedacht werden:

- Bei der Untersuchung von Kindern mit gehäuften Infektionen sollte man nicht nur nach der **Frequenz** fragen, sondern auch nach dem **Schweregrad** und der **Dauer** der jeweiligen Erkrankung: Traten schwere Infektionen mit langem Verlauf, stationärer Behandlung und Komplikationen auf? Sind komplizierte Infektionen ineinander übergegangen, so dass sich die Kinder dauernd in ärztlicher Behandlung befinden?
- Ebenso wichtig ist die **Infektionslokalisation:** Einzelne Organmanifestationen können auf eine lokale Disposition zu „monotopen" Infektionen hindeuten, während die Beteiligung mehrerer Organe („polytope" Infektionen) eher auf zugrunde liegende primäre oder sekundäre Immundefekte schließen lässt.
- Niedriges **Alter** zu Beginn der Infektionen bietet Hinweise auf einen angeborenen Immundefekt. Die Ma-

nifestation angeborener Immundefekte kann jedoch auch bis ins Erwachsenenalter verzögert sein. Dies gilt bei genetisch bedingten Immundefekten vor allem für so genannte schwache Phänotypen, bei denen Differenzen zwischen der genotypischen Einordnung und der klinischen Expression von Symptomen bestehen.

- **Unzureichendes Ansprechen auf adäquate Infektionsbehandlung** kann auf einen Immundefekt hinweisen. Auch das Auftreten unerwarteter, für das Kindesalter **ungewöhnlicher Erreger** muss den Verdacht auf eine besondere, pathologische Infektionsanfälligkeit lenken. Trotz Impfungen aufgetretene Infektionen weisen auf ein **Impfversagen** hin, das immunologische Ursachen haben kann. **Impfkomplikationen** sind z. B. bei Lebendimpfungen von Patienten mit zellulären Immundefekten gehäuft zu erwarten.

7.2.2 Laboruntersuchungen

In der Planung einer rationalen und ökonomischen Labordiagnostik bei einer möglichen angeborenen (primären) oder erworbenen (sekundären) Abwehrschwäche sind stufenweise Untersuchungen sinnvoll. Screening-Untersuchungen können aus einer einmaligen Blutabnahme mit überschaubarem Aufwand veranlasst werden.

Screening

- Ein **Differenzialblutbild** erlaubt eine qualitative und quantitative Aussage zur Verteilung der weißen Blutkörperchen mit Neutrophilen und Lymphozyten.
- Akute oder chronische Entzündungen werden über die Bestimmung von **C-reaktivem Protein (CRP) und Blutsenkungsgeschwindigkeit (BSG)** erfasst.
- Da humorale B-Zelldefekte die meisten angeborenen Immundefekte ausmachen, ist bei der immunologischen Screening-Untersuchung die Testung der B-Zellfunktionen vorrangig:
- Die quantitative Bestimmung der **Immunglobulinfraktionen IgG, IgA und IgM** ist aussagekräftiger als die nur halbquantitative Serumeiweiß-Elektrophorese.
- Aus Serumproben können **spezifische Impf-Antikörpertiter** sowohl gegen Polysaccharide (z. B. Pneumokokken) als auch gegen Proteine (z. B. Diphtherie oder Tetanus) gemessen werden.
- Mit der durchflusszytometrischen **Bestimmung der Lymphozytensubpopulationen** (FACS-Analyse) aus einer Heparin-Blutprobe wird die B-Zellzahl verlässlich ermittelt und z. B. ein B-Zell- und Antikörpermangel wie bei der X-chromosomalen Agammaglobulinämie (Typ Morbus Bruton) ausgeschlossen.

Erst nach diesen Screening-Resultaten kommen weitere, kompliziertere und teuere immunologische Untersuchungen ins Blickfeld.

Weiterführende immunologische Untersuchungen

- Bestimmung anderer Immunglobuline (IgD, IgE) und der IgG-Subklassen, die im Zusammenhang mit einem IgA-Mangel und rezidivierenden respiratorischen oder gastrointestinalen Infektionen Bedeutung haben;
- Die In-vitro-Stimulation von Lymphozyten mit Mitogenen und Antigenen soll wegen des erheblichen Aufwands und der Notwendigkeit zur differenzierten Interpretation erst nach der Screening-Phase durchgeführt werden;
- Belastende Biopsien werden zunächst zurückgestellt und nach klinischem Bild geplant.

Molekulargenetische Diagnostik

Bei anamnestischem oder klinischem Verdacht und möglichen immunologischen Hinweisen ist eine gezielte molekulargenetische Diagnostik zu erwägen, nachdem für viele angeborene Immundefekte im letzten Jahrzehnt monogene, X-chromosomal-rezessive oder autosomal-rezessive Erbgänge identifiziert wurden. Für ausreichende DNA-Gewinnung werden in der Regel Mengen von ca. 5 ml EDTA-Blut notwendig.

Durch die immunologischen und molekulargenetischen Fortschritte sind zahlreiche primäre Immundefekte klassifiziert worden, die das B- und T-Lymphozyten-System selektiv oder kombiniert betreffen können:

- Die Maximalform stellt der schwere kombinierte Immundefekt (severe combined immunodeficiency, SCID) mit quantitativer und funktioneller Beeinträchtigung von T- und B-Zellen dar.
- Immundefekte kommen aber auch als Teilsymptome komplexer genetischer Erkrankungen vor (z. B. Ataxia teleangiectatica).
- Genetisch bedingte Veränderungen des Blut bildenden Systems wie angeborene Neutropenien werden wegen der beträchtlich erhöhten Infektionsgefahr als Immundefekte betrachtet.

Die Klassifikationen primärer Immundefekte werden in mehrjährigen Abständen als WHO-Report einer wissen-

schaftlichen Arbeitsgruppe publiziert[3] und können bei der Einordnung von Befunden als orientierende Checklisten verwendet werden:
Die Adressen geeigneter molekulargenetischer Laboratorien sind bei den Immundefektzentren entsprechend ausgerichteter Kinderkliniken zu erfahren.

7.3 Konventionelle Therapie

Die spezifischen Therapiemaßnahmen bei den vielen unterschiedlichen primären Immundefekten werden hier nur knapp erwähnt, da sie nach Konsultation mit Immundefekt-Spezialisten entschieden werden sollten.

> Bei einer **noch physiologischen Infekthäufung** mit **bis zu acht unkompliziert verlaufenden Infektionen pro Jahr** steht die jeweils zielgerichtete antibakterielle Therapie oder eine symptomatische Therapie bei viralen Infektionen der Kinder im Vordergrund.

7.3.1 Infektionen bei Kindern ohne Immundefekt

Die akute spezifische oder symptomatische Therapie richtet sich nach:

- Infektionslokalisation (z.B. obere oder untere Atemwegsinfektion);
- Erreger (Bakterien nachgewiesen oder wahrscheinlich → Antibiotika, sonst symptomatisch);
- Schwere der Infektion (z.B. ambulant oder stationär, orale oder intravenöse Therapie);
- Begleitsymptomen (z.B. Infusionen bei hohem Fieber, ☞ 5, und Dehydratation, ☞ 10).

Nach Überstehen einer akuten Infektion werden **keine Dauertherapie-Maßnahmen** eingeleitet.

7.3.2 Therapie bei Kindern mit Immundefekt

Die kausal orientierte Therapie dieser Patienten richtet sich grundsätzlich nach der Art des vorliegenden Immundefekts. In der folgenden Liste werden einige Beispiele für typische Therapiemaßnahmen bei Defekten verschiedener Komponenten des Immunsystems genannt:

- **Antikörpermangelsyndrome, B-Zelldefekte:** Substitution mit intravenös applizierten Immunglobulinen (IVIG), Dosis 400 mg/kg Körpergewicht i.v. alle 3–4 Wochen;
- **Kombinierte Immundefekte, SCID u.a.:** Knochenmarktransplantationen (HLA-identisch, allogen), Alternative: periphere Stammzelltransplantationen;
- Sonderfall Adenosindeaminase(ADA)-Mangel: Enzymersatztherapie mit PEG-ADA;
- Chronische Granulomatose: Antibiotika- und/oder Antimykotikaprophylaxe mit Cotrimoxazol (Bactrim®) und/oder Itraconazol (Sempera®); die Prophylaxeentscheidung und Dosierung der Präparate sollte – wie bei allen anderen primären Immundefekten – mit einem Immundefekt-Zentrum (z.B. an den Universitäts-Kinderkliniken München, Düsseldorf, Mainz, Ulm, Berlin oder Dresden) abgestimmt werden.
- Kongenitale Neutropenien: Granulozyten-Wachstumsfaktor (G-CSF) täglich s.c., z.B. Filgrastim (Neupogen®) oder Lenograstim (Granocyte®), 5 µg/kgKG/d s.c.

> **!** Infektionen bei Patienten mit Immundefekten sind mit besonderer Vorsicht und z.B. frühzeitig mit der intravenösen Gabe breit wirksamer Antibiotika zu behandeln.

Bei Patienten mit Immundefekten sind die je nach Störung des Immunsystems zu erwartenden Gefährdungen durch spezifische Erreger zu berücksichtigen. Beispiele:

- Asplenie: Gefahr durch bekapselte Bakterien (Pneumokokken),
- Chronische Granulomatose: Aspergillus-Infektionen mit schlechter Prognose,
- T-Zell-Defekte: Disposition für schwere Virusinfektionen (Herpes-simplex-Virus, Zytomegalie-Virus).

7.4 Komplementäre Therapie

Alfred Längler

Die komplementäre Therapie der „Infektionsanfälligkeit" hat ihre Domäne im Bereich der gehäuften Infekte bei ansonsten gesunden Kindern. Hier ist – wie oben bereits erwähnt – zu berücksichtigen, dass ein gewisses Maß an Infektionserkrankungen im Kleinkindalter für die Ausreifung eines gesunden und leistungsfähigen Immunsystems nahezu unabdingbar ist. Insofern kann es auch nicht Ziel einer komplementären Therapie sein, diese Infekte im Vorfeld zu unterdrücken, sondern dem kindlichen Organismus Hilfestellung zu geben, angemessen mit den gehäuft auftretenden Infektionen umzugehen und sie „produktiv zu nutzen“ zur Ausbildung eines stabilen Immunsystems.

Anthroposophische Medizin

Zur Anregung der Funktion der immunologisch bedeutsamen Organe Thymus und Milz haben sich bewährt:

- **Lien comp. Glob.:** 3 mal tgl. 5 – 10 Globuli,
- **Thymus/Mercurius Glob.:** 3 mal tgl. 5 – 10 Globuli.

Bei rezidivierenden Infekten, die zu einer zunehmenden körperlichen Schwächung und fehlender Rekonvaleszenz führen, hat sich bewährt:

- **Meteoreisen Glob.:** 3 mal tgl. 5 – 10 Globuli.

Äußere Anwendungen/Physiotherapie

Eine ausgewogene **körperliche Betätigung** vor allem auch im Freien trägt dazu bei, die Infektionsanfälligkeit zu reduzieren. Voraussetzung ist eine der jeweiligen Witterung angepasste Kleidung.

Durch Hydrotherapie (Kneipp'sche Güsse, ☞ 45.3) werden unspezifische Abwehrmechanismen stimuliert. Im Rahmen von Durchblutungsförderung von Haut und Schleimhäuten wird u. a. auch die Menge des sekretorischen IgA erhöht. Geeignete Maßnahmen sind:

- Morgendliche wechselwarme Abwaschungen,
- Ansteigende Fußbäder, evtl. mit Senfmehlzusatz (☞ 45.3)
- Im Winter: kurzes Barfußlaufen im Schnee.

Kurklimatische Maßnahmen in einem entsprechenden Reizklima können dazu beitragen, die Infektabwehr zu stabilisieren.

Diätetik

Wesentliche Grundlage zur Erlangung eines physiologisch arbeitenden Immunsystems ist eine ausgewogene, altersgerechte, vitamin- und spurenelementreiche Mischkost. Hierbei ist zu achten auf:

- Die Qualität der angebotenen Lebensmittel,
- Eine schonende, insbesondere Vitamine erhaltende Zubereitung,
- Eine gewisse Regelmäßigkeit und Vielfalt der Mahlzeiten,
- In den Wintermonaten regelmäßige Gaben von **Schlehenelixier oder Sanddornsaft.**

Homöopathie

Typische Konstitutionsmittel bei rezidivierenden Infekten sind u. a.:

- Calcium carbonicum
- Lycopodium
- Phosphorus
- Sulfur
- Thuja
- Tuberculinum

Die Wahl der Potenz und der Applikationsfolge ist individuell zu treffen. Des weiteren liegen homöopathisch Erfahrungen vor mit potenziertem Eigenblut (siehe spezielle homöopathische Lehrbücher).

Phytotherapie

Die Phytotherapie unterscheidet zwischen

- **Adaptogenen:** Arzneimittel, die den Organismus widerstandsfähiger gegenüber physikalischen, chemischen biologischen „Stressoren“ machen sollen: z. B. **Eleutherococci radix** (Taigawurzel): z. B. Eleu-Kokk® M Lösung, ab dem Kleinkindalter 3 mal tgl. 2,5 ml;
- **Immunmodulatoren,** die vorwiegend die Funktionen des zellulären Immunsystems beeinflussen; der bekannteste Immunmodulator ist **Echinacea purpurea** (evtl. auch angustifolia). Echinacea-Präparate (diverse Fertigarzneimittel unterschiedlicher Hersteller) sollten früh zu Beginn einer infektiösen Erkrankung, bzw. bei rezidivierenden Infekten im Intervall für 4 – 6 Wochen, gegeben werden. Eine gesicherte Wirksamkeit dieser Maßnahme konnte in einer kontrollierten Studie bislang nicht nachgewiesen werden. Evtl. Wiederholung einer solchen Kur nach einer 2 – 3 wöchigen Pause.
  - Verabreichung z. B. als Esberitox® N: 1 – 10 Jahre: 3 mal tgl. 10 – 20 Tropfen; > 10 Jahren: 3 mal tgl. 25 – 40 Tropfen;
  - Ein phytotherapeutisches Mischpräparat aus Echinacea angustifolia, Aconitum, Belladonna und Eupatorium (Cotramutan®) wird in der gleichen Dosis gegeben.

EBM

Zur komplementärmedizinischen Therapie bei Infektionsanfälligkeiten liegen keine publizierten Studien der EBM-Grade 1 oder 2 sowie keine Konsensusempfehlungen vor. Allgemeine Bewertung der einzelnen Therapieverfahren ☞ 44.3, 44.4, 45.3, 45.4, 46.1.

7.5 Integrativer Stufenplan

Vorbedingung: Gültig nur für Kinder ohne Immundefekt

Stufe	Klinik	Konventionelle Therapie (☞ 7.3)	Komplementäre Therapie (☞ 7.4)	EBM-Bewert. kompl. Therapie
1	Ausbleibende Erholung zwischen mehreren Infekten	–	Hydrotherapie	5
			Meteoreisen Globuli	5
2	Gehäufte Infekte mit beginnendem Entwicklungsknick	Antibiotische Therapie wenn sinnvoll	Ergänzend Thymus/Mercurius comp. Globuli	5
			Schlehenelixier, Sanddornsaft	5
			Homöopathische Konstitutionstherapie	5
3	Rezidivierende bakterielle Infektionen	Antibiotische Therapie wenn sinnvoll	Ergänzend Echinacea-Präparate	5

Literatur

1 Belohradsky BH, Weiß M, Gesteigerte Infektionsanfälligkeit, rezidivierende Infektionen, Abwehrschwäche. In: Differentialdiagnose Pädiatrie. D. Michalk, E. Schönau (Hrsg.), Urban & Fischer, München (1999), 13 – 22

2 European Society for Immunodeficiencies (ESID): http://www.esid.org Chapel H, Geha R, Rosen F et al., Primary immunodefiency diseases: an update. Clin. Exp. Immunol. 132 (2003): 9 – 15

3 Weiß M, Belohradsky BH, Immundefekte bei Jugendlichen. Jugendmedizin. D. Palitzsch (Hrsg.), Urban & Fischer, München 1999, 584 – 596

4 De Lange de Klerk E S M, Blommers J, Kuim D J, Bezemer PD, Feenstra L Effect of homoeopathic medicines on daily burden of smptoms in children with recurrent upper respiratory tract infections. Brit.Med.J 309 (1994): 1329 – 1332

5 Taylor JA, Weber W, Standish L, Quinn H, Goesling J, McGann M, Calabrese C; Efficacy and safety of Echinacea in treating upper respiratory tract infections in children. A randomized controlled trial. JAMA 290 (2003): 2824 – 2830

8 Erbrechen

Astrid Schubert (Konventioneller Teil)
Alfred Längler (Komplementärer Teil)

8.1 Klinik/Einteilung/Ätiologie

Astrid Schubert

Klinik

Erbrechen kann entweder harmlos, oder aber auch Zeichen eines schweren Krankheitsgeschehens sein. Zu unterscheiden sind hier Speien/Spucken und echtes Erbrechen:

- Speien/Spucken: meist gesunde, bisher gut gediehene Säuglinge, die rezidivierend nach der Nahrungsaufnahme verschieden große Mengen der Mahlzeit aus dem Mund regurgitieren.
- Erbrechen: oft ernste Störung, meist größere Nahrungsmengen, Assoziation mit Vegetativum (Übelkeit, Tachykardie, Schwitzen).

Klinische Zeichen je nach Erkrankungsausmaß:

- Reduzierter Turgor, trockene Schleimhäute, halonierte Augen, stehende Hautfalten, Tränen und Urinreduktion als Zeichen der Dehydratation (☞ 10);
- Azetonämischer Foetor ex ore;
- Apathie und Somnolenz.

Einteilung

Einteilung nach Ursache

- **Kongenitale Anomalien und funktionelle Obstruktionen:** hypertrophische Pylorusstenose, intestinale Atresien/Stenosen, Malrotation, Volvulus;
- **Andere mechanische Ursachen:** gastroösophagealer Reflux (☞ 31.4), Ileus, Invagination, Hiatushernie, Kardiaachalasie;
- **Infektiöse Ursache:** Gastroenteritis;
- **Begleitsymptom entzündlicher Erkrankungen:** azetonämisches Erbrechen bei Infekt (☞ 31.5), Appendizitis, Stomatitis/Tonsillitis (☞ 38.3), Harnwegsinfekt/Pyelonephritis (☞ 33.1), Sepsis (☞ 43.3), akute Hepatitis, Pankreatitis, Gastritis/peptisches Ulkus/Ösophagitis, M.Crohn (☞ 31.2);
- **Zentralnervöse Ursache:** iIntrakranielle Drucksteigerung, Meningitis/Enzephalitis (☞ 36.3), Anorexia nervosa (☞ 42.11), Migräne (☞ 36.1), Ruminieren oder habituelles Erbrechen bei psychischen Störungen oder psychischen Belastungen;
- **Medikamentös-toxische Ursache:** Lebensmittelintoxikation, Medikamentenintoxikation (z.B. Digitalis, Antikonvulsiva), zytostatikainduziertes Erbrechen;
- **Metabolische Ursache:** Galaktosämie, Aminosäurestoffwechseldefekte, Hyperammonämie, organische Azidurien, Adrenogenitales Syndrom mit Salzverlust (☞ 40.6), Praecoma diabeticum (☞ 40.1);
- **Andere Ursachen:** Aerophagie, Meteorismus (☞ 12), Kuhmilchproteinintoleranz und andere Nahrungsmittelallergien/Zöliakie (☞ 31.6, 31.7, 31.8), postoperatives Erbrechen, Koliken (reflektorisches Erbrechen z.B. bei Cholelithiasis, Urolithiasis), Reisekrankheit.

Einteilung nach Prädilektionsalter

Säuglingsalter	Aerophagie
	Gastroösophagealer Reflux, Hiatushernie
	Kongenitale Anomalien und funktionelle Obstruktionen
	Kuhmilchproteinintoleranz und andere Nahrungsmittelallergien
	Metabolische Ursachen
Klein- und Schulkinder	Azetonämisches Erbrechen bei Infekt
	Koliken
	Gastritis, peptisches Ulkus, Ösophagitis
	Migräne
	Praecoma diabeticum
	M. Crohn
	Anorexie
	Reisekrankheit
Unabhängig vom Lebensalter	Meteorismus
	Gastroenteritis
	Stomatitis/Tonsillitis
	Harnwegsinfekt/Pyelonephritis
	Sepsis
	Appendizitis
	Postoperatives Erbrechen
	Intrakranielle Drucksteigerung, Meningitis/Enzephalitis

Unabhängig vom Lebensalter	Ileus, Invagination
	Kardiaachalasie
	Akute Hepatitis, Pankreatitis
	Erbrechen bei psychischen Störungen
	Medikamentös-toxische Ursache

Ätiologie

- **Zentral:** Reizung des Brechzentrums in der Medulla oblongata des Gehirns, vom Gehirn selber ausgehend (z.B. bei Hirndruck), oder über Afferenzen des vegetativen Nervensystems ausgelöst. Dabei spielen eine gewisse Altersdisposition sowie eine individuelle Bereitschaft zum Initiieren des Brechvorgangs eine entscheidende Rolle.
- **Peripher:** Störung der Magenmotorik.

8.2 Diagnostik

Anamnese

Zur Differenzierung werden folgende Angaben herangezogen:

- Alter des Kindes,
- Art des Erbrechens (z.B. schwallartig, atonisch),
- Beschaffenheit des Erbrochenen (z.B. unverdaute Nahrung, galliges Sekret, Hämatinbeimengung),
- Zeitpunkt des Erbrechens (z.B. morgendliches Nüchternerbrechen),
- Allgemeinzustand (z.B. begleitendes Fieber, Apathie),
- Führendes Symptom oder Begleitsymptom.

Basisdiagnostik

Die Diagnostik ist abhängig vom Krankheitsbild. Zur Primärdiagnostik gehören:

- Urinstatus,
- Entzündungsparameter (BB, CRP),
- Elektrolyte, BZ, je nach Klinik ggf. erweitern um Retentionswerte, Transaminasen, γ-GT, Bilirubin, Amylase,
- Blutgasanalyse.

Weiterführende Diagnostik

- Bei Diarrhö: Stuhldiagnostik: Bakterien, Viren, Parasiten im frischen Stuhl;
- Bei chronischer Diarrhö: Suche nach Nahrungsmittelunverträglichkeit, Ak (glutensensitive Enteropathie, Kuhmilchprotein), RAST;
- Bei Gedeihstörung, Husten, Stuhlverhalt, Bauchschmerzen: Abdomensonographie, ggf. Abdomenleeraufnahme, MDP;
- Bei neurologischer Symptomatik: Fundoskopie zum Ausschluss Hirndruck, anschließend evtl. Liquorpunktion, ggf. EEG, Schädelsonographie oder bei älteren Kindern weiterführende Bildgebung, Stoffwechseldiagnostik (z.B. Ammoniak, Aminosäuren im Urin/Liquor, organische Säuren im Urin);
- Bei Blutbeimengung: Inspektion des Nasen-Rachenraums;
- Bei spezieller Fragestellung: ggf. erweiterte Stuhldiagnostik auf okkultes Blut, Fettausscheidung, Gallensäuren; Endoskopie, 24 h pH-Metrie.

8.3 Konventionelle Therapie

Bestimmt durch Ausmaß und Dauer des Erbrechens, Ausmaß des Flüssigkeitsdefizites und Elektrolytverlustes, sowie Ausmaß der Störung des Säure-Basen-Haushaltes.

Therapie der Dehydratation

☞ 10

Antiemetische Therapie

> Die symptomatische, medikamentöse, antiemetische Therapie sollte möglichst erst nach Ursachenabklärung erfolgen.

- **Mittel der Wahl bei Erbrechen, Übelkeit, Azetonämie im Rahmen von Infektionskrankheiten:** Antihistaminikum mit gutem antiemetischem und zusätzlich sedierendem Effekt: Dimenhydrinat (z.B. Vomex®: 1,25 mg/kgKG/ED supp., p.o. oder i.v., bei Säuglingen ab 6 kg);
- Insbesondere **bei Motilitätsstörungen** des oberen Magen-Darm-Traktes: Antiemetika/Propulsiva:
  - Metoclopramid (z.B. MCP®): bei Kleinkindern ab 20 kg: 0,1 mg/kgKG/ED p.o., max. 0,5 mg/kgKG/d;
  - Domperidon (Motilium®): bei Kindern ab 40 kg: 1 Tr./kgKG/ED p.o. 15–30 min. vor den Mahlzeiten;
- **Bei postoperativem Erbrechen:** Alizaprid (Vergentan®): bei Kindern ab 14 Jahren: 50 mg/ED p.o., max. 3 mal tgl.

Spezielle Therapie bei einigen häufigen Ursachen

Gastroösophagealer Reflux/Aerophagie (☞ 31.4)

- Konservativ: Oberkörperhochlagerung insbesondere nach den Mahlzeiten, häufige, kleine Mahlzeiten, Andicken der Nahrung (z.B. mit Johannisbrotmehl, Reisschleim, Nestargel® 0,5–1 g/100 ml Nahrung),

- Ggf. medikamentös mit Prokinetika, z. B. Cisaprid: 0,6 – 0,8(– 1,2) mg/kg/d, verteilt auf 3 – 4 ED vor den Mahlzeiten.

Hypertrophische Pylorusstenose

- Konservativ (nur in leichten Fällen ohne Exsikkose und metabolische Alkalose): Oberkörperhochlagerung, häufige, kleine Mahlzeiten;
- Ggf. med. mit Anticholinergika (z. B. Buscopan®: 0,3 – 0,6 mg/kgKG/ED, max. 1,5 mg/d) oder Sedativa (z. B. Phenobarbital: 5 – 10 mg/kg/ED, max. 2 mal tgl.);
- **Operativ: Pyloromyotomie als Therapie der Wahl;** Auftreten der Symptome typischerweise in der 2.– 5. Lebenswoche; die OP sollte vor Auftreten von Gedeihstörungen stattfinden, also unmittelbar nach Diagnosestellung und Versagen der konservativen Therapie bei leichteren Formen.

Zytostatikainduziertes Erbrechen

- Serotoninantagonisten: z. B. Ondansetron (Zofran®: 7,5 mg/m²/ED p.o. oder i.v., max. 2 mal tgl. oder als Dauertropfinfusion 20 mg/m²/d); alternativ Tropisetron (Navoban®) p.o. 0,2 mg/kgKG (max. 5 mg/d) oder Granisetron (Kevatril®) 40 µg/kg alle 24h;
- Wirkungsverstärkung durch Glukokortikoide wie z. B. Dexamethason 10 mg/m²/d oder Methylprednisolon (z. B. Urbason®: 0,8 – 2 mg/kg/d, bei Sgl. > 3 Mo.).

Gastritis/Ulzera

- H^2-Rezeptorantagonisten, z. B. Ranitidin: bei Kindern über 10 Jahren: 2 – 6 mg/kg/d in 2 – 3 ED p.o. oder 1 – 3 mg/kgKG/d in 4 ED i.v.;
- Protonenpumpenhemmer: z. B. Omeprazol bei Kindern über 1 Jahr: 0,5 – 3 mg/kgKG/d in 1 – 2 ED p.o. oder 2 – 3 ED i.v., max. 40 mg/d;
- Zytoprotektiva: z. B. Sucralfat: 0,1 g/kg/d p.o. in 4 ED vor den MZ;
- Antazida: z. B. Maaloxan®: 1 – 2ml/kg/d p.o. in 4 ED 1 Std. nach den MZ.

8.4 Komplementäre Therapie

Alfred Längler

Zur komplementären Prophylaxe und Therapie der Chemotherapie-induzierten Emesis (☞ 41.4).

Anthroposophische Medizin

- Bei Erbrechen v. a. durch Nahrungsmittelunverträglichkeit: **Gentiana comp.** (Artemisia absinthium, Gentiana lutea, Strychnos nux – vomica, Taraxacum officinale): 3 – 5 mal tgl. 5 – 8 Globuli;
- Vor allem wenn das Erbrechen von Durchfall begleitet ist (aber auch im Urlaub zur Vorbeugung einer Reiseenteritis): **Bolus alba comp.** (Acorus calamus, Anisi Arsenicum album, Artemisia abritanum, Carbo betulae, Carvi, Chamomilla recutita, Gentiana lutea, Geum urbanum, Kaolinum ponderosum): mehrfach tgl. 1 Msp. (alternativ: 1 TL auf 100 ml Wasser geben und über den Tag verteilt schluckweise trinken lassen);
- Bei begleitenden krampfartigen Bauchschmerzen: **Colocynthis D6** akut und bis zu 4 mal tgl. 5 – 10 Globuli;
- Bei vorherrschender Übelkeit: **Nux vomica comp.:** (Gentiana lutea, Nux moschata, Nux vomica) 3 mal tgl. 5 – 10 Tropfen.
- Bei durch Gastritis induziertem Erbrechen: supportiv **Pulvis stomachicus cum belladonna:** 3 bis 4 mal tgl. 1 TL.

Äußere Anwendungen

Zur Harmonisierung des Magen-Darm-Traktes und zur Linderung von Schmerzen bei rezidivierendem Erbrechen können angewandt werden:

- Oxalis-Leibwickel (☞ 45.1),
- Kamille-Leibwickel (☞ 45.1),
- Heublumenkissen auf den Bauch (☞ 45.1).

Diätetik

Zur Diät bei „Brechdurchfall“ (☞ 31.1).

Homöopathie

- Brechdurchfall mit Symptomen einer Kreislaufschwäche: **Veratrum album D4 – D6:** bis zu stündlich 3 – 5 Globuli;
- Anhaltende Übelkeit mit ständigem Brechreiz, wobei das Erbrechen keine Erleichterung bringt (nicht belegte Zunge!): **Ipecacuanha D4 – D6:** bis zu stündlich 3 – 5 Globuli;
- Weiß belegte Zunge und Erbrechen: **Antimonium crudum D12:** bis zu stündlich 3 – 5 Globuli;
- Ausgelöst durch verdorbene Nahrungsmittel: **Okoubaka D3:** 3 – 5 mal tgl. 1 Tbl.;
- Große Unruhe trotz starker Schwäche: **Arsenicum album D4 – D6:** 4 mal tgl. 5 – 10 Tropfen/Globuli;
- Krampfartiges Erbrechen: **Nux vomica D4 – D6:** bis zu stündlich 5 Tropfen/Globuli;
- Azetonämisches Erbrechen mit Toxikosezeichen: **Senna D3 – D8:** 3 – 5 mal tgl. 5 – 10 Tropfen.

Phytotherapie

Phytotherapeutisch kommen bei Übelkeit/Erbrechen zum Einsatz:

- **Artischockenblätter (Cynarae folium):** z.B. als Kneipp® Artischocken-Pflanzensaft: 2–3 mal tgl. 1 TL;
- **Ingwerwurzelstock (Zingiberis rhizoma):** z.B. als Zintona® Kapseln: Kinder ab 6 Jahre 2 Kapseln einmal tgl.; auch bei Reisekrankheit vor Antritt der Reise!
- **Pfefferminzblätter:** z.B. als Tee schluckweise über den Tag verteilt trinken;
- **Enzianwurzel:** bei größeren Kindern, die den stark bitteren Geschmack tolerieren, vor allem zur Vorbeugung bei bekannter Reisekrankheit jeweils ein kleines Wurzelstückchen kauen lassen.

EBM

Zur komplementärmedizinischen Therapie bei Übelkeit/Erbrechen liegen keine publizierten Studien der EBM-Grade 1 oder 2 sowie keine Konsensusempfehlungen vor. Allgemeine Bewertung der einzelnen Therapieverfahren ☞ 41,44.2,44.3,44.4, 44.5,45.1.

8.5 Integrativer Stufenplan

Stufe	Klinik	Konventionelle Therapie (☞ 8.3)	Komplementäre Therapie (☞ 8.4)	EBM-Bewert. kompl. Therapie
1	Mäßig ausgeprägtes Erbrechen	Diät	Milder Tee	5
			z.B. Nux vomica D4	5
			z.B. Gentiana Magenglobuli	5
			Bauchwickel	5
2	Stärkeres Erbrechen trotz Maßnahmen der Stufe 1	Antihistaminika, Antiemetika	Je nach vorherrschender Symptomatik weitere homöopathische/anthroposophische Medikamente (☞ 8.4), wie z.B. Bolus alba comp. bei Brechdurchfall	5
3	Stärkstes unstillbares Erbrechen	Zentral wirksame Antiemetika, Ggf. kombiniert mit Steroiden	Parallel weiter Maßnahmen der Stufen 1 und 2	Siehe Stufe 1–2

Literatur

1 Acker ME. Vomiting in children. A comprehensive review. Adv Nurse Pract. 2002 Jan; 10(1): 51–6, 68

2 Hyams J, Colletti R, Faure C, Gabriel-Martinez E, Maffei HV, Morais MB, Hock QS, Vadenpas Y. Functional gastrointestinal disorders: Working Group Report of the First World Congress of Pediatric Gastroenetrology, Hepatology, and Nutrition. J Pediatr Gastroenterol Nutr. 2002; 35 Suppl 2: S 110–7

3 Schnell FM. Chemotherapy-induced nausea and vomiting: the importance of acute antiemetic control. Oncologist. 2003; 8(2): 187–98

4 Spirko BA. Antiemetic use for gastroenteritis in children. Ann Emerg Med. 2003 Apr; 41(4): 585–6

9 Diarrhö

Walter Nützenadel (Konventioneller Teil)
Alfred Längler, Karl-Reinhard Kummer (Komplementärer Teil)

9.1 Klinik/Einteilung/Ätiologie

Walter Nützenadel

Klinik

Diarrhö ist ein Symptom vieler Darmerkrankungen mit sehr variabler Ätiologie. Sie definiert sich durch:

- Eine erhöhte Stuhlfrequenz,
- Eine veränderte Stuhlkonsistenz und ein
- Vergrößertes Stuhlvolumen.

Ursache ist ein erhöhter Wasser- und Fettanteil im Stuhl. Stuhlfrequenz und -konsistenz sind abhängig vom Alter, Art der Ernährung sowie individuellen Faktoren, so dass nicht jede Stuhlauffälligkeit Krankheitswert hat. Die Variationen von Stuhlfrequenz und -konsistenz sind erheblich, besonders während der ersten Lebensmonate. **Eine tägliche Stuhlfrequenz > 4–6 ist auffällig oder pathologisch.**

Während Stuhlkonsistenz und Stuhlvolumen für die allgemeine und praktische Diagnostik meist nicht quantitativ erfasst werden, sind **qualifizierende Stuhlbefunde**, wie z.B. breiig-flüssige Konsistenz, glänzender Stuhl bei hohem Fettanteil, Teerstuhl oder Beimengung von Blut und Schleim, für die differenzialdiagnostischen Erwägungen hilfreich.

Keine Bedeutung hat die Stuhlfarbe, mit Ausnahme der Teerstühle und acholischen Stühle. Bedeutungslos sind auch „unverdaute" Nahrungsbestandteile wie Karottenstücke, Erbsen oder Maiskörner; sie reflektieren nur einen unzureichenden Kauprozess.

Einteilung

Zu unterscheiden sind:

- **Akute Diarrhö,**
- **Chronische Diarrhö:** Symptomdauer > 4–5 Wo.

Einschätzung des Schweregrades

Eine Diarrhö mit häufig unzureichender Wasser- und Nährstoffaufnahme erfordert die klinische Erfassung der Dehydratation und des Ernährungszustands.

Faktoren zur klinischen Einschätzung des Wasserverlusts

- Akuter Gewichtsverlust, bedenklich > 3–4 % des Körpergewichtes,
- Durstgefühl,
- Verminderter Hautturgor, sichtbar bei langsamem oder fehlendem Verstreichen von Hautfalten nach Anheben der Haut zwischen Daumen und Zeigefinger. Trockenheit der Schleimhäute, besonders in der Mundhöhle sichtbar,
- Urinvolumen/Zeit < 15–20 ml/h bei Säuglingen, 15–40 ml/h bei älteren Kindern.

Symptome der Unterernährung und Malabsorption

- Gestörte Gewichts- und Längenentwicklung, Abweichung von den Perzentilen, Gewichtsabnahme,
- Fehlendes oder geringes Fettgewebe und Muskulatur,
- Vorgewölbtes Abdomen,
- Atrophie, Blässe, Trockenheit, aber auch Ödeme der Haut, schütterer Haarwuchs.

Ätiologie

Mögliche Ursachen der Diarrhö sind:

- Infektionen (virale, bakterielle Darmpathogene, Parasiten, selten Pilze),
- Allergische und immunologische Reaktionen,
- Defekte der Kohlenhydratspaltung und -resorption,
- Chronisch-entzündliche Darmerkrankungen,
- Funktionelle Störungen ungeklärter Ätiologie,
- Exkretorische Pankreasinsuffizienz,
- Kongenitale Defekte der Resorption und der Struktur der Darmmukosa.

Die chronische Diarrhö ist häufig ein funktionelles Syndrom ohne klare Ätiologie; charakteristisch dafür sind das Fehlen der Begleitsymptome und der Unterernährung. Das irritable Kolon bei Kindern zwischen 6 und 36 Monaten mit chronisch rezidivierenden Durchfällen ohne klinische Symptome ist eine nicht seltene funktionelle Diarrhö.

9.2 Diagnostik

Akute Diarrhö

Die akute Diarrhö ist meist Folge einer viralen oder selten bakteriellen Infektion mit Darmpathogenen. Da die primäre Therapie nicht erregerspezifisch ist, ist der Er-

regernachweis selten indiziert; Ausnahmen sind septischer oder chronischer Verlauf, nosokomiale Infektionen, gehäuftes Auftreten in Kindertagesstätten und bei Kindern nach Rückkehr aus tropischen Ländern.
Bei akuter Diarrhö ist der Wasser- und Elektrolytverlust oft bedrohlich. Neben der klinischen Einschätzung der Dehydratation sind Bestimmung von Natrium, Kalium, Chlor, Harnstoff, Kreatinin und die des Säure-Basen-Haushaltes in der Beurteilung hilfreich und geben Hinweise zur Therapie.

Chronische Diarrhö

Bei offensichtlicher funktioneller Diarrhö ist eine weitere Diagnostik nicht zwingend. Im Zweifel können folgende Untersuchungen Hinweise auf die notwendige Diagnostik geben:

- **Labor:** Entzündungsparameter, Eisen, Albumin,
- **Stuhluntersuchung:** Kultur, Elastase, Chymotrypsin,
- **H_2-Atemtest:** Bestimmung der Kohlenhydratresorption.

Die invasiven Diagnoseverfahren wie Endoskopie, bioptische Untersuchung, enzymatische Untersuchung, MRT und Röntgen sind nur bei gegebener Verdachtsdiagnose zielgerichtet einzusetzen.
Die Diagnostik wird wesentlich durch das Erkrankungsalter und die vorliegenden klinischen Symptome bestimmt. Sinnvolle diagnostische Untersuchungen bei folgenden Verdachtsdiagnosen sind:

- **Zöliakie:** Gliadin-, Endomysium-, Transglutaminase-Antikörper, Duodenalbiopsie;
- **Chronische Infektionen:** Lamblien-, Kryptosporidien-, Clostridium-difficile- und Amöben-Nachweis im Stuhl;
- **Exkretorische Pankreasinsuffizienz:** Elastase oder Chymotrypsin im Stuhl, Na^+- oder Cl^--Bestimmung im Schweiß;
- **Chronisch-entzündliche Darmerkrankung:** Ultraschall, Koloskopie, Gastroduodenoskopie, Dünndarmdarstellung nach Sellink, MRT-Hydrokolon;
- **Immundefekte:** Immunglobuline, Subpopulation der Lymphozyten, Granulozyten- und Lymphozytenfunktion, HIV-Diagnostik.
- **Nahrungsmittelallergien:** spezifische IgE-Antikörper (nicht immer nachweisbar und, falls positiv, nicht beweisend).

Bei der Beurteilung einer Unterernährung oder Malabsorption können folgende Untersuchungen Hinweise geben:

- Eisen, Präalbumin, Albumin, fettlösliche Vitamine, Zink im Serum,
- Stuhlfett (qualitativ oder quantitativ mit 24-stündiger Sammelperiode).

Differenzialdiagnosen

Bedeutsam sind hierbei klinische Begleitsymptome, insbesondere Art der Diarrhö, Symptombeginn nach Ernährungsumstellung, familiäre Erkrankungen und Aufenthalt in tropischen Ländern.

Akute Diarrhö

- Auftreten meist bei infektiöser Gastroenteritis, (☞ 31.1).

Differentialdiagnostisch sind selten adverse oder allergische Reaktionen auf Nahrungsmittel und Lebensmittelintoxikationen (Staphylococcentoxin) zu erwägen.

Chronische Diarrhö

Bei chronischer Diarrhö finden sich folgende Diagnosen häufig in bestimmten Altersgruppen:

- Bei Neugeborenen und jungen Säuglingen: kongenitale und genetische Defekte der Darmmukosa, intestinale Kuhmilchallergie, zystische Fibrose,
- Bei Kindern im Alter von 6 – 24 Monaten: Zöliakie, irritables Kolon, kongenitale und erworbene Immundefekte, Fruktoseintoleranz,
- Bei Kindern und Jugendlichen im Alter von 2 – 16 Jahren: chronisch-entzündliche Darmerkrankungen, Spätmanifestation einer Zöliakie, chronische Infektion, adulter Typ der Laktose-Intoleranz.

9.3 Konventionelle Therapie

Bei ätiologisch klarer Diagnose der Diarrhö ist eine krankheitsspezifische Therapie notwendig. Unspezifische, symptomatische Therapien der Diarrhö sind:

Basistherapie

Bei gestellter Grunddiagnose einer chronischen Diarrhö ist eine gezielte Therapie möglich und notwendig. Die Diagnose ist durch eine entsprechende Diagnostik zu suchen, insbesondere bei weiteren klinischen Symptomen wie Unterernährung, Fieber, Zeichen der Malabsorption und gestörter Nahrungsaufnahme. Eine diätetische oder medikamentöse Therapie mit unspezifischer und eher symptomatischer Wirkung ist sinnvoll bei funktionellen Störungen ohne weitere klinische Symptome und während der diagnostischen Abklärung

bei anhaltender Diarrhö trotz krankheitsspezifischer Therapie.
Bei hohen Wasser- und Salzverlusten und klinischen Zeichen der Dehydratation ist eine zusätzliche Flüssigkeitszufuhr von 30–80 ml/kgKG in Form oraler Rehydratationslösungen (Oralpädon, Elotrans, GES 60) erforderlich. Eine allgemein gültige und wirksame Diätetik bei dem Symptom Diarrhö existiert nicht. Die Diarrhö kann sich bessern mit einem höheren Faseranteil in der Nahrung, bei Elimination von Getränken mit hohem Sorbit- und Fructosegehalt oder bei Gabe von Joghurt. Eine Diät mit Reduktion der Kalorienzufuhr ist wegen der Gefährdung der somatischen Entwicklung kontraindiziert. Besserung der Symptome darf eine gegebenenfalls notwendige Diagnostik nicht verzögern.

Medikamentöse Therapie

- **Loperamid:** 0,2 mg/kgKG Einzeldosis, maximal 4–5 Einzeldosen pro Tag, nicht zugelassen für Kinder < 2 Jahre.
- **Probiotika:** ☞ 9.4; Effekte variabel, Dosierungen nicht standardisiert.

Die Einhaltung einer Diät ist indiziert bei Nahrungsmittelallergien und -intoleranz (☞ 31.6); sonst meist wenig effektiv.

9.4 Komplementäre Therapie

Alfred Längler, Karl-Reinhard Kummer

Anthroposophische Medizin

Als Einzelsubstanzen haben sich bewährt:

- Podophyllum peltatum D4: bis zu 2-stündlich 5 Tropfen,
- Carbo betulae D4–D6: 3–4 mal tgl. 1 Msp.,
- Antimonit D6: 3–5 mal 1 Msp. (insbesondere bei blutiger Diarrhö, wie z. B. Salmonellen-Enteritis).

An Kombinationspräparaten, die vor allem zur Anwendung kommen, wenn Begleitsymptome wie Übelkeit und Bauchschmerzen vorhanden sind, stehen zur Verfügung:

- Bolus alba comp. (Carbo betulae, Geum urbanum, Abrotanum, Gentiana lutea, Chamomilla, Calamus, Arsenicum album, Carvi, Anisi, Kaolinum ponderosum): 1 TL in einem Glas lauwarmen Wasser verrühren und schluckweise über den Tag verteilt trinken;
- Birkenkohle comp. Kps. (Antimonit, Carbo betulae, Chamomilla recutita): jenseits des Säuglingsalters 3 mal tgl. 1–2 Kapseln (Kapseln evtl. öffnen);
- Veratrum comp. Globuli (Veratrum, Cuprum sulfuricum, Cinis Avenae, Stibium metallicum, Atropa belladonna, Chamomilla): bis zu 2-stündlich 5 Globuli (insbesondere angezeigt, wenn Hinweise für eine starke Kreislauflabilität im Rahmen der Exsikkose bei Diarrhö vorhanden sind).

Äußere Anwendungen

In der Behandlung von Begleitsymptomen wie Bauchschmerzen und Übelkeit, aber auch der Hyperperistaltik selbst, werden folgende Bauchwickel von den Kindern oft als angenehm und symptomlindernd empfunden (☞ 45.1):

- Schafgarbe-Leibwickel,
- Kamille-Leibwickel,
- Oxalis-Bauchwickel mit Oxalis-Essenz verdünnt.

Probiotische Therapie bei chronischer Diarrhö

Verschiebungen der Bakterienflora

Verschiebungen der Bakterienflora des terminalen Ileums oder des Kolons können meistens auf zwei Hauptprobleme zurückgeführt werden: Folgen von Antibiotika-Therapie (besonders nach Ampicillin-Derivaten) und Dysbakterien nach zum Teil transitorischer Nahrungsmittelintoleranz. Dabei können entweder darmfremde Keime auftreten wie Hefen (Candida-Gruppe) oder Schimmelpilze (z. B. Aspergilli), oder es treten Verschiebungen in der Relation der physiologischen Darmflora auf.
Vor der Substitutionstherapie kann eine Stuhluntersuchung mit kompletter Untersuchung der Gesamtflora sinnvoll sein. Eine nur auf Colibakterien abgestimmte Untersuchung ist nicht ausreichend. Sinnvoll ist die einfach durchzuführende mikroskopische Untersuchung auf Nahrungsreste, um die Leistungen des oberen Verdauungstrakts zu untersuchen. Auch eine globale Untersuchung auf Hefen ist gelegentlich weiterführend, um gestörte Globalverhältnisse anhand eines symptomatischen Hefebefalls zu erkennen.
Es können folgende Therapien versucht werden:

- **Bei unzureichender Säuerungsflora** (Bifidusbakterien und Laktobazillen) und unzureichender Aufschließung der verbleibenden Chymus-Bestandteile beim Eintritt in das Zoekum: Präparationen von Laktobazillen oder Bifidus, z. B.:
  - Omniflora N®: 2 mal tgl. 1 Kapsel,
  - Acidophilus Zyma® bzw. Acidophilus Jura® Granulat: 2 mal tgl. 1 Messerspitze,
  - Paidoflor Kautabl.: 2 mal tgl. 1 Kautablette.

- **Bei unzureichender Coliflora:** Mutaflor®: 1 mal tgl. 1 Kapsel zu Beginn der Therapie, anschließend 2 mal tgl. 1 Kapsel. Ggf. kann die Kapsel unter Wirkungsverlust geöffnet geschluckt werden, dann ist die Dosis auf 3–4 mal tgl. 1 Kaps. zu erhöhen. Die in flüssiger Form erhältlichen Präparate scheinen in der Coli-Konzentration nicht ausreichend hoch dosiert zu sein.
- **Bei diffusen Störungen des intestinalen Milieus,** z. B. nach Antibiotika-Therapie: Therapie mit Bierhefe-Präparationen: z. B. 2 mal tgl. 1 Kaps. Perenterol® oder Perocur® bzw. andere Handelspräparate für 4 Wo.

Homöopathie

Symptomorientiert finden in der Homöopathie bei Durchfallerkrankungen Anwendung (jeweils 3–4 mal tgl. 5–10 Tropfen bzw. Globuli):

- Okoubaka D2: bei Brechdurchfall durch Verdorbenes;
- Arsenicum album D4, D6, D12: häufige, kleine, übel riechende, faulige Stühle; Brennen am After wie Feuer;
- Aloe vera D3, D4: bei unwillkürlichem Stuhlabgang; gelber, dünner, schleimiger Stuhl mit viel Blähungen;
- Mercurialis solubilis D4, D6, D12: ständiger Stuhldrang; viele kleine grünliche Entleerungen; reichlich Schleimabgang; Gefühl dass immer noch etwas kommt;
- Veratrum album D6: bei Kollapsneigung.

Phytotherapie

Bei akuter Diarrhö werden phytotherapeutisch wirksame Substanzen im Wesentlichen im Rahmen der ohnehin notwendigen Diät (Flüssigkeitszufuhr, „leichte Kost") eingesetzt.

Als Tee-Zubereitungen (adstringierend) finden Verwendung:

- **Gerbstoffdrogen,** wie z. B. Brombeerblätter, Eichenrinde, Frauenmantelkraut, Gänsfingerkraut (☞ 44.5);
- **Getrocknete Heidelbeerfrüchte** (Myrtilli fructus): 3 gehäufte EL Droge mit 400 ml heißem Wasser übergießen und 10 Minuten auf kleiner Flamme kochen. Über den Tag verteilt trinken lassen.
- **Schwarztee:** 1 gehäuften TL auf 1 Tasse 15 min. (!) ziehen lassen und in kleinen Schlucken trinken lassen (jenseits des Säuglingsalters).
- Alternativ: unfermentierter Grüntee oder halbfermentierter Oolong-Tee.

Zur Nährstoffzufuhr mit gleichzeitig pharmakologischer Wirksamkeit (Bindung von Bakterientoxinen und überschüssiger Flüssigkeit) haben sich bewährt:

- Karotten-Suppe nach Moro: 375 g geschälte Karotten im Mixer zerkleinern und ca. 30–45 min. in Wasser kochen, bis die Gesamtmasse ein Volumen von ca. 200 ml hat. Die eingekochte Karottenmasse durch ein sehr feines Drahtsieb in ca. 1 l Fleischbrühe drücken und 4–5 g Kochsalz hinzufügen. Die Karottensuppe sollte tgl. frisch zubereitet und über den Tag verteilt gegessen werden (für Kinder ab dem 6. Lebensmonat geeignet).
- (Indischer) Flohsamen (Kinder > 12 Jahren): vor den Mahlzeiten 1 TL Flohsamen mit 150 ml kaltem Wasser einnehmen und 2 Tassen Wasser nachtrinken.

An Fertigarzneimitteln kommen zur Anwendung:

- **Apfelpektine,** z. B.:
  - Aplona® Granulat: Kleinkinder tgl. 20–35 g; Schulkinder tgl. 25–40 g (kann auch vorübergehend als ausschließliche Nahrung gegeben werden),
  - Diarrhösan® (Apfelpektin plus Kamille): Säuglinge ½ TL, Kleinkinder 1 TL, Schulkinder 1 EL stündlich.
- Arzneimittel aus der peristaltikhemmenden **Uzara-Pflanze** (Uzara® Drg. und -Lösung, Dosierung nach Beipackzettel);
- Die intestinale Mikroflora beeinflussende (antibakteriell, enzymatisch, immunstimulierend) Medikamente mit **Saccharomyces boulardii** (z. B. Perenterol® Kps., Dosierung nach Beipackzettel).

Immunologische Stimulation

Die immunologische Stimulation („Modulation") des intestinalen Immunsystems kann versucht werden mithilfe folgender Präparate:

- Symbioflor 1®: 3 mal tgl. 5 Tropfen, zu steigern je nach Alter jede Woche um 3 Tropfen bis 3 mal tgl. 15–25 Tropfen, oder
- Hylak plus® Lösung: 3 mal tgl. 1–3 ml, oder
- Colibiogen Kinder®: 3 mal täglich 2–5 ml.

Diese Therapie sollte über ca. 2–3 Monate durchgeführt werden, beim Erwachsenen eher 4–6 Monate.

> **EBM** Zur komplementärmedizinischen Therapie bei Diarrhö liegen keine publizierten Studien der EBM-Grade 1 oder 2 vor. Allgemeine Bewertung der einzelnen Therapieverfahren ☞ 44.2, 44.3, 44.4, 44.5, 45.1.

9.5 Integrativer Stufenplan

Stufe	Klinik	Konventionelle Therapie (☞ 9.3)	Komplementäre Therapie (☞ 9.4)	EBM-Bewert. kompl. Therapie
1	Mäßig ausgeprägte Diarrhö ohne weitere Begleitsymptome	Orale Rehydration, Stillen und Ernährung nach Trink- und Esslust fortführen	z. B. Tee aus Heidelbeerfrüchten	5
			Karotten-Suppe nach Moro	5
			Bauchwickel	5
			Bolus alba comp.	5
			Birkenkohle comp.	5
2	Stärkere und anhaltende Diarrhö mit klinisch sichtbarem Flüssigkeitsverlust	Orale Rehydration, Evtl. Infusionstherapie, Nahrungszufuhr fortsetzen, In Ausnahmefällen Loperamid (nicht bei Kindern < 2 Jahren)	Bauchwickel	5
			Bei konstitutioneller (nicht akuter!) Kollapsneigung Veratrum album D6	5
3	Ausgeprägte Diarrhö mit starkem Flüssigkeitsverlust	Infusionstherapie, Parallel Maßnahmen der Stufe 2	Parallel weiter Maßnahmen der Stufen 1 und 2	Siehe Stufe 1–2

Literatur

1 Jacobs J, Jimenez LM, Gloyd S, Carares FE, Gaitan MP, Crothers, D: Homoeopathic treatment of acute childhood diarrhoea. Brit Hom J 82, 83–86 (1993)

2 Jacobs J, Jimenez LM, Malthouse S; Chapman Ergebnisse: Crothers D, Masuk M, Jonas WB; Homeopathic treatment of acute childhood diarrhea: results from a clinical trial in Nepal. J Altern Complement Med 6, 131–139 (2000)

10 Exsikkose

Hansjosef Böhles (Konventioneller Teil)
Alfred Längler (Komplementärer Teil)

10.1 Klinik/Einteilung/Ätiologie

Hansjosef Böhles

Eine Exsikkose ist Folge eines unphysiologisch gesteigerten Flüssigkeitsverlustes oder einer ungenügenden Flüssigkeitsaufnahme. Am häufigsten wird sie durch eine Durchfallserkrankung mit Erbrechen und/oder eine unzureichende Flüssigkeitsaufnahme verursacht. Weitere, jedoch seltenere Ursachen sind hypertrophe Pylorusstenose, Diabetes insipidus, Diabetes mellitus oder die eingeschränkte Konzentrationsfähigkeit der Nieren. Die Verluste können auch über Sonden und Drainagen, oder in das Körperinnere, in einen „Dritten Raum" hinein erfolgen. Die Bewertung einer Exsikkose ist abhängig vom:

- Ausmaß der Dehydratation
- Typ der Dehydratation

Ausmaß der Dehydratation

Das Ausmaß der Dehydratation wird über die klinischen Zeichen definiert (☞ Tab. 10-1). Eine Dehydratation von 15 % (Flüssigkeitsverlust von 150 ml/kg) stellt dabei die oberste Grenze der Überlebensfähigkeit dar.

Tabelle 10-1: Ausmaß der Dehydratation

Klinisches Zeichen		Leicht	Mittel	Schwer
Gewichtsverlust	Säugling	5 %	5–10 %	10–15 %
	Kleinkind	3 %	3–6 %	6–9 %
Haut	Turgor	↓	↓↓	↓↓↓
	Farbe	blaß	grau-blaß	marmoriert
	Schleimhaut	trocken	spröde	brüchig
	Blutdruck	normal	fast normal	erniedrigt
	Puls	(↑)	↑↑	tachykard
Urin		niedriges Volumen	Oligurie	Oligo-Anurie, Azotämie
Tränen		vorhanden	keine Tränen	keine Tränen

Typ der Dehydratation

Der Dehydratationstyp ergibt sich aus dem Verlustverhältnis von Flüssigkeit zu Elektrolyten im extra- bzw. intrazellulären Raum. Die sich daraus ergebende sekundäre Flüssigkeitsverschiebung charakterisiert den Dehydratationstyp:

- **Isotone Dehydratation:** Die isotone Dehydratation ist die häufigste Exsikkoseform. Sie macht ca. 70 % aller Störungen des Flüssigkeitshaushaltes im Kindesalter aus. Die Wasser- und Elektrolytverluste entsprechen in ihrer Zusammensetzung dem extrazellulären Raum, d.h. dem Serum. Bei dieser Exsikkoseform werden keine Elektrolytkonzentrationsgradienten aufgebaut und es finden daher auch keine Nettowasserverschiebungen statt.
- **Hypotone Dehydratation:** Der Elektrolytverlust übersteigt die Menge, die in extrazellulärer Flüssigkeit enthalten ist. Im Extrazellulärraum sinkt der osmotische Druck. Da intrazellulär die normale osmotische Konzentration bestehen bleibt, kommt es zu einer Nettowasserbewegung aus dem Extra- in den Intrazellulärraum. Der Extrazellulärraum ist somit verkleinert und die Zellen sind überwässert. Da zu einem Flüssigkeitsverlust aus dem Körper heraus und zusätzliche sekundäre Volumenverluste in den Intrazellulärraum hinein bestehen, neigen betroffene Patienten besonders zum Volumenschock. Die hypotone Dehydratation ist typisch für „Salzverlustsyndrome":
  - Adrenogenitales Syndrom mit Salzverlust,
  - Zystische Fibrose,
  - Salzverlust bei präterminaler Niereninsuffizienz („Salzverlustniere").
- **Hypertone Dehydratation:** Der Salzverlust ist geringer als vom Verlust der extrazellulären Flüssigkeitsmenge her zu erwarten wäre. Durch einen überproportionalen Wasserverlust entsteht eine Dehydratation mit Serum-Na^+-Konzentration > 150 mmol/l. Der Extrazellulärraum ist in der Folge gegenüber dem Intrazellulärraum hyperton und führt zu einer sekundären Wasserbewegung vom Intra- in den Extrazellulärraum. Volumenverluste werden somit weitgehend ausgeglichen und es besteht daher keine Schockneigung. Eine hypertone Dehydratation tritt vor allem im 1. Le-

bensjahr auf. Besonders gefährdet sind ehemalige Frühgeborene und pastöse Säuglinge. Nur selten tritt ein hyperosmolares Syndrom nach dem 2. Lebensjahr auf. Das Vollbild der Erkrankung tritt im Rahmen eines Infektes der oberen Luftwege meist schlagartig in Erscheinung. Meistens zeigen die Kinder Vigilanzstörungen oder sind bewusstlos. Das Reflexverhalten ist immer gestört. Die Augen sind haloniert, bei seltenem Lidschlag. Die Haut ist teigig blass und schlecht durchblutet (Test: Füllungszeit der Kapillaren unter den Fingernägeln; normal < 1 Sekunde). Bei jungen Säuglingen bestehen gehäuft Untertemperaturen.

10.2 Diagnostik

Isotone Dehydratation

- Serumelektrolyte im Normbereich.
- Klinische Dehydratationszeichen: Verlust des Hautturgors, eingesunkene Fontanelle, Blässe und Marmorierung der Haut; Zentralisierung des Kreislaufs.

Hypotone Dehydratation

Der Schweregrad der hypotonen Dehydratation kann wie folgt über die Serum-Na^+-Konzentration beurteilt werden:

- Leicht: 120 – 130 mmol Na^+/l
- Mittel: 114 – 120 mmol Na^+/l
- Schwer: < 114 mmol Na^+/l.

Klinische Symptome, insbesondere Erbrechen, sind meist ab einer Serum-Na^+-Konzentration < 120 mmol Na^+/l zu erwarten. Das Auftreten von Symptomen (z.B. Krampfbereitschaft) ist mit der Geschwindigkeit der Entwicklung der Hyponatriämie korreliert. So kann ein Patient mit akut einsetzender Hyponatriämie bereits bei Serum-Na^+-Konzentration um 130 mmol/l klinisch auffällig werden.

Hypertone Dehydratation

- Die Serum-Na^+-Konzentration ist charakteristischerweise > 150 mmol/l.
- Chlor, Kalium und Osmolarität im Serum sind stark erhöht bei einer meistens gleichzeitig bestehenden metabolischen Azidose.
- Häufig ist eine mäßige oder starke Hyperglykämie zu beobachten.
- Als Besonderheit liegt bei der hypertonen Dehydratation oft eine Hypokalzämie vor.
- Die Hämokonzentration verdeckt die meist bestehende Anämie. Gleiches gilt für die Gesamteiweißkonzentration, die < 5 g/dl abgesenkt ist.

Die Exsikkose bei der diabetischen Ketoazidose stellt eine diagnostische Ausnahme der hypertonen Dehydratation dar, da die Serum-Na^+-Konzentration dabei < 140 mmol/l liegt; die Hypertonizität ist durch die erhöhten Serum-Glukosekonzentrationen bedingt.

10.3 Konventionelle Therapie

Isotone Dehydratation

Orale Rehydrierung

Fertiglösungen

Es stehen orale Rehydrierungslösungen mit verschiedenen Zusammensetzungen zur Verfügung (☞ Tab. 10-2).

Tabelle 10-2: Orale Rehydrierungslösungen

Präparat [mmol/l]	Na+	K+	Cl-	Base	Glukose
Oralpädon 240	60	20	60	Zitrat 10	277 (1,6 %)
GES 60	60	20	50	HCO_3 30	110 (2 %)
Elotrans	90	20	80	HCO_3 30	111 (2 %)

Bei leichter Dehydratation sollten nach den Empfehlungen der Gesellschaft für Pädiatrische Gastroenterologie und Ernährung (GPGE) während der ersten 6 Stunden etwa 50 ml/kg einer Rehydrierungslösung mit einem Natriumgehalt um 60 mmol/l verabreicht werden. Bei Übelkeit und Brechreiz kann die löffelweise Gabe der gekühlten Lösung sinnvoll sein.

Die gedankliche Grundlage der Rehydrierungslösungen ist die gegenseitige Abhängigkeit des Transportes für Natrium und Glukose in der intestinalen Mukosa. Natrium und Glukose binden im Verhältnis 2:1 auf der luminalen Seite der Membran an einen Carrier und werden in die Zelle transportiert. Mit diesem Transportmechanismus ist die isoosmotische Wasseraufnahme verbunden. Das Präparat Elotrans entspricht der WHO-Lösung, die ursprünglich für die Choleratherapie konzipiert worden war.

Selbst hergestellte Lösungen

Die Herstellung einer Glukose-Elektrolytlösung ähnlich der Zusammensetzung der WHO-Lösung ist auch unter einfachsten Bedingungen durchführbar: 2 Esslöffel Traubenzucker, ½ Teelöffel Kochsalz, ¼ Teelöffel KCl, ½ Teelöffel Natriumbikarbonat (Backpulver) in 1 l Wasser.

Weitere Möglichkeiten selbst gefertigter Lösungen sind:

- **Limonade + Salzgebäck:** Limonade (z. B. Coca Cola, Fanta usw.) enthält 10 bis 12,5 g/dl Saccharose, entsprechend 5 bis 6 % Glukose. Salzstangen enthalten in 100 g etwa 1150 mg Na^+ = 50 mmol Na^+.
  Rezept: 100 g Salzstangen pro Liter Limonade 1:1 mit Wasser verdünnt entsprechen ca. 2–3 % Glukose mit 50 mmol Na^+/l.
- **Orange-Zucker-Salz-Lösung:** ½ gestrichener Teelöffel Kochsalz entspricht ca. 3 g. 10 gestrichene Teelöffel Zucker entsprechen ca. 40 g (= 20 g Glukose). Der Saft einer Orange enthält ca. 40 mmol K^+. Beim Lösen in 1 l Wasser enthält man ungefähr folgende Konzentration: Na^+ 50 mmol; Glukose 2 %; K^+ 40 mmol.

Parenterale Rehydrierung

Lösungen

Beispiele von zur Rehydrierung geeigneten Lösungen:

Tabelle 10-3: Parenterale Rehydrierungslösungen

Präparat	Na+*	K+*	Ca++*	Mg++*	Cl-*	Acetat*	Malat*	Laktat*	Phosphor*	Gluc**
Ionosteril	137	4	1,65	1,25	110	36,8	–	–	–	–
Ringer-Laktat	130	5	2	–	112	–	–	27	–	–
Sterofundin	140	4	2,5	1,0	106	–	–	45	–	–
Pädiafusin 1	35	18	1	1,5	34	20	3	–	2	50
Pädiafusin 2	70	18	1,5	2,0	64	26,5	3	–	2	50
PädiafusinOP	100	–	2,0	3,0	110	–	–	–	–	50
*[mmol/l], **[g/l]										

Geeignet sind vor allem Lösungen, die zur antiazidotischen Wirkung ein organisches Anion (z. B. Azetat, Citrat) enthalten.

Dosierung

Bei der Rehydrierung sind folgende Grundregeln zu berücksichtigen:

Notwendige Zufuhr = Grundbedarf + Defizit + anhaltende Verluste

- Grundbedarf: 1500 ml/m^2
- Defizit: möglichst Orientierung am Unterschied zwischen letztem berichtetem Gewicht und aktuellem Gewicht.
- Anhaltende Verluste: Abschätzung.

Hypotone Dehydratation

Das Prinzip der Behandlung ist zunächst die Umwandlung der hypotonen in eine isotone Dehydratation und danach deren Ausgleich.

- **Orale Rehydrierung:** Soweit es Patienten tolerieren, kann der Nahrung Salz zugegeben werden. Unter den kommerziell verfügbaren oralen Rehydrierungslösungen sollte man zunächst die WHO-Lösung mit dem höchsten Natriumanteil (Elotrans: 90 mmol/l) wählen.
- **Parenterale Rehydrierung:** Zur Korrektur der Hyponatriämie wird eine hypertone NaCl-Lösung infundiert. Es ist unbedingt auf eine langsame Zufuhr zu achten. Geeignet sind:
  NaCl 3 % = 513 mmol Na^+/l; NaCl 5 % = 856 mmol Na^+/l.
  Infusionsgeschwindigkeit: 8 mmol Na^+/kg/Stunde, d. h. NaCl 3 % = 16 ml/kg/Stunde bzw. NaCl 5 % = 10 ml/kg/Stunde.

! Bei schneller Natriumzufuhr und einem schnellen Anstieg der Serumosmolarität fällt der Liquordruck rapide ab und besonders bei Kindern besteht die Gefahr einer Gehirnblutung.

Hypertone Dehydratation

Das größte therapeutische Problem liegt in der Vermeidung eines osmotischen Dysäquilibriums zwischen extrazellulärem Raum und Gehirngewebe. Die häufigste Ursache eines Hirnödems ist eine zu schnelle Rehydrierung mit einer zu natriumarmen Rehydrierungslösung.

Grundregeln für die Rehydrierung

- Der anzustrebende Abfall der Serumosmolarität beträgt 0,5–1 mOsm/Stunde.
- Eine Normalisierung von Natrium und Osmolarität sollte nicht vor 48 Stunden angestrebt werden.
- Der Gewichtsanstieg durch die Rehydrierung sollte in den ersten 24 Stunden 8 % des Körpergewichtes nicht übersteigen. Wünschenswert ist ein Anstieg von 5 %.

- Als Dosierungsleitlinie für die ersten 24 Stunden kann benützt werden: 1500 ml/m^2 + ½ Defizit.
- Ist der Patient im Schock, dann können 20 % des errechneten Volumendefizits in den ersten beiden Stunden verabreicht werden.
- Bei bestehendem Schock wird die periphere Mikrozirkulationsstörung durch Dextran 40 wieder hergestellt (5 ml/kg).
- Zur primären Behandlung muss eine Lösung verwendet werden, die > 75 mmol Na^+/l enthält. Es muss mindestens eine „Halblösung" verwendet werden: 0,9 % NaCl + 5 % Glukose = 1:1.

> **!**
> - Der Infusionsgeschwindigkeit kommt größte Bedeutung zu. Je höher die Serum-Na^+-Konzentration, desto langsamer sollte die Rehydrierung durchgeführt werden.
> - Treten in der Rehydrierungsphase Krampfanfälle auf, so können diese mittels Bolusinjektion einer 3 %igen NaCl-Injektion schlagartig durchbrochen werden.

10.4 Komplementäre Therapie

Alfred Längler

Sinnvolle komplementäre Maßnahmen stehen bei der Therapie der reinen Exsikkose nicht zur Verfügung. Zur komplementären Behandlung der eine Exsikkose bedingenden und meist begleitenden Symptome sei auf die betreffenden Kapitel verwiesen (Diarrhö ☞ 9, Erbrechen ☞ 8, Bauchschmerzen ☞ 12, 13).

11 Chronische Obstipation

Stefan Razeghi, Rolf Behrens (Konventioneller Teil)
Alfred Längler (Komplementärer Teil)

11.1 Definition/Klinik/Ätiologie

Stefan Razeghi, Rolf Behrens

11.1.1 Definition

Die Obstipation ist definiert als **Stuhlretention aufgrund mangelnder Stuhlentleerung**. Stuhlfrequenz und -konsistenz gehen damit primär nicht in diese Definition ein, da nur etwa 75 % der Patienten mit Obstipation über harten oder seltenen Stuhlgang berichten.

11.1.2 Symptome

- Häufig, aber nicht immer, führt die Stuhlretention zu **hartem Stuhlgang** und **reduzierter Stuhlfrequenz**. Die Variationsbreite der physiologischen Stuhlfrequenz in Abhängigkeit vom Alter (und Ernährung) verdeutlicht Tabelle 11-1.
- Bei chronischer Obstipation kommt es aufgrund der Koprostase zu einer Erweiterung der Ampulle. Das Ausmaß dieser Dilatation ist anhand des **Stuhldurchmessers** zu erkennen.
- **Bauchschmerzen:** Neben den Veränderungen des Stuhlverhaltens stehen Bauchschmerzen im Vordergrund der Symptomatik (bei etwa 75 %). Harte Stuhlknollen führen zu Schmerzen im linken Unterbauch (Rektum, Sigma), entweder vor der Defäkation (Tenesmen) oder aber auch typischerweise postprandial durch einen gastrokolischen Reflex. Häufig werden insbesondere von jüngeren Kindern aber auch unspezifische Bauchschmerzen angegeben.

> **!** Die Obstipation ist eine der häufigsten behandelbaren Ursachen chronischer Bauchschmerzen im Kindesalter

- Kommt es nach langer Koprostase intermittierend zu einer Verflüssigung des Stuhls (oft mit fauligem Geruch), zeigt sich eine **Überlaufsymptomatik**, die von den Eltern häufig als Durchfall fehl gedeutet wird. Kann der flüssige Stuhl nicht mehr gehalten werden, führt dies zu **Kotschmieren** bzw. **Stuhlinkontinenz.**

> **!** Die Obstipation mit Überlaufsymptomatik ist eine wichtige Differentialdiagnose der Stuhlinkontinenz. Teilweise kommt es auch zu einer Enuresis aufgrund einer Verdrängung der Harnblase durch das erweiterte Rektum sowie zur Detrusor-Sphinkter-Dyssynergie durch eine Beckenbodenhypertrophie.

- **Perianale Veränderungen:** Durch die Druckerhöhung bei der Defäkation kommt es zu gestauten Perianalvenen (DD prolabierter Rektumpoylp) oder Schleimhautprolaps (Cave Mukoviszidose), durch den harten Stuhlgang zu Fissuren. Die Überlaufsymptomatik führt zu einem kotverschmierten, entzündeten Perianalbereich und verschmierter Unterwäsche. Perianale oder rektale Verletzungen oder Entzündungen führen oft zu **Blutbeimengungen** des Stuhls, typischerweise beim Abwischen mit dem Toilettenpapier.
- **Allgemeinsymptome:** Als Folge der Stuhlretention kommt es auch zu unspezifischen Beschwerden wie Appetitlosigkeit oder Erbrechen.

Tab. 11-1: Variationsbreite der physiologischen Stuhlfrequenz

Alter	Stuhlfrequenz/Woche (MW±2SD)
-3 Monate gestillt	5–40
-3 Monate Formula	5–28
3–12 Monate	5–28
1–3 Jahre	4–21
> 3 Jahre	3–14

11.1.3 Ätiologie

Fast immer liegen **funktionelle Ursachen** vor wie:

- Fehlernährung oder zu geringe Trinkmenge (Behandlung ☞ 11.3 Ernährungstherapie),
- Anale oder perianale Verletzungen,
- Situative oder psychosoziale Faktoren wie Sauberkeitserziehung, Abneigung gegen die Toilette (z. B. im Urlaub, nach Umzug, in der Schule), interkurrente Enteritiden oder familiäre Konflikte.

Sehr selten finden sich **organische Ursachen** wie:
- Morbus Hirschsprung, Analstenose, anteponierter Anus,
- Rückenmarksläsionen, wie z. B. Spina bifida,
- Hypothyreose,
- Elektrolytentgleisung,
- Medikamente (z. B. Opiate).

Organische Stenosen werden zwar häufig als Ursache der Obstipationsbeschwerden vermutet, finden sich jedoch extrem selten, z. B. postoperativ durch Briden oder durch Entzündungen im Rahmen eines Morbus Crohn.

11.2 Diagnostik

Meist lässt sich bereits aufgrund der Anamnese und körperlichen Untersuchung eine organische Ursache weitgehend ausschließen. Typischerweise findet sich eine erweiterte, stuhlgefüllte Ampulle. Der Sphinktertonus ist fast nie erhöht, sondern insbesondere bei älteren Kindern oft reduziert, eine willkürliche Kontraktion aber möglich und der Analreflex auslösbar.
Warnsignale für eine organische Ursache hierbei sind:
- Beginn der Symptome in den ersten Lebenswochen (oder verspäteter Mekoniumabgang) → z. B. Morbus Hirschsprung, Mukoviszidose;
- Langstreckig enge und leere Ampulle → z. B. Morbus Hirschsprung;
- Klinische Hinweise für neurologische Erkrankung (z. B. Wirbelsäulen-/Sakralfehlbildungen, fehlender Anal- oder Cremaster-Reflex, pathologischer Muskeltonus oder pathologische Reflexe der unteren Extremitäten);
- Klinische oder anamnestische Hinweise auf Hypothyreose.

Nur bei einem begründeten Verdacht auf eine organische Ursache sollte eine **apparative Diagnostik** erfolgen:
- **Laboruntersuchungen:** Bei V.a. Hypothyreose oder Elektrolytentgleisung.
- **Rektummanometrie:** Methode der Wahl bei V.a. Morbus Hirschsprung mit sehr hoher Sensitivität. Bei Aganglionose keine physiologische Relaxation des M. sphincter ani internus nach Ballondilatation des Rektums. Bei pathologischem oder unklarem Befund weitere Abklärung durch Rektumsaugbiopsie.
- **Kolonkontrasteinlauf:** Strenge Indikation wegen der Strahlenbelastung, kann nicht immer zwischen funktioneller und organischer Ursache differenzieren. Sinnvoll zur Bestimmung der Ausdehnung eines bereits per Manometrie/Biopsie diagnostizierten Morbus Hirschsprung oder z. B. bei voroperierten Patienten.
- **Neuroradiologische Diagnostik** (Röntgen/Ultraschall Wirbelsäule, MRT Spinalkanal): Cave: mangelnde radiologische Beurteilbarkeit der Wirbelsäule bei starker Stuhlretention.

11.3 Konventionelle Therapie

11.3.1 Allgemeine Maßnahmen

- Aufklärung der Familie über die meist funktionelle Ursache sowie die zugrunde liegenden Pathomechanismen (Stuhlretention → Rektumdilatation → Überlaufenkopresis mit Kotschmieren). Kotschmieren darf nicht als willkürliche Verhaltensauffälligkeit fehlgedeutet werden.
- Regelmäßiger Toilettengang (1 mal pro Tag zur selben Uhrzeit), postprandial erleichtert durch gastrokolischen Reflex;
- Positive Verstärkung durch Belohnungen, Vermeidung von Bestrafungen,
- Ausreichend körperliche Betätigung,
- In seltenen Fällen begleitende psychologische Therapie.

11.3.2 Ernährung

Zu bevorzugen sind hier **ballaststoffreiche Nahrungsmittel:**
- Vollkornbrot und -produkte, Müsli,
- Gemüse,
- Obst und -säfte,
- Quark, Joghurt, Käse,
- Kartoffeln.

> **!** Insbesondere bei ballaststoffreicher Ernährung ist auf eine **ausreichende Flüssigkeitszufuhr** zu achten:
> - 0–12 Monate: 140 ml/kg/d
> - 13–24 Monate: 120 ml/kg/d
> - 3–5 Jahre: 100 ml/kg/d
> - 6–10 Jahre: 90 ml/kg/d
> - > 10 Jahre: 50 ml/kg/d

Konsequent zu vermeiden sind:
- Weißmehlprodukte,
- Süßigkeiten, einschließlich Kakao und Limonade,
- Bananen, Karotten, Nüsse, Heidelbeeren.

Die Vermeidung ballaststoffarmer Produkte ist ebenso wichtig wie die Aufnahme von Ballaststoffen. Dies ist den Eltern oft nicht bewusst.

11.3.3 Medikamentöse Therapie

Rektale Abführmaßnahmen

Bei deutlicher Stuhlretention im Rektum sollte die Therapie mit rektalen Abführmaßnahmen über 3–5 Tage begonnen werden (☞ Tab. 11-2). Anderenfalls führt die Therapie mit Ballaststoffen oder z. B. Lactulose häufig zu Bauchschmerzen und zieht meist den Abbruch der Therapiemaßnahmen nach sich.

Tab. 11-2: Rektal applizierbare Medikamente

Wirkstoff	Dosis	Wirkung	Bemerkungen
Sorbit: z. B. Sorbit Klysma Baxter®	30 ml/ 10 kg	Osmotisch	Auch orale Gabe möglich
Phosphat-Salze: z. B. Practo-Clyss®, Klysma salinisch Baxter®	30 ml/ 10 kg	Osmotisch	Nicht bei Sgl., Phosphatintoxikation!
Natrium-Citrat, Natrium-Laurylsulfoazetat: z. B. Mikroklist®	1 Supp. bzw. 1 Klistier	Osmotisch	V.a. für Sgl. und KK

Orale Erhaltungstherapie

Bei Patienten mit einer hartnäckigen Obstipation ist eine Ernährungstherapie häufig nicht ausreichend und damit eine medikamentöse Therapie notwendig. Hierzu steht eine große Auswahl an Präparaten zur Verfügung, Tabelle 11-3 zeigt eine Auswahl häufig verwandter Wirkstoffe.

Die Dosis und Dauer der Erhaltungstherapie sollte individuell nach der Stuhlfrequenz und -konsistenz gesteuert werden. Die Eltern müssen jedoch darüber aufgeklärt werden, dass bei vielen Patienten eine längerfristige Obstipationsneigung und damit auch Behandlungsbedürftigkeit bestehen bleiben wird. Dies wurde in Langzeitstudien gezeigt, ebenso allerdings auch die Effizienz und Sicherheit der medikamentösen Therapie.

Tab. 11-3: Oral applizierbare Medikamente

Wirkstoff	Dosis	Wirkung	Bemerkungen
Lactulose: z. B. Bifiteral, Lactulose ratiopharm	1–3 ml/ kg/d in 2–3 ED	Osmotisch	–
Paraffinum subliquidum: z. B. Obstinol mild	1–3 ml/ kg/d in 2–3 ED	Gleitmittel	Nicht < 2 J., Aspirationsgefahr!
Makrogol	Keine pädiatr. Dosisempfehlung	Osmotisch	Keine Zulassung/ LZ-Erfahrung bei Kindern

11.4 Komplementäre Therapie

Alfred Längler

Basis einer komplementären Therapie der chronischen Obstipation ist die Pflege und Anregung einer rhythmischen Nahrungsaufnahme und einer gewohnheitsmäßigen und auch meist rhythmischen Stuhlentleerung. Hierzu zählen insbesondere:
- Regelmäßige Hauptmahlzeiten, von denen möglichst eine eine warme Suppe auf der Basis von fein geschrotetem Getreide beinhalten sollte,
- Definierte und damit feste Zwischenmahlzeiten (Obst, Vollkornprodukte),
- Keine unkontrollierten Zwischenmahlzeiten (ständiges Naschen).

Die hier genannten komplementärmedizinischen Maßnahmen eignen sich ausschließlich zur mittel- und langfristigen Therapie. Bei klinischer Notwendigkeit von akuten Abführmaßnahmen sei auf die rektalen Abführmaßnahmen (☞ 11.3.3) verwiesen.

Phytotherapie

Orale Erhaltungstherapie:
- Als basale „diätetische" Maßnahme bei chronischer Obstipation kann der insbesondere nach dem Aufstehen (und nach den Mahlzeiten) ohnehin vorhandene gastrokolische Reflex verstärkt werden, z. B. durch die morgendliche Nüchtern-Gabe von einem Glas **Wasser** (über Nacht abgestandenen, zimmerwarm) oder eines **sorbithaltigen Fruchtsaftes** (Apfel, Birne).
- Einen stärkeren (und nur kurzfristig anzuwendenden) Effekt kann man erzielen mit dem Trinken eines Glases Wassers, in dem über Nacht 1–2 **Trocken-**

pflaumen eingeweicht wurden und zusätzlichen Verzehr der eingeweichten Pflaumen (osmotisch wirksam). Nicht zur Langzeitanwendung!

- Ein ideales Mittel zur Langzeittherapie einer chronischen Obstipation jenseits des Säuglingsalters ist die orale Gabe von **Leinsamen** (Lini semen), z. B. in einen Joghurt eingerührt. Hierbei ist aber dringend darauf zu achten, dass parallel ausreichend Flüssigkeit aufgenommen wird (pro Esslöffel Leinsamen 150 ml), da es ansonsten zu heftigen abdominellen Beschwerden kommen kann. Besonders geeignet sind Präparate mit einer hohen Quellzahl (> 5), wie z. B. **Linusit® Präparate**. Dosierung:
  - 1–4 Jahre: 1 TL 2–3 mal tgl. zwischen den Mahlzeiten,
  - 4–10 Jahre: 1 ½ TL 2–3 mal tgl. zwischen den Mahlzeiten,
  - >10 Jahre: 1 EL 2–3 mal tgl. zwischen den Mahlzeiten;
- Eine ähnliche Wirkung haben die in Deutschland wenig verbreiteten **Flohsamenpräparate**, die in Reinform durch ihre Pulverform schwierig einzunehmen sind. Als Fertigpräparat steht **Agiocur®** in einer geeigneten Form zur Verfügung. Dosierung: bei akuter Obstipation abds. 1 TL mit reichlich Flüssigkeit einnehmen; zur Therapie der chron. Obstipation: 3 mal tgl. ½ TL;
- Für nicht gestillte Säuglinge jenseits der 6. Lebenswoche mit behandlungsbedürftiger Obstipation eignet sich der Zusatz von Haferschleim (10–20 %) zur Flaschennahrung.

> **!** Dringend abzuraten ist von den chemisch wirksamen Anthranoiddrogen (Aloe-Extrakt, Faulbaumrinde, Rhabarberwurzel, Sennesblätter, Sennesfrüchte) aufgrund einer hohen Rate an teilweise erheblichen Nebenwirkungen.

Anthroposophische Therapie

Einer chronischen Obstipation liegt aus komplementärer Sicht meist eine grundlegende Schwäche im Stoffwechselprozess zugrunde. Insofern bildet die Basis einer anthroposophischen Therapie der Obstipation eine Unterstützung einer rhythmischen Stoffwechsel- und Verdauungstätigkeit. Hierbei haben sich insbesondere bewährt:

- Gabe von Bittermitteln, z. B. **Cichorium Radix D1–D3:** vor den Mahlzeiten 3–7 Tropfen möglichst unverdünnt, muss noch bitter schmecken,
- **Hepatodoron®:** 2 mal tgl. ½–1 Tbl., möglichst vor den Mahlzeiten zerkauen,
- **Digestodoron®:** 2 mal tgl. ½–1 Tbl., möglichst vor den Mahlzeiten zerkauen.

Oft hat sich auf der Basis einer durch Rhagaden und Schrunden schmerzhaften Defäkation der Circulus vitiosus von Stuhlretention und Obstipation entwickelt. Sowohl kleinere Schleimhautläsionen heilend (und damit analgetisch wirkend), als auch den Stuhlgang erleichternd ist die Gabe von **Mercurialis comp. Suppositorien**: ½–1 Supp. abends.

Bei spastischer Obstipation empfiehlt sich:

- **Nux Vomica/Nicotiana comp. Globuli** (Alium cepa, Calendula off., Mercurialis, Stibium met.): 3 mal tgl. 3–7 Globuli,
- **Carpellum mali comp. Trit.** (Carbo betulae, Chamomilla recutita, Nicotiana tabacum, Renes bovis, Strychnus nux – vomica): 3 mal tgl. 1 Msp.

Bei eher trägem Darm hingegen haben sich **Aquilinium comp.** Globuli bewärt: 3 mal tgl. 3–7 Globuli.

Homöopathische Therapie

Die homöopathische Therapie der Obstipation erfolgt im Wesentlichen orientiert an den Symptomen:

- **Alumina D3–D6:** atonische Obstipation, schneidender Afterschmerz, kleinkugelig-trockener Stuhl (2–3 mal tgl. 5–7 Tropfen),
- **Opium D30:** Obstipation ohne Dranggefühl, oft infolge psychischer Ereignisse, (1 mal tgl. 5–7 Tropfen),
- **Sulfur D4, D12:** Afterbrennen und -jucken; erfolgloser Drang (2–3 mal tgl. 5–7 Tropfen).

> **EBM** Zur komplementärmedizinischen Therapie bei chronischer Obstipation liegen keine publizierten Studien der EBM-Grade 1 oder 2 sowie keine Konsensusempfehlungen vor. Allgemeine Bewertung der einzelnen Therapieverfahren ☞ 11.3.3, 44.2, 44.3, 44.4.

11.5 Integrativer Stufenplan

Stufe	Klinik	Konventionelle Therapie (☞ 11.3)	Komplementäre Therapie (☞ 11.4)	EBM-Bewert. kompl. Therapie
1	Akute Obstipation	Verfahren der Tabelle 11-2	Ergänzend Mercurialis comp. supp.	5
2	Mäßig ausgeprägte chronische Obstipation	Ernährungstherapie/Ballaststoffreiche Nahrung, Ausreichende Flüssigkeitszufuhr	Leinsamen-Präparate	5
			Nux vomica/Nicotiana comp. Globuli	5
			Bei trägem Darm: Aquilinium comp. Globuli	5
			Bei Obstipation ohne Dranggefühl Opium D30	5
3	Hartnäckige chronische Obstipation	Verfahren der Tabelle 11-3 (orale Erhaltungstherapie) mit z. B. Laktulose	Parallel weiter Maßnahmen der Stufen 1 und 2	Siehe Stufe 1–2

Literatur

1 Baker SS, Liptak GS, Colletti RB, Croffie JM, Di Lorenzo C, Ector W, Nurko S Constipation in infants and children: evaluation and treatment. A medical position statement of the North American Society for Pediatric Gastroenterology and Nutrition. J Ped Gastroenterol Nutr 1999; 29: 612–626

2 Grosse KP, Keller KM, Behrens R, Becker M: Chronische Obstipation im Kindesalter. Richtlinien der Arbeitsgruppe Obstipation im Kindesalter der Gesellschaft für Pädiatrische Gastroenterologie und Ernährung. Monatsschr Kinderheilkd 1990; 138: 231–233

3 Lang T, Rupprecht T, Behrens R: Enuresis und Megacolon. Monatsschr Kinderheilkd 2000; 148: 50–51

4 Keller KM: Evidenzbasierte Therapie der chronischen Obstipation und Enkopresis bei Kindern. Monatsschr Kinderheilkd 2002; 150: 594–601

12 Meteorismus

Stefan Razeghi, Rolf Behrens (Konventioneller Teil)
Alfred Längler (Komplementärer Teil)

12.1 Einteilung/Ätiologie/Klinik

Stefan Razeghi, Rolf Behrens

12.1.1 Definition

Man unterscheidet:
- **Meteorismus:** verstärkte Gasansammlung im Gastrointestinaltrakt,
- **Flatulenz:** vermehrter peranaler Abgang von Darmgasen.

12.1.2 Ätiologie

Ursachen des Meteorismus sind meist harmlose, **funktionelle Störungen:**
- **Vermehrtes Luftschlucken:**
  - Beim Säugling durch falsche Fütterungstechniken, einen zu kleinen Sauger oder vermehrtes Schreien (☞ 42.1),
  - Bei älteren Patienten durch hastiges Essen oder durch eine neurologisch bedingte Schluckstörung.
- **Blähende oder kohlensäurehaltige Nahrungsmittel** (aus 170 ml Cola werden beispielsweise bis zu 500 ml CO_2 freigesetzt);
- **Laktoseintoleranz oder Fruktosemalabsorption** (☞ 31.7) führen typischerweise zu Meteorismus durch Vergärung nicht resorbierter Kohlenhydrate durch die Dickdarmflora. Auch sonst kann der übermäßige Genuss von Laktose, Fruktose oder Sorbit die Transportkapazität des Dünndarms überschreiten und zur Vergärung im Kolon führen.
- **Obstipation** (☞ 11) mit vermehrter Gärung durch verlängerte Passagezeit des Stuhls.
- **Reizmagen oder Reizdarm:** Im Zusammenhang mit funktionellen gastrointestinalen Beschwerden werden häufig ein unspezifisches Völlegefühl oder Blähungen angegeben.

Selten liegen ernsthafte, **behandlungsbedürftige Erkrankungen** vor wie:
- **Mechanische Passagehindernisse,** entweder erworben (Briden, Stenosen durch chronisch entzündliche Darmerkrankungen) oder angeboren (Analstenosen oder Morbus Hirschsprung),
- **Malabsorption** bei Pankreasinsuffizienz, Zöliakie und Kurzdarmsyndrom,
- **Bakterielle Überwucherung** des Dünndarms, z.B. nach Darmoperationen.

12.1.3 Klinik

Die Patienten berichten über gastrointestinale Beschwerden wie:
- Flatulenz, Völlegefühl,
- Appetitlosigkeit,
- (Kolikartige) Bauchschmerzen,
- Selten über Beeinträchtigung des Allgemeinbefindens.

Bei der körperlichen Untersuchung findet man eventuell ein ausladendes Abdomen und hypersonoren Klopfschall.

12.2 Diagnostik

Meist kann bereits durch eine ausführliche **Anamnese und Untersuchung** eine funktionelle oder alimentäre Ursache diagnostiziert werden. Zu erfassen sind:
- Genaue Ernährungsanamnese: Der Zusammenhang zu Laktose und Fruktose lässt sich meist einfach herstellen. Selten finden sich versteckte Ursachen wie eine überhöhte Sorbitzufuhr durch großen Konsum von Diätkaugummis o. ä.
- Weitere gastrointestinale Symptome wie Durchfall, Obstipation, Bauchschmerzen?
- Voroperationen (→ Briden, Kurzdarmsyndrom)?
- Fettstühle, Dystrophie (→ exokrine Pankreasinsuffizenz, Zöliakie)?
- Rektaler Befund (→ Obstipation, Morbus Hirschsprung, Analstenose ☞ 11)?
- Hochgestellte Darmgeräusche (→ Stenosen)?
- Ausladendes Abdomen (→ Morbus Hirschsprung)?

Nur bei begründetem Verdacht sollte eine **laborchemische oder apparative Diagnostik** erfolgen:
- **H_2-Atemtest:** Einzelheiten zur Diagnostik der Laktoseintoleranz oder Fruktosemalabsorption ☞ 31.7. Bei Verdacht auf **Dünndarmfehlbesiedelung** erfolgt

die Belastung mit Glukose oder Laktulose (1 g/kgKG). Da Glukose im Dünndarm vollständig resorbiert und daher nicht durch die Dickdarmflora vergoren wird, zeigt ein Anstieg der H_2-Konzentration eine Vergärung durch eine bakterielle Dünndarmfehlbesiedlung an. Die nicht resorbierbare Laktulose führt bei Fehlbesiedlung charakteristischerweise zu einem zweizeitigen oder zweigipfligen Anstieg der H_2-Konzentration in der Ausatemluft: zuerst im Dünndarm (pathologisch), dann im Dickdarm (physiologisch), Durchführung des Tests (☞31.7).

- **Pankreaselastase oder Chymotrypsin im Stuhl:** bei Fettstuhl zum Nachweis einer **exokrinen Pankreasinsuffizienz**, für eine optimierte Sensitivität wird die zweimalige Bestimmung empfohlen.
- **Zöliakie-spezifische Antikörper:** (☞ 31.8)
- **Röntgenaufnahme des Abdomens im Stehen:** Nur bei Verdacht auf eine **Stenose** des Gastrointestinaltraktes zur Beurteilung des Luftverteilungsmusters, dann weitere Diagnostik je nach Befund, z. B. Kontrastmitteldarstellung.
- **Manometrie und gegebenenfalls Rektumschleimhautbiopsie:** zur Diagnostik des **Morbus Hirschsprung** (☞ 11.2).

12.3 Konventionelle Therapie

Behandlung organischer Ursachen siehe Obstipation (☞ 11.4).

Medikamentöse Therapie

- Bei Dünndarmfehlbesiedelung: z. B. Tobramycin 40 mg, Poylmyxin B 10 mg/kgKG und Amphotericin B 400 mg per os, in 4 ED über 3 Tage.
- Entblähende Substanzen (z. B. Lefax®, Sab simplex®) haben keinen nachgewiesenen Effekt, werden aber dennoch häufig eingesetzt. Man erklärt den Wirkmechanismus über eine Reduktion der Oberflächenspannung von Gasblasen. Das intestinale angestaute Luftvolumen wird dadurch jedoch nicht verringert.

Diätberatung

- Vermeidung blähender Nahrungsmittel: Bohnen, Erbsen, Linsen, Kohl, Rettich, Zwiebeln, Hefe, (Bier), kohlensäurehaltige Getränke;
- Erhöhung der Zufuhr von (nicht blähenden) Ballaststoffen, um die Stuhlpassagezeit zu verringern;
- Aufklärung über Laktose- bzw. Fruktosegehalt der Nahrung bei nachgewiesener Malabsorption (☞ 31.7).

12.4 Komplementäre Therapie

Alfred Längler

Anthroposophische Medizin

Einzelsubstanzen, die harmonisierend in den aus komplementärer Sicht bei Blähungen zu „wachen" Stoffwechsel eingreifen, sind:

- **Oxalis D4:** 3 mal tgl. 5 – 7 Tropfen,
- **Chamomilla cupro culta Rh D3:** bis zu 4 mal tgl. 5 – 7 Tropfen,
- **Nicotiana cupro culta Rh D3:** bis zu 4 mal tgl. 5 – 7 Tropfen, vor allem bei periodischen Koliken, die mit Übelkeit und Blässe einhergehen,
- **Melissa cupro culta Rh D3:** bis zu 4 mal tgl. 5 – 7 Tropfen, vor allem bei kühlen, dystrophen Kindern.

In der anthroposophischen Therapie kindlicher Blähungen haben sich darüber hinaus insbesondere einige Kombinationspräparate sehr bewährt:

- **Artemisia comp. Trit.:** 3 – 4 mal tgl. 1 Msp.,
- **Carbo betulae 5 %/Oleum aeth. Carvi 1 % Trit.:** bis zu 4 mal tgl. ½ TL (starker Eigengeschmack!),
- **Carum carvi Kinderzäpfchen:** bis zu 3 mal tgl. 1 Supp.,
- **Gentiana comp.** (Artemisia absinthium, Gentiana lutea, Stychnos nux vomica, Taraxacum officinale): 3 mal tgl. 5 Glob.; bei mit Verdauungsschwäche und Inappetenz einhergehenden Blähungen,
- **Nicotiana comp.** (Carbo betulae, Chamomilla recutita, Nicotiana tabacum): 3 mal tgl. 5 Glob.

Äußere Anwendungen

Oft hilft alleine die äußere Zufuhr von **Wärme** („Wärmflasche") schon zur Linderung von Blähungen. Durch die Anwendung von folgenden Substanzen in Form von Einreibungen oder Auflagen (☞ 45.1) kann die Wärmeanwendung verstärkt werden:

- Oleum aeth. Carvi 10 %: entblähend,
- Oleum aeth. Melissae 10 %: harmonisierend,
- Oxalis Folium 10 % Ung.: Stoffwechsel rhythmisierend.

Homöopathie

Je nach Leitsymptom kommen in der Behandlung des Meteorismus in der Homöopathie zur Anwendung (Dosierung ☞ 44.4):

- **Asa foetida D6:** Aerophagie, viel Rülpsen;
- **Carbo vegetabilis D4 – D12:** Meteorismus, ausgelöst oder verstärkt durch Milch und fette Speisen;
- **Colocynthis D6:** bei kolikartigen Leibschmerzen;

- **Lycopodium D3–D6:** stark aufgetriebener, berührungsempfindlicher Leib;
- **Matricaria chamomilla D6:** kolikartige Blähungen; quengeliges, stets schreiendes Kind;
- **Sulfur D4–D12:** schneidender Schmerz mit viel Luftabgang mit Geruch nach faulen Eiern.

Phytotherapie

Die am häufigsten und mit nachgewiesenem Erfolg angewandten karminativen Phytotherapeutika sind:

- Kümmel
- Anis
- Fenchel.

Sie können sowohl als Tee (Mischung aus je gleichen Gewichtsanteilen der Früchte; möglichst frisch unmittelbar vor der Zubereitung in einem Mörser zerquetschen; alternativ: kleine Menge frisch in der Apotheke quetschen lassen und innerhalb weniger Tage aufbrauchen) als auch teilweise äußerlich (z. B. Kümmelöl 10 %) angewandt werden.

Zur Baucheinreibung bei Kindern (☞ 45.1).

Zur innerlichen Anwendung kann eine „Tinctura carminative" nach DAB 6 (oder Carminativum Hetterich® als Fertigarzneimittel) verordnet werden: 5–10 Tropfen zu jeder Mahlzeit (bei nicht gestillten Kindern in die Flaschennahrung geben).

Außer den genannten entblähenden Früchten kommen in den verschiedenen Windtees auch noch andere Arzneidrogen zur Anwendung. Eine bewährte Rezeptur ist:

Windtee

Rp.	Fenchelfrüchte (ang.)	20,0
	Kamillenblüten	30,0
	Kümmelfrüchte (ang.)	20,0
	Pfefferminzblätter	15,0
	Pomeranzenschale	5,0

2 TL auf 50 ml kochendes Wasser; 10 min. ziehen lassen und absieben; über den Tag verteilt je nach Alter 200–500 ml trinken lassen.

EBM

Zur komplementärmedizinischen Therapie bei Meteorismus liegen keine publizierten Studien der EBM-Grade 1 oder 2 sowie keine Konsensusempfehlungen vor. Allgemeine Bewertung der einzelnen Therapieverfahren ☞ 44.2, 44.4, 44.5, 45.1, 45.3.

12.5 Integrativer Stufenplan

Stufe	Klinik	Konventionelle Therapie (☞ 12.3)	Komplementäre Therapie (☞ 12.4)	EBM-Bewert. kompl. Therapie
1	Mäßiger Meteorismus ohne größere subjektive Beeinträchtigung	Diätberatung	Kümmelöl-Baucheinreibung	5
			Tee aus Kümmel/Anis/Fenchel	5
			Oxalis D4	5
2	Meteorismus mit subjektiv wechselnder Beeinträchtigung wie z. B. Koliken oder deutlicher Inappetenz	Ggf. entblähende Substanzen: Dimetilon, Simitilon	Cavum carvi Kinderzäpfchen	5
			Kolikartiger Schmerz: Colocynthis D6	5
			Stark aufgetriebener Bauch: Lycopodium D6	5
			Periodische Koliken mit Übelkeit und Blässe: Chamomilla cupro culta Rh D3	5
			Mit Verdauungsschwäche und Inappetenz: Gentiana Magenglobuli	5

Literatur

1 Behrens R: Meteorismus, Monatsschr Kinderheilkd 2001; 149: 511–514

13 Schmerzen

Boris Zernikow (Konventioneller Teil)
Bernhard Ulrich (Komplementärer Teil)

13.1 Klinik/Einteilung/Ätiologie

Boris Zernikow

Akute Schmerzen sind der häufigste Grund für eine ungeplante Kinderarztkonsultation. Bei geplanten Kinderarztbesuchen und während Klinikaufenthalten werden regelmäßig schmerzhafte Prozeduren durchgeführt. Postoperativ kommt es vorhersagbar zu Schmerzen. Für das Kindesalter typische akute Infektionserkrankungen wie Otitis media, Stomatitis aphthosa und Pharyngitis gehen ebenso wie die im Kleinkindalter relativ häufigen Verbrennungstraumata mit extrem starken Schmerzen einher. Chronische Kopf-, Bauch- oder Gelenkschmerzen scheinen in ihrer Häufigkeit zuzunehmen. Ihre Diagnostik und Therapie bedarf eines spezialisierten multiprofessionellen Behandlungsteams.

Akute Schmerzen

Unter anderem können folgende Erkrankungen oder Maßnahmen im Kindesalter zu akuten Schmerzen führen:

- **Otitis media:** Bei der akuten Otitis media (☞ 38.8) beträgt der mittlere Schmerzwert auf einer Skala von 0–10 7,5 (0 = keine Schmerzen, 10 = maximale Schmerzen). Mittelstarke bis sehr starke Schmerzen haben 80 % der Kinder. Trotz Antibiotikatherapie halten die Schmerzen im Median drei Tage an.
- **Pharyngitis:** 75 % der Kinder mit Streptokokkenpharyngitis (☞ 28.3) geben im akuten Krankheitsstadium starke bis sehr starke Schmerzen an. Unter adäquater antibiotischer Therapie, ohne Einsatz von Analgetika sind nur 50 % nach 2 Tagen schmerzfrei.
- **Virale Mundinfektionen:** Zur Klinikeinweisung kommt es, wenn Schmerzen bei der Gingivostomatitis und Herpangina zur Nahrungsverweigerung führen. Solide epidemiologische Arbeiten hierüber fehlen.
- **Injektionen:** Ein Viertel aller Kinder empfindet die schlimmsten Schmerzen während des Krankenhausaufenhalts bei kapillären oder venösen Blutabnahmen, dem Legen einer Verweilkanüle oder bei intramuskulären Injektionen. Im Impfkalender der Ständigen Impfkommission (☞ 28.1) werden mehr als zehn verschiedene Injektionsimpfungen in den ersten 15 Lebensmonaten empfohlen.
- **Postoperative Schmerzen:** Die postoperative Schmerztherapie bei ansonsten gesunden Kindern weist weltweit erhebliche Defizite auf. Mehr als 50 % der Kinder werden insuffizient therapiert, 30 % erhalten postoperativ gar keine Analgetika.
- **Verbrennungen:** Massive Schmerzen bei Verbrennungen (☞ 16) entstehen direkt durch das Verbrennungstrauma, während der Erstversorgung und beim täglichen Verbandswechsel sowie durch die Wunde an sich (Hintergrundschmerz).

Chronische Schmerzen

Dreimonatskoliken

5–19 % aller Kinder zwischen dem 1. und 5. Lebensmonat sind von Dreimonatskoliken (☞ 42) betroffen. Ob es sich bei dem oft exzessiven Schreien um Schmerzäußerungen handelt, ist unklar.

Funktionelle Bauchschmerzen

Definition/Epidemiologie

Rezidivierende Bauchschmerzen wurden schon 1950 definiert als „rezidivierende abdominelle Schmerzen, die schubweise mindestens einmal im Monat über mindestens drei aufeinander folgende Monate auftreten und die normale Aktivität des Kindes einschränken". Unter Schulpflichtigen beträgt die Prävalenz 10–25 %. Schmerzfrei wurden in Langzeitstudien innerhalb von fünf Jahren nur ein Drittel der betroffenen Kinder; ein Drittel klagte über persistierende Schmerzen im Sinne von funktionellen Bauchschmerzen, und ein weiteres Drittel litt an anderen rezidivierenden Schmerzsyndromen. In mehr als der Hälfte der Fälle sind die Bauchschmerzen schon primär mit anderen Schmerzformen, wie etwa Kopf- oder Thoraxschmerzen vergesellschaftet. 90 % der betroffenen Kinder fehlen regelmäßig in der Schule, und fast 30 % verpassen mehr als 10 % der Schultage.

Ätiologie

Ätiologisch lassen sich funktionelle Bauchschmerzen am besten **im Rahmen eines bio-psycho-sozialen Modells** erklären. Die Vulnerabilität eines Kindes hinsichtlich funktioneller Bauchschmerzen wird bestimmt durch das Wechselspiel zwischen biologisch-organischer Dysfunktion (hier insbesondere des Magen-Darm-Trakts), psychischen Faktoren (ängstliches Temperament, niedrige Schmerzschwelle u.a.) und seiner sozialen Umwelt (große elterliche Fürsorge und Angst etc.). Ist es erst einmal zu funktionellen Bauchschmerzen gekommen, vergrößert die rezidivierende Schmerzerfahrung die Vulnerabilität des Kindes, und dies um so mehr, je stärker die Schmerzen von der Umwelt wahrgenommen und durch typische familiäre Interaktionsmuster verstärkt werden.

Klinik

- Die Schmerzen sind meist periumbilikal lokalisiert, bei ⅔ der Kinder von weniger als einer Stunde und nahezu immer von weniger als drei Stunden Dauer.
- Schmerzbedingtes Erwachen aus dem Schlaf heraus wird nicht berichtet.
- Gelegentliche Begleitsymptome sind Blässe, Übelkeit, Erbrechen und Tachykardie.
- Eine Nahrungsabhängigkeit besteht nicht.
- Die betroffenen Kinder sind typischerweise zwischen 4 und 16 Jahren alt (Altersgipfel 11–12 Jahre).

Durch gründliche Anamnese, komplette körperliche Untersuchung und minimale nicht invasive Laboruntersuchungen (Stuhl auf okkultes Blut; Urinstatus und -kultur) gelingt in fast allen Fällen die sichere Abgrenzung der funktionellen Bauchschmerzen von ätiologisch anders zu bewertenden Schmerzen. Der wissenschaftliche Nachweis für den Nutzen weiter gehender diagnostischer Maßnahmen fehlt, insbesondere wird von einer „Routine-Abdomensonographie" abgeraten (Wewer, 1997).
Alarmzeichen für das Vorliegen einer anderen Ätiologie der Bauchschmerzen sind eine vom Typischen abweichende Schmerzcharakteristik, ein auffälliger Untersuchungsbefund, Begleiterscheinungen wie Fieber und eine positive Familienanamnese z.B. für chronisch entzündliche Darmerkrankungen oder familiäres Mittelmeerfieber.

Wachstumsschmerz

Wachstumsschmerz betrifft bis zu 30 % aller Schul- und Vorschulkinder. Insbesondere abends oder nachts und nach einem sehr aktiven Tag klagen die Kinder über starke Beinschmerzen, von denen sie häufig aufwachen. Am nächsten Tag erwacht das Kind in der Regel schmerzfrei. Die Ätiologie ist unklar.

Tumorschmerzen

Chronische Tumorschmerzen werden durch den Tumor direkt oder durch seine Therapie verursacht (z.B. Postamputationsschmerz). Davon abzugrenzen sind Schmerzen durch medizinische Eingriffe im Rahmen der antineoplastischen Therapie. Kaum eine maligne Erkrankung bei Kindern geht ohne Schmerzen einher. Chronische Schmerzen sind jedoch seltener. Unterschieden werden Schmerzsyndrome nach Chemotherapie (z.B. Neuropathie nach Vincristin-Therapie), Operationen, Bestrahlungen und Infektionen (z.B. Neuropathie nach einem Herpes zoster) sowie Schmerzen in der Lebensendphase durch verdrängendes oder infiltratives Tumorwachstum. Die Prävalenz von Phantomschmerzen nach Amputationen beträgt 30 %, die von Schmerzen in der Lebensendphase nahezu 100 %. Zu den anderen tumorassoziierten Schmerzsyndromen existieren keine Prävalenzangaben im Kindesalter.

Chronische Kopfschmerzen

☞ 36.1

Juvenile idiopathische Arthritis

☞ 35.1

13.2 Diagnostik

13.2.1 Schmerzdiagnostik

Der Schmerz sollte mit all seinen modifizierenden Faktoren **möglichst genau beschrieben** werden. Immer werden Schmerzlokalisation, räumliche Ausstrahlung, Schmerzqualität (dumpf, brennend, einschießend, spitz, etc.), zeitlicher Verlauf (nur attackenweise, dauernd plus Attacken, kontinuierlich, etc.), auslösende, verstärkende, lindernde oder begleitende Faktoren sowie Modalitäten und Effekte der bisherigen Therapie erfasst. Die Schmerzstärke des geringsten, stärksten und durchschnittlichen Schmerzes der letzten 24 Stunden sowie des momentanen Schmerzes wird mit geeigneten Instrumenten (☞ 13.2.2) erfragt.

13.2.2 Schmerzmessung

Akute Schmerzen

Zur postoperativen Schmerzmessung bei Neugeborenen und Kindern bis zu einem Alter von vier Jahren ist die **Kindliche Unbehagens- und Schmerzskala (KUSS)** ausgezeichnet geeignet (☞ Tab. 13-1). Analgetischer

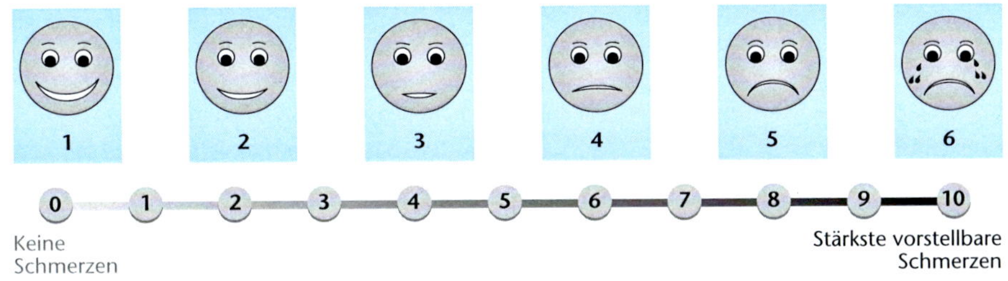

Abb. 13-1: Schulnoten, Smileys und Numerische Ratingskala. Smileys modifiziert nach Pothmann. (Copyright: B. Zernikow[4])

Therapiebedarf besteht ab 4 Punkten. Später können – abhängig vom Entwicklungsstand des Kindes – Gesichterskalen zur Selbsteinschätzung eingesetzt werden (☞ Abb. 13-1).

Tab. 13-1: KUSS – Kindliche Unbehagens- und Schmerz-Skala[1]

Beobachtung	Bewertung	Punkte
Weinen	Gar nicht Stöhnen, Jammern, Wimmern Schreien	0 1 2
Gesichtsausdruck	Entspannt, lächelnd Mund verzerrt Mund und Augen grimassieren	0 1 2
Rumpfhaltung	Neutral Unstet Aufbäumen, Krümmen	0 1 2
Beinhaltung	Neutral Strampelnd, tretend An den Körper gezogen	0 1 2
Motorische Unruhe	Nicht vorhanden Mäßig Ruhelos	0 1 2
	Addition der Punkte:	

Die Skala ist gültig für Neugeborene und Kleinkinder bis zum Ende des vierten Lebensjahres. Für jede Variable ist nur eine Aussage zulässig. Die Dauer der Beobachtung beträgt 15 Sekunden. Es sind nur Daten aus dieser Zeit festzuhalten, auch wenn sich das Verhalten des Kindes danach ändert. Wiederholte Beobachtungen in festen zeitlichen Abständen sind aussagekräftiger als eine Einzelbeobachtung. Zu jeder Beobachtung gehört die Kontrolle des Wachheitsgrads. Ein schlafendes Kind hat keinen akuten analgetischen Therapiebedarf. Mit steigenden Punkten nimmt seine Dringlichkeit zu.

Chronische Schmerzen

Bei chronischen Schmerzen werden Schmerzfragebögen (z.B. Dattelner Schmerzfragebogen für Kinder und Jugendliche) sowie Tagebücher (z.B. Kopfschmerztagebuch für Kinder) verwendet. Neben der reinen Schmerzstärke steht hier die Beurteilung der **schmerzbedingten Lebensqualitätsbeeinträchtigung** im Vordergrund. Bei geistig retardierten Kindern müssen gemeinsam mit den Bezugspersonen Schmerzmessinstrumente individuell erstellt werden.

13.3 Konventionelle Therapie

13.3.1 Akutschmerztherapie

Akute Infektionserkrankungen

Ibuprofen besitzt eine höhere analgetische Potenz als Paracetamol (☞ Tab. 13-2). Entgegen landläufiger Meinung treten leichte unerwünschte Nebenwirkungen am Magen-Darm-Trakt bei kurzfristiger Anwendung von Paracetamol und Ibuprofen gleich häufig auf. Die analgetische Potenz von abschwellenden Nasentropfen bei Otitis media ist nie Gegenstand wissenschaftlicher Untersuchungen gewesen; Ohrentropfen sollten wegen der Gefahr von Granulombildungen im Mittelohr bei perforiertem Trommelfell vermieden werden.

Injektionen

- In einer randomisierten Studie mit 18 Monate alten Kindern war eine DPT-Impfung (Diphterie-Keuchhusten-Tetanus) in den **M. deltoideus** signifikant weniger schmerzhaft als die gleiche Impfung in den vorderen Oberschenkel.
- Werden größere Volumina bei über 3-jährigen Kindern verabreicht, ist eine Injektion in die **ventrogluteale Muskulatur** mit weniger Schmerzen verbunden, als wenn der vordere Oberschenkel als Einstichort gewählt wird.
- Der Einsatz von **EMLA® Salbe** (eutectic mixture of local anesthetics) vermag Schmerzen bei intramusku-

Tab. 13-2: Nicht-Opioide (Auswahl)

Nicht-Opioid	Applikation	Tagesdosis [mg/kgKG]	Tages-max.-Dosis [mg/d]	Menge der Einzeldosen
Diclofenac	p.o., rektal	1–3	150	in 2 Dosen (alternativ Retardtabl. in 1 Dosis)
Ibuprofen*	p.o., rektal	30–40	2400	in 3 Dosen
Indomethacin	p.o.	2–3	150	in 3 Dosen (alternativ Retardtabl. in 1 Dosis)
Metamizol**	p.o., rektal, i.v.	60–75	5000	in 4–6 Dosen
Naproxen	p.o.	10–15	1000	in 2 Dosen
Paracetamol***	p.o., rektal	≦ 2 Jahre: 60 mg/kgKG < 2 Jahre: 90 mg/kgKG	4000	in 4–6 Dosen
Paracetamol****	i.v.	60 mg/kgKG	4000	in 4 Dosen

* Ibuprofen ist von allen nicht steroidalen Antirheumatika (NSAR) mit dem geringsten Risiko gastrointestinaler Nebenwirkungen behaftet.

** Metamizol kann bei zu schneller intravenöser Gabe zu kritischen Blutdruckabfällen führen. Das Risiko einer Agranulozytose kann im Kindesalter nicht abgeschätzt werden, da epidemiologische Daten fehlen. Bis dato ist in der Weltliteratur kein einziger Fall einer metamizolassoziierten Agranulozytose im Kindesalter berichtet worden.

*** Die maximale Tagesdosis sollte ohne regelmäßige Kontrolle der Leberwerte nicht länger als 72 Stunden verabreicht werden. Bei Beginn der Therapie kann eine orale/rektale Ladungsdosis sinnvoll sein.

**** Zur intravenösen Therapie ist Paracetamol (Perfalgan®) ab dem 11. Lebensjahr (>33 kgKG) zugelassen. Die Einzeldosis beträgt 10–15 mg/kgKG i.v.

lären Injektionen, Blutabnahmen und Lumbalpunktionen signifikant zu reduzieren. EMLA® soll mindestens 1 Stunde vor der Injektion unter einem Okklusionspflaster über der avisierten Einstichstelle aufgebracht werden.

Postoperative Schmerzen

Postoperative Schmerztherapie im Kindesalter sollte immer balanciert (Lokalanästhesie, Nicht-Opioide, Opioide) und stratifiziert nach Alter, Größe der Operation, Vorhandensein eines i.v.-Zugangs etc. stattfinden (☞ Tab. 13-2 bis Tab. 13-5).

Stratifizierung

Durch den konsequenten Einsatz von Nicht-Opioiden kann der postoperative Morphinverbrauch bei gleich guter Analgesie reduziert werden.
Weitere Säulen der viel versprechenden Maßnahme waren ausführliche Schulungen der Schwestern, schwesternkontrollierte Analgesie, 24 h-Schmerzdokumentationsbogen und engmaschige Schmerzmessung.

Besonderheiten der kurzwirksamen Opioide

☞ Tab. 13-3

Morphin

- Typische Einstellungen einer Schwestern/Patienten-kontrollierten Analgesie mit Morphin bis zu einem Körpergewicht von 50 kg sind: kontinuierliche Infusion von 0,004 mg/kgKG/h (Bolus 0,02 mg/kgKG; Sperrintervall 5–10 Minuten; Bolusdauer 2 min.).
- Ab einem Körpergewicht von 50 kg kann auf die kontinuierliche Infusion verzichtet werden. Die Bolusgröße beträgt dann 1–2 mg Morphin, das Sperrintervall 5–10 Minuten und die Bolusdauer 2 Minuten.

Codein

Codein hat einige pharmakokinetische und -dynamische Besonderheiten, die seinen **Einsatz bei Kindern eher ungünstig** erscheinen lassen:

- Die Bioverfügbarkeit nach oraler Gabe schwankt stark (15 bis über 80 %).
- Codein wirkt über seinen Metaboliten Morphin analgetisch. Die Verstoffwechselung zu Morphin ist abhängig von der Aktivität des Cytochrom-P450-Enzyms CYP2D6. Die Aktivität dieses Enzyms schwankt stark – je nach genetischer Ausstattung des Patienten. Die CYP2D6-Aktivität und damit die Verstoffwechselung von Codein zu Morphin kann durch Medikamente, die ebenfalls von der WHO empfohlen werden (Metoclopramid, Neuroleptika, Antidepressiva), weiter reduziert werden.
- Bei Neugeborenen traten nach Gabe von Codein z. T. schwere Atemstörungen auf.

Pethidin

Pethidin wird aufgrund der langen Halbwertszeit und der möglichen Akkumulation toxischer Metabolite **nicht für eine Therapiedauer von über 24 Std.** empfohlen.

Piritramid

Piritramid ist mit vielen Infusionslösungen und Medikamenten nicht kompatibel. Die proklamierte bessere

Kreislaufverträglichkeit von Piritramid im Vergleich zu Morphin ist noch nicht Gegenstand wissenschaftlicher Studien gewesen. Nach Studien an Erwachsenen verursacht Piritramid jedoch mehr Übelkeit, Erbrechen und Sedierung als Morphin.

Tilidin/Naloxon

Euphorisierende Wirkung der nicht retardierten Form. Ceiling-Effekt: maximale Tagesdosis 400 mg/d. Tilidin ist ein Pro-Drug. Der aktive Metabolit Nortilidin entsteht nach hepatischer Demethylierung von Tilidin. Naloxon ist zum Schutz des Medikaments vor missbräuchlicher i.v.-Applikation zugesetzt. Nach oraler Gabe wird Naloxon schnell hepatisch inaktiviert.

Besonderheiten der langwirksamen Opioide

☞ Tab. 13-4

Buprenorphin

Gemischter Agonist-Antagonist. Cave: Ceiling-Effekt! Maximal 4 mg/d. Nicht mit anderen Opioiden kombinieren. Sublingualtabletten ab ca. 35 kgKG einsetzbar.

Tab. 13-3: Opioide mit kurzer Halbwertszeit. Dosierungsrichtlinien zur Opioidanalgesie für Patienten, die vor Therapiebeginn noch keine Opioide erhalten haben. Modifiziert nach *Cancer Pain Relief And Palliative Care In Children*, WHO 1998 (Copyright der Tabelle beim Autor).

Opioid	Äquianalg. Dosis[a]		Startdosis i.v.[b]		Dosis-relation i.v/p.o.	Startdosis p.o.[b]		Biol. HWZ [h]
	i.v.	p.o.	< 50 kg	> 50 kg		< 50 kg	> 50 kg	
Fentanyl	100 µg Einmaldosis	–	0,5–2 µg/kgKG pro Std. als DTI	25–75 µg stündlich	–	–	–	3
Hydromorphon	1,5 mg	7,5 mg	0,015 mg/KG alle 2–4 Std. DTI: 0,005 mg/kgKG pro Std.	1–1,5 mg alle 2–4 Std.	1:5	–	–	2–3
Morphin	10 mg	30 mg	Bolus: 0,05–0,1 mg/kgKG alle 2–4 Std. DTI: 0,03 mg/kgKG pro Std.	5–10 mg DTI: 1 mg/Std.	1:3	0,15–0,3 mg/kgKG alle 4 Std.	5–10 mg alle 4 Std.	2,5–3
Pethidin	75 mg	300 mg	0,75 mg/kgKG alle 2–4 Std.	50–75 mg alle 2–4 Std.	1:4	1–1,5 mg/kgKG alle 3–4 Std.	75–100 mg alle 3–4 Std.	3
Piritramid	–	–	0,05–0,1 mg/kgKG alle 4–6 Std.	5–10 mg DTI: 1 mg/Std.	–	–	–	3–5
Tilidin/Naloxon[c]	–	–	–	–	–	2.–14. Lebensjahr: 1 Tropfen pro Lebensjahr mindestens 3 Tr. alle 6 Std.	Ab dem 14. Lebensjahr 20–40 Tr. alle 4–6 Std.	3–6
Tramadol	100 mg	100 mg	1 mg/kg alle 2–4 Std.	50–100 mg	1:1	1 mg/kgKG alle 3–4 Std.	50–100 mg alle 3–4 Std.	2–4

n.e. = nicht empfohlen; DTI: Dauertropfinfusion
Bei allen Medikamenten, bei denen eine Unterscheidung in Kinder < 50 kgKG und > 50 kgKG vorgesehen ist, sollten die Dosierungen für Kinder < 50 kgKG in mg/kgKG und die „übliche Erwachsenendosis" für Kinder > 50 kgKG verwendet werden.
Wenn eine Umstellung auf ein Opioid mit kurzer Halbwertszeit bei einem schon opioidvorbehandelten Patienten vorgenommen wird, sollte das neue Medikament mit 50 % der äquianalgetischen Dosis verabreicht werden (Grund: inkomplette Kreuztoleranz) und nach Wirkung titriert werden.
Für Säuglinge jünger als sechs Monate beträgt die Startdosis ein Viertel bis ein Drittel der vorgeschlagenen Dosis und sollte nach Wirkung weiter titriert werden.

a Äquianalgetische Dosen basieren auf Einmaldosisstudien bei Erwachsenen.
b Die übliche Startdosis ist die im Allgemeinen verwendete Standarddosis und basiert nicht immer auf äquianalgetischen Prinzipien.
c Informationen laut Produktinformation. Dosierungen pro kgKG liegen nicht vor.

Tab. 13-4: Opioide mit langer Halbwertszeit.
Dosierungsrichtlinien zur Opioidanalgesie für opioidnaive Patienten, modifiziert nach *Cancer Pain Relief And Palliative Care In Children*, WHO 1998 (Copyright der Tabelle beim Autor).

Opioid	Äquianalg. Dosis[a]		Startdosis i.v.[b]		Dosis-relation i.v/p.o.	Startdosis p.o.[b]		Biol. HWZ [h]
	i.v.	p.o.	< 50 kg	> 50 kg		< 50 kg	> 50 kg	
Buprenorphin[c]	0,16 mg	0,16 mg	0,003–0,006 maximal 0,009 mg/kgKG alle 6–8 Std. (Ceiling-Effekt)	0,2–0,4 mg alle 6–8 Std.	1:1	0,003–0,006 maximal 0,009 mg/kgKG alle 6–8 Std. (Ceiling-Effekt)	0,2–0,4 mg alle 6–8 Std.	6–8
Levomethadon[d]	10 mg	20 mg	0,05 mg/kgKG alle 4–8 Std.	5 mg alle 4–8 Std.	1:2	0,1 mg/kgKG alle 4–8 Std.	5 mg alle 4–8 Std.	12–50

Legende siehe Tab. 13-3.

Levomethadon
Äußerste Vorsicht ist bei der Verwendung von Levomethadon wegen dessen extrem langer biologischer Halbwertszeit angebracht, sowohl bei Therapiebeginn als auch bei Dosissteigerung. Einstellung im Kindesalter unter stationären Bedingungen.

Retardierte Opioidzubereitungen
☞ Tab. 13-5

Schmerztherapie bei Verbrennungen

> **!** Die Stärke der Schmerzen korreliert schlecht mit dem Ausmaß der Verbrennung. Schmerzen werden vom Behandelnden regelmäßig unterschätzt.

Erstversorgung
In Abhängigkeit vom Ausmaß des Verbrennungstraumas sollte die Erstversorgung in Allgemeinanästhesie oder Analgosedierung durchgeführt werden. Kinder mit großflächigen Verbrennungen erhalten auf der Intensivstation kontinuierliche Infusionen mit einem starken Opioid und/oder Ketamin (Ketamin-Startdosis von 0,5–1 mg/kg/h nach Bolusgabe von 1–2 mg/kg) und Midazolam (Startdosis von 0,1 mg/kg/h).

Dauertherapie
Auch auf peripheren Stationen können Opioide zur Therapie des Hintergrundschmerzes problemlos als Retardpräparate eingesetzt werden (☞ Tab. 13-3 bis 13-5). Bei der intravenösen Morphingabe ist ein SaO_2-Monitoring empfehlenswert. Verbandswechsel werden je nach Erfordernis unter Allgemeinanästhesie, Analgosedierung oder einer Kombination aus Analgesie und psychologischen Vorbereitung/Anleitung durchgeführt.

13.3.2 Schmerztherapie bei chronischen Schmerzen

Dreimonatskoliken

Ernährungsumstellung
Stillende Mütter sollten ihre Nahrung auf **allergenarme Kost** umstellen (Verzicht auf Milch, Eier, Weizen, Nüsse) und über vier Wochen den Therapieeffekt beobachten. Für nicht gestillte Kinder empfehlen sich eine Nahrungsumstellung und eine Beurteilung des Therapieerfolgs nach ein bis zwei Wochen. Es ist anzunehmen, dass insbesondere Kinder mit Lebensmittelallergie von einer hypoallergenen Ernährung profitieren.

Beratung der Eltern
Die Eltern sollten über den selbstlimitierenden Charakter des Schreiens unterrichtet werden. Ihnen sollte versichert werden, dass sie keine Schuld am Schreien ihres Kindes haben. Ein fester Tagesrhythmus mit Vermeidung einer Überstimulation des Kindes ist der erste Therapieschritt. Um Erkrankungen und sozialen Problemen in der Familie vorzubeugen, müssen Eltern lernen, auf ihre eigenen Kraftreserven Rücksicht zu nehmen (d.h. Weggehen vom Kind, wenn man sich überfordert fühlt; abwechselndes Betreuen durch beide Eltern mit Ruhepausen für die Mutter; Spazieren gehen mit dem Kind durch verlässliche Freunde und Familienmitglieder).

Funktionelle Bauchschmerzen

Zur Therapie ideal ist ein interdisziplinäres Team aus Pädiater, Psychologe, Kinderkrankenschwester und Diätassistent. Die Therapie beinhaltet die Elemente Beratung, Schmerztagebuch, verhaltenstherapeutisches Gruppen-

Tab. 13-5: Retardierte Opioidzubereitungen. Dosierungsrichtlinien zur Opioidanalgesie für opioidnaive Patienten modifiziert nach *Cancer Pain Relief And Palliative Care In Children*, WHO 1998 (Copyright der Tabelle beim Autor).

Opioid	Startdosis p.o.[a]		Biol. HWZ [h]
	< 50 kg	> 50 kg	
Dihydrocodein retardiert[b]	2 mg/kgKG alle (8–)12 Std.	60 mg alle 12 Std.	8–12
Hydromorphon retardiert	0,08 mg/kgKG alle 12 Std.	4 mg alle 12 Std.	8–12
Morphin retardiert [c]	0,5 mg/kgKG alle 12 Std.	30–60 mg alle 12 Std.	8–12
Oxycodon retardiert[d]	0,2 mg/kgKG alle 12 Std.	10 mg alle 12 Std.	8–12
Tilidin/Naloxon retardiert	–	50–300 mg alle 8–12 Std.	8–12
Tramadol retardiert[e]	2 mg/kgKG alle 8–12 Std.	100–300 mg alle 8–12 Std.	8–12

[a] Die übliche Startdosis ist die im Allgemeinen verwendete Standarddosis und basiert nicht immer auf äquianalgetischen Prinzipien.
[b] Keine Steigerung von Dihydrocodein über 4 mg/kgKG/d, da Zunahme der Nebenwirkungen ohne Zunahme der Wirkung.
[c] Bei Kindern ist Morphin als Retardgranulat sehr gut geeignet.
[d] Nach Studien an Erwachsenen scheinen Halluzinationen weniger häufig aufzutreten als unter Therapie mit Morphin. Der Wirkeintritt ist schnell (< 1 h), die Wirkdauer dennoch 8–12 h.
[e] Tramundin retard® ist teilbar, Tramal long® nicht. Damit ist Tramundin retard® ab einem Körpergewicht von 25 Kilogramm einsetzbar.

training, diätetische Anleitung und – in Ausnahmefällen – medikamentöse Maßnahmen (☞ 13.3.1).

Auf jeden Fall sollten schon im Erstgespräch spätere Konsultationen zur Therapieüberwachung vereinbart werden, damit nach initial unauffälligen Untersuchungsbefunden nicht der Eindruck entsteht, das behandelnde Team wolle sich durch häufige Konsultationen für seine Unfähigkeit entschuldigen, eine organische Ursache für die Abdominalschmerzen zu finden.

Wachstumsschmerzen

Stretch-Programme (Oberschenkelstrecker und -beuger, sowie Wadenmuskelatur jeweils 15 bis 20 Sekunden dehnen, dann loslassen. Stretch 20 mal wiederholen, Bein wechseln. Abends durchführen) und die orale Selentherapie haben sich in kontrollierten Studien als wirksam erwiesen, wobei sowohl Selendosis als auch die Dauer der Einnahme unklar sind. In Einzelfällen kann eine prophylaktische Therapie mit nicht steroidalen Antirheumatika (Ibuprofen 30 mg/kgKG/d in drei Dosen für 3–4 Wochen) durchgeführt werden, um die Situation für die Familie zu entschärfen (dauernde nächtliche Schlafstörung → psychische Belastung in der Familie → Verstärkung der kindlichen Schmerzwahrnehmung → Schmerzverstärkung → nächtliche Schmerzäußerung → dauernde nächtliche Schlafstörung).

Tab. 13-6: WHO-Stufenschema

Stratifiziertes Vorgehen	WHO-Stufe	Vorgehen bei Therapieversagen
Schwache Schmerzen	**1:** Nichtopioid +/- Adjuvans	Wechsel zu WHO-Stufe 2, wenn Schmerz trotz adäquater Dosierung persistiert
Mittelstarke Schmerzen	**2:** Schwaches Opiod +/- Nichtopioid +/- Adjuvans	Wechsel zu WHO-Stufe 3, wenn Schmerz trotz adäquater Dosierung persistiert
Starke bis sehr starke Schmerzen	**3:** Starke Opiode +/- Nichtopioid +/- Adjuvans	Dosiserhöhung bis zur Schmerzfreiheit, keine Maximaldosis bei reinen µ-Agonisten

Tumorschmerzen

Die Gabe von Opioiden erfolgt nach festem zeitlichen Schema und zusätzlich bei Bedarf, häufig in Kombination mit Nicht-Opioiden nach WHO-Stufenschema (☞ Tab. 13-6). **Morphin ist der Goldstandard** in der Therapie von Tumorschmerzen in der Pädiatrie. Eine Maximaldosierung existiert für reine µ-Agonisten wie Morphin nicht; die Dosierung richtet sich nach dem Effekt. Fast immer ist eine zusätzliche supportive Therapie mit Laxanzien und manchmal die Gabe von Adjuvanzien wie Antikonvulsiva oder Antidepressiva (z. B. bei neuropathischen Schmerzen) erforderlich. Häufige Fehler bei nicht optimaler Analgesie sind der verzögerte Schmerztherapiebeginn, eine zu niedrige Anfangsdosis von Opioiden und die fehlende Titration am individuellen Schmerz. Fentanyl-Pflaster sollten nur bei stabiler Schmerzsituation, Schluckstörung und einem bestehenden Opioidbedarf von mindestens 60 mg Morphin per os pro Tag eingesetzt werden (☞ Tab. 13-7).

Chronische Kopfschmerzen

☞ 36.1

Tab. 13-7: Umstellung von oraler Morphintherapie auf Fentanyl-Pflaster bei Kindern (nach 3).

Tgl. Morphin-Dosis p.o. [mg/d]	Fentanyl-Dosis [µg/h]	Fentanyl-Dosis [mg/d]	Pflastergröße [cm^2]
30–135	25	0,6	10
135–224	50	1,2	20
225–314	75	1,8	30
315–404	100	2,4	40
405–494	125	3,0	50
495–584	150	3,6	60
Je weitere 60 mg/d	Weitere 25 µg/h	Weitere 0,6 mg/d	Weitere 10 cm^2

Juvenile idiopathische Arthritis

☞ 35.1

13.4 Komplementäre Therapie

Bernhard Ulrich

Akute Ohrenschmerzen

- Bewährt hat sich das **Zwiebelsäckchen:** eine Zwiebel wird klein gehackt, kurz ohne Fett angedünstet, in ein Tuch gepackt und warm auf das Ohr gelegt (evtl. mit Schal fixieren).
- Alternativ funktioniert das **Kamillesäckchen** , riecht etwas angenehmer: zwei bis drei Teebeutel oder lose Drogen aus der Apotheke werden zwischen zwei Wärmflaschen gewärmt (wobei die Teebeutel trocken sein sollten!), dann direkt mit Schal auf dem Ohr fixiert. Hält nur kurz die Wärme.
- Gerade beim häufigen und sehr schmerzhaften Tubenkatarrh, z.B. beim Fliegen, hilft **Kaugummi Kauen** sehr gut.
- **Levisticum Rh D3 Dil.:** stündlich 5 Tr., oder **Apis/ Levisticum II** stündlich 5 Glob.

Pharyngitis

- **Kalte, nichtsäurehaltige Speisen und Getränke** sind gut analgetisch wirksam: Naturjoghurt, Vanilleeis, Quarkspeisen, kühle Milch oder Kakao. Keine Kohlensäure;
- Ein **kühler Halswickel** (☞ 45.1) kann gute Linderung verschaffen: eine Zitrone wird in Scheiben geschnitten und in ein dünnes Baumwolltüchlein gewickelt um den Hals gelegt;
- Alternativ ein **Quarkwickel** (☞ 45.1): Magerquark wird etwas erwärmt, so dass er ca. 5 °C kälter ist als die Temperatur des Kindes (z.B bei 40 °C Fieber sollte die Temperatur des Quarks 35 °C betragen), auf ein trockenes Baumwolltuch dünn aufgetragen und um den Hals gelegt;
- **Bryonia e. rad. D12:** 5 mal tgl. 5 Glob.;
- Bei starken Schluckbeschwerden und Speichelfluss evtl. **Mercurius cyanatus D6 Dil.:** 5 mal tgl. 5 Tr. verdünnt.

Stomatitis aphthosa

- Allgemeine Maßnahmen ☞ Pharyngitis. Besonders bewährt haben sich **Quarkspeisen ohne Säure.**
- Mehrmaliges Pinseln mit einer **lokalanästhetikahaltigen Lösung** hilft ebenfalls. Rezeptur: M.: Lidocain 2 % 10 ml, Dexpanthenol Lsg. 10 ml, Maaloxan 10 ml.
- Zusätzlich **Argentum/Echinacea comp.:** 5 mal tgl. 5 Glob.

Injektionen

Gerade das subjektive Empfinden von Schmerzen bei Injektionen ist sehr abhängig von den Umständen dieser Maßnahme: die Umgebung sollte ruhig sein, keine Hektik, dem Kind, sei es auch noch so klein, sollte das Vorgehen erklärt werden, es sollte ehrlich auf die Schmerzen vorbereitet werden, wenn möglich sollte es bei einem Elternteil auf dem Schoß sitzen (geht fast immer!). Auch in der Klinik sollten unnötige Injektionen unterbleiben! EMLA-Pflaster (☞ 13.3.1) sind hilfreich. Vorherige genaue Planung des Ablaufes hilft Schmerzen zu vermeiden.

Postoperative Schmerzen

> **!** Hier steht immer die konventionelle Schmerztherapie im Vordergrund! (☞ 13.3.1)

- Beim postspinalen Kopfschmerz (den auch Kinder haben können!): **Arnica C30:** 3–5 mal tgl. 1 Glob.
- Bei Quetschungen Hämatomen und großen Wundflächen: **Arnica D30:** 5 mal tgl. 5 Glob.
- Nach größeren Schnitten: **Hypericum ex herba D6:** 5 mal tgl. 5 Glob.
- Bei Halsschmerzen nach Intubation: **Spongia D6:** 5 mal tgl. 5 Glob.

Dreimonatskoliken

Wichtigstes „therapeutisches Element" ist das **ruhige Gespräch** , z. T. einmal wöchentlich, verbunden mit der

Beruhigung, dass alles in Ordnung ist. Häufig hilft es, wenn die Mutter, oder der Vater das Kind in einem Tragetuch oder Tragesack (es sollte ein Fabrikat genommen werden, das dem Neugeborenen genügend Kopfstütze gibt, z. B. „Käfersack“ oder „Snuggli“) am Körper tragen.

Einfache Therapiemaßnahmen

- **Bauchmassage mit Kümmelöl 10 %** (Rezept: M: Oleum aethereum carvi 5,0, Oleum olivarium 45,0 ml) im Uhrzeigersinn,
- **Bauchwickel mit Melissenöl 5 %** (☞ 45.1): ein trockener Baumwollappen wird leicht benetzt, danach in Alufolie gewickelt und zwischen zwei warmen Wärmflaschen aufgewärmt, danach ohne Alufolie direkt auf den Bauch gelegt, zweites trockenes Tüchlein darüber und dann die Kleider. Kann längere Zeit bleiben.
- Wenn nicht gestillt wird: Anmachen der Nahrung mit Fencheltee; dazu sollte ein einfacher Teebeutel oder lose Fenchelsamen benutzt werden, kein Fertiggranulat, das häufig Maltodextrin enthält.

Antroposophische/homöopathische Therapie

Sind die genannten Maßnahmen nicht erfolgreich, helfen bei Bauchschmerzen häufig anthroposophische oder homöopathische Arzneimittel. Initial hat sich **Chamomilla cupro culta Rh D3 Dil** . bewährt: zu den Mahlzeiten 5 Tr. auf einem Löffelchen.

Weitere wichtige Arzneimittel sind (jeweils in der Potenz D30, 3 mal tgl. 5 Glob.):

- **Bryonie e rad.:** Bewegung, z. B. Herumtragen, verschlechtert die Bauchschmerzen,
- **Magnesium carbonicum:** Kinder mit Dystrophie, kittähnlicher oder faulig riechender Stuhl (Cave: Fehlernährung, Mukoviszidose abklären!),
- **Calcium carbonicum:** Kind schwitzt viel am Hinterkopf, eher fester Stuhlgang, Obstipation, Milchschorf, motorisch eher langsames Kind, eher kräftig und gutes Gedeihen (Cave: Rachitis abklären!),
- **Borax:** Kind verweigert die Brust, dreht sich weg, grüner, dünner Stuhl,
- **Cuprum metallicum praeparatum:** Kind ist sehr nervös und schreckhaft, krampfartige Zuckungen, starke Schmerzen, die sich typischerweise beim Zudecken bessern (Cave: Rachitis und Epilepsie abklären!),
- **Belladonna:** Kind presst häufig ohne Erfolg, typisches Überstrecken in den Schmerzphasen, hochroter Kopf,
- **Chamomilla:** Kind schreit viel, Schreien macht Umgebung wütend, Besserung durch Herumtragen, Kind zieht die Beine an, Berührung des Bauches ist unangenehm (Cave: Invagination abklären).
- Eines der stärksten wirksamen Arzneimittel ist **Dioscorea.**

Adjuvant zu o. g. Medikamenten helfen oft Zäpfchen, z. B. Carum carvi comp Kindersupp. oder Chamomilla comp supp.: Bei Bedarf 1 Zäpfchen.

Schließlich gibt es die Möglichkeiten, die Kinder einer sog. „Schreiambulanz“ nach dem Münchener Konzept zu überweisen, in der Kinderärzte, Sozialarbeiter und Psychologen interdisziplinär ein gemeinsames Lösungskonzept mit der Familie erarbeiten.

Funktionelle Bauchschmerzen

Sie sind das Äquivalent der „Dreimonatskoliken“ im größeren Kindesalter und Jugendalter. Das dort gesagte gilt im übertragenen Sinne: Vorsicht vor Diäten und vermuteten Allergien! Wenn eine Allergie vermutet wird, sollte sie durch Provokation bewiesen werden! Wohldosierte, nicht übertriebene **Zuwendung** durch die Eltern hilft oft (z. B. Bauchwickel mit Melissenöl, Wärmflasche etc.).

Eine Besonderheit stellen die **funktionellen Bauchschmerzen um das neunte Lebensjahr** dar: sie sind häufig Ausdruck einer seelisch schwierigen Situation durch die Ablösung vom Elternhaus. Hier hilft oft eine ausführliche Beratung der Eltern zu dieser „biographischen Krise“. Durch Vorlesen am Abend von Geschichten, die im Bild diesen Ablöseprozess schildern, kann das Kind unterstützt werden. In dieser Situation tauchen auch oft nächtliche Ängste und Kontaktschwierigkeiten auf, die bearbeitet werden müssen. Auf das in dieser Situation häufige Bedürfnis nach „Religion“, d. h. nach einem ethisch-transzendenten Weltbild sollte man vorsichtig und nicht festlegend eingehen. Evtl. sollte eine psychologische Beratung erfolgen.

Wachstumsschmerzen

Wenn Wachstumsschmerzen durch sorgfältige Abklärung auch für die Kinder und Eltern ihren Schreck verloren haben, helfen oft einfache Maßnahmen:

- Einreibung der betroffenen Extremitäten mit 5 % **Johanniskrautöl** (Hypericum ex herba 5 % Oleum), kann das Kind auch selbst durchführen,
- Bei krampfartigen Schmerzen in den Beinen: **Ferrum phosphoricum D6:** 10 Glob. einmalig bei Bedarf,

- Bei ziehende Schmerzen (wie Nervenschmerzen): **Rhus toxicodendron D10:** 10 Glob. einmalig bei Bedarf,
- Bei „unruhigen Beinen", Zittern und Taubheitsgefühl, wenn die Schmerzen durch Einreibung, typischerweise einer anderen Person, besser werden: **Phosphorus D10:** 10 Glob. einmalig bei Bedarf.

Tumorschmerzen

Bei Tumorschmerzen ist es schwierig ein allgemeingültiges komplementärmedizinisches Vorgehen zu beschreiben. Eine ausführliche Anamnese zu den einzelnen Modalitäten, unter denen die Schmerzen auftreten, ist unerlässlich, um evtl. zusätzlich ein homöopathisches Arzneimittel zu finden. Das Gespräch allein ist schon therapeutisches Element! Mit konventionellen Mitteln, auch Opiaten, darf auf keinen Fall gespart werden!

Adjuvant helfen oft Musiktherapie, rhythmische Massage nach Dr. med. I. Wegmann (☞ 45.2), sowie die Heileurythmie (☞ 44.2). Krankengymnastische Lagerungsmaßnahmen (☞ 46.1) und Entspannungsverfahren (☞ 47) sollten nicht vergessen werden.

Konventionelle Schmerztherapie hat bei Tumorschmerzen immer Vorrang!

EBM

Zur komplementärmedizinischen Therapie bei akuten/chronischen Schmerzen liegen keine publizierten Studien der EBM-Grade 1 oder 2 sowie keine Konsensusempfehlungen zur komplementärmedizinischen Therapie bei Schmerzen vor. Allgemeine Bewertung der einzelnen Therapieverfahren ☞ 44.2, 44.4, 45.1, 45.2.

13.5 Integrativer Stufenplan

Schmerzursache	Stufe	Konventionelle Therapie (☞ 13.3)	Komplementäre Therapie (☞ 13.4)	EBM-Bewert. kompl. Therapie
Otitis media	1	–	Zwiebelsäckchen oder Kamillesäckchen	5
	2	Ibuprofen, nur bei Kontraindikationen Paracetamol	Parallel weiter Maßnahmen der Stufe 1	Siehe Stufe 1
Pharyngitis	1	–	Kühle, nichtsäurehaltige Speisen und Getränke	5
			Zitronenhalswickel, Quarkhalswickel	5
	2	–	Evtl. Bryonia e rad. D10 oder Mercurius cyanatus	5
Pharyngitis	3	Paracetamol oder Ibuprofen	Parallel weiter Maßnahmen der Stufen 1–2	Siehe Stufe 1–2
Stomatitis aphthosa	1	–	Kühle, nichtsäurehaltige Speisen und Getränke	5
			Zitronenhalswickel, Quarkhalswickel	5
	2	–	Evtl. Bryonia e rad. D10 oder Mercurius cyanatus	5
	3	Lokalanästhetikahaltige Lösung pinseln	Parallel weiter Maßnahmen der Stufen 1–2	Siehe Stufe 1–2
	4	Paracetamol oder Ibuprofen, evtl. auch schwache Opioide	Parallel weiter Maßnahmen der Stufen 1–2	Siehe Stufe 1–2
Postoperative Schmerzen	Konventionelle Therapie immer im Vordergrund, evtl. ergänzend komplementäre Therapie (☞ 13.4)			
Dreimonatskoliken	1	–	Bauchmassage	5
	2	–	Chamomilla cupro culta Rh D3	5

Schmerzursache	Stufe	Konventionelle Therapie (☞ 13.3)	Komplementäre Therapie (☞ 13.4)	EBM-Bewert. kompl. Therapie
Dreimonatskoliken	3	Bei gesichertem Hinweis auf Allergie: Ernährungsberatung der Mutter oder Nahrungsumstellung (Cave Teufelskreis, Neurotisierung)	Parallel weiter Maßnahmen der Stufen 1–2	Siehe Stufe 1–2
	4	Schreiambulanz	Parallel weiter Maßnahmen der Stufen 1–2	Siehe Stufe 1–2
Funktionelle Bauchschmerzen (nach Berger 2001)	1	Aufklärung der Eltern	Parallel zu allen Stufen: nicht dramatisieren, kleine „Zuwendungen", wie z. B. Wärmflasche, Einreibung mit Melissenöl usw.; Beruhigung der Eltern und des Kindes. Besonderheiten der einzelnen Lebensabschnitte (z. B. 9. Lebensjahr) berücksichtigen	5
	2	psychologisches Gespräch, Schmerz-Protokoll		
	3	Gemeinsames Behandlungsziel Schmerzfreiheit, Vereinbarung eines Therapiekonzepts		
	4	Schrittweise Verantwortungsübernahme durch den Patienten/die Familie		
Wachstumsschmerzen	1–4	☞ Funktionelle Bauchschmerzen	Einreibung mit Hyperikum-Öl	5
			Evtl. Ferrum phosphoricum D6	5
			Phosphorus D10	5
			Rhus toxicodendron D10	5
Tumorschmerzen	**Alle Stufen**	• Stratifiziertes Vorgehen: starke Schmerzen → starke Analgetika! • Einsatz von Adjuvantien eruieren, • Prophylaxe (Obstipation, Erbrechen) erwägen, • Berücksichtigen individueller Verträglichkeiten und Wünsche bei Wahl der Analgetika und Applikationswege, • Regelmäßige Therapiekontrolle.	Ggf. zusätzlich klassisch repertorisiertes homöopathisches Konstitutionsmittel	5
			Adjuvante Therapie (Heileurythmie, Musiktherapie, Rhythmische Massage, Krankengymnastik)	5

Literatur

1 Büttner W, Entwicklung eines Fremdbeobachtungsbogens zur Beurteilung des postoperativen Schmerzes bei Säuglingen. AINS 6 (1998)

2 Finke W, Baumgart H, Büttner W, Erste Erfahrungen mit einem pflegebasierten postoperativen Analgesiekonzept bei kinderchirurgischen Patienten. Der Schmerz Suppl.1, 15 (2001), 74

3 Hunt A, Goldman A, Devine T, Phillips M, Transdermal fentanyl for pain relief in a paediatric palliative care population, Palliat. Med. 15 (2001), 405–412

4 Zernikow B, Schmerztherapie bei Kindern. Springer Heidelberg, 2003

5 www.schmerzen-bei-kindern.de

6 Wewer V, Strandberg C, Paerregard A, Krasilnikoff PA Abdominal ultrasonography in the diagnostik work-up in children with recurrent abdominal pain. Eur J Pediatr (1997) 156: 787–788

14 Hautausschlag

Ulrich Mutschler (Konventioneller Teil)
Christoph Tautz (Komplementärer Teil)

14.1 Klinik/Einteilung/Ätiologie

Ulrich Mutschler

Klinik

Man unterscheidet:

- **Primär-Effloreszenzen:** Papel, Knoten, Tumor, Quaddel, Vesikel, Bulla, Pustel.
- **Sekundär-Effloreszenzen:** Schuppe, Kruste, Erosion, Ulkus, Rhagade, Atrophie, Narbe, Nekrose, Lichenifikation (Verdickung und Vergröberung der Haut).

Bereits das klinische Bild – Verteilung und Anordnung der Effloreszenzen, Form, Farbe, Größe und Konsistenz – ist oft typisch für eine bestimmte Dermatose und erlaubt eine „Anhiebsdiagnose" (☞ Tab. 14-1).

Tab. 14-1: Differenzialdiagnosen häufiger Hautveränderungen

Befund		Differenzialdiagnosen
Rötungen (Erytheme)	Generalisiert	Meist infektiöser oder toxisch-allergischer Natur (☞ 17); NG-Exanthem; Ekzemgruppe; Erythrodermien
	Umschrieben bzw. enger lokalisiert	Kontaktdermatitis; Dermatitiden durch physikal. Reize; Erysipel; Mykosen; Borreliose; Erythema exsudativum multiforme; Lichtdermatosen; fixes Arzneimittelexanthem
	Mit Ödem	Perniones (Frostbeulen); Dermatomyositis
Rötungen mit Schuppung		Erythemato-squamöse Dermatosen (Schuppung oft besser mit Spatelschaben zu erkennen!): Psoriasis; Dermatomykosen inkl. Pityriasis versicolor; seborrhoische Dermatitis; Pityriasis rosea; Erythrasma; Parapsoriasis-Gruppe; Erythrodermia desquamativa Leiner
Schuppende Dermatosen ohne Rötung		Ichtyosis vulgaris; licheninfizierte chronische Neurodermitis; Keratosis palmoplantaris
Hauterkrankungen mit Bläschen		Varizellen; Herpes simplex (v.a. im Gesicht und an den Fingern); Impetigo; akutes Ekzem; Erythema exsudativum multiforme (Maximal-Variante); nach Parasitenbefall; dyshidrotisches Ekzem (v.a. an seitl. Fingerkanten); Herpes zoster; Hand-Mund-Fuß-Krankheit; Epidermolysis-bullosa-Gruppe; Lyell-Sy.
Papulöse Hauterkrankungen	Lokalisiert	Insektenstiche und Trombidiasis; Skabies; juvenile plane Warzen; Mollusca contagiosa; Lichen ruber; Acne infantum; Condylomata acuminata
	Mit Aussaat	Akrodermatitis papulosa und akrolokalisiertes papulo-vesikuläres Syndrom (Gianotti-Crosti); Urticaria pigmentosa; Granuloma anulare; Histiozytosis X
	Mit Keratose	Vulgärwarzen; Keratosis follicularis („reibeisenähnlicher Hautzustand")
Pustulöse Hauterkrankungen		Impetigo contagiosa; Windpocken; Herpes simplex; Herpes zoster; Akne; Follikulitis; Tinea und Kandidose; impetiginisierte Ekzeme; pustulöse Psoriasis
Gruppierte Bläschen und Pusteln		Herpes simplex, Herpes zoster; Dermatitis herpetiformis Duhring
Hauterscheinungen mit Juckreiz	Lokalisiert bzw. umschrieben wie auch generalisiert	Neurodermitis; Skabies; Urticaria; Epizoonosen; Nahrungsmittel- und Arzneimittelintoleranzen (auch mit Pruritus sine materia); Austrocknungsekzeme; Windpocken; Lichen ruber; intertriginöses Ekzem; Kontaktdermatitis; Sonnenbrand
	Anogenital	Oxyuriasis
Randbetonte Dermatosen		Tinea; Borreliose; Erythema anulare centrifugum; Granuloma anulare; zirkumskripte Sklerodermie; chron. Lupus erythematodes; Pityriasis rosea
Lichenifizierte Dermatosen		Neurodermitis; chronisches allergisches Kontaktekzem; Läuse-Befall; M. Hodgkin
Dermatosen mit Petechien, Purpura		Purpura Schoenlein-Henoch; M. Werlhof; M. Osler

> **!** Bei unklaren, nicht einzuordnenden Hauterscheinungen immer auch an Artefakte, Vernachlässigung oder Misshandlung denken.

Hautveränderungen bei Neugeborenen

Üblicherweise hat das reife NG eine geschmeidige, rötliche Haut, die im Laufe der ersten Lebenstage vielfältige, oft rasch wechselnde Erscheinungen zeigt. Zur Beruhigung der Eltern ist es wichtig, harmlose Veränderungen von ernsteren zu unterscheiden und zu diagnostizieren.

Physiologische Veränderungen

- **Schuppung:** Ab dem 2. LT oft stärker, keine Therapie erforderlich;
- **Milien:** weißlich-gelbliche Papeln v. a. im Gesicht und am Rumpf. Entsprechen Talg- und Detritusansammlung, verschwinden spontan bis zur 3.–6. Lebenswoche;
- **Akneiforme Talgdrüsenhyperplasie:** multiple, rötlich-gelbe Papeln infolge Stimulation durch die Schwangerschaftshormone („Neugeborenen-Akne"), v. a. im Gesicht und am Stamm sowie an den proximalen Extremitäten;
- **Vaskuläre Phänomene:** wie Cutis marmorata (v. a. bei Kältereiz), Harlekin-Phänomen und Akrozyanose: Ausdruck einer anfänglich instabilen Vasoregulation;
- **„Toxisches" NG-Exanthem:** gutartiges, generalisiertes Erythem mit Papeln und rotem Hof, bei ca. 50 % aller NG, v. a. in den ersten LT; rasch abheilend. Bei Persistenz und Blasen-/Pustel-Bildung an Infektionen (Candidose, Pyodermie oder Herpes-simplex-Infektion) denken!
- **Epstein-Epithelperlen:** median am harten Gaumen kleine, derbe weißliche Papeln, harmlos und selbstlimitierend.

Hautinfektionen

- **Impetigo oder Pyodermie:** bereits ab dem 2. LT auftretende bakt., meist Staphylokokken-Infektion, relativ typ. Bild mit Blasen auf teilweise gerötetem Grund, evtl. mit schweren ausgedehnten Hautablösungen.
- **Soorinfektion oder Candidose:** nicht selten; ab 2. Lebenswoche, oft Kombination von Mundsoor (weißliche Beläge in den Wangentaschen) und Windelsoor (☞ 32.3, 32.4).
- Weitere wichtige konnatale Infektionen (☞ 43.2) mit Hautsymptomen und hoher Infektiosität:
  - Röteln (☞ 28.2): ab 1.–2. LT: Purpura mit Petechien und bläulich-roten Flecken;
  - Herpes simplex (☞ 32.6): Ende der 1. Lebenswoche; ausgedehnter, vesikulöser Ausschlag;
  - Syphilis (☞ 43.2): große makulo-papulöse Herde v. a. an den distalen Extremitäten und perioral.

14.2 Diagnostik

Anamnese

Neben der üblichen pädiatrischen Anamnese zusätzliche Schwerpunkte:

- Ort und Zeit der ersten Hauterscheinungen,
- Begleitende Empfindungen (Schmerz, Juckreiz),
- Bisherige diagnostische und therapeutische Maßnahmen,
- Familiäre, sodann Minimalformen und andere Manifestationen der Atopie,
- Verwendete Pflegemittel, Waschmittel, Kosmetika und Kleidung,
- Tierkontakte und Haustiere,
- Auslandsaufenthalte,
- Vorstellungen des Pat. bzw. der Eltern über Ursachen, Auslöser usw.,
- Blutsverwandtschaft der Eltern (Genodermatosen!)?

Untersuchung und Befunderhebung

Alle Körperregionen sorgfältig inspizieren (v. a. auch behaarter Kopf, Fußsohlen, Windelregion, Nägel), Befunde (☞ Tab. 14-1) ordnen und mit Hilfe der Effloreszenzenlehre beschreiben.

Spezielle dermatologische Untersuchungsverfahren

- **Lupenvergrößerung/Mikroskop:** Haar mit anhaftendem Ei oder Laus abschneiden, mit Deckplättchen auf Objektträger fixieren;
- **Pricktest, Intrakutan- und Reibetest** (☞ 17);
- **Epikutantest:** In Fachabteilung, z. B. bei V. a. Nickelallergie, Kontaktekzem.
- **Patchtest:** Bei atopischer Dermatitis (☞ 32.1);
- **Hautbiopsie, -stanze, Exzisionsbiopsie:** In Fachabteilung;
- **Nativer Pilznachweis:** Bei V. a. Dermatophyten. Desinfektion des Hautareals mit 70 %igem Alkohol, Schuppenmaterial mit scharfem Löffel am Rand ent-

nehmen, ca. 30 min. in feuchter Kammer in 20 %iger Kali-Lauge Hornmaterial auflösen, dann mikroskopischer Nachweis von Pilzfäden möglich;
- **Kultureller Nachweis:** Von Pilzen und anderen Erregern. Abstrich mit Watteträger, Ausstrich auf Kulturplatten oder Überimpfen von Schuppenmaterial;
- **Milbennachweis:** Von befallener Haut Tesafilmabrisspräparat mikroskopieren.

14.3 Konventionelle Therapie

Therapiegrundsätze

- Bei unklarer Diagnose ist zunächst eine eher zurückhaltende, pflegende Behandlung besser.
- In der Lokaltherapie ist die „Grundlage", das Vehikel, genauso wichtig wie das Spezifikum.
- Behandlung sollte immer lokalisations- und stadiengerecht erfolgen:
  - Akute nässende Läsionen werden am besten mit feuchten Umschlägen, bei Besserung mit Lotionen und Cremes, versorgt.
  - Bei rauhen und trockenen Hautzuständen sind fette Salben besser.
  - Windelregion: Behandlung mit weichen Pasten.
  - Wässrige Lösungen sind an behaarten Körperregionen gut geeignet.
- Im sogenannten „Halbseitenversuch" kann insbesondere bei chronischen Dermatosen der Patient die beste Therapieform mit herausfinden helfen.

Blande und pflegende Externa

- **Fettende Grundlagen:** bei schuppender und trockener ekzematöser Haut: Vaselinum album (weißes Vaselin) z. B. in Asche-Basis-Fettsalbe®, Unguentum leniens, Eucerinum cum aqua (Wollfett, Paraffin u. Wasser), Unguentum Cordes® (hydrophile Salbe; für weitere Rezepturen);
- **Öl:** zur Ablösung von Krusten oder Schuppen am behaarten Kopf: Oleum olivarum (Olivenöl), Salicyl-Öl 1 % oder 2 %:
- **Harnstoffhaltige Externa:** v. a. bei Ichthyosen, Ekzemen: z. B. Basodexan Softcreme®, -Salbe®, Carbamid Creme Widmer®;
- **Badezusätze** zur Rückfettung bei Ekzemen, Psoriasis: z. B. Balneum Hermal® (v. a. Soja-Öl); Balneum Hermal F® (v. a. Erdnuß-Öl und Paraffin, stärker fettend), Balneum Hermal plus® (Soja-Öl plus juckreizstillendes Polidocanol), Excipial Mandelölbad (Mandelöl, Paraffin), Balmandol®;
- **Pasten:** bei Windeldermatitis (☞ 32.3), allgemein zum Schutz der Haut vor Erosion, Irritation und Mazeration: z. B. weiche Zinkpaste DRF, Desitin-Salbe® (mit Lebertran); weitere antibiotische und antimykotische Zusätze je nach evtl. Superinfektion (z. B. Candio Hermal® Softpaste);
- **Schüttelmixturen:** juckreizstillend (☞ 15), austrocknend, anti-irritativ, z. B. Lotio alba aquosa (wässrige Zinkschüttelmixtur), z. B. Tannosynt Lotio® (mit Gerbstoff; bei Varizellen, ☞ 28.4);
- **Hautreinigungsmittel:** nicht alkalisch; möglichst neutral oder leicht sauer, z. B. Dermowas®, Eubos®, Satina D®, Sebamed®;
- **Therapeutika bei Schleimhautaffektionen:** Bepanthen® Lsg. zum Pflegen, Subcutin N® Lsg. zur Anästhesie.

Lokale Kortikosteroide

Antiekzematös, antiproliferativ; cave: bei längerer Anwendung und im Gesicht-, Hals- und intertriginösen Bereich; oft reicht Anwendung 1 mal tgl. oder jeden 2. Tag.

- **Schwach wirkende Kortikoide:** z. B. Hydrocortison 1 %, Linola H®, Hydrodexan®,
- **Mittelstark wirkende Kortikoide:** z. B. Emovate®, Vaspit®, Dermatop®,
- **Stark wirkende Kortikoide:** z. B. Nerisona®, Betnesol-V®, Volon A®,
- **Sehr stark wirkende Kortikoide:** z. B. Dermoxin®, Sermaka®.

Warzenmittel

☞ 32.15, z. B.: Verrumal® Lösung (mit 5-Fluorouracil und Salicylsäure), Guttaplast-Pflaster® (Pflaster mit 60 %-Salicylsäure); Solco-Derman® Lösung (u. a. Eisessig und diverse Säuren) gegen Vulgär- und Feigwarzen, nur vom Arzt anzuwenden.

Lokale Antibiotika und Antiseptika

- **Framycetinsulfat,** z. B. Leukase N Salbe®, Leukase N Kegel®: bei infizierten Wunden; Fisteln,
- **Fusidinsäure,** z. B. Fucidine®: bei Staphylokokkeninfekten,
- **Sulfadiazin-Silber**, z. B. Flammazine®: bei Verbrennungswunden,
- **Chlorhexidin** als Mund- und Rachendesinfiziens (z. B. als Hexoral®, Doreperol®, Hexetidin ratiopharm®),
- **Kaliumpermanganat:** nur verdünnt! (Kristalle ätzen), als wässrige Lösung für Voll- und Teilbäder

(**cave:** färbt Wanne, Haut und Nägel dunkel; Lösung soll hellrosa sein),

- **Polyvidon-Jod** (Lösung und Salbe), z. B. als Betaisodona® (**cave:** Jodbelastung), bei Kindern nur kleinflächig anwenden,
- **Chlorhexidin-Fuchsin-Lsg.,** an Haut und Schleimhäuten vielseitig verwendbar; **cave:** bei zu häufiger Anwendung Hemmung der Epithelisierung, bei zu hoher Konzentration nekrotisierend.

14.4 Komplementäre Therapie

Christoph Tautz

Allgemeine Therapie

Orale Medikation

Grundsätzlich kann bei allen Hautaffektionen zur Unterstützung des physiologischen Aufbaus gegeben werden:

- Quarz D10 Trit.: 2 mal tgl. 1 Msp.,
- Silicea comp. Glob.: 3 mal tgl. 5 – 8 Glob.

Therapeutika bei Schleimhautaffektionen

Ratanhia comp. Dilut.: 1:1 mit Wasser verdünnt auf ein Wattestäbchen aufbringen und nach der Mahlzeit die Läsionen betupfen. Anschließend 2 – 3 Tropfen Echinacin Liq.® in die Mundhöhle geben.

Externa

- Bei trockener, schuppender und leicht juckender Haut: Ol. Equiseti 10 % 35,0, Linola Fett ad 100,0 M.D.; alternativ auch Rosatum Heilsalbe;
- Zum stärkeren Nachfetten: Ol. Equiseti 10 % 25,0, Cera flava 25,0, Paraffinum solid. 25,0, Linola Fett ad 100,0 M.D.
- Paste zum Eindämmen entzündlich-geröteter Areale: Ol. Jecoris 30,0, Zinc.oxydat. 35,0, Linola Fett ad 100,0 M.D. Anwendung im Wechsel mit fettenden Externa (s. o.).

Hautveränderungen bei Neugeborenen

- „Toxisches“ NG-Exanthem: Abtupfen mit Salvia D1 oder Thymian Tee (konzentrierter Aufguss: 1 TL. Thymian in ca. 100 ml kochendes Wasser geben, ca. 20 min. ziehen lassen, erkaltet absieben);
- Impetigo oder Pyodermie: Abtupfen mit Salvia D1 oder Thymian Tee (konzentrierter Aufguss);
- Soorinfektionen (☞ 32.3);
- Schuppende und trockene Haut: z. B. Calendula Kindercreme.

> **EBM** Zur komplementärmedizinischen Therapie bei Hautausschlag liegen keine publizierten Studien der EBM-Grade 1 oder 2 sowie keine Konsensusempfehlungen vor. Allgemeine Bewertung der einzelnen Therapieverfahren ☞ 44.4, 44.5.

14.5 Integrativer Stufenplan

Komplementäre Maßnahmen können bei entsprechender Erfahrung parallel zur konventionellen Therapie angewandt werden (EBM gesicherte Daten zur Unbedenklichkeit und Wirksamkeit liegen nicht vor).

Literatur

1 Jordan WE, Blaney TL, Factors influencing infant diaper dermatitis. In: Maibach HI, Boisits EK (eds) neonatal skin: structure and function. Marcel Dekker New York, 1982

2 Tietz HJ, Kunzelmann V: Mykosen. In Traupe H, Hamm H (eds) Pädiatrische Dermatologie; Springer, Berlin 1999: 311 – 331

15 Juckreiz

Bernhard Korge (Konventioneller Teil)
Christoph Tautz (Komplementärer Teil)

15.1 Klinik/Einteilung/Ätiologie

Bernhard Korge

Klinik

Juckreiz (Pruritus) tritt nur an der Haut als unangenehmes Missempfinden auf. Häufig sind bei der Inspektion der Haut keine spezifischen Effloreszenzen erkennbar. Juckreiz ist ein Leitsymptom, keine Diagnose. Folglich ist eine breite Differenzialdiagnose notwendig.

Einteilung

Die Einteilung erfolgt grundsätzlich nach der zugrunde liegenden Ätiologie.

Klassische Dermatosen mit Pruritus

- Atopisches Ekzem (☞ 32.1),
- Kontaktekzem,
- Skabies/Epizoonosen,
- Blasenbildende Dermatosen (bullöses Pemphigoid, Dermatitis herpetiformis),
- Tinea/Mykose,
- Urticaria,
- Austrocknungsekzem (Eczema craquelé).

Pruritus als Begleitsymptom bei sytemischen Erkrankungen

- Stoffwechselerkrankungen (wie Hyperthyreose, Diabetes mellitus, Hypothyreose, chron. Niereninsuffizienz, Karzinoid-Syndrom),
- Lebererkrankungen mit Cholestase,
- Hämatologische Erkrankungen (Leukämien, Lymphome, M. Hodgkin, Mastozytose, Eisenmangelanämie, monoklonale Gammopathie),
- Arzneimittelexantheme,
- Insektenstich (☞ 32.8).

Ätiologie

Die Juckreizempfindung in der Haut wird wahrscheinlich durch an der Oberfläche von sensorischen Nervenfasern und Mastzellen nachgewiesene Vanilloid-(Capsaicin)-Rezeptoren, Cannabinoidrezeptoren 1 und 2, μ- und δ-Opiatrezeptoren vermittelt. Der Einsatz von topischem Capsaicin oder systemischen Opiatagonisten scheint über eine Dauerdepolarisation der Nervenzellen zu einer Unterbrechung der Juckreizwahrnehmung zu führen.

15.2 Diagnostik

Das Ausmaß und die Zielrichtung der durchzuführenden Diagnostik ergeben sich aus der genauen Anamneseerhebung, möglichen Grunderkrankungen und dem klinischen Erscheinungsbild.

15.3 Konventionelle Therapie

Zunächst ist die auslösende Grunderkrankung zu behandeln.

Symptomatische Therapie:

- Antihistaminika, auch mit sedierender Wirkung, z. B. Dimetinden (Fenistil®, 1 Tr./kgKG/ED),
- Ggf. topischer Einsatz von Capsaicin-Gel oder -Salbe (0,025 – 0,1 % in Ungt. leniens),
- Bei trockener Haut (Xerosis cutis) fettende und hydratisierende Hautpflege, z. B. 3 % Urea und 10 % Glycerin (85 %) in Eucerinum W/O Grundlage,
- Bei starkem Pruritus auch vorübergehend UVB- oder kombinierte UVA/B-Bestrahlungen.

15.4 Komplementäre Therapie

Christoph Tautz

Auch vor dem Einsatz einer komplementären Therapie ist primär die Frage nach der Ursache des Juckreizes zu klären und therapeutisch anzugehen.

Symptomatische Therapie für lokal begrenzte dermatitische und ekzematöse Herde:

- **Kühlung durch äußere Auflagen:**
  - Kompressen mit kalter Equisetum-Essenz (2 EL auf ca. ¼ l kaltes Wasser),
  - Kompressen mit konzentriertem Schwarztee, z. B. bei nässender Haut,
  - Kompressen mit Bryophyllum 5 %;
- **Kühlung durch Bad:** Urtica-Essenz (2 – 5 EL auf ein Vollbad, Badetemperatur ca. 34 °C);
- **Kühlung durch Gele:**
  - Combudoron® Gelee, z. B. bei Mückenstichen, Sonnenbrand, urtikariellen Erscheinungen,
  - Arnica-Gelee, z. B. bei Hämatombildungen,

- Silicea colloidalis comp. Gelatum, z. B. bei atrophischen Hautarealen;

- **Entzündungshemmung:** Ol. Jecoris 30,0, Zincum oxydatum 30,0, Linola Fett® ad 100,0 M.D. im 12-stündlichen Wechsel mit Rosatum Heilsalbe, z. B. bei neurodermitischen Herden.
- **Symptomatische Therapie bei Analpruritus:**
  - Rosmarinus/Prunus comp. Gelatum

Unterstützende orale Medikamente:

- Calcium Quercus Glob. velat.: bis 2 stdl. 5 – 10 Glob.,
- Bryophyllum 50 % Trit.: 4 – 6 stdl. ½ – 1 TL,
- Urtica comp. Glob. Velati: bis 2 stdl. 5 – 10 Glob.

EBM Zur komplementärmedizinischen Therapie bei Juckreiz liegen keine publizierten Studien der EBM-Grade 1 oder 2 sowie keine Konsensusempfehlungen vor. Allgemeine Bewertung der einzelnen Therapieverfahren ☞ 44.5, 45.1, 45.3.

15.5 Integrativer Stufenplan

Stufe	Klinik	Konventionelle Therapie (☞ 15.3)	Komplementäre Therapie (☞ 15.4)	EBM-Bewert. kompl. Therapie
0	Bei jedem Juckreiz	Behandlung der auslösenden Grunderkrankung		–
1	Mäßiger Juckreiz	Antihistaminika, Bei trockener Haut fettende Hautpflege	Kühlung durch äußere Anwendungen mit z. B. Schwarztee bei nässendem Ekzem	5
			Rosatum Heilsalbe bei neurodermitischen Herden	5
			Unterstützend z. B. Calcium quercus Globuli	5
2	Starker Juckreiz	Topischer Einsatz von Capsaicin	Unterstützend z. B. Calcium quercus Globuli	5
3	Unstillbarer Juckreiz	UVB oder UVA/B-Bestrahlung	–	–

16 Verbrennungen/Verbrühungen

Bernhard Korge (Konventioneller Teil)
Bettina Hofinga (Komplementärer Teil)

16.1 Klinik/Einteilung/Ätiologie

Bernhard Korge

Je nach Schweregrad der Verbrennung (Feuer, heiße Flächen, Knallkörper, elektrischer Strom) bzw. Verbrühung (heiße Flüssigkeiten) ist das klinische Bild verschieden. Zur Beurteilung des Schweregrads wird die Tiefe der Hautschädigung und die Ausdehnung herangezogen. Leitsymptom ist der Schmerz. Die klinische Morphe umfasst das Spektrum von erythematöser Makula über Urtika, Bulla bis Ulkus mit Nekrose.

Abhängig von Temperatur und Dauer der Hitzeeinwirkung kommt es zu einer oberflächlichen Entzündungsreaktion oder zur teilweisen bis völligen Zerstörung der Haut, Adnexe und tieferliegenden Gewebe (Koagulationsnekrose):

- **Verbrennung Grad I (epidermal):** Erythem ohne Blase, subjektives Spannungsgefühl, Spontanheilung innerhalb von 14 Tagen ohne Narbenbildung.
- **Verbrennung Grad IIa (oberflächlich dermal):** Erythem mit Blasenbildung, nach Blaseneröffnung rosiger bis tiefroter feuchter Wundgrund. Starke Schmerzen. Spontanheilung innerhalb von 14 Tagen ohne Narbenbildung.
- **Verbrennung Grad IIb (tief dermal):** Erythem mit Blasenbildung, nach Blaseneröffnung feuchter schlecht durchbluteter Wundgrund. Mäßige Schmerzen. Abheilung mit Narbenbildung.
- **Verbrennung Grad III (subdermal):** Blasenbildung, Wundgrund trocken, weißlich-gräulich, evtl. Verkohlung, wenig bis keine Schmerzen, stets ausgeprägte Narbenbildung.

16.2 Diagnostik

Die Diagnose wird klinisch gestellt. Blaseneröffnung und Beurteilung des Wundgrundes dienen der Einschätzung der Tiefenausdehnung. Abschätzung der Flächenausdehnung ☞ Abb. 16-1.

Tetanusschutz überprüfen, ggf. auffrischen.

16.3 Konventionelle Therapie

> Wichtigste Maßnahme ist die sofortige ausgiebige Kühlung (15–20 min.) mit kaltem Wasser, möglichst bis zur Schmerzfreiheit.

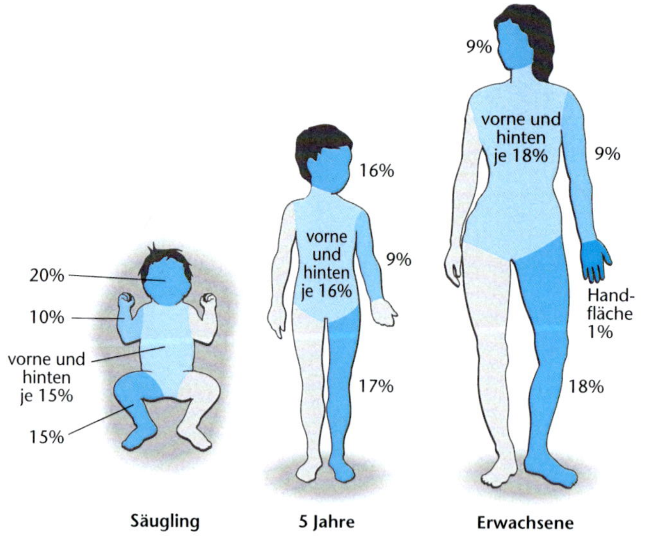

Abb. 16-1: Neunerregel nach Wallace

Grad I/IIa

- Erst- und oberflächlich dermale zweitgradige Verbrennungen/Verbrühungen geringer Flächenausdehnung können neben der Kühlung kurzzeitig mit potenten Klasse 3 Steroiden ambulant behandelt werden.
- Ggf. Analgesie (☞ 13).
- Sterile Eröffnung der Blasen unter Belassung der Blasendecke als Wundschutz.
- Eine engmaschige Wundkontrolle dient der frühzeitigen Erkennung von Superinfektionen.
- Eine systemische Antibiotikaprophylaxe ist bei ambulanten Fällen nicht notwendig.

Grad IIb/III

Bei tief dermalen und subdermalen Verbrennungen/Verbrühungen ist eine chirurgische Nekrosenabtragung und Hauttransplantation indiziert und eine frühzeitige prophylaktische Therapie mit z.B. Silikonfolien und massgefertigten Kompressiontextilien zur Prävention hypertropher Narben/Keloide zu empfehlen. Indikationen zur stationären Aufnahme sind:

- Ausdehnung auf mehr als 5 % der Körperoberfläche bei Säuglingen bzw. auf mehr als 10 % bei älteren Kindern (Gefahr des hypovolämischen Schocks durch Flüssigkeitsverlust); Abschätzung der Flächenausdehnung ☞ Abb. 16-1.
- Tiefe: zweitgradig tief und drittgradig,
- Lokalisation: Gesicht, Gelenke, Anogenitalbereich, zirkuläre Läsionen,
- Elektrounfall,
- Inhalationstrauma,
- Verdacht auf Kindesmisshandlung oder soziale Indikation.

> **!** Bei großflächigen Verbrennungen sollten die Patienten möglichst Verbrennungszentren zugewiesen werden (Zentrale Anlaufstelle für Vermittlung von schwer Brandverletzte in Hamburg, Tel. 040 – 28 823 998/-99).

16.4 Komplementäre Therapie

Bettina Hofinga

Akutbehandlung

Lokale Akutbehandlung

Der sofortige therapeutische Einsatz von Brandessenz® (Inhaltsstoffe: Arnica montana e floribus, Calendula officinalis e floribus, Cantharis ex animale GI, Symphytum officinale ex herba, Thuja occidentails ex herba, Urtica urens ex herba), erzielt hinsichtlich der akuten Schmerzlinderung sowie der möglichen Folgeschäden sehr gute Ergebnisse: Die Brandessenz 1:10 bis 1:20 mit zimmerwarmen Wasser oder NaCl 0,9 % verdünnen und damit bis zur deutlichen Schmerzlinderung (ca. 20 min.) feuchte Umschläge oder Wundbäder machen.

Medikamentöse Akutbehandlung

- Cantharis ex animale D6: 5 – 10 Tr. alle 15 – 30 min., danach 3 mal tgl. 5 – 10 Tr. für ca. 7 Tage;
- Apis ex animale GI D20: 1 Amp. p.o., ggfs. wiederholen; alternativ
- Apis D20 Dil.: 5 – 10 Tr. 3 mal innerhalb einer Stunde, danach 3 mal tgl. 5 – 10 Tr. für ca. 7 Tage.
- Beide Medikamente lindern zügig den Schmerz und sollten vor der Wundversorgung gegeben werden.

Wundbehandlung

Grad I: Offene Wundbehandlung

- Bei geschlossenen Wundverhältnissen regelmäßig (3 – 4 mal tgl.) Wund- und Brandgel® (Inhaltsstoffe: Argentum colloidale D5, Arnica montana e floribus LA 20 %, Calendula officinalis e floribus LA 20 %, Cantharis ex animale GI D5, Symphytum officinale ex herba LA 20 %, Thuja occidentalis e summitatibus LA 20 %, Urtica urens ex herba LA 20 %) auftragen.
- Alternativ Rosatum Heilsalbe® (Inhaltsstoffe: Geranii aetheroleum, Rosae aetheroleum, Silicea colloidalis), gleiche Anwendung wie oben.

Grad IIa/IIb: Geschlossene Wundbehandlung

In Abhängigkeit von der Flächenausdehnung ambulante oder stationäre Behandlung mit lokalen „Pipeline-Verbänden" (s. u.). Anfangs alle 1 – 2 Tage steriler Verbandswechsel zur Früherkennung einer Superinfektion und einer möglichen Mazeration bei feucht-geschlossener Wundbehandlung. Die feuchte Wundversorgung erzielt bei feuchtem Wundgrund saubere und zügig heilende Wundverhältnisse und ermöglicht durch das Feuchthalten des Wund- und Brandgels® einen besseren Wirkstoffaustausch mit der verletzten Haut.

Wundreinigung

- Ca. 1 – 2 cm große geschlossene Brandblasen können 1 – 2 Tage belassen werden (steriler Schutz).
- Die Abtragung loser Hautreste am Wundrand oder aufgeplatzter Blasen erfolgt durch eine gründliche mechanische Wundreinigung mittels NaCl 0,9 %-

getränkter Kompressen (ggfs. in Kurznarkose). Dies sollte anfangs täglich erfolgen, um bei feuchter Wundhandlung einen sauberen Wundgrund zu erzielen.

Verbandstechnik

- Wund- und Brandgel® ca. 2–3 mm dick mit sterilem Spatel auf Fettgaze (z.B. Jelonet®) auftragen.
- Bei direktem Kontakt des Gels mit der Wundfläche sind brennende Schmerzen möglich, daher sollte die gelfreie Seite der Fettgaze der Wundfläche aufliegen.
- Darüber wird eine Schicht steriler Kompressen gelegt.
- Auf der zentral liegenden Kompresse wird mittels braunem Pflaster ein kleiner Schlauch befestigt (z.B. abgeschnittener Butterfly), über welchen bei geschlossenem Verband die Wunde feucht gehalten werden kann. Bei größeren Wundflächen sind mehrere „Pipelines" erforderlich.
- Mehrere sterile Kompressenlagen und/oder Saugkompressen (z.B. Zetuvit®) folgen, um feuchte Verbandsverhältnisse nach außen zu vermeiden.
- Je nach Körperzone wird der Verband mit elastischen Binden und Netzverband geschlossen, an den Extremitäten haben sich im ambulanten Bereich kohäsive Verbände (z.B. Peca-haft®) bewährt.
- Die Wundfläche sollte feucht aber nicht nass gehalten werden. Hierfür sind mehrmals tgl. Gaben von verdünnter Brandessenz über die Pipeline erforderlich.
- Bei geschlossener Wundfläche, d.h. nach ca. einer Woche bis zehn Tagen erfolgt nur noch ein trockener Verband mit Wund- und Brandgel.

Nachbehandlung

- Die Behandlung der geschlossenen Wunde sollte über 6–8 Wo. konsequent fortgeführt werden. Die regelmäßige Einreibung 2 mal tgl. (anfangs häufiger) mit Rosatum Heilsalbe erzielt sehr gute Heilungsergebnisse hinsichtlich des Juckreizes bei der häufig trockenen, anhaltend geröteten Haut und reduziert die Wahrscheinlichkeit des Auftretens von Pigmentstörungen.
- Bei drohender oder bekannter Neigung zu Keloidbildung: Narben Gel® von WALA im Wechsel mit Rosatum Heilsalbe für 8–12 Wo.

EBM Zur komplementärmedizinischen Therapie bei Verbrennungen/Verbrühungen liegen keine publizierten Studien der EBM-Grade 1 oder 2 sowie keine Konsensusempfehlungen vor. Allgemeine Bewertung der einzelnen Therapieverfahren ☞ 44.2, 44.4, 44.5.

16.5 Integrativer Stufenplan

Stufe	Klinik	Konventionelle Therapie (☞ 16.3)	Komplementäre Therapie (☞ 16.4)	EBM-Bewert. kompl. Therapie
1	Verbrennung Grad I	Ausgiebige Kühlung	Lokal Wund- und Brandgel oder Rosatum-Heilsalbe	5
2	Verbrennung Grad IIa	Ausgiebige Kühlung	Nach Wundreinigung feucht geschlossene Wundbehandlung mit „Pipeline-Verband"	5
3	Verbrennung Grad IIb	Wundreinigung, Nekrosenabtragung, ggf. Hauttransplantation	In der Nachbehandlung unterstützende Hautpflege mit Rosatum-Heilsalbe	5
4	Verbrennung Grad III°	Behandlung in Verbrennungszentrum	–	–

Literatur

1 Danks RR: Burn management. A comprehensive review of the epidemiology and treatment of burn victims. JEMS. 2003 May; 28(5): 118–39

17 Allergien

Silke van Koningsbruggen, Ernst Rietschel (Konventioneller Teil)
Christoph Tautz (Komplementärer Teil)

17.1 Klinik/Einteilung/Ätiologie

Silke van Koningsbruggen, Ernst Rietschel

Der Begriff „Allergie“ wurde 1909 vom Wiener Pädiater Clemens von Pirquet geprägt. Er hatte erkannt, dass Antikörper sowohl Erkrankungen hervorrufen als auch unterdrücken können. Von Pirquet hat den Begriff Allergie vom griechischen „allos“ (Veränderung des ursprünglichen Zustandes) abgeleitet, da er gefunden hat, dass eine Exposition gegenüber einem Fremdstoff zu einer Veränderung der Reaktionsweise des Individuums gegenüber der Umwelt führt, die bei erneutem Kontakt mit dieser Substanz entweder steigt (Hypersensitivität) oder abnimmt (Immunität).

Klinik/Einteilung

Die Einteilung der Hypersensitivitätsreaktionen geht auf die Klassifikation von Coombs und Gell zurück (☞ Tab. 17-1). Alle allergischen Reaktionen sind immunologisch vermittelt und von Unverträglichkeiten (z. B. Kuhmilchintoleranz bei Laktasemangel) zu unterscheiden.

Tab. 17-1: Einteilung der Hypersensitivitätsreaktion (Klassifikation nach Coombs und Gell)

Typ	Pathomechanismus	Erkrankung
I	IgE vermittelte Freisetzung von Mediatoren aus Mastzellen	Allergisches Asthma bronchiale, Pollinosis, atopisches Ekzem, Nahrungsmittelallergie, Insektengiftallergie
II	Zytotoxische Antikörper gegen Oberflächenantigene	Transplantatabstoßung
III	Komplementaktivierung durch Antigen-Antikörper-Komplexe	Exogen allergische Alveolitis
IV	T-Zell vermittelt	Atopisches Ekzem (Spätreaktion), Kontaktekzem

Die **Typ I Reaktion** beschreibt die **häufigsten allergischen Phänomene** und wird durch IgE-Antikörper vermittelt. Typ 1 Reaktionen werden auch als atopische Reaktionen und die entsprechenden Krankheitsbilder als **atopische Erkrankungen** bezeichnet. Zu den häufigsten atopischen Erkrankungen gehören Asthma bronchiale (☞ 29.5), allergische Rhinokonjunktivitis (☞ 38.2), atopisches Ekzem (☞ 32.1) sowie Nahrungsmittel- (☞ 31.6) und Insektengiftallergien.

Epidemiologie

Die Prävalenz allergischer Erkrankungen hat in den letzten 40 Jahren in den westlichen Ländern deutlich zugenommen. Dies zeigen Studien für Asthma, atopisches Ekzem und allergische Rhinokonjunktivitis, die über die Jahre mit gleicher Methodik wiederholt durchgeführt wurden. Hierfür wird eine Reihe von Risikofaktoren verantwortlich gemacht:

- Eine **genetische Disposition** für allergische Erkrankungen ist seit mehr als 100 Jahren bekannt. Damals konnte schon gezeigt werden, dass Allergien familiär gehäuft auftreten. Erst in den 60er Jahren wurde eine **multifaktorielle Ursache** für Allergien postuliert. Mittlerweile ist eine Reihe von Atopiegenen identifiziert, wobei die unterschiedliche Penetranz dieser Gene durch eine Vielzahl von Umweltfaktoren beeinflusst wird.
- Zusätzlich zu genetischen Faktoren spielt das **Geschlecht** eine Rolle für das Auftreten einer atopischen Erkrankung. Jungen zeigen häufiger Sensibilisierungen im Hautpricktest oder spezifische Serum-IgE Antikörper und haben eine höhere Prävalenz von Asthma und allergischer Rhinokonjunktivitis. Die Ursachen hierfür sind noch unbekannt.
- Da weder die Zunahme der Prävalenz atopischer Erkrankungen, noch die Unterschiede zwischen Ost- und Westdeutschland durch Veränderung genetischer Faktoren zu erklären sind, müssen **Umweltfaktoren** eine entscheidende Rolle für die Entstehung und Manifestation atopischer Erkrankungen spielen. Hoher Sozialstatus prädestiniert für die Ausprägung eines atopischen Ekzems und einer allergischen Rhinokonjunktivitis. Ebenso haben mehrere Studien eine inverse Korrelation zwischen der Geschwisterzahl eines Probanden und der Prävalenz von Sensbilisierung und allergischer Rhinokonjunktivitis festgestellt. Hieraus entstand die Hypothese, dass eine frühkindliche Exposition gegenüber viralen und bakteriellen Erregern der Entstehung atopischer Erkrankungen vorbeugen kann. Dies passt gut zur Hypothese, dass TH-

2-Zellen, die die IgE-Produktion unterstützen durch Zytokine der TH-1-Zellen, die durch Viren und Bakterien stimuliert wurden, gehemmt werden. Inwieweit Passivrauchen und die Exposition gegenüber Luftschadstoffen die Entstehung atopischer Erkrankungen fördern, ist nicht sicher belegt, allerdings können sie Exazerbationen atopischer Erkrankungen hervorrufen.

> In Deutschland werden bei Kindern zwischen 9 und 11 Jahren in verschiedenen Studien Prävalenzen von 8–10 % für allergische Rhinokonjunktivitis, 8 % für Asthma bronchiale und bis zu 10 % für das atopische Ekzem gefunden.

Ätiologie

Allergene sind Stoffe, die eine immunologische Reaktion im Sinne einer Allergie auslösen können. Bei IgE vermittelten Reaktionen ist eine Aufnahme der Allergene inhalativ, oral oder parenteral möglich. Es handelt sich dabei um Proteine mit einem Molekulargewicht von 5000–70000 Dalton.

Die wichtigsten Allergene im Kindesalter sind:

- **Inhalative Allergene:**
  - Hausstaubmilbenallergen
  - Gras-, Kräuter- und Baumpollen
  - Epithelien und Haare von felltragenden Tieren
  - Schimmelpilzsporen
- **Nutritive Allergene:**
  - Kuhmilcheiweiß
  - Hühnereiweiß
  - Nüsse
  - Erdnuss
  - Fisch
- **Parenterale Allergene:**
  - Insektengifte von Biene und Wespe
  - Antibiotika
- **Metalle** (v.a. Nickel) spielen bei Typ 4 Reaktionen eine wesentliche Rolle („Jeansknopfekzem").

Die klassischen Manifestationsorgane atopischer Erkrankungen sind Haut und die Schleimhäute der oberen und unteren Atemwege sowie des Gastrointestinaltrakts. Am Anfang jeder allergischen Immunantwort steht die Sensibilisierung. Eine erfolgte Sensibilisierung lässt sich an Hand von stimulierten T-Lymphozyten oder dem Nachweis spezifischer Ig-E-Antikörper im Serum oder im Hautpricktest messen. Nach dem Kontakt mit einem vom Organismus als Allergen erkannten Stoff werden T-Zellen stimuliert und aktiviert, Zytokine zu sezernieren. Je nach sezerniertem Zytokinmuster werden TH-1- von TH-2-Zellen unterschieden. TH-1-Zellen produzieren Interleukin 2 und Interferon gamma, welches die Aktivierung von TH-2-Zellen blockiert. TH-2-Zellen produzieren hauptsächlich Interleukin 4 und Interleukin 5, welche TH-1-Zellen hemmen und gleichzeitig die IgE-Produktion steigern. So produzierte IgE-Antikörper binden an entsprechende IgE-Rezeptoren, die sich insbesondere auf Mastzellen, basophilen Granulozyten, sowie auf Langerhanszellen der Haut befinden. Gebundene IgE-Antikörper können nun spezifische Allergene binden, was zu einer Mastzelldegranulation führt. Hierdurch wird eine Vielzahl von Entzündungsmediatoren freigesetzt, von denen Histamin die größte Bedeutung für die Sofortreaktion hat. Interleukin 5 führt zusätzlich zu einer verlängerten Überlebenszeit eosinophiler Granulozyten.

17.2 Diagnostik

Anamnese

- Am Anfang jeglicher Allergiediagnostik steht eine ausführliche Anamnese. Hierbei kann ein Fragebogen als Gesprächsgrundlage sehr hilfreich sein. Um festzustellen, ob Symptome eine allergische Ursache haben, sollte eine ausführliche **Familienanamnese** hinsichtlich atopischer Erkrankungen (Asthma bronchiale, allergische Rhinokonjunktivitis, atopisches Ekzem, Nahrungsmittelallergien) erhoben werden.
- Hinsichtlich der Eigenanamnese interessieren Symptome anderer allergischer oder mit dem Manifestationsorgan zusammenhängender Erkrankungen. Wichtig ist es außerdem erfolgte diagnostische Maßnahmen sowie **bisher durchgeführte Therapiemaßnahmen,** einschließlich komplementärer Therapien, zu erfragen.
- Die beklagte Symptomatik muss auf ihre örtlichen, jahreszeitlichen und anderweitigen situativen **Abhängigkeiten** erfragt werden. Eine Umgebungsanamnese mit Informationen zur Passivrauchbelastung, zur Allergenbelastung (Tierkontakt, Schimmelpilze, Hausstaubmilbenexposition) ist die wesentliche Voraussetzung für sinnvolle Präventionsmaßnahmen.

Klinischer Befund

Zur klinischen Diagnose einer allergischen Erkrankung siehe jeweilige Kapitel Asthma bronchiale (☞ 29.5), allergische Rhinokonjunktivitis (☞ 38.2) und atopisches Ekzem (☞ 32.1).

Spezielle Diagnostik

Eine bestehende Sensibilisierung lässt sich durch den Hautpricktest und die Bestimmung der spezifischen IgE-Antikörper im Serum nachweisen:

Hautpricktest

> **!** Der Hautpricktest ist ein Provokationstest, der bei entsprechend starker Sensibilisierung (Hymenopterengift, Latex, Erdnuss) anaphylaktische Reaktionen auslösen kann. Er ist deshalb erst nach einer entsprechenden Anamnese durchzuführen. Die Möglichkeit einer Schockbehandlung muss gegeben sein.

Ein Hautpricktest ist prinzipiell in jedem Alter durchführbar. Ein Vorteil gegenüber der in vitro-Diagnostik ist die sofortige Verfügbarkeit des Ergebnisses. Antihistaminika müssen mindestens 3 Tage abgesetzt sein. Zum Ausschluss einer Urticaria factitia wird immer auch eine Testung mit physiologischer Kochsalzlösung als Negativkontrolle mitgetestet. Als Positivkontrolle dient eine Histaminhydrochloridlösung (10 mg/ml). Die Testallergene sind kommerziell erhältlich. Nahrungsmittel werden nativ getestet, entweder in Kochsalz gelöst, oder als Prick zu Prick-Test, z.B. bei Nüssen (☞ 31.6). Die Ablesung erfolgt 20 Minuten nach dem Test.

Epikutantest

Der Epikutantest dient dem Nachweis von Typ 4 Allergien. Eine Sonderform des Epikutantests stellt der Atopy-Patch-Test dar, der die Spätreaktion auf Typ 1 Allergene nachweist. Beide Teste werden am oberen Rücken ausgeführt. Beim Epikutantest werden standardisierte Allergenaufbereitungen entweder in weißer Vaseline oder in Wasser gelöst für 48 Stunden unter einer Aluminiumkammer, der so genannten Finn-chamber auf die Haut aufgetragen. Beim Atopy-Patch-Test werden native Nahrungsmittel (Kuhmilcheiweiß, Hühnereiweiß, Weizen, Soja) benutzt. Nach 24, 48 und 72 Stunden wird die Hautreaktion beurteilt und nur eindeutige Ekzemreaktionen mit Papeln als positiv bewertet.

In vitro Diagnostik

Atopiker bilden mehr **IgE** als nicht Atopiker, wenn sie mit dem entsprechenden Allergen in Kontakt kommen. IgE kann die Plazentabarriere nicht überqueren und ist deshalb im Nabelschnurblut nur in geringen Mengen nachweisbar (< 0,5 IU/ml). Mit zunehmendem Alter steigt die IgE-Konzentration im Serum an und erreicht beim Übergang in die zweite Lebensdekade seinen Höchstwert. Beim Überschreiten der altersabhängigen Normgrenze wird von atopischer Veranlagung gesprochen. Ein erhöht gemessenes Gesamt-IgE bedeutet also nicht gleich Allergie. Spezifische IgE-Antikörper werden heute idealerweise im CAP-Verfahren bestimmt. Erhöhte Werte zeigen eine Sensibilisierung gegenüber dem untersuchten Allergen an, sind aber nicht beweisend für eine atopische Erkrankung. Hierzu bedarf es der entsprechend typischen Anamnese, des Untersuchungsbefundes und eventuell einer positiven Provokationstestung am Endorgan.

Provokationsteste

Zum Nachweis eines Allergens als Auslöser einer allergischen Rhinokonjunktivitis ist der nasale Provokationstest wesentlicher Bestandteil jeder Allergiediagnostik. Insbesondere wenn Anamnese und Sensibilisierung widersprüchliche Ergebnisse zeigen, lässt sich die Relevanz eines Allergens nur dadurch eindeutig testen. Auch bronchiale Provokationen mit entsprechenden Allergenen führen bei unklarem Auslöser eines Asthma bronchiale zu einer Identifizierung des verursachenden Allergens. Bei Kindern mit atopischem Ekzem spielen Nahrungsmittel als Auslöser eine wesentliche Rolle. Zur Sicherung der Relevanz eines Nahrungsmittels als Triggerfaktor sind orale Provokationstests, die im Idealfall doppelblind-plazebokontrolliert durchgeführt werden, heute unverzichtbar, um unnötige Nahrungskarenzen, gerade im Säuglingsalter zu vermeiden.

17.3 Konventionelle Therapie

Der sinnvollste Ansatz zur Vermeidung allergischer Erkrankungen sind **primäre Präventionsmaßnahmen**. Leider sind bisher keine Präventionsmaßnahmen als gesichert zu bezeichnen. Trotzdem sollten aufgrund der bekannten Vorteile möglichst alle Kinder gestillt werden. Für so genannte Hochrisikokinder, das heißt Kinder mit einer positiven Familienanamnese für atopische Erkrankungen (Vater, Mutter oder Geschwister) können, falls nicht gestillt wird, bestimmte Voll-Hydrolysatnahrungen die Entstehung eines atopischen Ekzems in den ersten drei Lebensjahren verhindern. Auch so genannte Probiotika (Lactobacillus GG,

☞ 9.4) scheinen in den ersten Lebensmonaten einen positiven Effekt hinsichtlich der Vermeidung eines atopischen Ekzems zu haben. Inwieweit das Meiden von Haustieren im Sinne einer primären Prävention wirksam ist, ist zurzeit Gegenstand kontroverser Diskussionen.

Falls Symptome einer allergischen Erkrankung aufgetreten sind und das verursachende Allergen ermittelt ist, ist eine **strikte Vermeidung des Allergens** im Sinne einer sekundären Prävention die erste Therapiemaßnahme. So muss zum Beispiel bei nachgewiesener Kuhmilcheiweißallergie als Ursache eines atopischen Ekzems Kuhmilch strikt gemieden werden. Bei Patienten mit Symptomen eines Asthma bronchiale oder einer allergischen Rhinokonjunktivitis, die durch Hausstaubmilben verursacht sind, stellen milbendichte Matratzenüberzüge eine sinnvolle Präventionsmaßnahme dar.

17.3.1 Therapieansätze

Antihistaminika

Nur wenn auch nach strikter Allergenkarenz kein befriedigender Rückgang der Symptome zu verzeichnen ist, sind medikamentöse Maßnahmen indiziert (tertiäre Prävention). Hier stehen insbesondere bei atopischen Erkrankungen, die auf Grund des Allergenspektrums nur vorübergehend zu Symptomen führen (allergische Rhinokonjunktivitis durch Frühblüherpollen) Antihistaminika an erster Stelle (☞ Tab. 17-2). Neuere Substanzen, wie Desloratadin und Levocetirizin sind hochselektive H1-Rezeptorblocker und zeigen ein hohes Sicherheitsprofil. Zum spezifischen Einsatz bei allergischer Rhinokonjunktivitis (☞ 38.2), atopischem Ekzem (☞ 32.1) und Asthma bronchiale (☞ 29.5) siehe in den entsprechenden Kapiteln.

Tab. 17-2: Systemische Antihistaminika

Wirkstoff	Dosierung	Zulassung
Dimetindenmaleat	3 mal tgl. 10–40 Tr.	Ab 1 Jahr
Cetirizin	1 mal tgl. 10 Tr. oder 5 ml Saft	Ab 1 Jahr
Cetirizin	1–2 mal tgl. 0,5–1 Tabl.	Ab 2 Jahre
Loratadin	1 mal tgl. 5 ml Saft oder 0,5 Tabl.	Ab 2 Jahre
Azelastin	2 mal tgl. 1 Tabl.	Ab 6 Jahre
Fexofenadin	1 mal tgl. 1 Tabl.	Ab 12 Jahre
Mizolastin	1 mal tgl.1 Tabl.	Ab 12 Jahre
Desloratadin	1 mal tgl. 1 Tabl.	Ab 12 Jahre
	1 mal tgl. 2,5–5 ml Sirup	Ab 2 Jahre
Levocetirizin	1 mal tgl. 1 Tabl.	Ab 6 Jahre

Spezifische Immuntherapie

Die spezifische Immuntherapie (SIT) oder Hyposensibilisierung ist eine therapeutische Impfung gegen IgE vermittelte allergische Erkrankungen. Mit zunehmender Standardisierung der Extrakte stellt die systemische SIT eine wirksame und sichere Behandlungsmethode bei allergischer Rhinokonjunktivitis und/oder allergischem Asthma bronchiale sowie Insektengiftallergien dar und ist damit eine wesentliche Säule der Tertiärprävention allergischer Erkrankungen.

Vorraussetzungen für eine erfolgreiche Hyposensibilisierung sind:

- Nachweis einer IgE vermittelten Sensibilisierung (Hauttest, bzw. In-vitro-Diagnostik),
- Nachweis der klinischen Relevanz des vermuteten Allergens durch Anamnese oder spezifische Organprovokation,
- Unmöglichkeit einer Allergenkarenz,
- Wirksamkeitsnachweis der SIT für die jeweilige Indikation,
- Verfügbarkeit von standardisierten bzw. qualitativ hochwertigen Allergenextrakten,
- Ausreichende Gesamtdosis der Allergieimpfung.

Bienen- und Wespengift, Baumpollen, Gräser- und Roggenpollen sowie Hausstaubmilbenallergen sind die am häufigsten eingesetzten Allergene. Seltener werden Hyposensibilisierungen gegen Kräuterpollen und Tierepithelien durchgeführt. Weiterhin umstritten ist die SIT gegen Schimmelpilze, da die Standardisierung der Allergene hier besonders schwierig ist. Der Erfolg der SIT ist von der kumulativen Gesamtdosis abhängig. Die WHO fordert mindestens 5–20 μg des Majorallergens pro s.c. Injektion in der Erhaltungstherapie.

Eine ganzjährige Hyposensibilisierung über einen Zeitraum von drei bis fünf Jahren stellt die Standardbehandlung dar. Als Nebenwirkungen ist eine verstärkte Lokalreaktion bis hin zum anaphylaktischen Schock möglich, bei sachgerechter Anwendung allerdings extrem selten. Deshalb sollte die SIT nur von allergologisch erfahrenen Ärzten durchgeführt werden.

Neuere Untersuchungen zeigen, dass durch die immunmodulatorische Wirkung der SIT der Etagenwechsel von der Rhinokonjunktivitis zum Asthma bronchiale sowie Neusensibilisierungen vermieden werden können.

Die orale Immuntherapie mit inhalativen Allergenen hat sich inzwischen als wirkungslos herausgestellt. In letzter Zeit wird an ihrer Stelle die sublinguale Immuntherapie (SLIT) propagiert. In den bisherigen Studien finden sich diskrepante Ergebnisse; Langzeiteffekte dieser Therapieform liegen noch nicht vor.

Anti-IgE-Antikörper

Anti-IgE-Antikörper sind gentechnologisch hergestellte monoklonale, humanisierte Antikörper, die unspezifisch gegen zirkulierende IgE-Antikörper gerichtet sind. Ihr Einsatz kann sinnvoll sein bei Patienten mit allergischem Asthma bronchiale und Pollinosis, die eine Polysensibilisierung aufweisen und bei denen deshalb eine SIT nicht erfolgsversprechend ist. Bisher sind Anti-IgE-Antikörper in den USA und Australien zur Behandlung von schwerem Asthma bronchiale zugelassen. Langzeiterfahrungen liegen jedoch noch nicht vor.

17.3.2 Spezielle Indikationen

Nahrungsmittelallergien

Nahrungsmittelallergien, die meist IgE vermittelt sind, müssen von sogenannten Nahrungsmittelintoleranzen oder -unverträglichkeiten (z. B. Disaccharidasemangel, Intoxikationen) unterschieden werden (☞ 31.6). Der Schweregrad reicht von lokalen über milde Allgemeinsymptome bis zum anaphylaktischen Schock. In der Regel zeigt sich eine dosisabhängige Wirkung, wobei klinische Symptome in erster Linie an der Haut, sehr viel seltener im Bereich des Gastrointestinal- oder Respirationstraktes zu beobachten sind. Wichtigste Allergene sind Kuhmilcheiweiß, Hühnereiweiß, Weizen, Soja, Nüsse, Fisch und Erdnuss. Neben der Bestimmung spezifischer IgE-Antikörper im Serum und im Hautpricktest stellt die doppelblind, plazebokontrolliert durchgeführte orale Nahrungsmittelprovokation den Goldstandard dar.

Die Therapie der Wahl besteht in einer **Eliminationsdiät** für 12 Monate. Dann muss die klinische Aktualität neu überprüft werden. Hühnereiweiß, Fisch, Nüsse, Erdnüsse und Soja können nach entsprechender Diätberatung ohne Probleme gemieden werden. Kuhmilcheiweiß lässt sich insbesondere im Säuglingsalter durch so genannnte Vollhydrolysate ersetzen, deren allergene Potenz stark reduziert ist. Ziegenmilch stellt keine Alternative dar, da die Kreuzreagibilität zu Kuhmilch sehr groß ist. Sojamilch kann nach dem 6. Lebensmonat als Alternative eingesetzt werden. Andere Therapien, wie orale Chromoglycinsäure oder Antihistaminika sind bei regelrecht durchgeführter Eliminationsdiät meistens nicht notwendig und auch nur selten wirksam. Erste Versuche einer oralen Hyposensibilisierungsbehandlung mit Nahrungsmitteln sind erfolgversprechend, aber für die Routine noch nicht zu empfehlen.

Anaphylaxie

Eine anaphylaktische Reaktion kann bei hochgradiger Sensibilisierung bevorzugt bei parenteraler oder oraler Applikation von Allergenen auftreten. Hierzu gehört auch jede Form von Hyposensibilisierungsbehandlung.

Frühzeichen sind Juckreiz, Hitzegefühl, gastrointestinale Beschwerden, wie Bauchschmerzen und Erbrechen bis hin zu Bronchospasmus mit Atemnot und kardiovaskulärer Reaktion.

Patienten, bei denen auf Grund einer Nahrungsmittel- oder einer Insektengiftallergie mit dem Auftreten einer Anaphylaxie gerechnet werden muss, sollten mit einem **Notfallset** ausgestattet werden. Hierzu gehört:

- Ein modernes Antihistaminikum (Levocetirizin oder Desloratadin als Tablette oder Cetirizin als Tropfen),
- Kortikosteroide in Form von Tabletten oder Celestamine Saft sowie
- Ein applizierbares Adrenalinpräparat (Epipen junior® ab 15 kg/KG oder Epipen® ab 45 kg/KG).

Für Kinder unter 15 kg steht zurzeit kein applizierbares Adrenalinpräparat zur Verfügung.

> **!** **Anaphylaktische Reaktion in der Praxis/Klinik**
> - Tritt eine anaphylaktische Reaktion in der Praxis oder Klinik auf, sollte bei den ersten Anzeichen ein modernes Antihistaminikum (Levocetirizin, Desoxyloratadin) oral verabreicht werden.
> - Sistieren hierunter die Symptome nicht innerhalb von Minuten ist ein intravenöser Zugang zu legen und Steroide (z. B. Prednisolon) in einer Dosis von 5 mg/kgKG zu verabreichen.
> - Bei kardiovaskulären Symptomen muss Volumen (z. B. Ringerlaktatlösung) und Suprarenin in einer Dosierung von 0,1 ml/kgKG in der 1:10.000 Verdünnung gegeben werden.
>
> Therapie des bereits eingetretenen anaphylaktischen Schocks ☞ Tab. 17-3.

Tab. 17-3: Therapie des anaphylaktischen Schocks

Fenistil® oder Tavegil®	0,1 ml/kgKG i.v.	Über 30 Sekunden
Solu-Decortin®	5 mg/kgKG i.v.	Bolusinjektion
Suprarenin® 1:10.000	0,1 ml/kgKG i.v.	Über 30 Sekunden

Insektengiftallergie

Die wichtigsten Insektengifte (Hymenopteren), nach deren Stich allergische Reaktionen auftreten können, sind Biene und Wespe. Letale Komplikationen werden überwiegend bei Erwachsenen beobachtet. Verstärkte Lokalreaktionen werden von 17 % der Bevölkerung angegeben, wobei systemische Reaktionen mit Kreislaufbeteiligung mit 0,4–4 % eher selten sind. Der klinische Schweregrad bestimmt die symptomatische Behandlung:

- Eine **verstärkte Lokalreaktion** bedarf lokaler abschwellender Maßnahmen (Kühlung) und der Gabe eines Antihistaminikums (☞ Tab. 17-2).
- **Leichte Allgemeinreaktionen** (Urtikaria, generalisierter Juckreiz) sollten zusätzlich mit systemischen Steroiden behandelt und über 12 Stunden wegen der Gefahr einer verzögerten Reaktion beobachtet werden.
- **Schwere Allgemeinreaktionen** bedürfen immer der stationären Behandlung und Beobachtung. Hier werden die in Tabelle 17-3 genannten Medikamente parenteral verabreicht und je nach Kreislaufsituation zusätzlich Epinephrin (☞ Tab. 17-3) und Volumen gegeben.

> Bei der Hymenopterenallergie ist die **spezifische Immuntherapie** (☞ 17.3.2) innerhalb weniger Tage (Schnellhyposensibilisierung) in über 95 % erfolgreich und sollte deshalb bei allen Patienten mit schweren Allgemeinreaktionen über mindestens 3 Jahre fortgeführt werden.

Urtikaria und Quincke-Ödem

Die Urtikaria und das Quincke-Ödem treten bei Kindern hauptsächlich in zeitlich direktem Zusammenhang mit oraler oder parenteraler Aufnahme von Allergenen oder im Rahmen eines Virusinfektes auf. Finden sich keine die Ursache erklärenden spezifischen IgE-Antikörper, ist eine weitere Diagnostik meist nicht erfolgreich.
Die Therapie besteht in der Gabe von Antihistaminika (☞ Tab. 17-2). Besteht eine Urtikaria über 4 Wochen, wird sie als chronisch bezeichnet. Hierbei sollte neben allergologischer Diagnostik immunologisch und infektiologisch nach einer der vielfältigen Ursachen gesucht werden. Auch hier sind bei starkem Juckreiz moderne Antihistaminika über einen Zeitraum von drei Monaten indiziert (☞ 15). Meistens ist die chronische Urtikaria im Kindesalter ein selbstlimitierendes Phänomen.

Arzneimittelallergien

Arzneimittelallergien sind im Kindesalter sehr selten. Die häufigsten Symptome in Form einer Urtikaria werden nach Gabe von Penizillinen beobachtet. Allerdings verursachen eine Vielzahl von Virusinfektionen urtikarielle Exantheme, die dann unter gleichzeitiger Behandlung mit einem Antibiotikum als Arzneimittelallergie gedeutet werden. Zum Nachweis einer lebensbedrohlichen Penizillinallergie ist der Nachweis von spezifischem IgE gegen Penicillium nötig. Im Anschluss muss eine enterale oder parenteral Provokation die Diagnose sichern. Erst dann ist von einer Arzneimittelallergie Typ I auszugehen. Striktes Meiden des Arzneimittels ist die einzig sinnvolle Therapiemaßnahme.

> Liegt eine Arzneimittelallergie vom Typ I vor, ist ein Notfallausweis auszustellen, in dem auch als verträglich getestete Alternativpräparate anzugeben sind.

17.4 Komplementäre Therapie

Christoph Tautz

Eine komplementäre Therapie basiert ebenso wie die konventionelle Therapie auf einer ausführlichen Anamnese (☞ 17.2). Die sich anschließende Diagnostik sollte nur so umfänglich sein, wie sie unmittelbare therapeutische Konsequenzen nach sich zieht. So erübrigen sich oft Haut- bzw. Epikutantests bei klinisch eindeutigen allergischen Reaktionen.
Grundsätzlich gliedert sich eine komplementäre Therapie in drei Schritte:

- Elimination und Entlastung,
- Stabilisierung,
- Schrittweise, kontrollierte Belastung.

Atmungsallergene
Elimination und Entlastung

- Saisonal: Gräser-, Kräuter- und Baumpollen,
- Häuslich: Hausstaubmilben, Tierhaare, Tierepithelien, Schimmelpilze.

Stabilisierung
Allgemein sollte auf einen regelmäßigen, stressfreien Tagesablauf geachtet werden.

- **Medikamentöse Therapie:**
  - Prunuseisen: 3 mal tgl. 5–10 Glob., v.a. bei Kindern, die wenig fiebern,
  - Meteoreisen : 3 mal tgl. 5–10 Glob., v.a. bei Kindern, mit häufigeren pulmonalen Infekten,
  - Levico comp.: 3 mal tgl. 5–10 Glob., v.a. bei Kindern mit zusätzlich erheblicher Stimmungslabilität,
  - Arsenicum album D6 Dil.: 3 mal tgl. 5–10 Tr., v.a. bei zusätzlichen Durchfällen.
- **Äußere Anwendungen:**
  - Einreibungen der Brust oder Brustkompressen mit Lavendel Öl 10 % (2–3 mal tgl.),
  - Senfmehl Fußbäder 2–3 mal pro Woche (☞ 45.3).

Schrittweise, kontrollierte Belastung
Beobachtung, in wie weit vermehrte Exposition besser toleriert wird.

Magen-Darm-Allergene

Elimination und Entlastung
Eliminationsdiät, z.B. von Kuhmilch, Hühnereiweiß, Fisch, Nüssen, Weizen in Verbindung mit entsprechender Diätberatung.

Stabilisierung
Allgemein sollte auf regelmäßige, stressfreie Mahlzeiten geachtet werden.

- **Medikamentöse Therapie:**
  - Geum urbanum Rh D3 Dil.: 3 mal tgl. 5 – 10 Tr., v.a. bei flüssigen Stühlen,
  - Cichorium Rh D3 Dil.: 3 mal tgl. 5–10 Tr., v.a. bei unverdauten Stühlen,
  - Gentiana Rh 5 % Dil.: zu jeder Mahlzeit 2–5 Tr., v.a. bei Appetitmangel,
  - Gentiana Magenglob.: 3 mal tgl. 5–10 Glob.
- **Äußere Anwendungen:**
  - Baucheinreibung mit Oxalis 10 % Salbe, 2–3 mal tgl.,
  - Warme Kamillenleibwickel (☞ 45.1),
  - Warme Scharfgabenleibwickel (☞ 45.1).

Schrittweise, kontrollierte Belastung
Nach ca. 12 Monaten kann versucht werden, definierte Nahrungskomponenten einzeln wieder in kleinen Mengen einzuführen.

Hautallergene

- **Elimination und Entlastung:** Meist handelt es sich um definierbare Kontaktallergene in Form von Metallen (z.B. Nickel oder Metallegierungen) als Knöpfe, Ketten, Ohrschmuck oder Piercing. Bei Urticaria und Quincke-Ödem: Vorgehen wie bei Magen-Darm-Allergenen.
- **Stabilisierung:** Es genügt fast immer die Elimination!
- **Kontrollierte Belastung:** Versuch mit anderem Metall, z. B. Gold.

Bienen- und Wespengifte

> **!** Notfallmäßig ist immer zunächst die konventionelle Therapie erforderlich (☞ 17.3)!

Zur Stabilisierung im Intervall kann die **medikamentöse Therapie** mit einem der folgenden Mittel versucht werden:

- Apis/Arnica: 3 mal tgl. 5–10 Glob., v.a. bei zusätzlicher Kreislauflabilität,
- Vespa crabro D6 Dil.: 3 mal tgl. 5–10 Tr., v.a. als längerfristige Prophylaxe.

> **EBM** Zur komplementärmedizinischen Therapie bei Allergien liegen keine publizierten Studien der EBM-Grade 1 oder 2 sowie keine Konsensusempfehlungen vor. Allgemeine Bewertung der einzelnen Therapieverfahren ☞ 44.3, 44.4, 45.1, 45.2, 45.3.

17.5 Integrativer Stufenplan

Stufe	Klinik	Konventionelle Therapie (☞ 17.3)	Komplementäre Therapie (☞ 17.4)	EBM-Bewert. kompl. Therapie
1	Bei allen Formen	Allergenkarenz		–
2	Saisonale subjektive Beeinträchtigung ohne stärkere pulmonale Symptome	Da der Begriff Allergien aus konventioneller Sicht eine sehr inhomogene Gruppe unterschiedlicher Krankheitsbilder bezeichnet, ist ein einheitlicher Stufenplan nicht sinnvoll zu erstellen. Stufenplan Allergische Rhinitis ☞ 38.2 Stufenplan Asthma bronchiale ☞ 29.5 Stufenplan Nahrungsmittelallergie ☞ 31.6	**Atmungsallergene:**	
			Äußere Anwendungen	5
			Prunuseisen (Kinder mit wenig Fieber)	5
			Meteoreisen (Kinder mit häufigen pulmonalen Infekten)	5
			Levico comp. (Kinder mit Stimmungslabilität)	5
			Magen-Darm-Allergene:	
			Äußere Anwendungen	5
			Gentiana Magenglobuli	5
			Geum urbanum Rh D3 (bei weichen Stühlen)	5
3	Deutliche, nicht bedrohliche Allergiesymptomatik mit stärkerer Beeinträchtigung		Ergänzend z. B. wie Stufe 2 (bei ausreichender Erfahrung des Therapeuten)	Siehe Stufe 2
4	Ausgeprägte allergische Symptome bis hin zur Anaphylaxie (z.B: bei Insektengiftallergie)	Stationäre Therapie (Schocktherapie siehe Tab. 17-3)	–	–

Literatur

1 Coley Nauts H.: The beneficial effects of bacterial infections on host resistance to cancer – Endresults in 449 cases. Cancer Res.Inst. New York: 1980

2 Cookson W.O.C.M. et al.: Asthma: an epidemic in the absence of infection? Science 1997; 275: 41 – 42

3 Alm J.A. et al.: Atopy in children of families with anthroposophical lifestyle. Lancet: 353, 1485 – 1488, 1999

18 Ödeme

Dietrich Michalk (Konventioneller Teil)
Christoph Tautz (Komplementärer Teil)

18.1 Klinik/Einteilung/Ätiologie

Dietrich Michalk

Definition

Als Ödem bezeichnet man eine vermehrte Einlagerung von Flüssigkeit und Elektrolyten in das interstitielle Gewebe. Es kann isoliert (nur eine Körperregion betroffen), symmetrisch lokalisiert (Gesicht, Hände, Extremitäten) oder generalisiert vorkommen. Ein **Hydrops** ist die schwerste Form der Flüssigkeitsansammlung mit Beteiligung der Körperhöhlen.

Ätiologie

Ursachen für ein Ödem sind entweder eine verminderte lymphatische Drainage bei normalem transkapillärem Flüssigkeitsumsatz (z. B. Okklusion der Lymphgefäße, meist isoliertes Ödem) oder ein vermehrter Abstrom von Plasmawasser in das Interstitium, der die normale Drainagekapazität des Lymphsystems übersteigt (überwiegend symmetrisch lokalisierte oder generalisierte Ödeme).

Die Entstehung eines Ödems wird begünstigt durch:

- **Erhöhung des hydrostatischen Druckgradienten:** vor allem bei akuter Glomerulonephritis (☞ 33.2), akutem oder chronischem Nierenversagen (☞ 33.4) oder bei einer Herzinsuffizienz als Folge einer generalisierten Salz-Wasser-Retention;
- **Abfall des onkotischen Druckgradienten:** vor allem bei Krankheiten, die zu einem Abfall des Serumalbuminspiegels führen, wie z. B. nephrotische Syndrome mit renalem Eiweißverlust (☞ 33.3), Malabsorptions- oder Maldigestions-Syndrome (Zöliakie ☞ 31.8, Mukoviszidose), Produktionsstörungen bei Leberzirrhose sowie bei Eiweißmangelernährungen (Kwashiorkor);
- **Zunahme der Kapillarpermeabilität:** häufig bei allergischen Ödemen und beim septischen Schock.

Außerdem ist natürlich der Gesamtflüssigkeitshaushalt des Organismus abhängig von der Exkretionsleistung der Nieren und deren hormoneller Kontrolle (Aldosteron, Adiuretin).

Klinik

- Bei Krankheiten mit genereller Ödemneigung manifestieren sich die **Schwellungen zunächst oft nur lokal** in Bereichen mit lockerem Bindegewebe (periorbital, genital oder in den abhängigen Körperpartien wie Hand- und Fußrücken).
- Häufig ist dann auch ein **lageabhängiger Wechsel** der Ödeme zu beobachten, z. B. morgendliche Lidödeme und abendliche Fuß- und Unterschenkelödeme sowie bei bettlägerigen Patienten eine teigige Schwellung über der Kreuzbeinregion.
- Generalisierte Ödeme entwickeln sich in der Regel erst bei einer **Flüssigkeitsretention von mehr 5–10 %** des Körpergewichts.
- Begleitende Symptome wie Urtikaria, Juckreiz oder Schmerzen weisen auf eine allergische Genese hin.
- Eine reduzierte Urinausscheidung, rezidivierende Durchfälle oder eingeschränkte Belastbarkeit sind Hinweise auf renale, gastrointestinale oder kardiale Ursachen.

18.2 Diagnostik

Anamnese

Die Anamnese gibt Hinweise über die Erstlokalisation und den zeitlichen Verlauf des Auftretens der Ödeme, d. h. ob sie plötzlich aufgetreten sind, z. B. nach Genuss neuer Nahrungsmittel, oder ob die Schwellungen langsam (über Wochen) entstanden sind.

Lokalbefund

Wichtig ist die Beurteilung der Konsistenz (weich, derb, eindrückbar, bleibende Delle), der Farbe (weißlich, bräunlich-livide oder ohne Unterschied zu umgebenden Hautarealen) und der Temperatur über dem geschwollenen Areal.

Körperliche Untersuchung

Nach Erhebung des Lokalbefundes folgt eine umfassende körperliche Untersuchung mit besonderer Berücksichtigung von Herz, Lunge, Leber und Nieren einschließlich der Suche nach Flüssigkeitsansammlungen in Körperhöhlen (Aszites, Pleuraerguss, Perikarderguss).

Labor

Neben der körperlichen Untersuchung ist differenzialdiagnostisch am wichtigsten die Bestimmung von **Serumalbumin** (Gesamteiweiß, Serum-Elektrophorese) und die Untersuchung einer Urinprobe auf eine **Proteinurie** (orientierend mittels Teststreifen):

- Hypalbuminämie und Proteinurie sind charakteristisch für ein nephrotisches Syndrom.
- Bei Hypalbuminämie ohne Proteinurie sollte vor allem nach enteralen Eiweißverlusten oder Synthesestörungen aufgrund nutritiver oder hepatischer Störungen gefahndet werden.

Die Bestimmung von **Kreatinin, Elektrolyten und Osmolarität** im Serum und Urin gibt Hinweise auf das Vorliegen anderer renaler Erkrankungen oder hormoneller Ursachen (Hyperaldosteronismus, inadäquate ADH-Sekretion), die dann durch Messung der entsprechenden Hormone weiter abgeklärt werden können.
Bei Verdacht auf eine allergische Genese gelingt eventuell der Nachweis des **spezifischen IgE** im RAST-Test, bei rezidivierendem Auftreten und Familiarität empfiehlt sich die Bestimmung des **C1-Esterase Inhibitors** zum Beweis eines heriditären Angioneurotischen Ödems.

Bildgebende Diagnostik

Auf den Einsatz bildgebender Verfahren kann bei leichteren Fällen meist verzichtet werden, bei schweren generalisierten Ödemen empfiehlt sich eine **Thorax- und Abdomen-Sonographie** zur Beurteilung von Herz und Nieren und zum Nachweis einer eventuellen Flüssigkeitsansammlung in den Körperhöhlen.
Bei angeborenen oder erworbenen isolierten Ödemen gibt das **MRT** neben der Sonographie (Farbdoppler) entscheidende Informationen über Ursache, Tiefe und Ausdehnung des Prozesses. Eine Lymphographie oder Angiographie ist deshalb heute nur noch selten indiziert.

18.3 Konventionelle Therapie

Die Behandlung von Ödemen richtet sich nach der auslösenden Krankheit, bei erfolgreicher Behandlung der Grundkrankheit verschwinden die Ödeme spontan. Bei Versagen der Therapie oder zu langem Nichtansprechen auf eine adäquate Therapie der Grundkrankheit können Ödeme symptomatisch behandelt werden, wobei in erster Linie neben einer Einschränkung der Salz- und Flüssigkeitszufuhr vor allem Schleifendiuretika und Aldosteronantagonisten zur Anwendungen kommen. Die Behandlung der Salz- und Wasserretention bei Nierenerkrankungen unterscheidet sich nicht wesentlich von der bei Herzinsuffizienz.

Akute Ödeme

Bei akuten Ödemen wird vor allem **Furosemid** verabreicht:

- Beginnen mit 1 mg/kg/d in 3 – 4 ED oral,
- Gegebenenfalls Steigerung bis max. 8 mg/kg/d. iv., evtl. als Dauerinfusion.

Bei ungenügender Wirksamkeit ist es sinnvoll, wegen des unterschiedlichen Wirkungsortes zusätzlich ein **Thiazid** zu verabreichen: z. B. Hydrochlorothiazid: 1 – 2 mg/kg/d in 2 ED oral.

> **!** Beide Diuretika führen bei längerer Anwendung wegen der gesteigerten renalen Kaliumausscheidung zu einer Hypokaliämie als wichtigste Nebenwirkung. Auf eine ausreichende Kaliumzufuhr ist deshalb zu achten.

Chronische Ödeme

Chronische generalisierte Ödeme

Bei langfristiger Anwendung von Schleifendiuretika, d. h. bei chronischen generalisierten Ödemen ist eine Kombination mit dem Aldosteronantagonisten **Spironolacton** sinnvoll, der durch seine Kalium-retinierende Nebenwirkung einer drohenden Hypokaliämie entgegenwirkt: 1 – 5 mg/kg/d in 2 ED oral.

Hochgradige Eiweißmangelödeme

- Bei hochgradigen Eiweißmangelödemen (gleichgültig ob renaler oder intestinaler Genese) und eindeutigen Hypovolämiezeichen (niedriger Blutdruck, verminderte Kapillarperfusion) kann durch Infusion von salzfreiem, **humanem 20 %igem Albumin** (2 – 5 ml/kg i.v. über 1 – 4 Stunden) Flüssigkeit aus dem interstitiellen in den intravasalen Raum zurückgeführt werden.
- Um eine optimale Ödemmobilisierung und Ausschwemmung zu erreichen, wird 1 Stunde nach Ende der Albumininfusion **Furosemid** (1 – 2 mg/kg i.v.) injiziert. Wegen der Gefahr einer Hypervolämie mit Hypertonie oder Lungenödem ist bei dieser Therapie eine sorgfältige Überwachung erforderlich.
- Gelingt auch mit diesen Methoden keine ausreichende Ödemmobilisierung, bleibt als letzte Möglichkeit, al-

lerdings nur über einen beschränkten Zeitraum, die **Hämofiltration**.

Allergische/angioneurotische Ödeme

- Bei allergischen und/oder heriditären angioneurotischen Ödemen, die vor allem durch eine vermehrte Freisetzung von Histamin entstehen, werden vorzugsweise **H1-Antihistaminika** (Tavidil, Omeril, Teldane, Zatiden, Fenistil) angewendet.
- In schweren Fällen, besonders beim Quinkeödem mit Luftnot ist die Gabe von **Glukokortikoiden** indiziert, z.B. Decortin 2–5 mg i.v.

Isolierte lokale Ödeme

Isolierte lokale Ödeme auf dem Boden von entzündlichen oder tumorösen Lymphabflussstörungen oder venösen Thrombosen benötigen in der Regel eine **chirurgische Intervention** und eine **manuelle Lymphdrainage**.

18.4 Komplementäre Therapie

Christoph Tautz

Akute Ödeme

Die konventionelle Therapie akuter Ödeme (☞ 18.3) kann medikamentös ergänzt werden durch:

- Equisetum/ Formica Glob. (Fa. WALA®): 3–6 mal tgl. 5–10 Glob.,
- Equisetum/ Stannum Glob. (Fa. WALA®): 3–6 mal tgl. 5–10 Glob.

Chronische Ödeme

Bei chronischen Ödemen, die im Kindesalter eher selten vorkommen, muss z.B. ein Mangel an Eiweiß zunächst mit Albumininfusionen ausgeglichen werden (☞ 18.3), im weiteren Verlauf kann unterstützend gegeben werden:

- Stannum met. praep. D8 Trit.: 3–6 mal tgl. 1 Msp.,
- Solutio silicea comp. D6 Dil.: 3–6 mal tgl. 5–10 Tr.

Lokale Ödeme

An äußeren Anwendungen kommen bei lokalen Ödemen z.B. infrage:

- Stannum met. 5 % Salbenkompressen (☞ 45.1),
- Quark- bzw. Kohlblätter-Umschläge (☞ 45.1),
- Manuelle Lymphdrainage.

EBM

Zur komplementärmedizinischen Therapie bei Ödemen liegen keine publizierten Studien der EBM-Grade 1 oder 2 sowie keine Konsensusempfehlungen vor. Allgemeine Bewertung der einzelnen Therapieverfahren ☞ 44.4, 45.1.

18.5 Integrativer Stufenplan

Stufe	Klinik	Konventionelle Therapie (☞ 18.3)	Komplementäre Therapie (☞ 18.4)	EBM-Bewert. kompl. Therapie
1	Akute Ödeme	Furosemid	Ergänzend: Equisetum/Formica	5
			Equisetum/Stannum	5
2	Chronische Ödeme	Spironolacton, bei ausgeprägtem Eiweißmangel ggf. zusätzlich Humanalbumin/ Furosemid	Ergänzend: Stannum met. Praep. D8	5
			Solution silicea comp.	5
			Ggf. Lokale Maßnahmen	5
3	Allergische/angioneurotische Ödeme	H1-Antihistaminika	–	–
4	Schwere allergische Ödeme	Glukokortikoide	–	–

Literatur

1 Barratt MT, Avner ED, Harmon WE (eds), Pediatric Nephrology. Lippincott, Williams & Wilkins Baltimore 1999

2 Schärer K, Mehls O (Hrsg.), Pädiatrische Nephrologie. Springer, Berlin Heidelberg New York, 2002

3 Hentschel R, Lodige B, Bulla M. Renal insufficiency in the neonatal period. Clin Nephrol 1996; 46: 54–58

19.A Gedeihstörung/Dystrophie

Sibylle Koletzko, Berthold Koletzko (Konventioneller Teil)

19.A.1 Klinik/Einteilung

Sibylle Koletzko, Berthold Koletzko

Definitionen

Gedeihstörung

Bei der Gedeihstörung fällt das **Gewicht unter die vom Kind etablierte Gewichtsperzentile** (z. B. Abfall von der 50. auf die 15. Gewichtsperzentile für die Körperlänge). Bei längerem Bestehen und schwerer Ausprägung kann auch das Längenwachstum, bei jungen Säuglingen auch das Kopfumfangswachstum zurückbleiben.

Dystrophie

Bei einer Dystrophie ist das **Unterhautfettgewebe und der Körperfettgehalt vermindert;** objektivierbar durch Messung der Hautfaltendicke (Harpenden-Caliper) und Vergleich mit Perzentilwerten gesunder Kinder. Die bioelektische Impedanzanalyse (BIA) hat eine niedrige Präzision und wird durch Veränderungen im Wasser- und Elektrolythaushalt stark gestört, deshalb für die Einschätzung individueller Patienten nur von sehr begrenztem Wert (aber geeignet für wissenschaftliche Studien an Populationen).

> **Einschätzung des Schweregrads einer Unterernährung**
> Eine bewährte Größe ist das **Längensollgewicht** (Beurteilung ☞ Tab. 19.A-1):
> Längensollgewicht (LSG, %) = Körpergewicht × 100/ Gewichtsmedian für die Körpergröße.

Tab. 19.A-1: Wellcome-Klassifikation der Protein-Energie-Mangelernährung auf der Grundlage von Untergewicht (wasting) und Kleinwuchs (stunting). (Aus 1)

Beurteilung	Gewicht (% d. Längensollgew.)	Länge (% d. Altersnorm)
Normal	90–110	95–105
Untergewicht	80–89	90–94
Mangelernährung	70–79	85–89
Schwere Mangelernährung	< 70 oder begleitende Ödeme	< 85

Untergewicht

Von Untergewicht spricht man, wenn ein **im Verhältnis zur Körperlänge vermindertes Körpergewicht** (< 90 % Längensollgewicht) auftritt. Der Bezug des Körpergewichts auf das Lebensalter ist aufgrund der Variation der Körpergröße wenig aussagekräftig. Bei länger bestehendem, schwerem Untergewicht kann sich Kleinwuchs sekundär entwickeln (Beurteilung ☞ Tab. 19.A-1).

> **Körpermassenindex (Quetelet-Index, Body-Mass-Index)**
> Körpermassenindex (KMI) = Körpergewicht (kg)/ Körpergröße $(m)^2$. Während im Erwachsenenalter ein einheitlicher Grenzwert des KMI zur Definition des Untergewichts herangezogen wird, sind bei Kindern und Jugendlichen wegen der ausgeprägten altersabhängigen Änderung der normalen KMI-Werte altersbezogene Referenzwerte heranzuziehen.

Mögliche Auswirkungen einer Gedeihstörung

Eine schwerwiegende Gedeihstörung führt zu Malnutrition mit Untergewicht und in aller Regel einer defizitären Versorgung mit einzelnen Nährstoffen. Die Manifestationen sind je nach zugrunde liegender Ursache mannigfaltig. Es ist ein Kunstfehler, eine schwerwiegende Gedeihstörung als „Schönheitsfehler" abzutun. Kindliches Untergewicht muss wegen der besonders im frühen Lebensalter ernsten Folgen konsequent differenzialdiagnostisch abgeklärt und effektiv behandelt werden.

Untergewicht mit unzureichender Versorgung mit einzelnen Substraten beeinträchtigt physiologische Stoffwechselprozesse und hat zahlreiche **funktionelle Auswirkungen**. Dabei kommt es zu einem **Abfall von** (nach 2)**:**

- Neurotransmittersynthese,
- Aktivität und Vigilanz,
- Wachstumsgeschwindigkeit und Endgröße,
- Humoraler und zellulärer Immunität,
- Wundheilung, Reparaturprozessen,
- Muskelmasse,
- Lungenfunktion,
- Kardialer Funktion,
- Renaler Funktion,
- Hepatischer Metabolisierung von Xenobiotika (Medikamenten).

Untergewicht beeinträchtigt die **körperliche Entwicklung** (Längenwachstumsgeschwindigkeit und Endgröße, z.T. Kopfumfang, Pubertätsentwicklung), die **mentale Entwicklung** und die langfristige kognitive Leistungsfähigkeit sowie durch einen sekundären Immundefekt die **immunologische Funktion** mit der Folge eines erhöhten Infektionsrisikos. Die Wundheilung wird gestört und postoperative Komplikationen treten vermehrt auf, der Verlauf akuter und chronischer Erkrankungen wird nachteilig beeinflusst. Untergewicht führt bei Kindern zu einer **stark erhöhten Mortalität,** besonders durch Infektionen (☞ Abb. 19.A-1).
Beispiele: Bei Mukoviszidosepatienten ist Untergewicht mit kürzerer Lebensdauer und geringerer Lebensqualität assoziiert. Kinder mit einer Lebertransplantation zeigen mit stärkerer Ausprägung von Untergewicht vor der Operation eine deutlich sinkende Überlebenswahrscheinlichkeit.

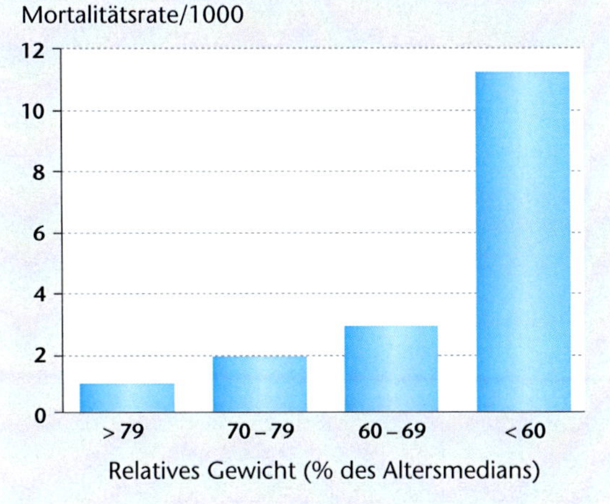

Abb. 19.A-1: Zusammenhang zwischen Ausmaß des Untergewichts (Gewicht für das Alter, % der Norm) und Sterblichkeit bei Kindern im Alter zwischen sechs Monaten und fünf Jahren. Meta-Analyse von sechs populationsbezogenen Studien. Mit abnehmendem Gewicht steigt die Sterblichkeit steil an, ohne dass ein Schwellenwert erkennbar ist (nach Pelletier et al.).

19.A.2 Diagnostik

Anamnese

Einschließlich gezielte Befragung zu Essverhalten und Ernährungsgewohnheiten sowie eine quantitative Erfassung der Nahrungszufuhr:

- **Allgemeine Anamnese:** Anhalt für chronische Erkrankungen, Infektionen?
- **Ernährungsanamnese:** Essverhalten und -gewohnheiten, Präferenzen, Abneigungen, Nahrungsmittelunverträglichkeiten?
- **Erfassung der Nahrungszufuhr:** 24-Stunden-Erinnerungsprotokoll, Food-Frequency-Protokoll, prospektives Nahrungswägeprotokoll über 3–7 Tage (s. u.).

Sehr hilfreich kann eine **sorgfältige Beobachtung** des kindlichen Essverhaltens und der Interaktion zwischen Kind und Betreuungspersonen sein.

Ernährungsprotokoll

Die Beurteilung der Nährstoffzufuhr erlaubt ein prospektiv über 3 oder besser 7 Tage geführtes Ernährungsprotokoll, möglichst mit der Wägeprotokollmethode (die Menge der verzehrten Speisen und Getränke wird durch eine Diätwaage bestimmt), aus dem sich die Aufnahme an Energie und einzelnen Nährstoffen berechnen lässt. Aus den Protokolldaten wird die mittlere Nährstoffzufuhr pro kg Ist-Gewicht sowie pro kg Soll-Gewicht (entsprechend der 50. Gewichtsperzentile für die Körperlänge) mithilfe geeigneter Computerprogramme (z. B. Prodi-Software, Fa. Nutri-Science, Freiburg) ermittelt und mit dem erwarteten Bedarf (☞ Tab. 19.A-2 und Tab. 19.A-3) verglichen. Wenn sich eine auf das Soll-Gewicht bezogene niedrige Zufuhr herausstellt, sollte nach anatomischen, anderen organischen oder psychosozialen Ursachen für eine geringe Nahrungsaufnahme gefahndet werden.
Die von der Deutschen Gesellschaft für Ernährung und vom Wissenschaftlichen Lebensmittelausschuss der Europäischen Union herausgegebenen **Empfehlungen zur Nährstoffzufuhr bei Kindern** (☞ Tab. 19.A-2) sind Schätzwerte für Gesunde mit gewissen Sicherheitszuschlägen, die beim einzelnen kindlichen Patienten an die hier ggf. vorliegenden Defizite, erhöhten Nährstoffverluste und verminderte Verwertbarkeit angepasst werden müssen. Grundsätzlich können die individuellen Bedarfszahlen des einzelnen Patienten mit diagnostischen Techniken wie der indirekten Kalorimetrie, der Stickstoffbilanz und der Umsatzbestimmung von Substraten mit stabilen Isotopen ermittelt werden, aber diese Methoden stehen nur in wenigen Kliniken zur Verfügung. Tab. 19.A-3 zeigt Schätzwerte für den mittleren Energie- und Proteinbedarf unter Krankheitsbedingungen.

Tab. 19.A-2: Referenzwerte für die Energie- und Proteinzufuhr gesunder Kinder (modifiziert nach den Deutschen, Österreichischen und Schweizerischen Gesellschaften für Ernährung, D-A-CH Referenzwerte 2000, und dem Wissenschaftlichen Lebensmittelausschuss der Europäischen Kommission, SCF/EU 1993)

Alter	kcal/d (DGE)		kcal/d (SCF/EU)	g Protein/kgKG (DGE)	g Protein/kgKG (SCF/EU)	
	m	w			m	w
0–4 Mo.	500	450	450–600	0–1 Mo.: 2,7 1–2 Mo.: 2,0 2–4 Mo.: 1,5	k.A.	
4–12 Mo.	700	700	715–950	4–6 Mo.: 2,0 6–12 Mo.: 1,1	1,6	
1–4 J.	1100	1000	1200–1460	1,0	1,1	
4–7 J.	1500	1400	1480–1840	0,9	1,0	
7–10 J.	1900	1700	1750–2050	0,9	1,0	
10–13 J.	2300	2000	1825–2340	0,9	1,0	0,95
13–15 J.	2700	2200	2100–2500	0,9	0,9–1,0	0,85–0,95
15–19 J.	3100	2500	2120–2870	m: 0,9 w: 0,8	0,75–0,9	0,75–0,85

Tab. 19.A-3: Anhaltswerte für den mittleren Energie- und Proteinbedarf unter Krankheitsbedingungen (Aus: Koletzko B [Hrsg.]: Ernährung chronisch kranker Kinder und Jugendlicher. Springer, Heidelberg, 1993)

Bedingung	Klinische Diagnose	Energiebedarf [%]	Proteinbedarf [%]
Gesundes Kind	Normale Population	100	100
Leichter Stress	Anämie, Fieber, milde Infektion, elektive kleine Operation	100–120	150–180
Mittlerer Stress	Skelettrauma, schwächende chronische Erkrankungen (z.B. zystische Fibrose mit mäßig vermehrter Atemarbeit)	120–140	200–250
Großer Stress	Sepsis, schwere Skelettmuskeltraumata, größere Operationen	140–170	250–300
Bedrohlicher Stress	Schwere Verbrennung, schnelle Rehabilitation nach Unterernährung	170–200	300–400

Klinische Untersuchung

- Die gründliche klinische Untersuchung umfasst auch die **Anthropometrie** mit Messung mindestens von Körpergewicht, Körperlänge und im frühen Kindesalter auch des Kopfumfangs. Durch Eintrag in Perzentilenkurven zeigen sich Veränderungen der Gewichtsentwicklung und der Wachstumsgeschwindigkeit. Die Körperzusammensetzung kann im Klinkalltag mithilfe der Bestimmung des Oberarmumfanges und der Hautfaltendicke (Trizeps, Bizeps, subskapulär, suprailiakal) näherungsweise eingeschätzt werden. Gezielt auf **Zeichen der Mangel- und Fehlernährung** (z.B. Haut, Haare, Nägel, Zahnstatus?) achten.

Technische Untersuchungen

- Laboruntersuchungen (gezielt anwenden!):
  - Blutbild, Urinstatus;
  - Serum: Gesamteiweiß, Albumin, Eisen, Ferritin, Transferrinsättigung, Blutzucker (nüchtern), Harnstoff, Aminosäuren, Triglyzeride, Cholesterin, Vitamin E, 25-OH-Vitamin D3, β-Carotin, Gerinnnung;
  - Stuhluntersuchungen (Fett, reduzierende Substanzen, Pankreas-spezifische Elastase, α1-Antitrypsin, Blut);
  - Aminosäuren, organische Säuren im Urin.
- Radiologische Bestimmung des Skelettalters,
- Indirekte Kalorimetrie.

19.A.3 Differenzialdiagnosen

Eine undifferenzierte Therapie, etwa durch eine allgemeine Diätempfehlung oder die Verordnung von „Stärkungsmitteln" und Supplementen, wird der Vielfalt der Ursachen einer kindlichen Gedeihstörung nicht gerecht und kann betroffenen Kindern sowohl durch unnötige Therapiemaßnahmen als auch durch eine Verzögerung der richtigen Diagnose und effektiven Therapie erheblichen Schaden zufügen. Beispielsweise ist die Empfehlung einer hochkalorisch angereicherten Kost unsinnig, wenn eine Malabsorption durch eine Zöliakie oder eine Nahrungsmittelallergie zugrunde liegt und diese Grundkrankheit nicht diagnostiziert und behandelt wird. Andererseits ist die Empfehlung einer glutenfreien, zuckerfreien oder allgemein allergenarmen Kost nicht zu rechtfertigen und führt zu unverantwortbarer Schädigung des Kindes durch unnötige Diätrestriktion, wenn die Diagnose einer individuellen Unverträglichkeit nicht zweifelsfrei gesichert ist. Die Einführung einer glu-

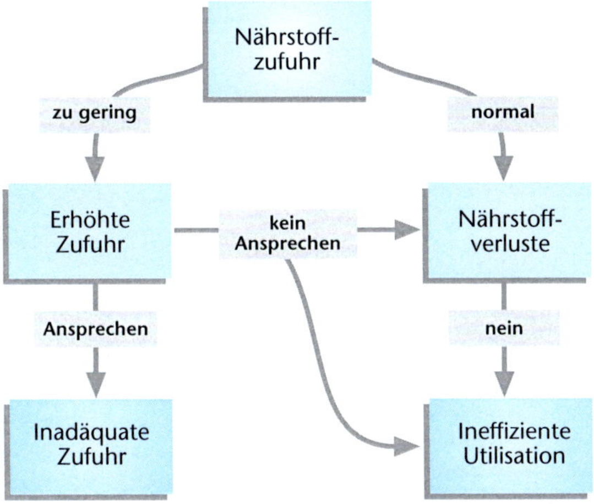

Abb.19.A-2: Differenzialdiagnostisches Vorgehen bei der Einschätzung von Kindern mit Untergewicht (nach[7])

tenfreien Diät vor Durchführung einer Schleimhautbiopsie kann sogar die diagnostische Sicherung einer Zöliakie für längere Zeit unmöglich machen. Entscheidend ist deshalb eine **sorgfältige Differenzialdiagnose.** Die Diagnosesicherung ist Voraussetzung für eine gezielte und effektive Therapie mit einem günstigen Verhältnis zwischen Nutzen und Belastung für das Kind (☞ Abb. 19.A-2).

Die möglichen Differenzialdiagnosen umfassen die gesamte Breite der klinischen Pädiatrie und können hier aus Platzgründen nicht eingehend dargestellt werden.

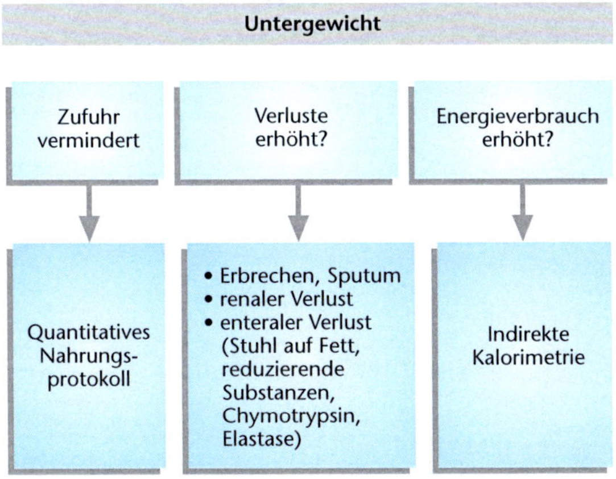

Abb. 19.A-3: Schematische Darstellung der einzeln oder in Kombination vorliegenden unterschiedlichen Kausalfaktoren bei der Entwicklung einer kindlichen Gedeihstörung (nach[7])

Grundsätzlich ist bei der Differenzialdiagnose einer Gedeihstörung zu prüfen, ob als mögliche Ursache eine **verminderte Nahrungszufuhr, erhöhte Nährstoffverluste** oder ein **erhöhter Energieverbrauch** einzeln oder in Kombination vorliegen (☞ Abb. 19.A-3). In Tab. 19.A-4 sind einige wichtige mögliche Ursachen aufgeführt.

19.A.4 Therapie

Eine ernste Gedeihstörung mit Untergewicht vermindert bei Kindern die Entwicklungschancen und die Lebensqualität, bei chronisch kranken Kindern und Jugendlichen beeinträchtigt sie deutlich die Krankheitsprognose. Deshalb darf die Entwicklung einer kindlichen Malnutrition nicht schicksalhaft hingenommen werden.

Prävention bei disponierenden Grunderkrankungen

Eine erst einmal eingetretene Malnutrition ist nur sehr schwer rückgängig zu machen. Deshalb ist bei Erkrankungen mit hohem Risiko für Gedeihstörung und Malnutrition (z.B. chronische Malabsorption, Kurzdarmsyndrom, zystische Fibrose) bereits bei Diagnosestellung eine Ernährungsberatung und ggf. auch Ernährungsmodifikationen zur Prävention einer Unterversorgung durchzuführen. Die Ernährungsberatung wird wiederholt eingesetzt und zielt auf eine bedarfsadaptierte Nährstoffzufuhr.

Wichtige Grundsätze:

- Bei Patienten mit erhöhtem Energiebedarf wird zunächst eine **hohe Energiezufuhr mit häuslichen Mitteln** angestrebt. Die Kost sollte dem Kind gut schmecken und attraktiv angeboten werden.
- Bei bestehendem Risiko für Untergewicht ist ein **hoher Fettanteil von etwa 40 % in der Nahrung** der zugeführten Energie erwünscht.
- **Unnötige diätetische Einschränkungen sind zu vermeiden,** denn jede Form von Diät erhöht das Risiko für eine psychogene Essstörung!
- Die Mahlzeiten sollen gemeinsam im Kreis der Familie in positiv gestimmter Atmosphäre eingenommen werden. Eine Sonderbehandlung des kranken Kindes gegenüber seinen Geschwistern sowie ständiges Ermahnen zum Essen sind kontraproduktiv.

Auch bei Kindern mit Malnutritionsrisiko besteht der Grundsatz: so weit möglich Normalkost vor Diät!

Tab. 19.A-4: Differenzialdiagnosen bei Gedeihstörung

Ursache		Differenzialdiagnose
Verminderte Nährstoffzufuhr (erhoben z. B. durch quantitatives Nahrungsprotokoll)	**Säuglinge und Kleinkinder**	• Inadäquate Milchmenge (Hunger an der Brust); • Deprivation, Vernachlässigung, Misshandlung; • Fehlernährung bei „alternativer" Ernährung, Eliminations-Diät oder falscher Zubereitung (Verdünnung) der Nahrung, Armut; • Iatrogene Fehlernährung durch ärztliche Verordnung restriktiver/unausgewogener Diätformen; • Neurologische oder neuromuskuläre Erkrankung, Schluckstörung bei Dysfunktion im Oropharynx; • Kardial bedingte Malnutrition; • Inappetenz bei chronischer Lebererkrankung; • Hydronephrose, HWI, Niereninsuffizienz; • Refluxösophagitis; • Kuhmilcheiweißallergie; • Zöliakie; • Stoffwechselerkrankung; • Angeborenes Syndrom, z. B. Alkoholembryopathie, Silver-Russel-Syndrom, Williams-Beuren-Syndrom.
	Ältere Kinder	• Inappetenz bei chronischer Entzündung, z. B. M. Crohn, Colitis ulcerosa; • Achalasie; • Gastritis, Duodenitis; • Affektionen der Gallenwege oder Leber; • Anorexia nervosa; • Zerebrale Ursache (Tumor, Hirndruck).
Erhöhte Verluste	**Renale Verluste**	• Diabetes mellitus; • Renale Tubulopathie (Fanconi-Syndrom, distale oder proximale tubuläre Azidose).
	Verluste durch Spucken und Erbrechen	• Primäre gastroösophageale Refluxkrankheit; • Pylorushypertrophie oder andere Motilitätsstörung; • Adrenogenitales Syndrom mit Salzverlust; • Stoffwechselerkrankung; • Kuhmilcheiweißallergie; • Malrotation, Darmstenose, intermittierender Volvulus; • Zerebrale Ursache (Tumor, Hydrozephalus mit Hirndruck, subdurale Hämatome).
	Enterale Verluste (Leitsymptom: chronische Durchfälle)	• Zystische Fibrose; • Shwachman-Syndrom; • Enterokinasemangel; • Gallensäuren-Malabsorption; • Primärer oder sekundärer Laktasemangel; • Saccharase-Isomaltase-Mangel; • Glukose-Malabsorption; • Chloriddiarrhö, Natriumdiarrhö; • Acrodermatitis enteropathica, sekundärer Zinkmangel; • Allergische Enterokolitis (Kuhmilcheiweiß, Sojaeiweiß, Muttermilch); • Mikrovillusatrophie; • Zöliakie; • Chronisch entzündliche Darmerkrankung (M. Crohn, Colitis ulcerosa); • Lambliasis; • Primäre oder sekundäre Lymphangiektasie; • Abetalipoproteinämie; • Chylomikronenretentions-Krankheit; • Angeborener oder erworbener Immundefekt; • Lysinurische Proteinintoleranz.

Ursache	Differenzialdiagnose
Erhöhter Energieverbrauch	• Pulmonologische Erkrankung (z. B. CF, interstitielle Erkrankung, Tuberkulose); • Herzerkrankung; • Hyperthyreose; • Chronische Infektion; • Atmungskettendefekt; • Tumorerkrankung; • Hyperkinese; • Leberinsuffizienz.

Kalorische Anreicherung

Wenn mit einer energiereichen Normalkost keine normale Gewichtsentwicklung zu erzielen ist und eine anderweitige Therapie (z. B. Reduktion von Energieverbrauch durch Therapie chronischer Infektionen, Reduktion von enteralen Verlusten durch Therapie der Malabsorption) nicht in Frage kommt, wird die häusliche Nahrung gezielt kalorisch angereichert:

- **Bei Säuglingen:** z. B. Zugabe von Öl, Maltodextrin oder Stärke zur Säuglingsnahrung oder den Mahlzeiten zur Erhöhung der Energiedichte,
- **Ab dem Kleinkindesalter** auch Sahne, Streichfette wie Margarine oder Butter, selbst hergestellte Milch-Shakes, Eis mit Sahne, Schoko- und Müsliriegel, Mandel- oder Nussmus, Kartoffelchips und andere energiereiche Happen. Zur Erhöhung der Energiedichte können den Speisen auch Kombinationen von Maltodextrin und Fett (z. B. Bical®, Duocal®) oder Fettemulsionen (z. B. Calogen®) zugegeben werden. Zusätzlich können kommerzielle Trinknahrungen zur erhöhten Kalorienzufuhr eingesetzt werden (für Kinder z. B. Frebini®, Nutrini®).

Sondenernährung

Wenn die orale Ernährung allein nicht ausreichend oder ganz unmöglich ist, wird eine Sondenernährung erforderlich. Weiche Polyurethan- und Silikonkautschuksonden werden von Kindern meist gut toleriert und können ggf. über Wochen und Monate liegen bleiben. Bei gastraler Platzierung kann die Lage auskultatorisch nach Eingabe von Luft oder durch Aspiration von Magensaft mit pH-Kontrolle überprüft werden. Die transpylorische Platzierung ist schwieriger und gelingt oft nur mit Mandrin unter Durchleuchtung oder endoskopisch. Die Sondenlage kann zuverlässig nur radiologisch kontrolliert werden. Die kontinuierliche Applikation ist mit für Kinder geeigneten Ernährungspumpen durchzuführen, um eine gleichmäßige und mengengesteuerte Nahrungszufuhr zu gewährleisten. Die Auswahl und Dosierung der Sondennahrung erfolgt entsprechend dem Krankheitsbild und dem individuellen Bedarf des einzelnen Patienten.

Bei Notwendigkeit zur langfristigen Sondenernährung, bei Unverträglichkeit der nasogastrischen Sonde und bei psychischer Belastung durch die sichtbare Sonde kann eine **perkutane endoskopisch gelegte Gastrostomie (PEG)** indiziert sein. Mit einer liegenden PEG können die Patienten duschen, baden und schwimmen. Ernsthafte Komplikationen bei und nach der Anlage der PEG im Kindesalter treten bei etwa 10–20 % auf, wie z. B. von der Eintrittsstelle ausgehende Infektionen, Bildung von Granulationsgewebe, Blutungen, Sondenleckagen, -dislokationen oder -obstruktionen.

Parenterale Ernährung

Wenn eine dem Bedarf entsprechende Nährstoffzufuhr auf enteralem Wege über einen längeren Zeitraum nicht realisiert werden kann, wird eine parenterale Ernährung erforderlich. Bevor eine parenterale Ernährung begonnen wird, sollte stets gründlich geprüft werden, ob nicht eine ausreichende enterale Nährstoffzufuhr realisiert werden kann.

> In der Regel ist bei gut ernährten, stabilen Kindern eine parenterale Ernährung notwendig, wenn zu erwarten ist, dass die enterale Zufuhr über mindestens fünf Tage nicht mehr als 50 % des Energie- und Nährstoffbedarfs deckt. Noch frühzeitiger indiziert ist eine ggf. auch ergänzende parenterale Ernährung bei Kindern mit Untergewicht oder geringen körpereigenen Reserven (z. B. dystrophe Säuglinge, Frühgeborene).

Die intravenöse Nährstoffzufuhr kann als ergänzende oder **partielle parenterale Ernährung** eine zwar vorhandene, aber insgesamt unzureichende enterale Nährstoffzufuhr komplementieren. Dagegen kann die **totale parenterale Ernährung** eine ausschließliche oder überwiegend intravenöse Nährstoffzufuhr gewährleisten, z.B. nach operativen Eingriffen im Abdominalraum oder bei akuten bzw. chronischen Darmerkrankungen mit gestörter Nahrungstoleranz oder schwerer Malassimilation. Allerdings soll auch bei der totalen parenteralen Ernährung soweit wie möglich die Realisierung einer minimalen enteralen Nahrungszufuhr angestrebt werden. Auch wenn eine solche ergänzende minimale enterale Ernährung keinen nennenswerten Beitrag zur Deckung des Substratbedarfs leistet, kann sie das Risiko potenzieller Komplikationen wie einer Mukosaatrophie oder der Entwicklung einer Cholestase vermindern. Bei chronisch kranken Kindern und Jugendlichen kann eine nächtliche heimparenterale Ernährung unter häuslichen Bedingungen eine weitgehend normale Lebensführung ermöglichen.

Literatur

1 Koletzko S, Koletzko B, Gedeihstörung und Untergewicht. In: Differentialdiagnose Pädiatrie. Michalk D, Schönau E (Hrsg.), Urban & Schwarzenberg, München, 1999, 23–29
2 Koletzko B, Koletzko S, Grundlagen der Ernährung bei cystischer Fibrose. In: Mukoviszidose. Reinhardt D, Götz M, Kraemer R, Schöni M (Hrsg.), Springer, Berlin 2001, 471–485
3 Koletzko B, Mangelernährung im Kindes- und Jugendalter. In: Ernährungsmedizin. Schauder P, Ollenschläger G (Hrsg.), 2. Auflage, Urban & Fischer München, 2003, 443–454
4 Koletzko B, Parenterale Ernährung. In: Therapie der Krankheiten im Kindes- und Jugendalter. Reinhardt D (Hrsg.), Springer, Berlin 7. Auflage, 2004, 1928–1939
5 Steinkamp G, Demmelmair H, Rühl-Bagheri I, von der Hardt H, Koletzko B, Energy supplements rich in linoleic acid improve body weight and essential fatty acid status of cystic fibrosis patients, J. Pediatr. Gastroenterol. Nutr. 31 (2000), 418–423

19.B Gedeihstörung/Dystrophie

19.B.1 Komplementäre Therapie

Christoph Tautz, Karin Michael

Jede Form einer Gedeihstörung setzt vor einem komplementären Therapieansatz die Klärung und entsprechende Berücksichtigung von Diagnose und Differenzialdiagnose voraus. Auf dem Hintergrund dieser Ergebnisse entscheiden eine Reihe weiterer Faktoren wie Konstitution, Neigung zu Unruhe oder Nervosität sowie andere Symptome wie Hauttyp, Wachstumsverzögerung, Infektanfälligkeit u.a. über die Wahl eines bestimmten Medikamentes oder eine Anwendung. So können hier nur einige Möglichkeiten, die oft auch in Ergänzung der konventionellen Maßnahmen durchzuführen sind, beispielhaft vorgestellt werden:

- **Gedeihstörung und nervöser Habitus:**
  - z.B. Bryophyllum Argento cultum Rh D3 Dil.: 3 mal tgl. 5–10 Tr.
  - Chamomilla comp. Supp.: 1–3 mal tgl. 1 Supp.
  - Baucheinreibungen oder warme Ölkompresse mit Malvenöl oder Rosa e floribus 10 % Oleum, 2–3 mal tgl.
- **Gedeihstörung und Neigung zu Bauchkoliken:**
  - z.B. Chamomilla Cupro culta, Radix Rh D3 Dil.: 3 mal tgl. 5–10 Tr. oder
  - Nicotiana comp. Glob.: 3–4 mal tgl. 5 Glob.
  - Bauchreibung mit Cuprum met. praep. 0,4 % Oleum, 2–3 mal tgl.
- **Gedeihstörung mit Beeinträchtigung der intestinalen Nährstoffaufnahme:**
  - z.B. Fragaria vesca D3 Dil.: 3 mal tgl. 5–10 Tr.
  - Cichorium e planta tota D3 Glob.: 3–4 mal tgl. 5 Glob.
  - Baucheinreibung oder alternativ warme Ölkompresse mit Solum uliginosum comp. Oleum, 2–3 mal tgl.
- **Gedeihstörung bei funktioneller Leberschwäche (Neigung zu Fettstühlen, Meteorismus):**
  - z.B. Cichorium e planta tota D3 Glob.: 3–4 mal tgl. 5 Glob.
  - Chelidonium e planta tota D3 Glob.: 3–4 mal tgl. 5 Glob.
  - Warmer Leberwickel (☞ 45.1) mit Achillea millefolium Tee mittags.
- **Gedeihstörung mit Wachstumsverzögerung:**
  - beispielsweise Argentit D6 Trit.: 3 mal tgl. 1 Msp. oder
  - Antimonit D8 Dil.: 3 mal tgl. 3–5 Tr. oder
  - Aufbaukalk 1 (Fa. Weleda®): morgens 1 Msp.; Aufbaukalk 2: abends 1 Msp.

- **Gedeihstörung und Infektanfälligkeit:**
  - z. B. Cichorium e planta tota D3 Glob.: 3 – 4 mal tgl. 5 Glob.
  - Fußeinreibung mit Cuprum met. praep. 0,4 % Oleum, 1 mal tgl. abends,
- **Bei gleichzeitigem Erbrechen:** zusätzlich Nux vomica D4 Dil.: 3 – 6 mal tgl. 5 Tr.
- **Bei fast allen Formen der Gedeihstörung:** Rosen-Elixier: 3 mal tgl. 1 Teel.

Weitere entscheidende Maßnahmen:

- Pflege eines stabilen Rhythmus bezüglich Ernährung, Schlafen und Wachen, Ruhe und Aktivität;
- Nach Möglichkeit künstlerische Therapien, insbesondere Heileurythmie (☞ 44.2).

EBM

Zur komplementärmedizinischen Therapie bei Gedeihstörung/Dystrophie liegen keine publizierten Studien der EBM-Grade 1 oder 2 sowie keine Konsensusempfehlungen vor. Allgemeine Bewertung der einzelnen Therapieverfahren ☞ 44.2, 44.4, 45.1.

19.B.2 Integrativer Stufenplan

Komplementäre Maßnahmen können bei entsprechender Erfahrung parallel zur konventionellen Therapie angewandt werden (EBM gesicherte Daten zur Unbedenklichkeit und Wirksamkeit liegen nicht vor).

Literatur

1 Baker SB, Baker RD, Davis A, Pediatric Enteral Nutrition. Chapman & Hall, New York 1994

2 Böhles H, Ernährungsstörungen im Kindesalter. Wiss. Verlagsgesellschaft, Stuttgart 1991

3 Deutsche Gesellschaft für Ernährung, Österreichische Gesellschaft für Ernährung, Schweizerische Gesellschaft für Ernährungsforschung, Schweizerische Vereinigung für Ernährung, Referenzwerte für die Nährstoffzufuhr. Umschau Baus, Frankfurt/Main 2000

4 Ekvall SW (Hrsg.). Pediatric Nutrition in Chronic Diseases and Developmental Disorders. Prevention, Assessment, and Treatment. New York, Oxford University Press, 1993

5 Pelletier DL, Frongillo EA Jr, Habicht JP, Epidemiologic evidence for a potentiating effect of malnutrition on child mortality. Am. J. Public Health. 83/8 (1993), 1130 – 1133

6 Suskind RM, Lewinter-Suskind L, Textbook of Pediatric Nutrition. Raven Press, New York, 2. Auflage, 1993

20 Motorische Entwicklungsverzögerung

Oliver Maier (Konventioneller Teil)
Stefan Schmidt-Troschke (Komplementärer Teil)

20.1 Klinik/Einteilung/Ätiologie

Oliver Maier

Klinik

Eine motorische Entwicklungsverzögerung liegt vor, wenn Entwicklungsschritte des Kindes nicht in der als normal angesehenen Zeit erreicht werden. Als Orientierung gelten die so genannten Meilensteine oder Grenzsteine der motorischen Entwicklung (☞ Tab. 20-1), wobei die individuelle Variationsbreite und die verschiedenen Funktionsbereiche der Motorik berücksichtigt werden müssen. Mit den Meilensteinen wird ein Zeitpunkt angegeben, zu dem etwa 90 – 95 % der gesunden Kinder einer definierten Population eine bestimmte Fähigkeit erlernt haben. Häufig bestehen auch Defizite in Sprachentwicklung und Kognition.

Einteilung

Es ist hilfreich, sich zunächst an den motorischen Meilensteinen zu orientieren und Abweichungen als auffällig oder pathologisch zu beschreiben.
Man unterscheidet folgende Störungen:

- **Passagere Entwicklungsverzögerung:** häufiges Symptom im Säuglingsalter; Abgrenzung zum Pathologischen erfolgt durch Auftreten von Entwicklungsfortschritten in einer bestimmten Zeit; außer einer engmaschigen klinischen Kontrolle zunächst keine weitere Diagnostik und Therapie notwendig.
- **Umschriebene motorische Entwicklungsstörung (ICD 10: F82):** definiert als eine deutliche Beeinträchtigung der motorischen Koordination, ohne Nachweis einer zugrunde liegenden neurologischen oder psychiatrischen Erkrankung; Prävalenz liegt bei 4 – 6 %, wobei Jungen häufiger betroffen sind als Mädchen.
- **Varianten der motorischen Entwicklung:** Es sind verschiedene Varianten in der frühen lokomotorischen Entwicklung beschrieben, z. B. gibt es Kinder, die im Verlauf der Entwicklung zum Laufen nicht robben oder kriechen, sondern sich auf dem Hosenboden rutschend fortbewegen („shuffling"). Diese Kinder laufen häufig erst mit 18 – 20 Monaten frei (Übersicht bei Largo, 1993).
- Bei relevanten Abweichungen der motorischen Entwicklung muss außerdem auf klinische Symptome geachtet werden, die auf eine spezifische Ursache hinweisen.

Tab. 20-1: Meilensteine der motorischen Entwicklung nach Michaelis und Niemann 1999 (3)

Alter	Körpermotorik	Handmotorik
3 Mo.	Sicheres Kopfheben in Bauchlage	Zusammenführen von Händen und Finger über der Körpermittellinie
6 Mo.	Beim langsamen Hochziehen zum Sitzen werden die Arme gebeugt und der Kopf in der Rumpfebene gehalten.	Gegenstände werden von einer Hand in die andere transferiert, radial-palmares Greifen
9 Mo.	Sicheres freies Sitzen	Gegenstände werden in einer oder in beiden Händen gehalten und durch Tasten intensiv erkundet.
12 Mo.	Sicheres Stehen mit Festhalten an Möbel und Wänden	Vollständiger Pinzettengriff
15 Mo.	Gehen mit Festhalten	Zwei Klötzchen können nach Aufforderung aufeinandergesetzt werden.
18 Mo.	Freies Gehen mit sicherer Gleichgewichtskontrolle	Vom Kind gehaltene Gegenstände werden auf Verlangen hergegeben, in ein Gefäß hineingetan oder herausgeholt.
2 J.	Sicheres Rennen mit Umsteuern von Hindernissen	Buchseiten werden einzeln umgeblättert, Bonbons werden geschickt ausgewickelt.
3 J.	Beidbeiniges Abhüpfen von unterster Treppenstufe	Kleine Gegenstände werden präzise mit den vordersten Fingeranteilen ergriffen und an anderer Stelle wieder auf- oder eingesetzt.
4 J.	Koordiniertes Treten und Steuern eines Dreirades oder ähnlichen Fahrzeuges	Malstift wird korrekt zwischen den ersten 3 Fingern der Hand gehalten.
5 J.	Freihändiges Treppensteigen mit Beinwechsel	Kinderschere kann benutzt werden. Einfaches Basteln möglich. Vorlagen können unter Beachtung der Begrenzung sauber ausgemalt werden.

Wichtige Symptome

- **Muskuläre Hypotonie:** Der Muskeltonus der Extremitäten- und/oder Rumpfmuskulatur ist vermindert. Man unterscheidet periphere Muskelhypotonie (zusätzlich häufig Muskelschwäche, Muskelatrophien, abgeschwächte Muskeleigenreflexe) und zentrale Muskelhypotonie (in der Regel keine Muskelschwäche, Muskeleigenreflexe auslösbar, oft Beeinträchtigung der kognitiven Entwicklung);
- **Muskuläre Hypertonie:** Der Muskeltonus ist erhöht, erhöhter Streck- und/oder Beugetonus, eventuell Pyramidenbahnzeichen; bei gesteigerten Muskeleigenreflexen besteht Verdacht auf eine spastische Zerebralparese (☞ 36.4); Säuglinge zeigen oft auch passager eine muskuläre Hypertonie;
- **Ataxie:** Störung der Gleichgewichtserhaltung sowie der Aufeinanderfolge und Zielgerichtetheit von Bewegungen;
- **Dyskinesie:** Abweichung von Bewegungsabläufen vom normalen Muster; z.B. Dystonie, Chorea, Athetose;
- **Parese:** Schwäche der Muskulatur.

Ätiologie

Die Ätiologie der motorischen Entwicklungsverzögerung ist sehr vielfältig und heterogen. Bei einer passageren Entwicklungsverzögerung oder bei einer umschrieben motorischen Entwicklungsstörung lässt sich oft keine zugrunde liegende Ursache finden. Zu beachten sind auch Varianten der motorischen Entwicklung.

Deutliche motorische Störungen treten auf infolge angeborener Fehlbildungen, genetisch bedingter metabolischer oder degenerativer Syndrome sowie frühkindlich oder später erworbener Hirnschädigung. Hilfreich ist die ätiologische Einteilung nach klinischen Leitsymptomen.

Wichtige Ursachen klinischer Leitsymptome

- Motorische Entwicklungsverzögerung mit Hypotonie (Floppy-infant-Syndrom):
  - Mit Muskelschwäche: z.B. spinale Muskelatrophie (SMA), kongenitale myotone Dystrophie, kongenitale Strukturmyopathien, Muskeldystrophie, Neuropathie;
  - Ohne Muskelschwäche: z.B. ZNS-Erkrankungen (Hirnfehlbildungen, chromosomale Erkrankungen, Asphyxie, neurometabolische Erkrankungen), Erkrankungen des Binde- und Stützgewebes (Achondroplasie, Osteogenesis imperfecta, Ehlers-Danlos-Syndrom), metabolische, endokrinologische, alimentäre Erkrankungen (Rachitis, Zöliakie, Hypothyreose, Glykogenose Typ II), syndromale Erkrankungen (Prader-Willi-Syndrom);
- Motorische Entwicklungsverzögerung mit muskulärer Hypertonie: z.B. infantile Zerebralparese (☞ 36.4);
- Motorische Entwicklungsverzögerung mit Ataxie: z.B. Hirnanlagestörungen; genetische, metabolische, toxische Erkrankungen; Tumore im Kleinhirnbereich;
- Motorische Entwicklungsverzögerung mit Dyskinesie: z.B. Dopa-responsive Dystonie Typ Segawa, dyskinetische Zerebralparese, Chorea, Athetose, neurometabolische Erkrankungen.

20.2 Diagnostik

Basisdiagnostik

- Anamnese: Familienanamnese, kindliche und mütterliche Risikofaktoren, Entwicklungsverlauf (Meilensteine der motorischen Entwicklung);
- Klinische Untersuchung:
  - Pädiatrischer Status: Organpathologie, syndromale Stigmata;
  - Neurologischer Status: insbesondere Beurteilung von Muskelkraft, Tonus, Reflexen, Koordination; Hinweise auf zerebrale Störungen (Spastik, Dyskinesie), zerebelläre Störungen (Ataxie), spinale Störungen (Querschnittssyndrom), neuromuskuläre Störungen (periphere, schlaffe Lähmung).

Weiterführende Diagnostik

Die weiterführende Diagnostik sollte individuell an Anamnese und klinischen Befund angepasst werden.

Apparative Untersuchungen

Sonographie des Schädels beim Säugling, MRT-Schädel, Elektrophysiologie (EEG, Evozierte Potentiale, EMG, NLG), Sehtest, Hörtest.

> Immer auf Auffälligkeiten sensorischer Funktionen achten! Die Indikation für einen Hör- und Sehtest sollte großzügig gestellt werden.

Labordiagnostik

Aminosäuren, organische Säuren (Hinweis auf Stoffwechselerkrankung), CK (Hinweis auf Myopathie), TSH (Hinweis auf Hypo-/Hyperthyreose), Laktat, Pyruvat

(Hinweis auf Mitochondriopathie), überlangkettige Fettsäuren (Hinweis auf peroxisomale Erkrankungen), Transferrin-Elektrophorese (CDG-Syndrom).
Molekulargenetik: Bei bestimmten Fragestellungen sind molekulargenetische Untersuchungen indiziert (z. B. bei V.a. spinale Muskelatrophien, Muskeldystrophie Duchenne, Prader-Willi-Syndrom).

Motorik/Entwicklungstests
Zur Quantifizierung motorischer Funktionen haben sich standardisierte Tests etabliert. Gebräuchliche Tests sind z. B.:

- Motoskopische Untersuchung nach Touwen;
- Motorik-Test für 4 bis 6-Jährige (MOT 4–6);
- Körperkoordinationstest für Kinder von 5–15 Jahren (KTK 5–15);
- Zürcher Neuromotoriktest für 5- bis 13-jährige Kinder.

Allgemeine Entwicklungsprofile: z. B. Münchener Funktionelle Entwicklungsdiagnostik (1.–3. Lebensjahr), Kaufman-Assessment-Battery for Children (K-ABC).

20.3 Konventionelle Therapie

Kinder mit motorischer Bewegungsstörung sind eine sehr heterogene Gruppe, die Ätiologie und Pathogenese sind vielfältig und die Therapie muss deshalb individuell angepasst werden. Insbesondere ist die Therapie abhängig von Art und Ausmaß der motorischen Entwicklungsverzögerung, dem Alter, der Persönlichkeit, Kognition und Motivation des Kindes und der psychosozialen Situation der Familie. Bei einer relevanten motorischen Störung sollte individuell aufgrund von Anamnese und klinischer Untersuchung nach der zugrunde liegenden Ursache gesucht werden.
Die Therapie soll die Kinder in der Erwerbung und Erhaltung motorischer Fähigkeiten unterstützen. Wichtig dabei ist die enge Zusammenarbeit zwischen Kinderarzt, Neuropädiater, Orthopäden, Physiotherapeuten und Ergotherapeuten. Für komplexe motorische Störungen stehen Frühförderzentren und sozialpädiatrische Zentren zur Verfügung.
Milde Verläufe können zunächst klinisch, ohne spezifische Therapie engmaschig beobachtet werden. Häufig sind diese Auffälligkeiten nur passager und können kompensiert werden. Bei Persistenz der Störung und bei relevanter motorischer Störung sollte eine Therapie frühzeitig beginnen und individuell an das jeweilige Krankheitsbild und die Persönlichkeit des Kindes angepasst werden.
Zur Behandlung von motorischen Störungen stehen unterschiedliche Behandlungskonzepte zur Verfügung, deren Effekte allerdings nur zum Teil in kontrollierten Studien nachgewiesen wurden:

Physiotherapie
Es gibt verschiedene physiotherapeutische Verfahren, deren gemeinsames Ziel es ist, entwicklungshemmende frühkindlich fixierte Bewegungsmuster zu vermindern oder zu beseitigen und das Kind in seiner motorischen Entwicklung individuell zu fördern, die Körperwahrnehmung und die motorische Geschicklichkeit zu verbessern. Allgemein anerkannte Verfahren sind die Methoden auf neurophysiologischer Grundlage nach Bobath und nach Vojta (☞ 46.1).

Ergotherapie
Förderung von alltagsrelevanten Fertigkeiten, der motorischen Geschicklichkeit und Körperwahrnehmung, der feinmotorischen, graphomotorischen, visuomotorischen Fertigkeiten sowie von kognitiven Fähigkeiten; eine spezielle Form der Ergotherapie ist die sensorische Integrationstherapie nach J. Ayres (Integration von sensorischen Informationen auf Kleinhirn/Hirnstamm).

Mototherapie/Psychomotorik
Über eine „Bewegungserfahrung" soll die motorische Entwicklung verbessert werden. Ziel ist es, auch das emotionale und soziale Verhalten sowie das Selbstwertgefühl zu fördern und zu verbessern. Die Therapie erfolgt in der Regel in der Gruppe.

Orthopädische Therapie
Insbesondere bei Kindern mit Zerebralparese kommt es infolge der Bewegungseinschränkung zu Kontrakturen, Knochen- und Sehnenveränderungen, die eine orthopädische Behandlung notwendig machen. Hierzu gehören Hilfsmittel wie Stehbrett, Rollstuhl, Rollator, Orthesen oder auch operative Verfahren (z. B. Achillotenotomie bei spastischem Spitzfuß).

Medikamentöse Therapie
Ziel ist es, durch Medikamente den pathologisch erhöhten Muskeltonus zu reduzieren und somit das Erlernen einer effektiven Bewegungskoordination zu ermöglichen, z. B. Baclofen, Diazepam, Botulinumtoxin (☞ 36.4). Hauptindikation sind spastische Bewegungsstörungen.

20.4 Komplementäre Therapie

Stefan Schmidt-Troschke

Eltern von Kindern mit motorischen Entwicklungsverzögerungen entwickeln oft eine hohe Eigendynamik im Aufspüren neuer Methoden, die ihr Kind weiterbringen könnten. Im Umgang mit den Eltern ist deswegen eine große Sensibilität notwendig: Zunächst gilt es einen realistischen Erwartungshorizont aufzubauen, der die Eltern eher stärkt als entmutigt. Therapieziele sollten insbesondere **alltagsrelevante und nachhaltige Verbesserungen der individuellen Situation** des Kindes sein.

Eltern sollten in den therapeutischen Prozess aktiv einbezogen und ggf. geschult werden, Maßnahmen nicht nur selber durchzuführen, sondern in den kindlichen Alltag positiv zu integrieren. Untersuchungen durch Palmer et al. (1988) haben hier gezeigt, dass die positiven Effekte einer pädagogisch orientierten Anleitung der Eltern diejenigen einer direkten Physiotherapie bei motorisch behinderten Kinder deutlich übertreffen können.

Physikalische Therapie

- Physikalische Maßnahmen können rhythmische Massagen (☞ 45.2) und Öldispersionsbäder (☞ 45.3) z. B. mit Prunus spinosa beinhalten.
- Bereits im frühen Säuglingsalter können heileurythmische Übungen gemacht werden (☞ 44.2).

Homöopathie

Zur Therapie einer Spastik können beispielsweise zum Einsatz kommen:

- Cuprum met. D30: Dil. 2–3 mal Tr., abhängig vom Lebensalter,
- Lathyrus sativus D6: Dil. 3–4 mal Tr., abhängig vom Lebensalter.

Konduktive Förderung nach Petö

Wichtigstes Ziel der Behandlung nach Petö ist die soziale Eingliederung der betroffenen Patienten in den Kindergarten bzw. die Regelschule. Die Eigenaktivität der Kinder soll gestärkt werden. Dabei wird das Phänomen der Bewegung als zentrales Element der kindlichen Interaktion mit der Umwelt angesehen. Die Kinder sollen möglichst zeitnah zum Laufen gebracht werden. Zur Bewegung wird das Kind über Tätigkeiten angeregt, die ihrerseits aus sog. Operationen, Einzelbausteinen des Bewegungsaktes, bestehen. Der Kommunikations- bzw. Austauschprozess mit der Umwelt wird vermittelt durch sog. Konduktorinnen, die dem Kind gezielte soziale Unterstützung anbieten. Des weiteren werden die Kinder gezielt sprachlich angeregt. Die Integration der Eltern spielt eine eher untergeordnete Rolle. Die Förderung erfolgt in Gruppen, gemeinsam mit Kindern, die unter einem ähnlichen Störungsbild leiden. In einer deutschen (Weber u. Rochel, 1992) und einer englischen (Baerstrow et al., 1993) Untersuchung konnten deutliche und mit herkömmlichen physiotherapeutisch/ergotherapeutischen Maßnahmen vergleichbare Ergebnisse der konduktiven Förderung gezeigt werden. Allerdings zeigte die britische Studie, dass die vermehrte motorische Selbständigkeit durch eine stärkere Einschränkung der Mobilität im Hüftgelenk erkauft wurde (mit dem möglichen Risiko von Kontrakturen und Luxationen).

Hippotherapie

Die Förderung insbesondere von haltungsgestörten Kindern auf dem Pferd durch geschulte Krankengymnasten erscheint plausibel, auch wenn sich bisher kaum wissenschaftlich ermittelte Wirksamkeitsnachweise finden. Immer wieder wird vor allem über soziale Fortschritte speziell behandelter Kinder berichtet.

Manualtherapie/Osteopathie (☞ 46.3)

Therapeuten dieser Richtungen geben an, Erfolge insbesondere bei Säuglingen mit motorischen Entwicklungsverzögerungen vorzuweisen. Eine Vielzahl von Fallberichten bestätigt solche Berichte. Bisher liegen keine größeren vergleichenden Untersuchungen vor.

> **EBM** Zur komplementärmedizinischen Therapie bei motorischen Entwicklungsverzögerungen liegen keine publizierten Studien der EBM-Grade 1 oder 2 sowie keine Konsensusempfehlungen vor. Allgemeine Bewertung der einzelnen Therapieverfahren ☞ 44.2, 44.4, 45.2, 45.3, 46.1, 46.3.

20.5 Integrativer Stufenplan

Komplementäre Maßnahmen können bei entsprechender Erfahrung parallel zur konventionellen Therapie angewandt werden (EBM gesicherte Daten zur Unbedenklichkeit und Wirksamkeit liegen nicht vor).

Literatur

1 Aksu F, Neuropädiatrie, Diagnostik und Therapie neurologischer Erkrankungen. UNI-MED, Bremen 2002

2 Karch D, Motorische Koordinationsstörungen, Leitlinien Kinderheilkunde und Jugendmedizin. Urban & Fischer, München, 2001

3 Michaelis R, Niemann G, Entwicklungsneurologie und Neuropädiatrie. Georg Thieme, Stuttgart 1999

4 Steinhausen H-C, Entwicklungsstörungen im Kindes- und Jugendalter. Kohlhammer, Stuttgart 2001

5 Largo RH, Babyjahre. Die frühkindliche Entwicklung aus biologischer Sicht, Carlsen, Hamburg, 1993

6 Palmer FB, Shapiro BK, Wachtel RC, Allen MC, Hiller JE, Harryman SE, Mosherr BS, Meinert CL, Capute AJ (1988): The effects of physical therapy on cerebral palsy: a controlled trial in infants with spastic diplegie. New Engl J Med 318:803–808

7 Weber R, Rochel M: Konduktive Förderung für cerebral geschädigte Kinder. Bonn; Forschungsbereicht des Bundesministeriums für Arbeit und Sozialordnung Nr. 224, Sozialforschung 1992

8 Bairstow P, Cochrane R, Hur J: Evaluation of Conductive Education for Children with Cerebral Palsy. Final Report Part II. London; HMSO 1993

21 Appetitlosigkeit

Martin Wabitsch (Konventioneller Teil)
Christoph Tautz, Karin Michael (Komplementärer Teil)

21.1 Klinik/Ätiologie

Martin Wabitsch

Appetitlosigkeit kann ein Symptom einer organischen Erkrankung sein. Mütter von Kleinkindern und Schulkindern mit Gedeihstörung berichten häufig über Appetitlosigkeit ihrer Kinder. Bei Kindern mit so genannter konstitutioneller Entwicklungsverzögerung (☞ 19, 20) wird ebenfalls oft über Appetitmangel berichtet. Appetitlosigkeit kann auch ohne fassbare somatische Ursache im Zusammenhang mit psychischer Belastung und Interaktionsschwierigkeiten mit der Mutter auftreten sowie zusammen mit anderen Verhaltensauffälligkeiten.

Appetitstörungen sind häufig, bis zu 20 % der Schulanfänger klagen darüber. Interessanterweise tritt dieses Symptom auch bei Kindern mit Übergewicht auf: Diese haben oft morgens keinen Appetit und frühstücken nicht. Aufgrund von Nahrungszufuhr zwischendurch und wegen mangelnder körperlicher Bewegung haben diese Kinder oft zu den Hauptmahlzeiten ebenfalls keinen Appetit.

Unter Appetitlosigkeit wird meistens ein **Mangel an Hunger** verstanden. Appetitmangel kann auch in Form von **Ablehnung bestimmter Speisen** auftreten wegen kultureller Gegebenheiten oder aufgrund von Mangel an Schmackhaftigkeit (abhängig von Geruch, Geschmack, Konsistenz, Temperatur, Zubereitung, Darbietungsform).

Im lateralen Hypothalamus wurde klassischerweise das „Hungerzentrum“ und im ventromedialen Teil das „Sättigungszentrum“ lokalisiert. Heute weiß man, dass Appetit und Appetitlosigkeit im Sinne von Hunger und Sättigung in definierten funktionellen Einheiten reguliert werden: eine Aktivierung des Leptin-NPY-AGRP-Neurons führt zur Stimulation des Appetits und eine Aktivierung des Leptin-POMC-Neurons zur Sättigung bzw. zum Appetitmangel. Die Hemmung der jeweiligen Neurone führt jeweils zur gegenteiligen Wirkung.

Organische Erkrankungen, die zur Produktion von Botenstoffen führen, die mit diesen funktionellen Einheiten interagieren, können Appetitmangel hervorrufen (z.B. Kachexine bei Tumorerkrankungen und bei Infektionskrankheiten). Ebenso können hirnorganische Leiden und Erkrankungen des Magen-Darm-Trakts, der Leber, des Pankreas und der Nieren zu Appetitmangel führen. Dabei ist die Kette der Signalübertragungen zu den zentralen Zentren nicht vollständig aufgeklärt. Appetitmangel ist eine mögliche Nebenwirkung von zahlreichen Medikamenten.

Der bei Gedeihstörung unklarer Ursache und bei konstitutioneller Entwicklungsstörung beobachtete Appetitmangel ist ätiologisch nicht geklärt.

Bei entsprechender biologischer Veranlagung kann es auch zu einem **psychogen ausgelösten Appetitmangel** kommen. Auslöser hierfür sind u.a. Liebesentzug, fehlende Zuwendung, Überbewertung des Essens im Tagesablauf. Verweigerung der Nahrungszufuhr kann auch bei Interaktionsproblemen, z.B. gegenüber der Mutter als Protestreaktion verwendet werden.

21.2 Diagnostik

Diese sollte sich nach der Anamnese richten. Auf jeden Fall eine gründliche körperliche Untersuchung durchführen. Das weitere diagnostische Vorgehen richtet sich nach der aus der Anamnese und dem Untersuchungsbefund erhobenen Verdachtsdiagnose (☞ 21.3).

Ist keine organische Erkrankung diagnostizierbar, sollte nach einer psychogen ausgelösten Ursache gesucht werden. Hierbei kann ein in kindlichen Essstörungen erfahrener Psychologe hinzugezogen werden.

Wichtig bei der Diagnostik ist die Bewertung des Ausmaßes an Appetitmangel: Eine nicht dem Alter entsprechende Gewichtszunahme bzw. eine Gewichtsabnahme spricht für ein ernst zu nehmendes Symptom.

21.3 Differenzialdiagnosen

Organische Erkrankungen

- Akute und chronische Infektionskrankheiten
- Maligne Tumorerkrankungen (insbesondere Hirntumoren)
- Magen-Darm-Erkrankungen
- Abdomineller Tumor
- Niereninsuffizienz

- Hepatitis und Leberinsuffizienz
- Hirnorganische Erkrankungen

Psychiatrische Erkrankungen
- Anorexia nervosa
- Depression

21.4 Konventionelle Therapie

Die Therapie des Symptoms Appetitlosigkeit besteht in der Therapie der ursächlichen organischen Erkrankungen.

Allgemeine Maßnahmen
(nach Ausschluss einer organischen Ursache)
- Steigerung der körperlichen Bewegung an der frischen Luft,
- Überprüfen und ggf. Ändern des täglichen Nahrungsangebots,
- Nahrungszufuhr während gemeinsamer Mahlzeiten in der Familie, ggf. Reduktion der Süßigkeiten zwischendurch,
- Besprechung des Tagesablaufs mit der Mutter/Vater mit dem Ziel: mehr Freiheiten für das Kind bei der Auswahl der Nahrungsmittel zu den Hauptmahlzeiten und bei der Auswahl der Freizeitbeschäftigung, jedoch Reduktion der Süßigkeiten und Steigerung der körperlichen Bewegung.

! Cave: Das Arbeiten mit einem Ernährungsplan und andere strenge Kontrollen führen beim psychogenreaktiven Appetitmangel eher zu einer Verstärkung der Symptome.

Spezielle Maßnahmen
Diese sollten nach Ausschluss einer organischen Ursache und bei großem Leidensdruck durch einen auf dem Gebiet der kindlichen Essstörungen erfahrenen Psychologen durchgeführt werden.

21.5 Komplementäre Therapie

Christoph Tautz, Karin Michael

Vor Einsetzen einer komplementären Therapie sind in jedem Fall Diagnose und Differenzialdiagnose (☞ 21.2 und 21.3), sowohl was organische Erkrankungen als auch was psychische Faktoren anbelangt, zu berücksichtigen.

Allgemeine Maßnahmen
Wie bei den Gedeihstörungen (☞ 19) ist auch bei Appetitlosigkeit auf einen gesunden Lebensrhythmus sowie ausreichende Bewegung, bevorzugt am Meer oder im Mittel- bis Hochgebirge zu achten.
Ein Drittel bis die Hälfte aller Kinder mit einem Appetitmangel zeigt Verhaltensauffälligkeiten, die auf Unsicherheit und Orientierungsmangel der Bezugspersonen zurück zu führen sind. Oft sind ruhiges und entschiedenes, nonverbales Handeln sowie klare und erlebbare Regeln schon ausreichend um die Situation zu verbessern. In jedem Fall kann bei nicht ausschließlich organisch bedingten Störungen ein in der Kinder- und Jugendpsychologie erfahrener Psychologe hinzugezogen werden.

Medikamentöse Therapie
Viele der hier angegebenen Heilmittel entsprechen den als Hausmittel bekannten Bittermitteln:
- Handelt es sich lediglich um funktionelle Magen-Darm-Störungen mit wechselnder Darmträgheit oder beschleunigter Peristaltik, kommt beispielsweise zur Anwendung: Digestodoron®: 1–3 mal tgl. 5–10 Tr. oder 1–3 mal tgl. 1 Tbl.;
- Bei Leber oder Pankreas bedingter Schwäche der Fettverdauung, bzw. Völlegefühl z. B.:
  - Gentiana lutea Rh 5 % Dil.: 3 mal tgl. 3–7 Tr. vor dem Essen oder
  - Gentiana comp. Glob.: 2–5 Glob. vor dem Essen,
  - Bitter-Elixier®: 3 mal tgl. 1 TL vor dem Essen,
  - Chelidonium D3 Dil.: 3 mal tgl. 5–10 Tr.;
- Zur Anregung der Leberfunktion:
  - Hepatodoron®: 3 mal tgl. 1–2 Tbl.,
  - Zur Unterstützung: Leberwickel, feucht-warm mit Achillea millefolium Schafgarben-Tee mittags (☞ 45.1);
- Bei beginnender Dystrophie: Vitis comp. Tbl.: 3 mal tgl. 1–2 Tbl.;
- Bei Appetitlosigkeit in Verbindung mit entzündlichen Haut- bzw. Schleimhautveränderungen mit oder ohne adenoide Vegetationen:
  - Cichorium Planta tota Rh D3 Dil.: 3 mal tgl. 5–10 Tr.,
  - Cichorium e planta tota 5 %: 3 mal tgl. 5–10 Glob.,
  - Prunuseisen Glob.: 3 mal tgl. 5–10 Glob.

EBM Zur komplementärmedizinischen Therapie bei Appetitlosigkeit liegen keine publizierten Studien der EBM-Grade 1 oder 2 sowie keine Konsensusempfehlungen vor. Allgemeine Bewertung der einzelnen Therapieverfahren ☞ 44.4, 45.1.

21.6 Integrativer Stufenplan

Stufe	Klinik	Konventionelle Therapie (☞ 21.4)	Komplementäre Therapie (☞ 21.5)	EBM-Bewert. kompl. Therapie
1	Nach Ausschluss organischer Ursachen	Allgem. Maßnahmen wie z. B. rhythm. Nahrungsaufnahme, ausreichend Bewegung, pädagogische Führung	–	–
2	Bei anhaltender Appetitlosigkeit trotz allgemeiner Maßnahmen	Psychologische Betreuung	Digestodoron	5
			Hepatodoron	5
			Gentiana comp.	5

21.7 Prognose

Folgestörungen wie Mangelernährung, Wachstumsstörungen und erheblicher Gewichtsverlust treten im Rahmen von psychogen-reaktivem Appetitmangel sehr selten auf. Appetitstörungen im frühen Kindesalter münden in der Regel nicht in eine Anorexia nervosa.

22 Übergewicht

Martin Wabitsch (Konventioneller Teil)
Karin Michael, Christoph Tautz (Komplementärer Teil)

22.1 Klinik/Einteilung/Ätiologie

Martin Wabitsch

Bezogen auf deutsche Referenzwerte für den body mass index, die heute die bestmögliche Bezugsgröße für eine risikobezogene Definition von Übergewicht und Adipositas darstellen,[1] liegt bei jedem 5.–6. Schulkind Übergewicht vor. Von Adipositas sind bis zu 7 % der 5- bis 6-Jährigen und bis zu 8 % der 13- bis 15-Jährigen betroffen.
Das Körpergewicht von Kindern und Jugendlichen war bezogen auf die Körperlänge in der Vergangenheit über viele Jahrzehnte eine konstante Größe. In den letzten 20 Jahren wird eine kontinuierliche Zunahme des mittleren Körpergewichts und vor allem des höheren Körpergewichts einer bestimmten Alters- oder Körperlängenklasse beobachtet. Bezogen auf Referenzwerte aus den 70er Jahren sind daher heute in manchen Gegenden Deutschlands bis zu 25 % der Kinder und Jugendlichen als übergewichtig einzustufen.

Definition von Übergewicht

Entsprechend der Leitlinien der Deutschen Gesellschaft für Kinderheilkunde und Jugendmedizin (DGKJ) wird Übergewicht und Adipositas anhand des body mass index (BMI, Körper-Massen-Index) definiert (☞ 22.2):

- BMI > 90 Perzentile = Übergewicht,
- BMI > 97 Perzentile = Adipositas.[2]

In Anlehnung an die Definitionen im Erwachsenenalter wird die extreme Adipositas bei Kindern und Jugendlichen mit einem BMI oberhalb der 99,5 Perzentile definiert.

Ätiologie

Das Körpergewicht wird beeinflusst durch die **Bewegungs- und Ernährungsgewohnheiten** des Individuums und durch eine nicht genau quantifizierbare **biologische bzw. genetische Veranlagung**. Die Bewegungs- und Ernährungsgewohnheiten des Individuums werden nachhaltig durch die Umwelt und die gesellschaftlichen Besonderheiten bestimmt, in der das Individuum lebt. Hier hat sich mit fortschreitender Modernisierung viel geändert: Zunehmende körperliche Inaktivität ist u.a. das Ergebnis von längerem Fernsehen und Computerspielen sowie der stärkeren Motorisierung. Bei vielen Kindern und deren Familien hat sich die Ernährung und das Ernährungsverhalten geändert, da heute ein nahezu unbegrenztes Angebot an geschmacklich attraktiven, aber energiedichten Nahrungsmitteln vorhanden ist und Fertigprodukte verwendet werden, deren Zusammensetzung nicht mehr kontrolliert werden kann.

Faktoren, die das Auftreten von Übergewicht begünstigen

- **Psychosozial:** Niedrige soziale Schicht, familiäre Deprivation, Einzelkind, allein erziehender Elternteil;
- **Nutritiv:** Fettreiche und kaloriendichte Nahrung, Fastfood und Fertigprodukte in der täglichen Ernährung, zuckerhaltige Getränke.
- **Verhalten:** Wenig körperliche Bewegung (z. B. durch exzessives Fernsehen und Computerspiel).

Die **Regulation des Energiegleichgewichts** (Energiehomöostase) des Körpers erfolgt in einem komplexen Netzwerk, in dem Signale von peripheren und zentralen Botenstoffen zusammenspielen. Die zentrale Regulation der Energiehomöostase findet u.a. im Hypothalamus statt. Entsprechend können Erkrankungen, die mit einer Störung der hypothalamischen Funktion einhergehen (z. B. Kraniopharyngiom, Enzephalitis) zu einer Störung der Körpergewichtsregulation führen. Faktoren, die bei der Regulation von Hunger und Sättigung und damit der Kontrolle der Energiezufuhr von Bedeutung sind und die bei der Regulation des Energieverbrauchs (Grundumsatz, körperliche Aktivität, Substratoxidation und nahrungsinduzierte Thermogenese) eine Rolle spielen, werden zurzeit intensiv untersucht. Das Neuropeptid-Y (NPY) ist ein potenter zentral wirksamer Appetitstimulator. Dopamin und Serotonin wirken appetithemmend. Kürzlich konnte gezeigt werden, dass das Sättigungsempfinden auch über den Melanokortin-4-Rezeptor (MC4R) vermittelt wird. Bei 1–3 % der Kinder und Jugendlichen mit extremer Adipositas konnte eine Mutation im MC4-Rezeptor nachgewiesen werden.
Entsprechend den Grundsätzen der Thermodynamik und deren Anwendung für biologische Systeme kann Übergewicht, definiert als pathologische Vergrößerung

der Energiespeicher des Körpers, nur dann entstehen, wenn während eines bestimmten Zeitraums die Energieaufnahme größer ist als der Energieverbrauch. Die Energiehomöostase des Körpers wird in einem präzise gesteuerten Regelkreis kontrolliert und ist willentlich nur begrenzt beeinflussbar und nur in dem Maße, wie ein Individuum in der Lage ist, seine Energiezufuhr und seine Energieabgabe in Form von körperlicher Bewegung selbst zu kontrollieren. Die Entwicklung von Übergewicht ist möglich, wenn Störfaktoren der Energiehomöostase keine adäquate Antwort in den regulierenden Systemen finden. Dabei sind kleinste Energieüberschüsse pro Tag ausreichend, um ein kontinuierliches Wachstum der Energiespeicher auszulösen. Die Regulation des Energiegleichgewichts des Körpers scheint bei Individuen mit deutlicher Prädisposition zu Gewichtszunahme anfälliger für Störgrößen zu sein als bei solchen, die keine erhöhte Prädisposition hierfür haben.

Einteilung

Neben der o. g. Definition sollte Übergewicht und Adipositas zusätzlich entsprechend dem Vorhandensein einer Komorbidität bzw. von Adipositas-assoziierten Risikofaktoren klassifiziert werden.

Assoziierte Gesundheitsstörungen:

- Erhöhter Blutdruck oder arterielle Hypertonie,
- Störung im Glukosestoffwechsel (gestörte Nüchternglykämie, gestörte Glukosetoleranz, Typ-2-Diabetes mellitus),
- Fettstoffwechselstörung (Hypercholesterinämie, LDL-Cholesterinerhöhung, Hypertriglyzeridämie),
- Positive Familienanamnese für eine vorzeitige Arteriosklerose-Entwicklung (erst- oder zweitgradiger Verwandter mit Herzinfarkt oder Schlaganfall < 55 Jahre),
- Schlafapnoe-Syndrom oder nächtliche Hyperventilation,
- Orthopädische Störung (Epiphysiolysis capitis femoris, Achsfehlstellung im Kniegelenk);
- Hirsutismus oder PCO(Polyzystische Ovarien)-Syndrom,
- Steatosis hepatis,
- Cholezystopathie/Cholezystolithiasis.

22.2 Diagnostik

Die Diagnostik bei Übergewicht und Adipositas verfolgt drei Ziele:

- Bestimmung des Ausmaßes der Adipositas,
- Ausschluss einer ursächlichen Primärerkrankung,
- Erkennen des Gesundheitsrisikos und der Komorbidität.

Ausgangsdiagnostik

Bestimmung des Ausmaßes an Übergewicht

- Messung von Körpergröße und Körpergewicht;
- Ermittlung der BMI-Perzentile (☞ Abb. 22-1) und des BMI-SDS (standard-deviation-score des BMI).[1+3] Ausschluss einer ursächlichen Primärerkrankung

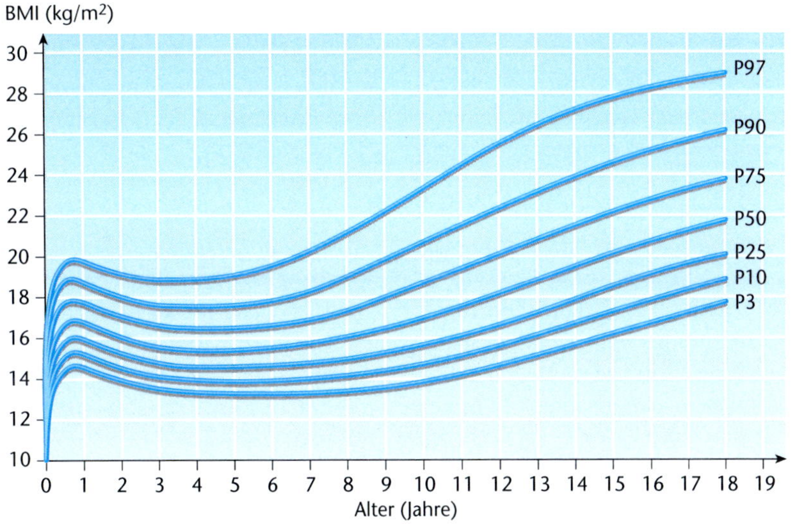

Abb. 22-1: Perzentilkurven für den Body-Mass-Index (Mädchen 0–18 Jahre)[2]

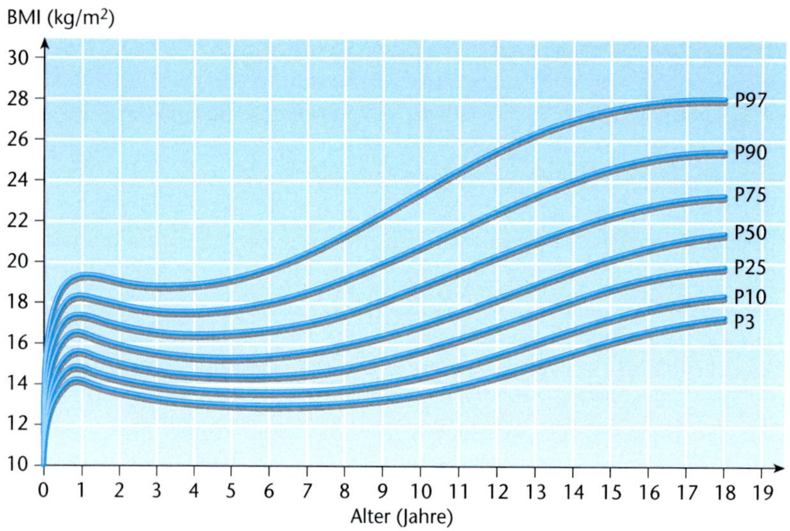

Abb. 22-2: Perzentilkurven für den Body-Mass-Index (Jungen 0–18 Jahre)[2]

- Medikamentenanamnese (z.B. Glukokortikoide, Insulin, Valproat);
- Fragen nach chron. Erkrankung mit Immobilität;
- Bei Kleinwuchs oder Verlassen der Größenperzentile nach unten (☞ 40.5): radiologische Bestimmung des Skelettalters und Kleinwuchsdiagnostik (mögliche Ursachen: endokrine Störung, Cushing-Syndrom, Hypothyreose, Pseudohypoparathyreoidismus);
- Bei mentaler Retardierung und Dysmorphiezeichen: humangenetisches Konsil, ggf. Chromosomenanalyse, DNA-Diagnostik;
- Bei ZNS-Ausfällen (Visusverschlechterung und vegetativen Störungen): kraniales MRT (mögliche Ursachen: hypothalamisches Syndrom, Kraniopharyngiom, Zustand nach Bestrahlung, Trauma, Enzephalitis);
- Seltene monogene Formen der Adipositas (Diagnostik wird nur in speziellen Labors durchgeführt, Kontakt siehe [1]):
  - Leptinmangel (extrem selten): frühe und extreme Adipositas, ausbleibende Pubertätsentwicklung, Serum-Leptin niedrig oder nicht nachweisbar;
  - Leptinrezeptormutation (extrem selten): frühe und extreme Adipositas, ausbleibende Pubertätsentwicklung;
  - Propiomelanokortin(POMC)-Mutation (extrem selten): rote Haare, ACTH-Mangel und Nebennierenrindeninsuffizienz;
  - PC1-(Prohormon-converting enzyme 1-)Mangel (extrem selten): Proinsulin im Serum erhöht;
  - MC4-Rezeptor-Mutation (bei ca. 3 % der extrem Adipösen): keine spezifischen Stigmata oder Laborbefunde.

Erkennen des Gesundheitsrisikos und der Komorbidität

- Familienanamnese bzgl. frühzeitiger Arteriosklerose-Entwicklung, Diabetes, Hypercholesterinämie, Hypertonie, metabolisches Syndrom;
- Systolischer und diastolischer Blutdruck;
- Labordiagnostik: Serumkonzentrationen von Gesamtcholesterin, HDL-Cholesterin, LDL-Cholesterin, Triglyzeride;
- In Abhängigkeit von der familiären Belastung: oraler Glukosetoleranztest, Lipoprotein a, Homozystein und Harnsäure in Serum;
- Abhängig von Anamnese und klinischem Befund: Testosteron, Sexualhormonbindendes Globulin (SHBG) im Serum (Hyperandrogenämie?), Sonographie Abdomen (Steatosis hepatis? Cholezystolithiasis?), Schlafapnoe-Screening, orthopädisches Konsil;
- Ggf. zusätzliches psychologisches Konsil zur Bewertung der psycho-sozialen Belastung durch Adipositas;
- Ggf. zusätzliches psychiatrisches Konsil zum Erkennen einer Essstörung oder einer Depression.

Therapiebegleitende Diagnostik

Vor Beginn einer Therapie

- Überprüfung von Kontraindikationen (z.B. Depression, Essverhaltensstörung),
- Überprüfung der Motivation der Familie und des Patienten,
- Analyse der psycho-sozialen Situation im Hinblick auf die Realisierung von Verhaltensänderungen.

Im Verlauf der Therapie

Führen eines Ernährungs- und Aktivitätsprotokolls (mit möglichst präzisen Angaben zur Dauer der körperlichen Inaktivität, z.B. durch Fernsehen).

22.3 Konventionelle Therapie

Wichtig bei der medizinischen Bewertung und für die Therapieindikation ist nicht das Übergewicht allein, sondern die Beurteilung der durch das Übergewicht hervorgerufenen Gesundheitsstörung. Nur daraus lässt sich eine Behandlungsindikation ableiten. Unabhängig davon sind Maßnahmen der Primärprävention in der Bevölkerung, die der Entwicklung des zunehmenden Körpergewichts von Kindern und Jugendlichen entgegenwirken, dringend notwendig.

Therapieziele

Die Behandlung von Adipositas bei Kindern und Jugendlichen richtet sich nach den Therapiezielen:[2]

- Relative Gewichtsreduktion (Reduktion der Fettmasse) über einen längeren Zeitraum (Monate) und Stabilisierung (Jahre),
- Verbesserung der Adipositas-assoziierten Komorbidität,
- Möglichst Vermeidung von unerwünschten Therapieeffekten.

Qualitätskontrolle

Diese ist gerade bei der Therapie des Übergewichts von entscheidender Bedeutung, da Nebenwirkungen und sogar gegenteilige Effekte ausgelöst werden können (weight cycling):

Überprüfung der Therapieziele:

- Dokumentation des so genannten standard-deviation-score (SDS) des BMI,
- Kontrolle der auffälligen Parameter, die in Beziehung zu einer bestimmten Komorbidität stehen (z.B. Blutdruck, Cholesterinkonzentration, Blutzucker, Harnsäurekonzentration).

Regelmäßiges Achten auf die unten beschriebenen möglichen Nebenwirkungen einer Therapie.

Therapieformen

Über eine wirksame Behandlung von Adipositas bei Kindern und Jugendlichen ist wenig bekannt. In der Literatur gibt es nur wenige Daten über den Langzeiterfolg einer bestimmten Maßnahme. Das Problem vieler Studien liegt in methodischen Mängeln, einer zu kleinen Stichprobengröße, einer hohen Abbrecherquote und des Fehlens einer Intention-to-treat-Analyse. Die folgenden Therapiebausteine bzw. -inhalte konnten in wenigen Studien mit ausreichenden Qualitätskriterien (Evidenzklassen 1a, 1b oder 2a) als wirksam gezeigt werden.

Ernährungstherapie

- Eine **balancierte, kalorienreduzierte Ernährung** (weniger energiedichte Nahrungsmittel) ist effektiver als eine spezielle Ernährungstherapie.
- Hypokalorische Ernährung, proteinmodifiziertes Fasten, Supplementierung von Ballaststoffen haben keinen nachweisbaren positiven Effekt!

Körperliche Bewegung

- Die Förderung der gesunden, körperlichen Bewegung im Alltag ist effektiver als einige Stunden Aerobic oder einige Stunden Gymnastik.
- Die Verringerung von körperlicher Inaktivität im Alltag ist effektiver als die Steigerung der körperlichen Aktivität.
- Die Steigerung der körperlichen Bewegung zusammen mit der Ernährungstherapie ist effektiver als die Ernährungstherapie alleine.

Verhaltenstherapie

- Eltern sind eine bessere Zielgruppe für Verhaltenstherapie als Kinder;
- Eltern/Familie sollen als Zielgruppe für Therapiemaßnahmen gewählt werden; (eine Behandlung der Eltern und Kinder ist effektiver als eine Behandlung der Kinder allein);
- Familientherapie ist effektiv;
- Eine individuelle Verhaltenstherapie ist effektiver als eine Patientenschulung.

Pharmakologische Therapie

Für Erwachsene gibt es mehrere zugelassene Medikamente, die unterstützend im Rahmen eines langfristigen verhaltenstherapeutisch orientierten Therapiekonzepts eingesetzt werden können: Sibutramin (β-Phenetylamin), Orlistat (Lipaseinhibitor). Diese Medikamente sind **für Kinder und Jugendliche nicht zugelassen.**

> **!** Aufgrund des bedeutsamen Nebenwirkungsspektrums ist von einer Behandlung mit Sibutramin außerhalb von prospektiven Studien mit Hochrisikopatienten im Kindes- und Jugendalter abzuraten.

Allgemeine Empfehlungen für das therapeutische Vorgehen

- Mit der Therapie früh beginnen,
- Familie muss Bereitschaft für Veränderungen zeigen,
- Ärzte sollen über medizinische Folgen aufklären,
- Ärzte oder Therapeuten sollen die Familie und alle Betreuer in das Behandlungsprogramm mit aufnehmen,
- Sinnvolle Behandlungsprogramme zielen auf andauernde Veränderungen ab und nicht auf einen schnellen Gewichtsverlust,
- Die Familie soll lernen, das Essverhalten und die körperliche Aktivität selbst zu kontrollieren,
- Das Behandlungsprogramm soll der Familie helfen, kleine und schrittweise Veränderungen durchzuführen,
- Die Therapeuten sollen ermutigen und nicht kritisieren,
- Personen verschiedener Berufsgruppen können an der Behandlung mitarbeiten.

Fertigkeiten der Eltern und Betreuer

- Gründe suchen, um das Verhalten des Kindes zu loben;
- Nahrungsmittel nie als Belohnung verwenden;
- Zeitpunkt für Mahlzeiten und Zwischenmahlzeiten in der Familie genau festlegen;
- Eltern und Betreuer sollen entscheiden, welche Nahrung wann angeboten wird und das Kind soll entscheiden, ob es diese essen möchte;
- Nur gesunde Nahrungsmittel anbieten;
- Versuchungen möglichst gering halten;
- Eltern und Betreuer müssen Vorbilder sein!
- Eltern und Betreuer müssen ihre eigenen Ernährungsgewohnheiten verbessern und ihre körperliche Aktivität steigern;
- Man muss konsequent sein;
- Überprüfung der erreichten Verhaltensänderungen bei jedem Besuch des Therapeuten.

Nebenwirkungen/Schwierigkeiten

- Psychische Destabilisierung (z.B. Beeinträchtigung des Selbstwertgefühls);
- Entwicklung von Essstörungen;
- Eine schnelle Gewichtsabnahme und das Versäumen der Langzeitbetreuung kann zu einem Jojo-Effekt führen;
- Entwicklung oder Verstärkung von orthopädischen Komplikationen unter inadäquater körperlicher Bewegung;
- Bildung von Gallensteinen.

22.4 Komplementäre Therapie

Karin Michael, Christoph Tautz

Ebenso wie bei Dystrophien oder Appetitlosigkeit hat man es bei Übergewichtigkeit mit einem multikausalen, vielgestaltigen Phänomen zu tun. Auch bei der Übergewichtigkeit ist die Grundlage vor jeder komplementären Therapie die Beachtung der entsprechenden diätetischen Maßnahmen in obligater Verbindung mit verhaltenstherapeutischen Verfahren mit dem Ziel einer gesunden Lebensführung.

Letztere meint hier vor allem eine **dem Alter entsprechende Bewegung.** Ohne ein solches Umdenken, das jedes Kind selbst zu einer gesunden und seiner Entwicklung gemäßen Bewegung bringt, wird keine der folgenden komplementärmedizinischen Maßnahmen etwas erreichen können.

Eine medikamentöse Therapie richtet sich hier im Einzelnen wiederum nach mehreren, das Gesamtbild prägenden Merkmalen. Hier können nur einige Beispiele aus einer Vielzahl an Möglichkeiten genannt werden:

- **Adipositas mit Fettstoffwechselstörung und Fettleber:**
  - Lycopodium comp. Glob.: 3 mal tgl. 5–10 Globuli,
  - Carduus marianus Kps. (ab 12 Jahren): 3 mal tgl. 1 Kapsel,
  - Formica D3 Dilution: 3 mal tgl. 5–10 Tropfen,
  - Hepar Stannum D6 Dilution: 3 mal tgl. 5–10 Tropfen;
- **Bei gleichzeitiger Neigung zu depressiver Verstimmung:** Melissa/Sepia comp. Glob. 3 mal tgl. 5–10 Globuli;
- **Bei gleichzeitiger Neigung zu entzündlichen Erkrankungen:** Oxalis 20 % Bäder: 50 ml auf ein Vollbad, gut temperiert für ca. 15 min.;

- **Bei gleichzeitiger allergischer Disposition:**
  - Stibium met.praep. D12 Dilution: 3 mal tgl. 5–10 Tropfen,
  - Quercus Äthanol Decoct D6 Dilution: 3 mal tgl. 5–10 Tropfen;
- **Bei pastösem Habitus:** Calcium carbonicum 5 % Trituration, z. B. als Aufbaukalk 2: 1–3 mal tgl. 1 Messerspitze.

EBM

Zur komplementärmedizinischen Therapie bei Übergewicht liegen keine publizierten Studien der EBM-Grade 1 oder 2 sowie keine Konsensusempfehlungen vor. Allgemeine Bewertung der einzelnen Therapieverfahren ☞ 44.2, 44.4, 45.3.

22.5 Integrativer Stufenplan

Stufe	Klinik	Konventionelle Therapie (☞ 22.3)	Komplementäre Therapie (☞ 22.4)	EBM-Bewert. kompl. Therapie
1	Ambulante Phase	Veränderung der Ernährungs- und Bewegungsgewohnheiten durch eine Schulung und ggf. Verhaltenstherapie der Eltern (mit den Kindern) bzw. der Familie.	Bei gleichzeitigen Fettstoffwechselstörungen Lycopodium comp. Globuli	5
			Bei Neigung zu depressiver Verstimmung: Melissa/Sepia comp.	5
			Bei pastösem Habitus: Calcium carbonicum 5 %	5
			Künstlerische Therapien wie z. B. Heileurythmie (☞ 44.2)	5
2	Interkurrente stationäre Therapie	Interkurrente stationäre Therapie nur sinnvoll, wenn eine intensive ambulante Therapie vor und langfristig danach durchgeführt wird.	Intensivierung der unter Stufe 1 genannten Maßnahmen unter stationären Bedingungen	Siehe Stufe 1
3	Extreme Adipositias mit Komorbidität	Bei extremer Adipositas mit hoher Komorbidität kann eine stationäre Langzeittherapie, eine zusätzliche medikamentöse Therapie oder eine operative Therapie in Spezialzentren erforderlich sein.	Parallel Maßnahmen der Stufe 1	Siehe Stufe 1

22.6 Prognose

Die Persistenz von Übergewicht im Kindes- und Jugendalter bis ins Erwachsenenalter hängt vom Alter des Betroffenen und vom Gewichtstatus seiner Eltern ab. Sie ist sehr hoch, wenn ein Kind älter als vier Jahre ist und einen übergewichtigen Elternteil hat. Bei einem 7-jährigen Kind mit Adipositas und einem adipösen Elternteil besteht z. B. unabhängig von der Ausprägung der Adipositas eine Wahrscheinlichkeit von 70 %, auch im Erwachsenenalter adipös zu sein.

Die Wirksamkeit der zur Zeit verfügbaren Therapiemaßnahmen ist kurzzeitig oft gut, jedoch langfristig meist schlecht, da die dafür nötigen substanziellen und andauernden Verhaltensänderungen nur schwer erreichbar sind. Bei hochmotivierten, intakten Familien ist allerdings bereits mit einer wenig intensiven Therapie viel erreichbar. Der Therapieerfolg hängt auch von einer genetischen Veranlagung ab.

Literatur

1 Arbeitsgemeinschaft Adipositas im Kindes- und Jugendalter: www.a-g-a.de
2 Leitlinien der Deutschen Gesellschaft für Kinderheilkunde und Jugendmedizin (DGKJ): www.leitlinien.de
3 Body-Mass-Index für deutsche Kinder und Jugendliche: www.mybmi.de

23 Unruhezustände

Gerd Lehmkuhl (Konventioneller Teil)
Stefan Schmidt-Troschke (Komplementärer Teil)

23.1 Klinik/Ätiologie

Gerd Lehmkuhl

Unruhezustände können bei einer Vielzahl von psychischen Störungen auftreten. Während sie bei einigen Diagnosen zu den Leitsymptomen gehören, stellen sie häufig nur Begleitphänomene dar.

Unruhezustände werden unter dem psychopathologischen Begriff der **Antriebsstörung** subsumiert.

Motorische Unruhe und eine **Antriebssteigerung** liegen dann vor, wenn beim Kind ein nicht altersangemessener Bewegungsdrang vorliegt. Döpfner et al. definieren Unruhezustände als ein anhaltendes Muster exzessiver motorischer Aktivitäten, das sich durch den sozialen Kontext oder Verbote nicht durchgreifend beeinflussen lässt.[2] Dieser dem Alter des Kindes nicht angemessene Bewegungsdrang äußert sich in feinmotorischer oder grobmotorischer Unruhe (Bewegung der Finger, Hände, Arme, Beine, ständiges Rutschen auf dem Stuhl, ständiges Aufstehen, Umherlaufen, Rennen) bis hin zu völlig zielloser und ungerichteter motorischer Aktivität.

Die Symptomatik kann bei folgenden Störungen auftreten:

- **Hyperkinetische Störungen (F 90):** motorische Unruhe als ein zentrales störungsspezifisches Leitsymptom neben Impulsivität und Aufmerksamkeitsstörung.
- **Manische und bipolare affektive Störungen (F 30, F 31):** Antriebssteigerung mit motorischer Enthemmung als Leitsymptom neben Ideenflucht, Verlust normaler sozialer Hemmungen, vermindertem Schlafbedürfnis, überhöhter Selbsteinschätzung, erhöhter Ablenkbarkeit und gesteigerter Libido;
- **Anorexia nervosa (F 50.0):** Bei den diagnostischen Leitlinien ist vermerkt, dass der Gewichtsverlust herbeigeführt werden kann durch übertriebene körperliche Aktivitäten neben Vermeidung von hochkalorischen Speisen, selbst induziertem Erbrechen, selbst induziertem Abführen und Gebrauch von Appetitzüglern und/oder Diuretika;
- **Intelligenzminderung (F 7):** Hier werden bei der psychiatrischen Komorbidität und Begleitstörung hyperkinetische Störungen (Erethie) neben stereotypen Bewegungsmustern und Automutilation vermerkt[3], da diese Symptomatik die soziale Integration häufig deutlich erschwert;
- **Tief greifende Entwicklungsstörungen (F 84):** bei repetitiven, restriktiven und stereotypen Verhaltensmustern Unruhezustände bei Unterbrechung dieser Spezialinteressen; eine eigene Subgruppe betrifft die überaktive Störung mit Intelligenzminderung und Bewegungsstereotypien; die Symptomatik ist wie folgt definiert:
  - Motorische Ruhelosigkeit und exzessive Aktivitäten, oft in unangemessenen Situationen;
  - Repetitives und stereotypes Verhalten;
  - Soziale Interaktionsfähigkeit, die Kommunikationsfähigkeit und die Kontaktaufnahme zu anderen Personen sind nicht beeinträchtigt;
  - Intellektuelle Fähigkeiten im mittleren geistigen Behinderungsbereich oder darunter;
- **Reaktive Bindungsstörung mit Enthemmung (F 94.2):** neben Unruhezuständen und gegen sich selbst gerichtete Aggressionen abnormes Beziehungsmuster zu Betreuungspersonen mit einer Mischung aus Annäherung und Vermeidung und Widerspruch gegen Zuspruch;
- Persönlichkeits- und Verhaltensstörungen aufgrund einer Krankheit, **Schädigung oder Funktionsstörung des Gehirns (F 07):** neben Einschränkungen der kognitiven Funktionen wie Konzentrations- und Gedächtnisstörungen und Verlangsamung des psychischen Tempos z.T. vermehrte Unruhezustände und Agitiertheit;
- **Schizophrenie, schizotype und wahnhafte Störungen (F 2):** zu den Leitsymptomen gehören hier auch katatone Phänomene wie Erregung und Agitiertheit.
- Darüber hinaus können passagere Unruhezustände auch im Rahmen **reaktiver Belastungen** in Erscheinung treten, sind dann jedoch nicht längerfristig vorhanden und haben einen eindeutigen Anlass und Auslöser.

Im psychopathologischen Befundsystem für Kinder und Jugendliche ist die zu explorierende Symptomatik der „Unruhezustände" wie folgt definiert: [1,2]

- Patient steht trotz Begrenzungsversuchen in der Untersuchungssituation ständig auf, hantiert an Gegenständen.
- Patient muss in der Schule ständig ermahnt werden, auf seinem Platz sitzen zu bleiben, nicht mit Gegenständen zu spielen und den Unterricht nicht massiv zu stören.
- Patient wechselt zu Hause ständig die Aktivitäten, so dass kaum eine konstruktive Beschäftigung zustande kommt.

23.2 Diagnostik

- Die gesteigerte körperliche Aktivität und motorische Unruhezustände sollten sowohl über **Selbst- und Fremdexploration** und wenn möglich durch eine **Verhaltensbeobachtung** erfasst werden (☞ 32.1).
- **Anamnese** (ausführlich, allgemein und speziell): Entwicklung des Kindes oder Jugendlichen, störungsspezifische Entwicklungsgeschichte (Informationen über das Auftreten des Leitsymptoms, seine Häufigkeit und Intensität und die situative Variabilität der Symptomatik); Informationen aus Schule und Kindergarten ebenso wie Verhaltensbeobachtung unter standardisierten Bedingungen; wichtig ist die Abklärung weiterer psychischer Symptome und die Erhebung störungsrelevanter Rahmenbedingungen, z.B. psycho-soziale Belastungen, familiäre Ressourcen, Erziehungsverhalten und Integration des Kindes in altersentsprechende Gruppen.
- **Körperliche Untersuchung** und eine **neuropsychologische Testdiagnostik** zum Ausschluss von Teilleistungsstörungen und einer Intelligenzminderung sowie Überforderungssituationen.
- **Neurologische und elektroenzephalographische Untersuchung** zum Ausschluss hirnorganischer Prozesse, evtl. auch mittels bildgebender Verfahren.

Es gilt, die unter 23.1 aufgeführten möglichen Störungsbilder für Unruhezustände abzuklären. Die differenzialdiagnostische Abgrenzung erfolgt aufgrund der anamnestischen Angaben über Auftreten, Dauer und Schwere der Symptomatik sowie über die sie begleitenden Entwicklungsschwierigkeiten. Da Unruhezustände häufig nur ein untergeordnetes Merkmal eines komplexen Störungsbildes darstellen, geht es vor allem darum, den psychopathologischen Hintergrund zu klären.

23.3 Konventionelle Therapie

Therapeutische Maßnahmen bei Unruhezuständen hängen ab von Ätiologie, Dauer und Intensität der Symptomatik:

- Treten sie im Rahmen einer hyperkinetischen Störung auf und schränken die soziale Integration weitgehend ein, dann ist neben verhaltenstherapeutischen Maßnahmen auch an die Gabe von Psychostimulanzien, z.B. Methylphenidat: 0,5–1 mg/kgKG zu denken.
- Unruhezustände im Rahmen von tief greifenden Entwicklungsstörungen, Intelligenzminderung oder schizophrenen bzw. affektiven Störungen sind mit niederpotenten Neuroleptika, z.B. Pipamperon zu behandeln: 1 mg/kgKG bis maximal 2–6 mg/kgKG oder neueren atypischen Neuroleptika wie Risperidon, Anfangsdosis: 0,2–0,5 mg/d.
- Treten Unruhezustände als reaktive Folge von schweren Belastungsstörungen auf, dann sind psychotherapeutische Interventionen und stressentlastende Maßnahmen hilfreich.

23.4 Komplementäre Therapie

Stefan Schmidt-Troschke

Angesichts der heterogenen Genese von kindlichen Unruhezuständen können an dieser Stelle keine generalisierenden Anmerkungen gemacht werden. Hinsichtlich ordnungstherapeutischer Maßnahmen sei verwiesen auf die Kapitel Hyperkinetisches Syndrom (☞ 42.3), Aufmerksamkeitsstörungen (☞ 24) und Stimmungsschwankungen (☞ 25).

EBM: Zur komplementärmedizinischen Therapie bei Unruhezuständen liegen keine publizierten Studien der EBM-Grade 1 oder 2 sowie keine Konsensusempfehlungen vor. Allgemeine Bewertung der einzelnen Therapieverfahren ☞ 42.3.

23.5 Integrativer Stufenplan

Stufe	Klinik	Konventionelle Therapie (☞ 23.3)	Komplementäre Therapie (☞ 23.4)	EBM-Bewert. kompl. Therapie
1	Mäßig ausgeprägte Unruhezustände ohne wesentliche soziale Problematik	Psychoedukative und verhaltenstherapeutische Maßnahmen	Ordnungstherapeutische Maßnahmen	5
2	Unruhezustände die zu erheblichen sozialen Problemen führen	Niederpotente Neuroleptika	Parallel Maßnahmen der Stufe 1	Siehe Stufe 1

Literatur

1 Döpfner M., Berner W., Flechtner H., Lehmkuhl G., Steinhausen H-C, Psychopathologisches Befund-System für Kinder und Jugendliche (CASCAP-D). Hogrefe, Göttingen (1999)

2 Döpfner M., Lehmkuhl G., Diagnostiksystem für psychische Störungen im Kindes- und Jugendalter nach ICD-10 und DSM-IV. Huber, Bern (1998)

3 Leitlinien zur Diagnostik und Therapie von psychischen Störungen im Säuglings-, Kindes- und Jugendalter (2003)

24 Aufmerksamkeitsstörungen

Gerd Lehmkuhl (Konventioneller Teil)
Stefan Schmidt-Troschke, Karl Rüdiger Wiebelitz (Komplementärer Teil)

24.1 Klinik/Ätiologie

Gerd Lehmkuhl

Aufmerksamkeitsstörungen betreffen Dauer und Ausrichtung der Konzentrationsfähigkeit. Sie äußern sich in einer **nicht altersgemäßen Ablenkbarkeit** durch äußere Reize, die zur zeitweiligen Unterbrechung oder dem völligen Abbruch von Handlungen führt. Typisch ist zudem die mangelnde Fähigkeit, sich über längere Zeit auf eine Tätigkeit oder ein Gespräch zu konzentrieren. Die Folgen sind Ermüdung und Verlangsamung oder erhöhte Fehlerraten. Aufgaben und Aktivitäten können nur schlecht organisiert und Anweisungen nicht vollständig ausgeführt werden.[1]

Aufmerksamkeitsstörungen stellen ein wichtiges Begleitsymptom vieler kinder- und jugendpsychiatrischer Störungsbilder dar. Als Leitsymptom tritt es auf bei:

- **Hyperkinetischen Störungen (F 90),** begleitet von Überaktivität und Impulsivität: Aufgrund der mangelnden Fähigkeit, sich zu konzentrieren, kommt es häufig zu schulischem Versagen, Leistungsdefiziten und Interaktionsproblemen. In der ICD-10 wird als Hauptmerkmal ein Mangel an konzentrierter Beschäftigung genannt, eine geringe kognitive Ausdauer und die Tendenz, von einer Tätigkeit zu einer anderen zu wechseln.
- **Organischen Persönlichkeits- und Verhaltensstörungen** aufgrund einer Krankheit, Schädigung oder Funktionsstörung des Gehirns (F 07). Sie weisen als Leitsymptom eine Einschränkung der kognitiven Funktionen mit Konzentrations- und Gedächtnisstörungen, Verlangsamung des psychischen Tempos und Umstellungserschwernis auf.
- **Schizophrenie, schizotypen und wahnhaften Störungen (F 2):** Aufmerksamkeitsstörungen können als formale Denkstörungen imponieren, die eines der Leitsymptome psychotischer Erkrankungen darstellen.
- **Manischen und bipolaren affektiven Störungen (F 30, F 31):** Zu den Merkmalen der manischen Episode gehört auch eine erhöhte Ablenkbarkeit, die sich in verschiedenen Kontexten zeigt. Die Intensität und das Ausmaß können hierbei sehr unterschiedlich ausfallen.
- **Depressiven Episoden und rezidivierenden depressiven Störungen (F 32, F 33):** Bei den Leitsymptomen werden ein vermindertes Denk- oder Konzentrationsvermögen aufgeführt. Bei Schulkindern fallen häufig Leistungsstörungen auf sowie ein ausgeprägter Konzentrationsmangel.
- **Intelligenzminderung (F 7):** Insbesondere bei der leichten Intelligenzminderung kann der Eindruck entstehen, dass die Lern- und Leistungsstörungen durch eine geringe Aufmerksamkeitsspanne verursacht werden, die jedoch häufig eine Reaktion auf die Überforderungssituation darstellt.
- **Tiefgreifenden Entwicklungsstörungen (F 84):** Aufgrund der repetitiven und stereotypen Verhaltensmuster gehen die Kinder Spezialinteressen nach und reagieren nur begrenzt auf äußere Reize, so dass der Eindruck einer erhöhten Ablenkbarkeit und Aufmerksamkeitsstörung entstehen kann.

24.2 Diagnostik

In der ersten diagnostischen Beurteilung geht es vor allem darum, das Ausmaß der Aufmerksamkeitsstörung einzuschätzen und es von leichten und passageren Formen abzugrenzen.

Eine stark ausgeprägte Symptomatik ist nach Döpfner et al. u. a. wie folgt definiert: [1]

- Patient lässt sich während der Untersuchung von irrelevanten Reizen ständig ablenken und muss immer wieder zurückgeführt werden;
- Patient unterbricht permanent die Hausaufgaben, schaut aus dem Fenster oder wendet sich anderen Tätigkeiten zu.

Am eindeutigsten ist das Phänomen der Aufmerksamkeitsstörung in den entsprechenden Interviews, Checklisten und Fragebögen zur Diagnostik des hyperkinetischen Syndroms differenziert. In der **Diagnose-Checkliste für hyperkinetische Störungen** nach Döpfner und Lehmkuhl müssen folgende Verhaltensweisen beurteilt werden:[2]

- Patient beachtet häufig Einzelheiten nicht oder macht Flüchtigkeitsfehler bei den Schulaufgaben, bei der Arbeit oder bei anderen Tätigkeiten;
- Patient hat oft Schwierigkeiten, längere Zeit die Aufmerksamkeit bei Aufgaben oder Spielen aufrechtzuerhalten;
- Patient scheint häufig nicht zuzuhören, wenn andere ihn ansprechen;
- Patient führt häufig Aufträge anderer nicht vollständig durch und kann Schularbeiten, andere Arbeiten oder Pflichten am Arbeitsplatz nicht zu Ende bringen;
- Patient hat häufig Schwierigkeiten, Aufgaben und Aktivitäten zu organisieren;
- Patient vermeidet häufig oder hat eine Abneigung gegen oder beschäftigt sich häufig nur widerwillig mit Aufgaben, die länger andauernde geistige Anstrengung erfordern;
- Patient verliert häufig Gegenstände, die er für bestimmte Aufgaben oder Aktivitäten benötigt;
- Patient lässt sich oft durch äußere Reize leicht ablenken;
- Patient ist bei Alltagstätigkeiten häufig vergesslich.

Bei der Beurteilung der Ausprägung einer Aufmerksamkeitsstörung sind immer die alters- und entwicklungsbedingten Abweichungen mit einzubeziehen.
Weitere diagnostische Möglichkeiten bestehen in der Durchführung von Testverfahren, die insbesondere die Merkfähigkeit erfassen, z. B. mit dem Trail-Making-Test (TMT) oder dem Continuous Performance Test (CPT).
Aufmerksamkeitsstörungen sind ein unspezifisches psychopathologisches Merkmal, das wie beim hyperkinetischen Syndrom Bestandteil der Diagnosestellung oder wie bei der Intelligenzminderung nur ein Begleitphänomen sein kann. Es ist daher wichtig, zunächst festzustellen, in welchem Kontext Aufmerksamkeitsstörungen vorhanden sind und mit welchen weiteren Symptomen sie gemeinsam auftreten. Differenzialdiagnostisch geht es hierbei vor allem um die Abgrenzung zwischen einer einfachen Aufmerksamkeitsstörung, einer Intelligenzminderung, einer tiefgreifenden Entwicklungsstörung oder einer zerebralen Ursache. Um dies zu entscheiden, sind weitere anamnestische Angaben zum Verlauf, Ausprägung und Zeitpunkt des Auftretens der Symptomatik notwendig.

24.3 Konventionelle Therapie

Die therapeutischen Strategien bei Aufmerksamkeitsstörung hängen von der zugrunde liegenden psychischen Störung ab:

- Handelt es sich um eine Aufmerksamkeitsstörung im Rahmen eines hyperkinetischen Syndroms, so sind sowohl verhaltenstherapeutische als auch pharmakologische Ansätze Erfolg versprechend. In Abhängigkeit vom Schweregrad und der sozialen Beeinträchtigung wird festgelegt, in welcher Reihenfolge die Interventionen durchgeführt werden sollten. Psychostimulantien stellen die wirksamste und am besten untersuchte Medikamentengruppe dar.[3] Als wirksamste Substanz wird Methylphenidat: 0,5 – 1 mg/kgKG und maximaler Tagesdosis von 60 mg gegeben. Neuerdings erleichtern retard-Präparate die Einstellung, als neue Substanz ist der Noradrenalin-Wiederaufnahme-Hemmer Atomoxetin ähnlich wirksam wie Psychostimulantien.
- Aufmerksamkeitsstörungen im Rahmen von psychotischen Erkrankungen oder affektiven Störungen verringern sich, sobald die Grunderkrankung ausreichend verändert wurde.
- Unspezifische Aufmerksamkeitsstörungen können mit speziellen verhaltenstherapeutischen Ansätzen, bei denen das Kind bzw. der Jugendliche eine verstärkte Selbstkontrolle und ein besseres Selbstmanagement lernt, beeinflusst werden.

24.4 Komplementäre Therapie

Stefan Schmidt-Troschke,
Karl Rüdiger Wiebelitz

Störungen der Aufmerksamkeit stehen nicht selten im Zusammenhang mit den Beziehungen im psychosozialen Umfeld, die durch den Pädiater sorgsam evaluiert werden sollten. Bislang ist nicht ausreichend geklärt, inwieweit auch frühe Bindungsstörungen dazu beitragen, dass sich ein Kind in Situationen, die stark abhängig sind von menschlichen Beziehungen, nur schwer konzentrieren kann.
Es ist bislang ungeklärt, welchen Einfluss die Veränderungen der kindlichen Lebenswelt in den letzten 80 Jahren auf das kindliche Verhalten haben:

- Rapide angestiegene Beschleunigungstendenzen alltäglicher Vorgänge,
- Zunehmender Mangel an Bewegung im Kindesalter,

- Inzwischen selbstverständliche Nutzung von Medien im Alltag.

Allgemeine Maßnahmen

Der von Neil Postman postulierte „Verlust der Kindheit" nötigt Kindern ein zunehmendes Maß an Fokussierung ab. Vor diesem Hintergrund sollte es vorrangig sein, das Kind in seinem sozialen Kontext und in seiner jeweiligen Entwicklungssituation wahrzunehmen: Aufmerksamkeitsstörungen werden klinisch bei Kindern oft diagnostiziert, wenn sie externen Anforderungen nicht gerecht werden. In der diagnostischen Klärung erscheint es daher dringend notwendig, den Entwicklungstand des Kindes zu evaluieren und zu hinterfragen, inwieweit es von seiner Mitwelt entwicklungsmäßig überfordert wird. Dabei gilt es, neben den o.g. affektiven und psychotischen Störungen, auch Teilleistungsstörungen auszuschließen und zu klären, inwieweit einzelne Entwicklungsdimensionen (Motorik, Perzeption, Sozialentwicklung etc.) u.U. dissoziiert verlaufen sind.

Gerade z.B. bei Aufmerksamkeitsstörungen im Rahmen einer hyperkinetischen Störung (☞ 42.3) gilt: das Kind sollte zunächst in seinen Ressourcen wahrgenommen werden. Anamnestisch ist in den Vordergrund zu stellen, wie und durch was sich ein Kind motiviert: Fokussierende Aufmerksamkeit ist in einem hohen Maße motivationsgebunden.

Ordnungstherapeutische Gesichtspunkte, Ernährung, Substitution von Spurenelementen und Vitaminen und weitere Therapieansätze (☞ 42.3).

Medikamentöse Therapie

Sollte sich zeigen, dass Veränderungen im sozialen Kontext nicht notwendig, nicht ausreichend oder nicht möglich sind, so kann u.U. der Versuch mit einer phytotherapeutischen oder homöopathisierten Medikation indiziert sein. Für letztere ist es wichtig, eine konstitutionelle Diagnostik durchzuführen (☞ 44.4):

- Bei **ausgeprägter Aufmerksamkeitsstörung** kann ein Versuch mit Kalium phosphoricum comp. Tbl. 2–3 mal täglich angezeigt sein.
- Bei **reizbarer Überempfindlichkeit, Überaktivität,** Hast, Unruhe und gesteigerter Ermüdbarkeit kommen folgende Medikamente infrage (alle diese Pflanzen können einzeln oder in Kombination auch als Teerezeptur verschrieben werden):
  - Baldrianwurzel[4] (z.B. Valdispert ab 12 Jahren: 125 mg 3 mal tgl. 3–4 Drgs.),
  - Mexikanischer Baldrian[5] (z.B. Valmane Drgs.: 3 mal tgl. 1–2 Drgs.),
  - Hopfenzapfen[6] (z.B. Nervenruh forte 2 mal tgl. 1 Drg.),
  - Lavendelblüten (1–3 mal tgl. 1 Tasse Tee von 2 Teelöffeln Droge, 5 min. ziehen lassen),
  - Passionsblumenkraut[7] (z.B. Passiflora Curarina 3 mal tgl. 20 Tr.)
  - Kombinationen dieser Heilpflanzen[8] (z.B. Valdispert comp: Jugendliche 3 mal tgl. 2 Drgs, Kinder 4–10 Jahre 3 mal tgl. 1 Drg.).
- Bei **Hyperaktivität** (☞ 42.3) kann versuchsweise Gamma-Linolensäure aus Nachtkerzenöl (z.B. Epogam 2 mal tgl. 2–4 Kps.) gegeben werden.
- Handelt es sich um **nervöse und ängstliche** Kinder, so können in Abhängigkeit von der Konstitution und der homöopathischen Anamnese folgende Mittel eingesetzt werden (Potenzauswahl/Dosierung ☞ 44.4):
  - Acidum nitricum D4, D6, D12, D30, LM6,
  - Arsenicum album D4, D6, D12, D30,
  - Chamomilla D6, D12, D30,
  - China LM6–12,
  - Ignatia D4, D6, D12, D30, C30,
  - Magnesium carbonicum D4, D6, D12, D30,
  - Nux vomica D6, D12, D30,
  - Stramonium D6, D12, D30.

Entspannende Bäder

Bei Überempfindlichkeit und Unruhe können folgende entspannende Badezusätze hilfreich sein:

- Baldrian (100 g Droge mit 2 l Wasser heiß aufgießen, 10 Minuten abgedeckt ziehen lassen, dann abgeseiht dem Badewasser zugeben),
- Hopfenzapfen (20 g Droge mit ½ l Wasser heiß aufgießen, 10 Minuten ziehen lassen und dem Badewasser zugeben),
- Lavendelblüten (100 g Droge mit 2 l Wasser heiß aufgießen, 5 Minuten ziehen lassen und abgeseiht dem Badewasser zugeben),
- Melisse (20 g Droge mit ½ l Wasser heiß aufgießen, 10 Minuten ziehen lassen und dem Badewasser zugeben).

EBM

Zur komplementärmedizinischen Therapie bei Aufmerksamkeitsstörungen liegen keine publizierten Studien der EBM-Grade 1 und 2 sowie keine Konsensusempfehlungen vor. Allgemeine Bewertung der einzelnen Therapieverfahren ☞ 42.3, 44.4, 44.5, 45.3.

24.5 Integrativer Stufenplan

Komplementäre Maßnahmen können bei entsprechender Erfahrung parallel zur konventionellen Therapie angewandt werden (EBM gesicherte Daten zur Unbedenklichkeit und Wirksamkeit liegen nicht vor).

Literatur

1 Döpfner M, Frölich J, Lehmkuhl G, Hyperkinetische Störungen. Hogrefe, Göttingen (2000)

2 Döpfner M, Lehmkuhl G, Diagnostiksystem für psychische Störungen im Kindes- und Jugendalter nach ICD-10 und DSM-IV. Huber, Bern (1998)

3 Döpfner M, Lehmkuhl G: Evidenzbasierte Therapie von Kindern und Jugendlichen mit Aufmerksamkeitsdefizit-/Hyperaktivitätsstörungen (ADHS). Prax. Kinderpsychol. Kinderpsychiatrie 51: 419–440, 2002

4 Komission E BAnz-Datum 15.05.85 BAnz-Nr. 90

5 Herrera-Arellano A; Luna-Villegas G; Cuevas-Uriostegui ML; Alvarez L; Vargas-Pineda G; Zamilpa-Alvarez A; Tortoriello J: Polysomnographic Evaluation of the Hypnotic Effect of Valeriana edulis Standardized Extract in Patients Suffering from Insomnia. Planta med; VOL: 67 (8); p. 695–699 /2001

6 Kommission E BAnz-Datum 05.12.84 BAnz-Nr. 228

7 Kommission E BAnz-Datum 30.11.85 BAnz-Nr. 223

8 Kommission E BAnz-Datum 27.02.91 BAnz-Nr. 40

25 Stimmungsschwankungen

Gerd Lehmkuhl (Konventioneller Teil)
Stefan Schmidt-Troschke (Komplementärer Teil)

Stimmungsschwankungen oder Affektlabilität sind durch einen **schnellen, für das Alter unangemessenen Stimmungswechsel** gekennzeichnet, der auf einen Anstoß von außen oder spontan erfolgen kann. Die beobachteten Affekte können eine sehr kurze Dauer haben, vielfachen Schwankungen unterliegen bzw. in ihrer Richtung wechseln.[1]

25.1 Klinik

Gerd Lehmkuhl

Stimmungsschwankungen sind zunächst von entwicklungsbedingten Veränderungen abzugrenzen. Vorübergehenden Stimmungsschwankungen im Zusammenhang mit sich neu stellenden Entwicklungsaufgaben, z. B. Einschulung, Schulwechsel, Pubertät oder Geburt von Geschwistern, kommt kein Krankheitswert zu, wenn hiermit keine dauerhaften Einschränkungen in der emotionalen Befindlichkeit bzw. in der sozialen Integration verbunden sind.

Affektstörungen mit Krankheitswert:

- **Manische und bipolare affektive Störungen (F 30, F 31):** Speziell in der Vorpubertät sind Irritierbarkeit, emotionale Labilität, gesteigerte Aktivität häufiger als gleich bleibend angehobene Stimmungen. Der Verlauf kann rasch fluktuieren. Insbesondere die bipolaren affektiven Störungen sind durch einen Wechsel von gehobener Stimmung mit vermehrtem Antrieb und Aktivität sowie Stimmungssenkungen mit verminderter Aktivität gekennzeichnet. Bei einem raschen Wechsel der verschiedenen Zustände spricht man von „rapid-cycling“;
- **Schizophrenie, schizotype und wahnhafte Störungen (F 2)** mit wechselnden und sich rasch verändernden Stimmungslagen;
- Persönlichkeits- und Verhaltensstörungen aufgrund einer Krankheit, **Schädigung oder Funktionsstörung des Gehirns (F 07)** weisen ebenfalls ein verändertes emotionales Verhaltensspektrum auf. Dieses ist durch emotionale Labilität, flache und ungerechtfertigte Fröhlichkeit und leichten Wechsel zu Reizbarkeit oder kurz andauernder Ausprägung von Wut und Aggression geprägt;
- Als anhaltende affektive Störungen (F 34) wird die **Zyklothymie** definiert mit einer Instabilität der Stimmung, d. h. mehreren Episoden depressiver oder hypomanischer Gestimmtheit. Die Symptomatik wird einerseits durch eine depressive Episode mit verminderter Energie und Aktivität, Schlafstörung, Verlust des Selbstvertrauens, Konzentrationsschwierigkeiten, sozialem Rückzug, verminderter Gesprächigkeit, Pessimismus oder Grübeln usw. gekennzeichnet, während andererseits die ebenfalls auftretenden Zeichen einer manischen Episode aus vermehrter Energie und Aktivität, vermindertem Schlafbedürfnis, übersteigertem Selbstwertgefühl, gesteigertem Interesse usw. bestehen.
- Auch bei den Reaktionen auf schwere Belastungen und **Anpassungsstörungen (F 43)** können Stimmungsschwankungen im Zentrum stehen. Hier überwiegen deutlich emotionaler Rückzug, Gefühlsabstumpfung, Vermeidung von Reizen, die eine Wiedererinnerung an das Trauma hervorrufen können, die gemeinsam mit Unruhe, Agitiertheit und Irritabilität vorhanden sein können;
- **Persönlichkeitsstörungen (F 60, F 61)** insbesondere vom emotional instabilen Typus, weisen als Leitsymptome ebenfalls eine Affektinstabilität auf;
- Bei Kindern und Jugendlichen mit **hyperkinetischen Störungen (F 90)** werden oft emotionale Störungen und Stimmungsschwankungen übersehen. Sie können als psychiatrische Komorbidität und Begleitstörung als Reaktion auf die häufig negativen sozialen Erfahrungen entstehen, aber auch durch eine Medikation mit Stimulanzien bedingt sein.
- Stimmungsschwankungen sind auch nicht selten bei **Angststörungen (F 41, F 93.0)** zu finden. Es kann zu Episoden intensiver Angst und Irritation kommen, die abrupt auftreten und sich auch in körperlichen Symptomen äußern. Angst und depressive Störungen sind nicht selten gemeinsam vorhanden und überschreiten die alters- und entwicklungsangemessenen Normen.
- **Bindungsstörungen (F 94.1, F 94.2)** zeigen ausgeprägte emotionale Auffälligkeiten mit Furchtsamkeit, Unglücklichsein, Mangel an emotionaler Ansprechbarkeit, die von einem nicht selektiven Bindungs-

verhalten mit wahlloser Freundlichkeit und Distanzlosigkeit mit einem Wechsel aus Annäherung und Vermeidung gepaart sein können.

- Verstimmungszustände mit wechselnden euphorischen und dysphorischen Symptomen sind nicht selten im Rahmen des **Missbrauchs psychotroper Substanzen**, z. B. Marihuana, zu beobachten. Auch bei den Nebenwirkungen, z. B. von Neuroleptika oder Stimulanzien, ist auf Stimmungsschwankungen zu achten.

25.2 Diagnostik

Die diagnostischen Schritte bestehen zunächst in einer **Exploration der klinischen Symptomatik** mit der Einschätzung, ob der Alltag durch die Stimmungsschwankungen bzw. Affektlabilität bestimmt und beeinträchtigt wird. Verändert sich die Stimmung innerhalb kurzer Zeit, ist sie von weiteren depressiven bzw. manischen Symptomen begleitet, gibt es bestimmte anamnestische Auslöser oder Hintergründe, die die Symptomatik aufrechterhalten?

Bei dem allgemeinen Symptom Stimmungsschwankungen ist eine gründliche **Identifizierung weiterer Leitsymptome**, z. B. Depressivität, erhöhte Suizidalität, hypomanische Zustände mit Ideenflucht und gesteigerter motorischer Aktivität von besonderer Bedeutung, ebenso wie die **Erhebung der störungsspezifischen Entwicklungsgeschichte**, d. h. allgemeine Entwicklungsfaktoren, die mit dem Auftreten der Symptomatik in Beziehung gebracht werden können. Auch die Auslösung durch Pharmaka, z. B. Stimulanzien, sollte in Betracht gezogen werden.

Eine **neurologische Untersuchung** ist immer indiziert, um hirnorganische Ursachen auszuschließen. Auch eine **testpsychologische Diagnostik,** z. B. durch spezielle Fragebogenverfahren wie der Child-Behavior-Checklist, SCL 90-Symptomcheckliste einschließlich Persönlichkeitsdiagnostik, z. B. der Persönlichkeitsfragebogen für Kinder (PFK9 – 14)[1] ist indiziert, um Begleitphänomene zu erfassen.

Die bereits oben aufgeführten Störungsbilder, bei denen Stimmungsschwankungen auftreten können, sind differenzialdiagnostisch auszuschließen und gegeneinander abzuwägen. Dies ist nicht immer einfach, da nicht immer eine typische Symptomkonfiguration für die einzelnen Diagnosen anzutreffen ist. Insofern ergibt sich häufig erst eine endgültige Klärung im Längsschnittverlauf. Dies gilt insbesondere bei den diagnostischen Kriterien für das Vorliegen einer Depression im Jugendalter, die ein untypisches Erscheinungsbild aufweisen können. In einigen Fällen stehen zeitweilig Angst, Gequältheit und motorische Unruhe sowie eine wechselnde Affektlage mehr im Vordergrund als die eigentliche Depression. Die Stimmungsänderung kann durch plötzliche Symptome wie Reizbarkeit, demonstratives und agiertes Verhalten, Auftreten phobischer oder zwanghafter Symptome und auch durch hypochondrische Grübeleien verdeckt sein.

25.3 Konventionelle Therapie

Bei Stimmungsschwankungen ohne ausgeprägten Krankheitswert reichen meistens niederschwellige Beratungsangebote, während bei stark ausgeprägten und heftigen Stimmungsschwankungen, die zu einer Einschränkung der kindlichen Aktivität führen, eine spezielle Diagnostik und Behandlung indiziert ist. Psychoedukative Maßnahmen können die Eltern entlasten und ihnen einfache Strategien im Umgang mit den Problemen ihrer Kinder nahe bringen.

Therapeutische Ansätze richten sich nach der zugrunde liegenden Störung und Schwere der Ausprägung:

- Stimmungsschwankungen, die im Rahmen akuter affektiver Störungen bzw. einer Psychose auftreten, bedürfen der stationären Behandlung und einer medikamentösen Behandlung der Grunderkrankung.
- Liegen überwiegend depressive oder Angststörungen vor, dann sind neben psychotherapeutischen Interventionen auch medikamentöse Ansätze mit trizyklischen Antidepressiva, z. B. Imipramin und Amitryptilin, unter entsprechender Kontrolle von Puls, Blutdruck, EKG, EEG sowie Blutbild und Leberenzyme in einer vom Körpergewicht abhängigen Dosierung, bei Jugendlichen z. B. bis max. 3 mg/kg/KG Imipramin, sowie selektiven Serotonin-Wiederaufnahmehemmern, z. B. Fluoxetin bei Jugendlichen in einer Dosierung bis 60 mg, zu überlegen.

25.4 Komplementäre Therapie

Stefan Schmidt-Troschke

Normale Stimmungsschwankungen im Laufe der Entwicklung

Im Zusammenhang mit der Beurteilung von Stimmungsschwankungen ist eine subtile Kenntnis dessen notwendig, was entwicklungsmäßig noch als normal gelten kann. Die kindliche Entwicklung unterliegt einer großen Variabilität. Stimmungsschwankungen treten u.U. bereits früh im Kindesalter auf und haben nicht selten mit Ängsten im Rahmen der Persönlichkeitsentwicklung zu tun. Eltern berichten immer wieder von schwankenden Stimmungen im Zusammenhang mit Entwicklungsschritten ihrer Kinder:

- Säuglinge und Kleinkinder, die Sitzen wollen aber noch nicht können, die ihren Radius durch das Laufen noch nicht zu erweitern vermögen oder die sich sprachlich nicht ihren Bedürfnissen entsprechend auszudrücken vermögen wirken oft unausgeglichen und unzufrieden.
- Das Dritte Lebensjahr ist gekennzeichnet von der zunehmenden kindlichen Wahrnehmung seiner Getrenntheit von der Umwelt. In diesem Alter sind fast regelmäßig extreme Schwankungen in der affektiven Gestimmtheit bemerkbar.
- Um die Einschulung herum treten häufig Inkongruenzen auf, die durch eine mangelhafte Abstimmung wachsender kindlicher Lernbedürfnisse auf die Angebote der Umwelt gekennzeichnet sind. Das junge Schulkind verliert dann zunehmend das Gefühl der Geborgenheit im Elternhaus und erlebt u.U. „Einsamkeit in der Gemeinschaft" (Soldner). Mit dem Verlust an Urvertrauen muss ein neues Vertrauen in das eigene Selbst aufgebaut werden.
- Sprichwörtlich sind die häufig wechselnden Stimmungen pubertierender Jugendlicher, die Ausdruck der Suche nach der eigenen Persönlichkeit sind.

Zentrale ärztliche Aufgabe in diesem Kontext ist es, Eltern in ihrem Verständnis der kindlichen Entwicklungssitutation zu beraten und durch Schlüsselfragen (z.B. Entwicklung der Symptomatik, traumatische Erlebnisse und Situationen, Kontextbezogenheit der Symptomatik, Neurotisierung von Ängsten, Entwicklung und Qualität der elterlichen Beziehung zum Kind u.v.a.m.) eine psychiatrische Erkrankung in engeren Sinne auszuschließen.

Ordnungstherapie

- Bei unausgeglichenen Kleinkindern und Schulkindern bewährt es sich, die **Alltagsgestaltung** in der Familie in den Blick zu nehmen. Hier kommen allgemeine Maßnahmen in Betracht, wie sie ausführlich im Kapitel Hyperkinetische Störungen (☞ 42.3.8) dargestellt werden.
- Insbesondere bei Kindern mit eher depressiv eingefärbten Stimmungsschwankungen ist körperliche **Bewegung** von u.U. vitaler Bedeutung. Neben dezidiert sportlichen Aktivitäten sollte immer wieder darauf geachtet werden, wie Bewegungsaktivitäten sinnvoll in den Alltag eingegliedert werden können.

Äußere Anwendungen

- Bei eher depressiv gestimmten Kindern eignen sich Einreibungen der unteren Extremitäten mit Rosenöl oder Rosmarinöl.
- Bei depressiver Gestimmtheit und eher gehemmten Aggressionen kommen Einreibungen (Rücken) oder Dispersionsbäder mit Hypericum-Öl in Betracht.
- Bei eher gehemmter Stimmungslage können Malvenöl-Einreibungen eingesetzt werden.
- Eher ängstliche Kinder profitieren von Brusteinreibungen mit Thymian-Öl.

Medikamentöse Maßnahmen

- Bei Kindern mit eher depressiver Gestimmtheit, traumatisch bedingt, speziell bei Mädchen: Natrium muriatricum LM 6–12: 2–3 mal tgl. Tropfen, abhängig vom Lebensalter.
- Bei Kindern mit eher depressiver Gestimmtheit und Neigung zu seelischen Verkrampfungen: Cuprum met. Praep. D 30 Trit.: 2–3 mal tgl. 1 Msp. über zunächst 1–2 Wochen.
- Bei Jungen mit enger Mutterbindung und stark wechselnden Stimmungslagen: Lycopodium D15–D30: 1 mal tgl. 3–5 Glob.
- Bei Schulkindern mit gehemmtem Selbstvertrauen und eher ängstlicher Gestimmtheit: Skorodit (Ferrum arsenicosum) D10: 1 mal tgl. 1 Msp.
- Bei starken, eher situationsbezogenen Ängsten: Conchae D6 Tit.: 2–3 mal tgl. 1 Msp.

Künstlerisch-therapeutische Maßnahmen/Heileurythmie

Grundsätzlich eignen sich künstlerisch-therapeutische Maßnahmen wie Maltherapie/Plastiziertherapie oder ggf. auch Musiktherapie gut, durch Anregung der kindlichen Kreativität spezifische Veränderungen des Verhaltens zu ermöglichen. Grundsätzlich müssen künstlerische Aktivitäten nicht „therapeutisch" sein sondern sollten soweit wie möglich im Alltagsvollzug ihren Platz finden. So kann es beispielsweise darum gehen, gemeinsame Formen des aufeinander bezogenen Improvisierens im Alltag zu entwickeln.

Heileurythmie (☞ 44.2) kann sich sehr positiv auf unterschiedliche Formen von Stimmungsschwankungen bei Kindern auswirken. Sie sollte nach Rücksprache mit dem Therapeuten spezifisch verordnet werden.

EBM

Zur komplementärmedizinischen Therapie bei Stimmungsschwankungen liegen keine publizierten Studien der EBM-Grade 1 oder 2 sowie keine Konsensusempfehlungen vor. Allgemeine Bewertung der einzelnen Therapieverfahren ☞ 42.3.8, 44.2, 44.4, 45.2.

25.5 Integrativer Stufenplan

Komplementäre Maßnahmen können bei entsprechender Erfahrung parallel zur konventionellen Therapie angewandt werden (EBM gesicherte Daten zur Unbedenklichkeit und Wirksamkeit liegen nicht vor).

Literatur

1 Döpfner M, Lehmkuhl G, Heubrock D, Petermann F: Diagnostik psychischer Störungen im Kindes- und Jugendalter. Hogrefe, Göttingen (2000)

26 Müdigkeit

Gerd Lehmkuhl (Konventioneller Teil)
Nach Han Chaling (Komplementärer Teil)

26.1 Klinik/Ätiologie

Gerd Lehmkuhl

Müdigkeit stellt ein **unspezifisches psychisches Phänomen** dar, dem die Bedeutung eines Leitsymptoms nicht zukommt.

Im psychopathologischen Befundsystem für Kinder und Jugendliche wird unter **Fatigue** ein ausgeprägtes und andauerndes Gefühl der Müdigkeit, Abgeschlagenheit und verminderter Leistungsfähigkeit verstanden.[1] Die Symptome können durch eine organische Ursache nicht hinreichend erklärt werden. Eine verstärkte Müdigkeit ohne Krankheitsgewinn kann im Zusammenhang mit körperlichen Entwicklungsschritten bzw. Entwicklungsaufgaben beobachtet werden. Erst wenn diese eine deutlich stärkere Intensität und längere Dauer als für diese Altersphase bzw. für die zu bewältigende Situation besitzt, kommt ihr Symptomcharakter zu.

Die Symptomatik kann bei folgenden Störungen auftreten:

- **Nichtorganische Schlafstörungen (F 51):** Patienten fühlen sich häufig ängstlich, besorgt oder depressiv und es kann eine erhöhte Müdigkeit sowohl am Morgen als auch über den ganzen Tag hinweg bestehen.
- **Schlafstörungen organischen Ursprungs:** Auch hier kommt es wegen der unbefriedigten Schlafdauer und/oder -qualität zu einer erhöhten Tagesmüdigkeit.
- **Chronic-Fatigue-Syndrom:** Die Diagnose dieses Krankheitsbilds im Kindesalter ist umstritten. Es gibt für das Krankheitsbild keine spezifischen diagnostischen Marker, so dass es sich weitgehend um eine Ausschlussdiagnose handelt. Fatigue wird als ein unspezifisches Symptom verstanden, das bei verschiedenen organischen Ursachen auftreten kann. Hierzu gehören Infektionskrankheiten, degenerative Erkrankungen, metabolische Syndrome, Epilepsie, Myo- und Neuropathien, aber auch kinderpsychiatrische Syndrome wie Schulphobie, Somatisierungsstörung und Angststörungen.
- Bei **Störungen durch psychotrope Substanzen**, z. B. durch Cannabinoide (F 12), kommt es häufig zu Apathie, Initiativverlust und erhöhter Tagesmüdigkeit.
- **Organische Psychosyndrome** nach Schädel-Hirn-Trauma bzw. das postenzephalitische Syndrom sind ebenfalls durch Apathie oder Reizbarkeit und veränderte Schlaf- und Essgewohnheiten charakterisiert. Eine erhöhte Erschöpfbarkeit kann als vermehrte Müdigkeit imponieren.

26.2 Diagnostik

Die gesteigerte Müdigkeit sollte sowohl über Selbst- und Fremdexploration und, wenn möglich, durch Verhaltensbeobachtung erfasst werden.

> Im psychopathologischen Befundsystem für Kinder und Jugendliche ist die zu explorierende Symptomatik wie folgt definiert:[1]
> - Anhaltende Gefühle der Müdigkeit, so dass Funktionen im Alltag deutlich beeinträchtigt sind;
> - Abzugrenzende Merkmale stellen Interesselosigkeit, Anhedonie, Depressivität und verminderte körperliche Aktivität dar.

Im Anschluss an die Erfassung des Leitsymptoms Müdigkeit geht es um die Abklärung somatischer Ursachen sowie die Erfassung weiterer psychopathologischer Phänomene. Ist die erhöhte Tagesmüdigkeit mit depressiven Symptomen im Rahmen einer erhöhten Ängstlichkeit oder einer Überforderungssituation zu verstehen? Die differenzialdiagnostische Abklärung ist besonders bei einem so allgemeinen Symptom wie Müdigkeit von zentraler Bedeutung.

Es gilt, die unter 26.1 aufgeführten möglichen Ursachen für Müdigkeit abzuklären und sowohl organische wie psychische Erkrankungen, in deren Rahmen Müdigkeit auftreten kann, auszuschließen. Man sollte besonders auf die situativen Auslöser und Zusammenhänge achten, um psychoreaktive Komponenten nicht zu übersehen.

Wichtig ist die Abgrenzung von Tagesmüdigkeit aus emotionalen Ursachen von einem organischen Hintergrund wie beim Kleine-Levin-Syndrom sowie nicht psychogenen Störungen mit exzessivem Schlaf.

26.3 Konventionelle Therapie

Therapeutische Maßnahmen beim Leitsymptom Müdigkeit hängen von den zugrunde liegenden Ursachen ab. Treten sie im Rahmen einer massiven Schlafstörung auf, so ist diese zu behandeln (☞ 27), ebenso wenn es sich um ein Begleitsymptom bei körperlichen Erkrankungen handelt.
Ein Stufenplan hat sich nach Schweregrad der Symptomatik und den sich hieraus ergebenden sozialen Belastungen und schulischen Einschränkungen zu richten (☞ 27). Grundsätzlich sollte bei einer emotional bedingten Symptomatik schlafhygienischen Fragen sowie Belastungen während des Tagesablaufs besondere Beachtung geschenkt werden.

26.4 Komplementäre Therapie

Nach Han Chaling

Tuina

Gemäß der traditionellen chinesischen Medizin kommt Müdigkeit vor aufgrund einer Schwäche des Funktionskreises Milz oder aufgrund einer Schwäche des Yang des FK Milz (Grundlagen der TCM ☞ 44.1.2). Folgende Tuina-Bausteine kommen dabei häufig zum Einsatz (☞ 44.1.6):

- Bereich der Milz-Leitbahn stützen, kühlen und schieben,
- Bereich der Lungen-Leitbahn stützen,
- Bereich der Magen-Leitbahn stützen,
- Bereich der Nieren-Leitbahn stützen,
- Den Bauch schieben und reiben,
- „Dritter Weiler am Fuß" Ma 36 pressen oder kneten,
- „Zusammenkunft aller Leitbahnen" Du 20 kneten.

Weitere Erfahrungen für komplementäre Verfahren bei dem unspezifischen Symptom „Müdigkeit" liegen nicht vor. Als Leitsymptom kann Müdigkeit im Rahmen einer homöopathischen Konstitutionstherapie in der Medikamentenfindung hilfreich sein.

> **EBM** Zur komplementärmedizinischen Therapie bei Müdigkeit liegen keine publizierten Studien der EBM-Grade 1 oder 2 sowie keine Konsensusempfehlungen vor. Allgemeine Bewertung der einzelnen Therapieverfahren ☞ 44.1.

26.5 Integrativer Stufenplan

Komplementäre Maßnahmen können bei entsprechender Erfahrung parallel zur konventionellen Therapie angewandt werden (EBM gesicherte Daten zur Unbedenklichkeit und Wirksamkeit liegen nicht vor).

Literatur

1 Döpfner M, Berner W, Flechtner H, Lehmkuhl G, Steinhausen, H-C, Psychopathologisches Befund-System für Kinder und Jugendliche (CASCAP-D). Hogrefe, Göttingen 1999
2 Döpfner M, Lehmkuhl G, Diagnostiksystem für psychische Störungen im Kindes- und Jugendalter nach ICD-10 und DSM-IV. Huber, Bern 1998
3 Plioplys AV, Chronic Fatigue Syndroms Should Not Be Diagnosed in Children, Pediatrics 100/2 (1997), 270 – 1

27 Schlafstörungen

Alfred Wiater (Konventioneller Teil)
Stefan Schmidt-Troschke, Karl Rüdiger Wiebelitz, Alfred Wiater (Komplementärer Teil)

27.1 Klinik/Einteilung/Ätiologie

Alfred Wiater

27.1.1 Ätiologie/Epidemiologie

Mögliche Ursachen für Schlafstörungen: konstitutionelle Faktoren, reifungs- und entwicklungsbedingte Faktoren, umgebungsbedingte und psychoreaktive Ereignisse, Traumata, Störungen der schlafbezogenen intrinsischen Regulationssysteme, Störungen der Schlafstruktur.
Die Häufigkeit ist stark altersabhängig: Im Vorschulalter liegt die Prävalenz für Ein- und Durchschlafstörungen bei ca. 20 %, im Grundschulalter finden sich Ein- und Durchschlafstörungen über mind. 3 Monate bei ca. 10 % der Kinder.
Schlafwandeln tritt bei 3 % der Kinder auf, Pavor nocturnus (☞ 42.8) bei 4 %, Albträume bei 14 %, obstruktives Schlafapnoesyndrom bei 0,7 – 2 %. Während der Pavor nocturnus im Kleinkindalter dominiert, nimmt Schlafwandeln bis zum Jugendalter zunächst zu und tritt danach nur noch selten auf. Die Prävalenz von Ein- und Durchschlafstörungen bleibt bis zum Jugendalter relativ konstant.

27.1.2 Einteilung

Gemäß der international anerkannten International Classification of Sleep Disorders (ICSD) teilt man Schlafstörungen im Wesentlichen in drei Kategorien ein:

- Dyssomnien: primäre Störungen der Schlafdauer, Schlafqualität oder der zeitlichen Organisation des Schlafs;
- Parasomnien: Episoden mit in den Schlaf einbrechenden Verhaltensmustern;
- Schlafstörungen bei internen und neuropsychiatrischen Erkrankungen.

Dyssomnien

- **Intrinsische Dyssomnien:** Obstruktives Schlafapnoesyndrom (OSAS), zentrales Schlafapnoesyndrom, zentrale alveoläre Hypoventilation, periodische Beinbewegungen im Schlaf, Restless-legs-Syndrom, Narkolepsie.
- **Extrinsische Dyssomnien:** Falsche Schlafhygiene, umgebungsbedingte Schlafstörung, psychoreaktive Schlafstörung, Schlafmangelsyndrom, Schlafstörung bei Kindern ohne feste Schlafzeiten, Insomnie bei fehlendem Einschlafritual, Insomnie bei Nahrungsmittelallergie.

Parasomnien

- **Aufwachstörungen:** Schlaftrunkenheit, Schlafwandeln, Pavor nocturnus (☞ 42.8).
- **Schlaf-Wach-Übergangsstörungen:** Schlafstörungen mit rhythmischen Bewegungen, Einschlafmyoklonus, Sprechen im Schlaf, Nächtliche Wadenkrämpfe;
- **REM-Schlaf-gebundene Parasomnien:** Albträume;
- **Andere Parasomnien:** Bruxismus (Zähneknirschen), Enuresis nocturna, primäres Schnarchen, Säuglings-Schlafapnoe, angeborenes zentrales Hypoventilationssyndrom, plötzlicher Kindstod, gutartiger Schlafmyklonus Neugeborener.

Interne und neuropsychiatrische Erkrankungen

- Psychosen,
- Angsterkrankungen,
- Schlafepilepsie,
- Elektrischer Status epilepticus im Schlaf (ESES),
- Chronische obstruktive Lungenerkrankungen,
- Schlafgebundenes Asthma,
- Schlafgebundener gastroösophagealer Reflux.

27.1.3 Klinik

Im Säuglingsalter ist der Schlaf in den ersten 3 – 6 Monaten polyphasisch über Tag und Nacht verteilt. Die Gesamtschlafdauer des jungen Säuglings liegt im Mittel zwischen 13 – 16 Stunden. Bis zur zweiten Hälfte des ersten Lebensjahres hat sich normalerweise der Tag-Nacht-Rhythmus entwickelt, mit längerer Schlafperiode in der Nacht, die beim gesunden Säugling nicht mehr durch Flüssigkeits- oder Nahrungsaufnahme unterbrochen wird.
Die Gesamtschlafdauer nimmt bis zum 6. Lebensjahr auf durchschnittlich 11 und bis zum 16. Lebensjahr auf durchschnittlich 8 Stunden ab. Interindividuelle Schwankungen von mindestens 1,5 Stunden mehr oder

weniger Schlaf sind physiologisch, da auch bei Kindern und Jugendlichen Kurz- und Langschläfer vorkommen.

Dyssomnien

- **Schlafmangelsymptomatik (Insomnie)** mit verzögertem Einschlafen, häufigem nächtlichen Erwachen und wiederholten und längeren nächtlichen Wachphasen;
- Demzufolge auch Tagessymptomatik mit **übermäßiger Tagesschläfrigkeit** (Hypersomnie);
- Bei Kindern häufiger jedoch motorische Hyperaktivität und **Konzentrations- und Aufmerksamkeitsstörungen;**
- Bei schlafbezogenen Atmungsstörungen zusätzliche Symptomatik infolge von Sauerstoffmangelzuständen.

Parasomnien

Psychomotorische Symptomatik aus dem Schlaf heraus mit partiellem oder vollständigem Erwachen (Arousal/Awakening); nur bei vollständigem Erwachen z. B. nach Albträumen Erinnerung an die Symptomatik, bei den übrigen Störungen Amnesie. Infolge des zentralen Hypoventilationssyndroms lebensbedrohliche Zyanosezustände im Schlaf. Kindstod als schwerste Form einer schlafgebundenen unvorhersehbaren Störung ohne pathologisch-anatomisches Korrelat.

Interne und neuropsychiatrische Erkrankungen

Symptome des nicht erholsamen Schlafs einschließlich der damit einhergehenden Tagessymptomatik können im Vordergrund stehen. Anamneseerhebung und weitere Abklärung detektieren die Symptomatik der jeweiligen Grunderkrankung.

27.2 Diagnostik

- Eingehende Anamnese und Untersuchung;
- Ergänzung durch standardisierte Schlaf-Fragebögen und Führen eines Schlaf-Tagebuchs über 3 Wochen (☞ Abb. 27-2);
- Differenzierung der psychologisch-kinderpsychiatrisch oder kinderärztlich zu betreuenden Patienten;
- In Abhängigkeit davon Planung des weiteren diagnostischen Vorgehens (☞ Abb. 27-1).

Die Stufendiagnostik besteht aus aufeinander aufbauenden diagnostischen Schritten, deren Fortsetzung erfolgen soll, falls die Problematik im vorhergehenden Schritt nicht geklärt werden kann. Die apparativ-technischen Maßnahmen beinhalten beim Verdacht auf schlafbezo-

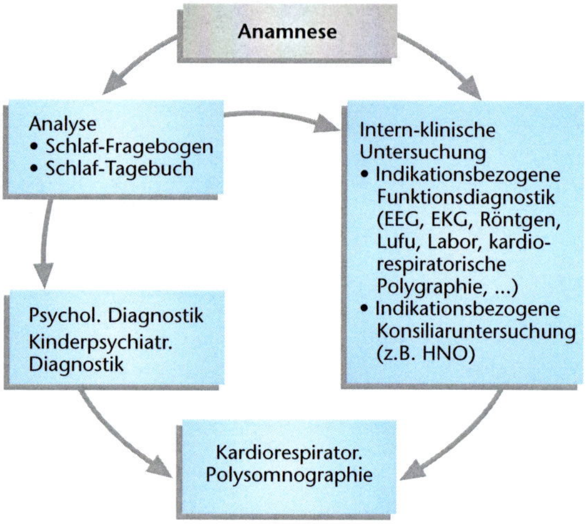

Abb. 27-1: Diagnostik der Schlafstörungen

gene Atmungsstörungen die kardiorespiratorische Polygraphie und bei der weitergehenden Abklärung die Polysomnographie. Beide Untersuchungen sollten in pädiatrisch-schlafmedizinischen Zentren durchgeführt werden. Dabei handelt es sich um Institutionen, die von der Deutschen Gesellschaft für Schlafforschung und Schlafmedizin akkreditiert worden sind (www.dgsm.de). Bei den genannten Untersuchungen wird die kontinuierliche Registrierung vom Atmungsparametern, EKG und Sauerstoffsättigung im Schlaf durchgeführt (kardiorespiratorische Polygraphie), ergänzt durch Schlafparameter (EEG, EOG) und weitere relevante Faktoren (Polysomnographie).

27.3 Differenzialdiagnosen

Dyssomnien

- Atmungsstörungen bei internen Erkrankungen,
- Primäres Schnarchen,
- Schlafmyoklonien,
- Schlafgebundene epileptische Anfälle,
- Synkopen,
- Psychogene Anfälle,
- Hyperkinetisches Syndrom,
- Verhaltensstörungen.

Parasomnien

- Schlafgebundene epileptische Anfälle, insbes. bei komplexen Partialepilepsien und sog. benignen Partialepilepsien,

SCHLAFPROTOKOLL Name ______ Vorname ______ Geb.-Datum ______

Tag:	Montag	Dienstag	Mittwoch	Donnerstag	Freitag	Samstag	Sonntag
Datum:							
Aufwachzeit morgens							
Kind musste geweckt werden							
Schlaf tagsüber (Zeitpunkt/Dauer)							
Befinden am Tag 1 = 🙂 3 = 😐 5 = ☹							
Zubettgehzeit							
Aktivitäten nach Zubettgehen, Ritual? (Art/Dauer)							
Einschlafzeit							
Nächtliches Aufwachen (Aktivitäten/Dauer/Häufigkeit)							
Auffälligkeiten im Schlaf							
Gesamte Schlafzeit nachts							
Ergänzungen							

Abb. 27-2: Schlafprotokoll

- Psychogene Anfälle,
- Kardiopulmonale Erkrankungen,
- Funktionelle vegetative Störungen,
- Verhaltensstörungen,
- Battered-child-Syndrom.

Interne und neuropsychiatrische Erkrankungen
- Dyssomnien,
- Parasomnien.

27.4 Konventionelle Therapie

Die eingehende Anamneseerhebung bei Kindern mit Schlafstörungen ist wichtigste Voraussetzung für die Einordnung der Symptomatik. Oft liegen falsche Erwartungshaltungen der Eltern an das Schlafverhalten ihrer Kinder vor. In anderen Fällen werden Schlafstörungen durch elterliches Verhalten gebahnt, z. B. durch unnötige nächtliche Mahlzeiten oder übermäßiges Reagieren auf kurzes nächtliches Aufwachen. Ärztliche Beratung über das physiologische Schlafverhalten kann in solchen Fällen bereits hilfreich sein. Intensivere Beratung und Behandlungsmaßnahmen sind geboten, wenn Hinweise für pädiatrisch-interne Störungen, wie z. B. Sauerstoffmangelzustände bei schlafbezogenen Atmungsstörungen oder pädiatrisch-neurologische Störungen, wie z. B. schlafbezogene epileptische Anfälle bestehen. Ebenfalls, wenn die Schlafstörung zu einer erheblichen Beeinträchtigung von Patient und Familie führt und wenn infolge nicht erholsamen Schlafes die Kinder Tagessymptome wie Müdigkeit, aber auch Hyperaktivität und Konzentrationsstörungen zeigen. Die eingehende differenzialdiagnostische Abklärung erfolgt in der Regel durch schlafmedizinisch spezialisierte Kinderärztinnen und Kinderärzte.

Dyssomnien
Intrinsische Dyssomnien
- Behandlung schlafbezogener Atmungsstörungen durch atmungsstimulierende Medikation bei zentralen Apnoen (z. B. Theophyllin 3mg/kg tgl. evtl. in Retardform abends);
- Operative Entfernung anatomischer Strukturen (z. B. Adenotonsillektomie oder Lasertonsillotomie) bei obstruktivem Schlafapnoesyndrom, ggf. auch CPAP-, BiPAP- oder IPPV-Therapie;
- Medikamentöse Therapie bei periodischen Beinbewegungen und Restless-legs-Syndrom meist nicht nötig. Bei Narkolepsie hingegen erfolgversprechend mit Psychoanaleptika möglich (z. B. Methylphenidat in individuell niedrigst möglicher Dosierung, ggf. ergänzt durch trizyklische Antidepressiva; die Therapie sollte in pädiatrischen Schlafzentren erfolgen).

Extrinsische Dyssomnien
- Schlafhygiene (Reizabschirmung ca. 1 Stunde vor dem Schlafengehen, stereotyper Handlungsablauf vor dem Schlafengehen, „Einschlafritual"),
- Regelmäßiger Schlaf- und Wachrhythmus,
- Entspannungstechniken (☞ 47),
- Bearbeitung evtl. psychischer Konfliktsituationen,
- Ggf. Verhaltenstherapie (☞ 48.1).

Parasomnien
- Vermeiden von Schlafentzug,
- Vermeiden von abruptem Aufwecken,
- Vermeiden von Gefährdungsmöglichkeiten in der Schlafumgebung,
- In Einzelfällen Psychotherapie,
- Nur in seltenen Fällen medikamentöse Therapie (z. B. niedrigdosiertes Clonazepam abends),
- Bei Apnoe und Hypoventilation: Therapie wie bei Dyssomnien.

Interne und neuropsychiatrische Erkrankungen
Therapie der Grunderkrankung.

27.5 Komplementäre Therapie

Stefan Schmidt-Troschke, Karl Rüdiger Wiebelitz, Alfred Wiater

Beratung der Eltern
Schlafstörungen werden durch Eltern und Kinder sehr unterschiedlich wahrgenommen. Anamnestisch ist immer in Betracht zu ziehen, wie stark und auf welche Weise sich die Patienten und die Bezugspersonen beeinträchtigt fühlen. In diesem Zusammenhang sollten die Eltern insbesondere über die große Variabilität und die Entwicklung des kindlichen Schlafverhaltens aufgeklärt werden. Der Säugling findet sich in einen Tag-Nacht-Rhythmus ein, wobei sich der eigentliche Nachtschlaf erst allmählich herausbildet. Elterliche Stimmungen, Gewohnheiten und ggf. auch eigene Kindheitserfahrungen wirken sich auf diesen Prozess stark aus.
Schlafstörungen spielen demnach in der Entwicklung eine jeweils unterschiedliche Rolle:
- Beim Säugling stehen Anpassungs- und Rhythmisierungsvorgänge im Vordergrund,

- Beim Kleinkind spielen nicht selten Trennungsängste eine Rolle.

Sowohl bei jüngeren, wie bei älteren Kindern können traumatische oder krisenhafte Erlebnisse zu einer plötzlichen Veränderung des Schlafverhaltens führen. Soziale Erfahrungen, wie z.B. die Trennung der Eltern, mögen beispielhaft für solche belastenden Situationen stehen.

Allgemeine Maßnahmen

In der kinderärztlichen Praxis stehen die o.g. extrinsischen Dyssomnien im Vordergrund. Hier bieten sich Maßnahmen auf der Verhaltensebene an:

- Rhythmischer Tagesablauf mit festen Essens- und Schlafenszeiten, Bewegung tagsüber, Abendspaziergang – aber nicht unmittelbar vor dem zu Bett gehen;
- Abendritual (etwa 10–30 Minuten), in dem sich Kind und Eltern gegenseitig bewusst wahrnehmen (z.B. Umziehen, Zähne putzen, Geschichte vorlesen, Vorsingen, Abendspruch oder Abendgebet – wichtig ist die „verlässliche" Wiederkehr);
- Konsequenter Umgang und klare Grenzziehungen (z.B. „Mama will jetzt auch schlafen");
- Ggf. Tagesrückblick mit dem Kind;
- Kein vermehrtes Aktivieren (z.B. durch den nach Hause gekommenen Vater) vor dem Einschlafen;
- Nach Möglichkeit auch bei kindlicher Unruhe eher geringe Aktivierung durch die Eltern (z.B. Herumtragen);
- Vermeiden von Stimulanzien wie schwarzer Tee, Coca Cola, Kakao, Schokolade, Kaffee (gilt zumindest bei gestillten Säuglingen auch für die Mutter);
- Verzicht auf Tages-Schlaf;
- Überprüfung der Einnahme von Medikamenten: Appetitzügler, ACTH, Bronchodilatatoren wie Ephedrin und Theophyllin, Kortikosteroide, Phenytoin, Thyroxin u.a. können zu hartnäckigen Schlafstörungen führen.
- Häufig ist eine **konsequente Verhaltenstherapie und Grenzziehung** entscheidend, die von beiden Eltern durchgehalten werden muss. Angedrohte Sanktionen (z.B. Schließen der Tür für 5 Minuten oder bis zum Einschlafen, Ausschalten der Sicherung etc.) müssen durchsetzbar sein und gegebenenfalls auch verwirklicht werden – sonst sind sie kontraproduktiv. Ein stufenweises Vorgehen ist sinnvoll, z.B. beim ersten Wiederaufstehen liebevolles Zurückbringen und Ermahnen, beim zweiten ein Androhen z.B. des Schließens der Tür, beim dritten dann Verschluss für die angekündigte Zeitspanne, natürlich mit Versöhnungssignal nach der bestimmten Frist bei fortbestehender Unruhe, aber Verlängerung bei „Nicht-Annahme" etc.
- Sondersituationen wie schmerzhafte Erkrankungen (z.B. Mittelohrentzündung) sind hierbei natürlich auszunehmen.

Physikalische Therapie

- **Hydrotherapie:** Morgens ansteigende Arm- und Fußbäder, abends absteigende Vollbäder mit Melissen-, Baldrian-, Lavendel- oder Fichtennadelnzusatz, (☞ 45.3);
- **Leibwickel** mit Schafgarbe, Melisse oder Lavendel, (☞ 45.1);
- **Bewegungstherapie:** Spazierengehen, Radfahren, Schwimmen, jegliche sportliche Betätigung an frischer Luft. Cave: Nicht spät abends.

Phytotherapie

- Bei Ein- und Durchschlafstörungen können nach Ausschluss funktioneller oder organischer Ursachen vorübergehend **Baldrianwurzelextrakte**[10] eingesetzt werden:
  - Fertigextrakt: z.B. Phytodorma Tropfen 3 mal tgl. ¼ Teelöffel; Sedonium (ab 6 Jahren, darunter keine Erfahrungen) 2 Tabletten abends;
  - Tee: 2 Teelöffel der zerkleinerten Droge aufgießen mit 1 Tasse heißen Wassers, 5 Minuten abgedeckt ziehen lassen und abends trinken;
  - Auch ein Vollbad mit 100 g des Extrakts kann empfohlen werden.
- Mit Bauchschmerzen assoziierte Schlafstörungen sind gut mit **Melissenblättern** (1–5 g Droge auf eine Tasse Tee abends), die zugleich spasmolytisch wirken, oder **Kamille** (als Bauchwickel mit Tee-Aufguss; 3 g auf 150 ml heißes Wasser, 10 Minuten ziehen lassen und mit Teesieb abfiltrieren) zu behandeln.
- **Lavendel** als Tee (1–2 Teelöffel Droge pro Tasse), Badezusatz (20–100 g Droge) oder Fußbad wirkt ebenfalls beruhigend und schlaffördernd;
- Bei Jugendlichen mit psychoreaktiven Störungen kann der Einsatz von **Johanniskrautpräparaten** erwogen werden:
  - Fertigextrakt: z.B. Johanniskraut-ratiopharm 425 Hartkapseln (ab 12 Jahren, darunter keine Erfahrungen): 2 mal tgl. 1 Tabl. (Cave: mögliche Photosensibilisierung und Interaktionen mit anderen Arzneimitteln);

- Tee: 2 Teelöffel fein geschnittene Droge aufgießen mit 1 Tasse heißen Wassers, 10 Minuten abgedeckt ziehen lassen, abseihen, morgens und mittags trinken;
- Frischpflanzenpresssaft: wegen des Geschmacks mit Traubensaft mischen, morgens und mittags je 10 ml.

- Bewährt haben sich auch verschiedene fixe Kombinationen, z. B. Baldrian und Hopfen (z. B. Hovaletten N Filmtabletten), Baldrian und Melisse (z. B. Euvegal Dragees) und Baldrian, Passionsblume und Hopfen (z. B. in Visinal Dragees Stada).

Homöopathie

Für länger anhaltende Schlafstörungen empfiehlt sich eine homöopathische Konstitutionsbehandlung. Dabei ist zu berücksichtigen, dass nicht alle für ein bestimmtes Arzneimittel zutreffenden Symptome bei einem Patienten vorhanden sein müssen. So können verschiedene Schlafstörungen, z. B. Schlafwandeln, Albträume und Pavor nocturnus, durch ein und dasselbe Arzneimittel beeinflusst werden. Ausschlaggebend für die Arzneimittelwahl sind die anamnestisch zu erhebenden individuellen Merkmale eines Patienten durch einen homöopathisch ausgebildeten Therapeuten. Für die homöopathische Konstitutionsbehandlung eignet sich besonders die Einmalgabe von 3–5 Globuli einer C 200 mit Verlaufskontrollen innerhalb der nachfolgenden 6 Wochen. Üblich sind auch wiederholte Gaben niedrigerer Potenzen D6, D12 oder D30. Folgende Arzneimittel sind exemplarisch zu nennen:

- **Arsenicum album:** für übermäßig gereizte, leicht erschöpfbare Kinder mit Tagesschläfrigkeit, unterbrochen durch starken Bewegungsdrang; nachts unruhiger Schlaf, besonders nach Mitternacht, Albträume, häufiges Aufwachen, Atemnotanfälle im Schlaf;
- **Calcarea carbonica:** für Kinder mit eher langsamer oder verzögerter psychomotorischer Entwicklung; ängstliche, gelegentlich launisch-gereizte Kinder, die im Schlaf häufig stärker schwitzen und in der Nacht durch schrilles Schreien und entsetztes Aufwachen auffallen können;
- **Lycopodium:** für ängstlich-besorgte Kinder, die auf ihre Unsicherheiten mit starkem Kontrollbedürfnis und eigensinnig-herrischem Verhalten reagieren; Schlaflosigkeit vor unbekannten Herausforderungen, nächtliches Aufschrecken mit Orientierungslosigkeit und Schreien nach den Eltern, Träumen von Unfällen;
- **Medorrhinum:** für affekt-labile unkonzentrierte Kinder mit Einschlafstörungen, unruhigem Schlaf mit ruhelosen Beinen, verstärkter Schwitzneigung und Albträumen;
- **Natrium muriaticum:** für zurückhaltend-sensible, sich angepasst verhaltende Kinder; Schlafstörungen durch Grübeln über Tageserlebnisse, Schlafwandeln, nächtliche Angstzustände und Albträume;
- **Phosphorus:** für freundliche, lebhaft-aufgeschlossene Kinder mit übermäßigem Vorstellungsvermögen und ausgeprägten Ängsten; diese Kinder schlafen nicht gern alleine, oft nur bei Licht, unruhiger Schlaf mit Schlafwandeln, Albträumen und Angstsituationen;
- **Pulsatilla:** für anhänglich-ängstliche, gefühlvolle Kinder mit großem Bedürfnis nach Geborgenheit und Ängsten, verlassen zu werden; Trennungsängste auch beim Zubettgehen und in der Nacht, nächtliches Weinen, Reden und übermäßiger Speichelfluss im Schlaf;
- **Stramonium:** für impulsive, zu Gewalt neigende und psychisch auffällige Kinder mit unruhigem Schlaf, nächtlichen Schreireaktionen mit Desorientierung, Angstschreien und Umklammern der Eltern;
- **Sulfur:** für umtriebig-neugierige Kinder, die gerne im Mittelpunkt stehen und tonangebend sind; unruhiger Schlaf, bevorzugt auf der linken Seite oder auf dem Bauch, oberflächlicher Schlaf mit innerem Unruhegefühl, häufiges Aufwachen, Albträume, Aufschreien, schlagen um sich und sind desorientiert.

Anthroposophische Medizin

- Bewährt haben sich bei Einschlafstörungen abendliche Öleinreibungen der Extremitäten, z. B. mit **Malvenöl oder Lavendelöl** 10 %, die den Wärmeorganismus des Kindes unterstützen;
- Ggf. kann bei entsprechender Auskühlung der Region eine Salbenauflage mit 0,4 % **Cuprum met. Praep.** Salbe im Bereich der Nieren erfolgen;
- Ggf. können **entspannungstherapeutische Maßnahmen** (autogenes Training, Progressive Muskelentspannung) die Therapie unterstützen. Heileurythmie kann von großer Wirksamkeit sein, wenn sie in enger Absprache mit einem entsprechend ausgebildeten Arzt erfolgt (☞ 44.2).

Akupunktur

- Akupunktur, z. B. der Punkte He 3, KG 6, Bl 39, KG 17, Ma 44, kann den Schlaf fördern (☞ 44.1).

EBM Zur komplementärmedizinischen Therapie bei Schlafstörungen liegen keine publizierte Studien der EBM-Grade 1 und 2 sowie keine Konsensus empfehlungen vor. Allgemeine Bewertung der einzelnen Therapieverfahren ☞ 44.1, 44.2, 44.3, 44.4, 44.5, 45.1, 45.2, 45.3, 48.1.

27.6 Integrativer Stufenplan

Vorbedingungen: Seltene organische/anatomische Ursachen bei obstruktiv bedingtem Schlafapnoesyndrom sind ursachenbezogen zu behandeln (☞ 27.4). Sonstige organische (Mit-)Ursachen, wie z. B. 3-Monatskoliken, sind zu eruieren und gegebenenfalls möglichst spezifisch zu behandeln.

Stufe	Klinik	Konventionelle Therapie (☞ 27.4)	Komplementäre Therapie (☞ 27.5)	EBM-Bewert. kompl. Therapie
1	Schlafstörung ohne wesentliche subjektive Beeinträchtigung, aber Leidensdruck der Eltern	Beachtung der Allgemeinen Maßnahmen (☞ 27.5)		–
2	Deutlichere Schlafstörung mit beginnender Störung der familiären Interaktion	Siehe Stufe 1	Zuwendende Maßnahmen wie Bäder oder Einreibungen (z. B. mit Malvenöl)	5
			Spezifisch homöopathische Behandlung in Abhängigkeit vom Konstitutionstyp (z. B. Phosphorus bei Kindern mit ausgeprägten Ängsten, ☞ 27.5)	5
3	Anhaltende Schlafstörung trotz Maßnahmen der Stufen 1 und 2	Betrachtung des psychosozialen Umfeldes mit Bearbeitung psychosozialer Konflikte	Entspannungstherapeutische Maßnahmen	5
			Akupunktur	5
			Baldriantee	5
			Johanniskrautpräparate	5
4	Bei Versagen der Maßnahmen der Stufen 1–3	Medikamentöser Behandlungsversuch mit Baldriankonzentraten bei Kindern ≥ 6 Jahren		

Literatur

1 Diagnostic Classification Steering Committee, Thorpy MJ, Chairman, International Classification of Sleep Disorders. American Sleep Disorders Association, Rochester, Minnesota 1990

2 Frölich J, Lehmkuhl G, Diagnostik und Differentialdiagnostik von Schlafstörungen im Kindesalter, Fortschr. Neurol. Psychiat. 66 (1998), 553–569

3 Horne J, Sleep and Its Disorders in Children, Journal of Child Psychology and Psychiatry 33 (1992), 473–487

4 Sturm A, Clarenbach P, Schlafstörungen. Thieme Verlag, Stuttgart 1997

5 Wiater A, Paditz E, Schlüter B, Scholle S, Niewerth HJ, Schäfer T, Erler T, Schachinger H, Obstruktives Schlafapnoesyndrom im Kindesalter, DÄ99 49 (2002), A3324–A3330

6 Wheatley D: Hypericum in seasonal affective disorder (SAD). Current medical research and opinion; 1999: 15 (1); p. 33–7

7 Montakab H: Akupunktur und Schlaflosigkeit. Forschende Komplementärmedizin; 1999: 6 Suppl 1; p. 29–31

8 Cangliang Y. Clinical observation of 62 cases of insomnia treated by auricular point imbedding therapy. J Tradit Chin Med 1988;8:190–2

9 Wiater A, Lehmkuhl, G, Kraenz, S, Mitschke, A, Fricke, L, Breuer, U, Prävalenz von Schlafstörungen bei Grundschulkindern, Somnologie 7 , Suppl. 1 (2003), 11

10 Francis AJ, Dempster RJ: Effect of valerian, Valeriana edulis, on sleep difficulties in children with intellectual deficits: randomised trial. Phytomedicine. 2002 May; 9(4): 273–9

28 Klassische Kinderkrankheiten

Annic Weyersberg, Dietrich Michalk (Konventioneller Teil)
Karl-Reinhard Kummer (Komplementärer Teil)

Definition

Karl-Reinhard Kummer

Zu den Kinderkrankheiten gehören Masern, Röteln, Scharlach (nicht die lokalen Streptokokken-Infektionen wie Angina oder Impetigo contagiosa), Windpocken, Ringelröteln, Dreitagefieber, Keuchhusten, der Mumps, eventuell auch das Pfeiffer'sche Drüsenfieber. Neben dem meistens hochfieberhaften Verlauf und dem Schauplatz auf den Körperoberflächen wie Atemwege und Haut haben die Kinderkrankheiten typische Eigenschaften:

- Vorkommen im Kleinkind- oder Vorschulalter,
- Regelhafter Verlauf mit abgrenzbaren Krankheitsstadien,
- Meist unkomplizierte Verläufe, mit zunehmendem Alter bzw. bei Erwachsenen heftigerer Verlauf und mehr Komplikationen,
- Immunität danach meist lebenslang,
- Zumeist hohe Kontagiosität bzw. Infektiosität.

Integrativer Stufenplan

Da die konventionelle Therapie der Kinderkrankheiten (mit Ausnahme der bakteriellen Infektionen) zumeist symptomatisch ist, wurde im gesamten Kapitel 28 auf die gesonderte Darstellung des integrativen Stufenplans verzichtet. Stufenpläne bei symptomatischer Therapie (☞ Teil I).

Impfungen

Generell gelten die Impfempfehlungen der ständigen Impfkommission des Robert-Koch-Instituts (STIKO). Der Impfkalender für Säuglinge, Kinder, Jugendliche und Erwachsene (☞ Tab. 28-1) umfasst Impfungen zum Schutz vor Diphtherie (D/d), Pertussis (aP), Tetanus (T), Haemophilus influenzae Typ b (Hib), Hepatitis B (HB), Poliomyelitis (IPV) sowie gegen Masern, Mumps und Röteln (MMR) und für Erwachsene zusätzlich gegen Influenza und Pneumokokken.

Weiterführende Hinweise zum Thema Impfen finden sich:

- www.rki.de/GESUND/IMPFEN/IMPFEN.HTM.
- Hirte, Martin: Impfen Pro und Contra. Knaur Taschenbuch. München 2001

Tab. 28-1: Impfkalender für Säuglinge, Kinder, Jugendliche und Erwachsene (Empfohlenes Impfalter und Mindestabstände zwischen Impfungen)

Impfstoff/ Antigen-Kombinationen	Alter in vollendeten Monaten						Alter in vollendeten Jahren		
	Geburt	2	3	4	11–14	15–23[a]	5–6[a]	9–17[a]	ab 18 ≤ 60
DTaP*	–	1.	2.	3.	4.	–	–	–	–
DT/Td [b]	–	–	–	–	–	–	A	A	A ***
aP	–	–	–	–	–	–	–	A	–
Hib*	–	1.	c	2.	3.	–	–	–	–
IPV*	–	1.	c	2.	3.	–	–	A	–
HB*	d	1.	c	2.	3.	–	–	G	–
MMR*	–	–	–	–	1.	2.	–	–	–
Influenza ****	–	–	–	–	–	–	–	–	S
Pneumokokken *****	–	–	–	–	–	–	–	–	S

Um die Zahl der Injektionen möglichst gering zu halten, sollten vorzugsweise Kombinationsimpfstoffe verwendet werden. Impfstoffe mit unterschiedlichen Antigenkombinationen von D/d, T, aP, HB, Hib, IPV sind bereits verfügbar. Bei Verwendung von Kombinationsimpfstoffen sind die Angaben des Herstellers zu den Impfabständen zu beachten.

A Auffrischimpfung: Diese sollte möglichst nicht früher als 5 Jahre nach der vorhergehenden letzten Dosis erfolgen.
G Grundimmunisierung aller noch nicht geimpften Jugendlichen bzw. Komplettierung eines unvollständigen Impfschutzes
S Standardimpfungen mit allgemeiner Anwendung = Regelimpfungen
a) Zu diesen Zeitpunkten soll der Impfstatus unbedingt überprüft und gegebenenfalls vervollständigt werden.
b) Ab einem Alter von 5 bzw. 6 Jahren wird zur Auffrischimpfung ein Impfstoff mit reduziertem Diphtherietoxoid-Gehalt (d) verwendet.
c) Antigenkombinationen, die eine Pertussiskomponente (aP) enthalten, werden nach dem für DTaP angegebenen Schema benutzt.
d) Postexpositionelle Hepatitis-B-Immunprophylaxe bei Neugeborenen.
***** Abstände zwischen den Impfungen mindestens 4 Wochen; Abstand zwischen vorletzter und letzter Impfung mindestens 6 Monate
** Mindestabstand zwischen den Impfungen 4 Wochen
*** jeweils 10 Jahre nach der letzten vorangegangenen Dosis
**** jährlich mit dem von der WHO empfohlenen aktuellen Impfstoff
***** Impfung mit Polysaccharid-Impfstoff; Wiederimpfung im Abstand von 6 Jahren

28.1 Masern

Annic Weyersberg (Konventioneller Teil)
Karl-Reinhard Kummer (Komplementärer Teil)

28.1.1 Ätiologie

Annic Weyersberg

Erreger: RNA-Virus aus der Familie der Paramyxoviren.

28.1.2 Epidemiologie

- **Hoch kontagiös** über Tröpfcheninfektion, auch fliegende Infektion möglich,
- Hoher Manifestationsindex (über 99 %),
- Nach durchgemachter Erstinfektion lebenslange Immunität,
- In Deutschland aufgrund mangelnder Impfquote noch einzelne Epidemien.

Infektiosität: 5 Tage vor bis 4 Tage nach Exanthemausbruch, am höchsten im Prodromalstadium.

28.1.3 Klinik und Leitsymptome

Klinischer Verlauf

Inkubationszeit 8 – 14 Tage. Symptomatik (☞ Tab. 28.1-1).

Tab. 28.1-1: Symptomatik

Exanthem	**14.–18. Tag:** Makulopapulöses, großfleckiges Exanthem, **Beginn hinter den Ohren und im Gesicht**, Ausbreitung über Stamm und Extremitäten
Begleitsymptome	**10.–13. Tag:** • Erster Fieberanstieg, grippeähnliche Symptome: Rhinitis, Konjunktivitis, Halsschmerzen, Husten, Heiserkeit; Enanthem; • Pathognomisch: **Koplik-Flecken** (weiße, fest haftende Stippchen, v.a. auf der Wangenschleimhaut gegenüber den Molaren). **14.–18. Tag:** • **Zweiter hoher Fieberanstieg** mit Verstärkung der katarrhalischen Symptome, • Oft generalisierte Lymphadenopathie, • Entfieberung am 4. Tag nach Exanthembeginn.

Komplikationen

- Postinfektiöse transitorische Immunschwäche mit konsekutiven **bakteriellen Superinfektionen** (Pneumonie, Otitis media, Diarrhö),
- **Akute Masernenzephalitis** (Häufigkeit 1:500 bis 1:2.000; Letalität 30 %),
- **Subakut sklerosierende Panenzephalitis** (Häufigkeit 1 – 5/1 Million Erkrankte, Latenz 5 – 10 Jahre),
- Besondere Verlaufsformen bei primärer oder sekundärer Abwehrschwäche,
- Reaktivierung latenter Tuberkulose, Tuberkulinanergie,
- Andere seltene Komplikationen (Krupp, Bronchiolitis, Pemphigoid).

28.1.4 Diagnostik

Meist anhand des **klinischen Bildes**, v.a. im Rahmen von Epidemien;
Im Blutbild oft **Leukopenie** mit relativer Lymphozytose.
Serologischer Nachweis:

- Masernspezifische IgM i.d.R. am dritten Exanthemtag mittels ELISA nachweisbar,
- Bei geimpften Patienten wird die Diagnose durch einen vierfachen Titeranstieg im IgG-ELISA gestellt,
- Virusdirektnachweis mit PCR, Virusisolierung.

28.1.5 Differenzialdiagnosen

- Andere Viruserkrankungen, z.B. Röteln, Echo-, Coxsackie-, oder Adenovirusinfektionen, infektiöse Mononukleose, Dreitagefieber (☞ 28.2-9),
- Serumkrankheit,
- Arzneimittelexantheme,
- Kawasaki-Syndrom. (☞ 35.6).

28.1.6 Konventionelle Therapie

Basistherapie

In erster Linie symptomatisch:

- Bettruhe,
- Antipyrese (☞ 5),
- Abdunkelung bei schmerzhafter Konjunktivitis,
- Auf ausreichende Flüssigkeitszufuhr achten,
- Schutz vor bakteriellen Superinfektionen (Bettruhe, Vermeidung möglicher Ansteckungsquellen), ggfs. antibiotische Therapie.

Spezielle Therapie

- **Bei immunsupprimierten Patienten** Therapieversuch mit Ribavarin und Immunglobulinen möglich (Gammaglobuline 0,2ml/kgKG i.m.; keine kontrollierten Studien!).
- Antibiotische Therapie bei bakteriellen Superinfektionen nach Antibiogramm.

Prophylaxe

- **Aktive Immunisierung** mit attenuierter Lebendvakzine ab dem 12. Lebensmonat; 95 % Serokonversion (☞ Tab. 28-1);
- Schutz Exponierter durch **Inkubationsimpfung** (innerhalb von 3 Tagen nach Kontakt möglich, jedoch umstritten);
- Bei immunsupprimierten oder chronisch kranken exponierten Patienten Gabe von **Immunglobulinen** möglich (Gammaglobuline 0,5ml/kgKG i.m. bis max. 6 Tage nach Kontakt);
- **Isolierung** Erkrankter bis 4 Tage nach Exanthembeginn.

28.1.7 Komplementäre Therapie

Karl-Reinhard Kummer

Allgemeine Maßnahmen

- Bettruhe bis zur Entfieberung,
- Warme Unterwäsche (Wolle), häufiger Wechsel der Bettwäsche und des Schlafanzuges; warme bis heiße Getränke, notfalls Wärmflasche, insbesondere an den Füßen,
- Beim Säugling oder Kleinkind mehrfach täglich **Kamilleneinlauf:** Kamillenlösung, am einfachsten kommerzielles Kamillenkonzentrat wie z. B. Kamillosan®, Kamille Spitzner®, Kammillenbad Robugen®: 3 Teelöffel pro Liter Wasser; zusätzlich pro Liter 1 gestrichener TL Kochsalz und 1 leicht gehäufter TL Glukose. Diese leicht hypertone Lösung wird lauwarm mit einem Klistierballon von ca. 250 ml verabreicht. Der Ballon ist stets ganz ohne verbleibende Luft zu füllen. Die Spitze des Klistiers wird mit Vaseline gefettet. Das Kind ist wie zum Wickeln auf den Rücken zu legen, die Beine mit einer Hand festgehalten, das Klistier wird mit leichten Drehbewegungen etwa 3–4 cm eingeführt und ohne Druck in den Darm entleert. Der Einlauf wird entweder resorbiert, was einer Infusion äquivalent wäre und das Flüssigkeitsdefizit ersetzt, oder es kommt zum Abführen, was oft zu einer deutlichen Verbesserung des Befindens führt. Die Fiebersenkung durch den Einlauf ist relativ gering.
- Häufiges Abfrottieren mit leicht angefeuchteten Waschlappen zur Anregung der peripheren Durchblutung und Entwicklung bzw. Abräumung des Exanthems.

Akuttherapie

- Wichtigstes homöopathisches Akutmedikament: **Pulsatilla D6:** anfangs stündliche Gabe von 5 Globuli oral.
- Zur Lösung der entzündlichen Veränderungen der Schleimhäute und der resultierenden Hustenattacken:
  - **Pneumodoron 1 und 2®** im Wechsel jeweils 2 Tr. stündlich bzw. Gabe von jeweils 25 Tropfen in einem Glas Wasser aufgelöst, davon alle 5 min. einen Schluck trinken;
  - **Doron Tr.®:** zur Sekretolyse 3 mal tgl. 5–8 Tr.;
  - Alternativ **Tartarus stibiatus D6 Trit.:** 5 mal tgl. 1 Messerspitze oral;
- Zusätzliche Medikation bei hohem Fieber: **Atropa Belladonna ex herba D12:** stündlich 3 Globuli.

Therapie der Komplikationen

Masern-Otitis

Akutbehandlung wie bei einer Otitis media (☞ 38.8):

- **Zwiebelauflagen** auf das Ohr : Zwiebelscheibe frisch abschneiden und unter eine Mütze klemmen und auf das Ohr geben, alle 15 Minuten erneuern durch frische Scheibe, 3–4 mal 3 Tr. im Abstand von 15 min. (nach Ausschluss einer Trommelfellperforation); Stündlich je 3–4 Tr. Quarz Oleum 1 % Ohrentropfen;
- Befreiung der Nase mit milden **Nasensalben**, z. B: Schnupfencreme (Weleda) oder Nasenbalsam Kinder (WALA);

Medikamentös oral:

- **Pulsatilla D12:** 3 mal tgl. 5 Globuli,
- Sowie **Apis/Belladonna cum Mercurio:** stündlich 5 Globuli,
- Sowie **Levisticum e radice Rh D3:** 3 mal tgl. 5 Tropfen.

Zerebrale Komplikationen

Bei geeigneter Therapie insbesondere Einhalten von Bettruhe sind zerebrale Komplikationen äußerst selten. Bei beginnender Benommenheit kann folgende Therapie eine entscheidende Änderung geben:

- Injektion subkutan (Oberarm oder nuchal) als Mischspritze der oben genannten Medikamente Bryonia

D30, Pulsatilla D30, Apis mellifica D30, Belladonna D30,
- Weiterhin zusätzlich Gabe Arnica/Aurum II stündlich 3 Globuli,
- Auflage von verdünnter Arnika-Essenz (1:20 verdünnt) als Auflage auf die Stirn.

> ! Falls unter diesen Maßnahmen nicht innerhalb einiger Stunden eine Besserung eintritt, ist eine Klinikeinweisung notwendig. Dort sind ggf. weitere komplementärmedizinische Maßnahmen zusätzlich zur konventionellen Therapie möglich.

Rekonvaleszenzzeit
Die Kinder sind oft während der Rekonvaleszenz schwer im Bett zu halten. Notwendig sind mindestens 2 Wochen Freistellung von Schule bzw. Kindergarten. Zum endgültigen Abbau des Exanthems helfen frottierende Abreibungen.
- Medikamentös zur Förderung der Ausscheidung: **Equisetum c. sulfure tostum Trit. D6:** 3 mal tgl. 1 Messerspitze sowie einmalig 3 Glob. **Sulfur D30** .
- Zur Förderung der allgemeinen Rekonvaleszenz: **Meteoreisen/Phosphor/Quarz Glob.:** morgens 8 Glob. und **Schlehen-Elixier:** morgens 1 TL.
- Bei längerer psychischer Labilität Medikation mit **Pulsatilla D30** abends 3 Glob.

> EBM Zur komplementärmedizinischen Therapie bei Masern liegen keine publizierten Studien der EBM-Grade 1 oder 2 sowie keine Konsensusempfehlungen vor. Allgemeine Bewertung der einzelnen Therapieverfahren ☞ 44.1, 44.4, 44.5.

28.1.8 Prognose

- Die jüngsten Masernepidemien im Frühjahr 2002 haben in Italien 1 Todesfall auf 10 000–20 000 Erkrankte ergeben. Die Angaben zu Spätschäden betreffen vor allem die SSPE, welche in den letzten Jahrzehnten vermutlich als Folge der vermehrten Impfungen selten geworden ist, vermutlich 1:100 000 Erkrankungen.
- Wenig untersucht ist die Langzeitwirkung. Einige Studien ergeben eine verminderte Rate von Allergien nach durchgemachter Masernerkrankung.[1–3] Dagegen ergibt eine retrospektive Untersuchung die Erhöhung des Allergierisikos in der sehr kleinen Kontrollgruppe, die nicht gegen Masern geimpft war.[4]
- In den Entwicklungsländern besteht eine hohe Letalität, weshalb dort unbedingt für einen guten Impfschutz zu sorgen ist. Ursächlich dürfte vor allem die hohe Infektionsdichte bei der Ansteckung unter beengten Wohnverhältnissen sein.[5]
- Nach Masern werden von Eltern Entwicklungsfortschritte gemeldet.[6] Kinder sind in den 12 Monaten nach den Masern seltener krank als in den 12 Monaten davor.[7]

Literatur

1 Alm, J.S., J. Swartz, G. Lilja, A. Scheynius, G. Pershagen: Atopy in children of families with an anthroposophic lifestyle. Lancet 1999; 353: 1485–88
2 Campbell, D E, A S Kemp: Measles and atopy in African children. Lancet 1996; 348
3 Shaheen, S.O., Aaby, P., Hall, A.J., Goudiaby, A.: Measles and atopy in Guinea-Bissau. Lancet 1996; 347: 1792–1796: 825
4 Paunio, M., O.P. Heinonen, M. Virtanen, P. Leinikki, A. Patja, H. Peltola: Measles History and Atopic Diseases – A Population-Based Cross-sectional Study. JAMA. 2000; 283: 343–346
5 Aaby P: Malnourished or overinfected – An analysis of the determinate of acute measles mortality. Dan Med Bull 1989; 36 No. 2: 93–113
6 Kummer, K-R: 1001 mal Masern – prospektive Untersuchung von 886 und retrospektive von 115 Verläufen in der Praxis. Der Merkurstab 1999: 52, 369–375

28.2 Röteln

Annic Weyersberg (Konventioneller Teil)
Karl-Reinhard Kummer (Komplementärer Teil)

28.2.1 Ätiologie

Annic Weyersberg

Erreger: umhülltes RNA-Virus der Togavirusfamilie.

28.2.2 Epidemiologie

- Tröpfcheninfektion mit **geringer Kontagiosität;** Neugeborene mit konnatalen Röteln sind hochinfektiös.
- Infektionsrate 20–70 %,
- In der Regel lebenslange Immunität nach durchgemachter Erstinfektion, Reinfektion möglich.

Epidemien sind durch die Einführung der Rötelnimpfung sehr selten geworden, kleinere Endemien kommen jedoch vor. In den ostdeutschen Bundesländern wird die Impfung erst seit 1990 durchgeführt, daher mangelnder Impfschutz bei Jugendlichen und jungen Erwachsenen. 4–10 % der Frauen im gebärfähigen Alter besitzen keine Rötelnantikörper.

Infektiosität: Ca. 7 Tage vor bis 7 Tage nach Exanthemausbruch

28.2.3 Klinik und Leitsymptome

Klinischer Verlauf

Bis zu 50 % der Infektionen verlaufen asymptomatisch. Klinische Symptomatik oft nicht charakteristisch.
Inkubationszeit 14–21 Tage. Symptomatik (☞ Tab. 28.2-1).

Tab. 28.2-1: Symptomatik

Exanthem	• Feinfleckig, makulo-papulös, nicht konfluierend, • **Beginnend im Gesicht**, Ausbreitung über Stamm und Extremitäten, • Abklingen nach 1–3 Tagen.
Begleitsymptome	• Teilweise leichte grippeähnliche Prodromi, • **Lymphknotenschwellungen** okzipital und retroaurikulär, meist vor Exanthemausbruch, • Geringe oder keine Temperaturerhöhung, • Transiente Arthralgien oder Arthritiden bei Jugendlichen/jungen Erwachsenen möglich.

Komplikationen

- Selten: Thrombozytopenische Purpura, Enzephalitis.

Röteln-Embryopathie

Höchstes Risiko in der 1.–11. Schwangerschaftswoche, nimmt mit zunehmenden Schwangerschaftsalter ab.
Mögliche Verlaufsformen: Abort, Frühgeburtlichkeit und konnatale Röteln (Embryopathie):
- Schwerhörigkeit,
- Dystrophie,
- Retinopathie,
- Katarakt,
- Herzfehlbildungen,
- psychomotorischer Retardierung etc.

28.2.4 Diagnostik

Im Blutbild zeigt sich meist eine **Leukopenie** mit relativer **Eosinophilie.**

Postnatal erworbene Röteln
- Nachweis spezifischer IgM-Antikörper mittels ELISA in den ersten Tagen nach Symptombeginn,
- Signifikanter Titeranstieg im Hämagglutinationshemmtest (HAH) in den ersten Tagen nach Symptombeginn,
- Virusdirektnachweis (PCR, Virusisolierung) aus Nasalsekret oder anderen Körperflüssigkeiten, insbesondere zum Nachweis konnataler Röteln.

Bei Exposition in der Schwangerschaft
- Nachweis spezifischer IgM-Antikörper,
- Nachweis des Anstiegs spez. IgG im Abstand von 14 Tagen,
- Nachweis viraler RNA mittels PCR in Chorionzotten, Fruchtwasser oder Fetalblut.

Diagnose konnataler Röteln des Neugeborenen
- Nachweis des Erregers aus Rachensekret oder anderen Körperflüssigkeiten mittels PCR oder durch Virusanzucht,
- Serologischer Nachweis spezifischer IgM-Antikörper.

28.2.5 Differenzialdiagnosen

- Andere exanthemische Viruserkrankungen (Masern, EBV, Scharlach, Entero- und Adenovirusinfektionen etc., ☞ 28.1–28.9),
- Arzneimittelexantheme.

28.2.6 Konventionelle Therapie

Postnatal erworbene Röteln

- Symptomatisch mit Bettruhe und ggfs. Antipyrese (☞ 5),
- Patienten auf mögliche Gefährdung Schwangerer in der Umgebung hinweisen,
- Isolation bzw. Meidung öffentlicher Einrichtungen bis 7 Tage nach Exanthemausbruch.

Konnatale Röteln

Keine kausale Therapie möglich, bei erkennbarer psychomotorischer Entwicklungsretardierung frühzeitige Förderung anstreben.

Prophylaxe

- Lebendimpfung im 11.–14. Lebensmonat und im 15.–23. Lebensmonat. Mädchen nach dem 11. Lebensjahr gelten bei erfolgter 1. und 2. Immunisierung

als geschützt. Personen ohne nachweisbaren Impfschutz, insbesondere Mädchen mit fehlender 2. Impfung sollten im 11. Lebensjahr geimpft werden.
- 95 % Serokonversion nach 1. Impfung, langanhaltende Immunität (mind. 15 Jahre).

Exponierte Schwangere ohne nachgewiesene Immunität

Es sollte zur Grundberatung gehören, dass Schwangere jeglichen Kontakt mit allen Exanthemkrankheiten sicherheitshalber meiden sollten! Obligatorisch sollte der Röteln-Titer bei jungen Frauen bereits vor Eintritt einer Schwangerschaft kontrolliert werden.
- **Antikörpertest** durchführen → bei nachgewiesener Infektion im 1. Trimenon Aufklärung und Beratung über mögliche Folgen,
- Versuch mit Gabe von Rötelnhyperimmunglobulinen innerhalb von 3 Tagen nach Exposition möglich (0,3 ml/kgKG i.m.), keine sichere Vermeidung einer Infektion.

28.2.7 Komplementäre Therapie

Karl-Reinhard Kummer

Allgemeinbehandlung

- Bei höherem Fieber: **Ferrum phosphoricum comp. Glob.:** Stündlich 3 Glob. oral,
- Lymphknotenschwellungen: Umschläge und Einreibung mit **Archangelica 10 % Salbe** 3 mal tgl.,
- Bei anhaltenden verfestigten Lymphknotenschwellungen: **Equisetum/Formica:** 3 mal tgl. 5 Globuli,
- Zur Förderung des Exanthems: **Eqisetum cum sulfure tostum D6 Trit.** 3 mal tgl. 1 Msp.

Therapie von Komplikationen

- Bei verzögerter Rekonvaleszenz (selten!) **Prunuseisen** 3 mal tgl. 5 – 8 Globuli. Zusätzlich abendliche Einreibungen des ganzen Körpers mit **Primula Muskelnähröl,**
- Bei Rötelnarthritis (selten) Gelenk 3 mal tgl. mit **Stannum metallicum praeparatum 0,4 % Salbe** einreiben.

Kinder mit Röteln-Embryopathie

Bei einem Kind mit Röteln-Embryopathie ist ein multiprofessioneller Therapieansatz in einem Sozialpädiatrischen Zentrum von Krankengymnasten, Ergotherapeuten, Logopäden, Künstlerischen Therapeuten, Sprachtherapeuten oder Heilpädagogen usw. notwendig. Heilpädagogische und differenzierte komplementärmedizinische Maßnahmen müssen sich ergänzen. Eine bewährte basale Therapie für das Kind ist zum Beispiel die langfristige Gabe von **Apis regina comp.** 3 mal tgl. Glob. über 8 – 12 Wochen.

> **EBM** Zur komplementärmedizinischen Therapie bei Röteln liegen keine publizierten Studien der EBM-Grade 1 oder 2 sowie keine Konsensusempfehlungen vor. Allgemeine Bewertung der einzelnen Therapieverfahren ☞ 44.4, 45.1, 45.2.

28.2.8 Prognose

Prognose bei unkomplizierten Infektion einschließlich der Arthritis im Kindesalter gut.

Literatur

1 Wellington K, Goa KL: Measles, mumps, rubella vaccine (Priorix; GSK-MMR): a review of its use in the prevention of measles, mumps and rubella. Drugs. 2003; 63(19): 2107 – 26

28.3 Streptokokken-Infektionen, Scharlach

Dietrich Michalk (Konventioneller Teil)
Karl-Reinhard Kummer (Komplementärer Teil)

28.3.1 Ätiologie

Dietrich Michalk

Infektionen mit beta-hämolysierenden Streptokokken der Gruppe A gehören zu den häufigsten bakteriell verursachten Erkrankungen im Kindesalter. Sie manifestieren sich vor allem als Entzündung im Nasen-Rachenraum als **Tonsillopharyngitis (Angina)** mit oder ohne **Scharlach** und im Bereich der Haut als **Impetigo contagiosa, Erysipel oder Phlegmone.** Als Folgekrankheiten können das rheumatische Fieber oder eine akute Glomerulonephritis auftreten.
Streptokokken der Gruppe A enthalten in der Zellwand das Gruppenantigen A nach Lancefield. Es sind über 80 verschiedene M-Proteintypen bekannt, die als wichtige **Virulenzfaktoren** dienen. Unter anderen behindern sie die Phagozytose, fördern die Invasivität und induzieren die typenspezifische, protektive humorale Immunität. Diese ist aber immer nur gegen ein bestimmtes M-Protein gerichtet, so dass jede Neuinfektion mit

einem anderen M-Proteintyp erneut eine Erkrankung auslösen kann.
Neben diesen Strukturantigenen bilden Gruppe A Streptokokken **Hämolysine** (Streptolysine) und **Enzyme** (Streptokinase, Hyaluronidase, Exotoxine und Desoxyribonuklease, früher als erythrogene Toxine bezeichnet), die für das **Scharlachexanthem** verantwortlich sind. Diese pyrogenen Toxine werden nur gebildet, wenn die Bakterien mit bestimmten Phagen infiziert sind. Bisher sind zwei davon sicher bekannt, wahrscheinlich gibt es aber mehrere, weshalb Scharlach mehrfach auftreten kann.

Definitionsgemäß gehört zum Scharlach das typische Exanthem, **eine eitrige Angina ohne Exanthem ist kein Scharlach.** Leider wird hier oft keine eindeutige Differenzierung betrieben, was bei den Patienten und ihren Eltern häufig Verwirrung und unnötige Besorgnis auslöst.

28.3.2 Epidemiologie

- **Streptokokken-Angina:** Die Übertragung erfolgt durch Tröpfcheninfektion vor allem in den Wintermonaten, enger Kontakt begünstigt die Infektiösität.
- **Streptokokkeninfektion der Haut:** Wird meist durch direkten Kontakt übertragen und hat einen Häufigkeitsgipfel in den Sommermonaten.

28.3.3 Klinik und Leitsymptome

Klinischer Verlauf

Sehr kurze Inkubationszeit von 12 Stunden bis 4 Tagen. In 30–50 % der Erkrankungen subklinische Verläufe oder asymptomatische Träger.
Symptomatik (☞ Tab. 28.3-1).

Tab. 28.3-1: Symptomatik

Streptokokken-Angina	• **Plötzlicher** Beginn mit **Halsschmerzen, Schluckbeschwerden,** kloßiger Sprache, **raschem Fieberanstieg** und reduziertem Allgemeinzustand. • Rachenring diffus gerötet, ödematös geschwollene Uvula. • **Hochrote, geschwollene Tonsillen** mit meist **gelblichen Stippchen** oder einem konfluierenden eitrigen Exsudat. • Häufig **vergrößerte, druckschmerzhafte Lymphknoten** im Kieferwinkel und vorderen Halsbereich.
Scharlach	Beim **Scharlach** besteht neben der Angina ein **Enanthem:** • Zunächst weißlich belegte, nach Abschürfung des Belages **hochrote Zunge** mit deutlicher Schwellung der Papillen: **Himbeer- oder Erdbeerzunge.** • **Pathognomonischer hellroter Ausschlag** mit vielen feinsten (< 1 mm), teilweise leicht erhabenen Flecken besonders im **Gesicht unter Aussparung der Mundpartie** und an der **Innenseite der oberen und unteren Extremitäten.** In der Abheilungsphase klein- bis groblamelläre Abschilferung der Haut.

Komplikationen/Folgeerkrankungen

- Rheumatisches Fieber (☞ 35.2), Häufigkeit: Ca. 0,3 % nach unbehandelter Streptokokkeninfektion;
- Akute Glomerulonephritis (☞ 33.2), Häufigkeit: Ca. 15 % bei Infektion mit nephritogenen Störungen.

28.3.4 Diagnostik

- Bei klassischer Symptomatik ist die klinische Diagnose ausreichend;
- Streptokokken-Schnelltest und/oder ein Abstrich für eine Kultur zur Differenzierung von viral verursachten Tonsillopharyngitiden (ein negativer Streptokokken-Schnelltest schließt eine Infektion mit Streptokokken jedoch nicht aus), die 30 % asymptomatischen Streptokokkenträger sind wenig infektiös;
- Labor: Blutbild (oft absolute Leukozytose mit Linksverschiebung), erhöhte BKS und erhöhter CRP-Wert;
- Nachweis von Antikörpern gegen Streptolysin und andere Streptokokkenantigene (DNAse B): erst 2–3 Wochen nach durchgemachter Infektion möglich, hilfreich zur Differenzialdiagnose der Folgekrankheiten (akute Glomerulonephritis, rheumatisches Fieber).

28.3.5 Differenzialdiagnosen

- Infektöse Mononukleose (☞ 28.9),
- Herpangina (☞ 38.3),
- Diphtherie (☞ 38.3),
- Scarlatiforme Exantheme bei unspezifischen respiratorischen und enteralen Virusinfektionen,
- Allergische Exantheme.

28.3.6 Konventionelle Therapie

- Mittel der Wahl: **Penizillin V** 100 000 I.E./kg/d in drei Einzeldosen p.o. über 7–10 Tage; bei beta hämolisierenden Streptokokken der Gruppe A bisher keine Resistenzen gegen Penizillin bekannt; Ein Therapieversagen ist meist auf eine mangelnde Complinace zurückzuführen;
- Alternativ möglich, z. B. bei Penicilinresistenz: Cephalosporine z. B. Cefixim 8 mg/kg/d in 2 Dosen;
- **Bei Penizillinallergie: Makrolide** (Erythromycin als Ethylsuccinat oder Estolat 40 mg/kg/d in zwei bis drei Einzeldosen p.o. oder Clarithromycin 15 mg/kg/d in zwei Einzeldosen p.o. jeweils über 10 Tage);
- Azithromycin 12 mg/kg/d einmal täglich p.o. über 5 Tage ist nach neueren Daten ebenso effektiv wie die o. g. Standardtherapie;
- Umgebungsprophylaxe in der Regel nur für Personen mit Zustand nach rheumatischem Fieber oder Glomerulonephritis notwendig, mit z. B. Penicillin v 30 000 I.E./kg/d für 7 Tage.

28.3.7 Komplementäre Therapie

Karl-Reinhard Kummer

Scharlach

Der Scharlach kann wie alle Kinderkrankheiten eine Dauer von bis zu 4 Wochen haben, auch wenn die meisten Kinder wesentlich früher symptomfrei erscheinen. Die Kinder sollten auch etwa diesen Zeitraum geschont werden, d. h. nicht in den Kindergarten oder die Schule gehen, dies gilt auch für die derzeit meist blanden Verläufe mit relativ geringem Fieber und sehr geringer Komplikationsrate. Bei der Kontrolle des Rachenabstrichs ohne antibiotische Therapie findet man regelmäßig einen Trägerstatus bis in die vierte Krankheitswoche, erst danach werden die Abstriche negativ. Das Infektionsschutzgesetz sieht daher zu Recht ohne antibiotische Therapie eine Wiederzulassung in Kindergarten und Schule erst nach 3 Wochen vor, was eine ausreichende Schonung erleichtert.

Allgemeine Maßnahmen

Dazu gehört eine gründliche Elternberatung, die Ängste ausräumen kann. Andererseits sind die Eltern zu den notwendigen Allgemeinmaßnahmen aufzufordern:

- Bettruhe,
- Diät in Form fettarmer leicht verdaulicher Kost,
- Pflege des Wärmehaushalts durch Zudecken, Abfrottieren.

Medikamentöse Behandlung

Hauptmittel sind:

- **Apis/Belladonna cum Mercurio Glob.:** stündlich 5 Glob. oral, **oder Erysidoron 1 Tr.®:** stündlich 5 Tr. verdünnt.
- Zur Basisbehandlung für mindestens 3 Wochen: **Vaucheria D3 Tr.:** 3 mal tgl. 5 Tr. verdünnt.
- Zur unterstützenden Kreislaufbehandlung: **Cardiodoron Tr.®:** je nach Alter 3 mal tgl. 3–10 Tr. verdünnt.

Rekonvaleszenz

- Bei anhaltenden subfebrilen Temperaturen einmalige Gabe von 5 Glob. **Sulfur LM VI.**
- Zur Stärkung: **Prunuseisen:** 3 mal tgl. 8 Glob., zusätzlich **Schlehenelixier:** 3 mal tgl. 1 TL.

Streptokokkenangina

Medikamentöse Behandlung

- **Apis/Belladonna cum Mercurio Glob.:** stündlich 5 Glob. oral, oder
- **Zinnober comp. Trit.:** stündlich 1 Msp. oral.
- 3 mal tgl. gurgeln mit **Bolus Eucalypti comp. Pulvis** 1 Teel. in Wasser aufgelöst.
- Halsumschläge mit **Eucalyptus, Ol. aeth. 10 %** (auf ein trockenes Tuch träufeln und vorsichtig auf der Heizung oder einem lauwarmen Kochtopf anwärmen).
- **Cardiodoron Tr.®:** je nach Alter 3 mal tgl. 3–10 Tr. verdünnt.
- Bei starken Eiterbelägen zusätzlich: **Lachesis comp Glob.** kombiniert mit **Echinacea/Argentum Glob.** je 3–5 mal tgl. 5–8 Glob. oral.
- Bei hochroter stark schmerzender Schleimhaut mit fibrinösen Belägen ist **Apis mellifica D12 Dil.®:** 20 Tr. in 1 Glas Wasser aufgelöst alle 15 min. 1 Schluck trinken.

Komplikationen

Otitis media

☞ 38.8 bzw. 28.1.7. Bei anhaltenden Schmerzen und stark entzündlich verändertem Trommelfell oder gar Druckschmerz in der Mastoid-Region ist eine antibiotische Therapie mit einem knochengängigen Antibiotikum in Betracht ziehen, um einer beginnenden Mastoiditis vorzubeugen.

Glomerulonephritis
Ergänzend zur antibiotischen Therapie können eingesetzt werden:

- **Apis D12 Glob.:** zur Wirkung auf die ödematöse Schwellung 3 mal tgl. 5 Glob.
- **Renes/Cuprum:** als Organpräparat zur Wiederherstellung der Organgestalt: 2 mal tgl. 1 Amp. oral.
- Einreibung der Nierenregion in Form einer liegenden Acht mit **Cuprum/Nicotiana Salbe.**

> **EBM** Zur komplementärmedizinischen Therapie bei Streptokokken-Infektionen, Scharlach liegen keine publizierten Studien der EBM-Grade 1 oder 2 sowie keine Konsensusempfehlungen vor. Allgemeine Bewertung der einzelnen Therapieverfahren ☞ 44.3, 44.4, 45.2.

28.3.8 Prognose

Bei rechtzeitiger Antibiotikatherapie ist die Prognose ausgezeichnet; dies gilt auch für rezidivierende Infektionen.

Literatur

1 Keitzer, R: Infektionen mit ß-hämolysierenden Streptokokken der Gruppe A (GABS) und Streptokokkenfolgeerkrankungen. Monatsschr. Kinderheilk. 2003; 151: 358–372

2 Kummer, K-R: Scharlach und Streptokokkenkrankheiten – Versuch einer Symptomatik. Merkurstab 1999 (3); 52: 179–83

3 Husemann, F: Scharlach und eitrige Angina in zehn Jahren Praxis. Merkurstab 1998 (1); 51: 16–24

28.4 Windpocken

Annic Weyersberg (Konventioneller Teil)
Karl-Reinhard Kummer (Komplementärer Teil)

28.4.1 Ätiologie

Annic Weyersberg

Erreger: Varizella-Zoster-Virus, DNA-Virus aus der Gruppe der Herpesviren.

28.4.2 Epidemiologie

- **Hoch kontagiös** über direkten Kontakt mit Effloreszenzen und aerogene Infektion, Tröpfcheninfektion von untergeordneter Bedeutung;
- Hoher Manifestationsindex (über 90 %);
- Nach Primärinfektion persistiert das Virus in den sensorischen Spinalganglien und kann durch Reaktivierung zu Herpes zoster (Gürtelrose) führen.

Frühe Durchseuchung der Bevölkerung aufgrund hoher Kontagiosität und hoher Manifestation (90 % der Kinder bis zum 14. Lebensjahr infiziert). Herpes zoster tritt in der Regel im höheren Lebensalter oder bei zellulärer Immundefizienz auf.

> **Infektiosität:** 2 Tage vor Auftreten des Exanthems bis zum Abfallen der letzten Kruste.

28.4.3 Klinik und Leitsymptome

Klinischer Verlauf
Inkubationszeit 14–17 Tage, maximal 3 Wochen. Symptomatik (☞ Tab. 28.4-1).

Tab. 28.4-1: Symptomatik

Exanthem	• Zunächst feine rötliche Papeln, die sich rasch in Bläschen mit zunächst hellem, dann trüben Inhalt umwandeln; später Eintrocknung; charakteristisches **Nebeneinander verschiedener Stadien** („Heubner-Sternenkarte"), • Schubweiser Verlauf, am Rumpf beginnend, **ganzer Körper inklusive Kopfhaut** und **Schleimhäute** betroffen, • Starker Juckreiz.
Begleitsymptome	Selten grippeähnliche Prodromi, i.d.R. leichtes, manchmal auch hohes Fieber.

Komplikationen

- **Zerebellitis** (Häufigkeit 1:4 000, gute Prognose),
- **Enzephalitis** (Häufigkeit 1–2:10 000, schlechte Prognose),
- **Bakterielle Superinfektion:** Impetigo, Abszesse, Phlegmone,
- Thrombozytopenie,
- Pneumonie (viral oder bakteriell),
- Hepatitis,
- Arthritis.

> **!** Komplikationsrate am höchstens im 1. und nach dem 16. Lebensjahr. Bei abwehrgeschwächten Kindern oft schwerer, protrahierter Verlauf.

Varizellenembryopathie

Mütterliche Infektion in 1. und 2. Trimenon führt in ca. 2 % zu Fehlbildungen:

- Hautdefekte, charakteristische, zickzackförmige Narben, häufig gruppiert in einzelnen Dermatomen,
- Skelett- und Muskelhypoplasien,
- Augen- und ZNS-Anomalien.

Neonatale Varizellen

Varizellenerkrankung der Mutter 5 Tage vor bis 2 Tage nach der Geburt führt gehäuft zur mitunter auch schweren neonatalen Varizellenerkrankung. Der Schweregrad der Erkrankung ist abhängig von der Menge transplanzentar übertragender Antikörper durch die Mutter, wobei ein Intervall < 1 Woche zwischen mütterlicher Infektion und Geburt in der Regel nicht zu ausreichender Übertragung von Antikörpern führt. Bei mütterlicher Erkrankung vor dem 7. Tag vor Entbindung ist die Prognose i. d. R. gut.

- Klinisches Erscheinungsbild von einzelnen Effloreszenzen bis zu schwerer Organ- und ZNS-Beteiligung,
- Verkürzte Inkubationszeit von 9 – 10 Tagen,
- Bei Erkrankung der Mutter ca. 5 Tage vor bis 2 Tage nach der Geburt: Therapie der Mutter und des Neugeborenen sofort postpartal mit Hyperimmunglobulin (1 – 2 ml/kgKG i.v.).
- Bei Infektion im kritischen Intervall prophylaktische i.v. Aciclovirtherapie empfohlen (keine kontrollierten Studien!).

28.4.4 Diagnostik

I. d. R. **klinische Diagnose** durch charakteristisches vesikuläres Exanthem mit Beteiligung des behaarten Kopfes und dem Nebeneinander verschiedener Stadien.

- Im Blutbild Leukopenie innerhalb der ersten 72 h, gefolgt von relativer und absoluter Lymphozytose,
- Leichte Transaminasenerhöhung möglich,
- Serologischer Antikörper-Nachweis mittels ELISA oder indirektem IFT,
- Virusdirektnachweis aus Bläscheninhalt oder Liquor mittels PCR oder DNA-Hybridisierung insbesondere bei Risikopatienten (Immundefizienz) indiziert.

28.4.5 Differenzialdiagnosen

- Andere, mit vesikulärem Exanthem einhergehende Erkrankungen, z. B. Eczema herpeticatum, Impetigo bullosa, Erythema exsudativum multiforme,
- Arzneimittelexanthem,
- Kontaktdermatitis,
- Insektenstiche.

28.4.6 Konventionelle Therapie

Unkomplizierte Primärinfektion

Symptomatische Therapie ausreichend:

- Antipyrese (☞ 5),
- **Juckreizstillende Zinkschüttelmixturen** fördern das Abtrocknen der Effloreszenzen, z. B. Tannosynth®, Anaesthesulf N Lotio,
- Orale juckreizstillende Antihistaminika (z. B. Dimentinden: 1 Tr./kgKG/ED).

> **!** Bei Kindern keine Gabe von Salizylaten, da Risiko für nachfolgendes Reye-Syndrom erhöht!

Risikopatienten

Ein erhöhtes Risiko besteht bei:

- Konnatalen Varizellen,
- Infektion des Frühgeborenen in den ersten 6 Wochen,
- Abwehrgeschwächten Patienten,
- Systemischer Steroidtherapie oder Immunsuppression.

Kausale Therapie mit Virostatika (Aciclovir) möglich:

- Therapie mit Aciclovir 30 mg/kg/d in 3 ED i.v., maximal 2,5 g pro Tag,
- Beginn der Therapie innerhalb der ersten 72 h nach Exanthemausbruch, Therapiedauer i. d. R. 7 Tage (5 – 10 Tage).

Passive Immunisierung:

- Indikation: Exposition abwehrgeschwächter Patienten, Neugeborene von Müttern mit Varizelleninfektion 5 Tage vor bis 2 Tage nach Geburt, exponierte Frühgeborene < 28. SSW oder unter 1 000 g Geburtsgewicht;
- Gabe von Varizellen-Immunglobulin innerhalb von 4 Tagen nach Exposition möglich: 1 ml/kgKG i.v. oder 0,2 ml/kgKG i.m. max. 5 ml.

Komplikationen

- Enzephalitis, Pneumonie: Aciclovir (500 mg/m^{2}KOF alle 8 Stunden),
- Bakterielle Superinfektion (in der Regel durch Streptokokken oder Staphylokokken verursacht): frühzeitige antibiotische Behandlung.

Prophylaxe

Expositionsprophylaxe

- **Isolierung** bis 5 Tage nach Exanthemausbruch, exponierte stationäre Patienten vom 8. bis 21. Tag abschirmen, bei Erhalt von Varizellen-Immunglobulinen auch bis zum 28. Tag.
- Neugeborene mit perinatal erworbenen Varizellen bis 28 Tage nach Geburt isolieren.

Aktive Immunprophylaxe

Indikation: derzeit **nur für Risikopatienten** und Personen mit hohem Übertragungsrisiko auf immungeschwächte Patienten empfohlen; attenuierte Lebendvakzine.

Chemoprophylaxe

Prophylaktische Gabe von Aciclovir an exponierte Kinder bisher nur bei immunkompetenten Patienten erprobt (40 mg/kgKG/d p.o. über 7 Tage).

28.4.7 Komplementäre Therapie

Karl-Reinhard Kummer

Windpocken

Allgemeine Maßnahmen

In der Regel nicht notwendig, da die meisten Kinder kaum fiebern;

- Bei Fieber: **Ferrum phosphoricum comp. Strk.** jede Stunde 5 Glob. oral;
- Bei Myalgien und grippalen Weichteilschmerzen: **Rhus toxicodendron e fol. D6:** 3 mal tgl. 5 Glob.;
- Bei verzögertem Exanthem: **Sulfur D30** einmalig 3 Glob. oral am Abend;
- Trotz des meist sehr guten Befindens **Einhaltung von Ruhe,** keine unnötigen Ausflüge und Belastungen, auch zur Vermeidung der Infektion anderer Personen.

Lokale Therapie

- **Lotio alba** (DAC) auf Bläschen und aufgekratzte Stellen zur Eintrocknung auftragen,
- Stillung von Juckreiz: zusätzlich **Combudoron Gelee**® auftragen, Lotio alba nachtragen, dadurch wird ein Zusatz von Antihistaminika in der Regel nicht notwendig.

Spezielle Therapie

- Bei Vulvitis: Sitzbäder mit Eichenrinde **Quercus Essenz** 1:20 verdünnt;
- Bei Superinfektion Bäder oder Abtupfen mit verdünnter **Calendula-Essenz** 1:20 verdünnt, danach gründliche Trocknung, evtl. mit Föhn.
- Bei Stomatitis: **Mercurius solubilis D12:** 3 mal tgl. 5 Glob. oral; zusätzlich einen **Mundbalsam Gelee**® Streifen in den Mund des Kindes einführen und verteilen;
- Bei Kopfschmerzen: **Gelsemium comp.**®**:** 3 mal tgl. 8 Glob.;
- Bei Verdacht auf zerebrale Symptomatik frühzeitig (!): **Bryonia e rad. D12–D20** stündlich 3 Globuli oral, evtl. auch 1 Ampulle s.c. in die Nackenregion, stat. Einweisung erwägen;
- Narbenbehandlung: in der Regel nicht notwendig, da diese spontan in den nächsten 2–3 Jahren verheilen, evtl. 2 mal tgl. **Narbengel**® und Nachbehandlung mit **Rosatum Heilsalbe**® 2 mal tgl.

Herpes zoster

Herpes zoster beim Kind früher sehr selten, heute in der Praxis häufiger und signalisiert unzureichenden Immunprozess. Die komplementäre Therapie besteht in Beobachtung und Maßnahmen zur Aktivierung bzw. Intensivierung der Immunabwehr, z. B. Eigenbluttherapie.
Akuttherapie:

- Lokal **Lotio alba,**
- **Ranunculus bulbosus D12:** 3 mal tgl. 5 Glob.,
- **Nosode Herpes zoster D30:** einmalig 3 Glob.,
- **Nervi intercostales Gl D15 Amp.** (Organpräparat): 2 mal tgl. 1 Ampulle oral; auch als lokale s.c. Injektion möglich, noch besserer Effekt durch Quaddelung.

> **EBM** Zur komplementärmedizinischen Therapie bei Windpocken liegen keine publizierten Studien der EBM-Grade 1 oder 2 sowie keine Konsensusempfehlungen vor. Allgemeine Bewertung der einzelnen Therapieverfahren ☞ 44.4, 45.2.

28.4.8 Prognose

- Die Mortalität der unkompliziert verlaufenden Varizellen-Erstinfektion bei Kindern beträgt < 2/100 000 Erkrankungsfälle.
- Die Mortalität bei unbehandelten, **immundefizienten Kindern** mit Varizellen-Erstinfektion hingegen beträgt 7–14 %.
- Bei Erwachsenen kann die Mortalität 50 % erreichen.

Literatur

1 Enright AM, Prober C: Antiviral therapy in children with varicella zoster virus and herpes simplex virus infections. Herpes. 2003 Aug; 10(2): 32–7

2 Litt J, Burgess M: Varicella and varicella vaccination. An update. Aust Fam Physician. 2003 Aug; 32(8): 583–7

28.5 Ringelröteln

Annic Weyersberg (Konventioneller Teil)
Karl-Reinhard Kummer (Komplementärer Teil)

28.5.1 Ätiologie

Annic Weyersberg

Erreger: Parvovirus B 19, DNA-Virus mit Tropismus für hämatopoetische Stammzellen, v. a. Erythroblasten.

28.5.2 Epidemiologie

- **Geringe Kontagiosität,** Tröpfcheninfektion, aber auch Infektion durch Direktkontakt und Übertragung durch Blutprodukte möglich;
- Lebenslange Immunität nach durchgemachter Erkrankung.

Infektiosität: ab dem 6–11. (13.) Tag nach Inkubation, nicht mehr bei schon bestehendem Exanthem.

28.5.3 Klinik und Leitsymptome

Klinischer Verlauf

Inkubationszeit 13–18 Tage bis zum Auftreten des Exanthems. Infektion häufig inapparent oder mit ausschließlich katarrhalischen Symptomen. Symptomatik ☞ Tab. 28.5-1.

Tab. 28.5-1: Symptomatik

Exanthem	• **Beginn im Gesicht** mit großen, rötlich-konfluierenden Flecken der Wangen, Aussparung von Kinn, Lippen und knorpeliger Nase; • Ausbreitung streckseitenbetont über **Extremitäten und Glutealregion,** • **Girlandenförmiges Aussehen** durch zentrales Abblassen, Wechsel von Stärke und Ausdehnung, • Dauer 1–7 Wochen.
Begleit-symptome	Selten katarrhalische Symptome und geringes Fieber.

Komplikationen

- **Aplastische Krisen** bei Patienten mit chronisch-hämolytischen Anämien, rezidivierende **Anämien** bei Patienten mit Immundefekten,
- Arthritiden und Arthralgien insbesondere der kleinen Gelenke mit in der Regel selbstlimitierenden Verlauf; betroffen sind v. a. Mädchen und junge Frauen,
- **Bei mütterlicher Infektion in der Schwangerschaft:** fetale Anämie, Myokarditis, Hydrops fetalis, Abort; Parvovirus-B-19 assoziierte Embryopathie bisher nicht bekannt.

28.5.4 Diagnostik

- **Klinische Diagnose** durch typisches Exanthem insbesondere im Rahmen von Epidemien;
- Blutbild (unspezifisch): **Leukopenie** mit relativer **Eosinophilie;**
- Serologischer Nachweis spezifischer IgG- und IgM-Antikörper mittels ELISA möglich; IgM-Antikörper bereits früh nachweisbar, persistieren ca. 6–8 Wochen;
- Virusspezifischer DNA-Nachweis durch PCR möglich; insbesondere bei V.a. durch Parvovirus B19-Infektion bedingten Hydrops fetalis indiziert, da hier spez. IgM-Antikörper oft negativ.

28.5.5 Differenzialdiagnosen

- Exanthemische Viruserkrankungen wie Masern (☞ 28.1), Röteln (☞ 28.2), Enterovirusinfektionen etc.,
- Arzneimittelexanthem,
- Juvenile rheumatoide Arthritis (☞ 35.1),
- Systemischer Lupus erythematodes (☞ 35.5).

28.5.6 Konventionelle Therapie

- In der Regel keine symptomatische Therapie erforderlich.
- **Bei Patienten mit Immundefizienz** und chronischer Anämie können bei fehlender Viruselimination Immunglobuline eingesetzt werden.
- **Kinder mit hämatologischen Erkrankungen** und Parvovirus B19-Infektion sind länger infektiös und müssen isoliert werden.
- **Bei Infektion Schwangerer** sind Ultraschallkontrollen in kurzen Abständen zum Ausschluss eines Hy-

drops fetalis notwendig. Ggfs. Austauschtransfusion notwendig.

> ! Gründliche Händedesinfektion zur Vermeidung nosokomialer Infektionen!

28.5.7 Komplementäre Therapie

Karl-Reinhard Kummer

Akuttherapie

- Zur Verstärkung und Beschleunigung des Exanthem-Ausbruchs: Abreibungen mit konzentriertem Salzwasser;
- Bei starkem Juckreiz Abwaschungen mit 1:20 verdünnter **Combudoron**® Flüssigkeit, sowie **Apis D12** 3 mal tgl. 5 Glob.

Arthritis

- **Stannum met. praep. D 6 Trit.:** 3 mal tgl. 1 Msp. und Bryonia e rad. D6: 3 mal tgl. 5 Glob.;
- Bei warmem Gelenk: Einreibungen mit **Arnika 10 % Salbe** 3 mal tgl.;
- Bei kühlem Gelenk: Einreibungen mit **Stannum met. praep 0,4 % Salbe** 3 mal tgl.

> EBM Zur komplementärmedizinischen Therapie bei Ringelröteln liegen keine publizierten Studien der EBM-Grade 1 oder 2 sowie keine Konsensusempfehlungen vor. Allgemeine Bewertung der einzelnen Therapieverfahren ☞ 44.4, 45.2.

28.5.8 Prognose

Bei Kindern ohne Grunderkrankungen sehr gut.

Literatur

1 Young NS, Brown KE: Parvovirus B19. N Engl J Med. 2004 Feb 5; 350(6): 586–97

28.6 Dreitagefieber

Annic Weyersberg (Konventioneller Teil)
Karl-Reinhard Kummer (Komplementärer Teil)

28.6.1 Ätiologie

Annic Weyersberg

Erreger: Humanes Herpesvirus (HHV) Typ 6 oder Typ 7, DNA-Virus mit lebenslanger Persistenz nach Infektion in latenter Form.

28.6.2 Epidemiologie

- Übertragung durch infektiösen Speichel;
- Infektion meist im 1. Lebensjahr, bis Ende des 2. Lebensjahres sind fast 100 % aller Kinder seropositiv (HHV 6); Primärinfektion mit HHV 7 erfolgt im Durchschnitt etwas später;
- Lebenslange Immunität nach Primärinfektion.
- Virus persistiert lebenslang in latenter Form; HHV-6-positive Personen stellen durch intermittierende Ausscheidung im Speichel ein kontinuierliches Erregerreservoir dar.

28.6.3 Klinik und Leitsymptome

Klinischer Verlauf

Inkubationszeit 5–15 Tage; häufig inapparenter Verlauf. Symptomatik (☞ Tab. 28.6-1).

Tab. 28.6-1: Symptomatik

Exanthem	• Unter plötzlicher Entfieberung kommt es oft nur flüchtig zum Auftreten eines feinmakulösen, stammbetonten Exanthems mit möglicher Ausbreitung über Gesicht und Extremitäten, • Nagayama'sche Flecken (Papeln auf weichem Gaumen und Uvula) bei 65 % der Kinder.
Begleitsymptome	• Beginn der Symptomatik mit **hohem Fieber über 3–5 Tage,** • Gastroenteritis, • Husten, • Schwellung der Halslymphknoten, • Vorgewölbte Fontanelle, gelegentlich Fieberkrämpfe; ggf. Liquorpunktion z. A. Meningitis.

Komplikationen

- Fieberkrämpfe v. a. im ersten Fieberanstieg,
- Sehr selten HHV-6 Meningoenzephalitis oder Guillain-Barré-Syndrom.

Bei immunsupprimierten Kindern schwerer Krankheitsverlauf möglich.

28.6.4 Diagnostik

- **Klinische Diagnose** anhand typischer Anamnese, Alter und klinischem Erscheinungsbild (keine Differenzierung zwischen HHV 6 und HHV 7 möglich).
- **Initial** im Blutbild **Leukozytose mit Granulozytose,** ab Exanthemausbruch **dann Leukozytopenie mit relativer Lymphozytose.**
- Nachweis HHV-spezifischer Antikörper (IgM-Antikörper typischerweise am 5.–7. Tag nach Krankheitsbeginn, Peak nach 2–3 Wochen) und Virusdirektnachweis aus Blut, Speichel, Urin und Liquor.

28.6.5 Differenzialdiagnosen

- Andere exanthemische Viruserkrankungen, insbesondere Röteln; (☞ 28.2),
- Arzneimittelexanthem.

28.6.6 Konventionelle Therapie

Meist keine Therapie notwendig. Auf ausreichende Flüssigkeitszufuhr achten.

- Fiebersenkung (☞ 5),
- Bei Enzephalitis Therapieversuch mit Ganciclovir möglich.

28.6.7 Komplementäre Therapie

Karl-Reinhard Kummer

Fieber

- Im Fieberanstieg, wichtig gerade bei den möglichen zerebralen Symptomen des akut hochschnellenden Fiebers: **Aconitum e tubere D10 Glob.** stündlich 5 Glob. oral;
- Auf dem Höhepunkt des Fiebers: **Ferrum phosphoricum comp. Strk.** stündlich 5 Glob. oral;
- Bei hochrotem Kopf und Schwitzen:
  - **Atropa Belladonna ex herba D6 Glob.,**
  - **Chamomilla comp. Zäpfchen** 2 mal tgl,
- Abfrottieren des ganzen Körpers von oben nach unten mit feuchtem gründlich ausgewrungenem Waschlappen;
- Nicht *zu* intensiv zum Trinken anhalten: geringe Exsikkose ist hier besser als der Elektrolytverlust bei einem möglichen Erbrechen; bessere Alternative: **Kamilleneinläufe** mit Zusatz von Salz und Zucker (☞ 28.1.7).

Exanthem

Das nach drei Tagen auftretende Exanthem kann jucken. Lindernd können hier äußere Abreibungen wirken: **Combudoron®** flüssig bzw. **Brandessenz®** im Verhältnis 1:20 bis 1:30. Möglich ist auch eine verdünnte Haushaltsessiglösung oder Zitronensaft (1 Spritzer pro Liter Wasser).

> **EBM** Zur komplementärmedizinischen Therapie des Dreitagesfiebers liegen keine publizierten Studien der EBM-Grade 1 oder 2 sowie keine Konsensusempfehlungen vor. Allgemeine Bewertung der einzelnen Therapieverfahren ☞ 44.4, 45.2.

28.6.8 Prognose

Sehr gut.

Literatur

1 Leach CT: Human herpesvirus-6 and -7 infections in children: agents of roseola and other syndromes. Curr Opin Pediatr. 2000 Jun;12(3): 269–74

28.7 Keuchhusten

Dietrich Michalk (Konventioneller Teil)
Karl-Reinhard Kummer (Komplementärer Teil)

28.7.1 Ätiologie

Dietrich Michalk

> **!** Keuchhusten (Pertussis) ist eine bakterielle Erkrankung der Atemwege, die besonders bei jungen Säuglingen und Kleinkindern einen qualvollen Verlauf mit lebensbedrohlichen Hustenattacken und/oder Apnoeanfällen nehmen kann.

Erreger ist **Bordetella pertussis**, ein kleines, gramnegatives, sporenloses Stäbchen, welches eine Reihe von Toxinen bildet, die für die Pathogenese und Klinik verantwortlich sind. Die Erreger werden durch Tröpfchen übertragen, gelangen über den Nasenrachenraum bis in die kleinen Bronchien, wo sie an den Epithelzellen festhaften und sich vermehren, Toxine produzieren und dadurch eine mit leukozytären Infiltrationen und kleinen Nekrosen durchsetzte katarrhalische Entzündung induzieren. Allmählich bildet sich ein zäher, festhaftender Schleim, der infolge einer toxinbedingten Zilienhemmung nicht adäquat beseitigt werden kann und zusammen mit dem toxisch übererregten Hustenzentrum charakteristische Hustenanfälle verursacht.

28.7.2 Epidemiologie

- Sehr ansteckende **Tröpfcheninfektion** mit Kontagiositätsindex von nahezu 100 %; nach einer Keuchhustenexposition erkranken fast alle Kinder ohne ausreichenden Antikörperschutz.
- Keuchhusten ist weltweit verbreitet. Die Erkrankungshäufigkeit in einer Region ist abhängig von der Durchimpfungsrate. Infektionsquellen sind Erkrankte im noch uncharakteristischen katarrhalischen Stadium. Die Übertragung erfolgt während des Hustens durch Tröpfcheninfektion.

28.7.3 Klinik und Leitsymptome

> Infektiosität besteht vom Ende der Inkubationszeit (7.–14. Tag) bis zur Eliminierung der Bakterien 4–5 Wochen nach Krankheitsbeginn.

Klinischer Verlauf

Inkubationszeit 7–14 Tage.

1. Stadium catarrhale (1–2 Wochen)
- Beginn mit Niesen und Schnupfen,
- Dann **uncharakteristischer Husten,** der sich nicht bessert und **besonders nachts** auftritt,
- Gelegentlich Rötung der Konjunktiven.

2. Stadium convulsivum (3–6 Wochen)
- Zunehmende **heftige, stakkatoartige Hustenstöße** mit vorgestreckter Zunge und nachfolgender tiefer, als Keuchen hörbarer Einatmung.
- Häufig **Zyanose** während des Hustenanfalls, in der Folge nicht selten **konjunktivale Blutungen und Petechien im Gesicht.**
- Am Ende der Attacke wird häufig ein **zäher glasiger Schleim** ausgewürgt, mit gelegentlichem Erbrechen.
- **Bei jungen Säuglingen** (unter 6 Monaten) treten anstelle der typischen Hustenanfälle häufiger **längere Apnoen** auf.

3. Stadium decrementi
- Langsamer Rückgang der Hustenattacken,
- Teilweise noch über mehrere Monate pertussiformes Husten, auch im Rahmen von viralen Luftwegsinfekten.

Komplikationen
- Keuchhustenpneumonie, häufigste Komplikation bei ca. 10 % der stationär behandelten Kindern,
- Otitis media, Häufigkeit: 3–10 %,
- Keuchhustenenzephalopathie mit Krämpfen und Somnolenz, wahrscheinlich Folge einer hypoxischen Hirnschädigung, Häufigkeit: 2–3 %.

28.7.4 Diagnostik

- Im Stadium convulsivum einfache klinische Diagnose, Auslösen eines typischen Hustenanfalles durch Spateldruck im Rachenraum mit anschließender Reprise;
- Kultureller Nachweis von B. pertussis im Frühstadium der Erkrankung nur durch tiefe nasopharyngeale Abstriche möglich;
- Charakteristisch ist trotz der bakteriellen Infektion eine ausgeprägte **Lymphozytose** ab der 2. Krankheitswoche;
- Meist normale Blutsenkungsgeschwindigkeit;
- Nachweis spezifischer IgM-, IgG- und IgA-Antikörper 3–4 Wochen nach Erkrankungsbeginn.

28.7.5 Differenzialdiagnosen

- Infektionen durch andere das Bronchialsystem befallende Bakterien wie Bordetella parapertussis, Mykoplasma pneumoniae und Chlamydia trachomatis;
- Infektionen durch das Bronchialsystem befallende Viren wie RS-, Adeno- und Influenzaviren;
- Fremdkörperaspiration.

28.7.6 Konventionelle Therapie

Symptomatische Maßnahmen
- Ruhige Umgebung, da die Hustenanfälle leicht durch akustische oder taktile Reize ausgelöst werden können.
- Reichliche Flüssigkeitszufuhr zur Verflüssigung des Schleims.

- Bei zusätzlicher obstruktiver Bronchitis Inhalation mit Salbutamol 4 mal 5–10 Tr./d, in besonders schweren Fällen eventuell Einsatz von Kortikosteroiden, z. B. Decortin 2 mg/kg/d.

Antibiotische Therapie
- Mittel der Wahl: **Erythromycin** z. B. als Erythromycin-Estolat 20 mg/kg/d in 2 Einzeldosen oder Erythromycin-Ethylsuccinat 50–60 mg/kg/d in 3 Einzeldosen für 2 Wochen; möglichst frühzeitiger Beginn der Antibiose, da dadurch der Verlauf abgekürzt und damit die Ansteckung anderer verhindert werden kann;
- Auch die neueren Makrolide sind wirksam, z. B. Clarithromycin 8–12 mg/kg/d in 2 Einzeldosen für 10 Tage;
- In Ausnahmenfällen, z. B. bei Erythromycinunverträglichkeit: Trimethoprim-Sulfonamid 6 mg/kg/d in 2 Einzeldosen für 2 Wochen.

Prophylaxe
- Impfung mit azellulärem Konjugatimpfstoff: Grundimmunisierung ab dem 3. Lebensmonat durch dreimalige Injektion im Abstand von jeweils 1 Monat und Wiederauffrischung im 2. Lebensjahr (STIKO-Empfehlungen ☞ 28.1).
- Umgebungsprophylaxe mit Erythromycin (die Dosierung s. o. für 7 Tage) indiziert bei nicht geimpften Kindern, die engen Kontakt mit dem Erkrankten hatten.

28.7.7 Komplementäre Therapie

Karl-Reinhard Kummer

Die Therapie muss die oft psychisch gereizten und überempfindlichen Kinder stabilisieren. Besonders disponiert für den Keuchhusten sind wache, leicht erregbare Kinder mit einer schwachen Beherrschung ihres Leibes und seines Stoffwechsels. Dadurch bestehen die Voraussetzungen für die starken Reizzustände, Apnoen und Konvulsionen, die für Keuchhusten charakteristisch sind.

Inkubationszeit
- Zur Strukturierung **Echinacea Rh D3 Tr.:** 3 mal tgl. 15–25 Tr., je nach Alter des Kindes.
- Bei kleinen Säuglingen und gefährdeten Kindern ist eine intensive Überwachung notwendig, evtl. Klinikaufnahme mit Monitoring zu erwägen. Eltern auf die mögliche Infektiosität für andere Kinder und erforderliche Isolation hinweisen.
- Bei Kontaktpersonen ebenfalls, sofern nicht sicherer Schutz vorhanden (nur bei eigener sicherer Erkrankung gegeben!) **Echinacea Rh D3 Tr.:** 3 mal tgl. 15–25 Tr.
- Evtl. Echinacea-haltige Kombinationspräparaten, wie z. B. **Toxi loges Amp., Esberitox Amp.** o. ä. zur oralen Gabe.
- Einmalige Gabe von 3 Glob. **Pertussinum D30.**

Stadium catarrhale
Bei Beginn von Konjunktivitis, Tränenfluss, Fließschnupfen usw.:
- Fortführung der hochdosierten oralen **Echinacea-Therapie**, z. B. 3 mal tgl. 20–25 Tropfen Echinacea Rh D3 Tr.
- Evtl. Mischinjektion: je ⅓ Ampulle Echinacea D3 und **Formica D40 Amp.** i.m. bzw. s.c. im Abstand von 3 Tagen zur Strukturierung der Grenzflächen vorsichtig injizieren.
- Grundlegend die Verabreichung von Drosera (Sonnentau): einmalig **Drosera D30 Glob.,** dann 3 mal tgl. 5 Glob. D6. Darunter selten schwere Keuchhustenverläufe.
- Evtl. weitergehende Maßnahmen erörtern: Intensivere Überwachung bei Säuglingen.

Stadium convulsivum
Allgemeine Maßnahmen
- Ruhige und liebevolle Betreuung durch die Umgebung, die es bei seinen Attacken stützt und beruhigt. Keine unnötigen Unternehmungen und Außenkontakte.
- **Nahrung** auf kleine Portionen verteilen: Ein voller Magen provoziert Erbrechen. Wenig trinken lassen. Kalte Getränke können Erbrechen verursachen (Vagotonie). Milch und andere verschleimende Nahrungsmittel meiden, ebenso schwer verdauliche Lebensmittel wie Fett, Mayonnaise oder fettes Fleisch.
- Die Eltern müssen ihre eigenen **Kräfte ökonomisch einsetzen.** Hustenattacken in der Nacht plagen Eltern und Kind gleichermaßen, unter Umständen müssen die Kinder wechselseitig gehütet werden.
- **ein Aufenthalt in kühl - feuchter Luft,** z. B. waldiges Mittelgebirge, oder auch feucht-warmer Luft führen zu einer signifikanten Verbesserung der Anfallssituation der folgenden Nacht.

- Inhalationen mit einem Gemisch von **Formica D40 Amp., Quarz D12 Amp.** und **Gencydo 0,1 %** mit NaCl 0,9 % Lösung verdünnt lösen den festen und trockenen Schleim.

Medikamentöse Therapie

- **Pertudoron 1® bzw. Pertudoron 2®:** jede Stunde im Wechsel jeweils 3 Tropfen oral (Pertudoron 1® enthält typische Krampfmittel wie Belladonna, China, Coccus cacti, Drosera, Ipecacuanhae, Mephitis und Veratrum album; Pertudoron 2® enthält Cuprum aceticum D4).
- Zum Schleimlösen 3 mal tgl. 8 Tr. **Doron®** (Mischpräparat mit Ammonium bromatum, Echinacea angustifolia u.a.).
- Einreibung des Brustkorbes mit **Lavendelöl,** z.B. Oleum aeth. Lavandulae 10 %.
- **Thymipin® Zäpfchen:** 2 mal tgl. 1 Zäpfchen.
- Zwischen den Schulterblättern hauchdünn **Cuprum metallicum praep. 0,1 % Salbe einreiben.**
- Bei starken Anfällen Injektion von **Formica D40 Amp.** alle 3 Tage bis täglich s.c. injizieren (am besten in Hautfalten am Rand des Musculus trapezius oder in den Unterarm unterhalb der Ellenbeuge).

Stadium decrementi

Die für die eigentliche Krankheitsphase angegebene Medikation und Behandlung wird beibehalten, die Frequenz der Gaben dabei vermindert. Zur Stärkung:

- **Schlehen-Elixier:** 3 mal tgl. 1 TL,
- **Prunuseisen:** 3 mal tgl. 8 Globuli.

Komplikationen

Otitis media

☞ 38.8

Pneumonie

☞ 29.6

Enzephalopathie

Prophylaktisch können eingesetzt werden:

- Als Apnoeprophylaxe und zur **Prophylaxe** der Enzephalopathie: **Tartarus stibiatus D6 Trit.:** 5 mal tgl. 1 Msp.
- Zur Verbesserung der Widerstandskraft: **Amnion Gl D30:** 2 mal tgl. 1 Amp. oral.

Die Therapie einer Pertussis-Enzephalopathie erfordert eine **stationäre konventionelle Behandlung** mit Infusionstherapie und Intensiv-Überwachung. Dabei haben sich ergänzend komplementäre Verfahren bewährt, zum Beispiel Arnika D30, Bryonia/Stannum, Agaricus musc. D30. Sie werden meist als Injektionsbehandlung eingesetzt.

> **EBM** Zur komplementärmedizinischen Therapie bei Keuchhusten liegen keine publizierten Studien der EBM-Grade 1 oder 2 sowie keine Konsensusempfehlungen vor. Allgemeine Bewertung der einzelnen Therapieverfahren ☞ 44.4, 45.2.

28.7.8 Prognose

Die Prognose der unkomplizierten Pertussis ist gut, allerdings muss mit einem etwa 4 Wochen lang anhaltenden Husten gerechnet werden. Erfahrene Ärzte berichten – außer von Risikokindern, die bestens, unter Umständen sogar stationär, überwacht werden müssen – von langfristig exzellenter Prognose. Bei Asthmatikern wird vereinzelt eine vollständige Remission des Asthma beschrieben.

Literatur

1 Konig CH, Halperin S, Riffelmann M, Guiso N.: Pertussis of adults and infants. Lancet Infect Dis. 2002 Dec; 2(12): 744–50

28.8 Mumps

Annic Weyersberg (Konventioneller Teil)
Karl-Reinhard Kummer (Komplementärer Teil)

28.8.1 Ätiologie

Annic Weyersberg

Erreger: RNA-Virus aus der Familie der Paramyxoviren.

28.8.2 Epidemiologie

- Infektion über Tröpfchen, direkten Kontakt oder durch mit Speichel kontaminierte Gegenstände.
- Vor Einführung der Mumpsvakzine betrug die Durchseuchung 90 % bis zum 15. Lebensjahr.
- Nach durchgemachter Erstinfektion lebenslange Immunität.

In nicht geimpften Populationen noch endemisches Auftreten.

Höchste **Infektiosität** 1–2 Tage vor Krankheitsbeginn bis maximal 3 Tage nach Rückgang der Parotisschwellung; Virusausscheidung im Speichel 6 Tage vor bis 7 Tage (9 Tage) nach Beginn der Speicheldrüsenschwellung, im Urin bis zu 2 Wochen.

28.8.3 Klinik und Leitsymptome

Klinischer Verlauf

Inkubationszeit 14–24 Tage; ein Drittel der Infektionen verläuft klinisch inapparent. Symptomatik (☞ Tab. 28.8-1).

Komplikationen

Häufige Komplikationen

- **Aseptische Meningitis** bei ca. 50 % der Erkrankten, i.d.R. klinisch inapparent, bleibende Innenohrschwerhörigkeit möglich.
- **Mumpspankreatitis** mit Anstieg der Serumamylase und Azetonurie; Verlauf in der Regel gutartig.

Tab. 28.8-1: Symptomatik

Leitsymptome	Beginn meist mit leichtem **Fieber** und einer ein- oder beidseitigen **Entzündung einer Speicheldrüse,** meist der Parotis, mit: • Schwellung, Schmerzen, Begleitödem, • Abstehendem Ohrläppchen, • Kauschmerzen. Nach 2–3 Tagen in 75 % Befall der anderen Seite.
Begleitsymptome	Im Kindesalter selten Prodromi mit Muskel- und Nackenschmerzen, Kopfschmerzen.

- **Mumpsorchitis** bei bis zu einem Drittel der Erkrankten Adoleszenten und Erwachsenen, sehr selten im Kindesalter; meist erneuter Fieberanstieg, Schwellung und Schmerzen, oft einseitig, bei ⅓ kommt es zur Hodenatrophie, selten Sterilität.
- **Mumpsenzephalitis** mit Vigilanzstörung, Krampfanfällen und Lähmungen; sehr selten, häufig Residuen.

Seltene Komplikationen

- Oophoritis, Myokarditis, Thyreoditis, Uveitis, Arthritis;
- Infektion in der Frühschwangerschaft erhöht die Abortgefahr, keine Mumpsembryopathie bekannt.

28.8.4 Diagnostik

- Meist **klinische Diagnose,** v.a. im Rahmen von Epidemien,
- Labor: **Anstieg der Serumamylase;**
- Serologischer Nachweis spezifischer IgM-Antikörper mittels ELISA in den ersten Krankheitstagen möglich;
- Virusdirektnachweis (z.B. bei ZNS-Manifestation) mittels PCR oder Virusanzucht aus Liquor, Blut oder Speichel möglich;
- **Bei Mumpsmeningitis** eher mäßige **lymphozytäre Pleozytose** im Liquor.

28.8.5 Differenzialdiagnosen

- Speicheldrüsenentzündungen anderer Genese: Infektionen mit Influenza-, Parainfluenza-, CMV-, Coxsackieviren;
- Bakterielle Parotitis, i.d.R. durch Staphylococcus aureus;
- Parotistumoren.

28.8.6 Konventionelle Therapie

Unkomplizierter Verlauf

Meist keine Therapie erforderlich.

- **Symptomatische Therapie** mit Antipyrese (☞ 5), Analgetika, ggfs. Bettruhe falls nötig. Bei Kauschmerzen Flüssignahrung.
- Keine spezifische antivirale Therapie möglich.
- Hospitalisierte Patienten sollten isoliert werden; Gemeinschaftseinrichtungen können frühestens 9 Tage nach Erkrankungsbeginn wieder besucht werden.

Komplikationen

- Bei komplizierteren Infektionen (Arthritis, Enzephalitis, Orchitis) evtl. Kortikosteroide ,
- Orchitis: Bettruhe, Hodenhochlagerung.

Prophylaxe

Impfung mit attenuierter Lebendvakzine im 11.–14. und 15.–23. Lebensmonat meist in Kombination (Masern-Mumps-Röteln). Auch bisher nicht immunisierte Jugendliche und Erwachsene sollten geimpft werden. Passive Immunisierung durch Mumps-spezifische Immunglobuline nicht möglich.

28.8.7 Komplementäre Therapie

Karl-Reinhard Kummer

Allgemeine Maßnahmen

- Bettruhe, strikte Schonung auch in der Rekonvaleszenz!
- Wärme und Salbenumschläge um die geschwollenen Drüsen mit **Archangelica 10 % Salbe,** dazu Salbe auf einen angewärmten Mull- Lappen geben, außen einen Schal; 2 – 3 mal tgl. erneuern.
- Kamillenbauchwickel, eventuell **Auflagen mit Oxalis Salbe 10 %.**
- Leichte Kost: Keine Milch, kein Fett, keine schweren Gemüse wie Hülsenfrüchte.

Medikamentöse Therapie

- **Apis D12 Dil.:** stündlich 2 Tr. verdünnt, zusammen mit **Atropa Belladonna ex herba D6** 3 Glob. (alternativ: **Apis/Belladonna Glob.** stündlich je 3 Glob.)
- **Barium comp.:** mit Beginn der Drüsenschwellung 3 mal tgl. 1 Msp.
- Sekundärphase etwa ab 8. Krankheitstag: **Argentum met. praep. D 12 Trit.:** 3 mal tgl. 1 Msp.
- Weiterhin **Schonung:** Die Orchitis tritt typisch in der 2. oder 3. Krankheitswoche auf!

Komplikationen

- Bauchschmerzen, oft leichte Begleitpankreatitis: **Chichorium/Pancreas comp.** 3 mal tgl. 5 Glob. vor den Mahlzeiten.
- Meningeale Symptome: **Bryonia e radice D30:** 1 Amp. subkutan im Bereich des Oberarmes oder nuchal; Auflagen mit **Arnika-Essenz** 1:20 verdünnt auf die Stirn; **Myrrha comp/Belladonna D12:** stündlich 3 Tropfen verdünnt. Im Zweifel stationäre Einweisung!
- Orchtitis: Strikte Bettruhe, Suspensorium, Kühlung der Hoden mit in Tücher eingeschlagenen Eisauflagen; **Testes Glob. D30** Amp. s.c. in die Bauchhaut; **Argentum met. praep. D20** Trit.: 3 mal tgl. 1.Msp. (Adnexitis: Ovar D30 Amp. s.c.).

EBM Zur komplementärmedizinischen Therapie bei Mumps liegen keine publizierten Studien der EBM-Grade 1 oder 2 sowie keine Konsensusempfehlungen vor. Allgemeine Bewertung der einzelnen Therapieverfahren ☞ 44.4, 45.1, 45.2.

28.8.8 Prognose

Gut, selten Komplikationen: Innenohrschwerhörigkeit nach Mumpsmeningitis und Orchtis in 1: 10 000 Fällen möglich.

Literatur

1 Wellington K, Goa KL: Measles, mumps, rubella vaccine (Priorix; GSK-MMR): a review of its use in the prevention of measles, mumps and rubella. Drugs. 2003; 63(19): 2107 – 26

28.9 Infektiöse Mononukleose

Annic Weyersberg (Konventioneller Teil)
Karl-Reinhard Kummer (Komplementärer Teil)

28.9.1 Ätiologie

Annic Weyersberg

Erreger: Herpesvirus mit zwei verschiedenen Virustypen: EBV-1 und EBV-2. Das Virus infiziert lymphoepitheliales Gewebe im Rachenraum und anschließend B-Lymphozyten, die dadurch immortalisiert werden und heterophile Antikörper bilden. Bei Immunkompetenten werden die infizierten B-Lymphozyten durch zytotoxische T-Zellen weitgehend eliminiert.
Nach Erstinfektion persistiert das Virus lebenslang in B-Lymphozyten des Knochenmarks und kann bei Reaktivierung, z. B. im Rahmen einer Immunsuppression zur Bildung von Lymphomen und lymphoproliferativen Erkrankungen führen.

28.9.2 Epidemiologie

- Geringe Kontagiosität; Übertragung durch Schleimhautkontakte („kissing disease").
- Maximale Erkrankungshäufigkeit im Adoleszentenalter, Durchseuchungsrate bis zum 30. Lebensjahr fast 100 %.
- Nach Erstinfektion lebenslange Immunität.

Konnatale EBV-Infektion sehr selten, in der Regel besteht in den ersten sechs Lebensmonaten ein Nestschutz durch Antikörper der Mutter.

Infektiosität: Speichel kann noch Monate bis Jahre nach Erkrankung infektiös bleiben (intermittierende Ausscheidung).

28.9.3 Klinik und Leitsymptome

Klinischer Verlauf

Inkubationszeit 10 – 50 Tage. Im Kleinkindalter oft klinisch inapparenter Verlauf oder als grippaler Infekt imponierend. Symptomatik (☞ Tab. 28.9-1).

Tab. 28.9-1: Symptomatik

Leitsymptome	• Evtl. **Prodromalstadium** von bis zu 10 Tagen mit Müdigkeit, Kopfschmerzen, Übelkeit, • Beginn mit **hohem Fieber,** welches über mehrere Wochen intermittierend bestehen kann, • Dabei **Lymphadenopathie** (Synonym „Pfeifferisches Drüsenfieber"), meist generalisiert, v. a. im Kopf-Halsbereich, Splenomegalie in 3/4 der Fälle, • Krankheitsdauer in der Regel 2 – 3 Wochen, **verlängerte Rekonvaleszenz** über Wochen hinweg mit Schwäche und Müdigkeit möglich.
Begleitsymptome	• Pharyngitis, Angina, häufig mit grau-weißen Belägen, • Hepatomegalie in 1/4 der Fälle, dabei leichte Transaminasenerhöhung und leichter Ikterus möglich, • Exanthem in 5 % der Fälle, meist makulopapulös, aber auch petechial; generalisiert, oft Juckreiz, • Periorbitale Ödeme.

Komplikationen

- Meningoenzephalitis, Guillain-Barré-Syndrom, Hirnnervenparesen,
- Hypo- und Hyperimmunglobulinämie,
- Milzruptur, v. a. in der 2. Krankheitswoche,
- Myo- und Perikarditis,
- Nephritis,
- Hämolytische Anämie, Thrombozytopenie, Neutropenie, HUS,
- Atemwegsobstruktion durch lokale Lymphknotenschwellung, interstitielle Pneumonie,
- Induktion von Lymphomen bei angeborenen und erworbenen Immundefekten.

Das Auftreten einiger Tumoren (Burkitt-Lymphom, Nasopharynxkarzinom, M. Hodgkin, einige T-Zell-Lymphome) wird mit EBV assoziiert.

28.9.4 Diagnostik

- Bei älteren Kindern mit typischem Krankheitsverlauf lässt sich die Diagnose anhand der Klinik sowie durch Nachweis **atypischer Lymphozyten** bzw. typischer Pfeiffer-Zellen **im Blutausstrich** stellen.
- **Initial Leukopenie, später Leukozytose** von bis zu 20 000/mm^3 mit bis zu 90 % **mononukleären Zellen,** dabei viele atypische Lymphozyten.
- Häufig leichte Erhöhung der Transaminasen.

Tab. 28.9-2: Titerverlauf

	Anti-VCA-IgG	Anti-VCA-IgM	Anti-EA	Anti-EBNA
Keine Infektion	–	–	–	–
Akute Erstinfektion	+	+	+/–	–
Kürzliche zurückliegende Infektion	+	–	+/–	+/–
Frühere Infektion	+	–	–	+
Chronisch aktive Infektion	+++	–/+	+++	–/+

Abkürzungen: VCA = virus capsid antigen, EA = early antigen, EBNA = Epstein Barr nuclear antigen; Nachweis mittels indirekter Immunfluoreszenz.

Serologie

- Nachweis heterophiler Antikörper im Serum mittels Paul-Bunnell-Test nur bei älteren Kindern und Erwachsenen sinnvoll; Kinder < 5 Jahren meist negatives Testergebnis trotz Infektion aufgrund geringerer Antikörpertiter;
- Serologischer Antikörpernachweis mit typischem Titerverlauf zur Bestimmung des Krankheitsstadiums (akute/chronische/zurückliegende Infektion) möglich (☞ Tab. 28.9-2);
- Direktnachweis mittels PCR oder DNA-Hybridisierung aus Blut, Speichel, lymphatischem Gewebe oder Liquor. Bestimmung der Viruslast durch quantitative PCR insbesondere bei immunsupprimierten Patienten mit V.a. lymphoproliferative Erkrankung sinnvoll.

28.9.5 Differenzialdiagnose

> **!** Äußerst vielgestaltiges Krankheitsbild mit unterschiedlichsten Krankheitsmanifestationen, Manifestation teilweise nur in Form einer der o. g. Komplikationen.

- Mononukleoseähnliche Viruserkrankungen, insbesondere Infektionen durch Zytomegalieviren, Adenovirus, virale Hepatitiden, HIV, Rötelnvirus, Toxoplasmose.

- Streptokokkenangina, Tonsillopharyngitis (keine Hepatosplenomegalie),
- Leukämien (☞ 5),
- Hodgkin- oder Non-Hodgkin-Lymphome.

28.9.6 Konventionelle Therapie

Unkomplizierter Verlauf
Symptomatische Therapie meist ausreichend: Antipyrese (☞ 5), Bettruhe. Keine antivirale Therapie verfügbar.

> !
> - **Cave: keine Antibiotikagabe,** insbesondere kein Ampicillin! Unter Ampicillin oder Amoxycillin entwickeln 80 % ein generalisiertes, makulo-papulöses, juckendes Exanthem. Lyell-Syndrom möglich.
> - **Mindestens 4 Wochen kein Sport,** keine Bauchpresse, Vermeidung etwaiger Traumen zur Reduzierung des Risikos einer Milzruptur.

Therapie bei Komplikationen
- Bei Dyspnoe durch Atemwegsobstruktion, hämolytischen Anämien, Stenosen durch Tonsillenödem oder Thrombozytopenie: Kortikoide. Aufgrund der immunsupprimierenden Wirkung und der möglichen Assoziation mit lymphoproliferativen Erkrankungen keine Anwendung bei unkomplizierten EBV-Infektionen!
- Bei Milzruptur: Splenektomie.
- Bei bakteriellen Zweitinfektionen: Antibiotische Therapie mit z. B. Cephalosporin (Cefuroxim 20–30 mg/kgKG/d p.o. in 3 ED), **kein** Ampicillin!

Prophylaxe
- Aufgrund geringer Kontagiosität keine strenge Isolierung erforderlich.
- Impfung derzeit nicht möglich. Zuvor seronegative Kinder mit Immundefizienz können ggf. bei Exposition mit Immunglobulinen behandelt werden.

28.9.7 Komplementäre Therapie

Karl-Reinhard Kummer

Akute Behandlung
Hauptmittel der Behandlung sind:
- Zur Behandlung der akuten Angina: **Mercurius solubilis D15** Dil./Glob. zusammen mit **Vincetoxicum D6** Dil./Glob., stündlich je 5 Globuli bzw. Tropfen;
- Zur Normalisierung zu starker entzündlicher Vorgänge und während der ganzen Periode der Drüsenschwellung: **Plumbum met. praep. D6 Trit:** 3 mal tgl. 1 Messerspitze oder **Barium comp. Trit.,** je 3 mal tgl. eine Messerspitze oral;
- Zur Durchlüftung und besseren Bewältigung der geschwollenen Lymphknotenpakete:
  - Umschläge mit **Archangelica 10 % Salbe;**
  - Bei sehr großen Paketen haben sich auch **Pellkartoffel-Wickel** bewährt: Dabei werden zerdrückte, möglichst heiße Pellkartoffen in ein taschenförmig zusammengefaltetes Tuch gegeben und samt einem äußeren umgebenden Wollschal um den Hals herum getragen, so lange bis die Kartoffeln erkaltet sind. Wie bei jedem Wickel ist auf einen möglichst guten Luftabschluss zu achten;
  - Gurgeln mit **Bolus Eucalypti comp. Pulvis:** 3 mal tgl. oder öfter.
- Bei starker Flüssigkeitseinlagerung im Gewebe: **Conchae comp. Glob.** 3 mal tgl. 5 Globuli;
- Zur Aktivierung der Rückbildung bei erheblichen Lymphknotenschwellungen: **Equisetum cum Sulfure tostum D6 Trit.:** 3 mal tgl. 1 Messerspitze.

Während der Akutbehandlung ist strenge Bettruhe notwendig.

Schwere Verläufe
Schwere Verläufe mit anhaltenden septischen Fieberverläufen sind durch ein Überhandnehmen der entzündlichen Reaktionsbereitschaft gekennzeichnet. Zum Kupieren überstarker Entzündungsphänomene:
- Einreibung der Milzgegend 2 mal tgl. bzw. nur abends mit **Plumbum met. praep D19 Salbe,**
- **Plumbum met. praep. D20 Trit.:** 3 mal tgl. für 2 Wochen.

Im Anschluss an diese Therapie sollte eine ausgleichende Therapie mit einem Silberpräparat durchgeführt werden, um chronische Beeinträchtigungen der Wachstumsprozesse zu vermeiden: für 3 Tage 3 mal tgl. 1 Messerspitze **Argentum met. praep. D20 Trit.**

Akute Komplikationen
- Vor allem extrovertierte Kinder mit homöopathischem Phosphor-Typ neigen zu hohem Fieber mit schwerem Krankheitsgefühl, teilweise zu Schleimhauteinblutungen. Parallel zur konventionellen Abklärung und Therapie kann hier eine homöopathische Gabe von 3 mal tgl. 5 Globuli **Phosphor D12** bis zur

Ausheilung eingesetzt werden. Eine Variante wäre die Verabreichung der Phosphorverbindung des Eisens: Vivianit D12 Trit. 3 mal tgl. 1 Messerspitze bis zum Ende der starken Krankheitszeichen.

- Bei massiven Schwellungen der Lymphknoten mit erheblicher Atembehinderung ist ein Versuch mit s.c. Injektionen von 2 mal tgl. 1 Amp. **Plumbum silicium D 20** zu erwägen.
- Hat man eher den Eindruck, die Kräfte des Kranken stärken zu müssen, sind Injektionen mit einem Silberpräparat sinnvoll: 1 mal tgl. **Argentum met. praep. D20** Amp.

Verzögerte Heilung

Zur Aktivierung der Abwehrprozesse

- **Sulfur D30:** 3 mal tgl. 3 Globuli. Diese können auch einmalig in Wasser aufgelöst werden, von der verdünnten Lösung gibt man für 3 Tage 3 mal tgl. 1 Teelöffel.
- Bei Zeichen einer geringen konstitutionellen Formung, eines nicht strukturierten Wasserstoffwechsel (Ödemen oder Lidschwellungen): **Equisetum cum Sulfure tostum D20 Dil.:** 3 mal tgl. 5 Tropfen verdünnt. Zur Verbesserung der Wirkung kann eine Dosis von 20 Tr. in ½ Glas Wasser aufgelöst und über 3 Tage in kleinen Schlückchen eingenommen werden.
- Ansteigende Armbäder (☞ 45.3) zur Aktivierung des Stoffwechsels.

Zur Regulation der Leber

- **Hepatodoron:** 3 mal tgl. 1 Tabl.;
- Einreibungen der Lebergegend mit **Stannum met. praep.** 0,4 % Salbe sehr dünn, wie ein Film, Strichrichtung zur Körpermitte nach schräg innen unten;
- Leberwickel mit Schafgarbentee;
- Bei mehr introvertierten Persönlichkeiten: **Causticum D30:** 3 Tage lang 3 mal tgl. 5 Glob.

EBM

Zur komplementärmedizinischen Therapie bei infektiöser Mononukleose liegen keine publizierten Studien der EBM-Grade 1 oder 2 sowie keine Konsensusempfehlungen vor. Allgemeine Bewertung der einzelnen Therapieverfahren ☞ 44.4, 45.1, 45.2, 45.3.

28.9.8 Prognose

Gute Prognose bei selbstlimitierendem Krankheitsverlauf. Bei angeborenen oder erworbenen Immundefekten ungünstiger Verlauf möglich.

Bei chronofiziertem Verlauf mit Verlegung des Rachenraums durch monströse Tonsillen ist eine Tonsillektomie zu erwägen.

Literatur

1 Okano M: The evolving therapeutic approaches for Epstein-Barr virus infection in immunocompetent and immunocompromised individuals. Curr Drug Targets Immune Endocr Metabol Disord. 2003 Jun; 3(2): 137 – 42

29 Erkrankung der Atemwege

Ernst Rietschel, Silke van Koningsbruggen (Konventioneller Teil)
Bernhard Ulrich (Komplementärer Teil)

29.1 Laryngitis/Pseudokrupp

Ernst Rietschel, Silke van Koningsbruggen (Konventioneller Teil)
Bernhard Ulrich (Komplementärer Teil)

29.1.1 Ätiologie

Ernst Rietschel, Silke van Koningsbruggen

Die Laryngitis acuta und chronica sind Entzündungen der gesamten Glottis. Hiervon abzugrenzen ist die Laryngitis subglottica (Pseudokrupp), die im Wesentlichen den extrathorakalen Anteil der Trachea betrifft.

- Die **Laryngitis acuta** ist fast immer viraler Genese (Parainfluenza-, Influenza-Typ-A-, Adeno- und RS-Virus).
- Bei der **Laryngitis chronica** muss neben Viren an Fremdkörper, Fehlbildungen im Kehlkopfbereich sowie Fibrome und Papillome als Ursache gedacht werden.
- Beim **Pseudokrupp** kommt es im Rahmen eines Virusinfekts zu einem Schleimhautödem im Bereich der Subglottis, die im Kleinkindesalter die engste Stelle der Trachea darstellt.
- Heute sehr selten ist der **diphtherische Krupp**, der durch eine Infektion mit Corynebakterium diphtheriae verursacht wird.

29.1.2 Epidemiologie

Laryngitis acuta und chronica treten meistens im Schulalter auf. Der Pseudokrupp ist die häufigste Form einer Laryngitis und betrifft meist Kinder im Alter von 10–48 Monaten. Jungen sind häufiger betroffen, da sie im Vergleich zu Mädchen kleinlumigere Atemwege haben. Jedes 10. Kind erkrankt mindestens einmal an Pseudokrupp.

29.1.3 Einteilung

Tab. 29.1-1: Laryngitisformen

	Laryngitis acuta	Laryngitis chronica	Laryngitis subglottica (Pseudokrupp)
Erreger/Ursachen	Parainfluenza-, Influenza A-, Adeno-, RS-Viren	Fehlbildungen, Fremdkörper, Papillome, Fibrome	Parainfluenza-, Influenza-A-, Adeno-, Masern-, Herpes-simplex-, RS-Viren
Alter	Schulalter	Schulalter	< 4 Jahre
Symptomatik	Heiserkeit bellender Husten	Heiserkeit bellender Husten	Heiserkeit bellender Husten inspiratorischer Stridor

29.1.4 Klinik und Leitsymptome

Laryngitis acuta/chronica

Die Laryngitis acuta imponiert durch Heiserkeit, Aphonie und einen rauen, bellenden Husten. Wenn die Symptome mehr als zehn Tage bestehen, spricht man von einer Laryngitis chronica. Fieber und inspiratorischer Stridor sind eher selten. Gelegentlich greift die Infektion auf die Trachea über und führt zu einer Laryngotracheitis mit zusätzlich retrosternalen Schmerzen (☞ 29.3).

Laryngitis subglottica

Bei der Laryngitis subglottica geht der Erkrankung meist ein unkomplizierter Atemwegsinfekt mit Rhinitis und Pharyngitis voraus. Bevorzugt in den Herbst- und Wintermonaten kommt es **nachts im Schlaf** völlig überraschend zu bellendem Husten und inspiratorischem Stridor; sehr selten zu lebensbedrohlicher Atemnot mit Einziehungen, Zyanose und Tachykardie. Die Temperaturen sind meist subfebril.

Stadieneinteilung

- **Stadium 1:** bellender Husten,
- **Stadium 2:** zusätzlich inspiratorischer Stridor, Einziehungen im Jugulum und Epigastrium,

- **Stadium 3:** zusätzlich Atemnot, Tachykardie, Hautblässe, Unruhe, Hypoxie,
- **Stadium 4:** zusätzlich exspiratorischer Stridor, niedrigfrequenter Puls, Zyanose, Hyperkapnie, Sopor.

29.1.5 Diagnostik

Bei der Laryngitis acuta und dem Pseudokrupp ist eine weiterführende Diagnostik nicht notwendig.

- Nur bei Temperaturen über 38,5 °C oder reduziertem Allgemeinzustand sind **laborchemische Untersuchungen** durchzuführen, um eine bakterielle Infektion nicht zu übersehen.
- Bei positiver Familienanamnese für atopische Erkrankungen und möglichem Zusammenhang der Symptome zu einer Allergenexposition ist eine **allergologische Basisdiagnostik** notwendig.
- Eine **Thoraxröntgenaufnahme** mit Einblendung des Larynx zum Ausschluss schattengebender Fremdkörper ist vor Durchführung einer Laryngotracheoskopie sinnvoll.
- Nur bei rezidivierendem Pseudokrupp sollte wegen möglicher laryngotrachealer Fehlbildungen eine **Laryngotracheobronchoskopie** durchgeführt werden. Bei der chronischen Laryngitis allerdings gehört die Laryngotracheobronchoskopie ganz an den Anfang der Diagnostik, um Fremdkörper, Fehlbildungen, Papillome oder Fibrome als Ursache ausschließen zu können.

29.1.6 Differenzialdiagnosen

An folgende Differenzialdiagnosen muss gedacht werden:

- Bakterielle Laryngotracheitis (☞ 29.3),
- Epiglottitis (☞ 29.2),
- Laryngomalazie (infantiler Larynx),
- Laryngeale Fehlbildungen,
- Laryngeale Fremdkörper.

29.1.7 Konventionelle Therapie

Laryngitis acuta/chronica

Eine Inhalationstherapie mit physiologischer Kochsalzlösung mehrmals täglich kann bei einer Laryngitis acuta hilfreich sein. Die chronische Laryngitis wird entsprechend der Ursache behandelt.

Laryngitis subglottica

Die Behandlung des Pseudokrupp orientiert sich an der Schweregradeinteilung.

Allgemeine Maßnahmen zu Hause bei **Stadium 1:**

- Aufregung vermeiden, u.a. durch Aufklärung der Eltern über den meist gutartigen Verlauf der Erkrankung,
- Kühle, feuchte Luft (offenes Fenster),
- Dexamethason oral (0,6 mg/kgKG); falls orale Einnahme nicht möglich: Prednison 100 mg rektal.

Bei Übergang in **Stadium 2** sollte, bei **Stadium 3** muss eine **stationäre** Behandlung erfolgen:

- Transport in aufrechter Position;
- Untersuchung des Kindes auf ein Minimum reduzieren, zunächst Verzicht auf Blutentnahmen und Racheninspektion;
- Inhalation mit Epinephrin-HCl (Infectokrupp Inhal®) 2 ml mit Kompressorvernebler. Wiederholung nach Bedarf, ca. alle 2–8 Stunden; zwischenzeitlich Kochsalzinhalation;
- Kortikosteroide (Dexamethason 0,6 mg/kgKG oral oder Prednison 100 mg rektal) alle 12–24 Stunden;
- Antibiotische Therapie mit Amoxicillin/Clavulansäure (100 mg/kgKG in 3 ED), falls eine bakterielle Laryngotracheitis nicht sicher auszuschließen ist (Temp. >39 °C);
- Eventuell leichte Sedierung, z.B. Atosil Tropfen (0,5 Tr./kgKG/d).

Bei **Stadium 4** muss eine Verlegung auf eine **Kinderintensivstation** erfolgen:

- Epinephrininhalation stündlich (Dosierung s.o.);
- Dexamethason 0,6 mg/kgKG i.v. alle 12 Stunden;
- Budesonidinhalation (Pulmicort Respules®) 1 mg alle 12 Stunden über Kompressorvernebler;
- Antibiotische Therapie mit Amoxicillin/Clavulansäure (100 mg/kgKG in 3ED);
- Ggf. nasotracheale Intubation (Tubus wegen subglottischer Stenose eine Nummer kleiner wählen);
- Versuch mit Heliox Beatmung (Mischung aus Helium und Sauerstoff).

29.1.8 Komplementäre Therapie

Bernhard Ulrich

Laryngitis acuta

- **Besonders nach Wetterumschwung**, bei beginnendem, kalten Wetter: Aconitum e tuber D8 (5 mal tgl. 5 Glob.) und gesüßter, warmer Tee (z. B. mit Flechtenhonig). Zusätzlich am Abend einen Lavendelölbrustwickel, hergestellt mit 10 % Lavendelöl (☞ 45.1);
- **Bei Verschlechterung nachts:** Inhalation mit 1 Amp Aconitum Rh D6 und 1 ml NaCl 0,9 % im Pariboy;
- **Bei vorherrschender Heiserkeit,** ohne wesentliches Fieber: Spongia D6 (5 mal tgl. 5 Glob.), gesüßter Tee und Lavendelbrustwickel (☞ 45.1);
- **Bei sehr schmerzhaftem Husten und Heiserkeit,** evtl. auch Fieber: Bryonia e rad. D12 (5 mal tgl. 5 Glob.). Vorsicht: Bei Fieber muss eine Epiglottitis ausgeschlossen werden! Wiederum gesüßter, warmer Tee.
- **Bei hohem Fieber,** Speichelfluss, akutem Verlauf, nach Ausschluss einer Epiglottitis: Belladonna D6 stündlich 5 Glob.

Alle homöopathischen Mittel sollten ca. 5 Tage lang verabreicht werden.

Chronische Laryngitis, bzw. chronisch-rezidivierende Laryngitis

- Abklärung, wie oben beschrieben (☞ 29.1.5), wobei zur Komplettierung unbedingt der Ausschluss einer Rachitis gehört,
- Ein wesentliches Arzneimittel ist **Anis/Pyrit Tbl.** täglich 3 mal tgl. 2 Tabl. über ca. drei Wochen;
- Heileurythmie (☞ 44.2);
- Häufig führen auch Sprechgewohnheiten (Sprechen mit gepresster Stimme, viel Schreien) oder permanente, laute Hintergrundgeräusche und Musik zu den Symptomen der chronischen oder chronisch-rezidivierenden Laryngitis. Bei Laryngoskopie findet man dann häufig sog. „Schreierknötchen“. Hier ist eine pädagogische Beratung, wenn möglich Reduktion der Umgebungsgeräusche und oft Sprachheiltherapie (Sprachgestaltung oder auch Logopädie) notwendig.

Laryngitis subglottica (Pseudokrupp)

- Wichtigste Akutmaßnahmen sind Beruhigung des Kindes (und der Eltern), frische, kühle Luft, warmer, gesüßter Tee (z.B: Malvenblüten 30 g, Lavendelblüten 10 g, Baldrianwurzel 10 g, 1 TL/Tasse, 5 Minuten ziehen lassen, mit Honig süßen), evtl. warmer Lavendelölbrustwickel (☞ 45.1);
- Wichtigstes Akutmittel ist **Aconitum,** entweder als D8 (alle 10 Minuten 5 Glob.), oder inhalativ als Rh D6 (1 Amp mit 1 ml NaCl 0,9 %). Bei ausbleibender Stabilisierung muss die allopathische Therapie wie oben erfolgen (☞ 29.1.7)! Nach Stabilisierung wird die Therapie wie bei akuter Laryngitis fortgesetzt;
- Wenn die einzelnen Modalitäten (d. h., die oben kurz charakterisierten besonderen Umstände) nicht sicher für eines der Medikamente sprechen, kann Bryonia/Spongia comp Dil. gegeben werden (5 mal tgl. 5 Tropfen).

> **EBM** Zur komplementärmedizinischen Therapie bei Laryngitis/Pseudokrupp liegen keine publizierten Studien der EBM-Grade 1 oder 2 sowie keine Konsensusempfehlungen vor. Allgemeine Bewertung der einzelnen Therapieverfahren ☞ 44.2, 44.4, 44.5, 45.1.

29.1.9 Integrativer Stufenplan

Andere Laryngitis-Formen siehe Text.

Stufe	Klinik	Konventionelle Therapie (☞ 29.1.7)	Komplementäre Therapie (☞ 29.1.8)	EBM-Bewert. kompl. Therapie
1	Bellender Husten	Aufregung vermeiden, u.a. durch Aufklärung der Eltern über den meist gutartigen Verlauf der Erkrankung, Kühle, feuchte Luft (offenes Fenster), Dexamethason oral; falls orale Einnahme nicht möglich: Prednison rektal.	Warmer, gesüßter Tee	5
			Lavendelbrustwickel	5

Stufe	Klinik	Konventionelle Therapie (☞ 29.1.7)	Komplementäre Therapie (☞ 29.1.8)	EBM-Bewert. kompl. Therapie
2	Zusätzlich inspiratorischer Stridor, Einziehungen im Jugulum und Epigastrium	Inhalation mit Epinephrin-HCl; Kortikosteroide	Inhalation mit Aconitum Rh D6 und NaCl	5
			Bryonia/Spongia comp.	5
3	Zusätzlich Atemnot, Tachykardie, Hautblässe, Unruhe, Hypoxie	Zusätzlich antibiotische Therapie, falls eine bakterielle Laryngotracheitis nicht sicher auszuschließen ist; Eventuell leichte Sedierung, z. B. Atosil Tropfen, 0,5 Tr./kgKG	Parallel zur konventionellen Therapie Fortsetzung der Maßnahmen der Stufe 2	Siehe Stufe 2
4	Zusätzlich exspiratorischer Stridor, niedrigfrequenter Puls, Zyanose, Hyperkapnie, Sopor	Epinephrininhalation stündlich; Dexamethason i.v; Budesonidinhalation; Antibiotische Therapie; Ggf. nasotracheale Intubation; Versuch mit Heliox Beatmung	–	–

29.1.10 Prognose

Die Laryngitis acuta heilt meist spontan aus. Die Prognose der chronischen Laryngitis hängt wesentlich von deren Ursache ab. Der Pseudokrupp hat eine sehr gute Prognose, wenn die Behandlung nach der Schweregradeinteilung erfolgt.

Literatur

1 Stroud RH, Friedman NR. An update on inflammatory disorders of the pediatric airway: epiglottitis, croup and tracheitis. Am J Otolaryngol 2001; 22: 268 – 275

29.2 Epiglottitis

Ernst Rietschel, Silke van Koningsbruggen (Konventioneller Teil)
Bernhard Ulrich (Komplementärer Teil)

29.2.1 Ätiologie

Ernst Rietschel, Silke van Koningsbruggen

Die Epiglottitis ist eine akute Entzündung des supraglottischen Bereichs mit besonderer Beteiligung der Epiglottis und der aryepiglottischen Falten.

Der häufigste Erreger ist Haemophilus influenzae Typ B (HiB). Selten, insbesondere bei HiB-geimpften Patienten, können auch andere bekapselte Erreger (Pneumokokken, Meningokokken), A-Streptokokken, Staphylokokken, Klebsiellen oder Pseudomonaden eine Epiglottitis verursachen. Ausgehend von einer bakteriellen Zellulitis der supraglottischen Weichteile kommt es zu einer Ödembildung der Epiglottis mit Verlagerung noch dorsal, was zu einer zunehmenden Einengung der Atemwege führt. Eine transiente Bakteriämie ist häufig und kann zu Komplikationen wie Meningitis, Arthritis und Pneumonie führen.

29.2.2 Epidemiologie

Die Epiglottitis tritt am häufigsten in den Wintermonaten im Alter von 2 – 6 Jahren auf. Die Inzidenz ist mit Einführung der HiB-Impfung deutlich zurückgegangen.

29.2.3 Klinik und Leitsymptome

Die Symptome treten plötzlich auf:

- Hohes Fieber,
- Schluckstörung mit Speichelfluss,
- Halsschmerzen,
- Kloßige Sprache,
- Im weiteren Verlauf zunehmende Atemnot; Einziehungen und Zyanose begleitet von einem inspiratorischen Stridor sind wegweisend für die Diagnose.

Die Patienten wirken **schwer krank** und sitzen oft in einer typischen Position mit überstrecktem Hals, offenem Mund, hochgezogenen Knien und ängstlichem Gesichtsausdruck.

29.2.4 Diagnostik

Die Diagnose ergibt sich aus der typischen Anamnese (plötzlicher Krankheitsbeginn, typisches Alter und eventuell fehlende HiB-Impfung) bei Vorliegen der unter 29.2.3 beschriebenen Leitsymptome.

> **!** Schon der Verdacht einer Epiglottitis erfordert die **sofortige Einweisung in eine Kinderklinik** mit Arztbegleitung (nach telefonischer Anmeldung). Die Inspektion des Rachens, Medikamentengaben in jeglicher Form, sowie das Legen eines i.v.-Zugangs sind zu unterlassen, da die Symptomatik bei Aufregung zunehmen und reflektorisch ein vollständiger Verschluss der Atemwege erfolgen kann.

Die Inspektion des Larynx erfolgt auf der Intensivstation unter Intubations- und Tracheotomiebereitschaft und zeigt immer eine bis zum Zungengrund reichende kirschrote geschwollene Epiglottis. Man sollte **keine Zeit** für unnötige bildgebende Diagnostik der Halsweichteile **verschwenden,** da eine sofortige nasotracheale Intubation zur Sicherung der Atemwege fast immer unumgänglich ist.

29.2.5 Differenzialdiagnosen

Differenzialdiagnostisch muss an folgende Erkrankungen gedacht werden:

- Laryngealer Fremdkörper,
- Toxische oder allergische Schwellung im Bereich des Larynx (Quincke-Ödem),
- Raumforderungen,
- Retropharyngealer Abszess,
- Bakterielle Laryngotracheitis,
- Schwere Form der Laryngitis subglottica (☞ 29.1).

Bei HiB-geimpften Kindern mit Epiglottitis muss an einen humoralen Immundefekt als prädisponierenden Faktor gedacht werden.

29.2.6 Konventionelle Therapie

- Die **nasotracheale Intubation** sichert im weiteren Verlauf die Atemwege. Falls die Intubation nicht gelingt, muss eine Tracheotomie durchgeführt werden. Es hat sich deshalb bewährt, die Primärversorgung in Zusammenarbeit mit Anästhesisten und HNO-Ärzten durchzuführen.
- Anschließend wird nach Abnahme von Blutkultur und Epiglottisabstrich eine **antibiotische Behandlung** mit Cefotaxim oder Cefuroxim (200 mg/kg/d in 4ED) begonnen. An das Vorhandensein einer Begleitpneumonie und eventuell Begleitpleuritis mit Pleuraerguss muss gedacht werden. Die antibiotische Therapie sollte, falls keine Komplikationen vorliegen, über 7 Tage parenteral durchgeführt werden. Kortikosteroide bringen keinen zusätzlichen Effekt.
- Der Patient muss sediert und fixiert werden, um eine Spontanextubation, die lebensbedrohlich sein kann, zu verhindern. Eine Extubation ist meistens nach 3 Tagen möglich (Tubusleck als erster Hinweis).
- In einem Haushalt mit Kindern unter 4 Jahren, die unvollständig oder nicht gegen HiB geimpft sind, werden alle Personen **prophylaktisch** über 3 Tage mit Rifampicin (20 mg/kg/d in 3 ED, max. 600 mg/d) behandelt.

29.2.7 Komplementäre Therapie

Bernhard Ulrich

Eine komplementäre Therapie bei der akut lebensbedrohlichen Epiglottitis wäre gefährlich und fahrlässig und ist daher kontraindiziert.

29.2.8 Integrativer Stufenplan

> **!** **Wichtig**
> Bei dieser Erkrankung steht die konventionelle/intensivmedizinische Therapie weit im Vordergrund! Komplementäre Therapieverfahren können – soweit eigene Erfahrung vorliegt – allenfalls additiv und im Verlauf eingesetzt werden (EBM gesicherte Daten zur Unbedenklichkeit und Wirksamkeit liegen nicht vor).

29.2.9 Prognose

Die Epiglottitis heilt meist folgenlos aus. Bei länger bestehender Atemnot kann ein Lungenödem auftreten; außerdem werden als Komplikation Meningitiden, Arthritiden und Pneumonien beobachtet.

Literatur

1 Stroud RH, Friedman NR. An update on inflammatory disorders of the pediatric airway: epiglottitis, croup and tracheitis. Am J Otolaryngol 2001; 22: 268–275
2 Handbuch Infektion bei Kindern und Jugendlichen. Deutsche Gesellschaft für Pädiatrische Infektiologie e.V.: (Hrsg.). 4. Auflage, Futuramed, 2004

29.3 Tracheitis

Ernst Rietschel, Silke van Koningsbruggen (Konventioneller Teil)
Bernhard Ulrich (Komplementärer Teil)

29.3.1 Ätiologie

Ernst Rietschel, Silke van Koningsbruggen

- Die Tracheitis ist eine gelegentlich von einer Laryngitis acuta oder Laryngitis subglottica ausgehende, meist akut auftretende Entzündung der Trachea.
- Die Tracheitis wird primär durch **Viren** hervorgerufen (Parainfluenza-1, 2, 3, Influenza-A-, -B-, Adeno-, ECHO-, Coxsackie-, RS- und Masern-Viren).
- Im weiteren Verlauf kann es zu einer Superinfektion mit Staphylococcus aureus, seltener auch mit Streptococcus pyogenes, Streptococcus pneumoniae und Haemophilus influenzae kommen. Durch Eindickung des Sekrets auf der stark entzündeten Trachealschleimhaut bilden sich gelegentlich membranähnliche Schleimbeläge, die beim Abhusten zu einer subglottischen Obstruktion mit Todesfolge führen können (pseudomembranöse Tracheitis).
- In seltenen Fällen kann die Tracheitis auch primär bakteriell bedingt sein.

29.3.2 Epidemiologie

Sowohl die virale als auch die bakterielle Tracheitis treten am häufigsten bei Kindern unter 5 Jahren auf. Prinzipiell kann jedoch jedes Alter betroffen sein. Bevorzugte Jahreszeiten sind Spätherbst bis Frühsommer.

29.3.3 Einteilung

Tab. 29.3-1: Unterscheidung zwischen viraler und bakterieller Tracheitis (modifiziert nach Seidenberg)

	Virale Laryngotracheitis	Bakterielle Tracheitis
Auslöser	Parainfluenza-1,2,3-, Influenza-A-, -B-, Adeno-, ECHO-, Coxsackie-, RS-, Masern-Viren	Staphylococcus aureus, Moraxella catarrhalis Streptococcus pyogenes, Streptococcus pneumoniae, Haemophilus influenzae
Häufigkeit	Häufig	Selten
Bevorzugtes Alter	1–2 Jahre	3–5 Jahre
Verlauf	Beginn 2 Tage nach Infekt, Erholung innerhalb von 3–7 Tagen	schneller Beginn, protrahierte Besserung
Allgemeinbefinden	Wenig beeinträchtigt	Stark beeinträchtigt
Bellender Husten	Wenig	Stark ausgeprägt
Entzündungsparameter	Normal	Stark erhöht
Endoskopie	Ödematöse Trachea ohne Eiter	Ödematöse Trachea, Pseudomembranen, Eiter
Intubation	Sehr selten	Häufig
Therapieantwort	Sehr gut	Schlecht

29.3.4 Klinik und Leitsymptome

Virale Tracheitis

Als Prodromalstadium tritt 1–2 Tage vorher ein Infekt der oberen Atemwege auf. Es entwickelt sich der typische, **bellende Husten** mit intermittierendem inspiratorischen **Stridor.** Die Kinder sind in ihrem Allgemeinbefinden wenig beeinträchtigt und zeigen nur subfebrile Temperaturen. Im Unterschied zur Laryngitis subglottica sind die Symptome **tageszeitunabhängig** und halten ca. 5–7 Tage an.

Bakterielle Tracheitis

In etwa 10 % der Fälle tritt eine bakterielle Superinfektion auf, die durch folgende Symptome charakterisiert ist:

- Zunehmende Verschlechterung des Allgemeinzustands,
- Hohes Fieber,
- Bellender Husten,
- Zunahme des inspiratorischen Stridors,
- Retrosternale Schmerzen,
- Subkostale Einziehungen, evtl. Zyanose,
- Evtl. lebensbedrohliche Atemwegsverlegung trotz des Versuchs, die Pseudomembranen abzuhusten,
- Wirkungslosigkeit der bisher durchgeführten therapeutischen Maßnahmen,
- Evtl. respiratorische Globalinsuffizienz mit Intubationspflichtigkeit.

Als **Komplikationen** können Pneumonie, Atelektase, Lungenödem und Sepsis auftreten.

29.3.5 Diagnostik

Virale Tracheitis

Die Diagnose virale Tracheitis lässt sich fast immer **anhand der klinischen Symptome** stellen. Auf eine weiterführende Diagnostik, wie Laboruntersuchungen und Röntgenaufnahmen kann dann meist verzichtet werden.

Bakterielle Tracheitis

Bei Hinweisen auf eine bakterielle Superinfektion sollten Entzündungsparameter bestimmt werden. Ein Erregernachweis sollte aus Sputum (alternativ tiefer Rachenabstrich) und Blutkultur (< 50 % positiv) angestrebt werden. Im Zweifelsfall immer eine diagnostische Tracheoskopie durchführen!

29.3.6 Differenzialdiagnose

Differenzialdiagnostisch muss an folgende Erkrankungen gedacht werden:

- Epiglottitis (☞ 29.2),
- Schwere Form einer Laryngitis subglottica (☞ 29.1),
- Laryngealer Fremdkörper,
- Retropharyngealer Abszess,
- Raumforderungen,
- Toxische Schwellung im Bereich der Trachea (Reizgase).

29.3.7 Konventionelle Therapie

Die Indikation zu einer **stationären Aufnahme** sollte großzügig gestellt werden, um bei den ersten Anzeichen einer bakteriellen Tracheitis frühzeitig therapieren zu können.

Virale Tracheitis

- Anfeuchten der Atemluft (Inhalation mit isotoner Kochsalzlösung),
- Inhalation mit Epinephrin-HCl (Infectokrupp Inhal®) 2 ml mit Kompressorvernebler, Wiederholung nach 2 Stunden,
- Evtl. Steroide (Dexamethason 0,6 mg/kgKG i.v. oder oral; falls nicht möglich: Prednison 100 mg rektal alle 12 – 24 Stunden).

Bakterielle Tracheitis

- Antibiotische Therapie mit Amoxicillin/Clavulansäure (Augmentan®) 150 mg/kgKG i.v.; bei Penicillinallergie Therapie mit Cefuroxim 100 mg/kgKG i.v., Dauer 10 – 14 Tage,
- Anfeuchtung der Atemluft,
- Intubation, die insbesondere auch zur Bronchialtoilette häufig (50 – 80 %) unverzichtbar ist,
- Zwischenzeitliche Bronchoskopien zur Ausräumung der Membranen,
- Extubation frühestens nach 3 – 7 Tagen, da ablösende Membranen das Trachealiumen verlegen können.

> Inhalatives Epinephrin oder Steroide sind **ohne** Wirkung!

29.3.8 Komplementäre Therapie

Bernhard Ulrich

Virale Tracheitis

Die virale Tracheitis ist mit Abstand die häufigste Form der Tracheitis im Kindesalter. Bei unkompliziertem Verlauf:

- **Hauptmedikament** ist **Bryonia e rad D12:** 5 mal tgl. 5 Glob. Für Bryonia sprechen Schmerzen bei der Atmung, Verschlechterung bei Bewegung, Durst.
- **Bei kitzelndem Husten,** quälend, vor allem anfallsartig nachts: Rumex crispus D12: 5 mal tgl. 5 Glob.
- **Bei retrosternalem Brennen,** evtl. Aufstoßen (Cave Refluxösophagitis als Ursache abklären), häufigem Räuspern: Sanguinaria D12: 5 mal tgl. 5 Glob.
- **Bei vorwiegend nächtlichem Husten,** bis zum Erbrechen von glasigem Schleim, sehr quälenden Hustenanfällen: Drosera D6: 5 mal tgl. 5 Glob.
- **Bei anfallsartigem Husten bis zum Erbrechen,** oft mit nachfolgend obstruktiven Bronchien: Ipecacuanhae D6: 5 mal tgl. 5 Glob. (Cave: An Asthma oder Pertussis denken!).
- **Bei starkem wässrigen Nasenlaufen,** im Liegen starkem Hustenreiz, kein Fieber: Allium cepa D6: 5 mal tgl. 5 Glob.

Zusätzlich immer: warmer, mit Flechtenhonig gesüßter Tee, Lavendelölbrustwickel zur Nacht (☞ 45.1).

Bei schwer krank erscheinendem Kind, evtl. auch mit hohem **Fieber, Schmerzen** beim Husten und Atmen (Cave: Pleuritis oder Pneumonie ausschließen!), viel zähem **Schleim,** evtl. auch **Dyspnoe:**

- Tartarus stibiatus D6 Triturratio: stündlich 1 Msp., Inhalation (3mal tgl. 1 Amp Pulmo/Tartarus II mit 1 ml NaCl 0,9 % im Pariboy),

- Quarkbrustwickel (☞ 45.1; Magerquark etwas anwärmen, so dass er ca. 5 °C kühler ist als die Temperatur des Kindes, dünn auf Baumwolllappen streichen und für ca. 10 Minuten auf Brustkorb legen, darüber ein trockenes Tuch),
- Hustensaft aus Efeublättern, z. B. Prospan (Dosierung altersabhängig, nach Anweisung des Herstellers).

Bei schwer krank erscheinendem Kind mit starker **Unruhe,** thorakalen **Schmerzen,** bellendem Husten und **Heiserkeit,** evtl. hohem **Fieber** (Cave: Pneumonie ausschließen), **Nasenbluten,** evtl. blutigem Sputum, **Augenbrennen,** viel **Durst:**

- Phosphorus D10 (5 mal tgl. 5 Glob.) oder Phosphorus LM12 (3 mal tgl. 5 Glob),
- Einreibung mit Plantago-Bronchialbalsam,
- Hustensaft aus Efeublättern, z. B. Prospan (Dosierung altersabhängig, nach Anweisung des Herstellers).

Bakterielle Tracheitis

Alle oben genannten komplementären Arzneimittel und Allgemeinmaßnahmen können nach beschriebenen Symptomen verordnet werden, am häufigsten kommen Tartarus stibiatus und Phosphorus in Frage.

EBM: Zur komplementärmedizinischen Therapie bei Tracheitis liegen keine publizierten Studien der EBM-Grade 1 oder 2 sowie keine Konsensusempfehlungen vor. Allgemeine Bewertung der einzelnen Therapieverfahren ☞ 44.4, 44.5, 45.1, 45.2.

29.3.9 Integrativer Stufenplan

Komplementäre Maßnahmen können bei entsprechender Erfahrung parallel zur konventionellen Therapie angewandt werden (EBM gesicherte Daten zur Unbedenklichkeit und Wirksamkeit liegen nicht vor).

29.3.10 Prognose

Die virale Tracheitis heilt fast immer folgenlos aus.
Bei der bakteriellen Tracheitis kommt es in 3 % der Fälle zu einer subglottischen Stenose.

Literatur

1 Stroud RH, Friedman NR. An update on inflammatory disorders of the pediatric airway: epiglottitis, croup and tracheitis. Am J Otolaryngol 2001; 22: 268 – 275

29.4 Akute Bronchitis/chronisch rezidivierende Bronchitis

Ernst Rietschel, Silke van Koningsbruggen (Konventioneller Teil)
Bernhard Ulrich (Komplementärer Teil)

29.4.1 Ätiologie

Ernst Rietschel, Silke van Koningsbruggen

- Die **akute Bronchitis** ist eine akut auftretende, meist fieberhafte Entzündung der Bronchialschleimhaut. Sehr häufig tritt sie im Anschluss an eine virale Infektion der oberen Atemwege (Rhinitis, Pharyngitis) auf. Ist die Schleimhaut der Trachea mitbetroffen, spricht man von einer Tracheobronchitis.
- Eine **rezidivierende (akute) Bronchitis** liegt vor, wenn mehr als zwei Rezidive einer akuten Bronchitis pro Jahr auftreten, was im Kindesalter häufig ist.
- Von einer **kompliziert verlaufenden akuten Bronchitis** spricht man, wenn bronchitische Symptome wie Husten und Rasselgeräusche länger als 4 – 6 Wochen bestehen.
- Eine **chronische Bronchitis** liegt vor, wenn die Symptome länger als 2 – 3 Monate persistieren.

Akute Bronchitis

Die akute Bronchitis wird in über 90 % der Fälle primär durch folgende **Viren** verursacht: RS-, Parainfluenza-, Influenza-, Adeno-, Rhino- und Masernviren.
In ca. 5 – 10 % der Fälle tritt eine **bakterielle** Sekundärinfektion nach viraler Phase auf (komplizierte Bronchitis). Eine primär bakterielle, d. h. eitrige Bronchitis, ist selten und tritt v. a. im Rahmen von prädisponierenden Grunderkrankungen auf, wie z. B. bei Mukoviszidose, Ziliendyskinesiesyndrom, angeborenen Immundefekten. Als Erreger sind vor allem verantwortlich: Streptokokkus pneumoniae, Haemophilus influenzae, Staphylokokkus aureus, Moraxella catarrhalis, Mykoplasma pneumoniae und Chlamydien.

Komplizierte/chronisch rezidivierende Bronchitis

Komplizierte und chronische Bronchitiden entstehen meist in Folge:

- Einer bakteriellen Superinfektion bei akut viraler Bronchitis,
- Einer primär bakteriellen Bronchitis,
- Einer Adeno-, Masern- und Influenzainfektion,
- Prädisponierender Faktoren, wie z. B. einer bronchialen Hyperreagibilität, Mukoviszidose, (☞ 29.4.5).

29.4.2 Epidemiologie

Akute Bronchitis
Die akute Bronchitis ist eines der häufigsten Krankheitsbilder im Kindesalter. Viele Kleinkinder und Schulkinder haben mehrere Krankheitsepisoden im Jahr. Diese gelten häufig als infektanfällige Kinder, ohne dass ein Immundefekt nachgewiesen werden kann.

Chronisch rezidivierende Bronchitis
Bei vielen Kindern wird unnötig die Diagnose einer „chronisch-rezidivierenden" Bronchitis gestellt. Meist handelt es sich dabei um Kinder, die über die Herbst- und Wintermonate hinweg an mehreren Bronchitisepisoden erkranken. Dabei liegt weder eine komplizierte noch eine chronische Bronchitis vor; vielmehr handelt es sich um wiederholt auftretende akute Atemwegsinfektionen ohne bleibende Schäden der Bronchialwandtextur. Chronische oder chronisch rezidivierende Bronchitiden ohne prädisponierende Grunderkrankung sind selten.

29.4.3 Klinik und Leitsymptome

Akute Bronchitis
- Das Leitsymptom der akuten Bronchitis ist der **Husten** (☞ 6). Dieser ist anfangs eher trocken und kann schmerzhaft sein (retrosternale Schmerzen bei Beteiligung der Trachea). Mit zunehmender Hypersekretion wird der Husten lockerer (produktiver Husten).
- Das Allgemeinbefinden ist beeinflusst von der viralen Infektion und kann mit **Fieber** (meist subfebril), **Rhinitis, Hals- und Schluckbeschwerden** sowie allgemeinem Krankheitsgefühl einhergehen.
- Bei einer Sekundärinfektion tritt nach ca. 6–7 Tagen erneut Fieber auf verbunden mit zunehmendem Krankheitsgefühl und vermehrt produktivem Husten.

Chronisch rezidivierende Bronchitis
Folgende Symptome sind typisch:
- **Produktiver Husten,** v.a. nachts und in den frühen Morgenstunden,
- Nachweis von mittel-grobblasigen **Rasselgeräuschen,** nach Hustenstoß nicht mehr nachweisbar,
- Schleimiges, ggf. eitriges Sputum, häufig bei größeren Kindern,
- Bei Kleinkindern oftmals **obstruktive Symptome** wie expiratorisches Giemen und Brummen,
- „Schleimstraße" an Rachenhinterwand („postnasal drip").

29.4.4 Diagnostik

Akute Bronchitis
Bei der **klinischen Untersuchung** sind grob- bis mittelblasige Rasselgeräusche auskultierbar, bei Säuglingen und Kleinkindern auch expiratorisches Giemen (obstruktive Bronchitis).
Laboruntersuchungen wie Blutbild, CRP und BSG sind bei der unkomplizierten, akuten Bronchitis nicht notwendig. Bei Verdacht auf eine Mykoplasmen- oder Pertussisinfektion kann eine Titerbestimmung hilfreich sein. Ebenso kann auf Röntgen-Thorax-Aufnahmen verzichtet werden. Diese sind nur bei V.a. Komplikationen wie Atelektasen, Pneumonie sowie Fremdkörperaspiration gerechtfertigt.

Chronisch rezidivierende Bronchitis
Die Unterscheidung zwischen rezidivierender akuter Bronchitis mit prolongiertem Verlauf und einer chronischen Bronchitis ist aufgrund erheblicher Überlappungen nicht immer eindeutig. Die Diagnose chronische Bronchitis rechtfertigt eine umfassende Diagnostik, um prädisponierende Grunderkrankungen auszuschließen. Anamnese und Verlauf bestimmen den Umfang der Diagnostik.

Anamnese
Einige prädisponierende Faktoren können über die Anamnese erfasst werden:
- Familienanamnese hinsichtlich atopischer Erkrankungen,
- Schadstoffbelastung im Wohnbereich, insbesondere Passivrauchen,
- Immundefekte in der Familie.

Basisdiagnostik
- Blutbild mit Differenzialblutbild, BSG, CRP,
- Immunglobuline und Immunglobulinsubklassen,
- Allergologische Diagnostik (z.B. Hautpricktest oder Bestimmung von spez. IgE-Antikörpern im Serum),
- Mykoplasmen- und Pertussisserologie,
- Sputum, Rachenabstrich oder Bronchialsekret zur mikrobiologischen Diagnostik,
- Röntgen Thorax in zwei Ebenen,
- Lungenfunktionsdiagnostik, ggf. mit bronchialer Provokation,
- Pilocarpin-Iontophorese,
- Untersuchung der Zilienfunktion,
- GT 10-Test,
- HNO-ärztliche Untersuchung.

Erweiterte Diagnostik
- Tracheobronchoskopie mit bronchoalveolärer Lavage und Schleimhautbiopsie,
- Bildgebende Verfahren bei pathologischem Röntgen Thorax wie z. B. CT-Thorax, MR, Lungenperfusions-/Ventilationsszintigraphie,
- 24-Stunden-pH-Metrie und Prüfung des Schluckaktes,
- Lymphozytendifferenzierung und Granulozytenfunktionsprüfung.

29.4.5 Differenzialdiagnosen

Akute Bronchitis
Eine gezielte Anamnese und ein entsprechender Untersuchungsbefund sind für die Differenzialdiagnose richtungsweisend. Wichtige Differenzialdiagnosen:
- Pneumonie (☞ 29.6),
- Fremdkörperaspiration,
- Pertussis (☞ 28.7).

Chronisch rezidivierende Bronchitis
- Aspiration,
- Asthma bronchiale, bzw. bronchiale Hyperreagibilität (☞ 29.5),
- Gastroösophagealer Reflux (☞ 31.4),
- Angeborene Fehlbildungen der Atemwege,
- Mukoviszidose,
- Humorale und zelluläre Immundefekte (☞ 7),
- Zilienfunktionsstörungen,
- Bronchiektasen,
- Bronchiolitis,
- Alveolitis (z. B. exogen allergisch),
- Tuberkulose,
- Pertussis/Mykoplasmeninfektion (☞ 28.7),
- Bronchopulmonale Dysplasie (☞ 29.7),
- Adenoidhypertrophie (☞ 38.6).

29.4.6 Konventionelle Therapie

Prophylaxe
Bei sog. infektanfälligen Kindern ist auf die Vermeidung inhalativer Noxen im Wohnbereich (z. B. Tabakrauch) zu achten.

Unkomplizierte Bronchitis
Die akute, unkomplizierte Bronchitis wird **symptomatisch** behandelt:
- Bei stark behinderter Nasenatmung können abschwellende Nasentropfen gegeben werden (☞ 38.1).
- Bei trockenem Reizhusten Inhalation mit isotoner Kochsalzlösung.
- Auf eine reichliche Flüssigkeitsgabe zur Sekretolyse ist zu achten.
- Hustendämpfende Mittel sind nur in der Initialphase bei trockenem, quälendem Reizhusten indiziert (☞ 6). Die Wirkung von Sekretolytika, Sekretomotorika und Mukolytika ist nicht ausreichend belegt.

Kompliziert verlaufende akute Bronchitis
Antibiotische Therapie
Bei V.a. bakterielle Superinfektion: 7 – 14-tägige antibiotische Therapie, wenn möglich nach Antibiogramm, ansonsten siehe Tab. 29.4-1.

Tab. 29.4-1: Antibiotische Therapie

Auswahlkriterien	Orale Therapie	Parenterale Therapie
Lebensalter < 12 Monate	Amoxicillin + Clavulansäure: 50 + 10 mg/kg/d in 3 ED	Amoxicillin + Clavulansäure: 50 + 10 mg/kg/d in 3 ED
	Cefuroximaxetil: 30–60 mg/kg/d in 2 ED	Cefuroxim: 100 mg/kg/d in 2 ED
Lebensalter > 12 Monate	Amoxicillin: 80–100 mg/kg/d in 3 ED	Ampicillin: 50–100 mg/kg/d in 3 ED
	Cefuroximaxetil: 30–60 mg/kg/d in 2 ED	Cefuroxim: 100 mg/kg/d in 2 ED
Bei V.a. Mykoplasmeninfektion oder bei Penizillinallergie	Erythromycin: 40–50 mg/kg/d in 3 ED über 10–14 Tage	Erythromycin: 30–40 mg/kg/d in 3 ED über 10–14 Tage
	Clarithromycin: 30 mg/kg/d in 2 ED über 7 Tage	
	Azithromycin: 8–12 mg/kg/d in 1 ED über 3–5 Tage	Doxycyclin: 2 mg/kg/d in 1 ED über 10–14 Tage (ab 9. Lj.)
	Doxycyclin: 2 mg/kg/d in 1 ED über 10–14 Tage (ab 9. Lj.)	

Symptomatische Begleittherapie
- Inhalationstherapie mit isotoner Kochsalzlösung,
- Bei obstruktiver Symptomatik inhalative β_2-Sympathomimetika (☞ 29.5),

- Abschwellende Nasentropfen (☞ 38.1),
- Physiotherapie mit atemgymnastischen Übungen, Vibrationsdrainage, bei größeren Kindern autogene Drainage.

Chronisch rezidivierende Bronchitis

- Bei chronischer Bronchitis stellt die **regelmäßige Physiotherapie** zur Vermittlung von autogener Drainage und Thoraxmobilisation die wichtigste therapeutische Maßnahme dar.
- **Inhalationen** mit isotoner Kochsalzlösung können zur Sekretolyse beitragen.
- Bei bronchoskopisch gesicherter chronischer Entzündung ohne spezifische Erreger kann eine 2–3 monatige antiinflammatorische Dauerinhalationstherapie mit **Steroiden** indiziert sein (☞ 29.5).
- Der Nachweis von Erregern im Sputum oder in der bronchoalveolären Lavage rechtfertigt eine 2–3 wöchige **antibiotische Therapie** nach Antibiogramm.
- Auf einen **kompletten Impfstatus** (Impfempfehlungen der STIKO ☞ 28) sollte geachtet werden; eine Impfung gegen Influenza im Herbst und Pneumokokken ist indiziert.

Die Wirkung von Sekretolytika, Sekretomotorika und Mukolytika ist nicht ausreichend belegt.

29.4.7 Komplementäre Therapie

Bernhard Ulrich

Allgemeine Maßnahmen

- Symptomatische Therapie von Fieber (☞ 5) und Husten (☞ 6):
- Viel trinken lassen, z. B. warmer Tee mit Flechtenhonig oder Lindenblütensirup;
- Auf warme, aber nicht zu warme Kleidung achten;
- Lavendelbrustwickel zur Nacht: ☞ 45.1;
- Ingwermehlbrustwickel: ☞ 45.1.

Anthroposophische Medizin

- Inhalation mit Pulmo/Tartarus II: 2 mal tgl. 1 Amp + 1 ml NaCl 0,9 % im Pariboy;
- Tartarus stibiatus D4: 3–4 mal tgl. 1 Msp.;
- Bei obstruktiver Symptomatik:
  - Cuprum aceticum D4: 4 mal tgl. 5–10 Tropfen,
  - Tabacum Rh D6: 4 mal tgl. 5–10 Tropfen.

Homöopathie

Bei chronisch-rezidivierendem Husten gibt es eine Vielzahl unterschiedlicher homöopathischer Medikamente, im Zweifel sollte sorgfältig repertorisiert werden:

- Chronischer Verlauf, zäher, glasiger Schleim, eher kein Fieber: Kalium bichromicum D6: 3 mal tgl. 5 Glob.;
- Produktiver Husten, sehr verschleimt, Kind wirkt geschwächt: Tartarus stibiatus D6 Trit: 3 mal tgl. 1 MSP;
- Trockener Husten, vor allem nachts: Drosera D6: 3 mal tgl. 5 Glob.;
- Anfallsartiger Husten mit zähem Schleim, führt zum Erbrechen: Ipecacuanhae D6: 3 mal tgl. 5 Glob.

Zu sonstigen Therapieoptionen (☞ 6).

EBM Zur komplementärmedizinischen Therapie bei akuter Bronchitis/chronisch rezidivierender Bronchitis liegen keine publizierten Studien der EBM-Grade 1 oder 2 sowie keine Konsensusempfehlungen vor. Allgemeine Bewertung der einzelnen Therapieverfahren ☞ 44.2, 44.4, 45.1.

29.4.8 Integrativer Stufenplan

Akute Bronchitis

Stufe	Klinik	Konventionelle Therapie (☞ 29.4.6)	Komplementäre Therapie (☞ 29.4.7)	EBM-Bewert. kompl. Therapie
1	Unkomplizierte Bronchitis, leichtes Fieber	Abschwellende Nasentropfen, Bei Reizhusten Inhalation mit NaCl 0,9 %, Ggf. Antitussiva (☞ 6)	Viel trinken lassen, warmer Tee mit Flechtenhonig	5
			Lavendelöl-Brustwickel zur Nacht	5
2	Verschleimte Bronchitis, evtl. höheres Fieber	Bei V.a. bakterielle Superinfektion antibiotische Therapie (☞ Tab. 29.4-1)	Tartarus stibiatus D6 Trit.	5
			Inhalation mit Pulmo/Tartarus stibiatus II	5

Chronisch rezidivierende Bronchitis

Stufe	Klinik	Konventionelle Therapie (☞ 29.4.6)	Komplementäre Therapie (☞ 29.4.7)	EBM-Bewert. kompl. Therapie
1	Basistherapie bei chronisch rezidivierender Bronchitis	Physiotherapie, Inhalation mit NaCl 0,9 %	Zäher, glasiger Schleim, eher kein Fieber: Kalium bichromicum D6	5
			Produktiver Husten, sehr verschleimt, Kind wirkt geschwächt: Tartarus stibiatus D6 Trit.	5
			Trockener Husten, vor allem nachts Drosera D6	5
			Anfallsartiger Husten mit zähem Schleim, führt zum Erbrechen: Ipecacuanha D6	5
2	Erregernachweis in Sputum oder BAL	Antibiotische Therapie	Parallel weiter Maßnahmen der Stufe 1	Siehe Stufe 1
2	Bronchoskopisch gesicherte chronische Entzündung	Inhalation mit Steroiden	Parallel weiter Maßnahmen der Stufe 1	Siehe Stufe 1

29.4.9 Prognose

Die Symptome einer **akuten Bronchitis** dauern 7 bis maximal 14 Tage. Danach erfolgt meist eine komplikationslose Ausheilung der bronchialen Entzündung. Liegen allerdings Texturschädigungen der Bronchialwand vor, so kann eine Bronchiektasenbildung mit Sekundärkomplikationen entstehen.

Der Verlauf der **chronischen Bronchitis** hängt von der Ursache der Grunderkrankung ab. Auch bei fehlenden klinischen Symptomen kann der chronische Entzündungsprozess fortschreiten (asymptomatische Phase) und dann in eine chronische Erkrankung im Erwachsenenalter übergehen.

Literatur

1 King VJ, Viswanathan M, Bordley WC, Jackman AM, Sutton SF, Lohr KN, Carey TS: Pharmacologic treatment of bronchiolitis in infants and children: a systematic review. Arch Pediatr Adolesc Med. 2004 Feb; 158(2): 127–37. Review

29.5 Asthma bronchiale

Ernst Rietschel, Silke van Koningsbruggen (Konventioneller Teil)
Bernhard Ulrich (Komplementärer Teil)

29.5.1 Ätiologie

Ernst Rietschel, Silke van Koningsbruggen

Asthma bronchiale ist eine chronisch-entzündliche Erkrankung der Bronchialschleimhaut, die mit einer bronchialen Hyperreagibilität und einer reversiblen Atemwegsobstruktion einhergeht. Sie entsteht auf dem Boden einer genetisch bedingten Veranlagung mit unterschiedlicher Phänotypexpression. Neben den genetischen Faktoren spielen Umweltfaktoren eine wichtige Rolle. Asthma bronchiale wie auch andere allergische Erkrankungen haben während der letzten Jahrzehnte deutlich zugenommen; insbesondere die Allergieraten östlicher Länder haben sich nach „Modernisierung" des Lebensstils an die höheren Prävalenzraten westlicher Länder angepasst.

Pathomechanismen

Welche Faktoren im Einzelnen für die zugrundeliegende Entzündungsreaktion verantwortlich sind, ist noch nicht vollständig geklärt. Durch verschiedene Triggerfaktoren (Allergene, Infekte, körperliche Anstrengung, unspezifische Reize sowie psychische Irritationen) kommt es zur Stimulation von intraepithelial gelegenen Mastzellen, ba-

sophilen Granulozyten und alveolären Makrophagen, die unterschiedliche Mediatoren freisetzen. Die Aktivierung der Zellen erfolgt entweder immunologisch, d.h. IgE-vermittelt oder rezeptorgesteuert (adrenerg, cholinerg).
So kommt es bei immunologisch vermittelten Reaktionen nach Allergenkontakt innerhalb weniger Minuten zur Ausschüttung von Histamin durch aktivierte Mastzellen (allergische Sofortreaktion). Parallel dazu werden weitere Entzündungsmediatoren gebildet und sezerniert, die zu einer länger anhaltenden Entzündungsreaktion führen, v.a. Zytokine (Leukotriene und Prostaglandine (allergische Spätreaktion).
Durch zusätzliche Freisetzung chemotaktisch wirkender Faktoren (z.B. Interleukin 5) werden Eosinophile angelockt. Auf diese Weise wird der Entzündungsprozess chronisch unterhalten und führt zu folgenden Veränderungen am Bronchialsystem, die schließlich für die bronchiale Obstruktion verantwortlich sind:

- Ödem und Hyperämie der Bronchialschleimhaut mit entzündlicher Infiltration,
- Hypersekretion und Verlegung des Bronchiallumens mit Schleim,
- Kontraktion der glatten Bronchialmuskulatur.

Triggerfaktoren

Folgende Triggerfaktoren spielen beim Asthma bronchiale eine Rolle:

Allergene

Liegt eine genetische Disposition vor (allergische Diathese), so bildet der Organismus in vermehrtem Maße spezifische IgE-Antikörper gegen entsprechende Allergene. Die häufigsten Allergene sind:

- Hausstaubmilben,
- Pollen (Gräser, Frühblüher, Kräuter),
- Tierhaare und -epithelien (Katze, Hund, Pferd),
- Nahrungsmittel (Kuhmilch, Hühnereiweiß, Nüsse, Erdnuss, Soja,),
- Schimmelpilze (Alternaria, Cladosporium, Aspergillus, Penicillium).

Infekte

Über 80 % der Asthmaexazerbationen im Kindesalter werden durch virale Atemwegsinfekte der Luftwege ausgelöst. Bei besonderer Disposition (bronchiale Hyperreagibilität) kann durch die Freisetzung verschiedener Entzündungsmediatoren (Interleukin 6,8) oder über eine Vagusstimulation eine bronchiale Obstruktion ausgelöst werden.

Körperliche Anstrengung

Gerade im Kindes- und Jugendalter stellt körperliche Anstrengung einen wesentlichen Triggerfaktor dar.

Unspezifische Reize

- Liegt eine bronchiale Hyperreagibilität vor, können verschiedene Umweltreize zu einer bronchialen Obstruktion führen. Zu den wichtigsten Faktoren zählt die **Tabakrauchexposition.** Kinder mit Asthma bronchiale, die Tabakrauch ausgesetzt sind, zeigen eine Verschlechterung ihres Asthmas und eine höhere Inzidenz von Atemwegsinfektionen.
- Weitere Faktoren sind: Kaltluft, Nebel, starke Gerüche, VOC's („volatile organic compounds"), Gase und Sprays.
- Die Vermutung, dass Luftverschmutzung durch z.B. Schwefeldioxyd zum Anstieg der Asthmaprävalenz beigetragen hat, konnte nicht bestätigt werden. Jedoch können Luftschadstoffe wie z.B. Schwefeldioxyd, Stickstoffdioxyd oder Ozon als Triggerfaktoren ein bestehendes Asthma bronchiale verschlimmern.

Psychische Irritationen

Insbesondere bei Jugendlichen können psychische Faktoren die Asthmaausprägung verstärken.

29.5.2 Epidemiologie

- Asthma bronchiale ist die häufigste chronische Erkrankung im Kindes- und Jugendalter. Die Prävalenz nahm in den letzten Jahren vor allem in den Industrieländern deutlich zu und wird zurzeit auf 9–13 % geschätzt.
- Diskutiert wird ein Zusammenhang mit dem so genannten „westlichen Lebensstil" (Kleinfamilien, gute hygienische Verhältnisse, erhöhte Konzentration von Innenraumallergenen). Die Prävalenz ist besonders gering in Ländern mit niedrigem sozioökonomischem Lebensstil.
- Vom Säuglingsalter bis zur Pubertät sind doppelt so viele Jungen wie Mädchen betroffen, was möglicherweise durch kleinere Atemwege bei den Jungen verursacht wird. Danach sind beide Geschlechter etwa gleich häufig betroffen.
- Bei ca. einem Drittel der Kinder, die an einem Asthma erkranken, liegt die Erstmanifestation im 1. Lebensjahr bei ca. 50 % vor dem 3. Lebensjahr, bei ca. 80 % vor dem 1. Schuljahr. Bei ca. 15–30 % giemender Säuglinge entwickelt sich später ein Asthma bronchiale.

- Bei ca. 85 % der Asthmatiker lässt sich eine allergische Diathese nachweisen. Allein eine positive Familienanamnese für atopische Erkrankungen stellt ein Risiko dar, eine allergische Erkrankung und somit auch ein Asthma bronchiale zu entwickeln.

29.5.3 Einteilung

Einteilung nach Ursachen

- Wird ein Asthma bronchiale hauptsächlich durch Allergene getriggert, spricht man von **extrinsischem (exogen-allergischem) Asthma.**
- im Gegensatz dazu herrschen bei **intrinsischem Asthma bronchiale** Infekte, körperliche Anstrengung oder unspezifische Reize als Triggerfaktoren vor.

Einteilung nach Schweregrad

☞ Tab. 29.5-1

29.5.4 Klinik und Leitsymptome

Typische Symptomatik

In bis zu 80 % lässt sich die Diagnose durch eine gezielte Anamnese stellen. Folgende Symptome und auslösende Faktoren sollten dabei erfragt werden:

- Wiederholtes Auftreten anfallsartiger, oftmals nächtlicher Atemnot oder Husten,
- Husten oder Atemnot während oder nach körperlicher Belastung sowie bei Infektion der Atemwege,
- Husten oder Atemnot bei Rauch- oder Schadstoffexposition,
- Engegefühl in der Brust,
- Jahreszeitliche Variabilität der Symptome,
- Positive Familienanamnese für Asthma bronchiale oder Allergie.

Status asthmaticus

Von einem Asthmastatus spricht man, wenn ein schwerer Asthmaanfall über mehr als 24 Stunden anhält und auf adäquate Therapiemaßnahmen keine Besserung zeigt.

29.5.5 Diagnostik

Anamnese (☞ 29.5.4)

Asthmatyp, Auslöser, bisherige Therapie?

Körperliche Untersuchung

Die folgenden klinischen Befunde können auf ein Asthma bronchiale hinweisen:

- Tachypnoe,
- Evtl. Zyanose,
- Verlängertes Exspirium,
- Juguläre, interkostale und subkostale Einziehungen, Aktivierung der Atemhilfsmuskulatur,

Tab. 29.5-1: Klassifikation des Asthmaschweregrades (nach der Gesellschaft für Pädiatrische Pneumologie): Die Anwesenheit eines der Symptome reicht aus, um einen Patienten in die entsprechende Kategorie einzuordnen.

Schweregrad	Symptomatik	Lungenfunktion
I Intermittierend (intermittierende, rezidivierende, bronchiale Obstruktion)	Intermittierend Husten, leichte Atemnot; symptomfreies Intervall > 2 Monate	Nur intermittierend obstruktiv, Lungenfunktion dann oft noch normal: • FEV1 > 80 %, MEF 25–75 bzw. MEF 50 > 65 %, • PEF-Variabilität < 20 %. Im Intervall ohne path. Befund.
II Geringgradig, persistierend (episodisches Asthma)	Intervall zwischen Episoden < 2 Monate	Nur episodisch obstruktiv, Lungenfunktion dann obstruktiv: • FEV1 < 80 % und/oder MEF 25–75 bzw. MEF 50 < 65 %, • PEF-Variabilität 20–30 %. Lungenfunktion im Intervall meist ohne path. Befund: • FEV1 > 80 % und/oder MEF 25/75 bzw. MEF 50 > 60 %, • PEF-Variabilität < 20 %.
III Mittelgradig, persistierend	Symptome an mehreren Tagen/Woche (z. B. bei alltäglicher körperlicher Belastung), auch nächtliche Symptome	Auch im Intervall obstruktiv: • FEV1 < 80 % und/oder MEF 25/75 bzw. MEF 50 < 65 %, • PEF-Variabilität > 30 %
IV Schwergradig, persistierend	Anhaltend tägliche Symptome, häufig auch nachts	• FEV1 < 60 %, • PEF-Variabilität > 30 %

Abkürzungen: FEV1: Einsekundenkapazität; MEF: maximaler expiratorischer Fluss; PEF: peak-exspiratory flow; path.: pathologisch

- Ängstlicher Gesichtsausdruck,
- Auskultatorisch exspiratorische Atemnot mit **giemenden und brummenden Atemgeräuschen,**
- Fehlende Atemnebengeräusche mit Zunahme der Obstruktion (sog. „stille Obstruktion“),
- Rasselgeräusche als Folge der vermehrten Schleimproduktion,
- Hypersonorer Klopfschall.

Basisdiagnostik

- Allergologische Diagnostik (Hautpricktest oder spezifische IgE im Serum),
- Protokoll des morgendlich gemessenen peak-flow-Wertes (Variabilität > 20 % ⟶ positiv),
- Lungenfunktionsdiagnostik mittels Spirometrie mit Bronchospasmolysetest: Anstieg des FEV_1 (> 15 %) bzw. Abfall des sRaw (> 50 %) nach Bronchospasmolyse ⟶ positiv.

Erweiterte Diagnostik

- Testung der bronchialen Hyperreagibilität: Abfall des FEV_1 (>15 %) in der Spirometrie bzw. Anstieg des sRaw (>100 %) in der Bodyplethysmographie nach Provokation (hypertone Kochsalz-, Metacholin-, Kälte- oder Laufbelastungsprovokation) ⟶ positiv;
- Bronchoskopie mit bronchoalveolärer Lavage,
- pH-Metrie,
- Ultraschall Herz, große Gefäße, Mediastinum,
- Lungenventilations- und Perfusionsszintigraphie,
- Thorax CT,
- Nichtinvasive Messung der Entzündung: fraktioniert exhaliertes NO (FE_{NO}).

29.5.6 Differenzialdiagnosen

- Obstruktive Bronchitis (☞ 29.4),
- Bronchiolitis, Laryngotracheobronchitis, zentrale Pneumonie,
- Fremdkörperaspiration,
- Interstitielle Lungenerkrankungen, chronische neonatale Lungenerkrankung,
- Strukturelle Atemwegsanomalien (Malazien/Stenosen, etc.),
- Mukoviszidose, Bronchiektasen,
- Exogene Kompression der Atemwege (Gefäße, Lymphknoten),
- Rezidivierende Infektionen bei Immundefekten, primäre Ziliendyskinesie,
- Rezidivierende Nahrungsmittelaspirationen, z. B. ösophagotracheale Fistel, gastroösophagealer Reflux,
- Larynxdysfunktion (bei Entwicklungsstörungen des Larynx), „vocal cord dysfunction“,
- Hyperventilationssyndrome,
- Linksherzinsuffizienz bei Vitium cordis,
- Tumore.

29.5.7 Konventionelle Therapie

Ziel der Asthmatherapie

Ziel der Asthmatherapie im Kindes- und Jugendalter ist eine möglichst normale Lebensqualität. Diese wird erreicht durch Vermeidung von Asthmaexazerbationen, einer Beeinträchtigung der physischen und psychischen Entwicklung und medikamentenbedingter Nebenwirkungen. Hierdurch kann die Entwicklung eines normalen Lungenwachstums gewährleistet und damit der Übergang in eine chronisch-obstruktive Lungenerkrankung im Erwachsenenalter vermieden werden. Hierzu bedarf es einer sinnvollen Kombination der verschiedenen therapeutischen Maßnahmen, die den individuellen Bedürfnissen und Möglichkeiten des Patienten angepasst werden müssen.

Allgemeine Maßnahmen

> Ist ein Allergen als Auslöser identifiziert, steht eine möglichst umfassende **Allergenkarenz und Umgebungssanierung** vor jeder medikamentösen Therapie.

Hausstaubmilben

Die Hausstaubmilben kommen in unseren Breiten ubiquitär und während des ganzen Jahres vor. Sie ernähren sich von Hautschuppen und benötigen zum Überleben eine warme Umgebung mit relativ hoher Luftfeuchtigkeit. Die Allergenreduktion beinhaltet folgendes:

- Reduktion der relativen Luftfeuchtigkeit unter 60 % durch Lüften,
- Möglichst viel feucht wischbare Fußböden (v. a. im Schlafzimmer),
- Wenige „Staubfänger“ wie z. B. Polstermöbel, Gardinen,
- Bettsanierung durch hausstaubmilbenundurchlässigen Matratzenüberzug („Encasing“),
- Bei ≥ 60 °C waschbare Bettdecken und Kopfkissen.

Pollen

Pollen kommen in unseren Breiten saisonabhängig ubiquitär vor. Karenzmaßnahmen sind deshalb nur schwierig mit einem normalen Leben vereinbar. Pollenwarndienste informieren über den regional zu erwartenden Pollenflug. Folgende Maßnahmen sind sinnvoll:

- Bei starkem Pollenflug Fenster geschlossen halten,
- Abends vor dem Zubettgehen Haare waschen,
- Kleidung nicht im Schlafzimmer ablegen.

Tierhaare

In 40 – 50 % aller deutschen Haushalte leben Hunde oder Katzen. Sensibilisierungen gegenüber Haustieren sind daher sehr häufig. Katzenallergen findet sich auch bei Kindern, die keine Katze als Haustier besitzen. Bei sicherem Nachweis des Zusammenhangs zwischen Tierhaarallergie und Erkrankung sollte das Tier abgeschafft werden. Auswirkungen auf die Familienstrukturen müssen bei einer solchen Empfehlung allerdings mitberücksichtigt werden.

Schimmelpilzsporen

Schimmelpilze sind saisonal außerhalb der Wohnung und perennial in der Wohnung insbesondere an feuchten Wänden, auf Blumenerde, in Hydrokulturen und in unsachgemäß gereinigten Klimaanlagen zu finden. Folgende Sanierungsmaßnahmen sind sinnvoll:

- Sichtbare Schimmelpilzquellen sind grundsätzlich zu sanieren.
- Ein Verzicht auf Blumen- und Hydrokulturen ist bei entsprechender Sensibilisierung notwendig.

Das Vermeiden von Bereichen, die schimmelpilzbelastet, aber nicht sanierbar sind (Pferdestall, feuchter Wald) ist von der individuellen Sensibilisierung und der dadurch bedingten Einschränkung der subjektiven Lebensqualität abhängig.

Nahrungsmittel

Nahrungsmittel sind seltene Auslöser von Asthmasymptomen. Bei entsprechender Allergie, die durch eine Nahrungsmittelprovokation gesichert sein sollte, ist eine Eliminationsdiät indiziert.

Tabakrauch

Passivrauchexposition verschlechtert den Asthmaverlauf und führt zu gehäuften Atemwegsinfektionen. Deshalb muss in Wohnungen von Asthmatikern ganz auf das Rauchen verzichtet werden.

Grundsätze der medikamentösen Therapie

Therapiegrundsätze

Ziel der medikamentösen Therapie ist eine Reduktion der asthmatischen Entzündung, Verminderung der bronchialen Hyperreagibilität und der Obstruktion der Atemwege.

Die Pharmakotherapie des Asthma bronchiale beinhaltet:

- **Bronchospasmolytische Bedarfsmedikation bei akutem Asthmaanfall (Reliever):** β_2-Sympatomimetika, Anticholinergika, Theophyllin;
- **Antiinflammatorische Dauertherapie (Controller):** DNCG, Nedocromil, Steroide, Leukotrienantagonisten, Theophyllin.

Tab. 29.5-2: Medikamentöse Therapie bei Kindern und Jugendlichen (Stufentherapie)

Stufe	Bedarfsmedikation	Dauertherapie
I Intermittierend (intermittierende, rezidivierende, bronchiale Obstruktion)	Inhalatives, kurzwirksames β_2- Sympathomimetikum*	Keine**
II Geringgradig, persistierend (episodisches Asthma)	Inhalatives, kurzwirksames β_2- Sympathomimetikum*	• Niedrig-dosierte ICS, • Evtl. Versuch mit Chromonen (DNCG oder Nedocromil) oder Montelukast*** (für 4 Wochen)
III Mittelgradig, persistierend	Inhalatives, kurzwirksames β_2- Sympathomimetikum*	• Mittlere ICS-Dosis; • Falls keine Besserung: Dosissteigerung um 40 – 100 %, bzw. add-on langwirksame β_2-Sympathomimetika**** • Und/oder Montelukast • Und/oder Theophyllin.
IV Schwergradig, persistierend	Inhalatives, kurzwirksames β_2- Sympathomimetikum*	• Hohe ICS, sonst wie in Stufe 3 • Zusätzlich intermittierend oder dauernd orale Kortikosteroide

Abkürzungen: ICS: inhalatives Kortikosteroid,
DNCG: Dinatrium Chromoglykat

* Alternativ Anticholinergika (z. B.: Ipatropiumbromid)
** Bei kurzfristigen Bronchialobstruktionen (infektgetriggert im Säuglings- oder Kleinkindalter, allergengetriggert bei älteren Kindern): vorübergehende antientzündliche inhalative Therapie
*** Bei Belastungsasthma als Monotherapie zugelassen
**** Im Vorschulalter nur in Ausnahmefällen

Manche Substanzen haben sowohl eine bronchodilatatorische als auch eine entzündungshemmende Wirkung (z. B. Theophyllin).

Die Applikation der meisten Medikamente ist durch Inhalation möglich, wodurch eine höhere topische Konzentration bei geringeren systemischen Nebenwirkungen erreicht wird.

Die Pharmakotherapie des Asthmas orientiert sich an einem **Stufenplan** (☞ Tab. 29.5-2). Der Schweregrad der Erkrankung entscheidet über die Anzahl der eingesetzten Medikamente, sowie deren Dosierung und Applikationshäufigkeit. Falls es unter der aktuellen Therapie zu keiner Stabilisierung kommt, erfolgt der Übergang in die nächsthöhere Stufe. Nach 2 – 3 Monaten Beschwerdefreiheit wird die Therapie stufenweise reduziert. Bei fehlendem Erfolg muss die Therapiecompliance überprüft und die Richtigkeit der Diagnose Asthma bronchiale neu überdacht werden.

Reliever

β_2-Sympathomimetika

Die β_2-Sympathomimetika sind die wichtigsten Medikamente zur **Akuttherapie** des Asthma bronchiale. Durch Stimulation von β_2-Rezeptoren kommt es zu einer Relaxierung der glatten Muskelzellen im Bronchialsystem. Darüber hinaus hemmen β_2-Sympathomimetika die Mediatorfreisetzung aus Mastzellen und stimulieren die mukoziliäre Clearance.

Zur Dauertherapie sind sie nicht geeignet, da sie nicht antiinflammatorisch wirksam sind, die bronchiale Hyperreagibilität nicht beeinflussen und es bei zu häufiger Anwendung zu einer Maskierung der Symptome kommen kann.

Kurzwirksame β_2-Sympathomimetika

Topisch applizierte kurzwirksame β_2-Sympathomimetika sind Mittel **der ersten Wahl zur Behandlung des akuten Asthmaanfalls,** da das Wirkungs-Nebenwirkungsprofil am günstigsten ist. Bei inhalativer Gabe beginnt die Wirkung nach 5 Minuten und hält über 3 – 4 Stunden an.

- **Salbutamol** ist aufgrund seiner optimalen Wirkungs-Nebenwirkungs-Beziehung das β_2-Sympathomimetikum der Wahl. Die Dosierung ist abhängig vom Alter und der Applikationsform (☞ Therapie des Asthmaanfalls).
- Neben Salbutamol stehen Terbutalin, Clenbuterol, Fenoterol, Reproterol, Bambuterol, Orciprenalin, Pirbuterol und Tulobuterol zur Verfügung.
- Alle Applikationsarten sind möglich: Dosieraerosol, Inhalationslösung, Pulverinhalation, Tabletten, Kapseln, Retardkapseln, Saft, Sirup, Elixier, Tropfen und Injektionslösung.
- Nebenwirkungen von kurzwirksamen β_2-Sympathomimetika sind dosisabhängig: Tachykardie, Unruhe, Tremor, Hypokaliämie. Lebensbedrohliche Arrhythmien können v. a. bei angeborenen Herzerkrankungen oder metabolischen Störungen (Hypokaliämie) auftreten.

Langwirksame β_2-Sympathomimetika

Langwirksame β_2-Sympathomimetika sind hochselektive β_2-Rezeptoragonisten. Im Kindesalter stehen **Formoterol und Salmeterol** zur topischen Anwendung zur Verfügung.

- Salmeterol zeigt im Gegensatz zu Formoterol, welches sofort nach Anwendung wirkt, seinen Wirkungseintritt erst nach 15 Minuten, weshalb Salmeterol nicht zur Akuttherapie verwendet werden darf.
- Bei einer dauerhaften Anwendung sollte eine Menge von 2 mal tgl. 12 µg Formoterol oder 2 mal tgl. 50 µg Salmeterol nicht überschritten werden.
- Die Nebenwirkungen von langwirksamen β_2-Sympathomimetika entsprechen im Wesentlichen denen der kurzwirksamen β_2-Sympathomimetika. In der Dauertherapie kann es zu einer **Toleranzentwicklung** kommen, weshalb immer eine gleichzeitige topische Therapie mit ICS erfolgen muss.

Anticholinergika

Anticholinergika wie **Ipatropiumbromid und Oxitropiumbromid** blockieren die vagal ausgelöste Bronchialobstruktion und bewirken einen additiven bronchodilatatorischen Effekt, wenn sie mit β_2-Sympathomimetika kombiniert werden. Sie haben ein günstiges Nebenwirkungsprofil und sind als Dosieraerosol, Pulverinhalation und Inhalationslösung erhältlich. Bevorzugt kommt die Inhalationslösung zur Anwendung.

- Die Dosierung der Inhalationslösung beträgt 3 – 6 Hübe (= 0,08 – 0,16 mg) 3 – 4 mal tgl.
- Lokale Nebenwirkungen wie trockener Mund und schlechter Geschmack können auftreten; ebenfalls Tachykardie und Hypertension. Bei insuffizienter Maskeninhalation muss die Gefahr eine Glaukomentwicklung berücksichtigt werden.
- Eine Zunahme der Nebenwirkungen in Kombination mit kurz-wirksamen β_2-Sympathomimetika wurde nicht beobachtet – im Gegenteil – diese Medikamen-

Tab. 29.5-3: Langwirksame β_2-Sympathomimetika

Wirkstoff	Applikationsform	Dosierung	Handelsname	Zulassung
Formoterol	Aerolizer	12 µg	Foradil P	ab 6. Lj.
	Dosieraerosol	12 µg	Foradil	
	Turbohaler	6 µg/ 12 µg	Oxis	
Salmeterol	Dosieraerosol	25 µg	Serevent	ab 4. Lj.
	Diskus	50 µg	Aeromax	
Salmeterol und Fluticason	Diskus	50 µg + 100 µg	Viani (mite)	ab 4. Lj.
		50 µg + 250 µg	Viani	ab 12. Lj.
		50 µg + 500 µg	Viani forte	
	Dosieraerosol	25 µg + 50 µg	Viani (mite)	ab 4. Lj.
		25 µg + 125 µg	Viani	ab 12. Lj.
		25 µg + 250 µg	Viani forte	
Formoterol und Budesonid	Turbohaler	4,5 µg + 80 µg	Symbicort	ab 6. Lj.
		4,5 µg + 160 µg		ab 12. Lj.
		9 µg + 320 µg		

tenkombination wird mit dem Ziel der Nebenwirkungsreduktion eingesetzt.

Theophyllin

Theophyllin vermindert über eine Hemmung des cAMP-Abbaus die Erregbarkeit der Bronchialmuskelzelle und wirkt somit abhängig vom Serumspiegel (therapeutischer Bereich zwischen 10–20 mg/l) bronchialerweiternd.

Allerdings ist die brochodilatatorische Wirkung geringer als die der β_2-Sympatomimetika. Zusätzliche Wirkungen beinhalten eine Entzündungshemmung, Senkung der bronchialen Hyperreagibilität, Zunahme der mukoziliären Clearance, Senkung des pulmonalarteriellen Drucks, Stärkung der Zwerchfellfunktion und Stimulation des Atemzentrums.

- Die orale Dosis beträgt 12–16 mg/kgKG eines Retardpräparates in 2 Einzeldosen;
- Bei Serumkonzentration über 20 mg/l kommt es zu Kopfschmerzen, Unruhe, Schlaflosigkeit, zu gastrointestinalen Störungen sowie Tachykardie und Hypokaliämie. Nach 3 Tagen sollte der Talspiegel im Blut kontrolliert werden (10–16 µg/ml).

Controller

DNCG und Nedocromil

Dinatriumcromoglykat ähnlich wie das später entwickelte Nedocromil-Natrium bewirken eine Stabilisierung der Mastzellmembran und somit eine Hemmung der Histaminfreisetzung aus Mastzellen sowie eine Reduktion von eosinophilen Granulozyten in der Bronchialschleimhaut. Beide Substanzen entfalten eine protektive Wirkung hinsichtlich der bronchialen Hyperreagibilität. Allerdings müssen sie aufgrund der kurzen Wirkdauer von nur 4 Stunden konsequent 4 mal täglich inhaliert werden, was bei einer Dauertherapie aus Compliancegründen schwierig ist.

- **DNCG** liegt in drei Darreichungsformen vor: als Dosieraerosol mit 1 mg Wirksubstanz, als Pulverkapsel mit 20 mg Wirksubstanz oder als 1 %-ige Inhalationslösung mit 20 mg DNCG pro Ampulle. Die empfohlene Inhalationsdosis beträgt 4 mal tgl. 2 Hübe eines Dosieraerosols, bzw. 4 mal tgl. 20 mg Inhalationslösung. Nebenwirkungen wie z. B. bronchiale Irritation treten sehr selten auf.
- Die Verabreichung von **Nedocromil-Natrium** erfolgt per Dosieraerosol 2–4 mal tgl. 2 Hübe a 4 mg. Ungünstig für die Compliance erweist sich der schlechte Geschmack; ansonsten sind Nebenwirkungen selten.

Inhalative Kortikosteroide

Topische Steroide sind die **wirksamsten antiinflammatorischen Antiasthmatika**. Sie führen zur Reduktion der bronchialen Hyperreagibilität, verbessern dadurch die Symptome und die Lungenfunktion, vermindern die Anzahl und Schwere von Asthmaanfällen, und dadurch die Asthmamortalität.

- Folgende topische Steroide stehen zur Verfügung: Budesonid, Fluticason, Beclomethasondipropionat, Flunisolid und Mometasonfuorat (☞ Tab. 29.5-4). Das Risiko potentieller Nebenwirkungen bei Anwendung der neueren Steroide **Budesonid oder Fluticason** scheint geringer zu sein, so dass Pädiater diese Substanzen vorziehen. Budesonid und Fluticason sind nach Datenlage als etwa gleichwertig hinsichtlich Wirkung und Nebenwirkung zu betrachten.
- Inhalative Steroide stehen als Dosieraerosol, Pulverinhalat oder Inhalationslösung zur Verfügung. Ein Dosieraerosol muss immer mit einer Volumenkammer inhaliert werden (Ausnahme: Autohaler). Die Feucht-

inhalation per Inhaliergerät hat auch für Kleinkinder gegenüber dem Dosieraerosol über Spacer keine Vorteile. Kombinationen mit langwirksamen β_2-Sympathomimetika sind möglich (☞ Tab. 29.5-3).

- Nach jeder Inhalation sollte der Mund ausgespült werden, um so einer möglichen Candidiasis vorzubeugen. Heiserkeit kann nach langfristiger Anwendung ebenfalls auftreten.
- Folgende systemische Nebenwirkungen sind in Abhängigkeit von der Dosis und der Dauer der Anwendung möglich: Verzögerung des Längenwachstums, Osteoporose, Glaukom, Katarakt, Suppression der Nebennierenrindenfunktion. Bis zum mittleren Dosisbereich sind im Allgemeinen keine systemischen Nebenwirkungen zu erwarten.

Tab. 29.5-4: Dosisbereich inhalativer Kortikosteroide (Tagesdosis in µg)

Wirkstoff	Zulassungsalter	Niedrige Dosis	Mittlere Dosis	Hohe Dosis
Beclometason Pulver	ab 4. Lj.	< 400	= 400 (Pulver)	> 400
Beclometason HFA*	ab 5. Lj.	< 200	= 200 (Lösung)	> 200
Budesonid	ab Säuglingsalter	≤ 400	≤ 800	≤ 1600
Flunisolid	ab 6. Lj.	≤ 500	≤ 1000	≤ 2000
Fluticason	ab 4. Lj.	< 200	= 200	> 200
Mometason**	ab 12. Lj.	≤ 200	≤ 400	≤ 800

* Lösungsaerosol HFA = Hydrofluoralkan, z.B: Norfluran (HFA 134a)
** Im Vorschulalter zu wenig Wirksamkeits- und Sicherheitsdaten

Leukotrienantagonisten

Leukotriene sind Mediatoren der asthmatischen Entzündung. **Montelukast** ist ein LTD4-Rezeptorantagonist, der die Rezeptoren des Endorgans kompetitiv hemmt und somit bronchoprotektiv wirkt.

- Montelukast ist bei Kindern ab einem Alter von 2 Jahren zugelassen. Es ist allerdings zu bedenken, dass Leukotriene nicht die einzigen Entzündungsmediatoren des Asthmas sind. Deshalb ist Montelukast – außer beim Anstrengungsasthma – nur als add-on-Therapie zusammen mit topischen Steroiden zugelassen.
- Montelukast steht als Kautablette für Kinder (Singulair mini 4 mg für Kinder von 2–4 Jahren; Singulair junior 5 mg für Kinder von 6–14 Jahren) oder als Filmtablette (Singulair 10 mg) für Jugendliche und Erwachsene zur Verfügung. Die Wirkdauer beträgt 24 Stunden.
- Nebenwirkungen sind selten; es können Kopfschmerzen, aber auch abdominelle Beschwerden auftreten.

Antihistaminika

Die Wirkung von Antihistaminika auf Asthmasymptome ist gering, so dass Antihistaminika **keinen Stellenwert im Asthma-Stufenplan** besitzen.

Spezifische Immuntherapie (Hyposensibilisierung)

Die spezifische Immuntherapie (Hyposensibilisierung) ist eine kausale Behandlungsmöglichkeit bei allergischem Asthma bronchiale (☞ 17).

Inhalationssysteme

Als Inhalationssysteme stehen Düsenvernebler zur Feuchtinhalation, Dosieraerosole und Pulverinhalatoren zur Trockeninhalation zur Verfügung.

Feuchtinhalation

Bei Düsenverneblern ist zu bedenken, dass die Lungendeposition nur etwa 10 % (0–30 %) beträgt. Wird eine Maske nur vor den Mund gehalten und nicht fest aufgedrückt, reduziert sich die Medikamentenmenge, die in der Lunge deponiert wird, um 50–85 %! Daher ist zu empfehlen bei entsprechender Mitarbeit des Kindes frühzeitig auf Mundstückinhalation überzugehen. Ist eine Maskeninhalation erforderlich, sollte auf die richtige Größe geachtet werden und die Maske eng auf das Gesicht aufgesetzt werden.

Mögliche Indikationen für die Anwendung von Feuchtinhalation über Düsenvernebler:

- Unkooperative Säuglinge und Kleinkinder unter 3–4 Jahren,
- Unkooperative ältere Patienten aufgrund mentaler Retardierung,
- Behandlung des schweren Asthmaanfalls in allen Altersgruppen mit Bedarf von hohen Dosen an β_2-Sympatomimetika in Kombination mit Ipatropiumbromid.

Dosieraerosole

Die Deposition über ein Dosieraerosol und Inhalierhilfe beträgt je nach Wirkstoff beim erwachsenen Patienten mit guter Inhalationstechnik bis zu 70 %. Aufgrund der leichteren Handhabung und der besseren Lungendeposition sollte bei Kindern die Inhalation aus Dosieraerosolen immer über sog. Spacer erfolgen. Damit ist ebenfalls die Dosierbarkeit einfacher und das Nebenwirkungsrisiko geringer. Die Inhalierhilfe sollte in seiner Größe an das Atemzugvolumen des Kindes angepasst werden und grundsätzlich ein Ausatemventil besitzen. Die Inhalation über Spacer ist in jedem Alter möglich.

Pulverinhalatoren

Bei der Pulverinhalation beträgt die intrapulmonale Applikation ca. 25–30 %. Ein ausreichender Inspirationsfluss ist entscheidend für eine ausreichende Deposition. Dieser kann von Kindern ab 6 Jahren aufgebracht werden. Vorteile sind die einfache Bedienung, das Fehlen von Treibgas und Konservierungsstoffen. Von Nachteil sind die Notwendigkeit eines hohen inspiratorischen Flows, Feuchtigkeitsempfindlichkeit und mögliche Nebenwirkungen durch Trägersubstanzen wie Hustenreiz oder Heiserkeit. Es stehen Turbohaler, Diskus, Novolizer und Aerolizer zur Verfügung.

> Der Einsatz von **Dosieraerosolen und Pulverinhalatoren** ist in der Dauertherapie der Feuchtinhalation schon aus Compliancegründen **vorzuziehen.** Inhalationssysteme sollten nur nach ausführlicher Einweisung des Patienten verordnet werden. Die Inhalationstechnik des Patienten ist regelmäßig zu überprüfen. Im Asthmaanfall sollten Pulverinhalatoren wegen des unzureichend inspiratorischen Flusses nicht eingesetzt werden.

Therapie des Asthmaanfalls

Säuglings- und Kleinkinder

Die Erfassung eines akuten Asthmaanfalls bei Säuglingen und Kleinkindern kann schwierig sein, da es in diesem Alter häufig auch im Rahmen von Virusinfektionen zu intermittierendem Giemen kommen kann.

- Die Behandlung erfolgt mittels Salbutamol 200 µg 4-stündlich, wobei die Applikation mit Dosieraerosol und Spacer zu bevorzugen ist.
- Bei schweren Verläufen sollte eine Kombination von Salbutamol 10–20 Tropfen (2,5–5 mg) mit Ipatropiumbromid 3–4 Hübe (0,08–0,1 mg) in 2 ml NaCl 0,9 % über Düsenvernebler mit Maske erwogen werden (Feuchtinhalation).
- Systemische Glukokortikoide in einer Dosierung von 2 mg/kgKG über 3 Tage sind im Säuglingsalter nur bei stationär behandelten Kindern indiziert.

Kleinkinder-Jugendliche

- Atemerleichternde Körperposition („Kutschersitz“, „Torwartstellung“, etc.) und „Lippenbremse“,
- Kurzwirksames β_2-Sympatomimetikum, z. B. Salbutamol Dosieraerosol:
  - 2–4 Hübe, möglichst über Inhalierhilfe, mehrmals täglich,
  - Alternativ 5–10 (15) Tropfen in 2 ml NaCl 0,9 % über Düsenvernebler mit Mundstück evtl. 10 minütlich wiederholen.
- 2 mg/kgKG Prednisolonäquivalent oral oder als Suppositorien in 2–3 Einzeldosen täglich.

Stationäre Therapie

> Die Indikation zur stationären Therapie ist gegeben, wenn nach erfolgter ambulanter Akuttherapie keine ausreichende klinische Verbesserung eingetreten ist.

- Entscheidend ist die **rechtzeitige und hochdoseirte Gabe von systemischen Steroiden**: Die empfohlene Dosis beträgt initial 4–6 mg/kgKG Prednisolonäquivalent mit anschließender 4–6 stündlicher Gabe von insgesamt 2–4 mg/kgKG.
- Inhalative **kurzwirksame β_2-Sympatomimetika** sollten weiterhin in kurzfristigen Intervallen, ggf. als Dauerinhalation gegeben werden; die Toxizitätsgrenze wird durch die Tachykardie bestimmt. Es sollte eine kontinuierliche Herzfrequenzkontrolle durch ein Pulsoximeter erfolgen.
- Bei Hypoxie erfolgt eine **Sauerstoffgabe** von 2–3 l/min. über Maske oder Nasensonde. Über Inhalationssysteme mit Vernebler kann gleichzeitig mit der Inhalation Sauerstoff gegeben werden. Der Flow des Sauerstoffs sollte so gewählt werden, dass die Sättigung 95 % beträgt.

Intensivtherapie

> **!** Folgende Kriterien stellen eine Indikation zur Überwachung auf einer Kinder-Intensivstation dar:
> - Klinische Zeichen eines drohenden Atemversagens,
> - Hoher Sauerstoffbedarf und/oder häufiger Inhalationsbedarf eines Bronchodilatators (mehrmals stündlich),
> - Hyperkapnie,
> - Fehlendes Ansprechen auf therapeutische Intervention,
> - Pneumothorax/Pneumomediastinum,
> - Begleiterkrankungen, welche durch die Asthmamedikation verschlechtert werden.

Folgendes Vorgehen ist sinnvoll:

- Oberkörperhochlagerung, Beruhigung, Sauerstoffgabe, i.v.-Zugang zur Flüssigkeitsgabe,
- **Inhalation von Salbutamol** mittels Kompressorvernebler: 2 ml 0,5 % unverdünnt oder 1:1 mit 2 ml NaCl 0,9 %, je nach Wirkung kontinuierlich oder in kurzen Intervallen unter EKG-Monitoring und pulsoximetrischer Kontrolle (Sinustachykardie bis 200/min tolerabel sonst Dosisreduktion),
- **Steroide i.v. oder p.o.:** Methylprednisolon 2 mg/kgKG i.v. oder Betamethason 0,2 mg/kgKG p.o. oder Prednison 2 mg/kgKG p.o.,
- Natriumbicarbonat Gabe i.v. bei metabolischer Azidose (durch Atemarbeit, Hypoxie und mangelnde Flüssigkeit bedingt).

Bei fehlender Besserung:

- Röntgen Thorax,
- **Salbutamol oder Terbutalin i.v.-Bolus:** 2 – 10 µg/kg über 15 Minuten; Erhaltungsdosis: 0,1 – 0,5 µg/kg/min, bei fehlendem Effekt alle 15 – 30 Minuten steigern um 0,2 µg/kg/min bis 4 – 6 µg/kg/min; alternaiv: Isoproterenol i.v.: 0,05 – 2 µg/kg/min,
- **Theophyllin i.v.-Bolus:** 6 mg/kgKG i.v. über 30 Minuten; Erhaltungsdosis: 0,7 – 1,3 mg/kg/h (Spiegelbestimmung nach 24 Stunden: 10 – 16 µg/ml),
- Evtl. Heliox-Beatmung (Helium-Sauerstoff-Gemisch).

Bei progressiver Verschlechterung oder Atemversagen:

- **Intubation und Beatmung** mit permissiver Hyperkapnie, d.h. niedrige Atemfrequenz (8 – 12/min.), lange Expirationszeit (bis 5 sec), Inspiration zu Expiration > 1:3, drucklimitiert (40 cmH_2O, kein bis wenig PEEP),
- **Sedierung mit Ketamin:** 2 mg/kg Bolus, danach 5 – 30 µg/kg/min und/oder Midazolam 1 – 4µg/kg/min.

Wenn keine Besserung: Inhalationsanästhetika mit Halothan/Isofluran/Sedofluran.

Zukünftige Therapiemöglichkeiten

Der **Anti-Ig-E-Antikörper** (rhuMAb-E25) ist ein humanisierter, rekombinanter Antikörper, der subkutan injiziert mit hoher Affinität zirkulierendes IgE bindet und dadurch zu einer Verbesserung der Asthmasymptomatik führt (☞ 17).

Physiotherapie und Sport

Physiotherapeutische Maßnahmen und Sport können die Atemtechnik verbessern, die Thoraxmobilität fördern und die Atemmuskulatur stärken. Im akuten Asthmaanfall können atemerleichternde Stellungen die Atemnot lindern. Körperliches Training führt zu einer Besserung der Belastbarkeit und damit zur Verringerung der Asthmamorbidität. Schulkinder sollten unter Berücksichtigung der individuellen Leistungsfähigkeit am Schulsport teilnehmen.

Asthmaschulung

Voraussetzung für ein gutes Handling des Asthma bronchiales ist ein geschultes Krankheitsverständnis. Kinder, Jugendliche und ihre Eltern müssen zeitnah nach der Diagnosestellung Zugang zu einem qualitätsgesicherten Schulungsprogramm erhalten. Die Asthmaschulung ist Bestandteil einer wohnortnahen Rehabilitation.
Folgende Schulungssinhalte werden vermittelt: Krankheitsverständnis, Selbstwahrnehmung, Vermeidung auslösender Faktoren, sachgemäßer Umgang mit Medikamenten, Inhalationstechniken, Therapiehilfsmitteln sowie krankengymnastischen Techniken, Verhaltenstechniken, Asthmasport, Erstellung eines individuellen Behandlungs- und Notfallplanes und Umgang mit emotionalen Auswirkungen. Regelmäßige Nachschulungen sind erforderlich. Hinsichtlich der Strukturqualität hat die Arbeitsgemeinschaft Asthmaschulung im Kindes- und Jugendalter e.V. verbindliche Standards definiert.

Rehabilitation

Rehabilitationsmaßnahmen sollten nur in Einrichtungen durchgeführt werden, die für die Behandlung von Asthma bronchiale bei Kindern und Jugendlichen qualifiziert sind.
Indikationen sind:

- Persistierende Asthmasymptomatik trotz adäquater ambulanter Therapie,
- Notwendigkeit intensiver Schulungsmaßnahmen,
- Gefährdung eines Schulabschlusses bzw. einer Berufsausbildung,
- Notwendigkeit vorübergehender Allergen- und Schadstoffkarenz,
- Notwendigkeit einer psychologischen Intervention zur Krankheitsbewältigung.

29.5.8 Komplementäre Therapie

Bernhard Ulrich

Controller

Vorschulkinder

- Bei Vorschulkindern ist besonders beim **Infektasthma** im Herbst und Winter die Inhalation mit **Levico D3** (2 mal tgl. 1 Amp. mit jeweils 1 ml NaCl 0,9 % im Pari-Boy) ein bewährtes Verfahren; nach Stabilisierung evtl. auf 1 mal tgl. abends reduzieren;
- Zusätzlich abends 1 Tasse gesüßter **Salbeitee;**
- Beim **pollenallergischen Asthma** Inhalation mit Gencydo 0,1 % (1 Amp. mit 1 ml NaCl 0,9 % im Pari-Boy, 2 mal täglich).

Schulkinder

Ab dem Schulalter ist eine standardisierte Therapie schwierig, die Medikamente müssen jetzt mehr nach konstitutionellen Aspekten (☞ 44.4) ausgewählt werden (Inhalation jeweils 1–2 mal täglich 1 Amp. mit 1 ml NaCl 0,9 % im Pari-Boy):

- **Cuprum aceticum comp:** eher ängstliche Kinder mit sozialen Rückzugstendenzen, finden schwer Freunde, stille, zurückgezogene Kinder;
- **Nontronit D6:** ruhige, willensstarke Kinder, ehrgeizig, überspielen ihre Beschwerden eher, Belastungsasthma;
- **Levico D3:** Ängste, vor allem auch nächtliche Ängste, Kinder nehmen ihre Beschwerden ernst, oft auch Verzweiflung, Versagensängste. Eher dünne Kinder. Levico D3 ist auch bei unruhigen, konzentrationsgestörten Asthmakindern sinnvoll;
- **Pulmo/Tartarus II:** Verschleimung steht im Vordergrund, die Kinder erholen sich von den Infekten sehr schwer.

Weitere Medikamente nach individueller Konstitution.
Zusätzlich zur medikamentösen Therapie:

- Sport und künstlerische Therapie, wie z.B. Heileurythmie (☞ 40.2) bzw. Rhythmische Massage nach Dr. I. Wegmann (☞ 45.2);
- Wesentlich ist eine Asthmaschulung, die auch die komplementären Therapien mit einbezieht (ein Modell von der Arbeitsgemeinschaft für Asthmaschulung im Saarland, angelehnt an das Osnabrücker Schulungskonzept besteht bereits).

Reliever

> **!** Im akuten Asthmaanfall steht die konventionelle Therapie klar im Vordergrund!

Bei wenig beeinträchtigten Säuglingen und Kleinkindern kann Petasites comp. ergänzend eingesetzt werden (5 mal tgl. 5 Glob.).

> **EBM** Zur komplementärmedizinischen Therapie bei Asthma bronchiale liegen keine publizierten Studien der EBM-Grade 1 oder 2 sowie keine Konsensusempfehlungen vor. Allgemeine Bewertung der einzelnen Therapieverfahren ☞ 44.4, 45.2.

29.5.9 Integrativer Stufenplan

Komplementäre Maßnahmen können bei entsprechender Erfahrung parallel zur konventionellen Therapie angewandt werden (EBM gesicherte Daten zur Unbedenklichkeit und Wirksamkeit liegen nicht vor).

29.5.10 Prognose/Prävention

Prognose

40–50 % der kindlichen Asthmatiker sind nach der Pubertät beschwerdefrei.
Die Prognose ist umso schlechter, je schwerer das Asthma bronchiale primär ist. Prognostisch ungünstig sind folgende Faktoren: hoher Schweregrad, starke bronchiale Hyperreagibilität, passive oder aktive Rauchexposition, pathologische Lungenfunktion zu Beginn der Adoleszenz, insbesondere eine periphere Atemwegsobstruktion sowie atopische Diathese.
Todesfälle im Kindesalter sind selten und meist durch unzureichende Diagnostik, insusuffiziente Therapie oder mangelnde Compliance verursacht.

Prävention

Folgende Präventionsmaßnahmen sind sinnvoll:

- **Primäre Prävention:** Stillen, rauchfreie Umgebung (bereits intrauterin),
- **Sekundäre Prävention:** Allergenkarenz (☞ 29.5.7), rauchfreie Umgebung, spezifische Immuntherapie bei allergischer Rhinitis (☞ 17),
- **Tertiäre Prävention:** Influenzaimpfung bei Asthma bronchiale Grad IV, spezifische Immuntherapie bei Asthma bronchiale Grad II bis III.

Literatur

1 Asthma bronchiale bei Kindern und Jugendlichen. Hrsg. Karl Paul, Wissenschaftliche Verlagsgesellschaft mbh Stuttgart. 2003

2 Asthmatherapie bei Kindern und Jugendlichen, Hrsg. D. Berdel, Uni-Med Bremen. 2002

3 Schuster A.; Asthma bronchiale - Update 2003: neue Therapien, neue Leitlinien, neue Studien. Pädiatrische Allergologie in Klinik und Praxis 4/2003

4 D. Berdel, D. Reinhardt. D. Hofmann, W. Leupold, H. Lindemann; Therapieempfehlungen der Gesellschaft für Pädiatrische Pneumologie zur Bahandlung des Asthma bronchiale bei Kindern und Jugendlichen. Monatsschrift für Kinderheilkunde 1998 146; 492–497

5 Berdel D., Gappa M., Leupold W., Lindemann H., Reinhardt D.: N13 Asthma bronchiale. In: Reinhardt D. et al (Hrsg.): Leitlinien Kinderheilkunde und Jugendmedizin. Urban & Fischer 2003

29.6 Pneumonien

Ernst Rietschel, Silke van Koningsbruggen (Konventioneller Teil)
Bernhard Ulrich (Komplementärer Teil)

29.6.1 Ätiologie

Ernst Rietschel, Silke van Koningsbruggen

Unter einer **Pneumonie** („Lungenentzündung") versteht man eine Entzündung des am Gasaustausch beteiligten Lungenparenchyms oder seltener des Lungengerüsts.

Im englischen Schrifttum wird der Pneumoniebegriff auf die mikrobiell ausgelösten Lungenentzündungen eingeschränkt, während physikalisch-chemisch induzierte Entzündungen als **Pneumonitis** und die allergisch-toxischen Lungenveränderungen als **Alveolitis** bezeichnet werden.

Erregerspektrum

- **Bakterien:** Pneumokokken, Streptokokken, Staphylokokken, Hämophilus influenzae, Klebsiellen, Legionella pneumoniae, Moraxella catharralis, Bordetella pertussis, Mykoplasma pneumoniae, Chlamydien, Listerien, Ureaplasmen urealyticum, Bordetella, E. coli, Pseudomonaden, Rickettsien, Mykobakterium tuberkulosis, atypische Mykobakterien, Anaerobier;
- **Viren:** RS, Adenovirus, Influenza, Parainfluenza, ECHO, Coxsackie, Rhino, Zytomegalie, Masern, Varizella zoster, EB, Herpes simplex;
- **Pilze:** Candida albicans, Aspergillus fumigatus, Histoplasma gondii, Cryptococcus neoformans;
- **Protozoen:** Pneumozystis carinii, Toxoplasma gondii, Entamoeba histolytica;
- **Chemisch:** Gase, Aspirate.

> Von allen Pneumonien sind nur 10–30 % bakteriell verursacht.

Das Erregerspektrum variiert altersabhängig. Tabelle 29.6-1 zeigt das Erregerspektrum in den unterschiedlichen Altersgruppen.

Tab. 29.6-1: Erregerspektrum der unterschiedlichen Altersgruppen

Alter	Erreger
Neugeborene	B-Streptokokken, E. coli, Staph. aureus, Enterokokken, Klebsiellen, Listerien, Ureaplasmen, Chlamydien, CMV, HSV; Evtl. zusätzlich nosokomial erworbene Keime bedenken: koagulase-negative Staphykokken, Pseudomonas aeruginosa, Enterobacter, Pilze (v. a. Candida).
Säuglinge (ab 4 Wochen) und Kleinkinder bis zum 2. Lebensjahr	Pneumokokken, Haemophilus influenzae, Chlamydien, Staph. aureus, Strept. pyogenes; RS-, Parainfluenza- (Typ B), Influenza-Virus (Typ A)
Kleinkinder ab 3. Lebensjahr	Pneumokokken, Haemophilus influenzae, Strept. pyogenes, Mykoplasmen; Adenoviren, Influenza-A- und Parainfluenzaviren
Schulkinder und Jugendliche	Pneumokokken, Mykoplasmen; Adenoviren, Influenza-A- und Parainfluenzaviren

Prädisponierende Faktoren

Prädisponierende Erkrankungen können für die Entstehung einer Pneumonie eine entscheidende Rolle spielen: ☞ Tab. 29.6-2.

Pathophysiologie

Eine Pneumonie entsteht meist nach **Inhalation eines auslösenden Agens** bronchogen (Tröpfcheninfektion) und kann sich anschließend hämatogen, lymphogen oder per continuitatem ausbreiten. In seltenen Fällen kann eine Pneumonie auch primär hämatogen entstehen.

Außerdem treten Pneumonien vermehrt bei anatomischen Fehlbildungen der Atemwege auf, oder wenn die folgenden Abwehrmechanismen der oberen und unteren Atemwege aufgrund einer angeborenen oder erwor-

Tab. 29.6-2: Prädisponierende Faktoren

Erkrankung	Erreger
Humorale Immundefekte	Pneumokokken, Haemophilus influenzae, Staph. aureus, Enteroviren
Zelluläre Immundefekte	Typische oder atypische Mykobakterien, Legionellen, Pilze (Candida, Aspergillen), Herpesviren (v.a. CMV), Pneumocystis carinii
Phagozytendefekte	Staph. aureus, Pseudomonas aeruginosa, Mykobakterien, Nokardien, Serratien
Komplementdefekte	Pneumokokken, Haemophilus influenzae, Meningokokken
Mukoviszidose	Staph. aureus, Haemophilus influenzae, Pseudomonas aeruginosa, Stenotrophomonas maltophilia, Burkholderia cepacia
Ziliendysfunktion	Staph. aureus, Haemophilus influenzae, Pseudomonas aeruginosa
Bronchiektasen	Haemophilus influenzae, Staph. aureus, Pseudomonas aeruginosa
Aspiration	Streptokokken, Anaerobier
Beatmung	Enterobacteriacea, Staphylokokken, Pseudomonas aeruginosa, Legionellen, Pilze
Asplenie, Sichelzellanämie	Pneumokokken, Haemophilus influenzae

benen Störung nicht optimal funktionieren: Filtration der Atemluft in Nase und Pharynx, Schutzreflexe des Larynx, Hustenreflex und ausreichende Hustenstärke, Funktion der Zilien, humorale und zelluläre Immunität, biochemische und molekulare Abwehr (z.B. β-Defensine).

Allen Pneumonieformen gemeinsam ist ein **zelluläres Infiltrat,** das bei den alveolären Pneumonieformen das Alveolarlumen und bei den interstitiellen Pneumonien das alveoläre und extraalveoläre Lungeninterstitium betrifft.

29.6.2 Epidemiologie

Am häufigsten sind Pneumonien mit einer Inzidenz von 40/1 000 Kindern/Jahr in den ersten 2 Lebensjahren. Im Schulalter muss mit einer Inzidenz von 5/1 000 Kinder/Jahr gerechnet werden. Pneumonien im ersten Lebensjahr führen in den USA zu 12,4 Todesfällen pro 100 000 Lebendgeburten. Pneumonien bei Neugeborenen sind wesentlich seltener, allerdings beträgt die Mortalität bis zu 20 %. Jungen erkranken häufiger.

29.6.3 Einteilung

Man unterscheidet eine **primäre Pneumonie** ohne Lungenvorschädigung von einer **sekundären Pneumonie,** bei der die Pneumonie auf dem Boden einer vorbestehenden Lungenschädigung entsteht.

Nach der **Morphologie** werden Pneumonien wie folgt eingeteilt:

- **Segment- oder Lobärpneumonie:** Die entzündlichen Veränderungen betreffen alle Alveolen eines Segmentes oder Lappens.
- **Bronchopneumonie:** Die entzündlichen Veränderungen betreffen die Atemwege sowie angrenzende Lungenparenchymanteile, bleiben auf die Lobuli beschränkt, befallen aber mehrere Lungenlappen gleichzeitig.
- **Interstitielle Pneumonie:** Die entzündlichen Veränderungen betreffen je nach Erreger das alveoläre Interstitium (Pneumocystis carinii) oder das extraalveoläre Interstitium (Viren). Die interstitielle Pneumonie tritt vorwiegend bei Patienten mit angeborenem oder erworbenem Immundefekt auf.

29.6.4 Klinik und Leitsymptome

Allgemeinsymptome

- Fieber, zum Teil mit Schüttelfrost,
- Allgemeines Krankheitsgefühl, Unruhe,
- Blassgraues Hautkolorit,
- Selten Bewusstseinstrübung,
- Meningismus durch Begleitpleuritis,
- Bauchschmerzen, gespanntes Abdomen vor allem bei Pneumonie in den Unterlappen.

Organbezogene Symptome

- Husten, initial oft trocken oder stakkatoartig, später produktiv,
- Gleichzeitig Infektion der oberen Atemwege,
- Tachypnoe meist verbunden mit anstoßender Atmung und verkürztem Inspirium,
- Dyspnoezeichen wie Nasenflügeln und interkostale/juguläre Einziehungen,
- Zyanose,
- Zunehmender Beatmungs- und Sauerstoffbedarf bei beatmeten Kindern,
- Sepsiszeichen bei Neugeborenen (Trinkschwäche, graues Hautkolorit, Temperaturinstabilität und Apnoen).

Akute Komplikationen
- Schwere Ateminsuffizienz,
- Pleuraergüsse,
- Hämoptoe,
- Pneumothorax,
- Atelektasen,
- Gewebseinschmelzungen mit Abszessbildung (v. a. Staphylokokken).

Spätkomplikationen
- Bronchiektasen,
- Emphysembildung,
- Interstitielle Fibrose.

29.6.5 Diagnostik

Auskultation
Über dem Gebiet der Lungenentzündung finden sich **feinblasige, ohrnahe, hochfrequente Rasselgeräusche,** wobei alle anderen Auskultationsphänomene, wie abgeschwächtes oder fehlendes Atemgeräusch oder mittel- bis grobblasige Rasselgeräusche und Bronchophonie vorkommen können.
Die Pneumonie kann jedoch auch ohne typischen Auskultationsbefund einhergehen, vor allem bei hilusnaher Entzündung.

> Zu beachten ist, dass Untersuchungsbefunde und Röntgenbefund nicht immer korrelieren, insbesondere eine hilusnahe Entzündung kann mit fehlendem Auskultationsbefund einhergehen.

Perkussion
Bei Lobärpneumonien oder Ergussbildung findet sich perkutorisch eine **Abschwächung des Klopfschalls** und es kann ein verstärkter (Lobärpneumonie) bzw. abgeschwächter (Erguss) Stimmfremitus palpiert werden.

Radiologische Diagnostik
Röntgen Thorax
Eine Thoraxröntgenaufnahme sollte immer dann angefertigt werden, wenn sich aufgrund der klinischen Symptomatik der Verdacht auf eine Pneumonie ergibt. Auf das Vorhandensein von Atelektasen, Pleuraergüssen und lokalisierten Überblähungen sowie Pneumothorax und Abszessbildung muss geachtet werden. Die unterschiedlichen, radiologisch sichtbaren Veränderungen werden in Tabelle 29.6-3 dargestellt.

Tab. 29.6-3: Radiologische Veränderungen

Bronchopneumonie (Säugling und Kleinkind)	Mehrherdige, fleckförmige, konfluierende Verdichtungen, streifenförmige peribronchiale Infiltrate
Segment-.oder Lobärpneumonie (alle Altersgruppen)	Homogene, relativ scharf begrenzte Verschattung
Abszedierende Pneumonie	Einzelne oder multiple Pneumatozelen, die mit Eiter gefüllt sein können; häufig Begleitpleuritis bzw. Pleuraempyem
Interstitielle Pneumonie	Homogene, milchglasartige Trübung

CT
Ein Spiral-CT des Thorax ist zur Abklärung chronischer und interstitieller Prozesse gelegentlich sowie zur Diagnostik von **Bronchiektasen, Fehlbildungen und Tumoren** immer indiziert.

Sonographie
Die sonographische Untersuchung des Thorax ist hilfreich bei **pleuralen** und zum Teil auch bei **pleuranahen pulmonalen Prozessen,** v. a. in der Abgrenzung größerer Atelektasen gegenüber Pleuraergüssen. Sie ermöglicht Verlaufskontrollen ohne Strahlenbelastung.

Entzündungsparameter
Im Blut kann sich bei bakterieller Ätiologie eine **Leukozytose** mit Linksverschiebung und **erhöhtem C-reaktivem Protein** (CRP) finden. Bei viraler Genese liegt eher eine Lymphozytose vor.
Insbesondere das CRP ist für die Verlaufskontrolle unter Therapie hilfreich.

Mikrobiologie
- Ein **Rachenabstrich** kann einen Anhaltspunkt für die Ätiologie geben, ist jedoch wenig sensitiv und spezifisch. Produziert der Patient **Sputum,** sollte dies immer vor Beginn einer antibiotischen Therapie mikrobiologisch untersucht werden.
- Für spezielle Fragestellungen sind spezielle Sekretgewinnungsmethoden und Kulturmedien zu beachten, z. B. Pertussis, RSV, Mykoplasmen, Chlamydien, PCP, etc.
- Der Erregernachweis mittels PCR im Bronchialsekret ist möglich, jedoch auch unspezifisch, da bestimmte Erreger den Nasenrachenraum besiedeln und nicht die Ursache der pulmonalen Entzündung darstellen müssen.

- Bei hochfieberhaftem Verlauf kann der Erregernachweis mittels **Blutkultur** gelingen (bei Pneumokokken bis zu 25 %).
- Serologische Methoden können den aufwendigen Direktnachweis des Erregers ersetzen (Mykoplasmen).
- Größere Pleuraergüsse sollten punktiert und mikrobiologisch untersucht werden.
- Invasive Methoden zum Erregernachweis wie Bronchoskopie mit bronchoalveolärer Lavage, seltener auch transbronchiale Biopsie sind dann indiziert, wenn eine opportunistische Infektion vermutet wird, z.B. unter immunsuppressiver Therapie und bei Immundefekten.

29.6.6 Differenzialdiagnosen

Die Unterscheidung zwischen bakterieller und viraler Pneumonie ist aus der Kombination von klinischem Verlauf, radiologischen Kriterien und Laborparametern nicht immer zuverlässig möglich (Anhaltspunkte ☞ Tab. 29.6-4). In der Regel sind bakterielle Pneumonien jedoch mit einem schweren Verlauf sowie höherem Fieber und Entzündungsparametern assoziiert. Das Röntgenbild gibt im Falle einer Bronchopneumonie keinen Hinweis auf die Genese, jedoch spricht eine Lobär- oder Segmentpneumonie, ein Empyem oder Abszedierung eher für eine bakterielle Ursache.

Nichtinfektiöse Ursachen, die im Röntgenbild wie eine Pneumonie imponieren können, sind selten und meist aufgrund der Klinik, der Laborwerte und des Verlaufs abzugrenzen. Trotzdem sollte an folgende Differenzialdiagnosen gedacht werden:

- Fremdkörperaspiration, Aspiration von Nahrungsmitteln,
- Atelektase,
- Asthma bronchiale mit Dystelektasenbildung,
- Bronchiektasen,
- Mukoviszidose,
- Angeborene Fehlbildungen,
- Interstitielle Lungenerkrankungen,
- Tuberkulose,
- Tumore,
- Sarkoidose,
- Lungenerkrankungen bei Kollagenosen,
- Histiozytose,
- Pulmonale Hämosiderose,
- ARDS,
- Lungenembolie,
- Inhalation toxischer Substanzen.

Tab. 29.6-4: Differenzialdiagnose virale und bakterielle Pneumonie

Unterscheidungskriterien	Viral	Bakteriell
Beginn	Schleichend	Plötzlich
Reduzierter Allgemeinzustand	+	+++
Rhinitis und Pharyngitis	Fast immer	Nicht immer
Myalgie	+++	+
Fieber	++	+++
Thoraxschmerz	Selten	Häufig
Bronchiale Obstruktion	+	-
Auskultationsbefund	+	+++
Leukozyten	Erniedrigt (bei Adenoviren erhöht)	Erhöht
CRP	Meist niedrig	Hoch
BSG	Niedrig bis erhöht	Hoch
Sputum	Wenig	Viel
Exsudat	Selten	Häufig
Radiologisches Infiltrat	Eher interstitiell/ alveolär	Eher lobär/ segmental

> Bei allen hilusnahen persistierenden Verschattungen sollte eine Tuberkulose ausgeschlossen werden.

29.6.7 Konventionelle Therapie

Allgemeine Maßnahmen

- Bettruhe ist bei schwerkranken Patienten indiziert, „minimal handling" bei Frühgeborenen und Neugeborenen,
- Ausreichende Flüssigkeits- und Elektrolytzufuhr, ggf. parenteral bei Fieber und Tachypnoe (relatives spezifisches Gewicht im Urin: Ziel ≤ 1010),
- Verbesserung der Sekretolyse durch Inhalation von isotoner Kochsalzlösung mehrmals täglich,
- Freihalten der oberen Atemwege, insbesondere bei Säuglingen und Kleinkindern durch abschwellende Nasentropfen (α-Sympathikomimetikum, z.B. Xylometazolin, ☞ 38.1),
- Gabe von angefeuchtetem Sauerstoff über Nasenbrille wenn Sauerstoffsättigung unter 95 %,
- Antipyrese bei Fieber über 39 °C (☞ 5),

Tab. 29.6-5: Therapie bakterieller Pneumonien

Formen der Pneumonie		**Parenterale Therapie**	**Orale Therapie**
Ambulant erworbene Pneumonie	Früh- und Neugeborene	Sepsistherapie mit: • Mezlocillin: initiale ED 100 mg/kg/d, danach 150–200 mg/kg/d in 3 ED • **plus** Gentamycin 3–5 mg/kg/d in 1 ED; Bei Frühgeborenen an Gewicht angepasste Dosis.	Nicht empfohlen
	Säuglinge (> 4 Wochen) und Kleinkinder bis 2 Jahre	**Therapie der 1. Wahl:** • Ampicillin + Sulbactam: 100 + 50 mg/kg/d in 4 ED, • **oder** Amoxicillin + Clavulansäure: 50 + 10 mg/kg/d in 3 ED, • **oder** bei Staphylokokkennachweis: Flucloxacillin: 100 mg/kg/d in 4 ED. **Therapie der 2. Wahl:** • Cefuroxim 100 mg/kg/d in 3 ED	Cefuroximaxetil: 30–60 g/kg/d in 2 ED
	Klein- und Schulkinder (2–8 Jahre)	• Ampicillin: 100–150mg/kg/d in 4 ED; • Bei Mykoplasmen: Erythromycin: 50 mg/kg/d in 4 ED	• Amoxicillin: 80 mg/kg/d in 3 ED; • Cefuroximaxetil: 30–60 g/kg/d in 2 ED • Bei Mykoplasmen: Clarithromycin: 10 mg/kg/d in 2 ED
	Schulkinder (> 8 Jahre)	Doxycyclin: 1.Tag 2 × 2 mg/kg/d, danach 1 × 2 mg/kg/d über 2 Wochen	Clarithromycin: 10 mg/kg/d in 3 ED
	Abszedierende Pneumonie	Ampicillin + Sulbactam: 100 + 50 mg/kg/d in 4 ED	Amoxicillin + Clavulansäure: 50 + 10 mg/kg/d in 3 ED
Nosokomiale Pneumonie **ohne** pulmonale Grunderkrankung		Keimspektrum im Krankenhaus beachten!	
Nosokomiale Pneumonie **mit** Grunderkrankung **Cave:** Bronchoskopie mit BAL durchführen! Antibiotische Therapie gemäß Keimnachweis	Antikörpermangelsyndrom	Ampicillin + Sulbactam: 100 + 50 mg/kg/d in 4 ED	Nicht empfohlen
	T-Zell-Defekte	Erregernachweis anstreben!! PCP, Pilze beachten! (☞ Tab. 29.6-7 bis 8)	Nicht empfohlen
	Phagozytendefekte	• Rifampicin: 10 mg/kg/d in 1 ED • **oder** Teicoplanin: initial 3 × 10 mg/kg alle 12h, dann 6–10 mg/kg/d in 1 ED • **oder** Clindamycin: 30–40 mg/kg/d in 3 ED	Nicht empfohlen
	Komplementdefekte	Penicillin G: 30 000–500 000 IE/kg/d in 4 ED	Nicht empfohlen
	Malignome (Neutropenie)	• Piperacillin: 200 mg/kg/d in 3 ED • **plus** Sulbactam: 50 mg/kg/d in 3 ED • **plus** Refobacin: 5 mg/kg/d in 1 ED	Nicht empfohlen
Z.n. Aspiration	Ambulant	• Ampicillin + Sulbactam: 100 + 50 mg/kg/d in 4 ED • **oder** Clindamycin: 30–40 mg/kg/d in 3 ED	• Amoxycillin + Clavulansäure: 50 + 10 mg/kg/d in 3 ED • **oder** Clindamycin: 30–40 mg/kg/d in 3 ED
	Nosokomial	• Imipenem: 40–60 mg/kg/d in 3 ED • **oder** Meropenem: 20–40 mg/kg/d in 3 ED • **oder** Clindamycin: 30–40 mg/kg/d in 3 ED	Nicht empfohlen

Formen der Pneumonie	Parenterale Therapie	Orale Therapie
Ziliendyskinesie, Bronchiektasen (bei Pseudomonas-Nachweis)	• Ceftazidim: 80–150 mg/kg/d in 3 ED • **plus** Tobramycin: 5 mg/kg/d in 1 ED	Nicht empfohlen
Mukoviszidose (bei Pseudomonas-Nachweis)	• Ceftazidim: 200 mg/kg/d in 3 ED (max. 3 × 4 g) • **plus** Tobramycin: 10–12 mg/kg/d in 1 ED (unter Spiegelbestimmung!)	Ciprofloxacin: 25–30 mg/kg/d in 2 ED (ab 4 Jahre)

- Punktion und Drainage bei größeren Pleuraergüssen,
- Intubation und Beatmung bei respiratorischer Globalinsuffizienz oder respiratorischer Erschöpfung.

Therapie der bakteriellen Pneumonie

Für die Therapie sind das Alter des Kindes und der klinische Zustand entscheidend. Wenn die Unterscheidung zwischen viraler und bakterieller Genese schwierig ist, ist eine empirische **antibiotische Therapie** gerechtfertigt, wobei das Keimspektrum für das entsprechende Alter berücksichtigt werden muss (☞ Tab. 29.6-5). Grundsätze der Therapie:

- Die Behandlung der Pneumonie des Neugeborenen entspricht wegen des identischen Keimspektrums der einer Neugeborenensepsis und muss immer parenteral erfolgen.
- Bei Säuglingen unter 6 Monaten sollte die Indikation zur i.v.-antibiotischen Therapie großzügig gestellt werden.
- Bei älteren Patienten in gutem klinischen Zustand ist eine orale antibiotische Therapie oft ausreichend.
- Kinder in reduziertem Allgemeinzustand, mit ausgeprägter Dyspnoe oder Zyanose sowie Komplikationen (siehe oben) sollten immer stationär aufgenommen werden.
- Die Dauer der Therapie hängt vom Schweregrad der Erkrankung sowie vom Ansprechen auf die begonnene Therapie ab, sollte jedoch zwischen 7–10 Tagen betragen. Staphylokokkenpneumonien sollten mindestens 3 Wochen, davon 2 Wochen parenteral behandelt werden. Liegen Komplikationen wie Abszess- oder Empyembildung vor, muss unter Umständen je nach Ausprägung bis zur Restitutio deutlich länger therapiert werden.

Tritt nach 48 Stunden bei adäquat behandelter bakterieller Pneumonie keine klinische Besserung ein, so sollten folgende Ursachen bedacht und entsprechende Maßnahmen eingeleitet werden:

- Unzureichende Antibiotika-Spiegel durch mangelnde Compliance → stationäre Aufnahme zur i.v.-antibiotischen Therapie;
- Unwirksames Antibiotikum → Bronchoskopie mit bronchoalveolärer Lavage zur Keimgewinnung;
- Verzögerter Heilungsprozess durch Exsudate, Erguss, Abszess oder Fremdkörper → chirurgische oder bronchoskopische Intervention;
- Nicht-bakterielle Ursache der Pneumonie → siehe Tab. 29.6-6 bis 8.

Therapie viraler Pneumonien

Eine antivirale Therapie ist nur bei immunsupprimierten Patienten, klinisch schweren Verläufen oder neonataler Infektion indiziert.

Tab. 29.6-6: Therapie viraler Pneumonien

Indikation	Substanz	Nebenwirkungen
CMV-Pneumonie	Ganciclovir i.v.: 5 mg/kg alle 12 h (Induktion über 2–3 Wochen, danach 5 mg/kg/d an 5–7 Tagen zur Erhaltung)	Knochenmarksuppression, Neutro- und Thrombopenie
HSV- und VZV-Infektion	Aciclovir: 5–10 mg/kg/d i.v. über 8–10 Tage	Nephro- und neurotoxisch, Phlebitis
Influenza-A-Infektion (Therapie/Prophylaxe)	Amantadin: 3–5 mg/kg/d in 2 ED i.v. oder oral (max. 200 mg/d) bis 2–3 Tage nach Abklingen der Krankheitssymptome	Verwirrtheit, Schlafstörung, Mundtrockenheit
	Rimantadin: Dosierung wie Amantadin	Praktisch keine

Therapie atypischer Pneumonien

Tab. 29.6-7: Therapie häufiger atypischer Pneumonien

Erreger	Therapie der 1. Wahl	Therapiealternativen
Mykoplasmen	• Erythromycin: 30 mg/kg/d in 3 ED über 10–14 Tage i.v. oder oral • **oder** Clarithromycin: 30 mg/kg/d in 2 ED über 7 Tage oral • **oder** Azithromycin: 8–12 mg/kg/d in 1 ED 3–5 Tage oral	Doxycyclin: 2 mg/kg/d in 1 ED über 10–14 Tage i.v. oder oral (ab 9. Lebensjahr)
Chlamydien	• Erythromycin: 50 mg/kg/d in 3 ED über 10–14 Tage i.v. oder oral • **oder** Clarithromycin: 30 mg/kg/d in 2 ED über 7 Tage oral • **oder** Azithromycin: 8–12 mg/kg/d in 1 ED über 3–5 Tage oral	Doxycyclin: 2 mg/kg/d in 1 ED über 10–14 Tage i.v. oder oral (ab 9. Lebensjahr)
Legionellen	• Erythromycin: 50 mg/kg/d in 3 ED über 14–21 Tage i.v. oder oral • **oder** Clarithromycin: 30 mg/kg/d in 2 ED über 7 Tage oral • **oder** Azithromycin: 8–12 mg/kg/d in 1 ED über 3–5 Tage oral	• Rifampicin: 20 mg/kg/d in 1ED **plus** Cefuroximaxetil 30 mg/kg/d in 2 ED über 14–21 Tage; • **oder** Cotrimoxazol: Trimethoprim 8–12 mg/kg/d + Sulfamethoxazol 40 mg/kg/d in 2 ED über 14–21 Tage;
Ureaplasma urealyticum	Erythromycin: 40 mg/kg/d in 4 ED i.v. oder oral über 14 Tage	Bei Lungenversagen: Chloramphenicol: 75–100 mg/kg/d in 3–4 ED i.v. (unter Spiegelkontrolle!) über 14–21 Tage
Pneumocystis carinii	• Cotrimoxazol: Trimethoprim 20 mg/kg/d + Sulfamethoxazol 100 mg/kg/d in 3 ED i.v., nach Besserung oral für insges. 3 Wochen • Prophylaxe: TMP 5 mg/kg 3–7 x/Woche oral (Immunsuppresssion)	Pentamidin-Isoethionat: 4 mg/kg/d in 1 ED i.v. für über 14–21 Tage

Therapie bei Pilzpneumonien

Tab. 29.6-8: Therapie bei Pilzpneumonien

Erreger	Therapie der 1. Wahl	Therapiealternativen
Candida albicans	Fluconazol 3–6 mg/kg/d in 1ED i.v.	Amphotericin B 0,5–0,7 mg/kg/d in 1 ED i.v.
Aspergillus fumigatus	Amphotericin B 0,5–1,5 mg/kg/d in 1 ED i.v.	Itraconazol 3–6 mg/kg/d in 1 ED i.v. (für Kinder nicht zugelassen)

29.6.8 Komplementäre Therapie

Bernhard Ulrich

Zur symptomatischen Therapie des Hustens ☞ 6, zur Therapie bei Fieber ☞ 5.

Für die komplementäre Therapie ist zunächst die Ätiologie der Pneumonie sekundär, Lebensalter und Allgemeinzustand des Kindes sind für die Therapieentscheidung viel wichtiger.

Pneumonien, besonders bakterielle, durchlaufen Phasen, die für die komplementärmedizinische Therapie wichtig sind: die Phase der Anschoppung, die klassische Krise und die lytische Phase.

Anschoppung

Das Kind wirkt krank, tachypnoeisch, oft nur Hüsteln, typisches Nasenflügeln, anstoßende Atmung, evtl. stöhnende Atmung, inspiratorische Einziehungen.

Allgemeine Maßnahmen

Zur Verbesserung der Belüftung:

- Viel Trinken lassen, z. B. gesüßten Lindenblütentee;
- **Inhalationstherapie** mit Feuchtinhalation: 1 Amp. Pulmo/Viviant (enthält Pulmo bovis und Vivianit in homöopathischer Potenz) und 1 ml NaCl 0,9 % im Pariboy, Inhalationsdauer 5 Minuten (Rest verwerfen), 3 mal täglich. Die Inhalation sollte zu Beginn in der Praxis/Klinik mit der Mutter geübt werden!
- **Klopfmassagen:** Die typische Thoraxklopfmassage sollte der Mutter gezeigt und dreimal täglich durchgeführt werden.

Äußere Anwendungen

- Bei kleinblasigen RG's und hohem Fieber: **Quarkwickel** (☞ 45.1);
- Bei obstruktiver Pneumonie mit Fieber: **Senfmehlwickel** (☞ 45.1);
- Bei kleinblasigen RG's ohne Fieber oder obstruktiver Pneumonie ohne Fieber: **Lavendelbrustwickel** (☞ 45.1.3).

Alle Wickel werden 2–3 mal täglich angewandt.

Atemübungen

- **„Watteblasen"** (geht auch mit sehr kleinen Kindern): dem kranken Kind sitzt ein anderer gegenüber, in der Mitte des Tisches liegt ein Wattebausch, beide versuchen, ihn beim „Gegner" herunter zu blasen;
- **„Blubberflasche":** man steckt einen nicht zu kleinlumigen Schlauch (z. B. eine Magensonde) in eine halbvolle Sprudelflasche mit evt. gefärbtem Wasser und lässt das Kind kräftig hineinblasen;
- **Seifenblasen;**
- Größere Kinder können **Luftballons** aufblasen, Luftballon wegblasen, Windrädchen anblasen usw.

Homöopathie/Anthroposophische Medizin

- Schwer krank wirkendes, eher blasses Kind, fiebert hoch, Tachypnoe, kaltes Wetter oder kalter Wind: **Aconitum D8:** stündlich 5 Glob.;
- Starke Gliederschmerzen, hohes Fieber, tagsüber schläfrig, nachts munter: **Gelsemium D6:** stündlich 5 Glob.;
- Hohes Fieber, Speichelfluss, große Augen, Lichtscheu, rote Wangen, evtl. Schwitzen, Fieberphantasien: **Belladonna D6:** stündlich 5 Glob. (Cave: Meningitis ausschließen!);
- Septisches Krankheitsbild, hohes Fieber: **Argentum metallicum praep. D30:** stündlich 1 Msp.;
- Heiserkeit, Schmerzen bei Atmung, hohes Fieber, evtl. aber auch wenig Fieber, Schmerzen und heiserer Husten bei jeder Bewegung: **Bryonia e rad. D12:** stündlich 5 Glob.

Krise

Vor allem bei bakteriellen Pneumonien zeigt sich nach einigen Tagen oft eine krisenhafte Zuspitzung der Situation, nach zunächst stabilem Verlauf verschlechtert sich der Allgemeinzustand, der Husten wird eher weniger. Therapiemaßnahmen:

- Ausreichende Trinkmenge!
- **Phosphorus D10:** stündlich 5 Glob.,
- Evtl. klassisch homöopathisch repertorisieren (☞ 44.4).

Lyse

Innerhalb von 24 h nach der Krise (falls diese aufgetreten ist) kommt es zum Entfiebern, der Husten wird produktiv und lockerer, die Atmung langsamer, das Nasenflügeln und die Einziehungen verschwinden. Die o.g. Allgemeinen Maßnahmen zur Verbesserung der Belüftung sollten fortgesetzt werden. Zusätzlich:

- Inhalation 3 mal tgl. mit **Pulmo/Tartaraus stibiatus II** (1 Amp + 1 ml NaCl 0,9 %),
- **Tartarus stibiatus D6 Trit.:** 5 mal tgl. 1 Msp.

Rekonvaleszenz

Jedes Kind braucht nach einer Pneumonie – egal welcher Ätiologie und unabhängig von der Behandlung – eine Rekonvaleszenzzeit von ca. 14 Tagen! Unterstützend können eingesetzt werden:

- Beim Vorschulkind: **Ferrum sidereum D10 Trit.:** 3 mal tgl. 1 Msp.,
- Beim kleinen Schulkind: **Ferrum metallicum praep. D30 Trit.:** 3 mal tgl. 1 Msp.,
- Beim Kindern über 9 Jahren: **Ferrum ustum D6 Trit.:** 3 mal tgl. 1 Msp.

EBM

Zur komplementärmedizinischen Therapie bei Pneumonien liegen keine publizierten Studien der EBM-Grade 1 oder 2 sowie keine Konsensusempfehlungen vor. Allgemeine Bewertung der einzelnen Therapieverfahren ☞ 44.4, 44.5, 45.1, 46.1.

29.6.9 Integrativer Stufenplan

! Wichtig

Bei dieser Erkrankung steht die schulmedizinische, unter Umständen auch intensivmedizinische, Therapie weit im Vordergrund! Komplementäre Therapieverfahren können – soweit eigene Erfahrung vorliegt – allenfalls additiv und im Verlauf eingesetzt werden (EBM gesicherte Daten zur Unbedenklichkeit und Wirksamkeit liegen nicht vor).

29.6.10 Prognose

Liegt keine Grunderkrankung vor, so heilt eine Pneumonie meist folgenlos aus. Dies gilt auch für die meisten abszedierenden Staphylokokkenpneumonien. Die Letalität ambulant erworbener Pneumonien für Kinder liegt deutlich unter 1 %. Vereinzelt kommen jedoch perakute, letale Verläufe v.a. bei Pneumokokkeninfektionen vor. Ansonsten hängt die Prognose von der Schwere der Grunderkrankung, den therapeutischen Möglichkeiten und der Therapiecompliance ab.

Literatur

1 Pädiatrische Pneumologie, Hrsg. C. Rieger et al, Springer, 1999

2 Handbuch Infektion bei Kindern und Jugendlichen. Deutsche Gesellschaft für Pädiatrische Infektiologie e.V.: (Hrsg.). 3. Auflage, Futuramed, 2000

3 BTS Guidelines fort he management of Community aquired pneumonia in childhood. Thorax 57 Suppl1, 2002, i1 – i25

29.7 Bronchopulmonale Dysplasie

Ernst Rietschel, Silke van Koningsbruggen (Konventioneller Teil)
Bernhard Ulrich (Komplementärer Teil)

29.7.1 Ätiologie

Ernst Rietschel, Silke van Koningsbruggen

Definition

Die bronchopulmonale Dysplasie (BPD) oder chronische Lungenerkrankung (CLD) ist eine chronische, häufig reversible Erkrankung des beatmeten Frühgeborenen.

Zurzeit sind noch verschiedene Definitionen gebräuchlich:

- Frühgeborene nach maschineller Beatmung, die nach dem 28. Lebenstag Zeichen der persistierenden Atemnot zeigen, sauerstoffabhängig sind und typische radiologische Lungenveränderungen aufweisen (Bancalari).
- Frühgeborene, die nach der vollendeten 36. Gestationswoche noch Sauerstoffbedarf aufweisen (Shennan).

In seltenen Fällen kann sich eine BPD auch bei reifen Neugeborenen ausbilden.

Ursachen

Die Ätiologie einer BPD ist multifaktoriell. Ihre Entstehung ist abhängig von folgenden Faktoren:

- Initiale Lungenreife,
- Schweregrad eines Atemnotsyndroms,
- Dauer und Ausmaß des Barotraumas einer maschinellen Beatmung,
- Höhe und Dauer der Sauerstoffexposition.

Je unreifer und leichter die Kinder sind, umso gravierender wirken sich Beatmungsdruck und Sauerstoffradikale auf die noch unreifen Lungenstrukturen aus. Zusätzliche Risikofaktoren beinhalten:

- Intrauterine und postnatale Infektionen,
- Maternale oder neonatale Kolonisation mit Ureaplasma urealyticum,
- Ein hämodynamisch bedeutsamer persistierender Ductus arteriosus (PDA) oder andere Ursachen für Flüssigkeitsüberladung der Lunge.

Tritt die BPD bei reifen Neugeborenen auf, ist sie meist Folge einer schweren primären Lungenaffektion (Mekoniumaspiration, schwere konnatale Pneumonie oder Sepsis, verschiedene Formen der Lungenhypoplasie).
Pathogenetisch stehen heute Überlegungen zu entzündlichen Veränderungen als Ursache der BPD im Vordergrund. So konnten aktivierte Entzündungszellen, entsprechende Zytokine und andere inflammatorische Mediatoren in Lavagen von Kindern mit BPD nachgewiesen werden. Ebenso konnte gezeigt werden, dass Sauerstoffradikale nicht nur akut eine Gewebsschädigung induzieren, sondern auch eine normale Regeneration und Lungengerüstentwicklung verhindern.

29.7.2 Epidemiologie

Insgesamt betrachtet hat die BPD in den letzten Jahren zugenommen, da mehr sehr kleine Frühgeborene überleben. Die schweren Formen werden allerdings seltener, da pränatale Lungenreifung, Surfactant-Gabe und die Reduktion des Barotraumas durch niedrige Beatmungsdrucke (permisssive Hyperkapnie) und frühzeitige Extubation zunehmend Standard der Therapie geworden sind. Für Kinder < 1 500 Gramm Geburtsgewicht liegt die Inzidenz einer Sauerstoffabhängigkeit am 28. Lebenstag bei 30 – 50 %; mit 36 Wochen nach Konzeption findet sich unabhängig vom Lebenstag eine Inzidenz von 4 – 30 %. Andererseits sind 60 % der Frühgeborenen, die maschinell beatmet wurden und Surfactant erhielten, mit 28 Tagen sauerstoffabhängig, mit einem Gestationsalter von 36 SSW jedoch nur noch 30 %.

29.7.3 Einteilung

Einteilung der klinischen Schweregrade der BPD Frühgeborener nach Groneck et al. ☞ Tab. 29.7-1.

Tab. 29.7-1: **Klinische Schweregrade der BPD Frühgeborener**

	Klinik	Radiologie	O_2-Bedarf
Frühe CLD	persistierende Atemnotsymptome O_2-Abhängigkeit > 7. Lebenstag milder Beatmungsbedarf PDA, Pneumonie/Sepsis müssen ausgeschlossen sein	geringgradige radiologische Veränderungen	ab 28. Lebenstag kein zusätzlicher O_2-Bedarf mehr
Schwere CLD oder klassische BPD	schweres Atemnotsyndrom hohe Beatmungsdrucke und O_2-Konzentrationen	schwere radiologische Veränderungen (pulmonales interstitielles Emphysem) diffus zystische, bullöse Veränderungen	ab 28. Lebenstag weiterhin zusätzlicher O_2-Bedarf
Milde CLD oder „Neue BPD"	anfänglich milder Beatmungsverlauf ab 7. Lebenstag progrediente Verschlechterung	meist geringgradige radiologische Veränderungen	ab 28. Lebenstag weiterhin zusätzlicher O_2-Bedarf

29.7.4 Klinik und Leitsymptome

- Eine BPD führt zu einer chronisch respiratorischen Insuffizienz mit Sauerstoffabhängigkeit über Wochen und Monate. Eine Entwöhnung von der Beatmung ist deshalb häufig schwierig.
- Klinisch finden sich Tachypnoe, sternale und kostale Einziehungen und gelegentlich Giemen und knisternde Atemgeräusche.
- Eine kardiopulmonale Instabilität mit Sättigungsabfällen, Bradykardien und Apnoen kann ihre Ursache in einer Erhöhung der Atemwegswiderstände und einer Sekretverlegung der Atemwege haben.
- Mangelnde Gewichtszunahme kann Ausdruck von rezidivierendem Erbrechen bei gastroösophagealem Reflux oder einer latenten Hypoxie sein.

29.7.5 Diagnostik

Die Diagnostik der BPD muss berücksichtigen, dass die Erkrankung einen dynamischen Prozess darstellt. Die Diagnose wird anhand der **typischen klinischen Symptomatik** und der **radiologischen Veränderungen** gestellt (☞ 29.7.3).

29.7.6 Differenzialdiagnosen

Differenzialdiagnostisch kommen aufgrund der Definition selten andere Erkrankungen in Frage. Für das Vorliegen einer frühen CLD müssen allerdings eine Pneumonie, Sepsis und PDA ausgeschlossen werden. Seltene angeborene bronchopulmonale Fehlbildungen, wie ein kongenitales lobäres Emphysem oder eine CCAM (Congenitale Cystadenomatoide Malformation) können ähnliche Symptome wie eine BPD aufweisen.

29.7.7 Konventionelle Therapie

Präventive Maßnahmen

Um das Auftreten einer BPD zu verhindern bzw. um den Schweregrad einer BPD zu reduzieren, sollten folgende Maßnahmen im Sinne einer Prävention durchgeführt werden:

- Pränatale Steroidbehandlung zur Lungenreifung mit Betamethason mindestens 24 Stunden vor Geburt,
- Restriktive Indikation zur Intubation,
- Frühzeitige Surfactanttherapie bei Vorliegen eines Atemnotsyndroms z. B. Alveofact (50 – 100 mg/kg, max. 4 ED), Survanta (100 mg/kg, max. 3 ED), Curosurf (100 – 200 mg/kg, max. 3 ED) oder Exosurf (67,5 mg/kg, max. 2 ED).
- Beatmungsunterstützung so niedrig wie möglich halten (permissive Hyperkapnie),
- Frühzeitige Extubation und Übergang auf CPAP-Beatmung,
- Frühzeitige Behandlung eines klinisch bedeutungsvollen PDA,
- Flüssigkeitsrestriktion.

Der präventive Nutzen einer hochkalorischen Ernährung und einer Substitution von Spurenelementen und Antioxidantien ist bisher nicht belegt. Lediglich die Supplementation von **Vitamin A** in einer Dosierung von 2 000 IU/kgKG/d i.m. über 28 Tage führte zu einer geringen Reduktion der CLD-Rate.

Therapie

Liegt bereits eine BPD vor, müssen alle Anstrengungen unternommen werden, um eine weitere Lungenschädigung zu vermeiden und langfristig eine Verbesserung der Lungenfunktion herbeizuführen. Dies beinhaltet:

- Adäquate Oxygenierung durch entsprechende **Sauerstoffzufuhr** auch nach Entlassung (Ziel: SO_2 > 92 %);
- Reduktion des pulmonalen Ödems durch **Flüssigkeitsrestriktion** und eventuelle Gabe von **Diuretika**

(Furosemid: 1–2 mg/kgKG/d in 3 ED in Kombination mit Spironolacton: 3–5 mg/kgKG/d); Nebenwirkungen: Elektrolytimbalancen, Osteoporose, Nephrolithiasis/renale Verkalkungen.

- Die Wirksamkeit **systemisch verabreichter Kortikosteroide** (Dexamethason) hinsichtlich Mortalität und Entwicklung einer CLD ist durch Studien belegt. Insbesondere maschinell beatmete sehr kleine Frühgeborene im Alter von 10–14 Tagen scheinen von dieser Therapie zu profitieren, allerdings muss mit vermehrtem Auftreten von gravierenden Nebenwirkungen gerechnet werden (gastrointestinale Blutung, Hyperglykämie, Hypertonie). Der Beginn der Behandlung sollte erst in der 2. Lebenswoche erfolgen, die Therapiedauer so kurz wie möglich sein. Für den Einsatz inhalativer Steroide steht der Wirksamkeitsnachweis aus.
- Die Wirksamkeit inhalativer und systemischer **Bronchodilatatoren** in der Frühphase der Erkrankung ist bisher nicht ausreichend belegt. Bei etablierter CLD mit pulmonaler Obstruktion kann eine Therapie mit β_2-Sympathomimetika in Kombination mit Ipratropiumbromid im Einzelfall hilfreich sein. Die Dosierung orientiert sich an der individuell unterschiedlichen Verträglichkeit (5–10 gtt. Salbutamol, 10–20 gtt. Ipratropiumbromid in 1 ml 0,9 % NaCl-Lösung über Kompressorvernebler alle 4 Stunden).
- Kinder mit BPD haben einen erhöhten Kalorienbedarf, der nicht immer durch **kalorienangereicherte enterale Ernährung** gedeckt werden kann. Bei der **parenteralen Applikation von Fetten** ist auf Lichtschutz zu achten, um die Bildung von toxischen Lipidperoxyden zu vermeiden.
- Jede Infektion, die durch eindeutige klinische Symptomatik und Entzündungszeichen nachgewiesen ist, muss nach Antibiogramm (Trachealsekret) antibiotisch behandelt werden. Nach Ureaplasma urealyticum sollte gezielt gesucht und bei positivem Erregernachweis eine Therapie mit Erythromycin (30 mg/kgKG in 3 ED) erfolgen.
- Kinder mit schwerer BPD sollten in den Wintermonaten beginnend im November alle 4 Wochen bis Ende März mit Palivizumab (Synagis®), einem RSV-Hyperimmunglobulin, in einer Dosis von 15 mg/kgKG i.m. behandelt werden. Der Einsatz von Palivizumab sollte sehr genau indiziert werden, da Studien in den USA bisher keinen wesentlichen Effekt dieser Therapie belegen, wohl aber bisher noch ätiologisch unklare Nebenwirkungen zeigen.
- Alle nach der STIKO empfohlenen **Impfungen** (insbes. Pertussis) sind nach korrigiertem Lebensalter zeitgerecht durchzuführen. Zusätzlich ist eine Impfung gegen Influenza und Pneumokokken empfohlen.

29.7.8 Komplementäre Therapie

Bernhard Ulrich

- Nach Stabilisierung in der Akutphase kann eine Inhalation per Kompressionsvernebler mit Pulmo/Vivianit (Fa. WALA) 2 mal tgl. 1 Amp. mit 1 ml NaCl 0,9 % eine weitere Stabilisierung bringen.
- Krankengymnastik (☞ 46.1), Klopfmassagen (Vibrax), sowie abends eine Einreibung mit 10 % Lavendelöl.
- Rhythmische Massage nach Dr. med. I. Wegmann führt oft dazu, dass zu Hause die Sauerstoffzufuhr reduziert und evtl. ganz abgestellt werden kann (☞ 45.2).
- Wichtig ist weiterhin eine ausführliche pädagogische Beratung zu Sport und Kindergarten; Sport, vor allem im Freien, hilft stabilisieren.

> **EBM** Zur komplementärmedizinischen Therapie bei bronchopulmonaler Dysplasie liegen keine publizierten Studien der EBM-Grade 1 oder 2 sowie keine Konsensusempfehlungen vor. Allgemeine Bewertung der einzelnen Therapieverfahren ☞ 45.2, 46.1.

29.7.9 Integrativer Stufenplan

Komplementäre Maßnahmen können bei entsprechender Erfahrung parallel zur konventionellen Therapie angewandt werden (EBM gesicherte Daten zur Unbedenklichkeit und Wirksamkeit liegen nicht vor).

29.7.10 Prognose

Die ersten Kinder mit BPD haben jetzt das Erwachsenenalter erreicht und zeigen eine erhöhte Inzidenz für chronisch obstruktive Lungenerkrankungen und eine bronchiale Hyperreagibilität. Deshalb sollte Passivrauchbelastung unbedingt vermieden werden.

Inwieweit diese Ergebnisse auf die Kinder zu übertragen sind, die unter o.g. Therapiemaßnahmen behandelt wurden, lässt sich heute noch nicht voraussagen, da entsprechende Langzeituntersuchungen noch nicht vorliegen.

Literatur

1 Bancalari E, Abdenour GE, Feller R, et al. Bronchopulmonary dysplasia: Clinical presentation. J Pediatr 1979; 95: 819–823

2 Groneck P, Speer CP. Chronische Lungenkrankheit oder bronchopulmonale Dysplasie Frühgeborener. Monatsschr Kinderheilkd 2002; 150: 344–353

3 Shennan AT, Dunn MS, Ohlsson A, et al. Abnormal pulmonary outcomes in premature infants: prediction from oxygen requirement in the neonatal period. Pediatrics 1988; 82: 527–532

4 Speer C.P., Surfactantsubstitutionstherapie. Monatsschr für Kinderheilkd 2002; 150: 659–668

5 Moore T.J.: Reported adverse drug events in infants and children under 2 years of age; Pediatrics 2002.110. (5): e53

30 Erkrankungen des Herz-Kreislauf-Systems

Beate Schmidt (Konventioneller Teil)
Alfred Längler (Komplementärer Teil)

30.1 Grundlagen der Kinderkardiologie

Beate Schmidt (Konventioneller Teil)

30.1.1 Klinik und Leitsymptome kardiologischer Erkrankungen im Kindesalter

Beate Schmidt

Angeborene Herzerkrankungen
Angeborene Herzerkrankungen werden zumeist innerhalb der Neugeborenenperiode diagnostiziert und können zum Teil schon intrauterin erkannt werden. Eine Sonderstellung nehmen Herzrhythmusstörungen ein, deren Manifestationszeitpunkt bevorzugt sowohl im ersten Lebensjahr als auch im Schulalter liegt.
Leitsymptome angeborener Herzerkrankungen im Neugeborenenalter sind Zyanose und Herzinsuffizienzzeichen. In Vorsorgeuntersuchungen gilt der Nachweis von Herzgeräuschen, Herzrhythmusstörungen oder pathologischen Pulstastbefunden als wichtiger Hinweis auf zugrunde liegende kardiale Erkrankungen. Der klinische Verlauf ist abhängig von der jeweiligen Hämodynamik. Unerkannt gebliebene Ductus-abhängige Vitien führen zu einer plötzlich einsetzenden Schocksymptomatik, sobald sich der Ductus arteriosus Botalli verschließt.

Neugeborene/Säuglinge
- Zyanose (s. u.),
- Herzgeräusch,
- Tachypnoe,
- Dyspnoe,
- Trinkschwäche,
- Schwitzen beim Trinken,
- Tachykardie/Bradykardie,
- Fehlende Pulse an der unteren Extremität.

Säuglinge/Kleinkinder
- Herzgeräusch,
- Herzrhythmusstörung (Tachykardie > Bradykardie),
- Gedeihstörung (Abweichung vom perzentilengerechten Wachstum),
- Hepatomegalie,
- Belastungsdyspnoe,
- Zyanoseattacken,
- Trommelschlegelfinger,
- Uhrglasnägel.

Schulkinder/Jugendliche
- Synkope,
- Subjektive Herzrhythmusstörung,
- Herzgeräusch,
- Eingeschränkte Belastbarkeit,
- Palpitationen,
- Thoraxschmerz.

Erworbene Herzerkrankungen
Erworbene Herzerkrankungen sind im Kindesalter selten. Sie sind meist mit Infektionen assoziiert (Myokarditis, Endokarditis, Kawasaki-Syndrom, rheumatisches Fieber) oder die Folge unerwünschter Nebenwirkungen von Chemotherapeutika. Zystische Fibrose und chronische bronchopulmonale Erkrankungen führen zu Rechtsherzbelastungszeichen.

30.1.2 Diagnostik

Inspektion
- Zyanose (zentral/peripher; isolierte Zyanose der unteren Extremität)?
- Generalisierte Plethora?
- Blässe, Mikrozirkulation?
- Jugularvenenstauung?
- Tachypnoe, Nasenflügeln, sternale oder juguläre Einziehungen?
- Ödeme?
- Folgeveränderungen, z. B. Uhrglasnägel, Trommelschlegelfinger, Herzbuckel (Voussure)?
- Stöhnen, Stridor (Gefäßfehlbildung z. B. doppelter Aortenbogen)?

Palpation
- Pulsstatus:
  - Herzfrequenz, regelmäßige Herzaktion?
  - tastbare Pulse an allen Extremitäten?
  - abgeschwächte Leisten- oder Fußpulse?
- Herzspitzenstoß verlagert/verbreitert, hyperaktives Präcordium?

- Schwirren präkordial, Schwirren im Jugulum, Hepatomegalie?

Auskultation/Herzgeräusche

- **Systolikum:** Zwischen dem 1. Herzton (Myokardanspannungston) und dem 2. Herzton (Semilunarklappenschlusston) auftretendes Geräusch:
  - Protosystolikum: Geräuschbeginn unmittelbar nach 1. Herzton,
  - Mesosystolikum: Geräusch vom 1. Herzton abgesetzt in der Mitte des Herzzyklus einsetzend,
  - Holosystolikum: Geräusch dauert während der gesamten Systole an.
- **Diastolikum:** Nach dem 2. Herzton einsetzendes Herzgeräusch.
- **Einteilung der Herzgeräusche nach Lautstärke:**
  - 1/6 Geräusch ohne Atemüberlagerung zu auskultieren,
  - 2/6 Geräusch leise, während Atmung zu auskultieren,
  - 3/6 Geräusch mittellaut, kein Schwirren,
  - 4/6 Geräusch laut mit Schwirren,
  - 5/6 Geräusch sehr laut mit Schwirren,
  - 6/6 Geräusch im Abstand von 1 cm zur Thoraxwand zu auskultieren.
- **Klangcharakter:**
  - Hoch-, mittel-, niederfrequent,
  - Spindel-, bandförmig,
  - Crescendo-, decrescendoförmig.

Apparative Diagnostik

- **Blutdruckmessung:** Blutdruckmessung an Armen und Beinen bei pathologischem Pulstastbefund (Blutdruckdifferenz zwischen Arm und Bein, Blutdruckamplitude).
- **Pulsoxymetrie:** Messung der Sauerstoffsättigung, Objektivierung der Zyanose (s. u.),
- **EKG:** Zeitwerte und Amplituden sind altersabhängig (☞ Tab. 30.1-1).
- **Echokardiographie (transthorakal/transösophageal):** Bildgebung zur Darstellung der anatomischen Verhältnisse, Dopplersonographie zur Bestimmung der Flussverhältnisse.
- **Röntgen-Thorax:** Bestimmung der Herzgröße und Silhouette, Beurteilung von Aorten- und Pulmonalissegment, Lungengefäßstruktur (Rarefizierung? Überflutung?).
- **Herzkatheteruntersuchung:** diagnostisch zur invasiven Bestimmung der Fluß- und Widerstandsverhältnisse, interventionell zur Dilatation/Stenting von Stenosen, zum Verschluss von Ductus/ASD/VSD, zur Radiofrequenzablation akzessorischer Leitungsbahnen.

Tab. 30.1-1: Normbereiche für P- und QRS-Dauer sowie PQ-Zeit in Ableitung I–III.

Alter	P (sek.)	PQ (sek.)	QRS (sek.)
1–5 Mo.	0,05–0,07	0,08–0,12	0,05–0,07
6–12 Mo.	0,06–0,07	0,09–0,15	0,05–0,07
2–6 J.	0,05–0,08	0,09–0,17	0,05–0,08
7–10 J.	0,06–0,08	0,10–0,18	0,06–0,09
11–15 J.	0,06–0,08	0,12–0,19	0,06–0,10

30.1.3 Differenzialdiagnosen

Herzgeräusche

- **Akzidentell:** Geräuschbefund ohne Nachweis eines Vitiums oder einer hämodynamischen Belastung; meist 2/6-gradig mesosystolisch mit musikalischem Klangcharakter.
- **Funktionell:** Herzgeräusche infolge hämodynamischer Mehrbelastung ohne strukturelles Vitium, z. B. bei Steigerung des Herzzeitvolumens (Fieber, Hyperthyreose, Anämie u. a.).
- **Organisch:** Herzgeräusch mit Bezug zur Hämodynamik des zugrundeliegenden Vitium cordis.

Zyanose

Bläuliche Verfärbung von Haut und Schleimhäuten infolge eines verringerten Sauerstoffgehalts im Kapillarblut, sichtbar ab 5 g/dl reduziertem Hämoglobin.

- **Zentrale Zyanose:** Abnahme des Sauerstoffgehaltes im arteriellen Blut: kardial oder pulmonal bedingt. Differenzierung durch den Hyperoxietest: Sauerstoffgabe mit FiO_2 von 1,0 über 10 min. führt bei zyanotischen Herzfehlern (Rechts-Links-Shunt) nicht zu einer signifikanten Verbesserung der kapillären Sauerstoffsättigung (Anstieg der Sauerstoffsättigung um weniger als 10 % gegenüber Raumluft).
- **Periphere Zyanose:** Zunahme der arterio-venösen Sauerstoffdifferenz – Ausschöpfungszyanose.
- **Zyanose infolge Hämoglobinopathie:** z. B. bei Methämoglobin-/Sulfhämoglobinämie (physiologische Met-Hb-Konzentration < 1,5 % des Gesamthämoglobins).

30.2 Angeborene Herzfehler

Beate Schmidt (Konventioneller Teil)
Alfred Längler (Komplementärer Teil)

30.2.1 Ätiologie

Beate Schmidt

In den weitaus meisten Fällen bleibt die Ätiologie kongenitaler Herzfehler ungeklärt. Allenfalls bis zu 10 % aller Vitien im Neugeborenenalter können mit bekannten Risikofaktoren in Verbindung gebracht werden. Dazu zählen genetische Faktoren (elterliche Konsanguinität, Chromosomenanomalien, v.a. Trisomie 21, genetisch determinierte Erkrankungen, z.B. familiäre Kardiomyopathie), ebenso wie die Exposition gegenüber teratogenen Substanzen (Alkohol, Drogen, Medikamente, Pestizide, Blei) oder mütterliche Erkrankungen (Rötelnembryopathie, Diabetes mellitus, Phenylketonurie).

30.2.2 Epidemiologie

Absolute Häufigkeit angeborener Herzfehler

- Häufigkeit von angeborenen Herzfehlern: 8–10/1 000 lebend geborene Kinder,
- Wiederholungsrisiko bei Herzfehler der Mutter: 6–16 %,
- Wiederholungsrisiko bei Herzfehler des Vaters: 3–7 %,
- Wiederholungsrisiko bei Erkrankung eines Geschwisterkindes: 1–4 %,
- Wiederholungsrisiko bei Erkrankung zweier Geschwisterkinder: 10 %.

Relative Häufigkeit angeborener Herzfehler (Schoetzau et al., Bayerische Fehlbildungsstudie 1984–1991)

- Ventrikelseptumdefekt 23,8 %
- Vorhofseptumdefekt 9,6 %
- Pulmonalstenose 3,7 %
- Persist. Ductus arteriosus 2,4 %
- Fallot-Tetralogie 3,7 %
- Aortenstenose 2,5 %
- Aortenisthmusstenose 3,6 %
- Transposition der großen Arterien 3,3 %

Prognose

Operationsletalität angeborener Herzfehler (Keith/Kirklin):

- Ventrikelseptumdefekt < 5 %
- Vorhofseptumdefekt < 1 %
- Pulmonalstenose < 2 %
- Fallot Tetralogie 8 %
- Aortenstenose < 5 %
- Aortenisthmusstenose < 2 %
- Transposition der großen Arterien < 5 %

30.2.3 Einteilung

- Einteilung der Vitien nach überwiegendem Links-Rechts-Shunt bzw. Rechts-Links-Shunt;
- Einteilung nach Ursachen:
  - Septumdefekte, vaskuläre Fehlbildungen,
  - Obstruktionen (Linksherz/Rechtsherz).

30.2.4 Klinik und Leitsymptome

☞ 30.1.1

30.2.5 Besonderheiten und Therapie wichtiger kongenitaler Herzfehler

Vorhofseptumdefekt (ASD)

Epidemiologie

Häufigkeit: 7–10 % der kongenitalen Vitien.

Einteilung

- Ostium-secundum-Defekt (ASD II): Lokalisation des Defekts im zentralen Anteil des Vorhofseptums, häufigster Typ (50–70 %),
- Sinus-venosus-Typ (ASD II): Lokalisation im Bereich der Einmündung der Vena cava, häufige Assoziation mit partieller Lungenvenenfehlmündung,
- Ostium-primum-Defekt (ASD I): Lokalisation im AV-Klappen-nahen Anteil des Vorhofseptums, meist kombiniert mit Mitralklappenfehler.

Hämodynamik

Links-Rechts-Shunt auf Vorhofebene mit Volumenbelastung des rechten Vorhofs und Ventrikels sowie vermehrter Lungenperfusion. Im Vergleich mit anderen Links-Rechts-Shunt-Vitien (VSD, PDA, AV-Kanal) geringeres Risiko für die Entwicklung einer sekundären pulmonalen Hypertonie infolge Vaskulopathie.

Klinik und Leitsymptome

- Oft asymptomatisch,
- Bei hämodynamischer Bedeutsamkeit: Gedeihstörung, Infektanfälligkeit, Belastungsdyspnoe, Herzbuckel (Voussure),

- Bei paradoxer Embolie (z. B. katheterassoziiert): neurologische Symptome.

Diagnostik

- **Auskultation/PKG:** 2/6 – 3/6 Systolikum mit p. m. im 2. ICR links parasternal und Fortleitung in den Rücken als Folge einer relativen Pulmonalstenose bei großem Shuntvolumen.
- **EKG:** Überdrehter Linkstyp bei ASD I. Rechtsherzbelastungszeichen mit Rechtsverschiebung der Herzachse, pathologisch konfiguriertem inkompletten Rechtsschenkelblock; gehäuft Assoziation zum AV-Block 1.Grades.
- **Echokardiographie:** Lokalisation und Größe des Defektes, Abschätzung des Shuntvolumens, Beurteilung der Größe des rechten Ventrikels, Nachweis einer partiellen Lungenvenenfehlmündung, bei Trikuspidal- bzw. Pulmonalinsuffizienz dopplersonographische Abschätzung des RV-Drucks. Cave: Diagnostische Probleme der Darstellung von Sinus-Venosus-Defekten, ggf. weitere Bildgebung.
- **Transösophageale Echokardiographie (TEE):** Ergänzende Diagnostik unter Sedierung/Narkose zur optimalen Darstellung der anatomischen Verhältnisse, z. B. bei ungünstigem Schallfenster transthorakal bei älteren Kindern und Jugendlichen oder vor Katheterintervention.
- **Röntgen Thorax:** Vermehrte Lungengefäßzeichnung, bei großem Shuntfluss betontes Pulmonalissegment, Kardiomegalie.

Konventionelle Therapie

Konservativ

- Keine Endokarditisprophylaxe bei isoliertem Atriumseptumdefekt vom Sekundumtyp.
- Nur bei Herzinsuffizienz: körperliche Schonung, Diuretika.

Interventionell/operativ

Voraussetzung für den Verschluss des Defektes: hämodynamische Bedeutsamkeit mit grossem Links-Rechts-Shunt ohne pathologische Erhöhung des Lungengefäßwiderstandes.

Interventionell nur bei ASD vom Sekundumtyp: invasiver Verschluss mittels Device (z. B. Amplatzer-Occluder-System), sterile Einführung und Platzierung im Herzkatheterlabor über die Femoralgefäße. Voraussetzung: Körpergewicht > 8 – 10 kg, keine Lungenvenenfehlbildung, ausreichende Septumreste zur sicheren Auflage des Devices, möglichst zentrale Lokalisation des Defekts.

Operativ:

- ASD II: Herz-Lungen-Maschinen-Operation mit Perikard-Patchplastik in jedem Alter. OP-Letalität < 1 %. Cave: Rhythmusstörungen.
- Sinus-venosus-Defekt: zusätzliche Korrektur der partiellen Lungenvenenfehlmündung.
- ASD I: Herz-Lungen-Maschinen-Operation mit Patchverschluss des Defektes und ggf Mitralklappenrekonstruktion.

Ventrikelseptumdefekt (VSD)

Epidemiologie

Häufigkeit: 25 – 30 % der kongenitalen Vitien.

Einteilung

Nach der Lokalisation: perimembranös, muskulär, supracristal.

Hämodynamik

Bei großen Defekten Gefahr der Widerstandserhöhung im kleinen Kreislauf infolge Vaskulopathie. Die Eisenmenger-Reaktion mit Shuntumkehr (Rechts-Links-Shunt) ist aufgrund der engmaschigen Vorsorgeuntersuchungen heute eine Rarität.

Klinik und Leitsymptome

- VSD ohne hämodynamische Bedeutung: meist asymptomatisch.
- VSD mit hämodynamischer Bedeutung: Herzinsuffizienzzeichen mit Tachypnoe, Dyspnoe, Gedeihstörung, Infektanfälligkeit.

Diagnostik

- **Auskultation/PKG:** 2/6 – 5/6 Systolikum, p.m. 3. – 5. ICR, je nach Lokalisation und Größe. Bei großem Defekt mit Druckangleich auf Ventrikelebene möglicherweise kein Herzgeräusch.
- **EKG:** Hypertrophie des linken Ventrikels, bei sehr großen Defekten biventrikuläre Hypertrophie.
- **Echokardiographie:** Morphologischer Nachweis des Defektes mit Beurteilung von Lokalisation und Größe; farbdopplersonographische Darstellung des Shuntflusses und der Shuntrichtung, dopplersonographisch Abschätzung des Shuntvolumens und Gradientenbestimmung bei Trikuspidal- oder Pulmonalinsuffizienz als Hinweis auf eine pulmonale Hypertension. Cave: supracristaler VSD mit Teildeckung durch prolabierte Anteile der Aortenklappe; OP-Indikation aufgrund möglicher Klappenschädigung auch bei hämodynamisch unbedeutsamen Defekten.

- **Transösophageale Echokardiographie (TEE):** Ergänzende Diagnostik bei speziellen Fragestellungen oder schwierigen transthorakalen Schallbedingungen.
- **Röntgen-Thorax:** Abhängig von der Shuntgröße vermehrte Lungengefäßzeichnung, prominentes Pulmonalissegment, Kardiomegalie. Bei pulmonaler Vaskulopathie: zentral hilusnah betonte Lungengefäßzeichnung, peripher rarefizierte Lungengefäßzeichnung.

Konventionelle Therapie

- **Allgemeinmaßnahmen** wie bei Herzinsuffizienz (☞ 30.6).
- **Medikamentöse Therapie:**
  - Endokarditisprophylaxe (☞ 30.7.6) bei allen VSD, unabhängig von deren hämodynamischer Bedeutsamkeit. Spontanverschluss hämodynamisch unbedeutsamer muskulärer Defekte > 90 % (v.a. im ersten Lebensjahr).
  - Therapie der Herzinsuffizienz aufgrund vermehrter Lungendurchblutung: v.a. Diuretika, Digitalis (☞ 30.6).
- **Operation:**
  - Indikation: hämodynamische Bedeutsamkeit der Volumenbelastung, noch nicht fixierte Widerstandserhöhung im kleinen Kreislauf, Herzinsuffizienz,
  - Vorgehen: transatrialer Verschluss mittels Patch,
  - Kontraindikation: fixierte pulmonale Hypertension.
- **Interventioneller Verschluss:**
  - Derzeit vereinzelte Indikationen bei günstiger Lokalisation im muskulären Septum,
  - Vorteil: keine Operation mit Herz-Lungenmaschine,
  - Nachteil: v.a. bei klappennahen Defekten Gefahr der Obstruktion, Dislokation, Langzeiterfahrungen fehlen.

Persistierender Ductus arteriosus

Epidemiologie (isolierter Ductus arteriosus)

Reife Neugeborenen: 0,01 – 0,08 auf 1 000 Lebendgeborene (Radtke 1998) Frühgeborene abhängig vom Gestationsalter unbehandelt in bis zu 20 % (Ätiologie: Azidose, Hypoxie, Unreife des duktalen Wandaufbaus).

Klinik und Leitsymptome

- Ductus ohne hämodynamische Bedeutsamkeit: asymptomatischer Verlauf,
- Ductus mit hämodynamischer Bedeutsamkeit: Tachypnoe, Dyspnoe, wechselnde Sauerstoffsättigungswerte, hyperaktives Präcordium, kräftige Pulse, große Blutdruckamplitude, Gedeihstörung.

Diagnostik

- **Auskultation:** systolisches oder systolisch-diastolisches Geräusch mit p.m. im 2. ICR links und im Rücken.
- **EKG:** unspezifisch; ggf. Belastungszeichen des linken Ventrikels.
- **Echokardiographie:** Darstellung von Größe und Verlauf des Ductus, Vergrößerung des linken Vorhofs. Farbdopplersonographisch: Shuntrichtung (Links-Rechts/Rechts-Links), dopplersonographisch: Gradientenbestimmung, Flussprofil in Truncus coeliacus oder Hirnarterien.
- **Röntgen-Thorax:** Kardiomegalie, vemehrte Lungengefäßzeichnung, betontes Pulmonalissegment bei bedeutsamem Links-Rechts-Shunt.

Konventionelle Therapie

- Endokarditisprophylaxe (☞ 30.7.6);
- **Angestrebter Ductusverschluss** bei isoliertem Ductus arteriosus:
  - **Allgemeinmaßnahmen:** Flüssigkeitsrestriktion, Azidoseausgleich, Verbesserung der Oxygenierung;
  - **Medikamentöse Therapie:** Frühgeborene abhängig vom Gestationsalter (je reifer, desto geringer die Erfolgsaussichten): Indometacin 3 mal 0,05 – 0,2 mg/kg als Kurzinfusion im Abstand von 12 h, ggf. weitere Dosen. Cave: Oligo-Anurie, Thrombozytenaggregationshemmung;
  - **Interventioneller Verschluss:** Typischerweise Kinder > 1 Jahr mit Ductusgeräusch: interventioneller Verschluss mittels Spirale (Ductusdurchmesser < 2,5 mm) oder Ductusoccluder (Ductusdurchmesser > 2,5 mm); nach Verschluss keine Endokarditisprophylaxe mehr erforderlich. Hohe Prozesssicherheit mit vollständigem Verschluss in > 95 %. Mögliche Komplikation: Dislokation (selten), bei Einlage eines großen Occluders Problem der Neocoarctation der Aorta;
  - **Operation:** Bei hämodynamisch bedeutsamem Ductus nach Therapieversagen der medikamentösen Therapie (Ligatur: keine Gewichtsbegrenzung).
- **Erhaltung der Ductusperfusion** bei abhängiger System-, Lungendurchlutung: Prostaglandin E1 (Minprog Päd) 0,004 – 0,02 µg/kg/min Dauerinfusion;

Testdosis zum Wiedereröffnen über 10 min. bis 0,05 µg/kg/min. Cave: Apnoe, Hypoventilation, Fieber, Berührungsempfindlichkeit, Arrhythmien, Krämpfe (Intensivstation).

Aortenisthmusstenose

Epidemiologie

5–8 % der kongenitalen Vitien.

Einteilung

- Neonatale Form: Isthmusstenose in Kombination mit tubulärer Hypoplasie des Aortenbogens und ductusabhängiger Systemperfusion, in 80 % mit Aortenklappenveränderungen assoziiert.
- „Adulte" Form: umschriebene Isthmusstenose, Systemkreislauf unabhängig von der Ductusperfusion.

Klinik und Leitsymptome

- Neugeborene: Abschwächung oder Fehlen der Leisten- und Fußpulse, Oligo-Anurie, Tachy-Dyspnoe, Schock. Differenzialdiagnose: neonatale Infektion.
- Kinder: meist asymptomatisch!, Kopfschmerzen, Nasenbluten, Ohrensausen, Wadenschmerzen, kalte Füße, Bewegungsverweigerung.

Diagnostik

- **Auskultation:** Systolikum mit punctum maximum im Rücken,
- **Blutdruckmessung:** Gradient > 20 mmHg zwischen oberer und unterer Extremität (Messung an allen Extremitäten! Flushmethode möglich, ☞ 30.3.5),
- **EKG:** unspezifisch, Linksherzhypertrophie,
- **Echokardiographie:** Nachweis der Lokalisation und Ausdehnung der Stenose, Gradientenbestimmung, Beurteilung der Flussrichtung im Ductus, Nachweis weiterer Fehlbildungen im Herzen (in 80 % Veränderungen der Aortenklappe, z.B. bikuspide Aortenklappe, Aortenstenose),
- **Röntgen-Thorax:** ggf. prästenotische Dilatation der aszendierenden Aorta, Kardiomegalie, Rippenusuren erst ab dem Schulalter,
- **Herzkatheteruntersuchung:** bei Re-Stenosierungen zur Gradientenbestimmung und anschließenden Dilatation.

Konventionelle Therapie

- Prostaglandintherapie (Minprog) zur Erhaltung des Ductus arteriosus präoperativ bei kritischer Aortenisthmusstenose im Neugeborenenalter (☞ 30.2.5, persistierender Ductus arteriosus).
- Interventionelle Ballondilatation bei Re-Stenosierungen und als Notfalltherapie vor Operation.
- Interventionelle Stentimplantation bei Re-Stenosen im Adoleszentenalter.
- Operation **aller** behandlungsbedürftigen nativen Isthmusstenosen.

Pulmonalstenose

Einteilung

- Nach der Lokalisation: infundibulär, valvulär, supravalvulär, Abgangsstenose, periphere Pulmonalstenose.
- Nach dem Schweregrad:
  - Unbedeutsam: Gradient < 25 mmHg
  - Mild: Gradient 25–49 mmHg
  - Moderat: Gradient 50–79 mmHg
  - Schwer: Gradient > 80 mmHg

Epidemiologie

Häufigkeit der **valvulären** Pulmonalstenose: 8–12 % der kongenitalen Vitien.

Klinik und Leitsymptome

- Unbedeutsame und milde Stenosen: asymptomatisch,
- Moderate Pulmonalstenose: Belastungsdyspnoe, Tachypnoe, vermehrtes Schwitzen,
- Schwere Pulmonalstenose: Zyanose (peripher/zentral), blau-rötliche Verfärbung der Wangen, Ruhedyspnoe, Gedeihstörung.

Diagnostik

- **Auskultation:** Systolikum unterschiedlicher Lautstärke mit p.m. im 2.ICR parasternal links und Fortleitung in die Lungenperipherie, (Rücken), konstante Spaltung des 2. Herztons,
- **EKG:** Rechtsherzhypertrophie,
- **Echokardiographie:** Lokalisation der Stenose, Gradientenmessung, Darstellung der Klappenstruktur; cave: weiter peripher gelegene Stenosen werden nicht erfasst,
- **Pulsoxymetrie:** Dokumentation der Sauerstoffsättigungswerte, Objektivierung der Zyanose,
- **Röntgen-Thorax:** Prominenz des Pulmonalissegmentes bei poststenotischer Dilatation (valvuläre Stenose),
- **Herzkatheruntersuchung:** invasive Gradientenbestimmung.

Konventionelle Therapie

- Endokarditisprophylaxe (☞ 30.7.6);
- Höhergradige valvuläre Stenose (> 50 mmHg): Ballonvalvuloplastie, ggf. auch Dilatation und Stentimplantation peripherer Stenosen. Cave: Rezidiv;
- Kritische Stenosen: Prostaglandintherapie (z. B. Minprog) im Neugeborenenalter zur Erhaltung des Ductus arteriosus (☞ 30.2.5, persistierender Ductus arteriosus), anschließend Dilatation oder Operation.

> ! **Cave:** bei infundibulären Stenosen sind Katecholamine kontraindiziert.

Fallot-Tetralogie

Kennzeichen: Ventrikelseptumdefekt, überreitende Aorta, Pulmonalstenose, Rechtsherzhypertrophie.

Epidemiologie

10 % der angeborenen Herzfehler.

Klinik und Leitsymptome

- Zyanose abhängig vom Grad der Pulmonalstenose: bei fehlendem oder geringem Rechts-Links-Shunt auch „pink Fallot" ohne Zyanose möglich.
- Hypoxämische Anfälle: Zyanoseattacken durch Kontraktion des Infundibulums (muskulärer, interventrikulärer Anteil der Pulmonalstenose) mit Verstärkung des Rechts-Links-Shunts, begleitet von Unruhe, Tachypnoe, ggf. Krampfanfällen.
- Gedeihstörung, Trommelschlegelfinger, Uhrglasnägel,

Diagnostik

- **Auskultation:** Systolikum variabler Lautstärke im 2.–4. ICR parasternal;
- **EKG:** Rechtsherzhypertrophiezeichen;
- **Echokardiographie:** Nachweis der 4 Charakteristika; entscheidend ist die Beurteilung der Pulmonalstenose zur Bewertung der Duktus-Abhängigkeit der Lungendurchblutung;
- **Pulsoxymetrie:** Verlaufskontrolle der Sauerstoffsättigungswerte, Objektivierung der Zyanose;
- **Röntgen-Thorax:** Holzschuhform des Herzens mit reduzierter Lungengefäßzeichnung, fehlendes Pulmonalissegment.

Konventionelle Therapie

- Endokarditisprophylaxe (☞ 30.7.6);
- Bei duktusabhängiger Lungenperfusion (Lungendurchblutung ist nur durch Fluss aus der Aorta über den Ductus arteriosus Botalli in die Pulmonalgefäße gewährleistet): Prostaglandin (z. B. Minprog) intravenös 0,01–0,02 μg/kg/min;
- Bei hypoxämischen Anfällen: Propranolol (2–4 mg/kg/d p.o.), langsam einschleichen; cave: Kontraindikation für Katecholamine;
- Operation: Bei Zunahme der Zyanose durch Hypoplasie der Lungengefäße beim Neugeborenen ist zunächst die Anlage eines aortopulmonalen Shunts indiziert; bei Ausbildung einer therapieresistenten Infundibulumstenose mit progredienter Zyanose ist eine frühzeitige Korrektur anzustreben. Der Zeitpunkt der Operation muss individuell festgelegt werden. Die Operation umfasst die Erweiterung der rechtsventrikulären Ausflussbahn und den VSD-Verschluss;
- Bezüglich weiterer Vitien bzw. Gefäßfehlbildungen verweisen wir auf entsprechende Fachbücher der Kinderkardiologie.

30.2.6 Komplementäre Therapie

Alfred Längler

Zu diesem Krankheitsbild liegen keine dokumentierten spezifischen komplementärmedizinischen Erfahrungen vor.

Literatur

1 Schoetzau A, Sauer U, von Santen F: Klassifizierung angeborener kardiovaskulärer Fehlbildungen nach pathogenetischen Mechanismen: Daten der bayerischen Fehlbildungsstudie 1984–1991. In: Schumacher G. Sauer U (Hrsg: Herzfehler und Genetik/Genetics of cardiopathies. Wissenschafliche Verlagsgesellschaft, Stuttgart, pp 67–74)

2 Radtke WA. Current therapy of the patent ductus arteriosus. Curr Opin Cardiol 1998; 13(1): 59–65

30.3 Arterielle Hypertonie

Beate Schmidt (Konventioneller Teil)
Alfred Längler (Komplementärer Teil)

30.3.1 Ätiologie und Einteilung

Beate Schmidt

Der systolische und/oder diastolische Blutdruck überschreitet die 95. Perzentile des altersentsprechenden Blutdrucks bei mindestens drei Messungen an verschiedenen Tagen.

- **Primäre Hypertonie:** Ursache unbekannt; Merke: Je jünger das Kind und je schwerer der Hypertonus desto eher findet sich eine organische Ursache.
- **Sekundäre Hypertonie:** Organische Ursachen (☞ 30.3.4).

30.3.2 Epidemiologie

- Kinder < 10 Jahren: In ca. 10 % der Fälle liegt eine primäre Hypertonie, in ca. 90 % eine sekundäre Hypertonie vor.
- Kinder > 10 Jahren bzw. Jugendliche: Meist (ca. 70 %) besteht eine primäre Hypertonie (häufig in Kombination mit Adipositas), lediglich bei ca. 30 % liegt eine sekundäre Hypertonie vor.

30.3.3 Klinik und Leitsymptome

- Häufig Symptomfreiheit!
- Typische Symptome: Kopfschmerzen, Erbrechen, Nasenbluten, Bewegungsunlust oder Schwäche der unteren Extremität, Visusveränderungen.
- Anamnestisch: familiäre Hypertonie, familiäre Nierenerkrankungen, Medikamente, Lakritzabusus, postnatale Umbilikalisthrombose; postpubertär: Schwangerschaft?

30.3.4 Differenzialdiagnosen

- Renal:
  - Renoparenchymatös: Glomerulo-, Pyelonephritis, hämolytisch-urämisches Syndrom, Hydronephrose, polyzystische oder dysplastische Nieren, immunologische Erkrankungen, Nephrotoxine,
  - Renovaskulär: Nierenarterienstenosen/-thrombosen, Nierenvenenthrombosen, Polyarteriitis nodosa.
- Kardiovaskulär: prä- und postductale Aortenisthmusstenose,
- Endokrinologisch: Cushing-Syndrom, Neuroblastom, Hyperthyreose, Phäochromozytom, Hyperaldosteronismus, Hyperparathyreoidismus,
- Zerebral: intrakranielle Drucksteigerung (z. B. durch Tumor, Blutung, Meningitis, Enzephalitis, Guillain-Barre-Syndrom, Liquorzirkulationsstörung anderer Genese),
- Medikamentös bedingt bzw. drogeninduziert,
- Essentielle (= primäre) Hypertonie (Ausschlussdiagnose).

30.3.5 Diagnostik

Allgemeine Diagnostik

- **Klinische Untersuchung:**
  - Blutdruckmessung an allen Extremitäten mit geeigneten Blutdruckmanschetten (s. u.),
  - Körpergröße und -gewicht (Bodymass-Index),
  - Auskultation: Herzgeräusch, Gefäßgeräusche,
  - Fundoskopie (rentinale Vaskulopathie?).
- **Labor:**
  - Blutbild, Elektrolyte, Harnstoff, Kreatinin,
  - Weitergehende Diagnostik: Katecholaminbestimmung im Urin, Schilddrüsenhormone, Aldosteronbestimmung.
- **EKG:** Hypertrophiezeichen.
- **Echokardiographie:** Aortenisthmusstenose, Hypertrophie des linken Ventrikels.
- **Abdomensonographie:** Nierengröße und -struktur. Dopplersonographie: Ausschluss Nierenarterienstenose.

Blutdruckmessung

- Blutdruckmessung bei Kindern **im Liegen** nach Ruhephase.
- **Mehrfachmessungen** erhöhen Messgenauigkeit.
- Bei pathologischen Werten an **beiden** Armen und Beinen messen zum Ausschluss einer Aortenisthmusstenose
- Richtige Wahl der Blutdruckmanschette ist entscheidend (☞ Tab. 30.3-1)! Manschette fest anwickeln!
- Bestimmung der **Korotkoff -Töne:** Aufblasen der Blutdruckmanschette deutlich über den erwarteten systolischen Wert und auskultatorische Ermittlung der systolischen und diastolischen Grenze beim Absenken des Manschettendrucks. Variation: Statt Auskultation akustischen Gefäßdoppler verwenden (v. a. untere Extremität).

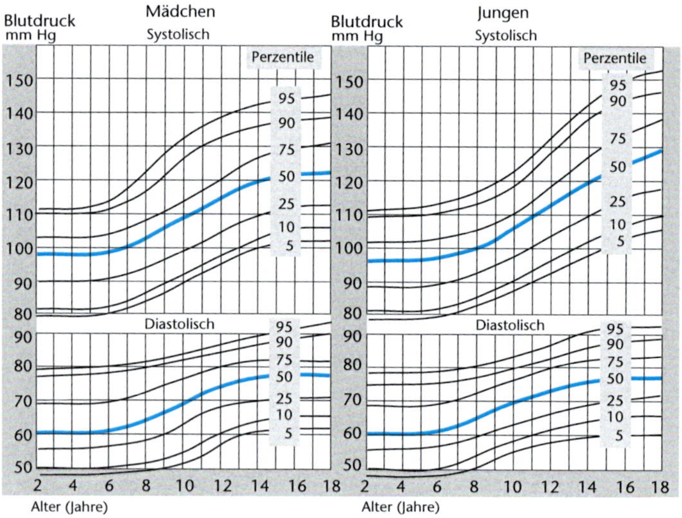

Abb. 30.3-1: Blutdrucknormalwerte

- **Flush-Methode** (bei Säuglingen): Anlegen der Blutdruckmanschette und Austreichen der Hand bis zur Blutleere (Blässe). Aufblasen der Blutdruckmanschette über erwarteten systolischen Wert und langsames Absenken des Drucks bis zum Wiedereinstrom von Blut mit sichtbarer rosiger Verfärbung (ermittelt approximativen systolischen Arteriendruck).
- **Oszillometrie** (z. B. Dinamap): Messung der Schwingungen des arteriellen Blutflusses beim Absenken des Manschettendrucks,
- **Langzeitblutdruckmessung:** 24 h-Blutdruckmonitoring mit transportablem Gerät zur Beurteilung des zirkadianen Blutdruckverhaltens.

Tab. 30.3-1: Richtige Wahl der Blutdruckmanschette nach Bachmann 1984

	Manschetten-Breite (cm)	Länge (cm)
Neugeborene	3–4	10
Säuglinge	5–6	15
Kleinkinder	8–9	20
Schulkinder	12–14	25

Beurteilung

In folgenden Fällen ist nach dreifacher Messung unter Ruhebedingungen an verschiedenen Tagen eine **diagnostische Klärung notwendig** (z. B. 24 h-Blutdruckmessung, weitere Diagnostik entsprechend der Differenzialdiagnose; Update on Task Force 1996):

- > 120 mmHg systolisch bei Säuglingen < 1 Jahr, Länge < 90 cm,
- > 125–130/80 mmHg bei Kleinkindern 2–5 Jahre, Länge < 120 cm,
- > 130–135/85 mmHg bei Schulkindern, Länge < 150 cm,
- > 140/90 mmHg bei Jugendlichen, Länge >150 cm.

Als **pathologisch** zu beurteilen sind:

- Eine konstante Erhöhung des arteriellen Blutdrucks über die alters- und aktivitätsbezogene 95. Perzentile (☞ Abb. 30.3-1, Tab. 30.3-2);
- Blutdruckdifferenzen von > 20 mmHg zwischen oberer und unterer Extremität;

Tab. 30.3-2: 95. Perzentile für die 24 h-Blutdruckmessung von Kindern und Jugendlichen (Quelle: Soergel et al. 1997)

Körpergröße	Blutdrucklimit (mmHg) in Ruhe (Nacht)	
	Jungen	Mädchen
≤ 120 cm	104/63	107/66
≤ 150 cm	113/67	112/66
≤ 180 cm	140/86	140/86
Körpergröße	**Blutdrucklimit (mmHg) unter Belastung (Tag)**	
	Jungen	**Mädchen**
≤ 120 cm	123/85	120/84
≤ 150 cm	129/85	129/84
≤ 180 cm	137/85	131/84

- Langzeit-RR-Messung: Nachtabsenkung um weniger als 10 % bzw. Überschreiten der alters- und aktivitätsbezogenen 95. Perzentile in mehr als 10 %.

30.3.6 Konventionelle Therapie

Allgemeinmaßnahmen

Gewichtsreduktion und Sport, Behandlung der Grunderkrankung.

Medikamentöse Therapie

Derzeit besteht kein allgemein akzeptierter Stufenplan zur Behandlung im Kindesalter. Diskutiert wird der primäre Einsatz von ACE-Hemmern in Kombination mit Kalziumantagonisten bei arteriellem Hypertonus.

- **ACE-Hemmer:** Captopril (Lopirin), cave: Blutdruckabfall initial, daher einschleichende Dosierung (z. B. in Schritten von 0,2 mg/kg), Zieldosis: 0,1 – 1 mg/kg/d p.o. in 3 – 4 ED bei Kindern < 6 Monate; Zieldosis 1 – 5 mg/kg/d p.o. in 3 – 4 ED bei Kindern bei Kindern > 6 Monate.
- **Kalziumantagonisten:** Nifedipin (Adalat): Einzeldosis 0,5 – 2 µg/kg langsam i.v.; Perfusor: 0,2 – 1µg/kg/min, oral: 3 – 5mg/kg/d, Einzeldosis initial: 0,25 mg/kg p.o.
- **Diuretika:**
  - Furosemid (Lasix) Einzeldosis 0,5 – 1 mg/kg i.v., Wiederholung nach 4 – 6 h (maximal 10 mg/kg/d i.v.), Daueranwendung: 1 – 3 mg/kg/d p.o./i.v.(cave: hypochlorämische Alkalose, Hypokaliämie),
  - Spironolacton (Aldactone) 2 – 5 mg/kg/d p.o. in 1 – 3 ED (cave: Hyperkaliämie),
  - Hydrochlorothiazid (Esidrix) 1 – 3 mg/kg/d p.o. in 2 ED.
- **β-Blocker:**
  - Propranolol (Dociton) 0,5 – 5 mg/kg/d p.o. in 3 – 4 ED. Cave: Bradykardie, AV-Block, Adynamie. Kontraindikation: Asthma, höhergradiger AV-Block,
  - Metoprolol (Beloc) Einzeldosis 0,1 mg/kg i.v., Wiederholung nach 3 – 5 min (max. 2 – 3 mal); oral 1 – 5 mg/kg/d in 3 ED,
  - Esmolol (Brevibloc) initial 0,5 mg/kg ED **langsam** i.v., anschließend 0,05 – 0,2 mg/kg/min i.v. Dauerinfusion.

Intensivtherapie/Hypertensive Krise

Nach Möglichkeit ist intravenös eine Monotherapie anzustreben. Dabei ist jeweils das Medikament einzusetzen, mit dem ärztlicherseits die größte Erfahrung vorliegt.

- Nifedipin (Adalat) Einzeldosis 0,5 – 2 µg/kg langsam i.v. bzw. 0,2 – 1µg/kg/min (Perfusor),
- Natriumnitroprussid (Nipruss) i.v. 1 – 10 µg/kg/min Dauerinfusion. Cave: Zyanid-Intoxikation (prophylaktisch 10-fache Menge an Natriumthiosulfat i.v.),
- Dihydralazin (Nepresol) Einzeldosis 0,1 – 1 mg/kg langsam i.v., Wiederholung nach 4 – 8 Std.; Dauerinfusion 1 – 2 µg/kg/min; Nebenwirkungen: Vasodilatation mit rapidem Blutdruckabfall, Tachykardie, Kopfschmerzen.

30.3.7 Komplementäre Therapie

Alfred Längler

Anthroposophische Medizin

Zur Harmonisierung der Kreislauffunktionen haben sich bewährt:

- **Arnica/Betula comp. Amp.:** 2 – 3 mal/Woche 1 Amp. s.c.,
- **Glonoinum D3:** 2 – 3 mal tgl. 5 – 10 Tropfen (vor allem bei gleichzeitig bestehendem Engegefühl in der Brust),
- **Solutio Sacchari comp. D6:** 2 – 3 mal tgl. 5 – 10 Tropfen (v. a. bei psychisch angespannt wirkenden Kindern).

Äußere Anwendungen/physikalische Therapie

Folgende Maßnahmen über einen längeren Zeitraum regelmäßig angewandt, können sich günstig auf eine bestehende Hypertonie auswirken (als alleinige Therapie nicht ausreichend!):

- Hydrotherapieverfahren nach Kneipp mit insbesondere wechselwarmen Anwendungen an Armen und Beinen (☞ 45.3).
- Zwei- bis dreimal wöchentlich ein medizinisches Vollbad mit Zusatz von entspannenden Substanzen, z. B. Lavendel, Melisse oder Baldrian (☞ 45.3).
- Rhythmische Massage nach Dr. Hauschka (☞ 45.2).

Diätetik

Hilfreich in der Behandlung einer Hypertonie sind (neben anderen notwendig zu ergreifenden Maßnahmen):

- **Kochsalzrestriktion** bei gleichzeitig ausreichend hoher Kalium-Zufuhr (z. B. Bananen, getrocknete Aprikosen);
- Gewichtsnormalisierung bei oft vorhandenem Übergewicht (☞ 22);
- Geeignete Nahrungsmittel, um insbesondere auch den Anteil einfach und mehrfach ungesättigter Fett-

säuren in der Nahrung sicherzustellen sind insbesondere:
- Nüsse und Samen,
- Olivenöl,
- „Mediterrane" Diät mit viel frischem Gemüse, Getreide/Pasta, Fisch, Kräutern, Fleisch (wenig).

Phytotherapie
Zur Anwendung von Weißdorn-, Knoblauch- und Mistelpräparaten (bei Erwachsenen Bestandteil der Erfahrungsheilkunde) bei Kindern und Jugendlichen liegen keine hinreichenden Erfahrungen vor.

EBM
Zur komplementärmedizinischen Therapie bei arterieller Hypertonie liegen keine publizierten Studien der EBM-Grade 1 oder 2 sowie keine Konsensusempfehlungen vor. Allgemeine Bewertung der einzelnen Therapieverfahren ☞ 44.2, 44.3, 44.4, 44.5, 45.2, 45.3.

30.3.8 Integrativer Stufenplan

Komplementäre Maßnahmen können bei entsprechender Erfahrung parallel zur konventionellen Therapie angewandt werden (EBM gesicherte Daten zur Unbedenklichkeit und Wirksamkeit liegen nicht vor).

Literatur
1 Soergel M, Kirschstein M, Busch C, Danne T, Gellermann J, Holl R, Krull F, Reichert H, Reusz GS, Rascher W: Oscillometric twenty-four-hour ambulatory blood pressure values in the healthy children and adolescents: A multicenter trial including 1141 subjects. The Journal of Pediatrics 1997, 130(2): 178–84
2 DeMan SA, Andre J-L, Bachmann H, Grobbee DE, Ibsen KK, Laaser U, Lippert P,Hofman A: Blod pressure in childhood pooled findings of six European studies. Journal of hypertension 1991, 9(2): 109–114
3 Vigier RO von, Bianchetti MG: Arterial hypertension in childhood and adolescence. Ther Umsch 1999, 56(1): 12–8

30.4 Orthostasesyndrom

Beate Schmidt (Konventioneller Teil)
Alfred Längler (Komplementärer Teil)

30.4.1 Ätiologie

Beate Schmidt

Kreislaufregulationsstörungen mit unzureichender Gegenregulation beim Übergang vom Liegen zum Stehen.

30.4.2 Klinik und Leitsymptome

Schwindel, Flimmern oder Schwarzsehen vor den Augen, Tachykardie, Schweißausbruch, Synkope nach Lagewechsel vom Liegen bzw. Sitzen zum Stehen oder nach längerem Stehen.

30.4.3 Differenzialdiagnose

Vasovagale/neurokardiogene Synkope, Herzrhythmusstörungen, Vitium cordis, otogener Schwindel, Migräne, zerebrales Anfallsleiden/psychogene Synkope.

30.4.4 Diagnostik

Schellong-Test
Durchführung: Nach 15-minütigem Liegen (und 3-maliger Blutdruck- und Herzfrequenzbestimmung in der 12.–15. Minute) Aufstehen und Stehenbleiben für 10 min. mit minütlicher Messung von Blutdruck und Herzfrequenz. Anschließend Hinlegen und Ruhepause für 6 min. mit dreimaliger Blutdruckmessung.
Auswertung:
- Sympathikotone Reaktion: Bei Lagewechsel vom Liegen zum Stehen resultiert ein Abfall des systolischen Blutdruckwertes um mehr als 10 % mit Anstieg der Herzfrequenz um bis zu 50 %.
- Asympathikotone Reaktion: Bei Lagewechsel vom Liegen zum Stehen resultiert ein gleichzeitiges Absinken von systolischem und diastolischem Blutdruck ohne Pulsanstieg.
- Orthostase-Intoleranz-Reaktion: Bei Lagewechsel vom Liegen zum Stehen resultiert ein signifikanter Pulsanstieg (> 40 %) ohne Nachweis einer arteriellen Hypotonie.
- Klinische Symptome: Schwindel, Augenflimmern, Schweißausbruch, Synkope während des Tests.

30.4.5 Konventionelle Therapie

Allgemeine Maßnahmen
- Reichliche Flüssigkeitszufuhr, physikalische Therapie, schrittweiser Lagewechsel Liegen-Sitzen-Stehen, aktive Muskelanspannung bei längerem Stehen, Sport, regelmäßige Ernährung (längerdauernde Karenz vermeiden), kochsalzreiche Ernährung, Hydrotherapie (Wechselduschen).
- Bei Kollaps: Flachlagerung mit hochgelagerten Beinen.

Medikamentöse Therapie

Dihydroergotamin oder Etilefrin bei rezidivierenden Kollapszuständen aufgrund arterieller Hypotonie und Therapieresistenz gegenüber Allgemeinmaßnahmen. Dosierung: Jugendliche >12 Jahre:

- Dihydroergotaminmesilat: 1 mal tgl. 1 Retardkapsel (2,5 mg/ 5 mg),
- Etilefrin bei asympathikotoner Reaktion: 1 mal tgl. 1 Depot-Kapsel (25 mg).

30.4.6 Komplementäre Therapie

Alfred Längler

> Wesentliche Grundlage der komplementären Therapie einer orthostatischen Regulationsstörung bildet ein ausgewogenes und regelmäßiges Bewegungsprogramm mit vor allem Ausübung von Ausdauersportarten.

Anthroposophische Medizin/Homöopathie

- **Cardiodoron®** zur Harmonisierung der Herz-Kreislauffunktionen, z. B. als D3 oder 1 % Dil.: akut bis zu 2 stdl. 5 – 10 Tropfen; zur Intervalltherapie 3 mal tgl. 5 – 10 Tropfen;
- **Ferrum hydroxydatum D6:** zur längerfristigen konstitutionellen Therapie 2 mal tgl. 1 Msp.;
- **Veratrum album D4:** bei kaltem Schweiß, schwachem Puls bis zu stündlich 5 – 10 Tropfen;
- **China D2 – D4:** vor allem bei Schwäche nach Infekten, Blutverlust: 3 mal tgl. 5 – 10 Tropfen;
- **Acidum posphoricum D6:** bei Kreislauflabilität vor allem in der Wachstumsphase und in Überforderungssituationen (z. B. Schule): 3 mal tgl. 5 – 10 Globuli.

Äußere Anwendungen/physikalische Therapie

- Hydrotherapie mit kalten Abwaschungen der Extremitäten insbesondere morgens nach dem Aufstehen (Kneipp-Therapie), kalten Güsse an Armen und Beinen, Wechselbädern (☞ 45.3),
- Vollbäder mit Rosmarin-Badezusatz (☞ 45.3),
- Fußeinreibung mit Rosmarin-Salbe (☞ 45.1).

Phytotherapie

Einsatz von tonisierenden Kräutern als Tee (☞ 44.5):

- Rosmarin,
- Weißdornblätter,
- Lavendel (zur Harmonisierung).

> **EBM** Zur komplementärmedizinischen Therapie des Orthostasesyndroms liegen keine publizierten Studien der EBM-Grade 1 oder 2 sowie keine Konsensusempfehlungen vor. Allgemeine Bewertung der einzelnen Therapieverfahren ☞ 44.4, 44.5, 45.1, 45.3.

30.4.7 Integrativer Stufenplan

Stufe	Klinik	Konventionelle Therapie (☞ 30.4.5)	Komplementäre Therapie (☞ 30.4.6)	EBM-Bewert. kompl. Therapie
1	Milde Orthostase-symptomatik	Allgemeine Maßnahmen (☞ 30.4.5)	Ausgewogenes Bewegungsprogramm	5
2	Mäßige Orthostase-symptomatik ohne kollaptische Zustände	Siehe Stufe 1	Cardiodoron	5
			Hydrotherapie	5
			Tonisierende Kräutertees (Rosmarin, Weißdorn)	5
3	Orthostasesymptome mit kollaptischen Zuständen	Dihydroergotamin; Etilefrin	Begleitend Maßnahmen der Stufe 1 und 2	Siehe Stufe 1 – 2

Literatur

1 Stewart JM. Orthostatic hypotension in pediatrics. Heart Dis. 2002, 4(1): 33 – 9

2 Cysarz D; Heckmann C; Kümmel HC: Die Wirkung von Cardiodoron auf die cardio-respiratorische Koordination – Ein Literaturüberblick. [Effects of Cardiodoron on cardio-respiratory coordination – a literature review.] Forsch Komplmed Klass Naturheilkd 2002 9(5): 292 – 297

30.5 Arterielle Hypotonie

Beate Schmidt (Konventioneller Teil)
Alfred Längler (Komplementärer Teil)

30.5.1 Ätiologie

Beate Schmidt

Blutdruckwerte unterhalb der dritten Perzentile der Blutdrucknormwerte (☞ Abb. 30.3-1).

- Primäre bzw. idiopathische arterielle Hypotonie: Ursache unbekannt,
- Sekundäre arterielle Hypotonie (organische Ursache, DD s. u.).

30.5.2 Klinik und Leitsymptome

- Primäre/chronische Hypotonie: oft Symptomfreiheit, bei Beschwerden Symptome wie bei einem Orthostasesyndrom,
- Sekundäre Hypotonie: Tachykardie, Störungen der Mikrozirkulation, Perfusionsstörungen mit prärenalem Nierenversagen/Multiorganversagen.

30.5.3 Differenzialdiagnosen

- Schock:
  - Volumenmangel (Blutverlust, Dehydratation),
  - Toxisch: Infektionen/Sepsis/allergischer Schock.
- Medikamente,
- Kardiogen:
  - Rhythmusstörung,
  - Perikarderguss,
  - Kardiomyopathie,
  - Hämodynamisch bedeutsamer Ductus (Frühgeborenes),
  - Vitien mit ductusabhängiger Systemperfusion (Neugeborenes), z. B. hypoplastisches Linksherzsyndrom, kritische Aortenstenose, Aortenisthmusstenose.
- Zentralnervös: Regulationsstörung Hirnstamm (Ödem, Raumforderung, Enzephalitis),
- Endokrin: Hypothyreose, Addison Krise.

30.5.4 Diagnostik

- **Blutdruckmessung:** an allen Extremitäten (ggf. invasive Blutdruckmessung in der Intensivtherapie), Herzfrequenz, Hautkolorit, Mikrozirkulation,
- **Labor:** Blutbild mit Hämatokrit und Differenzierung, CRP, Blutkulturen, arteriovenöse Sauerstoffdifferenz,
- **Spezielle Diagnostik:** siehe Grunderkrankungen,
- **EKG:** Rhythmusstörung, Niedervoltage,
- **Echokardiographie:** Kontraktilitätsbestimmung, Größe linker Ventrikel, Abschätzung des Herzzeitvolumens, Ausschluss Vitium cordis,
- **Abdomensonographie,**
- **Weiterführende spezielle Diagnostik:** EEG, MR/CT, Hormonbestimmungen.

30.5.5 Konventionelle Therapie

- Primäre arterielle Hypotonie: (☞ 30.4.5),
- Sekundäre arterielle Hypotonie: symptomatisch entsprechend der Grunderkrankung.

30.5.6 Komplementäre Therapie

Alfred Längler

☞ 30.4.6

> **EBM** Zur komplementärmedizinischen Therapie bei arterieller Hypotonie liegen keine publizierten Studien der EBM-Grade 1 oder 2 sowie keine Konsensusempfehlungen vor. Allgemeine Bewertung der einzelnen Therapieverfahren ☞ 44.4, 44.5, 45.1, 45.3.

30.5.7 Integrativer Stufenplan

☞ 30.4.7

Literatur

1 Prins I, Plotz FB, Uiterwaal CS, van Vught HJ. Low-dose dopamine in neonatal and pediatric intensive care: a systematic review. Intensive Care Med 2001, 27(1): 206 – 10

30.6 Herzinsuffizienz

Beate Schmidt (Konventioneller Teil)
Alfred Längler (Komplementärer Teil)

30.6.1 Ätiologie und Einteilung

Beate Schmidt

Laut WHO verminderte körperliche Belastbarkeit aufgrund einer ventrikulären Funktionsstörung. Man unterscheidet:

Vorwärtsversagen: Reduktion des Herzzeitvolumens mit der Folge einer arteriellen Hypotonie und verringerter Perfusion der Körperperipherie.

Rückwärtsversagen:

- Linksherzversagen: rückstaubedingter pulmonaler Hypertonus, Lungenödem, Ergüsse.
- Rechtsherzversagen: Hepatomegalie, Gewichtszunahme, Ödeme, Ergüsse, Jugularvenenstauung.

Systolische Ventrikelfunktionsstörung

- Gesteigerte Ventrikelbelastung,
  - Volumenbelastung (Shuntvitien, Klappeninsuffizienzen, arteriovenöse Fisteln),
  - Druckbelastung (Klappen- und Gefäßstenosen, arterielle und pulmonale Hypertonie),
- Eingeschränkte Kontraktilität (dilatative Kardiomyopathie/Speicherkrankheiten).

Diastolische Ventrikelfunktionsstörung

- Eingeschränkte Ventrikelfüllung (restriktive Kardiomyopathie, Perikardtamponade, konstriktive Perikarditis),
- Ventrikelhypertrophie (Druckbelastung),
- Rhythmusstörung.

30.6.2 Klinik und Leitsymptome

- Tachypnoe, Dyspnoe, Tachykardie,
- Ödeme mit kurzfristiger Gewichtzunahme,
- Eingeschränkte Mikrozirkulation,
- Hepatomegalie,
- Gedeihstörung und Trinkschwäche, Adynamie,
- Lageabhängiger kardialer Husten.

Altersverteilung: Die Gedeihstörung tritt eher bei Säuglingen auf, Ödeme eher bei älteren Kindern, alle anderen Symptome sind altersunabhängig.

30.6.3 Differenzialdiagnosen

- **Primär kardial:** Dekompensation kongenitaler Vitien aufgrund von Obstruktion oder Volumenüberlastung, Rhythmusstörungen, myokardialen Funktionsstörungen (Kardiomyopathie),
- **Pulmonal:** pulmonale Hypertension mit sekundärer Rechtsherzbelastung,
- **Volumeninbalance:** Volumenüberlastung, Volumenmangel (Dehydratation, Anämie, Infektionen).

30.6.4 Diagnostik

- **Blutdruckmessung:** arterielle Hypotonie, hypertensive Krise,
- **Labor:** Blutgasanalyse, Blutbild, Elektrolyte (Hydratation), CRP, Retentionswerte,
- **Röntgen-Thorax:** Herzgröße und -konfiguration, pulmonale Transparenz, Lungengefäßzeichnung und interstitielle Veränderungen, alveoläres Lungenödem, Ergüsse,
- **EKG:** Rhythmusstörungen, Hypertrophiezeichen, Erregungsleitungsstörungen (Myokarditis), Niedervoltage (Perikardtamponade),
- **Echokardiographie:** Ventrikelgröße, Kontraktilität, Nachweis und Verlaufsbeobachtung von Stenosen und Insuffizienzen, Pleura- und Perikardergüsse,
- **Dopplersonographie:** Nachweis von AV-Fisteln (auch intrakraniell),
- **Herzkatheteruntersuchung:** Invasive Messung der Hämodynamik bei komplexen Vitien, Medikamententestung bei pulmonaler Hypertonie.

30.6.5 Konventionelle Therapie

Allgemeinmaßnahmen (abhängig vom Schweregrad)

- Flüssigkeitsrestriktion (60–80 % des Erhaltungsbedarfs) mit Bilanzierung, engmaschige Gewichtskontrolle,
- Bettruhe, Monitorüberwachung, Pulsoxymetrie, Blutdruckmessung,
- Oberkörperhochlagerung, Inhalation mit β_2-Mimetika (Salbutamol) zur Bronchiodilatation, ggf. Sedierung, Sauerstoffzufuhr.

Medikamentöse Therapie

Zur Therapie der chronischen Herzinsuffizienz sind Diuretika in Kombination mit Digitalis geeignet. ACE-Hemmer bewirken neben der Steigerung der Diurese auch eine Nachlastsenkung (Indikation: z.B. Mitralinsuffizienz). Derzeit wird der Einsatz von β-Blockern (Carvedilol) zur Behandlung der Herzinsuffizienz im Kindesalter geprüft.
Zur Akutbehandlung werden intravenös Katecholamine (Dopamin, Dobutrex) auch in Kombination mit Vorlastsenkern (Nitrate) eingesetzt.

Diuretika

- Furosemid (Lasix): Einzeldosis 0,5–1 mg/kg i.v., Wiederholung nach 4–6 h (maximal 5[–10] mg/kg i.v.),

Daueranwendung: 1–3 mg/kg p.o./i.v. (cave: hypochlorämische Alkalose, Hypokaliämie),
- Spironolacton (Aldactone): 2–5 mg/kg/d p.o. in 1–3 ED (cave: Hyperkaliämie),
- Hydrochlorothiazid (Esidrix): 1–3 mg/kg/d p.o. in 2 ED.

ACE-Hemmer
Captopril (Lopirin) in einschleichender Dosierung (Gefahr eines initialen Blutdruckabfalls), z.B. in Schritten von 0,2 mg/kg. Zieldosis bei Kindern unter 6 Monaten: 0,5–1 mg/kg/d p.o. (in 3–4 ED), bei Kindern > 6 Monaten: 1–5 mg/kg/d p.o. in 3–4 ED.

Nitrat
Gycerotrinitrat (Perlinganit): Dauerinfusion 1–5(–20) µg/kg/min; Wirkung: Vasodilatation, Verbesserung der peripheren Durchblutung.
Inotropika
- Digitalis (Lanitop):
  - Sättigungsdosis: Neugeborene: 0,02–0,04 mg/kg p.o., Kleinkinder: 0,04 mg/kg p.o. initial 50 % der Sättigungsdosis, dann im Abstand von 8 Std. 2 mal je 25 %, ab dem Folgetag Erhaltungsdosis;
  - Erhaltungsdosis: Neugeborene: 0,01 mg/kg/d in 2 ED, Kleinkinder: 0,017 mg/kg/d in 2 ED,
  - Cave: enger therapeutischer Bereich (Spiegelkontrollen), AV-Block, Rhythmusstörungen v.a. bei Hypokaliämie, Hyperkalzämie; Dosisanpassung bei Niereninsuffizienz.
- Dopamin (2–15 µg/kg/min, dosisabhängig unterschiedliche Wirkung):
  - Vasodilatation und Verbesserung der Nierendurchblutung (2–4 µg/kg/min),
  - Positive Inotropie (5–10 µg/kg/min),
  - Vasokonstriktion (15 µg/kg/min) systemisch und pulmonal,
  - Tachykardie v.a. in hohen Dosen.
- Dobutrex (2–15 µg/kg/min):
  - Positive Inotropie und Vasodilatation,
  - Verabreichung häufig in Kombination mit Dopamin.

30.6.6 Komplementäre Therapie
Alfred Längler

Zu diesem Krankheitsbild liegen keine dokumentierten spezifischen komplementärmed. Erfahrungen vor.

Literatur
1 Clark BJ. Treatment of heart failure in infants and children. Heart Dis 2000,2(5): 354–61
2 Bruns La, Canter CE. Should beta-blockers be used for the treatment of pediatric patients with chronic heart failure. Paediatr Drugs 2002, 4(12): 7718
3 Burch M: Heart failure in the young. Heart 2002, 88(2): 198–202

30.7 Endokarditis
Beate Schmidt (Konventioneller Teil)
Alfred Längler (Komplementärer Teil)

30.7.1 Ätiologie
Beate Schmidt

Entzündung der Herzinnenwand mit konsekutiver Schädigung der Herzklappen.
- Bakterielle Endokarditis mit akutem oder subakutem Verlauf (häufigste Form). Erreger:
  - Streptococcus viridans (50 %; subakuter Verlauf = Endokarditis lenta, v.a. bei vorgeschädigten Klappen),
  - Staphylococcus aureus (20 %; hochakuter Verlauf),
  - Enterokokken oder gramnegative Bakterien (15 %),
  - Pilze (selten).
- Abakterielle Endokarditis: z.B. immunologische Reaktion nach akutem rheumatischem Fieber.

30.7.2 Epidemiologie

Endokarditis-Inzidenz (administrativ, Japan 1997–2001): 0,6 % aller eingewiesenen Kinder mit kongenitalem Vitium cordis.

30.7.3 Klinik und Leitsymptome

- Fieber (80–100 %),
- Neu aufgetretenes oder verändertes Herzgeräusch (40–75 %),
- Tachykardie (50–60 %),
- Herzinsuffizienzzeichen (50–60 %),
- Adynamie (80 %), Gewichtsverlust/Appetitlosigkeit (70 %),
- Schwitzen (50 %),
- Muskel- und Gelenkschmerzen (40 %),
- Splenomegalie,
- Petechien oder Osler-Knötchen an Fingern und Zehen (19 %),

- Bei Nierenbeteiligung: Proteinurie und Hämaturie (30–60 %),
- Bei Mikroembolien z. B. Retinabeteiligung, neurologische Symptome (20–30 %).

30.7.4 Differenzialdiagnose

☞ 5

30.7.5 Diagnostik

- **Labor:** Blutbild mit Leukozytose und Linksverschiebung, Anämie, CRP-Anstieg und BSG-Erhöhung; **mindestens** 2 mal Blutkulturen (je aerob und anaerob) in kurzem Abstand abnehmen; Urinstatus/-kultur, kardiale AK positiv (als Zeichen immunologischer Begleitreaktion; evtl. Verlaufsparameter),
- **Echokardiographie:** Echoreiche Vegetationen (> 2 mm Durchmesser nachweisbar); Perikarderguss, neu aufgetretene Klappeninsuffizienzen,
- **EKG:** unspezifische, Repolarisationsstörungen,
- **Röntgen-Thorax:** Kardiomegalie bei Herzinsuffizienz oder Perikarderguss.

30.7.6 Konventionelle Therapie

Allgemeinmaßnahmen

- Bettruhe,
- Herzinsuffizienztherapie (☞ 30.6),
- Antipyrese (☞ 5).

Antibiotische Therapie

Intravenöse antibiotische Therapie meist über 4–6 Wochen nach Keimbestimmung. Behandlungstratefizierung je nach:

- Erregertyp,
- Verlauf (Erkrankungsdauer, Ausmaß der Läsionen, Komplikationen),
- Prä- oder postoperativem Status,
- Vorliegen von Klappenprothesen/biologischen Klappen/Fremdmaterial.

Akuter Verlauf

- Sofort nach 2. Blutkultur breite antibiotische Therapie. Initial: Penicillin oder Ampicillin + Gentamicin + Flucloxacillin (☞ Tab. 30.7-1),
- Bei Penicillin-Allergie: Cefotaxim + Gentamicin oder Vancomycin + Gentamicin (☞ Tab. 30.7-1),
- Später Behandlung entsprechend Antibiogramm.

Subakuter Verlauf

Erregerdiagnostik kann abgewartet werden. Auswahl des Antibiotikums abhängig vom Erreger. Hohe Dosierung (☞ Tab. 30.7-1)! Evtl. späteres Umsetzen entsprechend Antibiogramm.

- Streptokokken: Penicillin + Gentamicin. Bei Penicillin-Allergie: Vancomycin-Monotherapie oder Cefazolin + Gentamicin;
- Staphylokokken: Flucloxacillin + Gentamicin. Bei Penicillin-Allergie: Vancomycin-Monotherapie oder Cefazolin + Gentamicin;
- Nach Klappenersatz: zusätzlich Rifampicin;
- Enterokokken: Ampicillin oder Mezlocillin + Gentamicin. Bei Penicillin-Allergie: Vancomycin + Gentamicin;
- Gramnegative Bakterien: Mezlocillin oder Cefotaxim + Gentamicin, Azlo-oder Piperacillin + Tobramycin;
- Pilze: Amphotericin B und Flucytosin.

Tab. 30.7-1: Medikamentendosierung zur intravenösen Therapie der infektiösen Endokarditis

Präparat	Dosierung
Amphotericin B	Zieldosis 1mg/kg/d als ED, Beginn 0,1mg/kg/d, einschleichend dosieren
Ampicillin	200–300 mg/kg/d in 3–4 ED
Azlocillin oder Piperacillin	200–300 mg/kg/d in 4–6 ED
Cefazolin	100–150 mg/kg/d in 3 ED
Cefotaxim	150–200 mg/kg/d in 3–4 ED
Flucloxacillin	150–200 mg/kg/d in 4–6 ED
Flucytosin	150 mg/kg/d als ED, max. 3 g/d
Gentamicin	4–6 mg/kg/d in 3 ED
Mezlocillin	200–300 mg/kg/d in 3–4 ED
Penicillin G	200 000–400 000 IE/kg/d in 4–6 ED
Rifampicin	20 mg/kg/d oral in 2 ED, max. 600 mg/d
Tobramycin	3–6 mg/kg/d in 2–3 ED
Vancomycin	40 mg/kg/d in 2–4 ED

Endokarditisprophylaxe

Indikation

Bei Kindern mit kongenitalen (außer ASD II) oder erworbenen Herzfehlern bzw. nach Herzoperationen mit Restbefund ist vor **allen** instrumentellen Eingriffen diagnostischer oder therapeutischer Art eine Endokarditisprophylaxe indiziert.

Besonders hohes Risiko: Künstliche Herzklappen, biologische Klappenprothese, aorto-pulmonale Shunts, Conduits, sonstiges Fremdmaterial, Z. n. Endokarditis.

Zahnbehandlungen und HNO-Eingriffe
- 30 – 60 min. **vor** Beginn Amoxicillin (50 mg/kg) p.o. (max. 3 g); bei besonders hohem Risiko: zusätzlich 15 mg/kg p.o. nach 6 (und 12 Std.) oder Penicillin 50 000 IE/kg ED, max. 2 Mega.
- Bei Penicillinunverträglichkeit: Clindamycin (15 mg/kg, max. 600 mg) p.o./i.v.; bei besonders hohem Risiko: zusätzlich 7,5 mg/kg p.o./i.v. nach 6 (und 12 Std.).

Eingriffe an infizierten Herden, invasive Diagnostik und Therapie
- 30 – 60 min. **vor** Beginn: Clindamycin (15 mg/kg, max. 600 mg) oder Teicoplanin (2 mal 6 mg/kg i.v. im Abstand von 12 Std., max. TD 800 mg).
- Bei besonders hohem Risiko: zusätzliche Gaben von Clindamycin (10 mg/kg) oder Teicoplanin (6 mg/kg) nach 12 Std.

Eingriffe im Gastrointestinal- und Urogenitalbereich
- 30 – 60 min. **vor** Beginn: Amoxicillin (50 mg/kg p.o.; 25mg/kg i.v.); bei besonders hohem Risiko: zusätzlich 15 mg/kg p.o. nach 6 (und 12 Std.), jeweils plus Gentamicin i.v. 2 mg/kg (max. 80 mg).
- Bei Penicillinunverträglichkeit: Teicoplanin (2 mal 6 mg/kg i.v. im Abstand von 12 Std., max. TD 800 mg) plus Gentamicin i.v. 2 mg/kg (max. 80 mg).

Zusätzliche Maßnahmen
- Gute Zahnpflege und regelmäßige zahnärztliche Kontrollen,
- Fieber-Fokus bei Kindern mit Herzfehlern klären,
- Bei manifesten bakteriellen Infektionen konsequente antibiotische Therapie über 8 – 12 Tage.

Prognose

Manifeste Endokarditis: 25 % Mortalität, bei Befall der linksseitigen Strukturen bis zu 50 % Mortalität.

30.7.7 Komplementäre Therapie

Alfred Längler

Zu diesem Krankheitsbild liegen keine dokumentierten spezifischen komplementärmedizinischen Erfahrungen vor.

Literatur

1 Niwa K, Nakazawa M, Miyatake K, Tateno S, Yoshinaga M: Survey of prophylaxis and management of infective endocarditis in patients with congenital heart disease- Japanese nationwide survey. Circ J. 2003, 67(7): 585 – 91

2 Arbeitsgemeinschaft „Endokarditis" der Paul-Ehrlich-Gesellschaft für Chemotherapie (1988), Empfehlungen zur Prophylaxe der bakteriellen Endokarditis. ZAC 6: 9 – 12

30.8 Perikarditis

Beate Schmidt (Konventioneller Teil)
Alfred Längler (Komplementärer Teil)

30.8.1 Ätiologie und Einteilung

Beate Schmidt

- Postperikardiotomie-Syndrom: ca. 1 – 6 Wochen postoperativ nach kardiochirurgischem Eingriff als immunologische Begleitreaktion,
- Infektiös: Erregerspektrum wie Myokarditis (Viren > Bakterien),
- Sonstige: nach Strahlentherapie, posttraumatisch, tumorinduziert, Lupus erythematodes.

30.8.2 Klinik und Leitsymptome

- Retrosternaler Schmerz, Schmerz in Projektion auf die Schulterblätter,
- Beklemmungsgefühl (im Liegen stärker),
- Dyspnoe,
- Perikardreiben (atemunabhängig; nicht bei Perikard-Erguss); oft in Kombination mit atemabhängigem Pleurareiben,
- Fieber (nicht obligatorisch),
- Bei Perikardtamponade: Tachykardie, paradoxer Puls, Blutdruckabfall, Dyspnoe.

30.8.3 Diagnostik

- **EKG:** Niedervoltage, leichte ST-Hebung, Repolarisationsstörung,
- **Echokardiographie:** Perikarderguss, Perikardtamponade,
- **Röntgen-Thorax:** Kardiomegalie. Ausnahme: Perikarditis constrictiva bei Tbc,
- **Labor:** ☞ 30.9, ggf. diagnostische Perikardpunktion.

30.8.4 Konventionelle Therapie

- Behandlung der Grundkrankheit, ggf. Diuretika (☞ 30.6.5) und Antiphlogistika (ASS 5 mg/kg/d),
- Perikardpunktion (diagnostisch und therapeutisch), Indikation bei hämodynamischer Beeinträchtigung (Tachykardie, Blutdruckabfall, Einschränkung der Mikrozirkulation),
- Operativ:
  - Perikardfensterung bei purulentem Perikarderguss oder häufigen Rezidiven,
  - Perikardektomie bei Perikarditis constrictiva durch Tbc.

Prognose
Bei Ansprechen auf antiphlogistische Therapie günstig.

30.8.5 Komplementäre Therapie

Alfred Längler

Zu diesem Krankheitsbild liegen keine dokumentierten spezifischen komplementärmedizinischen Erfahrungen vor.

Literatur
1 Towbin JA. Myocarditis and pericarditis in adolescents. Adolesc Med 2001, 12(1): 47–67

30.9 Myokarditis

Beate Schmidt (Konventioneller Teil)
Alfred Längler (Komplementärer Teil)

30.9.1 Ätiologie

Beate Schmidt

- **Infektiös:**
  - Viren: Coxsackie B, ECHO, Ebstein-Barr, Adenoviren, Masern, Mumps, Röteln, Varizellen, HIV, Influenza;
  - Bakterien und Parasiten: Borrelien, Mykoplasmen, Lues, Tbc;
  - Toxoplasmose;
- **Immunologisch/toxisch:** rheumatoide Arthritis, Kollagenosen, Diphterie-Toxin.

30.9.2 Klinik und Leitsymptome

- Tachy-Dyspnoe
- Apathie
- Arrhythmien, Tachykardie
- Schock
- Fieber
- Hepatomegalie

30.9.3 Differenzialdiagnosen

- Dilatative Kardiomyopathie,
- Bland-White-Garland-Syndrom (Fehlabgang der linken Koronararterie aus der Pulmonalarterie, meist mit retrograder Perfusion, Infarzierung),
- Sekundäre Kardiomyopathie.

30.9.4 Diagnostik

- **Auskultation:** Arrhythmie, Systolikum,
- **Labor:** Anstieg von BSG, GOT, LDH, CK und CK-MB, Troponin; serologische Erregerdiagnostik, antimyolemmale-AK und antisarkolemmale-AK,
- **EKG:** Sinustachykardie, reduzierte QRS-Amplituden, ST-Streckenveränderungen, Repolarisationsstörungen mit Verlängerung des QT-Intervals, AV-Block, Extrasystolen,
- **Echokardiographie:** linksventrikuläre Dilatation mit eingeschränkter Kontraktilität (auch regional), vereinzelt linksventrikuläre Thromben,
- **Röntgen-Thorax:** Kardiomegalie, Lungenödem, Pleuraergüsse.

30.9.5 Konventionelle Therapie

- Strenge Bettruhe, Intensivüberwachung, Behandlung der Grundkrankheit,
- Symptomatische Herzinsuffizienztherapie (☞ 30.6),
- Behandlung von schweren Herzrhythmusstörungen (☞ 30.10),
- Evtl. Thrombozytenaggregationshemmung (z.B. bei Kawasaki-Syndrom: initial ASS 80–100 mg/kg, nach 10 Tagen Reduktion auf ASS 5 mg/kg),
- Bei Autoimmunerkrankung: Immunsuppressiva, Behandlung der Grunderkrankung.

Prognose
Abhängig von der Grunderkrankung.

30.9.6 Komplementäre Therapie

Alfred Längler

Zu diesem Krankheitsbild liegen keine dokumentierten spezifischen komplementärmed. Erfahrungen vor.

Literatur

1 Wheeler DS, Kooy NW. A formidable challenge: the diagnosis and treatment of viral myocarditis in children. Crit Care Clin 2003, 19(3): 365–91

30.10 Herzrhythmusstörungen

Beate Schmidt (Konventioneller Teil)
Alfred Längler (Komplementärer Teil)

30.10.1 Ätiologie

Beate Schmidt

- **Strukturell:** Akzessorische Leitungsbahnen, abnorme Erregungsleitung infolge von Vitien oder Tumoren (z.B. Rhabdomyomen), postoperativ durch Narben,
- **Hämodynamisch:** Volumen- oder Druckbelastung des Herzens, insbesondere des rechten Vorhofs,
- **Myokardial:** Myokarditis, Kardiomyopathie,
- **Genetisch:** Long-QT-Syndrom, Brugada-Syndrom, arrhythmogene rechtsventrikuläre Kardiomyopathie,
- **Extrakardial:** Elektrolytstörungen, Hyperthyreose, Medikamente, idiopathisch.

30.10.2 Epidemiologie

Postoperativ nach Herzoperation, v.a. im Vorhofbereich, innerhalb der ersten 5 Jahre in bis zu 40 %, abhängig von Grunderkrankung und Operationsverfahren.

30.10.3 Einteilung

Einteilung nach Ausgangspunkt:

- Ausgehend vom Sinusknoten,
- Ausgehend vom Vorhof/AV-Knoten,
- Ausgehend vom Ventrikel.

30.10.4 Klinik und Leitsymptome

- Bei Säuglingen und Kleinkindern: zunächst meist asymptomatisch (cave!), Unruhezustände, Trinkschwäche; bei Dekompensation Herzinsuffizienzzeichen (☞ 30.6),
- Bei älteren Kindern: Palpitationen, Herzstolpern, Herzrasen, Synkope, plötzlicher Herztod in jedem Alter.

30.10.5 Diagnostik

- **Labor:** BB, CRP, Elektrolyte, CK, CK-MB, Troponin, BZ, BGA, ggf Lupus-Antikörper;
- **Blutdruckmessung:** arterielle Hypotonie bei hämodynamischer Wirksamkeit;
- **EKG:**
  - im Intervall: Präexzitation als Hinweis auf akzessorische Leitungsbahnen,
  - während der Rhythmusstörung: Diagnostik von Störungen der Erregungsbildung, -leitung und -rückbildung,
- **Langzeit-EKG:** Dokumentation über 24 Std., Anzahl von Extrasystolen, Tachykardien/Bradykardien, Blockierungen, Pausen, zirkadiane Herzfrequenz;
- **Dauer-LZ-EKG:** kontinuierliches Monitoring mit online-Datenverarbeitung, implantierbares Recordersystem;
- **Echokardiographie:** struktureller Herzfehler; Rhabdomyome;
- **Belastungs-EKG:** Nachweis belastungsinduzierter Rhythmusstörungen.

30.10.6 Differenzialdiagnosen

Störungen der Sinusknotenfunktion

> **Kennzeichen Sinusrhythmus**
> P-Wellen positiv in Ableitung II mit konstantem PQ-Intervall vor jedem QRS-Komplex.

- **Sinustachykardie:** Herzfrequenz oberhalb der altersentsprechenden Norm mit den Kennzeichen des Sinusrhythmus (z.B. Fieber, Hyperthyreose, psychische und physische Belastung, Medikamente),
- **Sinusbradykardie:** Herzfrequenz unterhalb der altersentsprechenden Norm mit den Kennzeichen des Sinusrhythmus (Vagotonus, Hypothermie, Medikamente),
- **Sinusarrhythmie:** intermittierender, phasenweiser Wechsel der Herzfrequenz, meist assoziiert mit Atmung (beim Einatmen Anstieg der Herzfrequenz),
- **Sick-Sinus-Syndrom:** Fehlfunktion des Sinusknotens mit einer Variation von Rhythmusstörungen, z.B. Sinusarrest mit Ersatzrhythmen, Bradykardie-Tachykardie-Syndom.

Therapie
Behandlung der Grunderkrankung, bei Sinusarrest ggf. Schrittmacher.

Ausgehend vom Vorhof/AV-Knoten

> **Kennzeichen Vorhof-Arrhythmie**
> Negative P-Achse in Ableitung II, Vorhoffrequenz höher als Ventrikelfrequenz, meist schlanke QRS-Komplexe (Ausnahme: aberrante Leitung).

Supraventrikuläre Extrasystolen (SVES)
Deformierte P-Welle, QRS-Komplex meist nicht verbreitert, schenkelblockartige Deformierung bei aberranter Leitung. Klinik meist asymptomatisch, z.T. Palpitationen, ☞ Abb. 30.10-1.

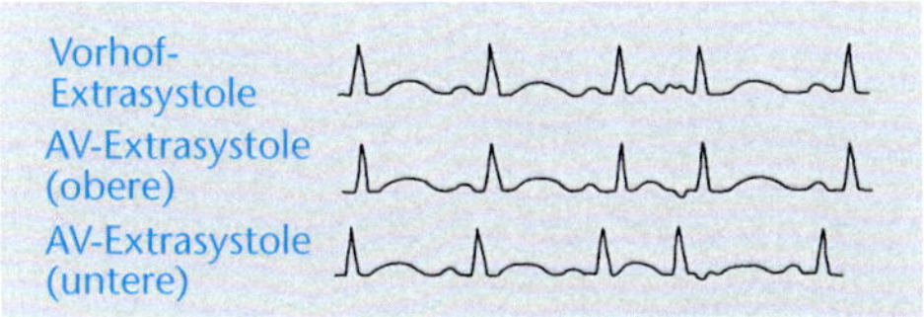

Abb. 30.10-1: Supraventrikuläre Extrasystolen: Vorhof-Extrasystole sowie obere und untere AV-Extrasystole.

Vorhofflattern
- Herzfrequenz 250–400/min. mit typischerweise sägezahnartiger Konfiguration, zumeist bei kardiochirurgischen Patienten,
- Therapie: medikamentöse oder elektrische Kardioversion,
- Cave: Thrombenbildung.

Supraventrikuläre Tachykardie (SVT)
- Plötzlich einsetzende Rhythmusstörung mit Herzrasen (Herzfrequenz 180–300/min.), meist hämodynamisch zunächst kompensiert (cave: postoperative junktional-ektope Tachykardie),
- Ätiologie: Präexzitationssyndrome, Assoziation zu Vitien (Ebstein-Anomalie), postoperativ nach kardiochirurgischem Eingriff, idiopathisch,
- Klinik: zunächst unspezifisch: Unruhe, Schwitzen, Blässe, Palpitationen, Tachypnoe, Dyspnoe, Trinkschwäche,
- Diagnostik: Tachykardie mit veränderter P-Wellen-Konfiguration/-Lokalisation/-Anzahl,
- Konventionelle Therapie: Vagusreizung (Rachenreizung/Kältereiz im Gesicht, Valsalva-Manoever), Antiarrhythmika, elektrische Kardioversion, ggf. Ablation.

Präexzitationssyndrom
- Vorzeitige Kammererregung über akzessorische Leitungsbahn,
- WPW-Syndrom (Wolff-Parkinson-White-Syndrom): verkürzte PQ-Zeit und Nachweis einer Delta-Welle im Anfangsteil des QRS-Komplexes.

AV-junktionale Rhythmen
- Junktionaler Ersatzrhythmus/akzelerierter AV-Knotenrhythmus: Stimulus der Schrittmacherfunktion nach Ausfall der Sinusknotenfunktion oder bei gesteigerter Automatie des AV-Knotens,
- Bei asymptomatischen Patienten keine Therapie erforderlich,
- Junktional-ektope Tachykardie:
  - AV-Dissoziation mit langsamerer Vorhoffrequenz, Ventrikelfrequenz meist > 200/min; erhebliche hämodynamische Bedeutung aufgrund fehlender Koordination von Vorhöfen und Kammern, typische Rhythmusstörung nach Herzoperation,
  - Therapie: Temperaturabsenkung, Vorhofpacing, Reduktion von Katecholaminen, Antiarrhythmika.

Ventrikuläre Rhythmusstörungen

> **Kennzeichen der ventrikulären Arrhythmie**
> Deformierte, verbreiterte QRS-Komplexe ohne Assoziation zum Vorhof.

Ventrikuläre Extrasystolie
- Vorzeitiger Einfall von verbreiterten QRS-Komplexen ohne Assoziation zum Vorhofrhythmus (☞ Abb. 30.10-2),
- Klinik: meist keine Beschwerden, evtl. Palpitationen,
- Diagnostik: schenkelblockartig deformierte Extrasystolen mit kompensatorischer Pause ohne vorangehende P-Welle,
- Therapie: Antiarrhythmika nur bei höhergradigen Rhythmusstörungen.

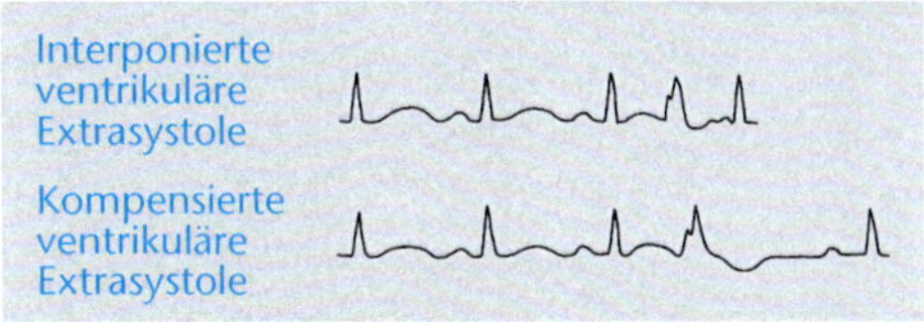

Abb. 30.10-2 Ventrikuläre Extrasystolen: interponierte und kompensierte ventrikuläre Extrasystole.

Ventrikuläre Tachykardie

- Im Vergleich zu supraventrikulären Tachykardien seltener auftretende Rhythmusstörung mit breiten QRS-Komplexen ohne regelmäßige Beziehung zu P-Wellen; meist auf der Grundlage einer Herzerkrankung (Vitien, Myokarditis, Ionenkanaldefekt); Herzfrequenz 150–250/min, Gefahr der Degeneration in Kammerflattern oder -flimmern,
- Klinik: Herzrasen, Schwindel, Synkope, Dyspnoe,
- EKG: Tachykardie mit deformierten, breiten QRS-Komplexen, Dissoziation von Vorhof und Ventrikel (P-Wellen mit geringerer Frequenz als der Ventrikel),
- Therapie: medikamentöse oder elektrische Kardioversion, ggf. Reanimation.

Long QT-Syndrom

- Angeborener Ionenkanaldefekt mit Verlängerung der QT-Dauer durch eine Repolarisationsstörung. Als autosomal dominant vererbte Erkrankung: Romano-Ward-Syndrom. Mit Taubheit assoziiert als autosomal rezessive Erkrankung: Jerwell-Lange-Nielsen-Syndrom;
- Klinik: Synkopen, z.T. reanimationspflichtig, meist durch fieberhafte Erkrankungen, körperliche Anstrengung oder emotionale Belastung ausgelöst,
- EKG: korrigierte QT-Zeit > 0,44, im Anfall Torsades des pointes,
- Therapie: β-Blocker, z.B. Propranolol (2 mg/kg/d).

Brugada-Syndrom

- Ionenkanalstörung mit charakteristischer Kombination von Rechtsschenkelblock und ST-Strecken-Hebungen in den rechts-präkordialen Ableitungen wechselnder Ausprägung,
- Klinik: rezidivierende Synkopen, z.T. reanimationspflichtig,
- EKG: zeltförmige ST-Streckenhebung in $V_1 - V_3$ mit variabler Ausprägung, Demaskierung durch intravenöse Gabe von Klasse-I-Antiarrhythmika (Natriumkanalblocker, z.B. Ajmalin),
- Therapie: Implantation eines antitachykarden Schrittmachers.

Bradykardien

- Atrioventrikuläre Überleitungsstörungen (AV-Blöcke)
  - AV-Block I°: PQ-Zeit-Verlängerung durch Leitungsverzögerung im AV-Knoten (frequenzabhängige Normwerte),
  - AV-Block II° (Typ Wenckebach): zunehmende Verlängerung der PQ-Zeit bis zum vollständigen Ausfall eines QRS-Komplexes,
  - AV-Block II° (Typ Mobitz): verlängerte PQ-Zeit mit wechselnder vollständiger Blockierung der Überleitung auf die Kammern (z.B. 2:1, 3:1),
  - AV-Block III° (kompletter AV-Block): vollständige Blockierung der Überleitung aus dem Vorhof auf die Kammern; Frequenz der P-Wellen höher als der QRS-Komplexe,
- Klinik: Palpitation, Leistungsminderung, Schwindel, Synkopen,
- Diagnostik:
  - EKG: Bradykardie mit AV-Dissoziation; Vorhoffrequenz überschreitet Kammerfrequenz,
  - Beim Neugeborenen: mütterliche Lupus-Ak bestimmen,
- Therapie: bei höhergradigen Blockierungen evtl. Schrittmacher-Implantation.

30.10.7 Konventionelle Therapie mit Antiarrhythmika

Bei Verdacht auf supraventrikuläre Tachykardie ist die intravenöse Bolusgabe von Adenosin das Mittel der ersten Wahl, da durch die Blockierung im AV-Knoten ein therapeutischer und/oder diagnostischer Effekt erzielt wird. Dagegen tritt Digoxin als Antiarrhythmikum zunehmend in den Hintergrund. Zur oralen Dauertherapie sind Propranolol und Propafenon geeignet. Amiodaron gilt als Reservemedikament bei Therapieresistenz.

Adenosin

0,1–0,3 mg/kg als schnelle i.v.- Bolusinjektion.

Amiodaron

- Aufsättigung: 5 mg/kg ED als Kurzinfusion über 5–10 min., anschließend Dauerinfusion mit 10mg/kg/d; p.o. initial 10 mg/kg, nach Aufsättigung (z.B. nach 10–14 Tagen) 5 mg/kg/d, Spiegelkontrollen (während Aufsättigungsphase zur Erfolgskontrolle, im steady-state bei Säuglingen 3-monatlich);
- Cave: Bradykardien, Fotosensibilität, Hypothyreose, Hyperthyreose, Hepatotoxizität, korneale Ablagerungen.

Digoxin

- Sättigungsdosis: Neugeborene 0,02 – 0,04 mg/kg p.o., Kleinkinder 0,04 mg/kg p.o.; initial 50 % der Sättigungsdosis, dann im Abstand von 8 Std. 2 mal je 25 %, am Folgetag Erhaltungsdosis;
- Erhaltungsdosis: Neugeborene 0,01 mg/kg/d in 2 ED, Kleinkinder 0,017 mg/kg/d in 2 ED,
- Cave: enger therapeutischer Bereich (Spiegelkontrollen), AV-Block, Rhythmusstörungen v. a. bei Hypokaliämie, Hyperkalzämie; Dosisanpassung bei Niereninsuffizienz.

Propafenon

- Zur Kardioversion schrittweise Injektion von jeweils 0,1 mg/kg/ED bis maximal 1,5 – 2 mg/kg unter EKG-Kontrolle,
- Erhaltungstherapie: i.v. 4 – 7µg/kg/min Dauerinfusion; p.o.: 10 – 20 mg/kg/d in 3 ED,
- Cave: QRS-Verbreiterung, Blockierungen, Rhythmusstörungen.

Propranolol

- Zur Kardioversion schrittweise i.v.-Injektion mit 0,01mg/kg/ED bis maximal 0,15 mg/kg/ED unter EKG-Kontrolle,
- p.o. Dociton 2 – 4 mg/kg/d in 3 ED,
- Cave: Bradykardien, pulmonale Obstruktion.

30.10.8 Komplementäre Therapie

Alfred Längler

Zu diesem Krankheitsbild liegen keine dokumentierten spezifischen komplementärmedizinischen Erfahrungen vor.

Literatur

1 Brockmeier K, Ulmer HE, Hessling G. Termination of atrial reentrant tachycardias by using transesophageal atrial pacing. J Electrocardiol 2002; 35 Suppl: 159 – 63

2 Bloemers BL, Sreeram N. Implantable loop recorders in pediatric practice. J Electrocardiol 2002; 35 Suppl: 131 – 5

3 Bink-Boelkens MT. Pharmacologic management of arrhythmias. Pediatr Cardiol 2000, 21(6): 508 – 515

4 Klitzner TS, Friedman WF. Cardiac arrhythmias: the role of pharmacologic intervention. Cardio Clin 1989, 7(2): 299 – 318

30.11 Funktionelle Herzbeschwerden

Beate Schmidt (Konventioneller Teil)
Alfred Längler (Komplementärer Teil)

30.11.1 Ätiologie

Beate Schmidt

Überwiegend angstneurotische-depressive Persönlichkeitsentwicklung.

30.11.2 Klinik

Im Anschluss an auslösende Trennungsereignisse wie Todesfälle, Unfälle oder schwere Erkrankungen einsetzende Herzbeschwerden ohne objektivierbare kardiale Befunde. Subjektiv empfundene Bedrohung durch plötzlichen Herztod, daraus resultierend Schonverhalten mit Vermeidung körperlicher Belastung, Angstüberflutung oder angestrengte Angstabwehr.

30.11.3 Diagnostik

Ausschlussdiagnose mit EKG, Echo, LZ-EKG, Belastungs-EKG, ggf. Röntgen-Thorax.

30.11.4 Differenzialdiagnose

Endo-, Myo-, Perikarditis, Kardiomyopathie, Rhythmusstörungen, Mitralklappenprolaps, vertebragene Schmerzen, Hyperthyreose, Psychose.

30.11.5 Konventionelle Therapie

- Psychotherapie und Entspannungsverfahren, wie beispielsweise Gesprächstherapie, autogenes Training (☞ 47.1);
- Physikalische Therapie mit gezieltem Herz-Kreislauf-Training;
- Einsatz von Medikamenten: allenfalls ein zeitlich streng begrenzter Einsatz von Tranquilizern und β-Blockern, möglichst Verzicht auf medikamentöse Therapie.

30.11.6 Komplementäre Therapie

Alfred Längler

Therapieverfahren, die eine gewisse Eigenaktivität erfordern (Bewegungstherapie, Bäder, Güsse) sind besonders bei funktionellen Herzbeschwerden geeignet. Keine ausschließlich passiven Verfahren (ausschließliche medikamentöse Therapie) einsetzen!

Eine ängstlich-neurotische Persönlichkeitsstruktur kann ggf. bei entsprechender Erfahrung mit geeigneten homöopathischen oder anthroposophischen Konstitutionsmitteln behandelt werden (☞ 44.2, 44.4).

EBM Zur komplementärmedizinischen Therapie bei funktionellen Herzbeschwerden liegen keine publizierten Studien der EBM-Grade 1 oder 2 sowie keine Konsensusempfehlungen vor. Allgemeine Bewertung der einzelnen Therapieverfahren ☞ 44.2, 44.4, 45.3.

Literatur

1 Langkafel M, Senf W. Diagnosis of functional heart complaints from the psychosomatic viewpoint. Herz 1999, 24(2): 107–13

31 Erkrankungen des Magen-Darm-Traktes

Stefan Razeghi, Rolf Behrens (Konventioneller Teil)
Reinhild Engelen (Komplementärer Teil)

31.1 Akute Gastroenteritis

Stefan Razeghi, Rolf Behrens (Konventioneller Teil)
Reinhild Engelen (Komplementärer Teil)

31.1.1 Ätiologie

Stefan Razeghi, Rolf Behrens

Die akute, infektiöse Gastroenteritis wird durch Viren, Bakterien oder Parasiten hervorgerufen. Häufigste Erreger im Kindesalter sind Viren, in erster Linie Rota-, Adeno- oder Enteroviren. Bakterielle Enteritiden werden hauptsächlich hervorgerufen durch Salmonellen, Campylobacter, E. coli, Shigellen, Clostridien und Yersinien, parasitäre Infektionen durch Lamblien oder Amöben. Die Infektion erfolgt in der Regel fäkal-oral durch Kontakt mit erkrankten Personen oder kontaminierten Nahrungsmitteln. Die zur Infektion nötige Erregermenge variiert je nach Spezies. Die Infektion führt zu einer (teilweise invasiven) Schädigung der Mukosa mit konsekutivem Einstrom von Wasser und Elektrolyten in das Darmlumen und einer passageren Malabsorption (sekundäre Laktoseintoleranz).

31.1.2 Epidemiologie

Die infektiöse Gastroenteritis ist einer der häufigsten Gründe für eine stationäre Krankenhausbehandlung im Kindesalter. Im Kleinkindesalter beträgt die Häufigkeit infektiöser Enteritiden etwa 1 – 3 Episoden pro Jahr, eine erhöhte Inzidenz findet sich z. B. durch den Besuch von Gemeinschaftseinrichtungen oder bei Immunsuppression.
Der jahreszeitliche Gipfel der häufigen viralen Enteritiden liegt im Herbst und Winter. Aufgrund der fäkal-oralen Übertragung kommt es typischerweise zu regionalen und zeitlichen Häufungen.

31.1.3 Klinik und Leitsymptome

Leitsymptome

- **Allgemeinsymptome:** Fieber, Appetitlosigkeit, Inappetenz;
- **Durchfall:** je nach Invasivität des Erregers breiig, wässrig, schleimig oder auch blutig;
- **Bauchschmerzen:** typischerweise kolikartig oder vor Defäkation (Tenesmen), durch abdominelle Lymphknotenschwellung auch Unterbauchschmerzen wie bei Appendizitis möglich;
- **Erbrechen:** teilweise mit Nahrungsverweigerung;
- **Dehydratation:** schwerwiegendste Komplikation und häufigste Ursache für stationäre Therapie. Die Einschätzung der Dehydratation erfolgt hauptsächlich nach klinischen Merkmalen (einschließlich Gewichtsverlust) und nicht aufgrund von Laboruntersuchungen wie der Blutgasanalyse. Die Laboruntersuchung dient zur Unterscheidung von isotoner, hypotoner bzw. hypertoner Dehydratation (☞ 10).

Extraintestinale Symptome und Komplikationen

- **Begleiterkrankungen:** häufig gleichzeitig Luftwegsinfekt, insbesondere bei viraler Genese.
- **Para- oder postinfektiöse Arthritiden:** besonders bei bzw. nach bakterieller Enteritis mit Salmonellen, Shigellen, Yersinien; Sonderform: Reiter-Syndrom mit Konjunktivitis, Arthritis und abakterieller Urethritis (Assoziation mit HLA-B27).
- **Septische Verläufe:** bei Säuglingen oder immunsupprimierten Patienten.
- **Hämolytisch-urämisches Syndrom:** durch enterohämorrhagische E. coli (EHEC, Verotoxin-Bildner) mit hämolytischer Anämie, Thrombozytopenie, Nierenversagen und blutigen Durchfällen
- **Invagination:** typischerweise bei Kindern < 3 Jahren, ausgelöst durch begleitende Lymphknotenschwellung.
  - Symptome: massive Bauchschmerzen, Erbrechen, eventuell Blut im Stuhl; cave: vorübergehende Besserung nach Perforation, dann zunehmender Peritonismus;
  - Diagnostik und Therapie: Sonographie mit hydrostatischer Devagination.

31.1.4 Diagnostik

Die Diagnose wird aufgrund der typischen **Anamnese und Klinik** gestellt. Essentiell ist die Einschätzung der Dehydratation (☞ 10), um über die weitere ambulante oder stationäre Therapie zu entscheiden.
Die Bestimmung von **Blutbild, Elektrolyten und Blutgasanalyse** ist bei mittlerer oder schwerer Dehydratation und vor einer Infusionsbehandlung notwendig.
Eine **Erregerdiagnostik** mittels Stuhlkultur, Mikroskopie (Parasiten) oder Antigennachweis (Rota- und Andenoviren) ist bei unkomplizierten Verläufen nicht notwendig, sondern sollte nur erfolgen bei:

- Septischem Verlauf,
- Immundefizienz,
- V.a. hämolytisch-urämisches Syndrom,
- Blutigen Durchfällen (zur Abgrenzung bakterieller Enteritiden),
- Epidemiologischen Fragestellungen.

Die **Sonographie** ist indiziert bei klinischem Verdacht auf Invagination (☞ 31.1.3).
In folgenden seltenen Fällen ist eine **Endoskopie** indiziert:

- V.a. pseudomembranöse Enterokolitis,
- V.a. chronisch-entzündliche Darmerkrankung mit blutigem, mehrere Wochen andauerndem Durchfall; vorher sollte eine infektiöse Genese immer mittels mehrerer Stuhlproben ausgeschlossen werden (☞ 31.2 und 31.3).

31.1.5 Differenzialdiagnosen

- Die **pseudomembranöse Enterokolitis** nach Antibiotikagabe führt insbesondere bei schweren Verläufen zu blutigen Durchfällen. Ursache ist meist eine Infektion mit toxinbildendem Clostridium difficile. Die Diagnose wird gestellt durch den Toxinnachweis im Stuhl oder besser durch den typischen Endoskopiebefund mit Pseuodmembranen (falsch positiver Toxinnachweis möglich). Die Therapie erfolgt mit Metronidazol 30 mg/kg/d oder Vancomycin 30–50mg/kg/d jeweils oral über 10–14 Tage. Der alleinige Nachweis von Clostridium difficile im Stuhl ist nicht therapiebedürftig.
- Eine **chronisch entzündliche Darmerkrankung** ist in Betracht zu ziehen, wenn die Durchfälle über mehrere Wochen keine Besserungstendenz zeigen und kein Erregernachweis gelingt, insbesondere wenn zusätzliche Symptome persistieren wie Blut im Stuhl, Bauchschmerzen, Gewichtsverlust oder erhöhte Entzündungswerte (Colitis ulcerosa (☞ 31.3), Morbus Crohn (☞ 31.2).
- **Schwere Infektionen** wie Sepsis, Pyelonephritis und Menigitis können mit Durchfall als Begleitsymptom einhergehen und müssen bei entsprechendem klinischem Bild in Betracht gezogen werden.

31.1.6 Konventionelle Therapie

Grundlage der Enteritisbehandlung ist der Flüssigkeitsersatz bei Dehydratation und die Realimentation.

Orale Rehydratation

Bei leichter oder mittelgradiger Dehydratation ist der Flüssigkeitsersatz fast immer oral möglich: 90 % der Patienten mit Enteritis und Dehydratation können oral erfolgreich rehydriert werden. Hierzu ist die Kenntnis der Elektrolytwerte nicht zwingend notwendig. Nach den Empfehlungen der European Society for Pediatric Gastroenterology, Hepatology and Nutrition (ESPGHAN) sollte eine Rehydratationslösung etwa 60 mmol/l Natrium, 20 mmol/l Kalium und 90 mmol/l (16,2 g/l) Glukose enthalten. Zur optimalen Resorption wird eine Osmolalität von 240 mOsm/l empfohlen. Dies entspricht der Zusammensetzung der meisten kommerziell erhältlichen Lösungen, nicht jedoch der von Cola, Säften oder Tee (☞ Tab. 31.1-1). Letztere können aufgrund des hohen Monosaccharidgehaltes zu einer osmotischen Diar-

Tab. 31.1-1: Zusammensetzung einiger industriell hergestellter Rehydratationslösungen im Vergleich mit Cola bzw. Apfelsaft

	Na+ [mmol/l]	K+ [mmol/l]	Glc [mmol/l]	Osmol. [mOsm/l]
Oralpädon® 240 Fresenius	60	20	90	240
ORS 200 Hipp	57	22	78[1]	265
GES 60 Milupa	60	20	110	270
Humana Elektrolyt	46	35	100	215
Cola	1–3	0	700[2]	470–580
Apfelsaft	3	32	700[2]	730

[1] enthält zusätzlich polymere Kohlenhydrate
[2] enthält zusätzlich zur Glukose andere Monosaccharide

rhö führen. Bei häufigem Erbrechen muss die Trinklösung immer wieder in kleinen Mengen (löffelweise) angeboten oder über eine Magensonde zugeführt werden. Trotz des unangenehmen Geschmacks wird die Rehydratationslösung von dehydrierten Kindern aufgrund des Durstes meist akzeptiert.

Intravenöse Rehydratation

Indikation für eine stationäre Aufnahme und intravenöse Flüssigkeitszufuhr sind eine schwere Dehydratation oder eine Nahrungsverweigerung bei unstillbarem Erbrechen. In der Regel sind hiervon in erster Linie Säuglinge und Kleinkinder betroffen. Zur Durchführung ☞ Kap. 10.

Realimentation

Die Realimentation sollte so früh wie möglich begonnen werden. Eine längere Nahrungskarenz oder Teepause kann zu einem protrahierten Verlauf der Enteritis führen, da hierdurch die Nährstoffversorgung der Enterozyten vermindert wird.

- **Gestillte Säuglinge** können weiter gestillt werden und bei Bedarf zusätzlich eine orale Rehydratationslösung angeboten bekommen.
- Mit **Formula ernährte Säuglinge** vertragen diese meist weiterhin, bei leichterem Verlauf auch unverdünnt. Bei jüngeren Säuglingen oder schwerem Verlauf kann es aufgrund der Mukosaschädigung zu einer Malabsorption kommen, die eine Verdünnung der Formula auf die halbe Konzentration notwendig macht. Ein Umsetzen auf spezielle Heilnahrung oder hydrolysierte Nahrungen wird nicht empfohlen.
- Bei **älteren Kindern** wird ein rascher Kostaufbau mit komplexen Kohlenhydraten und fettreduzierter Nahrung empfohlen. Geeignet sind:
  - Geriebener Apfel, Banane,
  - Zwieback, Kartoffelbrei, Reis,
  - Mageres Fleisch.
- In jeder Altersgruppe ist die **baldige Umstellung auf Normalkost** anzustreben.

Symptomatische Therapie

Loperamid oder andere Opiatderivate zur Hemmung der Darmmotilität sollten im Kindesalter wegen der erhöhten Nebenwirkungsrate (Ileus, Bewusstseinsstörung) und des fraglichen klinischen Nutzens nicht eingesetzt werden. Durch die verzögerte Elimination kann der Verlauf insbesondere bei invasiven Erregern negativ beeinflusst werden.

Adsorbierende Substanzen wie Pektin, Kaolin (Aluminiumsilikat) oder Kohle haben ebenfalls keinen nachgewiesenen Nutzen. Im Gegensatz zu den Opiatderivaten sind jedoch keine schwerwiegenden Nebenwirkungen zu befürchten.

Die Anwendung von Antiemetika wird wegen der erhöhten Nebenwirkungsrate im Kindesalter nicht generell empfohlen.

> Die symptomatische, medikamentöse Behandlung der Gastroenteritis im Kindesalter wird generell nicht empfohlen. Insbesondere sollten Wirkstoffe mit hoher Nebenwirkungsrate im Kindesalter nicht eingesetzt werden.

Probiotika

Die Gabe von Lactobacillus GG führte in mehreren Studien zu einer signifikanten Verkürzung der Krakheitsdauer. Die Gabe von Hefen hat bei der infektiösen Enteritis keinen nachgewiesenen Nutzen.

Antimikrobielle Therapie

Eine Empfehlung zur antibiotischen Behandlung bakterieller oder parasitärer Enteritiden besteht bei:

- Immundefizienz,
- Septischem Krankheitsbild,

Tab. 31.1-2: Antiinfektiosa bei akuten Gastroenteritiden

Salmonellen	Co-trimoxazol 10 mg TMP/kg/d p.o. 2 ED oder Ampicillin 100–200 mg/kg/d i.v. in 3–4 ED
Vibrio cholera	Co-trimoxazol, Dosierung s.o. oder Tetrazyklin 40 mg/kg/d in 4 ED bei Patienten > 9 Jahre
Yersinia enterocolitica	Co-trimoxazol, Dosierung s.o. oder Cefotaxim 50–100 mg/kg/d i.v. in 2–3 ED
Clostridium difficile	Vancomycin 40–60 mg/kg/d p.o. in 4 ED oder Metronidazol 35 mg/kg/d p.o. in 4 ED
Campylobacter jejuni	Erythromycin 30–60 mg/kg/d in 3–4 ED
Shigellen	Co-trimoxazol oder Ampicillin, Dosierung s.o., häufig Resistenzen, daher Behandlung nach Antibiogramm
E. coli	Co-trimoxazol oder Ampicillin, Dosierung s.o.
Lamblien, Entamöba histolytica	Metronidazol, Dosierung s.o.

- Säuglingen unter 3 (–6) Monaten wegen der Gefahr des septischen Verlaufes,
- Endoskopisch nachgewiesener pseudomembranöser Enterokolitis,
- Nachweis von Salmonella typhi, Vibrio cholerae, Amöben,
- Zur antibiotischen Therapie der unkomplizierten Infektion mit Shigellen und Lamblien liegen uneinheitliche Empfehlungen vor:
  - Bei Shigellenenteritis wird die Krankheitsdauer und Erregerausscheidung, nicht jedoch die Komplikationsrate durch eine antibiotische Therapie verringert;
  - Bei Lamblieninfektionen wird die Therapie aus epidemiologischen Gründen empfohlen.

Prophylaxe

Aufgrund der fäkal-oralen Übertragung kann die Ausbreitung der Infektion durch Hygienemaßnahmen verringert werden:

- Familien sollten über den Übertragungsweg aufgeklärt und zur Händehygiene und sorgfältigem Umgang mit kontaminierten Gegenständen hingewiesen werden (Windeln, Bettwäsche).
- Erkrankte sollten immer eigene Handtücher benutzen.
- Im Krankenhaus ist auf sorgfältige Hygienemaßnahmen wie Händedesinfektion, Kittelpflege, gegebenenfalls Isolierung der Patienten zu achten.
- Kinder mit infektiöser Enteritis dürfen keine Gemeinschaftseinrichtungen besuchen.
- Zur Prophylaxe der Reisediarrhö wird vom Verzehr ungekochter Speisen abgeraten: „Cook it, peel it or forget it".

Meldepflicht

Namentlich zu melden sind die Erkrankung, der Verdacht auf oder ein Todesfall durch:

- Cholera,
- Hämolytisch urämisches Syndrom,
- Typhus/Paratyphus.

Der Verdacht auf oder der Nachweis einer mikrobiellen Lebensmittelvergiftung oder infektiösen Enteritis sind in folgenden Fällen namentlich zu melden:

- Ein epidemischer Zusammenhang bei 2 oder mehr erkrankten Personen ist wahrscheinlich.
- Der Erkrankte ist in der Gastronomie oder Lebensmittelindustrie tätig.

Der Nachweis folgender Erreger ist namentlich zu melden, soweit Hinweise auf eine akute Infektion bestehen:

- Campylobacter,
- EHEC und andere darmpathogene E. coli,
- Lamblien,
- Norwalk-ähnliches Virus im Stuhl,
- Rotaviren,
- Salmonellen,
- Shigellen,
- Vibrio cholerae O1 und O139,
- Yersinia enterocolitica.

Aktuelle Informationen zur Meldepflicht können auf der Internetseite des Robert-Koch-Instituts unter www.rki.de/INFEKT/IFSG/IFGS_BGBL.HTM eingesehen werden.

31.1.7 Komplementäre Therapie

Reinhild Engelen

Akute Gastroenteritis

Diätetik

Bei der oralen Rehydratation kann statt einer Elektrolyt-Fertigmischung auch folgende Teezubereitung eingesetzt werden, die in unkomplizierten Fällen in der Regel ausreichend ist:

> **Hausmittel zur oralen Rehydratation**
> Auf 1 Tasse/Babyflasche (150 ml) Tee, 1 Teelöffel Traubenzucker (3–5 g) und eine Priese Salz.

Besonders geeignet ist dabei **Fencheltee**. Bei Klein- und Schulkindern kommt auch Tee aus Brombeerblättern, Kamille oder getrockneten Heidelbeeren in Betracht (☞ 44.5). Die Teezubereitung wird zunächst teelöffel- dann schluckweise angeboten. Gestillten Säuglingen kann der Tee zusätzlich angeboten werden.
Bei schwerem Verlauf evtl. über 2–3 Mahlzeiten **Reisschleim** (3–4 g Reisschleimpulver aus der Drogerie oder Apotheke auf 100 ml gekochtes Wasser mit 1 Teelöffel Traubenzucker). Bei schon zugefütterten Säuglingen kann dem Reisschleim **Möhrengemüse** zugesetzt werden (als Flasche oder Brei; Gläschen oder Möhrenbrei herstellen durch Weichkochen und Passieren). Je nach Verlauf der Durchfälle wird mit jeder Mahlzeit wieder zunehmend die ursprüngliche Nahrung eingeschlichen. Kinder, die nicht mehr auf Flaschennahrung angewiesen sind, erhalten am 1. Erkrankungstag leicht gesalzene

Reisschleim- oder Hafersuppe, geriebenen Apfel, geschlagene Banane, eingeweichten Zwieback, Knäckebrot, dann auch Salzstangen, Weißbrot, Kartoffelbrei (ohne Milch).
Vermieden werden fetthaltige Nahrungsmittel, süße Milch, Schokolade, Limonaden, Apfelsaft.

Anthroposophische Medizin

Zusätzlich zur o.g. Rehydratation und Diät können eingesetzt werden:

- **Geum urbanum Rh D3:** 3–5 mal 5 Tr.: Schulkinder 10 Tr. (alkoholfrei, deshalb unverdünnt).
- **Veratrum album D6:** 3–5 mal 5 Tr.: Schulkinder 10 Tr. (verdünnt), wenn zusätzlich Kreislaufschwäche.
- **Bolus alba comp.** (Mischung aus Geum urbanum, Artemisia, Gentiana, Chamomilla, Anis): 1 TL auf 1 Glas Wasser über den Tag verteilt trinken.

Homöopathie

An den Symptomen orientiert:

- **Nux vomica D6:** Übelkeit und Erbrechen (Zunge belegt): sofort 5 Tropfen oder Globuli, dann 1–2 stündlich bis Erbrechen nachlässt, meist nur am ersten Tag;
- **Ipecacuanha D6:** Übelkeit auch nach Erbrechen, bes. auch nachts, Abneigung gegen Nahrungsaufnahme (Zunge kaum belegt): 3–5 mal tgl. 5 Tr. oder Glob. bis Erbrechen nachlässt;
- **Taraxacum D3:** Erbrechen und Durchfall nach fetten Speisen, Blähungen und Speichelfluss (Zunge kaum belegt): 3 mal tgl. 5 Glob. oder Tr.;
- **Chamomilla D6–D12:** Stuhl schleimig-grün, Blähungen, evtl. zusätzlich Zahnungsbeschwerden: 3 mal tgl. 5 Tr. oder Glob.;
- **Colozynthis D3–D4:** Stühle wässrig-blutig, starke krampfartige Bauchschmerzen, Verschlimmerung nach kalter Flüssigkeit oder Nahrungsaufnahme: Gabe bei Bedarf (Bauchschmerzen) bis 5 mal tgl. Kleinkinder 5, Schulkinder 10 Tr. oder Glob.

Phytotherapie

Kamillentee, wenn Erbrechen und Magenschmerzen im Vordergrund stehen: 3 Blüten mit 150 ml kochendem Wasser aufgießen und 1 min. ziehen lassen, Blüten abgießen.
Brombeerblättertee wenn Enteritis im Vordergrund steht: 2 Teelöffel auf 250 ml kochendes Wasser geben und 15 min. ziehen lassen.
Heidelbeeren (Vaccinium myrtillus): 10 getrocknete Beeren, zerdrückt auf 200 ml kaltes Wasser ansetzen, dann 10 min. kochen. Schulkinder können statt Tee auch immer wieder eine Beere ungekocht kauen.

Postenteritisches Syndrom

Bei anhaltenden Durchfällen nach Abklingen der Infektion kann es sich um eine vorübergehende Laktoseintoleranz handeln. Deshalb sollte Milch ca. 1 Woche vermieden werden und dann zunächst mit Produkten aus saurer Milch wie Joghurt, Quark, Käse begonnen werden.
Nach Antibiotikagabe können durch eine Verschiebung der Darmflora auch Durchfälle verursacht werden. Zur Stabilisierung der physiologischen Keimflora:

- Naturjoghurt mit Bifiduskulturen
- Probiotische Therapie (☞ 9.3): Modulation des Mukosa-assoziierten lymphatischen Gewebes (MALT) z.B. mit Lactobacillen. Dieses Verfahren wurde früher auch ungenau als Symbioselenkung bezeichnet.

Anthroposophische Medizin

- **Chamomilla D6** 3 mal tgl. 5–10 Tropfen oder Globuli bis der Durchfall nachlässt,
- **Chamomilla Radix 2 %** Tabl.: Kleinkinder 3mal ½ Tabl., Schulkinder 3 mal 1 Tabl., bis der Durchfall nachlässt,
- **Aquilinium comp.** (Chelidonium, Solidago, Taraxacum, Dryopteris filix mas, Pteridium aquilinium) 3 mal tgl. 5–10 Glob., solange Verdauungsschwäche besteht.

Phytotherapie

Eine Tasse Kamillentee (Zubereitung siehe oben) über den Tag verteilt (in Thermoskanne warm halten).

EBM

Zur komplementärmedizinischen Therapie bei akuter Gastroenteritis liegen keine publizierten Studien der EBM-Grade 1 oder 2 sowie keine Konsensusempfehlungen vor. Allgemeine Bewertung der einzelnen Therapieverfahren ☞ 44.2, 44.3, 44.4, 44.5.

31.1.8 Integrativer Stufenplan

Stufe	Klinik	Konventionelle Therapie (☞ 31.1.6)	Komplementäre Therapie (☞ 31.1.7)	EBM-Bewert. kompl. Therapie
1	Leichte Enteritis ohne Dehydratation	Realimentation (☞ Tab. 31.1-1)		–
2	Leichte Dehydratation	Orale Rehydratationslösung	Hausmittel zur oralen Rehydratation auf Teebasis	5
3	Mittelgradige Dehydratation	Stationäre Therapie mit oraler oder i.v. Rehydratation	Zusätzlich zur Rehydratation Geum urbanum Rh D3 (bei vorherrschenden Bauchschmerzen) oder Bolus alba comp.	5
			Bei Kreislaufschwäche zusätzlich Veratrum album D6	
4	Schwere Dehydratation mit Volumenmangelschock	i.v.-Therapie	–	–

Literatur

1 Belohradsky BH, Sölder B: Infektiöse Enteritis. In: DGPI-Handbuch, 3. Aufl. Futuramed, München, 2000

2 Goriup U, Keller KM, Koletzko B, Lentze M, Stern M: Therapie akuter Durchfallerkrankungen bei Kindern. Empfehlungen der Gesellschaft für Pädiatrische Gastroenterologie und Ernährung. Monatsschr Kinderheilk 1994; 142: 126 – 130

3 Provisional Committee on Quality Improvement: Practice Parameter: The Management of acute Gastroenteritis in Young Children. Pediatrics 1996; 97: 424 – 433

4 Sandhu-BK for the European Society of Pediatric Gastroenterology, Hepatology and Nutrition: Practical Guidelines for the Management of Gastroenteritis in Children. J Pediatr Gatroenterol Nutr, 2001, 33: Suppl. 2, 36 – 39

31.2 Morbus Crohn

Stefan Razeghi, Rolf Behrens (Konventioneller Teil)
Reinhild Engelen (Komplementärer Teil)

31.2.1 Ätiologie

Stefan Razeghi, Rolf Behrens

Der M. Crohn ist vermutlich eine Autoimmunerkrankung, die neben dem Gastrointestinaltrakt den gesamten Organismus betreffen kann. Charakteristisch sind ein schubweiser Verlauf sowie eine transmurale Entzündung mit Neigung zur Fistelbildung.

Als Grundlage der autoimmunen Schädigung des Gastointestinaltraktes wird eine überschießende Immunantwort auf die intraluminale Bakterienflora vermutet. Die epidemiologischen Daten (☞ 31.2.2) lassen sowohl genetische als auch exogene Auslöser hierfür vermuten. Als möglicherweise verantwortliches Gen konnte kürzlich das NOD2-Gen auf Chromosom 16 identifiziert werden, das in Makrophagen exprimiert wird und möglicherweise bei der Makrophagenapoptose eine Rolle spielt.

31.2.2 Epidemiologie

Die Inzidenz chronisch entzündlicher Darmerkrankungen (M. Crohn und Colitis ulcerosa) hat in den letzten Jahrzehnten zugenommen und liegt derzeit bei etwa 15/100 000/Jahr. Ungefähr 30 % dieser Patienten erkranken vor dem 18. Lebensjahr. In Europa liegt die jährliche Neuerkrankungsrate für M. Crohn und Colitis ulcerosa im Kindes- und Jugendalter somit bei etwa 5/100 000. Davon erkranken etwa 40 % bereits vor dem 10. Lebensjahr, auch Erkrankungen im Säuglingsalter sind bekannt.

In betroffenen Familien steigt das Erkrankungsrisiko für erstgradige Verwandte um das 10- bis 35fache an, die Konkordanzrate bei einiigen Zwillingen beträgt etwa 45 %. Eine eindeutige Geschlechtsverteilung ist nicht nachweisbar.

31.2.3 Klinik und Leitsymptome

Ein M. Crohn kann sich mit **intestinalen** oder **extraintestinalen** Beschwerden manifestieren.

Da z. B. bei Patienten mit Dünndarmbefall die Erstmanifestation auch ohne die typischen intestinalen Symptome wie blutiger Durchfall auftreten kann, wird das Krankheitsbild anfangs oft fehlgedeutet.

Intestinale Symptome und Komplikationen

Intestinale Symptome finden sich bei der Mehrzahl der Patienten (☞ Tab. 31.2-1).

Tab. 31.2-1: Häufigkeit intestinaler Syptome bei M. Crohn

Symptom	Häufigkeit (%)	Bemerkung
Bauchschmerzen	81	Bei Befall des terminalen Ileums typischerweise im rechten Unterbauch, sonst häufig auch diffus. Kolik-artiger Schmerz spricht für Stenosen.
Durchfall	77	Typisch für Dickdarmbefall, nicht obligat bei Befall des oberen Gastrointestinaltraktes
Gewichtsverlust/-stillstand	75	
Anale Blutung	40	Häufig, aber nicht immer mit Durchfall
Analläsion	40	Marisken, Fissuren, Fisteln, Abszesse
(Peri-)orale Läsionen	Selten, < 5	Orale Aphthen, Gingivitis, Cheilitis granulomatosa

> Die **Kombination (blutiger) Durchfall, Bauchschmerzen und Gewichtsverlust** ist die typische Manifestation bei einem Großteil der Patienten mit M. Crohn und muss endoskopisch abgeklärt werden. Aber auch das isolierte Auftreten perianaler oder oraler Läsionen kann einziges Symptom eines M. Crohn sein.

Der M. Crohn kann den gesamten Gastrointestinaltrakt vom Mund bis Anus befallen (nach Behrens):

- Kolon (33 %),
- Dünndarm (7 %),
- Kolon und Dünndarm (50 %),
- Befall des oberen Gastrointestinaltraktes ± unterer Gastrointestinaltrakt (10 %).

Komplikationen im Bereich des Gastrointestinaltraktes sind:

- Fisteln: perianal, entero-kutan, entero-vesikal, entero-vaginal, entero-enteral,
- Stenosen: entzündlich oder narbig.

Extraintestinale Symptome und Komplikationen

Extraintestinale Beschwerden treten bei etwa 40 % der Patienten auf (sowohl initial als auch im Verlauf), die Häufigkeit wird wie folgt angegeben:

- Fieber (39 %)
- Wachstumsstörung (21 %)
- Gelenke (13 %)
- Haut (7 %)
- Auge (< 1 %)

Wachstumsstörungen

Die Ursache von Wachstumsstörungen bei M. Crohn ist multifaktoriell: Es konnte gezeigt werden, dass die Entzündungsaktivität ein maßgeblicher Faktor ist (Hemmung der Knochenneubildung durch proinflammatorische Zytokine). Weitere mögliche Ursachen sind Kalorienmangel oder Steroidtherapie. Eine suffiziente Behandlung der Entzündungsaktivität, unter Umständen auch mit Steroiden, ist daher von großer Bedeutung für ein möglichst unbeeinträchtigtes Wachstum. Falls trotz Ausschöpfen aller konservativen Therapiemöglichkeiten die Entzündungsaktivität nicht ausreichend reduziert werden kann, ist eine rechtzeitige chirurgische Therapie indiziert, die vor allem vor bzw. am Anfang der Pubertät zu einem Wachstumsschub führen kann. Ebenso sollte auf eine ausreichende Kalorienzufuhr geachtet werden.

Dennoch wird bei einem Teil der Patienten (bis zu 20 %) die erwartete Endgröße nicht erreicht.

Ob Patienten mit Morbus Crohn von einer Behandlung mit Wachstumshormon profitieren, ist noch nicht endgültig geklärt. Ein Wachstumshormonmangel als Ursache der Wachstumsstörung kann in der Regel nicht nachgewiesen werden.

> Die regelmäßige Dokumentation der Längenentwicklung mittels Perzentilenkurven ist bei Patienten mit M. Crohn daher obligat. Ebenso sollte einmal jährlich die radiologische Bestimmung des Knochenalters und der Knochendichte erfolgen.

Skelett

Eine **Gelenkbeteiligung** kann als Arthralgie oder Arthritis auftreten und Knie-, Hüft-, Sprung-, Ellenbogen- oder Handgelenk oder aber auch die Wirbelsäule und die Iliosakralgelenke befallen. Die Therapie erfolgt durch die Therapie des M. Crohn. Besonders bewährt bei Gelenkbeteiligung hat sich Sulfasalazin.

Eine **Osteoporose** kann durch Steroidtherapie oder Malnutrition ausgelöst werden. Durch den Einsatz „steroidsparender" Medikamente, wie z.B. Azathioprin kann das Osteoporoserisiko deutlich reduziert werden.

Haut

Wie auch bei anderen Autoimmunerkrankungen findet man bei Patienten mit M. Crohn oft ein **Erythema nodosum.** Es bildet sich unter suffizienter Behandlung der Entzündungsaktivität zurück.
Sehr selten (< 1 %) und oft schwierig zu therapieren ist das **Pyoderma gangraenosum:** multiple, meist am Unterschenkel lokalisierte Hautabszesse. Therapiemöglichkeiten sind Steroide, Dapsone, Ciclosporin A oder chirurgische Interventionen.

Auge

Eine Augenbeteiligung kann Folge der Grunderkrankung (Uveitis) oder der Steroidbehandlung (Katarakt, Glaukom) sein und ist bei pädiatrischen Patienten selten. Dennoch sollten **jährliche Kontrollen beim Ophthalmologen** einschließlich Spaltlampenuntersuchung erfolgen. Bei erhöhtem Augeninnendruck sind Steroide für die weitere Behandlung kontraindiziert bzw. nur in niedriger Dosis unter engmaschiger augenärztlicher Kontrolle einzusetzen.

Leber/Pankreas

Transaminasenerhöhungen und **Pankreatitiden** werden sowohl im Rahmen der Grunderkrankung als auch als Nebenwirkung der Therapie beobachtet. Bei Patienten mit (Z.n.) Pankreatitis ist die Indikation zur Therapie mit Azathioprin/6-Mercatopurin sehr zurückhaltend zu stellen und eine engmaschige Kontrolle der Pankreasenzyme bei Therapiebeginn notwendig.
Die **primär sklerosierende Cholangitis** ist im Kindes- und Jugendalter sehr selten und betrifft hauptsächlich Patienten mit Colitis ulcerosa.

Übrige Organe

Die Manifestation an der Niere zeigt sich als interstitielle Nephritis, Glomerulonephritis, Fistelbildung vom Gastrointestinal- in den Urogenitaltrakt oder Steinleiden. In Einzelfällen sind weitere Organe wie z.B. die Lunge befallen.

31.2.4 Diagnostik

Grundlage sind:
- Anamnese und Befund (☞ 31.2.3),
- Laboruntersuchungen inkl. Stuhlbakteriologie,
- Apparative Untersuchungen:
  - Endoskopie mit Histologie,
  - Röntgen, NMR,
  - Ultraschall.

Häufig kann die Verdachtsdiagnose M. Crohn schon aufgrund von Anamnese und Befund sowie weniger Laborwerte vermutet werden. Zur eindeutigen Klärung sind jedoch immer Zusatzuntersuchungen, insbesondere die Endoskopie notwendig.
Die diagnostische Latenz zwischen Symptombeginn und Diagnosestellung liegt bei 9 Monaten für Patienten ab dem 10. Lebensjahr und bei 22 Monaten für jüngere Patienten, da hier ein M. Crohn oft nicht in die differenzialdiagnostischen Überlegungen miteinbezogen wird.

Laboruntersuchungen

- Eine infektiöse Genese sollte immer mittels **mehrerer Stuhluntersuchungen** auf darmpathogene Keime ausgeschlossen werden, bevor bei einem Patienten mit (blutiger) Enteritis eine weitere Diagnostik erfolgt.
- Sowohl initial als auch im Verlauf steht die **Bestimmung der Entzündungszeichen** im Vordergrund: Blutbild (Leuko- und Thrombozytose), CRP, BSG:
  - Initial: M. Crohn bei negativen Entzündungszeichen sehr unwahrscheinlich,
  - Im Verlauf: Anpassung der Therapie nach Entzündungswerten (und Symptomen).
- Bei radiologisch nachgewiesener Stenose kann mittels Laborwerten eine Differenzierung zwischen narbiger (Entzündungswerte normal) und entzündlicher Stenose (Entzündungswerte ↑) erfolgen.

Endoskopie

Die Endoskopie ist Grundlage der Initialdiagnostik und auch bei Kindern und Jugendlichen in Analgosedierung problemlos möglich. Bei klinischem Verdacht auf M. Crohn sollte daher eine **Koloskopie** und **Ösophagogastroduodenoskopie** mit Stufenbiopsien erfolgen, um die Ausdehnung im unteren und oberen Gastrointestinaltrakt zu erfassen. Die genaue Kenntnis des Befallsmusters ist notwendig für eine adaptierte Therapie. Auch eine floride Kolitis ist keine absolute Kontraindikation für eine Koloskopie.

Typische endoskopische Befunde für einen M. Crohn sind:

- Aphthen, Ulzera,
- Pflastersteinrelief,
- Segmentaler Befall, Befall des oberen Gastrointestinalraktes,
- Entzündliche oder narbige Stenosen, wobei letztere eher im Verlauf als initial auftreten,
- Nachweis von Epitheloidzellgranulomen in der Histologie (☞ 31.2.5 Differenzialdiagnosen).

Röntgen

Ergänzend zur Endoskopie ist inital eine radiologische Diagnostik (Dünndarmdoppelkontrast oder Magen-Darm-Passage) zur Beurteilung eines **Dünndarmbefalls** notwendig. Im Verlauf kann sie erneut indiziert sein bei V.a. Stenose oder Fistel.

Da bisher nur begrenzte Erfahrungen in der Auswertung bei Kindern vorliegen, hat sich die **Kernspinuntersuchung** bisher noch nicht zur Beurteilung des Dünndarms durchgesetzt. Möglicherweise wird sie aber in der Zukunft den Dünndarmdoppelkontrast ablösen (keine Strahlenbelastung).

Bei der Untersuchung des **Kolons** sollte die endoskopische Diagnostik einschließlich Histologie der Röntgendarstellung vorgezogen werden.

Ultraschall

Mittels Ultraschall können Darmwandverdickungen dargestellt werden. Dies ist aber eher in der **Verlaufsbeobachtung** von Nutzen. Initial kann auf Endoskopie und Röntgen nicht verzichtet werden.

> Die **Erstdiagnose** eines M. Crohn wird bei entsprechender Klinik und Laborbefunden durch die obere und untere Endoskopie (mit Histologie) sowie die radiologische Dünndarmdarstellung gestellt.
> Die **Verlaufskontrollen** orientieren sich in erster Linie an anamnestischen, klinischen und laborchemischen Befunden. Eine endoskopische Verlaufskontrolle ist nur notwendig, wenn das klinische Bild ein verändertes Befallsmuster erwarten lässt, dauerhafte Therapieresistenz besteht oder vor einer geplanten Operation.

31.2.5 Differenzialdiagnosen

Die wichtigsten Differenzialdiagnosen sind:

- **Infektiöse Kolitis:** Ausschluss durch mehrere negative Stuhlkulturen vor einer geplanten Endoskopie.
- **Colitis ulcerosa:** (☞ Tab. 31.2-2).
  Falls eine chronisch-entzündliche Darmerkrankung mit ausschließlichem Befall des Kolons nicht eindeutig zugeordnet werden kann, spricht man von einer „undifferenzierbaren Kolitis".
- **Septische Granulomatose:** Seltener erblicher Immundefekt (Granulozyten-Funktionsstörung), der zu Abszessen, Pilzinfektionen und Kolitiden führt. Bei einem Teil der Patienten Erstmanifestation als unspezifische Kolitis, die endoskopisch und histologisch nicht von einer chronisch-entzündlichen Darmerkrankung, insbesondere von einem M. Crohn, unterschieden werden kann. Diagnose erfolgt mittels laborchemischer Untersuchung der Phagozytose.

Tab. 31.2-2: Die wichtigsten Unterscheidungmerkmale zwischen M. Crohn und Colitis ulcerosa

	M. Crohn	Colitis ulcerosa
AZ	Meist deutlich beeinträchtigt	Je nach Ausprägung nicht bis deutlich beeinträchtigt
Befallsmuster	Diskontinuierlich	Kontinuierlich ab ano
Histologie	Epitheloidzellgranulome, transmurale, fissurale und diskontinuierliche Entzündung	Entzündung auf Mukosa beschränkt

31.2.6 Konventionelle Therapie

Die Behandlung des M. Crohn erfolgt in erster Linie medikamentös, im Verlauf der Erkrankung muss jedoch oft auch die Indikation zu einer chirurgischen Intervention gestellt werden. Zusätzlich sollte allen Patienten eine psychologische Unterstützung angeboten werden. Die Ernährungstherapie wird in Kontinentaleuropa und Nordamerika selten angewandt (s. u.).

Medikamentöse Therapie

Da es sich beim M. Crohn um eine schubweise verlaufende Erkrankung handelt, ist die Therapie der aktuellen Krankheitsaktivität (gemessen an Klinik, Laborwerten, eventuell Endoskopiebefund) anzupassen. Zur Anwendung kommen Präparate mit systemischer oder topischer Wirkung (☞ Tab. 31.2-3). Zur Auswahl der geeigneten Medikation (☞ 31.2.8).

Tab. 31.2-3: M. Crohn – medikamentöse Therapie: Übersicht über verwendete Substanzen, Wirkort und Nebenwirkungen

	Wirkort	Nebenwirkungen	Dosierung	Bemerkungen
Mesalazin (5-ASA)	Je nach Galenik meist distales Ileum bis Kolon	Durchfall, interstitielle Nephritis(?), Pankreatitis	50–60mg/kg/d, 3 ED, Maximal 3x1 500 mg	Anwendung auch als Klysma möglich
Prednison	Systemisch	Cushing, Osteoporose, Katarakt, Glaukom, Hypertonus, Wachstumsverzögerung, Hyperglykämie	☞ 31.2.8	–
Budesonid Kapseln	Terminales Ileum bis Kolon ascendens	Wie bei oraler Steroidgabe, aber deutlich seltener	9 mg morgens	Budesonid-Gabe auch als Klysma möglich
Hydrokortison/Betamethason Schaum bzw. Klysma	Rektum bis etwa linke Flexur	Wie bei oraler Steroidgabe, aber deutlich geringer	1 Klysma/d	–
Metronidazol	Systemisch	Polyneuropathie	20 mg/kg/d, 2 ED	Indikation bei Fisteln
Azathioprin	Systemisch	Pankreatitis, Panzytopenie	2,5 mg/kg/d, 2–3 ED, mit halber Dosis über 4 Wochen beginnen	Bei steroidrefraktärem oder -abhängigem Verlauf (um Steroide einzusparen)
Ciclosporin A	Systemisch	Hypertonus, Nephritis, Hypertrichose, Gingivahypertrophie, Leberschädigung	Je nach Serumspiegel, Ziel 100–200 µg/l	Spiegelbestimmung notwendig. Nach Therapieende kein Nutzen mehr nachweisbar
TNF- α-Antikörper, (Infliximab)	Systemisch	Reaktivierte TBC, allergische Reaktion, (bei Erwachsenen vereinzelt Todesfälle beschrieben)	5 mg/kg	In der Pädiatrie Anwendung nur im Rahmen von Studien. Indikation: Therapieresistenz, Inoperabilität, Fisteln

Chirurgische Therapie

Eine chirurgische Intervention (meist Resektion) wird notwendig bei:

- **Therapieresistenz** (auch Wachstumsstörungen), insbesondere bei umschriebenem Befall, der medikamentös nicht oder nur unzureichend zu behandeln ist.
- **Stenose,** während entzündliche Formen oft auf medikamentöse Therapie ansprechen, müssen narbige, klinisch relevante Stenosen reseziert werden.
- Therapierefraktäre **Abszesse und Fisteln,** insbesondere enterovesikal oder entero-enteral.

Ernährungstherapie

Elementardiät

Eine **ausschließliche** Ernährung mit Elementar (z.B. Elemental 028)- oder Oligopeptidnahrungen (z.B. Modulen IBD, Peptamin) hat in einzelnen Studien bei Erwachsenen eine deutliche antientzündliche Wirkung gezeigt, die teilweise sogar der Steroidtherapie gleichwertig war. Insbesondere in der Pädiatrie liegen aber noch keine ausreichenden Studienergebnisse vor. Weiterhin ist die Akzeptanz der Ernährungstherapie durch die Patienten begrenzt: Über einen Zeitraum von mehreren Wochen dürfen sie zusätzlich zu der unangenehm schmeckenden Diät nur Wasser, ungesüßten Tee oder Kaugummis zu sich nehmen. Anschließend erfolgt ein langsamer Kostaufbau über mehrere Wochen. Einheitliche Richtlinien existieren bisher nicht.

Allgemeine Empfehlungen

Außerhalb dieser strikten Diäten besteht kein eindeutiger Einfluss der Ernährung auf die Krankheitsaktivität des M. Crohn, auch wenn der Zusammenhang zwischen Ernährung und Darmerkrankung von den Familien oft vermutet wird. Individuelle Unverträglichkeiten sollten dennoch Berücksichtigung finden.

Der Befall des Gastrointestinaltraktes kann zu alimentären Mangelerscheinungen führen, die klinisch und laborchemisch überwacht werden sollten:

- Länge und Gewicht als wichtigster Parameter der qualitativen und quantitativen Ernährungssituation im Kindesalter,

- Knochendichte zur Beurteilung des Kalziumhaushaltes (radiologisch oder mittels DEXA),
- Laborchemische Untersuchungen des Eisen-, Elektrolyt- und Vitaminhaushaltes.

> Die Ernährung sollte nach Verträglichkeit so ausgewogen wie möglich sein. Bei Kindern keine einseitigen Diäten, kein Heilfasten.

Psychologische Betreuung

Die Diagnose einer chronisch-entzündlichen Darmerkrankung führt zu einer deutlichen psychosozialen Belastung des Patienten und der Familie. Belastungssituationen entstehen durch:

- Operationen, Krankenhausaufenthalte und Fehlzeiten in der Schule,
- Schmerzen,
- Defäkationsprobleme wie häufiger Stuhlgang während des Unterrichts, teilweise imperativ, dadurch Angst, die Toilette nicht rechtzeitig zu erreichen,
- Körperliche Stigmata: Kleinwuchs, Dystrophie, verzögerte Pubertätsentwicklung Steroidakne, Fisteln, Stomaanlage,
- Medikamenteneinahme.

Eine interdisziplinäre Betreuung durch pädiatrische Gastroenterologen und Kinderpsychiater oder -psychologen ist daher oft notwendig. Wichtig für eine adäquate Betreuung ist die Kenntnis der alterstypischen Bewältigungsmechanismen. Kleinere Kinder haben noch kein Verständnis für die Krankheitszusammenhänge und Intentionen des Behandlungspersonals und erleben diese (z. B. Blutabnahmen) teilweise als Strafe. Erst ab dem Schulalter entwickelt sich zunehmend ein Verständnis für Krankheits- und Behandlungszusammenhänge.

> Ziel der interdisziplinären Betreuung ist es, den Patienten eine möglichst unbeeinträchtigte somatische und psychische Entwicklung zu ermöglichen.

31.2.7 Komplementäre Therapie

Reinhild Engelen

Bei Morbus Crohn kann in der Regel nicht auf Medikamente der konventionellen Therapie verzichtet werden. Die Naturheilkunde hat hier vielmehr das Ziel einer **längerfristigen Konstitutionsbehandlung** und damit **Beeinflussung von Lebensgefühl und Krankheitsverlauf.**

Psychische Aspekte

Nicht selten findet man bei den betroffenen Kindern eine beschleunigte Entwicklung einzelner Fähigkeiten, nicht selten auf intellektueller Ebene. Bei großer seelischer Sensibilität kann eine verminderte Flexibilität, z. B. im Umgang mit ungewohnten Situationen oder Personen typisch sein. Immer wieder kann man eine seelische Verunsicherung bemerken, die aus vielleicht Jahre zurückliegenden Ereignissen oder Gründen entstanden sind und durch die Krankheitssituation zusätzlich verstärkt wird. Umso wichtiger ist hier eine angstfreie, vertrauensvolle und **mutmachende Atmosphäre.** Außerdem eine **Förderung im aktiven Erlebnisbereich** (gute Jugendliteratur (Biographien), Sport, Musikinstrumentlernen, Ausflüge) um eine reiche innere Entwicklung zu ermöglichen. Als ein besonderer Bestandteil des aktiven Umgangs mit der chronischen Erkrankung ist im Kindesalter die Maltherapie zu empfehlen.

Anthroposophische Medizin

Auswahl, aber auch alle Kombinationen möglich; häufige Dauermedikation z. B. Cuprum oder Mercurius und Digestodoron.

- **Cuprum sulfuricum comp.:** 3 mal tgl., 1–2 Tabl. (über Monate),
- **Mercurius vivus naturalis D6:** 1–3 mal tgl., 1 Tabl. (evtl. über Wochen bis Monate),
- **Antimonit D6:** 3 mal 1 Msp. (Trituration),
- **Arsenicum album D12:** 3 mal tgl., 5 Tr. bei blutigen Auflagerungen (kurartig, z. B. über 2–4 Wochen),
- **Digestodoron:** 3 mal tgl., 1–2 Tabl. (Mischung aus die Verdauung regulierenden pflanzlichen Substanzen: Dryopteris filixmas, Polypodium vulg. salix, Phyllis scolop.),
- **Stannum metalicum praeparatum D8:** 3 mal tgl. 10 Tr. bei Gelenkbeteiligung,
- **Siliziumsalbe 10 % oder Unguentum rosatum:** äußerlich bei Hautbeteiligung.

Äußere Anwendungen

- Oxalisleibwickel, Kamilleleibwickel (☞ 45.1): regelmäßig oder entspannend bei akuten Bauchschmerzen (☞ 45.1.2),
  - Oxalis (Sauerklee): 1 EL Oxalisessenz auf ¼ Liter heißes Wasser,
- Kamille: 1 EL auf ¼ l Wasser überbrühen und 10 min. ziehen lassen, Kompresse oder kleines Baumwolltuch darin tränken und so heiß wie möglich auf den Leib legen. Darüber rund um den Körper ein trockenes

Baumwolltuch legen und zur Befestigung straff unter den Rücken schieben, darüber evt. eine Wärmflasche legen. 20 – 60 min. liegen lassen.

- Kupfersalbe (Cuprum metallicum praeparatum 0,4 %, ab 6 Jahre auch 5 %) dünn auf Baumwolltuch gestrichen und auf schmerzhaften Bereich legen; größeres Tuch darüber; der mit Salbe bestrichene Lappen kann mehrmals verwendet werden, bevor erneut Salbe aufgetragen wird.
- Sitzbäder bei Analfissuren:
  - **Calendulatee** (Ringelblumenblüten): ¼ TL mit 150 ml kochendem Wasser übergießen und 2 min. ziehen lassen;
  - **Kamillentee:** 1 TL Blüten mit 1 Tasse kochendem Wasser übergießen und 5 min. ziehen lassen; alternativ auch Kamillenkonzentrate, z. B. Kamille Robugenlösung®, Dosierung siehe Beipackzettel.
  - **Eichenrindetee** (gerbstoffhaltig): 2 gehäufte EL auf 1 Liter Wasser kalt 10 – 12 Std. ansetzen, dann ½ Stunde kochen.

Homöopathie

Wahl des Mittels in Abhängigkeit von Stuhlbeschaffenheit, tageszeitlichen Schwankungen, Zusatzsymptomen. Wegen Überschneidung siehe auch die unter Colitis ulcerosa angegebenen homöopathischen Medikamente (☞ 31.3). Insgesamt hier nur sehr kleine Auswahl:

- **Silicea D12:** Altes Aussehen, Abmagerung am ganzen Körper, oft frierend, Stimmung abweisend, unentschlossen, zaghaft; bei Hauterscheinungen, Fisteln Silicea D6;
- **Mercurius solubilis D6:** Diarrhö besonders nachts, Stühle schleimig, schaumig, wunde Analregion, häufiger Stuhldrang, Stomatitis, Zunge belegt, Stimmung unzufrieden, unruhig;
- **Sulfur D6 – 12:** Diarrhö nach Mitternacht, morgens aus dem Bett treibend, Verschlimmerung vormittags; Jucken und Wundsein am After, häufig erfolgloser Stuhlgang, Stuhl wird aus Angst vor Schmerzen zurückgehalten, Blähungen nach faulen Eiern riechend; Rötungen an Körperöffnungen, Hauterscheinungen rau, trocken, Zunge weiß mit roten Rändern.

Phytotherapie

Tees

- **Kamillentee:** 3 – 5 Blüten mit 1 Tasse kochendem Wasser übergießen und 2 min. ziehen lassen;
- **Brombeerblättertee:** 2 TL auf 250 ml kochendes Wasser geben und 15 min. ziehen lassen;
- **Salbeitee:** 3 – 5 Blätter auf 1 Tasse heißes Wasser, ½ min. ziehen lassen;
- **Pfefferminztee:** 3 – 5 Blätter (¼ TL) auf 1 Tasse heißes Wasser (spasmolytisch);
- **Anistee** (bei Blähungen): Früchte gequetscht ¼ TL mit 1 Tasse kochendem Wasser übergießen und 5 min. ziehen lassen.
- **Kümmeltee** (bei Blähungen, auch gemischt mit Anis): ¼ – 1 TL zerstoßene Kümmelfrüchte auf 1 Tasse heißes Wasser, 10 min, ziehen lassen; 1 Tasse über den Tag verteilt (Thermoskanne);
- **Fencheltee:** ¼ TL mit 150 ml kochendem Wasser aufgießen und 5 min. ziehen lassen;
- **Tausendgüldenkrauttee** (Centaurium minus): 1 Prise Blätter auf 1 Tasse kochendes Wasser, 10 min. ziehen lassen.

Weihrauchpräparate

Dem Extrakt aus dem Harz der indischen Pflanze **Boswellia serrata** aus der Ayurvedischen Medizin werden immunsuppressive und antiphlogistische Eigenschaften zugesprochen. H15 wird auch zur Remissionsbehandlung bei M. Crohn und Colitis ulcerosa eingesetzt. Es sind keine Interaktionen mit anderen Medikamenten und keine schweren Nebenwirkungen bekannt (selten gastrointestinale Reaktionen). In einer Studie war die Wirkung mit der von Mesalazin vergleichbar.
Es sollten nur standardisierte Fertigarzneimittel verwendet werden, z. B. H15 Gufic.
Dosierung:

- Erwachsene: 3 mal tgl. 1 – 2 Tabl. (400 mg/Tabl.),
- Kinder: 3 mal tgl. ½ Tabl. (400 mg/Tabl.).

Probiotische Therapie

Einige an erwachsenen Patienten durchgeführte Studien sprechen für einen positiven Effekt auf die Remissionsdauer bei M. Crohn. Bei einer Pilotstudie für Kinder wurde Lactobacillus GG in einer Dosierung von 2 mal tgl. 10^{10} Keime für 6 Monate verwendet (☞ 9).

EBM

Zur komplementärmedizinischen Therapie bei Morbus Crohn liegen keine publizierten Studien der EBM-Grade 1 oder 2 sowie keine Konsensusempfehlungen vor. Allgemeine Bewertung der einzelnen Therapieverfahren ☞ 44.2, 44.4, 44.5, 45.1, 45.3.

31.2.8 Integrativer Stufenplan

Stufe	Klinik	Konventionelle Therapie (☞ 31.2.6)	Komplementäre Therapie (☞ 31.2.7)	EBM-Bewert. kompl. Therapie
1	Geringe bis mittlere Aktivität	In Abhängigkeit von Befallsmuster Mesalazin, Budesonid systemisch oder topisch	Äußere Anwendungen wie z. B. Oxalisleibwickel	5
			Cuprum sulfuricum comp.	5
			Digestodoron	5
			Evtl. in Abhängigkeit von vorherrschenden Symptomen homöopathisches Medikament wie z. B. Mercurius solubilis D6 bei nächtl. Schleimig-schaumigen Diarrhöen und häufigem Stuhldrang	5
2	Mittlere bis schwere Aktivität	In Abhängigkeit von Befallsmuster Prednison oder Budesonid p.o., bzw. Mesalazin oder Budesonid topisch	Fortsetzung der Maßnahmen aus Stufe 1	Siehe Stufe 1
			Zusätzlich probiotische Therapie mit Lactobacillus GG (☞ 9.3)	4
3	Chronisch-therapiere-fraktärer Verlauf	Azathioprin ± Prednison	Fortsetzung der Maßnahmen aus Stufe 1 und 2	Siehe Stufe 1 und 2
			Zusätzlich Weihrauchpräparate	4
4	Fulminanter Verlauf	Hochdosiert Prednison; Ggf. Ciclosporin A	–	–

31.2.9 Prognose

Die Lebenserwartung von Patienten mit M. Crohn ist bei konsequenter Diagnostik und Therapie nicht signifikant eingeschränkt. Eine Beeinträchtigung der körperlichen Entwicklung lässt sich allerdings nicht bei allen Patienten vermeiden: Bei 20–30 % der Patienten mit M. Crohn findet man eine Pubertäts- und/oder Wachstumsverzögerung. Trotz konsequenter Therapie kann bei einem Teil dieser Patienten die erwarte Zielgröße nicht erreicht werden. Ebenso muss bei bis zu 50 % der pädiatrischen Patienten mit der Notwendigkeit einer chirurgischen Intervention gerechnet werden. Die Häufigkeitsangaben variieren je nach Krankheitsdauer zwischen 12 % (Beobachtungszeitraum 1,4 Jahre) bis zu 46 % (5,2 Jahre).

Im Gegensatz zur Colitis ulcerosa ist der Zusammenhang zwischen einem M. Crohn und einer erhöhten Malignominzidenz nicht eindeutig geklärt. Das Risiko für ein kolorektales Karzinom scheint bei Kolonbefall jedoch erhöht. Bei diesen Patienten sollten daher nach mehr als 10-jährigem Krankheitsverlauf regelmäßige Koloskopien erfolgen.

Literatur

1. Behrens R: Chronisch-entzündliche Darmerkrankungen im Kindes- und Jugendalter. Uni-Med, Bremen, London, Boston, 2001
2. Podolsky DK: Inflamatory bowel disease. N Engl J Med 2002; 347, 6: 417–429
3. Gerhardt H et al: Therapie of active Crohn disease with Boswelia serrata extract H15. Gastroenterologie 2001; 39 (1): 11–7
4. Heuschkel RB et al.: Enteral nutrition and corticosteroids in the treatment of acute Crohn`s disease in children. Journal Pedriatric Gastroenterology Nutr. 2000 Jul; 31 (1): 8–15
5. Guandalini S: Use of Lactobacillus GG in paediatric Crohn's disease. Dig Liver Dis 2002 Sep; 34 Suppl. 2: S63–5
6. Gupta P et al.: Is lactobacillus GG helpful in children with Crohn's desease? Results of a preliminary, open-label study. Journal Pediatric Gastroenterology Nutr. 2000 October; 31 (4): 453–7
7. Guslani M, et al. Saccharomyces boulardii in maintenance treatment of Crohn´s desease. Dig Dis Sci 2000 Jul; 45 (7): 1462–4
8. Gionchetti P et al.: Oral bacteriotherapy as maintenance treatment in patients with chronic pouchitis: A double-blind, placebo-controlled trial. Gastroenterology 2000 Aug; 119 (2): 305–9
9. Rembacken BJ et al. Non-pathogenic Escherichia coli versus mesalazine for the treatment of ulcerative colitis: A randomised trial. Lancet 1999 Aug 21; 354 (9179): 635–9

31.3 Colitis ulcerosa

Stefan Razeghi, Rolf Behrens (Konventioneller Teil)
Reinhild Engelen (Komplementärer Teil)

31.3.1 Ätiologie

Stefan Razeghi, Rolf Behrens

Die Colitis ulcerosa ist vermutlich eine Autoimmunerkrankung, die hauptsächlich den Dickdarm, bei einem Teil der Patienten aber auch extraintestinale Organe betrifft. Die Entzündung breitet sich immer kontinuierlich vom Anus nach oral aus und betrifft nur die Schleimhaut. Ein diskontinuierlicher oder über die Mukosa hinausgehender Befall z. B. mit Fistelbildung schließt eine Colitis ulcerosa aus.

Im Wesentlichen treffen für die Colitis ulcerosa dieselben Überlegungen zur Ätiologie zu wie für den M. Crohn (☞ 31.2). Die Bedeutung der genetischen Einflussfaktoren scheint aber bei der Colitis ulerosa geringer zu sein als beim M. Crohn: Das relative Risiko an einer Colitis ulcerosa zu erkranken, ist bei erstgradigen Verwandten von betroffenen Patienten im Vergleich zur Normalbevölkerung nur um das 8- bis 10fache erhöht.

31.3.2 Epidemiologie

Die Rate der Neuerkrankungen für M. Crohn und Colitis ulcerosa im Kindes- und Jugendalter liegt in Europa bei 2–6/100 000/Jahr. Etwas mehr als die Hälfte der pädiatrischen Patienten erkrankt in der 2. Dekade, die übrigen bereits vor dem 10. Lebensjahr, selten auch schon im Säuglings- oder Kleinkindalter.

31.3.3 Klinik und Leitsymptome

Bei der überwiegenden Mehrzahl der Patienten mit Colitis ulcerosa stehen die **intestinalen** Symptome im Vordergrund. **Extraintestinale** Beschwerden treten deutlich seltener auf als beim Morbus Crohn.
Leitsymptom der Colitis ulcerosa ist der blutige Durchfall (s. u.).

Intestinale Symptome

Tab. 31.3-1: Intestinale Symptome bei Colitis ulcerosa

	Häufigkeit (%)	Bemerkung
Blut im Stuhl	95	–
Durchfall	90	–
Bauchschmerzen	46	Oft vor oder kurz nach Defäkation (Tenesmen)
Gewichtsverlust	44	–
Fieber	12	Spricht für ausgedehnten Befall bzw. hohe Krankheitsaktivität

Im Kindes- und Jugendalter findet man häufig ein ausgedehntes Befallsmuster: [1]
- Pankolitis: 65 %,
- Subtotale Kolitis (Anus bis rechte Flexur): 10 %,
- Colon descendens und Sigma/Rektum: 25 %.

Perianale Veränderungen wie Fisteln, Abszesse oder Marisken finden sich bei der Colitis ulcerosa nicht.

Extraintestinale Symptome und Komplikationen
Extraintestinale Beschwerden treten bei Patienten mit Colitis ulcerosa mit etwa 9 % deutlich seltener auf als beim Morbus Crohn:
- Wachstumsstörung (7 %)
- Gelenke (7 %)
- Haut (1 %)
- Auge (< 1 %)

Einzelheiten zu den extraintestinalen Manifestationen und Komplikationen (☞ 31.2).

31.3.4 Diagnostik

Ähnlich wie beim Morbus Crohn beruht die Diagnostik auf:
- Anamnese und Befund (☞ 31.3.2),
- Laboruntersuchungen einschließlich Stuhlbakteriologie,
- Apparativen Untersuchungen:
  - Endoskopie mit Histologie,
  - ggf. Ultraschall.

Wichtigster Parameter sowohl initial als auch im Verlauf ist die Klinik. Durch die Entzündung der Rektumschleimhaut kommt es bei fast allen Patienten mit Colitis ulcerosa bereits frühzeitig im Krankheitsverlauf zu **blutigem Durchfall.** Aufgrund dieses, für die Patienten sehr beunruhigenden Symptoms, werden die Patienten in der Regel frühzeitig einer Diagnostik zugeführt. Die diagnostische Latenz zwischen Symptombeginn und Diagnosestellung liegt bei pädiatrischen Patienten durchschnittlich bei 7 – 9 Monaten.

Laboruntersuchungen

- Im Vergleich zum M. Crohn sind die Laborveränderungen (Anämie, Entzündungsparameter) meist weniger ausgeprägt.
- Wie auch beim M. Crohn muss eine infektiöse Genese mittels mehrerer Stuhluntersuchungen ausgeschlossen werden.

Endoskopie

Besteht der Verdacht auf eine Colitis ulcerosa kann dieser meist bereits mittels **Rektoskopie** erhärtet oder verworfen werden, da eine floride Colitis ulcerosa immer zu Schleimhautveränderungen im Rektum führt. Ausnahme sind Patienten, die bereits topisch anbehandelt sind, z. B. mit steroidhaltigen Einläufen oder Zäpfchen. Bei pathologischer Rektoskopie folgt dann die **Koloskopie mit Stufenbiopsien,** um die Ausdehnung der Erkrankung zu erfassen (☞ 31.3.3).

Typische endoskopische Befunde für eine Colitis ulcerosa sind:

- Verlust des normalen Schleimhautmusters mit Rötung, Vulnerabilität und Ulzera.
- Kontinuierliche Ausdehnung ab ano, nie Befall des oberen Gastrointestinalraktes.

Röntgen

Bei Patienten mit Colitis ulcerosa besteht in der Regel keine Indikation zur radiologischen Diagnostik, da die Endoskopie dem Kolon-Kontrasteinlauf aufgrund der Biopsiemöglichkeit vorzuziehen ist.

Ultraschall

Da bei der Colitis ulcerosa die klinischen Symptome im Vordergrund stehen, bringt die Ultraschalluntersuchung in der Regel keine relevanten Zusatzinformationen. Zur exakten Diagnostik der Kolonpathologie ist in jedem Fall die Endoskopie vorzuziehen.

> Patienten mit Colitis ulcerosa fallen fast immer durch blutigen Durchfall auf. Die weitere Diagnostik erfolgt durch Endoskopie und Histologie.
> Für die Verlaufskontrollen sind die anamnestischen Angaben über die Stuhlfrequenz und -konsistenz wegweisend. Wie auch beim M. Crohn sollte die Indikation zur endoskopischen Verlaufskontrolle zurückhaltend und nur bei therapeutisch unklaren Situationen wie therapierefraktärem Verlauf erfolgen.

31.3.5 Differenzialdiagnosen

Die wichtigsten Differenzialdiagnosen sind:

- **Infektiöse Colitis:** Ausschluss durch negative Stuhlkulturen,
- **Morbus Crohn:** (☞ 31.2).

31.3.6 Konventionelle Therapie

Zur Behandlung der Colitis ulcerosa stehen weitgehend die selben Therapiemöglichkeiten zur Verfügung wie beim M. Crohn (☞ 31.2). In einigen Punkten unterscheiden sich jedoch die Therapieempfehlungen.

Medikamentöse Therapie

Auch bei der Colitis ulcerosa muss die Therapie individuell der Krankheitsaktivität und dem Befallsmuster angepasst werden (zur Verfügung stehende Medikamente: ☞ 31.2.6 medikamentöse Therapie des M. Crohn). Bei lokalisiertem Befall im linken Kolon ist eine topische Therapie sinnvoll, die bei niedriger Aktivität ausreichen kann, während bei hoher Aktivität oft mit systemisch wirksamen Substanzen therapiert werden muss. Auswahl der Medikation (☞ 31.3.8).

Chirurgische Therapie

Die chirurgische Intervention, d. h. die Kolektomie, ist bei Kolitis-Patienten im Kindes- und Jugendalter selten notwendig. Die häufigste Indikation ist die therapierefraktäre fulminante Kolitis mit nicht beherrschbarer Blutung. Typische Probleme nach Kolektomie sind Durchfall und Pouchitis bei ileorektaler Anastomose mit Proktomukosektomie.

Ernährungstherapie

Anders als beim M. Crohn konnte bei der Colitis ulcerosa kein Erfolg einer Ernährungstherapie gezeigt werden, welche im Dünndarm angreift. Es gelten jedoch prinzipiell dieselben Überlegungen zur Überwachung der Ernährungssituation und von Mangelzuständen wie beim M. Crohn (☞ 31.2), bei letzterem ist aufgrund des Dünndarmbefalls die Gefahr der Fehlernährung jedoch deutlich ausgeprägter.

Psychologische Betreuung

Auch bei der Colitis ulcerosa sollte eine interdisziplinäre Betreuung der somatischen und psychischen Krankheitsfolgen angestrebt werden (☞ 31.2 psychologische Betreuung des Morbus Crohn).

31.3.7 Komplementäre Therapie

Reinhild Engelen

Bei schwereren Verläufen ist eine konventionelle Therapie unerlässlich.
Wie auch im klinischen Erscheinungsbild überschneiden sich besonders auch zu Beginn der Erkrankung die Symptome und therapeutischen Ziele mit denen des M. Crohn. Wie stets erfordert die chronische Erkrankung eine ganzheitliche, die kindliche Entwicklung fördernde Begleitung. Häufig beobachtet man eine positive Beeinflussung des Krankheitsverlaufs, wenn eine **Selbständigkeit und stärkere Selbstbehauptung** des Kindes (auch gegenüber der Familie) gelingt. Die Schwierigkeit des Kindes, sich seelisch abzugrenzen und die Notwendigkeit eigene Schritte zu gehen, sind für die Eltern oft schwer ersichtlich, da das Kind gerade aufgrund seiner chronischen Erkrankung einer vermehrten Umsorgung bedarf.
Die Behandlung setzt sich aus mehreren Bausteinen wie medikamentöse Therapie (konventionell und/oder naturheilkundlich, äußeren Anwendungen und seelischer Entwicklungsbegleitung nach individuellem Bedarf (Kunsttherapie, psychologische Begleitung, Familientherapie) zusammen.

Anthroposophische Medizin

- **Stibium metallicum praeparatum D6:** 3 mal tgl. 1 Msp. Trituration;
- **Arsenicum album D6 – 12:** im akuten Stadium 1 – 3 mal tgl. 5 Tr., z. B. über 6 Wochen;
- **Stibium arsenicosum D6:** 3 mal tgl. 1 Msp. Trituration z. B. über 6 – 8 Wochen;
- **Tormentilla comp. (+Cochlearia, Stibium) D5:** 3 mal tgl. 5 – 10 Globuli;
- **Colocynthis D6:** 3 mal tgl. 10 Tr. oder bei Bedarf 10 Tr. bei einschießenden krampfartigen Bauchschmerzen.

Äußere Anwendungen

- Schafgarbe-Leibwickel nach dem Essen (mittags oder abends): 2 TL auf 500 ml kochendes Wasser, 7 min. ziehen lassen.
- Oxalis Leibwickel bei kolikartigen Schmerzen

Homöopathie

- **Arsenicum album D6:** Stuhl unverdaut, schleimig, spritzerartige Entleerungen, unruhig, ängstlich, fröstelnd, Besserung durch Wärme, Verschlimmerung um/nach Mitternacht, durch Kälte und kalte Getränke; starker Durst, aber trinkt nur kleine Mengen, heftige Leibschmerzen, wunde Analregion, Hämorrhoiden, Lippen und Zunge trocken.
- **Aloe D4 – 6:** Stuhl wässrig-schleimig, auch blutig, mit Klumpen, Aufstoßen vor dem Stuhlgang, Erschöpfung nach der Defäkation, Entleerung sofort nach Nahrungsaufnahme und am frühen Morgen, Durchfall im Wechsel mit Verstopfung.

Weitere Medikamente siehe auch unter M. Crohn (☞ 31.2.7).

Phytotherapie

Tees

- **Brombeerblättertee:** 1 TL auf 1 Tasse heißes Wasser, 10 – 15 min. ziehen lassen und über den Tag verteilt trinken,
- **Salbeitee:** 3 – 5 Blätter oder ½ TL auf 1 Tasse heißes Wasser 1 – 2 min. ziehen lassen und über den Tag verteilt trinken.

Weihrauchpräparate

☞ 31.2.7

> **EBM** Zur komplementärmedizinischen Therapie bei Colitis ulcerosa liegen keine publizierten Studien der EBM-Grade 1 oder 2 sowie keine Konsensusempfehlungen vor. Allgemeine Bewertung der einzelnen Therapieverfahren ☞ 44.2, 44.4, 44.5, 45.1.

Probiotische Therapie

☞ 9

31.3.8 Integrativer Stufenplan

Stufe	Klinik	Konventionelle Therapie (☞ 31.3.6)	Komplementäre Therapie (☞ 31.3.7)	EBM-Bewert. kompl. Therapie
1	Geringe bis mittlere Aktivität	Mesalazin p.o.; Bei lokalisiertem distalem Befall Mesalazin oder Budesonid topisch	Äußere Anwendungen wie z.B. Oxalisleibwickel	5
			Stibium met. Praep. D6 (insbesondere bei blutigen Diarrhö)	5
			Arsenicum album D6–12	5
			Colocynthis D6 bei krampfartigen Bauchschmerzen	5
			Evtl. in Abhängigkeit von vorherrschenden Symptomen homöopathisches Medikament wie z.B. Arsenicum album D6 bei unverdaut-spritzigem Stuhl, unruhig, ängstlich, fröstelnd	5
2	Mittlere bis schwere Aktivität	Prednison p.o. oder bei lokalisiertem distalem Befall topische Therapie mit Budesonid oder Mesalazin	Fortsetzung der Maßnahmen aus Stufe 1	Siehe Stufe 1
			Zusätzlich probiotische Therapie mit Lactobacillus GG (☞ 9.3)	5
3	Chronisch-therapierefraktärer Verlauf	Azathioprin ± Prednison	Fortsetzung der Maßnahmen aus Stufe 1 und 2	Siehe Stufe 1 und 2
			Zusätzlich Weihrauchpräparate	5
4	Fulminanter Verlauf	Hochdosiert Prednison; Ggf. Ciclosporin A; Kolektomie (ultima ratio)	–	–

Remission
Anders als beim M. Crohn kann durch den topischen oder systemischen Einsatz von Mesalazin das Rezidivrisiko nachweislich gesenkt werden.

31.3.9 Prognose

Das Risiko für die Entwicklung eines **kolorektalen Karzinoms** ist bei Patienten mit Pancolitis ulcerosa im Vergleich zur Normalbevölkerung deutlich erhöht. Das Risiko steigt erwartungsgemäß mit zunehmender Krankheitsdauer. Bei Patienten mit subtotaler oder Pancolitis werden daher nach 8-jähriger Krankheitsdauer regelmäßige endoskopische Kontrollen mit Stufenbiopsien empfohlen. Dies betrifft in erster Linie erwachsene Patienten. Berichte über ein kolorektales Karzinom bei Jugendlichen mit langdauernder Colitis ulcerosa sind Einzelfälle.

Auch aufgrund dieser Vorsorgemaßnahmen ist die durchschnittliche Lebenserwartung von Patienten mit chronisch entzündlichen Darmerkrankungen in Westeuropa im Vergleich zur Normalbevölkerung nicht signifikant vermindert. Ziel des betreuenden Arztes sollte es sein, diesen Patienten auch eine möglichst unbeeinträchtigte Lebensqualität zu ermöglichen. Im Gegensatz zum M. Crohn findet man Wachstums- oder Pubertätsverzögerung bei Patienten mit Colitis ulcerosa nur in Einzelfällen. Ebenso ist eine chirurgische Intervention bei pädiatrischen Patienten mit Colitis ulcerosa Ausnahmesituationen vorbehalten (z.B. Kolektomie bei therapierefraktärem fulminantem Verlauf).

Literatur

1 Behrens R: Chronisch-entzündliche Darmerkrankungen im Kindes- und Jugendalter. Uni-Med, Bremen, Londen, Boston 2001

2 Podolsky DK: Inflamatory bowel disease. N Engl J Med 2002; 347, 6: 417–429

Rembacken BJ, AM Snelling, PM Hawkey, ATR Axon: A double blind trial of non-pathogenic E. Coli vs. Mesalazine for the treatment of ulcerative colitis. Lancet 1999;354: 635–639

31.4 Gastroösophagealer Reflux

Stefan Razeghi, Rolf Behrens (Konventioneller Teil)
Reinhild Engelen (Komplementärer Teil)

31.4.1 Ätiologie

Stefan Razeghi, Rolf Behrens

Als **gastroösophagealen Reflux** bezeichnet man die unwillkürliche Passage von Mageninhalt in die Speiseröhre, unabhängig von der Art des Mageninhalts (Säure, Nahrung etc). Wenn dieser Reflux zu klinischen Beschwerden oder Komplikationen führt, kommt es zur **Refluxkrankheit.**
Bei den mit Reflux assoziierten Symptomen unterscheidet man das kraftvolle Erbrechen von der weniger ausgeprägten, kraftlosen **Regurgitation** von Nahrungsinhalt.

Auch beim gesunden Kind oder Erwachsenen kommt es mehrmals am Tag zu einem physiologischen gastroösophagealen Reflux. Nur ein Teil der Patienten entwickelt jedoch Symptome im Sinne einer Refluxkrankheit. Entscheidende Faktoren für die Entstehung einer Refluxkrankheit sind:

- Frequenz und Dauer der Refluxepisoden,
- Ösophagusmotilität und -schleimhautbarriere,
- Säuregehalt und Motilität des Magens,
- Intraabdominelle Drucksteigerung,
- Bronchiale Hyperreagibilität (bei einigen Patienten).

31.4.2 Epidemiologie

Da der Übergang vom physiologischen Reflux zur Refluxkrankheit insbesondere beim Säugling nicht immer eindeutig abzugrenzen ist, sind genaue epidemiologische Angaben schwierig. Im ersten Lebenshalbjahr kommt es bei bis zu 67 % der Säuglinge zu rezidivierendem Erbrechen, meist ohne weitere Krankheitssymptome oder Beeinträchtigung des Allgemeinzustandes. Die Prävalenz sinkt dann bis zum Ende des 1. Lebensjahres auf etwa 5 % und nimmt im Kleinkindes- und Jugendalter weiter ab.
Eine **erhöhte Inzidenz** findet man bei Kindern mit:

- **Neurologischer Grunderkrankung,** wie z. B. Zerebralparese: Bis zu 75 % der Patienten mit Tetraspastik haben einen ausgeprägten, oft schwierig zu therapierenden gastroösophagealen Reflux. Ursachen sind Motilitätsstörungen des Gastrointestinaltraktes, Bettlägerigkeit, intraabdominelle Drucksteigerung und anatomische Veränderungen des gastroösophagealen Übergangs durch eine ausgeprägte Skoliose. Die Anlage einer PEG-Sonde wurde ebenfalls häufig als Auslöser eines gastroösophagealen Refluxes angeführt. Dies hat sich in neueren Untersuchungen nicht bestätigt.
- **Fehlbildungen des Gastrointestinaltraktes** wie Ösophagusatresie, Zwerchfellhernie oder Gastroschisis: Ursache ist die veränderte Anatomie von Ösophagus und Kardia. Bei Patienten mit Ösophagusatresie beträgt die Prävalenz bis zu 100 %.

31.4.3 Klinik und Leitsymptome

Die Symptome des gastroösophagealen Refluxes sind sehr vielfältig und variieren je nach Altersgruppe:

- Im **Säuglingsalter** manifestiert sich der gastroösophageale Reflux typischerweise mit rezidivierendem Erbrechen. Weniger häufig, aber dennoch typisch für den Reflux im Säuglingsalter sind Gewichtsstillstand bzw. -verlust, Nahrungsverweigerung oder Schreiattacken.
- Bei **Kleinkindern** werden zusätzlich zum Erbrechen oft Bauchschmerzen angegeben.
- Die typischen retrosternalen Schmerzen bzw. Sodbrennen werden meist erst ab dem **Jugendalter** berichtet. Eine chronische Ösophagitis kann sich durch Bluterbrechen (und zum Teil ausgeprägte Anämie) äußern.

Zu den **atypischen Manifestationen** des gastroösophagealen Refluxes gehören respiratorische Symptome wie Asthma bzw. rezidivierende Bronchitiden oder Apnoen. Als Sandifer-Syndrom bezeichnet man stereotypische, rezidivierende Drehungen und Überstreckungen des Kopfes als seltene Manifestation.
Bei **neurologisch beeinträchtigten Patienten** sind die Symptome oft sehr **unspezifisch.** Die Nahrungsverweigerung bei Ösophagitis kann als neurogene Schluckstörung und die Unruhe aufgrund von Schmerzen als Krampfanfall fehlgedeutet werden. Häufig ist bei tetraspastischen Patienten auch eine unklare Anämie einziges Zeichen einer oft ausgeprägten Refluxösophagitis.

31.4.4 Diagnostik

Aufgrund der im Kindesalter oft sehr unspezifischen Symptome sind zusätzlich zur Anamnese meist apparative Untersuchungen zur Diagnosestellung notwendig.

In mehreren Untersuchungen konnte eine niedrige Korrelation zwischen klinischem Beschwerdebild und tatsächlichem Vorliegen einer Refluxkrankheit gezeigt werden.

Bei Säuglingen mit unkompliziertem gastroösophagealen Reflux, d.h. rezidivierendem Erbrechen ohne Zeichen der schweren Ösophagitis (Anämie, Gewichtsverlust) ist ein Therapieversuch mit physikalischen Maßnahmen oder Nahrungsumstellung ohne weitere invasive Diagnostik gerechtfertigt.

Bei Klein- und Schulkindern und insbesondere vor Beginn einer medikamentösen Therapie sollte eine eindeutige Diagnosestellung durch **apparative Verfahren** angestrebt werden:

- Die **24-Stunden-pH-Metrie** ermöglicht den quantitativen Nachweis saurer Refluxepisoden sowie deren zeitliche Korrelation zu Krankheitssymptomen sowie die Überprüfung der Effektivität einer säuresupprimierenden Therapie und ggf. eine Dosistitration. Die Sonde wird unter Durchleuchtungskontrolle im unteren Ösophagusdrittel platziert und der pH-Wert über 24 Stunden gemessen. Bei Säuglingen gilt ein saurer Reflux (pH < 4) von mehr als 10 % als pathologisch, beim Jugendlichen und Erwachsenen von mehr als 4 %. Aufgrund ihrer hohen Sensitivität und Spezifität ist die ph-Metrie der **Goldstandard** zum Nachweis eines gastroösophagealen Refluxes. Lediglich bei Patienten mit pulmonalen Symptomen ist ihre Aussagekraft eingeschränkt, da ein Normalbefund rezidivierende Mikroaspirationen nicht ausschließt.
- Durch die **Endoskopie** kann das Ausmaß der Ösophagitis makroskopisch und histologisch beurteilt werden. Da sie im Kindesalter meist mit einer Kurznarkose verbunden ist, sollte sie in erster Linie durchgeführt werden, wenn andere Erkrankungen des oberen Gastrointestinaltraktes wie Ulzera oder Gastritis differenzialdiagnostisch in Erwägung gezogen werden. Bei Patienten mit schwerer Refluxkrankheit (wie z. B. bei tetraspastischen Patienten) kann es bereits im Kindesalter zu intestinaler Schleimhautmetaplasie des Ösophagus mit Entartungspotential kommen (Barrett-Ösophagus), so dass bei diesen Kindern die Indikation zur Endoskopie großzügig zu stellen ist.
- Die **Röntgenuntersuchung** mittels Kontrastmittel dient in erster Linie zum Nachweis anatomischer Auffälligkeiten wie Hiatushernien oder Stenosen. Zur Diagnostik des gastroösophagealen Refluxes ist sie – ebenso wie die Sonographie und Szintigraphie – nicht geeignet, da die Untersuchung unter unphysiologischen Bedingungen und über einen kurzen, nicht repräsentativen Zeitraum durchgeführt wird.

Bei Jugendlichen kann die Diagnose ähnlich wie beim Erwachsenen häufig wieder aufgrund der typischen Klinik gestellt werden. Kommt es nach Vermeidung auslösender Nahrungsmittel nicht zu einer Besserung, ist entweder von einer ausgeprägten Ösophagitis oder einer anderen Erkrankung des oberen Gastrointestinaltraktes auszugehen und eine Endoskopie anzustreben.

Bei Patienten mit Zerebralparese sollte die Indikation zur Diagnostik auch bei unspezifischen Symptomen wie Anämie, Unruhe, Ernährungsproblemen aufgrund der hohen Prävalenz eines gastroösophagealen Refluxes frühzeitig gestellt werden. Da diese Patienten zu sehr schweren Verläufen neigen, sollte die Therapiewirksamkeit mittels pH-Metrie oder Endoskopie überprüft werden.

31.4.5 Konventionelle Therapie

Nahrungsumstellung

Die Verwendung **angedickter Säuglingsnahrung** führt zu einer Reduktion der Nahrungsregurgitation und des Erbrechens. Auch wenn sich eine Reduktion saurer Refluxepisoden nicht nachweisen lässt, ist sie das Mittel der Wahl beim umkomplizierten gastroösophagealen Reflux des Säuglings. Auch die Verwendung von **hypoallergener Nahrung** führt bei einem Teil der Säuglinge zu einer klinischen Besserung, möglicherweise aufgrund einer zugrunde liegenden Kuhmilchproteinallergie.

Beim älteren Kind oder Jugendlichen sollten Koffein, Schokolade, scharfe Gewürze und Alkohol gemieden und mehrere kleine Mahlzeiten bevorzugt werden. Bei Übergewicht ist eine Gewichtsreduktion anzustreben.

Lagerungsmaßnahmen

Die Oberkörper-Hochlagerung des Säuglings führt insbesondere in Bauchlage zu einer nachgewiesenen Reduktion des gastroösophagealen Refluxes. Aufgrund des erhöhten SIDS-Risikos kann diese Lagerung aber **nicht mehr empfohlen** werden und sollte, wenn überhaupt, nur jenseits des Säuglingsalters oder beim wachen, beaufsichtigten Säugling durchgeführt werden. Der Nutzen einer Oberkörper-Hochlagerung in Rückenlage ist bisher nicht bewiesen.

Medikamentöse Therapie

Mittel der Wahl zur medikamentösen Behandlung des gastroösophagealen Refluxes sind **Protonenpumpeninhibitoren.** Mittel der Wahl im Kindesalter ist **Omeprazol** (0,5 – 1 mg/kg/d, 1 – 2 ED), welches ab dem 2. Lebensjahr zugelassen ist (z.B. Antra mups®), aber in vielen Kliniken auch schon bei Neugeborenen eingesetzt wird.
Bei Patienten mit Zerebralparese wird zur effektiven Säuresuppression oft eine erhöhte Omeprazoldosis benötigt, in einer multizentrischen Dosisfindungsstudie lag die zur Säuresuppression benötigte Dosis zwischen 0,7 und 3,5 mg/kg/d.
Protonenpumpeninhibitoren führen aufgrund ihrer hohen säuresupprimierenden Potenz zu einer rascheren Symptomlinderung als H_2-Rezeptorantagonisten und Antazida. Weiterer Nachteil der H_2-Rezeptorantagonisten ist die eingeschränkte Zulassung im Kindesalter.
Die Therapie mit Antazida wird im Allgemeinen nicht mehr empfohlen, da sie auf viele Einzeldosen verteilt werden muss, weniger effektiv und potentiell toxisch ist (Aluminium).
Das Prokinetikum Cisaprid, welches früher in großem Umfang zur Behandlung des gastroösophagealen Refluxes im Kindesalter eingesetzt wurde, ist in Deutschland aufgrund potentieller kardiologischer Nebenwirkungen (Rhythmusstörungen) nicht mehr erhältlich.
Andere Prokinetika wie Metoclopramid und Domperidon haben im Kindesalter eine hohe Nebenwirkungsrate und keinen nachgewiesenen Nutzen.

Chirurgische Therapie

Die Indikation zur **Fundoplicatio** besteht bei schwerem, konservativ nicht therapierbarem Verlauf. Patienten mit Magenentleerungsstörung, z.B. im Rahmen einer neurologischen Grunderkrankung, profitieren häufig von einer gleichzeitig durchgeführten **Pyloroplastik**.
Da die Erfolgsraten der Fundoplicatio nur zwischen 50 und 90 % liegen, sollte postoperativ eine Erfolgskontrolle mittels pH-Metrie erfolgen.

31.4.6 Komplementäre Therapie

Reinhild Engelen

Anthroposophische Therapie

Im Säuglingsalter kann Reflux häufig als eine Art Unreife der Bewegungs- und Druckregulierung zwischen Schluckakt und Atmung im oberen Verdauungstrakt verstanden werden. Die Magensäure verlässt den Ort ihrer Zuständigkeit in Richtung Atemwege, so dass sie im Extremfall sogar eine Bedrohung des Atmungssystems (Apnoe, Aspiration) darstellt.
Unter dem Gesichtspunkt, die Verdauung an ihrem ursprünglichen Ort zu intensivieren und eine „Nachreifung" zu unterstützen, können folgende Vorschläge gemacht werden:
Säuglinge:

- Nach den Mahlzeiten ausführlich aufstoßen lassen,
- Bauch warm halten (z.B. warme Kirschkernsäckchen),
- Baucheinreibung mit **Cuprum metallicum praeparatum** 0,1 % Salbe 1 – 2 mal tgl., nicht direkt nach einer Mahlzeit,
- **Chamomilla D3 oder D6:** 3 mal tgl. 3 – 5 Globuli oder
- **Chamomilla Cupro culta Radix Rh D3** (ohne Alkohol): 5 Tr. vor den Mahlzeiten.

Jenseits des Säuglingsalters:

- **Pulvis stomachicus cum Belladonna** (Antimonit D3, Belladonna D3, Bismutum subn. D5, Chamomilla D3) Trituration: 2 – 3 mal tgl. ½ – 1 Dosierlöffel,
- **Malachit D3 oder D6** (Kupfercarbonat) Trituration: 3 mal tgl. 1 Msp.

Homöopathie

- **Lycopodium D12:** quälendes Aufstoßen besonders in den Nachmittagsstunden; harte, trockene Stühle, unleidliche Stimmung, altes Aussehen; durch Wärme verschlimmert;
- **Calcium carbonicum D6 – 12:** saures Aufstoßen, saure Stühle; phlegmatisches Kind, kalte Extremitäten, Kopf- und Fußschweiß;
- **Nux vomica D6:** Verlangen nach Saurem und Obst, das nicht vertragen wird; die Kinder haben oft eine Neigung zu Obstipation.

Phytotherapie

Zur Verdauungsanregung kommen aromatische, nicht zu bittere Tees in Frage.
Im frühen Säuglingsalter: **Fencheltee** (☞ 31.2.7).
Bei älteren Kindern: Kamillentee, Pfefferminztee (Kamillenblüten- und Pfefferminztee auch gemischt möglich), Dosierung (☞ 31.2.7).

- **Melissenblätter** bei zusätzlich Unruhe, Einschlafstörungen; (½ TL auf 1 Tasse 2 min. ziehen lassen)

- **Pomeranzenschalen** (Aurantii pericarpium): als Tee (1 TL auf 1 Tasse) oder als Tinktur (20 Tr. in 1 Tasse Tee).

! Wegen der Gefahr von Hypokaliämie wird Süßholzwurzel bei Kindern nicht empfohlen.

EBM Zur komplementärmedizinischen Therapie bei gastroösophagealen Reflux liegen keine publizierten Studien der EBM-Grade 1 oder 2 sowie keine Konsensusempfehlungen vor. Allgemeine Bewertung der einzelnen Therapieverfahren ☞ 44.2, 44.4, 44.5, 45.2.

31.4.7 Integrativer Stufenplan

Stufe	Klinik	Konventionelle Therapie (☞ 31.4.5)	Komplementäre Therapie (☞ 31.4.6)	EBM-Bewert. kompl. Therapie
1	Bei Säuglingen: rezidivierendes Erbrechen ohne Dystrophie, ohne Schreiattacken Bei älteren Kindern: leichtes Sodbrennen	Probatorisch: bei Säuglingen Nahrung andicken, bei älteren Kindern Vermeidung von Koffein, Schokolade, scharfen Gewürzen und Alkohol, Gewichtsreduktion. Wenn keine Besserung in allen Altersgruppen apparative Diagnostik.	Wärmeanwendung (Kirschkernsäckchen, Baucheinreibung)	5
			Kräutertee (Fenchel, Melisse)	5
2	Pathologische pH-Metrie oder Endoskopie	Omeprazol	Chamomilla cupro culta Radix D3	5
			Baucheinreibung mit Cuprum met. praep. 0,1 % Salbe	5
			Bei quälendem Aufstoßen, harten Stühlen, unleidlicher Stimmung: Lycopodium D12	5
3	Versagen der medikamentösen Therapie	Chirurgische Maßnahmen	–	–

Literatur

1 Behrens R: Die gastroösophageale Refluxkrankheit. Pädiat. Prax. 1997; 52: 281–296

2 Hassel E, Israel D, Shepherd R et al.: Omeprazole for treatment of chronic erosive esophagitis in children: A multicenter study of efficacy, safety, tolerability and dose requirements. J Ped 2000; 137(6): 800–807

3 North American Society for Pediatric Gastroenterology and Nutrition: Pediatric Gastroesophageal Reflux Clinical Practice Guidelines. J Pediatr Gastroenterol Nutr 2001; 32: Suppl 2

4 Razeghi S, Lang T, Behrens R: Influence of percutaneous endoscopic gastrostomy on gastroesophageal reflux: A prospective study in 68 children. J Pediatr Gastroenterol Nutr 2002; 35(1): 27–30

5 Vandenplas Y, Hegar B: Diagnosis and treatment of gastroesophageal reflux disease in infants and children. Journal of Gastroenterology and Hepatology 2000; 15: 593–602

31.5 Azetonämisches Erbrechen

Stefan Razeghi, Rolf Behrens (Konventioneller Teil)
Reinhild Engelen (Komplementärer Teil)

Azetonämisches Erbrechen beschreibt eine für das Kindesalter typische Stoffwechselentgleisung mit Erbrechen und vermehrtem Nachweis saurer Ketone und deren Abbauprodukten wie Azeton oder β-Hydroxy-Buttersäure in Serum und Urin. Es handelt sich also lediglich um die Beschreibung einer Stoffwechseldysfunktion und nicht um ein eigenständiges Krankheitsbild. Der Begriff wird daher z. B. in der angloamerikanischen Literatur kaum verwendet.

31.5.1 Ätiologie

Stefan Razeghi, Rolf Behrens

Ketonkörper entstehen hauptsächlich beim Fettsäureabbau und dienen insbesondere in katabolen Stoffwechselsituationen der Energieversorgung. Säuglinge und Kleinkinder neigen zur vermehrter Ketonkörperbildung, da sie über wenig Muskelmasse und Glykogenreserven verfügen und in Fastenperioden rasch auf die Fettsäureoxidation zurückgreifen müssen. Da die Ketonkörperbildung zum Brechreiz führt, wird dadurch die katabole Stoffwechsellage weiter verstärkt. Ursachen der vermehrten Ketonkörperbildung sind:

- Katabole Stoffwechsellagen, z. B. lange Fastenperioden, Erbrechen und Infektionen,
- Vermehrte Fettzufuhr mit der Nahrung,
- Glucoseverwertungsstörungen, z. B. bei Diabetes mellitus Typ 1,
- Seltene Stoffwechselerkrankungen, z. B. Organoazidurien u. a.,
- Psychischer Stress (?).

31.5.2 Epidemiologie

Obwohl keine exakten epidemiologischen Daten vorliegen, scheint die Inzidenz des azetonämischen Erbrechens deutlich rückläufig zu sein. Dies ist möglicherweise zurückzuführen auf die aktuellen Empfehlungen zur frühzeitigen Nahrungszufuhr bei Gastroenteritis und anderen mit Erbrechen einhergehenden Infekten, sodass eine Katabolie vermieden wird.
Bei einem Teil der Patienten, bei denen früher ein azetonämisches Erbrechen mit psychovegetativer Ursache („neuropathisches Erbrechen") diagnostiziert wurde, wird heute eher ein „zyklisches Erbrechen" aus dem Formenkreis der Migräne diagnostiziert.

31.5.3 Klinik

Zusätzlich zu den Zeichen der Grunderkrankung (z. B. Enteritis) findet man:

- Erbrechen,
- Apathie, in seltenen Fällen bis hin zur Bewusstlosigkeit,
- Azetongeruch der Atemluft und Ketonnachweis im Urin (ohne ausgeprägte Glukosurie),
- Vertiefte Atmung bei metabolischer Azidose.

31.5.4 Diagnostik und Differenzialdiagnosen

Die Diagnose wird gestellt durch das **klinische Bild** und den **Ketonnachweis im Urin.** Zur Beurteilung der Azidose ist eine **Blutgasanalyse** notwendig.
Die Differenzialdiagnostik des akuten Erbrechens umfasst eine Vielzahl von Krankheitsbildern (☞ 8).
Ein **Erbrechen mit deutlicher Ketonurie** tritt außer beim azetonämischen Erbrechen auf bei:

- **Diabetes mellitus:** Die diabetische Ketoazidose ist durch die Hyperglykämie und Glukosurie abzugrenzen, die – allerdings deutlich weniger ausgeprägt – beide auch beim azetonämischen Erbrechen, auftreten können.
- **Stoffwechselerkrankungen:** Organazidopathien, Aminosäurestoffwechselstörungen und andere Stoffwechselerkrankungen sind seltene Differenzialdiagnosen, die aber bei fehlendem Ansprechen auf die Therapie in Erwägung gezogen werden müssen.

Da das azetonämische Erbrechen nur Symptom einer Stoffwechselentgleisung ist, richtet sich die übrige Diagnostik nach der zugrunde liegenden Erkrankung.

31.5.5 Konventionelle Therapie

- Ausreichende Zufuhr von Glukose und Flüssigkeit (meist i.v.-Gabe erforderlich) zur Therapie der katabolen Stoffwechsellage,
- Antiemetika wie Dimenhydrinat (Vomex) zur Therapie des Erbrechens,
- Bei sehr unruhigen Kindern im Einzelfall auch Einsatz von Sedativa,
- Anschließend orale Kohlenhydratzufuhr von Monosacchariden, z. B. mit Obstsäften oder Traubenzucker.

31.5.6 Komplementäre Therapie

Reinhild Engelen

Orale Rehydratation

Tee (Fenchel-, Kamille- oder Apfeltee) oder stilles Wasser mit 5 % Traubenzucker (1 TL auf 100 ml); anfangs alle 10 min. teelöffel-, dann schluckweise bis das Erbrechen nachlässt. Frühzeitig Kohlenhydrate anbieten (Zwieback, Salzstangen, Weißbrot, keine fetthaltigen Nahrungsmittel).

Anthroposophische Medizin

- **Warmer Oxalis- oder Kamillenleibwickel** (Verweis auf Kapitel „äußere Anwendungen“)
- **Stibium arsenicosum D6** Trituration: 3 mal alle 1–2 Stunden 1 Msp.; alternativ: D8 Dilution 5 Tr.

Homöopathie

- **Ignatia D6:** bei übersensiblen, nervösen, übererregbaren anlehnungsbedürftigen Kindern;
- **Azeton D10:** bei Azetongeruch 1 mal tgl.;
- **Arsenicum album D6–D30:** bei unruhigen, ängstlichen, hinfällig wirkenden Kindern, Zunge trocken, belegt, starker Durst, Bauchschmerzen, Stuhl unverdaut, spritzende Entleerung;

Phytotherapie

- **Kamillentee** (entzündungshemmend, bakteriostatisch, spasmolytisch): (☞ 31.2.7);
- **Schafgarbenkrauttee:** (Verweis auf Teeliste, Phytotherapie).

EBM

Zur komplementärmedizinischen Therapie bei azetonämischem Erbrechen liegen keine publizierten Studien der EBM-Grade 1 oder 2 sowie keine Konsensusempfehlungen vor. Allgemeine Bewertung der einzelnen Therapieverfahren ☞ 44.2, 44.4, 44.5.

31.5.7 Integrativer Stufenplan

Stufe	Klinik	Konventionelle Therapie (☞ 31.5.5)	Komplementäre Therapie (☞ 31.5.6)	EBM-Bewert. kompl. Therapie
1	Geringe Exsikkose	Orale Rehydratation		–
2	Mäßige Exsikkose, Kind trinkt noch	Siehe Stufe 1	Warmer Leibwickel mit Oxalis	5
			Stibium arsenicosum D6	5
			Azeton D10	5
3	Starke Exsikkose, Apathie, Trinkverweigerung	i.v.-Rehydrierung; Ggf. Antiemetika	Ergänzend Maßnahmen der Stufe 1	Siehe Stufe 1
			Zusätzlich Arsenicum album D6	5

31.5.8 Prognose

Die Neigung zum azetonämischen Erbrechen persistiert oft über mehrere Jahre und verliert sich meist mit Ende der ersten Dekade.

Literatur

[1] Bremer HJ: Ketonämie. In: Keller/Wiskot: Lehrbuch der Kinderheilkunde. Thieme, Stuttgart 1991

31.6 Nahrungsmittelallergie

Stefan Razeghi, Rolf Behrens (Konventioneller Teil)
Reinhild Engelen (Komplementärer Teil)

31.6.1 Ätiologie und Definition

Stefan Razeghi, Rolf Behrens

Als **Nahrungsmittelallergie** bezeichnet man eine spezifische, allergisch vermittelte Unverträglichkeitsreaktion auf Nahrungsmittel. Im Gegensatz dazu werden nicht allergisch vermittelte Reaktionen als **Nahrungsmittelintoleranzen** bezeichnet. Der Ausdruck **Nahrungsmittelunverträglichkeit** wird als Oberbegriff dieser Krankheitsbilder verwandt.

In der Regel besteht eine Immuntoleranz des Organismus gegenüber mit der Nahrung aufgenommenen Fremdeiweißen. Bei Patienten mit Nahrungsmittelallergie kommt es dagegen zu einer überschießenden Immunreaktion, die in der Mehrzahl IgE-vermittelt abläuft (Typ 1 nach Coombs und Gell). In seltenen Fällen handelt es sich um Typ-3- oder Typ-4-Reaktionen (Immunkomplex- bzw. Spätreaktionen). Die Aktivierung des Immunsystems führt zu den typischen klinischen Symptomen an verschiedenen Organsystemen (☞ 31.6.3).

31.6.2 Epidemiologie

Die Häufigkeit von Nahrungsmittelallergien wird in der Regel überschätzt: Etwa 20–45 % der Bevölkerung sind überzeugt, an einer Nahrungsmittelallergie zu leiden. Kontrollierte Studien konnten jedoch nur bei etwa 1–2 % der Erwachsenen und bei 5 % der pädiatrischen Patienten eine Nahrungsmittelallergie nachweisen.
Die überwiegende Mehrzahl der Nahrungsmittelallergien im Kindesalter wird durch eine begrenzte Zahl von Allergenen ausgelöst: **Ei, Kuhmilch, Soja, Fisch bzw. Schalentiere, Nüsse und Weizen.** Davon zu unterscheiden sind **Kreuzreaktionen** bei Patienten mit **Pollenallergie.** Diese betreffen hauptsächlich Haselnuss, Mandel, Apfel, Pfirsich, Kiwi und Tomaten.
Nicht-allergisch vermittelten Nahrungsmittelintoleranzen sind dagegen weitaus häufiger (Laktoseintoleranz, Fruktosemalabsorption ☞ 31.7) als Nahrungsmittelallergien.

31.6.3 Klinik und Leitsymptome

Nahrungsmittelallergien können sich sowohl innerhalb als auch außerhalb des Gastrointestinaltraktes manifestieren und eine große Anzahl an teilweise sehr unspezifischen Symptomen bis hin zur Anaphylaxie verursachen:

- **Gastointestinaltrakt:** periorale Schwellung, Übelkeit, Erbrechen, Bauchschmerzen, Durchfall, Blähungen;
- **Atemwege:** Stridor, Bronchospasmus, Husten, Rhinitis, Konjunktivitis;
- **Herz-Kreislauf-System:** Tachykardie, Hypotonie;
- **Haut:** Urtikaria, Exanthem, Pruritus, Verschlechterung einer atopischen Dermatitis (ein Zusammenhang mit Nahrungsmittelallergenen wird bei bis zu 30 % der Patienten mit atopischer Dermatitis angegeben, besonders im Säuglingsalter ☞ 32.1).

Insbesondere bei den häufigen IgE-vermittelten Reaktionen kommt es teilweise schon wenige Minuten nach Ingestion zu Symptomen wie perioraler Schwellung und Juckreiz.

31.6.4 Diagnostik

Die Diagnostik von Nahrungsmittelallergien gestaltet sich oft schwierig:
Da die Prävalenz der Erkrankung überschätzt wird (☞ 31.6.2), wird man häufig von Eltern mit dieser Verdachtsdiagnose konfrontiert.

- Aufgrund der sehr vielfältigen und unspezifischen Symptome ist es häufig nicht möglich, nur aufgrund der Anamnese und körperlichen Untersuchung diese Diagnose mit ausreichender Sicherheit zu bestätigen oder zu verwerfen.
- Auch die zur Verfügung stehende Zusatzdiagnostik (Rast-, Prickuntersuchung, s. u.) zeigt keine sehr hohe Spezifität.

> Die Diagnose einer Nahrungsmittelallergie setzt sich daher aus vielen einzelnen Mosaiksteinen zusammen. Sie kann nicht aufgrund eines einzelnen Laborparameters gestellt oder widerlegt werden. Entscheidend ist das Ergebnis der Nahrungsmittelprovokation (s. u.), die häufig sehr aufwendig durchzuführen ist.

Grundlagen der Diagnostik sind:

- Anamnese und Befund,
- Hauttests,
- Laboruntersuchungen,
- Nahrungsmittelprovokation.

Eine invasive gastroenterologische Diagnostik wie z. B. die In-vivo-Schleimhaut-Stimulation steht nur in wenigen Zentren zu Verfügung und hat sich bisher für die Routinediagnostik nicht durchgesetzt.
Zur Diagnostik der Nahrungsmittelallergie werden eine Reihe von Verfahren angeboten, deren Validität in wissenschaftlichen Studien nicht bewiesen werden konnte. Hierzu gehören z. B. die Bestimmung von IgG-Antikörpern gegen Nahrungsmittel oder zytologische Untersuchungen auf Veränderung der Leukozytenmorpholgie nach Allergenzusatz.

Anamnese

Wenn aufgrund der Anamnese ein eindeutiger Zusammenhang zwischen Beschwerden und der Exposition gegenüber einem bestimmten Nahrungsmittel besteht, kann die Sensibilisierung gegenüber diesem Allergen mittels Rast- oder Pricktest bzw. weiterer Provokation überprüft werden. Häufig aber liegt dieser eindeutige Zusammenhang nicht vor, oder es wird der Verdacht auf eine Nahrungsmittelallergie geäußert, ohne dass eine konkrete Vermutung bezüglich des auslösenden Antigens vorliegt. In diesem Fall empfiehlt sich die Anfertigung eines **Ernährungsprotokolls mit Symptomtagebuch.** Bei detaillierter Angabe der verwendeten Lebensmittel kann dann eventuell der Auslöser der

Symptome vermutet werden, auch wenn es sich dabei z. B. um einen Zusatz zu Fertignahrungsmitteln handelt.

> **!** Bei gestillten Säuglingen kann auch die Zufuhr des Allergens über die Muttermilch zu allergischen Symptomen führen (z. B. Kuhmilcheiweiß).

Hauttests

Zur Verfügung stehen der **Prick-Test** mit kommerziell hergestellten Nahrungsmittextrakten oder mit nativen Nahrungsmitteln.
Der Nachteil der kommerziellen Extrakte besteht in der schwierigen Standardisierung von Nahrungsmittelallergenen, sodass möglichst native Nahrungsmittel bevorzugt werden sollten.
Die **Durchführung** erfolgt mit einer genormten Stahllanzette. Diese wird bei flüssigen Nahrungsmitteln bzw. -extrakten durch die auf die Haut aufgetragene Flüssigkeit für 1 Sekunde in die Haut gepresst. Bei festen Nahrungsmitteln wird erst das Nahrungsmittel, dann die Haut „geprickt" (Prick-Prick-Test). Bewertet wird die positive Hautreaktion anhand des Durchmessers der Quaddel (Mittelwert aus vertikalem und horizontalem Durchmesser). Als positiv gilt eine Durchmesser, der mindestens 60 % des Durchmessers der Positivkontrolle (Histaminquaddel) beträgt.

Laboruntersuchungen

Zur Verfügung stehen die Bestimmung von:
- Gesamt-IgE als Screeningparameter,
- Spezifischen IgE Antikörpern gegen häufige Nahrungsmittelallergene (Radioallergosorbent-Test, RAST), teilweise auch als Misch-Präparation der wichtigsten Nahrungsmittelallergene zum Screening.

Die Aussagekraft des Gesamt-IgE als Ausdruck einer allergischen Disposition ist sehr begrenzt. Die RAST-Untersuchung besitzt eine höhere, aber dennoch beschränkte Aussagekraft: Nur etwa 50 % der positiven Befunde der RAST-Untersuchung lassen sich durch Provokation bestätigen.
Wenn anamnestisch kein Hinweis auf das verantwortliche Allergen vorliegt, sollte eine Untersuchung auf wenige, im Kindesalter relevante, Allergene (☞ 31.6.2) durchgeführt werden.
Da sowohl der Prick-Test als auch die RAST-Untersuchung eine IgE-vermittelte Sensibilisierung nachweisen, sind die Ergebnisse vergleichbar. Die seltenen, nicht IgE-vermittelten Nahrungsmittelallergien werden mit beiden Untersuchungen verständlicherweise nicht erfasst und sind nur mittels Provokation nachweisbar. Die im Vergleich zum Prick-Test weniger schmerzhafte RAST-Untersuchung sollte insbesondere bei Säuglingen und Kindern mit Hauterkrankung (atopische Dermatitis) bevorzugt werden.

Nahrungsmittelprovokation

> Aufgrund der niedrigen Spezifität positiver Prick- oder RAST-Untersuchungen muss der Verdacht auf eine Nahrungsmittelallergie **immer** durch die **Besserung der Symptome unter Diät** und ein **Rezidiv nach Provokation** bestätigt oder widerlegt werden.

Sowohl für die Diät als auch für die Provokation stehen mehrere Varianten zu Verfügung:
- Die **einfache Eliminationsdiät** besteht in der Vermeidung der Allergene, wenn Anamnese und Vorbefunde den Verdacht auf ein oder wenige Allergene beschränken.
- Liegen keine Hinweise auf das verantwortliche Allergen vor, erfolgt eine **Elementardiät** (Eiweißhydrolysate) oder eine **„oligoallergene" Diät** bzw. **„Few-Food"-Diät** mit Nahrungsmitteln, die in der Regel nicht als Allergene in Frage kommen:
  - Truthahn, Lamm,
  - Reis, Kartoffeln,
  - Blumenkohl, Brokkoli,
  - Banane, Birne, Melone,
  - Sonnenblumenöl, Wasser, Säfte der o. g. Obstsorten, Gewürze.
- Als Goldstandard der Provokation gilt weiterhin die **doppelblinde, Placebo-kontrollierte Nahrungsmittelprovokation (DBPCFC).** Diese ist jedoch sehr aufwändig, da die Allergene „maskiert" und im Wechsel mit einem Placebo der Diät zugesetzt werden müssen. Die DBPCFC wird daher nur in wenigen Zentren konsequent durchgeführt.
- Die **offene oder einfach blinde Provokation** ist praktikabler und hat insbesondere bei negativem Ergebnis eine hohe Aussagekraft.

Vor Beginn der Diät müssen die hierin enthaltenen Nahrungsmittel mittels Prick- oder RAST-Test auf ihre Unbedenklichkeit hin untersucht und eine Therapie mit Steroiden oder Antihistaminika abgesetzt werden (je nach Halbwertszeit 2 Tage bis 2 Wochen vorher). Die Diät wird für 1–4 Wochen durchgeführt und der klinische Verlauf dokumentiert. Bei ausbleibender Besserung ist eine Allergie gegen das angeschuldigte Nahrungsmittel sehr unwahrscheinlich. Nur bei Rückgang der Symptome erfolgt die Provokation. Man titriert das Allergen bis zur üblichen Nahrungsportion, z. B. wenige Tropfen Milch perioral aufgetragen bis zu einem ganzen Glas. Alle 3 Tage kann ein weiteres potentielles Allergen in die Diät eingeführt werden. Ein Beobachtungszeitraum von 48 Stunden je Allergen ist wegen der Möglichkeit der Spätreaktion notwendig. Bei Verdacht auf eine systemische allergische Reaktion muss die Provokation unter stationären Bedingungen und in Notfallbereitschaft durchgeführt werden. Dies gilt insbesondere für die Kuhmilchproteinallergie.

31.6.5 Differenzialdiagnosen

Wichtigste Differenzialdiagnosen der Nahrungsmittelallergien sind die (viel häufigeren) nicht allergisch vermittelten Nahrungsmittelintoleranzen (Definition ☞ 31.6.1).

Enzymdefekte
Die Diagnose der häufigen Kohlenhydratmalabsorptionen kann in der Regel anamnestisch meist schon vermutet und durch den H_2-Atemtest bestätigt werden (☞ 31.7 Laktoseintoleranz bzw. Fruktosemalabsorption).

Nahrungsmittelvergiftungen
Nahrungsmittelvergiftungen durch Bakterientoxine können z. B. nach dem Genuss von Eierspeisen mit einer Allergie gegen Hühnerei verwechselt werden, sind aber nicht reproduzierbar. Im Gegensatz zur Nahrungsmittelallergie ist der Verlauf hochakut und nicht chronisch.

Reaktionen durch aktive Mediatoren
Nicht-immunologische Unverträglichkeitsreaktionen auf Nahrungsmittel können auch durch pharmakologische Effekte aktiver Mediatoren ausgelöst werden. Hierzu gehören insbesondere biogene Amine wie Histamin und Tyramin. Typischerweise kommt es zu allergieähnlichen Beschwerden nach dem Genuss von altem Fisch (Histamin) bzw. zu Migräne nach dem Genuss bestimmter Käsesorten oder Weine (Tyramin).

Pseudoallergische Reaktionen
Eine Reihe von Farb- oder Konservierungsstoffe können durch einen bisher nicht eindeutig geklärten Mechanismus das klinische Bild der Nahrungsmittelallergien imitieren. Zur Diagnostik stehen bisher keine etablierten Verfahren zur Verfügung. Vielmehr sollte die Diagnose vermutet werden, wenn die Symptome nach dem Genuss von Fertignahrungsmitteln auftreten, die häufig Farb- oder Konservierungsstoffe enthalten, wie z. B. das Chinese-Food-Syndrom durch den Genuss von Glutamat.

Funktionelle Beschwerden
Da die Diagnose funktioneller Beschwerden wie z. B. Nabelkoliken für Eltern oft sehr unbefriedigend ist, werden häufig Nahrungsmittelallergien oder der hohe Schadstoffgehalt der Nahrung als Ursache der Symptome angeschuldigt (Kausalitätsbedürfnis). Wichtig ist in diesem Fall eine rationelle Diagnostik, d. h. Anamnese und eventuell RAST-Untersuchung auf die wichtigsten Allergene im Kindesalter, sowie eine ausführliche Aufklärung über Ätiologie und Epidemiologie der Nahrungsmittelallergien. Unbedingt zu vermeiden sind einschränkende diätetische Maßnahmen ohne eindeutige Diagnostik bzw. auf dem Boden nicht etablierter diagnostischer Methoden. Auch Aversionen z. B. gegen Fett werden oft als Nahrungsmittelallergie fehlgedeutet.

31.6.6 Konventionelle Therapie

Die Therapie einer Nahrungsmittelallergie sollte nur bei klinisch nachgewiesener Sensibilisierung erfolgen. Eine Behandlung nur aufgrund von Prick- oder RAST-Untersuchungen ist nicht sinnvoll.

Die Therapie der Nahrungsmittelallergie besteht in der **strikten Vermeidung des entsprechenden Allergens.** Dies bereitet in der Regel keine Schwierigkeiten bei selten verzehrten Nahrungsmitteln. Die Diät bei Allergien gegen häufig verwandte Nahrungsmittel, wie z. B. Ei oder Kuhmilch, kann dagegen oft nur mit Hilfe einer Diätassistentin durchgeführt werden. Die Familie muss über den Zusatz dieser Nahrungsmittel zu anderen Produkten wie z. B. als Bindemittel und die Kennzeichnung von Lebensmitteln aufgeklärt werden. Weiterhin müssen alternative Speisen angeboten und die Diät mittels Ernährungsprotokoll auf eine potentielle Mangelversorgung hin untersucht werden. Die Therapieindikation sollte nach 1 – 2 Jahren re-evaluiert werden.
Der Effekt einer oralen Anwendung von Cromoglicinsäure (Dinatriumsalz) bei Nahrungsmittelallergien ist bisher nicht nachgewiesen. Auch die orale oder subku-

tane Hyposensibiliserung stellt bisher keine etablierte Therapieoption dar.

> Patienten, die anaphylaktische Reaktionen auf Nahrungsmittel zeigen, sowie deren Familien, sollten in die Handhabung eines entsprechenden Notfallsets zur subkutanen Adrenalininjektion (Fastjekt®, Allergopharma) eingewiesen werden.

31.6.7 Komplementäre Therapie

Reinhild Engelen

Da etwa die Hälfte der Kinder ihre Nahrungsmittelallergie zum Erwachsenenalter verlieren, kann dieser „Lernprozess" des Körpers durch naturheilkundliche Maßnahmen unterstützt werden. Bei der Nahrungsmittelallergie wird man also den Weg von leichter Verdaulichem zu schwerer zu verarbeitenden Nahrungsmitteln erneut und langsamer vollziehen müssen, als dies physiologischerweise beim Nahrungsaufbau des Säuglings und Kleinkindes notwendig ist.

Diätetik

Einige Grundregeln:

- Verzicht auf Produkte mit Hilfs- und Konservierungsstoffen;
- Produkte aus ökologischem Anbau bevorzugen (Anbaurhythmus wurde beachtet, weniger Pestizide, Geschmack oft intensiver);
- Vorübergehende Reduktion von Eiweißen tierischer Herkunft wie Ei, Milch, Fleisch (für 2–4 Wochen);
- Nahrungsmittelauswahl zunächst auf „einheimische", hier wachsende Pflanzen beschränken, erst später Produkte wie Kiwi oder Erdnüsse einführen (Obstauswahl anfangs klein halten);
- Darauf achten ob Obst/Gemüse der Jahreszeit entsprechend sinnvoll ist (kein von weit her importiertes Sommerobst/-gemüse im Winter);
- Grundsätzlich ist Gekochtes leichter verdaulich als Rohes (Gemüse und z.B. auch Müsli kochen), saure Milch wie Joghurt ist besser zu verdauen als süße Milch;
- Bei Grundnahrungsmitteln auch unüblichere aber gut verdauliche Getreidesorten wie Couscous, Hirse verwenden (hoher Siliciumgehalt);
- Bei Wiedereinführen eines vorher unverträglichen Nahrungsmittels mit kleinsten Mengen beginnen, z.B. Gemüsesaft zunächst teelöffelweise, anfangs nur einmal pro Woche. Bei anamnestischem Hinweis auf systemische Reaktion unter stationären Bedingungen Wiedereinführung (Provokationstest ☞ 31.6.4.).

Anthroposophische Medizin

- **Cichorium 5 % oder D3:** 3 mal tgl. 5 Globuli; alternativ Cichorium Rh D3: 3 mal tgl. 5–10 Tr. (Rh steht dabei für flüssige Verdünnung ohne Alkohol);
- **Cichorium Stanno cultum Rh D3:** 3 mal tgl. 5 Tr. bei Durchfällen, Übelkeit, Erbrechen;
- **Urtica dioica Ferro cultum Rh D3:** 3 mal tgl. 5 Tr. bei Beteiligung der respiratorischen Funktion, hypotoner Kreislaufregulation;
- **Cydonia e fructibus D2:** 3 mal tgl. 5 Globuli bei allgemein allergischer Diathese.

Homöopathie

Je nach Vorherrschen der (Begleit-)Symptome:

- **Dulcamara D4–D6** (3 mal tgl. 5 Tropfen oder Globuli) bei Urtikaria, Diarrhö, Schmerzen um den Nabel, Neigung zu asthamatischen Beschwerden, Enuresis, Besserung durch Wärme, Verschlechterung bei nasskaltem Wetter;
- **Calcium carbonicum D12** bei entsprechender Konstitution: mageres oder adipöses Kind, Schweißneigung, leichte Erschöpfbarkeit, saures Aufstoßen, saure Stühle, trocken-schuppiges Ekzem;
- **Urtica urens D2:** Urtikaria, periodisch und insbesondere bei Wetterwechsel auftretend.

Phytotherapie

Tees mit adstringierender Wirkung:

- **Veronica offizinalis** (Ehrenpreiskraut): 1 TL auf 150 ml kochendes Wasser, 10 min. ziehen lassen;
- **Brombeerblättertee:** (☞ 31.2.7);
- **Salbeitee:** (☞ 31.2.7).

> **EBM** Zur komplementärmedizinischen Therapie bei Nahrungsmittelallergie liegen keine publizierten Studien der EBM-Grade 1 oder 2 sowie keine Konsensusempfehlungen vor. Allgemeine Bewertung der einzelnen Therapieverfahren ☞ 44.2, 44.3, 44.4, 44.5.

31.6.8 Integrativer Stufenplan

Komplementäre Maßnahmen können bei entsprechender Erfahrung parallel zur konventionellen Therapie angewandt werden (EBM gesicherte Daten zur Unbedenklichkeit und Wirksamkeit liegen nicht vor).

31.6.9 Prognose

Wie aus den epidemiologichen Daten ersichtlich, verlieren etwa 50 % der pädiatrischen Patienten ihre Nahrungsmittelallergie bis zum Erwachsenenalter. Dabei ist die Remissionsrate bei Allergien gegen Kuhmilchprotein und Ei höher als z. B. bei Erdnussallergie.

Literatur

1 Bindlev-Jensen C: Food Allergy. BMJ 1998; 316: 1299–1302
Jäger L, Wüterich B: Nahrungsmittelallergien und -intoleranzen. Urban & Fischer, München 2002

2 Wahn U, Seeger R, Wahn V: Pädiatrische Allergologie und Immunologie, Kapitel 13, 29 und 30. Urban & Fischer, München 1999

31.7 Laktoseintoleranz

Stefan Razeghi, Rolf Behrens (Konventioneller Teil)
Reinhild Engelen (Komplementärer Teil)

31.7.1 Ätiologie

Stefan Razeghi, Rolf Behrens

Ein bereits **kongenital symptomatischer Laktasemangel** ist extrem selten und führt schon in den ersten Lebenstagen zu wässriger Diarrhö.
Ursache der **primären Laktoseintoleranz** ist die nachlassende Aktivität der **Disaccharidase-Laktase** in der Dünndarmschleimhaut etwa ab dem 3. Lebensjahr (Primary Adult Type Hypolactasia). Die unzureichende enzymatische Spaltung der Laktose im Dünndarm führt zu einer Vergärung durch die Dickdarmflora, die die typischen klinischen Symptome verursacht (☞ 31.7.4).
Bei einer Schädigung der Dünndarmschleimhaut z. B. durch eine Enteritis kann es zu einem **passageren, sekundären Laktasemangel** kommen (☞ 31.1).

31.7.2 Epidemiologie

Da es sich um eine „physiologische Anpassung" an die verringerte Milchzufuhr nach der Säuglingszeit handelt, ist die primäre Laktoseintoleranz sehr häufig, in manchen ethnischen Gruppen sogar häufiger als die „Laktosetoleranz". In Europa und bei weißen US-Amerikanern beträgt die Prävalenz der primären Laktoseintoleranz bei Erwachsenen etwa 15 %, bei Afroamerikanern und Asiaten jedoch 80 % und mehr.

31.7.3 Einteilung

Die Einteilung erfolgte entsprechend der Ätiologie (☞ 31.7.1) in kongenitale, primäre oder sekundäre Laktoseintoleranz.

31.7.4 Klinik und Leitsymptome

Die Vergärung der Laktose im Kolon führt zur typischen Trias **Blähungen, Durchfall und Bauchschmerzen** innerhalb weniger Stunden nach Ingestion einer relevanten Menge Laktose, d. h. in erster Linie nach dem Verzehr größerer Mengen an Milchprodukten. Viele erwachsene Patienten vertragen z. B. 200–300 ml Milch, entsprechend 10–15 g Laktose (Laktosegehalt verschiedener Milchprodukte ☞ Tab. 31.7-1).
Die Laktoseintoleranz wird zunehmend für eine Reihe von Beschwerden verantwortlich gemacht, die nicht belegt und aufgrund des Pathomechanismus wenig plausibel sind (Konzentrationsschwierigkeiten, Abgeschlagenheit u. ä.).

31.7.5 Diagnostik

Die Verdachtsdiagnose kann aufgrund der typischen Klinik nach Milchzufuhr häufig schon durch eine gezielte Anamnese geäußert werden. Die Bestätigung erfolgt durch den **Wasserstoffatemtest:**

- Patient nüchtern seit dem Vortag, keine Einnahme von Antibiotika, da diese die zur Wasserstoffproduktion benötigte Dickdarmflora potentiell beeinflussen (dadurch falsch negative Ergebnisse),
- Messung der Wasserstoffkonzentration (H_2) in der Ausatemluft (Ausgangswert),
- Orale Gabe von 2 g Laktose pro kg Körpergewicht, maximal 50 g,
- Bestimmung der H_2-Konzentration alle 30 Minuten bis 2 Stunden nach Laktoseaufnahme.

Ein Anstieg um **mehr als 20 ppm** über den Ausgangswert gilt als pathologisch.

31.7.6 Differenzialdiagnosen

Die Differenzialdiagnose von Bauchschmerzen und Durchfall umfasst eine Reihe von gastroenterologischen Erkrankungen wie z.B. die Zöliakie und andere Nahrungsmittelunverträglichkeiten, infektiöse Enteritiden, chronisch entzündliche Darmerkrankungen oder funktionelle Erkrankungen wie die toddler's diarrhea.

Da die primäre Laktoseintoleranz sehr häufig ist, wird man bei einem Teil dieser Patienten auch einen pathologischen Atemtest finden. Außerdem führt eine Reihe der o.g. Erkrankungen zu einem sekundären Laktasemangel. Nicht immer aber ist damit die wirkliche Ursache der Beschwerden identifiziert, sodass es auch nicht zu einer Besserung unter Diät kommt.

Warnsignale für eine ernsthafte Grunderkrankung sind:

- Dystrophie, Gewichtsverlust oder -stillstand,
- Blutiger Durchfall,
- Keine Besserung nach Laktosekarenz,
- Pathologische Laborwerte.

Fruktose-/Sorbit-Malabsorption

Analog zur Laktoseintoleranz kann auch eine mangelnde Resorption von Fruchtzucker oder Sorbit zu einer Vergärung im Dickdarm und denselben klinischen Beschwerden führen. Der genaue Defekt in der Dünndarmschleimhaut ist bisher nicht bekannt. Die Symptome treten auf nach Verzehr großer Mengen von reiner Fruktose oder Sorbit wie in Obst, Obstsaft oder Süßstoff. Die Diagnose erfolgt ebenfalls mittels Atemtest (1 g Fruktose/kgKG, maximal 25 g). Therapeutisch muss die individuell verträgliche Menge an Fruchtzucker ermittelt und dieser in reiner Form gemieden werden (Obst, -säfte, Süßigkeiten). Die gleichzeitige Aufnahme zusammen mit Glukose, wie z.B. im Haushaltszucker ist unproblematisch, da der gemeinsame Transport von Glukose und Fruktose wahrscheinlich über einen anderen Transportmechanismus in der Dünndarmschleimhaut abläuft als der Transport von reiner Fruktose. Eine Beratung der Familie über den Fruchtzuckergehalt verschiedener Obstsorten ist daher notwendig (☞ Tab. 31.7-1). Problematisch sind insbesondere Obstsorten mit einem hohen Fruktose-/Sorbit- und niedrigem Glukosegehalt. Wichtig ist die Abgrenzung der harmlosen Fruktosemalabsortion zur hereditären Fruktoseintoleranz. Bei dieser Stoffwechselerkrankung kommt es nach Fruktosezufuhr, in der Regel schon im Säuglingsalter, zu einem lebensbedrohlichen Krankheitsbild mit Hypoglykämien, Leber- und Niereninsuffizenz.

> **!** In seltenen Fällen bleiben Patienten mit hereditärer Fruktoseintoleranz lange Zeit asymptomatisch, indem sie instinktiv Fruchtzucker konsequent meiden, d.h. Obst, Gemüse und Süßigkeiten. Diese Patienten können durch Fruktosebelastung mittels Atemtest vital gefährdet werden.

Tab. 31.7-1: Fruktose-, Sorbit- und Glukosegehalt verschiedener Obstsorten (Angaben in Gramm pro 100 Gramm)

	Fruktose	Sorbit	Glukose
Apfel	5,9	0,6	1,7
Birne	2,5	1,4	2,3
Pflaume	2,1	3,1	2,7
Mango	2,6	0	0,9
Wassermelone	3,5	0	1,8
Weintraube	7,3	7,3	0

Zöliakie

Auch die Zöliakie führt zu einer Mukosaschädigung und damit zu einem sekundären Laktasemangel mit pathologischem Atemtest. Im Verdachtsfall sollten die spezifischen Antikörper bestimmt werden (☞ 31.8).

Akute Gastroenteritis und postenteritisches Syndrom

Aufgrund der Mukosaschädigung kann die akute Gastroenteritis zum sekundären Laktasemangel und insbesondere beim Säugling und Kleinkind zu einem protrahierten Verlauf („postenteritisches Syndrom") über mehrere Monate führen und einen vorsichtigen Kostaufbau notwendig machen (☞ 31.1).

Morbus Crohn/Colitis ulcerosa

Auch bei Patienten mit chronisch-entzündlicher Darmerkrankung findet man oft Bauchschmerzen und Durchfall. Aufgrund der hohen Prävalenz der Laktoseintoleranz wird man bei einem Teil dieser Patienten auch einen pathologischen Atemtest finden. Hinweise für das Vorliegen einer chronisch-entzündlichen Darmerkrankung sind blutiger Durchfall oder erhöhte Entzündungszeichen (☞ 31.2 und 31.3).

Funktionelle Erkrankungen

Eine häufige Ursache rezidivierender Durchfälle im Kindesalter sind funktionelle Beschwerden. Hierzu gehört auch die chronisch unspezifische Diarrhö des Kleinkindes, „toddler's diarrhea". Typischerweise sind die Kinder hierbei trotz häufiger, teils wässriger Durchfälle nicht in ihrem Allgemeinzustand beeinträchtigt und haben unauffällige Laborwerte.

31.7.7 Konventionelle Therapie

Patienten und Eltern müssen darüber aufgeklärt werden, dass es sich meist um eine harmlose, letztendlich „physiologische" Reaktion des Körpers handelt, da die Milchaufnahme jenseits des Säuglingsalters beim Säugetier eigentlich nicht essentiell ist. Grundlage der Therapie ist die Laktosekarenz durch **Vermeidung von Milch und Milchprodukten:**

- Die Mehrzahl der Patienten verträgt eine gewisse Menge an Laktose, z. B. 200 – 300 ml Milch. Die individuell verträgliche Menge muss klinisch ermittelt werden. Laktosegehalt verschiedener Milchprodukte (☞ Tab. 31.7-2).
- Beschwerden durch Ingestion kleiner Mengen Laktose, wie z. B. durch Zusatz in anderen Nahrungsmitteln als Milchprodukten oder in Medikamenten, sind nicht zu erwarten.
- Der Laktosegehalt von Joghurt ist durch Vergärung einerseits gegenüber Milch erniedrigt, andererseits im Rahmen der Herstellung teilweise durch Molkezusatz oder ähnliches wieder erhöht.
- Auch bei Käseherstellung wird ein Großteil der Laktose vergoren, wobei der Laktosegehalt der verschiedenen Sorten variiert. Im Allgemeinen enthält Weichkäse dabei größere Mengen Laktose als Hartkäse.

Der Zusatz **synthetisch hergestellter Laktase-Präparate** (Kerulac®, Laluk®, Latrase®), ermöglicht den Verzehr auch größer Mengen Milch oder Milchprodukte, wenn die Patienten hierauf nicht verzichten wollen.

Tab. 31.7-2: Übersicht über den Laktosegehalt verschiedener Milchprodukte (nach de Vreese)

Produkt	Laktose g/100 g
Milch	4,7
Joghurt	2,9 – 3,6
Quark	2,5 – 3,1
Kaffeerahm	3,8
Butter	0,6
Emmentaler	0
Hüttenkäse	1,4
Sahne	3 – 3,8

31.7.8 Komplementäre Therapie

Reinhild Engelen

Eine primäre Laktoseintoleranz, also ein Nachlassen der Laktaseaktivität nach dem Säuglingsalter, muss nicht medikamentös behandelt werden. Insofern wird nur der passagere, sekundäre Laktasemangel, z. B. nach Enteritis besprochen.

Ernährung

- Zunächst Verzicht auf frische Milch, dafür Käse, Butter, dann auch Quark, Joghurt, später süße Milch versuchsweise wieder einschleichen.
- Wurzelgemüse wie Möhren, Topinambur anbieten, auch Getreidekaffe (mit Cichorienwurzel): enthalten u. a. Inulin, ein Reservekohlenhydrat, das das Wachstum der physiologischen Keimflora begünstigt.
- Naturjoghurt anbieten (mit lebenden Kulturen, Bifidusbakterien), evtl. Probiotika.

Anthroposophische Medizin

Durch vorübergehend geringere Laktosebelastung und gleichzeitige Stärkung der Verdauungstätigkeit soll die Fähigkeit der Milchverdauung bei sekundärem Laktasemangel wieder hergestellt werden. Während einer Gastroenteritis kommt es zu einem Überwiegen von Fremdeinflüssen (Bakterien, Viren...), die der Organismus wieder unter Kontrolle bringen muss, um seine normale Funktion wieder zu erlangen. Ziel ist, dass der vollständige Abbau von Fremdeiweiß, wie in diesem Fall Milch, wieder gelingt.
Unterstützend wirken:

- **Chamomilla radix D3** Dilution 3 mal tgl. 5 – 10 Tr. (verdünnt);
- **Chamomilla 2%** Tabletten und D3 Trituration (enthalten Milchzucker, werden aber aufgrund der minimalen Menge oft trotzdem vertragen): 3 mal tgl. 1 Tabl. evtl. zerkleinert; alternativ D3 3 mal tgl. 1 Msp.;
- **Cichorium 5%** oder **D3** Globuli, oder **Rh D3** Dilution: 3 mal tgl. 5 Gl. oder Tropfen;
- **Cichorium Stanno cultum Rh D3:** 3 mal tgl. 5 Tr.;
- **Cichorium Plumbo cultum Rh D3:** 3 mal tgl. 5 Tr.;
- **Digestodoron** Tabl.: 3 mal tgl. 1 Tablette (enthält Milchzucker).

Homöopathie

- **China D6–12:** Erbrechen erst Stunden nach den Mahlzeiten, Durchfälle rasch nach den Mahlzeiten, oft nur jeden 2. Tag Diarrhö, reichlich Blähungsabgang bei der Stuhlentleerung, Blähungen bes. abends, Symptome besonders nach Milch und Obst;

- **Carbo vegetabilis D12** (Holzkohle): Durchfall nach Milch und fetten Speisen, Füße und Unterschenkel kalt, Blähungen besonders im Oberbauchbereich, Hautblässe, allgemeine Schwäche und Erschöpfung der Lebenskräfte;
- **Silicium D12–30:** starke Abmagerung, Schweißneigung am Kopf und Nacken, Kälteempfindlichkeit, Entwicklung verzögert
- **Calcium carbonicum D6–30:** Kopf erscheint groß, Bauch „dick", kalter Schweiß an Kopf und Extremitäten, Verlangen nach Eiern und Unverdaulichem, Abneigung gegen Milch, Appetitlosigkeit oder Heißhunger;
- **Sulfur D12–30:** stinkende Stühle, Entleerung meist morgens, Unverdaulichkeit von Milch und Eiern, viel Durst, scheinbar ungepflegte Haut, unangenehmer Körpergeruch.

Phytotherapie

Tees

Pflanzen, die die Verdauungstätigkeit unterstützen und die Auswirkungen der Milchunverträglichkeit wie Blähungen und Diarrhö mildern:

- Kümmeltee
- Fencheltee
- Tausendgüldenkrauttee
- Pfefferminztee
- Anistee

Zubereitung der Tees (☞ 31.2.7.)

Fertiglösungen

Alle Fertiglösungen enthalten Alkohol.

- **Carminativum-Hetterich N Tropfen** (Fenchel, Kamille, Pfefferminz, Pommeranzenschalen): Säuglinge 10–15 Tr. pro Flasche, Kleinkinder 3 mal tgl. 10–15 Tr. in Flüssigkeit und Schulkinder 3 mal tgl.15 Tr. In Flüssigkeit;
- **Carminativum-Pascoe Flüssigkeit** (Kümmel, Kamille, Pfefferminz): Säuglinge und Kleinkinder 3 mal tgl. 5–10 Tr. in Flüssigkeit und Schulkinder 3 mal tgl.10 Tr. in Flüssigkeit;
- **Lomatol-Tropfen** (Kümmel, Fenchel, Pfefferminzblätter, Wermutkraut): Säuglinge 2 mal tgl. 1–3 Tr., Kleinkinder 5–10 und Schulkinder 10–15 Tr. in Kamillentee;
- **Aspasmon N Tropfen** (Kümmel und Anis Pflanzenöl): 3 mal tgl. 5–10 Tr. in Wasser.

EBM

Zur komplementärmedizinischen Therapie bei Laktoseintoleranz liegen keine publizierten Studien der EBM-Grade 1 oder 2 sowie keine Konsensusempfehlungen vor. Allgemeine Bewertung der einzelnen Therapieverfahren ☞ 44.2, 44.3, 44.4, 44.5.

31.7.9 Integrativer Stufenplan

Komplementäre Maßnahmen können bei entsprechender Erfahrung parallel zur konventionellen Therapie angewandt werden (EBM gesicherte Daten zur Unbedenklichkeit und Wirksamkeit liegen nicht vor).

Literatur

1 Auricchio S: Genetically determined Disaccharidase Deficiencies. In: Walker et al.: Pediatric Gastrointestinal Disease, pp. 761 ff. Mosby,Philadelphia, Toronto, 1996

2 De Vreese M, Sieber R, Stransky M: Laktose in der menschlichen Ernährung. Schweiz Med Wochenschr 1998; 128: 1393–1400

3 Senser F, Scherzer H: Der kleine „Souci Fachmann Kraut", Lebensmitteltabelle für die Praxis. Wissenschaftliche Verlagsgesellschaft, Stuttgart 1991

4 Swagerty DL Jr, Walling AD, Klein RM: Lactose intolerance. Am Fam Physician 2002 May 1; 65(9): 1845–50

31.8 Zöliakie

Stefan Razeghi, Rolf Behrens (Konventioneller Teil)
Reinhild Engelen (Komplementärer Teil)

31.8.1 Ätiologie

Stefan Razeghi, Rolf Behrens

Die Zöliakie ist eine autoimmun vermittelte Schädigung der Dünndarmschleimhaut durch Überempfindlichkeit gegenüber Gliadin (alkohollösliche Fraktion des Weizenklebers Gluten) aufgrund einer genetischen Disposition.

Ursache der Gliadinunverträglichkeit ist wahrscheinlich eine vermehrte Durchlässigkeit der Dünndarmukosa für Gluten. Dies führt zu einer verminderten Immuntoleranz gegenüber Gluten und einer T-Zell-vermittelten Schädigung der Mukosa. Zusätzlich lässt sich eine humorale Entzündungsreaktion mit Antikörperbildung nachweisen, die diagnostisch genutzt wird (☞ 31.8.5). Als Autoantigen der Immunantwort konnte erst das Endomysium (intermuskuläres Bindegewebe) und dann speziell die hier lokalisierte Transglutaminase identifiziert werden. Die Mukosaschädiung mit konsekutiver Malabsorption führt dann zu den typischen klinischen Beschwerden (☞ 31.8.4).

Die Konkordanzrate von etwa 75 % bei monozygoten Zwillingen lässt sowohl eine genetische Disposition als auch zusätzliche exogene Auslöser vermuten. Zeichen der genetischen Disposition ist weiterhin die Assoziation mit HLA-DR3, HLA-DQ2 und anderen HLA-Konstellationen.

31.8.2 Epidemiologie

Aufgrund der verbesserten serologischen Methoden wird die Zöliakie zunehmend häufiger diagnostiziert, sodass ältere epidemiologische Daten revidiert werden müssen:

- Geschätzte Prävalenz in den 50er Jahren aufgrund klinischer Symptome in Europa, z.B. Großbritannien, 1:4 000 – 1:8 000,
- Serologisch bestimmte Prävalenz in Europa und den USA inzwischen mindestens 1:500,
- Erhöhte Inzidenz bei Angehörigen von Zöliakie-Patienten sowie Patienten mit IgA-Mangel, Diabetes mellitus und anderen Autoimmunerkrankungen, Turner- und Down-Syndrom,
- Durch verbesserte Labormethoden zunehmend Diagnose atypischer Verlaufsformen (☞ 31.8.3), insbesondere in Ländern, in denen früher eine niedrige Prävalenz berichtet wurde, z. B. USA,
- Zeitpunkt der Glutenzufuhr als mögliche Ursache für unterschiedliche klinische Präsentation in verschiedenen Ländern.

31.8.3 Einteilung

Aufgrund der verbesserten Diagnostik werden zusätzlich zur klassischen Zöliakie nun weitere Verlaufsformen beschrieben:

- **Klassische Zöliakie:** Wird typischerweise im Alter von 6 – 18 Monaten, nach Einführung von Gluten in die Beikost, symptomatisch. Meist deutlich beeinträchtigte Kinder mit Dystrophie, ausladendem Abdomen, Durchfall und Missstimmung.
- **Atypische Zöliakie:** Mono- oder oligosymptomatischer Verlauf, Diagnose meist erst nach dem Kleinkindalter.
- **Silente Zöliakie:** Charakteristische serologische und histologische Befunde einer Zöliakie ohne klinische Symptome. Nicht selten aber subtile Beschwerden bei eingehender Anamnese, die unter glutenfreier Diät sistieren.
- **Transiente Zöliakie:** Sehr selten. Normalisierung einer „transienten Glutenunverträglichkeit" nach dem 2. Lebensjahr.
- **Potentielle oder latente Zöliakie:** Besonders schwierig zu beurteilen. Liegt vor bei Patienten mit typischen Symptomen und Antikörpern aber unauffälliger Dünndarmschleimhaut, insbesondere wenn die Beschwerden unter Diät besser werden.

31.8.4 Klinik und Leitsymptome

Die Schädigung der Dünndarmmukosa führt zu folgenden **typischen klinischen Symptomen** (nach Walker-Smith, n = 52):

- Durchfall (87 %), Erbrechen (62 %), Bauchschmerzen (44 %), ausladendes Abdomen (44 %)
- Gewichtsabnahme (60 %), Appetitlosigkeit (48 %)
- Müdigkeit (62 %), Übellaunigkeit (58 %)
- Gedeihstörung (27 %)
- Infektanfälligkeit (27 %)

Zu den (im Kindesalter) **seltener auftretenden Symptomen** zählen:

- Schlafstörungen (17 %)
- Übermäßiger Appetit (15 %)
- Ödeme (13 %)
- Muskelatrophie (13 %), Muskelschwäche (8 %), Polyneuropathie
- Blässe (13 %), Anämie
- Obstipation (6 %), Rektumprolaps (4 %)
- Hautveränderungen (4 %), orale Aphthen (4 %), Zahnschmelzveränderungen
- Leberwerterhöhung
- Kleinwuchs

> **!** Insbesondere die Diagnose von Patienten mit weniger typischen Symptomen oder oligo- bzw. monosymptomatischem Verlauf wird oft verspätet gestellt, auch wenn diese inzwischen bis zu 50 % der neu diagnostizierten Fälle ausmachen.

31.8.5 Diagnostik

Grundlagen sind:
- Anamnese und körperlicher Befund,
- Antikörperbestimmung,
- Dünndarmbiopsie.

Nach den Empfehlungen der „European Society for Pediatric Gastroenterology, Hepatology and Nutrition (ESPGHAN)" von 1990 wird eine Zöliakie diagnostiziert durch den Nachweis von pathologischen Antikörpern, eine charakteristische Histologie und die Normalisierung von Symptomen und Antikörpern unter Diät.

Antikörperbestimmung

Initialdiagnostik bei Patienten mit Verdacht auf Zöliakie ist die Bestimmung der spezifischen Antikörper. Die Sensitivität der Anti-Gliadin-Antikörper konnte durch Einführung der Endomysium- und der Transglutaminaseantikörper deutlich erhöht werden (☞ Tab. 31.8-1).

Tab. 31.8-1: Antikörperdiagnostik bei Zöliakieverdacht (nach Fasano et al.)

Antikörper	Sensitivität (%)	Spezifität (%)	Positiver prädiktiver Wert (%)	Negativer prädiktiver Wert (%)
Anti-Gliadin-IgG	57–100	42–98	20–95	41–88
Anti-Gliadin-IgA	53–100	65–100	28–100	65–100
Endomysium-IgA	75–98	96–100	98–100	80–95
Transglutaminase-IgA (human)	98,5	98		

Insbesondere durch eine Kombination der Antikörper lässt sich eine Zöliakie mit sehr hoher Wahrscheinlichkeit diagnostizieren oder ausschließen (☞ Tab. 31.8-2).
- Patienten mit Serum-IgA-Mangel können nur Anti-Gliadin-IgG-Antikörper bilden, also weder Anti-Gliadin-IgA, Anti-Endomysium noch Transglutaminase-Antikörper.
- Die Endomysium-Antikörper zeigen bei Kindern in den ersten 2 Lebensjahren eine verminderte Sensitivität.
- Zur Problematik der Zöliakie-Diagnostik s. o.

Tab. 31.8-2: Zöliakiediagnostik anhand des Antikörpermusters (nach Bürgin-Wolff)

Endomysium-IgA	Anti-Gliadin-IgG	Anti-Gliadin-IgA	Positiver prädiktiver Wert (%)	Negativer prädiktiver Wert (%)
+	+	+	100	
+	+	–	98	
+	–	+	100	
+	–	–	83	17
–	+	+	48	52
–	+	–	14	86
–	–	+	12	88
–	–	–		99,5

Dünndarmbiopsie

Indikation

Da die Diagnose Zöliakie eine lebenslange Diät erforderlich macht, ist eine eindeutige Diagnostik essentiell. Hierzu ist nach den Empfehlungen der ESPGHAN ist die Dünndarmbiopsie weiterhin erforderlich.

Durchführung und Bewertung

Die Biopsie erfolgt mittels Saugkapsel oder heute bevorzugt mittels Endoskopie, die Befundung nach den **Marsh-Kriterien:** Zottenatrophie, Kryptenhyperplasie, Vermehrung intraepithelialer Lymphozyten (IEL) (☞ Tab. 31.8-3).

Tab. 31.8-3: Zöliakiediagnostik anhand der Marsh-Kriterien

	Typ 0	Typ 1	Typ 2	Typ 3 (a–c)
IEL	< 40	> 40	> 40	> 40
Krypten	Normal	Normal	Hyperplasie	Hyperplasie
Zotten	Normal	Normal	Normal	Leichte (a), subtotale (b) oder totale Atrophie (c)

Ein Marsh-Stadium 3 ist für eine Zöliakie beweisend, wenn Klinik und Antikörper ebenfalls damit vereinbar sind und sich die Beschwerden nach Diät zurückbilden.

Stadium 1 und 2 sind möglicherweise Übergangsstadien, die im Zusammenhang mit den übrigen Befunden gewertet werden müssen und unter Umständen eine wiederholte Biopsie nach weiterer Glutenbelastung erforderlich machen.

Indikationen zur Re-Biopsie
Eine generelle Indikation zur Re-Biopsie unter glutenfreier Diät bzw. nach Re-Exposition mit Gluten, wie früher empfohlen, besteht inzwischen nicht mehr. Nach den Kriterien der ESPGHAN ist eine Re-Biopsie allerdings in folgenden Situationen indiziert:

- Kein eindeutiger Befund in der Initialdiagnostik, insbesondere bei Erstdiagnose vor dem 2. Geburtstag (transiente Formen?),
- Fehlende Normalisierung von Antikörpern und Symptomen trotz glutenfreier Diät,
- Patient hat Zweifel an der Diagnose.

Speziell bei Kindern kann es zu Complianceproblemen kommen, wenn im Rahmen einer Re-Biopsie mit Glutenbelastung wieder für eine begrenzte Zeit eine Ernährung mit Normalkost erlaubt wird. Hier besteht die Möglichkeit der Glutenzufuhr in Tablettenform (Glidine® Tabletten, Klopfer Nahrungsmittel, Ismaning).

Probleme der Zöliakiediagnostik

- Eine **glutenfreie Diät** führt zu falsch negativen Ergebnissen sowohl der Antikörperbestimmung als auch der Histologie. Eine Diagnostik sollte daher nur nach vorangehender Glutenzufuhr von 5–20 g über mindestens 3 Monate erfolgen. Keine glutenfreie Diät ohne bereits korrekt durchgeführte Diagnostik.
- Patienten mit **Serum-IgA-Mangel** können keine Anti-Gliadin-IgA, Anti-Endomysium und Anti-Transglutaminase-Antikörper bilden. Hier findet man lediglich (meist deutlich) erhöhte Anti-Gliadin-IgG-Antikörper. Im Rahmen der Antikörperbestimmung sollte daher auch Messung des Serum-IgA erfolgen.
- **Nicht eindeutige histologische Befunde** (z. B. „partielle Zottenatrophie, bei entsprechendem klinischem Befund mit Zöliakie vereinbar") sollten zugunsten der Anwendung der Marsh- Klassifikation vermieden werden).
- Bei **Kindern in den ersten zwei Lebensjahren** wird einerseits über eine verminderte Sensitivität der Endomysium-Antikörper (d. h. gehäuft falsch negative Befunde), andererseits auch über transiente Formen der Glutenunverträglichkeit (Indikationen zur Re-Biopsie, s. o.) berichtet.

> ! Aufgrund der häufigen atypischen Verläufe, sollte die Indikation zur Antikörperbestimmung auch bei atypischen Symptomen frühzeitig gestellt werden.

> Ebenso sollte bei erstgradigen Angehörigen von Zöliakie-Patienten eine routinemäßige Antikörperbestimmung erfolgen.

31.8.6 Differenzialdiagnosen

Das **klinische Bild** der Zöliakie umfasst aufgrund der zahlreichen Symptome eine große Zahl von Erkrankungen, nicht nur aus der Gastroenterologie, die aber nur bei negativen Antikörpern in Betracht gezogen werden müssen, wie z. B. infektiöse Enteritiden, chronisch-entzündliche Darmerkrankungen, Nahrungsmittelunverträglichkeiten, Kleinwuchs, Immundefekte.
Isoliert erhöhte **Anti-Gliadin-IgG-Antikörper** findet man auch bei anderen Erkrankungen des Gastrointestinaltraktes, z. B. einem Morbus Crohn.
Die Differenzialdiagnose der **Zottenatrophie** umfasst z. B. die Nahrungsmittelunverträglichkeit, Autoimmunenteropathie, Morbus Crohn oder Infektionen des Gastrointestinaltraktes.

> Liegt die Kombination von Klinik, erhöhten Antikörpern und entsprechender Histologie vor, und kommt es nach Diät zu einer klinischen und laborchemischen Besserung, kann die Diagnose Zöliakie zweifelsfrei gestellt werden.

31.8.7 Konventionelle Therapie

Grundlage der Therapie ist die **Glutenelimination aus der Nahrung** (Weizen, Roggen, Gerste, Hafer, Dinkel, Grünkern, Malz). Als Ersatz stehen Mais, Reis, Kartoffeln oder Buchweizen zur Verfügung. Da Gluten jedoch nicht nur in Getreideprodukten, sondern auch in einer Vielzahl anderer Nahrungsmittel als Zusatz enthalten ist, kann die Diät praktisch nur mit Hilfe von Literatur durchgeführt werden, die den Glutengehalt der verwendeten Nahrungsmittel beschreibt. Diese kann z. B. über die **Deutsche Zöliakie Gesellschaft** in Stuttgart bezogen werden. Die Mitgliedschaft in dieser Selbsthilfegruppe ist daher sehr hilfreich. Unter konsequenter Diät sollten sich die Antikörper bei regelmäßig durchgeführten Kontrollen normalisieren (Anti-Gliadin-IgA ~ 2–6 Monate, Anti-Endomysium-IgA ~ 9 Monate, Anti-Gliadin-IgG ~ 1 Jahr). Ein erneuter Anstieg der Antikörper spricht für beabsichtigte oder unbeabsichtigte (z. B. falsche Deklaration) Diätfehler.

> ! **Cave:** Erhöhte Inzidenz von Malignomen des Gastrointestinaltraktes bei Patienten mit unbehandelter Zöliakie im Erwachsenenalter.

31.8.8 Komplementäre Therapie

Reinhild Engelen

Eine Begleittherapie wird sich von dem Beginn der Erkrankung bis zur klinischen Ausheilung durch die glutenfreie Diät zeitlich beschränken.

Ernährung

Gesunde glutenfreie Nahrungsmittel aus dem Bereich der Naturheilkunde sind:

- Hirse (Heimatland Afrika): für Getreide hoher Kieselsäure-, Eisen- und Fettgehalt, z. B. auch als Hirseflocken;
- Amaranth (Inkaweizen, Kiwicha) aus Asien und Südamerika;
- Quinoa (Inkakorn, Reismelde): Kulturpflanze der Anden-Indianer.

Anthroposophische Medizin

An den Grenzflächen der Dünndarmmukosa werden Wahrnehmung, Akzeptanz und Einverleibung der bisher „fremden" Nahrungsbestandteile entschieden. Diese Leistung kann unterstützt werden durch Wärme- und Kieselsäureprozesse (Hirse, Cichorium).

- **Phosphorus D 8** morgens 5 Tr.;
- **Quarz D6** Trit. 3 mal tgl. 1 Msp.;
- **Cichorium Stanno cultum Rh D3:** 3 mal tgl. 5 Tr. (ohne Alkohol): Anregung der Milz- und Leberfunktion;
- **Cichorium Plumbo cultum Rh D3:** 3 mal tgl. 5 Tr.: Anregung des peptischen Abbau- und nachfolgenden Aufbauprozesses;
- **Meteoreisen Glob.:** morgens und mittags 5 Globuli.
- **Warme Schafgarbenleibwickel:** 2 TL auf 500 ml kochendes Wasser, 7 min. ziehen lassen.

Homöopathie

Silicea D12: 3 mal 5 Tr.: Altes Aussehen, Abmagerung am ganzen Körper, frierend, Stimmung abweisend.

Phytotherapie

Gerbstoffhaltige Tees: beispielsweise Brombeerblättertee (☞ 31.2.7).

> **EBM** Zur komplementärmedizinischen Therapie bei Zöliakie liegen keine publizierten Studien der EBM-Grade 1 oder 2 sowie keine Konsensusempfehlungen vor. Allgemeine Bewertung der einzelnen Therapieverfahren ☞ 44.2, 44.3, 44.4, 44.5.

31.8.9 Integrativer Stufenplan

Komplementäre Maßnahmen können bei entsprechender Erfahrung parallel zur konventionellen Therapie angewandt werden (EBM gesicherte Daten zur Unbedenklichkeit und Wirksamkeit liegen nicht vor).

Literatur

1. Bürgin-Wolff A, Hadziselimovic F: Screening for coeliac disease. Lancet 1997; 349: 1843 – 1844
2. Fasano A, Catassi C: Current approaches to diagnosis and treatment of celiac disease: an evolving spectrum. Gastroenterology 2001; 120: 636 – 651
3. Zimmer HP: Zöliakie. Monatschr Kinderheilkund 1999; 147: 60 – 72
4. Oberhuber G, Caspary WF, Kirchner T, Borchard F, Stolte M: Empfehlungen zur Zöliakie-/Spruediagnostik. Pathologe 2001; 22: 72 – 81
5. Walker-Smith JA: Celiac Disease. In: Walker JA et al.: Pediatric Gastrointestinal Diesease. Mosby, St. Louis 1996
6. Walker-Smith JA, Guandalini S, Schmitz J, Shmerling DH, Visakorpi JK: Revised Criteria for diagnosis of celiac diesase. Arch Dis Child 1990; 65: 909 – 911

32 Erkrankungen von Haut und Schleimhäuten

Frank Friedrichs, Dietrich Abeck, Kerstin Strom, Bernhard Korge (Konventioneller Teil)
Karl-Reinhard Kummer, Christoph Tautz (Komplementärer Teil)

32.1 Atopisches Ekzem

Frank Friedrichs (Konventioneller Teil)
Karl-Reinhard Kummer (Komplementärer Teil)

32.1.1 Ätiologie

Frank Friedrichs

Das akute atopische Ekzem ist eine Hauterkrankung, die klinisch durch entzündete, teils nässende und/oder aufgekratzte Hautveränderungen gekennzeichnet ist. Im chronischen Stadium des atopischen Ekzems ist die Haut trocken und lichenifiziert. Der Verlauf ist chronisch-rezidivierend. Das wichtigste subjektive Symptom ist der oft quälende Juckreiz.
Das atopische Ekzem gehört zu den frühen Manifestationen einer atopischen Disposition:

- Ein Drittel der Säuglinge und Kleinkinder mit atopischem Ekzem leiden gleichzeitig an einer Nahrungsmittelallergie.
- Etwa 40 % der Kleinkinder mit atopischem Ekzem entwickeln im weiteren Verlauf ein allergisches Asthma bronchiale.

Die atopische Disposition wird vererbt (ein Elternteil: 20–40 %, beide Eltern: 40–60 % der Kinder sind betroffen).

Ursachen: polygenetisch und multifaktoriell

- Genetische Disposition (ein Kandidaten-Gen auf Chromosom Nummer 3),
- Umweltfaktoren: Allergene, Luftschadstoffe, Klima, Tabakrauch, u. a.,
- Weitere kulturelle Faktoren: Sozioökonomischer Status, Wohnort, u. a.

Pathogenese

- Störung der Barrierefunktion der Haut → Hauttrockenheit (Sebostase),
- Störung der Immunregulation → chronische Entzündung (Ekzem),
- Vermehrte Freisetzung von Mediatoren → Juckreiz,
- Gesteigerte Reizbarkeit der Haut; Triggerfaktoren von „Schüben" können sein: Allergene, Infektionen, psychische Belastungen, Wolle, Waschmittel, usw.;
- Chronische Besiedlung der Haut mit Staphylokken (i. d. R. Staph. aureus) → Staphylokokken sezernieren Exotoxine (z. B. Superantigene), die proinflammatorisch wirken.

32.1.2 Epidemiologie

- Häufigste chronisch-entzündliche Hauterkrankung im Kindesalter. Punktprävalenz 12 % bei Vorschulkindern und 3 % bei Erwachsenen. Lebenszeitprävalenz bis 22 %.
- Mädchen sind häufiger als Jungen betroffen.
- Frühe Erstmanifestation (53–73 % vor dem 1. Lebensjahr), phasenweiser Verlauf und spontane Rückbildung (17–84 % je nach Autor) bis zum Erwachsenenalter.
- Mehrere epidemiologische Untersuchungen in den letzten Jahrzehnten belegen eine tatsächliche Zunahme des atopischen Ekzems (und anderer atopischer Erkrankungen) bei Kindern und Jugendlichen.
- 40 % der Kinder mit atopischem Ekzem entwickeln ein Asthma bronchiale, daher Präventionsempfehlungen geben: Hausstaubmilbenfreies Schlafzimmer, kein Passivrauchen, keine felltragenden Haustiere!
- Ein Drittel der Säuglinge und jungen Kleinkinder mit atopischem Ekzem leiden an einer Nahrungsmittelallergie. Wenn die Eltern keinen Zusammenhang mit der Ernährung vermuten, trifft dies meist zu. Umgekehrt nicht. In der Regel ist man nur gegen ein Nahrungsmittel allergisch, selten gegen zwei und sehr selten gegen mehr als zwei. Nahrungsmittelallergien verschwinden im Laufe der Kleinkindperiode (Toleranzentwicklung).

32.1.3 Einteilung

Einteilung nach dem Allergiestatus des Patienten

- **„Atopische" Form** (80 %): erhöhtes Gesamt-IgE und spezifisches IgE gegen Nahrungsmittel (Säuglingsalter und Kleinkindphase) und/oder Aeroallergene (juvenile und adulte Phase).

- **„Nicht-atopische" Form** (20 %): kein Nachweis einer spezifischen Sensibilisierung.

Einteilung der Symptomatik nach Haupt- und Nebenkriterien

Hauptkriterien

- Juckreiz,
- Typische Morphe und Lokalisation,
- Chronisch-rezidivierender Verlauf,
- Atopische Eigenanamnese,
- Atopische Familienanamnese.

Nebenkriterien

- Xerosis cutis (feinlamelläre Schuppung auf klinisch nicht entzündeter Haut),
- Vermehrtes Kratzen beim Schwitzen,
- Weißer Dermographismus,
- Wollintoleranz,
- Dennie-Morgan-Falten (doppelte Unterlidfalte),
- Hyperlineare Palmae,
- Hertoghe-Zeichen (Rarefizierung der lateralen Augenbraue),
- Perlèche (Mundwinkelrhagaden mit bräunlich-gelben Krusten),
- Ohrrhagaden,
- Milchschorf (Gneis),
- Dyshidrose,
- Keratosis pilaris,
- Cheilitis (Krusten und Schuppen an Unter- und Oberlippe),
- Mamillenekzeme,
- Atopische Winterfüße (feine Schuppung der Zehenkuppen, mitunter mit Rhagadenbildung).

Nach Hanifin und Rajka müssen mindestens je drei Haupt- und Nebenkriterien erfüllt sein, um die Diagnose Atopisches Ekzem stellen zu können. Eine englische Arbeitsgruppe hat die so genannten „UK diagnostic criteria for atopic dermatitis" formuliert, bei denen zur Sicherung der Diagnose vor allem eine juckende Hautveränderung nachgewiesen sein muss.

32.1.4 Klinik und Leitsymptome

Säuglings- und Kleinkindphase (< 2 Jahre)

- Akute, exsudativ-ekzematöse Läsionen. Auftreten in der Regel nach dem 3. Lebensmonat. Hauptlokalisationen sind der Kopf und die Streckseiten der Extremitäten;
- Konfluierende, nässende Erytheme;
- Krustenbildung → Milchschorf („wie getrocknete Milch");
- Windelbereich typischerweise ausgespart;
- In einem Drittel der Fälle Nahrungsmittelallergie (Hühnerei, Kuhmilch, seltener andere Allergene).

Infantile und juvenile Phase (2–12 Jahre)

- Beugenekzeme, Hals- und Nackenekzeme;
- Mitunter generalisiertes Ekzem mit Befall des gesamten Integuments.

Sonderformen:

- Nummuläres atopisches Ekzem: münzförmige Erytheme;
- Prurigo-Form des atopischen Ekzems: prurigoforme Papeln und Knoten, oft beugenbetont. Extremer Juckreiz → Kratzen → Exkoriationen und Lichenifikation;
- Xerodermie (trockene Haut);
- Follikuläres atopisches Ekzem (multiple, raue, keratotische Papeln an Oberarm- und Oberschenkelstreckseiten);
- Lokalisierte Ekzemformen (Lutsch- und Saugekzeme, Lippenleckekzeme, Ohrläppchenrhagaden, Nackenekzeme, Lidekzeme, Genitalekzeme, Hand- und Fußekzeme, atopische Winterfüße).

Adulte Form (> 12 Jahre)

Gleiche Lokalisation und Morphe wie bei der juvenilen Form. Zunehmende Lichenifikation. Häufig pruriginöse Form oder Minimalformen des atopischen Ekzems.

32.1.5 Differenzialdiagnosen

Leitsymptom Juckreiz

- Skabies (Papulovesikel und längliche Papeln),
- Langerhanszell-Histiozytose (krustig belegte, teilweise leicht hämorrhagische Papeln).

Leitsymptom Sebostase

Kongenitale Ichtyosis („schmutzig-graue" Schuppung, verschiedene Formen, Kombination mit atopischem Ekzem möglich).

Leitsymptom Ekzem

- Seborrhoisches Ekzem (Säuglinge, Manifestation in den ersten Lebenswochen, fettige, gelbliche Schuppen, Kopf, Intertrigines, Stamm betroffen, kein Juckreiz);
- Netherton-Syndrom (Immundefizienz, Auftreten meist bei Geburt, als „Bambushaare" bezeichnete Trichorrhexis invaginata);

- Omenn-Syndrom (Immundefizienz, Auftreten meist bei Geburt, neonatale Erythrodermie, Lymphadenopathie, Hepatosplenomegalie, Steroidresistenz);
- Wiskott-Aldrich-Syndrom (Immundefizienz, Auftreten meist im Säuglingsalter, schweres Ekzem, thrombozytopenische Purpura, Infektanfälligkeit);
- Kontaktekzeme (Ältere Kinder und Jugendliche, auffallende Lokalisation und Anamnese);
- Nummuläres Ekzem (neben dem atopischen nummulären, d.h. „münzförmigen" Ekzem gibt es ein nummuläres Ekzem anderer Genese);
- Psoriasis (scharf begrenzte erythemato-squamöse Plagues, Juckreiz oft geringer als beim atopischen Ekzem).

32.1.6 Diagnostik

Anamnese

- Familienanamnese: atopische Erkrankungen, allergietestnegatives atopisches Ekzem?
- Eigenanamnese: Beginn und Verlauf? Zusammenhang mit Nahrungsmittel- oder Aeroallergenkontakt? Therapieerfolge und -misserfolge? Hinweise auf Asthma bronchiale?

Inspektion

- Andere Atopikerstigmata (z.B. allergische Rhinitis oder Konjunktivitis)?
- Lokalisation, Ausdehnung und Schweregrad?
- Erosionen, Exkoriationen, Xerose, Lichenifikation?
- EASI, COSTA oder SCORAD (Schweregrad)-Score?
- Zeichen der Superinfektion (exsudativ-erosive Hautveränderungen, gelbliche Krusten, Lymphknotenschwellungen)?

Hautabstrich (Bakterien, Viren, Pilze)

- In 80–90 % der Fälle Nachweis von Staph. aureus.
- Eczema herpeticum (bei akuter Exazerbation)?
- Pityrosporum orbiculare (bei adulter Form, „head and neck dermatitis")?
- Seltener Nachweis von beta-hämolysierenden Streptokokken der serologischen Gruppe A oder anderen Keimen.

Laboruntersuchungen

Gesamt-IgE im Serum

Erlaubt keine Aussage über Sensibilisierungen gegen Allergene, ist aber bedeutsam im Hinblick auf den Schweregrad der Erkrankung. Bei ausgeprägter polyvalenter Sensibilisierung gegen Nahrungsmittel Relevanz im Hinblick auf die Einordnung der Befunde. Bei schweren Verlaufsformen des atopischen Ekzems finden sich häufig stark erhöhte Gesamt-IgE-Werte.

- Cut-off-Wert 0,35 kU/l.
- Normwerte: 95. Perzentile bei Schulkindern: 330 kU/l.

Spezifisches IgE im Serum

Sinnvolle diagnostische Erstmaßnahme zur Abklärung einer möglichen Allergie. Allergen-Multitests für Nahrungsallergene (Kuhmilch, Hühnereiweiß, Weizenmehl, Erdnuss, Dorsch, Sojabohne) und Inhalationsallergene (Birke, Gräser, Roggen, Katze, Hund, Dermatophagoides pteronyssinus, Beifuß, Alternaria alternata) erfassen über 90 % aller Sensibilisierungen bei Kindern. Kostengünstiges Verfahren ohne starke Beeinträchtigung des Patienten.

Die Höhe des spezifischen IgE-Wertes ermöglicht eine Vorhersage bezüglich einer möglichen positiven oralen Provokation (Hühnerei, Kuhmilch, usw.). Untersucht werden allerdings nur IgE-vermittelte allergische Sofortreaktionen. Ein spezifisches IgE größer 7 kU/l (Hühnerei) und 15 kU/l (Kuhmilch) erlauben in einer Untersuchung eine 95 % positive Vorhersage einer allergischen Sofortreaktion. Negative Allergietests (< 0,35 kU/l) schließen eine IgE-vermittelte Nahrungsmittelallergie in aller Regel aus.

Fakultative Untersuchungen

- Blutbild, zum Ausschluss möglicher Differenzialdiagnosen, (z.B. Thrombozytopenie),
- Entzündungsparameter (Blutkörperchensenkungsgeschwindigkeit, C-reaktives Protein, usw.),
- Eosinophiles Cationisches Protein (ECP): Es liegen Untersuchungen vor, die eine signifikante Assoziation zum Schweregrad und der Krankheitsaktivität des atopischen Ekzems nachweisen. Eine genaue Beurteilung der Wertigkeit des ECP bei der Behandlung des atopischen Ekzems ist aber zurzeit nicht möglich.

Hautpricktests

Nur durchführen, wenn ausreichend großes ekzemfreies Hautareal vorhanden (Rücken oder Arme).

Indikationen:

- Besonders geeignet zur weiteren Abklärung einer vermuteten Nahrungsmittelallergie.
- Bei Schulkindern statt serologischer Allergiediagnostik bei Verdacht auf Aeroallergen-Sensibilisierung.

Verwendete Allergene:

- Aeroallergene: standardisierte Extrakte der Hersteller.

- Nahrungsmittel: native Nahrungsmittel. Bei festen Nahrungsmitteln (z. B. Nüsse) → Prick-to-Prick-Test (hierbei wird mit der standardisierten Pricklanzette zunächst in das Lebensmittel gestochen und dann sofort in die Haut des Patienten).

> **!** Beeinflussung durch systemische Antihistaminika (Karenzfristen beachten!).

Epikutantests (Atopie-Patch-Test)
Indikation: Bei Verdacht auf Typ-IV-Reaktion (Kontaktallergie).
Eine Sonderform ist der Atopie-Patch-Test: Bei gleicher Testdurchführung (48 Std. Okklusion, nach 72 Std. Ablesen der Reaktion) werden statt Kontaktallergenen „Atopene", d. h. Nahrungsmittel oder Aeroallergene verwendet. Neues Verfahren mit bisher unzureichender Standardisierung. Die Kombination von stark positivem serologischen Allergietest und positivem Atopie-Patch-Test ersetzt möglicherweise die orale Provokation.

Oligoallergene Diät und orale Provokationstests
Eine oligoallergene Diät enthält möglichst wenige (allergene) Nahrungsmittel. Die Wahl der Lebensmittel ist abhängig vom Alter und den Ernährungsgewohnheiten der Kinder. Es gibt entsprechende Listen oligoallergener Nahrungsmittel. Grundsätzlich sind Allergien auch z. B. gegen Reis oder Banane möglich. Gegebenfalls ist eine vorhergehende Allergietestung (serologische Bestimmung des spezifischen IgE) sinnvoll.

Häufigste Nahrungsmittelallergene bei Kindern
- Hühnereiweiß
- Kuhmilch
- Weizenmehl
- Sojabohne
- Erdnuss
- Fisch.

Diagnostik der Nahrungsmittelallergie bei atopischem Ekzem
- **Anamnestisch kein Verdacht** auf Nahrungsmittelallergie → Serologie negativ → keine weitere Diagnostik.
- **Anamnestisch hochgradiger Verdacht** auf ein bestimmtes Nahrungsmittel → Elimination über 1 – 2 Wochen.
  Kommt es daraufhin zu einer Besserung und zu einer erneuten Verschlechterung nach Wiedereinführung → Elimination und Diätempfehlung (Meiden für 6 – 12 Monate); erneute Provokation nach 6 – 12 Monaten.
- **Anamnestisch allgemeiner Verdacht,** möglicherweise mehr als ein Nahrungsmittel → Suchtest (Multiteste).
  Bei positiven Befunden → Pricktest → Atopie-Patch-Test;
  Bei Verdacht, aber unklaren Befunden der Suchtests → oligoallergene Diät über 7 – 10 Tage → Besserung → Einführung einzelner Lebensmittel alle 48 Stunden → Diagnose → Diätempfehlung für 6 – 12 Monate → Überprüfung der Diagnose nach 6 – 12 Monaten.

„Gold"-Standard der oralen Provokation: doppelt-blind-placebo-kontrollierte orale Nahrungsmittelprovokation (DBPCFC). Bei der DBPCFC wird das zu testende Nahrungsmittel in versteckter Form angeboten. Es kann z. B. in Sojamilch- oder andere Breie, die aufgrund vorhergehender Testung als unbedenklich gelten, eingebracht werden. Wegen der befürchteten allergischen Frühreaktion erfolgt die orale Provokation grundsätzlich titriert. Nach einem perioralen Reibtest werden ansteigende Mengen der Testnahrung im Abstand von 20 – 30 min. gegeben. Die gesamte Provokationsdosis sollte einer üblichen Tagesration entsprechen, z. B. 1 Hühnerei oder 200 ml Kuhmilch. Alle 48 Std. kann ein neues Nahrungsmittel oder eine Placebomahlzeit getestet werden.

32.1.7 Konventionelle Therapie

Grundregeln der Therapie

Schulung und Instruktion (wohnortnahe Rehabilitation)
Interdisziplinäres Team (Psychologe, Ernährungsberater, Haut- oder Kinderarzt, (Kinder-)Krankenschwester, usw.) erforderlich. Zeitumfang: 6 mal 2 Std. Schulung für Patienten, Eltern oder beide.
Ziel: Verbessertes Krankheitsverständnis und verbesserte Akzeptanz, adäquates Therapieverhalten, Abnahme ungezielter Diätversuche, größere Sicherheit im Umgang mit der Erkrankung und den verschiedenen angebotenen Therapieversuchen.
Weitere Informationen von der Arbeitsgemeinschaft Neurodermitis-Schulung e.V. (AGNES), Kinderklinik, Abteilung Pneumologie und Immunologie, Charité, Campus Virchow-Klinikum, Humboldt-Universität Berlin, Augustenburger Platz 1, 13353 Berlin.

Sinnvoller Einsatz von Diäten
Therapeutische Diäten nur bei nachgewiesener Nahrungsmittelallergie!
Diätempfehlungen zusammen mit einer Ernährungsberaterin aussprechen, denn es gilt:
- Diäten sind eingreifend in den Lebensablauf der Familie.
- Diätempfehlungen sollten nur befristet (6–12 Monate) ausgesprochen werden.
- Möglichen Mangelerscheinungen (z.B. Kalziummangel) ist vorzubeugen.
- Neusensibilisierungen nach dem 1. Lebensjahr sind selten, daher keine präventiven Diäten nach dem 1. Geburtstag empfehlen.
- Zurzeit müssen die Eltern die Kosten der Diät selber tragen.

Allergenkarenz
Bei nachgewiesener Allergie:
- **Hausstaubmilbensanierung:** Milbendichte Überzüge (Encasings) für Matratze, evtl. auch Kissen und Bettdecke. Sinnvoll ist die Anschaffung von bei 60 °C waschbaren Kissen und Bettdecken. Waschen alle 3–6 Monate. Teppichboden entfernen.
- **Haustiere:** Bei nachgewiesener Sensibilisierung und entsprechender Anamnese (z.B. Besserung in den Ferien und Verschlechterung nach erneutem Kontakt mit den zuhause lebenden Tieren) Abschaffen der Tiere erforderlich.
- **Pollen:** Exazerbationen des atopischen Ekzems während der Pollensaison möglich. Karenz ist schwierig. Stellenwert der Hyposensibilisierung zurzeit unklar. Bisher keine Indikation zur Spezifischen Immuntherapie (SIT).
- **Kontaktallergie:** Wirkstoffe (z.B. Bufexamac) oder Salbengrundlagen können als Auslöser einer Kontaktallergie bei atopischem Ekzem dienen. Therapie: Meiden des Allergens.

Vermeidung von Irritantien
- **Seifen** bewirken eine Alkalisierung der Haut und schädigen den Säureschutzmantel. Besser: synthetische Detergentien oder Unguentum emusificans aquosum.
- **Shampoo** bewirken ebenfalls eine Verminderung des Säureschutzmantels. Besser: mildes Kindershampoo oder Physiogel® Shampoo.
- **Kleidung:** Textilien können irritierend und damit juckreizsteigernd wirken. Seltener stellen sie Allergene dar. Schafwolle, Etiketten, Nähte oder Synthetik mit groben Fasern können schubauslösend sein. Besser: Reine, aufgearbeitete Baumwolle, Seide, feines Leinen oder Mikrofasern. Empfehlenswert: Spezialtextilien für Kinder mit Neurodermitis (Overalls, teilweise mit Silberfasern zur antimikrobiellen Therapie). Weitere Informationen siehe www.allergate.de.
- **Waschmittel:** Weichspüler haben eher einen positiven Effekt. Zweiter Spülgang beim Waschen sinnvoll. Neue Kleidung vor dem ersten Tragen gründlich waschen.
- **Klima:** trockene, warme Luft im Winter führt zur weiteren Austrocknung der Haut.
- **Schwitzen:** löst häufig Juckreiz aus.

Vermeiden psychischer Provokationsfaktoren
Das Kratzverhalten wird durch zahlreiche Faktoren beeinflusst:
- Erleben von Langeweile,
- Verarbeiten von Ärgersituationen,
- Druckausübung auf die Umgebung („Wenn ich jetzt nicht meinen Wille durchsetzen kann, kratze ich mich blutig...“).

Antibakterielle Therapie

Antiseptika
Im Rahmen der Basistherapie des atopischen Ekzems werden zur Behandlung der chronischen Staph. aureus-Besiedlung der Haut Antiseptika eingesetzt. Hierdurch lassen sich Krankheitszeichen vermindern und andere Wirkstoffe einsparen. Abhängig vom Krankheitsbild (Ausdehnung, Zeichen der akuten Superinfektion, usw.) werden Ganzkörperbäder, Teilkörperwaschungen oder lokale Pinselungen eingesetzt.
Eingesetzte Substanzen sind z.B. Kaliumpermanganatlösung 1 %, Eosinlösung 1 %, Ethacridinlactat (Rivanol®), Clioquinol (Vioform®) oder Chlorhexidindigluconat. Sie unterscheiden sich in ihrer antibakteriellen Wirkung:
- Bakteriostatisch wirken Ethacridinlactat, Eosin, Chlorhexidindigluconat,
- Bakterizid wirken Clioquinol und Kaliumpermanganat).

Insgesamt selten Resistenzinduktion, daher geeignet für die Langzeittherapie.
Empfehlenswert ist beispielsweise **Triclosancreme:** 1–3 % Zusatz zu lipophilen Cremes. Gute bakterizide Wirksamkeit. Keine Resistenzinduktion. Gute Verträglichkeit.

Antibiotika

Topische Therapie

Indiziert bei klinischem Verdacht auf relevante Besiedlung des Ekzems mit Staph. aureus, d. h. bei allen exsudativ-erosiven Ekzemen.

Ein geeignetes Präparat ist z. B. **Fusidinsäure:** gute Gewebegängigkeit und ausgezeichnete Wirksamkeit gegen Staphylococcus aureus. Oft Kombinationstherapie Fusidinsäure und z. B. Hydrocortison-17-butyrat (Rezeptur), einmal tägliche Anwendung.

Systemische Therapie

Indiziert bei allen schweren Verläufen mit Zeichen der systemischen Beteiligung (z. B. reduzierter Allgemeinzustand, Fieber, Lymphadenopathie) und generalisierten, impetiginisierten Ekzemen, vor allem bei Säuglingen und jungen Kleinkindern.

Das Wirkspektrum muss koagulase-positive Staphylokokken und Strep. pyogenes umfassen. Cephalosporine der ersten Generation und Penicillinase-feste Penicilline sind Mittel der ersten Wahl (z. B. Cefalexin, Cefaclor, Flucloxacillin). Keine Langzeittherapie. Gute Erfolge bei generalisiertem, akutem, superinfiziertem atopischen Ekzem. Bei ständigen Rezidiven und/oder besonderen Problemkeimen (z. B. methicillinresistenten Stämme von Staph. aureus) an Sanierung der Nase (Mupirocin) denken, da hier häufig eine chronische Besiedlung mit Staph. aureus vorliegt.

> **!** Eine Staphylokokken-wirksame Therapie wird viel zu oft vernachlässigt!

Topische Therapie

Ziel der topischen Therapie ist die Linderung des Juckreizes, die Behebung der Sebostase und die Vorbeugung von Ekzemschüben. Die Hautpflege muss angepasst sein an:

- Das Stadium des Ekzems,
- Das Alter des Kindes,
- Die Lokalisation des Ekzems,
- Die Jahreszeit.

Basistherapie

> **Merke:** „Feucht auf feucht" und „trocken auf trocken"!

- **Salben:** Indiziert bei chronischen Verlaufsformen mit Sebostase und Lichenifikation. Anwendung zweimal täglich, regelmäßiges Einfetten der Haut nach dem Baden (z. B. Lanolin DAB).
- **Creme-Salben:** Indiziert in der Zwischenphase nach Besserung des akuten, nässenden Ekzems und bei vielen Kindern in der Dauertherapie (z. B. Asche Basis Med Fettcreme®), Anwendung zwei- bis mehrmals täglich.
- **Creme:** Indiziert in der akuten Phase mit Exsudation, Erythem und starkem Juckreiz (z. B. Linola®, Wolff Basiscreme halbfett®), Anwendung zwei- bis mehrmals täglich.
- **Fettfeuchte Verbände:** Indiziert bei akutem Ekzem: Eincremen der Haut mit einer Salbe oder Creme-Salbe (mit oder ohne Kortison) und Anlegen eines feuchten, ausgewrungenen Schlauchverbandes. Anschließend trockenen Verband darüber. Einwirkungsdauer: 2–8 Stunden.

Schubtherapie ohne Kortison

- **Harnstoff (Moisturizer):** Rehydrierende, keratolytische und antipruriginöse Eigenschaften. Verwendete Konzentrationen zwischen 1 und 10 % (z. B. Remederm Creme Widmer®, Excipial U-Lipolotio®, Basodexan Soft Creme®), Anwendung zwei- bis mehrmals täglich.
  Nebenwirkung: Oft schildern die Kinder ein Brennen bei der Applikation.
- **Teere:** Steinkohlenteer (Pix linthanthracis), Holzteere und Liquor carbonis detergens. Teer wirkt antiinflammatorisch und antiproliferativ. 5–10 % Konzentrationen von Pix linthanthracis werden hauptsächlich in individuellen Rezepturen verwendet, Anwendung ein- bis zweimal täglich. Maximale Behandlungsdauer 4 Wochen.
  Nebenwirkungen: Teere enthalten eine Vielzahl polyaromatischer Kohlenwasserstoffverbindungen, die als potenzielle Kanzerogene gelten. Verfärbung der Haut und Kleidung, Phototoxizität.
- **Bituminosulfonate:** Destillate aus Schieferölen. Schieferöle sind Naturprodukte aus schwefelreichem Ölschiefer, die durch Destillation gewonnen werden (z. B. Leukichthol®, Ichthyol®). Unterschiede zu den Teeren: hohe Wasserlöslichkeit, hoher Schwefelgehalt, fast vollständige Abwesenheit potenziell karzinogener Polyaromate, keine Phototoxizität, keine Verfärbung der Kleidung oder Haut.
- **Bufexamac:** Geringe antiinflammatorische Potenz (z. B. Parfenac® Salbe), Anwendung zwei- bis mehrmals täglich.

Nebenwirkung: Gefahr der Kontaktsensibilisierung (gehört zu den 25 häufigsten Kontaktallergenen in Deutschland). Wirkung umstritten.

- **Zink:** z.B. als Zinkschüttelmixtur verwenden. Wirkt kühlend, austrocknend, adstringierend und entzündungshemmend. Als Basis für weitere Rezepturen verwenden (z.B. Zinkschüttelmixtur DAC), Anwendung zwei- bis mehrmals täglich.
  Nebenwirkungen: Austrocknen der Haut.
- **Eichenrinde:** Adstringierender Effekt, reizlindernd und gering antimikrobiell. Indiziert bei akuten, nässenden Ekzemen (z.B. Tannosynt® Creme), Anwendung zwei- bis mehrmals täglich.
  Nebenwirkungen: Austrocknen der Haut.

> ! Harnstoffhaltige Externa nicht anwenden bei akuten Ekzemen bei jungen Kindern! Teerpräparate wegen der möglichen Kanzerogenität zurückhaltend verwenden. Bufexamac führt gehäuft zu Kontaktsensibilisierungen. Bei der Sebostase des atopischen Ekzems austrocknende Externa selten in der Dauertherapie indiziert.

Schubtherapie mit Kortison

Topische Steroide sind in der Behandlung des atopischen Ekzems wirksam. Entzündungshemmung und Juckreizminderung sind die Hauptwirkungen. Orale Kortikosteroide sind in der Regel nicht erforderlich.
Topische Steroide werden in **vier Klassen** eingeteilt:

- **Klasse I:** z.B. Hydrocortisonacetat (z.B. Hydro-Wolff 0,5 %®), Prednisolon, Anwendung ein- bis zweimal täglich. Anwendungsdauer auf 1–2 Wochen begrenzen.
- **Klasse II:** z.B. Hydrocortisonbutyrat, Prednicarbat (z.B. Alfason®, Dermatop®), Anwendung einmal täglich. Anwendungsdauer auf 1–2 Wochen begrenzen.
- **Klasse III und IV:** z.B. Betamethasonvalerat, Diflucortolon-Valerat (z.B. Betamethason Wolff®, Nerisona®), Anwendung einmal täglich. Anwendungsdauer so kurz wie möglich.

> Bei Kindern nur Klasse I- und II-Steroide verwenden. Im Gesichtsbereich nur Steroide der Klasse I. Therapiedauer 1 bis max. 2 Wochen.

Nebenwirkungen: Hautatrophien, Teleangiektasien, seltener systemische Nebenwirkungen (Cushing-Syndrom). Je jünger ein Kind, je größer die behandelte Hautoberfläche (Cave: > 20 %!) und je schwerer das Ekzem, umso höher ist die Resorption und damit die systemische Wirkung. Besonders hohe transkutane Resorptionsraten im Bereich von Gesicht, Achsel und Genitalien. Okklusion steigert die Resorption um das 10–20fache (Cave: Steroide im Windelbereich).

> „Kortisonangst" der Eltern kann man nur durch Information reduzieren, daher Schulung und Instruktion erforderlich!

Kalzineurin-Inhibitoren

Die Kalzineurin-Inhibitoren **Tacrolimus, Pimecrolimus und Ciclosporin** sind immunsuppressive Makrolaktame. Sie hemmen durch Bindung an Calmodulin in aktivierten T-Zellen die intrazelluläre Signaltransduktion und damit die Bildung proinflammatorischer Interleukine. Tacrolimus und Pimecrolimus stellen 50 Jahre nach der Einführung topischer Steroide einen großen Fortschritt in der Behandlung des atopischen Ekzems dar.

Topische Therapie

Tacrolimus (Protopic 0,1 % bzw. 0,03 %) und **Pimecrolimus** (Elidel 1 %) sind zur topischen Therapie bei Kindern ab dem 3. Lebensjahr zugelassen. Beide Substanzen zeigen im Vergleich zu topischen Steroiden der Klassen 1 und 2 eine gute Wirksamkeit. Bei Tacrolimus wurden in Einzelfällen höhere Serumspiegel als Zeichen der Permeation durch die Haut gefunden. Langzeitbeobachtungen über mehr als 5 Jahre liegen nicht vor. Ciclosporin ist nicht topisch verfügbar.
Tacrolimus und Pimecrolimus werden zweimal täglich angewendet. Pimecrolimus ist bei Kindern zur intermittierenden Langzeitbehandlung zugelassen. Die genaue Position im Stufenplan des atopischen Ekzems wird zurzeit diskutiert. Zugelassen und empfohlen ist der primäre Einsatz von Pimecrolimus in der Therapie von leichten bis mittelschweren Ekzemen und der von Tacrolimus bei mittelschweren bis schweren Ekzemen.
Nebenwirkungen: Brennen im Applikationsbereich. Vorsichtsmaßnahmen: Sonnenlichtexposition vermeiden, keine Impfungen unter der Therapie, keine Anwendung bei Verdacht auf Hautinfektion, z.B. mit Herpesviren.

Systemische Therapie

Zur systemischen Therapie wird **Ciclosporin A** eingesetzt.

Indikation: Nur zur Behandlung schwerster Formen des atopischen Ekzems.
Dosierung: Initialdosis 3–5 mg/kgKG. 5 mg/kg nicht überschreiten. Dosisreduktion nach klinischem Ansprechen. Behandlungsdauer 3–6 Monate. Wiederholte Behandlungszyklen möglich.
Nebenwirkungen: Hypertonus, Senkung der Kreatininclearance, Immunsuppression, Interaktion mit zahlreichen Medikamenten (z. B. Erythromycin).

> ! Kalzineurin-Inhibitoren sinnvoll einsetzen. Eine einzelne 1-Euro-große Ekzemstelle am Handrücken ist keine Indikation!

Begleittherapie

- **Entspannungstechniken** (Autogenes Training, Progressive Muskelrelaxation, Imaginationsverfahren u. a.) helfen aus der Juck-Kratz-Spirale herauszufinden. Eignen sich erst ab Schulalter.
- **UV-Therapie:** nicht bei Kindern unter 16 Jahren. Cave: Beschleunigte Hautalterung und Karzinogenität (keine Langzeitstudien).
- **Wohnortferne stationäre Rehabilitation:** Neurodermitiskranke Kinder und Jugendliche haben Anspruch auf eine wohnortferne stationäre Rehabilitation in einer spezialisierten pädiatrisch-allergologisch kompetenten Rehabilitionseinrichtung. Der Rehabilitationsplan zielt auf verbesserte Selbstwahrnehmung, Krankheitsbewältigung, Krankheitsmanagement, akute Verbesserung von Krankheitssymptomen und langfristige Steigerung der Lebensqualität. So genannte „Mutter-Kind-Kuren" erreichen dieses Ziel nicht.
- **Empfohlene Impfungen:** Alle von der STIKO empfohlenen Impfungen können durchgeführt werden. Bei hochgradiger Hühnereiallergie gegebenenfalls vorher Intrakutan- oder Hautpricktest mit dem Masern-Mumps-Röteln-Impfstoff. Gelbfieber und Grippeimpfung nicht bei Hühnereiallergikern. Besondere Indikation: Varizellenimpfung bei atopischem Ekzem.
- **Hyposensibilisierung (Spezifische Immuntherapie):** Ein schweres atopisches Ekzem galt bisher als relative Kontraindikation der SIT. Neuere Studien lassen aber eine positive Beeinflussung der atopischen Erkrankungen und somit auch des Ekzems bei sensibilisierten Patienten möglich erscheinen.

32.1.8 Komplementäre Therapie

Karl-Reinhardt Kummer

Die naturheilkundliche Therapie versucht eine ganzheitliche Behandlung der Gesamtkonstitution mit dem Ziel, durch ein umfassendes Therapiekonzept zur Heilung beizutragen. Der ältere Begriff Neurodermitis schilderte besser die Überempfindlichkeit des Kindes gegen Sinnesreize bzw. Irritationen überhaupt. Beim atopischen Ekzem im Säuglings- und Kleinkindesalter überwiegt eine primär entzündliche exsudative Störung mit Übersekretion der Haut, beim älteren Kind und Erwachsenen mehr die verhärtende Form, die Haut trocknet ein und neigt zur Sklerose. Somit sind die groben Linien der Therapie vorgezeigt:

- Beim kleinen Kind geht es aus komplementärer Sicht darum, therapeutisch eine geringere Durchlässigkeit in Darm, Haut und Lunge sowie der gesamten Konstitution zu bewirken.
- Beim älteren Kind und Erwachsenen hingegen zielt die Therapie auf eine flexiblere Gestaltung der Grenzen des Organismus und Abbau der (sekundären) Verhärtungen.

Therapieziele

Die komplementärmedizinische Behandlung richtet sich auf einen Ausgleich von gestörten Gleichgewichten:

- Stärkung der Leibsubstanz (☞ 44.2) besonders des Blutprozesses durch eine Konstitutionstherapie,
- Stärkung der Selbstregulation des Körpers, z. B. durch Aufbau der Darmflora,
- Förderung der Organfunktionen und Stärkung des Stoffwechsels,
- Verminderung der abnormen Empfindlichkeit gegen Fremdes, wie z. B. Nahrungsmittel oder -zusätze,
- Stärkung des „Lichtstoffwechsels" (typisch für das atopische Ekzem: Verschlechterung in der dunklen Jahreszeit, Besserung durch Klimakuren an See und südlicher Sonne) durch Therapie mit lichtaktiven Substanzen.

Äußere Anwendungen

> **Erste Grundregel**
> Haut in Ruhe lassen, d. h. möglichst zunächst keine Salbe!

Besser ist **Abtupfen** der betroffenen Stellen mit:

- Stiefmütterchentee (Viola tricolor), 2 TL Tee auf 1 Liter Wasser als Sud aufsetzen,

- Salzwasser, etwa 3 Teelöffel auf 1 Liter Wasser,
- Calendula-Essenz verdünnt: 1–2 TL auf ¼ Liter abgekochtes Wasser,
- Equisetum-Essenz verdünnt: 1–2 TL auf ¼ Liter abgekochtes Wasser,
- Haushaltessig (v.a. bei Juckreiz): 1–2 Teelöffel auf ¼ Liter abgekochtes Wasser.

Salben sollten bevorzugt als Okklusionsverband eingesetzt werden, indem die Salbe dick auf Verbandmull aufgestrichen wird. Dieser wird auf die befallenen Stellen aufgelegt und durch Bindenverbände mit luftdurchlässigen elastischen Bindern fixiert (z.B. Mollelast®). Diese Okklusion kann, solange wie keine Austrocknung mit Juckreiz entsteht, für etwa 24 Std. ungeöffnet bleiben. Bei beginnender Superinfektion ist der Verband nach 6 Std. zu erneuern. In diesem Fall beseitigt ein vorsichtiges Abtupfen mit Wundbenzin zugleich die Salbenreste und superinfizierte Wundabsonderungen. Geeignete Salben sind besonders:

- Dermatodoron Salbe®,
- Combudoron Salbe® und Hametum Salbe® als Gemisch: aa ad 50,0; M .f. Ungt.,
- Salbengrundlage SK (Weleda, Sonderanfertigung),
- Rosatum-Heilsalbe®,
- Quercus comp. Salbe®,
- Traumeel Salbe®,
- Weiche Zinkpaste,
- Zinkpaste mit Teerzusatz (z.B. Ichtholan®).

Bewährt zur Pflege und Fettung, ohne dass Juckreiz entsteht: **Öldispersionsbäder** (Junge-Bad®): erreichen sehr feine Verteilung von Ölen, zum Beispiel Mandelöl oder Betula e foliis 5 % Öl.

Ernährung

Die Ernährungsempfehlungen haben zwei unterschiedliche Richtungen:

- Industriell gefertigte Nahrungsmittel, wie z.B. Tiefkühlkost, Fertiggerichte, Brote aus konventioneller Produktion (enthalten Konservierungsmittel, Pilzbeizen, Weichmacher und Antioxidantien) sollten gemieden werden. Für eine erfolgreiche Therapie sind wo immer möglich, qualitativ hochwertige Nahrungsmittel (aus biologischer oder biologisch-dynamischer Produktion) zu wählen.
- Für eine naturheilkundliche Therapie ist die Eliminationsdiät essentiell. Bei ⅔ aller Säuglinge mit schwerem atopischen Ekzem und Juckreiz hilft die Elimination von Kuhmilch und Ei, sowie gegebenenfalls die Elimination von Weizengetreide ex juvantibus. Die Ursachenlage dafür ist unklar.

Medikamentöse Therapie

Hier kann nur exemplarisch ein grobes Therapiekonzept angegeben werden das im konkreten Einzelfall individuell anzupassen und zu individualisieren ist. Es wird in der Regel eine komplexe Therapie anzuwenden sein, die alle Bereiche naturheilkundlicher Therapie umfasst: Phytotherapie, klassische Homöopathie, anthroposophische Arzneimittel usw.

Grundbehandlung

Dermatodoron® (Lysimachia nummularis und Dulcamara flos, enthält u.a. Triterpene): 3 mal täglich 5–10 Tropfen.

Verbesserung der Nahrungsmittelverträglichkeit

- **Bitterstoffe** stärken die Funktion des Magens, zum Beispiel Gentiana lutea Rh 5 % Dil. (3 mal tgl. 5 Tr. vor den Mahlzeiten) oder Gentiana comp. Glob®, Cichorium Rh D3 Dil.
- **Chrysosplenium comp. Glob.:** 3 mal tgl. 5 Globuli zur Anregung des Verdauungsrhythmus,
- Zusätzlich Einreibung der Milzregion dünn mit **Plumbum metallicum praep. D19 Salbe.**

Anregung des Lichtstoffwechsel (s.o.: Therapieziele)

Hierzu haben sich phytotherapeutische Präparate bewährt:

- **Nachtkerzenöl** (Epogam®, Gammocur® und weitere Präparate): 3 mal tgl. 2 Kapseln über 4 Wochen,
- **Borretschöl** (Glandol®): 3 mal tgl. 2 Kapseln über 4 Wochen,
- **Ascorbinsäure** (Vitamin C): 3 mal tgl. ¼ Teelöffel mit Flüssigkeit einnehmen (sehr sauer, muss allmählich gesteigert werden; cave: Säuglinge und Kleinkinder werden wund!),
- **Salbengrundlage SK**® (Sonderanfertigung, Weleda) 2 mal täglich auf die betroffenen Stellen dünn einreiben.

Lebertherapie

- Basistherapie: **Hepatodoron-Tabl.®:** 3 mal tgl. 1 Tabl.;
- Auf den Eiweißstoffwechsel wirkend: **Taraxacum e planta tota D3/4/6:** 3 mal tgl. 5 Globuli;
- Auf den Gallestoffwechsel wirkend: **Chelidonium e planta tota D3/6:** 3 mal tgl. 5 Globuli.

Zur konstitutionellen Stabilisierung (☞ 44.2)
Bei Kindern mit einer durch chronische Entzündungsprozesse verhärteten und verfestigten Haut:

- **Organpräparate** zur Stabilisierung der Organfunktion der Haut: z.B. Amnio GL D30 Amp., 1 mal tgl. abends 1 Ampulle oral für 2–4 Wochen, danach je nach Fortschritt 2 mal wöchentlich
- **Kieselsäure-Präparate** zur Harmonisierung der Grundsubstanz: z.B. Opal D15 Amp.: 1 mal tgl. abends 1 Ampulle oral für 2–4 Wochen, danach je nach Fortschritt 2 mal wöchentlich.
- Bei überschießenden entzündlichen Prozessen an der Haut: **Galenit (Plumbum silicicum) D10** Ampullen: 1 mal tgl. abends 1 Ampulle oral. Im Anschluss an diese Blei-Behandlung sollte zum Ausgleich eine Behandlung mit Silber angeschlossen werden, zum Beispiel: Argentum metallicum praeparatum D12 Trit.: 1 mal tgl. abends 1 Messerspitze oral.
- Bei chronischen eitrigen Prozessen ist eine Umstellung oft zu erzielen mit der Gabe von **Sulfur D12–D30:** 1 mal wöchentlich 3 Globuli; jedoch sollte man Vorsicht walten lassen wegen der zum Teil dramatischen Exazerbationen entzündlicher Schübe!

Maßnahmen bei Superinfektion

- Abtupfen der entzündlichen Hautstellen mit Calendula Essenz, verdünnt bzw. Quercus Essenz,
- Calendula D4 Tropfen: 3 mal tgl. 4 Tr. verdünnt,
- Hepar sulfuris D12 Glob.: 3 mal 4 Glob. tgl.,
- Je nach Aussehen der entzündlichen Veränderungen ist eine eingehende Differenzialtherapie, unter anderem unter Hinzuziehung homöopathischer Repertorien erforderlich.

Probiotische Therapie

Bei fast allen Kindern mit atopischem Ekzem finden sich Störungen der Dickdarmflora. Die probiotische Therapie strebt eine Normalisierung der intestinalen Situation an, insbesondere bei Überwucherung durch Hefen. Dies geschieht zunächst durch:

- Konsequente Eliminationsdiät bei Nahrungsmittelintoleranz (siehe oben);
- Unspezifische antimykotische Therapie, z.B. mit Vitamin C (3 mal tgl. 1 Messerspitze) oder potenzierten Pilz-Präparationen, z.B. Albicansan (3 mal tgl. 5 Tropfen) für 4 Wochen. Eine spezifische antimykotische Therapie, z.B. mit Nystatin- oder Miconazol-Präparaten über 10 Tage ist nur bei massiven Pilzbefall indiziert.
- Bei Infektabwehrschwäche oder rezidivierenden Durchfällen: immunstimulierende Mittel, wie z.B. Symbioflor 1® (3 mal tgl. 5 Tropfen, steigerbar bis 3 mal tgl. 15 Tropfen) oder alternativ Colibiogen/Colibiogen pro inf. (3 mal tgl. 5 Tropfen).
- Bei Dysbakterie mit stinkenden schleimigen und schlecht verdauten Stühlen: E. coli-Präparate in hoher Dosis, zum Beispiel Mutaflor 20®: 2 mal tgl. 1 Kapsel für 6–8 Wochen, bei älteren Kindern gesteigert auf Mutaflor 100 in gleicher Dosierung. Falls Kinder die magensaftresistenten Kapseln nicht schlucken können, kann man sie geöffnet vom Löffel geben.
- Daran anschließend Bifidum-Präparate, die für ein physiologisches leicht gesäuertes Milieu im Dickdarm sorgen und die dort notwendige anaerobe Situation fördern: z. B. Pro Bifido: 3 mal tgl. ½ Teelöffel. Sie können zusammen mit Lactobazillen-Präparaten gegeben werden: z. B. Paidoflor® (3 mal tgl. 1 Kautablette) bzw. Omniflora® (2 mal tgl. 1 Tabl., enthalten sowohl Bifidum als auch Lactobazillen).

Klimatherapie

Kuraufenthalte, insbesondere im Hochgebirge können die Symptomatik lindern. Bei Kindern mit nicht gestörter Vitalität kommt auch ein Aufenthalt in maritimem, tendenziell aggressivem Klima in Frage, z. B. die Nordsee oder die Atlantikküste.
Ähnliches gilt für den Urlaub: Ein Aufenthalt im Hochgebirge oder in rauem Seeklima ergeben langfristig die besten Erfolge für eine konstitutionelle Umstimmung. Es gibt aber auch Kinder mit deutlicher und anhaltender Verbesserung in südlicher Sonne. Ein Therapieerfolg tritt meist erst nach 3 Wochen ein und bedarf einer 4. Woche zur Stabilisierung.

EBM

Zur komplementärmedizinischen Therapie bei atopischen Ekzemen liegen keine publizierten Studien der EBM-Grade 1 oder 2 sowie keine Konsensusempfehlungen vor. Allgemeine Bewertung der einzelnen Therapieverfahren ☞ 44.2, 44.3, 44.4, 44.5, 45.1.

32.1.9 Integrativer Stufenplan

Stufe	Klinik	Konventionelle Therapie (☞ 32.1.7)	Komplementäre Therapie (☞ 32.1.8)	EBM-Bewert. kompl. Therapie
1	Allgemeine Maßnahmen	Vermeiden von Irritanzien, Ggf. Eliminationsdiät, Vermeiden warmer, irritierender Kleidung	Anthroposophische/ homöopathische Konstitutionstherapie (☞ 44.4, 44.2)	5
			Dermatodoron oral	5
2	Spezifischere Maßnahmen außerhalb eines akuten Schubes	Schulung und Instruktion	Nachtkerzenöl-Präparate	5
			Borretschöl-Präparate	5
			Kieselsäure Präparate, z. B. Opal D15	5
			Ggf. probiotische Therapie	3
			Lokal individuell zu findende Salbenanwendung	5
3	Mäßig ausgeprägtes chronisches Ekzem	Topische Therapie (☞ 32.1.7)	Differenzierte individuelle Konstitutionstherapie	5
4	Generalisiertes Ekzem und Superinfektion	Systemische antibiotische Therapie (☞ 32.1.7)	Intensivierung des Behandlungskonzepts durch Aktivierung möglichst vielseitiger Therapieansätze	5
5	Akuter Schub	Stadienabhängige Schubtherapie ☞ 32.1.7	Siehe Stufe 3 und 4	–

32.1.10 Prognose

Das atopische Ekzem kann im jedem Lebensalter auftreten. Es ist aber besonders häufig im Säuglings- und Kleinkindalter. Bis zu 4/5 aller Patienten erkranken im Vorschulalter. Der Verlauf ist phasenhaft mit Schüben. Verschiedene Untersuchungen zeigen eine Abheilungsrate des Ekzems von über 50 – 60 %. Häufig leiden ältere Patienten noch an Minimalvarianten des atopischen Ekzems (z. B. Wollintoleranz, atopic winter feet, Ohrläppchenrhagaden). Es gibt aber auch Kriterien für einen besonders schweren und langwierigen Verlauf (z. B. Auftreten in den ersten 3 Lebensmonaten, prurigoformes atopisches Ekzem, generalisierte Verläufe).
Je besser eine Konsolidierung in jungem Alter gelingt, desto eher ist ein Übergang zum Asthma vermeidbar.

Literatur

1 Hanifin J., Rajka G., Diagnostic features of atopic dermatitis. Acta Derm. Venerol. 1980; 92 supp.: 44 – 47
2 Williams H., Strachan D., The natural history of childhood eczema: observations from the british 1958 birth cohort study. Br. J. Dermatol. 1998; 139: 834 – 839
3 Sampson, H.A., McCaskill, C.C., Food hypersensitivity and atopic dermatitis: evaluation of 113 patients. J. Pediatr. 1985; 107: 669 – 675; Wahn U, Bos JD, Goodfield M, Caputo R, Papp K, Manjra A, Dobozy A, Paul C, Molloy S, Hultsch T, Graeber M, Cherill R, de Prost Y. Efficacy and safety of pimecrolimus cream in the long-term management of atopic dermatitis in children. Pediatrics. 2002 Jul; 110(1 Pt 1): e2
4 Alm, JS, J Swartz, G Lilja, A Scheynius, G Pershagen: Atopy in children of families with an anthroposophic lifestyle. Lancet 1999; 353: 1485 – 88
5 Isolauri E (2001): Probiotics in human disease. Am J Clin Nutr 73: 1142S – 1146S

32.2 Seborrhoisches Säuglingsekzem

Dietrich Abeck, Kerstin Strom (Konventioneller Teil)
Karl-Reinhard Kummer (Komplementärer Teil)

32.2.1 Ätiologie

Dietrich Abeck, Kerstin Strom

Die genaue Pathogenese ist ungeklärt. Diskutiert wird ein gestörter Metabolismus essentieller Fettsäuren im Sinne eines Delta-6-Desaturasemangels aufgrund unreifer Enzymaktivität. Auch äußere Faktoren wie z. B. die

Ernährung oder klimatische Faktoren beeinflussen die Erkrankung. Keine Relevanz für die Pathogenese scheint hingegen die vermehrte Besiedlung der Haut mit dem Hefepilz *Malassezia furfur* (*Pityrosporum ovale* bzw. *orbiculare*) zu haben.

32.2.2 Epidemiologie

Das seborrhoische Säuglingsekzem (Synonym: seborrhoische Säuglingsdermatitis) tritt typischerweise in den ersten drei Lebensmonaten auf, kann jedoch bis zum Alter von 1,5 Jahren vorkommen.

Das seborrhoische Säuglingsekzem wird deutlich seltener beobachtet als das atopische Ekzem. Die Minimalmanifestation des seborrhoischen Säuglingsekzems, der so genannte **Gneis** am Kapillitium, stellt jedoch eine häufige Diagnose in der kinderärztlichen oder hautärztlichen Praxis dar.

32.2.3 Klinik und Leitsymptome

Der Befall des Kapillitiums, der so genannte Gneis, bleibt meist das einzige Symptom. Daneben gilt die Windelregion als bevorzugter Manifestationsort für ein seborrhoisches Säuglingsekzem. Subjektive Symptome fehlen meist. Gelegentlich, insbesondere bei schweren Verläufen, kann ein leichter bis mäßiger Juckreiz vorkommen.

- **Kapillitium:** kappenförmige, gefelderte, fest haftende, fettige, gelblich-bräunliche Schuppenauflagerungen hauptsächlich über der vorderen Fontanelle; selten entzündliche Rötungen am Kapillitium;
- **Übrige Körperregion:** leicht infiltrierte, entweder umschriebene oder großflächige lachsfarbene Rötungen mit gelblicher, fettig-glänzender Schuppung und Schuppenkrusten;
- **Windelbereich:** typische Schuppung kann aufgrund der Okklusion fehlen; Hautveränderungen (kleinfleckig bzw. nummulär, aber auch großflächig konfluierend) können sich auf das gesamte Integument ausbreiten. In den Intertrigines kann es zu nässenden Rötungen mit Rhagaden kommen.

32.2.4 Diagnostik

Die Diagnosestellung erfolgt anhand des typischen klinischen Bildes und des charakteristischen Verlaufs. Es existieren keine spezifischen Laborparameter. Auch das histopathologische Bild erlaubt keine Unterscheidung von anderen Ekzemformen.

32.2.5 Differenzialdiagnosen

- **Atopisches Ekzem:** wichtigste Differenzialdiagnose (☞ 32.1);
- **Psoriasis:** kann gelegentlich im Säuglingsalter beginnen und ähnliche Hautveränderungen hervorrufen;
- **Morbus Leiner** (Synonym: Erythrodermia desquamativa): seltene Differenzialdiagnose; die betroffenen Kinder entwickeln eine erythrodermatisch verlaufende Form des seborrhoischen Ekzems mit Allgemeinsymptomen wie Fieber, Diarrhöen und Gedeihstörungen. Durch bakterielle und mykotische Superinfektionen kann es zu schweren Komplikationen kommen.

Wichtige Unterscheidungskriterien sowie weitere in Betracht zu ziehende Differenzialdiagnosen sind in Tab. 32.2-1 dargestellt.

Tab. 32.2-1: Differenzialdiagnosen und wichtige Unterscheidungskriterien zum seborrhoischen Säuglingsekzem

Diagnose	Unterscheidungskriterien
Atopisches Ekzem	Krankheitsbeginn meist erst nach dem dritten Lebensmonat, meist starker Juckreiz, Hautveränderungen überwiegend im Gesicht, Windelbereich in der Regel ausgespart, positive Familienanamnese;
Psoriasis vulgaris	Überwiegend trockene Schuppung, teilweise Auslösung der Psoriasisphänomene möglich, positive Familienanamnese;
Skabies	Starker Juckreiz besonders nachts, Kontaktpersonen mitbetroffen, Entwicklung typischer Papeln, Milbennachweis positiv;
Tinea	Relativ scharf begrenzte Rötungen mit randbetonter Schuppung und zentraler Abblassung, mykologischer Erregernachweis (Nativpräparat, Kultur).

32.2.6 Konventionelle Therapie

In der Mehrzahl der Fälle kommt es nach einigen Wochen zum spontanen Sistieren der Hautveränderungen. Aus diesem Grund sollte auf invasive Therapieverfahren möglichst verzichtet werden.

Allgemeine Maßnahmen

- Leichte Kleidung (Baumwolle, Leinen);
- Verwendung von Waschsyndets zur Hautreinigung, um zusätzliche Irritationen der Haut zu vermeiden.

Keratolytische Behandlung am Kapillitium

- Auftragen von Mandel- oder Olivenöl 2 – 4 h vor dem Bad zum Ablösen der fest haftenden Kopfschuppung;
- Haarwäsche intermittierend mit antimykotikahaltigen Shampoos (z. B. Stiprox®, Terzolin®);
- Nach dem Bad vorsichtiges Bürsten mit einer weichen Bürste zum besseren Ablösen der Schuppen;
- Bei entzündlichen Veränderungen der Kopfhaut: nach dem Ablösen der Schuppen antiphlogistische Therapie.

Topische antientzündliche Behandlung am Kopf und den Körperherden

- **Azolhaltige Dermatika:** wirken in erster Linie antimykotisch und haben sich aufgrund ihrer zusätzlichen antiinflammatorischen Wirkung bewährt, z. B. Clotrimazol (z. B. clotrimazol von ct® Creme) oder Ketonazol (z. B. Terzolin® Creme), 2 mal täglich auf die befallenen Stellen auftragen.
- **Nichthalogenierte Glukokortikoide:** z. B. Alfason® Creme, Dermatop® Creme, Hydrocortison-Wolff® Creme; Applikation in der Regel nur 1 mal täglich, insbesondere bei entzündlichen Formen;
- Topischer Calcineurin-Inibitor **Pimecrolimus:** z. B. Elidel® Creme, 1 – 2 mal tgl. alternativ zu Glukokortikoiden.

Behandlung der Intertrigines

Verwendung einer hydrophilen Cremepaste: z. B. Imazol®, 2 mal tgl., eventuell in Kombination mit der wässrigen 0,1 %igen Farbstofflösung Gentianaviolett (1 mal tgl.).

Systemische Therapie

- **Bei ausgeprägtem Juckreiz:** kurzfristiger Einsatz sedierender Antihistaminika (z. B. Fenistil® Saft, Meriprine® Sirup), Säugling und Kleinkinder: 1 – 2 mal tgl. 1 Teel., Kinder: bis 3 mal tgl.1 TL, für 3 – 7 Tage je nach Bedarf
- **Bei sehr schweren, protrahierten Verläufen:** systemische Glukokortikoide für wenige Tage, (z. B. Urbason® initial 1 mg/kgKG für 3 Tage mit anschließender Dosishalbierung für weitere 3 Tage).
- **Bei ausgeprägten bakteriellen Superinfektionen:** systemische Antibiotika entsprechend Antibiogramm.
- **Bei Soor oder gastrointestinaler Kandidose**: systemische Antimykotika, z. B. Nystaderm® Suspension, 3 mal tgl. 1 ml.

32.2.7 Komplementäre Therapie

Karl-Reinhard Kummer

Hilfreich kann eine **Therapie mit lichtaktiven Substanzen** sein, wie z. B. Borretschöl:

- **Äußerlich:** Applikation von Borretschsamenöl 2 mal tgl. jeweils 0,5 ml ausschließlich im Windelbereich, darunter Abheilung der Hautveränderungen auch außerhalb des Windelbereichs innerhalb von zehn bis zwölf Tagen. Zur Prophylaxe von Rezidiven Applikation des Öls, z. B. Glandol® Kapseln, 2 – 3 mal wöchentlich bis zum siebten Lebensmonat; alternativ Einreibung mit anderen lichtaktiven Substanzen, z. B. Salbengrundlage SK (Sonderanfertigung, kann in jeder Apotheke bezogen werden).
- **Innerlich:** Glandol® Kaps. (öffnen und vor dem Stillen vom Teelöffel) 2 mal tgl. ½ Kaps.

Ein weiterer Therapieansatz betrifft aus komplementärer Sicht die **Stärkung der Leber:**

- Hierzu hat sich bei kleinen Säuglingen die Gabe bewährt von Anagallis comp. Glob.: 3 mal tgl. 5 Globuli.
- Die stillende Mutter kann indirekt die Therapie unterstützen durch die Einnahme von Hepatodoron: 3 mal tgl. 2 Tabletten.
- Bei Superinfektion:
  - Äußerlich abtropfen mit Calendula-Essenz verdünnt, mehrmal tgl.
  - Innerlich je 3 mal 5 Glob.: Apis/Belladonna D12 und Hepar sulfuris D12.

> **EBM** Zur komplementärmedizinischen Therapie beim seborrhoischen Säuglingsekzem liegen keine publizierten Studien der EBM-Grade 1 oder 2 sowie keine Konsensusempfehlungen vor. Allgemeine Bewertung der einzelnen Therapieverfahren ☞ 44.4.

32.2.8 Integrativer Stufenplan

Stufe	Klinik	Konventionelle Therapie (☞ 32.2.6)	Komplementäre Therapie (☞ 32.2.7)	EBM-Bewert. kompl. Therapie
1	Leichter Befall	**Allgemeinmaßnahmen:** Leichte Kleidung Verwendung von Waschsyndet Auftragen von Mandel- oder Olivenöl zur Keratolyse	Topisch Borretschsamenöl	5
2	Stärker ausgeprägter Befall	Topisch azolhaltige Dermatika oder Glukokortikoide	Innerlich Glandol-Kapseln	5
3	Zusätzlich starker Juckreiz	Systemisch kurzfristig sedierende Antihistaminikia	Zusätzlich Anagallis comp. Globuli	5
4	Generalisierung, Superinfektion	Glukokortikoide; Bei ausgeprägter Superinfektion systemische Antibiose	Apis/Belladonna Glob. Hepar sulfuris Glob.	5

32.2.9 Prognose

Die Erkrankung ist in der Regel selbstlimitierend: Meist innerhalb weniger Wochen (durchschnittlich 6–8 Wochen) heilen die Hautläsionen spontan ab. Mit Ausnahme des Windelbereichs kommt es selten zu Rezidiven. Es besteht keine gesicherte Assoziation mit anderen Hauterkrankungen.

Literatur

1 Menni S, Piccino R, Baietta S, Ciuffreda A, Scotti L: Infantile seborrhoeic dermatitis: seven-year follow-up and some prognostic criteria, Pediatr Dermatol 61 (1989), 13–15

2 Mimouni K, Mukamel M, Zeharia A, Mimouni M, Prognosis of infantile seborrhoeic dermatitis, The Journal of Pediatrics 127 (1995), 744–6

3 Peter RU, Richarz-Barthauer U, Successful treatment and prophylaxis of scalp seborrhoeic dermatitis and dandruff with 2 % ketoconazole shampoo: results of a multicenter, double-blind, placebo-controlled trial, Br J Dermatol 132 (1995), 441–5

4 Riuz-Maldonado R, Lopez-Martinez R, Perez Chavarria EI, Castranon LR, Tamayo L, Pityrosporum ovale in infantile seborrhoeic dermatitis, Pediatr Dermatol 6 (1989), 16–20

5 Tollesson A, Graz A, Borage oil, an effectiv new treatment for infantile seborrhoeic dermatitis, Br J Dermatol 129 (1993), 5

6 Tollesson A, Frithz A, Stenlund K, Malassezia furfur in infantile seborrhoeic dermatitis, Pediatr Dermatol 14 (1997), 423–425

7 Yates VM, Kerr REI, MacKie RM, Early diagnosis of infantile seborrhoeic dermatitis and atopic dermatitis - clinical features, British Journal of Dermatitis 108 (1983), 633–8

32.3 Windeldermatitis

Dietrich Abeck, Kerstin Strom (Konventioneller Teil)
Christoph Tautz (Komplementärer Teil)

32.3.1 Epidemiologie/Ätiologie

Dietrich Abeck, Kerstin Strom

Die Windeldermatitis stellt die häufigste Hauterkrankung im Säuglings- und Kleinkindalter dar. 50 % aller Kinder sind betroffen. Der Inzidenzgipfel liegt zwischen dem 9. und 12. Lebensmonat.

Es spielen verschiedene Faktoren (physikalische, irritierende, enzymatische und mikrobielle) eine Rolle in der Entstehung und Unterhaltung einer Windeldermatitis (☞ Abb. 32.3-1).

32.3.2 Klinik und Leitsymptome

- Anfänglich im Windelbereich begrenzte Rötungen, häufig mit glänzender, teils erosiver Oberfläche;
- Im weiteren Verlauf zusätzlich erythematöse Papeln und coleretteartige Schuppung,
- Als Zeichen einer Candida-Superinfektion Streuung der Papeln in die Umgebung der Rötung,
- Bei der schwersten Verlaufsform der Windeldermatitis (Jaquets dermatitis) Erosionen und wie ausgestanzt wirkende Ulzera,
- Bei ausgeprägten Formen Juckreiz und Brennen möglich.

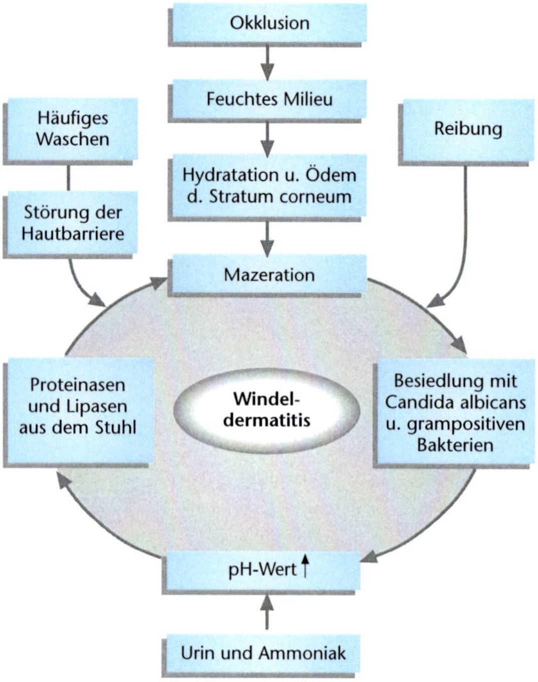

Abb. 32.3-1: Pathogenese der Windeldermatitis

32.3.3 Diagnostik

Die Diagnosestellung erfolgt anhand des typischen klinischen Bildes. Bei Verdacht auf Superinfektionen (nässende Hautareale) Entnahme von Abstrichen zur mikrobiologischen Diagnostik.

32.3.4 Differenzialdiagnosen

- **Intertrigo:** Hautveränderungen auf sich gegenseitig berührenden Hautflächen, häufig gleichzeitig auch in anderen Intertrigines (Achseln),
- **Atopisches Ekzem:** in der Regel wird Windelbereich ausgespart, starker Juckreiz, positive Familienanamnese (☞ 32.1),
- **Seborrhoisches Säuglingsekzem:** oft gleichzeitiger Befall anderer Körperstellen, insbesondere des Kapillitium (☞ 32.2),
- **Psoriasis vulgaris:** meist zusätzlich Hautveränderungen am Stamm und Kapillitium, positive Familienanamnese,
- **Perianale streptogene Dermatitis:** Hautveränderungen vor allem perianal lokalisiert, mikrobiologischer Nachweis β-hämolysierender Streptokokken,
- Seltenere Differenzialdiagnosen wie Kontaktekzem, Skabies oder sogar sexueller Kindesmissbrauch sind bei schweren therapieresistenten Verläufen und entsprechender Anamnese in Erwägung zu ziehen.

32.3.5 Konventionelle Therapie

Allgemeine Maßnahmen

Verwendung von superabsorbierenden Windeln (z.B. Pampers) und regelmäßiger Windelwechsel (tagsüber alle 2 Std., ggf. 1 mal nachts). Wenn möglich (insbesondere im Sommer), Kind stundenweise ohne Windel lassen. Schonende Reinigung des Windelbereichs mit Zinköl.

Basisbehandlung

Schutz der Haut vor Feuchtigkeit, Irritantien und mikrobiellen Erregern:

- **Feuchtigkeitsabsorbierende Puder:** Maisstärke- oder Zellulosepuder
- **Hautschützende Pasten:** weiche Zinkpaste (DAB 10) (☞ 32.3.6);
- **Feuchtigkeitsabsorbierende Pasten:**
  - Absorptionspaste vom O/W-Typ (Zinkoxid 6,25, Amyl. Tritic. 6,25, Ungt. Cordes ad 25,0), bei jedem Windelwechsel auftragen;
  - Hydrophile Cremepaste (Mandelöl 5,0, Zinkoxid 5,0, Exipial® Fettcreme ad 25,0), alternativ zur Absorptionspaste eher bei nässender, exsudativer Form der Windeldermatitis, Auftragen bei jedem Windelwechsel;

Antiinflammatorische Therapie

Bei stark entzündlichen Formen empfiehlt sich der lokale Einsatz von nichthalogenierten Glukokortikoiden (Dermatop®, Alfason®, Hydrokortison Wolff®) für wenige Tage. Die Applikation erfolgt 1 – 2 mal täglich.

> **!** Potentere Glukokortikoide sind im Windelbereich kontraindiziert – Cave: Granuloma gluteale infantum!

Als mögliche Alternative steht der topische Kalzineurin-Inhibitor Pimecrolimus (Elidel® Creme) zur Verfügung, 1 mal abends dünn auftragen.

Antimikrobielle Therapie

In der Regel ist – sofern überhaupt nötig – eine topische antimikrobielle Therapie ausreichend.

Topische Antiseptika

- Besonders geeignet sind wässrige Farbstofflösungen mit zusätzlicher adstringierender und antiirritativer Wirkung, z. B. 0,1 %ige Gentianaviolettlösung 1 mal täglich;
- Alternativ kann Chlorhexidinglukonat verwendet werden, z. B. als Schüttelmixtur 1–2 mal tgl. (Chlorhexidinglukonat 0,25, Lotio zinci ad 25,0).

Antimykotika

- Bei klinischen Zeichen für eine Candidiasis (Rötungen mit randbetonter Schuppung und randständigen Papeln und Pusteln) sind Azolderivate (Clotrimazol, Econazol, Ketokonazol) wirksame Substanzen, z. B. Imazol® Cremepaste 2 mal tgl.
- Bei gleichzeitig stark entzündlicher Komponente können auch Kombinationspräparate aus nicht-halogenierten Glukokortikoiden und Antimykotika eingesetzt werden, z. B. Imazol® comp.-Creme, Canesten® HC-Creme, Decoderm® tri Creme, 1–2 mal tgl.

Systemische Antimykotika (Nystatin, Amphotericin B) sind nur bei einer schweren Windeldermatitis in Kombination mit einem Soor bzw. einem Befall des Gastrointestinaltrakts indiziert; z. B. Ampho-Moronal® Suspension, 4 mal tgl. 1 ml.

Antibiotika

Bei bakteriellen Superinfektionen wird in erster Linie topische Fusidinsäure eingesetzt (Fucidine® Creme 2 mal tgl.). Topische Imidazol-Präparate haben den Vorteil, dass sie sowohl antimykotisch als auch antibakteriell vor allem gegen grampositive Bakterien wirken.

Systemische Antibiotika sind **nur bei komplizierenden Infektionen** (z. B. Impetigo, staphylogene Pustulosis) indiziert. Erythromycin sollte bei staphylogenen Infektionen nur bei nachgewiesener Empfindlichkeit des Erregers eingesetzt werden.

- Bei komplizierten Infektionen mit Staph. aureus:
  - Flucloxacillin (Staphylex®); Säugling und Kleinkinder: 40–50 mg/kgKG; Kinder 6–10 Jahre: 0,75–1,5g/kgKG und Kinder 10–14 Jahre: 1,5–2 g jeweils in 3 ED oder
  - Cefalexin (Cephalexin®); Säugling und Kleinkinder: 25–100 mg/kgKG in 3 ED;
- Bei Penizillinallergie Clindamycin (z. B. Sobelin®); Säugling und Kleinkinder: 10–20 mg/kgKG in 3–4 ED.

32.3.6 Komplementäre Therapie

Christoph Tautz

Neben den bereits genannten allgemeinen Maßnahmen (☞ 32.3.5) kommen aus komplementärmedizinischer Sicht folgende Basisbehandlungen in Frage:

- Grundsätzlich den befallenen **Anogenitalbereich nur mit Öl säubern!** Bei notwendiger Wasseranwendung anschließend gut trocknen und evtl. vorsichtig föhnen. Zweckmäßig ist es, zunächst z. B. Sonnenblumenöl zu verwenden und dann ein ätherisches Öl, z. B. Lavendelöl 10 %, aufzutragen,
- Nässende Stellen sind mit konzentriertem, zimmerwarmen **schwarzen Tee,** der mindestens 20 min. gezogen hat zu betupfen, mindestens 6 mal tägl., 1 mal nachts,
- **Adstringierende Sitzbäder in Eichenrinden-Tee:** Zubereitung: pro Liter 2–3 gehäufte Esslöffel Eichenrinde aus der Apotheke in 1 l Wasser über 12 Std. kalt ansetzen, dann 30 min. auskochen und absieben, Anwendung: Auskochung in 34–36 °C warmes Sitzbad geben.
- Abdeckende, hautschützende Pasten, z. B.
  - Babycreme (Fa. Weleda)
  - Pasta zinci mollis (DAB 10)
  - Windeldermatitismixtur: Sulfur praec. 3,0, Kamillosan liquid. 10,0, Ol. Jecoris 30,0, Zinc. oxydat. 30,0, Adip. lanae ad 100,0 M.D.
- Grundsätzlich zu beachten ist, dass stets auch ein evtl. bestehender Mundsoor zu behandeln ist! Außerdem ist ein täglicher Sauger/Schnullerwechsel unabdingbar: tägliches Auskochen, nicht länger als 1 Woche verwenden!

EBM

Zur komplementärmedizinischen Therapie bei Windeldermatitis liegen keine publizierten Studien der EBM-Grade 1 oder 2 sowie keine Konsensusempfehlungen vor. Allgemeine Bewertung der einzelnen Therapieverfahren ☞ 45.3.

32.3.7 Integrativer Stufenplan

Stufe	Klinik	Konventionelle Therapie (☞ 32.3.5)	Komplementäre Therapie (☞ 32.3.6)	EBM-Bewert. kompl. Therapie
1	„Banale" Windeldermatitis	Häufiger Windelwechsel, Reinigung mit Zinköl	Reinigung mit Sonnenblumenöl	5
			Hautschutz mit abdeckenden Pasten	5
2	Entzündliche Veränderungen	Feuchtigkeitsadsorbierende Pasten (z. B. Zinkpaste) oder Puder (z. B. Zellulosepuder)	Nässende Stellen mit Schwarztee betupfen	5
			Adstringierende Sitzbäder	4
3	Bei leicht nässenden Hautveränderungen	Bad in adstringierenden Sitzbädern, z. B. Tannolact®, anschließend Gentianaviolett 0,1 % lokal auftragen	Begleitend Fortsetzung Stufe 1–2	5
4	Ausgeprägterer Befall mit Zeichen einer Candidainfektion	Topisch Antimykotika	–	–
5	Bei stark entzündlichen Formen	Zusätzlich topisch nicht halogenierte Glukokortikoide für wenige Tage und/oder Fusidinsäure	–	–
6	Bei bakterieller Superinfektion	Topisch Fusidinsäure, ggf. systemische Antibiotika bei sehr ausgeprägtem Befall	–	–

32.3.8 Prognose

Immer sehr gut.

Literatur

1 Berg RW, Etiology and pathophysiology of diaper dermatitis, Adv Dermatol 3 (1988), 75–98

2 Jordan WE, Blaney TL, Factors influencing infant diaper dermatitis. In: Maibach HI, Boisits EK (eds) neonatal skin: structure and function. Marcel Dekker New York, 1982

3 Jordan WE, Lawson KD, Berg RW, Franxman JJ, Marrer AM, Diaper dermatitis: frequency and severity among general infant population, Pediatr Dermatol 3 (1986), 198–207

4 Strom K, Abeck D, Therapie-Management der Windeldermatitis, Pädiatrie Hautnah 9 (2000), 335–7

5 Wahrmann JE, Honig PJ, The management of diaper dermatitis – rational treatment based on specific etiology, Derm Therapy 2 (1997), 9–17

Weston WL, Lane AT, Weston JA, Diaper dermatitis: current concepts, Pediatrics 66 (1980), 532–6

32.4 Mundsoor (Syn. Orale Kandidose)

Kerstin Strom, Dietrich Abeck (Konventioneller Teil)
Christoph Tautz (komplementärer Teil)

32.4.1 Ätiologie/Epidemiologie

Kerstin Strom, Dietrich Abeck

Der Mundsoor zählt zu den häufigsten Erkrankungen des Säuglingsalters. Auslösender Erreger ist in der Regel Candida albicans, gelegentlich auch Candida parapsilosis. Die Kinder infizieren sich meist bei der Mutter (Mund, Brust, Vagina) oder beim Kontakt mit Pflegepersonal. Die Therapie mit Antibiotika, Immunsuppressiva sowie Chemotherapien und Organtransplantationen können eine orale Candida-Infektion begünstigen. Auch bei der HIV-Infektion tritt die orale Kandidose vermehrt auf und zählt zu den Progressionsmarkern.

32.4.2 Klinik und Leitsymptome

- Bei Kindern meist akute pseudomembranöse Form, chronische Form nur sehr selten;
- Sowohl kleinfleckige, als auch konfluierende, fest haftende Beläge von weiß- bis gelblicher Farbe;
- Lokalisation an Schleimhaut von Lippen, Zunge, Wange, Tonsillen und Rachen;
- Mögliche Begleitsymptome: Foetor, submandibuläre Lymphadenitis;
- Häufige Assoziation mit Perlèche (Mundwinkelrhagaden mit Rötung und gelegentlich Erosionen).

32.4.3 Diagnostik

Entnahme von Abstrichsmaterial zur mykologischen Diagnostik.

32.4.4 Differenzialdiagnosen

- **Chronisch-mukokutane Kandidose:** persistierende, chronisch rezidivierende Candidainfektionen der Haut und Schleimhaut sowie der Nägel, meist in Assoziation mit immunologischen oder endokrinologischen Störungen;
- **Masern (☞ 28.1):** Koplik-Flecken (1–2 mm große weiße Flecken auf gerötetem Grund an Wangenschleimhaut);
- **Gingivostomatitis herpetica (☞ 32.5):** Herpetiform angeordnete Bläschen bzw. Erosionen, äußerst schmerzhaft.

32.4.5 Konventionelle Therapie

- **Lokaltherapie mit Nystatin**, z.B. Candio-Hermal® Fertigsuspension: 1ml entspricht 100 000 IE, Dosierung: 3–6 mal tgl. 1 ml über 7 Tage
- Alternativ auch Amphotericin B, z.B. Ampho-Moronal® Suspension: 4 mal tgl. 1 ml über 7 Tage; wegen der hohen Osmolarität keine Anwendung bei Neugeborenen.

32.4.6 Komplementäre Therapie

Christoph Tautz

Lokaltherapie: Wattestäbchen mit **Ratanhia comp. Lösung** tränken und damit gründlich die Mundschleimhaut nach jeder (!) Mahlzeit bestreichen, anschließend 2–3 Tr. Echinacin Liq.® in die Mundhöhle tropfen. Anwendung bis die Beläge nicht mehr nachweisbar sind.
Wichtig: Grundsätzlich ist auch eine Umgebungshygiene notwendig, wie tägliches Auskochen von Schnullern (die nicht länger als 8–10 Tage verwendet werden sollten), gute Brustwarzenpflege etc.

EBM

Zur komplementärmedizinischen Therapie bei Mundsoor liegen keine publizierten Studien der EBM-Grade 1 oder 2 sowie keine Konsensusempfehlungen vor. Allgemeine Bewertung der einzelnen Therapieverfahren ☞ 44.2, 44.4, 44.5.

32.4.7 Integrativer Stufenplan

Stufe	Klinik	Konventionelle Therapie (☞ 32.4.5)	Komplementäre Therapie (☞ 32.4.6)	EBM-Bewert. kompl. Therapie
1	Geringe Beschwerden	–	Ratanhia comp. Lösung lokal	5
			Echinacin Liq.®	5
2	Starke Beschwerden	Lokale antimykotische Therapie	Parallel weiter Maßnahmen der Stufe 1	Siehe Stufe 1

32.4.8 Prognose

In der Regel ist die Prognose gut.
Lediglich bei Patienten mit chronisch-mukokutaner Kandidose, bei denen meist angeborene immunologische Störungen vorliegen, ist auch der Mundsoor häufig durch einen chronischen Verlauf gekennzeichnet.

Literatur

1 Arkell S, Shinnick A: Update on oral candidosis. Nurs Times 2004; 99: 52–53
2 Dreizen S: Oral candidosis. Am J Med 1984; 77: 28–33
3 Fotos PG, Hellstein JW: Candida and candidosis. Epidemiology, diagnosis and therapeutic management. Dent Clin North Am 1992; 36: 857–878
4 Tietz HJ, Kunzelmann V: Mykosen. In Traupe H, Hamm H (eds) Pädiatrische Dermatologie; Springer, Berlin 1999: 311–331
5 Dhondt F, Ninane J, De Beule K, Dhondt A, Cauwenbergh G: Oral candidosis: tretament with absorbable and non-absorbable antifungal agents in children. Mycoses 1992; 35: 1–8
6 Grbic JT, Lamster IB: Oral manifestations of HIV infection. AIDS Patient Care STDS 1997; 11: 18–24

32.5 Stomatitis aphthosa (Syn. Gingivostomatitis herpetica)

Kerstin Strom, Dietrich Abeck (Konventioneller Teil)
Christoph Tautz (Komplementärer Teil)

32.5.1 Epidemiologie/Ätiologie

Kerstin Strom, Dietrich Abeck

Typische Primärinfektion durch Herpes simplex-Virus Typ 1 (HSV1) im Kindesalter mit Inzidenzgipfel im Kleinkindalter. Infektion durch Kontakt- bzw. Tröpfcheninfektion.

32.5.2 Klinik und Leitsymptome

Entzündliche Schwellung und sich rasch vermehrende Bläschen an der Schleimhaut der Wangen, Zunge und Lippen sowie oft auch perioral. Die Bläschen ulzerieren rasch mit nachfolgender Entwicklung der typischen 2–4 mm großen, flachen Ulzera, die mit weiß-gelblichen Pseudomembranen bedeckt sind. Die Läsionen sind äußerst schmerzhaft, weshalb die Kinder die Flüssigkeit- und Nahrungsaufnahme oft verweigern. Zusätzlich bestehen Allgemeinsymptome wie Fieber und Krankheitsgefühl sowie häufig auch begleitende Lymphadenitis.

32.5.3 Diagnostik

Die Diagnose wird in der Regel klinisch gestellt. In Einzelfällen kann eine direkte Immunfluoreszenz mit Abstrichmaterial vom Bläschengrund zur Erkennung und Differenzierung der Erreger notwendig sein.

32.5.4 Differenzialdiagnosen

- **Herpangina:** durch Coxsackie-A-Viren verursacht; betroffen sind eher ältere Kinder (Schulkindern), wobei die Bläschen zuerst an Gaumenbögen und Tonsillen auftreten;
- **Varizellenstomatitis:** flache Ulzerationen mit hyperämischem Hof in der hinteren Mundhöhle;
- **Aphthoide Läsionen bei anderen viralen Infektionen:** z. B. ECHO-Viren-, EBV-, HIV-Infektionen;
- **Gingivostomatitis ulcerosa (Plaut Vincent):** v. a. bei älteren Kindern und Jugendlichen, Nachweis von Spirillen und fusiformen Stäbchen;
- **Chronisch-rezidivierende Aphthen:** meist nur eine geringe Zahl von Aphthen (<5), keine Allgemeinsymptomatik.

32.5.5 Konventionelle Therapie

- **Symptomatische Therapie** (fiebersenkend ☞ 5, analgetisch ☞ 13);
- **Lokale Therapie** mit einem anästhesierend wirkenden Präparat (jeweils vor dem Essen, z.B. Dynexan A® Gel) und einem pflegenden Präparat (jeweils nach dem Essen, z.B. Bepanthen® Roche Lsg. zum Pinseln);
- Eine **systemische antivirale Therapie** mit Aciclovir sollte umgehend nach Diagnosestellung begonnen werden. Aciclovir steht für die Behandlung von Kindern als Suspension zur Verfügung (z.B. Zovirax® Suspension). Die Dosierung bei Kindern beträgt 15 mg/kgKG aufgeteilt auf 5 Einzeldosen über 7 Tage;
- Besonders wichtig ist die ausreichende **Flüssigkeitszufuhr** bei Kleinkindern. Falls eine ausreichende Flüssigkeitszufuhr nicht möglich ist, ist eine stationäre Behandlung notwendig.

32.5.6 Komplementäre Therapie

Christoph Tautz

Lokale Therapie

- Perioral: mehrfach tgl. Betupfen der Effloreszenzen mit Thymian-Tee: 1 TL auf 100 ml kochendes Wasser geben, ca. 20 min. ziehen lassen, erkaltet absieben;
- Alternativ: Lomaherpan® Creme mehrfach tgl. auftragen;
- Mundspülungen 3–4 stdl. mit Calendula Flos: 1 EL auf 100 ml kochendes Wasser geben, ca. 20 min. ziehen lassen und erkaltet absieben.

Rezept für phytotherapeutische Mundspülung
Ratanhia comp. 0,9
Calendula Essenz 20 % 14,1
Glycerin 85 % 35,0
Aqua dest. 49,0

Medikamentöse Therapie
- Nach den Mundspülungen jeweils 5 Tr. Echinacin® Liq. in die Mundhöhle tropfen;
- Erysidoron® 1 Dil.: 4–6 mal tgl. 5–8 Tr.;
- Chamomilla comp. Supp.: 3–4 mal tgl. 1 Supp.

EBM Zur komplementärmedizinischen Therapie bei Stomatitis aphtosa liegen keine publizierten Studien der EBM-Grade 1 oder 2 sowie keine Konsensusempfehlungen vor. Allgemeine Bewertung der einzelnen Therapieverfahren ☞ 44.2, 44.4, 44.5, 45.1.

32.5.7 Integrativer Stufenplan

Komplementäre Maßnahmen können bei entsprechender Erfahrung parallel zur konventionellen Therapie angewandt werden (EBM gesicherte Daten zur Unbedenklichkeit und Wirksamkeit liegen nicht vor).

32.5.8 Prognose

Die Prognose ist im Allgemeinen gut. Die Meningoencephalitis herpetica ist jedoch eine gefürchtete Komplikation und wird insbesondere bei Infektionen im Neugeborenen- und Säuglingsalter beobachtet.

Literatur
1 Amir J, Harel L, Smetana Z, Varsana I: Treatment of herpes simplex gingivostomatitis with aciclovir in children: a randomized double blind placebo controlled study. BMJ 1997; 314: 1800–1803
2 Nahtwani D, Wood MJ: Herpes infections in childhood. Br J Hosp Med 1993; 50: 233–241
3 Cremer H: Haut- und Schleimhauterkrankungen durch Herpes simplex Viren. Der Kinderarzt 1991; 22: 992–994
4 Heidelberger A: Herpes simplex-Virusinfektionen. In: Abeck D, Cremer HJ (eds) Häufige Hauterkrankungen im Kindesalter. Steinkopff, Darmstadt 2001: 31–36.

32.6 Herpes simplex

Kerstin Strom, Dietrich Abeck (Konventioneller Teil)
Christoph Tautz (Komplementärer Teil)

32.6.1 Epidemiologie/Ätiologie

Kerstin Strom, Dietrich Abeck

Es handelt sich um die Sekundärmanifestation der Infektion durch Herpes simplex-Viren Typ 1 und Typ 2 (HSV 1 bzw. HSV 2). Abhängig von der Lokalisation findet man in Läsionen im Gesicht und an der oberen Körperhälfte in der Regel HSV 1. Läsionen an der unteren Körperhälfte, insbesondere im Genitalbereich, werden meist durch HSV 2 verursacht. Die HSV 2-Primärinfektion im Genitalbereich erfolgt jedoch erst nach der Pubertät (Sexualkontakt).
Auslöser für die Sekundärmanifestation der HSV-Infektion können UV-Einstrahlung, Krankheit und psychischer Stress sein.

32.6.2 Klinik und Leitsymptome

- Initial Juckreiz, Spannungsgefühl oder Brennen;
- Stunden später an derselben Stelle Aufschießen von herpetiform (gruppiert) stehenden Bläschen mit zunächst klarer Flüssigkeit;
- Später Eintrübung der Blasenflüssigkeit bzw. gelbliche Verkrustung als Zeichen der bakteriellen Superinfektion;
- Die Sekundärmanifestation der HSV 1-Infektion ist meist an der Lippe oder perioral (Herpes simplex labialis) lokalisiert. Sie kann aber auch an anderen Körperstellen gefunden werden. Kommt es wiederholt an derselben Stelle zu den typische Hautveränderungen, bezeichnet man die Manifestation als Herpes recidivans in loco.

Komplikationen bzw. Sonderformen
- Herpes simplex-Enzephalitis (⅓ der betroffenen Patienten sind < 20 Jahre alt),
- Keratokonjunctivitis herpetica (bei augennaher Lokalisation, erfordert umgehend eine augenärztliche Behandlung),
- Eczema herpeticatum (lokalisiert oder generalisiert verlaufende Infektionen bei Patienten mit atopischem Ekzem oder einem M. Darier).

32.6.3 Diagnostik

Die Diagnose wird in der Regel klinisch gestellt. In Einzelfällen kann eine direkte Immunfluoreszenz von Abstrichmaterial vom Bläschengrund zum Erreger- und Typ-Nachweis notwendig sein.

32.6.4 Differenzialdiagnosen

- **Impetigo contagiosa:** Kann bei bakterieller Superinfektion des Herpes simplex diagnostische Schwierigkeiten bereiten; subjektive Beschwerden wie Brennen und Spannungsgefühl vor Auftreten der Hautveränderungen fehlen;
- **Zoster:** Bei größerer Ausdehnung der Herpes simplex-Läsionen, jedoch segmentale Anordnung beim Zoster;
- **Varizellen im Initialstadium**: Zusätzlich bei Varizellen auch Veränderungen oral und im Bereich des Kapillitiums.

32.6.5 Konventionelle Therapie

- In der Regel ist eine spezifische antivirale Therapie nicht notwendig.
- Austrocknende oder bei Bedarf antiseptisch wirkende topische Präparate (z.B. Tannosynth Lotio Schüttelmixtur bzw. Chlorhexidingluconat 0,5, Zinkschüttelmixtur NRF ad 25,0) sind in der Regel ausreichend.
- Beim Eczema herpeticatum sollte frühzeitig eine systemische antivirale Therapie mit Aciclovir (z.B. Zovirax® 3 mal tgl. 5 – 10 mg/kgKG über 7 Tage) begonnen werden.
- Beim Verdacht auf eine Herpes simplex-Enzephalitis muss unverzüglich eine intravenöse Aciclovir-Therapie begonnen werden. Gegebenenfalls müssen entsprechende intensivmedizinische Maßnahmen eingeleitet werden.

32.6.6 Komplementäre Therapie

Christoph Tautz

Lokalmaßnahmen

- Bei schleimhautnahen Lokalisationen (z.B. Lippe): Mit 1:1 verdünnter Dilution von Ratanhia comp. mehrfach tgl. betupfen.
- Alternativ: Lomaherpan® Creme mehrfach tgl. auftragen;
- Bei diffusen Bläschenbildungen: mehrfach tgl. mit Salvia offic. D1 Dil. (1:1 verdünnt) betupfen,
- Alternativ: Thymian-Tee: 1 TL auf 100 ml kochendes Wasser geben, 20 min. ziehen lassen und erkaltet absieben. Mehrfach tgl. betupfen.

Medikamentöse Therapie

Cantharis D10 Dil.: 3 mal tgl. 5 – 8 Tr.

EBM
Zur komplementärmedizinischen Therapie bei Herpes simplex liegen keine publizierten Studien der EBM-Grade 1 oder 2 sowie keine Konsensusempfehlungen vor. Allgemeine Bewertung der einzelnen Therapieverfahren ☞ 44.2, 44.4, 44.5, 45.1.

32.6.7 Integrativer Stufenplan

Stufe	Klinik	Konventionelle Therapie (☞ 32.6.5)	Komplementäre Therapie (☞ 32.6.6)	EBM-Bewert. kompl. Therapie
1	Leichte Beschwerden	–	Ratanhia comp. lokal	5
			Lomaherpan® Creme	5
			Salvia offic. D1 Dil. lokal	5
			Thymian-Tee lokal	5
			Cantharis D10 Dil. oral	5
2	Leichte Beschwerden, ausbleibende Besserung	Tannosynth Lotio Schüttelmixtur	Parallel weiter Maßnahmen der Stufe 1	Siehe Stufe 1
3	Ekzema herpeticatum	Systemische antivirale Therapie	–	–
4	V.a. Herpes simplex Encephalitis	Intravenöse Aciclovir-Therapie	–	–

32.6.8 Prognose

Die Prognose ist im Allgemeinen gut. Der Herpes simplex heilt narbenlos ab. Als mögliche Komplikation nach einer HSV-Infektion kann es zu einem postherpetischen Erythema exsudativum multiforme kommen.

Literatur

1 Beigi B, Algawi K, Foley-Nolan A, O'Kufe M: Herpes simplex keratitis in children. Br J Ophthalmol 1994; 78: 458 – 460
2 Nahtwani D, Wood MJ: Herpes infections in childhood. Br J Hosp Med 1993; 50: 233 – 241
3 Cremer H: Haut- und Schleimhauterkrankungen durch Herpes simplex Viren. Der Kinderarzt 1991; 22: 992 – 994
4 Heidelberger A: Herpes simplex-Virusinfektionen. In: Abeck D, Cremer HJ (eds) Häufige Hauterkrankungen im Kindesalter. Steinkopff, Darmstadt 2001: 31 – 36.

32.7 Impetigo contagiosa

Kerstin Strom, Dietrich Abeck (Konventioneller Teil)
Christoph Tautz (Komplementären Teil)

32.7.1 Ätiologie/Epidemiologie

Kerstin Strom, Dietrich Abeck

Die Impetigo contagiosa stellt die häufigste bakteriell bedingte Hauterkrankung dar, die bevorzugt im Kindesalter auftritt und eine zahlenmäßige Häufung v.a. in der warmen Jahreszeit zeigt. Mehrfacherkrankungen bei Geschwistern oder in Kindergarten/Schule sind nicht selten und unterstreichen die Kontagiosität. Auslösender Erreger ist in der Mehrzahl der Fälle Staphylococcus aureus, gelegentlich können auch Streptokokken der Gruppe A (Streptococcus pyogenes) aus den Läsionen isoliert werden. Vorbestehende Läsionen durch Kratzen oder Bagatellverletzungen können begünstigend wirken.

32.7.2 Klinik und Leitsymptome

Im Primärstadium der Impetigo treten einzelne Blasen auf gerötetem Grund auf, die rasch platzen und Erosionen entstehen lassen. Auf den erosiven Arealen bilden sich dann die typischen honiggelben Krusten. Die Hautveränderungen sind in erster Linie an unbedeckter Haut (Gesicht und Hände) lokalisiert. Die Abheilung erfolgt narbenlos. Begleitend kann es zur Lymphadenopathie kommen. Bei disseminiertem Befall können auch Allgemeinsymptome (Fieber, Krankheitsgefühl) auftreten.

32.7.3 Diagnostik

I. d. R. klinische Diagnosestellung. Es sollte jedoch in jedem Fall ein Erregernachweis nebst Resistenzbestimmung angestrebt werden.

32.7.4 Differenzialdiagnosen

In der Regel kann aufgrund des charakteristischen klinischen Bildes die Diagnose sicher gestellt werden. Es dürfte lediglich in Einzelfällen zu differenzialdiagnostischen Schwierigkeiten kommen.

- **Herpes simplex (☞ 32.6):** gruppiert angeordnete Bläschen, verkrusten nach Rupturierung, häufig jedoch vor Auftreten der Hautveränderungen subjektive Symptome (Brennen, Spannungsgefühl). Eine bakterielle Besiedelung im Krankheitsverlauf (impetiginisierter Herpes simplex) ist nicht selten!
- **Acne vulgaris (☞ 32.11):** zusätzlich Papulopusteln und Komedonen.

32.7.5 Konventionelle Therapie

Abhängig von Lokalisation und Ausbreitung wird die Indikation zur topischen bzw. systemischen Therapie gestellt. Bei einzelnen, gut abgrenzbaren Läsionen ist eine topische Therapie ausreichend. Bei großflächigem Befall oder disseminierten Läsionen sollte eine systemische Behandlung durchgeführt werden.

Topische Therapie

Fusidinsäure-haltige Externa (Fucidine®) gelten als Mittel erster Wahl. Fusidinsäure steht als Gel, Creme und Salbe zur Verfügung. Bei initialen Läsionen sollte Fusidin® Gel oder Creme angewandt werden (2 – 3 mal tgl.). Verkrustete Hautareale sollten eher mit Fusidin® Salbe (2 – 3 mal tgl.) behandelt werden.

Systemische Therapie

Da die Behandlung sofort nach der klinischen Diagnosestellung beginnen sollte und das Ergebnis des kulturellen Keimnachweis in der Regel nicht abgewartet werden kann, sollte mit einem Staph. aureus-wirksamen Antibiotikum behandelt werden.
Geeignete Präparate sind Oralcephalosporine der ersten Generation (z. B. Oracef®) oder penicillinasefeste Penicilline (z. B. Staphylex®). Bei Penicillinallergie kann auf Clindamycin ausgewichen werden. Alle Substanzen stehen in kindgerechter flüssiger Darreichungsform zur Verfügung (Dosierungen ☞ Tab. 32.7-1). Erythromycin

sollte nur noch bei nachgewiesener Empfindlichkeit des Erregers für die Behandlung der Impetigo verwendet werden, da bei Staph. aureus bis zu 20 % resistente Stämme nachgewiesen wurden. Syst. Therapie i.d.R. über 10 d.

Bei rezidiv. Infektionen mit Staph. aureus sollte ein chron. Keimreservoir in der Nase ausgeschlossen werden. Zur Behandlung steht Mupirocin in 2 %iger Konzentration als Fertigpräparat zur Verfügung (Turixin® Salbe, 2–3 mal tgl. für 7 Tage).

Tab. 32.7-1: Antibiotikatherapie bei Impetigo contagiosa

Substanz	Beispielpräparat	Darreichung	Wirkstoffgeh.	Dosierung/d
Cefalexin	Oracef®	Saft	50 mg/ml	Säuglinge und Kinder: 25–100 mg/kgKG in 3 ED
Flucloxacillin	Staphylex®	Trockensaft	5 g/ 61,524 g Trockensubstanz für 100 ml Saft	Säuglinge und Kleinkinder: 40–50 mg/kgKG; 6–10 Jahre: 0,75–1,5 g 10–14 Jahre: 1,5–2 g jeweils in 3 ED
Clindamycin	Sobelin®	Granulat	15 g/ml	Säuglinge und Kinder: 10–20 mg/kgKG in 3–4 ED

32.7.6 Komplementäre Therapie

Christoph Tautz

Allgemeine Maßnahmen

- Händedesinfektion vor und nach dem Patientenkontakt bzw. Betreten des Zimmers,
- Schutzkittel tragen und täglich wechseln,
- Reinfektion durch Autoinokulation vermeiden durch häufiges Wechseln der Handtücher und der Bettwäsche,
- Flächen und Gegenstände regelmäßig reinigen, z.B. mit INCIDIN plus 0,5 %.

Lokale Therapie

- Bei einzeln stehenden Erosionen: 6–8 stdl. betupfen mit sterilen Kompressen mit Thymian-Tee: 1 TL auf 150 ml kochendes Wasser geben, ca. 20 min. ziehen lassen und erkaltet absieben.
- Alternativ: Mercurialis 10 % Salbe mit sterilen Kompressen 4–6 stdl. dünn auftragen.
- Bei > 5 Erosionen zusätzlich: Thymian-Bad: 150 g auf ca. 5 l kochendes Wasser geben, ca. 20 min. ziehen lassen und in ein angenehm warmes Kinderbad geben; ca. 5–8 min. baden lassen.
- Wenn nach 48 h kein beginnendes Austrocknen der Erosionen erkennbar ist: 6–8 stdl. betupfen mit sterilen Kompressen mit LAVANID 2®.

Medikamentöse Therapie

- Erysidoron® 1: 6 mal tgl. 5–8 Tr.,
- Antimonit D6: 6 mal tgl. 1 Msp.,
- Calendula D3: 6 mal tgl. 5–8 Tr.

EBM

Zur komplementärmedizinischen Therapie bei Impetigo contagiosa liegen keine publizierten Studien der EBM-Grade 1 oder 2 sowie keine Konsensusempfehlungen vor. Allgemeine Bewertung der einzelnen Therapieverfahren ☞ 44.2, 44.4, 44.5, 45.1, 45.3.

32.7.7 Integrativer Stufenplan

Stufe	Klinik	Konventionelle Therapie (☞ 32.7.5)	Komplementäre Therapie (☞ 32.7.6)	EBM-Bewert. kompl. Therapie
1	Einzelne, gut abgrenzbare Läsionen	Topische Antibiotika-Therapie	Thymian Tee lokal	5
			Mercurialis 10 % Salbe	5
			Bei ausbleibender Besserung: LAVANID 2®	5
2	Großflächiger Befall oder disseminierte Läsionen	Systemische Antibiose	Thymian-Bad	5
			Parallel weiter Maßnahmen der Stufe 1	Siehe Stufe 1

32.7.8 Prognose

In der Regel gut.
Bei Infektionen mit Streptokokken kann es jedoch 2–3 Wochen nach der Infektion zu Komplikationen an inneren Organen kommen (Glomerulonephritis ☞ 33.2, Endokarditis ☞ 30.5, Chorea minor).

Literatur

1 Abeck D, Mempel M, Seidl HP, Schnopp C, Ring J, Heeg K Impetigo contagiosa – Erregerspektrum und therapeutische Konsequenzen. Dtsch. Med. Wschr. 2000; 125: 1257–1259
2 Darmstadt GL, Lane AT: Impetigo: An overview. Pediatr Dermatol 1994; 11: 294–303
3 Mempel M: Impetigo contagiosa. In: Abeck D, Cremer HJ (eds) Häufige Hauterkrankungen im Kindesalter. Steinkopff Verlag, Darmstadt 2001: 37–41
4 Kluytmans J, van Belkum A, Verbrugh H: Nasal carriage of *Staphylococcus aureus*: epidemiology, underlying mechanisms, and associated risks. Clin Microbiol Rev 1997; 10: 505–520
5 Korting HC, Neubert U, Abeck D: Current antimicrobial susceptibility of cutaneous bacteria to first line antibiotics. Int J Antimicrob Agents 1998; 10: 165–168
6 Ochsendorf FR, Richter T, Niemczyk UM, Schäfer V, Brade V, Milbradt R: Prospektive Erfassung wichtiger bakterieller Erreger von Pyodermien und deren In-vitro-Anitbiotikaempfindlichkeit. Hautarzt 2000; 51: 319–326
7 Wilkinson JD: Fusidic acid in dermatology. Br J Dermatol 1998; 139 (Suppl. 53). 37–40

32.8 Insektenstichreaktionen

Kerstin Strom, Dietrich Abeck (Konventioneller Teil)
Christoph Tautz (Komplementärer Teil)

32.8.1 Epidemiologie/Ätiologie

Kerstin Strom, Dietrich Abeck

Stichreaktionen werden von so genannten Arthropoden (Gliederfüßer) verursacht, die auf der ganzen Welt vorkommen. In wärmeren Regionen findet sich allerdings eine deutlich größere Anzahl und Vielfalt humanpathogener Arten. Insbesondere Kinder werden häufig von Insekten gestochen, da sie sich viel im Freien aufhalten.
Pathogenetisch gesehen können Insektenstichreaktionen auf immunologischen oder nichtimmunologischen Reaktionen beruhen. In der Tabelle 32.8-1 sind die unterschiedlichen Reaktionstypen entsprechend aufgelistet.

Tab. 32.8-1: Pathophysiologische Reaktionstypen nach Insektenstich

Immunologische Reaktionen	Nichtimmunologische Reaktionen
IgE-vermittelte Typ I-Reaktionen mit Quaddelbildung und möglicher Anaphylaxie	Toxische Reaktionen auf im Speichelsekret enthaltene toxisch wirksame Substanzen
IgG-vermittelte Typ III-Reaktionen mit lokalisierter oder generalisierter Vaskulitis	Mechanische Traumen der Haut beim Stich (z. B. Bremsen)
Durch sensibilierte T-Lymphozyten vermittelte Typ IV-Reaktionen mit Ekzembildung	Sekundärinfektion während des Stichs vor allem bei Aasfressern (z. B. Wespen)

32.8.2 Klinik und Leitsymptome

Das klinische Erscheinungsbild der Stichreaktion ist von der Arthropodenart, der Lokalisation des Stichs sowie von der Immunreaktion des Patienten abhängig.

- **Läuse:** ☞ 32.13
- **Wanzen** (Chimikose): Wanzen sind 3–5 mm groß und stechen nur etwa einmal pro Woche. Sie sind nachtaktiv und stechen in unbedeckte Hautpartien, wobei sie sich häufig von der Decke auf den Wirt fallen lassen. Sie halten sich oftmals in alten Möbelstücken auf. Charakteristisch sind die in einer Linie angeordneten urtikariellen Stichreaktionen mit zentraler Hämorrhagie (Glasspateldruck!).
- **Flöhe** (Pulikose): Die Wirtsspezifität von Flöhen ist gering, d. h. Tierflöhe können auch den Menschen stechen. Der Menschenfloh (Pulex irritans) ist zwar nur ca. 7 mm groß, kann aber 60 cm weit und 50 cm hoch springen. Er sticht mehrmals am Tag bevorzugt in bedeckte Körperareale und hält sich in Bodenritzen und unter schlecht gesaugten Teppichen auf. Flohstiche treten disseminiert am Körper auf. Sie manifestieren sich als Quaddel und weisen fast immer an der Einstichstelle eine rötlich-blaue Hämorrhagie (Purpura pulicosa) auf. Bei Kindern mit vielen Stichen können zusätzlich Papulovesikel beobachtet werden.
- **Hautflügler** (Hymenoptera): Hautflügler sind Insekten mit zwei Flügelpaaren wie Bienen, Wespen, Hornissen und Hummeln. Bienen verlieren beim Stich den Stachel, der durch einen Widerhaken in der Haut stecken bleibt. Der Stich von Hymenopteren löst eine rasche Rötung und Schwellung mit brennendem und stechendem Schmerz aus. Auch bullöse Reaktionen können auftreten. Bei einer Hymenopterengift-Aller-

gie kann es innerhalb von wenigen Minuten zu allergischen Reaktionen mit generalisierter Urtikaria und Juckreiz sowie Quincke-Ödem, Kreislaufreaktionen bis hin zum anaphylaktischen Schock kommen (☞ 17).

- **Zweiflügler** (Diptera): Diese Gruppe beinhaltet Stechmücken bzw. -fliegen und Bremsen, die bevorzugt in unbedeckte Körperareale stechen. Sie kommen besonders zahlreich in Feuchtgebieten vor und sind in den Morgen- und Abendstunden am aktivsten. Als Stichreaktion zeigt sich initial eine Quaddel, später eine juckende Papel. Gelegentlich können auch ausgeprägte Lokalreaktionen mit Rötung und ödematöser Schwellung der Umgebung auftreten. Eine derartige Reaktion mit zusätzlicher Überwärmung der Umgebung kann aber auch Hinweis auf eine bakterielle Superinfektion durch Staphylococcus aureus sein.
- **Milben:** Verschiedene Milbenarten können humanpathogen sein. Am häufigsten sieht man in den heißen Sommermonaten Stiche der Ernte- bzw. Laufmilben (Trombidien). Die auch Erntekrätze oder Trombidiose genannte Dermatose ist durch juckende Quaddeln und Papeln bzw. Seropapeln gekennzeichnet, die typischerweise an Gummibündchen und Gürtel saumartig aufgereiht sind. Auch Räudemilben (von Hunden, Katzen, Pferden) und Hühner- bzw. Vogelmilben können den Menschen befallen. An der Haut verursachen sie stark juckende Papeln und Papulovesikeln.
- **Skabies** (☞ 32.16).

32.8.3 Diagnostik

Neben den klinischen Symptomen ist die **genaue Anamneseerhebung** (Sozialanamnese, Berufs- und Freizeitanamnese) für die Diagnosestellung von entscheidender Bedeutung.

32.8.4 Differenzialdiagnosen

- **Urtikaria:** Quaddeln ohne zentrale Einstichstelle bzw. Hämorrhagie, können innerhalb von Stunden verschwinden und an anderer Stelle neu auftreten;
- **Prurigoforme Ekzeme:** zusätzlich zu den Papeln und Knötchen ekzematöse Hautareale;
- **Urtikarielle Arzneimittelexantheme:** anamnestischer Bezug.

32.8.5 Konventionelle Therapie

Die symptomatische Therapie von Stichreaktionen richtet sich nach der Schwere und Ausdehnung des Befalls:

- **Einzelne Stiche:**
  - Lokale Anwendung von Fenistil® Kühl Roll-on Gel: mehrfach tgl. dünn auftragen;
  - Topische Behandlung mit Glukokortikoiden (z.B. Ecural® Fettcreme bzw. Dermatop® Creme, jeweils 2 mal tgl.);
- **Zahlreiche Stiche mit starkem Juckreiz:** zusätzlich systemische Gabe eines Antihistaminikums (z.B. Meriprine® Sirup, Sgl. u. Kleinkinder 1–2 mal tgl. 1 TL, Kinder bis 3 mal tgl. 1 TL);
- **Generalisiert auftretende Stiche mit ausgeprägter Lokalreaktion:** Zusätzlich systemische Therapie mit Glukokortikoiden (z.B. Urbason® initial 1 mg/kgKG für 3 Tage mit anschließender Dosishalbierung für weitere 3 Tage).
- Bei Floh- und Wanzenstichen muss zusätzlich eine Wohnraumsanierung durchgeführt werden. Bei Tierflöhen, Räudemilben und Hühner- bzw. Vogelmilben müssen die Tiere mitbehandelt werden, bzw. die Käfige mitsaniert werden.
- **Hyperergе Insektenstichreaktionen:** eine Antihistaminika-Prophylaxe, z.B. im Urlaub (eine Tablette Zyrtec® oder Aerius® pro Tag) kann die örtliche Reaktion nach einem Stich deutlich abmildern.

32.8.6 Komplementäre Therapie

Christoph Tautz

- **Einzelstiche:** lokale Anwendung von Combudoron® Gel (gut im Kühlschrank kühlen), mehrfach tgl. auftragen bzw. auch als Verband;
- Mehrere Stiche mit **Rötung und deutlicher Schwellung:** zusätzlich:
  - Kalzium-Brausetabletten 500 mg: 2 mal tgl. ½ Tbl.,
  - Erysidoron® 1 Dil.: 2 stdl. 5–8 Tr.;
- **Zahlreiche Stiche** mit ausgeprägter Lokalreaktion und Juckreiz: zusätzlich:
  - Urtica dioica D3 Dil.: 1–2 stdl. 5–10 Tr.,
  - Vespa crabro D6 Dil.: 1–2 stdl. 5–10 Tr.

EBM

Zur komplementärmedizinischen Therapie bei Insektenstichreaktionen liegen keine publizierten Studien der EBM-Grade 1 oder 2 sowie keine Konsensusempfehlungen vor. Allgemeine Bewertung der einzelnen Therapieverfahren ☞ 44.2, 44.4.

32.8.7 Integrativer Stufenplan

Stufe	Klinik	Konventionelle Therapie (☞ 32.8.5)	Komplementäre Therapie (☞ 32.8.6)	EBM-Bewert. kompl. Therapie
1	Einzelne Stiche, geringe Lokalreaktion	Antihistaminikum topisch	Combudoron® Gel	5
2	Einzelne Stiche, deutliche Lokalreaktion	Glukokortikoide topisch	Kalzium-Brausetabletten	5
			Erysidoron® 1 Dil.	5
3	Zahlreiche Stiche mit starkem Juckreiz	Antihistaminikum systemisch	Urtica dioica D3 Dil.	5
			Vespa crabro D6 Dil.	5
4	Generalisiert auftretende Stiche mit ausgeprägter Lokalreaktion	Glukokortikoide systemisch	Parallel weiter Maßnahmen der Stufen 1–3	Siehe Stufe 1–3
5	Hypererge Insektenstichreaktionen	Antihistaminikaprophylaxe	–	–

32.8.8 Prognose

Die Prognose ist gut. Eine hypererge Insektenstichreaktion auf Zweiflügler ist nicht selten. Der Mechanismus ist eine IgE-vermittelte Reaktion auf Speichel und zeigt eine hohe Kreuzreaktivität zu den weltweit vorkommenden Mücken. Auch auf Hühner- und Vogelmilben sind nach längerer Exposition allergische Reaktionen möglich, die sich an der Haut in Form eines Ekzems und an den Atemwegen als allergisches Asthma bronchiale manifestieren können.

Literatur

1 Remling R: Stichreaktionen. In: Abeck D, Cremer HJ (eds) Häufige Hauterkrankungen im Kindesalter. Steinkopff Verlag, Darmstadt 2001: 109–114

2 Medleau L, Miller WH: Flea infestations and its control. Int J Dermatol 1983; 22: 378–379

3 Agathos M: Epizoonosen und Insektenstichreaktionen. In Traupe H, Hamm H (eds) Pädiatrische Dermatologie; Springer Verlag Berlin 1999: 371–393.

32.9 Sonnenbrand/Polymorphe Lichtdermatose („Sonnenallergie")

Bernhard Korge (Konventioneller Teil)
Christoph Tautz (Komplementärer Teil)

32.9.1 Ätiologie

Bernhard Korge

- **Sonnenbrand:** Akute, überwiegend durch UVB-Strahlen (280–320 nm) ausgelöste, primäre Epidermisschädigung. Freisetzung von Entzündungsmediatoren (Prostaglandine) bewirken wenige Stunden später eine Entzündung der Dermis. Ein schwacher Sonnenbrand wird durch Epidermisproliferation und Hyperkeratose (Lichtschwiele) und Hyperpigmentierung beantwortet. Schwerer Sonnenbrand kann bis zu Blasenbildung und anschießender Hypopigmentierung führen.
- **Lichturtikaria:** Seltene Urtikariaform, die durch unterschiedliche Wellenlängen, z.B. UVB (280–320 nm), UVA (320–400 nm) oder sichtbares Licht (400–760 nm) ausgelöst wird. Der Pathogenese ist bisher unklar.
- **Polymorphe Lichtdermatose (PLD):** Ätiologie unbekannt, histopathologische Reaktion zeigt Zeichen einer Spättypreaktion. Auslöser meist UVA-Strahlen. Ein Allergen ist unbekannt.
- **Phototoxische Dermatitis:** In Kombination mit phototoxischen Substanzen kommt es nach einer üblicherweise tolerierten Sonnenexposition zu Sonnen-

brand-ähnlichen scharf begrenzten Hautreaktionen. Häufige phototoxische Substanzen sind Furokumarine-haltige Pflanzen (Riesen-Bärenklau, Schierlingskraut, Knorpelmöhre, Feige) Psoralen, Tetrazykline, Nalidixinsäure, Furosemid, Amiodaron, Piroxicam. Eine vorherige Exposition ist nicht nötig.
- **Photoallergische Dermatitis:** Photoallergische Reaktionen sind lymphozytenvermittelte Spättypreaktion der Haut. Meist kleinmolekulare Haptene als Allergene, die erst unter Lichteinfluss eine chemische Reaktion mit Trägerproteinen eingehen und dann zum Vollallergen werden. Häufige Photoallergene sind Medikamente (Sulfonamide, Diuretika, Phenothiazine, Antibiotika, NSAR [bes. Ketoprofen]). Topische Photoallergene sind antimikrobielle Substanzen [Hexachlorophan], optische Aufheller, Lichtschutzmittel [p-Aminobenzoesäure, Zimtsäure u. -ester, Dibenzyolmethan], Duftstoffe, Pflanzenextrakte.

32.9.2 Epidemiologie

- **Sonnenbrand:** Sonnenbrand tritt nach jeder übermäßigen Sonnenexposition auf. Häufiger bei hellhäutigen Menschen (Hauttyp I und II). Menschen mit guter Pigmentierung (Hauttyp III und IV) oder dunkelhäutiger Rasse entwickeln sehr selten einen Sonnenbrand.
- **Lichturtikaria:** Sehr seltene Form der Urtikaria. Erste Manifestation im frühen Erwachsenenalter, aber auch bei Kindern beobachtet.
- **Polymorphe Lichtdermatose (PLD):** Häufigste Lichtdermatose, umfasst über 90 % aller lichtinduzierten Hauteffloreszenzen, hellhäutige Rassen in gemäßigten Klimazonen am häufigsten betroffen, Erstmanifestation im jungen Erwachsenenalter, aber zunehmend auch bei Kindern. Deutliches Überwiegen von betroffenen Frauen.
- **Phototoxische Dermatitis:** Phototoxische Reaktionen treten sehr viel häufiger als photoallergische auf.
- **Photoallergische Dermatitis:** Etwa 1–2 % der allergischen Spättypreaktionen sind photoallergischer Ursache.

32.9.3 Klinik und Leitsymptome

- **Sonnenbrand:** Beginn 6–8 Stunden nach Sonnenexposition. Streng auf lichtexponierte Hautareale begrenzte Erytheme, bei starker Sonnenexposition auch mit Schwellung und Blasenbildung. Höhepunkt nach 24–36 Stunden, Abheilung nach 1–2 Wochen. Juckreiz und Schmerz in der Anfangs- und Kumulationsphase. Begleitsymptome können Fieber, Krankheitsgefühl und Superinfektionen in den betroffenen Hautpartien sein.
- **Lichturtikaria:** Innerhalb weniger Minuten nach Bestrahlung Auftreten von Erythem, Juckreiz und Urticae, rasch großflächig konfluierend. Bei großflächiger Bestrahlung durch Histaminfreisetzung Gefahr des Blutdruckabfalls und Kollaps. Urticae bilden sich spontan ohne Residuen zurück
- **Polymorphe Lichtdermatose (PLD):** Monomorphes Exanthem in lichtexponierten Hautpartien (Brustausschnitt, Gesicht, Streckseiten der Arme, Handrücken, Beine) beim individuellen Patienten. Unterteilung in drei klinische Haupttypen: papulöser Typ (häufigster Typ), Plaque-Typ (häufiger bei Kindern), vesikulobullöser Typ. Verzögerter Beginn (Stunden bis Tage) nach intensiver Sonnenexposition, Juckreiz, chronisch rezidivierender Verlauf über Jahre.
- **Phototoxische Dermatitis:** Minuten bis Stunden nach Lichtexposition (überwiegend UVA) treten scharf begrenzte Erytheme mit Juckreiz und Brennen auf. Blasenbildung möglich. Hautreaktion nach erster Exposition mit auslösender Substanz möglich.
- **Photoallergische Dermatitis:** Nach Allergenkontakt und Lichtexposition tritt einige Stunden später in den allergen- und lichtexponierten Stellen ein makulöses oder flächenhaftes, oft unscharf begrenztes Erythem auf, ödematöse Schwellung, starker Juckreiz. Crescendo-Reaktion innerhalb von 24–48 Stunden mit Auftreten von Papeln bzw. Papulovesikeln. Bei wiederholter Exposition verstärkte und beschleunigte Reaktion, z. T. mit Blasenbildung. Abheilung häufiger mit posteruptiver Pigmentierung.

32.9.4 Diagnostik

- **Sonnenbrand:** Anamnese, zeitlicher Ablauf, scharf begrenzter Hautbefall.
- **Lichturtikaria:** Anamnese, zeitlicher Ablauf, Bestimmung des Aktionsspektrums der Lichturikaria mittels Lichttestung mit unterschiedlichen Spektren.
- **Polymorphe Lichtdermatose (PLD):** Anamnese, zeitlicher Ablauf und typisches klinisches Erscheinungsbild, Lichttreppe und -provokation.

- **Phototoxische Dermatitis:** Bei entsprechender Anamnese und Klinik Photopatchtest (= belichteter epikutaner Läppchentest) nach Abheilung durchführen. Keine Crescendo-Reaktion in belichteten Testarealen nach Lichtexposition.
- **Photoallergische Dermatitis:** Bei entsprechender Anamnese und Klinik Photopatchtest nach Abheilung durchführen. Crescendo-Reaktion in belichteten Testarealen 24 und 48 Stunden nach Lichtexposition.

32.9.5 Differenzialdiagnosen

- **Sonnenbrand:** Phototoxische/allergische Dermatitis, erythropoetische Protoporphyrie;
- **Lichturtikaria:** Phototoxische Dermatitis, urtikarielle Variante der erythropoetischen Protoporphyrie;
- **Polymorphe Lichtdermatose (PLD):** Lichturtikaria, subakut-kutaner Lupus erythematodes, Erythema exsudativum multiforme, lymphozytäre Infiltration (Jessner/Kanof);
- **Phototoxische Dermatitis:** Sonnenbrand, photoallergische Dermatitis;
- **Photoallergische Dermatitis:** Phototoxische Dermatitis.

32.9.6 Konventionelle Therapie

Prinzipiell sollten Kinder bis mindestens zum 6. Lebensjahr vor direkter Sonnenexposition in der Zeit von 11:00–14:30 Uhr geschützt werden. Abdeckende Kleidung und Lichtschutzmittel mit hohem Schutzfaktor (am besten physikalische Lichtschutzfilter) sind unbedingt zu empfehlen.

Sonnenbrand

Leichter Sonnenbrand:

- Kühlende feuchte Umschläge,
- Ggf. frühzeitig topische Glukokortikoide der Klasse II bis III zweimal tgl. für 1–3 Tage (Creme, Gel, Lotio).

Starker Sonnenbrand:

- Kühlende feuchte Umschläge,
- Topische Glukokortikoide (s. o.),
- Ggf. frühzeitig systemische Gabe von Prostaglandinhemmern wie Acetylsalicylsäure (erst ab 5. Lebensjahr, Einzeldosis 250 mg bis 3 mal tgl., Jugendliche > 14 Jahre bis 3 mal tgl. 500 mg) bzw. Indometacin (Kinder > 2 Jahre 1–3 mg/kgKG/Tag in 3–4 Einzeldosen, Jugendliche > 14 Jahre 50–150 mg/Tag in 2–3 Einzeldosen).

Lichturtikaria

- Generell: Lichtschutz und ggf. Antihistaminika (z. B. Cetirizin: Kinder 1–12. Lebensjahr 5 mg, älter 10 mg 1 mal tgl., Loratadin: Kinder 6–11. Lebensjahr [< 30 kg] 5 mg, älter 10 mg 1 mal tgl.),
- Leichte Ausprägung: natürliche Lichtgewöhnung (d. h. vorsichtige schrittweise Sonnenexposition),
- Mittlere Ausprägung: Phototherapie oder Photochemotherapie, die Indikation für diese Therapieformen sollte durch den Dermatologen gestellt werden. Eine stationäre Überwachung ist in der Regel nicht notwendig,
- Schwere Ausprägung: Plasmapherese, Cyclosporin-A, Immunglobuline i.v., Photophorese,
- Bei ausgeprägter systemischer Reaktion: Notfallbehandlung zur Stabilisierung des Kreislaufs!

Polymorphe Lichtdermatose (PLD)

- Natürliche Lichtgewöhnung durch entsprechendes Verhalten (d. h. vorsichtige schrittweise Sonnenexposition), Schutzkleidung, Sonnenschutzmittel (Breitband, Antioxidanzien),
- Ggf. bei starkem Leidensdruck und wenn natürliche Lichtgewöhnung nicht ausreichend ist → Phototherapie,
- Nur in Ausnahmefällen bei extremer Lichtempfindlichkeit → Photochemotherapie,
- Systemische Medikamente (z. B. Resochin, bei Kindern kaum Erfahrungen vorhanden): Wirkungsnachweis meist fraglich. Empirisch als adjuvante Maßnahme z. B. während des Urlaubs möglich.

Phototoxische Dermatitis

Vermeidung der auslösenden Substanzen, unterstützend lokal Glukokortikoide (s. o.).

Photoallergische Dermatitis

Allergenkarenz, vorsichtshalber strikte Vermeidung der Lichtexposition für mehrere Wochen bis Monate, unterstützend lokal Glukokortikoide (s.o).

32.9.7 Komplementäre Therapie

Christoph Tautz

Äußere Anwendungen

Sonnenbrand

- **Leichter Sonnenbrand:** Combudoron® Gel lokal oder Combudoron® flüssig als kühlende Kompresse, 1:1 mit Wasser verdünnt. Dabei handelt es sich um eine Kombination von Arnica und Brennessel (Urtica urens), die zu einer Abschwellung und einer Rückbildung der entzündlichen Reaktionen führt.
- Eichenrinde-Umschläge (☞ 44.5.3),
- Kühle Umschläge mit Schwarz- oder Grüntee (ca. 1 EL Teeblätter mit 200 ml Wasser 10 min. kochen, abseihen),
- **Starker Sonnenbrand:** Combudoron® flüssig als kühlende Kompresse, 1:1 mit Wasser verdünnt,
- Bei ausgeprägtem Sonnenbrand mit Verbrennungen II°: Komplementäre Maßnahmen wie bei Verbrennungen (☞ 16),
- Bewährte phytotherapeutische Hausmittel bei Sonnenbrand sind auch Umschläge mit Essig- oder Zitronenwasser, wobei hier im Vordergrund weniger die pharmakologische als die physikalisch-kühlende Wirkung steht.

Phototoxische Dermatitis

- Lokale Therapie mit Combudoron® Gel oder Combudoron® flüssig als lokale Kompresse, 1:1 mit Wasser verdünnt.

Anthroposophische Medizin/Homöopathie

Lichturtikaria

- **Urtica dioica Rh D3 Dil.:** 3–6 mal tgl. 10–15 Tr.,
- **Urtica comp. Glob.:** 3–6 mal tgl. 10–15 Glob.

Polymorphe Lichtdermatose

- **Urtica dioica Rh D3 Dil.:** 3–6 mal tgl. 10–15 Tr.,
- **Urtica comp. Glob.:** 3–6 mal tgl. 10–15 Glob.,
- **Solutio silicea comp. D3 Dil.:** 3–6 mal tgl. 10–15 Tr.

Photoallergische Dermatitis

- **Solutio silicea comp. D3:** 3–6 mal tgl. 10–15 Tr.,
- **Urtica comp. Glob.:** 3–6 mal tgl. 10–15 Glob.

EBM Zur komplementärmedizinischen Therapie bei Sonnenbrand liegen keine publizierten Studien der EBM-Grade 1 oder 2 sowie keine Konsensusempfehlungen vor. Allgemeine Bewertung der einzelnen Therapieverfahren ☞ 44.2, 44.4, 44.5 45.1.

32.9.8 Integrativer Stufenplan

Stufe	Klinik	Konventionelle Therapie (☞ 32.9.6)	Komplementäre Therapie (☞ 32.9.7)	EBM-Bewert. kompl. Therapie
1	Leichte bis mäßige Rötung	Kühlende feuchte Umschläge	Combudoron Gel oder Essenz	5
2	Starke Rötung mit beg. Blasenbildung	Zusätzlich topisch Glukokortikoide	Kühlende Kompresse mit Combudoron-Essenz	5
			Zusätzlich wie bei Verbrennung II (☞ 16)	
Zur Therapie von Lichtdermatosen ☞ 32.9.6 und 32.9.7				

32.9.9 Prognose

- **Sonnenbrand:** Meist Abheilung ohne Risiduen. Prävention von Sonnenexposition in Säuglings- und Kleinkindalter sehr wichtig, da wiederholte schwere Sonnenbrände in der Kindheit späteres Risiko bzgl. Hautkrebs und insbesondere Melanomentstehung erhöhen.
- **Lichturtikaria:** Bei Vermeidung des entsprechenden Aktionsspektrums gute Prognose.
- **Polymorphe Lichtdermatose (PLD):** Meist chronischer Verlauf, Spontanheilung nach Jahren möglich.
- **Phototoxische Dermatitis:** Gut bei Karenz gegenüber auslösender Substanz.
- **Photoallergische Dermatitis:** Rasche Abheilung bei Allergen- und Lichtkarenz, Sensibilisierung persistiert jahre- bis lebenslang. Bei Auslösung wiederholter photoallergischer Schübe Gefahr der Entwicklung einer persistierenden Lichtreaktion (= Verschlechte-

rung des Hautbefundes ohne erneute Allergenexposition oder Lichtexposition).

Literatur

[1] Hölzle E: (1999): Lichtdermatosen und Lichtschutz; *In:* Traupe H, Hamm H, eds; Pädiatrische Dermatologie, Springer, Berlin, Heidelberg, pp 657–666

[2] Dummer R, Ivanova K, Scheidegger EP, Burg G (2003) Clinical and therapeutic aspects of polymorphous light eruption. *Dermatology* 207: 93–95

32.10 Striae vulgares

Bernhard Korge (Konventioneller Teil)
Christoph Tautz (Komplementärer Teil)

32.10.1 Ätiologie

Bernhard Korge

Der Begriff Striae vulgares (SV) wird nicht allgemeingültig benutzt. Synonym werden auch die Begriffe Striae distensae oder Striae rubrae verwendet. SV stellen ein Symptom dar, welches physiologisch, aber auch Hinweis auf eine Systemerkrankung sein kann. SV entstehen durch Überdehnung der Haut infolge einer stressbedingten Ruptur des Bindegewebes mit Zerstörung des Kollagens und Elastins. Entstehen die SV unter dem Einfluss von hohen Glukokortikoidspiegeln, werden durch die gleichzeitige Supression der Fibroblastenaktivität die Lücken in den rupturierten Fasern nicht mit neu synthetisiertem Kollagen aufgefüllt.

32.10.2 Epidemiologie

Physiologisch kommen SV bei bis zu 35 % der Mädchen und 15 % der Jungen im Alter zwischen 9 und 16 Jahren vor. Sehr seltene Ursachen für SV sind eine erhöhte Glukokortikoidproduktion der Nebenniere (M. Cushing) oder hereditäre Bindegewebserkrankungen wie das Marfan-Syndrom, selten auch der klassische Typ des Ehlers-Danlos-Syndroms.

32.10.3 Einteilung

Physiologische SV:

- Rasches Längenwachstum,
- Starke Gewichtszunahme, Adipositas,
- Schwangerschaft in der Jugend,
- Rasches und extremes Bodybuilding.

Pathologische SV:

- Morbus Cushing, Cushing-Syndrome,
- Hochdosierte und/oder langjährige topische oder systemische Glukokortikoidanwendung,
- Marfan-Syndrom,
- Ehlers-Danlos-Syndrom: am häufigsten beim klassischen Typ.

32.10.4 Klinik und Leitsymptome

SV imponieren als strichförmige, anfänglich retikuläre, bläulich-rote, später weiße, glänzende und atrophische Einsenkungen der Haut. Auftreten bevorzugt im Bereich starker Hautdehnung wie axillär/inguinal, Schulterregion, lumbosakral, seitliche Gluteal-/Oberschenkel-Region. Bei Schwangeren im Bereich der vorderen Bauchwand.

32.10.5 Diagnostik

Die Diagnose von SV wird **klinisch** gestellt. Abhängig von der Ursache wird bei Hinweisen auf eine Grunderkrankung entweder eine weiterführende endokrinologische Diagnostik (M. Cushing/Cushing-Syndrom) bzw. körperliche Inspektion und Untersuchung zur Abklärung einer hereditären Bindegewebserkrankung veranlasst.

- Marfan-Syndrom: disproportionierter Riesenwuchs, Arachnodaktylie, Hypermobilität der großen Gelenke, Keratokonus, Aortenaneurisma;
- Klassisches Ehlers-Danlos-Syndrom: Multiple Hämatome, hyperelastische Haut, Hypermobilität bes. der kleinen Gelenke, Senk-, Spreiz- und Knickfüsse, Kyphoskoliose, atrophische zigarettenpapierartige Narben, Mitralklappenprolaps, Schulter-, Hüft- und Kniegelenksluxationen in der Anamnese.

32.10.6 Differenzialdiagnosen

Verdacht auf Striemen im Rahmen von Kindsmisshandlungen.

32.10.7 Konventionelle Therapie

- SV blassen spontan über mehrere Monate ab und werden somit unscheinbarer. Eine wirksame Therapie ist nicht bekannt.

- Berichte über den positiven Einfluss von topisch applizierten Retinoiden konnten nicht bestätigt werden.
- Kosmetische Verbesserungen des Erscheinungsbildes sind in gewissem Maße durch den Einsatz unterschiedlicher Laser möglich.
- Behandlung der Grunderkrankung, Vermeidung hochdosierter und langfristiger systemischer bzw. topischer Glukokortikoidtherapie dienen der Prävention.

Bei den oben genannten Bindegewebserkrankungen bedarf es einer weiteren Abklärung potentieller Gefahren (insbesondere Gefäßrupturen in Folge von Aneurismen), einer eingehenden Aufklärung des Pat. über die Gefahren der Erkrankung und Präventionsmaßnahmen zur Vermeidung von frühzeitigen Arthrosen und lebensbedrohlichen Komplikationen.

32.10.8 Komplementäre Therapie

Christoph Tautz

Unterstützend können lokal angewendet werden:

- Antimonit 0,4 % Gel: 1–2 cm Gelstrang 1–2 mal tgl. in die entsprechenden Stellen einreiben.
- Antimonit comp. N Gel: 1–2 cm Gelstrang 1–2 mal tgl. in die entsprechenden Stellen einreiben.

EBM Zur komplementärmedizinischen Therapie bei Striae vulgares liegen keine publizierten Studien der EBM-Grade 1 oder 2 sowie keine Konsensusempfehlungen vor. Allgemeine Bewertung der einzelnen Therapieverfahren ☞ 44.2

32.10.9 Integrativer Stufenplan

Stufe	Klinik	Konventionelle Therapie (☞ 32.10.7)	Komplementäre Therapie (☞ 32.10.8)	EBM-Bewert. kompl. Therapie
1	Prävention	Behandlung der Grunderkrankung: Wenn möglich Vermeidung hochdosierter Glukokortikoidgaben		–
2	Konservative Therapie	–	Lokal Antimonit-Gel	5
3	Starker Leidensdruck, ausgeprägter Befund	Anwendung von Laserverfahren	–	–

32.10.10 Prognose

Immer Abheilung mit irreversiblem Defekt. In den meisten Fällen harmloses Symptom. Leider aber kosmetisch störend. Bei zugrunde liegender Systemerkrankung meist bei adäquater Behandlung und Präventionsmaßnahmen gute Lebensprognose.

Literatur

1 Burton J. L: (1992): Striae. *In* Rook/Wilkinson/Ebling; Textbook of Dermatology, 5th edition, Blackwell Scientic Publications, Oxford, pp 1767–1769

2 Haustein (1999): Striae distensae. *In* Traupe H, Hamm H, eds; Pädiatrische Dermatologie, Springer, Berlin, Heidelberg, pp 590–591

3 Pribanich S, Simpson FG, Held B, Yarbrough CL, White SN (1994): Low-dose tretinoin does not improve striae distensae: a double-blind, placebo-controlled study. *Cutis* 54: 121–124

4 McDaniel DH (2002): Laser therapy of stretch marks. *Dermatol Clin* 20: 67–7

32.11 Acne vulgaris

Bernhard Korge (Konventioneller Teil)
Christoph Tautz, Lüder Jachens (Komplementärer Teil)

32.11.1 Ätiologie

Bernhard Korge

Häufige, multifaktorielle Erkrankung im Bereich der talgdrüsenreichen Hautareale (Gesicht, vordere und hintere Schweißrinne, Schultern) mit Komedonen und daraus entstehenden entzündlichen Papeln, Pusteln und Knoten. Beginn in der Pubertät, Besserung oder Abheilung bis zum frühen Erwachsenenalter.

Genetische Prädisposition, Gendefekte bisher nicht bekannt. Erhöhte Androgensensibilität stimulieren die Sebozyten und führen zu Seborrhö.

Vier Hauptfaktoren in der Pathogenese der Acne vulgaris:

- Verhornungsstörung der Ausführungsgänge der Talgdrüsenfollikel durch vermehrte Epithelproliferation (Komedonenentstehung);

- Vermehrung und Vergrößerung der Talgdrüsen mit erhöhter Sebumsekretion (Seborrhö), fördert Entzündung;
- Bakterielle Besiedlung der Talgdrüsenausführungsgänge mit Propionibacterium acnes (produziert Lipase, die durch Freisetzung von Fettsäuren Entzündung fördert);
- Entzündungsreaktion in der Umgebung der Talgdrüsenfollikel.

Provokationsfaktoren: Glukokortikoide, Antiepileptika (Hydantoinderivate), Tuberkulostatika (INH, Rifampicin), Halogene (Chlor, Jod, Brom), Lithium, Neuroleptika, Amitryptylin, Barbiturate, Vitamine (B_1, B_6, B_{12}).

32.11.2 Epidemiologie

Häufigste Hauterkrankung mit Prävalenzgipfel in der Pubertät. Jungen sind häufiger und oft schwerer betroffen als Mädchen.

32.11.3 Einteilung

Die Acne vulgaris tritt in unterschiedlicher Ausprägung und Morphologie auf. Je nach dominierender Primärmorphe werden drei Untertypen differenziert (Klinik ☞ 32.11.4):

- Acne comedonica
- Acne papulopustulosa
- Acne cystica/conglobata

Diese Klassifizierung sagt jedoch nichts über das Ausmaß der Effloreszenzen aus. Der klinische Schweregrad der Akne wird mit leicht, mittel, schwer und sehr schwer beschrieben.

32.11.4 Klinik und Leitsymptome

Obwohl die Acne vulgaris sich bereits im Kleinkindalter oder präpubertär manifestieren kann, ist dies selten und erfordert meist den Ausschluss endokrinologischer Störungen.

Acne comedonica
Beginn: Pubertät. Offene (schwarze) und geschlossene (weißlich-glänzende) Komedonen, Prädilektionsstellen: Nase/Nasolabialfalte, Stirn und perioral. Vereinzelt entzündliche Papeln und Pusteln. Dies zeigt Übergang in Acne papulopustulosa an. Fast immer Seborrhö.

Acne papulopustulosa
Follikuläre Papeln, Pusteln und Papulopusteln, entstanden aus Komedonen. Entzündung breitet sich in die Tiefe aus, schmerzhaft, z. T. Ausbildung von furunkuloiden Knoten. Fast immer Seborrhö. Häufig obere Schulter- und Brustregion beteiligt.

Acne cystica/conglobata
Leiteffloreszenz dieser schweren Akneform ist der entzündliche Akneknoten. Initial 1 – 2 cm große Knoten, in der Folge einschmelzend mit Ausbildung von Pseudozysten. Ausbreitung über gewöhnliche Akne-Hautareale hinaus in Nacken-, behaarte Kopf-, Flanken-, Gesäß-, Oberschenkelregion. Entwicklung von Fistelgängen und Narben. Chronischer Verlauf über viele Jahre.

Sonderform: Acne fulminans
Akute febrile ulzerierende Acne conglobata mit Polyarthralgien der großen Gelenke ohne Erguss, allgemeines Krankheitsgefühl. Gefahr der aseptischen Knochennekrosen (bes. Sternoklavikulargelenk). Hepatomegalie, prätibial Erythema nodosum.

Aknetetrade
Meist Männer betroffen. Meist geringgradig ausgeprägte Acne conglobata in den aknetypischen Lokalisationen verbunden mit abzedierenden, bretthharten Knoten in den Axillen und Leisten sowie offener Pilonidalsinus in der Rima ani. Nackenregion und Kopfhaut ebenfalls oft betroffen. Zahlreiche Fistelgänge und Keloide.

32.11.5 Diagnostik

- Die Diagnose der Acne vulgaris wird **klinisch** gestellt. Wichtig bei der klinischen Untersuchung ist es, die dominierende Primärmorphe zu erkennen, da sich daran die initiale Therapie orientiert.
- Bakterielle Abstriche dienen dem Nachweis von Propionibacterium acnes sowie dem Ausschluss einer gramnegativen Follikulitis.
- Bei der Acne fulminans besteht meist eine deutliche Leukozytose mit Sturzsenkung.

32.11.6 Differenzialdiagnosen

- **Acne venenata:** Kontaktakne durch Exposition gegenüber Fetten, Ölen, Teeren, aber auch Kosmetika und Pomaden, Sonnenlicht. Röntgen- und Kobaltstrahlen können Komedonen induzieren.

- **Acne excoriée:** Durch mechanische Manipulation mittels Quetschen, Pressen oder Kratzen an diskreten Hautunebenheiten entstehen artifiziell Erosionen, Ulzerationen und enzündliche Papeln. Meist nur sehr wenige genuine Akneeffloreszenzen vorhanden.
- **Acne neonatorum:** Entsteht postnatal bei Säuglingen (Jungen > Mädchen) im Wangen-, Kinn und Stirnbereich. Pathogenese umstritten: entweder infolge hoher maternaler Androgenspiegel peripartal bzw. Ausdruck einer Follikulitis mit Pityrosporum ovale. Normalisierung meist spontan innerhalb von 1–3 Monaten.
- **Steroidakne:** Akneiformes Exanthem ausgelöst durch systemische oder topische Glukokortikoidgabe. Im Kindesalter aufgrund Unreife der Talgdrüsen selten.
- **Acne aestivalis** (Mallorca-Akne): In lichtexponierten Arealen nach UV-Bestrahlung Entwicklung hartnäckiger Papeln bes. im Gesicht-, Rücken- und Oberarmbereich. Sonnenschutzmittel werden oft als Auslöser angeschuldigt. Auftreten aber auch nur durch UV-Bestrahlung möglich.
- **Gramnegative Follikulitis:** Infolge der antibiotischen Behandlung der Acne vulgaris kann es zu einer Sekundärbesiedlung mit gramnegativen Stäbchen kommen. Die entstehenden Pusteln gleichen den Akne-Pusteln.

32.11.7 Konventionelle Therapie

Allgemeine Maßnahmen

- **Grundpflege:** 1–2 mal tgl. Hautreinigung mit seifenfreien Detergenzien.
- **Unterstützende Maßnahmen:** Aknetoilette mit Expression von offenen und geschlossenen Komedonen durch geschulte Fachkräfte. Bei zahlreichen follikullären Keratosen oberflächliche Schmirgeltherapie (z. B. Brasivil®) 2–3 mal wöchentlich oder Hautpeeling mit Fruchtsäuren oder auch Trichloressigsäure.

Spezifische Therapie

Mäßig ausgeprägte Acne comedonica oder Acne papulopustulosa

- Zunächst für 4–6 Wochen **topisch** nur mit einem Keratinolytikum (☞ Tab. 32.11-1) oder einer antimikrobiell wirksamen Substanz (☞ Tab. 32.11-2) behandelt werden. Hier bietet sich eines der moderneren **Retinoide** wie 13-cis Retinsäure (Isotrex®, 1–2 mal tgl.) oder Adaptalene (Differin®, 1 mal tgl.) an. Alternativ kann Benzoylperoxid (BPO, 1 mal tgl., z. B. Aknefug®, Akneoxid®, Benzaknen®, Cordes BPO®, PanOxyl®) eingesetzt werden. Wegen der höheren Effektivität wird jedoch den topischen Retinoiden der Vorzug gegeben.

Tab. 32.11-1: Keratolytische/antikomedogene Therapie (topisch)

Substanz		Darreichungsform	Wirksamkeit
Retinoide	all-trans-Retinsäure	Creme (0,05 %), Lösung (0,05 %)	++
	13-cis Retinsäure	Gel (0,05 %), Creme (0,05 %, 0,1 %)	++
	Adaptalene	Gel, Creme und Lösung (0,1 %)	++
	Tarazoten	Gel und Creme (0,5 %, 0,1 %)	++
Salizylsäure		Spiritus (1–3 %)	+
Benzoylperoxid		Gel (3–10 %), Creme (2,5–10 %), Waschemulsion (10 %)	(+)
Azelainsäure		Creme (20 %)	++
– = kein Effekt; (+) = schwach; + = moderat; ++ = stark; +++ = sehr stark			

Tab. 32.11-2: Antimikrobielle Therapie (topisch)

Substanz	Darreichungsform	Wirksamkeit/ Resistenzen
Benzoylperoxid	Gel (3–10 %), Creme (2,5–10 %), Waschemulsion (10 %)	+++/keine
Erythromycin	Gel, Lösung, Salbe (2 %, 4 %)	++/zahlreiche
Clindamycin	Gel, Lösung (1 %)	++/zahlreiche
Azelainsäure	Creme (20 %)	++/wenige
– = kein Effekt; (+) = schwach; + = moderat; ++ = stark; +++ = sehr stark		

- Reicht dies nicht aus oder bei initial stark entzündlichen Akneformen: Kombinationstherapie mit z. B. topischem Retinoid (s. o.) plus antimikrobiellem Mittel:
  - Entweder topisch (z. B. BPO, oder Kombinationspräparate wie Isotrexin®, Aknemycin® Plus), oder auch
  - Systemisch (Doxycyclin oder Minocyclin, ☞ Tab. 32.11-3),
- Die systemische antimikrobielle Therapie nicht länger als 6–12 Wochen fortsetzen. **Erhaltungstherapie** mit topischen Retinoiden oder Azelainsäure (☞ Tab. 32.11-1).

Bei jungen Mädchen/Frauen ist bei topischer Applikation von Retinoiden nicht mit systemischen Nebenwirkungen oder Embryotoxizität zu rechnen.

Stark entzündliche und/oder zystisch-knotige Formen

- Initial Kombination mit topischen Retinoid plus antimikrobieller Substanz (topisch/systemisch, ☞ Tab. 32.11-2 bzw. Tab. 32.11-3);
- Ggf. auch systemische Therapie mit 13-cis Retinsäure über 4–6 Monate (☞ Tab. 32.11-4). Kontrolle der Leber- und Fettwerte sowie des Blutbildes alle 2–6 Wochen empfehlenswert. Bei Mädchen/jungen Frauen ist wegen der bekannten Teratogenität bei systemischer Einnahme eine sichere Kontrazeption notwendig (bis 2–3 Monate nach Beendigung der Therapie).
- Bei Frauen kann zur Therapie der Akne auch eine alleinige Kontrazeption mit einem antiandrogen-haltigen Hormonpräparat ausreichend sein (☞ Tab. 32.11-4). Hierbei ist Cyperonacetat am wirksamsten. Der Einsatz des potenten Antiandrogens Flutamid sollte wegen bisher geringer Erfahrungen und potentiell schweren Nebenwirkungen sehr zurückhaltend gehandhabt werden und prinzipiell bei Mädchen/jungen Frauen nicht eingesetzt werden.
- Makrokomedomen und tief dermal liegende Komedonen sprechen nur sehr verzögert auf topische oder systemische Therapieformen an. Hier kann bei entsprechender Erfahrung des Therapeuten elektrokaustisch (geringe Wärme!) oder mittels CO_2-Laser eine beschleunigte Abheilung erreicht werden.

Tab. 32.11-3: Antimikrobielle Therapie (systemisch)

Substanz	Dosierung	Resistenzen	Nebenwirkungen
Tetrazyklin	2 mal tgl. 250–500 mg	++	Lichtsensibilisierung, postinflammatorische Hyperpigmentierung
Doxycyclin	2 mal tgl. 100 mg	kaum	Gastrointestinale Beschwerden (selten)
Minocyclin	2 mal tgl. 50–100 mg	(+)	Lichtsensibilisierung, postinflammatorische Hyperpigmentierung
Erythromycin	2 mal tgl. 500 mg	++	Gastroenterale Beschwerden
Clindamycin	3 mal tgl. 300 mg	+	Pseudomembranöse Colitis

– = keine; (+) = wenige; + = mittel; ++ = viele; +++ = sehr viele

Tab. 32.11-4: Sebostatische/differenzierende Therapie (systemisch)

Substanz		Dosierung	Keratolytisch	Seborrhö	Entzündung
13-cis Retinsäure		0,5 mg/kgKG/d (Cave Frauen, Kontrazeption!)	++	+++	-
Antiandrogene	Cyproteronacetat	2–50 mg/d (zyklusabh.)	–	++	++
	Chlormadinonacetat	1–2 mg/d	–	+	?
	Dienogest	2 mg/d	–	+	?
Glukokortikoide		2,5–5 mg/d (bei 21-Steroidhydroxylase-Mangel 30–60 mg/d initial bei Acne fulminans	–	–	+++

– = kein Effekt; (+) = schwach; + = moderat; ++ = stark; +++ = sehr stark

32.11.8 Komplementäre Therapie

Christoph Tautz, Lüder Jachens

Lokale Therapie

Da Akne mit Seborrhö einhergeht, ist eine gründliche Entfettung der Haut wichtig. Obwohl die Talgdrüsen durch eine topische Behandlung nicht generell beeinflusst werden können, ist eine ausreichende Hautreinigung unter Verwendung wässriger und leicht öliger Lösungen, manchmal mehrmals täglich notwendig.

Lokale Anwendungen bei Acne comedonica und Acne papulo-pustulosa:

Täglich morgens:

- Reinigung mit Gesichtswaschcreme (Dr. Hauschka): Mit warmem Wasser Gesicht befeuchten; ca. 2–3 cm Waschcreme in der Handfläche mit etwas warmem Wasser anrühren, auftragen und andrücken. Nach Anwendung gründlich warm, anschließend kalt abspülen.
- Akne Wasser (WALA): Akne Wasser morgens und abends mit einem Wattebausch oder mit den Händen auftragen und leicht andrücken; nicht reiben.
- Gesichtsöl (Dr. Hauschka): Nur morgens auf die noch feucht Haut dünn auftragen. Nach kurzer Einwirkungszeit Überschuss mit Gesichtsserviette durch leichtes Andrücken entfernen. Abends nicht anwenden, um die eigene Regenerationstätigkeit der Haut in der Nacht anzuregen.

Täglich abends: Reinigung mit Gesichtswaschcreme (s. o.), anschließend Akne Wasser (s. o.).

Zweimal wöchentlich:

- Gesichtsdampfbad mit WALA Akne Dampfbad: ½ l kochendes Wasser in eine Schüssel geben (ca. 30 cm Durchmesser), 2 EL Dampfbad zufügen. Gesichtsdampfbad anwenden, mit einem Handtuch Kopf und Schüssel bedecken. Nach ca. 10 min. Gesicht mit kaltem Wasser abspülen und abtrocknen. Anschließend gleich Akne Gesichtsmaske auftragen.
- WALA Akne Gesichtsmaske: 2 TL Pulver und 1 TL Wasser zu einem streichfähigen Brei anrühren. Mit flachem Pinsel auf dem Gesicht verteilen (Aussparung der unmittelbaren Augenumgebung). Nach Antrocknung (ca. 15 min.) mit kleinem Naturschwamm und warmem Wasser abnehmen, kalt nachspülen. Danach Akne Gesichtswasser anwenden.

Unterstützend kann eine Aknetoilette mit Expression der Komedonen erfolgen – meist ist dazu erfahrenes Fachpersonal notwendig.

Systemische Therapie

- Hepatodoron Tbl.: 3 mal tgl. 2 Tbl.;
- Ferrum met. praep. D6 Trit.: 3 mal tgl. 1 Messerspitze;
- Akne Kapseln®: morgens 1, abends 2 Kapseln vor der Mahlzeit;
- Bei sehr fettiger Haut zusätzlich: Choleodoron® Dil.: 3 mal tgl. 15 Tr.;
- Bei Überwiegen papulo-pustulöser Herde: Lac tarax. D10/Parmelia D10 aa Dil.: 3 mal tgl. 10 Tr. und Echinacin Liq.: 3 mal tgl. 2,5 ml (über 5 Tage, dann 2 Tage Pause);
- Bei jungen Frauen und Verschlechterung prämenstruell: Menodoron Dil.: 3 mal tgl. 15 Tr.; Argent. met. praep. D6 Trit.: 3 mal tgl. 1 Messerspitze.
- Bei Männern mit Acne conglobata: Legalon Kps.: 3 mal tgl. 2 Kps.; Akne Kps.®: 3 mal 1 tgl.

Ernährung

- Die Ernährung sollte in der Hauptsache vegetarisch, fettarm und frei von Industriezucker sein. Genussgifte (Alkohol, Nikotin, Kaffee) meiden bzw. einschränken.
- Reichlich zu verzehren sind: Salate, Gemüse, Vollkorn-Nahrung (z. B. Gerste und Hirse, Müsli), Quark, Joghurt, Sauermilch, Sauerrahmbutter und andere milchsaure Speisen.
- Nur in Maßen zu empfehlen sind: magerer Käse, kaltgeschlagene Öle, Obst, Zitrusfrüchte.
- Zu meiden sind: Fleisch, Wurst, Hülsenfrüchte, Industriezucker (Schokolade, Limonade), Margarine, Saftkonzentrate.

EBM Zur komplementärmedizinischen Therapie bei Acne vulgaris liegen keine publizierten Studien der EBM-Grade 1 oder 2 sowie keine Konsensusempfehlungen vor. Allgemeine Bewertung der einzelnen Therapieverfahren ☞ 44.2, 44.3, 44.4, 44.5, 45.1.

32.11.9 Integrativer Stufenplan

Stufe	Klinik	Konventionelle Therapie (☞ 32.11.7)	Komplementäre Therapie (☞ 32.11.8)	EBM-Bewert. kompl. Therapie
1	Jede Form der Akne	Grundpflege, Aknetoilette	Sinnvolle Ernährung	5
			Komplementäre Lokaltherapie	5
2	Leichte Akne	Siehe Stufe 1	Hepatodoron®	5
			Ferrum met. praep. D6 Trit.	5
			Akne Kapseln®	5
			Bei fettiger Haut: Choleodoron®	5
3	Mäßig ausgeprägte Acne comedonica oder Acne papulopustulosa	Retinoide topisch, Ggf. plus topische oder systemische antimikrobielle Therapie	Lac tarax. D10, Parmelia D10	5
			Echinacin Liq.	5
			Parallel weiter Maßnahmen der Stufen 1 und 2	Siehe Stufen 1 und 2
4	Stark entzündliche und/oder zystisch-knotige Formen	Siehe Stufe 1–3, zusätzlich: 13-cis Retinsäure systemisch, Bei Mädchen: Antiandrogene, Ggf. Lasertherapie	Legalon Kps.	5
			Parallel weiter Maßnahmen der Stufen 1 und 2	Siehe Stufen 1 und 2

32.11.10 Prognose

Die Acne vulgaris ist in der Regel nur ein vorübergehendes Krankheitsbild der Pubertät und des jungen Erwachsenenalters. Sie kommt meist auch ohne spezifische Therapie nach Jahren zur Ruhe. Trotzdem ist eine frühzeitige und konsequente Aknetherapie in Abhängigkeit vom klinischen Ausmaß langfristig durchzuführen. Die bei vielen Jugendlichen und Erwachsenen zurückbleibenden zeitlebens entstellenden Narben und kraterförmigen Einziehungen können durch eine konsequente stadiengerechte und längerfristige Therapie verhindert werden.

Literatur

1 Leyden JJ (2003): A review of the use of combination therapies for the treatment of acne vulgaris. J Am Acad Dermatol 49: S200–210
2 Eady EA, Gloor M, Leyden JJ (2003): Propionibacterium acnes resistance: a worldwide problem. Dermatology 206: 54–56
3 Gollnick HP, Krautheim A (2003): Topical treatment in acne: current status and future aspects. Dermatology 206: 29–36
4 Zouboulis CC, Piquero-Martin J (2003): Update and future of systemic acne treatment. Dermatology 206: 37–53

32.12 Pityriasis versicolor

Kerstin Strom, Dietrich Abeck (Konventioneller Teil)
Christoph Tautz (Komplementärer Teil)

32.12.1 Epidemiologie/Ätiologie

Kerstin Strom, Dietrich Abeck

In unseren Breitengraden sind von dieser **Dermatomykose** in erster Linie junge Erwachsene betroffen. In den Tropen mit dem begünstigend wirkenden, feucht-warmen Klima ist die Pityriasis versicolor eine der häufigsten Hauterkrankungen von Kindern und Erwachsenen. Der auslösende Erreger **Malassezia furfur** ist ein Hefepilz und in seiner Sprossform Bestandteil der residenten Hautflora. Insbesondere unter dem Einfluss von Feuchtigkeit und Wärme kann er in die parasitäre Myzelform übergehen und die typischen Hautveränderungen der Pityriasis versicolor hervorrufen.

32.12.2 Klinik und Leitsymptome

Vor allem im Nacken und am oberen Rücken zeigen sich zahlreiche, sowohl kleine als auch großflächig konfluierende, hell- bis mittelbraune Flecken mit der typischen kleieartigen Schuppung. Nach intensiver Sonnenbestrahlung kommt es zum umgekehrten Bild. Die Hautläsionen imponieren als weiße Flecke auf der gebräunten Haut (Pityriasis versicolor alba). Dieser Effekt kommt durch eine direkte toxische Wirkung von **Malassezia furfur** auf die Melanosomen zustande.

32.12.3 Diagnostik

Direktnachweis aus Hautschuppen im z. B. mit TESA-Film gewonnenen Nativpräparat (charakteristisches Bild des Nebeneinanders von Sporen und Hyphen). Eine bessere Kontrastrierung kann durch Anfärbung erreicht werden.

32.12.4 Differenzialdiagnosen

- **Pityriasis rosea:** häufig von einem größeren Primärplaque ausgehend; Auftreten rötlicher, colerettartig schuppender, bevorzugt in den Hautspaltlinien angeordneter Erytheme;
- **Lentigines:** vorwiegend an den stark sonnenexponierten Hautarealen lokalisierte Makulae ohne Schuppung;
- **Vitiligo:** vereinzelte unterschiedlich große, nicht schuppende weiße Makulae in unterschiedlicher, vom Typ abhängiger Lokalisation.

32.12.5 Konventionelle Therapie

Topische Behandlung mit **azolhaltigen Shampoos** (z. B. Epi-Pevaryl P.v., an drei aufeinanderfolgenden Abenden, Schaum antrocknen und über Nacht einwirken lassen) in Kombination mit **antimykotisch wirkender Creme** (z. B. Batrafen Creme bzw. Terzolin Creme, jeweils 2 mal tgl.) über 10 Tage.

32.12.6 Komplementäre Therapie

Christoph Tautz

Aus komplementärer Sicht ist eine begleitende Lebertherapie sinnvoll, um die körpereigene Abwehrleistung zu unterstützen und die Rezidivhäufigkeit zu verringern:

- Hepatodoron®: 3 mal tgl. 1 – 2 Tbl.,
- Choleodoron®: 1 mal tgl. 6 – 10 Tr. abends nach dem Essen,
- Carduus marianus Kaps.: 3 mal tgl. 1 Kps.

EBM: Zur komplementärmedizinischen Therapie bei Pityriasis versicolor liegen keine publizierten Studien der EBM-Grade 1 oder 2 sowie keine Konsensusempfehlungen vor. Allgemeine Bewertung der einzelnen Therapieverfahren ☞ 44.2.

32.12.7 Integrativer Stufenplan

Komplementäre Maßnahmen können bei entsprechender Erfahrung parallel zur konventionellen Therapie angewandt werden (EBM gesicherte Daten zur Unbedenklichkeit und Wirksamkeit liegen nicht vor).

32.12.8 Prognose

Auch nach erfolgreicher Therapie bleibt die Rezidivgefahr groß, da die individuelle Disposition des Patienten bestehen bleibt. Zur **Prophylaxe** nach erfolgreicher Behandlung ist die einmal wöchentliche Anwendung eines Antimykotikum-haltigen Shampoos mit Benetzung des Stammes sinnvoll.

Literatur

1 Elewski BE: Cutaneous mycoses in children. Br J Dermatol 1996; 134 Suppl. 46: 7 – 11
2 Faergemann J: Management of seborrheic dermatitis and pityriasis versicolor. Am J Clin Dermatol 2001; 1: 75 – 80
3 Gupta AK, Batra R, Bluhm R, Faergemann J: Pityriasis versicolor. Dermatol Clin 2003; 21: 413 – 429
4 Tietz HJ, Kunzelmann V: Mykosen. In Traupe H, Hamm H (eds) Pädiatrische Dermatologie; Springer Berlin 1999: 311 – 331.

32.13 Pediculosis

Kerstin Strom, Dietrich Abeck (Konventioneller Teil)
Christoph Tautz (Komplementärer Teil)

32.13.1 Epidemiologie/Ätiologie

Kerstin Strom, Dietrich Abeck

Läuse sind flügellose, blutsaugende Insekten, die im Bereich des Ovars eine Anhangsdrüse besitzen, die für die Befestigung der Nissen an den Haaren des Wirtes eine wasserunlösliche Kittsubstanz produziert. Die typischen Hautläsionen entstehen durch Saugen der Läuse (mechanische Irritation) und durch die Injektion von Speichelsekret mit toxisch wirkenden Substanzen.
Man unterscheidet zwischen Pediculosis capitis (des Kopfes), Pediculosis pubis (der Genitoanalregion) und Pediculosis vestimentorum (Kleiderläuse).

Kopfläuse (Pediculosis capitis)

Kopfläuse werden meistens durch direkten Kopf-zu-Kopf-Kontakt übertragen und haben die höchste Prävalenz bei Kindern zwischen 3 – 11 Jahren. Jahreszeitlich besteht ein gehäuftes Auftreten in den Herbst- und Wintermonaten. In Kindergärten und Schulen kommt es gelegentlich zum Auftreten von Endemien. Die weibliche Kopflaus ist zwischen 2 – 3,5 mm groß und legt im Laufe ihres geschlechtsreifen Lebens (bis zu 40 Tage) täglich zwischen 3 – 9 Eier. Kopfläuse brauchen alle 4 – 6 h eine Blutmahlzeit und können ohne den Wirt maximal 1 Tag überleben.

Kleiderläuse (Pediculosis vestimentorum)

Im Gegensatz zu den Kopfläusen sind Kleiderläuse bei Kindern in Westeuropa äußerst selten.
Meist sind Personen wie z. B. Obdachlose betroffen, die unter sehr schlechten hygienischen Bedingungen leben. Kleiderläuse werden bis 4,5 mm groß, legen täglich 5 – 14 Eier und werden maximal 40 Tage alt. Kleiderläuse leben nur in der Kleidung des Wirts und kleben auch ihre Nissen an die Säume der Kleidungsstücke. Sie können über 1 Woche ohne Nahrungsaufnahme überleben.

Filzläuse (Pediculosis pubis)

Filzläuse befallen nach der Pubertät in erster Linie die Genitoanalregion. Die Übertragung erfolgt meist durch Sexualkontakt, gelegentlich auch durch kontaminierte Handtücher etc.
Bei Kleinkindern kommt es gelegentlich zum Befall von Wimpern und Augenbrauen (Phthiriasis palbebrarum). Die Filzlaus ist mit maximal 1,7 mm am kleinsten und mit dem bloßen Auge kaum noch wahrzunehmen. Sie lebt bis zu 30 Tage und legt täglich 1 – 3 Eier. Ohne Nahrung können Filzläuse bis zu 3 Tage überleben.

32.13.2 Klinik und Leitsymptome

- **Kopfläuse** befallen vorzugsweise die Okzipital- und Retroaurikulärregion. An den Haaren findet man die

Nissen, die sich nicht abstreifen lassen. An der Haut zeigen sich zunächst petechiale Blutungen, später rote urtikarielle Papeln, die stark jucken. Durch Kratzen und bei längerem Bestehen kommt es zu dem typischen **Läuseekzem,** das sich auch bakteriell superinfizieren kann. Begleitend zeigt sich dann oftmals eine **Lymphadenitis** und gelegentlich auch Fieber und Krankheitsgefühl.

- Bei **Kleiderläusen** finden sich die Hautveränderungen insbesondere an den Arealen, wo die Kleidung eng anliegt (Nacken, Schulter, gluteal, Gürtelbereich). Es treten stark juckende Quaddeln und Knötchen auf, die nach dem Aufkratzen ebenfalls zur bakteriellen Superinfektion neigen.
- Beim Befall durch **Filzläuse** finden sich meist nur diskrete Hautveränderungen. Typisch sind die sogenannten Maculae coeruleae (auch Taches bleueatres genannt), die 8–24 h nach dem Läusebiss auftreten. Es handelt sich um bis zu pfenniggroße, unscharf begrenzte graublaue Flecken. Beim Befall der Augenbrauen und Wimpern bei Kleinkindern können die Wimpern so stark verklebt sein, dass die Kinder die Augen nicht mehr öffnen können.
- Der **Juckreiz** ist beim Befall durch Kopf- bzw. Kleiderläuse stark ausgeprägt. Bei Filzläusen kommt es meist nur zu mäßigem Juckreiz. Der Juckreiz tritt erst einige Zeit nach erfolgter Infektion auf, da die Sensibilisierung des Wirts auf Proteine im Läusespeichel der zugrundeliegende Pathomechanismus für die Entstehung des Juckreizes ist.

32.13.3 Diagnostik

Die Diagnose wird durch den Nachweis von Nissen bestätigt. Sie sind vom Haarschaft nicht abstreifbar. An Kleidungsstücken findet man sie bevorzugt an den Säumen. Für den Filzlausbefall sind auch die bereits beschriebenen Maculae coeruleae pathognomonisch.

32.13.4 Differenzialdiagnosen

- **Atopisches Nackenekzem:** meist auch Ekzemherde an anderen Prädilektionsstellen ohne Nachweis von Nissen;
- **Psoriasis capitis:** weniger oder kein Juckreiz, meist auch an anderen Prädilektionsstellen Psoriasisherde; kein Nachweis von Nissen;
- **Seborrhoisches Ekzem:** meist an Stirn-Haargrenze, weniger entzündlich, gelbliche Schuppung, kein Nachweis von Nissen;
- **Prurigoforme Ekzeme:** häufig disseminiert, v.a. im Extremitätenbereich; kein Nachweis von Nissen an der Kleidung.

32.13.5 Konventionelle Therapie

Antiparasitäre Behandlung

Besonders im Kleinkindes- und Säuglingsalter ist Permethrin (InfectoPedicul®) am besten geeignet (beste Wirkung, geringste Toxizität). Für die übrigen Präparate gibt es für kleine Kinder bzw. Säuglinge Einschränkungen in der Anwendung. Dosierung und genaue Anwendungsanleitung für sämtliche Präparate zeigt Tabelle 32.13-1. Eltern, Geschwister und sonstige Kontaktpersonen sollten auch bei fehlender Symptomatik mitbehandelt werden.

Entfernung der Nissen

- Zur Nissenentfernung sollten die Haare mit Essigwasser (1 Teil 6 %iger Essig auf 2 Teile Wasser) vorgespült werden. Nach einer Einwirkzeit von ca. 1 Stunde können die Nissen mit Hilfe des in Apotheken erhältlichen Nissenkamms (Jacutin Nissenkamm®) gut entfernt werden.
- Für die Entfernung von Nissen an Wimpern und Augenbrauen sind sympathomimetisch wirkende Augensalben (z.B. Prostigmin Augensalbe) sehr geeignet, wobei der Augenkontakt vermieden werden sollte **(Cave:** Mydriasis bedingte Verkehrsuntauglichkeit). Alternativ kann auch Vaseline verwendet werden.

Zur Prophylaxe sollte die Kopfhaut bei Filzlausbefall an Augenbrauen oder Wimpern mit Permethrin mitbehandelt werden.

Zusätzliche mögliche Behandlungsmaßnahmen

- Die symptomatische Behandlung des Juckreiz erfolgt bei Bedarf mit einem systemischen Antihistaminikum (z.B. Mereprine® Sirup).
- Stark entzündliche ekzematöse Veränderungen sollten zusätzlich mit einem topischen Kortikoid (z.B. Dermatop® Creme bzw. Advantan® Creme) antientzündlich behandelt werden.
- Bei bakterieller Superinfektion meist durch **Staphylococcus aureus** sollte ein penicillinasefestes Penicillin

Tab.32.13-1: Besonderheiten der Dosierung und Anwendung antiparasitär wirkender Substanzen bei der Behandlung der Pediculosis

Substanz (Handelsname)	Dosierung/d	Anwendungsbeschreibung	Einschränkung in der Anwendung	Therapiedauer
Allethrin (Jacutin N Spray)	In der Regel einmalige Anwendung	Einsprühen auch von Schläfen, Nacken und Kopfhaut	Keine Anwendung bei Säuglingen	Einwirkzeit ca. 30 min.
Permethrin (InfectoPedicul)	In der Regel einmalige Anwendung; bei Pediculosis pubis Wdh. nach 1 Wo.	Nach dem Waschen Auftragen auf das feuchte Haar	Keine	Einwirkzeit ca. 30–45 min.
Lindan. (Jacutin Gel)	In der Regel einmalige Anwendung, Wiederholung der Anwendung nach 1 Wo.	Einreiben des Gels in das feuchte Haar, Auswaschen erst am 4. Tag	Bei Kleinkindern zeitl. Zweiteilung der Anwendung	Einwirkzeit 3 Tage
Pyrethrum (Goldgeist)	In der Regel einmalige Anwendung	Einreiben der Netzmittel-Lösung in die Haare	Bei Säuglingen und Kleinkindern darf maximal 1/3 der Flasche (max. 25 ml) verwendet werden; bei Säuglingen Behandlung nur unter ärztlicher Aufsicht	Einwirkzeit ca. 30 min.

bzw. ein Oralcephalosporin der ersten Generation eingesetzt werden.

Allgemeine Verhaltensmaßnahmen

- Zur Dekontamination sollten Kleidung und Bettwäsche in der Maschine bei mindesten 60 °C gewaschen bzw. chemisch gereinigt werden. Stofftiere oder andere nicht waschbare Gegenstände können auch in einer Plastiktüte bei -15 °C eingefroren werden.
- Eine Therapiekontrolle sollte 7–10 Tage nach Abschluss der Behandlung durchgeführt werden. Kinder dürfen so lange keine sozialen Einrichtungen (Kindergarten, Schule) besuchen, bis sie nachweislich frei sind von Läusen (§§ 45–47 BseuchG).

32.13.6 Komplementäre Therapie

Christoph Tautz

Da die Toxizität der Pyretrum-Präparate keineswegs völlig unbedenklich ist,[9] kann auf traditionreiche **Neem-Auszüge** zurückgegriffen werden, die wirksam und toxikologisch unbedenklich sind. Nach Feststellung des Befalls mit Läusen bzw. deren Nissen ist die Anwendung des Neem-Shampoos von Trifolio M am 1., 3. und 8. Tag mit jeweils ⅓ der Packung vorzunehmen (Bezug: Dr. H. Kleeberg, Sonnenstr. 22, 35633 Lahnau).

Zusätzlich und unabdingbar ist die tägliche und sorgfältige Entfernung der Nissen mit einem Nissenkamm sowie eine tägliche Hygiene (Waschen/Reinigen/Desinfizieren von Stofftieren, s. o.).

Leider neigen bestimmte Kinder nicht selten zu Rezidiven solange auch nur ein anderes, befallenes Kind in der Nähe sich befindet. Daher ist eine entsprechende konsequente Mituntersuchung und ggf. auch Behandlung von möglichen Kontaktkindern notwendig.

Geeignet zur Nachbehandlung ist das Neem-Haartonikum (Dr. Hauschka).

EBM Zur komplementärmedizinischen Therapie bei Pediculosis liegen keine publizierten Studien der EBM-Grade 1 oder 2 sowie keine Konsensusempfehlungen vor. Allgemeine Bewertung der einzelnen Therapieverfahren ☞ 44.2, 44.5.

32.13.7 Integrativer Stufenplan

Klinik	Konventionelle Therapie (☞ 32.13.5)	Komplementäre Therapie (☞ 32.13.6)	EBM-Bewert. kompl. Therapie
Nachweis von Läusen/Nissen	InfectoPedicul oder andere antiparasitäre Substanz	Neem-Shampoo	5
	Nissenentfernung, Dekontamination von Kleidung etc.		–

32.13.8 Prognose

Die Prognose ist bei Einhaltung der Behandlungsmaßnahmen gut.

Literatur

1 Liddo AP, Schachner LA: Scabies and lice infestations. Dermatol Ther 1997; 2: 41–50
2 Bowerman JG, Gomez MP, Austin RD, Wold DE: Comparative study of permethrin 1 percent creme rinse and lindane shampoo for the treatment of head lice. Pediatr Infect Dis J 1987; 6: 252
3 Meinking TL, Taplin D, Kalter DC, Eberle MW: Comparative efficacy of treatments for pediculosis capitis infestations. Arch Dermatol 1986; 122: 267
4 Kalthoff H: Skabies und Läuse heute. Behandlung von Filzläusen an den Augen. Deutsche Ärzteblatt 1993; 90: 364
5 Brandt O: Läuse. In: Abeck D, Cremer HJ (eds) Häufige Hauterkrankungen im Kindesalter. Steinkopff, Darmstadt 2001: 43–48
6 Molinari F: Update on the treatment of pediculosis and scabies. Pediatric Nursing 1992; 18: 600–602
7 Franz TJ, Lehman PA, Franz SF, Guin JD. Comparative percutaneous absorption of lindane and permethrin. Arch Dermatol 1996; 132: 901–905
8 Ko CJ, Elston DM: Pediculosis. J Am Acad Dermatol 2003; 50: 1–12
9 Taplin D, Meinking TL, Permethrin. Curr Probl Dermatol 1996; 24: 255–260
10 Müller-Mohnsen, H: Kontroversen zur Toxizität von Pyrethrum und Pyretroiden. Intern. Prax. 34, 2231–2232 (1994)

32.14 Haarausfall

Bernhard Korge (Konventioneller Teil)
Christoph Tautz (Komplementärer Teil)

32.14.1 Ätiologie

Bernhard Korge

Definitionen:

- **Hypotrichose/Atrichie:** Angeborene Verringerung oder völliges Fehlen der Haare.
- **Effluvium:** Das ist der Vorgang des raschen teilweisen oder vollständigen Haarverlusts. Unterschieden werden Anageneffluvium (= Haarverlust noch während der Wachstumphase) und Telogeneffluvium (= Haarverlust von Kolbenhaaren in der Ruhephase).
- **Alopezie:** Bezeichnet den Zustand eines teilweisen oder vollständigen Behaarungsverlustes.

Wichtig für die Bewertung eines Haarausfalls ist die Kenntnis der Dauer der einzelnen Entwicklungsphasen des Haarzyklus. Dieser Haarzyklus besteht aus einer ca. 3-jährigen Wachstumsphase (Anagenphase), einer ca. 3-wöchigen Absterbe-/Rückbildungsphase (Katagenphase) und schließlich aus einer ca. 3–4 monatigen Ruhephase (Telogenphase).

Die Ursachen für Haarausfall werden in **hereditäre und erworbene Formen** unterteilt:

- Die Einordnung eines **hereditär bedingten Haarverlustes** ist wegen der sehr zahlreichen, aber doch seltenen Erkrankungen dem Spezialisten vorbehalten.
- **Erworbene Formen** sind häufiger und umfassen die lokalisierten und diffusen Alopezien infolge schwerer toxischer Schädigungen bzw. schwächerer, häufig chronischer Schädigung des Haarwachstums:
  - Bei starker Schädigung des Haarwachstums wird abrupt die Anagenphase unterbrochen und ein dystrophes Haar fällt sehr bald aus.
  - Bei schwächerer, meist chronischer Schädigung endet die Anagenphase vorzeitig und nach Durchlaufen der Katagenphase fallen Telogenhaare 2–4 Monate später vermehrt aus.
  - Weiterhin gibt es lokalisierte Alopezien in Folge von entzündlichen Prozessen im Rahmen von Infektionen bzw. Autoimmunerkrankungen, welche sich als vernarbende oder nicht vernarbende Alopezien präsentieren können.

Anagen-dystrophisches Effluvium

Häufigste Ursachen: Zytostatika (Folsäureantagonisten, Purinantagonisten, Alkylantien, Alkaloide) in hoher Dosierung, Bestrahlungen mit ionisierenden Strahlen und Intoxikationen mit Schwermetalle (Thallium, Blei, Arsen, Quecksilber, Antikoagulantien).

Telogenes Effluvium

Ursachen (☞ 32.14.6)

- Sonderfall: physiologisches, postpartales Effluvium bei Säuglingen, ausgelöst durch den plötzlichen Abfall des Östrogenspiegels.
- Auch postfebril bzw. postinfektiös oder nach akuten Stresssituationen (große Operationen, schwere Unfälle, massiver Blutverlust, Schockzustände und starker psychischer Stress) tritt häufiger ein Telogeneffluvium auf. Entscheidend für die Beurteilung der Ursache ist die genaue Anamneseerhebung.

32.14.2 Epidemiologie

Über die Häufigkeit der einzelnen hereditären Haarerkrankungen liegen keine zuverlässigen Zahlen vor. Für die beiden häufigsten Formen eines Haarausfalls im Kindes- bzw. späten Jugendalter wird für die androgenetische Alopezie in der weißen Bevölkerung eine Disposition von 5 % und bei der Alopecia areata von etwa 0,03 – 0,01 % angegeben. Eine in den USA durchgeführte Studie errechnete ein Lebenszeitrisiko für die Alopecia areata von 1,7 %. Von den betroffenen Alopecia areata Patienten entwickeln 5 – 10 % eine Alopecia totalis und nur 1 – 2 % eine Alopecia universalis. Für die Inzidenz eines diffusen telogenen Effluviums liegen wegen der vielfältigen Ursachen keine verlässlichen Zahlen vor.

32.14.3 Einteilung

Man unterscheidet folgende Formen des Haarausfalls:
- Hereditärer Haarverlust
- Erworbener Haarverlust:
  - Diffus, nicht vernarbend,
  - Umschriebene Alopezien, nicht vernarbend,
  - Vernarbende Alopezien.

32.14.4 Klinik und Leitsymptome

Anagen-dystrophisches Effluvium

Schwere toxische Schädigung des Haarfollikels führt zu einer sofortigen Wachstumshemmung des Haares:
- Der Haarschaft verdünnt sich und bricht ab.
- Ein diffuser Haarverlust setzt meist nach 1 – 3 Wochen ein und resultiert meist in einer totalen Alopezie.

Telogenes Effluvium

Durch eine schwächere Schädigung der Haarmatrix während der Anagenphase wird diese vorzeitig beendet und die Haarfollikel durchlaufen dann zeitgerecht die Katagen- und Telogenphase:
- Effluvium erst ca. 2 – 4 Monate nach dem schädigenden Ereignis.
- Stärke und Dauer der Schädigung bestimmen das Ausmaß des Effluviums.

Alopecia areata

- Die Alopecia areata (= kreisrunder Haarausfall) beginnt akut mit massiven lokalisierten, kreisrunden telogenen Haarausfall. Sie ist nicht vernarbend, meist ohne klinische Entzündungszeichen und potentiell reversibel.
- Mittels Lupeninspektion sind im frühen Stadium der Erkrankung im Randbereich Ausrufehaare (= sich zum Haarfollikel hin verdünnende Haarschäfte) und Kadaverhaare (= abgebrochene Haarschaftreste in den Follikelöffnungen) sichtbar.
- Das Ausmaß des Haarverlustes variiert von einzelnen Herden, über großflächig konfluierende Areale bis hin zum völligen Kopfhaarverlust (= Alopecia areata totalis) oder gar Ganzkörperhaarverlusts (= Alopecia areata universalis).
- Bei Kindern sind häufiger auch Veränderungen in Form von Grübchen, Querrillen oder sandpapierartiger Nagelplatten vorhanden.

32.14.5 Diagnostik

Kinder mit anamnestisch vermehrtem Haarverlust sind in der täglichen Praxis häufiger. Bei der Erstkonsultation besteht die Schwierigkeit, das Vorliegen eines Haarverlustes zu bestätigen und ggf. das Ausmaß bzw. die Aktivität des Haarverlustes zu objektivieren.

Klinische Untersuchung

Eine **sorgfältige Anamnese,** welche hochfieberhafte Infekte, endokrinologische Aspekte, Ernährungsgewohnheiten, Medikamenteneinnahme, Beginn und Dauer des vermehrten Haarverlustes, internistische Begleiterkrankungen, Operationen und das psychosoziale Umfeld eruiert, ist wegweisend für die Diagnosefindung.

Die **genaue (Lupen-)Inspektion** erlaubt meist eine Unterscheidung zwischen vernarbendem und nicht vernarbendem Haarverlust. **Begleitsymptome** wie Erytheme, Schuppung, Juckreiz oder Schmerzen sind hilfreiche Bausteine bei der Einordnung des Haarverlustes. Durch Inspektion und **Haarzupftest** lässt sich entscheiden, ob ein Haarausfall (Effluvium), ein Haarverlust (Alopezie) oder eine Verdünnung der Haare (Miniaturisierung) bzw. morphologische Auffälligkeiten der Haarschäfte vorliegen. Auf ein charakteristisches **Verteilungsmuster** des Haarverlustes achten.

Mit wenigen Ausnahmen ist die Art der Störung des Haarwachstums mit diesen klinischen Untersuchungsmethoden erkennbar und benötigt keine weiterführende Diagnostik. Nur bei klinisch mehrdeutigem Befund wie z. B. die Abgrenzung einer Alopecia areata von diffusen Typ von einem akuten Telogeneffluvium oder eines Lichen ruber planopilaris vom Lupus erythematodis der Kopfhaut, sind neben differenzialdiagnostischen

Überlegungen auch spezielle Untersuchungstechniken, wie z. B. die Histomorphologie, notwendig.
Eine einfache und relativ zuverlässige Methode zur **Quantifizierung des Haarverlustes** stellt das Zählen der ausgefallenen Haare da. Um dies für den Patienten zu vereinfachen und eine zuverlässigere Meßmethode zu haben, hat sich das morgendliche 5-malige beidseitige Durchkämmen der Haare bewährt, wobei nur die im Kamm bzw. in der Bürste befindlichen Haare gezählt werden. 50–60 Haare pro Tag gelten dabei als normal. Der Erfolg einer Therapie lässt sich mit dieser Meßmethode einigermaßen zuverlässig erfassen.

Laboruntersuchungen

Einige wenige Routineuntersuchungen sollten die klinischen Untersuchungen ergänzen: Auszuschließen sind Eisen- und Zinkmangel, ergänzt durch kleines Blutbild, CRP, AST/ADB-Titer und basalen TSH-Spiegel. Weiterführende Laboruntersuchungen sollten nur bei anamnestischen Hinweisen verlasst werden.

32.14.6 Differenzialdiagnosen

Erworbener Haarverlust

Diffus, nicht vernarbend

Telogeneffluvium:
Androgenetische Alopezie
Endokrin bedingte Alopezien (Hypopituitarismus, Hypo- und Hyperthyreose, Hyperprolaktinämie)
Alopecia areata diffusa
Chemisch und medikamentös bedingte Alopezien

- Zytostatika: Thiouracil, Carbamizol;
- Antikoagulanzien: Cumatrin, Heparin, Heparinoide;
- Vitamin A und Retinoide;
- Zytostatika und Mitosehemmer:alkylierende Substanzen, z. B. Cyclophosphamid;
- Antimetaboliten, z. B. Methotrexat; Alkaloide, z. B. Vincristin;
- Nichtsteroidale Antiphlogistika;
- Sonstige: Lipidsenker, Interferon, Betablocker, ACE-Hemmer, Lithium.

Umschriebene Alopezien, nicht vernarbend

- Alopezia areata
- Alopecia psoriatica
- Seborrhoisches Ekzem
- Trichotillomanie
- Traumatische Alopezie

Vernarbend (Auswahl)

- Physikalisch: mechanische Verletzungen, Druck- und Zug, Verbrennung, Verätzung, Strahlendermatitis;
- Infektiös:
  - Bakteriell: tiefe Staphylodermie, Lupus vulgaris, Lepra;
  - Pilzinfektionen: tiefe Trichophytie (Kerion Celsi), Favus;
  - Virale Infektionen: Varizellen, Zoster;
- Tumoren: Basaliom, Metastasen, Angiosarkom, Lymphom, Plattenepithelkarzinom;
- Dermatosen unklarer Ätiologie: Lichen ruber, Lichen sclerosus et atrophicus, chronisch-diskoider Lupus erythematodes, zirkumskripte Sklerodermie, Sarkoidose, Schleimhautpemphigoid, Mucinosis follicularis, Folliculitis decalvans, Perifollikulitis capitis abscedens et suffodiens, Pseudopelade Brocq.

32.14.7 Konventionelle Therapie

Allgemeine Maßnahmen

- Auf eine proteinreiche, eisen- und zinkreiche Ernährung achten und ggf. bei Mangel vorübergehend substituieren.
- Bei juckender, schuppender oder fettiger Kopfhaut ist eine häufige Kopfwäsche (jeden 2. Tag) mit einem der speziellen Situation angepassten Haarshampoo wichtig.

Anagen-dystrophisches Effluvium

Identifizierung und falls möglich Weglassen des schädigenden Agens.

Telogenes Effluvium

Wichtigster Therapieansatz ist die Abklärung der auslösenden Ursache. Abhängig davon erfolgt eine spezifische Therapie bzw. kann nach ausführlicher Erläuterung der wahrscheinlichen Ursachen eine abwartende Haltung mit dem Patienten besprochen werden.
Kontrolluntersuchungen nach 3 und 6 Monaten durchführen, um sicherstellen zu können, dass der Haarverlust sistiert.

Alopecia areata

- Aufgrund der hohen Rate von Spontanremissionen (60–80 %) nach 6–9 Monaten bei der ersten Manifestation der Alopecia areata empfiehlt sich **zunächst eine abwartende Haltung.**[2] Die äußerliche Therapie mit potenten Glukokortikoiden oder Irritantien (Dithranol, Rheumasalben, Retinoiden) sind hinreichend als wirkungslos belegt.[3]

- Die wiederholte **intraläsionale Injektion von Glukokortikoiden** ist wirksam bei langfristiger Durchführung (Kristallsuspension: 10 mg Triamcinolonacetonid 1:2 bis 1:5 verdünnt; alle 4 Wochen; Cave: strikt intradermale Injektion → Gefahr der subkutanen Hautatrophie!). Bei großflächigem Befall ist die intraläsionale Injektion von Glukokortikoiden den Patienten in der Regel nicht zuzumuten.
- Goldstandard gegenwärtig ist die **topische Immuntherapie** mit einem potenten Kontaktallergen (z. B. Diphenylcyclopropenon, Quadratsäure) über viele Monate: Die Ansprechraten liegen bei etwa 51 %. Nach äußerlicher Sensibilisierung mit einem der oben genannten potenten Kontaktallergene wird mit diesen über viele Monate einmal wöchentlich auf der Kopfhaut ein Kontaktekzem ausgelöst. Da die Steuerung der Therapie viel Erfahrung erfordert und zudem zeitintensiv ist, wird sie überwiegend nur von einigen Universitätshautkliniken und niedergelassenen Dermatologen angeboten. Diese Therapie sollte wegen der notwendigen Mitarbeit des Patienten nicht vor dem 10. Lebensjahr durchgeführt werden. Die topische Immuntherapie ist keine zugelassene Behandlungsform und ist als individueller Heilversuch zu betrachten.

32.14.8 Komplementäre Therapie

Christoph Tautz

Für die Therapie der **Alopecia areata** und **Alopecia psoriatica** stehen komplementärmedizinisch zur Verfügung:

- Stibium met. praep. 0,4 % Salbe oder
- Antimonit 0,4 % Salbe

Dosierung: ein erbsgroßes Stück Salbenstrang wird 2 mal tgl. in den entsprechenden Bereich eingerieben.

Für den hereditären Haarverlust kann der Versuch mit einem **Alopezie-Öl** gemacht werden. 100,0 ml Öl enthalten dabei:

- Ol.aether. Thymi vulgaris 380 mg
- Ol. aether. Lavandulae angustifol. 470 mg
- Ol. aether. Rosmarini officinalis 490 mg
- Ol. aether. Cedri atlanticae 410 mg
- Jojoba Öl 13,0 ml
- Traubenkern Öl ad 100,0 ml

Öl auf die Kopfhaut auftragen und mindestens 2 Minuten einmassieren. Im Anschluss ein warmes Handtuch um den Kopf herumlegen, um die Aufnahme der ätherischen Öle in die Haut zu unterstützen. Die Anwendung sollte regelmäßig, jeden Abend über mehrere Wochen (bis zu 6 Monaten) erfolgen.

EBM Zur komplementärmedizinischen Therapie bei Haarausfall liegen keine publizierten Studien der EBM-Grade 1 oder 2 sowie keine Konsensusempfehlungen vor. Allgemeine Bewertung der einzelnen Therapieverfahren ☞ 45.1, 45.2.

32.14.9 Integrativer Stufenplan

Stufe	Klinik	Konventionelle Therapie (☞ 32.14.7)	Komplementäre Therapie (☞ 32.14.8)	EBM-Bewert. kompl. Therapie
1	Alopecia areata; A. psoriatica	Abwartendes Verhalten	Stibium met. Praep. 0,4 % Ungt.	5
			Antimonit 0,4 % Ungt.	5
2	Versagen von Stufe 1	Intraläsionale Injektion von Glukokortikoiden Topische Immuntherapie	–	–
3	Hereditärer Haarverlust	–	Lokal Alopezie-Öl (☞ 32.14.8)	5

32.14.10 Prognose

Meistens hat Haarausfall eine gute Prognose, sobald der Auslöser erkannt wurde und dann korrigiert bzw. beseitigt werden kann. Bei der Alopezia areata ist die Prognose für den Großteil der Patienten gut. Nur ein kleiner Prozentsatz von 1–10 % entwickelt die schweren Verlaufsformen. welche auch heute noch nicht befriedigend behandelt werden können. Die Perücke bleibt dann als einzige Therapieoption.

Literatur

1 Korge B: Neues und Bewährtes in der Diagnostik von Haarerkrankungen; Hautarzt (2003) 54: 699–702

2 Freyschmidt-Paul P, Happle R, Hoffmann R: Alopecia areata: Klinik, Pathogenese und rationale Therapie einer T-Zell-vermittelten Autoimmunerkrankung. Hautarzt (2003) 54: 713–722

3 Charuwichitratana S, Wattanakrai P, Tanrattanakom S: Randomized double-blind placebo-controlled trial in the treatment of alopecia areata with 0,25 % desoximetasone cream. Arch. Dermatol (2000) 136: 1276–1277

32.15 Warzen (Syn. Verrucae)

Kerstin Strom, Dietrich Abeck (Konventioneller Teil)
Christoph Tautz (Komplementärer Teil)

32.15.1 Ätiologie/Epidemiologie

Kerstin Strom, Dietrich Abeck

Warzen gehören weltweit zu den häufigsten Hauterkrankungen bei Kindern und Jugendlichen. Die Angaben zur Inzidenz liegen bei 10 %. Es wird aber angenommen, dass nahezu jeder bis zum 20. Lebensjahr einmal mit Warzen zu tun hat. In der Regel kommt es zu einer Teilimmunität, die ab dem Erwachsenenalter einen relativen Schutz gegenüber Reinfektionen darstellt. Auslösende Erreger sind die humanen Papillomviren (HPV), die abhängig vom Typ an verschiedenen Körperstellen unterschiedliche Arten von Warzen hervorrufen können. Die häufigste Form, die Verrucae vulgares (vulgäre Warzen), werden durch die HPV-Typen 1, 2, 4 oder seltener auch 7 ausgelöst. In den Verrucae planae juveniles (plane juvenile Warzen) findet man meist HPV 3 und 10. Die Infektion mit HPV erfolgt entweder über direkten Körperkontakt oder über kontaminierte Fußböden in Schwimmbädern und anderen öffentlichen Einrichtungen. Auch Haustiere können HPV übertragen, da die Viren nicht wirtsspezifisch sind. Begünstigende Faktoren für eine Infektion von Seiten des Patienten sind eine Immundefizienz, Akrozyanose, Hyperhidrose, Ekzeme oder auch bereits vorbestehende Hautinfektionen (z. B. Tinea).

32.15.2 Klinik und Leitsymptome

- **Verrucae vulgares:** Lokalisation meist an Fingern, Handrücken oder Zehen; Knötchen mit initial glatter Oberfläche, rasches Wachstum und Verhornung mit zerklüfteter, je nach Lokalisation papillomatöser, filiformer oder mosaikartiger Oberfläche, Ausbreitung der Verrucae vulgares durch Autoinokulation (Kratzen, Schmierinfektion).
- **Verrucae plantares:** Lokalisation an der Fußsohle; reaktive Kallusbildung sowie dunkle Punkte und Streifen als Zeichen von Einblutungen aus dermalen Kapillaren in das Warzenepithel.
- **Verrucae planae juveniles:** Nur 1–4 mm große, hautfarbene bis gelb-bräunlich Knötchen mit feingepunzter Oberfläche; i. d. R. disseminiertes Auftreten vorwiegend im Gesicht, aber auch an den Händen und distalen Unterarmen.

32.15.3 Diagnostik

Das klinische Bild ist charakteristisch.

32.15.4 Differenzialdiagnosen

- **Zu Verrucae vulgares:**
  - Lichen ruber verrucosus: derbe Knoten meist an den Streckseiten der Unterschenkel und den Knöcheln mit starkem Juckreiz, in der Regel im Erwachsenenalter.
- **Zu Verrucae plantares:**
  - Clavus: an mechanisch belasteten Stellen, keine Einblutungen (schwarze Punkte), entzündliche Rötung der Umgebung;
  - Kallus (Schwiele): an mechanisch belasteten Stellen, gelbliche Farbe ohne Einblutungen.
- **Zu Verrucae planae juveniles:**
  - Lichen ruber planus: hautfarbene Papeln mit netzförmiger Zeichnung (Wickham Phänomen) nach Befeuchten, meist an Handgelenksbeugen, Wangenschleimhaut, starker Juckreiz, Vorkommen meist erst im Erwachsenenalter;

Tab. 32.15-1: Therapieverfahren bei Warzen

Therapieverfahren		Indikation	Anwendungsbeschreibung
Suggestivtherapie		Bei Kindern im Alter von 5–10 Jahren	„Scheinbestrahlungen", Aufsagen von Beschwörungsformeln
Topische Behandlungsmöglichkeiten	Keratolyse	Bei stark verhornenden Verrucae vulgares und plantares	Salicylsäurehaltiges Pflaster (Guttaplast®) auf die betroffene Stelle, gut fixieren, für 3 Tage belassen, danach Schmierseifebad und Abtragen mit Hornhauthobel
	Cignolin (Cave: färbt stark)	Ggf. nach Keratolyse für Verrucae vulgares und plantares	Warzenpaste (Rp. Cignolin 0,25, Acid salicyl 6,25, Paraffin liqu. 1,25, Vaselin alb ad 25,0) 2 mal tgl. über 10 Tage
	Glutaraldehyd	Ggf. nach Keratolyse für Verrucae vulgares und plantares	10 %ige Glutaraldehydlösung (Rp. Glutaraldehyd 10 % in Aqua dest.) 1 mal tgl. auf betroffene Stellen, nach 20 min. mit Schmierseifebad abwaschen und Hyperkeratosen mit Hornhauthobel entfernen, komplette Abheilung in der Regel nach 8 Wochen
	5-Fluoruracil	Ggf. nach Keratolyse für einzelne Verrucae vulgares	Als Verrumal® Lösung kommerziell erhältlich, 2–3 mal tgl. über mehrere Wochen
	Podophyllin	Ggf. nach Keratolyse für Verrucae vulgares und plantares	25 %ige Lsg. für die ärztliche Behandlung, 0,5 %ige Lsg. (Condylox® Lsg.) für Eigenbehandlung, 2 mal tgl. an 3 aufeinander folgenden Tagen, Wiederholung (2–5 mal) jeweils nach 4 Tagen Behandlungspause
	Tretinoin	Für Verrucae planae juveniles	0,025 %ige Creme (Rp. Airol® Creme 0,05 % 20,0, Wolff Basis® Creme halbfett ad 40,0) 1–2 mal tgl. für 4–6 Wochen, Cave: Sonnenschutz!
Operative Behandlungsverfahren	Kryotherapie	Nach Keratolyse für Verrucae vulgares und plantares, eher für einzelne Warzen	Mit Stickstoff (-196 °C), Aufsprühen mit Schablone bzw. Kontaktkryotherapie, danach erwünschte subepidermale Blasenbildung, meist Wiederholung nach Abheilung der Blase nötig, schmerzhafte Behandlung
	Lasertherapie	Für Verrucae vulgares und plantares	Mit CO_2- bzw. gepulstem Farbstofflaser, meist 2–3 Behandlungszyklen nötig, schmerzhafte Behandlung

– Lichen nitidus: nur wenige sehr kleine spiegelnde Papeln meist am Penisschaft und Glans bzw. Beugen der Unterarme und des Halses lokalisiert.

32.15.5 Konventionelle Therapie

Bei ca. ⅔ aller betroffenen Kinder kommt es innerhalb von zwei Jahren zu einer spontanen Rückbildung der Warzen. Vor diesem Hintergrund ist eine Therapie vor allem dann indiziert, wenn die Viruswarzen subjektiv störend oder aufgrund ihrer Lokalisation (z. B. periungual, plantar) schmerzhaft sind. Von den zahlreichen möglichen Therapieverfahren wird je nach Lokalisation, Art, Größe und Anzahl der Warzen eine geeignete Behandlung gewählt (☞ Tab.32.15-1).

32.15.6 Komplementäre Therapie

Christoph Tautz

Lokale Therapie

- Bei filiformen Warzen: Bismutum/Stibium Salbe: 2–3 mal tgl. dünn auftragen.
- Bei stark verhornenden Warzen: nach Keratolyse (☞ Tab. 32.15-1) auf enthornte Warze Polygonatum offic. 5 % Salbe auftragen und über Nacht einwirken lassen. In den folgenden Nächten Salbenanwendung wiederholen.

Medikamentöse Therapie

- Berberis fruct. D3 Dil.: 3 mal tgl. 6–8 Tr.,
- Thuja Rh D3 Dil.: 3 mal tgl. 6–8 Tr.

EBM

Zur komplementärmedizinischen Therapie bei Warzen liegen keine publizierten Studien der EBM-Grade 1 oder 2 sowie keine Konsensusempfehlungen vor. Allgemeine Bewertung der einzelnen Therapieverfahren ☞ 44.2.

32.15.7 Prognose

Die Prognose ist in erster Linie wegen der hohen Spontanheilung gut.

Literatur
1 Stone KM: Human papillomavirus infection and genital warts: Update on epidemiology and treatment. Clin Infect Dis, 1995; 20 (Suppl): 91 – 97
2 Grußendorf-Conen EI, Schwarz E: Viruswarzen an Haut und Schleimhaut: Erreger, Klinik, Therapie. Blackwell, Berlin, 1996
3 Brandt O: Warzen (Verrucae). In: Abeck D, Cremer HJ (eds) Häufige Hauterkrankungen im Kindesalter. Steinkopff, Darmstadt, 2001: 143 – 149
4 Siegfried E: Warts and molluscum on children – an approach to therapy. Dermatologic Therapy, 1997; 2: 51 – 67
5 Wiss K. Warts today – gone tomorrow? Medical and Surgical Dermatology, 1997; 4: 1 – 4

32.16 Skabies (Syn.: Krätze)

Kerstin Strom, Dietrich Abeck (Konventioneller Teil)
Christoph Tautz (Komplementärer Teil)

32.16.1 Epidemiologie/Ätiologie

Kerstin Strom, Dietrich Abeck

Die Skabies ist eine weltweit auftretende Infektionskrankheit und wird durch die Skabiesmilbe (Sarcoptes scabiei variatio hominis) verursacht. Die weibliche Milbe dringt nach der Begattung in das Stratum corneum der Haut ein und bewegt sich ca. 0,5 – 5 mm pro Tag vorwärts. In den Milbengängen werden die Eier abgelegt, aus denen die Larven schlüpfen. Bei infizierten Personen lassen sich ca. 10 – 15 Milben nachweisen. Bei Säuglingen und immunsupprimierten Patienten (Scabies norwegica) ist die Milbendichte deutlich höher.
Die Übertragung der Milben erfolgt durch engen Körperkontakt.
Pathogenetisch gesehen sind die Hautveränderungen und der Juckreiz eine allergische Reaktion (Typ IV nach Coombs und Gell, ☞ 17) auf Antigene in Speichel und Kot der Milbe. Die Symptome treten erst nach erfolgter Sensibilisierung des Wirtes auf, was in der Regel 2 – 6 Wochen dauert. Bei erneuter Infektion können die Symptome insbesondere der Juckreiz innerhalb von Stunden auftreten.

32.16.2 Klinik und Leitsymptome

Rötliche Papeln, Knoten und Milbengänge sowie ausgeprägte Kratzexkoriationen bei Erwachsenen und älteren Kindern vorwiegend im Bereich der intertriginösen Arealen, der Interdigitalräume, der Nabelregion, genital und der Brustwarzen; in der Regel ohne Befall der Kopf- und Halsregion.
Bei Säuglingen und Kleinkindern kann das gesamte Integument befallen sein. Typisch ist in dieser Altersgruppe auch der Befall der Handflächen und Fußsohlen (Papeln, Pusteln, Krusten und Exkoriationen).
Sonderformen:
- **Scabies norwegica (selten):** insbesondere bei immunsupprimierten Patienten, massiver Milbenbefall des gesamten Integuments mit sehr hoher Kontagiosität;
- **Gepflegte Skabies:** Juckreiz ist hier einziges Symptom;
- **Scabies incognita:** bei Patienten, die äußerlich oder systemisch mit Glukokortikoiden behandelt werden, können jegliche Symptome fehlen.

32.16.3 Diagnostik

- Nachweis von Milben, Milbeneiern oder Kotballen (Skyballa) aus den Milbengängen mittels Skarifizierung, ggf. auch mit Hilfe des „burrow ink"-Test (Anfärbung des Milbengangs mit einem dunkelfarbigen Filzstift).
- Auflichtmikroskopische Untersuchung der Milbengänge.

32.16.4 Differenzialdiagnosen

- **Atopisches Ekzem** (☞ 32.1): bei älteren Kindern meist beugenbetonte Ekzeme, weniger papulöse Hautveränderungen, keine Symptome bei Kontaktpersonen;
- **Seborrhoisches Säuglingsekzem** (☞ 32.2): wenn überhaupt nur leichter Juckreiz, fettige Schuppung und Krustenauflagerungen, keine Symptome bei Kontaktpersonen;
- **Kontaktdermatitis:** sehr selten bei Säuglingen und Kleinkindern, meist begrenzt auf ein Hautareal, keine Symptome bei Kontaktpersonen;

Bei papulopustulöse Hautveränderungen an Händen und Füßen:

- **Dyshidrosiformes Ekzem:** stecknadelkopfgroße Vesikel, bei Säuglingen und Kleinkindern selten.
- **Infantile Akropustulosis:** erste Hautveränderungen ggf. schon bei Geburt, keine Hautveränderungen am übrigen Körper.

32.16.5 Konventionelle Therapie

Antiskabiöse Therapie

Bei Verdacht auf eine Skabies-Infektion sollte **umgehend** eine **antiskabiöse Behandlung** durchgeführt werden. Dabei sollten auch alle Kontaktpersonen therapiert werden, um eine Reinfektion zu verhindern. Bei Kleinkindern und Säuglingen sollten immer auch der behaarte Kopf und Gesichtsbereich mitbehandelt werden. Bei älteren Kindern und Erwachsenen ist eine Behandlung ab dem Hals abwärts ausreichend.

Zur antiskabiösen Therapie wird Permethrin (Permethrin 25 % Rezepturkonzentrat) im Säuglings- und Kindesalter aufgrund seiner sehr guten Wirksamkeit und seiner hervorragenden Verträglichkeit weltweit am häufigsten eingesetzt. Es wird nur minimal (< 2 %) perkutan resorbiert und kann daher auch bei schwangeren Frauen, in der Stillzeit und bei Patienten mit neurologischen Erkrankungen eingesetzt werden. Angaben zu Dosierung, Anwendung, Therapiedauer und Nebenwirkungen sowie Anwendungsbeschränkungen für Permethrin und die übrigen topisch einsetzbaren, antiskabiös wirkenden Substanzen sind in Tab. 32.16-1 zusammengefasst.

Rezeptur Permethrin
Rp. für Kinder < 5 Jahren:
Permethirn 25 % RK InfectoPharm 10,0
Unguentum emulsificans aquosum ad 100,0
Rp. für Kinder > 5 Jahre und Erwachsene:
Permethirn 25 % RK InfectoPharm 20,0
Unguentum emulsificans aquosum ad 100,0

Sonstige Maßnahmen

- Wäsche möglichst heiß waschen (60 °C) bzw. chemisch reinigen oder 1 Woche lüften;
- Polstermöbel und Teppiche absaugen, bei massiver Kontamination shamponieren;
- Zur Vermeidung von Exkoriationen und möglichen Superinfektionen Fingernägel kurz halten und regelmäßig säubern.

Tab. 32.16-1: Topisch einsetzbare, antiskabiös wirkende Substanzen

Substanz	Dosierung	Anwendung	Therapiedauer	NW	KI
Permethrin	I.d.R. einmalige Anw.; bei Kindern 25 % RK (s.o.); bei Befall der Hand- und Fußflächen Wdh. nach 10 d	Abends auftragen, am nächsten Morgen mit Wasser und Seife abwaschen	Einwirkzeit: 8–12 Stunden	Sehr selten Hautirritationen	Keine
Lindan (Jacutin® Emulsion)	I.d.R. dreimalige Anw. an 3 aufeinander folgenden Abenden	Siehe Permethrin	Einwirkzeit: je 8–12 Stunden	Hohe perkutane Resorption (ca. 10 %), selten Hautirritationen	Nicht bei Kindern < 3 J., bei gestörter Hautbarriere (z.B. bei atopischem Ekzem) und bei Schwangeren
Benzylbenzoat (Antiscabiosum® 10 % Emulsion)	2 mal tgl. an 3 aufeinanderfolgenden Tagen	Abduschen oder Baden erst am 4. Tag	Verbleibt für 3 d auf der Haut	Häufig Hautirritationen, Brennen, Konjunktivitis, gelegentlich Kontaktallergien	Nicht bei Schwangeren und in der Stillzeit
Crotamiton (Crotamitex® Lotio)	Mehrmals tgl. an 5 aufeinander folgenden Tagen; Vorteil: zusätzlich Juckreiz stillende Wirkung	Nach dem 5. Tag abduschen	Verbleibt für 5 Tage auf der Haut	Exsudative Dermatitis	Nicht bei Schwangeren und in der Stillzeit

32.16.6 Komplementäre Therapie

Christoph Tautz

Da von einer nicht gänzlich unbedenklichen Toxizität der Pyretrum-Präparate ausgegangen werden muss (☞ 32.13.6), kann auf traditionsreiche Neem-Auszüge zurückgegriffen werden, über die auch für die Anwendung bei Skabies ermutigende Erfahrungen vorliegen (F. J. Knust, ☞ Literatur).

Zur Anwendung kommt eine **Neem-Salbe 2 %.** Beim gesicherten Skabiesbefall wird 3 mal tgl. behandelt. Um eine ausreichende Hautatmung zu gewährleisten, sind maximal 50 % der Körperoberfläche auf einmal einzucremen.

- **1. Tag:** morgens und abends Kopf und Extremitäten, mittags Rumpf eincremen.
- **2. Tag:** morgens und abends Rumpf, mittags Kopf und Extremitäten.
- Danach immer abwechselnd bis einschließlich Tag 8.

Zusätzlich tägl. ein Vollpflegebad mit z. B. pH 5-Eucerin-Waschlotion® morgens vor der erneuten Salbenapplikation.

EBM Zur komplementärmedizinischen Therapie bei Skabies liegen keine publizierten Studien der EBM-Grade 1 oder 2 sowie keine Konsensusempfehlungen vor. Allgemeine Bewertung der einzelnen Therapieverfahren ☞ 44.2, 44.5.

32.16.7 Integrativer Stufenplan

Klinik	Konventionelle Therapie (☞ 32.16.5)	Komplementäre Therapie (☞ 32.16.6)	EBM-Bewert. kompl. Therapie
Gesicherter Skabiesbefall	Permethrin (Rezeptur)	Neem-Salbe 2 %	5

32.16.8 Prognose

Die Prognose ist gut, wenn alle Kontaktpersonen mitbehandelt werden, damit es nicht zu einer Reinfektion kommt.

Literatur

1 Fölster-Holst R, Rufli T, Christophers E: Die Skabiestherapie unter besonderer Berücksichtigung des frühen Kindesalters, der Schwangerschaft und Stillzeit. Hautarzt 2000; 51: 7 – 13
2 Orkin M, Maibach H: Scabies treatment: current considerations. Current Problems in Dermatology 1996; 24: 151 – 156
3 Brandt O: Skabies. In: Abeck D, Cremer HJ (eds) Häufige Hauterkrankungen im Kindesalter. Steinkopff, Darmstadt 2001: 43 – 48
4 Agathos M: Skabies. Der Hautarzt 1994; 45: 889 – 903
5 Knust, FJ; Arzt und Umwelt 11/4,319 – 321,1998

33 Erkrankungen des Urogenitalbereichs

Ludwig Stapenhorst, Martin Kirschstein, Bernd Hoppe, Niklas Kreutzer, Anna-Margarete Funke (Konventioneller Teil)
Matthias Lohn (Komplementärer Teil)

33.1 Akute/Chronisch rezidivierende Harnwegsinfektionen (HWI)

Ludwig Stapenhorst (Konventioneller Teil)
Matthias Lohn (Komplementärer Teil)

33.1.1 Ätiologie

Ludwig Stapenhorst

Die Azidität des Urins, der ungehinderte Fluss des Urins durch die Harnwege, ein gesunder immunologischer Status und eine unveränderte Mukosa sorgen für einen sterilen Harntrakt. Anomalien oder Störungen eines oder mehrerer dieser Schutzmechanismen können zu Harnwegsinfektionen führen.
Verantwortlich sind meist Bakterien, selten Viren (z. B. Adenoviren) oder Pilze. Es besteht ein deutlich erhöhtes Risiko bei urogenitalen Fehlbildungen oder Blasenfunktionsstörungen. Eine chronische habituelle Obstipation, ein Mangel an sekretorischem IgA im Urin sowie eine unzureichende Genitalhygiene können das Risiko zusätzlich erhöhen.

Häufigste Erreger
- Mädchen < 10 J.: E. coli (> 80 %), Enterokokken, Proteus,
- Mädchen > 10 J.: E. coli, Staphylokokken (Staph. epidermidis und koag. neg. Staph.),
- Jungen < 1 J.: E. coli (> 80 %), Proteus, Klebsiellen,
- Jungen > 1 J: E. coli (33 %), Proteus (33 %).

Bei komplizierten HWI (s. u.) findet sich häufig ein anderes Keimspektrum mit resistenten Keimen.

Infektionsweg
Bei Neugeborenen hämatogen, sonst Keimaszension von Darmbakterien oder Bakterien der Präputialbesiedlung (10fach erhöhtes Risiko bei nicht zirkumzidiertem Sgl.). Die kürzere Urethra des Mädchens, Störungen der vaginalen Flora nach antibiotischer Therapie, sowie die Adherenz bestimmter Bakterien (insbesondere E. coli) mittels Fimbrien prädisponieren zu HWI.

33.1.2 Epidemiologie

Etwa 3 % aller Mädchen und ca. 1 % aller Jungen machen bis zur Adoleszenz einen HWI durch. Ca. 50 % der Patienten mit einem HWI erleiden ein Rezidiv!

33.1.3 Einteilung

- **Asymptomatische Bakteriurie:** signifikante Bakteriurie in wiederholten Harnproben ohne klin. Symptome.
- **Zystitis/unkomplizierter HWI:** Bakteriurie mit klinischer Symptomatik.
- **Pyelonephritis:** HWI mit Beteiligung der Niere.
- **Komplizierter HWI:** zusätzlich Fehlbildungen, Funktionsstörungen, Niereninsuffizienz, Zustand nach Nierentransplantation, Steinleiden, Abwehrschwäche, Diabetes mellitus, Fremdkörper.

33.1.4 Klinik und Leitsymptome

Die Klinik ist altersabhängig:
- **Beim älteren Kind:** Dysurie, Pollakisurie, Enuresis, Makrohämaturie, gegebenenfalls Fieber und Allgemeinsymptome.
- **Bei Säuglingen:** unter Umständen lediglich Trinkunlust, Unruhe, Erbrechen, Apathie, graues Hautkolorit.

Leitsymptome ☞ Tab. 33.1-1

33.1.5 Differenzialdiagnose

- **Sterile Leukozyturie:** vermehrte Ausscheidung lithogener Substanzen (z. B. Hyperkalziurie), atypische Erreger (Chlamydien, Ureaplasmen, TBC, Würmer).
- **Hämaturie:** Glomerulonephritiden, Trauma, Fremdkörper, Tumoren, Urolithiasis, benigne familiäre Hämaturie u. a.

Tab. 33.1-1: Leitsymptome

	Urin	Klinik	Entzündungsparameter	Fieber	Nierensono
Asymptomatische Bakteriurie	Bakteriurie	–	–	–	Unauffällig
Zystitis	Bakteriurie mit Leukozyturie, evtl. Hämaturie	Dysurie, Pollakisurie, Enuresis	Keine oder gering erhöht	< 38,5 °C	Unauffällig
Pyelonephritis	Bakteriurie, Leukozytenzylinder (beweisend!)	Kopf-Flankenschmerz	Deutlich erhöht	> 38,5 °C	Vergrößerte und echogenitätsangehobene Niere(n)

33.1.6 Diagnostik

Basisdiagnostik

- **Anamnese:** frühere HWI, Miktionsverhalten, Enuresis, Familienanamnese (HWI?, Reflux?, Hämaturie?)
- **Urin:** Mittelstrahlurin/Beutelurin oder Blasenpunktion; **möglichst kein Blasenkatheter** da Keimverschleppung und erhöhte Verletzungsgefahr (Urethra!), außerdem geringeres Schamgefühl bei der Blasenpunktion.
  - Streifentest (z.B. Combur 9): Leukozyturie, Hämaturie, Nitrit?
  - Kammerzählung: Mehr als 10 Leukozyten/mm^3 bei Jungen oder mehr als 50 Leukozyten/mm^3 bei Mädchen (20–50 sind verdächtig).
  - Bakteriologie: signifikantes Keimwachstum als einziges valides Kriterium eines HWI (> 10^5 im Mittelstrahl, jedes Wachstum im Punktionsurin). Beutelurin: nur negative Befunde sind beweisend; Mischkultur ist immer auf Kontamination verdächtig.
- **Sonographie:** Nierengröße und Echogenität, Harnabflussstörungen, anatomische Anomalien, Urolithiasis, Blasenwand, Restharn?
- **Blutentnahme:** Blutbild, CRP, BSG, Retentionswerte und Elektrolyte.

> **Indikation zur Urinuntersuchung**
> Fieber beim Säugling, jedes unklare Fieber, unklare Gedeihstörung, unklare Abdominalbeschwerden oder Flankenschmerzen, alle Miktionsbeschwerden bzw. Auffälligkeiten inkl. Enuresis, übelriechender Urin. **Es gibt keinen Grund auf eine Urinuntersuchung zu verzichten.**

Spezielle Diagnostik im Intervall

- **Miktionszysturethrographie (MCU):** vesikoureteraler Reflux (in ca. 30 % der Fälle!)?, Blasenwandkonfiguration (Pseudodivertikel? Trabekel?), infravesikales Abflusshindernis?
- **Blasenfunktionsdiagnostik:** Uroflow, Beckenboden-EMG, Urodynamik bei V.a. Blasenentleerungsstörung.
- **MAG3-Nierenszintigraphie:** Seitengetrennte Funktion? Exkretionsverzögerung?
- **DMSA-Szintigraphie:** zur Darstellung von Parenchymnarben (hohe Strahlenbelastung bei geringem Informationsgewinn, Narben auch im Sono sichtbar).

> **Indikation zum MCU**
> - Nach jeder ersten Pyelonephritis,
> - Bei symptomatischen HWI vor dem 3 Lj.,
> - HWI und sonographisch V.a. Reflux,
> - HWI und pos. Familienanamnese für vesikoureteralen Reflux (VUR),
> - Sonogr. einseitig kleine Niere,
> - Rezidivierende symptomatische HWI,
> - Miktionsauffälligkeiten im Intervall unabhängig vom Alter.

33.1.7 Konventionelle Therapie

Akuter Harnwegsinfekt

Säuglinge bis zum 4.–6. Lebensmonat sollten immer stationär und parenteral therapiert werden.

Unspezifische Therapie: Flüssigkeitszufuhr erhöhen, Analgesie.

Afebriler, symptomatischer HWI

- Nitrofurantoin (3–5 mg/kgKG/d p.o. in 3 ED) oder
- Trimethoprim (5–6 mg/kgKG/d p.o. in 2 ED) oder
- Cefaclor 30–50 mg/kgKG/d p.o. in 3 ED.

Dauer jeweils 3–5 (–7) Tage.

> **!**
> - Nitrofurantoin wegen schlechter Gewebsspiegel nur bei Zystitis und als Dauerprophylaxe, obsolet bei Pyelonephritis,

- Trimethoprim und Nitrofurantoin erst > 6. Lebenswoche, hohe Wirkspiegel im Urin,
- Bei Niereninsuffizienz: kein Nitrofurantoin, Vorsicht mit Aminoglykosiden,
- Komplizierte HWI oft mit anderem Keimspektrum: resistente Keime, Proteus (Urolithiasis),
- Umstellen der Therapie bei Versagen nach Resistogramm.

Febrile oder komplizierte HWI/Pyelonephritis
Säugling oder Kleinkind und/oder schwere Symptomatik oder bekannte Fehlbildungen des Harntraktes:
- Gentamicin 3 – 5 mg/kgKG/d i.v. in 1 ED und Cefotiam 50 – 100 mg/kgKG/d i.v. in 3 ED oder
- Gentamicin 3 – 5 mg/kgKG/d i.v. in 1 ED und Piperacillin 100 – 300 mg/kgKG/d i.v. in 3 ED.

Ältere Kinder und geringe Symptomatik:
- Cefaclor 30 – 50 mg/kgKG/d p.o. in 3 ED oder
- Co-trimoxazol 6 mg/kgKG/d p.o. in 2 ED oder
- Amoxicillin 50 mg/kgKG/d p.o. in 3 ED.

Dauer jeweils 7 – 10 Tage.

Rezidivierende Harnwegsinfekte

Indikation der Reinfektionsprophylaxe
- Nach 1. fieberhaftem HWI bis ein vesikoureteraler Reflux ausgeschlossen ist,
- VUR unter Überwachung, bis ausgewachsen (mind. 5. Lj. bei Mädchen, 1. Lj. bei Jungen) oder mind. 3 Monate postoperativ nach Antireflux Op.),
- 3 – 6 Monate bei rez. Zystitiden ohne Reflux,
- Solange Blasenfunktionsstörungen oder Harntraktanomalien bestehen,
- Im Säuglingsalter nach Pyelonephritis auch ohne Harntraktanomalien.

Chemoprophylaxe

Chemoprophylaxe (p.o. 1 ED abends)	Kontraindikationen	Nebenwirkungen
Nitrofurantoin (1 mg/kgKG/d)	Niereninsuffizienz Neugeb. bis 2. LM	Übelkeit, Neuropathie, Leukopenie, Anämie, Allergie
Trimethoprim (2–3 mg/kgKG/d)	Neugeb. bis 2. LM	Steven-Johnson-Syndrom, Thrombopenie, Leukopenie,
Cephalosporin (5–10 mg/kgKG/d)	Allergie	Allergie, gastrointestinale Beschwerden

Harndesinfizienzen
- Nitroxolin (80 – 160 mg am Abend); Nebenwirkungen: gastrointestinale Beschwerden, allerg. Thrombopenie.
- Mandelamine wirken über den Umbau zu Formaldehyd und nur im sauren Urin.
- Cranberrysaft.

Adjuvante Therapie
- Harnansäuerung (Cave: Harnsteine!) mit Vitamin C und L-Methionin.
- Chronische habituelle Obstipation regulieren.

Initialtherapie der Durchbruchsinfektion

Dauerprophylaxe	Wahrscheinlicher Keim	Therapie
Trimethoprim	E. coli	Orales Cephalosporin
Nitrofurantoin	Pseudomonas (Proteus, Klebsiellen)	Gentamicin
Cephalosporin	Enterokokken	Amoxicillin

Verlaufskontrollen
VUR unter Dauerprophylaxe: 1 mal monatliche Urinkontrolle mit Teststreifen, ½-jährliche Sonographie und jährliche MCU-Kontrolle.

Ca. 30 % Malcompliance! → Elternmotivation durch Information.

Komplizierter Harnwegsinfekt

Beseitigung der prädisponierenden Risikofaktoren: Antireflux-OP (VUR>III° oder >II° und Durchbruchsinfektionen), Steinentfernung, Harnabflusshindernis beseitigen, Miktionstraining, Zirkumzision, Labiensynechien lösen.
Therapie der Blasenfunktionsstörung (☞ 42.2)

33.1.8 Komplementäre Therapie

Matthias Lohn

Bei Harnwegsinfektionen handelt es sich in den meisten Fällen um bakterielle Erreger, daher werden hier häufig Antibiotika eingesetzt. Man sollte jedoch nicht vergessen, dass jede antibiotische Therapie einen Eingriff in die Mikroökologie des Darmes darstellt und somit die Darmflora aus dem Gleichgewicht bringt. Die antibiotische Therapie einer HWI sollte daher nicht nur am Urinbefund, sondern auch an der klinischen Symptomatik orientiert eingesetzt werden.

Unkomplizierte Harnwegsinfektionen

Neben allgemeinen Maßnahmen wie einer erhöhten Flüssigkeitszufuhr spielt eine **ausreichende Wärmebehandlung** eine entscheidende Rolle. Oft liegt bei Harnwegsinfektion als auslösender Faktor eine unbemerkte Unterkühlung der unteren Extremität und des Beckens zugrunde, so dass hier therapeutisch unbedingt Abhilfe geschaffen werden muss, beispielsweise mit wärmender Kleidung aus Wolle (nicht Baumwolle, da diese Faser Flüssigkeit aufnimmt und somit kühlenden Einfluss hat).

Medikamentöse Behandlung:

- Bei stechenden Schmerzen: **Argentum nitricum comp.:** zuerst stdl. dann 3–5 mal tgl. 5–10 Glob.,
- Bei brennenden Schmerzen: **Cantharis comp.:** zunächst stdl. 5 Glob., später 3 mal tgl. 5–10 Glob.,
- Bei rezidivierend auftretenden unkomplizierten HWI wird die Therapie ergänzt durch**Thuja comp. Trit.:** 2–4 mal tgl. 1 Dosierlöffel (bei Kleinkindern seltenere Gaben).

Äußerliche Behandlung:

- **Cuprum metallicum 0,4 % Ungt.:** Füße oder Beine (ggf. auch die Nierengegend) morgens und abends einreiben: wirkt durchwärmend;
- **Argentum metallicum 0,4 % Salbe:** regelmäßige Einreibung der Nieren- und Blasengegend morgens und abends: wirkt entzündungslindernd;
- **Hypericum-Öl 5 %:** mehrmals täglich zur Fußeinreibung; bei Fotosensibilisierung der Haut evtl. Präparat verdünnen.

Alle Einreibungen sollten immer mit warmen Händen durchgeführt werden.

Eine weitere Möglichkeit zur Durchwärmung und Anregung ist die Anwendung eines Eukalyptus-Blasenwickels, z. B. mit **Eucalyptus Oleum aeth. 10 %** als abendliche oder nächtliche Auflage auf die Blasengegend.

Komplizierte Harnwegsinfektionen

Hier steht die konventionelle antibiotische Therapie (☞ 33.1.7) klar im Vordergrund. Die oben genannten komplementären Maßnahmen können jedoch unterstützend eingesetzt werden.

Chronische Harnwegsinfektionen

Neben der auch hier wichtigen Beachtung der Wärme (insbesondere der Füße) ist ein wichtiges Medikament **Phosphor D6** (besser noch LM 6): morgens 3–5 Tr.

Diese Behandlung kann ergänzt werden durch die Gabe eines oder mehrerer der folgenden Medikamente:

- **Argentum nitricum comp.:** 3 mal tgl. 5–10 Glob.,
- **Carbo pteridii aquilini D 6 Trit.:** 3 mal tgl. 1 Msp.,
- **Cantharis comp.:** 3 mal tgl. 5–10 Glob.,
- **Lachesis D8:** 3 mal tgl. 5–10 Tr.

Bei zugrunde liegenden Fehlbildungen kommt eine Organtherapie mit z. B. **Ureter Gl D8 Amp.** in Betracht: 2 mal wöchentlich 1 Trinkampulle.

Wie bei vielen Erkrankungen der Nierenorganisation ist auch hier die Gabe von Ackerschachtelhalm hilfreich, z. B. in Form von **Equisetum arvense Rh D3:** 3 mal tgl. 5–10 Tr.

> **EBM** Zur komplementärmedizinischen Therapie bei Harnwegsinfekten liegen keine publizierten Studien der EBM-Grade 1 oder 2 sowie keine Konsensusempfehlungen vor. Allgemeine der einzelnen Therapieverfahren ☞ 44.4, 45.1.

33.1.9 Integrativer Stufenplan

Akute Harnwegsinfektion

Stufe	Klinik	Konventionelle Therapie (☞ 33.1.7)	Komplementäre Therapie (☞ 33.1.8)	EBM-Bewert. kompl. Therapie
1	Zystitis	Antibiotische Therapie erhöhte Flüssigkeitszufuhr	Ausreichende Wärmebehandlung z. B. mit Fußeinreibung mit Cuprum met. Praep. 0,4 % Ungt.	5
			Bei stechenden Schmerzen Argentum nitricum comp.	5

Stufe	Klinik	Konventionelle Therapie (☞ 33.1.7)	Komplementäre Therapie (☞ 33.1.8)	EBM-Bewert. kompl. Therapie
			Bei brennenden Schmerzen Cantharis comp.	5
			Bei ausbleibender Besserung ggf. antibiot. Therapie	–
2	Fieberhafte Pyelonephritis	Antibiotische Therapie, anschließend Dauerprophylaxe + MCU	Ergänzend komplementäre Maßnahmen wie bei unkompliz. HWI	5

Rezidierende Harnwegsinfektion

Stufe	Klinik	Konventionelle Therapie	Komplementäre Therapie	EBM-Bewert. kompl. Therapie
1	Nach dem 2. symptomatischen HWI	Dauerprophylaxe	Ergänzend zur erweiterten Diagnostik und Therapie z. B. Phosphor LM 6	5
			Carbo pteridii aquilini D6	5
2	Durchbruchsinfektion	Antibiot. Dauerprophylaxe nach Antibiogramm, Urin ansäuern, Harndesinfizienzien	–	–

33.1.10 Prognose

Risikofaktoren für Nierenparenchymnarben: Alter < 4–5 Jahre, verzögerter Therapiebeginn (> 24 Std.), VUR III–IV°, intrarenaler Reflux, Harnwegsobstruktion, hohe Virulenz des verursachenden Keims.

Komplikationen: Urosepsis, Funktionsverlust, chronische Niereninsuffizienz, arterieller Hypertonus (Inzidenz: 12–18 % bei Nierenparenchymnarben).

50 % der Kinder mit einem Harnwegsinfekt erleiden ein Rezidiv innerhalb von 1 Jahr, meist innerhalb von 2–3 Monaten.

> Je jünger das Kind desto häufiger ist die Pyelonephritis, je älter desto häufiger die Zystitis.
> Bei Blasenpunktion steriles Gefäß bereithalten, da im Rahmen der Hautdesinfektion häufig spontane Miktion.

Literatur

1 DGPI, Handbuch päd. Infektiologie, Futuramed, 2004, 4. Aufl.

2 R. Keren, E. Chan: A meta-analysis of randomized, controlled trials comparing short- and long-course antibiotic therapy for urinary tract infections in childhood. Pediatrics 2002; 109 (5): E70–0

3 Craig JC: Urinary tract infection: new perspectives on a common disease. Curr Opin Infect Dis. 2001 Jun; 14(3): 309–13

4 Williams GJ, Lee A, Craig JC: Long-term antibiotics for preventing recurrent urinary tract infection in children. Cochrane Database Syst Rev. 2001; (4): CD001 534

5 Grady R, Krieger J: Urinary tract infection in childhood. Curr Opin Urol. 2001 Jan; 11(1): 61–5

6 R. Beetz, A. Bökenkamp, M. Brandis, P. Hoyer, U. John, M.J. Kemper, M. Kirschstein, E. Kuwertz-Bröking, J. Misselwitz, D.-E. Müller-Wiefel, W. Rascher: Diagnostik bei konnatalen Dilatationen der Harnwege. Monatsschr Kinderheilk 2002, 150: 76–84

33.2 Nephritisches Syndrom/ Glomerulonephritis

Martin Kirschstein (Konventioneller Teil)
Matthias Lohn (Komplementärer Teil)

33.2.1 Ätiologie

Martin Kirschstein

Bei Glomerulonephritiden, die zu einem nephritischen Syndrom führen, handelt es sich um **nichtbakterielle Entzündungen der Nieren,** die durch eine Aktivierung des humoralen und zellulären Immunsystems verursacht werden. Eine Störung der humoralen Immunmechanismen führt zu **Ablagerungen von Antigenen und Antikörpern** (Immunkomplexen) im Glomerulum. Zahlreiche Zellsysteme (Lymphozyten, Monozyten, Granulozyten) können in die Entzündungsprozesse eingreifen.

33.2.2 Epidemiologie

Die Häufigkeit der dem nephritischen Syndrom zugrunde liegenden Glomerulonephritiden ist unbekannt, da viele Erkrankungen inapparent verlaufen. Nach wie vor sind immunvermittelte glomeruläre Nierenerkrankungen neben angeborenen und hereditären Nephropathien bei Kindern die häufigste Ursache für die dialysepflichtige Niereninsuffizienz.

33.2.3 Einteilung

Es können folgende Einteilungen vorgenommen werden:

- Nach der Klinik:
  - Nephritisches Syndrom,
  - Nephrotisches Syndrom (☞ 33.3).
- Nach klinischem Verlauf:
  - Akute Glomerulonephritis,
  - Rapid-progressive Glomerulonephritis,
  - Chronische Glomerulonephritis.
- Nach Histologie oder pathoanatomischen Korrelaten:
  - Diffuse Glomerulonephritis,
  - Mesangioproliferative Glomerulonephritis,
  - Intra- und extrakapillär proliferative Glomerulonephritis.
- Nach der Ätiologie:
  - Hereditäre Glomerulopathie (Alport Syndrom),
  - Postinfektiöse Glomerulonephritis,
  - Medikamentös induzierte Glomerulopathie.

Die häufigsten Formen des nephritischen Syndroms sind:

- Akute postinfektiöse Glomerulonephritis (Streptokokken),
- Rapid-progressive Glomerulonephritis unbekannter Genese,
- Chronische Glomerulonephritis:
  - IgA-Nephritis,
  - Membranoproliferative Glomerulonephritis.
- Glomerulonephritiden bei Systemerkrankungen:
  - Schoenlein-Henoch Purpura,
  - Lupus erythematodes,
  - Panarteriitis nodosa.

33.2.4 Klinik und Leitsymptome

- **Erythrozyturie:** > 10 Erythrozyten/µl bis Makrohämaturie;
- **Proteinurie:** 0,1 – 1 g/m^2KOF/d;
- **GFR ↓:** Kreatinin und Harnstoff im Serum ↑;
- **Ödeme:** H_2O- und Salzretention;
- **Hypertension:** diastolisch > 10 mmHg über Altersnorm bis hypertensive Krise;
- **Akzessorische klinische Symptome:** Leibschmerzen, Erbrechen, Kopfschmerzen und Krampfanfälle (hypertensive Krise!), Müdigkeit, Blässe.

33.2.5 Diagnostik

Basisdiagnostik

- **Anamnese:** Familiarität, Vor- und Begleiterkrankungen, Medikamente;
- **Körperliche Untersuchung:** Rachen- und Hautinspektion, neurologischer Status, Blutdruckmessung;
- **Blut:** Elektrolyte, Kreatinin, Harnstoff, Harnsäure, CRP, BSG, Gerinnungsstatus, Blutbild, Serum-Elekrophorese, Cholesterin, alkalische Phosphatase, Blutgasanalyse, Immunglobuline, Komplementfaktoren C_3 und C_4, Streptokokkenantikörper (ASL, Antihyaluronidase, Anti-DNAse B), ANA, ANCA, ACPA, Hepatitis-B-Serologie;
- **Urin:** Status mit Phasenkontrastmikroskopie (dysmorphe Erythrozyten), Sediment, Albumin, a_1-Mikroglobulin, IgG;
- Rachenabstrich;
- Sonographie: Nierengröße und -echogenität;
- Überwachungsmaßnahmen: Gewicht, Ein-Ausfuhr-Bilanz, Blutdruck;

Spezielle Diagnostik

- Nierenbiopsie: Licht-, Immunfluoreszenz- und Elektronenmikroskopie;

> **!** i.v.-Pyelogramm und Isotopennephrographie sind kontraindiziert (Nephrotoxizität)!

33.2.6 Differenzialdiagnosen

- Harnwegsinfektion mit Hämaturie
- Urolithiasis
- Enteritis
- Appendizitis
- Hämolytisch-urämisches Syndrom

33.2.7 Konventionelle Therapie

Akute Glomerulonephritis

- **Bettruhe** während aktiver Phase (Ödeme, Hypertension, Makrohämaturie); Schulbesuch und leichte körperliche Aktivität wenige Tage bis Wochen nach Normalisierung von Blutdruck und Nierenfunktion wieder möglich, Leistungssport sollte sechs Monate vermieden werden;
- **Ödembehandlung:** bei Oligurie Trinkmenge einschränken, Flüssigkeitsbilanzierung (Einfuhr = Ausfuhr + Perspiratio insensibilis), Diuretikum (Furosemid 1 – 2 mg/kgKG p.o. als ED);
- **Hypertoniebehandlung:** Betablocker (Propranolol 1 – 5 mg/kgKG/d in 2 – 3 ED oder Atenolol 1 – 3 mg/kgKG/d in 1 ED) oder ACE-Hemmer (Captopril 0,5 – 3 mg/kgKG/d in 2 ED oder Enalapril 0,1 – 0,5 mg/kgKG/d in 1 ED), ACE-Hemmer bevorzugt bei Proteinurie und beginnender Niereninsuffizienz;
- **Diät:** Einschränkung der Salzzufuhr nur bei Ödemen und Hypertonie;
- **Bei akuter Poststreptokokken-Glomerulonephritis:** Penicillin (100 000 IE/kgKG/d in 3 ED für 10 Tage oral.

Rapid-progressive Glomerulonephritis

Die rapid progressive Glomerulonephritis ist charakterisiert durch einen plötzlichen und rasch (innerhalb weniger Tage bis Wochen) fortschreitenden Abfall der Nierenfunktion. Histologisch weisen mindestens 50 % der Glomeruli in der Nierenbiopsie eine Halbmondbildung auf.
Renale Symptome: Makrohämaturie, Ödeme; Hypertonie; klnische Symptome: Unwohlsein, Kopfschmerzen, Erbrechen und Müdigkeit.

Allgemeintherapie
Wie bei akuter Glomerulonephritis.

Spezifische Immuntherapie

- **Methylprednisolonstöße** i.v. (25 mg/kgKG/d an 3 Tagen mit jeweils einem Tag Pause dazwischen), anschließend orale Prednisolon-Behandlung (60 mg/m^{2}KOF/d für 4 – 6 Wochen);
- **Zytostatika:** in Kombination mit Kortikosteroiden Cyclophosphamid (50 – 150 mg/m^{2}KOF i.v. als ED einmal pro Woche oder 2 mg/kgKG/d als ED für 8 Wochen);
- Plasmaaustausch oder Hämodialyse sind als ultima ratio sehr umstritten und sollten in einem kindernephrologischen Zentrum durchgeführt werden.

Chronische Glomerulonephritis

- Antihypertensive Therapie mit einem ACE-Hemmer verhindert Hochdruckfolgen und Progression der Niereninsuffizienz (z. B. Enalapril 0,1 – 0,5 mg/kgKG/d in ED).
- Positiver Effekt von mehrfach ungesättigten Fettsäuren aus Fischöl auf Progression der Glomerulosklerose wird z.Zt. in Studien untersucht.

33.2.8 Komplementäre Therapie

Matthias Lohn

Aufgrund der Schwere und Seltenheit der Erkrankung sind die betroffenen Kinder oft frühzeitig in entsprechend spezialisierten Zentren in Betreuung. Oft sind es langjährige chronische Verläufe, die zusammen mit den Kindern und ihren Eltern gemeistert werden müssen. Dabei entstehen nicht selten Fragen bei den Eltern nach ergänzenden oder alternativen Behandlungsmöglichkeiten zu den angebotenen schulmedizinischen Maßnahmen.
Es würde jedoch den Rahmen dieses Buches sprengen, die Findung einer individuellen und persönlichen komplementären Therapie allgemeingültig zu beschreiben. Die Autoren verzichten daher bewusst auf die Nennung standardisierter therapeutischer Details für diese Erkrankungen, da dies möglicherweise ein falsches Bild über die Möglichkeiten dieser Therapierichtungen geben würde.
Wir empfehlen vielmehr im Einzelfall eine kollegiale Zusammenarbeit der verschiedenen Instanzen, um für den Patienten und seine Eltern die am besten geeigneten Behandlungsmöglichkeiten zu finden. Zur symptomatischen Therapie ☞ Teil I.

33.2.9 Integrativer Stufenplan

> **!** **Akutes nephritisches Syndrom**
> Bestätigt sich der Verdacht durch klinische Symptome und Labordiagnostik (Hämaturie, Proteinurie) sind eine Reihe von Überwachungsmaßnahmen (Gewicht, RR, Ein-Ausfuhr-Bilanz) und diagnostischen Untersuchungen (Kreatinin, Elektrolyte) zur Erfassung des Schweregrads zu empfehlen. Bei rasch progredienter Niereninsuffizienz ist eine Verlegung des Patienten in ein kindernephrologisches Zentrum zu einer weiterführen-

den Diagnostik (Nierenbiopsie) und gezielten immunsuppressiven Therapie sowie Nierenersatztherapie (Dialyse) vorzunehmen.

33.2.10 Prognose

Die Prognose über den klinischen Verlauf ist individuell sehr verschieden. In ca. 20 % der Fälle kommt es nach unterschiedlich langen Zeiträumen zu einer terminalen Niereninsuffizienz.

Prognostisch ungünstige Symptome des akuten nephritischen Syndroms:

- Persistenz des arteriellen Hypertonus für mehr als einen Monat,
- Persistenz der Niereninsuffizienz für mehr als einen Monat,
- Persistenz der Proteinurie für mehr als drei Monate,

Eine persistierende Mikrohämaturie ist kein sicher prognostisch ungünstiges Zeichen.

Literatur

1 Barratt MT, Avner ED, Harmon WE (eds), Pediatric Nephrology. Lippincott, Williams & Wilkins Baltimore 1999
2 Schärer K, Mehls O (Hrsg.), Pädiatrische Nephrologie. Springer, Berlin Heidelberg New York, 2002
3 Coppo R, Amore A., New perspectives in treatment of glomerulonephritis. Pediatr Nephrol. 2003
4 Cameron JS et al (Hrsg.), Oxford textbook of clinical nephrology, Oxford University Press 1998
5 Ronkainen J, Ala-Houhala M, Huttunen NP, Jahnukainen T, Koskimies O, Ormala T, Nuutinen M. Outcome of Henoch-Schoenlein nephritis with nephrotic-range proteinuria. Clin Nephrol. 2003; 60(2): 80–4

33.3 Nephrotisches Syndrom

Martin Kirschstein (Konventioneller Teil)
Matthias Lohn (Komplementärer Teil)

33.3.1 Ätiologie/Einteilung

Martin Kirschstein

Definition

Definitionsgemäß werden für die Diagnose „nephrotisches Syndrom" (NS) eine **deutliche Proteinurie** (> 40 mg/m^{2}KOF/h bzw. 1g/m^{2}KOF/d) sowie eine **Hypalbuminämie** (< 25 g/l) gefordert. Die Symptome **Ödeme** und **Hyperlipidämie** gehören nicht zur Definition, sondern sind Folgen der Proteinurie und Hypalbuminämie. Die Ursache der beim NS auftretenden Proteinurie ist eine Veränderung der elektrischen Ladung der glomerulären Basalmembran.

Ursachen des nephrotischen Syndroms

- **Idiopathisches NS:**
  - Minimal-change-Glomerulopathie (MCGP)
  - Fokal-segmentale Glomerulosklerose (FSGS)
  - Membranöse Glomerulonephritis
  - Membranoproliferative Glomerulonephritis
- **Sekundäres NS:** z. B. bei hämolytisch-urämischem Syndrom, diffus-mesangialer Sklerose;
- **Tumorassoziiertes NS:** z. B. bei Non-Hodgkin-Lymphom, Leukämien;
- **Infektionsbedingtes NS:** z. B. bei Hepatitis B und C, HIV, EBV;
- **Mit Systemerkrankungen assoziiertes NS:** z. B. bei Amyloidose, Lupus erythematodes, Diabetes mellitus;
- **Medikamenteninduziertes NS:** z. B. durch nichtsteroidale Antiphlogistika, D-Penizillamin;
- **Hereditäre Formen des NS:** z. B. kongenitales NS vom finnischen Typ, Denys-Drash-Syndrom.

Auf eine genetische Disposition des NS weisen Assoziationen zu bestimmten HLA-Gewebegruppen hin. Kürzlich wurde NPHS2 als verantwortliches Gen für familiäre als auch sporadische Formen des NS auf Chromosom 1q 25-q 31 entdeckt.

Häufigkeit der verschiedenen Ursachen

- Die meisten (90 %) Kinder und Jugendlichen mit einer Nephrose haben ein idiopathisches NS.
- Sekundäre Formen des NS im Rahmen von Systemerkrankungen (Lupus erythematodes, Neoplasien), von Infektionen (HIV, Hepatitis B und C) oder auch medikamentös induziert (nichtsteroidale Antiphlogistika) kommen eher selten im Kindesalter vor. Hierauf, sowie auf weitere Sonderformen wie kongenitales und infantiles NS, wird im Folgenden nicht eingegangen.
- Die häufigste Form des idiopathischen nephrotischen Syndroms im Kindesalter – mehr als 80 % aller Fälle – ist die **Lipoidnephrose**, die wegen der fehlenden morphologischen Veränderungen auch als minimal-change nephrotic syndrome (MCNS) oder **minimal-change-Glomerulopathie (MCGP)** bezeichnet wird.
- Die **fokal-segmentale Glomerulosklerose (FSGS)** ist die zweithäufigste Ursache (10 %); bei den restlichen Fällen von idiopathischem NS liegen die histolo-

gischen Typen membranöse und membranoproliferative Glomerulonephritis zugrunde.

33.3.2 Epidemiologie

Die jährliche Inzidenz des idiopathischen NS liegt bei 2–7 von 100 000 Kindern unter 16 Jahren. 80 % sind bei Erstmanifestation jünger als 6 Jahre, Jungen erkranken häufiger als Mädchen (2:1).

33.3.3 Klinik und Leitsymptome

- Müdigkeit, Blässe,
- Morgendliche Lidödeme, Fußrücken-, Knöchel-, Unterschenkelödeme,
- Aszites, Pleuraergüsse,
- Schaumiger Urin,
- Gewichtszunahme,
- Erbrechen.

33.3.4 Diagnostik

Basisdiagnostik

- **Anamnese:** Familiäre Häufung, Vor- und Begleiterkrankungen, Medikamente, Auslandsreisen?
- **Urin:**
  - Nachweis der Proteinurie mittels Teststreifen im Spontanurin;
  - Quantifizierung der Proteinurie im 24-h-Sammelurin;
  - Qualitative Beurteilung der Urinproteine mittels SDS-Polyacrylamidgel-Elektrophorese oder Bestimmung der Markerproteine IgG, Albumin und α_1-Mikroglobulin;
  - Status und Zählkammer;
- **Blut:** großes Blutbild, Elektrolyte, Harnstoff, Kreatinin, Kalzium, Phosphat, Gesamteiweiß und Elektrophorese, Immunglobuline, Leberenzyme, Triglyzeride, Cholesterin, Quick, PTT, Antithrombin III;
- **Sonographie:** Nierengröße und -echogenität, Nierengefäße, Aszites, Pleuraergüsse?

Spezielle Diagnostik

- **Blut:** ANCA, Lupus-Serologie, Chromosomenanalyse (NPHS2-Gen), Virusserologie;
- **Nierenbiopsie:** Licht-, Elektronen- und Immunfluoreszenzmikroskopie.

Indikation zur Nierenbiopsie
Eine Nierenbiopsie ist **nicht indiziert,** wenn aufgrund der initialen Diagnostik eine **MCGP** vermutet wird.
Eine Indikation zur Nierenbiopsie besteht bei Zweifeln an der Diagnose MCGP, bei Verdacht auf eine Systemerkrankung, bei Vorliegen eines nephritischen Syndroms (nephrotisches Syndrom + Hämaturie + Blutdruckerhöhung + Kreatininerhöhung), sowie bei Therapieresistenz gegen Steroide.

33.3.5 Differenzialdiagnosen

- Leberzirrhose
- Myxödem
- Proteinverlust-Enteropathie
- Kongestive Kardiomyopathie
- Nierenvenenthrombose

33.3.6 Konventionelle Therapie

Die Therapie des NS hat folgende Ziele:

- Remission der Proteinurie,
- Vermeidung von Rezidiven,
- Vermeidung von toxischen Nebenwirkungen der Medikamente.

Immunsuppressive Therapie

Initialtherapie

Prednison:

- 60 mg/m^{2}KOF/d p.o. in 3 ED für 6 Wochen,
- Anschließend 40 mg/m^{2}KOF/48h (alternierend) p.o. in 1 ED morgens 6 Wochen lang.

Tritt innerhalb 4 Wochen kein Sistieren der Proteinurie auf, so liegt definitionsgemäß eine Steroidresistenz vor.

Rezidivtherapie

Zunächst erneuter Therapieversuch mit **Prednison:** 60 mg/m^{2}KOF/d p.o. in 3 ED bis Urinprotein-Teststreifen 3 Tage hintereinander negativ, anschließend 40 mg/m^{2}KOF/d p.o. in 1 ED morgens 4 Wochen lang.
Treten **häufige Rezidive** (> 4/Jahr) auf oder besteht eine **Steroidabhängigkeit** (Rezidiv unter alternierender Prednisontherapie oder innerhalb von 14 Tagen nach Absetzen), wird die Therapie mit anderen Immunsuppressiva fortgesetzt:

- **Cyclophosphamid** 2 mg/kgKG/d in 1 ED für 12 Wochen. Die Cyclophosphamidtherapie beginnt nach Erreichen der Urinremission (Urin 3 Tage eiweißfrei).

- **Parallel** wird in den ersten vier Wochen eine **alternierende Prednisontherapie** in einer Dosis von 60 mg/m²KOF/48h durchgeführt, in der 5. Woche die Steroiddosis auf 40 mg/m²KOF/48h reduziert und in den folgenden Wochen jeweils um 10 mg/m.²

> **!** Die Leukozytenzahl muss wegen der Knochenmarkstoxizität zweimal pro Woche kontrolliert werden, bei Werten unter 3000/ml erfolgt eine Therapieunterbrechung. Zur Vermeidung einer hämorrhagischen Zystitis ist darauf zu achten, die Trinkmenge (> 500 ml/m²KOF) zur Erhöhung der Diurese zu steigern.

Eine 12-wöchige Cyclophosphamidtherapie führt in 40–60 % der Fälle zu einer lang anhaltenden Remission.
Bei Versagen der Cyclophosphamidtherapie: Behandlung mit **Ciclosporin A** in einer Dosierung von 150 mg/m²KOF/d p.o. in 2 ED; die Blut-Talspiegel zwischen 80–150 ng/ml einstellen. Eine Ciclosporin-A-Therapie muss langfristig über Monate bis Jahre erfolgen, da es nach Absetzen in über 90 % der Fälle zu Rückfällen kommt.

Steroidresistentes NS

Die meisten Kinder mit steroidresistentem NS sind leider auch resistent gegen Zytostatika. Eine Nierenbiopsie ist zur genauen morphologischen Diagnose- und Prognosestellung indiziert. Bei steroidresistenter fokal-segmentaler Sklerose keine wirksame Therapie bekannt.

Symptomatische Therapie

Der zweite Pfeiler der Therapie des NS sind supportive Maßnahmen, die sich nach dem Schweregrad der Symptome, insbesondere der Ödeme, richten.

Ödeme

- Natriumzufuhr reduzieren (< 2 mmol/kgKG/d), Flüssigkeitszufuhr einschränken;
- Evtl. Diuretika: Furosemid (2–10 mg/kgKG/d), Spironolacton (2 mg/kgKG/d) oder Hydrochlorothiazid (1–2 mg/kgKG/d) p.o.;
- Bei schwersten Ödemen und Hypovolämie Albumininfusion 20 % in einer Dosis von 1 g/kg über 1 Stunde mit anschließender i.v.-Furosemidgabe (1–2 mg/kgKG);

Thromboseprophylaxe

Bettruhe ist aufgrund des thromboembolischen Risikos zu vermeiden; eventuell **Acetylsalicylsäure** p.o. (50 mg/m²KOF/d) bei persistierender großer Proteinurie.

Infektionsprophylaxe

Bei Aszites erhöhtes Risiko von Peritonitiden durch Pneumokokken; bei Nachweis von Aszites ist eine Peritonitisprophylaxe mit **Penizillin G** (25–50 000 IE/kgKG/d) oder **Trimethoprim/Sulfametoxazol** (2 mg/kgKG/d) durchzuführen.

33.3.7 Komplementäre Therapie

Matthias Lohn

Im Sinne der anthroposophischen Medizin versteht man das nephrotische Syndrom als eine ungenügende Eiweißverdauung im Körper, bei der das aufgenommene Fremdeiweiß im Verdauungstrakt nicht vollständig seines Fremdcharakters (Antigencharakters) entledigt werden kann und somit vermehrt wieder ausgeschieden werden muss. So liegt es nahe, einen möglichen komplementärmedizinischen Therapieansatz in der Stärkung des Verdauungssystems zu suchen:

- Dies kann geschehen durch die Gabe von Bittermitteln, z. B.:
  - **Gentiana lutea Rh 5 %:** 5–10 Tropfen 15 min. vor den Mahlzeiten, oder
  - **Gentiana comp.:** 3 mal tgl. 5–10 Glob. 15 min. vor den Mahlzeiten.
- Außerdem regt man die innere Verdauung an, z. B. durch die Gabe von **Ferrum sidereum D10** bzw. **Pankreas D6 aa:** ½ Trinkampulle morgens u. abends vor den Mahlzeiten.
- Zur Unterstützung eines positiven Krankheitsverlaufes zusätzliche Gabe von **Aranea diadema D6:** tgl. ½ Trinkampulle p.o. oder 2 mal wöchentlich s.c.

> **EBM** Zur komplementärmedizinischen Therapie des nephrotischen Syndroms liegen keine publizierten Studien der EBM-Grade 1 oder 2 sowie keine Konsensusempfehlungen vor. Allgemeine Bewertung der einzelnen Therapieverfahren ☞ 44.4.

33.3.8 Integrativer Stufenplan

Stufe	Klinik	Konventionelle Therapie (☞ 33.3.6)	Komplementäre Therapie (☞ 33.3.7)	EBM-Bewert. kompl. Therapie
1	Initialtherapie	Prednison	Gentiana lutea Rh 5 %	5
			Ferrum sidereum D10	5
			Aranea diadema D6	5
2	Rezidivtherapie	Erneut: Prednison	Siehe Stufe 1	Siehe Stufe 1
3	Häufige Rezidive oder Steroidabhängigkeit	Cyclophsophamid plus alternierende Prednisontherapie	–	–
4	Versagen von Stufe 3	Ciclosporin A	–	–

33.3.9 Prognose

Vor Einführung von Antibiotika und Kortikosteroiden lag die Mortalität des NS bei 70 %. Haupttodesursachen waren Infektionen und Thrombosen bzw. Embolien. Natürlicher Verlauf, medikamentöser Therapieerfolg und die endgültige Prognose von Kindern mit NS sind abhängig von der zugrunde liegenden Glomerulopathie:

- Bei steroidsensiblem NS sind 30 – 40 % der Patienten nach einer Episode gesund, 50 % haben 1 – 2 Rezidive innerhalb der nächsten fünf Jahre.
- Rund 20 % der Patienten sind steroidabhängig oder haben häufige Rezidive und erhalten eine zytostatische Therapie. Diese Kinder haben in vielen Fällen unter den Steroidnebenwirkungen wie Minderwuchs, Cushingoid, Stammfettsucht, Katarakt, Steroidddiabetes, Thromboseneigung zu leiden.
- Patienten mit steroidresistentem NS bei MCGP oder FSGS weisen eine schlechte Prognose hinsichtlich ihrer langfristigen Nierenfunktion auf. Innerhalb weniger Monate bis Jahre kommt es meist zur terminalen Niereninsuffizienz, die eine Indikation zur Dialyse und Nierentransplantation darstellt.

Literatur

1 Salcedo JR, Thabet MA, Latta K, Chan JCM, Nephrosis in childhood. Nephron (71) 1995: 373 – 385

2 Hoyer PF, Aktuelle Therapie des steroid-sensiblen nephrotischen Syndroms im Kindesalter. Der Kinderarzt (25) 1995: 946 – 955

3 Karle SM, Uetz B, Ronner V, Glaeser L, Hildebrandt F, Fuchshuber, Novel mutations in NPHS2 detected in both familial and sporadic steroid-resistant nephrotic syndrome. J Am Soc Nephrol 13(2) 2002 Feb: 388 – 393

33.4 Niereninsuffizienz

Bernd Hoppe (Konventioneller Teil)
Matthias Lohn (Komplementärer Teil)

33.4.1 Ätiologie/Einteilung

Bernd Hoppe

Das Aussetzen der bilateralen Nierenfunktion führt zur Akkumulation harnpflichtiger Substanzen, zu Verschiebungen im Elektrolyt-, Säure-/Basen- und Wasserhaushalt. Man unterscheidet eine **akut** einsetzende, von einer sich **chronisch** entwickelnden Niereninsuffizienz. Bei der akuten Niereninsuffizienz differenziert man zwischen **prärenalem, renalem** und **postrenalem** Nierenversagen.

Akutes Nierenversagen

Das akute Nierenversagen kann durch prärenale, renale oder postrenale Faktoren verursacht sein:

- **Prärenales Nierenversagen:**
  - Flüssigkeitsverluste (extreme Diarrhö, Verbrennungen),
  - Verminderte Pumpfunktion des Herzens bzw. Kreislaufversagen,
  - Hypoalbuminämie, Ödeme,
  - Gestörte Autoregulation (z. B. ACE-Hemmer während der Schwangerschaft → Niereninsuffizienz des Säuglings).
- **Renales Nierenversagen:**
  - Vaskuläre Faktoren (z. B. Nierenvenenthrombose, hämolytisch-urämisches Syndrom),
  - Glomeruläre Faktoren (z. B. akute Glomerulonephritis, Purpura-Schönlein-Henoch-Nephritis),
  - Tubuläre Faktoren (z. B. Nephrotoxine, akute interstitielle Nephritis, Kristallnephropathie).

- **Postrenales Nierenversagen:**
  - Kongenitale Obstruktionen (z.B. Urethralklappen),
  - Nephrolithiasis.

Häufigkeit der verschiedenen Ursachen des akuten Nierenversagens
- Schockniere 41 %,
- Hämolytisch-urämisches Syndrom 31 %,
- Akute Glomerulonephritis 7 %,
- Chronische Nephropathie 7 %,
- Harnsäurenephropathie 3 %,
- Nierenvenenthrombose 2 %,
- Andere Gründe 9 %.

Chronische Niereninsuffizienz

Mögliche Ursachen:
- Primär akutes Nierenversagen,
- Nierenagenesie, -hypoplasie, -dysplasie,
- Zystische Nierenerkrankungen (autosomal rezessive polyzystische Nierenerkrankung, autosomal dominante polyzystische Nierenerkrankung, Nephronophthise),
- Kongenitales nephrotisches Syndrom (☞ 33.3, Finnischer Typ, Dennys-Drash-Syndrom),
- Stoffwechselerkrankungen (Zystinose, primäre Hyperoxalurie),
- Tubulopathien (M. Dent, Hypomagnesiämie-Hyperkalziurie-Syndrom, Lowe-Syndrom),
- Chronische Erkrankungen: obstruktive Uropathie, chronische Harnwegsinfekte (☞ 33.1, ☞ 33.4), Refluxnephropathie, nephrotisches Syndrom (☞ 33.3), Glomerulonephritiden (☞ 33.2), systemischer Lupus erythematodes.

33.4.2 Epidemiologie

Etwa 1–6 % der Patienten pädiatrischer Intensivstationen werden wegen eines akuten Nierenversagens aufgenommen. Bei Neugeborenen liegt die Zahl mit bis zu 25 % deutlich höher. Demzufolge sind mehr als die Hälfte der Kinder mit akutem Nierenversagen jünger als 1 Jahr. Jährlich erreichen 5 von 1 Million Kindern unter 15 Jahren das Terminalstadium der Niereninsuffizienz. Zwischen 120–160 Kinder und Jugendliche werden dabei im Schnitt mit einer chronischen Nierenersatztherapie behandelt. Dabei wird der Anteil junger Kinder immer größer, mehr als 10 % der Kinder an einer Nierenersatztherapie sind jünger als 2 Jahre.

33.4.3 Klinik und Leitsymptome

Akutes Nierenversagen
- Ödeme/Aszites,
- Pleuraerguss (Auskultation),
- Hauteffloreszenzen,
- Fieber,
- Blutdruckabfall,
- Tachykardie,
- Gewichtszunahme.

Chronische Niereninsuffizienz
- Zunehmende Müdigkeit, Abgeschlagenheit,
- Appetitlosigkeit,
- Urämischer foetor ex ore,
- Hypertonus,
- Anämie, Blässe,
- Wachstumsverzögerung,
- Renale Osteopathie.

33.4.4 Diagnostik

- **Anamnese:** Infekt, Durchfall, Urinausscheidung, bekannte Nierenerkrankung, Familienanamnese?
- **Labor:** Harnstoff, Kreatinin (=> altersspezifische Normalwerte!), Kalium, Natrium, Kalzium, Phosphor, Gesamteiweiß, Diff.-BB, LDH, Blutgasanalyse;
- **Urin:**
  - Urinstatus, Urinkultur, Urinelektrolyte, Urinosmolalität,
  - 24 h Sammelurin mit Kreatininbestimmung: Berechnung der **Kreatinin-Clearance** (C):
    $C = Kreatinin_{Urin} \times Urinvolumen\ (ml) / Kreatinin_{Serum}$;
    C_{corr}: $C \times 1{,}73\ m^2$/Körperoberfläche des Patienten;
    Falls kein 24 h Urin zur Verfügung steht → Formale Abschätzung der Kreatinin-Clearance nach Schwartz: $0{,}45 \times$ Körperlänge (cm)/ $Kreatinin_{Serum}$ (mg/dl),
- **Apparative Diagnostik:** Nierensonographie, EKG/Echo, Rö-Thorax.

33.4.5 Differenzialdiagnosen

Wichtig ist die genaue Anamnese, Untersuchung und Diagnostik um eine adäquate Unterscheidung von prärenalem, renalem oder postrenalem Nierenversagen zu führen. Damit ist später auch eine spezifische Therapie möglich!

Ein prärenales ist von einem renalen Nierenversagen durch eine hohe Urinosmolalität (> 500 vs. < 350 mosmol/kg H_2O) sowie durch eine niedrige Urinnatriumkonzentration < 20 mmol/l, einfach zu unterscheiden. Die fraktionelle Natriumexkretion ist bei renalem Nierenversagen erhöht (> 2 %).

33.4.6 Konventionelle Therapie

Akutes Nierenversagen

> **!** Bei akutem Nierenversagen, vor allen Dingen bei oligurischem (Urinvolumen < 300 ml/m²/d, bzw. < 1 ml/kgKG bei Neugeborenen) oder anurischem Nierenversagen, oder aber Retentionswerten die eine Dialyse (bald) notwendig machen, sollte unbedingt direkt Kontakt mit einem pädiatrisch-nephrologischen Zentrum aufgenommen werden.

Konservative Therapie
- **Engmaschige Überwachung:** Puls, Atmung, Blutdruck, Gewicht, Einfuhr/Ausfuhr-Bilanzierung.
- Die **Flüssigkeitszufuhr** ist nach Gewicht, sowie Urinvolumen zu regeln. Sie sollte eine Menge von 500 ml/d + Urinvolumen möglichst nicht überschreiten.
- **Diuretika:**
  - Diuretisch wirksame Medikamente sollten **bei einem anurischen Patienten nicht** appliziert werden!
  - Es verbietet sich die Gabe von kaliumsparenden Diuretika wie z. B. Spironolacton.
  - **Bei einem oligurischen Patienten** kann **Furosemid** in einer Dosis bis höchstens 3 mg/kgKG/ED verabreicht werden (Tagesdosis max. 5 mg/kgKG).

> **Wichtig**
> Therapie der Grunderkrankung! Ursachenbehebung!

Indikationen zur Dialyse
Relative Dialyseindikation
- Harnstoff > 100 mg/dl
- GFR < 10 ml/min. × 1,73 m²

oder:
- Anurie/Oligurie < 200 ml/m²/24 h
- Hyperkaliämie > 7 mmol/l
- Überwässerung 5 – 10 % des Körpergewichts
- Krampfanfall
- Hirn-, oder Lungenödem

Absolute Dialyseindikation
- GFR < 5 ml/min × 1,73 m²
- Harnstoff > 200 mg/dl
- Therapieresistente Hyperkaliämie
- Überwässerung > 10 % des Körpergewichts

Chronische Niereninsuffizienz

> **!** Überweisung an den pädiatrischen Nephrologen ab GFR < 50 ml/min. × 1,73m²!

Dialyseformen
Hämodialyse (HD)
Prinzip: Das Blut (verunreinigte Lösung) ist im Dialysegerät von einer semipermeablen Membran umgeben, die von einer Waschlösung (speziell gereinigtes Dialysewasser) umströmt wird. Die Membran dient als Filter, durch den die harnpflichtigen Substanzen in die Waschlösung übergehen.
Zugänge:
- Für **akuten Gebrauch:** Anlage eines Sheldonkatheters (Rö-Thorax zur Lagekontrolle vor der ersten Dialyse und erneut, wenn Probleme auftreten!).
- Für **längerfristigen Gebrauch:** Anlage eines großlumigen Verweilkatheters (Demerskatheter, Hickmannkatheter) über die V. jugularis oder die V. subclavia mit Projektion der Spitze auf die Vorhofebene (Rö-Thorax zur Lagekontrolle!) oder Fistelanlage (ein Dialyseshunt sollte einem Dauerverweilkatheter immer vorgezogen werden).

Vorgehen: Die akute HD richtet sich nach der vorbestehenden Problematik, Häufigkeit und Dauer werden täglich neu besprochen. Bei hohem Flüssigkeitsumsatz (z. B. bei Verbrennungen, Sepsis) ist die akute veno-venöse oder arterio-venöse Hämofiltration die Methode der Wahl.
Die chronische HD findet auch beim Kind dreimal die Woche statt. Die Dialysedosis (Dauer) richtet sich nach Kreatininclearance und dem Harnstoff-Kt/V (nach den Richtlinien der Dialysis Outcome Qualitiy Initiative), aber auch akut nach Überwässerung und Serumkaliumwert.
Probleme: Katheterinfektion, -thrombose, -dislokalisation, Fistelthrombose, -stenosierung.

Bauchfelldialyse
Bei kleineren Kindern die Methode der Wahl.
Prinzip: Eine definierte Menge „Spüllösung“ (Glukoselösung, bis zu 40 ml/kg Körpergewicht, bzw. bis zu

1400ml/m^2 Körperoberfläche) wird über einen speziellen Katheter (Tenckhoff-Katheter), der vorher operativ im Bauchraum platziert worden ist, in die Bauchhöhle eingebracht (Einlauf). Dort verweilt diese Lösung über einen festgelegten Zeitraum (z.B. 60 min.) und wird schließlich wieder aus der Bauchhöhle entfernt (Ablauf, maximal 10 min.). Dieser Vorgang (Zyklus) wird mehrfach wiederholt. Das Bauchfell dient dabei als Dialysemembran.

Vorgehen: Man unterscheidet:

- **Chronisch-ambulante Bauchfelldialyse** (CAPD, 4 bis 5 längere Zyklen über Tag, manueller Wechsel der Glukoselösung)
- **Chronisch-zyklische Bauchfelldialyse** (CCPD, je nach Größe, Gewicht und Laborwerten bestimmt sich die Anzahl der Dialysezyklen über Nacht, Maschine übernimmt Ein- und Auslauf der Glukoselösung).

Probleme: Katheterleck, rezidivierende Bauchfellentzündung, Tenckhoffexitinfektion, Nachteil für die Kinder: Schwimmen nicht möglich.

Komplikationen/Probleme der chronischen Niereninsuffizienz

- **Ernährung:** Nierendiät, d.h. kalium- und phosphatarme Diät, Eiweißeinschränkung bei terminaler Niereninsuffizienz je nach Dialyseart. Bei Ernährungsproblemen ggf. Anlage einer Magensonde oder einer PEG.
- **Renaler Hypertonus:** antihypertensive Therapie siehe unten.
- **Renale Anämie:** Eisensubstitution (z.B. Ferrosanol 3–5 mg/kg/d je nach Eisenstatus), Erythropoeitin (Epo) s.c. (Startdosis: 50–100 IE/kgKG/W, dann nach Hb oder HK Werten triggern). Wenn möglich sollte Epo nur einmal die Woche s.c. verabreicht werden. Bei HD wird Epo i.v. appliziert.
- **Sekundärer Hyperparathyreoidismus:** Substitution von aktivem Vitamin D, Phosphatbinder (Ca-Acetat, Ca-Phosphat, Sevelamer); ☞ Kap. 40.4.
- **Metabolische Azidose:** Bikarbonatsubstitution → Ziel der Behandlung ist der Ausgleich des BE, bzw. die Normalisierung von HCO_3^-.
- **Wachstumsstörungen:** Kalorienzufuhr, Gabe von Wachstumshormon?

Antihypertensive Therapie bei chronischer Niereninsuffizienz

- ACE-Hemmer (z.B. Captopril: 1–5 mg/kgKG/d, Initialdosis 0,3–0,5 mg/kg; Enalapril und Ramipril: bis 5 mg/Dosis, initial 0,1 mg/kg); Cave: Kreatininanstieg, Hyperkaliämie;
- AT1-Rezeptorblocker (z.B. Losartan: bei Jugendlichen Startdosis 12,5 mg/d, dann 25–50 mg/d); Cave: Hyperkaliämie, Kreatininanstieg;
- Ca-Kanalblocker (z.B. Nifedipin: 3–5 mg/kgKG/d, initial 0,25 mg/kg/Dosis; Nitrendipin, Amlodipin: bei Jugendlichen 2,5–10 mg pro Tag); Cave: Tachykardie, Flush, Ödeme;
- β-Blocker (z.B. Atenolol: bei Jugendlichen 50–100 mg/d; Propanolol: 0,5–5 mg/kgKG/d); Cave: Bradykardie, Müdigkeit;
- Vasodilatatoren (z.B. Dihydralazin: 2–5 mg/kgKG/d); Cave: Tachykardie, Kopfschmerzen;
- Diuretika (z.B. Furosemid: 0,5–2 mg/kgKG); Cave: Hypokaliämie, metabolische Alkalose.

> **!** Bei einigen der genannten Medikamente sind keine genauen Angaben für den Gebrauch bei Kindern vorhanden. Bei hypertensiven Patienten sollte zur Therapiekontrolle in regelmäßigen Abständen ein 24-h-Blutdruck, eine Untersuchung des Augenhintergrundes sowie eine Echokardiographie durchgeführt werden!

Transplantation

Jeder an chronischer Niereninsuffizienz erkrankte Patient sollte sobald wie möglich ein Nierentransplantat erhalten. Dies gilt insbesondere für Kinder, da häufig Wachstumsstörungen oder Probleme bei der sozialen Integration und in der Schule (viele Fehlzeiten) auftreten.

Die Vorbereitung auf die Transplantation fängt schon vor der Dialyse an. Nach Dialysestart beginnt die Wartezeit auf eine Fremdnierenspende über Eurotransplant. Eine Nierenspende durch Verwandte ist möglich (z.B. durch Eltern).

33.4.7 Komplementäre Therapie

Matthias Lohn

Bei der Therapie der Niereninsuffizienz, sei sie akut oder chronisch, stellen die konventionellen Therapiemöglichkeiten den wesentlichen Bestandteil der Behandlung dar. Ergänzende therapeutische Gesichtspunkte lassen sich herleiten, wenn in der Betrachtung des Krankheitsbildes von Organinsuffizienzen der **Aspekt der ungenügenden „Bildekräfte“** Berücksichtigung findet. Bildekräfte sind gemäß der anthroposophischen Medizin lebenschaffende und organbildende Kräfte, die das Gleichgewicht des lebendigen Organismus ermöglichen.

Die **Ernährung** stellt eine wesentliche Ressource für die Bildekräfte des menschlichen Körpers dar. Hier sollte unbedingt auf eine gesunde Ernährung mit möglichst vielen unbehandelten und nur wenig weiterverarbeiteten Lebensmitteln geachtet werden.

- Zur Unterstützung der entsprechenden Kräftebildungen kommen **äußerliche Anwendungen** wie Einreibungen, z. B. mit **Prunus spinosa e floribus Oleum 5 %** oder **Rosa e floribus Oleum 10 %** zum Einsatz. Auch **Kupfersalbe rot** als Niereneinreibung ist dafür geeignet.
- **Innerliche Anwendungen** durch die Gabe von **Equisetum arvense Rh D3** (3 mal tgl. 5 – 10 Tr.), oder einer andere Zubereitungsform von Equisetum.

Diese therapeutischen Maßnahmen sollten auch Beachtung finden, wenn nach einer erfolgreichen Nierentransplantation durch die Lokalisation der Niere völlig unphysiologische Organbeziehungen entstanden sind.

EBM

Zur komplementärmedizinischen Therapie bei Niereninsuffizienz liegen keine publizierten Studien der EBM-Grade 1 oder 2 sowie keine Konsensusempfehlungen vor. Allgemeine Bewertung der einzelnen Therapieverfahren ☞ 44.3, 44.4, 45.2.

33.4.8 Integrativer Stufenplan

! Wichtig

Bei dieser Erkrankung steht die konventionelle/intensivmedizinische Therapie weit im Vordergrund! Komplementäre Therapieverfahren können allenfalls additiv und im Verlauf eingesetzt werden (EBM gesicherte Daten zur Unbedenklichkeit und Wirksamkeit liegen nicht vor).

33.4.9 Prognose

Die Prognose der akuten Niereninsuffizienz richtet sich immer nach der zugrunde liegenden Erkrankung. So liegt die Überlebensrate beispielsweise beim typischen hämolytisch-urämischem Syndrom bei > 95 %, die Langzeitmorbidität liegt bei < 30 %. Bei Pneumokokken-HUS ist die Mortaliät mit bis zu 25 % deutlich höher, Langzeitprobleme ergeben sich bei bis zu 50 % der Patienten.

Literatur

1 Proesmans W: Acute renal failure in childhood. EDTNA ERCA J. 2002; Suppl 2: 26 – 9. Review

2 Hentschel R, Lodige B, Bulla M. Renal insufficiency in the neonatal period. Clin Nephrol 1996; 46:54 – 58

33.5 Hodenhochstand

Niklas Kreutzer (Konventioneller Teil)
Matthias Lohn (Komplementärer Teil)

33.5.1 Ätiologie

Niklas Kreutzer

Definition

Der Hodenhochstand (Maldescensus testis, Hodendystopie) ist eine häufig auftretende Erkrankung, deren rechtzeitige Behandlung vor allem wichtig für die spätere Fertilität ist. Unabhängig vom Behandlungszeitpunkt ist ein höheres Entartungsrisiko (ca. 20fach) bekannt.

Der Begriff des Kryptorchismus wird nur für den nicht tastbaren Hoden verwandt.

Beim gesunden Embryo entsteht der Hoden in der siebten SSW und wandert nach Ausreifung in der Peritonealhöhle im siebten Schwangerschaftsmonat in den Leistenkanal und im achten Monat weiter ins Skrotum. Dieser Deszensus wird durch hormonelle Einflüsse gesteuert; Leitstruktur ist das Gubernakulum, das im Skrotum fixiert ist.

Pathoembryologische Ursachen

- Störung der Hypothalamus-Hypophysen-Gonaden-Achse des Feten → passagerer pränataler und präpubertaler, hypogonadotroper Hypergonadismus,
- Gestörter Östrogenhaushalt der Mutter mit erhöhter Alpha-Fetoprotein-Freisetzung der Plazenta,
- Falscher Fixierungspunkt des Gubernakulums (außerhalb des Skrotums).

33.5.2 Epidemiologie

Etwa 3 – 6 % der Neugeborenen und bis zu 30 % der Frühgeborenen haben einen ein- oder beidseitigen Hodenhochstand. Nach dem ersten Lebensjahr haben noch 1 – 2 % der Knaben einen Maldescensus testis. Der unilaterale Hodenhochstand ist häufiger (je nach Studie

60–75 %) als der beidseitige. Der rechte Hoden ist häufiger (70 %) als der linke betroffen.

33.5.3 Einteilung

Man unterscheidet zum einen die verschiedenen **Lagepositionen des Hodens** vor, im und unter dem Leistenkanal. Abgesehen von den tatsächlich intraabdominal und hochinguinal gelegenen Hoden unterscheidet man zwischen:

- **Gleithoden:** Der Hoden liegt meist nicht im Skrotum, Reposition in das Skrotum möglich, Hoden rutscht jedoch sofort danach aus dem Skrotum heraus; der Gleithoden ist immer pathologisch.
- **Pendelhoden:** Durch äußere Reize (Berührung der Oberschenkelinnenseite, Kälte) kommt es zu verstärktem Kremasterreflex, der Hoden liegt jedoch meist im Skrotum; ein Pendelhoden ist als Normvariante zu betrachten.

Außerdem gibt es die **testikulären Ektopien,** bei denen der Hoden durch eine falsche Gubernakuluminsertion eine Lagebesonderheit aufweist (am häufigsten: inguinal-epifaszial, auch: penil, umbilikal, femoral, perineal). Häufig findet sich eine Dissoziation von Hoden und Nebenhoden (etwa 40 %).

33.5.4 Klinik und Leitsymptome

Der Hodenhochstand ist zumeist asymptomatisch und fällt bei einer der Vorsorgeuntersuchungen auf. Selten treten Schmerzen aufgrund der Lageanomalie auf.

33.5.5 Diagnostik

Anamnese
Hoden im Skrotum (v.a. beim Baden oder Wickeln)? Leistenoperation? Frühgeburtlichkeit? Familienanamnese?

Körperliche Untersuchung
Wichtige Voraussetzung: warmer Raum, entspanntes Kind.
Inspektion: Skrotumausformung? Penisgröße? Je nach Alter Körperbehaarung?
Tastuntersuchung im Liegen und Stehen (ggf. von Mutter/Vater unterstützter Schneidersitz): Abtasten von Skrotum und Leiste, Versuch des Ausstreichens des Hodens in den Hodensack. Eine kindliche Körperhaltung von ca 120° (Oberkörper nach hinten gegen die Mutter gelehnt) verhindert das ungewollte Auslösen des Cremaster-Reflexes bei der Untersuchung.

- Bei tastbarem Hoden: Versuch der palpatorischen Größenabschätzung.
- Bei nicht tastbarem Hoden: Untersuchung auch im femoralen, umbilikalen, penilen und perinealen Bereich (seltene Ektopien!).

Spezielle Diagnostik
Bei einseitig nicht tastbarem Hoden:

- **Sonographie** zur Lage- und ggf. Größenbestimmung,
- **Ggf. MRT,** allerdings bei schwankender Sensitivität (je nach Studie 58–94 %) und 30 % falsch-negativen Befunden nur eingeschränkte Indikation,
- **Laparoskopie** (mit kleinem Kinderinstrument): gleichzeitiger endgültiger Diagnostikschritt und Therapiemöglichkeit,

Bei beidseitig nicht tastbaren Hoden:
Testosteronbestimmung nach β-HCG-Stimulation zum Nachweis Testosteron-produzierenden Gewebes:

- Bei fehlender Hormonantwort: weitere Diagnostik mit Chromosomenanalyse und Laparoskopie (nicht hormonproduzierende Hodenanlagen mit Entartungsmöglichkeit),
- Bei positiver Hormonantwort: Laparoskopie zur Hodensuche und ggf. Therapie.

33.5.6 Differenzialdiagnosen

- Pendelhoden,
- Sekundärer Hodenhochstand nach Leistenhernien-Operation,
- Anorchie.

33.5.7 Konventionelle Therapie

Ziel der Therapie ist es, die Fertilität zu erhalten und den Hoden in eine Position zu bringen, in der er gut palpierbar ist (um so das erhöhte Entartungsrisiko durch eine bessere Untersuchbarkeit zu vermindern).

Medikamentöse Therapie

Die medikamentöse Therapie des Hodenhochstandes ist differenziert zu bewerten. Bei Gleithoden und im distalen Teil der Leiste gelegenen Hoden kann sie durchaus zum Erfolg führen und dem Kind eine Operation ersparen. Bei schwerer wiegenden Fällen ist eine Hormonbehandlung eher als Vorbereitung auf eine Operation zu sehen. Dies muss bei einem Therapiegespräch mit den Eltern erörtert werden. Zu beachten ist auch die hohe Spätrezidivrate, die dann entweder eine Operation oder einen erneuten medikamentösen Therapieversuch notwendig machen.

Indikationen

- Gleithoden,
- Leistenhoden,
- Intraabdominaler Hoden (Deszensus unwahrscheinlich, jedoch ggf. verbesserte Operabilität).

Kontraindikationen

- Hodenektopie,
- Gleichzeitiger Leistenbruch/offener Processus vaginalis,
- Sekundärer Hodenhochstand nach Leistenoperation.

Zeitpunkt

Beginn bis zum 10. Lebensmonat anstreben.

Durchführung

Drei Therapieregimes möglich:

- GnRH-Nasalspray (z.B. Kryptocur®): 1,2 mg/d für 28 Tage (3 mal tgl.).
- HCG i.m. (z.B. Predalon®, Primogonyl®): 5-wöchige „Kur"
  - 1. Lebensjahr: 2 mal 250 I.E. pro Woche,
  - 2.–6. Lebensjahr: 2 mal 500 I.E. pro Woche,
  - Ab 6. Lebensjahr: 2 mal 1000 I.E. pro Woche.
- GnRH-Nasalspray plus HCG i.m. (3 Wochen lang 1500 IE einmal pro Woche).

Die Belastung des Kindes durch die Nasenspray-Therapie ist gering, wenngleich die Durchführung bei den jüngeren Patienten oft schwierig ist. Die Erfolgsraten sind hier höher als bei der HCG-Applikation und etwas niedriger als bei der Kombinationsbehandlung. Vor HCG-Therapie Problematik der zehnmaligen intramuskulären Injektion mit Eltern besprechen.

Nebenwirkungen

- Stimmungsveränderung (bis zur Aggressivität),
- Vorübergehende Größenzunahme des Genitales,
- Vermehrte Erektionen,
- Sehr selten Hodentorsion (Samenstrangverlängerung).

Operative Therapie

Diese Therapie zielt in der Regel darauf ab, den oder die Hoden in das Skrotum zu verlagern. Ausdrücklich sollten die Eltern über die mögliche intraoperative Entscheidung zur Orchidektomie bei unzureichendem Hodenparenchym aufgeklärt werden.
Operation möglichst erst nach einem hormonellen Therapie-Versuch durchführen. Eine primäre Operation kann jedoch bei älteren Jungen, entsprechendem Therapiewunsch der Eltern oder Einschätzung des Kinderurologen/-chirurgen indiziert sein.

> **!** Ausnahmslos primär operationsbedürftig sind ektope Hoden, Rezidive nach Operation und sekundäre Hodenhochstände nach Leistenoperationen.

Indikation

- Therapieversager nach Hormontherapie,
- Gleithoden,
- Leistenhoden,
- Intraabdominaler Hoden,
- Hodenektopie,
- Sekundärer Hodenhochstand.

Zeitpunkt

Spätestens vor Abschluss des zweiten Lebensjahrs (besser mit etwa 18 Monaten).

Operationsmethoden

- **Orchidolyse/-pexie:** inguinale Freilegung und Fixierung im Skrotum;
- **OP nach Fowler-Stephens:** heutzutage üblich: laparoskopisches Vorgehen mit Klippung der Vasa testicularis und Orchidopexie im Intervall nach Kollateralen-Bildung über Vasa externa, Vasa deferentes und Gubernakulum-Gefäße;
- **Autotransplantation:** Verlagerung des Hoden mit Anastomosierung von A. testicularis und A. epigastrica inferior.

Komplikationen

Intraoperativ:

- Hoden-/Nebenhoden-Verletzung,
- Durchtrennung der A. testicularis oder des Ductus deferens,
- Peritoneal-Eröffnung bei retroperitonealer Präparation.

Postoperativ:
- Sekundäre Leistenhernie,
- Hodenatrophie (v.a. bei Fowler-Stephens-Technik und Autotransplantation),
- Epididymoorchitis (manche Kliniken operieren beidseitigen Hodenhochstand zweizeitig wegen der Gefahr einer iatrogenen beidseitigen Entzündung),
- Infertilität (zumeist aufgrund Vorschädigung und nicht durch Operationsverfahren).

33.5.8 Komplementäre Therapie

Matthias Lohn

- Bei der Operation um das erste Lebensjahr wird eine **perioperative Therapie** zur Unterstützung der (äußeren und inneren) Wundheilung empfohlen: **Arnica planta tota Rh D6:** 5 – 10 Tropfen präoperativ und eine Woche postoperativ 3 mal tgl. 5 – 10 Tr.
- Erleichterung der **postoperativen Aufwachphase** mit Gabe von **Aurum D10/Stibium D8:** 1 Amp. in die laufende Infusion.

EBM Zur komplementärmedizinischen Therapie bei Hodenhochstand liegen keine publizierten Studien der EBM-Grade 1 oder 2 sowie keine Konsensusempfehlungen vor. Allgemeine Bewertung der einzelnen Therapieverfahren ☞ 44.4.

33.5.9 Integrativer Stufenplan

Komplementäre Maßnahmen können bei entsprechender Erfahrung parallel zur konventionellen Therapie angewandt werden (EBM gesicherte Daten zur Unbedenklichkeit und Wirksamkeit liegen nicht vor).

33.5.10 Prognose

Bei Knaben mit einem ein- oder beidseitigen Hodenhochstand besteht auch bei rechtzeitiger Behandlung ein gegenüber der Normalbevölkerung etwa zwölf- bis zwanzigfach erhöhtes Risiko der Entartung und der Infertilität.

Literatur

1 Docimo SG: The results of surgical therapy for cryptorchisdism. J Urol 68: 354 – 357 (1996)

2 Frush DP, Sheldon CA: Diagnostic imaging for pediatric scrotal disorders. Radiographics 18: 969 – 985 (1998)

3 Grady RW, Mitchell ME, Carr MC: Laparoscopic and histologic evaluation of the inguinal vanishing testis. Urology 52: 866 – 869 (1998)

4 Hadziselimovic F, Herzog B: The importance of both an early orchidopexy and germ cell maturation for fertility. Lancet 358 (9288): 1156 – 1157 (2001)

5 Hadziselimovic F, Girard J, Herzog B: Four years expirience with a combined hormonal therapy of cryptorchidism. Z Kinderchir 39: 324 – 327 (1984)

33.6 Balanitis

Niklas Kreutzer (Konventioneller Teil)
Matthias Lohn (Komplementärer Teil)

33.6.1 Ätiologie/Epidemiologie/Einteilung

Niklas Kreutzer

Die Balanitis ist im eigentlichen Sinne eine Eichelentzündung. Der Begriff wird jedoch häufig als Synonym für eine Vorhaut- und Glansentzündung (Balanoposthitis) benutzt.

Eine Sonderform stellt die Balanitis xerotica et obliterans (Lichen sclerosus et atrophicans) dar. Diese tritt zumeist bei älteren Männern, aber auch bei Kindern, auf und wird – abhängig von der Lokalisation (Übergreifen auf den Meatus möglich) – mit Kortikoid-Salben oder chirurgischer Intervention behandelt; fragliche Präkanzerose.

Bei noch nicht gelöster Vorhaut kann es zur **Smegma-Ansammlung** unter der Vorhaut kommen. Diese aus abgeschilferten Epithelien und Talgdrüsensekret bestehende, weiße Masse bildet einen idealen Nährboden für Bakterien und Pilze. Hier können Superinfektionen v. a. mit Proteus vulgaris und Escherichia coli mit der Konsequenz einer Vorhaut- und Eichelentzündung entstehen.

Bei einer vollständig beschnittenen Vorhaut infiziert sich die Glans praktisch nie, außer nach schweren Traumen.

33.6.2 Klinik und Leitsymptome

- Ödematöse Schwellung der Vorhaut,
- Rötung,
- Jucken,
- (Druck-)Schmerz der Eichel,
- Schmerzen/Brennen bei Miktion,
- Fieber.

33.6.3 Diagnostik

- **Urologische Anamnese:** Vorhaut retrahierbar, Miktion, Fieber, Schmerzen, Manipulation, Voroperation (Zirkumzision mit Plastibell-Methode, ☞ 33.7.6)?
- **Inspektion** von Penis, Skrotum und Damm;
- **Vorsichtiges Abtasten** von Vorhaut (keine forcierte Retrahierung!), Schwellkörper (bei Druckschmerz Kavernitis wahrscheinlich) und Skrotum;
- Temperaturmessung;
- Sonographische Restharnbestimmung bei Verdacht auf schmerzbedingte Harnverhaltung.

33.6.4 Differenzialdiagnosen

Differenzialdiagnostisch stets an Paraphimose denken: Schnürring? Eichel livide? (☞ 33.7)

33.6.5 Konventionelle Therapie

Das Therapievorgehen ist abhängig von der Ausprägung der Erkrankung:

- Bei leichter Entzündung (Vorhautrötung):
  - Kamillenbad (z. B. Kamillosan® Konzentrat: 15 ml Lsg. in einem Liter Wasser: Sitzbad ein- bis zweimal tgl. über 5 Tage) und Heilsalbe (z. B. Bepanthen® Wund- und Heilsalbe, Auftragen nach dem Baden);
  - Ggf. Antibiotikasalbe.
- Bei Verdacht auf Übergreifen der Infektion auf Eichel/Penisschaft/Schwellkörper:
  - Systemische Antibiotikagabe (Cephaclor, z. B. Panoral® Saft: 30 mg/kgKG/d in 3 Einzeldosen für 5 Tage),
  - Kühlung, Bettruhe,
  - Suprapubische Harnableitung bei Miktionsschwierigkeiten,
- Bei fehlender Besserung: dorsale Spaltung der Vorhaut.
- Bei intervallartigem Auftreten: Zirkumzision empfehlen.

33.6.6 Komplementäre Therapie

Matthias Lohn

Das **Kamillenbad** ist die häufigste und meist auch ausreichende Therapie bei einer Balanitis (☞ 33.6.5). Neben der Anwendung als Bad kann man auch lokale Kamillespülungen vornehmen, bei denen die Kamillelösung vorsichtig mit einer kleinen Spritze in die teilweise gelöste Vorhaut appliziert wird.
Bevor die Indikation zu einer antibiotischen Lokaltherapie in Einzelfällen in Betracht gezogen wird, kann mit **Kamille- oder auch Rivanol-Umschlägen** oft rasch eine Besserung erzielt werden. Dabei ist es in aller Regel ausreichend, die Kamille-Lösung wiederholt mit einer Spritze vorsichtig unter die Vorhaut zu geben.

EBM Zur komplementärmedizinischen Therapie bei Balanitis liegen keine publizierten Studien der EBM-Grade 1 oder 2 sowie keine Konsensusempfehlungen vor. Allgemeine Bewertung der einzelnen Therapieverfahren ☞ 45.1, 45.3.

33.6.7 Integrativer Stufenplan

Stufe	Klinik	Konventionelle Therapie (☞ 33.6.5)	Komplementäre Therapie (☞ 33.6.6)	EBM-Bewert. kompl. Therapie
1	Leichte Entzündung	Kamillenbad		–
2		Lokale Antibiose	Kamille- oder Rivanol-Umschläge	5
3	Übergreifen der Infektion	Systemische Antibiotische Therapie	Parallel Fortsetzung lokaler Maßnahmen	Siehe Stufe 2
4	Fehlende Besserung	Dorsale Spaltung der Vorhaut	–	–

33.6.8 Prognose

Rezidive sind häufig bei unbehandelter Phimose (☞ 33.7), deshalb ist hier die frühzeitige Zirkumzision sinnvoll. Das Übergreifen der Infektion auf Schwellkörper und Skrotum/Perineum ist eine gefürchtete, aber seltene Komplikation (Fournier-Gangrän).

Literatur

1 Adams JR, Mata JA, Venable DD, Culkin DJ, Bocchnin JA: Fournier's gangrene in children. Urology 35: 439–441 (1990)

2 Fornasa CV, Calabro A, Miglietta A, Tarantello M, Biasinutto C, Peserico A: Mild balanoposthitis. Genitourin Med 70: 345–6 (1994)

3 Mattioli G, Repetto P, Carlini C, Granata C, Gambini C, Jasonni V: Lichen sclerosus et atrophicus in children with phimosis and hypospadias. Pediatr Surg Int 18: 273–275 (2002)

33.7 Phimose

Niklas Kreutzer (Konventioneller Teil)
Matthias Lohn (Komplementärer Teil)

33.7.1 Ätiologie/Einteilung

Niklas Kreutzer

Die Phimose ist eine Verengung der Vorhaut, die ihr Zurückstreifen erschwert bzw. unmöglich macht. Als pathologisch ist eine Phimose nach Abschluss des zweiten Lebensjahrs anzusehen.
Man unterscheidet hier angeborene und erworbene Formen:

- Bei der angeborenen Phimose liegt nach Vollendung des zweiten Lebensjahrs noch eine persistierende Verklebung des Präputiums mit der Glans bei gleichzeitiger Enge der Vorhautöffnung vor.
- Die erworbene Form entsteht sekundär nach Entzündungen und Verletzungen.

33.7.2 Epidemiologie

Im Alter von zwei Jahren haben etwa 20 % der Jungen eine (angeborene) Phimose. Die Häufigkeit der Vorhautverengung sinkt dann zunächst auf etwa 1 % bei den Adoleszenten, um dann wieder zu steigen. Die Angaben schwanken aufgrund unterschiedlicher Definitionen der Phimose.

33.7.3 Klinik und Leitsymptome

Meist schmerzlose Phimose (fällt beim Waschen oder der Untersuchung des Kindes auf):

- Vorhaut nur mit Mühe bzw. gar nicht retrahierbar,
- Häufig Schnürring und Rötung sichtbar,
- Häufig gleichzeitig Frenulum breve (kurzes Vorhautbändchen),
- Sowohl rüsselförmige Phimose mit überlangem Präputium als auch kurze, gespannte Vorhaut möglich,
- Selten ballonierende Vorhaut bei Miktion,
- Beim Jugendlichen Schmerzen bei Erektion und Einriss der Vorhaut nach Manipulation,

Komplikationen

- Balanoposthitis (Entzündung von Eichel und Vorhaut), ☞ 33.6;
- Selten Harnwegsinfekte (positive Urinkultur häufig durch Vorhautverschmutzung bedingt), ☞ 33.1;
- Sehr selten Miktionsprobleme oder Harnverhalt aufgrund infravesikaler Obstruktion.

> **!** **Notfall: Paraphimose**
> - Vorhaut nicht mehr über die Glans schiebbar,
> - In der Folge Strangulation der Eichel → Kompression von Venen und Lymphgefäßen → Ödem der Vorhaut (so genannter **Spanischer Kragen**),
> - Behandlung: Versuch der manuellen Reposition in Lokalanästhesie (je nach Alter und Compliance), ggf. dorsale Inzision, später meist Zirkumzision notwendig.

33.7.4 Diagnostik

- **Urologische Anamnese:** Vorhaut vormals retrahierbar, lokale Infektionen?
- **Inspektion:** Penisgröße/-länge (häufig Fehleinschätzung bei symphysärer Fettschürze: „buried penis")? Meatus sichtbar (selten koronare Hypospadie: Mündung des Meatus im Bereich des Sulcus coronarius, hier normalerweise ventral offene Vorhautschürze)? Schwellkörper vorhanden? Sonstige urogenitale Fehlbildung?
- **Vorsichtiger Versuch des Zurückziehens der Vorhaut,** Einreißen vermeiden;
- Bei Vorhautballonierung oder Miktionsschwierigkeiten: sonographische Restharnbestimmung.

33.7.5 Differenzialdiagnosen

Paraphimose (☞ 33.7.3)

33.7.6 Konventionelle Therapie

Indikationen
Bis Abschluss des zweiten Lebensjahrs: Therapie nur bei Komplikationen (Harnwegsinfekte, schwere Entzündungen, Miktionsbeschwerden, Paraphimose).
Danach bei:
- Fehlender Retrahierbarkeit des Präputiums,
- Rezidivierenden Vorhautentzündungen oder Harnwegsinfekten,
- Miktionsschwierigkeiten,
- Erektionsschmerzen,
- Balanitis xerotica et obliterans (Lichen sclerosus et atrophicans).

Therapieoptionen
Medikamentös
Eine konservative Therapie ist möglich bei Vorhautverklebungen, die keiner tatsächlichen Phimose entsprechen. Hier ist durch eine topische Applikation von kortikoid- oder östrogenhaltigen Salben (z.B. Celestan® Salbe, Volon A® Salbe, Behandlung über einen Monat) eine Vorhautlösung erreichbar.

Operativ
Die Auswahl der Operationsmethode hängt einerseits von der Präferenz des Operateurs, andererseits aber von den Wünschen der Eltern ab. Hier ist eine vollständige Aufklärung über die Alternativen und die jeweiligen Komplikationsmöglichkeiten (v.a. Blutung) wichtig!
- **Zirkumzision:** partielle oder radikale (vollständige) Beschneidung, Vernähung mit resorbierbaren Fäden;
- **Präputiumplastik:** Längsinzision des Schnürrings und Quervernähung, damit Vorhaut erhalten werden kann, Nachbehandlung mit Salben (z.B. Bepanthen® Wund- und Heilsalbe, Auftragen nach dem täglichen Baden für ca. eine Woche) und regelmäßigem Vor- und Zurückstreifen der Vorhaut;
- **Plastibell-Methode** (auch Gomoco-Technik genannt): Abquetschen der Vorhaut mit einem Plastikring (in der Praxis hier häufig lokale Infektionen); Zurückstreifen notwendig, Rezidiv möglich;
- **Dorsalspaltung:** meist nur in Notsituationen anzuwenden bei Risiko der fortschreitenden Entzündung oder bei nicht reponibler Paraphimose.

Kontraindikationen für operative Therapie
- Nicht korrigierte Penisfehlbildungen (Hypo-/Epispadie),
- Lokaler Infekt,
- Koagulopathien.

33.7.7 Komplementäre Therapie

Matthias Lohn

Bei strenger Definition ist die behandlungsbedürftige Phimose selten. Eine wichtige Erfahrung zeigt, dass, je länger man zuwartet, umso weniger Phimosen operativ korrigiert werden müssen. Auch nach dem 3. Lebensjahr gibt es noch Kinder, bei denen sich die Behandlungsindikation im Laufe der Entwicklung relativiert.
So kommt es bei den unkomplizierten Phimosen hauptsächlich darauf an, einen für das Kind günstigen Zeitpunkt für eine Operation zu finden. Hier bietet sich die Zeit unmittelbar vor der Einschulung an, da erstens nach diesem Zeitpunkt die Spontanheilungsrate deutlicher abnimmt als vorher, und zweitens dieser Zeitpunkt für das Kind psychisch eine günstigere Situation ist als nach der Einschulung.
Bei einer Operation kann diese durch begleitende perioperative medikamentöse Maßnahmen (☞ 33.5.8) unterstützt werden.

33.7.8 Integrativer Stufenplan

Stufe	Klinik	Konventionelle Therapie (☞ 33.7.6)	Komplementäre Therapie (☞ 33.7.7)	EBM-Bewert. kompl. Therapie
1	Vorhautverklebung	Topisch kortikoid- oder östrogenhaltige Salben	–	–
2	Ausgeprägtere Phimose	Operation	Perioperativ begleitend Arnica planta tota Rh D6 (☞ 33.5.8)	5

33.7.9 Prognose

Bei unbehandelter Phimose kommt es häufig zu rezidivierenden Balanitiden. Später ist der Geschlechtsverkehr erschwert oder nicht möglich. Eventuell besteht auch ein Zusammenhang zwischen Phimose und häufigerem Auftreten eines Peniskarzinoms.

Literatur

1 Berdeu D, Sauze L, Ha-Vinh P, Blum-Boisgard C: Cost-effectiveness analysis of treatments for phimosis: a comparison of surgical and medicinal approaches and their economic effect. BJU Int 87: 239–244 (2001)
2 Shankar KR, Rickwood AM: The incidence of phimosis in boys. BJU Int. 84: 101–102 (1999)
3 Sorensen SM, Sorensen MR: Circumcision with the Plastibell device. A long-term follow-up. Int Urol Nephrol 20: 159–166 (1988)
4 Stehr M, Schuster T, Dietz HG, Joppich I: [Circumcision-criticism of the routine]. Klin Padiatr 213: 50–55 (2001)
5 Webster TM, Leonard MP: Topical steroid therapy for phimosis. Can J Urol 9: 1492–1495 (2002)

33.8 Vulvovaginitis

Anna-Margarete Funke (Konventioneller Teil)
Matthias Lohn (Komplementärer Teil)

33.8.1 Ätiologie/Epidemiologie

Anna-Margarete Funke

Entzündungen der Vulva und Vagina sind der häufigste Vorstellungsgrund in der kinder- und jugendgynäkologischen Sprechstunde. Hormonell bedingt besteht bei Kindern eine verminderte Resistenz gegen mechanische Reizungen und eine Vielzahl von Keimen. Eine asymptomatische Besiedlung mit Keimen wie Hämophilus, Streptokokken und Fäkalkeimen findet sich relativ häufig. Das kindliche Vaginalepithel ist atrophisch, die physiologische Döderlein-Flora, und damit das saure Vaginalmilieu des geschlechtsreifen Mädchens, fehlt noch.

Die häufigsten Ursachen der Entzündung im Genitalbereich sind abhängig von der Entwicklungsphase des Mädchens:

- **Neugeborenen- und Säuglingsperiode:** Durch die mütterlichen Hormone wird das weibliche Genitale noch beeinflusst. In dieser Phase treten Soorvulvitis und Windeldermatitis auf (☞ 32.3).
- **Kleinkind- und Grundschulalter:** Am häufigsten ist die unspezifische Vulvitis, gefolgt von der Begleitvulvitis bei Infektionen der Atemwege, bei Windpocken und Masern; weniger häufig ist die Fremdkörpervaginitis.
- **Beginnende Pubertät:** Durch die hormonellen Veränderungen tritt jetzt der physiologische, manchmal reichliche Fluor vaginalis (Weißfluss) auf. Die unspezifische Vulvovaginitis spielt weiterhin eine Rolle, zunehmend aber auch die spezifische Vulvovaginitis einschließlich der sexuell übertragbaren Erkrankungen ab der Kohabitarche.

33.8.2 Einteilung

Unspezifische Vulvovaginitis

Die unspezifische Vulvovaginitis ist die häufigste entzündliche Vulvaerkrankung im Kindesalter. Die wichtigsten Ursachen sind äußere mechanische Irritationen (z. B. Sitzen im Sandkasten, Kratzeffekte, Masturbation) und/oder mangelnde bzw. falsche Hygiene. Die bakterielle Entzündung durch aerobe und anaerobe Erreger setzt sich meist sekundär auf die vorgeschädigte Vulva.

Zu den falschen Hygienemaßnahmen gehört in erster Linie die inkorrekte Analhygiene, die zur Kontamination mit Darmkeimen führt, aber auch die übertriebene Hygiene mit häufigem Waschen mit hautaustrocknenden Seifen und Schaumbädern.

Spezifische Vulvitis

Spezifische Erreger werden entweder peripartal von der Mutter auf das Neugeborene übertragen, oder in der Pubertät mit der Kohabitarche akquiriert. Die nicht-sexuelle Übertragung ist bei präpubertären Mädchen beschrieben. Dennoch muss an die Möglichkeit des sexuellen Missbrauchs gedacht werden und in dieser Richtung weiter exploriert werden.

Sexuell übertragbare Erkrankungen

Zu den sexuell übertragbaren Erkrankungen gehören Gonorrhö, Lues, Herpes genitalis, Condylomata accuminata, Chlamydien und Trichomonaden.

Mykosen

Mykosen zählen nicht zu den sexuell übertragbaren Erkrankungen. Der häufigste Erreger ist **Candida albicans.** Candida-Infektionen sind in der hormonellen Ruheperiode eher die Ausnahme. Allerdings können immunsupprimierte, längerfristig mit Kortikoiden oder Antibiotika behandelte Kinder oder juvenile Diabetikerinnen davon betroffen sein. Pilzinfektionen treten im östrogenisierten Milieu im Säuglingsalter, in der späten Präpubertät und Pubertät auf.

Bakterielle Vaginose
Auch die bakterielle Vaginose als ökologische Störung der pubertären Vagina durch Gardnerella vaginalis in Synergie mit Anaerobiern gehört nicht zu den sexuell übertragbaren Erkrankungen. Charakteristisch ist der fischige Geruch, der dünnflüssige gräulich-schaumige Fluor und so genannte Clue Cells im Nativsekret.

> Im Kindesalter ist der Zervikalkanal fest verschlossen. Aszendierende Infektionen, die auch das innere Genitale betreffen und eine Adnexitis verursachen können, sind daher, anders als in der Pubertät und im Erwachsenenalter, ausgeschlossen. Unklare Unterbauchschmerzen sind daher meist nicht gynäkologischen Ursprungs, sondern sind durch chirurgisch, urologisch oder auch psychisch zu behandelnde Ursachen bedingt.

Fremdkörpervaginitis/-vulvitis
Als Fremdkörper finden sich Reste von Toilettenpapier oder Wattestäbchen in Folge von Hygienemaßnahmen aber auch kleine Spielsachen oder Haushaltsgegenstände wie Knöpfe und Schrauben, die beim Spielen oder Masturbieren in die Vagina eingebracht wurden.

33.8.3 Klinik und Leitsymptome

Im akuten Stadium:

- Unscharfe **Rötung** der Vulva einschließlich des Introitus vaginae mit Schwellung der kleinen und manchmal auch der großen Labien.
- Der **Fluor** ist serös-weißlich bei Fäkalkeimbefall, bei Streptokokken und Staphylokokken oft gelblich-grünlich und klebrig. Bei blutig-eitrigem Fluor muss an einen intravaginalen Fremdkörper gedacht werden.
- Die Mädchen klagen über **Schmerzen** und **Brennen** u. a. beim Wasserlassen, wenn der Urin über die entzündete Vulva läuft.
- Oft besteht **Juckreiz.** Am äußeren Genitale sind Kratzspuren sichtbar.
- Oft wird über einen **üblen Geruch** geklagt.

Im chronischen Stadium:

- Die Rötung ist abgeblasst und relativ scharf begrenzt mit weißlichen Zonen.
- Die Haut ist oft sehr trocken, fast pergamentartig und zum Teil mit Borken behaftet. Ein Ödem ist meist nicht mehr nachweisbar. Die Hautveränderungen umfassen oft das Perineum und die Perianalregion.

33.8.4 Diagnostik

- **Nativsekret:** Im Nativsekret sind die folgenden Erreger gut diagnostizierbar: Candida und bakterielle Vaginose (nach Zusatz von 20 %iger Kalilauge), Kokkenflora, Trichomonaden; Leukozyten als Indikator der Entzündung.
- **Mikrobiologischer Abstrich:** Bei Kokkenflora, oder wenn durch das Nativsekret keine sichere Diagnostik möglich ist, sollte immer ein mikrobiologischer Abstrich entnommen werden: wenn vom Kind toleriert aus dem hinteren Scheidengewölbe, sonst aus dem Introitus.
- **Abstriche auf spezifische Erreger** bei V.a. sexuellen Missbrauch (Herpes, Humanes Papilloma Virus, Chlamydien, Gonorrhö); diese Abstriche benötigen spezielle Medien und sollten bei begründetem Verdacht entnommen werden. Besteht der Verdacht auf einen Missbrauch, sollten gleichzeitig, wenn der Übergriff kürzer als eine Woche zurückliegt, Abstriche auf Spermaanteile und DNS-Material mit angefeuchteten Wattestäbchen entnommen werden, um Doppeluntersuchungen des Mädchens zu vermeiden. Dabei werden nicht nur Abstriche intravaginal, falls möglich auch intrazervikal und von der Vulva sondern auch peri- und intraanal entnommen.
- **Vaginoskopie:** Sollte immer erfolgen bei blutigem Fluor und bei therapieresistentem und rezidivierendem Ausfluss zum Ausschluss eines Fremdkörpers. Der Eingriff wird in der Regel in einer kurzen Vollnarkose durchgeführt.

33.8.5 Differenzialdiagnosen

- **Lichen sclerosus et atrophicus:** Die Ursache dieser Hauterkrankung ist bisher unbekannt. Klassisch ist der quälende Juckreiz, der besonders nachts auftritt. Die Erkrankung geht einher mit einem Verlust des Unterhautfettgewebes, einer dünnen pergamentartigen, sehr vulnerablen, faltenlosen Haut, Fusion der Labien und petechialen Blutungen. Superinfektionen mit meist bakteriellen Erregern treten bei unbehandeltem Lichen häufig auf und verstärken die Symptomatik.

- **Allergische Reaktionen:** Gelegentlich treten allergische Reaktionen im Genitalbereich mit starker Rötung, oft ausgeprägtem Ödem der Vulva und brennenden und juckenden Beschwerden auf. Ursachen sind meist Mittel der Wäsche- und Körperpflege, aber auch Reaktionen auf lokal applizierte Medikamente und ihre Trägersubstanzen.
- **Darmparasiten:** Meist sind Oxyuren verantwortlich für Rötungen der Perianalgegend bis zur Vulva mit Juckreiz und manchmal stechenden Schmerzen.

> **!** **Sexueller Missbrauch**
> Bei Diagnose sexuell übertragbarer Erkrankungen, aber auch bei rezidivierender Vulvitis mit und ohne kolposkopische Auffälligkeiten am äußeren Genitale und After muss diese Möglichkeit mit einbezogen werden. Die Dunkelziffer ist sehr hoch.

33.8.6 Konventionelle Therapie

Unspezifische Vulvovaginitis

- Eine **systemische antibiotische Therapie** ist bei der unspezifischen Vulvitis **in der Regel nicht erforderlich** und sollte nur nach strenger Indikationsstellung durchgeführt werden.
- Oft reicht die Beachtung der **Genitalhygiene** (☞ 33.9.5) und die Pflege des äußeren Genitale mit **Salben oder Cremes** (z. B. Dexpanthenol, Ringelblume oder Milchfett) zur Beherrschung der Symptome aus.
- Empfehlenswert sind **Sitzbäder** z. B. mit Kaliumpermanganat, das eine leicht desinfizierende Wirkung hat, z. B. Kaliumpermanganat Granulat in das Sitzbad bis zur Erreichung eines hellroten Wassertones, 1–2 mal tgl.
- Bäder mit Kamillezusätzen, z. B. Kamillobad, 1–2 mal tgl. führen bei manchen Kindern zu allergischen Reaktionen.
- Bei häufiger Anwendung von Eichenrindebädern, z. B. Tannolact Pulver, 1–2 mal tgl. wird manchmal eine zu starke Austrocknung der Haut beobachtet. Die Sitzbäder sollten 10 min. pro Bad nicht übersteigen.
- Gut wirksam ist auch die **lokale Östrogenisierung,** z. B. Estriolsalbe, 1–2 mal tgl. eine erbsengroße Menge auf die Vulva, am besten zur Nacht nach einem Sitzbad, um eine möglichst lange Einwirkzeit zu garantieren, die zur Differenzierung und zum Aufbau des atrophischen Epithels führt und es so widerstandsfähiger gegen Keime und Irritationen macht.

Spezifische Vulvitis

Die Vulvovaginitis durch spezifische Erreger muss gezielt behandelt werden:

- **Candidose:** z. B. mit Clotrimazolhaltigen Cremes und Vaginalzäpfchen 200 mg über 3 Tage; 1 Vaginalzäpfchen zur Nacht und Anwendung der Creme im äußeren Genitalbereich 2–3 mal tgl.
- **Bakterielle Vaginose:** zur Ansäuerung des Scheidenmilieus z. B. Vagi-C Vaginaltabletten über 6 Tage zur Nacht intravaginal, ggf. auch länger und zur Therapie Clont Vaginaltabletten über 6 Tage zur Nacht intravaginal.
- Grundsätzlich sollte eine bakterielle Vaginose vor allem bei Beschwerden behandelt werden. Rezidive sind bei manchen Adoleszentinnen häufig. Eine orale Antibiose, z. B. mit Metronidazol 400 Tbl., 2 mal tgl. über 7 Tage, sollte nur in Ausnahmefällen, z. B. vor gynäkologischen Eingriffen erwogen werden.
- **Condylomata accuminata** (HPV): können je nach Größe und Ausmaß betupft, z. B. mit Solco derman Lsg. oder Wartec Creme 0,15 %, 2 mal tgl. morgens und abends über 3 Tage oder mit dem Laser abgetragen werden.

Bei Vulvovaginitis als Begleiterscheinung einer fieberhaften extragenitalen Erkrankung reicht die Behandlung der Grunderkrankung durch den Pädiater aus, um auch die genitalen Symptome zu beherrschen.

> Wesentlich bei der Behandlung der Vulvovaginitis ist die **Beratung und Aufklärung** der Begleitperson – in der Regel die Mutter – und auch des Kindes (altersgerecht!) über das Krankheitsbild, die richtigen Hygienemaßnahmen und die Vermeidung allergisierender und reizender Substanzen und Kleidungsstücke.

33.8.7 Komplementäre Therapie

Matthias Lohn

- Vermeiden reizender Kontakte, z. B. Wäscheweichmacher, Schaumbäder, parfümierte Seifen, Fertig-Feucht-Tücher, synthetische Unterwäsche, Papierwindeln mit massiver Imprägnierung zum Trockenbleiben.
- Kamillensitzbäder (☞ 33.8.6).

- Einbringen von milder Heilsalbe, wie z. B. Hametum® oder Mercurialis perennis 10 % nach dem Toilettengang oder vor dem Einwickeln.
- Bei Windelkindern: bei Tag 2-stdl., bei Nacht 4-stdl. wickeln, damit es nicht zu einer zu feuchten Kammer kommt.

EBM

Zur komplementärmedizinischen Therapie bei Vulvovaginitis liegen keine publizierten Studien der EBM-Grade 1 oder 2 sowie keine Konsensusempfehlungen vor. Allgemeine Bewertung der einzelnen Therapieverfahren ☞ 45.2, 45.3.

33.8.8 Integrativer Stufenplan

Stufe	Klinik	Konventionelle Therapie (☞ 33.8.6)	Komplementäre Therapie (☞ 33.8.7)	EBM-Bewert. kompl. Therapie
1	Leichte Vulvovaginitis	Sitzbäder mit Kaliumpermanganat oder Eichenrindentee	Kamillesitzbäder	5
			Lokal Hametum-Heilsalbe	5
2	Versagen von Stufe 1	Topische Anwendung von östrogenhaltigen Cremes	–	–
3	Spezifische Vulvitis	Spezifische Therapie (☞ 33.8.6)	–	–

Literatur

1 Golombowski G, Anthuber S, Anthuber C; Vulvaerkrankungen im Kindesalter, Gynäkologe, 1998; 31: 555 – 565

2 Heinz M; Sexuell übertragbare Krankheiten bei Jugendlichen, Korasion, 10/2001: 30 – 34

33.9 Labiensynechien

Anna-Margarete Funke (Konventioneller Teil)
Matthias Lohn (Komplementärer Teil)

33.9.1 Ätiologie/Epidemiologie

Anna-Margarete Funke

Die Labiensynechie ist eine relativ häufig auftretende sekundäre Verklebung der Labia minora. Insbesondere Mädchen zwischen dem 1. und 6. Lebensjahr. sind betroffen.

Als Ursache wird der **Mangel an Östrogenen** in der Ruheperiode in Kombination mit paralabialer Smegma-Ansammlung vermutet, die zu **subakuten Entzündungen** mit nachfolgender Erodierung der Ränder der kleinen Labien und zu sekundärer Adhäsion führt.

33.9.2 Klinik und Leitsymptome

Es findet sich eine häutige Verbindung zwischen den kleinen Labien mit einer Raphe im Zentrum. Im Extremfall kann diese Veränderung zum kompletten Verschluss des Vestibulum vaginae führen, so dass bei der Miktion der Urin teilweise retrograd in die Vagina fließt. Durch den urethrovaginalen Reflux können manchmal Harnwegsinfekte, aber auch Vulvovaginitiden auftreten. Manchmal werden die Mädchen auch unter dem Verdacht der Inkontinenz vorgestellt.

33.9.3 Diagnostik

Blickdiagnose.

33.9.4 Differenzialdiagnosen

- Lichen sclerosus et atrophicus,
- Sexueller Missbrauch,
- Vulvovaginale Fehlbildungen und Anomalien des Hymens.

33.9.5 Konventionelle Therapie

! Eine chirurgische Trennung mit dem Skalpell oder mit dem Laser sollte unbedingt vermieden werden wegen der möglichen Komplikationen wie Strikturen, Narben und Stenosen!

Konservative Therapie

- In der Regel ist eine **Lokaltherapie mit östrogenhaltigen Salben** über 3 – 6 Wochen ausreichend: z. B. Estriol Creme 1 mg, je nach Alter des Kindes 0,5 bis 1 cm Cremestrang. Die Salbe wird 1 – 2 mal täglich auf die

Verklebung einmassiert; dabei werden die Labien vorsichtig mit den Daumen auseinandergezogen.

- Synechien, die bereits längere Zeit bestehen, haben oft eine häutige Konsistenz und sind mit lokaler Therapie manchmal nicht ausreichend behandelbar. Dann muss eine **stumpfe Sprengung** mit den Daumen oder einer kleinen Sonde erfolgen, die bei kleineren Mädchen manchmal in einer kurzen Sedierung oder Narkose durchgeführt wird. Wesentlich ist dann die konsequente Nachbehandlung mit lokalen Östrogenen (Dosierung wie oben), um ein Rezidiv zu vermeiden.

Prävention

Wichtigste Maßnahme der Prävention ist eine adäquate Genitalhygiene.

Das Genitale sollte sauber und trocken gehalten werden. Dazu gehören die regelmäßige, aber nicht übertriebene Reinigung mit ph-neutraler Seife oder Waschlösung und das regelmäßige Wechseln der Wäsche. Auf gut luftdurchlässige Kleidung und Unterwäsche aus Baumwolle ist zu achten.

Besondere Aufmerksamkeit muss der Analhygiene geschenkt werden: die kleinen Mädchen müssen über das regelmäßige und richtige Abputzen von vorne nach hinten nach dem Stuhlgang unterrichtet werden.

33.9.6 Komplementäre Therapie

Matthias Lohn

- Die Prävention kann neben der oben beschriebenen Genitalhygiene noch unterstützt werden mit regelmäßige Pflege der Labien mit **Eichenrindentee-Sitzbädern** (z.B. abends 3 mal wöchentlich mit abgekühltem, verdünnten Eichenrindentee).
- Zur Entzündungshemmung im Scheidenvorhof und an der Innenseite der Labia minora empfiehlt sich nach jedem Toilettengang das Einbringen von ca. 1 cm einer **Heilsalbe** (z.B. Hametum® oder Heilsalbe Weleda®).

EBM

Zur komplementärmedizinischen Therapie bei Labiensynechien liegen keine publizierten Studien der EBM-Grade 1 oder 2 sowie keine Konsensusempfehlungen vor. Allgemeine Bewertung der einzelnen Therapieverfahren ☞ 45.3.

33.9.7 Integrativer Stufenplan

Komplementäre Maßnahmen können bei entsprechender Erfahrung parallel zur konventionellen Therapie angewandt werden (EBM gesicherte Daten zur Unbedenklichkeit und Wirksamkeit liegen nicht vor).

33.9.8 Prognose

Die Prognose ist in der Regel sehr gut, wenn die Synechie im Kindesalter behandelt wird. Wird das versäumt, können in Ausnahmefällen neben chronischen Harnwegsinfekten und Kolpitiden mit der Kohabitarche Kohabitationsbeschwerden auftreten.

Literatur

1 Heinz M: Vulvasynechie oder Synechie der kleinen Labien; Gyn (9); 2004, 55: 581 – 5

34 Erkrankung des Bewegungsapparates

Jürgen Rütt, Peer Eysel (Konventioneller Teil)
Christoph Tautz (Komplementärer Teil)

34.1 Haltungsschwäche

Jürgen Rütt (Konventioneller Teil)
Christoph Tautz (Komplementärer Teil)

34.1.1 Ätiologie/Epidemiologie

Jürgen Rütt

Die Haltungsschwäche ist kein spezifisches Krankheitsbild, sondern ein klinisches Symptom. Die aufrichtenden Muskelgruppen der Wirbelsäule sind schwach bzw. untrainiert, so dass die Aufrichtung nur für kurze Zeit, nur unvollständig oder überhaupt nicht mehr möglich ist.

34.1.2 Klinik und Leitsymptome

Bei Säuglingen und Kleinkindern ist statt von Haltungsschwächen zutreffender von einer **Störung des Muskeltonus** zu sprechen (Beurteilung ☞ 34.1.3).
Haltungsschwächen machen sich in der Regel in der Zeit zwischen dem 10. – 14. Lebensjahr bemerkbar.

34.1.3 Diagnostik

Säuglinge und Kleinkinder
Gesamtbeurteilung des klinischen Eindrucks, orientierende neurologische Untersuchung.
Bei der Untersuchung besondere Betonung auf der Beurteilung des Muskeltonus:
- Erniedrigt/erhöht?
- Wechselnd/asymmetrisch?
- Unterschiede zwischen Rumpf und Extremitäten und zwischen Armen und Beinen?

Schulkinder
Zusätzlich sollte die klinische Untersuchung beinhalten:
- Bewegungsuntersuchung der Wirbelsäule mit Ganganalyse,
- **Haltungsversuch nach Matthiass:** er prüft die Leistungsfähigkeit der Rücken- und Rumpfmuskulatur. Das Kind wird aufgefordert, im Stehen beide Arme vorzustrecken und sie während 30 Sekunden in dieser Stellung zu halten. Bei einer Haltungsschwäche kommt es zu einer Verstärkung der Brustkyphose und Lendenlordose.
- Suche nach psychischen Einflüssen.

Nur ausnahmsweise ist eine Röntgenuntersuchung der Wirbelsäule indiziert.

34.1.4 Konventionelle Therapie

- Aktives Sporttraining adaptiert an die persönlichen Interessen,
- Krankengymnastik eher zurückhaltend.

34.1.5 Komplementäre Therapie

Christoph Tautz

> Vor jeder symptomatischen Therapie sollten eine Zerebralparese, Lähmung oder neuromuskuläre Erkrankung ausgeschlossen werden.

Störungen des Muskeltonus
Bei allen Formen von muskulärer Hypo- oder Hypertonie kann eine heileurhytmische Übungsbehandlung (☞ 44.2) von großer Hilfe sein. Auch können Kinder indikationsbezogen einem Osteopathen vorgestellt werden (☞ 46.3).
Bei hypotoner Muskulatur:
Rhythmische Massage der Extremitäten (nach Hauschka, ☞ 45.2) mit Hypericum Öl 25 % oder Cuprum/Ol. Aether. Rosae.
Bei hypertoner Muskulatur:
- Rhythmische Massage der Extremitäten mit Ol. aether. Lavandulae 10 % oder Solum Ol.,
- Warme Bäder mit Malvenöl (Malva comp., Ol.) oder Ol. aether. Lavandulae 10 %. Zubereitung: 10 ml Öl in 100 ml Vollmilch zum Emulgieren verschütteln und in 34 – 36 ° C warmes Badewasser geben; Badedauer 5 – 8 min.

Haltungsschwäche
- Empfehlung und professionelle Anleitung von Bewegungstraining z. B. Schwimmen, Rudern, Fahrradfahren,

- Achten auf Körpergewicht,
- Sitzgewohnheiten: Überprüfung von Schreibtisch/Schreibtischstuhl,
- Ausgewogenes Verhältnis von sitzender und Bewegungstätigkeit!

EBM Zur komplementärmedizinischen Therapie bei Haltungsschwäche liegen keine publizierten Studien der EBM-Grade 1 oder 2 sowie keine Konsensusempfehlungen vor. Allgemeine Bewertung der einzelnen Therapieverfahren ☞ 44.2, 46.3.

34.1.6 Integrativer Stufenplan

Klinik	Konventionelle Therapie (☞ 34.1.5)	Komplementäre Therapie (☞ 34.1.6)	EBM-Bewert. kompl. Therapie
Störung des Muskeltonus	Aktives Sporttraining, ggf. Physiotherapie	Heileurythmie	5
		Rhythmische Massage nach Hauschka	5
		Bei hypertoner Muskulatur: warme Bäder mit Malven- oder Lavendelöl	5

34.1.7 Prognose

Die Prognose ist gut, aber sicher auch von der Motivierbarkeit des Kindes abhängig.

34.2 Prellungen, Zerrungen, Verstauchungen

Jürgen Rütt (Konventioneller Teil)
Christoph Tautz (Komplementärer Teil)

34.2.1 Ätiologie/Epidemiologie/Einteilung

Jürgen Rütt

Der kindliche Alltag bringt diese Verletzungen mit sich. Beim Kleinkind ist es zunächst der unsichere Gang, der zu vermehrten Stürzen führt, ab dem Kindergartenalter sind der Sport, die Entdeckung von Bäumen und Mauern, das Roller-, Fahrrad- und Skateboardfahren und die Auseinandersetzung mit anderen Kindern wichtige Ursachen.
Prellungen können die gesamte Körperoberfläche betreffen und werden durch Schläge, Stöße oder Anprallverletzungen verursacht. Zerrungen und Verstauchungen beziehen sich zumeist auf Gelenkregionen mit ihren Bandstrukturen oder betreffen Sehnen und Muskeln.

34.2.2 Klinik und Leitsymptome

- **Prellungen** weisen zumeist Schwellungen auf Grund von Gewebereaktionen oder Blutergüssen auf. Wichtige Gebilde sind in der Regel nicht verletzt. Lokale Schmerzen verschwinden in Stunden bis Tagen.
- **Zerrungen oder Verstauchungen** entstehen eher mit höherer Gewalt und betreffen zumeist die Gelenke. Es bestehen starke Schmerzen, die Beweglichkeit ist eingeschränkt, so genannte Stabilitätstests sind schmerzhaft. Sämtliche Symptome dauern längere Zeit an. Insbesondere Stauchungen des Knorpels können über Jahre klinisch relevant bleiben.

34.2.3 Diagnostik

- Anamneseerhebung, lokale Inspektion, Palpation und aktive und passive Bewegungsprüfung führen zur Diagnose.
- Apparative Diagnostik ist in der Regel bei Persistenz der Beschwerden oder zur differentialdiagnostischen Abklärung angezeigt.

34.2.4 Differenzialdiagnosen

- Bei Schwellungen sind Tumoren oder Entzündungen zu beachten.
- Zerrungen mit Gelenkschonung können spezielle orthopädische Erkrankungen verbergen, wie z. B. Coxitis (☞ 34.5), Morbus Perthes (☞ 34.4) oder Epiphysiolysis capitis femoris im Adoleszentenalter. Letztere

Diagnose wird nach eigenen Untersuchungen im Durchschnitt erst nach durchschnittlich 3 Monaten ab Symptombeginn gestellt.

34.2.5 Konventionelle Therapie

- Zumeist werden Bagatelltraumen wie Prellungen, Zerrungen und Verstauchungen mit **abschwellenden Maßnahmen** wie Eis und Salbenverbänden behandelt.
- Bei Gelenkbeteiligungen können Ruhigstellungen nötig sein.
- Operative Therapie kann bei Persistieren eines Hämatoms angezeigt sein.

34.2.6 Komplementäre Therapie

Christoph Tautz

Zur Lokalbehandlungen bei Prellungen und Zerrungen

- Archangelica comp. Salbe,
- Symphytum, ethanol. Decoct. 10 % Salbe,
- Cuprum/Quarz comp. Salbe lokal, der enthaltene Rosmarin fördert die Durchblutung und damit beschleunigte Resorption evtl. vorhandener Hämatome, nur bei unverletzter Haut anwenden.

Als Salbenkompresse über einige Tage auftragen. Sind Gelenke betroffen, empfiehlt sich eine stabilisierende Bandage, bis zum Abschwellen des Gelenkes.

Bei zusätzlicher Ergussbildung

- Stannum met. 5 % Salbe als Kompresse über Nacht mit fester Bandage,
- Tagsüber: Arnika Gel als Kompresse, fest bandagiert.

Bei stärkeren Schmerzen

- Lokale Einreibungen mit Minz- oder Pfefferminzöl, unmittelbar nach dem Trauma bringt meist gute Linderung.

Innerlich sollte zusätzlich gegeben werden:

- **Arnika planta tota D3 – D6:** 4–6 mal tgl. 5–10 Tropfen bzw. Globuli für 5–7 Tage,
- **Rhus toxicodendron D6 – D12:** 3 mal 5 – 10 Tropfen oder Globuli, bei Schmerzen.

EBM: Zur komplementärmedizinischen Therapie bei Prellungen/Zerrungen/Verstauchungen liegen keine publizierten Studien der EBM-Grade 1 oder 2 sowie keine Konsensusempfehlungen vor. Allgemeine Bewertung der einzelnen Therapieverfahren ☞ 44.4, 45.1.

34.2.7 Integrativer Stufenplan

Stufe	Klinik	Konventionelle Therapie (☞ 34.2.5)	Komplementäre Therapie (☞ 34.2.6)	EBM-Bewert. kompl. Therapie
1	Bagatelltraumen	Abschwellende Maßnahmen mit Eis und/oder Salbenverbänden	Archangelika comp. Salbe	5
			Symphytum 10 % Salbe	5
			Cuprum/Quarz comp. Salbe v. a. bei größeren Hämatomen zur rascheren Resorption	5
			Innerlich zusätzlich Arnika Rh D6	5
2	Mit Gelenkbeteiligung	Evtl. Ruhigstellung	Bei Ergussbildung Stannum met. praep. 5 % Ung. als feste Bandage	5
			Zur Schmerzbehandlung lokal Minzöl	5
			Innerlich Rhus toxicodendron D6	5
3	Persistierendes Hämatom	Evtl. operative Therapie	–	–

34.2.8 Prognose

Die Prognose ist bei eindeutiger Diagnosestellung gut. Die Erkrankungen heilen ohne Spätfolgen aus.

34.3 Angeborene Hüftdysplasie

Jürgen Rütt, Peer Eysel (Konventioneller Teil)
Christoph Tautz (Komplementärer Teil)

34.3.1 Ätiologie

Jürgen Rütt, Peer Eysel

Eine Pfannendysplasie kann in Verbindung mit Fußdeformitäten, Geburt in Beckenlage und Asymmetrien im Kopfbereich (Schiefhals) auftreten. Die Engesituation im Uterus wird als Ursache für die mangelnde Pfannenausbildung angesehen. Mit zunehmender Entwicklung des Feten kommt es zur Streckstellung der Beine und in der Folge zur Luxation. Bei konstitutioneller Hypermobilität bereits zum Zeitpunkt der Geburt finden sich verstärkt Hüftgelenkinstabilitäten.
Endogene Faktoren: multifaktorielles Erbleiden.

34.3.2 Epidemiologie

Mädchen sind häufiger von Hüftdysplasie betroffen als Jungen (4:1). Auch regionale Unterschiede gibt es bei den Dysplasieraten: Während in Skandinavien, England und USA nur 1 % der Kinder an dieser Krankheit leiden, sind im übrigen Mitteleuropa bis zu 4 % davon betroffen. Enges Wickeln des Säuglings scheint die Rate zu erhöhen – im Gegensatz zum abduzierten Tragen der Kinder.

34.3.3 Einteilung

Sonographisch nach Graf
☞ Tab. 34.4-1.

Radiologisch nach Tönnis
- I: Pfannendysplasie, Hüftkopf zentriert;
- II: Pfannendysplasie, Hüftkopf lateralisiert;
- III: Pfannendysplasie, Hüftkopf auf Höhe des Erkers;
- IV: Pfannendysplasie, Hüftkopf oberhalb des Erkers;

34.3.4 Klinik und Leitsymptome

Im Frühstadium klinisch oft asymptomatisch, lediglich auffälliger Befund im sonographischen Hüftscreening. Bei ausgeprägtem Befund:
- Instabilität,
- Abspreizbehinderung,
- Faltenasymmetrie: Oberschenkel und Gesäß,
- Beinverkürzung (cave: beidseitige Luxation!).

34.3.5 Diagnostik

Anamnese
Familienanamnese, Beckenendlage, Fußdeformitäten;

Klinische Untersuchung
Frühdiagnose entscheidend! Für die Praxis wesentliche (jedoch unsichere) Früherkennungszeichen:
- **Inspektion:** Faltenasymmetrie?

Tab. 34.4-1: Morphologische Klassifikation von Ultraschallbefunden der Hüfte (nach Graf)

Typ			Knöcherne Formgebung	Knöcherner Erker	Knorpeliger Erker
Ia		Jedes Lebensalter: Ausgereifte Hüfte	Gut	Eckig	Übergreifend
Ib		Jedes Lebensalter: Ausgereifte Hüfte	Gut	Meist geschweift („stumpf“)	Übergreifend
IIa	plus	Physiologische Verknöcherungsverzögerung, altersgemäß	Ausreichend	Rund	Übergreifend
	minus	Mit Reifungsdefizit (bis 3. LM)	Mangelhaft	Rund	Übergreifend
IIb		Verknöcherungsverzögerung	Mangelhaft	Rund	Übergreifend
IIc		Gefährdete oder kritische Hüfte (jedes Lebensalter)	Mangelhaft	Rund bis flach	Noch übergreifend
D		Hüfte am Dezentrieren (jedes Lebensalter)	Hochgradig mangelhaft	Rund bis flach	Verdrängt
IIIa		Dezentrierte Gelenke	Schlecht	Flach	Nach kranial verdrängt, ohne Strukturstörung
IIIb		Dezentrierte Gelenke	Schlecht	Flach	Nach kranial verdrängt, mit Strukturstörung
IV		Dezentrierte Gelenke	Schlecht	Flach	Nach kaudal verdrängt

- **Instabilitätszeichen:** Ortolani-Phänomen (spür- und hörbares Schnappen = Subluxation) wichtigstes Zeichen in den ersten Tagen (manchmal nur einige Tage lang oder in den ersten Wochen nachweisbar);
- **Prüfung der Abspreizung:** ab 2. LM wichtigster Hinweis, durch vermehrte Anspannung der Adduktoren bei dezentrierten Hüften:
  - Abduktion beim NG normal 80–90°,
  - Ab dem 2. LM normal nur ca. 65°,
  - Sicher pathologisch unter 45°;
- **Beinlängenuntersuchung** bei 90° Hüft- und Kniebeugung,
- Ludloff-Luxationszeichen (bei älteren Kindern in leichter Abduktion, Außenrotation und in Verkürzung stehendes Bein; keine besondere Schmerzhaftigkeit).

Sonographische Untersuchung
In Deutschland wird ein sonographisches Hüftscreening meist im Rahmen der U3 durchgeführt. Als günstigster Zeitpunkt für das Screening wird die 4.–6. Lebenswoche empfohlen. Sono bei klinischer Auffälligkeit und in den Risikogruppen (Familienanamnese, Beckenendlage, Mehrlinge) jedoch bereits in der Geburtsklinik notwendig! Einordnung des sonographischen Befunds ☞ Tab. 34.4-1.

Röntgenuntersuchung
Beckenübersicht evtl. als Kontrolle bei stat. Therapieverfahren sowie nach Abschluss einer Therapie. Der AC-(Pfannendach-)Winkel sollte nach dem 3. LM unter 30°, nach dem 12. LM unter 25° messen. Nach dem 1. Lj. Röntgen unerlässlich.

34.3.6 Differenzialdiagnosen

Säuglingskoxitis (eitrig) verbunden mit starken Schmerzen und massivem Krankheitszustand (hohem Fieber) sowie positivem Laborbefund.

34.3.7 Konventionelle Therapie

> Je jünger das Kind, desto geringer der therapeutische Aufwand und je früher der Therapiebeginn, desto besser die Prognose!

Therapieform und Prognose abhängig vom Schweregrad (Stabilität), vom Alter bei Therapiebeginn, von Komplikationen (z. B. Hüftkopfnekrose). Therapieprinzip: tiefe Zentrierung des Hüftkopfes in die Pfanne, mit dem Ziel der Nachreifung und Ausbildung einer normalen Pfanne. Dies gelingt in der Abspreizstellung.

Dysplasie
Ab Sono-Typ IIc nach Graf: funktionelle Abspreizbehandlung durch Spreizhose oder Tübinger Schiene, die Strampelbewegungen zulässt (ambulant). Auch eine instabile Hüfte des NG lässt sich damit meist ausreichend fixieren. Dauer der Therapie abhängig von Alter und Schweregrad der Dysplasie von 6–8 Wochen bis zu 5–6 Monate. Regelmäßige klinische und sonographische Kontrollen. Altersgrenze für Spreizhosenbehandlung bei ca. 8–10 Monaten.

Stark instabile Hüften
Bei Luxationsgefahr auch in Spreizhose: stabilere Schienenbehandlung oder Gips. Stationäre Therapie.

Luxation
- Konservativ-funktionelle Therapie mit zunächst schonender und langsamer Reposition des Hüftkopfes in die Pfanne. Geeignete Repositionsverfahren sind z. B. die Pavlik-Bandage und die stationär durchzuführenden (Overhead-)Extensionsverfahren. Letztere werden bei stark kontrakten luxierten Hüften bevorzugt.
- Nach Reposition erfolgt Retentionsphase. Ziel ist die Normalisierung der Pfanne (Sono Typ I nach Graf, AC-Winkel < 25°). Hierzu werden bei ausreichender Hüftgelenksstabilität Schienen, bei Instabilität Gipsverbände in Beuge-Spreizstellung verwendet: z. B. Hocksitzgips nach Fettweis (Beugung ca. 110°, geringe Abduktion, Tragezeit bis ca. 4 Wochen). Nach Gipsabnahme weiter Schienenbehandlung.

34.3.8 Komplementäre Therapie

Christoph Tautz

Aus komplementärer Sicht sind zur Stärkung des Verknöcherungsprozesses und der Stabilisierung des Gelenks folgende zusätzliche Maßnahmen empfehlenswert:
Medikamentöse Therapie:
- Arnica, Planta tota Rh D3 Dil.: 3 mal tgl. 3–5 Tr.,
- Stannum met. D6 Trit.: 3 mal tgl. 1 Msp.

Äußere Anwendungen:
- Morgens sanfte Massage der Unterschenkel mit Tabacum 1 % Salbe,
- Abends sanfte Massage der Beine mit Hypericum Flos 25 % Öl.

EBM Zur komplementärmedizinischen Therapie bei angeborener Hüftdysplasie liegen keine publizierten Studien der EBM-Grade 1 oder 2 sowie keine Konsensusempfehlungen vor. Allgemeine Bewertung der einzelnen Therapieverfahren ☞ 44.4, 45.2.

34.3.9 Integrativer Stufenplan

Komplementäre Maßnahmen können bei entsprechender Erfahrung parallel zur konventionellen Therapie angewandt werden (EBM gesicherte Daten zur Unbedenklichkeit und Wirksamkeit liegen nicht vor).

34.3.10 Prognose

Bei frühzeitig einsetzender Therapie kann eine Restitutio ad integrum erreicht werden. Eine verbleibende Dysplasiesituation führt zur späteren Koxarthrose.

34.4 Morbus Perthes

Jürgen Rütt, Peer Eysel (Konventioneller Teil)
Christoph Tautz (Komplementärer Teil)

34.4.1 Ätiologie/Epidemiologie

Jürgen Rütt, Peer Eysel

Ischämische Nekrose des Hüftkopfs unklarer Ätiologie. Diskutiert werden u.a. genetische Faktoren, Reifungsstörung, Durchblutung, intraartikulärer bzw. intraossärer Druck. Altersgipfel im 5.–6. Lj., doppelseitiger Befall in ca. 25 %.
Jungen sind häufiger von M. Perthes betroffen als Mädchen (4:1). Auf 100 000 Kinder kommen pro Jahr 10,8 Perthes-Fälle. Beidseitige Hüfterkrankungen sind auch zeitversetzt möglich.

34.4.2 Einteilung

Röntgenmorphologische Einteilung nach Catteral
- Anterolateraler Quadrant betroffen,
- Vorderes Drittel oder Hälfte des Hüftkopfs betroffen,
- Bis zu drei Viertel des Hüftkopfs betroffen,
- Gesamter Hüftkopf betroffen.

Ergänzung durch head-at-risk-signs: laterale Kalzifikation, Subluxation, Metaphysen-Beteiligung, Cage sign, horizontale Fuge.

Morphologische Einteilung
- Kondensationsstadium,
- Fragmentationsstadium,
- Reparationsstadium,
- Endstadium.

34.4.3 Klinik und Leitsymptome

Klinische Frühzeichen wichtig, da Röntgen der Symptomatik und dem Krankheitsverlauf hinterherhinkt.

- Schmerzen in der Leiste beim Belasten, insbesondere auch Knieschmerzen,
- Schmerzhinken, rasche Ermüdbarkeit,
- Bewegungseinschränkung der betroffenen Hüfte: meist Innenrotation (Untersuchung in Bauchlage!) und Abduktion.
- Später auch reelle Beinverkürzung.

34.4.4 Diagnostik

- **MRT:** Frühdiagnose möglich, Bestimmung des Ausmaßes der Kopfnekrose.
- **Röntgen** (Beckenübersicht und axiale Aufnahme nach Lauenstein, Befunde ☞ 34.4.2): charakteristischer stadienhafter Verlauf. Einteilung auch nach Ausdehnung des Nekroseherdes. Dauer des Umbauprozesses ca. 2–4 Jahre.
- **Sonographie:** Vorwölbung des Femurkopfes, Erguss?
- **Szintigramm:** nur in Ausnahmefällen zur DD.

Verlaufskontrollen werden sonographisch und röntgenologisch durchgeführt.

34.4.5 Differenzialdiagnosen

- Coxitis fugax (☞ 34.5)
- Bakterielle Koxitis
- Epiphysäre Dysplasie
- Tumoren (☞ 41.2)
- Osteochondrosis dissecans

34.4.6 Konventionelle Therapie

Entlastung
Ziel ist es, Belastungsspitzen zu vermeiden. Hilfsmittel hierzu:

- Mainzer-Hüftentlastungsschiene,
- Unterarmgehstützen,
- Bei beidseitigem Befall auch Rollstuhl.

Bewegungsverbesserung
Krankengymnastik zur Verbesserung der Abduktion und Innenrotation, zeitweise ergänzt durch Extension oder in seltenen Fällen Narkosemobilisation.

Operative Maßnahmen
Bei beginnender Dezentrierung:

- Beckenosteotomie nach Salter,
- Triple-Osteotomie: bei älteren Kindern,
- Intertrochantere Varisierungsosteotomie.

34.4.7 Komplementäre Therapie

Christoph Tautz

Neben den obligaten Entlastungsmaßnahmen (☞ 34.4.6) sind zusätzlich folgende komplementäre Maßnahmen empfehlenswert:

- **Medikamentös:**
  - Arnica, Planta tota Rh D3 Dil.: 3 mal tgl. 5 – 10 Tr.,
  - Symphytum comp.: 3 mal tgl. 5 – 10 Tr.
- **Äußere Anwendungen,** z.B. im Rahmen der Krankengymnastik: Massagen der Beine mit Arnika-Massageöl. Anschließend Beine warm halten!

EBM

Zur komplementärmedizinischen Therapie bei Morbus Perthes liegen keine publizierten Studien der EBM-Grade 1 oder 2 sowie keine Konsensusempfehlungen vor. Allgemeine Bewertung der einzelnen Therapieverfahren ☞ 44.4, 45.2, 46.1.

34.4.8 Integrativer Stufenplan

Komplementäre Maßnahmen können bei entsprechender Erfahrung parallel zur konventionellen Therapie angewandt werden (EBM gesicherte Daten zur Unbedenklichkeit und Wirksamkeit liegen nicht vor).

34.4.9 Prognose

Morbus Perthes zählt nach wie vor zu den präarthrotischen Deformitäten und führt oftmals nach Ausheilung zu einer Deformierung des Hüftkopfs und/oder des Schenkelhalses bzw. der Hüftpfanne.

34.5 Coxitis fugax

Jürgen Rütt, Peer Eysel (Konventioneller Teil)
Christoph Tautz (Komplementärer Teil)

34.5.1 Ätiologie/Epidemiologie

Jürgen Rütt, Peer Eysel

In etwa der Hälfte der Fälle ist ein vorheriger Allgemeininfekt bekannt. Weiterhin werden Traumata und Allergien bei der Anamnese festgestellt, welche zu einer Ergussbildung im Hüftgelenk führen.
Gehäuftes Auftreten im beginnenden Schulalter; Jungen sind häufiger von Coxitis fugax betroffen als Mädchen (2,5:1).

34.5.2 Klinik und Leitsymptome

- Plötzliches Schonhinken bis zur Bettlägerigkeit (oft nach einer Infektion),
- Leisten- bis Oberschenkel- oder Knieschmerz,
- Die Hüfte liegt eher außenrotiert,
- Meist kein Fieber, keine Beeinträchtigung des Allgemeinbefindens.

34.5.3 Diagnostik

- Klinische Untersuchung: Bewegungseinschränkung besonders bei Innenrotation und Abduktion,
- Laborchemische Parameter sind unspezifisch,
- Sonographie: beim Seitenvergleich lässt sich eine Ergussbildung erkennen.

34.5.4 Differenzialdiagnosen

- Bakterielle Koxitis
- M. Perthes (☞ 34.4)
- Monarthritis (Rheuma, Borrelien)
- Tumoren (☞ 41.2)
- Epiphysenlösung
- Schleimbeutelentzündung

34.5.5 Konventionelle Therapie

- Beobachtung, evtl. Verordnung von nicht-steroidalen Antirheumatika (NSAR), Schonung;
- Bei Persistenz des Ergusses und unklaren Laborwerten Hüftpunktion und stationäre Beobachtung.

34.5.6 Komplementäre Therapie

Christoph Tautz

Neben beschwerdeorientierter Schonung empfehlen sich folgende medikamentöse Maßnahmen:

- Equisetum arvense D6 Dil.: 3 mal tgl. 5–8 Tr. für die Dauer von 8–14 Tagen,
- Stannum met. D6 Trit.: 3 mal tgl. 1 Msp. für die Dauer von 8–14 Tagen, oder bei gering ausgeprägter Symptomatik:
- Apatit D6/Stannum D8 aa Trit.: 3 mal tgl. 1 Msp.

Bei Persistenz des Ergusses und unklaren Entzündungsparametern müssen Diagnose und Differenzialdiagnose überprüft werden!

EBM Zur komplementärmedizinischen Therapie bei Coxitis fugax liegen keine publizierten Studien der EBM-Grade 1 oder 2 sowie keine Konsensusempfehlungen vor. Allgemeine Bewertung der einzelnen Therapieverfahren ☞ 44.4.

34.5.7 Integrativer Stufenplan

Stufe	Klinik	Konventionelle Therapie (☞ 34.5.5)	Komplementäre Therapie (☞ 34.5.6)	EBM-Bewert. kompl. Therapie
1	Leichte bis mäßige Beschwerden	Schonung/Entlastung		–
2	Stärkere Beschwerden	Nichtsteroidale Antirheumatika	Equisetum arvense D6	5
			Stannum met. D6	5
3	Ergusspersistenz	Hüftpunktion	Parallel weiter Maßnahmen der Stufe 2	Siehe Stufe 2

34.5.8 Prognose

Bei Ausschluss der vielfältigen Differenzialdiagnosen ist die Prognose sehr gut (Besserung innerhalb von 10 d). Nur selten ist ein Übergang zum M. Perthes zu finden.

34.6 Morbus Scheuermann

Jürgen Rütt, Peer Eysel (Konventioneller Teil)
Christoph Tautz (Komplementärer Teil)

34.6.1 Ätiologie/Epidemiologie/Einteilung

Jürgen Rütt, Peer Eysel

Synonym: Adoleszentenkyphose. M. Scheuermann wird zu den Osteochondrosen gerechnet. Dabei kommt es zu einer Wachstumsstörung der Wirbelkörper und ihrer Randleisten mit Bandscheibenverschmälerung und teilfixierter vermehrter Kyphose unklarer Ätiologie. Als Ursache diskutiert wird ein gestörter Knorpelstoffwechsel; die Erkrankung hat einen autosomal dominanten Erbgang mit familiärer Häufung.

Besonders starke und rückenbelastende Arbeit in der Jugend bzw. Sportarten führen zur Verstärkung der Kyphosetendenz. Die Häufigkeit wird mit 1 % angegeben, wobei Jungen und Mädchen gleich häufig betroffen sind.
Die Einteilung erfolgt anhand des Kyphosewinkels und abhängig vom Fixationsgrad, wobei eine keilförmige Deformierung wenigstens eines Wirbelkörpers mit mehr als 5° Neigung gefordert wird.

34.6.2 Klinik und Leitsymptome

- Im Alter zwischen 10 und 15 Jahren werden die Kinder wegen ihrer Rundrückensituation vorgestellt. Ursache ist eine Verkürzung der ventralen Muskeln.
- Verkürzungen anderer Muskelgruppen (z. B. ischiokrurale Muskeln) möglich.

34.6.3 Diagnostik

Röntgenbild: a.p. und seitlich. Kriterien:

- Thorakale Kyphose > 50°,
- Grund- und Deckplatten unregelmäßig begrenzt,
- Verschmälerte Bandscheiben,

- Mindestens 3 Keilwirbel > 5°,
- Schmorl-Knötchen und Randleistenhernien.

Wertung unter Berücksichtigung des Kyphosewinkels und der Konfiguration der Wirbelkörper, wobei ein thorakaler und ein lumbaler Typ unterschieden werden.

34.6.4 Differenzialdiagnosen

- Kompressionsfraktur (cave: Kausalitätsbedürfnis);
- Skoliosen oder Spondylolysen: oft vergesellschaftet mit M. Scheuermann.

34.6.5 Konventionelle Therapie

- Leichte Erkrankungsformen: konsequente „Rückendisziplin" und Physiotherapie mit Kräftigung der Rumpfmuskulatur; aufrichtende Sportarten wie Rückenschwimmen.
- Bei fixierter Kyphose über 50°: Korsettbehandlung.
- Bei fixierten Kyphosen über 70°: aufrichtende Operation mit ventralem und dorsalem Zugang.

34.6.6 Komplementäre Therapie

Christoph Tautz

Besonderer zusätzlicher Beachtung bedürfen psychische Faktoren wie ausgeprägte Introversion bis hin zu depressiven Verstimmungen und Rückzugstendenzen. Bei Vorliegen psychischer Faktoren sollte in jedem Fall eine entsprechende fachkundige Exploration und Beratung erfolgen.

Außerdem bestehen nicht selten erhebliche Verspannungen der Rückenmuskulatur sowie der Muskulatur des Schulter- und Beckengürtels, gerade während der prä- und postpubertären Entwicklungsphasen. Als geeignete komplementäre Therapiemaßnahmen bieten sich daher an:

Medikamentös:

- Stannum comp. Trit.: 3 mal tgl. 1 Msp.,
- Aurum/Cardiodoron comp. Dil.: 3 mal tgl. 5–10 Tr. (besonders auch bei psychischer Symptomatik).

Manuelle Therapieverfahren:

- Osteopathie, Kraniosakrale Therapie (☞ 46.3),
- Rhythmische Massage nach M. Hauschka (☞ 45.2),
- Aufbauende Bewegungstherapie: Krankengymnastik (☞ 46.1), Heileurythmie (☞ 44.2).

EBM

Zur komplementärmedizinischen Therapie bei Morbus Scheuermann liegen keine publizierten Studien der EBM-Grade 1 oder 2 sowie keine Konsensusempfehlungen vor. Allgemeine Bewertung der einzelnen Therapieverfahren ☞ 44.2, 44.4, 45.2, 46.1, 46.3.

34.6.7 Integrativer Stufenplan

Stufe	Klinik	Konventionelle Therapie (☞ 34.6.5)	Komplementäre Therapie (☞ 34.6.6)	EBM-Bewert. kompl. Therapie
1	Fixierte Kyphose	Physiotherapie, Schwimmen	Stannum comp.	5
			Aurum/Cardiodoron comp.	5
			Osteopathie	5
			Rhythmische Massage	5
			Heileurythmie	5
2	Fixierte Kyphose > 50°	Korsettbehandlung	Parallel weiter Maßnahmen der Stufe 1	Siehe Stufe 1
3	Fixierte Kyphose > 70°	Aufrichtende OP	Parallel weiter Maßnahmen der Stufe 1	Siehe Stufe 1

34.6.8 Prognose

Bei einem Kyphosewinkel unter 50° handelt es sich eher nur um ein kosmetisches Problem. Bis ca. 80° sind im Erwachsenenalter deutliche Rückenbeschwerden zu erwarten. Bei einem Kyphosewinkel von mehr als 70° ist eine weitere Progredienz im Alter zu erwarten.

34.7 Skoliose

Jürgen Rütt (Konventioneller Teil)
Christoph Tautz (Komplementärer Teil)

34.7.1 Ätiologie/Epidemiologie

Jürgen Rütt

Fixierte Seitbiegung der Wirbelsäule in der Frontalebene mit Rotation und Strukturveränderungen (fast immer rechts konvex):
- Überwiegend (ca. 85 %) idiopathische Form.
- Die restlichen 15 % zeigen neurogene, muskuläre, angeborene (z.B. knöcherne) Fehlbildungen wie auch metabolische, posttraumatische, strahlenbedingte, entzündliche und tumorbedingte Formen.
- Mädchen sind 3–4 mal häufiger als Jungen von einer Skoliose betroffen.
- Angaben zur Häufigkeit der Skoliose sind unterschiedlich, es sind aber bis zu 13,6 % zu finden.

34.7.2 Einteilung

Die idiopathische Form wird folgendermaßen eingeteilt:
- **Säuglings- bzw. Infantilskoliose:** häufig linksausschwingend mit gleichzeitiger Kyphose; in ihrem Verlauf progredient; häufigstes Auftreten im Alter zwischen 0 und 4 Jahren; typisch hierfür ist die langgezogene C-förmige Verbiegung mit gutem Verlauf.
- **Juvenile Skoliose:** Auftreten im Alter zwischen 4 und 10 Jahren, unterschiedliche Lokalisation mit ungünstiger Prognose.
- **Adoleszenten-Skoliose:** Auftreten nach dem 10. Lebensjahr, bis zu 80 % rechtskonvex thorakal, mit unterschiedlicher Progredienz.

34.7.3 Klinik und Leitsymptome

- Beim Säugling fällt frühzeitig die Schieflage auf, teilweise kombiniert mit anderen Lageveränderungen wie Schiefhals, Hüftadduktionsstellung oder Fußdeformität.
- Der typische Zeitpunkt um eine Adoleszenten-Skoliose zu entdecken ist die Sommerzeit, in der die 10- bis 12-Jährigen in Badekleidung gesehen werden. Häufig sind es Familienfremde, die auf die Fehlform hinweisen, da die Eltern zumeist mit der Verbiegung „herangewachsen“ sind.
- Selten treten Schmerzen als mögliches Leitsymptom auf und stehen dann meist in Zusammenhang mit knöcherner Deformierung oder anlagebedingten Störungen wie z. B. dem Wirbelgleiten.

34.7.4 Diagnostik

Klinische Untersuchung
- Bei der klinischen Untersuchung, die überwiegend in der Betrachtung von hinten erfolgt, imponiert beim Vorneigen der so genannte **Rippenbuckel bzw. Lendenwulst**.
- Bei schlanken Kindern findet sich eine auch an der Linie der Dornfortsätze erkennbare Seitausbiegung.
- Die Betrachtung des Körperlots, die Höhe der Beckenkämme, die Taillendreiecke und die Entfaltung bei Seitneigung ergänzen die Untersuchung.

Bildgebende Verfahren
- Neben dem klinischen Befund ist das **Röntgenbild der Wirbelsäule** entscheidend für Diagnose, Einteilung und Therapieempfehlung:
  - Im a.p.-Röntgenbild werden die Krümmung (nach Cobb) und die Rotation der Wirbelsäule (nach Nash und Moe) bestimmt. Insgesamt wird mit Hilfe des Röntgenbildes auch der Krümmungstyp festgelegt.
  - Zur Frage der Skelettalterbestimmung und damit der Prognose wird die Verknöcherung der Beckenkammapophyse beurteilt (Risser-Zeichen).
  - Zusätzliche Funktionsaufnahmen werden zur Beurteilung der Rigidität herangezogen.
- Fotografische Dokumentationen haben untergeordnete Bedeutung.
- CT und MRT Untersuchungen werden bei Fehlbildungen, evtl. Tumoren oder auch zur operativen Planung nur bei spezieller Indikation eingesetzt.

34.7.5 Differenzialdiagnosen

Differenzialdiagnostische Erwägungen beziehen sich bei der Skoliose auf die möglichen Ursachen bzw. Krankheitsbilder, die mit einer Skoliose einhergehen.

34.7.6 Konventionelle Therapie

Die Therapie richtet sich nach dem o.g. Röntgenbild, dem festgestellten Winkel und einer möglichen Progredienz:

- **Winkelgrade < 20°:** Bei Winkelgraden < 20° wird die **Physiotherapie** eingesetzt mit dem Ziel der Haltungsverbesserung, der Muskelkräftigung, einer Aufrichtung der Lordose und der Besserung der Vitalfunktionen. Exemplarisch sei hier die Schroth-Therapie genannt, die nach unseren Erfahrungen gute Erfolge aufweist.
- **Winkelgrade > 20° bis ca. 40°:** Behandlung mit **Korsett,** wobei die Physiotherapie unterstützend mitläuft. Zumeist wird das Cheneau-Korsett eingesetzt, welches über Pelotten redressiert und gleichzeitig derotierend wirkt.
- Es ist zu beachten, dass das Korsett 23 Stunden täglich zu tragen ist und erst bei Risser V abgesetzt werden darf. Die andernorts eingesetzte elektrische Muskelstimulation hat ihre in sie gesetzten Erwartungen nicht erfüllt.
- **Winkelgrade > 40° und deutliche Progredienz:** Hier schlagen wir den Patienten die **Operation** vor. Dabei orientiert sich das Verfahren an den Angaben von Cotrel-Dubousset. Es wird zumeist eine rein dorsale Aufrichtung mit gleichzeitiger Spongiosaplastik und Instrumentierung durchgeführt. Aber auch rein ventrale oder kombinierte Operationsverfahren finden Anwendung. Häufig wird der Rippenbuckel reseziert. Eine zusätzliche Korsettbehandlung über die Instrumentierung hinaus ist nicht angezeigt.

34.7.7 Komplementäre Therapie

Christoph Tautz

Bei allen Formen von Skoliosen, die physiotherapeutisch behandelt werden, kann zusätzlich eine Rhythmische Massage (nach Hauschka) empfohlen werden (☞ 45.2). Dabei verwendbare Öle:

- Bei eher kühlen Extremitäten:
  - Cuprum met. praep. 0,4 % Ol.,
  - Solum Öl.
- Bei eher warmen und pastösen Extremitäten:
  - Eucalyptus, Ol. aether. 10 %,
  - Equisetum Ol. 10 %.

Darüber hinaus kann als aktive Therapie eine heileurythmische Übungsbehandlung durch professionelle und erfahrene Heileurhythmisten empfohlen werden (☞ 44.2). Diese Therapie kann auch unterstützend nach einer Skolioseoperation zur Konsolidierung angewendet werden.

EBM

Zur komplementärmedizinischen Therapie bei Skoliose liegen keine publizierten Studien der EBM-Grade 1 oder 2 sowie keine Konsensusempfehlungen vor. Allgemeine Bewertung der einzelnen Therapieverfahren ☞ 44.2, 45.2, 46.1.

34.7.8 Integrativer Stufenplan

Stufe	Klinik	Konventionelle Therapie (☞ 34.7.6)	Komplementäre Therapie (☞ 34.7.7)	EBM-Bewert. kompl. Therapie
1	< 20°	Physiotherapie	Ergänzend rhythmische Massage	5
			Heileurythmie	5
2	20°–40°	Korsett	Ergänzend rhythmische Massage	5
			Heileurythmie	5
3	> 40° und deutl. Progredienz	OP	Ergänzend rhythmische Massage	5
			Heileurythmie	5

34.7.9 Prognose

Prognostisch ungünstiger gegenüber den Adoleszenten-Skoliosen sind die infantilen und juvenilen Skoliosen. Bei Winkelgraden über 50° ist im Erwachsenenalter mit einer Progredienz von ca. 1° jährlich zu rechnen. Neben kosmetischen Beeinträchtigungen treten häufig Überlastungsschmerzen auf. Höhergradige Skoliosen können zur Einschränkung der Vitalfunktionen führen.

34.8 Chondropathia patellae

Jürgen Rütt, Peer Eysel (Konventioneller Teil)
Christoph Tautz (Komplementärer Teil)

34.8.1 Ätiologie/Epidemiologie/Einteilung

Jürgen Rütt, Peer Eysel

Als Ursache wird eine muskuläre Dysbalance bei möglicher Dysplasie der Patella diskutiert. Auch posttraumatisch (nach Anpralltraumata) können vergleichbare Beschwerden auftreten.
Die Schmerzen treten meist während des pubertären Wachstumsschubs und überwiegend bei Mädchen auf.
Eine Einteilung ist nur nach einer Arthroskopie möglich. Dabei wird der Knorpel der Patella-Rückfläche nach Quterbridge eingeteilt.

34.8.2 Klinik und Leitsymptome

- Schmerzen nach langem Sitzen („cinema sign"), beim Treppabgehen und beim Hinsetzen;
- Facettendruckschmerz, Patella-Verschiebeschmerz und im Seitenvergleich Patella-Andruckschmerz (Zohlen-Zeichen). Auch die Patelladysplasie höheren Grades kann mit einem retropatellaren Schmerz vergesellschaftet sein.

34.8.3 Diagnostik

- Röntgenbild: Verschmälerung des lateralen femuropatellaren Gelenkspalts;
- CT, MRT: Beobachtung des Verschiebens der Patella auf die laterale Kondylenwange (zusätzliche Aufnahme in Streckstellung unter Anspannung der Streckmuskulatur).

34.8.4 Differenzialdiagnosen

- Patellasubluxation bzw. –luxation
- Osteochondrosis dissecans der Patella
- Patella partita
- M. Sinding-Larsen-Johansson: aseptische Knochennekrose der Patellaspitze
- Plica mediopatellaris
- Tumor (☞ 41.2)

34.8.5 Konventionelle Therapie

- Muskeltraining: Beseitigung der muskulären Dysbalance durch Aufbau des M. vastus medialis;
- Gezielte Sportberatung mit vorübergehender Vermeidung patellabelastender Sportarten;
- Verwendung einer Kniebandage mit zumeist eher psychologischem Erfolg.

Generell sollten operative Maßnahmen äußerst zurückhaltend eingesetzt werden. Bei Feststellung einer konservativen Therapieresistenz: Arthroskopie; sollte dabei ein laterales Patella-Hyperpressions-Problem vorliegen, im äußersten Fall Kerbung der lateralen Retinakula.

34.8.6 Komplementäre Therapie

Christoph Tautz

Folgende komplementäre Maßnahmen sind empfehlenswert:

Medikamentös:

- Stannum met. D6 Trit.: 3 mal tgl. 1 Msp. oder
- Apatit D6/Stannum D8 aa Trit.: 3 mal tgl. 1 Msp.

Äußere Anwendungen:

Stannum met. 5 % Salbenkompresse über Nacht auf die Kniescheibe wickeln.

EBM Zur komplementärmedizinischen Therapie bei Chondropathia patellae liegen keine publizierten Studien der EBM-Grade 1 oder 2 sowie keine Konsensusempfehlungen vor. Allgemeine Bewertung der einzelnen Therapieverfahren ☞ 44.4, 45.1.

34.8.7 Integrativer Stufenplan

Komplementäre Maßnahmen können bei entsprechender Erfahrung parallel zur konventionellen Therapie angewandt werden (EBM gesicherte Daten zur Unbedenklichkeit und Wirksamkeit liegen nicht vor).

34.8.8 Prognose

Bei individueller Betreuung der zumeist jungen Patienten verschwindet die Symptomatik nach etwa einem Jahr. Sollten die unter Differenzialdiagnosen genannten Erkrankungen Grund für die Beschwerden sein, so kann später eine retropatellare Arthrose resultieren.

35 Rheumatologische Erkrankungen

Gerd Ganser, Susanne Fahl, Ulrich Neudorf (Konventioneller Teil)
Christoph Tautz (Komplementärer Teil)

35.1 Juvenile idiopathische Arthritis

Gerd Ganser, Susanne Fahl (Konventioneller Teil)
Christoph Tautz (Komplementärer Teil)

35.1.1 Definition/Ätiologie

Gerd Ganser, Susanne Fahl

Definition

Die Diagnose der juvenilen idiopathischen Arthritis (JIA) umfasst verschiedene Verlaufsformen einer chronisch entzündlichen Gelenkerkrankung unbekannter Ursache mit Beginn vor dem 16. Lebensjahr und einer Krankheitsdauer von mindestens 6 Wochen („chronischer Verlauf"). Die Erkrankung wird als „idiopathisch" bezeichnet, wenn die Ätiologie unbekannt ist und andere Erkrankungen ausgeschlossen wurden.

Derzeit werden mehrere Klassifikationen und Nomenklaturen nebeneinander benutzt:

- Die **europäische Klassifikation (EULAR)** unterscheidet fünf Verlaufsformen der „juvenilen chronischen Arthritis" mit einer Krankheitsdauer von mindestens 3 Monaten.
- Die **amerikanische Nomenklatur (ACR)** beschreibt drei Verlaufsformen der „juvenilen rheumatoiden Arthritis" mit einem Verlauf von mindestens 6 Wochen sowie verschiedene Krankheitsbilder unter dem Oberbegriff der „juvenilen Spondylarthropathien".[12]
- Die **neue internationale Klassifikation (ILAR)** benennt sieben Formen der „juvenilen idiopathischen Arthritis" und wird in ihrer aktuellen Fassung (3. Revision, 2002) dargestellt (☞ Tab. 35.1-1).[1, 3, 8]

Ätiologie[1, 8]

Die Ätiologie der juvenilen Arthritiden ist unbekannt.

Genetische Einflüsse sind gesichert, z. B. eine Assoziation der Subgruppen „Arthritis mit Enthesitis" bzw. „juvenile Spondylarthropathie" und „Psoriasis-Arthritis" zu HLA B 27, frühkindliche Oligoarthritis zu HLA DR 5 und DR 8, seropositive Polyarthritis zu HLA DR 4. Zahlreiche Genorte sind an der Krankheitsdisposition beteiligt (polygene Erkrankung). Es besteht eine Häufung rheumatischer Erkrankungen bei Geschwistern bzw. in Familien.

Exogene Auslöser, wie z. B. Infektionen, können zu einer Manifestation der Erkrankung führen.

35.1.2 Epidemiologie

Die **Inzidenz** einer juvenilen chronischen Arthritis (> 6 Wochen Krankheitsdauer) liegt international bei 12 – 19/100 000/Jahr[2, 4], in Deutschland etwas niedriger. Zum Vergleich liegt die Inzidenz einer akuten Arthritis bei etwa 1:1 000 Kindern/Jahr, bei ca. 20 % besteht ein chronischer Verlauf. Insgesamt geht man in Deutschland von ca. 2 000 Neuerkrankungen an Juveniler idiopathischer Arthritis im Jahr aus.

Prävalenzdaten schwanken international zwischen 56 und 113 pro 100 000 Kindern unter 16 Jahren.[2] In Deutschland ergibt sich in kleinen Kohorten eine niedrigere Prävalenz.

35.1.3 Einteilung

ILAR-Klassifikation (Edmonton-Kriterien)

Zu beachten ist hier, dass bei jeder der sieben definierten ILAR-Kategorien[3, 8] der JIA die angegebenen **Ausschlusskriterien** (a bis e) berücksichtigt werden müssen:

a) Ärztlich gesicherte Psoriasis beim Patienten selbst oder einem Verwandten 1. Grades,
b) Arthritis bei einem HLA-B27 positiven Jungen mit Krankheitsbeginn nach dem 6. Lebensjahr,
c) Ankylosierende Spondylitis, Enthesitis-assoziierte Arthritis, Sakroileitis bei entzündlicher Darmerkrankung, Reiter-Syndrom, akute anteriore Uveitis bei einem Verwandten 1. Grades,
d) Rheumafaktor-Nachweis bei zwei Untersuchungen im Abstand von mindestens 3 Monaten,
e) Systemische Arthritis.

Tab. 35.1-1: ILAR-Klassifikation

ILAR-Kategorie	Kriterien	Ausschlusskriterien
Juvenile idiopathische Oligoarthritis	Maximal vier Gelenke in den ersten 6 Mo. betroffen, Verlaufsformen: • persistierend (nicht mehr als vier Gelenke betroffen nach > 6 Mo.), • extended (mehr als vier Gelenke betroffen nach > 6 Mo.).	a, b, c, d, e
Enthesitis-assoziierte Arthritis	Arthritis **und** Enthesitis oder **eines** der beiden Merkmale **und** mindestens zwei der folgenden klinischen Kriterien: • Druckschmerz über den Iliosakralgelenken und/oder entzündlicher Rückenschmerz im Lumbosakralbereich, • Nachweis von HLA-B27, • Junge im Alter von mindestens 6 J., • HLA-B27-assoziierte Erkrankung bei einem Angehörigen 1. Grades, • Akute anteriore Uveitis.	a, d, e
Juvenile seronegative Polyarthritis	Fünf und mehr Gelenke in den ersten 6 Mo. betroffen	a, b, c, d, e
Juvenile seropositive Polyarthritis	• Fünf und mehr Gelenke in den ersten 6 Mo. betroffen, • Bestimmung von Rheumafaktoren mindestens 2 mal im Abstand von 3 Mo.	a, b, c, e
Systemische juvenile idiopathische Arthritis (Still-Syndrom)	Arthritis **und** Fieber (im zeitlichen Zusammenhang mit der Arthritis auftretend oder dieser vorausgehend, von mindestens 2 Wo. Dauer und mindestens 3 Tage intermittierend bis 39 °C und darüber) **und** mindestens eines der folgenden Begleitsymptome: • Exanthem • Generalisierte Lymphknotenschwellung • Hepatomegalie oder Splenomegalie • Serositis	a, b, c, d
Juvenile Psoriasis-Arthritis	Arthritis und (hautärztlich gesicherte) Psoriasis oder Arthritis und mindestens zwei der folgenden klinischen Kriterien: • Daktylitis (Verdickung mehrerer Gelenke in einem Strahl), „Wurstfinger, -zehe", • Nagelauffälligkeiten (Tüpfelnägel, Onycholyse), • Hautärztlich bestätigte Psoriasis bei einem Angehörigen 1. Grades	b, c, d, e
Andere Arthritis	Keine der obigen Kategorien erfüllt, oder mehrere Kategorien erfüllt.	

35.1.4 Klinik und Leitsymptome

Tab. 35.1-2: Einteilung und Symptome

Typ	Krankheitsbeginn, bevorzugtes Geschlecht	Befallsmuster	Besonderheiten/Verlauf
Juvenile idiopathische Oligoarthritis	**Häufigste Manifestation** (30–40 % der Kinder mit JIA), oft Beginn im **Kleinkindalter**, in 70–80 % **Mädchen** betroffen	**Asymmetrisches Gelenkbefallsmuster**, bevorzugt **untere Extremitäten** (Kniegelenke, Sprunggelenke), aber auch Handgelenke, Ellbogengelenke, Kiefergelenke	• **Augenbeteiligung** zu jedem Zeitpunkt der Erkrankung möglich: Prävalenz einer Uveitis anterior (chronische Iridozyklitis) bei 10–30 % der Patienten; Risiko von Komplikationen wie Synechien, Katarakt, Keratopathie, Glaukom, zystoides Makulaödem, Zyklitis, Visusverlust oder Phtisis bulbi • Typischer Labormarker: **antinukleäre Antikörper** • **Polyartikulärer Langzeitverlauf** bei > 30 % • Lokale **Wachstumsstörungen** durch entzündliche Hyperämie und Schonhaltungen

Typ	Krankheitsbeginn, bevorzugtes Geschlecht	Befallsmuster	Besonderheiten/Verlauf
Enthesitis-assoziierte Arthritis	Vorwiegend **Jungen > 6 Jahren** betroffen, Mädchen deutlich seltener	Vorwiegend Gelenke der **unteren Extremität:** Kniegelenke, Hüften, Sprunggelenke, Mittelfuß (Tarsitis) sowie Sehnen und Bursen an Sprunggelenk und Fuß; Risiko einer **Sakroileitis** und **Spondarthritis** (Sicherung durch dynamisches MRT).	• Im Langzeitverlauf Auftreten einer **verwandten Erkrankung** möglich (z. B. chronisch entzündliche Darmerkrankung, Psoriasis-Arthritis), • In 10–20 % der Fälle fortschreitende **Wirbelsäulenbeteiligung** bis hin zur Spondylitis ankylosans (M. Bechterew), wobei deren Diagnose-Kriterien oft erst im Erwachsenenalter erfüllt sind, • Im Langzeitverlauf oft **polyartikuläre Manifestation** oder **schubweiser Verlauf** (evtl. infektgetriggert).
Juvenile seronegative Polyarthritis	Erstmanifestation meist im **Kleinkindalter; Mädchen** deutlich häufiger betroffen	**Symmetrischer Befall** großer und kleiner Gelenke	• Diagnosestellung oft erst nach Monaten, • Radiologisch spät destruierend, • Schleichender Verlauf mit **Gelenkfehlstellungen** und generalisierter **Muskeldystrophie,** • Später oft erhebliche Fehlstellungen und Funktionsdefizite, • **Gedeihstörungen** sowie Kleinwuchs bei chronischer Krankheitsaktivität möglich.
Juvenile seropositive Polyarthritis	Manifestiert sich meist erst im **Schulkindalter**, meist sind **Mädchen** betroffen	Initial v. a. **Hand- und Fingergelenke** sowie **Fuß- und Zehengelenke** befallen	• **Progredient,** häufig funktionelle und radiologische Verschlechterung im Langzeitverlauf, • Oft frühzeitig radiologische **Erosionen,** • Regelmäßige Röntgendiagnostik (Hände dv., Vorfüße ap.) zur Verlaufsbeurteilung nötig.
Systemische juvenile idiopathische Arthritis (Still-Syndrom)	Vorwiegend **Kleinkinder** betroffen, Jungen und Mädchen etwa gleich häufig	Typischerweise **Hüftgelenke, Handgelenke,** meist symmetrisch, große Gelenke häufig betroffen, kleine Gelenke und Wirbelsäule selten	• Klinischer Verlauf sehr variabel mit Remissionen und Krankheitsschüben, • Ungünstige Prognose bei rezidivierende Schüben mit Fieber und Polyarthritis bzw. progredienter Polyarthritis (oft destruierend: Hüftgelenke, Handgelenke, HWS etc.), • Komplikationen: Makrophagenaktivierungssyndrom, bakterielle Infektionen, Kleinwuchs, Amyloidose bei persisitierender Entzündungsaktivität.
Juvenile Psoriasis-Arthritis	Alle Altersgruppen	Meist asymmetrische periphere **Oligoarthritis** großer Gelenke und Gelenkbefall **kleiner Gelenke im Strahl** (Daktylitis)	• Zeitgleiches Auftreten einer Psoriasis nur bei ca. 10 % der Patienten, • Risiko einer Uveitis, die im Verlauf relativ therapieresistent sein kann, • Funktionelle Prognose bei polyartikulärem Verlauf ungünstiger, • Wirbelsäulenbeteiligung bei HLA-B27-Assoziation.
Andere Arthritis	Nicht eindeutig einzuordnen, da die Diagnosekriterien für keine oder mehrere Kategorien erfüllt sind, z. B. Oligoarthritis mit Nachweis von Rheumafaktoren oder Enthesitis-assoziierte Arthritis und Psoriasis bei einem Angehörigen 1. Grades.		

35.1.5 Diagnostik

Die Diagnosestellung erfolgt nach klinischen Kriterien unter Berücksichtigung der Differenzialdiagnosen.

Labordiagnostik

- Abgrenzung von Infektionen: Borrelien-AK, Infekt-Serologien nach Anamnese: bei Luftwegsinfekten Chlamydien, Mykoplasmen, bei Gastroenteritiden Salmonellen, Yersinien, bei polyartikulärer Manifestation Parvovirus B19, EBV und andere,
- Beurteilung der Entzündungsaktivität: BSG, CRP, Blutbild, Differenzialblutbild, Ferritin, Elektrophorese,
- Therapieüberwachung: GOT, GPT, LDH, CPK, Kreatinin, Urinstatus,
- Bestimmung immunologischer Parameter (Immunglobuline, Komplementfaktoren C3, C4) und krank-

heitsassoziierter Marker (HLA-B27, Rheumafaktoren, antinukleäre Antikörper).

Bildgebende Diagnostik

- Arthrosonographie von bewegungseingeschränkten oder schmerzhaften Gelenken,
- Röntgendiagnostik bei Verdacht auf Erosionen und differenzialdiagnostischen Fragestellungen,
- MRT bei Verdacht auf Sakroilieitis und differenzialdiagnostischen Fragestellungen.

Augenuntersuchung

Obligat bei jeder juvenilen Arthritis bei Diagnosestellung und regelmäßig im Verlauf. Kontrollintervalle bei Oligoarthritis und nach Iridozyklitis engmaschig, mindestens alle 4 Wochen.

35.1.6 Differenzialdiagnosen

Da die juvenile idiopathische Arthritis eine Ausschlussdiagnose ist, muss eine umfangreiche Differenzialdiagnose bedacht werden.[1, 4, 8]
Man unterscheidet:

- **Infektionsassoziierte Arthritiden:**
  - Septische Arthritis (Neugeborene, Kleinkinder, immundefiziente Patienten),
  - Transiente Synovitis (oft als Coxitis fugax: Inzidenz ca. 1:2 000),
  - Lyme-Arthritis (typischerweise Manifestation als schmerzlose Gonarthritis),
  - Reaktive Arthritiden (oligo- und polyartikuläre Verläufe möglich),
  - HLA-B27-assoziiert: Yersinien, Chlamydien, Salmonellen, Shigellen etc.,
  - Bei Adoleszenten auch Ausschluss einer Gonokokken- oder Chlamydien-induzierten Arthritis,
  - Virusassoziiert (Parvovirus B19, Hepatitis B und C, EBV, CMV, Röteln etc.),
  - Rheumatisches Fieber (springende Polyarthritis, schweres Krankheitsbild),
  - Tuberkulöse Arthritis, SAPHO-Syndrom, multifokale Osteomyelitis, Endokarditis;
- **Tumoren bzw. maligne Erkrankungen:** Knochentumoren (Osteosarkom, Ewing-Sarkom etc.), Leukämien und Lymphome, Neuroblastome, Sarkome, Histiozytose, eosinophile Granulome, Metastasen;
- **Systemische Autoimmunerkankungen**
  - Kollagenosen: systemischer Lupus Erythematodes (Evans-Syndrom, Hughes-Syndrom, Sjögren-Syndrom), Overlap-Syndrome (z. B. Sharp-Syndrom), juvenile Dermatomyositis, juvenile systemische Sklerodermie, undifferenzierte Kollagenosen,
  - Vaskulitiden: Kawasaki-Syndrom, M. Schönlein-Henoch, Panarteriitis nodosa, Morbus Behcet, Wegener'sche Granulomatose, M. Takayasu, Churg-Strauss-Syndrom, generalisierte Urtikaria, eosinophile Fasziitis, Sweet-Syndrom;
- **Makrophagenaktivierungssyndrom (MAS):** Morbus Still (DD: maligne Histiozytose);
- **Entzündliche Systemerkrankungen:** Chronisch entzündliche Darmerkrankungen: M. Crohn, Colitis ulcerosa, zystische Fibrose, infantile und adulte Sarkoidose;
- **Periodische Fiebersyndrome:** Familiäres Mittelmeerfieber (genetische Diagnosesicherung erforderlich), Hyper-Immunglobulin-D-Syndrom (Störung des Mevalonsäure-Stoffwechsels), PFAPA (periodisches Fieber, Stomatitis aphtosa, Pharyngitis, Adenitis), TRAPS (TNF-Rezeptor-assoziiertes periodisches Fieber), CINCA (chronisch infantiles neurologisches, kutanes and artikuläres Syndrom);
- **Immundefektsyndrome:** Selektiver IgA-Mangel, IgG-Subklassenmangel, kombinierte Immundefekte, Komplementdefekte, Phagozytosedefekte, chronische Abstoßungsreaktion;
- **Stoffwechselerkrankungen:** Diabetes, Gicht, Hämochromatose, Mukopolysaccharidosen, Mukolipidosen, M. Gaucher, Glykogenosen, Hypothyreose, Thyreoiditis, M. Faber, M. Fabry;
- **Familiäre und genetische Erkrankungen:** Hämophilie A, Thalassämia major, Sichelzellanämie, Turner-, Down-Syndrom;
- **Skelettdysplasien:** Spondyloepiphysäre Dysplasie, Ehlers-Danlos-Syndrom, Marfan-Syndrom etc.;
- **Andere synoviale Erkrankungen:** Fremdkörper-Synovitis, villonoduläre Synovitis, hypertrophe Synovialishyperplasie etc.;
- **Nicht synoviale Erkrankungen:** Avaskuläre Nekrosen (M. Perthes, M. Osgood-Schlatter, M. Sinding-Larsen, M. Köhler etc.), Epiphyseolysen (Epiphyseolysis capitis femoris acuta et lenta, posttraumatisch?), anatomische Malformationen (Scheibenmeniskus, strukturelle Abnormalitäten), idiopathischer vorderer Knieschmerz (früher: Chondropathia patellae);
- **Traumata:** Stressfrakturen, Kindesmisshandlung (battered child) etc.;
- **Schmerzverstärkungssyndrome und überlastungsbedingte Beschwerden:** Sportliche Überlas-

tung, Hypermobilität (häufig Beighton-Score erfüllt), Fibromyalgie-Syndrom, M. Sudeck.

35.1.7 Konventionelle Therapie

Medikamentöse Therapie[1, 8, 11]

Nichtsteroidale Antirheumatika

Indikation: Synovialitis oder entzündlich bedingte Arthralgien. Wirkmechanismus komplex; wesentlich ist eine Hemmung der Prostaglandinsynthese.

Substanzen und Dosierung

- Naproxen (10 – 15 mg/kg/d)
- Indometacin (1,5 – 3 mg/kg/d)
- Diclofenac (2 – 3 mg/kg/d)
- Ibuprofen (20 – 40 mg/kg/d)

Die Substanzen haben einen schnellen Wirkeintritt (0,5 – 2 h) und eine kurze Wirkdauer (4 – 12 h).
Aufgrund der häufigen Erstmanifestation bei Kleinkindern wird das NSAR gerne als Suspension verabreicht. Bei einer Oligoarthritis werden NSAR als erste Medikamente therapeutisch eingesetzt. Die vorgenannten Substanzen sind auch als Suspension erhältlich und ermöglichen eine individuelle Dosierung. **Bevorzugt** kommt **Naproxen** zum Einsatz.
Neben gastrointestinalen Nebenwirkungen ist bei Naproxen auf das Auftreten einer Pseudoporphyrie zu achten. Gerade für das Kindesalter gilt, dass alle NSAR auch Konzentrationsstörungen machen können und die Symptomatik einer akuten bakteriellen Infektion z. B. Otitis, Appendizitis verschleiern können.
Die Coxibe sind für das Kindes- und Jugendalter noch nicht abschließend evaluiert und nicht zugelassen. Rofecoxib steht ebenfalls als Suspension zur Verfügung, erste Daten zeigen eine gute Verträglichkeit und Wirksamkeit auch bei Kindern.

Langwirksame Antirheumatika (DMARDs, Basistherapeutika)

Indikation: polyartikuläre und systemische Verlaufsformen, therapieresistente Oligoarthritis. Viele Basistherapeutika sind nicht speziell für rheumatische Erkrankungen bei Kindern und Jugendlichen zugelassen. Einsatz als Langzeit-Therapie. Wirkeintritt nach Wochen bis Monaten. Kombinationstherapien bei Progredienz oder Therapieresistenz.

Substanzen und Dosierung

- Chloroquin (3 – 3,5 mg/kg/d, bezogen auf das Idealgewicht),
- (OH)-Chloroquin (5 – 6 mg/kg/d, bezogen auf das Idealgewicht),
- Sulfasalazin (30 – 50 mg/kg/d),
- Methotrexat (10 – 20 mg/m²/Woche oral, sc., i.m., i.v.),
- Azathioprin (1,5 – 2,5 mg/kg/d),
- Ciclosporin A (3 mg/kg/d vs. 100 mg/m²/d; Blutspiegelkontrolle!),
- Etanercept (0,4 mg/kg 2 mal pro Woche s.c.).
- **Methotrexat ist das Medikament der Wahl** und wird bei einer extended Oligoarthritis, ungünstigem Gelenkbefall (z. B. Kiefergelenke, Handgelenke, Sprunggelenke), bei einer seronegativen und seropositiven Polyarthritis, eine juvenilen Psoriasis-Arthritis sowie einer systemischen JIA eingesetzt.
- Bei HLA-B27-assoziierten Verläufen sowie einer Enthesitis-assoziierten Arthritis kann auch **Sulfasalazine** das Medikament erster Wahl sein. Kombinationstherapien sind bei seropositiver Polyarthritis und systemischer JIA nicht selten.
- Unter dem Einsatz immunsuppressiver Basistherapeutika sind **regelmäßige Kontrollen** des Blutbildes, der Transaminasen, Kreatinin sowie der Entzündungsaktiviät erforderlich. Die Nebenwirkungen sind dosis- und substanzbezogen unterschiedlich. Bei Methotrexat ist insbesondere auf Transaminasen-Anstiege und Übelkeit zu achten.
- Erfahrungen mit **Etanercept** bestehen im Kindes- und Jugendalter erst seit wenigen Jahren. Die Indikation besteht bei therapieresistenter juveniler Arthritis mit polyartikulärer Manifestation. Sie sollte von einem Kinder- und Jugendrheumatologen gestellt werden. Die Patienten werden langzeitbeobachtet und in einem Register der Arbeitsgemeinschaft Kinder- und Jugendrheumatologie erfasst. Häufigster Kombinationspartner ist Methotrexat.

> **!** Unter immunsuppressiver Basistherapie sollten Infektionen frühzeitig und spezifisch behandelt werden. Einige Infektionen wie z. B. Varizellen stellen bei Immunsuppression eine Gefährdung dar, so dass diese Patienten bei Inkubation bzw. Auftreten von Varizellen mit einem geeigneten Medikament (Aciclovir) behandelt und engmaschig klinisch überwacht werden müssen.

Kortikosteroide

Kortikosteroide sind stark wirksame antiphlogistische Medikamente mit Wirkung auf die entzündeten Gelenke, das Immunsystem und das Auge.
Indikation: therapieresistente Entzündung.

Dosierung

- Initial bis zum Wirkeintritt der Basistherapie als „bridging agent": Prednison/Prednisolon initial 1–2 mg/kg/d bei 1 mal tägl. Gabe,
- Als Low-dose-Therapie (0,15–0,2 mg/kg/d Prednisolon-Äqivalent).
- Die Therapie mit Glukocortikoiden sollte nur bei hoher Krankheitsaktivität und unter der Überwachung eines auf Rheuma spezialisierten Kinder- und Jugendarztes erfolgen. In der Regel wird sie kombiniert mit Basistherapeutika und soll die Zeit bis zum Wirkeintritt des Basistherapeutikums überbrücken („Bridging agent").
- Bereits in dieser Phase wird sie schrittweise reduziert, damit bei Rückgang der Krankheitsaktivität nach wenigen Wochen die Schwellendosis von 0,15 mg/kg/d in einer morgendlichen Einzeldosis erreicht wird.

Wirkeintritt rasch (0,5–2 h). Bei Dauertherapie Dosis unterhalb der Cushing-Schwelle (0,15–0,2 mg/kg Prednisolon-Äquivalent/d) wählen und Dosisreduktion schrittweise vornehmen (kein plötzliches Absetzen!). Ausschluss einer bakteriellen Infektion bzw. einer onkologischen Erkrankung vor hochdosierter Steroidtherapie. (2 mg/kg/d) oder Pulstherapie.

Besondere Applikationsformen

- **Steroidpulstherapie:**
  - Hochdosierte intravenöse Behandlung (10–30 mg/kg/d Prednisolon) an 3 aufeinander folgenden Tagen alle 4 Wochen bei schweren Krankheitsschüben (z. B. systemischer Arthritis oder Kollagenosen),
  - Führt zu einer raschen Reduktion der Entzündungsaktivität, sollte aber unter klinischer Überwachung stattfinden,
- **Intraartikuläre Steroidinjektion:**
  - Hoher Stellenwert bei aktiver Gelenkentzündung, insbesondere bei Oligoarthritis.
  - Zur Anwendung kommen Rimexolon- (Rimexel) oder Triamcinolon-Hexacetonid-Kristallsuspension (Lederlon)[6]; Dosierung abhängig vom zu injizierenden Gelenk und der gewählten Konzentration des Präparates.
  - Durchführung in Analgosedierung (auf kindgerechtes Setting achten, evtl. Inhalationsanästhesie).
  - Gute Langzeitwirkung von Triamcinolon-Hexacetonid, mittlere Wirkdauer > 70 Wochen.[6]
  - Ansprechrate ca. 90 %.
- **Lokaltherapie am Auge:** kortikosteroidhaltige Augentropfen repetitiv bei akuter Iridozyklitis (Inflanefane forte AT, initial stündlich bei hoher Entzündungsaktivität, im Verlauf innerhalb weniger Tage reduzieren auf 3–5 mal täglich unter engmaschiger augenärztlicher Kontrolle).

> **!** **Risiken und Nebenwirkungen bei Steroid-Langzeittherapie**
> - Ungünstiger Einfluss auf das Längenwachstum bei mehrfach täglicher Applikation,
> - Risiko der Entstehung einer Osteoporose im Kindesalter in Abhängigkeit von Dauer und Dosis der Therapie, vom Ausmaß der Entzündungsaktivität und von der körperlichen Aktivität (eine frühzeitige und effektive Entzündungsbehandlung mindert das Osteoporose-Risiko!).

Krankengymnastik und Ergotherapie

Indikationen

Bei Bewegungseinschränkungen, Kontrakturen und Fehlbelastungen bereits zum Zeitpunkt der Diagnosestellung sinnvoll. Es sind Kenntnisse zur Pathophysiologie der juvenilen Arthritis, typischen Fehlstellungen und Erfahrungen des Therapeuten im Umgang mit chronisch kranken Kindern erforderlich.

Krankengymnastischer Stufenplan[11]

- Entspannung, Schmerzlinderung: passiv-assistives bzw. aktiv-assistives Bewegen unterhalb der Schmerzgrenze,
- Verbesserung der Gelenkbeweglichkeit: Dehnen verkürzter Strukturen, Aktivieren hypotoner Muskelgruppen,
- Bahnen physiologischer Bewegungsabläufe,
- Patienten- und Elternschulung.

Ergotherapie

- Funktionelle Behandlung,
- Schienenversorgung,
- Hilfe zur Alltagsbewältigung,
- Information über Gelenkschutz, Selbsthilfetest und -training, Schulung, Berufsfindung.

Physikalische Therapieverfahren

Kryotherapie (Kältetherapie)[5]

- **Indikation:** akute Arthritis,
- Im akut entzündlichen Stadium 3–4 mal täglich lokale Anwendung,
- Verschiedene Applikationsformen (Kältekammer, Eisbeutel, Kryopacks, Kaltluft etc.).

Hydrotherapie[5]

- **Indikation:** Muskelverspannungen, weichteilrheumatische Schmerzen, Fibromyalgie-Syndrom, Begleittherapie im Bewegungsbad; auch bei akuter Arthritis aufgrund der Abnahme der Schwerkraft und der Muskelentspannung in warmem Wasser,
- Vermittlung von Wärmereizen, Kältereizen und hydrogalvanische Anwendungen,
- Bewegungsbad im warmen Wasser (> 32 °C) verbindet therapeutische Effekte mit Spiel und Spaß, mechanische Wirkungen durch Auftrieb und Gewichtsentlastung,
- Wirkungen: Muskelentspannung, Bewegungserweiterung, Kontrakturbehandlung,
- Biologische Effekte durch gezielte Badezusätze möglich:
  - Fichtennadel und Tonikumbad belebend,
  - Arnika und Rosmarin beruhigend,
  - Schwefel schmerzlindernd,
  - Sole oder Kohlensäurebäder durchblutungsfördernd.

> **!** Cave: bei kleinen Kindern ätherische Öle (Fichten-, Tannennadel) kontraindiziert.

Thermotherapie (Wärmetherapie)

- **Indikation:** Lockerung und Entspannung der Muskulatur bei muskulär bedingten Schmerzen, Muskelverspannungen und Muskelkontrakturen,
- Anwendungsbeispiele: Peloidpackungen (Fangopackungen), heiße Rolle oder erwärmbare Kissen, die mit Körnern oder Gel gefüllt sind.

Elektrotherapie[5]

- **Indikation:** Tenosynovitis, Bursitis, Enthesopathie, Kapselansatzschmerzen,
- Niedrigfrequente Ströme: Verschiebung elektrisch geladener Teilchen,
- Iontophorese: Einbringen eines antiphlogistischen Medikaments (z. B. Diclofenac-Na) in tiefere Gewebeschichten durch das elektrische Feld; Cave: nicht bei akuter Gelenkentzündung (durchblutungsfördernde Wirkung), im Kindesalter nur geringe Stromstärken (0,1–0,35 W/cm^2) einsetzen,
- Hydroelektrische Bäder: Vollbad (Stangerbad), Teilbad (Vierzellenbad).

Transkutane elektrische Nervenstimulation (TENS)[5]

- **Indikation:** chronische Schmerzen, Fibromyalgie,
- Gleichstromtherapie, auch als Heimtherapie möglich,
- Anwendung: Stromfluss im Behandlungsfeld (Klebe-Elektroden auf der Haut).

Phonophorese[5]

Anwendung von Ultraschall in der Therapie von Schmerzen des Bewegungsapparates und Enthesopathien:

- **Indikation:** Enthesitis, Tenosynovitis, Bursitis,
- Therapeutische Effekte sind Analgesie, Hyperämie und Muskelentspannung,
- Anwendungsbeispiele: Bursitis, Tenosynovitis der Beugesehnen der Fingergelenke,
- Cave: Im Kindesalter gepulster Ultraschall (zur Vermeidung von Nebenwirkungen).

Massage

- **Indikation:** Muskelverspannungen und weichteilrheumatischen Beschwerden,
- Techniken: klassische Massage, Bindegewebsmassage, Unterwassermassage,
- Grifftechniken: Streichungen, Knetungen, Reibungen, Klopfungen, Vibrationen,
- Bei weichteilrheumatischen Beschwerden und Schmerzverstärkungssyndromen gilt die Unterwassermassage als besonders schonend und schmerzvermeidend,
- Cave: keine Hyperämisierung entzündeter Gelenke erzeugen.

Lymphdrainage

- **Indikation:** weichteilrheumatische Schwellungen, entzündliches Lymphödem,
- Wirkung: vagotonisierend, Verschiebung von Gewebeflüssigkeit, Erhöhung der Lymphgefäßbewegung, verbesserter Lymphtransport,
- Entlastung der Schmerzrezeptoren im Gewebe, Dämpfung der Sympathikuswirkung,
- Kontraindikationen: akute bakterielle Entzündungen.

35.1.8 Komplementäre Therapie

Christoph Tautz

Eine komplementäre Therapieausrichtung orientiert sich primär an der Entzündungsaktivität der Erkrankung auf der Basis der bekannten klinischen Leitsymptome (☞ 35.1.4).
Die entzündlichen, autoimmun bedingten und als Schwellung imponierenden Vorgänge an den Gelenken sollten stets unter ganzheitlichen Aspekten, die auch individuelle und seelische Faktoren berücksichtigen, beurteilt werden. Die Entwicklung eines komplementären Therapiekonzeptes setzt eine umfängliche Erfahrung und Kompetenz im Umgang mit den medikamentösen und physiotherapeutischen Verfahren voraus.

Medikamentöse Therapie

Für die Formen der juvenilen idiopathischen Oligoarthritis, Enthesitis-assoziierten Arthritis, juvenilen seronegativen/seropositiven Polyarthritis und der juvenilen Psoriasis-Arthritis kommen folgende Medikamente zur Anwendung:

Akut-entzündliche Phase

- Apis D6: altersabhängig (1 Tr. pro Lebensjahr): 3 mal tgl. max. 5–10 Tropfen,
- Apis/Arnica von WALA®: 3 mal tgl. 5–10 Glob., z. B. bei Schmerzen und geröteten, überwärmten Gelenken,
- Bryonia D3–D6: 3 mal tgl. 5–10 Tr. oder Bryonia/Stannum: 3 mal tgl. 5–10 Glob., z. B. bei Schwellungen,
- Betula Fol. D3–D6: 3 mal tgl. 5–10 Tr., z. B. zur Gelenkregeneration,
- Erysidoron® 1: 3–6 mal tgl. 5–10 Tr., z. B. bei Fieber und geröteten Gelenken,
- Formica D3–D6: 3 mal tgl. 5–10 Tr., z. B. zur Gelenkregeneration und Stabilisierung,
- Mandragora D3–D6: 3 mal tgl. 5–10 Tr. oder D4, D6: 3 mal tgl. 5–10 Glob., z. B. zum Gelenkaufbau,
- Rheumodoron® 1 und 2: je 3 mal tgl. im Wechsel 5–10 Tr.,
- Rheumodoron® 102A: 3 mal tgl. 5–10 Tr., als Basistherapie,
- Rhus toxicodendron D3–D6 : 3 mal tgl. 5–10 Tr. oder D4, D6: 3 mal tgl. 5–10 Glob., z. B. bei Schmerzen.

Stabile, nicht akute Phase

- Apis/Rhus toxicodendron comp. (3 mal tgl. 5–10 Tr.) oder Apis comp. (3 mal tgl. 5–10 Tr.), z. B. bei primär schmerzhaften und geröteten, überwärmten Gelenken,
- Betula/Arnica comp.: 3 mal tgl. 5–10 Glob., z. B. zum Gelenkaufbau,
- Colchicum Rh D3–D6 (2 mal tgl. 5–10 Tr.), zusammen mit Ledum palustre D3–D6 (3 mal tgl. 5–10 Tr.), z. B. bei degenerativen Prozessen,
- Mandragora comp. (3 mal tgl. 5–10 Tr.) oder Betula/Mandragora comp. (3 mal tgl. 5–10 Glob.),
- Stannum met. praep. D3–D6 (3 mal tgl. 1 Msp.), zusammen mit Rhus toxicodendron comp. (3 mal tgl. 5–10 Glob.), z. B. zur Gelenkstabilisierung,
- Solum uliginosum comp. (3 mal tgl. 5–10 Glob.), zusammen mit Symphytum D3, D6 (3 mal tgl. 5–10 Glob.), z. B. bei länger persistierenden Ergüssen.

Morbus Still

Für die systemische juvenile idiopathische Arthritis (M. Still) liegen nur begrenzte Erfahrungen auf klinischer Basis vor. Diese zeigen, dass unter stationären Bedingungen ein Versuch mit folgenden Präparaten gemacht werden kann:

- Apis/Bryonia: 3 mal tgl. 1 Amp. i.v.,
- Bryonia/Stannum: 3 mal tgl. 1 Amp. i.v.,
- Rhus toxicodendron comp.: 3 mal tgl. 1 Amp. i.v.,
- Colchicum comp.: 1 mal tgl. 1Amp. i.v.,
- Phosphor D12 Dil.: 2 mal tgl. 8 Tropfen.

Lokaltherapie

Akut-entzündliche Phase

Geschwollene Gelenke erhalten in der akut-entzündlichen Phase:

- Zur Nacht: Stannum met. 5 % Salbenverbände oder alternativ/alternierend Symphytum 10 % Salbenverbände.
- Tagsüber ggf. Quark-Umschläge (☞ 45.1).

Stabile, nicht akute Phase

In der stabilen, nicht akuten Phase sind empfehlenswert:

- Rhus toxicodendron 5 % Salbenverbände,
- Thermotherapie: Fangopackungen, warme Bienenwachsplatten, erwärmbare Kissen.

Physiotherapie

Akut-entzündliche Phase

Hydrotherapie (☞ 35.1.7)

Stabile, nicht akute Phase

- Massagen (☞ 35.1.7) bzw. rhythmische Massagen (☞ 45.2)
- Hippotherapie

- Künsterische Therapien: Plastiziertherapie, Heileurythmie (☞ 44.2), Maltherapie, Musiktherapie.

EBM Zur komplementärmedizinischen Therapie bei juveniler idiopatischer Arthritis liegen keine publizierten Studien der EBM-Grade 1 oder 2 sowie keine Konsensusempfehlungen vor. Allgemeine Bewertung der einzelnen Therapieverfahren ☞ 44.2, 44.4, 45.1, 45.2, 46.1.

35.1.9 Integrativer Stufenplan

Stufe	Klinik	Konventionelle Therapie (☞ 35.5.7)	Komplementäre Therapie (☞ 35.5.8)	EBM-Grad der komplementären Therapie
1	Basistherapie	Physikalische Therapieverfahren		–
2	Leichte Beschwerden	Physikalische Therapieverfahren	Lokaltherapie mit Quarkumschlägen tags	5
			StannumSalbenverband nachts	5
			Rheumodoron 102A	5
			Bei Nichtansprechen der o.g. Mittel: Lokaltherapie weiter, zusätzlich Rheumodoron I und II im Wechsel	5
3	Ausbleibender Therapieerfolg oder rasche Zunahme der Beschwerden	Nichtsteroidale Antirheumatika Kortikosteroide lokal	Ergänzend weitere unter 35.1.8 individuell auszuwählende komplementäre Therapien	5
4	Therapieresistente Arthritis	Basistherapeutika (MTX oder andere) Kortikosteroide (evtl. systemisch als bridging-agent)		

35.1.10 Prognose

Prognostisch **ungünstige** Parameter bei juveniler Arthritis sind:[8, 9, 10]

- Polyartikulärer Beginn und/oder Verlauf,
- Chronisch aktive Erkrankung,
- Nachweis von Rheumafaktoren,
- Persistierende Entzündungsaktivität,
- Thrombozytose > 600 000/mm^3,
- Krankheitsbeginn vor dem 5. Lebensjahr,
- Weibliches Geschlecht.

Die **Letalität** der juvenilen Arthritis liegt unter 1 %.[7]

- Mehr als 60 % der letalen Verläufe in der Subgruppe „systemische juvenile Arthritis".
- Wesentliche Risiken sind Infektionen sowie die Entstehung einer Amyloidose.
- Inzidenz der Amyloidose in neueren Studien deutlich rückläufig.[7, 10]
- Makrophagenaktivierungssyndrom ist in neueren Studien ein wesentliches Risiko.

Langzeit-Outcome/Krankheitsfolgen[13]

Jeder zweite Patient hat im Erwachsenenalter noch rheumatische Beschwerden oder leidet an den Folgen der Erkrankung (Gelenkveränderungen mit Bewegungseinschränkungen, Fehlstellungen, sekundärer Degeneration, Wachstumsstörungen, Osteoporose) sowie weiteren extraartikulären Organschäden, z. B. an den Augen.

Bei weniger als der Hälfte der Patienten bestehen Funktionsminderungen, wobei etwa 10 % auf Hilfe im Alltag angewiesen sind. Bei etwa 20 % der Patienten gibt es krankheitsbedingte Einschränkungen der Teilhabe am öffentlichen Leben, z. B. bei Arbeits- und Erwerbsfähigkeit.

Eine reduzierte Lebensqualität korrelierte mit aktiver Arthritis, Persistenz von Schmerzen, erhöhten Entzündungsparameter in BSG, CRP und reduziertem Wohlbefinden.[9]

Wesentliche Einflussfaktoren bei der Krankheitsbewältigung sind neben dem Ausmaß der Erkrankung auch der soziale Status, familiäre Strukturen und das Umfeld, chronische Probleme in der Familie bei Krankheitsbeginn und im weiteren Verlauf. Das psychosoziale Langzeitoutcome korreliert teilweise nicht mit der Krankheitsaktivität. Der größte Teil der Patienten mit juveniler Arthritis hat subjektiv eine hohe Lebensqualität (gemessen in der Kerndokumentation für Kinder und Jugendliche).

Literatur

1 Ganser G, Zepp F, Wagner N: Juvenile Rheumatoide Arthritis und Ganser G., Huppertz, H.I. Juvenile Spondylarthropathien. In: Schulte, Schaub, Lenze, Spranger: Lehrbuch der Pädiatrie, S. 633–652. Springer, 2. Auflage Heidelberg 2003

2 Andersson Gäre B: Juvenile arthritis – Who gets it, where and when? A review of current data on incidence and prevalence. Clin Exp Rheumatol 1999, 17: 367–374

3 Petty RE et al.: Revision of the Proposed Classification Criteria for Juvenile Idiopathic Arthritis: Durban, 1997. J Rheumatol 1998, 25(10): 1991–94

4 Schneider R, Passo MH: Juvenile rheumatoid arthritis. Rheum Dis Clin N Am 2002, 28: 503–530

5 Ganser G: Physikalische Therapie bei juveniler chronischer Arthritis und Kollagenosen. Akt Rheumatol 2002, 27: 213–220

6 Breit W, Frosch M, Meyer U, Heinecke A, Ganser, G: A subgroup specific evaluation of efficacy of triamcinolone-hexacetonide in juvenile chronic arthritis. J Rheumatol 2000, 27: 2696–2702

7 Wallace CA, Levinson JE: Juvenile Rheumatoid Arthritis: Outcome and Treatment for the 1990s. Rheumatic Disease Clinics of North America, 1991, 17: 891–905

8 Cassidy JT, Petty RE: Textbook of Pediatric Rheumatology, 4th ed. Saunders, Philadelphia 2001

9 Zak M, Pederson FK: Juvenile chronic arthritis into adulthood: a long-term follow-up study. Rheumatology 2000, 39: 198–204

10 Minden K, Kiessling U, Listing J, Niewerth M, Döring E, Meincke J, Schöntube M, Zink A: Prognosis of patients with juvenile chronic arthritis and juvenile spondylarthropathy. J Rheumatol 2000, 27: 2256–63

11 Wahn V, Oppermann J, Huppertz HI, Zepp F: Rheumatische Erkrankungen im Kindes- und Jugendalter. Marseille, München 2001

12 Burgos-Vargas, R: The juvenile-onset spondylarthritides: Rheum Dis Clin North Am 2002, 28: 531–560

13 Minden K, Niewerth M, Ganser G, Schöntube M, Zink A: Erwachsene mit juveniler idiopathischer Arthritis – Krankheitsfolgen und Versorgungssituation. Akt Rheumatol 2002, 27: 247–252.

35.2 Rheumatisches Fieber

Ulrich Neudorf (Konventioneller Teil)
Christoph Tautz (Komplementärer Teil)

Das rheumatische Fieber (RF) ist eine in den reicheren westlichen Ländern fast vergessene Erkrankung. Ihre Kenntnis ist wichtig, da verschiedenste Organsysteme involviert sein können, und damit die Abgrenzung zu anderen rheumatischen oder mit Fieber einhergehenden Erkrankungen erfolgen kann.

35.2.1 Ätiologie

Ulrich Neudorf

- Folgekrankheit einer Infektion mit Streptokokken der Gruppe A,
- Immunologisch vermittelte Entzündungsreaktion in verschiedenen Organen,
- Die vorangegangene Infektion mit Keimen der Lancefieldgruppe A liegt in der Regel 2–4 Wochen zurück (freies Intervall).

35.2.2 Epidemiologie

- Exakte Daten in unserer Region fehlen.
- Betroffen sind vor allem Kinder über 3 Jahre und junge Erwachsene.
- Die Häufigkeit sinkt mit dem Wohlstand des Landes und mit der Bereitschaft und Möglichkeit, bei Streptokokkeninfekten eine adäquate antibiotische Therapie durchzuführen.
- Eine genetische Disposition ist anzunehmen.

35.2.3 Klinik und Leitsymptome

- Allgemeinsymptom, wenn auch wenig charakteristisch, ist das **Fieber.**
- Die Manifestation am Bewegungsapparat kann in **Arthralgien,** aber auch in der Arthritis verschiedener Gelenke bestehen.
- Die Arthritis zeigt die klassischen Entzündungszeichen Rötung, Schwellung, Überwärmung und Bewegungseinschränkung, betrifft v.a. große Gelenke (Knie, Ellbogen, Sprunggelenk) und „wandert" typischerweise von Gelenk zu Gelenk.
- Gelenkmanifestation selten länger als 4 Wochen.
- Von zentraler Bedeutung für die Prognose ist die **Herzbeteiligung:** Ein neu zu auskultierendes Herzgeräusch kann richtungsweisend sein:

- Perikard (serofibrinöse Perikarditis), Myokard (Aschoff-Knötchen) und Endokard können befallen sein.
- Zu Beginn v.a. Insuffizienzen mit typischem Geräusch.
- In der Folge kann dann auch ein kombiniertes Vitium mit systolischem und diastolischem Geräusch entstehen.
- Der Klappenbefall v.a. der Aorten- und Mitralklappe bestimmt die Langzeitprognose.

- Das zentralnervöse Erscheinungsbild ist durch die typischen überschießenden Bewegungen der **Chorea minor** gekennzeichnet.
- Die Haut zeigt das **Erythema marginatum** und **subkutane Knötchen.**

35.2.4 Diagnostik

- Die Diagnosestellung ist eindeutig abhängig von einer detaillierten Anamneseerhebung und der Qualität der klinischen Untersuchung.
- BSG und CRP sind Routineuntersuchungen.
- Screening des Risikoorgans Herz: EKG (PR-Intervall), Echokardiographie mit allen Dopplertechniken unerlässlich.
- Bei Chorea: Die klinisch-neurologische Diagnostik steht im Vordergrund. EEG und kernspintomographische Untersuchungen bringen zusätzliche Sicherheit.
- Nach Hinweisen auf eine Streptokokkeninfektion suchen:
  - Rachenabstrich (nur in 25 % positiv),
  - Serologie: empfohlen werden ASO-Test, dann anti-Dnase B und dann Antistreptokinase. Eine positive Serologie allein ist allerdings nicht von großer Bedeutung für das Krankheitsbild.

Die Diagnose erfolgt nach den **Jones-Kriterien** (letzte Revision 1992):
Ein rheumatisches Fieber ist wahrscheinlich, nicht aber eindeutig bewiesen, wenn 2 Hauptkriterien oder 1 Haupt- und 2 Nebenkriterien vorliegen (☞ Tab. 35.2-1).

> **Nur bei vorangegangenem A-Streptokokkeninfekt** geben 2 Haupt- oder 1 Haupt- und 2 Nebenkriterien eine hohe Wahrscheinlichkeit für ein rheumatisches Fieber an.

Tab. 35.2-1: Jones-Kriterien zur Diagnose des rheumatischen Fiebers

Hauptkriterien	• Polyarthritis • Karditis • Chorea minor • Erythema marginatum • Subkutane Knötchen
Nebenkriterien	• Arthralgien • Fieber • Erhöhte Entzündungsparameter: BSG, CRP • Verlängertes PR-Intervall im EKG • Positive Rachenkultur für Streptokokkenantigen • Erhöhter oder steigender Streptokokkenantikörper-Titer

35.2.5 Differenzialdiagnosen

Die Differentialdiagnose umfasst das breite Sektrum der rheumatischen und parainfektiös-rheumatischen Erkrankungen:

- Juvenile idiopathische Arthritis (☞ 35.1),
- Postinfektiöse Erkrankungen nach Enteritiden,
- Lyme-Arthritis.

Bei Herzbeteiligung: Virusmyokarditis, bakterielle Endokarditis (☞ 30.5).

35.2.6 Konventionelle Therapie

Eine im eigentlichen Sinne kausale Therapie gibt es nicht.

Akuttherapie

- Primärelimination der Streptokokken mit Penicillin V 100 000 IE/kg/d oder bei Unverträglichkeit Erythromycin 40 mg/kg/d für jeweils10 Tage,
- Antiinflammatorische Therapie mit nichtsteroidalen Antiphlogistika: Acetylsalicylsäure 60–100 mg/kg/d, Naproxen 10–15 mg/kg/d, Indometacin 1–3 mg/kg/d.
- Symptomatisch: im Falle einer Karditis Bettruhe für etwa 4 Wochen, je nach Klinik und Befund.

Bei Zeichen der Herzinsuffizienz

- Digitalis (Methyldigoxin): zur Aufsättigung 0,02–0,04 mg/kg, Erhaltungsdosis 0,01 mg/kg/d, Spiegel zwischen 1,3–2 ng/ml anstreben.
- Diuretika: Furosemid 2–5 mg/kg/d und Spironolacton 2 mg/kg/d,

- Nachlastsenker: Captopril 1 mg/kg/d (langsam steigern).
- Bei schwerer Karditis und auch bei Chorea minor: Kortikosteroide: Prednison/Prednisolon 1 – 2 mg/kg/d.

Rezidivprophylaxe

Rezidivprophylaxe zur Verhinderung weiterer Klappenschädigungen:

- Benzanthin-Penicillin: 1,2 Mio. IE i.m. alle 4 Wochen, bei Risikopatienten alle 3 Wochen (unter 20 kg Körpergewicht 0,6 Mio. IE) oder
- Penicillin V: 2 × 400 000 IE/d oral oder
- Erythromycin: 2 × 250 mg/d oral.

Die **Dauer der Prophylaxe** bei Herzbeteiligung ist umstritten. Nach Dajani (1995) gibt es drei Aspekte:

- Rheumatisches Fieber mit Karditis und Restbefund am Herzen: 10 Jahre von der letzten Krankheitsepisode an oder bis mindestens zum 40. Lebensjahr oder lebenslang;
- Rheumatisches Fieber ohne kardialen Restbefund: 10 Jahre oder bis ins Erwachsenenalter, je nachdem was länger ist;
- Rheumatisches Fieber ohne Karditis: 5 Jahre oder bis zum 21. Lebensjahr.

35.2.7 Komplementäre Therapie

Christoph Tautz

Für eine komplementäre Therapie stehen die autoimmun induzierten entzündlichen Prozesse im Vordergrund. Das Therapiekonzept unterscheidet auch hier eine Akuttherapie und eine Stabilisierungstherapie. Bei Herzbeteiligung muss auf jeden Fall konventionell behandelt werden (☞ 35.2.6)!

Akuttherapie bei Gelenkbeteiligung

Tab. 35.2-2: Arzneimittel

	< 3.Lj.	3.–6.Lj.	> 6 J.
Rheumodoron® 102 A	3 mal tgl. 6 Tr.	3 mal tgl. 8 Tr.	3 mal tgl. 10 Tr.
Phosphorus D8 Glob.	2 mal tgl. 6 Tr.	2 mal tgl. 8 r.	2 mal tgl. 10 Tr.
Cardiodoron®	2 mal tgl. 10 Tr.	2 mal tgl. 10 Tr.	2 mal tgl. 10 Tr.

Sonstige Maßnahmen:

- Äußere Anwendung auf geschwollene Gelenke: Stannum met. 5 % Salbenkompresse über Nacht.
- Bettruhe für mindestens 4 Wochen.

Akuttherapie ohne Gelenkbeteiligung

Tab. 35.2-3: Arzneimittel

	< 3.Lj.	3.–6.Lj.	> 6 J.
Rheumodoron® I	3 mal tgl. 6 Tr.	3 mal tgl. 8 Tr.	3 mal tgl. 10 Tr.
Phosphorus D8 Glob.	2 mal tgl. 6 Tr.	2 mal tgl. 8 Tr.	2 mal tgl. 10 Tr.
Apis/Belladonna Glob.	3 mal tgl. 6 Tr.	3 mal tgl. 8 Tr.	3 mal tgl. 10 Tr.
Cardiodoron®	2 mal tgl. 10 Tr.	2 mal tgl. 10 Tr.	2 mal tgl. 10 Tr.

Bettruhe für mindestens 4 Wochen.

Stabilisierungstherapie

Tab. 35.2-4: Arzneimittel

	< 3.Lj.	3.–6.Lj.	> 6 J.
Apis/Rhus toxicodendron cp.	3 mal tgl. 6 Tr.	3 mal tgl. 8 Tr.	3 mal tgl. 10 Tr.
Symphytum e rad. D3 Glob.	3 mal tgl. 6 Tr.	3 mal tgl. 8 Tr.	3 mal tgl. 10 Tr.
Cordiodoron® Tbl.	2 mal tgl. 1 Tbl.	2 mal tgl. 1 Tbl.	2 mal tgl. 1 Tbl.

EBM

Zur komplementärmedizinischen Therapie bei rheumatisches Fieber liegen keine publizierten Studien der EBM-Grade 1 oder 2 sowie keine Konsensusempfehlungen vor. Allgemeine Bewertung der komplementären Therapieverfahren ☞ 44.4, 45.1.

35.2.8 Integrativer Stufenplan

Komplementäre Maßnahmen können bei entsprechender Erfahrung parallel zur konventionellen Therapie angewandt werden (EBM gesicherte Daten zur Unbedenklichkeit und Wirksamkeit liegen nicht vor).

35.2.9 Prognose

- Die Prognose ist abhängig von dem Ausmaß des Herzbefalls und dem Auftreten von Rezidiven bei Auseinandersetzung mit Streptokokken des Lancefieldtyps A.
- Das Ausmaß der Herzklappenzerstörung und die möglichen herzchirurgischen Eingriffe bestimmen den Verlauf.

Literatur
1 American Heart Association, Special writing group committee on rheumatic fever, endocarditis and Kawasaki disease of the council on cardiovascular disease in the young: Guidelines for the diagnosis of rheumatic fever: Jones criteria 1992 update. JAMA 1992, 268: 2069 – 2073
2 Ayoub EM: Editor's Column: Prophylaxis in patients with rheumatic fever: Every three or every four weeks? J Pediatr 1989, 115: 89 – 91
3 Brand A, Dollberg S, Keren A: The prevalence of valvular regurgitation in children with structurally normal hearts: A color doppler echocardiographic study. Am Heart J 1992, 123: 177 – 180
4 Brown MG, Wolff L: Recovery from acute rheumatic fever without permanent cardiac damage. N Engl J Med 1940, 223: 242 – 243
5 Carlquist JF, Ward RH, Meyer KJ, Husebye D, Feolo M, Anderson JL: Immune response factors in rheumatic heart disease: Meta-analysis of HLA-DR associations and evaluation of additional class II alleles. J Am Coll Cardiol 1995, 26: 452 – 457
6 Dajani A, Taubert K, Ferrieri P, Peter G, Shulman ST: Treatment of acute streptococcal pharyngitis and prevention of rheumatic fever: A statement for health professionals. Committee on Rheumatic Fever, Endocarditis and Kawasaki Disease of the Council on Cardiovascular Disease in the Young, the American Heart Association. Pediatrics 1995, 96: 758 – 764
7 Folger GM, Hajar R, Robida A, Hajar HM: Occurence of valvar heart disease in acute rheumatic fever without evident carditis: colour-flow doppler identification. Br Heart J 1992, 67: 434 – 438
8 Kaplan EL, Rothermel CD, Johnson DR: Antistreptolysin O and Anti-Deoxyribonuclease B Titers: Normal values for children ages 2 to 12 in the United States. Pediatrics 1998,101: 86 – 88
9 Lue HC, Wu MH, Hsieh KH, Lin GJ, Hsieh RP, Chiou JF: Rheumatic fever reoccurences: Controlled study of 3-week versus 4-week benzathine prevention programs. J Pediatr 1986, 108: 299 – 304
10 Shiffman RN: Guideline maintenance and revision. 50 years of the Jones-criteria for diagnosis of rheumatic fever. Arch Pediatr Adolesc Med 1995, 149: 727 – 732

35.3 Familiäres Mittelmeerfieber

Susanne Fahl, Gerd Ganser (Konventioneller Teil)
Christoph Tautz (Komplementärer Teil)

35.3.1 Ätiologie

Susanne Fahl, Gerd Ganser

Das Familiäre Mittelmeerfieber (FMF) ist eine autosomal rezessiv vererbte Systemerkrankung mit unterschiedlicher Penetranz, die durch **rekurrierendes Fieber, seröse Entzündungen** sowie **erysipelähnliche Hauterscheinungen** gekennzeichnet ist.
Das **verantwortliche Gen** für FMF, MEFV, wurde 1997 identifiziert: Mutationen (bisher 13 bekannt) im Pyrin-Marenostrin- oder MEFV-Gen auf dem kurzem Arm des Chromosom 16 (16p13.3).
Weitere Mutationen werden erwartet (Variabilität der Erkrankung) und sind derzeit noch Gegenstand der Forschung.
Studien haben gezeigt, dass das Pyrin-Marenostin-Protein hauptsächlich in **neutrophilen Zellen** und deren Vorstufen zu finden ist. Derzeit wird angenommen, dass dieses Protein ein direkter Down-Regulator von Entzündungen ist. Eine Mutation dieses Gens bewirkt somit eine **gesteigerte inflammatorische Aktivität.**

35.3.2 Epidemiologie

- **Vorkommen:** in Deutschland vorwiegend bei Türken, weltweit v. a. bei Nicht-Ashkenazi-Juden, Armeniern, Türken, Arabern, Griechen, Drusen (Druze) und Ashkenazi-Juden,
- **Erkrankungsbeginn:** 2. – 9. Lebensjahr,
- **Prävalenzen:**
  - Ashkenazi-Juden 1:73 000 (Genfrequenz 1:135),
  - Shepardi-Juden 1:250 – 1 000 (Genfrequenz 1:8 – 16),
  - Armenier 1:500 (Genfrequenz 1:7),
  - Türken 1:1 000,
  - Araber 1:2 600.

Die klinische Präsentation und die Prognose variieren stark. Es gibt auch Hinweise auf differente Krankheitsverläufe zwischen ethnischen Gruppen. Carrier-Frequenz in der mediterranen Bevölkerung ca. 1:5 bis 1:6.

35.3.3 Klinik und Leitsymptome

Die Krankheit verläuft in Schüben mit bis zu 72 Stunden Dauer, Gelenkmanifestationen sind z. T. länger andauernd.

Tab. 35.3-1: Hauptsymptome des FMF

Fieberschübe	96 %	Bis 40 °C, bei milden Verläufen auch subfebrile Temperaturen, ⅓ der Fälle mit Schüttelfrost
Peritonitis	91 %	Diffuser oder lokalisierter Bauchschmerz, meist mit Obstipation
Pleuritis	57 %	Thoraxschmerz, häufig unilateral

Arthritis	45 %	Mon- oder Oligoarthritis v. a. an großen Gelenken der unteren Extremität (asymmetrisch), seltener HLA-B27-negative Sakroileitis
Erythem	13 %	Erysipelartig, 10–15 cm Durchmesser, ein- oder beidseitig, meist unterhalb des Knies
Amyloidose	2 %	Gefährlichste Manifestation mit zunehmender Organdysfunktion, v. a. Nierenbefall mit Gefahr der Niereninsuffizienz
Seltene Manifestationen		Perikarditis Kopfschmerz Aseptische Meningitis Splenomegalie Niere (GLN, PAN) Purpura Schönlein-Hennoch Akute Skrotalschmerzen (DD: Hodentorsion) Febrile Myalgie

Es werden **zwei Phänotypen,** je nach initialen Symptomen, unterschieden:
- Phänotyp 1: Beginn mit Fieberschüben,
- Phänotyp 2: Amyloidose als Erstmanifestation.

Atypische Verläufe des FMFs: Initial z. T. Fieberschübe monatelang als einziges Symptom, ggf. gefolgt von Pharyngitis, aphthöser Stomatitis oder zervikaler Lymphadenopathie.

35.3.4 Diagnostik

Klinische Diagnosekriterien

Die Diagnosestellung erfolgt anhand der tabellarisch aufgeführten Kriterien (☞ Tab. 35.3-2 und 35.3-3). Die Diagnosesensitivität und -spezifität anhand der Kriterien beträgt > 95 %.

Tab. 35.3-2: Diagnosekriterien des FMF nach Livneh et al. 1997.

Hauptkriterien	Typische Attacken: • Peritonitis (generalisiert) • Pleuritis (unilateral) oder Perikarditis • Monarthritis (Hüft-, Knie- oder Sprunggelenk) • Fieber
Nebenkriterien	Inkomplette Attacken an einem oder mehreren Orten: • Abdomen • Thorax • Gelenke Beinschmerzen bei Belastung Gutes Ansprechen auf Colchicin
Unterstützende Kriterien	• Positive Familienanamnese • Typische ethnische Zugehörigkeit • Krankheitsbeginn vor 20. Lebensjahr • Schwerer Verlauf (Bettlägrigkeit in Attacke) • Spontane Remissionen • Symptomfreie Intervalle • Transiente Entzündungsreaktionen (Leukozyten, BSG, Serum-Amyloid A, CRP, Fibrinogen) • Episodische Protein-/Hämaturie • Überflüssige Laparatomie/Appendektomie • Blutsverwandschaft der Eltern
Diagnosestellung: • 1 Hauptkriterium trifft zu oder • 2 Nebenkriterien treffen zu oder • 1 Nebenkriterium und mindestens 5 unterstützende Kriterien treffen zu.	

Tab. 35.3-3: Vereinfachte Diagnosekriterien des FMF nach Livneh et al.

Hauptkriterien (typische Attacken bei 1–4)	**Nebenkriterien** (inkomplette Attacken bei 1 und 2)
• Generalisierte Peritonitis • Pleuritis (unilateral) oder Peritonitis • Monarthritis (Hüft-Knie-Sprunggelenk) • Fieber Inkomplette abdominelle Attacken	Thorax Gelenke Beinschmerzen bei Belastung Gutes Ansprechen auf Colchicin
Diagnosestellung: • 1 Hauptkriterium trifft zu oder • 2 Nebenkriterien treffen zu.	

Labor

- Im Schub ausgeprägte Entzündungszeichen (BSG und CRP, Fibrinogen, Serum-Amyloid-A, TNF-α),
- Dopamin-β-Hydroxylase-Aktivität im Serum erhöht,
- Retentionswerte erhöht, β_2-Mikroglobulin, Dysproteinämie (nephrotisches Syndrom),
- 24h-Sammelurin (Kreatinin-Clearance, Eiweiß),
- Molekulargenetische Diagnostik.

Apparative Diagnostik

- **Röntgen:** nicht-erosive Arthritis, spät Ankylosen,
- **Sonographie:** Ergüsse (Pleura, Peritoneum, Perikard),
- **Nieren-Rektumbiopsie:** Amyloidose.

35.3.5 Differenzialdiagnosen

- Juvenile idiopathische Arthritis (Gelenkproblematik im Vordergrund, bei M. Still abdominelle Symptomatik nicht im Vordergrund),
- Hyper-IgD-Syndrom (hohe Serum-IgD-Spiegel (unspezifisch), Mevalonsäure im Urin z.T. erhöht, z.T. verminderte Mevalonatkinaseaktivität, Colchizin ineffektiv),
- PFAPA-Syndrom (periodisches Fieber, aphthöse Stomatitis, Pharyngitis, Adenoide, zervikale Lymphadenopathie, Beginn meist in früher Kindheit),
- Zyklische Neutropenie, (Labor: Neutropenie, Infektionen v. a. des HNO-Bereichs),
- TRAPS (TNF-Rezeptor-assoziiertes periodisches Fieber, Beginn meist in früher Kindheit).

35.3.6 Konventionelle Therapie

Ziel: Anfallsreduktion und Vermeidung einer Amyloidose.
Vor Einführung der Colchicin-Therapie, stellte die Amyloid-Nephropathie die häufigste Todesursache bei Patienten mit familiärem Mittelmeerfieber dar.

Vermeidung von entzündlichen Attacken/ Amyloidose
Colchicin ist derzeit die einzige geprüfte und effektive Therapie zur Vermeidung entzündlicher Attacken und einer Amyloidose.
Es wird vermutet, dass Colchicin die Phagozytose amyloidogener Proteine und deren intralysosomalen Abbau hemmt.

- Therapiestart mit 1 mg Colchicin/d (1–2 ED), bei Kindern < 5 Jahren 0,5 mg/d. Bei älteren Kindern und Jugendlichen ggf. Steigerung auf 1,5–2 mg in 2 ED bis Remission erzielt wird.
- Insgesamt wird die Therapie gut vertragen. An Nebenwirkungen können Übelkeit, Erbrechen und Durchfall auftreten (ggf. laktosearme Diät bei Laktoseintoleranz durch Colchicin).
- Risiko einer Colchicin-Intoxikation durch orale Dosen ab 0,5 mg/kg/d.
- Die Therapie soll **lebenslang** durchgeführt werden. Ein teratogenes Risiko scheint es nicht zu geben.
- Wirkliche Non-Responder werden eher selten beobachtet. Die geschätzte **Colchicinresistenz** liegt bei etwa 5–10 %. Bei Colchicin-Resistenz ggf. Therapieversuch mit α-Interferon 3(–10) Mio. IE sc.

> ! Cave: Colchicin wird über die Leber metabolisiert (Zytochrom P3A4). Bei gleichzeitiger Verabreichung von Grapefruitsaft, Ketokonazol oder Erythromycin steigt das Risiko einer Colchicin-Intoxikation infolge einer Hemmung des Zytochrom P3A4.

Therapie der Arthritis, Spondylarthropathie
- NSAR (☞ 35.1),
- Ggf. Basistherapeutika (☞ 35.1),
- Vereinzelt Synovektomien.

35.3.7 Komplementäre Therapie
Christoph Tautz

Bei dem familiären Mittelmeerfieber handelt es sich um eine bei Europäern eher seltene Erkrankungsentität, bei der bisher wenig systematisch ambulant oder stationär behandelte Patienten untersucht worden sind. Es liegen daher aus komplementärmedizinischer Sicht kaum Erfahrungen vor, so dass jeweils individuelle therapeutische Ansätze von komplementär orientierten Ärzten entwickelt werden müssen. Meistens wird es sich dabei um begleitende Therapien handeln.

35.3.8 Prognose

Bei konsequenter Therapie gut:
- 65 % der Patienten, die in Remission die Therapie beibehalten, bleiben schubfrei. Schon das Auslassen einer Dosis kann einen neuen Schub auslösen.
- 30 % zeigen partielle Remission mit weniger häufigen und weniger schweren Attacken.
- In 5 % der behandelten Fälle wird keine Senkung der Attackenhäufigkeit erreicht, dennoch Weiterbehandlung mit 2 mg Colchicin zur Vermeidung einer Amyloidose.

Amyloidoserate unter Colchicin-Therapie liegt bei etwa 2 %; hohes Risiko v. a. bei Nordafrikanischen Juden, Israelis und Türken (v. a. Nierenbefall). Bei 100 beobachteten, in den USA lebenden Armeniern wird kein einziger Amyloidose-Fall berichtet im Gegensatz zu den in Armenien lebenden Armeniern. Somit scheinen Umwelteinflüsse in der Amyloidose-Inzidenz eine Rolle zu spielen.
In der Literatur mehren sich Hinweise, dass auch bei bereits bestehendem nephrotischen Syndrom und nachge-

wiesener Amyloidose aber noch normaler Nierenfunktion, mit Colchicin im Lauf mehrerer Monate eine vollständige Remission erzielt werden kann.

Literatur

1 Goldbart et al.: Near fatal acute cochicine intoxication in a child. A case report. Eur J Pediatr 2000; 159: 895–897

2 Grateau G: The relation between familial Mediterranean fever and amyloidosis. Curr Op Rheumatol 2000; 12: 61–64

3 Livneh A et al.: MEFV mutation analysis in patients suffering from amyloidosis of familial Mediterranean fever. Amyloid 1999; 6: 1–6

4 Pras M: „Amyloidosis of Familial Mediterranean Fever and the MEFV Gene" Amyloid: Int. J Exp Clin Invest 2000; 7: 289–293

5 Sarkissian A et al.: Colchicine in the treatment of renal amyloidosis secondary to familial Mediterranean fever. Nephrol Dial Transplant 2000; 15: 1098

6 Simsek B et al.: Regression of nephrotic syndrome due to amyloisosis secondary to familial Mediterranean fever following colchicine treatment. Nephrol Dial Transplant 2000; 15: 281–282

35.4 Juvenile Fibromyalgie

Susanne Fahl, Gerd Ganser (Konventioneller Teil)
Christoph Tautz (Komplementärer Teil)

35.4.1 Definition

Susanne Fahl, Gerd Ganser

Generalisiertes weichteilrheumatisches Beschwerdebild mit:

- Multilokulären Schmerzen am Bewegungsapparat (v.a. Muskeln sowie Muskel- und Sehnenansatzpunkte),
- Unterschiedlichen autonomen Funktionsstörungen,
- Psychischen Auffälligkeiten,
- Deutlicher Diskrepanz zwischen subjektiv starken Beschwerden und geringen objektivierbaren Untersuchungsbefunden.

Lokalisierte Erkrankungsformen: Tendopathien, myofasziales Schmerzsyndrom, Enthesiopathien.

35.4.2 Ätiologie

Nicht völlig geklärt. Multifaktorielle Genese ist allseits akzeptiert, familiäre Häufung, z.T. ausgelöst durch chronische psychosoziale oder körperliche Überlastung sowie akute Traumen oder Infektionen.

- **Intrinsische Faktoren:** niedrige Schmerzschwelle, weibliches Geschlecht, Hypermobilität, fehlende Coping-Strategien, Selbstüberforderung,
- **Extrinsische Faktoren:** frühere Schmerzerfahrungen, soziale Deprivation, körperlicher oder sexueller Missbrauch, gestörte familiäre Schmerzverarbeitung, „Lernen am Modell", Schlafstörungen, reduzierte Fitness, überprotektive Mutter.

Derzeitiger Diskussionsstand der **Pathophysiologie:**

- Gestörte Schmerzverarbeitung mit Chronifizierung,
- Regulationsstörung der Nozizeption mit starker peripherer und zentraler Sensibilisierung,
- Herabsetzung der Schmerzschwelle unter Einbeziehung des vegetativen und neuroendokrinen Systems; Entkopplung der Schmerzregulationsmechanismen,
- Genetische Prädisposition.

Myopathologisch finden sich unspezifische Veränderungen wie Typ-II-Faser-Atrophie, eine leichte Lipid- und Mitochondrienvermehrung in Typ-I-Fasern und fakultativ:

- Grenzwertige Anzahl von ragged-red-fibers,
- Erniedrigte Serotonin- und Tryptophan-Spiegel in Liquor und Serum,
- Erhöhte Konzentration der Substanz P im Liquor (neuronale Übererregbarkeit),
- Anstieg von CRH und ACTH sowie Abfall von STH und Somatomedin C.

35.4.3 Epidemiologie

- Es erkranken vorwiegend adoleszente Mädchen und erwachsene Frauen;
- Prävalenz etwa 1 % der Gesamtbevölkerung;
- In den vergangenen Jahren wurde die Fibromyalgie zunehmend bei Kindern und Jugendlichen beschrieben:
  - Beginn meist im Pubertätsalter,
  - Mädchen häufiger betroffen, Jungenanteil ca. 10–20 %.

35.4.4 Klinik

Leitsymptome

- Intermittierende generalisierte Gelenk- und Muskelschmerzen sowie druckschmerzhafte Punkte (☞ 35.4.5) an Muskel- und Sehnenansätzen,
- In der Akutphase ständiger, z.T. als unerträglich empfundener Schmerz, v.a. bei Belastung und Bewegung,

- Häufig betroffen sind Hand-, Knie- und Sprunggelenke aber auch Rücken- und Extremitätenmuskulatur,
- Betroffene Gelenke meist frei beweglich, eher hypermobil,
- Jump sign: prompte Reaktion nach Druck auf umschriebene Muskel- und Sehnenansatzstellen (Triggerpunkte, v. a. Pes anserinus am Knie, Humerusepikondylen, Schulter- Nackenbereich, Beckenkämme, paravertebrale Muskulatur und Wirbelsäule).

Mögliche Begleitsymptome
- Morgensteife (cave DD: Juvenile idiopath. Arthritis),
- Periartikuläre Weichteilschwellung (kein Gelenkerguss!),
- Vegetative Beschwerden: chronische Bauchschmerzen, Kopfschmerzen, Müdigkeit, Schlafstörungen (sehr häufig bei Kindern und Jugendlichen, z. T. mit 96 % angegeben).

Mögliche Einflussfaktoren
- Wetter (Wetterwechsel/nasskalte Witterung),
- Intensive körperliche Belastung (physisch/psychisch),
- Überforderung.

35.4.5 Diagnose

Anamnese und **klinischer Befund** (anhand der unten aufgeführten Klassifikations- und Diagnosekriterien) sind wegweisend, ggf. psychiatrisches Konsil (somatisierte Depression). Labor und bildgebende Verfahren dienen in erster Linie dem Ausschluss anderer Erkrankungen (☞ 35.4.6)

Klassifikationskriterien des American College of Rheumatology (ACR)[5]
Zu beachten ist, dass diese Kriterien für Kinder und Jugendliche **nicht** validiert sind.
- Anamnese mit **generalisierten Schmerzen:** Generalisiert bedeutet, dass sowohl rechte als auch linke, obere und untere Körperhälfte betroffen sein müssen; zusätzlich Beteiligung des Achsenskeletts.
- Weitgehend **bilaterale Schmerzen auf Fingerdruck** an mindestens 11 von 18 der folgenden Punkte (sog. tender points):
  - Ansätze der subokzipitalen Muskulatur,
  - Querfortsätze der Halswirbelsäule C5 – C7,
  - Mitte des oberen Trapeziusrandes,
  - Ursprung des Supraspinatus,
  - Knorpel-Knochen-Grenze der 2. Rippe,
  - Epicondylus radialis (2 cm distal),
  - Gluteal (oberer äußerer Quadrant),
  - Trochanter major,
  - Mediales Fettpolster des Kniegelenkes oberhalb der Gelenklinie.

Für die Diagnose der Fibromyalgie müssen **beide** Kriterien erfüllt sein. Das Vorhandensein einer weiteren Erkrankung schließt die Diagnose nicht aus.
Betrachtet man Kollektive pädiatrischer/jugendlicher Fibromyalgie-Patienten, wird von den meisten Autoren die Anzahl der tender points mit weniger als 11 angegeben (Yunus und Masi, 1985: ≥ 5 tender points), was möglicherweise durch das Vorliegen eines frühen Krankheitsstadiums erklärbar ist.
In den ACR-Kriterien werden die begleitenden autonomen Funktionsstörungen sowie psychischen Auffälligkeiten nicht berücksichtigt.

Diagnostische Kriterien der juvenilen Fibromyalgie nach Yunus et al.[6]
Majorkriterien:
- Muskuloskelettale Schmerzen von mindestens 3 Monaten Dauer ohne Anhalt für eine andere Grunderkrankung und mit normalen Laborparametern,
- ≥ 5 tender points,
- 3 der folgenden 10 Minorkriterien: Müdigkeit, Schlafstörungen, Angst-Spannungszustände, chronische Kopfschmerzen, irritables Kolon, leichte Weichteilschwellung (subjektiv), Extremitätensteife/-kribbeln, Schmerz bei Stress/Angst, Schmerz bei Wetterwechsel, Schmerz bei physischer Aktivität.

35.4.6 Differenzialdiagnosen

- **Sekundäre Fibromyalgie** bei juveniler idiopathische Arthritis, Enthesitis, Kollagenosen, Hypermobilitätssyndrom (belastungsabhängige Schmerzen, keine vegetative Symptomatik),
- Myofasziales Schmerzsyndrom (charakteristische trigger-points, keine tender-points),
- Leukämie (Knochenschmerzen, Arthralgien, Leistungsknick, Gewichtsverlust),
- Rückenmarkstumoren (Rückenschmerzen, neurologische Symptome),
- Chronisch rekurrierende multifokale Osteomyelitis,
- Primäres Raynaud-Syndrom, Erythromelalgie, Pernionen, Kormpartment-Syndrome,
- Schilddrüsenerkrankungen.

35.4.7 Konventionelle Therapie

Multidisziplinärer Ansatz erforderlich mit Übungstherapie und psychologischer Betreuung. Hauptziele der Therapie sind Schmerz- und Alltagsbewältigung unter Berücksichtigung der Schlafstörungen (Ein- und Durchschlafstörungen), der Müdigkeit (Antriebsarmut), der emotionalen Störungen sowie der krankheitsbedingten Schulausfälle; Erlernen von Coping-Strategien.

> Symptomatik der Betroffenen ernst nehmen und nicht als Einbildung werten!

Prinzipien der Pharmakotherapie bei Fibromyalgie

- Symptomprävention (nicht den Symptomen hinterherhinken!),
- Aufklärung über unterschiedlicher Therapieansätze und deren Erfolgsaussichten,
- Möglichst keine Polypharmazie, sondern bekannte Therapien, die sich an den vorherrschenden Symptomen orientieren,
- Periodische Evaluation der Therapie,
- Medikamentenpausen einlegen (um Gewöhnung und Wirkungsverlust zu verhindern) und zyklischer Gebrauch unterschiedl. Wirkstoffe für ein Symptom,
- Immer niedrig dosiert beginnen, dann langsame Dosissteigerung bis zum gewünschten Effekt zur Vermeidung unerwünschter Nebenwirkungen.

Medikamentöse Therapie

Hilft nur in Einzelfällen, als alleinige Therapie unzureichend! Es gibt nur wenige Studien über einzelne Substanzen und deren Wirksamkeit bei Fibromyalgie. Am besten untersucht sind die **Antidepressiva.** Die Ergebnisse mehrerer Studien zeigen eine Milderung der globalen Schmerzsymptomatik und der Schlafproblematik sowie eine leichte Besserung der Müdigkeit und Gelenksteifigkeit.

Substanzen und Dosierung

- Trizyklische Antidepressiva (Amitriptylin, z. B. Saroten®) 5–30 mg zur Nacht
  Cave: Nebenwirkungen wie Kopfschmerz, Übelkeit und Vigilanzstörungen führen häufig zu Therapieabbrüchen!
- Mögliche Alternativen (derzeit in Prüfung):
  - 5-HT3-Rezeptor-Antagonisten (Odansetron/Tropistetron): Erfolg bei ca 65 % der erwachsenen Patienten[4], noch unzureichende Erfahrungen bei Kindern und Jugendlichen,
  - Serotonin-Reuptake-Inhibitoren (Fluoxetine und Citalopram),
  - S-Adenosyl-L-Methionin: in 2 Studien Verbesserung der Schmerzsympt. und der Depression,
  - Infiltrationen mit Lokalanästhetika und/oder Steroiden bei Muskel- oder Sehnenansatzschmerz.

Physikalische Maßnahmen

Werden subjektiv wirksamer empfunden als Medikamente. Zur Anwendung kommen: Wärme, Interferenzstrom, Hochvoltbehandlung, Ultraschall, transkutane elektrische Nervenstimulation (TENS), Hydrotherapie (Thermal-, Bewegungs-, Stangerbad), Unterwasser-Massage.

Krankengymnastik

Vorsichtiges körperliches Training, medizinische Trainingstherapie, möglichst in Gruppen.

Psychotherapie

Kognitive Verhaltenstherapie (in Metaanalysen medikamentöser Therapie überlegen!), Schmerzbewältigungstraining, Entspannungsübungen (Muskelrelaxation nach Jacobson, Gesprächstherapie (Gruppentherapie/Einzeltherapie), Erlernen von Coping-Strategien.

Symptomorientierter Therapieüberblick

Schmerz

Bevorzugt längerwirksame Präparate anwenden!

- **Einfache Analgetika:**
  NSAR (z. B. Naproxen 15 mg/kg/d in 2 ED) und Acetaminophen (z. B. Paracetamol 10–20 mg/kg/ED); eine NSAR-Monotherapie ist meist unwirksam, ggf. Kombinationen, z. B. Paracetamol + Codein.
- **Zentrale Analgetika:**
  Tramadol 1–2 mg/kg als Einzeldosis p.o., max. 400 mg/d, langsame Dosissteigerung. Tramadol ist ein u-Rezeptoragonist mit serotonergen und noradrenergen Eigenschaften; wirksam bei milden bis mittelschweren Schmerzen. Wirksamkeit basiert nur auf Fallbeobachtungen, es gibt keine randomisierten Studien hierzu. Cave: Abhängigkeit, Wechselwirkungen mit Benzodiazepinen etc.
- **Im Versuchsstadium:**
  - Ketamin-Infusionen (N-methyl-d-Aspartat-Rezeptor-antagonist NMDA); im Tiermodell und in Einzelbeschreibungen mit guter Erfolg,

- Orale NMDA-Blocker Dextromethorphan (bisher nicht akzeptable ZNS-Nebenwirkungen),
- Ondansetron (5-Hydroxytryptamin).

- **Adjuvante analgetische Therapien:**
  Hier ist die Kombination von Fluoxetin (z. B. Fluctin 20 mg/d) und Amytryptilin (z. B. Saroten 5–50 mg/d)einer Monotherapie mit trizyklischen Antidepressiva überlegen. Wirksamkeit vornehmlich in der emotionalen Schmerzverarbeitung und bei begleitenden Gefühlsstörungen.

Schlaf

- Allgemeine Maßnahmen: Auf gute Schlafhygiene achten, z. B. 4–6 h vor dem Schlafen kein Kaffee, kein TV o. ä., gute Liegefläche, gute Belüftung im Schlafraum.
- Medikamente (Benzdiazepine, Antidepressiva, Antihistaminika):
  - Trizyklische Antidepressiva (Amitriptylin, Nortriptylin, Doxepin), Beginn mit 5 mg abendlich, dann langsam aufdosieren bis zum gewünschten Effekt (guter Schlaf, wacher Tag),
  - Clonazepam 3–6 mg/kg/d (3–4 ED) bei Einschlafstörungen und restless legs,
  - Bei nächtlichen Schmerzen abendliche Analgetikagaben.

Misslaunigkeit/Gefühlsstörungen

- Psychologische Intervention,
- Traditionelle Antidepressiva: nicht selektive Serotonin-Reuptake-Inhibitoren mit noradrenerger Wirkung, wie z. B. Venlafaxine (z. B. Trevilor initial 75 mg/d in 2 ED; Steigerung bis 350 mg in 2–3 ED möglich), scheinen besser von Fibromyalgie-Patienten toleriert zu werden.

Müdigkeit

Antidepressiva, z. B. Venlafaxin (Trevilor, s. o.)

Therapie assoziierter Syndrome

Spasmolytika, Gastroenterologika (Diarrhö), Sumatriptan (Migräne), β-Blocker, Mineralokortikoide (Hypotonie) usw.

35.4.8 Komplementäre Therapie

Christoph Tautz

Bei der juvenilen Fibromyalgie handelt es sich um eine sehr seltene Erkrankungsentität von ausgesprochen komplexer Natur. Es liegen daher komplementärmedizinisch nur sehr begrenzte Erfahrungen zu jeweils individuell auf den Patienten abgestimmten Therapiekonzepten vor. Diese individuellen Therapiekonzepte sind naturgemäß nicht in allgemeingültigen Richtlinien zu fassen und sollten komplementärmedizinisch erfahrenen Ärzten vorbehalten bleiben. Hier wird lediglich beispielhaft ein möglicher Therapieansatz aufgezeigt.

Phytotherapie

Aus phytotherapeutischer Sicht werden folgende Medikamente empfohlen:

- Bei schmerzenden Gelenken mit Bewegungseinschränkung:
  - Rheuma-Hek Kps.: 1–2 mal tgl. 2 Kps.,
  - Doloteffin Tbl. 1–2 mal tgl. 3 Tbl.;
- Bei Weichteilschmerzen: Phytodolor Tropfen: 2–3 mal tgl. 20–40 Tropfen;
- Bei Weichteilschmerzen, Schmerzen an Sehnen, Bändern, Muskelansätzen und reduziertem Allgemeinzustand: Helarium 425 Kps.: 1–3 mal tgl. 1 Kps.

Äußere Anwendungen

- Dolenon-Liniment: 2–3 mal täglich auftragen,
- Dolexamed N Fluid: 2–3 mal täglich einreiben,
- Symphytum 10 % Salbe: Salbenkompressen über Nacht auf die betroffenen Gelenke.

> **EBM** Zur komplementärmedizinischen Therapie bei juveniler Fibromyalgie liegen keine publizierten Studien der EBM-Grade 1 oder 2 sowie keine Konsensusempfehlungen vor. Allgemeine Bewertung der einzelnen Therapieverfahren ☞ 44.5, 45.1, 45.2.

35.4.9 Integrativer Stufenplan

Komplementäre Maßnahmen können bei entsprechender Erfahrung parallel zur konventionellen Therapie angewandt werden (EBM gesicherte Daten zur Unbedenklichkeit und Wirksamkeit liegen nicht vor).

35.4.10 Prognose

Nach schleichendem Beginn chronische Verläufe mit schubweiser Beschwerdesymptomatik möglich. Häufig zunehmende Inaktivität (körperlich/soziale Interaktion) mit Schulproblemen aufgrund großer Fehlzeiten und Überforderung. In Einzelfällen Depressionen, Übergang in andere psychopathologische Erkrankungen (Konversion, Ess-Störungen, Suizidgefahr).

Spontane Besserungen bei Kindern und Jugendlichen häufiger als bei Erwachsenen, meist nach Änderung des Lebensrhythmus.
Genaue Zahlen zur Prognose der Fibromyalgie des Kindes- und Jugendalters gibt es noch nicht.

Krankengymnastische Übungstherapien, psychol. Behandlung, Erlernen von Coping-Strategien zur Schmerz- und Alltagsbewältigung verbessern den Langzeitverlauf!

Literatur
1 Anthony KK, Schanberg LE: Juvenile Primary Fibromyalgia Syndrome. Current rheumatology Reports 2001; 3: 165–171
2 Häfner R, Truckenbrodt H, Brosowsky H, Spamer M: Die juvenile Fibromyalgie – Eine diagnostische und therapeutische Herausforderung für den Kinder- und Jugendarzt. Kinder-und Jugendarzt 2001; 32, 3: 234–42
3 Pongratz D, Späth M: Fibromyalgie. Fortschr Neurol Psychiatr 2001; 69: 189–93
4 Siegel DM et al.: Fibromyalgia syndrome in children and adolescents: Clinical features at presentation and status at follow-up. Pediatrics 1998; 101, 3: 377–382
5 Varga B, Färber L, Kohnen R et al.: 4-wöchige Therapie mit dem 5-HT3-Rezeptor-Antagonist Tropisetron bei der Fibromyalgie. Akt Rheumatol 2000; 25: 43–50
6 Wolfe F, Smythe HA, Yunus MB: The American College of Rheumatology 1990 criteria for the classification of fibromyalgia. Report of the Multicenter Criteria Comitee. Arthr Rheum 1990; 33: 160–72
7 Yunus, MB et al.: Juvenile primary fibromyalgie syndrome. A clinical study of thirty-three patients and matched normal controls. Arthritis Rheum. 1985; 28: 138–45

35.5 Systemischer Lupus erythematodes

Gerd Ganser, Susanne Fahl (Konventioneller Teil)
Christoph Tautz (Komplementärer Teil)

35.5.1 Ätiologie

Gerd Ganser, Susanne Fahl

Der systemische Lupus erythematodes (SLE) ist eine chronisch entzündliche Autoimmunerkrankung.[4, 6] Das klinische Bild ist sehr variabel mit Allgemeinsymptomen, Befall zahlreicher Organe, und typischer Antikörperbildung gegen Zellbestandteile (ANA; ds-DNS-AK).
Ursachen:

- Unbekannt, genetische Prädisposition (zahlreiche genetische Faktoren bekannt), hohe Konkordanz bei eineiigen Zwillingen (70 %), familiäre Häufung,
- Assoziation zu MHC-Klasse II-Allelen DR2, DR3, ferner zu angeborenen Komplementdefekten (C2-, C4-, C1-Esterase-Inhibitor),
- T-Zell-abhängiger Immunprozess gegen DNS, Chromatin oder Nukleosomen,
- Polyklonale B-Zellstimulation, Störung der Apoptose mit T- und B-Zellstimulation,
- Hormonelle Faktoren (Frauen erkranken 5- bis 10-mal häufiger).

35.5.2 Epidemiologie

- Inzidenz (unter 19 Jahren) 0,6/100 000,
- Prävalenz 5–10/100 000 Kinder und Jugendliche,
- Altersabhängig, unter 10 Jahren selten; Mädchen deutlich häufiger betroffen (4–5:1),
- Ethnische Faktoren: Patienten afrikanischer, indianischer oder asiatischer Abstammung erkranken häufiger als Europäer; z. T. schwerer Krankheitsverlauf.

35.5.3 Einteilung

- **Systemischer Lupus erythematodes** (SLE): ACR-Kriterien (s. u.),
- **Diskoider LE:** diskoide Hautveränderungen im Gesicht oder Integument,
- **Medikamenteninduzierter LE:** Vorwiegend kutaner Befall mit Rückbildung nach Absetzen des Medikaments, z. B. Antikonvulsiva, Hydralazin, INH, Antibiotika,
- **Neonataler LE:** ausgelöst durch diaplazentare Antikörper (Anti Ro/La) der Mutter. Klinisch kann ein irreversibler AV-Block III beim Feten bereits in utero auftreten. Postnatale Symptome, wie Exantheme, Panzytopenie, Myokarditis zeigen eine passagere Manifestation.

35.5.4 Klinik und Leitsymptome

Symptomatik[4, 6, 7]

Allgemeinsymptome
Fieber, Gewichtsverlust, Müdigkeit, Schwäche, Leistungsknick, Haarausfall etc.

Haut und Schleimhäute
Leitsymptom: **schmetterlingsförmiges Exanthem** im Gesicht, zum Teil erst im Verlauf (cave: bei juveniler Dermatomyositis, Sharp-Syndrom morphologisch ähnli-

ches Exanthem), Raynaud-Phänomen, Nekrosen an den Fingerkuppen, Vaskulitis, Livedo reticularis. An den Schleimhäuten: Enantheme, relativ schmerzlose Ulzerationen am harten Gaumen.

Gelenke und Muskulatur

Arthralgien sind eines der häufigsten Symptome bei SLE. Die Arthritis betrifft große und kleine Gelenke, evtl. schmerzhaft, nicht erosiv. Myalgien sind im Akutstadium häufig (DD: Myositis mit Enzymerhöhungen bei MCTD oder juveniler Dermatomyositis).

Lunge

Pleuritis mit Pleuraerguss ist häufigstes Symptom der pulmonalen Beteiligung. Interstitielle Lungenbeteiligung klinisch bei ca. 10 % der Patienten, bioptisch häufiger. Pneumonitis oft mit Ro-AK assoziiert.

Herz und Gefäße

Bei ca. 40 % Perikarditis ohne hämodynamisch wirksamen Perikarderguss, seltener Myokarditis (Herzrhythmusstörungen, Dilatation) und Endokarditis (Libmann-Sachs). Vaskulitis an den Koronarien mit vorzeitigen Stenosierungen und Infarkten. Arterielle Hypertonie mit nächtlichen Blutdruckanstiegen. Vorzeitige Arteriosklerose.

Gastrointestinaltrakt

Vergrößerung von Leber, Milz und Lymphknoten insbesondere in akuten Schüben. Abdominelle Beschwerden wie Bauchschmerzen, Übelkeit, Erbrechen, Durchfälle, Gewichtsverlust, Dysphagie können durch Peritonitis (im Rahmen der Serositis), unspezifische Kolitis und Mesenterialarterienthrombose bedingt sein, Dystrophie mit Malabsorption und Motilitätsstörungen.

Niere

Nierenbeteiligung bei > 60 % der Kinder und Jugendlichen, tritt meist bereits in den ersten fünf Krankheitsjahren auf. Das klinische Spektrum reicht von der geringgradigen Proteinurie und Hämaturie bis zum nephrotischen Syndrom mit großer Proteinurie (> 1g/m^2 KO), Ödemen, arterieller Hypertonie und Niereninsuffizienz.[4] Das Ausmaß der Nierenbeteiligung ist wesentlich für die Therapie und Prognose des SLE.

Klassifikationskriterien der Lupusnephritis (nach WHO) nach bioptischer Diagnostik (am häufigsten ist die WHO-Klasse IV, die bei 40–50 % der Patienten vorliegt):

- Klasse I: normale Glomeruli,
- Klasse II: Mesangiale Veränderungen (IIa milde und IIb mäßige Hyperzellularität),
- Klasse III: fokale und segmental proliferative Glomerulonephritis,
- Klasse IV: diffus proliferative Glomerulonephritis (> 50 % der Glomeruli betroffen),
- Klasse V: membranöse Glomerulonephritis.

Zentrales Nervensystem (ZNS)

Eine ZNS-Beteiligung mit neurologischen und/oder psychiatrischen Symptomen tritt bei 20–30 % der Kinder und Jugendlichen auf. Die klinischen Verläufe zeigen häufig unspezifische Symptome und sind sehr variabel. Milde neurologische oder psychiatrische Symptome, wie Kopfschmerzen, Aufmerksamkeisstörungen sind oft unspezifisch und schwer von sekundären Veränderungen im Rahmen der Auseinandersetzung mit der Erkrankung, oder von Infektionen und metabolischen Störungen abzugrenzen. Als Ursachen für die ZNS-Symptomatik werden Gefäßverschlüsse bei Vaskulopathien, Vaskulitis, Thrombosen, auch antikörper- und zytokinvermittelte Neuronenschäden diskutiert. Ein Antiphospholipid-Antikörper-Syndrom ist immer auszuschließen.

Nach ACR-Klassifikation[5] können folgende Symptome auch auf eine ZNS-Manifestation hinweisen:

- Bewegungsstörungen wie Chorea, Krampfanfälle, zerebrovaskuläre Ereignisse,
- Infarkte, Enzephalomalazie, fokale Läsionen und Thrombosen (auf Phospholipid-Antikörper achten!),
- Kopfschmerzen, Konzentrationsstörungen, kognitive Dysfunktionen,
- Psychiatrische Symptome: Angstzustände, Stimmungsauffälligkeiten, Depressionen,
- Akute entzündliche demyelinisierende Polyradikuloneuropathie (Guillain-Barrè Syndrom), Mononeuritis, Polyneuropathie.

Hämatopoetisches System

Bei etwa 50 % der Kinder entsteht eine Leukozytopenie, teilweise auch eine Lymphozytopenie Eine autoimmunhämolytische Anämie kommt bei ca 15 % der Patienten vor; die Anämie ist manchmal verstärkt durch einen Eisenmangel und die chronische Entzündung. Bei der Bildung von Antikörpern gegen Thrombozyten kann das klinische Bild einer immunthrombozytopenischen Purpura auftreten, evtl. sogar als Erstmanifestation eines SLE.

Klassifikationskriterien[5]

Für die Diagnosesicherung gelten die Klassifikationskriterien der ACR auch für das Kindesalter[2,7]: Die Diagnose gilt als gesichert, wenn 4 der folgenden 11 Kriterien im Krankheitsverlauf erfüllt sind:

- **Schmetterlingserythem:** fixiertes Erythem im Gesicht, flach oder erhaben im Bereich der Wangen, meist unter Aussparung der nasolabialen Falten,
- **Diskoide Hautveränderungen:** erythematöse, erhabene diskoide Exantheme,
- **Photosensitivität:** Erytheme nach Sonnenexposition (UV-Licht),
- **Orale Ulzerationen:** orale oder nasopharyngeale Ulzera, meist schmerzlos,
- **Arthritis:** meist polyartikulär, symmetrisch, im Verlauf nicht erosiv,
- **Serositis:** Pleuritis (Pleuraschmerz oder Reiben oder Nachweis eines Pleuraergusses) oder Perikarditis (Reibegeräusch oder Nachweis eines perikardialen Ergusses),
- **Nierenerkrankung:** persistierende Proteinurie > 0,5 g/d oder mehr als 3fach positiv oder zelluläre Zylinder, Erythrozyten-, Hämoglobin-, granuläre, tubuläre oder gemischte Zylinder,
- **Neurologische Erkrankung:** Krampfanfälle oder Psychose – nach Ausschluss einer medikamentösen Induktion und metabolischer Stoffwechselstörungen, beispielsweise Urämie, Ketoazidose oder Elektrolytentgleisung,
- **Hämatologische Erkrankung:** ohne die Einnahme eines auslösenden Medikamentes
  - hämolytische Anämie (Coombs-Test positiv) – mit Retikulozytose, oder
  - Leukozytopenie < 4 000 Leukozyten/µl – zwei oder mehrmaliger Nachweis, oder
  - Lymphozytopenie < 1 500/µl bei zwei oder mehr Untersuchungen, oder
  - Thrombozytopenie < 100 000/µl,
- **Immunologische Erkrankung:**
  - Anti-DNS: AK gegen native ds-DNS in einem erhöhten Titer, oder
  - Anti-Sm: Nachweis von AK gegen Sm-Antigene, oder
  - Nachweis von Antiphospholipid-Antikörpern
- **Antinukleäre Antikörper** (ANA): Nachweis erhöhter ANA in der Immunfluoreszenz oder einem gleichwertigen Test.

35.5.5 Diagnostik

Labor: allgemeine Entzündungszeichen (BSG ↑, Eiweißelektrophorese), ggf. Risikofaktoren wie Hyperlipidämie

Haut und Schleimhäute:

- klinische Diagnostik, Kapillarmikroskopie des Nagelfalzes sinnvoll,
- laborchemische Bestimmung von Kryoglobulinen und Kälteagglutininen,
- Hautbiopsie in Zweifelsfällen zur Abgrenzung eines diskoiden LE: Ablagerungen von Immunglobulinen und Komplement an der dermal-epidermalen Junktionszone.

Gelenke und Muskulatur:

- CPK, Aldolase zur Beurteilung einer Myositis, evtl. Muskelsonographie, EMG,
- Mittels Arthrosonographie lassen sich auch kleine Gelenkergüsse erfassen.

Lunge:

- Bodypletysmographie mit Bestimmung der CO-Diffusionskapazität,
- Röntgen-Thorax bei V. a. pulmonale Beteiligung oder Infektion.

Herz und Gefäße:

- EKG und Echokardiographie,
- Anti-Ro- und -La-AK gelten als Risikofaktoren für eine kardiale Beteiligung,
- 24-Stunden-Langzeitblutdruckmessung,
- laborchemische Bestimmung weiterer Risikofaktoren wie Hyperlipidämie.

Gastrointestinaltrakt:

- Abdominelle Sonographie sowie weitergehende symptomorientierte Abklärung,
- GOT, GPT, γGT, Bilirubin, Amylase, alkalische Phosphatase, Hämoccult-Test.

Niere:

- Regelmäßige Bestimmung der Nierenfunktionsparameter: Kreatinin, Harnstoff, Elektrolyte im Serum, Krea-Clearence, Eiweiß, Mikroalbumin, α_1-Mikroglobulin im 24-Stunden-Urin, Urinstix-Diagnostik, Sediment,
- Nierensonographie,
- Indikation zur Nierenbiopsie: bei großer Proteinurie, nephrotischem Syndrom oder eingeschränkter Nierenfunktion (Klassen III – V), vor geplanten Therapieänderungen, wie z. B. zu Beginn oder bei Beendigung

einer zytostatischen Behandlung mit Cyclophosphamid.

ZNS (Ergebnisse oft unspezifisch und nicht richtungsweisend):
- Liquordiagnostik (Eiweiße, Zellen, Erreger) und EEG als Standard-Diagnostik,
- Sm-Antikörper, Phospholipid-Antikörper korrelieren mit ZNS-Manifestation,
- Bei psychiatrischen Manifestationen: AK gegen ribosomales P-Protein,
- Kernspintomographie, evtl. mit Gefäßdarstellung bei Herdsymptomen,
- Angiographie bei V.a. Gefäßverschlüsse, z. B. Moya-Moya-Syndrom,
- Einzelphotonen-Emissions-Computertomographie (SPECT): hohe Sensitivität, aber geringere Spezifität. Diagnostischer Wert noch nicht eindeutig beurteilbar.

Hämatopoetisches System:
- Blutbild mit Differenzierung, Retikulozyten, Eisen, Ferritin, Coombs-Test, LDH,
- Fakultativ Auto-AK gegen Granulozyten und Lymphozyten bzw. Thrombozyten.

35.5.6 Differenzialdiagnosen

- MCTD (mixed connective tissue disease) bzw. Sharp Syndrom[1]: überlappende Symptome von SLE, systemischer Sklerodermie, juveniler Dermatomyositis; MCTD-Klassifikation:
  - 1. Hochtitrige U1-RNP-AK,
  - 2. Diffuse Hand- und Fingerschwellungen,
  - 3. Synovitis,
  - 4. Myositis,
  - 5. Raynaud-Syndrom,
  - 6. Akrosklerose (Diagnose: bei Nachweis von Kriterium 1 plus 3 weiteren Kriterien),
- Sjögren-Syndrom (Sicca-Syndrom): rezidivierende Parotisschwellungen, Keratoconjunctivitis sicca, Xerostomie. Kann primär oder sekundär (z. B. im Rahmen eines SLE) auftreten. Typisch ist der Nachweis von Ro- und La-AK, meist auch ANA mit gesprenkelter Fluoreszenz,
- Primäres Antiphospholipid-Syndrom,
- Juvenile Dermatomyositis,
- Juvenile systemische Sklerodermie,
- Undifferenzierte Kollagenosen,
- Eosinophile Fasziitis: Eosinophilie, diffuse Fasziitis, schmerzhafte Schwellungen der Haut,
- Vaskulitiden:
  - Hypersensitivitätsangiitis: Purpura Schönlein-Henoch (generalisierte Form), nekrotisierende Vaskulitis, Urtikaria-Vaskulitis,
  - Poly(Peri-)arteriitis nodosa (PAN): infantile Form: mukokutanes Lymphknotensyndrom (Kawasaki-Syndrom); adulte Polyarteriitis nodosa (cPAN) mit Nachweis von antizytoplasmatischen AK; mikroskopische PAN (mPAN),
  - Granulomatöse Vaskultitis: Wegener Granulomatose, Granulomatose mit Angiitis (Churg-Strauss), Morbus Behcet,
  - Riesenzellarteriitis: Aorta und Abgangsarterien: Takayasu-Arteriitis,
- Systemische juvenile idiopathische Arthritis (Still-Syndrom); cave: Makrophagen-Aktivierungssyndrom,
- Systemische Autoimmunerkrankungen, z. B. adulte Sarkoidose, infantile Sarkoidose; cave: schwere Iridozyklitis),
- Periodische Fiebersyndrome:
  - Familiäres Mittelmeerfieber (genetische Diagnosesicherung erforderlich),
  - PFAPA (periodisches Fieber, Stomatitis aphtosa, Pharyngitis, Adenitis),
  - TRAPS (TNF-Rezeptor-assoziiertes periodisches Fieber),
- Infektassoziierte systemische Erkrankungen, z. B. EBV, Parvovirus B19, Salmonellose etc.,
- Maligne Systemerkrankungen, wie M. Hodgkin, Non-Hodgkin-Lymphome, Leukämien, paraneoplastische Syndrome.

35.5.7 Konventionelle Therapie

Die Behandlung des Systemischen Lupus erythematodes hängt von der Organmanifestation und Schwere der Erkrankung ab. Die Therapie sollte frühzeitig und individuell erfolgen:
- **Nichtsteroidale Antirheumatika (NSAR):** Naproxen, Ibuprufen, Indometacin
  - Bei Arthritis, Arthralgien, Myalgien: z. B. Naproxen 10 mg/kg/d, Ibuprufen 20 – 30 mg/kg/d,
  - Bei Antiphospholipid-Antikörper-Syndrom: low dose ASS (50 mg/d bzw. 1 – 2 mg/kg/d).
- **Glukokortikoide:** Prednison, Prednisolon:

  - Basis der SLE-Therapie; krankheitsangepasste Dosierung und Applikation,
  - Initial bis zu 2mg/kg/d, abhängig von der Organbeteiligung,
  - Bolustherapie 10 – 30 mg/kg/d i.v. an 1 – 3 Tagen bei bedrohlichen Komplikationen (ZNS-Manifestation, schwere Nephritis, akute hämolytische Anämie, Pneumonitis),
  - Im Langzeitverlauf wegen Steroid-NW möglichst niedrige Dosierung anstreben.
- **Antimalariamittel:** bei Haut und Schleimhautmanifestationen, Arthritis, zur Reduktion von Schüben der Grunderkrankung:
  - Hydroxychloroquin: 5 mg/kg/d bezogen auf die Base und das Idealgewicht,
  - Chloroquin: 3 – 3,5 mg/kg/d bezogen auf die Base und das Idealgewicht; cave: Nebenwirkungen am Auge wie Farbsehstörungen, Retinopathie, Makulaschäden;
- **Immunsuppressiva:** Azathioprin, Methotrexat, Ciclosporin A, Mycofenolat-Mofetil:
  - Azathioprin (2 mg/kg/d): bei unzureichendem Ansprechen auf Antimalariamittel und Steroide,
  - Methotrexat (10 – 15 mg/m^2KO/Woche): wenige Studien; evtl. als Kombinationstherapie bei Arthritis, Vaskulitis,
  - Ciclosporin A (3 mg/kg/d bzw. 100 – 150 mg/m^2 KO): wenige Daten zur Lupus-Nephritis, cave: Blutdruckerhöhung,
  - Mycofenolat-Mofetil: im Kindesalter wenige Daten zur Lupus-Nephritis.
- **Zytostatika:** Cyclophosphamid bei schweren Schüben des SLE an Niere und Zentralnervensystem. Cave: erhebliche Risiken wie erhöhte Onkogenität, Infertilität, Knochenmarksdepression, Infektionen.
- **Symptomatische Therapie und Lebensführung**
  - Adäquate Lebensführung, Ernährung, ausreichende Ruhephasen, Patientenschulung,
  - Konsequenter Lichtschutz: langärmelige Kleidung, Lichtschutzcreme Faktor > 20,
  - Bei arterieller Hypertonie: ACE-Hemmer, Diuretika, β-Blocker (☞ 30.1)
  - Rasche und effektive Behandlung von Infektionen,
  - Impfungen, z. B. Pneumokokkenimpfung bei erhöhtem Sepsisrisiko wegen funktioneller Asplenie.

35.5.8 Komplementäre Therapie

Christoph Tautz

Die komplementäre Therapie entspricht der bei juveniler Fibromyalgie (☞ 35.4.7).

35.5.9 Integrativer Stufenplan

Komplementäre Maßnahmen können bei entsprechender Erfahrung parallel zur konventionellen Therapie angewandt werden (EBM gesicherte Daten zur Unbedenklichkeit und Wirksamkeit liegen nicht vor).

35.5.10 Prognose

- Der Spontanverlauf ist charakterisiert durch Schübe und Remissionen. Durch Sonnenexposition oder Therapieänderungen können Krankheitsschübe ausgelöst werden.
- Infektionen können Triggerfaktoren eines Krankheitsschubes sein.
- Durch Infektionen (Septitiden) können sich akute Verschlechterungen bis hin zur vitalen Gefährdung entwickeln, daher wichtige Differenzialdiagnose zu Krankheitsschüben.
- Frühzeitige und adäquate Behandlung der Krankheitsmanifestationen bzw. der Komplikationen, z. B. Infektionen, ist wesentlich für eine Verbesserung der Prognose.
- Komorbidität durch rekurrierende Infektionen, Hypertonus, vorzeitige Arteriosklerose.
- Die Prognose wird im Wesentlichen bestimmt vom Ausmaß der ZNS- und Nierenbeteiligung, im Langzeitverlauf auch noch von der Herz-Kreislauf-Beteiligung.
- In neueren Statistiken liegt die 5-Jahresüberlebensrate bei > 90 %, die 10-Jahresüberlebensrate bei > 80 %.

Literatur

1 Alarcon-Segovia D, Villarreal M: Classification and diagnostic criteria für mixed connective tissue disease in Kasukawa R, Sharp GC editors. Mixed connective tissue disease and antinuclear antibodies. International Congress Series 719, Amsterdam 1987: Excerpta Medica, 33 – 40. (Klassifikationskriterien für M. Sharp)
2 Hochberg, Arthritis Rheum 1997; 40: 1725
3 Klein-Gitelman M, Reiff A, Silverman ED: Systemic lupus erythematosus in childhood. Rheum Dis Clin N Am 2002; 28: 561 – 77.

4 Petty RE, Cassidy JT: Systemic Lupus Erythematosus. In: Cassidy JT, Petty RE (eds.): Textbook of Pediatric Rheumatology, 4th ed., pp 396–449. Saunders, Philadelphia 2001.
5 Tan et al. Arthritis Rheum 1982; 25: 1271–77. (Klassifikationskriterien für SLE)
6 Wagner N, Dannecker G: Systemischer Lupus Erythematodes und seltene Autoimmunerkrankungen. In: Schulte, Schaub, Lenze, Spranger: Lehrbuch der Pädiatrie, S.656–662. Springer, 2. Auflage, Heidelberg 2003.
7 Wahn V, Oppermann J, Huppertz HI, Zepp F: Rheumatische Erkrankungen im Kindes- und Jugendalter, S. 248–69. Marseille, München 2001.

35.6 Kawasaki-Syndrom

Ulrich Neudorf (Konventioneller Teil)
Christoph Tautz (Komplementärer Teil)

35.6.1 Ätiologie

Ulrich Neudorf

Das Kawasaki-Syndrom (KS) ist in die Gruppe der Vaskulitiden einzuordnen. Die Ätiologie ist unbekannt. Hypothesen, wie z.B. Virusgenese (auch Retroviren) und toxikologische Auslöser, ließen sich bisher nicht bestätigen.

35.6.2 Epidemiologie

- Exakte Daten aus Deutschland fehlen.
- Im Rahmen eines freiwilligen Registers wurden wenige hundert Fälle pro Jahr berichtet, in Japan ist die Häufigkeit um Potenzen höher.
- 80 % der Betroffenen sind unter 5 Jahre alt.
- Im Erwachsenenalter kann das KS myokardiale Ischämien nach sich ziehen.
- Rezidive der Krankheit sind selten und werden mit 1–6 % angegeben.
- Morbidität und Mortalität der Erkrankung werden durch die Koronararterienbeteiligung bestimmt.

35.6.3 Klinik und Leitsymptome

Das Kawasaki-Syndrom ist eine generalisierte Vaskulitis unklarer Ursache mit großer Ähnlichkeit im klinischen Erscheinungsbild zu Infektionskrankheiten wie z.B. Masern und Scharlach. Problemorgan ist das Herz, wo es mit einer Häufigkeit von 15–30 % bei unbehandelten Patienten zu einer **koronaren Vaskulitis** kommt. Auch eine Myokarditis und Valvulitis ist möglich. Die Vaskulitis kann aber auch Bereiche außerhalb des Herzens betreffen. Besondere klinische Manifestationen sind z.B. die aseptische Meningitis und der Gallenblasenhydrops. Die Diagnose erfolgt klinisch. In typischen Fällen finden sich: **antibiotikaresistentes Fieber** über 5 Tage und 4 der 5 folgenden Symptome:

- Bilaterale konjunktivale Injektion,
- Veränderungen der Schleimhäute im Oropharynx, Lacklippen, trockene rissige Lippen, Erdbeerzunge,
- Veränderungen an peripheren Extremitäten, wie Ödeme oder Erythem von Händen und Füßen, Hautschuppungen meist an der Fingerkuppe beginnend,
- Rash, meist am Stamm, polymorph nicht vesikulär,
- Zervikale Lymphadenopathie, nicht abszedierend.
- Sind die Kriterien nicht vollständig (3 statt 4 Kriterien), aber die Klinik ist naheliegend, spricht man vom **inkompletten Kawasaki-Syndrom.**

35.6.4 Diagnostik

- Die Diagnose basiert auf einer guten **klinischen Untersuchung**.
- **Labor:** Entzündungsparameter (BSG ↑, CRP ↑ und Thrombozytose), Infektsuche.
- Vollständige, qualifizierte **echokardiographische Untersuchung** mit allen verfügbaren Techniken: Darstellung der Koronararterien im 2D-Bild, Funktionsmessung im M-Mode, Flussmessung im Farbdoppler. EKG auch unter dem Aspekt einer myokardialen Schädigung (Infarktzeichen, Repolarisationsstörungen).
- **Sonographie** zur Darstellung der Lymphknoten und Bauchorgane.

35.6.5 Differenzialdiagnosen

Abgegrenzt werden müssen Infektionen und Systemerkrankungen, die mit hohem Fieber einhergehen:

- Masern und andere Virusinfektionen (☞ 28),
- Scharlach (☞ 28.3),
- Septische Ereignisse,
- Stevens-Johnson-Syndrom,
- Toxic-shock-Syndrom,
- Juvenile idiopathische Arthritis (Morbus Still) mit systemischem Verlauf (☞ 35.1).

> **!** Es ist wichtig, die Diagnose rasch zu stellen, da die Dauer des Fiebers ein prognostisch ungünstiger Parameter zu sein scheint.

35.6.6 Konventionelle Therapie

Akuttherapie

- 2 g/kg Immunglobuline einmalig i.v.: Präparate mit intaktem Fc-Fragment über 10 bis 12 Stunden;
- ASS 30 – 100 mg/kg/d oral.

Spricht die Therapie nicht an, wird eine Wiederholung der Immunglobulingabe empfohlen. Als Alternative bietet sich danach die Therapie mit Steroiden an: Prednison mit 2 mg/kg/d bis zum Verschwinden der akuten Entzündungszeichen.

Chronische Therapie bei koronarer Beteiligung

- Richtet sich nach dem jeweiligen Risikolevel (☞ Tab. 35.6-1).
- Gabe von Thrombozytenaggregationshemmern: ASS (3 – 5 mg/kg/d),
- In Einzelfällen koronare chirurgische oder interventionelle Eingriffe.

Tab. 35.6-1: Richtlinien zum Langzeitmanagement von Patienten mit Kawasaki-Syndrom (nach Dajani et al., 1994).

Risikolevel	Pharmako-therapie	Körperliche Belastbarkeit	Follow-up	Invasive Methoden
I Keine Koronarbeteiligung	Lediglich initial 6–8 Wo.	Keine Einschränkung nach 6–8 Wo.	Nur bei V.a. Herzerkrankung nach einem Jahr	Nicht empfohlen
II Vorübergehende koronare Ektasie im akuten Stadium	Lediglich initial 6–8 Wo.	Keine Einschränkung nach 6–8 Wo.	Nur bei V.a. Herzerkrankung nach einem Jahr	Nicht empfohlen
III Kleinere Koronararterien aneurysmen	ASS 3–5 mg/kg/d mindestens bis zum Verschwinden der Aneurysmen	1. Lebensdekade: keine Einschränkung nach 6–8 Wo.; Ab 2. Lebensdekade: je nach Belastungsuntersuchung	Jährlich EKG und Echo in der 1. Lebensdekade	Angiographie bei V.a. Koronarstenose in Echo oder Belastungsuntersuchung
IV Ein oder mehrere Riesenaneurysmen oder multiple kleine und mittlere ohne Obstruktion	Langzeit-ASS 3–5 mg/kg/d, evtl. Cumarine	1. Lebensdekade: keine Einschränkung nach 6–8 Wo.; ab 2. Lebensdekade: jährliche Belastungsuntersuchung, kein Leistungssport; Cave: Ischämiezeichen	Jährlich EKG, Röntgen-Thorax und Echo in der 1. Lebensdekade; evtl. medikamentöse Belastungsuntersuchung	Angiographie bei V.a. Stenose nach Voruntersuchung
V Koronare Obstruktion	Langzeit-ASS 3–5 mg/kg/d, evtl. Cumarine, evtl. Ca-Antagonisten	Evtl. Sport vermeiden (je nach Belastungstest od. Myokardszintigraphie)	EKG, Echo halbjährlich, Langzeit-EKG und Belastungsuntersuchung jährlich	Angiographie bei Frage nach Therapie (z. B. Bypass)

35.6.7 Komplementäre Therapie

Christoph Tautz

Für das Kawasaki Syndrom liegen aus komplementärmedizinischer Sicht nur wenige Erfahrungen vor. Ein möglicher Therapieversuch parallel zur konventionellen Therapie ist in Tab. 35.6-2 dargestellt (für alle Risikolevel gleich bleibend).

EBM Zur komplementärmedizinischen Therapie beim Kawasaki-Syndrom liegen keine publizierten Studien der EBM-Grade 1 oder 2 sowie keine Konsensusempfehlungen vor. Allgemeine Bewertung der einzelnen Therapieverfahren ☞ 44.4.

Tab. 35.6-2: Komplementäre Therapie des Kawasaki-Syndroms

	< 3.Lj.	3.–6.Lj.	> 6 J.
Stibium met. praep. D6 Trit.	3 mal tgl. 1 Msp.	3 mal tgl. 1 Msp.	3 mal tgl. 1 Msp.
Cichorium pl. tot. 5 % Glob.	3 mal tgl. 6 Glob.	3 mal tgl. 8 Glob.	3 mal tgl. 10 Glob.
Cardiodoron® Dil.	3 mal tgl. 6 Tr.	3 mal tgl. 8 Tr.	3 mal tgl. 10 Tr.

35.6.8 Integrativer Stufenplan

> **!** **Wichtig**
> Bei dieser Erkrankung steht die konventionelle/intensivmedizinische Therapie weit im Vordergrund! Komplementäre Therapieverfahren können – soweit eigene Erfahrung vorliegt – allenfalls additiv und im Verlauf eingesetzt werden (EBM gesicherte Daten zur Unbedenklichkeit und Wirksamkeit liegen nicht vor).

35.6.9 Prognose

Die Prognose wird von der Beteiligung der Koronararterien und der Geschwindigkeit des Beginns der effizienten Therapie mit Immunglobulinen bestimmt. Ohne Therapie entwickeln 15 – 30 % eine koronare Beteiligung. Die Frühmortalität durch Infarkte oder Aneurysmarupturen beträgt dann einige Prozent. Vor allem bei Riesenaneurysmen über 8 mm ist mit Spätproblemen, Infarkten und der Notwendigkeit koronarer Interventionen zu rechnen.

Literatur

1 Brogan PA, Bose A, Burgner D, Shingadia D, Tulloh R, Michie C, Klein N, Booy R, Levin M, Dillon MJ: Kawasaki disease: an evidence base approach to diagnosis, treatment, and proposals for future research. Arch Disease child 2002, 86: 286 – 290
2 Dajani AS, Taubert KA, Takahashi M, Bierman FZ, Freed MD, Ferrieri P, Gerber M, Shulman ST, Karchmer AW, Wilson W, Peter G, Durack DT, Rahimtoola SH: Guidelines for long-term managements of patients with Kawasaki disease. Circulation 1994, 89: 916 – 922
3 Hsieh YC, Wu MH, Wang JK, Lee PI, Lee Cy, Huang LM: Clinical features of atypical Kawasaki Disease; J Microbiol Immunol Infect 2002, 35: 57 – 60
4 Kato HE, Ichinose T, Kawasaki T: Myocardial infarction in Kawasaki disease: Clinical analysis in 195 cases. J Pediatr 1986, 108: 923 – 927
5 Kitamura S: Surgical management for cardiovascular lesions in Kawasaki disease. Cardiol Young 1991, 1:240 – 253
6 Marasini M, Pongiglione G, Gazzolo D, Campelli A, Ribaldone D, Caponetto S: Late intravenous gamma globulin treatment in infants and children with Kawasaki disease and coronary artery abnormalities. Am J Cardiol 1991, 68: 796 – 797
7 Newberger JW, Takahashi M, Beiser SA, et al: A single dose intravenous infusion of gamma globulin as compared with four infusions in the treatment of acute Kawasaki syndrome. N Engl J Med 1991, 324: 1633 – 1639
8 Peters TF, Parikh SR, Pinkerton CA: Rotational ablation and stentplacement for severe calcific coronary artery stenosis; Catheter Cardiocas Interv 2002, 56: 549 – 552

35.7 Juvenile Dermatomyositis

Susanne Fahl, Gerd Ganser (Konventioneller Teil)
Christoph Tautz (Komplementärer Teil)

35.7.1 Epidemiologie

Susanne Fahl, Gerd Ganser

Entzündliche Systemerkrankung der quergestreiften Muskulatur, der Haut und anderer Organe. Im Kindesalter – im Gegensatz zum Erwachsenenalter – keine Paraneoplasie. Bei der Polymyositis ist nur die Muskulatur befallen; sie ist im Kindesalter selten. Bei der Einschlusskörperchenmyositis finden sich Entzündungsinfiltrate im Muskelgewebe.

- Inzidenz 0,4 – 3,1/100 000 Kinder; Mädchen/Jungen: 2:1 bis 3:2.
- Häufigkeitsgipfel zwischen dem 6. und 12. Lebensjahr; 18 % jünger als 4 Jahre.

35.7.2 Ätiologie

Ursache unbekannt, ätiologische Rolle von Virusinfektionen nicht bewiesen. Am ehesten handelt es sich um eine Autoimmunerkrankung mit nekrotisierender Vaskulitis kleiner Gefäße im quergestreiften Muskel, Gastrointestinaltrakt und in der Haut. Es besteht ein genetisches Erkrankungsrisiko bei Nachweis von HLA-DQA1*0501; HLA A1, Cw7, B8, DR3; TNF-a-308A Allel.

35.7.3 Einteilung

Primäre Dermatomyositis

Klassifikationskriterien nach Bohan und Peter[1]:

- **Klinisch** symmetrische, proximal betonte Muskelschwäche,
- **Elektromyographisch:** Nachweis einer Myositis,
- **Labor:** Erhöhung skelettmuskeltypischer Enzyme im Serum: CK, Aldolase, LDH, GOT und/oder Myoglobin in Serum und Urin,
- **Histologisch** Zeichen der chronischen Entzündung in der Muskelbiopsie: Nekrosen von Typ-I- und Typ-II-Muskelfasern, Degeneration und Regeneration von

Muskelfasern, perifaszikuläre Atrophie, entzündliches Infiltrat,
- Dermatomyositis-typische **Hautveränderungen:**
  - Periorbitale livide Erytheme (heliotroper Rash),
  - Erythematöse Dermatitis (Gesicht, Hals, Hände, Nagelfalz),
  - Erytheme über den Streckseiten der großen Gelenke (Knie, Ellenbogen),
  - Blass-rote Erytheme über den MCP- und PIP-Gelenken (Gottron Zeichen).

Eine **juvenile Dermatomyositis** ist gesichert (wahrscheinlich) bei typischen Hauterscheinungen und drei (zwei) weiteren Kriterien.

Primäre Polymyositis

Gilt als gesichert bei Vorliegen der Kriterien 1–4.

Weitere Myositisformen

- Overlap-Myositis: Assoziation mit anderen Kollagenosen; oft Nachweis muskelspezifischer Auto-Antikörper (Jo1, Mi2, anti PM-Scl, Anti-Ku etc.),
- Einschlußkörperchen-Myositis und andere Formen.

35.7.4 Klinik und Leitsymptome

Beginn meist schleichend (über Wochen) mit allgemeinem Krankheitsgefühl, Unlust, Reizbarkeit, Appetitmangel, leichter Ermüdbarkeit, Fieber, Hautausschlag (Ausprägung variabel).
Leitsymptom: Muskelschwäche (proximal betont); initial meist Hüftgürtelmuskulatur befallen, gefolgt von Schultergürtel, Nacken- und Schlundmuskulatur (Dysphagie). Beurteilung ☞ Tab. 35.7-1.

Muskulatur

- Muskelschmerzen, Muskelatrophie, Muskelkontrakturen,
- Positives Gower-Zeichen,
- Erschwertes Treppensteigen, Aufrichten aus dem Liegen/Sitzen,
- Schluck- und Sprachprobleme (cave: Aspiration) → schwere Verläufe auch mit Atemproblemen,
- Nacken kann aus der Horizonalen nicht angehoben werden,
- Dysphonie (Beteiligung der Kehlkopfmuskulatur).

Gelenke

Arthralgien, milde Arthritiden (meist große Gelenke, symmetrisch, nicht erosiv).

Haut

Meist vor muskulären Symptomen:
- Blauviolettes Erythem an lichtexponierten Stellen: Augenlider (ggf. mit Gefäßektasien), Wangen, Stirn, Schulter, Rücken, Oberarmstreckseiten,
- Fleckige, schuppende Erytheme des Gesichts, Stamm, Streckseiten von Gelenken,
- Periorbitales Ödem,
- Raynaud-Syndrom,
- Gefahr von Ulzerationen (auch Mundschleimhaut),
- Haarausfall,
- Gottron-Zeichen: schuppendes Erythem über verdickter Haut, später Atrophie über Metakarpophalangealgelenken und proximalen Interphalangealgelenken
- Atrophien, Pigmentverschiebungen, sklerodermieartige Verhärtungen, Hauteinrisse, Teleangiektasien des Nagelbetts, Photosensibilität.

Mögliche systemische Effekte

Fieber, Angina abdominalis mit Perforation, Myokarditis, Lipoatrophie, Raynaud- Phänomen, Restriktive Ventilationsstörung, Hämaturie, Hepatosplenomegalie, Lymphadenopathie, Retinitis.

Tab. 35.7-1: Beurteilung der Muskelkraft nach 6 Stärkegraden

$^0/_5$	Keine Kontraktilität sicht- bzw. tastbar
$^1/_5$	Keine aktiven Bewegungen
$^2/_5$	Aktive Bewegung unter Ausschaltung der Schwerkraft
$^3/_5$	Aktive Bewegung gegen die Schwerkraft
$^4/_5$	Aktive Bewegung gegen wenig Widerstand
$^5/_5$	Normale Muskelkraft

35.7.5 Diagnostik

Labor

- Erhöhung der Muskelenzyme CK, GOT, LDH, Aldolase (bei länger bestehender Erkrankung oder bei sehr schleichenden Verläufen u. U. fehlend),
- ANA erhöht, RF erhöht (50 %),
- Nachweis muskelspezifischer Antikörper anti-Jo1 (40 %), Mi-2-AK (30 %), anti-Ku, anti-PM-Sc ohne gesicherte Bedeutung (evtl. prognostische Relevanz),
- BSG und CRP können erhöht sein.

Apparative Untersuchungen

- **EMG:** myopathisches Muster (kurze, polyphasische Potentiale niedriger Amplitude), wegen z. T. eingeschränkter Mitarbeit im Kindesalter nur bedingt aussagefähig,
- **MRT :** T_2-gewichtete Sequenzen, Signalanhebung durch ödematös-entzündliche Muskulatur, ggf. mit Fettsuppression (STIR-Frequenzen),
- **Sonographie:** Echogenitätserhöhung der befallenen Muskulatur,
- **Röntgen:** Nachweis von Verkalkungen,
- **Muskelbiopsie** (offen oder Stanze): perivaskuläre und interfaszikuläre Rundzellinfiltrate, Endothelhyperplasie, Fibrinthromben, obliterierte Kapillaren, perifaszikuläre Atrophie,
  Vorteile der Muskelstanze: Gewebeprobe weniger zerstört; bei ungleichmäßiger Verteilung entzündlicher Herde genauere Lokalisation der Entnahmestelle möglich. Optimierung durch MRT- ooder sonographisch gesteuerte Biopsie,
- **Kapillaroskopie:** dilatierte Kapillarschlingen, Mikroteleangiektasien, Kapillarblutungen.

Verlaufsbeurteilung der Krankheitsaktivität

- Klinische Messung der Muskelkraft nach einem standardisierten Score (☞ Tab. 35.7-1).
- Im Jahr 2000 wurden von Lovell und Mitarbeitern (Juvenile dermatomyositis disease activity study group) drei Diagnosepfeiler herausgearbeitet, welche die Diagnosestellung und Verlaufseinschätzung der Dermatomyositis vereinfachen können:
  - Childhood-Myositis Assessment Scale (CMAS, erhältlich über The American College of Rheumatology: http://www.rheumatology.org/ar/ar.html),
  - Muskelmetaboliten im Urin
  - Kapillaroskopie (verminderte Kapillarisierung, Kapillarblutungen, Extravasate).
- Messmethoden für internationale Studien (nach PRINTO) sind ferner:
  - Krankheitsaktivität: Juvenile Dermatomyositits Disease Activity Score (JDDAS),
  - Lebensqualität: Childhood Health Assessment Questionaire (CHAQ).

35.7.6 Differenzialdiagnosen

- Neuromuskuläre Erkrankungen: Poliomyositis, Guillain-Barré-Syndrom, Myasthenia gravis, Muskeldystrophie,
- Infektiöse Myositiden:
  - Viral: Influenza (Muskelschmerz während Fieberphase), Coxsackie-B-Viren (Pleurodynie mit Befall thorakaler/abdomineller Muskulatur), Parvoviren, Hepatitis B, Toxoplasma, Trichinella, Schistosoma, Trypanosoma,
  - Bakteriell: Staphylococcus aureus, seltener Streptokokken, Pneumokokken, gramnegative Erreger, Borrelien,
- Medikamentöse Myopathie: Steroide, Azathioprin, D-Penicillamin,
- Metabolische/endokrinologische Myopathien: Hypokaliämie, Hyperkalzämie, Phosphorylase-Mangel, Hyper- und Hypothyreose,
- Myositis ossificans progressiva: Entzündung von Muskeln, Faszien mit konsekutiver Fibrose und Verkalkung (Großzehe/Daumen mitunter konnatal verkürzt, fliehendes Kinn),
- Systemische Sklerose, SLE, Overlap-syndrome: abhängig von Organbefall und Auto-Antikörperprofil (ds-DNS-AK, Scl 70, U1-RNP etc.). Daran denken!

35.7.7 Konventionelle Therapie

> Es gibt keinen kurativen Ansatz!

Ziel: Vermeidung von Muskelnekrosen, Bewegungseinschränkung und Zerstörung innerer Organe durch konsequente antiinflammatorische Behandlung.

Standard-Therapie

Systemische Steroide

- Initial 2 mg/kg/d in 3 Dosen,
- Erste Reduktion auf 1 mg/kg/d nach etwa 4 Wochen, anschließend Titration der niedrigstmöglichen effektiven Dosis,

Systemische Stroide sind bei 80 % der Patienten wirksam, Therapiedauer: einige Jahre (je nach Krankheitsverlauf).

In schwereren Fällen und bei Organbefall:

- So häufig wie nötig **Steroidpulstherapie** (20 – 30 mg/kg/d bis 1 g/d an 3 aufeinander folgenden Tagen (i.v. über 2h). Nach derzeitigem Wissensstand kann durch

das Therapieprotokoll nach Huppertz et al. durch i.v.-Steroidstöße in den Wochen 1–2–4–7 und dann monatlich in Kombination mit einer niedrig dosierten Intervalltherapie mit Prednison 0,2 mg/kg/d bei uneingeschränktem Behandlungserfolg eine Verringerung der Steroidtoxizität erreicht werden.
- Cave: Steroidnebenwirkungen! Ggf. Kalzium- u. Vitamin-D-Gabe zur Osteoporoseprophylaxe.

Hydroxychloroquin
- Eine Dosierung von 5–6 mg/kg/d (bezogen auf das Idealgewicht und Base des Medikaments) zeigt in Kombination mit dem o.g. Verfahren Erfolg versprechende Ergebnisse bei der Behandlung der Dermatitis.
- Nebenwirkungen: u.a. Übelkeit, Photosensibilisierung, Agranulozytose, irreversible Retinopathie (augenärztliche Untersuchung mit Prüfung des Farbsehen alle 12 Wochen, Elektroretinogramm alle 1–2 Jahre), Transaminasenerhöhung.

Krankengymnastik
Zur Erhaltung der Bewegungsfunktionen, Kräftigung der Muskulatur, Atemtherapie und Hilfsmittelversorgung. Regelmäßige Funktionsprüfung aller Muskelgruppen.

Physikalische Therapie
Massagen, Bewegungsbäder.

Lokale Therapie
Konsequenter Sonnenschutz, Hautschutz vor Verletzung/Reizung etc., **keine topischen Steroide!**

Weitere Therapieoptionen

Bei Steroidtherapie-Versagern oder bei starken steroidtoxischen Effekten sind immunsuppressive Medikamente indiziert:
- **Methotrexat (MTX):** 15 mg/m² oral/i.v./i.m./s.c.* einmal pro Woche. Cave: Nebenwirkungen: u.a. Übelkeit, Blutbildungsstörungen, Stomatitis, Transaminasenerhöhung (häufiger), Kopfschmerz, Infektanfälligkeit, Zystitis, fibrosierende Alveolitis. Blutbild- und Transaminasenkontollen alle 4–8 Wo. erforderlich.
- **Azathioprin:** 2 mg/kg/d: Bestimmung der Thiopurin-Methyltranferase vor Therapiebeginn; Nebenwirkungen u.a. Leukozytopenie, Thrombozytopenie, Pankreatitis, Amylase- Lipase-Erhöhung.
- **Immunglobuline:** 2 g/kg iv alle 4 Wochen, Dosisverteilung auf 2–3 Tage; nach 4–6 Zyklen Erhaltungstherapie mit 1g/kg alle 6 Wochen.
- **Cyclosporin:** 2,5–5 mg/kg/d; Cave Nebenwirkungen: u.a. Übelkeit, Hypertrichose, arterielle Hypertonie, Niereninsuffizienz, Amenorrhö. Regelmäßige Kontrolle von Elektrolyten, Retentionswerten und Blutdruck erforderlich.
- **Cyclophosphamid:** 500–1000 mg/m² alle 4 Monate oder 10–15 mg/kg 4-wöchentlich (bei sehr schwerem Verlauf). Cave Nebenwirkungen: Exantheme, Pruritus, Enterokolitis, Proteinurie, Blutbildungsstörungen, Optikusneuritis, fibrosierende Alveolitis, cholestatische Hepatitis.
- **Experimentell:** Chlorambucil, FK 506, Apheresen; ggf. Probenecid bei Calcinosis cutis.

Unter den Kombinationstherapien sind nur MTX und Azathioprin geprüft. MTX zeigt bei den genannten Arzneien bisher die wenigsten Nebenwirkungen, Sekundärmalignome sind nicht bekannt. Daher ist **MTX** als **Immunsuppressivum der ersten Wahl** bei Kindern anzusehen. Ggf. Dosissteigerung bis auf 30 mg/m² möglich. Parenterales MTX ist nur zur i.v.- und i.m.-Applikation zugelassen, kann aber nach Aufklärung auch s.c. verabreicht werden.
Vorteil: weniger Komplikationen, weniger Schmerzen bei Injektion, von Patient/Eltern selbst durchführbar (nach eingehender Anleitung und Schulung über den Umgang mit Zytostatika).

35.7.8 Komplementäre Therapie

Christoph Tautz

Die komplementäre Therapie entspricht der bei juveniler Fibromyalgie (☞ 35.4.7).

35.7.9 Integrativer Stufenplan

Komplementäre Maßnahmen können bei entsprechender Erfahrung parallel zur konventionellen Therapie angewandt werden (EBM gesicherte Daten zur Unbedenklichkeit und Wirksamkeit liegen nicht vor).

35.7.10 Prognose

Vor Einführung der Steroidtherapie: ⅓ letal, ⅓ Überleben mit Behinderungen, ⅓ Ausheilung.
Heute: Letalität 1,5–2,9 %, vorwiegend bei intestinaler Vaskulitis und Infektionen; nur wenige Langzeitstudien, etwa 80 % erreichen mit Therapie gute funktionelle Ergebnisse. Etwa 30 % der Kinder entwickeln eine Kalzi-

nose, abhängig von Dauer und Schwere der Dermatomyositis.

> **!** Wichtig ist ein frühes aggressives Therapieren, nicht der Entzündung hinterherhinken! Aufgrund der Komplexität des Krankheitsbildes, des individuellen Verlaufs, des Wandels in den therapeutischen Vorgehensweisen, sollte die Therapie einer Dermatomyositis spezialisierten Behandlungszentren vorbehalten bleiben.

Literatur

1 Cassidy JT, Petty RE: „Juvenile Dermatomyositis in Textbook of Pediatric Rheumatology, 4th edition" 2001; WB sunders Co, Philadelphia, 465 – 504

2 Gail M. Dunkel Cawkwell „Inflammatory myositis in children, including differential diagnosis" Curr. Op. Rheumatol. 2000; 12: 430 – 434

3 Harel L. et al. „Treatment of calcinosis in juvenile dermatomyositis with Probenecid: the role of phosphorus metabolism in the development of calcifications" J. Rheumatol 2001;28: 1129 – 1132

4 Lovell DJ et al. „Development of validated disease activity and damage indices for the juvenilde idiopathic inflammatory myopathies. II. The childhood myositis assessment scale (CMAS): a quantitativ tool for the evaluation of muscle function" Arthritis Rheum 1999, 42: 2213 – 2219

5 Pachmann LM: „Juvenile dermatomyositis: immunogenetics, pathophysiology and disease expression" Rheum dis Clin N Am 2002; 28: 579 – 602

6 Wahn V. (Hrsg) „Rheumatische Erkrankungen im Kindes- und Jugendalter" Hans Marseille GmbH, München 2001, 286 – 296

36 Erkrankungen des Nervensystems

Emil Günther Naumann, Peter Herkenrath (Konventioneller Teil)
Alfred Längler, Max Haidvogl (Komplementärer Teil)

36.1 Kopfschmerz und Migräne

Emil Günther Naumann (Konventioneller Teil)
Alfred Längler (Komplementärer Teil)

36.1.1 Ätiologie

Emil Günther Naumann

Die am häufigsten vorkommenden Kopfschmerzen des Kindes- und Jugendbereiches sind die **episodischen bzw. chronischen Spannungskopfschmerzen**, dann folgen die **Migräneerkrankungen**.

Spannungskopfschmerz
Häufige Auslöser: Stressfaktoren, psychogene Aspekte, Depressionen, andere psychiatrische Erkrankungen, mangelnde körperliche Aktivität und Überforderungssituationen.

Migräne
Neuere Theorien der Migräneentstehung gehen davon aus, dass es sich um eine Erkrankung mit eindeutigen biologischen Ursachen handelt. Die Migräne kommt dabei zustande durch ein multifaktorielles Zusammenspiel zwischen genetischer Disposition und auslösenden exogenen und endogenen Reizen.
Heute steht nicht mehr die vaskuläre Theorie im Vordergrund, die die Migräne als eine rein gefäßbedingte Erkrankung sah. Neuere Arbeiten lassen vermuten, dass sowohl neuronale als auch vaskuläre und biochemische Veränderungen für einen Migräneanfall verantwortlich sind. Für die Pathogenese scheint das vasokonstriktorisch wirksame Serotonin eine wichtige Rolle zu spielen. Alle neueren Forschungsergebnisse zur Migräneentstehung deuten darauf hin, dass es sich bei der Erkrankung sowohl um eine Dysfunktion des antinozizeptiven Systems im Hirnstamm, als auch um eine am ehesten genetisch determinierte Funktionsstörung von Ionenkanälen handelt (z. B. Schädigung des Chromosom 19 bei der familiär-hemiplegischen Migräne).

36.1.2 Epidemiologie

- Ca. 20 % der Kinder im Vorschulalter sind von einer Kopfschmerzerkrankung betroffen.
- Immerhin bis zu 15 % der Kinder und Jugendlichen im Alter zwischen 7 und 14 Jahren weisen häufig Kopfschmerzsymptome auf, ⅓ davon leiden unter einer manifesten Migräneerkrankung.
- Erwachsene Migränepatienten sind im Durchschnitt 17 Tage pro Jahr arbeitsunfähig. Im Kinder- und Jugendbereich sind Schulausfälle ähnlich häufig.
- Kompliziertere Migräneerkrankungen und andere Kopfschmerzformen (Basilarismigräne, ophthalmoplegische Migräne und Clusterkopfschmerzen) treten im Kindes- und Jugendalter sehr selten auf.
- Der medikamentös induzierte Dauerkopfschmerz, der durch die missbräuchliche Einnahme von Ergotamin- bzw. Triptan-haltigen Medikamenten oder anderen Analgetika entsteht, spielt im Kindesalter noch keine bedeutsame Rolle, sollte aber differenzialdiagnostisch beachtet werden.

36.1.3 Einteilung

Die **IHS-Klassifikation** (International Headache Society), die mit Einschränkungen auch für den Kinder- und Jugendbereich Geltung hat, unterscheidet folgende Formen des Kopfschmerzes:
- **Episodischer Spannungskopfschmerz:** < 15 Kopfschmerztage pro Monat
- **Chronischer Spannungskopfschmerz:** > 15 Kopfschmerztage pro Monat
- **Migräne ohne Aura:** Migräne ohne neurologische Begleitsymptome
- **Migräne mit Aura:** Migräne mit neurologischen Begleitsymptomen

36.1.4 Klinik und Leitsymptome

	Spannungs-kopfschmerz	Migräne ohne Aura	Migräne mit Aura
Häufigkeit	Intervall bis täglich	Intervall ein bis mehrere Tage	Intervall Stunden bis mehrere Tage
Lokalisation	Bitemporal-holocranial	Meist unilateral	Meist unilateral/okzipital
Intensität	Mittelschwer bis schwer	Variabel	Variabel
Schmerz-charakteristik	Drückend	Pochend oder hämmernd	Pochend oder hämmernd
Auslöser	Stress, Überforderung, Depressionen, psychiatrische Erkrankungen	Stress, Nahrungsmittelunverträglichkeit (Käse, Rotwein), Reizklima, ungesunde Lebensweise	Stress, Reizklima, Nahrungsunverträglichkeiten (Käse, Rotwein), ungesunde Lebensweise, psychogene Faktoren
Seh- und Hörbeeinträchtigung	Eher selten	In der Regel Photo- und/oder Phonophobie	In der Regel Photo- und Phonophobie (selten Flimmerskotome beim Kind)
Zeitliche Begrenzung	Stunden bis Tage	Stunden bis Tage	Stunden bis mehrere Tage anhaltend, keine Schlafunterbrechung
Prodromalstadien	Keine	Gastrointestinale Symptomatik, Unruhe, depressive Verstimmung, Aufmerksamkeitsstörung	Gastrointestinale Symptomatik, depressive Verstimmung, allgemeine Unruhezustände, Ängstlichkeit
Übelkeit und Erbrechen	Eher selten	Häufig	Häufig
Neurologische Begleitsymptome	Keine	Keine	Dys- und Parästhesien, Schwindel, Flimmerskotome, Angstzustände, psychogene Überlagerung; eher selten: Hemianopsie, Dysphasie

36.1.5 Diagnostik

Kopfschmerzen im Kindes- und Jugendalter erfordern ein sensibles Vorgehen, das nahezu die gesamte Pädiatrie und Neuropädiatrie, sowie auch Teile des muskulären Bewegungsapparates berücksichtigen muss. Ebenso sollten psychovegetative und psychogene Ursachen erfasst werden.

Basisdiagnostik

- Ausführliche Kopfschmerzanamnese: Häufigkeit, Intensität, Dauer, Lokalisation, Auslöser, Begleitumstände, Begleitsymptomatik;
- Führen eines Kopfschmerztagebuches über 4 Wochen: tägliches Dokumentieren der Schmerzcharakteristika, des Allgemeinbefindens und der subjektiven Beeinträchtigung des Alltags des Kindes auf standardisierten, kindgerechten Fragebögen; z. B. das Migränetagebuch für Kinder (in: R. Pothmann: Migräne im Kindesalter, Arcis Verlag, München 1993);
- Pädiatrische/neuropädiatrische Untersuchung;
- Labor: Blutbild, BSG, CRP;
- Medikamentenanamnese
- Augen-Untersuchung;
- HNO-Untersuchung;
- Orthopädische Untersuchung;
- Zahn- und Kiefergelenkuntersuchungen;
- Borrelienserologie.

Spezielle Diagnostik

- EEG,
- Dopplersonographie (nur bei spezieller Fragestellung),
- weitere Bildgebung nur bei spezieller Fragestellung (MRT),
- Psychodiagnostik.

Komplementäre Diagnostik

- Einer komplementärmedizinischen Therapie von Kopfschmerzen muss immer eine suffiziente und der jeweiligen Situation angemessene schulmedizinische Ausschlussdiagnostik vorangehen!
- In speziellen Situationen (insbesondere beim Spannungskopfschmerz) kann zusätzlich eine manualtherapeutische Diagnostik (und ggf. auch Therapie) des kranio-zervikalen Überganges hilfreich sein.

36.1.6 Differenzialdiagnosen

Episodische Spannungskopfschmerzen
- Migräne ohne Aura
- Paroxysmale Blutdruckkrisen
- Psychogene Kopfschmerzen
- Bing-Horton-Syndrom (im Kindes- und Jugendalter sehr selten)
- Vasomotorische Kopfschmerzen

Chronische Spannungskopfschmerzen
- Symptomatische Kopfschmerzen
- Myogelosen
- Psychogene Kopfschmerzen (Depression).

Migräne ohne Aura
- Symptomatischer Kopfschmerz
- Chronischer Spannungskopfschmerz
- Psychogener Kopfschmerz
- Migräneäquivalente

Migräne mit Aura
- Subarachnoidalblutung (SAB)
- Transitorisch ischämämische Attacke (TIA)
- Zerebrovaskuläre Erkrankungen
- Benigne paroxysmale Schwindelattacken

Wichtige auszuschließende Diagnosen
- Sinusitis
- Sehfehler
- HWS-Traumen
- Tumore der hinteren Schädelgrube
- Tumore des oberen Halsmarkes
- Subarachnoidalblutung
- Meningitis
- Enzephalitis
- Zahn- und Kiefergelenkserkrankungen
- Orthostatische Dysregulation
- Depressionen
- Transitorisch ischämämische Attacke (TIA)
- Subarachnoidalblutung (SAB)
- Zerebrovaskuläre Erkrankungen
- Neuroborreliose
- Psychogene Kopfschmerzen

36.1.7 Konventionelle Therapie

Da heute nur wenige qualitativ und quantitativ effiziente Medikamentenstudien für das Kindes- und Jugendalter verfügbar sind, richtet sich die derzeitige Behandlung des Kopfschmerzes und der Migräne nach den **Empfehlungen der Deutschen Migräne- und Kopfschmerzgesellschaft** für das Kindes- und Jugendalter.

Spannungskopfschmerzen

Die akute und prophylaktische Behandlung des Spannungskopfschmerzes ist abhängig vom Alter des Kindes und der Heftigkeit der Beschwerden.

Allgemeine prophylaktische Maßnahmen
- Bewegung an der frischen Luft,
- Regelmäßiger und ausreichend langer Schlaf,
- Harmonische Lebensführung,
- Geregelte Essenszeiten,
- Gesunde, ausgewogene Ernährung.

Basistherapie
- Reizabschirmung: abgedunkelter, ruhiger Raum,
- Kühle Umschläge auf die Stirn,
- Lokales Einmassieren von Pfefferminzöl an Schläfe, Scheitel und Nacken (> 12. Lj.).

Episodischer Spannungskopfschmerz
Die medikamentöse Therapie ist in der Regel erst nach Versagen der Basistherapie indiziert:
- Ibuprofen (oral): 10 mg/kgKG, max. alle 6 Std.
- Paracetamol (oral, rektal): 15 mg/kgKG, max. alle 6 Std.

Chronischer Spannungskopfschmerz
Die medikamentöse Therapie ist in der Regel erst nach Versagen der Basistherapie indiziert:
- Flupirtin (oral): 4 Wochen lang 50 mg (6.–8. Lj.) bzw. 100 mg (9.–12. Lj.) pro Tag,
- bei fehlendem Erfolg weitere Diagnostik.

Ergänzende nicht-medikamentöse Verfahren
- TENS (Transkutane Elektronervenstimulation)
- PMR (Progressive Muskelrelaxation nach Jacobsen)
- Andere Entspannungsverfahren
- Psychotherapie

Migräne

Akute Migräneattacken
Basistherapie
☞ 36.1.7, Spannungskopfschmerzen

Adjuvante Therapie
Domperidon-Einzeldosis: ca. 10 min. vor Gabe einer schmerzwirksamen Substanz 1 Tr./kgKG; max. 33 Tr.; **Cave:** nicht bei Kindern < 14. Lj.

Schmerzwirksame Substanzen

Tab. 36.1-1: Substanzen der ersten Wahl

Name (Applikationsart)	Dosis	Nebenwirkungen
Ibuprofen (oral, rektal)	10 mg/kgKG (max. 30 mg/kgKG pro Tag)	Magenschmerzen, Tinnitus, Gerinnungsstörungen
Paracetamol (oral, rektal)	Oral 15 mg/kgKG rektal 20–25 mg/kgKG (max. 60 mg/kgKG pro Tag)	Leberschäden, Niereninsuffizienz

Tab. 36.1-2: Substanzen der zweiten Wahl

Name (Applikationsart)	Dosis	Nebenwirkungen
Dihydroergotamin (oral)	20–40 µg/kgKG (keine Maximaldosis evaluiert)	Erbrechen/Übelkeit, Kältegefühl, Muskelkrämpfe, Dauerkopfschmerz
Sumatriptan (nasal)	10–20 mg (keine Maximaldosis evaluiert; zugelassen für Kinder ab 12 Jahren)	Engegefühl im Bereich der Brust, Parästhesien der Extremitäten, Kältegefühl

Tab. 36.1-3: Ausweichpräparate (bei schweren Attacken; Anwendung nur durch einen erfahrenen Kopfschmerzspezialisten empfohlen)

Name (Applikationsart)	Dosis	Nebenwirkungen
Dihydroergotamin (iv)	0,2 mg (max. 4 × 0,2 mg pro Attacke)	S.o.
Quelle: Nervenheilkunde 6/2001[1]		

Migräneprophylaxe

Allgemeine prophylaktische Maßnahmen

☞ 36.1.7, Spannungskopfschmerzen

Medikamentöse Prophylaxe

Die Indikation zu einer medikamentösen Migräneprophylaxe sollte individuell gestellt werden bei:

- > 2 Migräneattacken pro Monat
- Starken Schmerzen
- Deutlichem Leidensdruck
- Versagen der bisherigen Therapie
- ☞ Tab. 36.1-4 und 36.1-5

Nicht-medikamentöse Prophylaxe

Quelle: Nervenheilkunde 6/2001[1]

- **Elternberatung:**
  - Edukation: Beobachtung des Verhaltens des Kindes, Indentifikation von Auslösern, Analyse der allgemeinen psychosozialen Belastung des Kindes in der Familie;
  - Kopfschmerztagebücher ☞ 36.1.5, Basisdiagnostik.
- **Entspannungsverfahren:**
  - Autogenes Training,
  - Progressive Muskelrelaxation nach Jacobson,
  - Schlafhygienische Maßnahmen: ausreichend, aber nicht zu langer Schlaf; frische, nicht überheizte Luft, keine Licht-/Geräuschquellen im Schlafzimmer des Kindes.
- **Biofeedback-Verfahren:**
  - EMG-Biofeedback
  - Hauttemperatur-Biofeedback
  - Neurofeedback
  - Vasokonstriktionstraining

Tab. 36.1-4: Substanzen der ersten Wahl

Name (Applikationsart)	Dosis	Nebenwirkungen
Flunarizin	5 mg/d abends (initial 5 mg jeden zweiten Abend); Cave: nicht bei Kindern < 14. Lj.	Müdigkeit, Gewichtszunahme, Depression, extrapyramidale Bewegungsstörungen
Propanolol	20–40 mg/d abends (2 mg/kgKG); Cave: einschleichende Dosierung: 1. Wo. Hälfte der Erhaltungsdosis, 2. Wo. volle Dosis	Müdigkeit, arterielle Hypotonie, Schlafstörungen, Hypoglykämie, Bronchospasmus, Bradykardie
Metoprolol	50–100 mg/d abends (1,5 mg/kgKG) Cave: einschleichende Dosierung: 1. Wo. Hälfte der Erhaltungsdosis, 2. Wo. volle Dosis	Siehe Propanolol

Tab. 36.1-5: Substanzen der zweiten Wahl

Name (Applikationsart)	Dosis	Nebenwirkungen
Pizotifen	1,5 mg/d abends	Müdigkeit, Gewichtszunahme, Mundtrockenheit, Obstipation
Acetylsalicylsäure	100–200 mg/d abends	Magenschmerzen, Gerinnungsstörungen, pseudoallergisches Asthma; Cave: Reye-Syndrom
Quelle: Nervenheilkunde 6/2001[1]		

- **Verhaltenstherapie:**
  - Trainingsprogramme für Kinder mit Kopfschmerzen (z. B. nach Denecke/Kröner-Herwig),
  - kognitive Verhaltenstherapie (z. B. nach Luka-Krausgrill).

36.1.8 Komplementäre Therapie

Alfred Längler

In Ergänzung zu den allgemeinen prophylaktischen Maßnahmen (☞ 36.1.7) müssen aus komplementärmedizinischer Sicht für eine wirksame Prophylaxe von wiederkehrenden Kopfschmerzen jeglicher Art durch eine individuelle Beratung und Betreuung notwendige Rahmenbedingungen für eine erfolgreiche Therapie geschaffen werden. Hierzu gehören insbesondere:

- Ernährung: möglichst Meiden von Schokolade und anderen Kakaoprodukten, von koffeinhaltigen Lebensmitteln (z. B. Cola), selbstverständlich auch von Nikotin und anderen Drogen (!) sowie eine deutliche Reduktion des Zuckerkonsums; individuelle Unverträglichkeiten beachten.
- Tagesgestaltung: eine feste Rhythmik (auch am Wochenende) mit ausreichend, aber nicht zuviel Schlaf, regelmäßigen Mahlzeiten und kontrolliertem Medien-Konsum.
- Regelmäßiges Bewegungsprogramm mit ausgewogener körperlicher Aktivität/sportlicher Betätigung ohne Stressempfinden oder Leistungsanspruch

Spannungskopfschmerzen

Basistherapie

Entspannende Maßnahmen

Neben den in 36.1.7 bereits genannten Maßnahmen sind vor allem entspannende äußere Anwendungen sinnvoll:

- Einreibungen der Nacken- und Schulterregion mit z. B. Lavendelöl 10 % oder Solum Öl comp.®.
- Ganzkörperbad mit den oben genannten Substanzen (nicht zu heiß!).
- Fußbäder mit Senfmehl (☞ 45.3).
- Kalte Güsse an beiden Armen oder kalte Armbäder (☞ 45.3).
- Bei deutlich ausgeprägter psychischer Begleitreaktion können auch phytotherapeutisch beruhigende Medikamente zum Einsatz kommen (☞ 23).
- **Allgemein: symptomatische Schmerztherapie (☞ 13).**

Episodischer Spannungskopfschmerz

Bei Versagen der geschilderten Basismaßnahmen können im akuten Anfall folgende medikamentösen Therapien durchgeführt werden:

- Natrium muriaticum LM6–12 oder D12–200: 5 Tr. tgl. (morgens), klassisches homöpathisches Kopfschmerzmittel;
- Aurum/Apis regina comp.®: 3 mal tgl. 5–10 Glob., v. a. bei Schul-Kopfschmerz, bei geistiger Anspannung;
- Solum uliginosum comp.®: 5–10 Glob. bis zu stdl., v. a. bei Wetterfühligkeit;
- Ferrum/Sulfur comp.®: 3–6 mal 5–8 Glob.;
- Kephalodoron® Tbl. 0,1 % und 5 %: 3–6 mal tgl. 1–2 Tbl.;
- Homöopathisches Komplexmittel: Gelsemium-Homaccord 3 mal tgl. 5–10 Tr.

Chronischer Spannungskopfschmerz

Als Anfallsprophylaxe bei chronischem Spannungskopfschmerz kommen neben den genannten Basismaßnahmen zum Einsatz:

- Insbesondere bei motorisch eher unruhigen Kindern Ferrum/Sulfur comp.®: 2–3 mal tgl. 5–8 Glob. über mehrere Monate;
- Kephalodoron® Tbl. 0,1 %: 2 mal tgl. 1 Tbl. über einen längeren Zeitraum;
- Besonders bei Klima-abhängigem Auftreten (Wetterfühligkeit): Solum uliginosum comp.®: 2 mal tgl. 5–8 Glob. über einen längeren Zeitraum.

Migräne

Akute Migräneattacken

Basistherapie

☞ 36.1.7, Spannungskopfschmerzen

Medikamentöse Akut-Therapie

Alle unter episodischem Spannungskopfschmerz genannten Substanzen; zusätzlich:

- Kephalodoron® 5 % Tbl.: alle 2 Stunden 1–2 Tbl.;
- Bei ausbleibendem Erfolg: Ferrum-Quarz-Kapseln®: 2–3 mal tgl. 1 Kps.
- Argentum D6–D20 Dil.: 1–3 mal tgl. 5–10 Tr.;
- Phytotherapeutisch: Petadolex® Kapseln: 6–12 J.: 3 mal tgl. 25 mg; 12–18 Jahre: 3 mal tgl. 50 mg.

Therapie von Begleitsymptomen

Zur Behandlung der bei Migräne auftretenden Übelkeit bzw. Erbrechen:

- Nux vomica D4–D6 Dil.: bis zu 2 stdl. 5–10 Tr.;

- Ipecacuanha äthanol. Decoct. D4–D6: bis zu 2 stdl. 5–10 Tr.;
- **Allgemein: symptomatische Therapie bei Übelkeit und Erbrechen (☞ 8).**

Migräneprophylaxe

Allgemeine prophylaktische Maßnahmen

☞ 36.1.7, Spannungskopfschmerzen

Die Wichtigkeit der allgemeinen Maßnahmen als Voraussetzung für die Wirksamkeit auch von medikamentösen Maßnahmen ist nicht zu unterschätzen!

Medikamentöse Prophylaxe

- Das „klassische" homöopathische Prophylaktikum bei Migräne ist Digitalis D3 oder D4(–D6) Dil.: 2 mal tgl. 5 Tr. über mehrere Monate (!); stellt sich nach 8 Wochen keine erkennbare Wirkung ein, sollte das Mittel abgesetzt werden.
- Insbesondere bei motorisch eher unruhigen Kindern Ferrum/Sulfur comp.®: 2–3 mal tgl. 5–8 Glob. über mehrere Monate.
- Kephalodoron® Tbl. 0,1 %: 2 mal tgl. 1 Tbl. über einen längeren Zeitraum.
- Solum uliginosum comp.®: 2 mal tgl. 5–8 Glob. über einen längeren Zeitraum.
- Phytotherapie: Petadolex®: 6–9 Jahre: 2 mal tgl. 25 mg; 9–12 Jahre: 3 mal tgl. 25 mg; 12–18 Jahre: 2 mal tgl. 50 mg.

EBM Zur komplementärmedizinischen Therapie bei Kopfschmerzen und Migräne liegen keine publizierten Studien der EBM-Grade 1 oder 2 sowie keine Konsensusempfehlungen vor. Allgemeine Bewertung der einzelnen Therapieverfahren ☞ 44.4, 45.2, 45.3.

36.1.9 Integrativer Stufenplan

Spannungskopfschmerzen

Stufe	Klinik	Konventionelle Therapie (☞ 36.1.7)	Komplementäre Therapie (☞ 36.1.8)	EBM-Bewert. kompl. Therapie
0	Prophylaxe bei Vorboten	Entspannende äußere Anwendungen		–
		Reizabschirmung		–
		Kühlung		–
1	Leichter Spannungskopfschmerz	Domperidon	Äußerlich Pfefferminzöl lokal	5
			Natrium muriaticum LM 6	5
			Kephalodoron 0,1 % Tbl.	5
			Aurum/Apis regina comp. bei durch geistige Anspannung ausgelöstem Kopfschmerz	5
2	Stärkerer Spannungskopfschmerz	Ibuprofen oder Paracetamol	Ferrum-Quarz-Kapseln	5

Migräne

Stufe	Klinik	Konventionelle Therapie (☞ 36.1.7)	Komplementäre Therapie (☞ 36.1.8)	EBM-Bewert. kompl. Therapie
0	Prophylaxe bei Vorboten	Entspannende äußere Anwendungen		–
		Reizabschirmung		–
		Kühlung		–
1	Leichterer Kopfschmerz	Domperidon	Kephalodoron 5 % Tbl. Petadolex Kapseln	5
2	Stärkerer Kopfschmerz	Ibuprofen oder Paracetamol	Ferrum-Quarz-Kapseln	5
3	Schwere Migräneattacke	Sumatriptan nasal Ab 12 J. auch Zolmitriptan p.o.	–	–
4	Versagen von Stufe 0–4	Dihydroergotamin i.v.	–	–

36.1.10 Prognose

Prognostisch sind Spannungskopfschmerzen oder Migräneerkrankungen im Kindes- und Jugendalter im Verlauf günstiger einzuschätzen als im Erwachsenenalter. Das Beachten der allgemeinen prophylaktischen Maßnahmen (☞ 36.1.7) ist von essentieller Bedeutung für die Prognose.

Literatur

1 Evers S, Pothmann R, Überall M, Naumann E, Gerber WD: Therapie idiopathischer Kopfschmerzen im Kindesalter, Nervenheilkunde 20: 306 – 16, 2001
Pothmann R.: Kopfschmerzen und Migräne im Kindesalter; Biologische Medizin, 2004 33 (1): 17 – 20

2 Diener H. C., Rahlfs V.W., Danesch U.; The first placebo-controlled trial of a special butterbur root extract for the prevention of migraine: reanalysis of efficacy criteria; Eur Neurol 2004; 51: 89 – 97

36.2 Fieberkrampf

Peter Herkenrath (Konventioneller Teil)
Max Haidvogl (Komplementärer Teil)

36.2.1 Ätiologie

Peter Herkenrath

Fieberkrämpfe sind **epileptische Gelegenheitsanfälle,** die **im Rahmen von fieberhaften Infekten** auftreten. Definitionsgemäß spricht man nicht mehr von Fieberkrämpfen, wenn anamnestisch Neugeborenenkrämpfe oder unprovozierte Anfälle vorausgegangen sind. Anfälle bei Meningitis, Enzephalitis oder symptomatische Anfälle anderer Ursache sind von der Definition ebenfalls ausgenommen.
Fieberkrämpfe treten familiär gehäuft auf (30 – 40 % der Fieberkrämpfe in betroffenen Familien). Der genetische Hintergrund ist unklar. Auslöser sind die erhöhte Körpertemperatur, aber auch Entzündungsmediatoren.

36.2.2 Epidemiologie

Kumulative Inzidenz um 2 – 5 %. Ältere Säuglinge und Kleinkinder vorwiegend betroffen. Auftreten meist zu Infektbeginn im ersten raschen Fieberanstieg, teils bevor die Eltern den Infekt und das Fieber realisieren.

36.2.3 Einteilung

- **Einfacher Fieberkrampf:** dauert meist kurz und verläuft generalisiert. Die Kinder erholen sich im Gegensatz zu den Eltern rasch.
- **Komplizierter Fieberkrampf** (20 – 25 %): Problematisch sind Anfälle von mehr als 15-minütiger Dauer, mit fokalem Beginn, postiktalen neurologischen Auffälligkeiten oder Rezidive innerhalb von 24 Stunden während einer Fieberperiode.

36.2.4 Klinik und Leitsymptome

Plötzlicher **Bewusstseinsverlust** und **symmetrische motorische Symptome** (tonisch, tonisch-klonisch, häufig auch atonisch).

36.2.5 Diagnostik

Die Diagnostik fokussiert auf die Suche nach dem Infektfokus und Meningitisausschluss, Abschätzung des Epilepsierisikos, Ausschluss von anderen Ursachen.

Tab. 36.2-1: Diagnostik bei Fieberkrampf

Anamnese	Anfallsablauf, Fieberursache, Entwicklungsstörung, akute und chronische Vorerkrankungen, Medikamente, familiäre Belastung mit Fieberkrämpfen oder Epilepsie?
Klinische Untersuchung	Internistisch und neurologisch
Labor	Bei unkompliziertem Fieberkrampf nicht zwingend; bei V.a. bakterielle Infektion, Dehydratation z. B.: Blutbild, CRP, Blutzucker, Elektrolyte, Urinstatus
Liquor	Obligat bei Meningismus; empfohlen bei: • Kindern < 1 Jahr • antibiotischer Vorbehandlung • kompliziertem Fieberkrampf • anhaltender Schläfrigkeit/Delir (HSV-PCR!)
EEG	Nach kompliziertem Fieberkrampf, notfallmäßig bei Status epilepticus; meist kann auf ein EEG im Intervall verzichtet werden
MRT	Bei V.a. Enzephalitis oder andere hirnorganische Ursache

! Bei kompliziertem Fieberkrampf akute hirnorganische Ursachen ausschließen!

36.2.6 Differenzialdiagnosen

- „Schüttelfrost",
- Affektkrämpfe (harmlos, ☞ 42.9),
- Fieberdelir (cave Enzephalitis),
- Meningitis, Enzephalitis (☞ 36.3),
- Symptomatische Anfälle anderer Genese,
- Epilepsie-Syndrome mit typischer Fiebermanifestation (☞ 36.6):
  - GEFS+ (generalisierte Epilepsie mit Fieberkrämpfen: genetische Störung des Natrium-Kanals),
  - HHE (Hemikonvulsion-Hemiplegie-Enzephalopathie).

36.2.7 Konventionelle Therapie

Therapie im Anfall

- Symptomatische Therapie des Infektes und des Fiebers (ab 38,5 °C): Flüssigkeit, physikalische Temperatursenkung, evtl. Antipyretika ☞ 5
- Therapie des Anfalls durch Eltern („Erste Hilfe"): Diazepam rektal 0,5 mg/kg, wenn Anfall nach 10 Minuten noch andauert nochmalige Diazepamgabe. Immer Arzt hinzuziehen!
- Weitere Massnahmen durch Notarzt, Fokussuche und Entscheidung über Klinikeinweisung (☞ 36.2.5).
- Therapie des febrilen Status epilepticus: ☞ 36.6.

Prophylaxe

- Intermittierende Prophylaxe bei fieberhaften Infekten: nur bei hohem Rezidivrisiko (Säugling, familiäre Belastung) und bei komplizierten Fieberkrampf: Diazepam 1 mg/kg/d rektal/per os in 2–3 Dosen.
- Langzeitprophylaxe: nur bei konkretem Risiko durch die Anfälle selbst, d. h. bei febrilem Status epilepticus, postiktalen Paresen bzw. Vorliegen einer Epilepsie: zB. Valproat 20–30 mg/kg/d.
- Support für die Familie durch mündliche und schriftliche Informationen.

36.2.8 Komplementäre Therapie

Max Haidvogl

Therapie im Anfall

Zur Unterbrechung eines Anfalles hat sich ergänzend die **Akupressur** folgenden Punktes bewährt: **Du26** (Ren Zhong): unterhalb der Nase, am Übergang vom oberen zum mittleren Drittel des Philtrums. Dieser Punkt wird mit dem Daumennagel mit starkem Druck bis zum Aufhören des Anfalles massiert.

Als Alternative kann auch der Punkt Ni 1 (in einer Vertiefung zwischen dem vorderen und mittleren Drittel der Fußsohle) verwendet werden (☞ 44.1.5).

Beide Punkte sollten den Eltern demonstriert werden, da sie im Anfall erste Hilfe leisten müssen.

Prophylaxe

Bei Auftreten der ersten Anzeichen eines Infektes:

- Einmalige Gabe von **Aconit D30** oder anfangs halbstündlich ein Komplexmittel gegen grippale Infekte, das Aconit in niedriger Potenz enthält (z. B. Gripp-heel®). Aconit wirkt eher bei lebhaften, schlanken Kindern.
- Alternativ: einmalige Gabe von **Belladonna** D30, gefolgt von Belladonna D6 in individuellen Abständen je nach Krankheitsverlauf; wirkt bei eher runden, weniger lebhaften Kindern.
- Ggf. weitere Mittel gegen grippale Infekte (☞ 6, 29.4, 38.1), wenn sich das Symptomenbild ändert.
- Generelle Vorbeugung: **homöopathische Konstitutionsbehandlung** (☞ 44.4.3). Dies bleibt dem homöopathisch erfahrenen Arzt vorbehalten.

EBM Zur komplementärmedizinischen Therapie bei Fieberkrämpfen liegen keine publizierten Studien der EBM-Grade 1 oder 2 sowie keine Konsensusempfehlungen vor. Allgemeine Bewertung der einzelnen Therapieverfahren ☞ 44.1, 44.4.

36.2.9 Integrativer Stufenplan

Stufe	Klinik	Konventionelle Therapie (☞ 36.2.7)	Komplementäre Therapie (☞ 36.2.8)	EBM-Bewert. kompl. Therapie
1	Fieberkrampf	Diazepam rektal	Ergänzend: Akupressur des Punktes Du 26	5
2	Krampf trotz Stufe 1 > 10 min.	Nochmalige Diazepam-Gabe	–	–

36.2.10 Prognose

Das **Wiederholungsrisiko** beträgt 35 % und ist noch höher bei jungen Kindern, familiärer Belastung und Allgemeinveränderungen im EEG. Die Zahl der Rezidivanfälle ist nicht bedeutsam für das Wiederholungsrisiko.
Das **Epilepsierisiko** beträgt 2 – 5 %; höher bei komplizierten Fieberkrampf, zerebralem Vorschaden, pathologischem EEG und bei familiärer Belastung mit Epilepsie. Febriler Status epilepticus und komplizierte Fieberkrämpfe sind prädiktiv für eine spätere Temporallappen-Epilepsie mit/und ohne Hippokampussklerose.
Die Prognose für kognitive und soziale Entwicklung auch nach rezidivierenden Fieberkrämpfen ist gut.

Literatur
1 Baram TZ, Shinnar S: Febrile Seizures. Academic Press 2002
2 Daoud A: Febrile convulsion: review and update. J Ped Neurol 2: 9 – 14 (2004)

36.3 Meningitis und Infektionen von Gehirn und Rückenmark

Peter Herkenrath (Konventioneller Teil)
Max Haidvogl (Komplementärer Teil)

36.3.1 Ätiologie und Epidemiologie

Peter Herkenrath

Die **Meningitis** ist eine Entzündung der gesamten weichen Hirn- und Rückenmarkshäute. Von großer Bedeutung sind hier vor allem virale und bakterielle Meningitiden.
Die **Enzephalitis** ist eine Entzündung des Hirnparenchyms, teils isoliert, teils mit Meningitis oder im Rahmen einer Sepsis. Die Enzephalitis kann herdförmig beschränkt sein. Selten tritt eine abszedierende Infektion des Großhirns auf (Hirnabszess).
Entzündungen können primär (offenes SHT, invasive Eingriffe), per continuitatem (Sinusitis, Mastoiditis) oder hämatogen entstehen. Prädisponierende Faktoren sind Bakteriämien aufgrund anderer Störungen (Sepsis, Herzfehler, Operationen, Shunt u. v. a.) und primäre oder sekundäre Immundefekte (schwere chronische Erkrankungen, HIV, Immunsuppression, Splenektomie). Erhöhtes Risiko bei direktem Kontakt (Meningokokken, Viren) oder bei Reisen in Endemiegebiete. Eitrig bakterielle Meningitiden haben eine Inzidenz von etwa 1:10 000 Kinder pro Jahr. Ursachen der Meningitis im Kindesalter ☞ Tab. 36.3-1.

Tab. 36.3-1: Ursachen einer Meningitis/Enzephalitis im Kindesalter

Erreger/Ursachen	Typische Beispiele
Bakterien (eitrig)	Meningo-, Pneumokokken, Haemophilus influenza, Strepto-, Staphylokokken, E. coli; Bei Neugeborenen: Listeria monocytogenes, β-hämolysierende Streptokokken, gramnegative Bakterien
Bakterien (nicht-eitrig)	Mykoplasma, Leptospiren, Borrelia, Ehrlichia, Bartonella, Brucella, Mykobakterien, Tropheryma
Viren	HHV-Gruppe, Enteroviren, Masern, Mumps, Röteln, Polio, HIV, FSME
Pilze	Candida, Kryptokokkus, Aspergillus
Parasiten	Malaria, Toxoplasmose, Trypanosoma, Zystizerkose, Echinokokkus, Trichinen, Toxokara
Immunerkrankungen	Systemischer Lupus erythematodes, Sarkoidose, Meningeosis leucaemica
Medikamente	Immunglobuline, Isoniazid, Co-trimoxazol, Azathioprin (toxisch)
Andere Noxen	Chemische Substanzen, Hitze, Strahlung

36.3.2 Einteilung

Meningitis
Wegen der unterschiedlichen therapeutischen Konsequenzen und unterschiedlicher Prognose trennt man die **eitrige** von der nicht-eitrigen bzw. **serösen Meningitis.**

Enzephalitis
Bei den **Virusenzephalitiden** unterscheidet man drei Verlaufsformen (☞ Tab. 36.3-2).

Tab. 36.3-2: Verlaufsformen von Virusenzephalitiden

Form	Typische Erkrankung
Akut/subakut	Direkt erregerbedingt, z. B. HSV, Masern, Rabies, Polio
Postinfektiös	Immunpathogenetisch bedingt, 2 – 6 Wochen nach Infektion, häufig multilokulär das Marklager betreffend als ADEM (akute disseminierte Enzephalomyelitis), z. B. nach Masern, Varizellen, Röteln und Mumps, aber auch Mykoplasmen
Langsam progredient	Infektion mit persistierendem Erreger, z. B. subakut sklerosierende Panenzephalitis (SSPE) nach Masern

36.3.3 Klinik und Leitsymptome

- Kopfschmerzen, Photophobie,
- Nackensteifigkeit,
- Fieber,
- Übelkeit, Erbrechen,
- Funktionsstörungen der Hirnnerven und spinalen Nervenwurzeln,
- Neurologische Herdsymptome (Enzephalitis),
- Epileptische Anfälle (Pneumokokken, Hämophilus influenzae; Enzephalitis),
- Blasenentleerungstörung (Myelitis),
- Bewusstseinsstörung, Psychosyndrom (Hirndruck; Enzephalitis),
- Sepsis, Schock, Waterhouse-Friedrichsen-Syndrom (Meningo-, Pneumokokken).

! Taubheit frühzeitig erkennen (frühes Warnsignal, entwickelt sich bei schwerer Meningitis in den ersten Stunden; auch mögliche Langzeitfolge).

36.3.4 Diagnostik

Wegen der erheblichen Konsequenzen Verdachtsdiagnose durch Liquoruntersuchung sichern, den Infektionserreger nachweisen und, soweit möglich, Therapieentscheidung durch Empfindlichkeitsprüfung (Antibiogramm) entsprechend absichern. Weitere Diagnostik ☞ Tab. 36.3-3.

Tab. 36.3-3: Diagnostik bei Meningitis-Verdacht

Untersuchung	Parameter (Indikation)
Anamnese	Reiseanamnese nicht vergessen!
Liquor	Zellzahl, Eiweiß, Glukose, Laktat, CRP, Grampräparat, Antigen-Nachweis (Meningokokken, Hämophilus), immunologische Marker (Borrelien, HHV, Enteroviren, Mykoplasmen)
Labor	Blutbild, CRP, Blutkultur, Serologie (Borrelien, Mykoplasmen)
Bildgebung	Schädel-Sonographie (bei Säuglingen), Schädel-MRT oder im Notfall CT (bei Komplikationen oder Enzephalitis-Verdacht)
Zusatzdiagnostik	EEG: Bei unklarer Bewusstseinstrübung oder Krämpfen
	Hörtest: Möglichst frühzeitig, immer nach Therapieabschluss
	Nachkontrolle: Entwicklungsdiagnostik und Neurobefund im ersten Jahr

! Lumbalpunktion bei Anzeichen von erhöhtem Hirndruck (Schock, Koma, STP, fokale neurologische Zeichen) kontraindiziert → Gefahr der Einklemmung! Antibiose blind beginnen, Bildgebung!

36.3.5 Differenzialdiagnosen

Tab. 36.3-4: Differenzialdiagnosen bei neurologischer Symptomatik

Leitsymptom	Differenzialdiagnosen
Kopfschmerzen	• Migräne (☞ 36.1) • Intrakranielle Drucksteigerung • Sinusvenenthrombose • Subarachnoidalblutung • Insolation (Sonnenstich)
Meningismus	• Unspezifisch bei schweren Kopfschmerzen (☞ 36.1) • HWS-Syndrom • Pleuritis • Lymphadenitis colli (☞ 38.11) • Retropharyngealabszess
Bewusstseinsstörung, Psychosyndrom	• Intoxikation (stets initiale Blut- und Urinprobe asservieren) • Intrakranielle Raumforderung (☞ 41.3) • Zerebrovaskuläre Erkrankung • Blutung • Trauma • Stoffwechselstörung (z. B. Organoazidurien, Mitochondriopathien; Dekompensationen bei akuten, fieberhaften Infekten und enzephalitisähnliche Muster im MRT, meist symmetrisch im Bereich der Stammganglien)
Neurologische Herdsymptome	• ADEM • Multiple Sklerose • Spinale Raumforderung • Guillain-Barré Syndrom • Fisher-Syndrom • M. Whipple

36.3.6 Konventionelle Therapie

Kausale Therapie

! Immer stationäre Einweisung wegen der erforderlichen Lumbalpunktion; bei möglichem Waterhouse-Friderichsen-Syndrom (Meningokokken) bereits prästationär Antibiose beginnen und Schockprophylaxe; ärztlich begleiteter Transport in Klinik.

Bakterien, Pilze, Parasiten

Die antibiotische Therapie wird nach Anfangsverdacht empirisch begonnen und nach Vorliegen von Resistenzbestimmungen adaptiert.

Bei Verdacht auf eitrig bakterielle Infektion wird initial meist Cefotaxim 200 mg/kg/d eingesetzt; zusätzlich initiale kurzfristige Steroid-Gabe bei Verdacht auf Kokken-Infektion (Ertaubungsrisiko geringer) bzw. bei Verdacht auf Waterhouse-Friderichsen-Syndrom (Schock).

Viren

Die meisten Viren sind nicht mit Chemotherapeutika behandelbar. Eine antivirale Therapie mit Aciclovir ist bereits beim Verdacht auf eine **HSV-** oder **VZV-Enzephalitis** sowie bei VZV-Infektionen von Neugeborenen und immunsupprimierten Patienten indiziert. Dosierung bei HSV-1- oder HSV-2-Enzephalitis: 30 – 45 mg/kg/d in drei Einzeldosen über 14 – 21 Tage; bei VZV-Enzephalitis über mindestens 10 Tage.

Bei **Zytomegalieviren** ist Ganciclovir wirksam. Wegen des nicht unbeträchtlichen Nebenwirkungsrisikos empfiehlt sich aber der Einsatz nur bei immunsupprimierten Patienten und schweren Krankheitsverläufen.

Symptomatische Therapie

- Analgetika (☞ 36.2, Kopfschmerzen),
- Infusion von Glukose-Elektrolytlösung, bei Schockzustand intensivmedizinische Kreislaufstabilisierung,
- Bettruhe,
- Druckentlastung durch diagnostische Lumbalpunktion (cave: Einklemmung!),
- Bei schweren Verläufen neuro-intensivmedizinische Behandlung wie bei SHT,
- Evtl. Blasenkatheter (Myelitis).

Während der Einsatz von Kortikosteroiden bei der Virusmyelitis umstritten bleibt, hat sich bei der meist postinfektiös auftretenden akuten disseminierten Enzephalomyelitis (ADEM) und bei transverser Myelitis die hochdosierte Stoßtherapie mit Methylprednisolon wie bei der MS bewährt (20 mg/kg/d, Maximaldosis 1 000 mg, an 3 aufeinanderfolgenden Tagen). Auch hochdosierte intravenöse Immunglobuline und die Plasmapherese wurden als wirksam beschrieben.

Bei allen schwer erkrankten Kindern ist schon im Akutstadium eine zunächst passive physiotherapeutische Behandlung erforderlich.

Eine Thromboseprophylaxe empfiehlt sich spätestens ab dem Pubertätsalter.

Prävention

Impfung gegen HiB, Polio, Masern, Mumps und Röteln gemäß den STIKO-Empfehlungen (☞ 28.1), Indikationsimpfung gegen Frühsommer-Meningoenzephalitis (FSME).

Umgebungsprophylaxe für enge Kontaktpersonen bei Meningokokken und Hämophilus (2 Tage Rifampicin, evtl. Ciprofloxacin) sowie bei Tuberkulose.

Rehabilitation

Bei Fortbestehen neurologischer Residualsymptome:

- Fortsetzung der Krankengymnastik (☞ 46.1),
- Ergotherapie,
- Logopädische Behandlung,
- Ggf. stationäre Rehabilitationsmaßnahme,
- Hilfsmittelversorgung,
- Antikonvulsive Langzeittherapie (bei postenzephalitischer Epilepsie, ☞ 36.6).

> **!** Oft erhebliche hirnorganische Defizite; großzügig neuropsychologische Testung empfehlen.

36.3.7 Komplementäre Therapie

Max Haidvogl

Die Behandlung der Meningitis ist eine Domäne der Schulmedizin, komplementärmedizinische Maßnahmen können höchstens zur **Linderung von Folgebeschwerden** wie Kopfschmerzen, Irritabilität oder Wetterfühligkeit eingesetzt werden. Dabei richtet sich die Auswahl der Arzneien oder anderer naturheilkundlicher Maßnahmen nach dem aktuellen Beschwerdebild (z. B. Fieber ☞ 5, Kopfschmerzen ☞ 36.1, Konzentrationsstörungen ☞ 24, Stimmungsschwankungen ☞ 26).

Imhäuser empfiehlt bei Folgebeschwerden nach Meningitis die einmalige Gabe einer Hochpotenz der **Nosode des jeweiligen Erregers** (☞ 44.4). Sie erwähnt eine gute Wirksamkeit, allerdings auch massive Erstverschlimmerungen mit Auftreten von Meningitisbeschwerden. Diese Gabe einer Nosode kann also allenfalls einem in der Homöopathie erfahrenen Arzt empfohlen werden.

Zur Unterstützung im akuten Krankheitsstadium haben sich in der anthroposophischen Medizin bewährt:

- Quarz D30: morgens 1 Msp.,
- Argentum met. Praep. D20: abends 1 Msp.

EBM

Zur komplementärmedizinischen Therapie bei Meningitis liegen keine publizierten Studien der EBM-Grade 1 oder 2 sowie keine Konsensusempfehlungen vor. Allgemeine Bewertung der einzelnen Therapieverfahren ☞ 44.2, 44.4.

36.3.8 Integrativer Stufenplan

! **Wichtig**
Bei dieser Erkrankung steht die schulmedizinische, unter Umständen auch intensivmedizinische, Therapie weit im Vordergrund! Komplementäre Therapieverfahren können – soweit eigene Erfahrung vorliegt – allenfalls additiv und im Verlauf eingesetzt werden (EBM gesicherte Daten zur Unbedenklichkeit und Wirksamkeit liegen nicht vor).

36.3.9 Prognose

Die Prognose eitrig bakterieller ZNS-Infektionen ist allgemein ungünstig, wenn sie nicht sehr früh diagnostiziert und behandelt werden. Hohe Mortalität bei Meningo- und Pneumokokken sowie Haemophilus. Residuen nach viralen Infektionen treten in 10 – 20 % der Fälle auf. Gefürchtet ist vor allem die Herpes-Enzephalitis, sie ist aber im Frühstadium am besten behandelbar.

Literatur
1 Bonthius DJ, Karacay B: Meningitis and encephalitis in children. An update. Neurol Clin 20: 1013 – 38, vi-vii (2002)
2 Chaudhuri A: Adjunctive dexamethasone treatment in acute bacterial meningitis. Lancet Neurol 3: 54 – 62 (2004)
3 DGPI: Handbuch Infektionen bei Kindern und Jugendlichen. Futuramed, München 2002
4 Roos KL: Acute bacterial meningitis. Semin Neurol 20: 293 – 306 (2000)

36.4 Infantile Zerebralparese (CP)

Peter Herkenrath (Konventioneller Teil)
Max Haidvogl (Komplementärer Teil)

36.4.1 Ätiologie

Peter Herkenrath

Der Begriff Zerebralparese (CP) umfasst klinisch und ätiologisch unterschiedliche **nicht-progressive Störungen der Hirnfunktion,** die **vor Ende der Hirnreifung** entstehen.

Die zugrunde liegende strukturelle Hirnläsion kann umschrieben oder diffus sein. Der Symptomenkomplex umfasst:

- Eine definitive motorische Störung (Spastik, Dyskinesie, Ataxie),
- Häufig assoziierte zusätzliche Störungen (Epilepsie, sensorische und kognitive Defizite, Verhaltensstörung).

Die kongenitale CP lässt sich auf intrauterine und perinatale Faktoren zurückführen. Reifgeborene können nach schwerer intrauteriner (55 %) oder perinataler (30 %) globaler Ischämie bzw. Asphyxie eine spastische Tetraparese entwickeln, selten eine dyskinetische CP. In 15 % der Tetraparesen bleibt die Ursache unklar. Frühgeborene dagegen bekommen eher eine Diplegie infolge einer periventrikulären Leukomalazie (PVL). Hemiparesen nach Verschluss einer Hirnarterie, meist der A. cerebri media, sind häufig durch Thrombophilie-Faktoren verursacht. Bei ataktischer CP bleibt die Ursache meist unklar.

36.4.2 Epidemiologie

Die Prävalenz der CP liegt bei 2 – 2,5 auf 1 000 Neugeborene. Bei Reifgeborenen (60 % der CP-Fälle) ist die Zahl seit Jahrzehnten konstant oder leicht rückläufig, während sie bei Frühgeborenen insbesondere unter 1 500 g ansteigt.

36.4.3 Einteilung

Die CP-Formen werden nach dem vorherrschenden Symptom eingeteilt (☞ Tab. 36.4-1).

Tab. 36.4-1: Einteilung der CP nach Leitsymptomen

Symptom	CP-Form
Spastik	Tetraparese/-plegie
	Hemiparese/-plegie
	Diparese/-plegie
Dyskinesie	(Choreo-) Athetose
	Dystonie
Ataxie	Diplegische Form
	Normale Form

36.4.4 Klinik und Leitsymptome

Wegen der Unreife der kortikospinalen Bahnen entwickeln sich die Symptome der Zerebralparese erst im Laufe des ersten Lebensjahres oder später. Junge Säug-

linge weisen häufig zunächst nur einen **unspezifischen Entwicklungsrückstand** auf. CP-Kinder erreichen die Meilensteine der Entwicklung (☞ 20) im Mittel 6–12 Monate nach den späten Grenzwerten.
In den ersten 3–4 Monaten kann auch bereits eine definitiv **abnormale Qualität der spontanen Massenbewegungen** vorliegen:

- Tonusstörung (Rumpf, Extremitäten),
- Verzögertes Verschwinden der Neugeborenenreflexe (Moro, Greifreflexe, ATNR, Such- und Saugreflex),
- Verzögerter Beginn posturaler Muster,
- Fixierte Asymmetrie.

Neugeborenenreflexe und posturale Muster sind anhand der Lagereaktionen (Vojta) zu beurteilen.
Zeichen der **Spastik** sind, neben der Parese, die Pyramidenbahnzeichen, die wegen der Reifungsvorgänge des ZNS aber erst Ende des ersten Lebensjahrs verwertbar sind:

- Babinski-Reaktion,
- Fluchtreflex (Triple-Flexion),
- Fußkloni,
- Gesteigerte Muskeleigenreflexe.

Die Spastizität der betroffenen Muskeln wird durch unterschiedlich schnelle Dehnung geprüft. Der Widerstand variiert mit der Geschwindigkeit („Anspringen" der Spastik, Klappmesser-Phänomen). Mit zunehmender Dauer nimmt v. a. bei unzureichender Therapie der Dehnreflex an Stärke zu. Schlimmstenfalls kontrahiert sich der Muskel bereits in Ruhe und blockiert jede Bewegung. Dies führt zu fibröser Atrophie und Verkürzung von Muskeln und Sehnen. Kontrakturen verschlechtern sich überdies durch das Längenwachstum besonders in der Pubertät.
Bei Kindern mit geringer oder moderater Spastik besteht meist bei langsamen Bewegungen kein erhöhter Widerstand. Wenn dabei ein „Wachs"- oder „Bleirohr"-artiger Widerstand empfunden wird, liegt meist eine Dystonie vor.
Die Dystonie tritt erst mit 18–24 Monaten, die Ataxie sogar erst mit 30–36 Monaten hervor.

- Fußkloni sind bei Säuglingen am bestem im Sitzen mit Rücken vor dem Untersucher zu erhalten.
- Trinkstörung beim Säugling oft frühes Zeichen der Dystonie.

36.4.5 Diagnostik

Die **Beobachtung des Kindes** – z. B. während der Anamneseerhebung – ist wesentlicher Bestandteil der Untersuchung und gibt Aufschluss über Spontanbewegung, Umweltreaktivität, soziale Interaktion und Verhältnis zu den Eltern. Verhaltensbesonderheiten (Essen, Schlafen, 3-Monatskoliken) erfassen! Auf Dysmorphiezeichen während der physischen Untersuchung achten. Perzentilen für Größe, Gewicht, Kopfumfang aufzeichnen. Sensorische Defizite (Sehen, Hören) gezielt erfragen und prüfen.

Bei gesicherter kausaler Diagnose, z. B. schwerer perinataler Asphyxie, sind in der Regel keine weiteren Untersuchungen notwendig.

- In der **Ultraschalluntersuchung** des Schädels (solange Fontanelle offen ist) sieht man bereits typische Läsionsmuster (Blutungen, PVL, multizystische Enzephalopathie, Infarkt) oder Fehlbildungen des Gehirns.
- Die **Magnetresonanztomographie (MRT)** ist sensitiver bei Schädigungen des Cortex und des Hirnstamms. Wenn vertretbar, die voranschreitende Myelinisierung abwarten (ab dem Alter von 12–18 Monaten).
- Die **Computertomographie** hat Vorrang zur Darstellung von Verkalkungen, die sich im MRT nicht gut abbilden lassen, und zur Beurteilung der Ventrikelweite.

Das Epilepsie-Risiko korreliert mit der Beteiligung des Cortex, das der motorischen und kognitiven Beeinträchtigung mit Läsionen der Zentralregion und der Stammganglien.

! Infarkte sind oft erst einige Tage nach Geburt sichtbar.

Spezielle Laboruntersuchungen nur gezielt, d. h. entsprechend dem Läsionsmuster, einzusetzen:

- STORCH-Screening zur Abklärung intrauteriner Infektionen (☞ 43.2),
- Chromosomenanalyse bei Dysmorphiezeichen,
- Molekulargenetische Untersuchungen bei konkreter Verdachtsdiagnose,
- Bei Infarkt oder Sinusvenenthrombose Thrombophilie-Abklärung: Protein C und S, APC-Resistenz, AT III,

Homocystein, Faktor-V-, Prothrombin- und MTHFR-Mutation, Antiphospholipide, CDT,
- Stoffwechseldiagnostik und Diagnostik zum Ausschluss neurodegenerativer Erkrankungen: bei V.a. progredienten Verlauf oder bei atypischer Neurologie.

Bei unklarer spastischer Diplegie oder dyskinetischer CP auch an Segawa-Dystonie denken!
Diagnostik zur **Beurteilung zusätzlicher Funktionsstörungen** großzügig einsetzen:
- Kognitives Entwicklungsprofil quantifizieren: bis 3 Jahre **Entwicklungsdiagnostik,** danach und im Schulalter **neuropsychologische Testung.**
- **Ausschluss einer Seh- oder Hörstörung:** grundsätzlich augenärztliche Untersuchung (Brückner-Test oder Photoscreener) und ein Hörscreening (OAE-Screener, ggf. evozierte Potentiale).

Ableitung eines EEGs bei V.a. epileptische Anfälle. Bei allen Säuglingen mit schweren Parenchymläsionen oder Fehlbildungen, v.a. bei mangelnden kognitiven Entwicklungsfortschritten, wegen des hohen Risikos einer schwer erkennbaren Epilepsie mit negativen Auswirkungen auf die Gesamtentwicklung.

36.4.6 Differenzialdiagnosen

- Im ersten Lebensjahr: normvariante Entwicklung,
- Langsam progressive Spastik mit genetische Ursache,
- Familiäre spastische Paraplegie,
- Dystonie, Segawa-Dystonie,
- Ataxie meist genetisch, teils sehr langsam progressiv,
- Mentale Retardierung,
- Autismus (☞ 42.6),
- ADHS (☞ 42.3.)

> Bei Entwicklungsknick oder gar Regression immer EEG und weitere Diagnostik veranlassen!

Neuro- und Myopathien fallen durch Entwicklungsverzögerung und muskuläre Hypotonie ohne Spastik auf.

36.4.7 Konventionelle Therapie

Der strukturelle Hirnschaden ist generell nicht zu beseitigen. Die Plastizität des Gehirns erlaubt aber meist eine Verbesserung der funktionellen Defizite. Das Therapiekonzept muss allen vorliegenden Funktionsstörungen gerecht werden. Im ersten Lebensjahr steht die krankengymnastische Behandlung der motorischen Störung im Vordergrund. Defizite von Sinnesfunktionen früh feststellen und wenn möglich ausgleichen (Brille, Hörgerät)! Motivation und Belastbarkeit von Patient und Familie sind begrenzt, sodass individuell und altersphasenbezogen angemessene Ziele und entsprechende Therapieschwerpunkte zu setzen sind.
Das Behandlungskonzept ist langfristig und interdisziplinär auszurichten.

Funktionelle Übungsbehandlung der motorischen Störungen
- Die **krankengymnastische Behandlung** wird meist bereits im Verdachtsfall begonnen (☞ 46.1). Nach Diagnosestellung ist sie praktisch immer indiziert. Über geeignete Dehnung wird der gesteigerte Eigenreflex desensibilisiert und der volle Bewegungsumfang der Gelenke erhalten. Globale Ziele sind die Korrektur abweichender motorischer Muster, die Verbesserung des sensomotorischen Lernens und die Vermeidung von Kontrakturen und Skelett-Fehlhaltungen. Die Methoden nach **Vojta** und **Bobath** werden am häufigsten angewendet.
- **Ergotherapie** ist indiziert zur Verbesserung von Haltung, Tonus, Handfunktion und Handlungskompetenz im Alltag.
- **Logopädische Behandlung** erfolgt zur Verbesserung der Mundmotorik, des Schluckens und Kauens, sowie zur Verbesserung von Artikulation und Phonation.

Verordnung von Hilfsmitteln
- Schienen, Innenschuhe (Vermeidung von Fehlstellungen, Kontrakturprophylaxe),
- Sitzschale (Hilfe beim Essen und Spielen),
- Stehbrett (Stehhilfe, Orthostasetraining, Osteoporoseprophylaxe),
- Rollstuhl, Rollator (Mobilitätshilfe),
- Badehilfe, Pflegebett (Pflegehilfsmittel).

Medikamentöse Therapie
- **Muskelhypertonie:** Baclofen, Tetrazepam, Tizanidin, Memantin,
- **Dystonie:** L-Dopa, Trihexyphenidyl, Tetrabenazin,
- **Kontrakturen:** Lokale Injektion von Botulinumtoxin A in die vorwiegend betroffenen Muskeln, sofern noch eine ausreichende Dehnung möglich,
- **Schwere, schmerzhafte Tonussteigerungen** des unteren Rumpfes und der Beine: intrathekale Baclofen-Gabe über subkutanes Pumpsystem.

Operative Behandlung von Sekundärproblemen
Operative Maßnahmen bei Kontrakturen (Spitzfuß, Adduktoren), Hüftluxationen und Skoliosen. Immer ist eine intensive krankengymnastische Therapie vor und nach dem Eingriff erforderlich. Operative Maßnahmen können durch Botulinumtoxin-Injektionen aufgeschoben, zum Teil auch vermieden werden.

Therapie zusätzlicher Störungen
- Kognitive Probleme: Frühförderung, Heilpädagogik,
- Verhaltensstörungen: Heilpädagogik, Verhaltenstraining,
- Sehstörung: Seh-Frühförderung, Förderbeschulung, Schielbehandlung, Korrektur von Brechungsfehlern,
- Hörstörung: Mittelohrsanierung, Hörgeräte, Cochlear-Implantat,
- Epilepsie: antikonvulsive Behandlung (☞ 36.6).

Förderung und Integration
Individuelle Entscheidung über die Eingliederungsmöglichkeiten:
- Regelkindergarten/-schule,
- Integrativer Kindergarten/-schule,
- Betreuung in heilpädagogischer Sondereinrichtung.

36.4.8 Komplementäre Therapie

Max Haidvogl

Die komplementäre Therapie kann die Basisbehandlung durch Physiotherapie, Ergotherapie etc. sinnvoll ergänzen, aber natürlich nicht ersetzen.

Akupunktur

Bei Kindern mit infantiler Zerebralparese hat sich vor allem die **Laserakupunktur** bewährt. Die Auswahl der Punkte ist nicht immer einfach, bezüglich der Einzelheiten wird auf das Buch Tenk-Haidvogl verwiesen. Es gibt aber einige wichtige Punkte, die in fast allen Therapieschemata verwendet werden können (☞ Tab. 36.4-2; Auffinden der Punkte ☞ 44.1.5).

Tab. 36.4-2: Wichtige Akupunkturpunkte in der Behandlung der Infantilen Zerebralparese

Indikation		Geeignete Punkte
Zur Senkung des abnormen Muskeltonus		Le 3 (30 sec.), Gb 34
Bei primärer Muskelhypotonie		Le 2, Gb 34
Bei starker athetotischer Bewegungsunruhe		Ni 1 (30 sec.)
Tonisierung des gesamten Organismus und Ausgleich des Antriebs		Du 20 (Bai Hui), Di 4, Ma 36, Bl 23, Lg 4
Behandlung der abnormen Haltungs- und Bewegungsmuster	Rumpfkontrolle	Du 20 (Bai Hui), Du 14 (Da Zhui), Du 4, Bl 23, Bl 60
	Bewegungsstörung der oberen Extremität	Di 4, 3E 5, Pe 6, Di 10
	Kontrakturen im Schulterbereich	Di 15, 3E 14
	Kontraktur im Hüftbereich	Ma 36, Mi 6, Gb 34, Bl 36 (Cheng Fu), Bl 60
	Bewegungsstörung der unteren Extremität	Gb 34, Ma 36, Mi 6, Bl 60, Ni 3 (Tai Xi), Le 3

Grundregeln der Therapie:
- Alle angegebenen Punkte werden 15 Sekunden lang stimuliert, eine Ausnahme ist der Punkt Le 3, der zur Senkung des Muskeltonus 30 Sekunden lang stimuliert werden muss. Das gleiche gilt für den Punkt Ni 1, der zur Verminderung athetotischer Muster eingesetzt wird.
- In einer Therapiesitzung sollten nicht mehr als 5–8 Akupunkturpunkte auf jeder Seite verwendet werden, da bei „Reizüberflutung" durch zu viele therapierte Punkte die Wirkung der wichtigen Punkte eher geringer ist.
- Bei symmetrischer Verteilung der Bewegungsstörung wird beidseitig behandelt, bei einer Hemiplegie werden nur die Punkte an der betroffenen Körperseite therapiert, wobei Punkte mit Wirkung auf die gesamten Körperfunktionen wie Di 4, Ma 36, Mi 6 oder Le 3 beidseits behandelt werden.
- Am Beginn der Therapie sollte 2 mal pro Woche behandelt werden, nach der 3. Woche genügt auch eine Sitzung pro Woche. Eine Behandlungsserie umfasst im Allgemeinen 10 Sitzungen, danach folgt eine Pause von mehreren Monaten. Den neuerlichen Behandlungsbeginn können die Eltern bestimmen, die meist sehr gut abschätzen können, wann die Wirkung der Therapieserie nachlässt.

Ein Therapieschema bei einem Kind mit spastischer Diplegie könnte z. B. folgendermaßen aussehen:
- 1., 3., 5., 7. und 9. Sitzung: Di 4, 3E 5, Pe 6, Gb 34, Ma 36, Le 3 (plus1 – 2 lokal wichtige Punkte),
- 2., 4., 6., 8. und 10. Sitzung: Dü 3, Du 14, Du 4, Bl 40, Bl 60, Mi 6, Le 3.

In der ersten Gruppe wurden vor allem Punkte zur Behandlung der Bewegungsstörungen der Extremitäten und zur Senkung der Muskelhypertonie verwendet, die Punkte in Gruppe 2 dienen vor allem der Stabilisierung des Rumpfes und der Behandlung der allgemeinen Strecktendenz des Körpers.

Akupressur (☞ 44.1)
Den Eltern können Punktkombinationen für eine tägliche Massage mitgegeben werden. Dafür eignen sich vor allem Punkte, die auch für den Laien leicht zu finden sind. Die Punkte werden jeweils 30 Sekunden lang mit leichtem Druck massiert:

- Für die Handfunktion: Pe 6/3E 5 (mit Daumen und Zeigefinger gleichzeitig massieren), Di 4;
- Gegen den Spitzfuß: Ni 3/Bl 60 (mit Daumen und Zeigefinger gleichzeitig massieren), Le 3 (mit stumpfer Häkelnadel oder ähnlichem 30 Sekunden lang mit starkem Druck stimulieren).

Anthroposophische Medizin
Medikamentös stehen in der Behandlung von Kindern mit infantiler Zerebralparese je nach vorherrschendem Symptom im Vordergrund:

- Bei ausgeprägter Spastik:
  - Lathyrus sativus D6: 4 mal tgl. 5 – 10 Tr. oder Glob.,
  - Bryophyllum 50 % Trit.: 3 mal tgl. ½ – 1 TL,
- Bei kühlen und zur Kontraktur neigenden Extremitäten: Melissa cupro culta Rh D3: 3 mal tgl. 5 – 10 Tr. oder Glob.,
- Bei deformierten, kontrakten Gelenken und dysharmonischer Bewegung: Tabacum cupro cultum Rh D3: 3 mal tgl. 5 – 10 Tr. oder Glob. unterstützt von abendlichen Einreibungen der Hände und/oder Füße mit Cuprum met. Praep. 0,4 % Salbe (Anregung des Wärmeorganismus).

Äußerlich kommen insbesondere zur Anregung des Lebensorganismus Einreibungen mit 10 %igem Rosenöl und/oder Primula-Muskelnähröl zur Anwendung. Ideal ist es, wenn diese Substanzen im Rahmen einer rhythmischen Einreibung (☞ 45.2) angewandt werden können.
Auffallend regelhaft profitieren Kinder mit infantiler Zerebralparese von übenden Verfahren inklusive bei Bedarf heilpädagogischer Betreuung und künstlerischen Therapien aus dem Bereich der anthroposophischen Medizin (Heileurythmie, Musiktherapie).

Homöopathie
Die Basisbehandlung besteht in einer Konstitutionstherapie (☞ 44.4). Dabei müssen wie beim gesunden Kind die individuellen Symptome zur Auswahl des Konstitutionsmittels herangezogen werden, die klinische Diagnose ist fast bedeutungslos.
Einige Mittel haben sich zusätzlich zur Behandlung des abnormen Muskeltonus und der abnormen Tonusverteilung bewährt. Es werden anfangs jeden 2. Tag 5 Globuli gegeben, nach einigen Wochen können die Eltern sie je nach Symptomatik seltener verabreichen:

- **Cuprum D30:** wichtigstes Mittel gegen den spastisch erhöhten Muskeltonus und spastische Muster wie Faustbildung und Spitzfuß;
- **Zinkum D30:** bei spastisch erhöhtem Muskeltonus mit Zuckungen besonders der unteren Extremitäten und ruhelosen Beinen;
- **Nux vomica D30:** Muskelspasmen, besonders im Rücken und untere Extremitäten, allgemeine Reizbarkeit, Zornausbrüche;
- **Agaricus D30:** bei athetotischer oder choreatischer Bewegungsunruhe, Grimmassieren;
- **Causticum D30:** bei Muskelhypotonie.

EBM
Zur komplementärmedizinischen Therapie bei infantiler Zerebralparese liegen keine publizierten Studien der EBM-Grade 1 oder 2 sowie keine Konsensusempfehlungen vor. Allgemeine Bewertung der einzelnen Therapieverfahren ☞ 44.1, 44.4, 44.5.

36.4.9 Integrativer Stufenplan

Komplementäre Maßnahmen können bei entsprechender Erfahrung parallel zur konventionellen Therapie angewandt werden (EBM gesicherte Daten zur Unbedenklichkeit und Wirksamkeit liegen nicht vor).

36.4.10 Prognose

Restitutio ad integrum meist nicht möglich. Verbesserung funktioneller Defizite und der psychosozialen Integration durch interdisziplinäre Therapie.

Literatur
1 Scherzer AL: Early Diagnosis and Interventional Therapy in Cerebral Palsy. Dekker, New York 2001

[2] Tenk H, Haidvogl M: Akupunktur-Praktikum für die Therapie des behinderten Kindes. Maudrich Verlag Wien-München-Bern, 2. Auflage 1993
[3] Pothmann R, Stux G: Zur Behandlung der spastischen Bewegungsstörungen mit Akupunktur unter besonderer Berücksichtigung des Kindesalters. Orthopäd Prax 1982(6): 457

36.5 Fazialisparese

Peter Herkenrath (Konventioneller Teil)
Max Haidvogl (Komplementärer Teil)

36.5.1 Ätiologie

Peter Herkenrath

Fazialisparesen sind meist einseitige, sich akut oder innerhalb von Tagen entwickelnde Lähmungen der Gesichtsmuskulatur. Ursachen sind am häufigsten Entzündungen, aber auch Traumen, Kompression, Blutungen oder Ischämie.

Entzündungen treten bei verschiedenen Infektionen, z. B. Borreliose, Herpes simplex, EBV und zahlreiche andere Viren, bei granulomatösen Erkrankungen und multipler Sklerose auf.

Typisch ist die sog. **idiopathische periphere Fazialisparese** (Bell'sche Parese), verursacht durch entzündliche Kompression im Felsenbein proximal des äußeren Fazialisknies.

Bei Neugeborenen sieht man häufig eine **partielle Fazialisparese** durch einseitige Hypoplasien des M. depressor anguli oris (1:200), seltener durch perinatale Traumata (Forceps) und nur ausnahmsweise eine vollständige periphere Fazialisparese oder zentrale Fazialisparese (evtl. weitere Hirnnervenparesen: Moebius-Syndrom).

36.5.2 Epidemiologie

Bei älteren Kindern Ursachenspektrum (s. o.) und Inzidenz ähnlich wie bei Erwachsenen (1–2 pro 10 000 p.a.).

36.5.3 Einteilung

- **Zentrale Fazialisparese:** Störung des 1. motorischen Neurons: Stirnrunzeln meist möglich.
- **Periphere Fazialisparese:** Störung des 2. motorischen Neurons: Stirnrunzeln meist nicht möglich.

Einteilung der Schweregrade ☞ Tab. 36.5-1.

Tab. 36.5-1: Schweregrade der peripheren Fazialisparese nach House und Brackman

Grad	Dysfunktion	Symmetrie und Tonus in Ruhe	Lidschluss	Mund asymmetrisch
1	Normale Funktion			
2	Gering (leichte Synkinesie)	Normal	Komplett	Gering
3	Moderat (offensichtliche Asymmetrie)	Normal	Mit Anstrengung komplett	Gering mit Anstrengung
4	Mittelschwer	Gestört	Inkomplett	Asymmetrisch
5	Schwer (kaum Aktion)	Deutliche Asymmetrie	Inkomplett; Stirn ohne Bewegung	Geringe-Aktion
6	Totale Parese			

> Stirnrunzeln erholt sich als erstes bei peripherer Fazialisparese. Innervation des oberen Fazialisastes variiert.

36.5.4 Klinik und Leitsymptome

Neben der motorischen Schwäche (s. o.) treten je nach Läsionsort in proximaler Richtung weitere Symptome hinzu:

- Geschmacksstörung, verminderte Speichelsekretion (Chorda tympani),
- Hyperakusis (Parese M. stapedius),
- Tränen- und Speichelsekretion gestört (N. petrosus sup., Ganglion geniculatum),
- Hirnnervenparesen, Hemiparese (Pontines Syndrom),
- Zentrale Fazialisparese, als Teil einer Hemiparese (Störung des 1. Motoneurons), oder als seltene Variante: emotionale Parese mit Asymmetrie nur bei unwillkürlicher Innervation, z. B. beim Lachen oder Weinen.

Typisch für die Bell'sche Parese sind Dysästhesien, Gesichts- und Ohrenschmerzen (50 %).

36.5.5 Diagnostik

Basisdiagnostik
- Neurologische Untersuchung, inkl. Hirnnervenfunktion, Prüfung von Geschmack und Tränensekretion,
- Klinischer Ausschluss Otitis, Mastoiditis,
- Basislabor mit Entzündungsparametern,
- Serologie (Borreliose, HSV, EBV, evtl. FSME, HIV).

Spezielle Diagnostik im Einzelfall
- EMG/ENG,
- Hirnstammreflexe (Blink, Masseter, Stapedius),
- MRT Felsenbein,
- Liquor mit Serologie.

36.5.6 Differenzialdiagnosen

- Tumor (☞ 41.3), M. Recklinghausen (langsame Entwicklung),
- Basale Meningitis (☞ 36.3), Meningeosis, Bulbärsyndrom (Hirnnerven, Liquor, MRT),
- Guillain-Barré-Syndrom, Fisher-Syndrom (Hirnnerven, Ataxie, MER),
- Melkersson-Rosenthal-Syndrom (Ödem, Lingua plicata, bds. Fazialisparese),
- Familiäre Fazialisparese,
- Hypoplasie des M. depressor anguli oris („Schiefes Schreigesicht" beim Neugeborenen ohne sonstige Zeichen der Fazialisparese).

36.5.7 Konventionelle Therapie

Bekannte Ursachen gezielt behandeln! Augenschutz bei inkomplettem Lidschluss wichtig (Uhrglasverband, Hydrogel-Augensalbe, Vermeidung vom Staub).
Bei peripherer Fazialisparese:
- Prednisolon (1 mg/kg/d über 7 Tage, bei schlechter Erholung weitere 7 Tage, dann rasch ausschleichen),
- Rheologische Therapie umstritten (Stennert-Schema),
- Physiotherapie (☞ 46.1),
- Cephalosporin bei Liquorpleozytose (30 – 50 % Borreliose),
- Aciclovir bei HSV- und HHV-3-Infektion, ungezielte Therapie umstritten.

36.5.8 Komplementäre Therapie

Max Haidvogl

Akupunktur

Nadelakupunktur und Laserakupunktur haben sich in der Behandlung sowohl akuter als auch chronischer Fälle von peripherer Fazialisparese bewährt. Im Kindesalter ist die Laserakupunktur vorzuziehen, jeder ausgewählte Punkt wird 15 Sekunden lang bestrahlt. Bei einer Sitzung werden 8 bis 10 Punkte ausgewählt, die dann bei weiteren Sitzungen gewechselt werden können. Im akuten Stadium werden die Punkte auf beiden Seiten behandelt, bei älteren Fällen erfolgt die Therapie nur auf der betroffenen Seite, Fernpunkte werden weiterhin beidseits behandelt. Als Behandlungsintervall empfiehlt sich im Akutfall ein Behandlungsabstand von 2 – 3 Tagen, bei chronischen Fällen kann auch einmal wöchentlich therapiert werden.
Lokale Punkte:
- Für Stirn und Auge: Ex-HN 3 (Yin Tang), Ex-HN 5 (Tai Yang), Bl 2 (Zan Zhu), Gb 14 (Yang Bai), Dü 18 (Quan Liao), Ma 2 (Si Bai);
- Für Bereich Oberlippe: Du 26 (Ren Zhong), Di 20 (Ying Xiang), Ma 7 (Xia Guan);
- Für Bereich Unterlippe: Ren 24 (Cheng Jiang), Ma 4 (Di Cang), Ma 6 (Jia Che), 3E 17 (Yi Feng).

Fernpunkte:
- Di 4 und Ma 36: beeinflussen die gesamte Gesichtsregion),
- Gb 20 (Feng Chi): als „Windpunkt", da die akute Fazialisparese im Sinne der TCM eine Windkrankheit darstellt.

Zum Auffinden der Punkte ☞ 44.1.5.

Homöopathie

Die Wirkung der Homöopathie ist nicht so zuverlässig wie die der Akupunktur. Die Auswahl der Mittel ist schwierig, manchmal helfen Auslösung und Begleitsymptome weiter. In der Literatur wird der Einsatz folgender Mittel beschrieben:
- **Aconit D30:** bei plötzlichem Auftreten der Lähmung besonders nach kaltem Wind;
- **Cadmium sulfuricum D30:** bei Auftreten nach kaltem Wind (zum Beispiel nach Fahrradfahren), eventuell Sprach- und Schluckstörung;
- **Causticum D12:** bei langsamem Auftreten der Symptomatik nach Kälte, Nässe, Wind;

- **Gelsemium D30:** bei zusätzlicher Sensibilitätsstörung in der Zunge;
- **Natrium muriaticum D30:** bei Gesichtsschmerzen, Gefühlsstörung der Zunge;
- **Platinum D30:** vor allem bei rechtsseitiger Paralyse mit Gefühlsstörung von Mund und Lippen;
- **Hypericum D12:** Johanniskraut gilt als Basismittel für die Wiederherstellung einer gestörten Funktion peripherer Nerven.

EBM

Zur komplementärmedizinischen Therapie bei Fazialisparese liegen keine publizierten Studien der EBM-Grade 1 oder 2 sowie keine Konsensusempfehlungen vor. Allgemeine Bewertung der einzelnen Therapieverfahren ☞ 44.1, 44.4.

36.5.9 Integrativer Stufenplan

Stufe	Klinik	Konventionelle Therapie (☞ 36.5.7)	Komplementäre Therapie (☞ 36.5.8)	EBM-Bewert. kompl. Therapie
1	Akutmaßnahmen bei Auftreten der Fazialisparese	Prednisolon 1 mg/kgKG, Ggf. spezifische Therapie (Borrelien, Herpes)	Aconit D30	5
			Akupunktur Gb 20	5
2	Therapie der ersten Woche	Fortsetzung Stufe 1	Akupunktur	5
			Bei langsamem Auftreten: Causticum D12	5
			Bei Gesichtsschmerz: Natrium muriaticum D30	5
			Hypericum D12 als Basismittel	5
4	Bei schlechter Rückbildung (erst nach einigen Wochen)	Elektrotherapie	Hypericum D12	5
			Zusätzlich passendes Konstitutionsmittel (☞ 44.4) in D30	5

36.5.10 Prognose

Relativ gut bei Bell'scher Parese, über 90 % funktionell gute Erholung. Rezidiv in 10 %.

Neben eventuellen Restparesen entstehen häufig Residuen durch falsche Reinnervation:

- Synkinesien,
- Kontrakturen,
- Fehlinnervation vegetativer Funktion (z. B. Krokodilstränen),
- Selten Spasmus hemifacialis (mit Botulinustoxin gut behandelbar).

Literatur

1 House JW, Brackman DE: Facial nerve grading system. Otol Head Neck Surg 1985; 93: 146–7

2 Sittel C, Stennert E: Antiphlogistisch-rheologische Infusionstherapie der idiopathischen Fazialisparese – Erfahrungen und Ergebnisse in 344 Fällen. HNO 2000; 48: 573–82

3 Grogan PM, Gronseth GS: Practice parameter: Steroids, aciclovir, and surgery of Bell´s palsy (an evidence based-review) Report ANN. Neurology 2001; 56: 830–6

36.6 Epilepsien

Peter Herkenrath (Konventioneller Teil)
Max Haidvogl (Komplementärer Teil)

36.6.1 Ätiologie

Peter Herkenrath

Epilepsien sind chronische Erkrankungen des ZNS, die durch **rezidivierende, in der Regel unprovozierte zerebrale Anfälle** gekennzeichnet sind.

Die viel häufigeren epileptischen Gelegenheits-Anfälle werden akut durch anfallsfördernde Bedingungen ausgelöst (z. B. Fieberkrämpfe, ☞ 36.2). Auch ein erster unprovozierter epileptischer Anfall erlaubt nicht die Diagnose einer Epilepsie. Beides sind nicht per se chronische ZNS-Erkrankungen und müssen allenfalls akut behandelt werden.

Anfälle basieren auf einer paroxysmalen, meist selbstlimitierenden, regional begrenzten oder generalisierten zerebralen Hyperexzitabilität. Abnorm große Nervenzellgruppen entladen sich mehr oder weniger rhythmisch und rufen dabei unwillkürliche Verhaltens- und/oder Befindensstörungen hervor. Meistens sind diese Entladungen während eines Anfalles im Oberflächen-EEG nachweisbar. Genetische und läsionelle Faktoren bestimmen Art und Verlauf des jeweiligen Epilepsie-Syndroms.
Typische **Provokationsmechanismen** sind:
- Schlafentzug, evtl. in Kombination mit Alkoholkonsum,
- Drogen, Medikamente, toxische Substanzen,
- Unterzuckerung durch Fastenperiode,
- Hyperventilation,
- Visuelle Stimuli: Fernsehen, Computerspiele (nicht „Gameboy"),
- Selten andere Stimuli, z. B. Geräusch, Berührung, Schmerz, Miktion u. a.

36.6.2 Epidemiologie

Die Prävalenz liegt bei 50/10 000, die kumulative Inzidenz im Kindes- und Jugendalter bei 1 – 2 %.

36.6.3 Einteilung

Die Analyse der Anfallsabläufe führt zur semiologischen Klassifikation der Anfallsformen. Sie folgt funktionellen Kriterien (☞ Tab. 36.6-1).

Tab. 36.6-1: Klassifikation der Anfallsformen nach funktionellen Kriterien

Funktion	Anfallsform
Motorik	Motorischer Anfall • einfach-motorisch • komplex-motorisch
Bewusstsein	Absence bzw. dialeptischer Anfall
Wahrnehmung	Aura
Vegetativum	Vegetativer Anfall

Bei vielen Anfallsformen kann auf die somatotope Lokalisation oder zumindest auf die Hemisphäre des Anfallsursprungs geschlossen werden (s. u.).

Die Klassifikation der Epilepsie bzw. des Epilepsie-Syndroms erfolgt auf der Grundlage aller klinischer Informationen, d. h. Anfallssemiologie, Alter, neurologischer Befund, EEG, strukturelle (MRT, CT) und funktionelle Bildgebung (fMRT, PET).
Die Internationale Klassifikation der Epilepsien und epileptischen Syndrome folgt zwei Einteilungsachsen:
- Nach ätiologischen Gesichtspunkten,
- Nach lokalisatorischen Gesichtspunkten.

Epileptische Anfälle können **fokal** und **generalisiert** auftreten:
- **Fokale Anfälle** werden unterschieden nach ihrer Ursprungsregion und der dafür typischen Symptomatik. Sie sind „einfach", wenn das Bewusstsein (Bewusstheit und/oder Reagibilität) erhalten ist, oder „komplex", wenn das Bewusstsein eingeschränkt ist. Bei der Ausbreitung der Erregung über den gesamten Kortex kommt es zu einem sekundär generalisierten Anfall.
- **Primär generalisierte Anfälle** – mit Beteiligung beider Hemisphären von Beginn an – gehen immer mit einem Bewusstseinsverlust einher. Sie treten entweder als Absence auf (Bewusstseinspause, teils mit geringen motorischen oder vegetativen Begleitsymptomen; „Petit mal") oder als motorischer Anfall mit tonischem, klonischem oder atonischem Muster. Der typische Vertreter ist der generalisierte tonisch-klonische Krampfanfall („Grand mal").

36.6.4 Klinik und Leitsymptome

Leitsymptom der Epilepsie sind die epileptischen Anfälle. Die Klinik ist durch die Anfallsform des jeweiligen Epilepsie-Syndroms bestimmt.
Epilepsie-Syndrome sind typische Symptom-Kombinationen mit charakteristischem Alter bei Beginn, Anfallssemiologie, neurologischen und klinischen Befunden, EEG und Neuroimaging. Sie erlauben eine verbesserte Therapieselektion, Prognosestellung und Beratung der Familie. Die in Tab. 36.6-2 dargestellten Krankheitsbilder sind nur eine Auswahl.

Tab. 36.6-2: Epilepsie-Syndrome

Gruppe	Syndrom	Häufigkeit, Beginn	Klinik	Befunde	Prognose, Therapie
Idio pathische generalisierte Epilepsien	**Benigne myoklonische Epilepsie des Kleinkindes**	Selten, Beginn: 1.–3. Lj.	Unauffällige klinische Untersuchung und Entwicklung; blitzartige Zuckungen der Arme und des Kopfes während des Wachseins und im leichten Schlaf, die im tieferen Schlaf verschwinden	EEG immer abnormal; 3 Hz spike-and-wave-Komplexe während der Myoklonien, Bildgebung unauffällig.	Gute Prognose, Valproat meist effektiv.
	Juvenile myoklonische Epilepsie (Janz)	Häufigste idiopathische generalisierte Epilepsie, Beginn: 8–30 Jahre (Mittel 14 Jahre)	Myoklonien, Absencen und generalisierte tonisch-klonische Anfälle, Anfälle kurz nach Aufwachen, besonders nach Schlafentzug und Alkohol	Iktales EEG zeigt polyspike-slow-wave-Komplexe; interiktal generalisierte irreguläre spike- und polyspike-wave-Komplexe; Photosensitivität ist häufig	Sehr gutes Ansprechen auf Valproat
	Absence-Epilepsie des Kindesalters	2–5 % der Epilepsien, Beginn: 3–12 Jahre (Mittel 6–7 Jahre); Mädchen häufiger	Häufige Absencen mit abruptem Beginn und Ende (bis > 100/d), vereinzelt generalisierte tonisch-klonische Anfälle (< 10 %)	Generalisierte 3Hz spike-and-wave-Komplexe im iktalen und interiktalen EEG; Kinder ansonsten neurologisch unauffällig.	Meist gute Prognose, Valproat
	GEFS+ (Generalisierte Epilepsie mit Fieberkrämpfen)	Selten (1,5 % der kindlichen Epilepsien), autosomal dominant vererbt; Mutation im Na-Kanal (SCN1B)	Beginn häufig mit febrilen Grand Mal. Vereinzelte GTCS, seltener auch fokale Anfälle, totale Anfallszahl typischerweise unter 5	Interiktales EEG häufig unauffällig	Gute Chance der Remission, normale Intelligenz
Symptomatische generalisierte Epilepsien	**West-Syndrom, BNS-Leiden**	Beginn: im 1. Lj. (Mittel 4–7 Monate)	Trias aus Enzephalopathie mit mehr oder weniger ausgeprägten Epilepsietyp. Potentialen (Hypsarrhythmie), Entwicklungsstillstand und infantilen Spasmen; **B**litz-**N**ick-**S**alaam-Anfälle: kurze Atonie gefolgt von tonischer Kontraktion der axialen und proximalen Rumpfmuskulatur	Einteilung in symptomatische und idiopathische Form; symptomatische Form z. B. bei: Tuberöser Sklerose, Sturge-Weber-Syndrom, Porenzephalen Zysten nach Infarkt oder Periventrikulärer Leukomalazie u.v.a.	Prognose der idiopathischen Form meist besser.
	Lennox-Gastaut-Syndrom	Beginn: um 2 Jahre, vor dem 8. Lj.	Begriff häufig allgemein für pharmakoresistente Epilepsien gebraucht; tonische Anfälle (nachts!) und atypische Absencen häufig, atonische Anfälle selten	Interiktale EEG-Pathologie und diffuse kognitive Dysfunktion; typische EEG-Muster oft erst nach 3–4 Jahren: langsame spike-and-wave-Komplexe oder multifokale sharp waves	Mentale Retardierung entwickelt sich langsam; nicht bei allen Patienten

Gruppe	Syndrom	Häufigkeit, Beginn	Klinik	Befunde	Prognose, Therapie
Fokale Epilepsien	**Benigne fokale Epilepsie mit okzipitalen Paroxysmen (Panayiotopoulos-, Gastaut-Typ)**	Tritt im Kleinkind- und Grundschulalter auf.	Visuelle Halluzinationen, transiente Blindheit, Automatismen wie bei fokalen motorischen Anfällen; postiktale Kopfschmerzen in 25 % der Fälle	Neurologischer Befund normal; EEG: bi-okzipitale Paroxysmen in Ketten, EEG-Befund verschwindet mit Augenöffnen	Gute Prognose, Anfälle enden im Jugendalter
	Benigne fokale Epilepsie mit zentrotemporalen spikes (Rolandi-Epilepsie)	Etwa 15–20 % der kindlichen Epilepsien, Beginn: 2.–7. Lj.	Anfälle häufig zunächst nur nachts; Symptome: periorale und orale Parästhesien, fokale motorische Anfälle: Gesicht, Gesicht und Hand, selten untere Extremitäten; Speicheln, Aphasie und generalisierte tonisch-klonische Anfälle	Neurologischer Befund normal; EEG: triphasische spikes oder sharp waves zumeist zentrotemporal	Therapie ist nicht immer erforderlich; Anfälle sprechen gut auf Sultiam oder Carbamazepin an. Anfälle hören nach Pubertät auf.
	Epilepsie mit kontinuierlichen spike-wave-Mustern im Schlaf (CSWS)	Beginn im Kleinkindalter	Vorwiegend nächtliche Anfälle, fokal oder generalisiert; zum Teil auch keine Anfälle; häufig Demenz, besonders Aphasie	EEG zeigt generalisierte epilepsietypische Aktivität während mindestens 80 % des Tiefschlafs (Stadium 3 und 4); Wach-EEG mit fokalen und generalisierten spikes	Behandlung wie bei Landau-Kleffner-Syndrom; Anfälle verschwinden nach Pubertät.
	Landau-Kleffner-Syndrom	Beginn mit 1–3 Jahren, Ätiologie unbekannt, vermutlich identisch mit Rolandi-Epilepsie und CSWS-Epilepsie	Leitsymptom: mangelnde oder regressive Sprachentwicklung; fokale oder generalisierte Anfälle treten bei 75 % auf, aber sind nicht häufig und werden mit der Zeit seltener	Interiktales EEG: multifokale spikes oder sharp waves; keine strukturellen Läsionen (MRT)	Anfälle meist unproblematisch; Prognose der Aphasie und begleitender kognitiver Störungen weniger gut; Therapie mit Sultiam, Clobazam, evtl. Steroiden oder Epilepsiechirurgie (multiple subpiale Transsektionen).
	Watanabe-Syndrom	3–10. Lebensmonat, wahrscheinlich Störung in Ionenkanal	Fokale Anfälle im Wachen oder Schlaf; teils nur Auren, Automatismen oder Apnoen; häufig in Clustern	Positive Familienanamnese, neurolog. Befund normal, keine strukturelle Läsion (MRT), häufig normales interiktales EEG!	Gute Prognose, spontanes Sistieren der Anfälle nach 1. Lj., gutes Ansprechen auf CBZ und SLT

36.6.5 Diagnostik

Eine stationäre Abklärung ist erforderlich bei anhaltender Bewusstseinstrübung, neurologischer oder psychiatrischer Auffälligkeit sowie bei V.a. symptomatische Epilepsie.

> Die exakte Anfallsanamnese und -analyse ist extrem wichtig. Auch „kleinere", wiederholt vorausseilende Ereignisse sind von Bedeutung, da durch sie die Diagnose einer Epilepsie gestellt wird!

Anamnese

Der **genaue Ablauf** ist vom Patienten und möglichst auch von Augenzeugen zu erfragen:

- Vorausgegangene Besonderheiten (Infekt, Fieber, körperliche Aktivitäten, Fernsehen, Essen, Schlaf etc.) bis unmittelbar zum Ereignis,
- Art, Dauer, Reihenfolge der Phänomene (☞ Tab. 36.6-1),
- Postiktale Zeichen (Parese, Dysphasie, Einnässen, Zungenbiss, evtl. andere Verletzungen).

Übrige anfallsrelevante Anamnese nicht vergessen:

- Trauma,
- Meningitis, Enzephalitis,
- Organerkrankungen,
- Familienstammbaum mit neurologischen Erkrankungen.

Lokalisierende bzw. lateralisierende Anfallssymptome erlauben eine Unterscheidung zwischen fokalen und primär generalisierten Anfällen; dies ist wichtig im Hinblick auf Diagnostik und Wahl des Antiepileptikums. Dies gilt besonders für Symptome, welche vom primären motorischen oder somatatosensiblen Kortex stammen. Auch visuelle und akustische Auren lokalisieren zur kontralateralen Hemisphäre. Epigastrische Auren lokalisieren in die mesialen Temporallappen, Geruchs- und Angstauren in die Amygdala ohne Seitenhinweis. Weitere lateralisierende Symptome (☞ Tab. 36.6-3).

Vorgehen bei klinischem Verdacht

- Neurologisch-epileptologische und allgemein pädiatrische Anamnese (s. o.),
- Klinisch- und entwicklungsneurologischer Befund,
- **EEG:** Ruhe-Wach-EEG (evtl. Schlaf-EEG, Langzeit-EEG, simultanes Video-EEG) zum Nachweis syndromspezifischer interiktaler oder besser iktaler Befunde,

Tab. 36.6-3: Lateralisierende Anfallssymptome

Symptom	Lage der Läsion	Spezifität	Rel. Häufigk.
Forcierte Kopfwendung (< 10 s vor sekundärer Generalisierung)	Kontralateral	> 90 %	35–40 %
Unilaterale iktale Dystonie	Kontralateral	> 90 %	20–40 %
Iktal erhaltene Sprache	Nicht-dominante Hemisphäre	> 80 %	10 %
Iktale Automatismen bei erhaltenen Bewusstsein	Nicht-dominante Hemisphäre	100 %	selten
Postiktale Dysphasie	Dominante Hemisphäre	> 80 %	20 %
Postiktales Nasereiben	Ipsilateral	80–90 %	50 % TLA
Unilaterales Zwinkern	Ipsilateral	80 %	selten
„Zeichen der Vier" (Index-Arm tonisch gestreckt, der andere mit Faust auf der Brust)	Kontralateral	90 %	60 % sgtkA
Iktales Erbrechen	Nicht-dominante Hemisphäre	> 90 %	selten

TLA: Temporallappen-Anfälle; sgtkA: sekundär generalisierte tonisch-klonische Anfälle

- **Blutentnahme:** Blutbild, Differenzialblutbild, Elektrolyte, Leberenzyme, Kreatinin, ggf. Ausgangsbefund vor geplanter Monotherapie (z. B. Gerinnung vor Valproat-Therapie),
- **MRT Schädel:** qualitativ hochwertig zum Nachweis von struktuellen Läsionen (dünnschichtig bis 2 mm; T1-, T2-, FLAIR-Sequenzen; auch koronar in Hippocampus-Achse gekippt). Ausnahmsweise, z. B. bei typischer Absence-Epilepsie, kann auf das MRT verzichtet werden. Kontroll-MRT bei klinischer Veränderung oder wenn technischer Fortschritt neue Informationen erwarten lässt;
- **CT Schädel:** Notfalluntersuchung, sonst nur bei V.a. verkalkte Läsionen,
- Weitere apparative oder metabolische Diagnostik bei V.a. symptomatische Ätiologie.

> Ein unauffälliges EEG schließt eine Epilepsie nicht aus. Nachweis von Epilepsie-typischen Potentialen beweist nicht das Vorliegen einer Epilepsie!

36.6.6 Differenzialdiagnosen

Typische Epilepsien bei Stoffwechselstörungen

- Aminoazidurie (z.B. unbehandelte Phenylketonurie),
- Adrenoleukodystrophie,
- Nicht-ketotische Hyperglyzinämie (West-Syndrom),
- Neuronale Ceroid-Lipofuszinose,
- Pyridoxin-Mangel,
- Mitochondriopathien,
- Biotinidase-Defekt,
- Hypomagnesiämie,
- Glut1-Transporter-Störung.

Nicht-Epileptische Anfälle

Differenzialdiagnosen nach Leitsymptomen:

- **Bewusstseinstörung:** Synkope, TIA, Hypoglykämie, Narkolepsie, Intoxikation, Migräne (☞ 36.1),
- **Sturz:** Synkope, paroxysmale Dystonie, Kataplexie,
- **Sensomotorische Störung:** Affektkrampf (☞ 42.9), extrapyramidale Erkrankungen, Tics, andere nicht-epileptische Myoklonien, z.B. Einschlafmyoklonien, Startle-Reaktion,
- **Psychische Störung:** Pavor nocturnus (☞ 42.8), Panikattacken, Intoxikation,
- **Aura:** Migräne (☞ 36.1), TIA, Synkope.

Patienten mit **psychogenen Anfällen** sind mit 5–15 % in Epilepsieambulanzen vertreten. Die Abgrenzung gelingt meist mit „iktalem" Video-EEG, u.U. mit suggestiver Provokation. Nicht selten besteht eine Komorbidität mit tatsächlicher Epilepsie.

36.6.7 Konventionelle Therapie

Eine ursächliche Behandlung ist nur selten möglich; nur bei symptomatischen Epilepsie-Syndromen (beispielsweise bei einigen metabolischen Erkrankungen oder bei Raumforderungen). Anfälle werden nach ihrer Art und Zugehörigkeit zum entsprechenden Epilepsie-Syndrom in der Regel medikamentös behandelt. Die medikamentöse Therapie heilt nicht, sondern beseitigt im Idealfall die Symptomausprägung ohne unerwünschte Wirkungen.

Mittel der antiepileptischen Therapie:

- Antikonvulsive Langzeitprophylaxe,
- Akute Intervention mit Antiepileptika (nur im Status epilepticus),
- Operative Ausschaltung des epileptogenen Kortex,
- Therapie einer Grunderkrankung (nur bei symptomatische Epilepsien),
- Meiden von Auslösesituationen,
- Ketogene Diät,
- Vagusnerv-Stimulator.

Akuttherapie im Anfall

Abgesehen vom Schutz vor Verletzungen, ist eine akute Intervention in der Regel nicht erforderlich. Anfälle hören meist nach 2–3 Minuten von selbst auf. Bei bekannt schweren Anfällen oder Status-Risiko Gabe von **Diazepam** nicht unter 0,5 mg/kg rektal durch Laien oder Diazepam bzw. Clonazepam i.v. (0,1 mg/kg).

Therapie des Status epilepticus

Der Status epilepticus (SE) ist gekennzeichnet durch eine klinische und/oder elektroenzephalographische **Anfallsaktivität von > 30 min.** Dauer. Auch **Serien von epileptischen Anfällen** ohne zwischenzeitliche vollständige Wiedererlangung des Bewusstseins sind wie ein SE zu behandeln. Die abnorm lange Anfallsaktivität führt zur lebensbedrohlichen Dekompensation und Hirnödem.

Eine Besonderheit – aber nicht so selten – ist der **nicht-konvulsive SE.** Der Patient wirkt müde, verwirrt und deutlich beeinträchtigt. Einfache Funktionen bzw. automatisierte Handlungen können z.T. ausgeführt werden. Das EEG ist zur Akutversorgung meist verzichtbar, aber zum Ausschluss psychogener Anfälle hilfreich.

> **!** Mit der Therapie nicht bis zum Vorliegen der Laborbefunde oder einer EEG-Ableitung warten!

Folgendes **systematisches Vorgehen** ist dabei einzuhalten:

1. Stufe:

- Sichern der Atemwege, evtl. kardiopulmonale Reanimation, Sauerstoffgabe bei Zyanose. Kein Mundkeil (Zeitverlust, unnötig),
- Sichere Lagerung.

2. Stufe:

- Gabe von Antikonvulsiva (☞ Tab. 36.6-4),
- Überwachung von Herzfrequenz und O_2-Sättigung (Pulsoxymetrie),
- Blutuntersuchungen (Blutzucker!), Urin asservieren,
- Venöser Zugang: 0,9 % NaCl/Ringerlösung,
- Glukoseinfusion: nicht routinemäßig, 25 % Glukose 2 ml/kg bei V.a. insulininduzierte Hypoglykämie.

Tab. 36.6-4: Medikamentöse Therapie des Status epilepticus

Stufe	Medikament	Dosierung	Komplikationen	Hinweis
1	Lorazepam i.v.	0,1 mg/kg (evtl. nach 10 min. wiederholen)	Atemdepression	
	Clonazepam i.v.	0,01–0,05 mg/kg, bis 4 mal, Applikation: max. 2 mg/min.	Atemdepression	
	Diazepam i.v.	0,2–0,5 mg/kg	Stärkere Atemdepression und kürzere Wirksamkeit als Lorazepam/Clonazepam	
	Valproat i.v.	30 mg/kg Bolus in 10–20 min., dann 1 mg/kg/h p.i.	Leberfunktion, cave: Stoffwechselstörung	Im Kindesalter noch geringe Erfahrung
2	Phenytoin i.v.	15–20 mg/kg in 30 min.	Arrhythmie, Blutdruckabfall	EKG-Monitor, Pulsoxymeter
	Phenobarbital i.v.	5–20 mg/kg	Blutdruckabfall	
3	Midazolam DTI	0,15 mg/kg Bolus, dann 1 µg/kg/min. p.i., alle 15 min. steigern bis auf 5 µg/kg/min.	Multiple Nebenwirkungen, besonders Atmung, Kreislauf	Einsatz nur auf Intensivstation!
	Thiopental i.v.	Initial 5 mg/kg als Bolus, evtl. wiederholen, dann 3–5 mg/kg/h p.i.		

3. Stufe:

- Weitere ätiologische Abklärung (LP),
- Dysäquilibrium beseitigen, bei Hyperpyrexie Wadenwickel, evtl. Kühlmatten, Antipyretika,
- Komplikationen antizipieren.

4. Stufe:

- Behandlung auf Intensivstation,
- EEG-Monitoring: bei intubierten Patienten, bei refraktärem SE zur Steuerung der Antikonvulsiva,
- Hirndruck-Monitoring, ggf. Hirndruck-Therapie,
- Beginn der antikonvulsiven Dauerbehandlung.

Medikamentöse Therapiemaßnahmen beim Status epilepticus

- **Benzodiazepine** (Lorazepam, Clonazepam, Midazolam) **und Valproat** sind **Mittel der 1. Wahl** (Stufe 1).
- Phenobarbital und Phenytoin sind Mittel der 2. Wahl (Stufe 2, bei Versagen der o. g. Mittel).
- Midazolam und Thiopental sind nur unter Intensivbedingungen einsetzbar.
- Im Zweifel das Mittel mit der größten eigenen Erfahrung verwenden. Bei unzureichender Wirkung weiter ausdosieren und nicht zu früh Substanz wechseln (☞ Tab. 36.6-4).

> ! Vorsicht mit Benzodiazepinen beim Lennox-Gastaut-Syndrom! Provokation von tonischem SE möglich.

Medikamentöse Anfallsprophylaxe

Die Entscheidung, ob eine Prophylaxe begonnen wird, hängt im Einzelfall von der Anfallsfrequenz, der Schwere der Anfälle, dem Risiko von negativen kognitiven Auswirkungen und der psychosozialen Situation ab. Die Erfolgsaussichten auf Anfallsfreiheit unter antikonvulsiver Dauerprophylaxe liegen bei idiopathischen fokalen und generalisierten Epilepsien über 80 %, bei symptomatischen Epilepsien etwa bei 50 %.

Grundprinzipien

Grundsätzlich erfolgt hier zunächst eine **Monotherapie:**

- Bei unproblematischen Anfällen das bestvertragene Medikament wählen, sonst das wirksamste;
- Auf Interaktion mit anderen Medikamenten achten (Enzyminduktion, seltener -inhibition, Antikonzeptiva),
- Bei hoher Anfallsfrequenz rasch eindosierbare Substanz wählen (z. B. VPA, LEV),
- Im Zweifel die Substanz mit der man die größte Erfahrung hat wählen,
- Bei zweifelhafter Klassifikation (fokal vs. generalisierte Anfall) Substanz mit Wirkung bei generalisierten Anfällen wählen (z. B. VPA).

Das gewählte Medikament muss individuell eindosiert werden. Bei unzureichender Wirkung trotz Ausdosieren, d. h. Auftreten von relevanten Nebenwirkungen, wechselt man die Substanz; ggf. die Klassifikation der Epilepsie überprüfen.

Lieber von einer Substanz viel, als von vielen zu wenig!

Substanz der Wahl

Substanzauswahl ☞ Tab. 36.6-5, Dosierungen ☞ Tab. 36.6-6.

Mehr als zwei Antikonvulsiva gleichzeitig sind fast nie notwendig. Regelmäßige Kontrollen (Befindlichkeit, Labor) sind besonders zu Beginn einer Behandlung erforderlich. EEG-Kontrollen und Serumspiegelbestimmungen nur bei gezielten Fragestellungen.

Tab. 36.6-5: Medikamentöse Prophylaxe (Erläuterung der Abkürzungen, Dosierungen ☞ Tab. 36.6-6)

Epilepsie-Syndrom	1. Wahl	Weitere Substanzen
Idiopathische generalisierte Epilepsie	VPA	TPM, PB, PRI, Brom, LEV
Absence-Epilepsie	VPA	ETO
Juvenile myoklonische Epilepsie	VPA	TPM, PB, MSM, LTG, LEV
Myoklonisch-astatische Epilepsie	VPA	MSM, LTG, LEV
Benigne fokale Epilepsie	SLT	CLB, CBZ, VPA, ACTH/COR
Symptomatisch fokale Epilepsie	CBZ/OXC	PHE, TPM, PB, LEV, LTG GBP, VGB, TGB
West-Syndrom	VGB	VPA, ACTH/COR, TPM
Lennox-Gastaut-Syndrom	VPA	CLB, CBZ, LTG, FBM, VGB

Therapiedauer

Idiopathische Epilepsien des Kindesalters werden in der Regel 2–5 Jahre, symptomatische meist länger behandelt. 2-jährige Anfallsfreiheit ist Grundvorraussetzung für eine Therapiebeendigung. Die Rezidivraten der Absence-Epilepsie ohne Grand-mal und der Rolandi-Epilepsie sind nach Abwarten der Hirnreifung gering, die der symptomatischen Epilepsien eher über 50 %. Ein Versuch der Therapiebeendigung ist nach der Pubertät fast immer gerechtfertigt. Ausnahme: juvenile myoklonische Epilepsie, wegen sehr hoher Rezidivrate Dauerprophylaxe. Den Zeitpunkt möglichst mit den Lebensumständen abstimmen (Schule, Beruf, Führerschein). Die schrittweise Reduktion über mindestens 3 Monate durchführen. Bei einem Rezidiv ist die alte Medikation oft wirksam, aber nicht immer und nicht immer in der gleichen Dosierung unter der in der Reduktion noch Anfallsfreiheit bestand; eher auf Ausgangsdosis zurückgehen.

Tab. 36.6-6: Dosierungen gängiger Antiepileptika

Abkürzung	Medikament	Dosierung (Enddosis in mg/kg/d, Einstieg in der Regel mit 1/4 der Enddosis, wochenweise Aufdosieren)
Brom	Kaliumbromid	40–60 (kein Aufdosieren, HWZ 60 Tage!)
CBZ	Carbamazepin	20–30
CLB	Clobazam	0,3–1
COR	Steroide	10 (Urbason 3 Tage i.v. alle 2–3 Wochen als Pulstherapie)
ETO	Ethosuximid	15–40
FBM	Felbamat	20–45
GBP	Gabapentin	15–30
LEV	Levetiracetam	30–40 (kein Aufdosieren)
LTG	Lamotrigin	1–15 (cave: abhängig von Komedikation)
MSM	Mesuximid	20
OXC	Oxcarbacepin	20–40
PB	Phenobarbital	3–5 (lange HWZ, bes. bei Neugeborenen)
PRI	Primidon	10–15
PHE	Phenytoin	5–7
SLT	Sultiam	5–10 (kein Aufdosieren)
TGB	Tiagabin	0,25–1,5
TPM	Topiramat	5–10
VPA	Valproat	30–100 (kein Aufdosieren)
VGB	Vigabatrim	30–100 (kein Aufdosieren)

Epilepsiechirurgische Therapie

Voraussetzungen sind die Identifikation des epileptogenen Areals und die nachgewiesene oder mutmaßliche Pharmakoresistenz. Operativ gut angehbare Epilepsie-Syndrome:

- Fokale Epilepsie mit umschriebener struktureller Läsion in nicht-eloquenten Arealen (z. B. Hippokampussklerose, fokale Heterotopien, Gangliogliome),
- Fokale Epilepsien in eloquenten Arealen. Anfallsverminderung durch subpiale Transsektion (z. B. Landau-Kleffner-Syndrom),
- „Katastrophen-Epilepsien" mit vielen schweren Anfällen und häufig entstehendem kognitiven Defizit (Hemimegalenzephalie, Sturge-Weber-Syndrom, Tuberöse Sklerose, Rasmussen-Enzephalitis). Meist funktionelle Hemisphärektomie.

Die Durchführung ist nur an spezialisierten Epilepsiezentren möglich.

Förderung und Integration

Aktive begleitende Beratung des Patienten und der Eltern ist wichtig hinsichtlich Lebensführung, Erziehung, Eingliederung in Kindergarten bzw. Schule, Berufswahl, Aufklärung des Umfeldes und sozialrechtlicher Konsequenzen. Miterfassung und Fördertherapie bei Entwicklungsdefiziten.
Gefahrensituationen im häuslichen und schulischen Umfeld verringern (kein unbeaufsichtigtes Schwimmen/Baden, keine Gefahrensportarten). Nach Pubertät auf mögliche Fahruntauglichkeit (50 % der Patienten) und Interaktion mit Antikonzeptiva hinweisen.

36.6.8 Komplementäre Therapie

Max Haidvogl

> Grundsätzlich ist bei Epilepsien die konventionelle Einstellung jeder komplementären Behandlung überlegen. Wenn der Patient unter der konventionellen Behandlung beschwerdefrei ist und keine oder nicht belastende Nebenwirkungen erfährt, sollte nichts an der Behandlung geändert werden.

Akupunktur

Akuttherapie im Anfall

Sowohl generalisierte als auch partielle Anfälle können sich durch Akupressur folgenden Punktes unterbrechen lassen: Du 26 (Ren Zhong): unterhalb der Nase, am Übergang vom oberen zum mittleren Drittel des Philtrums. Dieser Punkt wird mit dem Daumennagel mit festem Druck bis zum Aufhören des Anfalls massiert.
Pothmann 1982 fand bei Kindern im Alter von 2–14 Jahren eine gute Wirkung der Daumennagelstimulation des Punktes Du 26. 17 von 19 Anfällen mit Bewusstlosigkeit (meist Grand mal) reagierten innerhalb von 10–15 Sekunden. Bei kleinen Anfällen oder psychomotorischen Anfällen konnte keine ausreichend lange Pressur durchgeführt werden, da die Kinder den Schmerzreiz bei nur partiell eingeschränktem Bewusstsein nicht akzeptierten.
Ni 1 zwischen dem vorderen und mittleren Drittel der Fußsohle in einer Vertiefung kann ebenfalls zur Anfallsunterbrechung eingesetzt werden (☞ 44.1.5).

Zusatztherapie zur konventionellen Einstellung

He 7, Pe 6, Gb 34, Mi 6, Le 3; Gb 20 hat sich vor allem bei BNS-Krämpfen/West-Syndrom bewährt. Die Punkte werden in den ersten 3 Wochen 2 mal wöchentlich, dann für weitere 5–7 Wochen 1 mal wöchentlich je 15 Sekunden mit dem Laser stimuliert, nur der Punkt Le 3 sollte 30 Sekunden lang stimuliert werden. Nach einer Therapiepause von 3 Monaten kann eine neuerliche Serie von 10 Sitzungen durchgeführt werden.

Homöopathie

Indikationen

Indikationen für eine homöopathische Behandlung könnten sein:

- Keine dringliche Indikation für konventionelle Behandlung wegen seltener oder nicht belastender Anfälle,
- Unbefriedigender Effekt der konventionellen Behandlung: In diesem Fall kann unter Beibehaltung der konventionellen Therapie eine homöopathische Zusatzbehandlung in ständigem Kontakt mit dem Erstbehandler überlegt werden. Ziel der komplementären Therapie ist eine Verminderung der Anfälle und eine Besserung der Begleitsymptome. Dabei wird grundsätzlich die konventionelle Therapie anfangs in vollem Umfang beibehalten, nach frühestens 6 Monaten kann bei deutlicher Besserung unter laufenden EEG-Kontrollen eine Reduzierung der konventionellen Therapie überlegt werden.
- Nebenwirkungen der konventionellen Therapie und psychische Veränderungen: Auch hier kann eventuell unter Beibehaltung der Basisbehandlung mit symptomatischer oder konstitutioneller homöopathischer Therapie eine Besserung erreicht werden.

> Eine gute Kommunikation zwischen sämtlichen Ärzten, die an der Einstellung des Anfallsleidens beteiligt sind, ist entscheidend für den Therapieerfolg. So können z. B. unter der komplementären Behandlung anfangs Verschlimmerungsreaktionen mit vermehrten oder stärkeren Anfällen auftreten, die ohne Absprache zu einer unnötigen Veränderung der Basistherapie führen könnten.
> Gerade Eltern von chronisch kranken Kindern neigen verständlicherweise zu häufigem Arztwechsel. In verständnisvoller Aussprache müssen die Eltern ermutigt werden, über alle bisherigen Therapieversuche offen zu sprechen.

Auswahl des Mittels

Die Auswahl des Mittels ist schwierig, da in den Repertorien viele Epilepsiesymptome angeführt sind, die nur wenig zur Arzneimittelfindung beitragen. Wertvoller sind meist die Symptome des Patienten, die nicht unmittelbar mit der Anfallssymptomatik zusammenhängen. Eine gezielte homöopathische Behandlung der Anfälle erfordert das Können eines in dieser Methode erfahrenen Arztes. Daher sollen hier nur 3 Mittel angeführt werden, die sich in der Praxis bewährt haben:

- **Calcium carbonicum D12, D200:** Bewährt bei Absencen im frühen Schulalter, besonders bei Kindern vom Calcium carbonicum-Typus (☞ 44.4);
- **Cuprum D30, D200:** Als Zusatzmittel bei Anfällen in der Neugeborenenperiode und Säuglingszeit (BNS-Krämpfe), Zucken der Gesichtsmuskulatur bis zu vollständigen tonisch-klonischen Anfällen; Gabe einer D30 2 mal pro Woche oder D200 1 mal monatlich;
- **Strychninum nitricum D12:** Bei Epilepsien vom Grand Mal-Typus als Zusatztherapie bei unbefriedigender Einstellung.

EBM

Zur komplementärmedizinischen Therapie bei Epilepsien liegen keine publizierten Studien der EBM-Grade 1 oder 2 sowie keine Konsensusempfehlungen vor. Allgemeine Bewertung der einzelnen Therapieverfahren ☞ 44.1, 44.4.

36.6.9 Integrativer Stufenplan

Stufe	Klinik	Konventionelle Therapie (☞ 36.6.7)	Komplementäre Therapie (☞ 36.6.8)	EBM-Bewert. kompl. Therapie
1	Akuttherapie im Anfall	Diazepam rektal/i.v., Clonazepam i.v.	Akupressur des Punktes Du 26	5
2	Anfallsprophylaxe	Medikamentöse „Einstellung" (☞ 36.6.7)	Zusätzlich homöopathische Konstitutionstherapie (☞ 44.4)	5

36.6.10 Prognose

Idiopathische Epilepsie-Syndrome sind altersgebunden, zeigen typische Verläufe und sind mehrheitlich gut behandelbar. Behandelbarkeit und Verläufe der **symptomatischen** Epilepsien sind abhängig von der Ätiologie, dem Ausmaß der Läsion und dem Erkrankungsalter. Ihre Prognose ist in der Regel ungünstiger.

Literatur

1 Aicardi J: Epilepsy in children. Raven, New York 1994

2 Camfield P, Camfield C: Epileptic syndromes in childhood: clinical features, outcomes, and treatment. Epilepsia 43 Suppl. 3, 27–32 (2004)

3 Commission on Classification and Terminology of the International League Against Epilepsy: Proposal for revised classification of epilepsies and epileptic syndroms. Epilepsia 1989; 30: 389–399

4 Doose H: Epilepsien im Kindes- und Jugendalter. Desitin Arzneimittel GmbH, Hamburg 1995

5 Pothmann R, Stux G: Zur Behandlung der spastischen Bewegungsstörungen mit Akupunktur unter besonderer Berücksichtigung des Kindesalters. Orthopäd Prax 6 457 (1982)

6 Noachtar S et al.: Semiologische Klassifikation epileptische Anfälle. Nervenarzt 1998; 69: 117–126

7 Schneble H, Ernst JP: Vademecum Antiepilepticum. Deutsche Sektion der Int. Liga gegen Epilepsie. IZE Bielefeld 2002

37 Erkrankung der Augen

Erika Hammer (Konventioneller und komplementärer Teil)

37.1 Konjunktivitis

Erika Hammer

Eine Konjunktivitis ist eine Entzündung der Tunica conjunctiva (Bindehaut, den Bulbus umhüllende Schleimhaut), oft unter Beteiligung der Lidränder.

37.1.1 Ätiologie/Epidemiologie/ Einteilung

Ursachen

- Infektiös: Bakterien (z. B. Staphylokokken, Gonokokken, Chlamydien), Viren (z. B. Adenoviren), Pilze (z. B. Candida),
- Parasiten (Akanthamöba),
- Allergien,
- Trockenes Auge,
- Systemische Erkrankungen (z. B. Dermatosen),
- Erkrankungen der Tränenwege (Dakryostenose), Nase, Nebenhöhlen (kann sich ebenfalls zuerst am Auge äußern und dann zu einer Orbitalphlegmone führen),
- Traumata (Fremdkörper, subtarsal oder korneal),
- Chemische Reize,
- Exophthalmus,
- Fehlstellung der Lider (Ektropion, Entropion, Trichiasis),
- Refraktionsanomalien größeren Ausmaßes.

Epidemiologie

Häufigste Form der Konjunktivitis bei Kindern: **Keratokonjunktivitis epidemica** (Schwimmbadkonjunktivitis); virale Infektion mit Hornhautbeteiligung; hohe Ansteckungsgefahr, Verschlechterung durch Reiben.

Einteilung

- Akute Konjunktivitis:
  - Sich rasch entwickelndes Krankheitsbild unterschiedlichen Verlaufs, z. B. Virusinfektionen,
  - Häufig mit und ohne Therapie nach 2 Wochen abheilend.
- Chronische Konjunktivitis:
  - Mehr oder weniger starke Rötung der Konjunktiva mit Sekretion von nicht eitrigem Sekret aus der Bindehaut,
  - Teilweise monatelang andauernd, bevor der Arzt aufgesucht wird.
- Infektiöse Konjunktivitis:
  - Bakteriell (Gonokokken, Staphylokokken, Chlamydien),
  - Virale Genese: Infektion durch Enteroviren, bei Herpes simplex, bei Varicella Zoster.
- Nicht infektiöse Konjunktivitis: Allergisch: Riesenpapillenkonjunktivitis (Schwellung der tarsalen Konjunktiva; meist durch Tragen von Kontaktlinsen)

37.1.2 Klinik und Leitsymptome

- Sekretabsonderung,
- Rötung der Konjunktiva durch Erweiterung der konjunktivalen Gefäße,
- Fremdkörpergefühl,
- Brennen,
- Jucken (vor allem bei allergischer) Konjunktivitis,
- Lichtscheu.

Verlauf: nach wenigen Tagen Höhepunkt der Entzündung erreicht; bei der akuten Form Abheilung meist mit oder ohne Therapie nach 1 – 2 Wochen.

> **!** **Komplikationen**
> - Bei Anwendung von topischen Steroiden ohne Spaltlampenkontrolle: Gefahr der Entstehung von Hornhautulzera;
> - Bei lang andauernder Konjunktivitis: Epithelveränderung bis zur Symblepharonbildung (Narbenzüge zwischen tarsaler und bulbärer Konjunktiva);
> - Bei schwerer eitriger Konjunktivitis: insbesondere bei Kindern Gefahr der Entwicklung einer Orbitalphlegmone.

37.1.3 Diagnostik

- Inspektion,
- Konjunktivalabstrich bei therapieresistenten Fällen und bei schwerem Verlauf; häufig wird allerdings nichts gefunden, da die Tränenflüssigkeit stark bakterizid wirkt, dennoch ist der Abstrich wichtig zum Aus-

schluss eines Trachoms (Erkrankung der Konjunktiva in orientalischen Ländern);
- Zum Ausschluss einer Hornhautbeteiligung: Anfärbung durch Einbringen von Fluorescein in den Konjunktivalsack: mit Hilfe einer Visitenlampe sind bei Erkrankungen der Hornhaut grüne Verfärbungen des Hornhautepithels an der betreffenden Stelle zu erkennen.

> **!** Dauert eine Konjunktivitis länger als einige Tage und ist der Verlauf progredient, so muss der Befund an der Spaltlampe kontrolliert werden!

37.1.4 Differenzialdiagnosen

- **Keratitis dendritica:** zunächst Lichtscheu; geringe Schmerzen, da durch das Herpesvirus die Sensibilität der Hornhaut herabgesetzt ist. Die auf der Hornhaut entstehenden Bäumchen kann man durch Anfärben mit Fluorescein und Untersuchung mit der Visitenlampe erkennen. Behandlung wegen der Gefährlichkeit der Erkrankung (Übergang in disciforme metaherpetische Keratitis mit Narbenbildung) nur durch einen Augenarzt!
- **Ulcus corneae:** stark schmerzhaft, weiße Verfärbung der Hornhaut, ebenfalls fluorescein positiv.
- **Iritis:** gemischte Injektion, d.h. Erweiterung der konjunktivalen und ziliaren Gefäße; starke Lichtscheu, Tränen, starke retrobulbäre Schmerzen;
- **Intraokulare Hypertension:** Erscheinungsbild wie eine unspezifische Konjunkitivitis, Drucksteigerung durch Tonometrie nachweisbar;
- **Buphthalmus:** frühkindliches Glaukom; rotes Auge, Tränen, Lichtscheu, Megalokornea (über 12 mm Durchmesser); da das kindliche Gewebe noch sehr weich ist, bewirkt der hohe Augeninnendruck eine Vergrößerung des Bulbus, bei sehr hohem Druck verliert die Hornhaut ihre Durchsichtigkeit, das Auge scheint glanzlos. Diese Erkrankung kann schon sofort nach der Geburt beobachtet werden.
- **Trachom:** Chlamydieninfektion, die durch direkten oder indirekten Kontakt übertragen wird; Beginn unspezifisch, dann Narben in der Konjunktiva als weiße Plaques und Pannusbildung auf der Hornhaut; Diagnose wird im Konjunktivalabstrich gestellt; Therapie: Tetracyclin kombiniert mit Sulfonamid.

37.1.5 Konventionelle Therapie

Wichtig: Beachten der allgemeinen Lidrandhygiene: Reinigung mit Kompressen oder physiologischer Kochsalzlösung, eventuell auch mit Babyshampoo. Die Kompressen am besten feucht-warm, danach vorsichtiges Reiben der Lider und Lidkanten.

Medikamentöse Therapie

- **Bei Keratoconjunctivitis epidemica** sind sowohl Antibiotika als auch Steroide kontraindiziert, da es sich um eine virale Infektion handelt. Versuch mit Voltaren oder Fluormetholonhaltigen AT 2–6 mal tgl. In therapieresistenten Fällen muss unter Umständen ein schwaches Steroid, z.B. ein prednisolonhaltiges Präparat oder Vexol gegeben werden. Man nimmt dabei aber in Kauf, dass sich eine Stippung über die ganze Kornea ausbreitet. Diese ist sehr therapieresistent und verzögert die Abheilung unter Umständen um Monate.
- **Bei asthenopisch bedingter Konjunktivitis:** Verordnung der notwendigen Korrektur; bei nicht kompensierbarer Heterophorie kann gegebenenfalls auch eine prismatische Korrektur indiziert sein, jedoch nicht ohne orthoptische Kontrolle; evtl. Einsatz von tonisierenden Tropfen (z.B. Berberil AT, Oculosan AT oder Augentropfen Stulln Mono).
- **Bei bakterieller Konjunktivitis:**
  - Zunächst Versuch mit unspezifischen entzündungshemmenden Augentropfen: 3 mal tgl. 1 Tr. (z.B. Protagent AT, Berberil AT, Ophthopur AT oder Sophthal Pos. AT);
  - In schwereren Fällen mit starker Rötung, Tränen und Lichtscheu und Schmerzen bei Versagen der unspezifischen Therapie: lokale antibiotische AT: üblich sind gentamycinhaltige oder ofloxacinhaltige AT (z.B. Floxal), aber auch Kanamycin, Erythromycin oder Kombinationspräparate mit Sulfonamiden (z.B. äußerst wirksam beim Trachom). Die Präparate werden je nach Schwere des Krankheitsbildes oder Ergebnis der Resistenzprüfung eingesetzt. Unkonservierten Präparaten (z.B. Floxal) sollte der Vorzug gegeben werden, da bei vielen Patienten eine Unverträglichkeit von chlorhaltigen Konservierungsmitteln beobachtet werden kann. Man beginnt mit Breitspektrum-Antibiotikum-AT, nach Erhalt eines Abstrichresultats gezielte Therapie.
- **Bei Gonokokkenkonjunktivitis der Neugeborenen** (Ansteckung durch infizierte Mütter während der Ge-

burt): systemische Antibiotika-Gabe, z.B. wässriges Penicillin in Neugeborenen Dosierung, lokale Therapie mit Erythromycin, Bacitracin, Gentamycin AT oder einem ähnlichen Präparat B; Credé-Prophylaxe möglich (jedoch umstritten): einmalige beidseitige Applikation einer 1 %igen Silbernitrat-oder Azetatlösung in die Konjunktiva (Nebenwirkung in 10 % der Fälle chemische Konjunktivitis;

- **Bei Konjunktivitis auf dem Boden einer Dakryostenose:** je nach Schweregrad unspezifische oder antibiotische Lokalbehandlung mit Augentropfen (z.B. Berberil AT 2–6 mal tgl.); Außerdem eine nicht reizende abschwellende Salbe in die Nase (z.B. Rhinopront 2–3 mal tgl., Otriven Nasensalbe 1–3 mal tgl.; am besten verträglich: Euphorbium Nasenspray 1–4 mal tgl.), da häufig die primäre Ursache der Dakryostenose eine Schwellung und anschließende Verklebung des Tränennasengangs ist.
- **Bei allergischer Konjunktivitis:** zunächst Versuch mit verschiedenen nicht steroidalen Antiallergika (z.B. Allergocommod AT je nach Schweregrad der Reizung 3–6 mal tgl. 1 Tr.); Versuch, allergieauslösende Ursache zu finden → Allergenkarenz.

Chirurgische Eingriffe

Nur bei speziellen Indikationen:

- **Bei Stellungsanomalien:** Operation bei schwerer Reizkonjunktivitis aufgrund von schwerem latenten Schielen,
- **Bei Dakryostenose:** vorsichtige Spülung des Tränenkanals mit Kochsalzlösung und Versuch der Lösung der Stenose; bei Säuglingen kann ohne Allgemeinnarkose vorgegangen werden, allerdings erfordert dies Geschicklichkeit von Arzt und Hilfspersonal; nach dem 3. Monat empfiehlt es sich die Spülung in einem Ketalarrausch durchzuführen.

37.1.6 Komplementäre Therapie

Homöopathie

Bei chronischer Konjunktivitis: Suche nach einem geeigneten Konstitutionsmittel (Dosierung und Auswahlkriterien ☞ 44.4). Infrage kommen beispielsweise:

- Euphrasia in niedriger Potenzierung D3–D6
- Hepar sulfuris
- Mercurius solubilis
- Argentum nitricum
- Pulsatilla

Phytotherapie

Euphrasia herba als Tee: 1 TL auf eine Tasse heißes Wasser, alternativ auch Kompressen mit Euphrasia.

Systemische anthroposophische Therapie

Bei unspezifischer Reizkonjunktivitis sollte man nach einer Stoffwechselstörung im anthroposophischen Sinne fahnden:

- Bei Appetitlosigkeit, hastigem Essen, Sodbrennen, Magenschmerzen: zusätzlich zu der lokalen Therapie (s.u.) noch Absinthium D1/Resina laricis D3: vor dem Essen 7–10 Tr. in viel Wasser geben;
- Bei Fettunverträglichkeit: gleichzeitige Leberbehandlung mit Hepatodoron® (1–2 Tabletten nach dem Essen) oder Choloeodoron® Tabletten oder -tropfen (1–2 Tabletten oder 7–10 Tr. nach dem Essen);
- Bei Verdacht auf diskrete Nierenfunktionsstörung: Equisetum D6: 1- bis 3-mal täglich 5–10 Tr.

Lokale anthroposophische Therapie

- Bei geröteter Konjunktiva bei unspezifischer Reizkonjunktivitis:
  - Euphrasia D3 oder Euphrasia Ophthiolen: 3–6 mal tgl. 1 Tr. in die Konjunktiva,
  - Mercurialis AT: 3–6 mal tgl. 1 Tr. in die Konjunktiva;
- Bei Lichtempfindlichkeit und Beschwerden bei der Bildschirmarbeit (gerade bei älteren Kindern häufig): Aesculus cortex D30/Lavandula D6 AT mehrmals täglich bei Beschwerden;
- Bei trockenem Auge:
  - Mel D3 oder Mel comp. AT 2–6 mal tgl.,
  - Resina laricis comp. AT oder Chelidonium D3 AT oder Chelidonium comp. AT 3–6 mal tgl.,
  - Euphrasia D3 bzw. Aloe vera D6 AT 3–6 mal tgl.;
  - Unterstützend je nach Anamnese bei Beteiligung des Leber-Gallen-Systems Choleodoron oder Chelidonium/Curcuma praep. (7–10 Tr. nach dem Essen);
  - Bei Störung der Vitalität Thuja argento culta D3 (2 mal täglich 7 Tr.);
- Bei Keratokonjunktivitis epidemica:
  - Echinacea/Quarz comp. AT (3–6 mal täglich 1 Tr),
  - In schweren Fällen Quarz D30 peroral oder Quarz D30 li (Sonderanfertigung Weleda) subkutan;
- Bei eitriger Konjunktivitis:
  - Argentum nitricum D4, Echinacea D3 AT, Calendula D4 AT (bis zu 6-mal täglich),

- In hartnäckigen Fällen Argentum D30 Amp. als AT (3–6 mal tgl.) oder Staphisagria D30 (2 mal tgl 7 Tr.);
- Bei allergischer Konjunktivitis:
  - Mercurialis AT (2–6 mal tgl. 1 Tr.),
  - Gencydo AT (2–6 mal tgl. 1 Tr.),
  - Bei schweren Fällen in Kombination mit Gencydo-Nasenspray (0,1 %, mehrmals täglich);
  - Je nach Schweregrad bei größeren Kindern und sehr schweren Fällen Injektionen von Chamomilla radix D12/Citrus-Cydonia D6/Quarz D20 aa subkutan (mehrmals wöchentlich bis täglich);
- Bei asthenopisch bedingter Reizung, die nach Verordnung der entsprechenden Gläser fortbesteht: Iris bovis comp. AT (2–6 mal täglich 1 Tr.), Nervus opticus comp. AT (3 mal täglich), Mel. comp. AT (3 mal täglich);
- Bei Verklebungen der Konjunktiva oder Symblephara: Mercurius cyanatus D4 AT, oder besser Ledum pallustre D6 AT, effektiver in Verbindung mit Aloe vera D6; immer 2–6 mal tgl. abhängig vom Schweregrad der Beschwerden oder der Entzündung;
- Bei subkonjunktivaler Blutung: Arnika D3 AT oder Hamamelis D3 AT oder bei gleichzeitiger venöser Stauung Borago D3, jeweils 3–6 mal tgl. 1 Tr.

EBM

Zur komplementärmedizinischen Therapie bei Konjunktivitis liegen keine publizierten Studien der EBM-Grade 1 oder 2 sowie keine Konsensusempfehlungen vor. Allgemeine Bewertung der einzelnen Therapieverfahren ☞ 44.2, 44.4, 44.5.

37.1.7 Integrativer Stufenplan

Stufe	Klinik	Konventionelle Therapie (☞ 37.1.5)	Komplementäre Therapie (☞ 37.1.6)	EBM-Bewert. kompl. Therapie
1	Chronische Konjunktivitis	–	Geeignetes homöopathisches Konstitutionsmittel (☞ 44.4)	5
			Euphrasia herba-Tee-Kompressen	5
			Mercurialis AT	5
2	Unspezifische akute milde Konjunktivitis	–	Euphrasia herba-Tee-Kompressen	5
			Mercurialis AT	5
3	Stärkere eitrige Reizkonjunktivitis	Lokal Protagent-AT	Parallel weiter Maßnahmen der Stufe 1 und 2	Siehe Stufe 1 und 2
4	Versagen von Stufe 3	Floxal-AT	–	–
Zu spezifischen Konjunktivitiden ☞ 37.1.5 und 37.1.6.				

37.1.8 Prognose

Auch eine Konjunktivitis schwersten Ausmaßes heilt immer ohne Komplikationen ab. Narben hinterlassen jedoch Ulcera corneae oder herpetische Keratitiden, daher muss in diesen Fällen rechtzeitig konventionell eingegriffen werden, um eben diese Narbenbildung zu vermeiden.

Literatur

1 Teoh DL, Reynolds S.: Diagnosis and management of pediatric conjunctivitis. Pediatr Emerg Care. 2003 Feb; 19(1): 48–55.

2 Chung C, Cohen E, Smith J: Bacterial conjunctivitis. Clin Evid. 2002 Jun; (7): 574–9.

37.2 Gerstenkorn

Erika Hammer

37.2.1 Ätiologie/Einteilung

Ein Gerstenkorn (Hordeolum) entsteht infolge einer akuten Staphylokokken- oder Streptokokken-Infektion der Liddrüsen. Man unterscheidet zwei Formen:

- **Hordeolum externum:** Entzündung an der Haut/Schleimhautgrenze mit Eiteransammlung in den Moll-Drüsen oder Zeis-Drüsen des Augenlids und Eiterdurchbruch nach außen; Ursache ist eine Entzündung eines Wimpernfollikels und der angrenzenden Drüsen des Lidrands. Das Hordeolum externum tritt häufig bei Akne und Diabetes auf.

- **Hordeolum internum:** Entzündung im Drüsenbereich mit Eiteransammlung in den Meibom-Drüsen des Augenlids und Eiterdurchbruch nach innen. Ursache ist eine Obstruktion eines Drüsenausführungsgangs, oft in Verbindung mit bakteriellen Infektionen.

37.2.2 Klinik und Leitsymptome

Hordeolum externum
- Schmerzhafte Rötung und Schwellung des betroffenen Lids,
- Eitriges Exsudat im Konjunktivalsack, Abszessbildung möglich,
- Verlauf: spontane Entleerung möglich, eventuell aber auch Abszessbildung.

Hordeolum internum
- Schmerzhafte Schwellung und Rötung des betroffenen Lids,
- Verdickung des Tarsus, eitriges Sekret im Konjunktivalsack,
- Gelegentlich auch Schwellung der präaurikulären Lymphknoten,
- Verlauf: Gefahr des Lidabszesses, bei Abwehrschwäche auch Orbitalphlegmone (häufig bei Kindern).

37.2.3 Diagnostik

Klinische Diagnosestellung: Verdickung und Rötung der Lidkante, stark druckschmerzhaft.
Beim Übergang in ein Chalazion lassen die Schmerzen nach.

37.2.4 Differenzialdiagnosen

- Exophytisches Chalazion: die Entzündung ist auf die Lidkante beschränkt und ist äußerst therapieresistent. Ein Chalazion muss chirurgisch entfernt werden.
- Basaliom oder Plattenepithelkarzinom der Lidkante.

37.2.5 Konventionelle Therapie

- Desinfizierende Augentropfen, z. B. Kanamytrex oder Floxal AT 3–6 mal tgl.; meist genügt aber Noviform Augensalbe auf das betroffene Augenlid;
- Bei therapieresistenten Fällen, vor allem bei drohender Orbitalphlegmone, müssen Antibiotika zunächst lokal (z. B. Erythromycin AT 3–6 mal tgl.), dann aber auch systemisch gegeben werden (Aureomycin oder Erythromycin; Dosierung abhängig von Alter und Gewicht, am besten interdisziplinäre Therapie durch Pädiater, HNO-Arzt und Opthalmologen).

> **!** Ein Hordeolum sollte nicht eröffnet werden, da sich die Erreger sehr leicht in den Faszien des Lides ausbreiten und so Rezidive hervorrufen können.

37.2.6 Komplementäre Therapie

Homöopathie
- Pulsatilla v. a. bei weiblichen Patienten in D6 bis D8 (1 mal tgl. 5–10 Tr.),
- Hepar sulfuris D4–D6,
- Bei Rezidivneigung: Calcium Carbonicum D12, Graphites D12 (2–4 mal tgl. 5 Tr.),
- Mercurius solubilis D6 (2–4 mal tgl. 5–10 Tr.),
- Staphysagria: in akuten Fällen D30 (3 mal tgl. 10 Tr.), in chronischen Fällen D3 (3 mal tgl. 10 Tr.).

Phythotherapie
Umschläge mit Fencheltee oder Euphrasia spec., nicht aber mit Kamille (Allergiegefahr!).

Anthroposophische Therapie
- Calendula D4 AT (3–6 mal tgl. 1 Tr.),
- Argentum nitricum D4 AT (3–6 mal tgl. 1 Tr.),
- Echinacea D3 AT (3–6 mal tgl. 1 Tr.),
- Euphrasia comp. Augensalbe (2–3 mal tgl. auf das betroffene Lid; wird nicht immer vertragen),
- Bei sehr therapieresistenten Fällen: Staphisagria e sem D30 oder Erysidoron 1 und 2 im Wechsel oral (3–6 mal tgl. 1 Tabl.),
- Bei Kindern ab 3 Jahren und in hartnäckigen Fällen, v. a. bei starken Schmerzen: Argentum comp. 1 mal tgl. s.c.

> **EBM** Zur komplementärmedizinischen Therapie bei Gerstenkorn liegen keine publizierten Studien der EBM-Grade 1 oder 2 sowie keine Konsensusempfehlungen vor. Allgemeine Bewertung der einzelnen Therapieverfahren ☞ 44.2, 44.4, 44.5.

37.2.7 Integrativer Stufenplan

Stufe	Klinik	Konventionelle Therapie (☞ 37.2.5)	Komplementäre Therapie (☞ 37.2.6)	EBM-Bewert. kompl. Therapie
1	Gering bis mäßig ausgeprägter Lokalbefund	–	Staphysagria D30 p.o.	5
			Euphrasia-Tee-Kompressen	5
			Calendula D4 AT	5
2	Stärkere lokale Reizung	Novifrom-AS	Fortsetzung Stufe 1 und zusätzlich Erysidoron 1 und 2 im Wechsel p.o.	5
3	Versagen von Stufe 1–2	Kanamytrex-AT	Fortsetzung Stufe 1–2 und zusätzlich bei größeren Kindern Argentum comp. s.c.	5
4	Bei drohender Orbitalphelgmone	Systemische Antibiose	–	–

37.2.8 Prognose

Die Prognose ist sehr gut. Gelegentlich kann ein Chalazion entstehen, welches in der Regel chirurgisch entfernt werden muss.

37.3 Schielen

Erika Hammer

37.3.1 Ätiologie/Epidemiologie/Einteilung

Schielen (Strabismus) ist die Abweichung eines Auges oder beider Augen von der geforderten Blickrichtung. Man unterscheidet folgende Formen:

- **Strabismus concomitans:** nicht paretisches Begleitschielen; Schielen im eigentlichen Sinne;
  Ursachen: Störung im Gleichgewicht beider Augen, Rechts/Links-Problematik, häufig bei familiärer Disposition (vererbt) oder ausgelöst durch Infekt, Unfall, Schock, kongenitaler Strabismus.
- **Strabismus paralyticus:** Lähmungsschielen bei Krankheitsbildern mit Affektion der Augenmuskeln/-nerven; unilateral → Läsion des peripheren Nerven, bilateral → Läsion im Kerngebiet des Nerven;
  Ursachen: idiopathisch, nach Zangengeburt, ophthalmoplegische Migräne, Infektionen (Zoster, Varizellen), Traumata (Blow-out-Fraktur), Tumoren der hinteren Schädelgrube, Aneurysmen, Orbitaerkrankungen.
- **Sonderform „akkommodatives" Schielen:** stets Innenschielen, zunehmender Schielwinkel bei Akkomodation, oft im 2.–3. Lj., oft bei Hyperopie, kann durch Visuskorrektur bis zum 7. Lebensjahr ausgeglichen werden.

Ein Strabismus kann sich auf unterschiedliche Art manifestieren:

- **Heterophorie** (latenter Strabismus): Beidäugig sind die Blicklinien der Augen auf das Fixierobjekt gerichtet, bei Abdecken eines Auges weicht das abgedeckte Auge ab. Ein Übergang in manifestes Schielen ist möglich.
- **Heterotropie** (manifester Strabismus): manifeste Abweichung eines Auges von der geforderten Blickrichtung.

Je nach Richtung der Abweichung unterscheidet man zwischen:

- Exotropie (Strabismus divergens): Abweichung nach außen bzw. Esotropie (Strabismus convergens): Abweichung nach innen;
- Hypertropie: Abweichung nach oben bzw. Hypotropie: Abweichung nach unten.

Amblyopie: einseitige Sehschwäche, d.h. ein Auge beteiligt sich nicht am binokularen Sehakt. Das betroffene Auge steht meist in monolateraler Schielstellung, Amblyopie kann aber auch ohne erkennbares Schielen auftreten.
Hervorgerufen wird die Amblyopie meistens durch eine unterschiedliche Refraktion zwischen rechtem und linkem Auge. Die Prognose der Behandlung ist umso günstiger je früher ein Kind einer orthoptischen Behandlung zugeführt wird.

Pseudostrabismus
Bei Kleinkindern, die einen sehr breiten Nasenrücken haben, kann das Schielen vorgetäuscht sein, weil beim Seitwärtsblick die Sklera des zur Nase gewendeten Auges nicht gesehen wird. In diesem Fall kann mit Hilfe der Lichtreflexe und des Covertests, bei größeren Kindern mit dem Lang-Stereotest das Schielen ausgeschlossen werden. Um sicher zu gehen sollte das Kind jedoch trotzdem einer orthoptischen Abteilung vorgestellt werden.

37.3.2 Klinik und Leitsymptome

Strabismus convergens
- Schielbeginn: in der Regel nach dem zweiten Lebensmonat (alternierend oder monolateral), möglich bis zum 3.–4. Lebensjahr, selten auch später;
- Abweichung eines Auges oder beider Augen von der geforderten Blickrichtung, Schielwinkel in alle Blickrichtungen in etwa gleich groß;
- Reizkonjunktivitis, Brennen, müde Augen,
- Tageszeitliche Schwankungen der Symptomatik.

Strabismus paralyticus
Inkomittierendes Schielen: Die einem Hirnnerven zugeordneten Muskeln werden nicht oder unvollständig innerviert; ,dadurch entsteht die entsprechende Schielstellung (und oder Doppelbilder). Bei Kindern beobachtet man:
- Trochlearisparesen (am häufigsten): Lähmung des M. obliquus superior oculi → Doppelbilder beim Blick nach unten;
- Okulomotoriusparesen: Auge unter dem verschlossenen Lid nach innen und unten gerichtet, Ptosis;
- Abduzensparese: Doppelbilder beim Blick in die entsprechende Richtung.

37.3.3 Diagnostik

- **Anamnese:** familiäre Belastung, Schockerlebnisse, Raumorientierung?
- **Untersuchung:** einfache Visusprüfung, alternierendes Abdecken der Augen um festzustellen, ob dann ein Auge unter der Abdeckung in eine andere Ruhelage geht, Feststellung der Fixation mit Hilfe des zentralen Lichtreflexes, Titmus-Test, Worth-Test, Lang-Stereo-Test;
- **Spezielle Diagnostik:** Prüfung der Fixation, Untersuchung am Synoptophor, Prismen-Covertest zur Feststellung der Schielwinkelgröße, genaue Refraktion ermittelt durch Skiaskopie in Mydriase.

> **!** In den ersten Lebensmonaten sind die Augenbewegungen noch unkoordiniert. Bei unklarem Befund und vorwiegend einseitigem Schielen sollte man jedoch die Kinder unbedingt schon in den ersten zwei Lebensmonaten einem Augenarzt vorstellen, um einen intraokularen Tumor (z. B. Retinoblastom), eine Zyklitis oder ein kindliches Glaukom auszuschließen. Außerdem ist eine orthoptische Behandlung umso effektiver je früher der Therapiebeginn ist.

37.3.4 Differenzialdiagnosen

- Intrakranielles Neoplasma,
- Sinus-cavernosus-Fistel,
- Aneurysmata.

37.3.5 Konventionelle Therapie

Heterophorie
- Orthoptische Behandlung, Schulung des beidäugigen Sehens,
- Korrektur eventuell auch mit Bifokalglas mit einem speziellen Schliff.

In sehr therapieresistenten Fällen:
- Verordnung einer prismatischen Korrektur in einer orthoptischen Abteilung,
- Operation: Die Operation ist erforderlich, wenn das Schielen spontan aufgetreten ist und das Kind über Doppelbilder klagt. Die Indikation ist abhängig von der Größe des Schielwinkels. Bei hohen Hyperopien und bei stark wechselndem Schielwinkel sollte man mit der Operation vorsichtig sein.

Strabismus convergens
Therapiebeginn so rasch wie möglich:
- Exakte Korrektur der Refraktionsanomalie nach Bestimmung der Refraktion unter medikamentöser Ausschaltung der Akkommodation (Zykloplegie);
- Orthoptische Behandlung: Kontrolle der Binokularfunktionen, des Schielwinkels, der Korrespondenzverhältnisse zwischen rechtem und linkem Auge. Okklusionstherapie: Abdecken eines Auges zur Vermeidung der Entwicklung einer falschen Korrespondenz oder zur Schulung einer bestehenden einseitigen

Sehschwäche (Amblyopie). Die Dauer der Okklusion ist abhängig von den binokularen Bedingungen, der Fixation und der Sehschärfe.
- Operativ: Reduktion des Schielwinkels, bei hohen Hyperopien erst nach der Pubertät, da sonst Gefahr der sekundären Divergenz. Bei der Operation werden z. B. die Augenmuskeln vor- oder zurückverlagert, andere Techniken sind zahlreich und werden ständig weiterentwickelt.

Strabismus paralyticus
Trochlearisparese
- Prismenausgleich: die Fehlstellung wird durch prismatische Gläser ausgeglichen, um wieder Binokularität herzustellen.
- In schweren Fällen oder bei ausgeprägter Kopfzwangshaltung: Operation Zur Verbesserung der abnormen Ruhelage, um das Binocularsehen wieder herzustellen.

Okulomotoriusparese
- Ptosisbrille: mit Hilfe eines am Brillengestell angebrachten Bügels wird versucht, das gelähmte Lid über die Blicklinie anzuheben.
- Bei Kindern alternierende Okklusion zur Vermeidung einer Amblyopie;
- Prismenausgleich bis zur Operation (bei Kindern ab sechs Monaten);
- Operation.

Abduzensparese
Prismenaufbau vor Operation.

37.3.6 Komplementäre Therapie

Heterophorie
Heileurythmie (☞ 44.2): bewusstes Erarbeiten des aufrechten Gangs, Erleben der Symmetrie zwischen rechts und links, oben und unten, hinten und vorne, Schulung der Koordination von Auge, Hand und Fuß. Weiterbildung in spezieller Augen-Heileurythmie erforderlich.
Medikamentös:
- Chrysolith D12 trit.: 1–2 mal tgl. 1 Msp.; cave: nicht bei Hypertonie),
- Iris bovis comp. AT: 3 mal tgl. 1 Tr.,
- Nervus opticus comp. AT: 2 mal tgl. 1 Tr.,
- Mel. comp. AT: 3 mal tgl. 1 Tr.

Strabismus convergens
Bei frühkindlichem Schielen beobachtet man in der Anamnese oft ein Schockerlebnis, sei es während der Schwangerschaft (Erkrankung der Mutter) oder nach der Geburt (z. B. Infektionskrankheiten oder Geburt eines Geschwisters); dann zuerst Behandlung mit:
- Argentum met. präp. D6: 2 mal tgl. 1 Msp.,
- Arnikasalbe in den Nacken (1 mal tgl. morgens),
- Oxalissalbe auf den Unterbauch (1 mal tgl. abends).

Hilfreich sind außerdem:
- Heileurythmie (☞ 44.2): Hier gibt es spezielle Übungen für die Augen, die vor allem Koordination und Einordnung in den Raum schulen.
- Chrysolithsalbe auf die Schultern oder Chrysolith D20 trit. (1 mal täglich).

Strabismus paralyticus
Okulomotoriusparese
- N. oculomotorius D6 mit Chamomilla cupro culta D3 peroral oder als subkutane kombinierte Injektion (3 mal wöchentlich bis tgl.);
- Nach etwa 2 Monaten Übergang auf N.-oculomotorius-Potenzreihe E (WALA) mit Prunus spinosa e summitates et floribus oder Levico D6 (3 mal wöchentlich);
- Versuch einer neurophysiologischen Therapie nach der Methode von Dr. Blanck (Zentrum für Nervenrehabilitation, Heidenheim). Über eine spezielle Technik wird der gelähmte Nerv angeregt, es handelt sich um eine Art manueller Therapie. Diese Therapie zeigt oft sehr gute, bleibende Therapieerfolge und kann auch den Effekt einer Operation unterstützen. Sie ist bei allen Augenmuskelparesen einsetzbar.

Abduzensparese
- N. abduzens D6 mit Chamomilla cupro culta culta D3 (als Injektion 3 mal wöchentlich bis tgl.);
- Nach 2 Monaten N.-abduzens-Potenzreihe E (WALA) mit Prunus spinosa e floribus et summitates oder einem Eisenpräparat (3 mal wöchentlich);
- Therapie nach Dr. Blanck.

Trochlearisparese
- N. trochlearis D6 mit Chamomilla cupro culta D3 (3 mal wöchentlich bis tgl.);
- Später N.-trochlearis-Potenzreihe E (WALA) mit Prunus e floribus et summitates D6 (3 mal wöchentlich);
- Therapie nach Dr. Blanck.

EBM

Zur komplementärmedizinischen Therapie bei Schielen liegen keine publizierten Studien der EBM-Grade 1 oder 2 sowie keine Konsensusempfehlungen vor. Allgemeine Bewertung der einzelnen Therapieverfahren ☞ 44.2, 44.4.

37.3.7 Integrativer Stufenplan

In allen Fällen orthoptische Behandlung, ergänzt durch je nach Art des Schielens spezifischen komplementären Maßnahmen (☞ 37.3.6) und wenn möglich auch Heileurythmie (EBM gesicherte Daten zur Unbedenklichkeit und Wirksamkeit liegen nicht vor).

Schielen sollte immer von einem Augenarzt mit orthoptischer Abteilung behandelt werden!

37.3.8 Prognose

Bei kongenitalem Strabismus kann Binokularität nicht erreicht werden. Dies ist aber für den Patienten nicht relevant. Mit der oben angeführten kombinierten Therapie kann jedoch in den meisten Fällen eine harmonisch falsche Korrespondenz erreicht werden, die dem Patienten ein Ersatzstereosehen ermöglicht und für das tägliche Leben ausreicht.

Literatur

1 Greenwald MJ: Refractive abnormalities in childhood. Pediatr Clin North Am. 2003 Feb; 50(1): 197–212.

38 Erkrankungen des Hals-Nasen-Ohren-Bereiches

Ruth Lang-Roth, Ernst Rietschel, Silke van Koningsbruggen (Konventioneller Teil)
Reinhard Schwarz (Komplementärer Teil)

38.1 Rhinitis

Ruth Lang-Roth (Konventioneller Teil)
Reinhard Schwarz (Komplementärer Teil)

38.1.1 Ätiologie und Einteilung

Ruth Lang-Roth

Die akute erregerbedingte Rhinitis ist im Kindesalter in der Regel eine virale Rhinosinusitis, d.h. eine Entzündung der Schleimhaut der Nasenhaupthöhle und der Nasennebenhöhlen. Der Begriff nasale Hyperreaktivität fasst übermäßige Reaktion der Nasenschleimhaut mit **Obstruktion, Sekretion, Juckreiz oder Niesreiz** auf einen physikalischen, chemischen oder pharmakologischen Reiz zusammen. Ein Teil dieser Erkrankungen geht mit einer Entzündungsreaktion einher und kann als Rhinitis bezeichnet werden.

- **Akute Rhinosinusitis:** Infektionen mit Viren, Bakterien, Mischinfektionen;
- **Chronische Rhinitis:** Hyperplastische Adenoide, Fremdkörper, Immunsuppression, chronische Sinusitis, atrophische Rhinitis (bei Kindern eher selten);
- **Nasale Hyperreaktivität:** oft sind Ätiologie und Pathogenese bekannt (☞ Tab. 38.1-1).

Tab. 38.1-1: Nicht entzündliche Ursachen der nasalen Hyperreaktivität

Ursachen		Beispiele
Allergisch (☞ 38.2)	Saisonal	Gräser, Kräuter
	Perennial	Milben, Tierhaare
	Umgebungsbezogen	Mehle, Hölzer, Lacke
	Nutritiv	Ei, Milch, Nüsse, Obst
Arzneimittelnebenwirkungen	Typ A, vorhersagbar	ACE-Hemmer, Antihypertensiva
	Typ B, nicht vorhersagbar	Nahrungsmittelzusätze, ASS, Sulfite
Nerval-reflektorisch	Adrenerg	Septumsporn
	Peptiderg	Scharfe Speisen
	Cholinerg	Körperliche Anstregung
Irritativ-toxisch		Privinismus
Endokrin		Hypothyreose, Akromegalie
Postinfektiös		Nach infektiöser Rhinitis
Idiopathisch		–
NARES (non-allergic rhinitis with eosinophilia syndrom)		Nicht gesicherte Krankheitsentitäten, nasale Mastozytose

38.1.2 Epidemiologie

- Die virale Rhinosinusitis ist die häufigste Form der Rhinitis und tritt bei Kindern **bis zu 10 Mal pro Jahr** mit Häufigkeitsgipfel in der kalten Jahreszeit auf, Übertragung über Tröpfcheninfektion.
- Im ersten Lebensjahr haben ca. 80 % der Kinder RS-Virus bedingte Rhinitiden.
- In der Gruppe der nasalen Hyperreaktivität ist die allergische Rhinitis am häufigsten.
- Pilzrhinitiden haben im Kindesalter keine klinische Bedeutung.

38.1.3 Klinik und Leitsymptome

Klinischer Verlauf

Inkubationszeit der akuten viralen Rhinosinusitis von wenigen Tagen. Leitsymptome (☞ Tab. 38.1-2).

Tab. 38.1-2: Leitsymptome

Akute virale Rhinosinusitis (Common cold, banaler Schnupfen)	• **Trockenes Vorstadium** (wenige Stunden): Niesreiz, Schleimhautbrennen, Wundgefühl, allgemeines Krankheitsgefühl; • **Katarrhalisches Stadium:** wässrige Rhinitis, verstopfte Nase, Rötung des Naseneingangs, Augentränen, Einschränkung des Geruchsvermögens, Zunahme der Allgemeinsymptomatik; • **Schleimig-eitriges Stadium:** Eindicken des Sekrets, Nachlassen der Allgemein- und Lokalsymptomatik; • Nasennebenhöhlen nahezu immer mitbeteiligt!
Bakterielle Rhinitis	• Eitrige Nasensekretion aus der Nase und in den Nasopharynx • Nasenatmungsbehinderung • Juckreiz • Gelegentlich Schmerzen.

Nasale Hyperreaktivität	Drei unterschiedliche Verlaufsformen: • **„Blocker“:** Leitsymptom Obstruktion, • **„Sneezer“:** Leitsymptom Niesreiz, • **„Runner“:** Leitsymptom Sekretion.

Komplikationen

- Common Cold: Übergreifen auf die tieferen Atemwege oder das Mittelohr.
- Bakterielle Rhinitis: Bakterielle Sinusitis, Übergreifen auf die tieferen Atemwege.
- Chronische Rhinitis, insbesondere bei eingeschränkter Immunabwehr.

38.1.4 Diagnostik

- Anamnese,
- Inspektion der äußeren und inneren Nase; endonasale Inspektionsbefunde (☞ Tab. 38.1-3), Inspektion der Rachenhinterwand,
- Weitere Diagnostik ist beim immunkompetenten Patienten und akutem Verlauf in der Regel nicht notwendig,
- Im Ausnahmefall: Mikrobieller Abstrich bei V.a. infektiöse Genese,
- Bei chronischem Verlauf oder Komplikationen HNO-Arzt konsultieren, ggf. spezialisierte Zentren (Nasenrachenspiegelung, Nasenendoskopie, nasaler Provokationstest, Rhinomanometrie, nasale Zytologie, Histologie),
- Fremdkörper ausschließen bei chronisch-eitriger einseitiger Rhinitis,
- Allergietest,
- Bei Polyposis nasi: unbedingt Mukoviszidose ausschließen.

Tab. 38.1-3: Endonasale Inspektionsbefunde

Akute virale Rhinosinusitis	Gerötete, geschwollene Nasenschleimhaut, wässriges Sekret, Rötung des Naseneingangs
Akute bakterielle Rhinitis	Eitriger Sekretfluss aus der Nase und eventuell auch in den Nasenrachen (post nasal drip)
Allergische Rhinitis	Livide Nasenmuscheln, Sekret
Chronische Rhinitis	Hyperplastische oder atrophe, hypersekretorische oder teilweise trockene Nasenschleimhaut, teilweise eitriges Sekret

38.1.5 Differenzialdiagnosen

- Hyperplastische Adenoide,
- Benigne und maligne Neoplasien,
- Fremdkörper,
- Rhinoliquorrhö nach Sturz, bei destruierenden Prozessen,
- Systemerkrankungen wie Wegenersche Granulomatose, Leukosen.

38.1.6 Konventionelle Therapie

Akute virale Rhinosinusitis

Lediglich symptomatische Therapie verfügbar:

- Inhalation mit NaCl 0,9 % oder 3 %,
- Bei ausgeprägter Nasenatmungsbehinderung 3 mal tgl. abschwellende Nasentropfen oder -spray (α-Sympathomimetika, Dosierung ☞ Tab. 38.1-4). In der Regel sollte die Anwendungsdauer 7 Tage nicht überschreiten, da durch die lang andauernde Vasokonstriktion Schleimhautschäden eintreten können. Nach Absetzen des Wirkstoffes kann als Rebound-Phänomen durch eine ausgeprägte Vasodilatation eine Arzneimittelrhinitis eintreten.
- Analgesie mittels Paracetamol, Ibuprofen, Diclofenac (☞ 13).

Tab. 38.1-4: Wirkstoffkonzentrationen von α-Sympathomimetika (je nach Alter stehen unterschiedliche Präparate mit den genannten Konzentrationen zur Verfügung)

Wirkstoff	Säuglinge	Kleinkinder	Schulkinder und Erwachsene
Xylometazolin (z. B. Olynth, Otriven)	0,025 %	0,05 %	0,1 %
Oxymetazolin (z. B. Nasivin)	0,01 %	0,025 %	0,05 %

Akute bakterielle Rhinitis

- NaCl 0,9 % Nasentropfen zur mechanischen Reinigung oder NaCl 3 % Nasentropfen zum Abschwellen,
- α-Sympathomimetika als abschwellende Nasentropfen (☞ Tab. 38.1-4),
- Antibiotische Therapie nur bei reduziertem Allgemeinzustand und längerem Verlauf nach Antibiogramm.

Chronische Rhinitis

- Vorstellung beim HNO-Arzt,
- Adenotomie bei hyperplastischen Adenoiden,

- Muschelkaustik oder Conchotomie bei chronisch hyperplastischen Nasenmuscheln, **Septumplastik nicht im Kindesalter!**

Nasale Hyperreaktivität
- Therapie der allergischen Rhinitis (☞ 38.2),
- Bei Arzneimittelnebenwirkungen: wenn möglich Wirkstoffwechsel,
- Bei nerval-reflektorischer Ursache: Vermeidung des auslösenden Faktors,
- Bei endokriner Ursache: Therapie der Grunderkrankung,
- Bei trockenen Nasenschleimhäuten bei postinfektiöser nasaler Hyperreaktivität: supportive Maßnahmen wie Panthenol Nasensalbe und NaCl-haltige Nasentropfen.

38.1.7 Komplementäre Therapie

Reinhard Schwarz

Lokale Therapie
- Vermeiden des Kontaktes mit chlorhaltigem Wasser,
- Pflege der Nasenschleimhaut mit z. B. Nasenbalsam für Kinder von WALA®,
- Bei fehlender Durchgängigkeit der Nase Anwendung von Nasensprays (jeweils bis 6 mal tgl.), z. B.:
  - Rhinodoron-Spray® (isotone Lösung von Natrium- und Kaliumchlorid, Aloe-vera-Gel),
  - Luffa Nasenspray DHU® (enthält Luffa D4),
  - Euphorbium comp. Nasenspray Heel® (enthält Euphorbium D4, Hydrarg. bijod. rubr. D8, Mucosa nas. suis D8, Hepar sulf. D10, Arg. nitr. D10, Sinusitis-Nosode D13, Pulsatilla D2, Luffa D2).

Regulation des Wärmehaushalts
Die therapeutische Regulation des Wärmehaushaltes ermöglicht es dem Menschen, seine Integrität aufrechtzuerhalten (Anregung des unspezifischen Immunsystems durch Wärmezufuhr; Reduktion der Virusduplikation ab ca. 38,5 – 39 °C).
In allen Fällen, in denen eine Unterkühlung als Auslöser in Frage kommt, sind daher ansteigend heiße Vollbäder mit Zugabe von z. B. Edeltannen-Erholungsbad® (1 – 4 EL/Wanne; (abhängig von der Wassermenge) als Mittel erster Wahl angezeigt (☞ 45.3).

Homöopathie
Bei der Behandlung der Rhinitis ist für die Auswahl des Mittels die Frage nach Farbe und Konsistenz des Sekretes von großer Wichtigkeit:
- Bei Fließschnupfen: Allium Cepa D10, Euphrasia D4;
- Eitriger Schnupfen: Pulsatilla D6, Hepar sulf. D6, Mercur viv. Nat. D10;
- Stockschnupfen (feststeckender Sekretstau): Hydrastis D6;
- Zäh-eitriger Schnupfen: Kalium bichrom. D6.

Anfangs in stündlichen Gaben je 3 – 5 Glob. bzw. kleine Messerspitzen, bei Besserung: Streckung der Intervalle.

EBM
Zur komplementärmedizinischen Therapie bei Rhinitis liegen keine publizierten Studien der EBM-Grade 1 oder 2 sowie keine Konsensusempfehlungen vor. Allgemeine Bewertung der einzelnen Therapieverfahren ☞ 44.4, 45.3.

38.1.8 Integrativer Stufenplan

Stufe	Klinik	Konventionelle Therapie (☞ 38.1.6)	Komplementäre Therapie (☞ 38.1.7)	EBM-Bewert. kompl. Therapie
1	Akute virale Rhinitis	NaCl 0,9 %-NT	Rhinodoron-Spray	5
2	Unzureichende Wirkung von Stufe 1	Abschwellende Nasentropfen (☞ Tab. 38.1-4)	Fließschnufen: Alium Cepa D10	5
			Eitriger Schnupfen: Pulsatilla D6	5
			Stockschnupfen: Hydrastis D6	5
3	Längerer therapieresistenter Verlauf	Antibiot. Therapie nach Antibiogramm	Parallel Fortsetzung Stufe 2	5

38.1.9 Prognose

Akute virale Rhinosinusitis: in der Regel unkomplizierter, selbstlimitierender Verlauf über ca. eine Woche.
Die Prognose der bakteriellen Rhinitis ist beim immunkompetenten Kind gut, die Chronifizierung bei regelrechten anatomischen Verhältnissen selten.
Die Prognose der nasalen Hyperreaktivität hängt vom Entstehungsmechanismus ab.

Literatur
1 AWMF online Leitlinien: Die nasale Hyperreaktivität, http://www.uni-duesseldorf.de/WWW/AWMF/ll/nahy_t01.htm
2 D. C. Conrad, H. B. Jenson: Management of acute bacterial rhinosinusitis, Current Opinion in Pediatrics 14: 86–90, 2002
3 W. J. Doyle: The link between allergic rhinitis and otitis media, Current Opinion of Allergy and Clinical Immunology 2: 21–25, 2002
Komplementärmedizinische Literatur ☞ 44.2, 44.4

38.2 Allergische Rhinokonjunktivitis

Ernst Rietschel, Silke van Koningsbruggen (Konventioneller Teil)
Reinhard Schwarz (Komplementärer Teil)

38.2.1 Ätiologie

Ernst Rietschel, Silke van Koningsbruggen

Die allergische Rhinokonjunktivitis (ARC) ist eine akute oder chronische allergisch bedingte Entzündung der Schleimhäute von Nase, Nasennebenhöhlen und Konjunktiven. Sie tritt akut nach episodischem oder saisonalem Allergenkontakt auf, während die chronische Rhinokonjunktivitis meistens durch perennialen Allergenkontakt verursacht wird.
Die häufigsten Allergene sind **Inhalationsallergene,** wie Birkenpollen, Gräserpollen, Hausstaubmilben, Katzen- und Hundeepithelien sowie Schimmelpilzsporen. In seltenen Fällen kann eine ARC auch durch Nahrungsmittelallergene ausgelöst werden.
Die Kombination aus **genetischer Veranlagung** und Umweltfaktoren entscheidet über das Auftreten einer ARC. Mittlerweile sind eine Reihe von Kandidatengenen, die für die Entstehung der ARC mit verantwortlich sind, bekannt, z. B. die Gene der Interleukin-4-, Glukokortikoid-, und IgE-Rezeptoren. Als **Umweltfaktoren** spielen verschiedene Risikofaktoren wie z. B. Veränderung des Lebensstils eine Rolle.

38.2.2 Epidemiologie

Angaben zur Prävalenz der ARC sind abhängig von den Untersuchungsmethoden (Fragebogen, Arztdiagnose). Unterschiedliches Patientenverhalten und diagnostische Verfahren können einen Teil der Prävalenzunterschiede verschiedener Populationen erklären.

- Prävalenz des Heuschnupfens 2,4–11,5 % bei 13–14jährigen Kindern in Deutschland (ISAAC-Studie);
- Lebenszeitprävalenz bei Kindern bis zum 6. Lebensjahr 1–6 %;
- Diagnose Heuschnupfen bei 5–15jährigen Kindern 1–6 % in den neuen Bundesländern und 2–22 % in den alten Bundesländern;
- Stadt-Land-Gefälle mit Prävalenz 10 % versus 8 %;
- Innerhalb der letzten 10–15 Jahre 2–3-facher Anstieg der Prävalenz;
- Im Kindesalter erkranken Jungen etwas häufiger an allergischer Rhinokonjunktivitis als Mädchen.
- Die atopische Erkrankung eines Elternteils erhöht das Erkrankungsrisiko des Kindes von ca. 12,5 auf 25 %, die atopische Erkrankung beider Elternteile erhöht das Risiko auf 75 %.
- Jedes 4. an allergischer Rhinokonjunktivitis erkrankte Kind entwickelt im weiteren Verlauf ein allergisches Asthma bronchiale (Etagenwechsel).

38.2.3 Klinik und Leitsymptome

Die allergische Rhinokonjunktivitis kann eingeteilt werden in eine akute (saisonale oder situative) und chronische (perenniale) Form. Leitsymptome (☞ Tab. 38.2-1 und Tab. 38.2-2).

Tab. 38.2-1: Leitsymptome der allergischen Rhinitis

Akute Rhinitis	Chronische Rhinitis
Niesanfälle	Wenig Niesreiz
Wässrige Rhinorrhö	Zähes nasales Sekret („postnasal drip"), eher trockene Nasenschleimhaut
Juckreiz mit tic-ähnlichen Gesichtsbewegungen	Kein Juckreiz
Intermittierend blockierte Nasenatmung	Konstant blockierte Nasenatmung (Facies adenoidea), nasale Sprache, nächtliches Schnarchen
Intermittierende Hörminderung wegen Tubenventilationsstörung, Knacken in den Ohren	Eingeschränkter Geruchs- und Geschmackssinn, Tubenventilationsstörung mit Hörminderung
Häufig Konjunktivitis	Selten Konjunktivitis

Tab. 38.2-1: Leitsymptome der allergischen Rhinitis

Akute Rhinitis	Chronische Rhinitis
Schleimhautrötung, Schwellung der Nasenmuscheln	–
Gaumenjucken, schnalzende Zungenbewegungen, Jucken im Gehörgang	–
„Allergischer Gruß" (mit der Handfläche an der Nase nach oben), dadurch Querfalte in der Nase	–

Tab. 38.2-2: Leitsymptome der allergischen Konjunktivitis

Akute Konjunktivitis	Chronische Konjunktivitis
Rötung, Schwellung	Rötung, Schwellung, Follikelbildung
Juckreiz	Kein Juckreiz
Brennen, wässrige Sekretion	Schleimige Sekretion
Chemosis, Lichtscheu	Fremdkörpergefühl
Blepharospasmus	–
Quincke-Ödem	–

Eine Sonderform der allergischen Rhinokonjunktivitis stellt die **Konjunktivitis vernalis** dar.
Hierbei handelt es sich um eine Frühjahrserkrankung männlicher Jugendlicher mit milchig-weißer Trübung und pflastersteinartiger Wucherung der Conjunctiva tarsi, sowie grauweißer Wucherung der perilimbären Bindehaut.

Begleitsymptome der allergischen Rhinokonjunktivitis

- Kopfschmerzen
- Schlafstörungen
- Konzentrationsstörungen
- Schwindel
- Reizbarkeit
- Müdigkeit
- Allgemeines Unwohlsein
- Geschmacksstörungen
- Geruchsstörungen

38.2.4 Diagnostik

Anamnese

Die Anamnese allein führt aufgrund der typischen Symptomatik fast immer zur Diagnose.

Anamnese bei Symptomatik einer allergischer Rhinokonjunktivitis:

- Akute oder chronische Beschwerden?
- „Sneezers and Runners" oder „Blockers" (☞ 38.1)?
- Saisonal oder perennial?
- Situationsbezogen (z. B. neues Haustier)?
- Zeitgebunden (an bestimmten Tagen)?
- Kreuzallergie zu Nahrungsmitteln (Nüsse bei Birkenpollenallergikern, Beifuß-Sellerie-Syndrom)?
- Begleitsymptome?
- Eigenanamnese hinsichtlich atopischer Erkrankungen?
- Familienanamnese hinsichtlich atopischer Erkrankungen?

Körperliche Untersuchung

- Anteriore Rhinoskopie, Inspektion der Nasenschleimhaut und Rachenhinterwand: Art der Sekretion, Farbe und Schwellungszustand der Schleimhaut,
- Perkussion der Nasennebenhöhlen,
- „Minor-Stigmata" als Hinweise auf eine allergische Erkrankung: doppelte Unterlidfalte, Ohrwinkelrhagaden, nasale Querfalte,
- Beachtung der Lunge und Haut (Asthma bronchiale, atopisches Ekzem).

Erweiterte Diagnostik

- Prüfung der Tubenfunktion (gegebenenfalls Tympanogramm),
- Posteriore Rhinoskopie (Spiegel), endoskopische Rhinoskopie (Fiberoptik),
- Röntgen, CT, NMR,
- Lungenfunktionsprüfung.

Allergiediagnostik

Da Allergene als Auslöser der ARC die wesentliche Rolle spielen gehört der **Nachweis einer spezifischen Sensibilisierung** zum Basisprogramm jeder Diagnostik. Prinzipiell ist in jedem Alter eine in vitro als auch eine in vivo- Diagnostik zum Nachweis spezifischer IgE-Antikörper durchführbar.

- Bei **saisonaler ARC** sind die häufigsten Antigene Frühblüher und Gräser,
- Bei der **episodischen ARC** Tierhaare und -epithelien (Hund, Pferd, Katze) und Schimmelpilzsporen,
- Bei der **perennialen Form** Hausstaubmilben.

Aus Kostengründen bieten sich für die in vitro-Diagnostik **Multitests** wie der CAP-Test (sx1) oder CLA Tests an, die über 90 % der relevanten Allergene beinhalten.

Im Schulalter sollten primär **Hautprickteste** durchgeführt werden, wenn nicht die gleichzeitige Einnahme von Antihistaminika oder ein schweres atopisches Ekzem eine solche Untersuchung verbieten.

Provokationsteste

Zur Indikationsstellung einer spezifischen Immuntherapie ist bei bestehender Sensibilisierung durch Frühblüher oder Gräser meist der Zusammenhang zwischen den Beschwerden und einem entsprechend positiven Allergietest ausreichend.

- Bei Hausstaubmilben- und Schimmelpilzsensibilisierung sollte die Relevanz des Allergens vor einer spezifischen Immuntherapie durch eine **nasale Provokation** (am besten Rhinomanometrie) getestet werden.
- Bei einer medikamententös oder durch Nahrungsmittel induzierten Rhinitis bietet sich eine **orale Provokation** mit dem entsprechenden Allergen an.

Routinemäßige radiologische oder sonographische Untersuchungen der Nasennebenhöhlen sind nicht notwendig.

38.2.5 Differenzialdiagnosen

- Infektiös (Adenovirus, Zoster, Chlamydien);
- Hormonabhängig (Schwangerschaft, „Honeymoon-Rhinitis", Östrogentherapie);
- Emotional (z.B: bei Entspannung, Parasympatikuswirkung), Zustand nach Weinen;
- Physikalisch (Temperaturveränderung, z.B. Skifahrernase);
- Mechanisch: Staub, Fremdkörper, Kontaktlinsen, Septumdeviation, Nasenpolypen; Muschelhypertrophie, vergrößerte Adenoide, Choanalstenose (oft einseitige Rhinitis);
- Chemisch (Laugen, Säuren);
- Toxisch-irritativ (Stäube, Reizgase, Zigarettenrauch, würzige Speisen);
- Medikamentös (Privinismus, Aspirin, Betablocker, ACE-Hemmer, Vasodilatatoren);
- Mukostatisch (Mukoviszidose, Ziliendyskinesie);
- Pseudoallergische Rhinitis (Farbstoffe, Konservierungsmittel, Glutamate);
- Samter's Triade (Trias: Aspirinintoleranz, Nasenpolypen, nicht-allergisches Asthma);
- Liquorrhö (Perforation der Lamina cribrosa durch Fraktur oder Tumor);
- Strahlenschädigung (UV);
- Dakrozystitis, Dykryoadenitis, Tumoren.

38.2.6 Konventionelle Therapie

Allergenkarenz

Vor jeder medikamentösen Therapie sollten zunächst Maßnahmen zur Allergenkarenz voll ausgeschöpft werden (☞ Tab. 38.2-3).

Tab. 38.2-3: Maßnahmen zur Allergenkarenz

Auslös. Allergen	Maßnahmen
Pollen	• Pollenvorhersage beachten, • Reduktion des Aufenthalts im Freien, • Fenster schließen (v.a. nachts).
Hausstaubmilben	• Milbendichte Matratzenüberzüge, • Waschen der Bettinletts alle 4 Wo. bei 60 °C.
Schimmelpilze	• Reduktion der Luftfeuchtigkeit durch regelmäßiges Lüften, • Keine Topfpflanzen oder Hydrokulturen, • Sanierung von Bauschäden.
Tierepithelien	• Entfernen des entsprechenden Tieres aus dem Wohnbereich, • Kleiderwechsel nach Tierkontakt.

Medikamentöse Therapie

Die medikamentöse Therapie umfasst einen Stufenplan mit topischen und systemisch angewendeten Medikamenten verschiedener Substanzklassen (☞ Tab. 38.2-4). Mit systemischen Nebenwirkungen einer topischen Steroidtherapie (☞ Tab. 38.2-5) muss bei Einhaltung unten angegebener Dosierungen auch im Kindesalter nicht gerechnet werden. Zur systemischen Therapie stehen nicht sedierende Antihistaminika der zweiten und dritten Generation ab einem Lebensalter von einem Jahr zur Verfügung (☞ Tab. 38.2-6). Auch hier sind bei den angegebenen Dosierungen keine Nebenwirkungen, wie sie von den Antihistaminika der ersten Generation bekannt sind, zu erwarten.

Tab. 38.2-4: Stufenplan zur Behandlung der allergischen Rhinokonjunktivitis

Gelegentlich auftretende Beschwerden, **nicht vorhersehbar**	Topisches Antihistaminikum nasal Orales, nicht sedierendes Antihistaminikum
Saisonal auftretende **milde** Beschwerden, **vorhersehbar**	DNCG/Nedocromil, Beginn 4 Wo. **vor** der Saison (nasal/konjunktival je nach Beschwerden) Topisches Antihistaminikum Orales, nicht sedierendes Antihistaminikum

Saisonal auftretende **ausgeprägte** Beschwerden, **vorhersehbar**	DNCG/Nedocromil konjunktival, Beginn 4 Wo. **vor** der Saison Topische Steroide nasal, Beginn **vor** der Saison Topisches Antihistaminikum nasal und konjunktival Orales, nicht sedierendes Antihistaminikum Hyposensibilisierung **nach** der Saison
Perenniale Beschwerden	Vermeidung von Irritantien (Passivrauchen) DNCG/Nedocromil konjunktival Topische Steroide nasal Topisches Antihistaminikum Orales, nicht sedierendes Antihistaminikum Montelukast (1 Tbl./d) Hyposensibilisierung, wenn Symptome länger als 6 Mo. bestehen

Tab. 38.2-5: Topische Steroide

Wirkstoff	Beispielpräparat	Zulassung	Dosierung
Beclomethason	Beclomet nasal®	ab 6 J.	2 × 1 – 2 × 2
Budesonid	Pulmicort Topinasal®	ab 6 J.	2 × 1 – 2 × 2
Flunisolid	Syntaris Nasenspray®	ab 5 J.	3 × 1 – 3 × 2
Fluocortinbuthyl	Lenen®	ab 6 J.	2 × 1 – 4 × 1
Fluticason	Flutide nasal®	ab 4 J.	2 × 1 – 2 × 2
Mometason	Nasonex®	ab 6 J.	1 × 1 – 1 × 4
Dexamethason	Dexa-Rhinospray M mono®	ab 6 J.	1 × 1 – 6 × 1
Triamcinolon	Nasacort®	ab 6 J.	1 × 1 – 1 × 2

Tab. 38.2-6: Systemische nicht sedierende Antihistaminika

Wirkstoff	Beispielpräparat	Zulassung	Dosierung
Cetirizin	Zyrtec®	ab 1 J.	5–20 mg (Tbl., Tr., Saft)
Loratadin	Lisino®	ab 2 J.	5–10 mg (Saft oder Tbl.)
Azelastin	Allergodil®	ab 6 J.	2 × 1 Tbl.
Fexofenadin	Telfast®	ab 12 J.	1 × 1 Tbl.
Mizolastin	Mizollen®	ab 12 J.	1 × 1 Tbl.
Desloratadin	Aerius®	ab 12 J.	1 × 1 Tbl.
Levocetirizin	Xusal®	ab 12 J.	1 × 1 Tbl.

Tab. 38.2-7: Topische Antihistaminika

Wirkstoff	Beispielpräparat	Zulassung	Dosierung
Azelastin	Allergodil Nasenspray®	ab 6 J.	2 × 1
	Allergodil Augentropfen®	ab 4 J.	2–4 × 1
Dimetindenmaleat	Fenistil Nasal®	ab 6 J.	3 × 1
Levocabastin	Livocab Nasenspray®	ab 6 J.	2–4 × 2
	Livocab Augentropfen®	ab 6 J.	2–4 × 1

Tab. 38.2-8: Chromone

Wirkstoff	Beispielpräparat	Zulassung	Dosierung
Nedocromil	Irtan Nasenspray®	ab 12 J.	4 × 1
	Irtan Augentropfen®	ab 6 J.	2–4 × 1
Chromoglycinsäure	Alerg® Nasenspray	Kinder	4 × 1
	Alerg AT® Augentropfen	Kinder	4 × 1 – 8 × 1

Spezifische Immuntherapie (Hyposensibilisierung)

Im Gegensatz zur Pharmakotherapie wirkt die **spezifische Immuntherapie** (Hyposensibilisierungstherapie) direkt auf den Pathomechanismus ein, so dass der Effekt noch Jahre nach Beendigung der Therapie anhält. Die Immuntherapie, die ab dem 6. Lebensjahr zugelassen ist, kann den Etagenwechsel zum Asthma bronchiale verhindern und der Entstehung neuer Sensibilisierungen vorbeugen. Vor allem bei Monosensibilisierungen ist mit einer Erfolgsrate von bis zu 85 % zu rechnen (Gräser und Frühblüher > 80 %, Hausstaubmilben 50–70 %). Die spezifische Immuntherapie sollte nur von allergologisch erfahrenen Kinder-und Jugendärzten durchgeführt werden, die auch das Notfallmanagement beherrschen.

Die sublinguale Immuntherapie ist klinisch ebenfalls effektiv, wird aber für das Kindesalter momentan noch nicht generell empfohlen, da vergleichende Studien mit der subkutanen Immuntherapie fehlen (☞ 17).

Eine bisher noch nicht zugelassene Therapiemöglichkeit besteht in der wiederholten subkutanen Gabe von Omalizumab (Xolair®), einem Anti-IgE-Antikörper, der unspezifisch alle IgE- Antikörper neutralisiert.

38.2.7 Komplementäre Therapie

Reinhard Schwarz

Die Schleimhäute von Nase und Auge sind aus komplementärer Sicht Grenzflächen, an denen der Organismus bei zu großer und zu früher Belastung durch Fremdeiweiß mit Entzündung reagiert. Diese örtliche Entzündung führt zur Symptomatik der Rhinitis allergica.
Aus anthroposophischer Sicht eignet sich zur Therapie der lokalen Entzündung vor allem das Heilmittel **Gencydo** , das aus Zitronensaft und Quittenfrucht besteht.

Akute Rhinitis allergica

Es empfiehlt sich ein Einsatz der Mittel in folgender Reihenfolge (bei unzureichender Wirkung Übergang zur nächsten Stufe):

- Citrus/Cydonia D3® Augentropfen: mehrmals tgl. bei Bedarf,
- Gencydo zur nasalen Anwendung®: mehrmals tgl. nach Bedarf außen auf Nase und Umgebung bzw. bei größeren Kindern (meist erst ab dem mittleren Volksschulalter) in die Nase,
- Heuschnupfenmittel DHU®: 30 Tr. in ¼ l Wasser, davon bis ½ stdl. 1 TL,
- Plumbum met. praep. D8 trit.: bis 3 mal tgl. 1 Msp. (kann die Abgrenzungsvorgänge verbessern),
- Gencydo 3 % oder 5 % Amp.: 1 Amp. evtl. zusammen mit Plumbum met. D8 Amp. mit dem pari-boy® (Inhalationsgerät) durch die Nase inhalieren.
- Evtl. Einsatz von potenziertem Eigenblut nach Imhäuser (siehe Fachliteratur).

Während der Therapie auf regelmäßigen Stuhlgang achten (bei Obstipation oft Verstärkung der allergischen Erscheinungen).

Chronische Rhinitis allergica

- Gencydo® 5 %: 2–4 mal/Woche Inhalation von 1 mal tgl. 1 Amp. (evtl. mit phys. NaCl- Lösung verdünnen) mittels pari-boy®,
- Nach den Inhalationen sollte reichlich Linden- oder Hollunderblütentee getrunken werden, um den Organismus durch Schwitzen zur Ausscheidung von liegengebliebenen Stoffwechselprodukten anzuregen,
- Evtl. Einsatz von potenziertem Eigenblut nach Imhäuser (siehe Fachliteratur).

Während der Therapie auf regelmäßigen Stuhlgang achten.

EBM Zur komplementärmedizinischen Therapie bei Rhinitis allergica liegen keine publizierten Studien der EBM-Grade 1 oder 2 sowie keine Konsensusempfehlungen vor. Allgemeine Bewertung der einzelnen Therapieverfahren ☞ 44.5.

38.2.8 Integrativer Stufenplan

Stufe	Klinik	Konventionelle Therapie (☞ 38.2.6)	Komplementäre Therapie (☞ 38.2.7)	EBM-Bewert. kompl. Therapie
1	Unabhängig von der Klinik	Allergenkarenz		–
2	Gelegentlich auftretende Beschwerden, **nicht vorhersehbar**	Topisches Antihistaminikum nasal, Orales, nicht sedierendes Antihistaminikum	Citrus/Cydonia D3 AT	5
			Gencydo zur nasalen Anwendung	5
3	Saisonal auftretende **milde** Beschwerden, **vorhersehbar**	DNCG/Nedocromil, Beginn **vor** der Saison, Topisches Antihistaminikum, Orales, nicht sedierendes Antihistaminikum	Inhalation mit Gencydo 3 % und Plumbum met. praep. D8	5
4	Saisonal auftretende **ausgeprägte** Beschwerden, **vorhersehbar**	DNCG/Nedocromil konjunktival, Beginn **vor** der Saison, Topische Steroide nasal, Beginn **vor** der Saison, Topisches Antihistaminikum nasal und konjunktival,	Parallel weiter Maßnahmen der Stufe 1 bis 3	Siehe Stufe 1 bis 3

Stufe	Klinik	Konventionelle Therapie (☞ 38.2.6)	Komplementäre Therapie (☞ 38.2.7)	EBM-Bewert. kompl. Therapie
		Orales, nicht sedierendes Antihistaminikum, Montelukast (1Tbl./Tag), Hyposensibilisierung **nach** der Saison		
5	Perenniale Beschwerden	Siehe Stufe 4	Parallel weiter Maßnahmen der Stufe 1 bis 3	Siehe Stufe 1 bis 3

38.2.9 Prognose

Die Prognose der ARC ist unter symptomatischer Therapie eher ungünstig. Nur 10 % der Kinder verlieren ihre Symptome in den 8 – 11 Jahren nach Diagnosestellung (Linna 1992). Eine spezifische Immuntherapie (Hyposensibilisierung) kann zur Heilung führen.
Nach ca. 2 – 3 jähriger komplementärmedizinischer Behandlung ist mit einer hohen Besserungsrate(60 – 80 %) zu rechnen.

Literatur

1 Seidenberg J. Diagnose und Therapie der allergischen Rhinokonjunktivtis im Kindesalter. Pädiatrische Allergologie in Klinik und Praxis 2000; 1: 6 – 15

2 Linna O, Kokkonen J, Lukin M. A 10-year prognosis for childhood allergic rhinitis. Acta Paediatr 1992; 81: 100 – 102

3 Bousquet J Lockey RL, Malling H-J, and the WHO panel members. Allergen immunotherapy: Therapeutic vaccines for allergic diseases. J Allerg Clin Immunol 1998; 102: 558 – 562

4 Niggemann B; Friedrichs F. Praktische Aspekte der Hyposensibilisierungsbehandlung im Kindesalter. Monatsschr Kinderheilk 2000; 148: 375 – 382

Komplementärmedizinische Literatur ☞ 44.2, 44.4

38.3 Angina tonsillaris

Ruth Lang-Roth (Konventioneller Teil)
Reinhard Schwarz (Komplementärer Teil)

38.3.1 Ätiologie

Ruth Lang-Roth

Synonyme: Angina tonsillaris, „Tonsillitis“. Die akute Tonsillitis ist eine Entzündung der Gaumenmandeln.

Virale Genese
- Adenoviren
- Rhinoviren
- Coronaviren

Bakterielle Genese
- β-hämolysierende Streptokokken der Serogruppe A (Streptococcus pyogenes)
- Haemophilus influenzae
- Staphylokokken
- Streptococcus pneumoniae (Pneumokokken)

Spezifische Tonsillitiden
- Coxsackie-Viren (Herpangina)
- EBV (Mononukleose)
- Fusobakterium fusiforme, Borrelia vincentii (Angina Plaut-Vincent)
- Treponema pallidum

38.3.2 Epidemiologie

Die akute Tonsillitis/Pharyngitis ist eine häufige Erkrankung insbesondere des Kindes- und Jugendalters. In Verbindung mit Infekten der oberen Luftwege kann sie bis 6 – 8 mal pro Jahr auftreten. Die Übertragung erfolgt meist über Tröpfcheninfektion.

38.3.3 Einteilung

- **Banale Angina tonsillaris:** Tonsillitis/Pharyngitis im Rahmen von viralen Infekten der oberen Luftwege,
- **Eitrige Angina tonsillaris:** Bakterielle (Super-) Infektion, meist durch Streptokokken verursacht,
- **Spezifische Tonsillitiden:** Pharyngeale Form der Mononukleose; Synonym: Pfeiffersches Drüsenfieber, „Kissing Disease“, Monozytenangina, Herpangina, Angina Plaut-Vincent, Diphterie, Angina specifica (Lues).

38.3.4 Klinik und Leitsymptome

Klinischer Verlauf

Tab. 38.3-1: Symptomatik der Angina tonsillaris

Eitrige oder virale Angina tonsillaris	• **Akuter Beginn** mit **Fieber bis 40 °C,** • Eingeschränkter Allgemeinzustand, • **Halsschmerzen, Schluckschmerzen** zur Schluckunfähigkeit, Ohrenschmerzen (ausstrahlend), • Kieferklemme möglich, • Klossige Sprache, • Globus- und Engegefühl im Rachen, • **Vergrößerte und druckschmerzhafte Halslymphknoten** (☞ 38.11).
Pharyngeale Form der Mononukleose (☞ Kap. 28.9)	• Weißliche dicke Fibrinbeläge auf den Tonsillen, • Ausgeprägte Schwellung der Gaumenmandeln bis hin zum Stridor möglich, • Hyperplasie der Adenoide und der Zungengrundtonsille ebenfalls möglich, • Ausgeprägte Schwellung der Halslymphknoten, • Vorausgehend reduzierter Allgemeinzustand, hohes Fieber bis 41 °C.
Herpangina	• **Starke Schluckbeschwerden** und Kopfschmerzen, • **Stark reduzierter Allgemeinzustandes,** • Fötor ex ore
Angina Plaut-Vincent (Syn. Angina ulceromembranacea): Infektion mit Fusobakterium fusiforme und Borrelia vincentii	• **Einseitige** Schluckbeschwerden, • **Einseitige ulzeröse Tonsillitis** • Einseitige schmerzhafte **Halslymphknotenschwellung.**
Diphtherie	• Verdacht ist bereits **meldepflichtig!** • Initial **leichte Halsschmerzen** und **Fieber** bis 39 °C, • Hochrotes, glasig-geschwollenes Gaumensegel und Uvula, • Süßlicher, azetonähnlicher **Fötor ex ore,** • Vergrößerte, druckschmerzhafte, **harte Halslymphknoten (Cäsarenhals).**

Komplikationen

- **Peritonsillarabszess:** Abszess zwischen Tonsillenkapsel und Pharynxmuskulatur mit zunehmender Kieferklemme, einseitigen Schluckschmerzen, kloßiger Sprache, Fötor ex ore.
- **Parapharyngealabszess** (Risikofaktoren: Diabetes mellitus, Immundefekte, hämatologische Erkrankungen): Durchtritt in die Halsweichteile an präformierten Lücken mit derber Schwellung des äußeren Halses.
- **Retropharyngealabszess:** Häufig bei Kindern, retropharyngealer Lymphknoten als Ursprung; Schluckbeschwerden und Stridor, evtl. eingeschränkte Kopfdrehung durch Entzündung der Ligamenta longitudinalia anteriores.
- Bei Streptokokken-Angina: rheumat. Fieber, Endo-, Peri-, Myokarditis, akute Glomerulonephritis.
- Bei Diphtherie: toxische Myokarditis, Enzephalitis, Nephritis.

38.3.5 Diagnostik

Körperliche Untersuchung

Inspektion der Mundhöhle gibt Auskunft über das Stadium und die Ausdehnung der Entzündung, aber nicht über den Erreger! Typische Befunde (☞ Tab. 38.3-2).

- In der Regel sind Tonsillen und Pharynx bei einer viralen Tonsillitis gerötet.
- Eitrige Stippchen oder konfluierende Bereiche sprechen eher für eine bakterielle Genese, insbesondere dann, wenn die Rötung mehr auf die Tonsillen beschränkt ist.
- Der typische Befund einer akuten Mononukleose kann leicht mit einer eitrigen Tonsillitis verwechselt werden. Bereits bei dem Verdacht auf eine Mononukleose mit bakterieller Superinfektion darf kein Aminopenicillin gegeben werden, wegen der Gefahr der Ausbildung eines Exanthems.

Tab. 38.3-2: Inspektionsbefunde bei Angina tonsillaris

Angina catarrhalis	Rötung und Schwellung der Gaumenbögen, Rachenhinterwand
Angina follicularis	**Weiß-gelbe Eiterstippchen** (Cave: Detritus)
Angina lacunaris	Konfluierende **weiß-graue Beläge** bei ausgedehnten **Epitheldefekten** mit Fibrinauflagerungen
Peritonsillarabszess	Vorwölbung des Gaumenbogens
Retropharyngealabszess	Ödem der Rachenhinterwand und des Larynx
Herpangina	Milchig-weiße **Bläschen mit rotem Hof** auf den vorderen Gaumenbögen und an der Mundschleimhaut

Angina Plaut-Vincent	**Einseitiges Tonsillenulkus**
Diphterie	Leichte Rötung und Schwellung der Tonsillen und der Gaumenbögen; später Ausbildung von **festsitzenden, dicken weißlich-grauen bis braunen Belägen** auf Tonsillen und übergreifend auf die orale Schleimhaut; Laryngotracheitis möglich

Labordiagnostik
- Blutbild: Leukozytose mit Linksverschiebung,
- Entzündungsparameter: BSG-Erhöhung, CRP-Erhöhung,
- Streptokokkenschnelltest: Abstrich aus den Kypten,
- Bei V.a. Herpangina: Bestimmung der Virustiter im Blut (nur im Einzelfall sinnvoll),
- Mikrobieller Abstrich im Einzelfall,
- Probeexzision oder Tonsillektomie zur Histologiegewinnung bei unklarem Verlauf,
- V.a. Mononucleose, monozytäres Blutbild, Serologie.

38.3.6 Differenzialdiagnosen

- Einseitige Tonsillitis bei Angina ulceromembranacea,
- Peritonsilläres Infiltrat (entzündliche Infiltration mit Rötung und Schwellung des Gaumens oder des Pharynx),
- Peritonsillarabszess nach bereits abgeklungener Tonsillitis,
- Tuberkulose,
- Tonsillenneoplasie,
- Leukämie.

38.3.7 Konventionelle Therapie

Symptomatische Therapie
- Mundhygiene: Mundspülung mit z.B. Kamillentee mehrmals täglich und nach den Mahlzeiten, 3 mal tgl. Zahnpflege,
- Ausreichend Analgetika: Paracetamol, Ibuprofen, Diclofenac (Dosierung ☞ 13),
- Ausreichende Flüssigkeitszufuhr.

Therapie der viralen Tonsillitis
Die banale virale Tonsillitis ist in der Regel eine selbstlimitierende Erkrankung und eine ursächliche Therapie existiert nicht. Daher nur symptomatische Therapie möglich (siehe oben).

Therapie der bakteriellen Tonsillitis
Bei einer akuten eitrigen Tonsillitits sollte eine antibakterielle Therapie erfolgen.
- **Säuglinge:** Penicillin V-Kalium 100 000 IE/kg p.o. in 2–3 ED über 10 Tage.,
- **Kinder über 1 Jahr:** Penicillin V-Kalium 50 000–100 000 IE/kg p.o. in 2–3 ED über 10 Tage,
- **Bei Penicillinallergie:** Loracarbef 15–30 mg/kg p.o. in 2 ED über 10 Tage oder Cefprozil 30 mg/kg p.o. in 2 ED über 10 Tage oder Clarithromycin 12 mg/kg p.o. in 2 ED über 10 Tage (> 6. Lebensmonat).

> Nichtansprechen von Antibiotika bei weißlich-schmierigen Belägen nach 48 Stunden spricht für eine infektiöse Mononukleose. Cave: Aminopenicilline (☞ 28.9).

Bei Schluckunfähigkeit oder stark eingeschränktem Allgemeinzustand stationäre Aufnahme zur intravenösen Flüssigkeitssubstitution.

Therapie von Komplikationen
- **Peritonsillarabszess:** Inzision durch HNO-Arzt, Tonsillektomie ggf. sofort oder erst im entzündungsfreien Intervall;
- **Parapharyngealabszess:** Hochdosierte Antibiotikatherapie (s.o.), Inzision durch HNO-Arzt, Abszesstonsillektomie;
- **Retropharyngealabszess:** Hochdosierte Antibiotikatherapie (s.o.), Inzision durch HNO-Arzt.

Herpangina
Therapie: symptomatisch, insbesondere Analgesie.

Angina Plaut-Vincent
Therapie: Penicillin G oder V-Kalium (s.o.).

Diphtherie
- Stationäre Aufnahme, intensivmedizinische Überwachung und Isolierung des Patienten;
- Bereits bei Verdacht Diphtherie-Antitoxin 200–1 000 IE/kg i.m. oder i.v. über eine Stunde nach vorheriger kutaner Testung auf allergische Sofortreaktion;
- Penicillin G 100 000 IE/kg in 4 Einzeldosen über 14 Tage; bei Penicillinallergie: Clarithromycin 12 mg/kg in zwei Einzeldosen über 10 Tage; 3 negative Nasen- und Rachenabstriche vor Therapieende;
- Kontaktpersonen erhalten nach Rachenabstrich eine Antibiotikaprophylaxe mit Penicillin oder Clarithromycin über mind. 5 Tage und bei fehlendem Impfschutz Diphtherie-Antitoxin (Dosierung siehe oben).

Nachsorge nach Streptokokkeninfektionen
(☞ auch 28.3)

10–14 Tage nach einer Streptokokkeninfektion oder bei V.a. Poststreptokokkenerkrankung empfohlen:

- Urinkontrolle (Ausschluss akute postinfektiöse Glomerulonephritis),
- EKG (Endokarditis-Ausschluss),
- Blutdruckkontrollen.

38.3.8 Komplementäre Therapie

Reinhard Schwarz

Ziel der komplementären Therapie ist es, dem Organismus zu helfen, die Entzündungsprozesse im Rachenbereich einzudämmen. Der Nachweis eines infektiösen Agens rückt bei der komplementärmedizinischen Sichtweise daher etwas in den Hintergrund.

Medikamentöse Therapie

Die Auswahl des Medikaments richtet sich nach der vorherrschenden Symptomatik:

- Bei rotem, entzündlichen Lokalbefund: Erysidoron 1® (enthält Apis D2, Belladonna pl. tot. D2 aa): 10–20 Tr. in ¼ l Wasser (je nach Alter: Bei Säuglingen von 2–12 Monaten: 12 Tropfen, bis ca. 36 Mo. 15 Tr., danach 20 Tr. und ab dem Schulalter, je nach Konstitution 25 Tr., zarte Kinder sollten die dem jüngeren Alter entsprechende Tropfenzahl erhalten), davon bis zu 1 mal stdl. 1 TL;
- Bei follikulären Belägen auf den Tonsillen: Mercur viv. nat. D12: 1 Msp. in einstündlichen Wechsel mit Hepar sulf. D12 (5 Glob.);
- Bei lakunären Belägen: Mercur. cyanat. D4 oder D6 statt Mercur viv. nat. D12;
- Bei rein rechtsseitiger Angina: Lycopodium D12 statt Mercur. cyanat. D4;
- Bei Mononukleose: Mercur viv. nat. D12 und Vincetoxicum D6–8: je 3–5 mal tgl. (1 Msp. bzw. 5 Glob.);
- Bei zunehmender Erschöpfung und anhaltendem Fieber: Rhus toxicodendron e fol. D30: 1–3 mal tgl. 5 Glob., je nach Befinden);
- Bei Herpangina: Merc. cyanat. D30: 3–4 mal tgl. 5 Glob.;
- Bei starken, stechenden Schmerzen: Argent. nitr. D12;
- Bei Diphtherie: evtl. zusätzlich zur unerlässlichen konventionellen Therapie Merc. Cyanat. D4–D30, (bis 1 mal stdl. 5 Glob. bei D4, bis 4 mal tgl. 5 Glob. bei D30);
- Bei hochfieberhaften bis septischen Bildern: Lachesis D12 (bis 1-stdl. 5 Glob.) oder D30 (bis 3 mal tgl.) oder D200 (alle 2–3 Tage);
- Bei Ausstrahlen der Schmerzen zum Ohr, ohne begleitende Otitis: Phytolacca D6: bis 1-stdl. 5 Glob.

Äußere Anwendungen

- Zur Linderung der pharyngealen Symptomatik haben sich **Quarkwickel** in vielen Fällen bewährt (☞ 45.1): zimmerwarmer Quark auf ein Tuch, dieses vorne um den Hals legen, darüber ein trockenes Tuch binden und den Wickel für mindestens 4 Stunden belassen (entzündungshemmende Wirkung).
- Bei Fieber: Wadenwickel, kühle Abwaschungen (☞ 45.1, 45.3).

EBM

Zur komplementärmedizinischen Therapie bei Angina tonsillaris liegen keine publizierten Studien der EBM-Grade 1 oder 2 sowie keine Konsensusempfehlungen vor. Allgemeine Bewertung der einzelnen Therapieverfahren ☞ 44.4, 45.1, 45.3.

38.3.9 Integrativer Stufenplan

Stufe	Klinik	Konventionelle Therapie (☞ 38.3.7)	Komplementäre Therapie (☞ 38.3.8)	EBM-Bewert. kompl. Therapie
1	Virale Tonsillitis	Symptomatische Therapie	Quark-Halswickel	5
			Gurgeln mit Calendula-Tee	5
			Bei hochrotem Rachen: Erysidoron 1	5
			Zur Therapie des begleitenden Fiebers ☞ 5	5
2	Bakterielle Tonsillitis	Antibiotische Therapie	Maßnahmen der Stufe 1, zusätzlich Myristica sebifera comp.	5

38.3.10 Prognose

- Die banale virale Tonsillitis ist in der Regel eine selbstlimitierende Erkrankung.
- Die Prognose der bakteriellen Tonsillitis ist günstig, sie heilt unter antibakterieller Therapie meist rasch innerhalb von wenigen Tagen ab. Eine Tonsillektomie zur Sanierung ist nur bei Komplikationen, mechanischer Verlegung der Atemwege oder protrahierten Verläufen notwendig.

Literatur
1 AWMF online: Leitlinien der Deutschen Gesellschaft für Hals-Nasen-Ohrenheilkunde, Kopf-und Hals-Chirurgie Peritonsillarabszess, http://www.uni-duesseldorf.de/WWW/AWMF/ll/hno_ll23.htm
2 Leitlinien der Deutschen Gesellschaft für Hals-Nasen-Ohrenheilkunde, Kopf- und Hals-Chirurgie, Antibiotikatherapie der Infektionen an Kopf und Hals, HNO 48: 91 – 103, 2000
3 Knuf, M; Kowalzik, F; Huth, R; Klär-Hlawatsch, B; Erdnüß, F; Habermehl,P: „Kinderkrankheiten" 2002, HNO 50: 1005 – 1011, 2002
Komplementärmedizinische Literatur ☞ 44.2, 44.4

38.4 Chronische Tonsillitis

Ruth Lang-Roth (Konventioneller Teil)
Reinhard Schwarz (Komplementärer Teil)

38.4.1 Ätiologie

Ruth Lang-Roth

Chronische bakterielle Entzündung (> 5 pro Jahr) der Gaumenmandeln mit rezidivierenden eitrigen, aber auch relativ symptomarmen Tonsillitiden, die zu Hypertrophie (chronisch-hyperplastische Form) oder Hypotrophie (chronisch-atrophische Form) der Gaumenmandeln führen.
Häufigste Keime: β-hämolysierende Streptokokken der Gruppe A und Staphylokokken.

38.4.2 Klinik und Leitsymptome

Symptomatik
- Rezidivierende Anginen (> 5/Jahr),
- Inapparenter Verlauf möglich,
- Kratzen im Hals,
- Fötor ex ore, schlechter Geschmack,
- Müdigkeit, Abgeschlagenheit, Erkältungsneigung,
- Unklare Fieberschübe,
- Vergrößerte zervikale Lymphknoten.

Komplikationen
Durch hämatogene Streuung der Bakterien und Mediatorenfreisetzung können in seltenen Fällen andere chronisch-entzündliche Erkrankungen unterhalten werden:
- Urtikaria
- Asthma bronchiale
- Psoriasis vulgaris
- Glomerulonephritis
- Endokarditis
- Myokarditis
- Iritis
- Chorioretinitis.

38.4.3 Diagnostik

Inspektion
- Hyper- oder hypoplastische Tonsillen,
- Peritonsilläre Rötung,
- Zerklüftete, narbige, schlecht luxierbare Tonsillen,
- Trübes Sekret und reichlich Detritus lässt sich aus den Krypten exprimieren,
- Kissing tonsils mit nächtlichem Schnarchen, Apnoen und Schluckbeschwerden.

Labor
- Leicht erhöhte BSG,
- Geringe Leukozytose,
- Erhöhter ASL-Titer (> 400 U/l); eine Bestimmung der ASL-Titer ist jedoch ausschließlich bei Verdacht auf rheumatisches Fieber (☞ 35.2) sinnvoll und notwendig.

38.4.4 Differenzialdiagnosen

- Seitenstrangangina (Rötung und Schwellung des lymphatischen Gewebes an den Pharynxseitenwänden),
- Pharyngitis,
- Malignome (bei ausgeprägter Tonsillenasymmetrie)

38.4.5 Konventionelle Therapie

Konservative Therapie (☞ 38.3) aus pathophysiologischen Gründen nicht erfolgversprechend.
Therapie der Wahl:
- Adenotonsillektomie bds. (bei Kindern im Vorschulalter meist mit Adenotomie wenn keine Kontraindikation besteht). In der Regel sollte die Tonsillektomie nicht vor dem 4. Lebensjahr erfolgen.

- Tonsillotomie (Verkleinerung der Tonsillen z. B. mit dem Laser) nur bei alleiniger Hyperplasie der Gaumenmandeln ohne chronische Entzündung, bei Kleinkindern unter Umständen sinnvoll

Indikationen:
- Obstruktion der Atem- und Schluckwege: nächtliche Atemstörungen, Dysphagie, Zahnfehlstellungen,
- Halitosis,
- Chronische Tonsillitis (länger als 3 Monate),
- Chronisch rezidivierende Tonsillitis – Erfolg der operativen Therapie jedoch nicht gesichert,
- Tonsillenasymmetrie mit Verdacht auf maligne Genese,
- Fokussanierung bei Poststreptokokkenerkrankung.

38.4.6 Komplementäre Therapie

Reinhard Schwarz

Ursache von chronischen Entzündungen lymphatischer Organe ist aus komplementärmedizinischer Sicht eine Unfähigkeit des Organismus, mit dem Eindringen von Fremdem (u. a. Fremdeiweiß, Keime etc.) fertig zu werden. Ist der Organismus im Erkennen oder Überwinden geschwächt, oder bekommt er keine Zeit für seine Tätigkeit, weil die Entzündung immer wieder unterdrückt wird, greift er zur chronischen Entzündung.
Hier hat sich eine **anthroposophische oder homöopathische Konstitutionsbehandlung** (☞ 44.2, 44.4) bewährt. Dabei ist es von entscheidender Bedeutung zu diagnostizieren, an welcher Stelle – das muss nicht der symptomtragende Organort sein – ein Überwindungsvorgang nicht geleistet wird. Daher steht aus komplementärer Sicht die Entfernung des erkrankten Organs nicht an erster Stelle der Überlegungen.
Zur Durchführung der Konstitutionsbehandlung siehe Teil III (Therapieverfahren) bzw. Fachliteratur. Ein möglicher Therapieansatz könnte z. B. sein:
- Tuberkulinum D200: 5 Glob. alle 2–4 Wochen,
- Im Anschluss an diese Gabe Berberis D3 oder Solidago D3 jeweils 3 mal tgl. 5 Glob. über 3 Tage.

Sonstige therapeutische Maßnahmen:
- Begleitende Ernährungsumstellung: Vermeidung eines Eiweißüberangebotes, dafür Verweis auf ausgewogene laktovegetabile Kostform mit wertvollen Nahrungsmitteln (beispielsweise Produkte aus biologisch-dynamischem oder biologisch-organischem Anbau).

EBM

Zur komplementärmedizinischen Therapie bei chronischer Tonsillitis liegen keine publizierten Studien der EBM-Grade 1 oder 2 sowie keine Konsensusempfehlungen vor. Allgemeine Bewertung der einzelnen Therapieverfahren ☞ 44.2, 44.4.

38.4.7 Integrativer Stufenplan

Klinik	Konventionelle Therapie (☞ 38.4.6)	Komplementäre Therapie (☞ 38.4.7)	EBM-Bewert. kompl. Therapie
Chronische Tonsillitis	Adenotonsillektomie bzw. Tonsillotomie	Konstitutionsbehandlung (☞ 44.2 und 44.4), bei ausbleibendem Therapieerfolg Tonsillektomie	5

Literatur

1 AWMF online: chronische Tonsillitis, http://www.uni-duesseldorf.de/WWW/AWMF/ll/hno_ll24.htm

2 Helling, K; Abrams, J; Bertram, WK; Hohner, S; Scherer, H: Die Lasertonsillotomie bei der Tonsillenhyperplasie des Kleinkindes. HNO 50: 470–478, 2002

Komplementärmedizinische Literatur ☞ 44.2, 44.4

38.5 Sinusitis

Ruth Lang-Roth (Konventioneller Teil)
Reinhard Schwarz (Komplementärer Teil)

38.5.1 Ätiologie

Ruth Lang-Roth

Die akute (Rhino-)Sinusitis ist eine in der Regel virale Entzündung der Schleimhaut der Nasenhaupthöhle und der Nasennebenhöhlen (vorderes Siebbein, Kieferhöhle, Stirnhöhle, hinteres Siebbein, Keilbeinhöhle).

Keime
- Streptococcus pneumoniae
- Haemophilus influenzae
- Moracella catarhalis
- β-hämolysierende Streptokokken der Gruppe A

Prädisponierende Faktoren
- Virale Infektionen des oberen Respirationstrakts,
- Anatomische Besonderheiten wie enge Verhältnisse durch große Nasenmuscheln, Septumdeviation, Choanalstenose, hyperplastische Adenoide,
- Gestörte mukoziliäre Clearance durch Allergien, trockene Luft, zystische Fibrose, primäre ziliäre Dyskinesie (Karthagener Syndrom),
- Aspirinintoleranz,
- Gastro-ösophagealer Reflux.

38.5.2 Epidemiologie

Kinder haben durchschnittlich 3–8 (–10) Infekte der oberen Luftwege im Jahr, aber nur 0,5–5 % führen zu einer bakteriellen Sinusitis. Am häufigsten sind Kinder zwischen drei und sechs Jahren in der kalten Jahreszeit betroffen. Je nach Lokalisation kann eine Sinusitis in unterschiedlichem Alter erstmals auftreten (bedingt durch die unterschiedliche Pneumatisation):
- Sinusitis ethmoidalis prinzipiell ab Geburt möglich, meist aber erst ab dem 2. Lj.,
- Sinusitis maxillaris ca. ab dem 4. Lj.,
- Sinusitis frontalis ca. ab dem 6. Lj.,
- Sinusitis sphenoidalis ca. ab dem 8.–10. Lj.

38.5.3 Einteilung

- Akute Rhinosinusitis: rascher Krankheitsbeginn, heilt in 40–70 % ohne Therapie innerhalb von vier Wochen aus,
- Chronisch rezidivierende Sinusitis: mindestens 4–6 Sinusitiden im Jahr,
- Chronische Sinusitis: Erkrankung länger als 12 Wochen.

38.5.4 Klinik und Leitsymptome

Symptome der akuten Rhinosinusitis
- Verstopfte Nase, Husten, **Schleimfluss in den Rachen** (post nasal drip), rahmig-eitrige Rhinitis, Fließschnupfen;
- **Kopfschmerzen:**
  - Stirnkopfschmerz: Sinusitis maxillaris, ethmoidalis oder frontalis,
  - Okzipitaler Kopfschmerz: Sinusitis sphenoidalis;
- **Zunahme der Kopfschmerzen beim Bücken,**
- Zahnschmerzen: Sinusitis maxillaris,
- Gesichtsschwellung über den betroffenen Nebenhöhlen.

Symptome der chronischen Sinusitis
- Persistierende Rhinitis,
- Wechselnde Kopfschmerzen,
- Reduzierter Allgemeinzustand,
- Husten insbesondere tagsüber.

Komplikationen
- **Orbitale** Komplikationen mit Doppelbildern durch Verlagerung des Bulbus, Rötung, Schwellung im Augenwinkel und der Augenlider: Orbitaödem, Lidabszess, subperiostaler Abszess, Orbitaphlegmone, retrobulbäre Neuritis, Mukozele.
- **Endokranielle** Komplikationen mit Fieber, starken Kopfschmerzen, Somnolenz, zerebralen Krampfanfällen: Meningitis, epiduraler Abszess oder Mykozele, subdurales Empyem, Hirnabszess, Sinus cavernosus-Thrombose, Enzephalitis, Osteomyelitis.

38.5.5 Diagnostik

Die Unterscheidung zwischen einer eitrigen Rhinitis und einer Sinusitis ist schwierig, da die Symptomatik ähnlich ist und die Nasennebenhöhlen direkt nicht einsehbar sind.
- Anamnese,
- Inspektion der Nase von außen, des Naseneingangs, der Rachenhinterwand und der Mundhöhle,
- Palpation, Klopfen auf die Nervenaustrittspunkte,
- Schmerzprovokation durch schnelles Kopfvorbeugen,

- Mikrobieller Abstrich aus der Nasenhaupthöhle.
- Ohrmikroskopie (bei V.a. Übergreifen auf das Mittelohr über den Nasopharynx).

Bildgebende Diagnostik

Je nach Alter der Kinder haben ca. 50 % aller **gesunden** Kinder radiologisch nachweisbar zähes Sekret in den Nebenhöhlen.

- Sonographie (Informationsgehalt sehr umstritten, klinisch nicht notwendig),
- Nur in Ausnahmefällen konventionelle Röntgendiagnostik nötig: okzipito-mentale, okzipito-frontale Aufnahme (mäßige Aussagekraft, da bereits bei gesunden Kindern asymptomatische Schleimhautschwellungen vorliegen können),
- CT/MRT nur bei sinugenen Komplikationen, chronischer Sinusitis, zur Operationsplanung, keine Routinediagnostik,
- Lumbalpunktion mit Liquordiagnostik bei V.a. intrakranielle Komplikationen.

38.5.6 Differenzialdiagnosen

- Nasale Hyperreaktivität (☞ 38.1),
- Zystische Fibrose mit Polyposis nasi,
- Wegener'sche Granulomatose,
- Fremdkörper
- Benigne oder maligne Neoplasie in den Nasennebenhöhlen.

38.5.7 Konventionelle Therapie

> Die bakterielle Sinusitis ist häufig selbstlimitierend, sollte aber nach 3–5 Tagen unveränderter oder sich verschlechternder Symptomatik, bei beginnenden Komplikationen oder schlechtem Allgemeinzustand sofort therapiert werden.

Symptomatische Therapie

- Abschwellende Nasentropfen (α-sympathomimetische Wirkung) 3–5 mal täglich eine Pipette in beide Nasenhaupthöhlen applizieren; Konzentrationen ☞ Tab. 38.5-1.
- Sekretolytika oral ☞ Tab. 38.5-2,
- Analgetika/Entzündungshemmer: Ibuprofen, Diclofenac, Glukokortikoide lokal.

Bei bekannter allergischer Rhinitis zusätzlich antiallergische Therapie (☞ 38.2).

Tab. 38.5-1: α-Symphatomimetika

	Säuglinge	Kleinkinder	Schulkinder
Xylometazolin	0,025 %	0,05 %	0,1 %
Oxymetazolin	0,01 %	0,025 %	0,05 %

Tab. 38.5-2: Sekretolytika (Dosis p.o.)

	< 2 J.	2–5 J.	6–14 J.
Acetylcystein	1 × 100 mg/d	2–3 × 100 mg/d	3–4 × 100 mg/d
Ambroxol-HCl	2 × 7,5 mg/d	3 × 7,5 mg/d	2–3 × 15 mg/d

Antibiotikatherapie

Bei längerem Krankheitsverlauf und bakterieller Genese sowie sinugenen Komplikationen indiziert.

Antibiotika der 1. Wahl

- Amoxicillin,
- Clarithromycin,
- Trimethoprim/Sulfamethoxazol.

Dosierungen ☞ Tab. 38.5-3.

Antibiotika der 2. Wahl

Tritt nach 48–72 Stunden Therapie mit dem Antibiotikum der 1. Wahl keine Besserung ein, Wechsel auf, Umstellung auf:

- Amoxicillin-Clavulansäure,
- Ampicillin-Sulbactam,
- Cefpodoximproxetil,
- Cefuroximaxetil.

Dosierungen ☞ Tab. 38.5-3

Tab. 38.5-3: Antibiotika-Dosierungen

	Kinder < 2 J.	Kinder > 2 J.
Amoxicillin	45 mg/kg/d p.o. in 3 ED	80–90 mg/kg/d in 3 ED
Clarithromycin	Kinder > **6 Mo.:** 15 mg/kg/d in 2 ED	Kinder > **6 Mo.:** 15 mg/kg/d in 2 ED
Trimethoprim/ Sulfamethoxazol (z.B. Bactrim®)	**KI bei Sgl. < 2 Mo.!**	Kinder > **6 J.:** 6 mg TMP/kg/d p.o. in 2 ED
Amoxicillin-Clavulansäure (z.B. Augmentan®)	37,5–50 mg/kg/d p.o. in 3 ED	50–75 mg/kg/d p.o. in 3 ED 60(–80) mg/kg/d i.v. in 3 ED
Ampicillin-Sulbactam (z.B. Unacid®)	50 mg/kg/d p.o. in 2 ED 150 mg/kg/d i.v. in 2 ED	50 mg/kg/d p.o. in 2 ED 150 mg/kg/d i.v. in 2 ED

	Kinder < 2 J.	Kinder > 2 J.
Cefpodoximproxetil	10 mg/kg/d p.o. in 2 ED	10 mg/kg/d p.o. in 2 ED
Cefuroximaxetil	30 mg/kg/d p.o. in 2 ED	30 mg/kg/d p.o. in 2 ED

Operative Therapie
Die operative Therapie ist bei sinugenen Komplikationen und chronisch therapieresistentem Verlauf jenseits des 12. Lebensjahrs indiziert.

- Operative Sanierung: bei chronisch-rezidivierender Sinusitis, hyperplastischen Adenoiden (Adenotomie im Intervall),
- Conchotomie: im Einzelfall bei hyperplastischen Nasenmuscheln,
- Endonasale Nasennebenhöhlensanierung: bei therapieresistentem Verlauf und Obstruktion durch Polyposis nasi selten indiziert. Bei Patienten mit zystischer Fibrose sind Operationsindikationen einerseits die nasale Obstruktion, andererseit der eingeschränkte Geruchssinn oder Komplikationen (hohe Rezidivpolyposisrate).

Therapie der Komplikationen
Bei orbitalen und intrakraniellen Komplikationen:

- Stationäre Aufnahme,
- Therapie in Kooperation mit HNO- und Augenarzt bzw. Neurochirurgen,
- Intravenöse Antibiotikagabe (z.B. Amoxicillin und Clavulansäure),
- Glukokortikoide oral oder intravenös,
- Operative Sanierung.

38.5.8 Komplementäre Therapie

Reinhard Schwarz

Die Beschwerden der Sinusitis, sowohl der akuten, wie auch der chronischen Form ergeben sich aus komplementärer Sicht einerseits aus einem überschießenden Flüssigkeitsprozess, andererseits aus einer mangelhaften Belüftung.

Akute Sinusitis

Allgemeine Maßnahmen

- Warmhalten der Beine und Füße, Pflege mit Johanniskrauthautöl®;
- Ansteigend heißes Edeltannenbad Weleda®: ca. 1–3 EL Konzentrat/Wanne (☞ 45.3);
- Inhalationen mit Kamillenkonzentrat (z.B. Kamillosan®);
- Berberis 10 % fructus Ungt.® 2 mal tgl. auf Harnblasengegend auftragen (aus anthroposophischer Sicht können von dieser Region aus auch Prozesse der oberen Körperhälfte beeinflusst werden).

Lokale Therapie

- Zur Entzündungshemmung und Verminderung des Sekrets: Gencydo Weleda® Lösung zur nasalen Anwendung mehrmals täglich außen auf Nasenseitenflächen und Umgebung, evtl. auch in die Nase auftragen (enthält Quitte und Zitrone).
- Zur Verbesserung der Durchgängigkeit der Nase (jeweils bis zu 6 mal tgl.):
  - Rhinodoron-Spray® (isotone Lösung von Natrium- und Kaliumchlorid, Aloe-vera-Gel),
  - Luffa Nasenspray DHU® (enthält Luffa D4), oder
  - Euphorbium comp. Nasenspray Heel® (enthält Euphorbium D4, Hydrarg. bijod. rubr. D8, Mucosa nas. suis D8, Hepar sulf. D10, Argent. nitr. D10, Sinusitis-Nosode D13, Pulsatilla D2, Luffa D2).
- Örtliche Anwendung von Meerrettichkompressen bis es zu einer leichten Rötung oder Schmerzempfindung kommt (meist nur 1–3 Minuten) als ableitende Maßnahme auf die Haut.
- Berberis/Prunussalbe® abends außen auf Nase und Umgebung auftragen.

Medikamentöse Therapie

- Berberis/Quarz glob.®: 1-stdl. 5 Glob. über 2 Tage, dann 4 mal tgl. 5 Glob. über 14 Tage;
- Zu Beginn kann die subkutane Injektion von Berberis/Quarz und Gencydo 0,1 % (je 1 Amp.) über die Austrittspunkte der Nn. maxillares sinnvoll sein (ab 5.–6. Lj. möglich);
- Je nach Beschaffenheit des Sekrets Auswahl eines der folgenden Mittel (zu Beginn jeweils stündl. 1 Msp. oder 5 Glob.):
  - Hepar sulfuris D6 Trit.: bei eitrig rahmigem Sekret,
  - Pulsatilla D6 Glob.: bei eitrig fließendem Sekret,
  - Kalium bichromicum D6: bei zäh-eitrigem bis grünlich-eitrigem Sekret,
  - Hydrastis D6: bei gänzlich festsitzendem eitrigem Sekret,
  - Mercurius vivus nat. D12 Trit.: um den Sekretfluss in Gang zu bringen, oder Sekret zu resorbieren.

Rezidivierende Sinusitis

Allgemeine Maßnahmen

- Meiden von Chlorwasser, d.h. Expositionsprophylaxe,
- Warmhalten der Füße.

Medikamentöse Therapie

- Conchae D30 (Calcium carbon. nat.) oder Apatit D30 (Calcium phosphor. nat.): je nach Konstitutionstyp (nach Gesichtspunkten der homöopathischen Methode) 2 mal tgl. 1 Msp. über 14 Tage, danach
- Berberis/Quarz Glob.: 3 mal tgl. 5 Glob. über 14 Tage, danach
- Apatit/Phosphorus comp. (1 mal tgl. morgens 5 Tr.) und Echinacea angust. D2 (1 mal tgl. mittags 5 Tr.) und Conchae/Quercus comp. K (1 mal tgl. abends 1 Msp.), während 3 – 4 Wochen; danach
- Hepatodoron® (mittags und abends je 1 Tbl.: dient der Unterstützung des Leberstoffwechsels) und Absinth D1/Resina laricis D3® (1 mal tgl. morgens 2 – 5 Tr.: Bittermittel, motiviert den Schmeckvorgang).

Begleittherapie

Parallel zur medikamentösen Therapie können eingesetzt werden:

- 2 mal wöchentlich ansteigend heißes Vollbad (☞ 45.3) mit 2 EL Kinderbad Weleda® in wöchentlichem Wechsel mit 2 mal wöchentlich ansteigend heißem Vollbad mit 5 EL Thuja 20 %;
- Johanniskrauthautöl zur Wärmung abends (anfangs nur an den Füßen und Beinen, später auch als Ganzkörpereinreibung);
- Gencydo® zur nasalen Anwendung Weleda tagsüber mehrmals außen auf Nase und Umgebung auftragen, Berberis/Prunussalbe® abends auf Kieferhöhlengegend auftragen.

EBM

Zur komplementärmedizinischen Therapie bei Sinusitis liegen keine publizierten Studien der EBM-Grade 1 oder 2 sowie keine Konsensusempfehlungen vor. Allgemeine Bewertung der einzelnen Therapieverfahren ☞ 44.2, 44.4, 45.2, 45.3.

38.5.9 Integrativer Stufenplan

Stufe	Klinik	Konventionelle Therapie (☞ 38.5.7)	Komplementäre Therapie (☞ 38.5.8)	EBM-Bewert. kompl. Therapie
1	Beginnende sinusitische Beschwerden	–	Äußere Anwendungen wie z. B. ansteigend heißes Bad	5
			Inhalationen mit Kamillenkonzentrat	5
			Lokale Meerrettichkompressen	5
2	Klinisch eindeutige Sinusitis	Antibiotische Therapie	Rhinodoron-Nasenspray	5
			Berberis/Quarz Globuli	5
			Rahmiges Sekret: Hepar sulfuris	5
			Seröses Sekret: Pulsatilla D6	5
			Festsitzend eitriges Sekret: Hydrastis D6	5
3	Ausbleibender Erfolg konservativer Maßnahmen	Operative Therapie	–	–

38.5.10 Prognose

Die Prognose der bakteriellen Sinusitis ist in der Regel gut, auch die Komplikationen lassen sich frühzeitig erkannt, gut behandeln.

Literatur

1 AWMF online, Leitlinien der Deutschen Gesellschaft für Hals-Nasen- Ohrenheilkunde, Kopf- Halschirurgie: Sinusitis maxillaris/ethmoidalis, http://www.uni-duesseldorf.de/WWW/AWMF/ll/hno_ll19.htm

2 AWMF online, Leitlinien der Deutschen Gesellschaft für Hals-Nasen- Ohrenheilkunde, Kopf- Halschirurgie:Polyposis nasi et sinuum, http://www.uni-duesseldorf.de/WWW/AWMF/ll/hno_ll20.htm

3 Chow, AW: Acute sinusitis: current status of etiologies, diagnosis and treatment. Current Clinical Topics in Infectious Diseases 21: 31 – 63, 2001

4 Conrad, DA; Jenson, HB: Management of acute bacterial rhinosinusitis. Current Opinion in Pediatrics 14, 1: 86–90, 2002
5 Isaacson, G: Sinusitis in childhood, Pediatric Clinics of North America: 43: 1297–1318, 1996
6 Maurer, J; Mann, W: Sinusitis bei Kindern, HNO 47: 301–310, 1999
7 Gwaltney, JM: Acute community acquired bacterial sinusitis: to treat or not to treat. CanRespirJ 1999; 46 A–50A
8 Schwarz, R: Otitis, Tubenkatarrh und Sinusitis in der pädiatrischen Praxis, Der Merkurstab, Sonderheft Pädiatrie; 55(2002), Anthrop. Ärzte Deutschlands

38.6 Adenoide

Ruth Lang-Roth (Konventioneller Teil)
Reinhard Schwarz (Komplementärer Teil)

38.6.1 Ätiologie

Ruth Lang-Roth

Synonyme: Rachenmandel, im Volksmund als „Polypen" bekannt
Hyperplasie von lymphatischem Gewebe am Epipharynxdach und der Rachenhinterwand, zwischen den Tubenwülsten hinter dem Gaumensegel durch chronische Entzündungen.

38.6.2 Epidemiologie

Insbesondere bei Kleinkindern kommt es zur Hyperplasie der Adenoide, die sich nach dem 6. Lebensjahr langsam wieder zurückbilden und im Erwachsenenalter fast völlig verschwinden. Aufgrund der Anatomie wird ein enger Zusammenhang zwischen hyperplastischen Tonsillen, Rhinosinusitis und Mittelohrentzündungen sowie Tubenbelüftungsstörungen gesehen.
Bei fast allen Kindern treten hyperplastische Adenoide im Rahmen von Infekten der oberen Luftwege auf, die Symptome verschwinden jedoch meist nach Ausheilen wieder.

38.6.3 Einteilung

- **Hyperplasie der Adenoide:** persistierende Vergrößerung der Rachenmandel,
- **Obstruierend-hyperplastische Adenoide:** Vergrößerung mit Symptomen einer Obstruktion im Nasen-Rachen-Raum (s.u.),
- **Akute Adenoiditis:** im Rahmen von Infektionen der oberen Atemwege,
- **Chronisch-rezidivierende Adenoiditis:** mehr als vier Entzündungen pro Jahr, rezidivierende Mittelohrentzündungen und/oder eitrige Rhinitiden, Fötor ex ore, Gedeihstörungen.

38.6.4 Klinik und Leitsymptome

Hyperplastische Adenoide können die Tubenwülste verlegen und die Mittelohrbelüftung stören. Gleichzeitig können sie die Choanen verlegen und damit zur Nasenatmungsbehinderung führen. Sie stellen ein Erregerreservoir für rezidivierende Infektionen der oberen Luftwege dar.
Symptomatik:

- Mundatmung bei behinderter Nasenatmung,
- Nächtliches Schnarchen, Apnoen sind möglich,
- Rhinitis, chronische Rhinorrhö,
- **Facies adenoidea:** mangelnde Nasenatmung kann zu einer geringeren Pneumatisation der Nasennebenhöhlen mit Hypoplasie des Mittelgesichts führen; aufgrund der behinderten Nasenatmung offen stehender Mund, hypotone Mundmotorik,,
- Zahnfehlstellungen,
- Rhinophonia clausea (geschlossenes Näseln),
- Paukenergüsse,
- Schallleitungsschwerhörigkeit,
- Sprachentwicklungsstörung aufgrund der Hörstörung,
- Dysphagie.

38.6.5 Diagnostik

- Anamnese: Mittelohrentzündungen, nächtliches Schnarchen, Atempausen während des Schlafs, chronische Rhinitis, Hörreaktionen, Sprachentwicklung?
- Otoskopie: Tubenbelüftungsstörung bis Paukenerguss (jedoch nicht immer),
- HNO-ärztliche Untersuchung: Ohrmikroskopie, Inspektion von Mund und Nase, wenn möglich Spiegelung des Nasenrachenraumes, Tympanogramm, Tonschwellenaudiogramm.

38.6.6 Differenzialdiagnosen

- Juveniles Nasenrachenfibrom (rezidivierende Epistaxis),
- Choanalstenose,
- Einseitige Choanalatresie,
- Malignome (bei Kindern selten).

38.6.7 Konventionelle Therapie

Operative Therapie indiziert bei symptomatischen hyperplastischen Adenoiden (Obstruktion der Atemwege, schlafassoziierte Atemstörungen, obstruktive Schlaf-Apnoen, Dysphagie, Zahnfehlstellungen, Halitosis): dann Adenotomie.
Die Adenotomie ist ein kleiner, wenig belastender, in der Regel ambulanter operativer Eingriff, der bei vorliegender Operationsindikation auch schon bei kleinen Säuglingen problemlos durchgeführt werden kann. Eine nachteilige Wirkung auf die Entwicklung des Immunsystems ist nicht bekannt.
Bei Paukenerguss zusätzlich Parazentese und ggf. Paukenröhrcheneinlage.
Bei Gerinnungsstörungen mit erhöhtem Nachblutungsrisiko strenge Indikationsstellung, stationäre postoperative Überwachung.

> Bei Gaumenspalten postoperativ offenes Näseln und nasale Aspiration möglich. Hier Adenotomie in der Regel nicht indiziert!
> Bei Paukenergüssen ist die alleinige Paukenröhrcheneinlage ausreichend!

38.6.8 Komplementäre Therapie

Reinhard Schwarz

Wenn sich das lymphatische Gewebe an einer Körperstelle übermäßig entwickelt, so ist dies aus anthroposophischer Sicht auf übermäßig vorhandene „Bildekräfte" zurückzuführen.
Diese Bildekräfte (☞ 44.2) gestalten die menschliche Form nach innen und nach außen. Die komplementäre Therapie versucht dieses Ungleichgewicht zu regulieren.

Allgemeine Maßnahmen

- Laktovegetabile Ernährung,
- Warmhalten der Füße,
- Vermeiden von: chlorhaltigem Badewasser, das die Schleimhäute reizt,
- 2 mal wöchentlich ansteigend heiße Vollbäder (☞ 45.3) mit Zugabe von je 2–4 EL Calamus 20 % und Thuja 20 % in wöchentlichem Wechsel.

Medikamentöse Therapie

- Conchae D30 Trit.: 2 mal tgl. 1 Msp. vor dem Essen über 14 Tage, danach
- Barium citricum D6 (1 mal tgl. abends vor dem Essen 1 Msp.) im täglichen Wechsel mit Kalium phosphor D6 (1 mal tgl. abends 5 Tr.).

Therapie über 5 Wochen, dann 2 Wochen Pause und anschließend Wiederholung.

Äußere Anwendungen

Parallel zur medikamentösen Therapie können folgende Maßnahmen eingesetzt werden:

- Berberis fruct. 10 % Ungt.®: 2 mal tgl. dünn auf Harnblasengegend auftragen (aus anthroposophischer Sicht können von dieser Region aus auch Prozesse der oberen Körperhälfte beeinflusst werden).
- Archangelika, Radix 10 % Ungt.®: 2 mal tgl. dünn auf beide Halsseiten auftragen;
- Gencydo® zur nasalen Anwendung bei verstopfter Nase mehrmals tgl. außen auf Nase und Umgebung auftragen.

Perioperative Begleittherapie

- Bei Indikation zur Adenotomie kann eine perioperative Begleitung mit Arnika D6 sinnvoll sein: ca. 1 Woche vor der Operation 3 mal tgl. 1 Gabe, nach der Operation anfangs 1–2-stdl. Gabe und dann wieder für 1 Woche 3 mal tgl. Gabe. Arnika beeinflusst nicht nur die Blutungsneigung während der Operation, sondern regt auch den Wundheilungsprozess im Sinne einer Reintegration an.
- In der Aufwachphase nach der Narkose kann Aurum D10/Stibium D8 Amp.® Weleda als s.c.-Injektion oder Trinkampulle verabreicht werden. Aurum kann Patienten in der Post-Narkosephase wieder den richtigen Anschluss an die Welt von der Bewusstseinsseite, Stibium dasselbe von der Leibesseite vermitteln.

> **EBM** Zur komplementärmedizinischen Therapie bei Adenoiden liegen keine publizierten Studien der EBM-Grade 1 oder 2 sowie keine Konsensusempfehlungen vor. Allgemeine Bewertung der einzelnen Therapieverfahren ☞ 44.4, 45.2, 45.3.

38.6.9 Integrativer Stufenplan

Stufe	Klinik	Konventionelle Therapie (☞ 38.6.7)	Komplementäre Therapie (☞ 38.6.8)	EBM-Bewert. kompl. Therapie
1	Intermittierende Symptomatik	–	Allg. Maßnahmen wie Warmhalten der Füße, 2 mal wöchentl. ansteigend heiße Vollbäder	5
			Konstitutionelle homöopathische Therapie (☞ 44.4)	5
2	Milde bis mäßig ausgeprägte Symptomatik	–	Conchae D30 alle 14 d, gefolgt von Barium citricum D6 im tgl. Wechsel mit Kalium phosphor D6	5
			Archangelika radix 10 % ungt. dünn auf beide Halsseiten	5
3	„Adenoider Habitus"	Operative Therapie	Vor und nach geplanter OP (je ca. 1 Woche) Arnika D6	5

38.6.10 Prognose

Nach operativer Entfernung wachsen die Polypen selten bei kleinen Kindern und inkompletter Entfernung wieder nach.

Literatur

1 AWMF online, Leitlinien der Deutschen Gesellschaft für Hals- Nasen- Ohrenheilkunde, Kopf- und Halschirurgie: Seromukotympanum, http://www.uni-duesseldorf.de/WWW/AWMF/ll/hno_ll04.htm

2 Schwarz, R: Otitis, Tubenkatarrh und Sinusitis in der pädiatrischen Praxis, Der Merkurstab, Sonderheft Pädiatrie; 55 (2002), Anthrop. Ärzte Deutschlands

38.7 Epistaxis

Ruth Lang-Roth (Konventioneller Teil)
Reinhard Schwarz (Komplementärer Teil)

38.7.1 Ätiologie

Ruth Lang-Roth

Nasenbluten ist kein einheitliches Krankheitsbild sondern ein Symptom, das unterschiedliche Ursachen haben kann. Im Kindesalter liegt am häufigsten eine unproblematische, geringfügige Blutung aus den vergrößerten Gefäßen des Locus Kieselbachii im vorderen Septum vor. Ursache sind meist Entzündungen oder Traumata. Selten kann auch eine andere Blutungsquelle oder Blutungsursache vorliegen (z.B. Gerinnungsstörung oder Blutung aus einem Tumor).

38.7.2 Epidemiologie

Nasenbluten ist eine häufige Erkrankung des Kleinkindesalters: 5 – 10 % aller Kinder haben 4 – 8 mal pro Jahr Nasenbluten.
Am häufigsten tritt Nasenbluten zwischen dem 2. und 10. Lebensjahr auf.

38.7.3 Einteilung

- **Unkompliziertes Nasenbluten** aus dem vorderen Septum beim sonst gesunden Kind,
- **Komplizierte Epistaxis** aus anderen Blutungsquellen oder aufgrund einer Gerinnungsstörung.

38.7.4 Klinik und Leitsymptome

- **Unkompliziertes Nasenbluten:** plötzlich beginnendes tröpfelndes Nasenbluten aus einer Nasenhaupthöhle mit spontanem Sistieren meist nach 10 – 15 Minuten.
- **Komplizierte Epistaxis:** heftiges Bluten aus der Nasenhaupthöhle oder in den Nasenrachenraum.

38.7.5 Diagnostik

Bei Kindern mit unkomplizierter Epistaxis und im typischen Alter ist keine weitere Diagnostik notwendig. Bei Verdacht auf komplizierte Epistaxis:

- Anamnese,
- Blutdruckkontrolle,

- Gerinnungsstatus und Blutbild, insbesondere bei Kinder unter 2 Jahren und nach der Pubertät,
- Vorstellung beim HNO-Arzt im freien Intervall, wenn Blutungsquelle nicht sicher im vorderen Septumbereich lokalisiert ist: Ausschluss einer benignen (z. B. juveniles Nasenrachenfibrom) oder malignen Neoplasie oder Systemerkrankung (z. B. Wegnersche Granulomatose),
- Evtl. weitere Diagnostik systemischer Erkrankungen wie Leukämien, Lymphome, Hepatopathien.

38.7.6 Differenzialdiagnosen

- Epistaxis als Erstsymptom bei von-Willebrand-Jürgens-Syndrom oder Thrombozytopenien unterschiedlicher Ursache,
- Blutung aus benigner oder maligner Neoplasie,
- Gerinnungsstörung,
- Bluthochdruck,
- Fremdkörper in der Nase.

38.7.7 Konventionelle Therapie

Unkomplizierte Epistaxis

Sofortmaßnahmen

- Kind in sitzende Position bringen (nicht hinlegen, da Blut geschluckt und die Blutmenge nicht kontrolliert werden kann, Übelkeit),
- Eiskrawatte in den Nacken – fördert Vasokonstriktion,
- Abschwellende Nasentropfen,
- Eventuell äußere Kompression der Nase durch Aneinanderdrücken der Nasenflügel.

> **!** Bei starkem Nasenbluten, spritzender Blutung, persistierender Blutung über 10 min. oder Blutung aus den hinteren Nasenabschnitten (insbesondere bei Blutung in den Rachen in sitzender Position): **sofortige** Vorstellung beim HNO-Arzt zur weiteren Diagnostik und Therapie! Kreislaufkontrolle!

Rezidivierende kindliche Epistaxis

- Pflegende Nasensalbe, z. B. panthenolhaltige Präparate (z. B. Bepanthen Augen- und Nasensalbe großzügig in die Nasenhaupthöhle einbringen),
- Inhalation mit Kochsalz und Luftbefeuchtung,
- Bei rezidivierender Epistaxis und ausgeprägtere Blutung Koagulation oder Veröden der vergrößerten Gefäße am Nasenseptum möglich bzw. notwendig. In der Regel erfolgt dies in Lokalanästhesie seltener in Narkose. Die Rezidivrate ist hoch.

38.7.8 Komplementäre Therapie

Reinhard Schwarz

Unkomplizierte Epistaxis

Lokale Maßnahmen

- **Zur Blutungsstillung:** Tamponade des blutenden Nasenlochs mit einem der Größe des Nasenlochs angepassten Stück weißen, festen Specks (eigentlich nur Fett in Bindegewebe; **Vorteil:** beim Entfernen der Tamponade reißt die entstandene Blutkruste nicht mehr auf).
- **Zum Abheilen der Nasenschleimhaut:** Heilsalbe für die Nase (z. B. Nasenbalsam für Kinder®) mehrmals tgl. auftragen.

Medikamentöse Therapie

- Corallium rubrum D6 (Edelkoralle) in Pulverform: kann örtlich (mit nassem Wattestäbchen) und oral verabreicht werden: bis 1-stdl. 1 Msp.; sehr guter blutstillender Effekt;
- Marmor D6/Stibium D6 mehrfach tgl. 1 Msp. oral.

Komplizierte Epistaxis

Eventuell kann hier ein Therapieversuch mit folgenden Mitteln hilfreich sein:

- Stibium met. praep. D6: zu verabreichen wie Corallium rubrum (s. o.);
- Bei homöopathischen Phosphortypen (leptosom, blass, sensitiv, geistig lebhaft, furchtsam, Heißhunger nachts, ☞ 44.4): Phosphor D12 Glob.: bis 1-stdl. 5 Glob.;
- Bei Kindern, die rasch die Farbe wechseln: Ferrum met. praep. D12 Trit.: 4–6 mal tgl. 1 Msp.;
- Bei hellroten Blutungen aus den Schleimhäuten aller Organe, auch aus Wunden: Achillea ex herba D3 Glob. oder Achillea millefolium D3 Glob.: bis ½ stdl. 1 Gabe.

> **EBM** Zur komplementärmedizinischen Therapie bei Epistaxis liegen keine publizierten Studien der EBM-Grade 1 oder 2 sowie keine Konsensusempfehlungen vor. Allgemeine Bewertung der einzelnen Therapieverfahren ☞ 44.4.

38.7.9 Integrativer Stufenplan

Stufe	Klinik	Konventionelle Therapie (☞ 38.7.7)	Komplementäre Therapie (☞ 38.7.8)	EBM-Bewert. kompl. Therapie
1	Akute Epistaxis	Kind hinsetzen, Eiskrawatte in den Nacken, Äußere Kompression der Nase	Begleitend zum Abheilen Nasenbalsam für Kinder® mehrmals tgl. lokal applizieren	5
			Marmor D6/Stibium D6	5
			Bei homöopathischem Phosphor-Typ (☞ 44.4) Phosphor D12	5
2	Rezidivierende Epistaxis	Pflegende Nasensalbe, Koagulation	–	–

38.7.10 Prognose

In den meisten Fällen sehr gut, da die Blutungsursache bei Kindern v.a. in einer Irritation der Nasenschleimhaut bei Infekten oder Unfällen zu suchen ist.

Literatur
1 AWMF online: Leitlinien der Deutschen Gesellschaft für Hals- Nasen- Ohrenheilkunde, Kopf- und Halschirurgie: Epistaxis: www.uni-duesseldorf.de/WWW/AWMF/ll/hno_1104.htm

38.8 Otitis media acuta

Ruth Lang-Roth (Konventioneller Teil)
Reinhard Schwarz (Komplementärer Teil)

38.8.1 Ätiologie

Ruth Lang-Roth

Akute Entzündung des Mittelohres, der Tube und der angrenzenden pneumatisierten Räume des Mastoids. Die Mastoiditis wird durch eine zusätzliche Zerstörung der Knochenbälkchen im Mastoid abgegrenzt.

Tubogen
Am häufigsten: Infektionen über den Nasenrachen und die Eustachische Röhre (Tube):
- **Virale Infektionen:** Rhino-, RS-, Influenza-, Parainfluenza- und Adenoviren;
- **Bakterielle Infektionen:** Streptokokkus pneumoniae, Haemophilus influenzae, β-hämolysierende Streptokokken der Serogruppe A, Branhamella catarrhalis, Staphylococcus pyogenes und aureus;
- **Gemischt viral-bakterielle Infektionen.**

Hämatogen
- Scharlach
- Röteln
- Masern

38.8.2 Epidemiologie

- 75–95 % aller Kinder erkranken bis zum 3. Lebensjahr mindestens einmal,
- Erkrankungsgipfel zwischen dem 6. Lebensmonat und dem 3. Lebensjahr,
- Erkrankungsgipfel im Herbst und Winter.

38.8.3 Klinik und Leitsymptome

Symptomatik
Säuglinge und Kleinkinder
- **Unspezifisches Krankheitsbild,**
- Hohes **Fieber,**
- Durchfall, Erbrechen,
- Unruhe,
- Ohrzwang (Griff des Kindes zum erkrankten Ohr).

Kindergartenkinder und Jugendliche
- Schnell eintretender, stechender, in der Regel **einseitiger Schmerz,**
- Seltener zusätzlich allgemeine Krankheitssymptome.

Verlauf der akuten Mittelohrentzündung
1. Stadium
- Hyperämie und Schleimhautödem mit konsekutivem Tubenverschluss,
- Entzündliches Exsudat tritt in die Mittelohrräume ein,
- Zunehmende Rötung des gesamten Trommelfells ausgehend vom Hammergriff.

2. Stadium

- Verdickung und Rötung des Trommelfells, nicht mehr erkennbare Trommelfellstrukturen, Vorwölbung des Trommelfells in Richtung Gehörgang, häufig Pulsieren des Trommelfells,
- Ohrenschmerzen, Fieber, Schwerhörigkeit auf dem betroffenen Ohr.

3. Stadium

- Otorrhö, z. T. pulsierend durch umschriebene Perforation des Trommelfells,
- Schmerzen verschwinden mit der Perforation.

4. Stadium

- Abfluss des Mittelohrsekrets durch die Tube oder die Trommelfellperforation,
- Abnehmende Rötung und Schwellung des Trommelfells, Trommelfell verschließt sich wieder,
- Hörvermögen normalisiert sich.

Sonderformen der Otitis media acuta

Säuglingsotitis

- Symptomatik: retroaurikuläre Schwellung, hohes Fieber, Erbrechen, Nahrungsverweigerung, evtl. meningeale Reizung, schrilles Schreien, Abgeschlagenheit,
- Häufig protrahierter Verlauf,
- Häufig Rezidive und Exazerbationen.

Akute nekrotisierende Otits media

- Rasch fortschreitende toxininduzierte Nekrose des Trommelfells, die auch auf die Paukenschleimhaut übergehen kann,
- Kann im Rahmen einer Scharlach- oder Maserninfektion auftreten,
- Immunschwäche begünstigt das Auftreten,
- Keine Spontanheilung, daher operativ zu sanieren.

Komplikationen

> ! Die nachfolgenden Komplikationen einer Otits media müssen in der Regel stationär in einer HNO-Klinik in Kooperation mit einem Pädiater behandelt werden. Bei intrakranieller Beteiligung ist die Überwachung auf einer Intensivstation sinnvoll.

Mastoiditis

- Symptomatik: **abstehendes Ohr** und teigige **Schwellung und Rötung retroaurikulär,** Fieber,
- Otoskopischer Befund nicht immer hilfreich, da sich der Trommelfellbefund schon wieder normalisiert haben kann oder weiterhin Zeichen der akuten Mittelohrentzündung aufweist, sicheres Zeichen ist die Senkung der hinteren oberen Gehörgangswand,
- Häufiger bei Säuglingen und Kleinkindern,
- Röntgenaufnahme nach Schüller: Verschattung des Mastoids und Einschmelzung von Knochenbälkchen,
- Bezold-Mastoiditis: Durchbruch der Mastoiditis in die Halsweichteile mit tumoröser Schwellung des M. sternocleidomastoideus und Ausbildung eines Torticollis,
- **Therapie primär operativ** mit Mastoidektomie, Paukenröhrcheneinlage, perioperative intravenöse Antibiotikatherapie. (siehe Antibiotika 2. Wahl)

Weitere Komplikationen

Weitere mögliche Komplikationen, durch antibakterielle Therapie jedoch sehr selten:

- Fazialisparese,
- Labyrinthitis (Drehschwindel, Übelkeit und Erbrechen, Innenohrhörverlust),
- Sinusvenenthrombose,
- Epiduralabszess, Subduralabszess, otogene Meningitis,
- Hirnabszess,
- Gradenigo-Syndrom (Symptomentrias: Otitis media, Abduzensparese, Trigeminusschmerz).

38.8.4 Diagnostik

Otoskopie

- **1. Stadium:** Rötung und Schwellung des Trommelfells ausgehend vom Hammergriff,
- **2. Stadium:** zunehmende Rötung und Verdickung des Trommelfells, Trommelfellstrukturen nicht mehr erkennbar, Vorwölbung des Trommelfells in Richtung Gehörgang, häufig pulssynchrones Pulsieren des Trommelfells,
- **3. Stadium:** Otorrhö, z. T. pulsierend durch umschriebene Perforation des Trommelfells, meist im vorderen unteren Quadranten,
- **4. Stadium:** Trommelfell differenziert sich wieder, abnehmende Rötung und Schwellung, Trommelfell verschließt sich.

Inspektion und Palpation

- Schmerzhafte geringe Schwellung retroaurikulär (cave: schmerzhafte teigige Schwellung jedoch stets Hinweis auf Mastoiditis!),
- Rötung des Gehörgangs und der Haut retroaurikulär,

- Vorstellung bei HNO-Arzt bei verlegtem Gehörgang, nicht einsehbarem Trommelfell, unsicherem otoskopischem Befund, V.a. Mastoiditis.

Radiologische Diagnostik
- Röntgenaufnahme nach Schüller,
- CT Felsenbein: zur OP-Planung, im Einzelfall auch zur Unterscheidung zwischen Begleitmastoiditis im Rahmen einer akuten Mittelohrentzündung und einer einschmelzenden Mastoiditis notwendig.

38.8.5 Differenzialdiagnosen

- Serotympanon, Mukotympanon (Mittelohrerguss ohne akute Entzündungszeichen, ☞ 38.10),
- Cerumen obturans,
- Otitis externa (☞ 38.9),
- Fremdkörper,
- Cholesteatom.

38.8.6 Konventionelle Therapie

Therapiegrundsätze
- In den ersten 2 Lebensjahren in der Regel immer antibiotische Therapie,
- Otoskopische Kontrollen, ggf. Tympanogramm und Audiogramm nach Abheilung,
- Ohrentropfen (Analgetika oder Antibiotika) bei der akuten Otitis media zu keinem Zeitpunkt sinnvoll!

Isolierte Otitis media acuta beim Klein- und Schulkind
Symptomatische Therapie
- Abschwellende **α-symphatomimetische Nasentropfen** (☞ Tab. 38.1-4); Applikation im Liegen, 3–5 mal tgl. eine Pipette in beide Nasenhaupthöhlen, **kein Spray,** da die Tube abgeschwollen werden soll,
- Analgesie mittels Paracetamol, Ibuprofen, Diclofenac (☞ 13). Die akute Otitis media ist **sehr schmerzhaft** und sollte daher ausreichend analgetisch behandelt werden.

Antibakterielle Therapie (☞ Tab. 38.8-1)
- Bei fehlender Erregerkenntnis 1. Wahl: Amoxicillin p.o. bzw. Ampicillin i.v.,
- Bei Penicillinallergie Makrolide,
- Bei ausbleibender Besserung unter o.g. Therapie nach 48–72 Std. und ohne vorliegendes Antibiogramm Umstellung auf Antibiotika der 2. Wahl.

Antibiogramm so früh wie möglich erstellen, dann gezielte antibiotische Therapie.

Konzept der „verzögerten antibiotischen Therapie“
Aufgrund der hohen Selbstheilungsrate kann man unter bestimmten Voraussetzungen (immunkompetente Patienten, gute Compliance der Eltern) zunächst nur Analgetika und abschwellende Nasentropfen geben. **Cave: Nicht bei Kindern jünger als 2 Jahre,** da hier eine höhere Komplikations- und Rezidivrate vorliegt. Bei fehlender Besserung nach 48–72 Std. ist eine Antibiotikagabe indiziert.

Tab. 38.8-1 Antibiotikatherapie bei Otitis media acuta

Indikation	Wirkstoff	Dosis	Therapiedauer
Antibiotika der 1. Wahl	Amoxicillin	70–100 mg/kg/d p.o.in 3–4 ED	7 d
	Ampicillin	100–200 mg/kg/d i.v. (max. 12 g/d) in 3 ED	7 d
Bei Penicillinallergie	Azithromycin	10 mg/kg/d p.o. in 1 ED 5 mg/kg/d p.o. in 1 ED	3 d 5 d
	Clarythromycin	16–24 mg/kg/d p.o. in 2 ED	7 d
	Erythromycin	30–50 mg/kg/d p.o. in 2–4 ED	7 d
Antibiotika der 2. Wahl	Cefuroximaxetil	20–30 mg/kg/d p.o. in 2 ED	7–10 d
	Loracarbef	30 mg/kg/d p.o. in 2 ED	7–10 d
	Amoxicillin-Clavulansäure	(Gesamtwirkstoff) 37,5 mg/kg/d p.o. in 3 ED 60–100 mg/kg/d i.v. in 3 ED	7–10 d
	Ampicillin-Sulbactam (2/1)	(Gesamtwirkstoff) 50 mg/kg/d p.o. in 2 ED 150 mg/kg/d i.v. in 3 ED	7–10 d

Therapie der Säuglingsotitis
- Bis zum 3. Lebensmonat **intravenöse Antibiotikatherapie** (☞ Tab. 38.8-1),
- Abschwellende Nasentropfen (☞ Tab. 38.1-4),
- Analgetika (☞ 13),
- Adenotomie und Paukenröhrcheneinlage bei Rezidiven auch beim Säugling indiziert.

Rezidivierende Otitis media acuta

Bei ≥ 3 Otitiden innerhalb von 6 Monaten, ≥ 4 Episoden innerhalb von 12 Monaten:

- Therapie der akuten Entzündung s. o.,
- Operative Sanierung im freien Intervall mit Adenotomie, Parazentese ggf. Paukenröhrcheneinlage,
- Tonsillektomie zur Beseitigung des Erregerreservoirs u. U. sinnvoll,
- Ggf. Impfstatus hinsichtlich Haemophilus influenzae und Pneumokokken komplettieren,
- **Regelmäßige otoskopische Kontrollen**, da bei beidseitig persistierendem Paukenerguss die Gefahr der Schalleitungsschwerhörigkeit besteht,

Antibiotikaprophylaxe **nicht** sinnvoll.

38.8.7 Komplementäre Therapie

Reinhard Schwarz

Aus komplementärer Sicht wird bei der Otitis media das Eindringen von Mikroorganismen in das Mittelohr versuchsweise durch eine erhöhte Stoffwechselaktivität abgewehrt. Dabei kommt es zu einer vermehrten Sekretbildung im Mittelohr, die zu einer lokal erhöhten Infektanfälligkeit führt.

Die komplementäre Therapie zielt darauf hin, die Entzündungsreaktion, die ja als Selbstheilungsprozess gegenüber den Mikroorganismen gesehen werden kann, zu regulieren: rechtzeitiger Abbau überschießender Prozesse (Belladonna), das Zurückweisen in geordnete Formen (Apis) aber auch die Entlastung des Stoffwechsels durch entsprechende Diät und/oder einen Einlauf lassen das Gleichgewicht wieder erreichen.

Isolierte Otitis media acuta

- Erysidoron® 1: (enthält Apis D2, Belladonna pl. tot. D2 aa): Tropfenmenge je nach Alter in ¼ Liter Wasser: Bei Säuglingen von 2 – 12 Monaten: 12 Tr., danach bis ca. 36 Monate 15 Tr., danach 20 Tr. und ab dem Schulalter, je nach Konstitution 25 Tr., zarte Kinder sollten die ihrem Alter vorangehende Tropfenzahl erhalten; davon bis zu 1-stdl. 1 TL;
- Pulsatilla D6 oder Hepar sulf. D6: bis 1-stdl. 1 Gabe von 3 – 5 Glob.,
- Aconit comp. Ohrentropfen: bis 6 mal tgl. handwarm in das betroffene Ohr,
- Capsicum D6: bis ½ stdl. 1 Gabe bei Ohren- u./o. Mastoidschmerzen, wenn die **Knoblauchanwendung** (schnelles Mittel zur Schmerzbekämpfung: frisch gepressten Knoblauch in die dem schmerzenden Ohr gegenüberliegende Ellenbeuge für 30 – 60 Sekunden einmassieren, danach mit kaltem Wasser abwaschen; es handelt sich um eine ableitende Maßnahme, wobei die Kreuzung der Nervenbahnen berücksichtigt wird und die Hautoberfläche am Gelenk als Angriffspunkt des im Schmerz zu tief eingedrungenen seelischen Empfindens angesehen werden kann) versagt,
- Euphorbium comp. Nasenspray oder Luffa Nasenspray oder Rhinodoron-Spray jeweils bis 6 mal tgl.

Perforierte Otitis media

- Hepar sulfuris D30 2 mal tgl. und Thuja occid. D30 2 mal tgl. in tgl. Wechsel,
- Pflege des Wärmeorganismus, v. a. Achten auf warme Füße,
- Freihalten der Nase mittels Nasenspray: z. B. Rhinodoron Nasenspray Weleda 4 – 8 mal tgl. nach Bedarf,
- Bäder mit Thuja 20 % und Calamus 10 %: Sinneswirkung der Bäder; man sollte je nach Wassermenge (Säuglingsbadewanne oder Erwachsenenbadewanne) 1 – 2 bzw. 3 – 4 EL Badezusatz verwenden. Die Bäder sollten abends 2 – 3 mal/Woche angewandt werden. Es ist darauf zu achten, dass dabei kein Wasser in das Ohr kommt,
- Evtl. Gabe von Thuja D12/30 1 – 2 mal tgl. 5 Kgl. über längere Zeit, um ein konstitutionelles Moment einzuführen (☞ 44.4),
- Ernährungssupplementation mit Gerste, Hirse, Buchweizen als besonders kieselreiche Sorten,
- Vermeiden von Chlorwasserkontakten (Badewanne, Schwimmbäder etc.) wegen der Schleimhautalteration der oberen Luftwege (nicht des Trommelfells) und der daraus folgenden Entzündungsreaktion, v. a. der Ohrtrompete.

Rezidivierende Otitis media acuta

Allgemeine Maßnahmen

- 2 mal wöchentlich ansteigendes heißes Vollbad mit Zugabe von Thuja 20 % Badezusatz, man sollte je nach Wassermenge (Säuglingsbadewanne oder Erwachsenenbadewanne) 2 – 4 bzw. 5 – 7 EL Badezusatz verwenden,
- Tgl. abendliche Ganzkörpereinreibung mit Johanniskrauthautöl (Hypericum ex herba 5 %),
- Vermeiden von Chlorwasserkontakten (Schwimmbäder etc.).

Medikamentöse Therapie

Bewährt hat sich die aufeinander folgende Gabe folgender Medikamente:

- Conchae D30 oder Apatit D30: 2 mal tgl. 1 Msp. vor dem Essen über 14 Tage, danach
- Quarz D6: 3 mal tgl. 1 Msp. vdE über 14 Tage, danach
- Quarz D12: 2 mal tgl. 1 Msp. vdE über 14 Tage, danach
- Onyx D20: 1 mal tgl. 5 Tr. vdE in etwas Flüssigkeit über 3 Wochen.

EBM Zur komplementärmedizinischen Therapie bei Otitis media acuta liegen keine publizierten Studien der EBM-Grade 1 oder 2 sowie keine Konsensusempfehlungen vor. Allgemeine Bewertung der einzelnen Therapieverfahren ☞ 44.3, 44.4, 45.2, 45.3.

38.8.8 Integrativer Stufenplan

Vorbedingung: Gilt nur für Kinder jenseits des Säuglingsalters.

Stufe	Klinik	Konventionelle Therapie (☞ 38.8.7)	Komplementäre Therapie (☞ 38.8.8)	EBM-Bewert. kompl. Therapie
1	Akute nicht-perforierte Otitis mit geringem Fieber	–	Euphorbium comp. Nasenspray	5
			Pflege des Wärmeorganismus (☞ 38.8.8)	5
			Lokale Maßnahmen im Form von z. B. Zwiebelsäckchen	5
2	Akute nicht-perforierte Otitis mit hohem Fieber	Analgetische Therapie, Abschwellende Nasentropfen	Erysidoron 1	5
			Pulsatilla D6	5
			Levisticum Rh D3	5
3	Perforierte Otitis	Siehe Stufe 2	Hepar sulfuris D30 im tgl. Wechsel mit Thuja occ. D30	5
4	Ausbleibende Besserung nach 48 h	Antibiotische Therapie	Parallel weiter Maßnahmen der Stufe 1 bis 3	Siehe Stufe 1 bis 3

38.8.9 Prognose

- 60 – 80 % Selbstheilungsrate, jedoch bei Haemophilus influenzae-Infektionen nur 50 % und bei Streptokokkeninfektionen nur 20 %,
- Cave: Persistierender Paukenerguss → Schalleitungsschwerhörigkeit → Sprachentwicklungsstörung,
- Bei komplementärmedizinischer Behandlung sehr gute Erfahrungen mit dem Behandlungsergebnis auch bei eitriger Otitis und/oder perforierter Otitis media.

Literatur

1 AWMF online: Leitlinien der Deutschen Gesellschaft für Hals- Nasen- Ohrenheilkunde, Kopf- und Halschirurgie: Akute Otitis media.,http://www.uni-duesseldorf.de/WWW/AWMF/ll/hno_ll05.htm

2 Doyle, WJ: The link between allergic rhinitis and otitis media, Current Opinion in Allergy and Clinical Immunology 2: 21 – 25, 2002

3 Hendley, JO: Clinical Practice. Otitis media. New England Journal of Medicine 347, 15: 1169 – 1174, 2002

4 Wahn, W: Das infektanfällige Kind. HNO 48: 231 – 234, 2000

5 F. Russell, F; Mulholland, K: Prevention of otitis media by vaccination. Drugs 62: 1441 – 1445, 2002

6 Schwarz, R: Otitis, Tubenkatarrh und Sinusitis in der pädiatrischen Praxis; Der Merkurstab, Sonderheft Pädiatrie; 55 (2002), Anthrop. Ärzte Deutschlands (+ Lit-Review)

7 Dohar, JE: All that drains is not infectious otorrhoea; IntJ-PedOtorhinolar. 67 (2003) 417 – 420

8 Paradise J, Feldman H et al.: Effect of early or delayed insertion of tympanostomy tubes for persistent otitis media on developmental outcomes at the age of three years; NEJM 344(2002) 1179 – 87

38.9 Otitis externa

Ruth Lang-Roth (Konventioneller Teil)
Reinhard Schwarz (Komplementärer Teil)

38.9.1 Ätiologie/Epidemiologie

Ruth Lang-Roth

Manipulationen mit dem Wattestäbchen oder anderen Geräten (Stricknadel, Spielzeug etc.) im Gehörgang, häufiger Schwimmbadbesuch und häufiges Haarewaschen können den natürlichen Schutzmantel der Gehörgangshaut schädigen und somit Eintrittspforten für Infektionen darstellen.
Häufige Erreger der Otitis externa:

- Pseudomonas aeruginosa
- Staphylokokkus aureus
- Proteus mirabilis
- Escherichia coli
- Streptococcus pyogenes
- Pilze (Candida albicans, Aspergillus niger)

Eine Häufung der Gehörgangsentzündungen ist im Sommer während der Schwimmsaison zu verzeichnen.

38.9.2 Einteilung

Otitis externa diffusa
Unspezifische Entzündung der Gehörgangshaut durch Bakterien, Viren oder Pilze.

Otitis externa circumscripta (Furunkel)
Bakterielle (meist Staphylokokken), konfluierende Entzündung der Haarbälge mit Ausbildung kleiner Abszesse.

Otitis externa maligna
Nekrotisierende Entzündung des knöchernen Gehörgangs, im Kindesalter sehr selten. In der Regel Infektion mit Pseudomonas aeruginosa, diese kann bei Kindern jedoch fehlen. Prädisponierend ist Diabetes mellitus.
Myringitis: Mitbeteiligung des Trommelfells.

38.9.3 Klinik und Leitsymptome

- Starker, stechender, bohrender Schmerz im Ohr, Tragusdruckschmerz,
- Schwerhörigkeit auf dem betroffenen Ohr bei Verlegung des Gehörgangs,
- Ohrsekretion und Gehörgangsschwellung, die auf die Ohrmuschel übergehen kann,
- Fieber (insbesondere bei Staphylokokkeninfektionen),
- Bei Otitis externa maligna: im fortgeschrittenen Stadium Hirnnervenausfall, insbesondere N. facialis.

38.9.4 Diagnostik

Basisdiagnostik

- Inspektion der Ohrmuschel und der umliegenden Haut;
- Palpation des Mastoids und der Lymphabflusswege;
- Gehörgangsinspektion: geschwollener, manchmal nicht einsehbarer Gehörgang, Sekret;
- Bei Gehörgangsfurunkel: ein oder mehrere Furunkel im Gehörgang; Trommelfellperforation muss ausgeschlossen werden.

Bei schweren und rezidivierenden Verläufen

- Labor: Blutzucker, Differenzialblutbild (Leukozytenzahl?), CRP, BSG,
- Allergiediagnostik bei V.a. allergische Genese,
- Immunschwäche (z.B. Diabetes mellitus, angeborener oder erworbenen Immundefekt) ausschließen,
- Dermatologische Vorstellung (seborrhoisches Ekzem, Kontaktallergie),
- Ausschluss eines in den Gehörgang infiltrierenden Tumors.

38.9.5 Differenzialdiagnosen

- Gehörgangsfremdkörper,
- Cerumen obturans,
- Mastoiditis (Schwellung des Gehörgangs bei Durchbruch der hinteren Gehörgangswand),
- Gehörgangscholesteatom,
- Zoster oticus,
- Chronisch sezernierende Otitis media mit sekundärer Gehörgangsentzündung,
- Otitis externa maligna.

38.9.6 Konventionelle Therapie

Die Therapie der ausgeprägten Gehörgangsentzündung wird meist durch einen HNO-Arzt erfolgen, da zunächst eine mikroskopische Ohrreinigung zur Diagnostik aber auch Therapie notwendig ist.

Otitis externa diffusa

Eine systemische Antibiotikatherapie ist in der Regel nicht nötig.

- Tägliche penible Gehörgangsreinigung durch den HNO-Arzt;
- Nach Ausschluss einer Trommelfellperforation Einlage von mit Alkohol, Glukokortikoiden und ggf. Antibiotika getränkten Gazestreifen in den Gehörgang bis kurz vor das Trommelfell durch den HNO-Arzt (Volon-A-Tinktur, Volon-A-Salbe antibiotikahaltig, Panotile, Polispectran);
- Bei sichtbarem Pilzwachstum antimykotikahaltige Gazestreifeneinlage (Clotrimazol);
- Analgetika mit antiphlogistischer Wirkung systemisch bei Bedarf (Diclofenac, Ibuprofen); Dosierung ☞ 13;
- Nach Abschwellen des Gehörgangs können später entsprechende Ohrentropfen durch die Eltern oder den Patienten eingebracht werden (Volon A Tinktur antibiotikahaltig, Dexa Polyspectran, 2 mal täglich im Liegen mehrere Tropfen in den erkrankten Gehörgang einbringen, kurz liegen bleiben, dann ggf. Seite wechseln).

Weitere Maßnahmen bei rezidivierenden Gehörgangsentzündungen

- Bei vorliegendem Gehörgangsekzem anschließende Behandlung mit z. B. Panthenolsalbe,
- Trocknen der Gehörgänge nach dem Haarewaschen oder Baden mit dem Föhn um neue Infektionen zu verhindern,
- Keine Manipulationen im Gehörgang (z. B. Wattestäbchen).

Otitis externa circumscripta (Furunkel)

- Basistherapie s. Otitis externa diffusa.
- Bei konfluierender Entzündung und Übergreifen z. B. auf die Ohrmuschel staphylokokkenwirksames Antibiotikum systemisch (z. B. Amoxicillin-Clavulansäure, Ampicillin-Sulbactam, Cefaclor; Dosierung ☞ 38.8).

Otits externa maligna

- Stationäre Therapie,
- Systemische pseudomonaswirksame Antibiotikatherapie,
- Piperacillin intravenös: Kinder 200 mg/kg/d in drei Einzeldosen (max. 8 g/d),
- Optimierung der Behandlung der Grunderkrankung,
- Operative Sanierung.

38.9.7 Komplementäre Therapie

Reinhard Schwarz

Akute Otitis externa

- Erysidoron 1® Dil.: 12 – 20 Tr. in ¼ l Wasser, davon 1-stdl. 1 TL. (altersabhängig):
  - bei Säuglingen von 2 – 12 Monaten: 12 Tr.,
  - bis ca. 36 Monate: 15 Tr.,
  - bis zum Schulalter: 20 Tr.,
  - ab dem Schulalter: je nach Konstitution 25 Tr.,
  - zarte Kinder sollten die ihrem Alter vorangehende Tropfenzahl erhalten.
- Gehörgangsreinigung mit Calendula 20 %/Echinacea 1 % Tct.® in einer Verdünnung von 1:5 mit NaCl 0,9 % oder Sol. Castellani; dabei wird die Lösung handwarm 2 – 4 mal tgl. in den Gehörgang eingetropft.
- Einlage eines Salbenstreifens mit Mercurialis perennis 10 % Ungt. durch den HNO-Arzt.
- Bei ausgedehnter Entzündung: Lachesis comp. Glob.: 1 – 2 stdl. 5 Glob.

Chronische Otitis externa

- Gründliche Gehörgangsreinigung (s. o.),
- Basis-Therapie wie bei akuter Otitis externa (s. o.),
- Calendula/Stibium Ungt. Einbringung durch den HNO-Arzt,
- Cichorium plumbo cultum Rh D2: 3 – 4 mal tgl. 5 Tr. vor dem Essen,
- Bei quälendem Juckreiz kann Kalium aceticum comp. 1 % Salbe im Gehörgang angewandt werden, durch den HNO- Arzt unter Sicht eingebracht,
- Ernährung: viel Frischkost, Vermeiden von Zucker, Schokolade und Weichkäsesorten.

EBM Zur komplementärmedizinischen Therapie bei Otitis externa liegen keine publizierten Studien der EBM-Grade 1 oder 2 sowie keine Konsensusempfehlungen vor. Allgemeine Bewertung der einzelnen Therapieverfahren ☞ 44.3, 44.4.

38.9.8 Integrativer Stufenplan

Stufe	Klinik	Konventionelle Therapie (☞ 38.9.6)	Komplementäre Therapie (☞ 38.9.7)	EBM-Bewert. kompl. Therapie
1	Otits externa ohne Fieber	Tgl. Gehörgangsreinigung, Einlage getränkter Gazestreifen mit Alkohol oder ggf. Antibiotika, Bei Bedarf Analgetika	Gehörgansreinigung mit Calendula 20 %/Echinacea 1 % Tct.	5
2	Otits externa mit Fieber	Wie Stufe 1, Zusätzlich Antipyretika	Erysidoron 1	5
			Bei ausgedehnter Entzündung Lachesis comp.	5

38.9.9 Prognose

Gute Prognose, kommt bei Kindern relativ selten vor.

Literatur

1 AWMF online, Leitlinien der Deutschen Gesellschaft für Hals- Nasen- Ohrenheilkunde, Kopf- und Halschirurgie: Otitis externa; http://www.uni-duesseldorf.de/WWW/AWMF/ll/hno_ll02.htm

2 Hughes E, Lee JH: Otitis externa, Pediatrics in Review 22(6): 191 – 197, 2001

Komplementärmedizinische Literatur ☞ 44.2, 44.4

38.10 Serotympanon, Mukotympanon

Ruth Lang-Roth (Konventioneller Teil)
Reinhard Schwarz (Komplementärer Teil)

38.10.1 Ätiologie

Ruth Lang-Roth

Als Serotympanon bezeichnet man einen wässrigen Mittelohrerguss. Das hochvisköse Sekret des Mukotympanon (Syn. glue ear) entsteht bei längerem Bestehen nach Wasserretention aus einem Serotympanon.

Die Ursachen eines Sero- bzw. Mukotympanons sind **Tubenfunktionsstörungen.** Dies sind einerseits der insuffiziente Tubenverschluss mit offener Tube und Autophonie, andererseits die insuffiziente Öffnung bis hin zum Tubenverschluss. Ausgeglichene Druckverhältnisse vor und hinter dem Trommelfell sind Voraussetzung für den normalen Schalltransport von der Ohrmuschel zum Innenohr und somit für den normalen Hörvorgang.

Die Mittelohrbelüftung erfolgt über die Tuba auditiva, die unter den Tubenwülsten seitlich des Adenoids in den Nasenrachen mündet. Die Tubenöffnung erfolgt meist unwillkürlich beim Schlucken und Kauen durch den M. tensor veli palatini und M. levator veli palatini, im Ruhezustand ist die Tube geschlossen. **Mittelohrunterdruck** entsteht bei Obstruktion durch Gasresorption der Schleimhaut aus dem Mittelohr. Aufgrund des Unterdrucks kommt es zu einer vermehrten Schleimsekretion, die letztlich zum Serotympanon führt.

Mechanische Tubenfunktionsstörungen

- Intraluminal: aufsteigende Infekte, Allergien,
- Extraluminal: Adenoide, Tumoren im Nasopharynx.

Funktionelle Tubenfunktionsstörungen

- Physiologische Hypofunktion bis zum 7. Lebensjahr infolge einer noch wenig ausgebildeten Achsenknickung der Tube und dadurch erschwerten Öffnung der Tube durch den M. tensor veli palatini; zusätzlich noch relativ kurze Tube,
- Gaumenspalten (fehlende Öffnungsfunktion durch insuffizienten M. tensor veli palatini),
- Kraniofaziale Dysostosen (M. Crouzon, Apert Syndrom, Turner Syndrom, Pierre-Robin-Syndrom).

38.10.2 Epidemiologie

90 % der Kinder haben ein- oder mehrmals ein temporäres Mukotympanon, ca. 30 – 40 % haben ein über mindestens drei Monate bestehendes chronisches Mukotympanon, 5 – 10 % länger als 12 Monate.

38.10.3 Klinik und Leitsymptome

Die Erkrankung bleibt häufig unerkannt! Typische Symptome:

- Wechselnde Schwerhörigkeit (Schallleitungsschwerhörigkeit),

- Völlegefühl und Ohrdruck bei größeren Kindern,
- Kurze Schmerzepisoden möglich,
- Meist gleichzeitig hyperplastische Adenoide.

Komplikationen
- Sprachentwicklungsstörung als Folge einer chronischen oder chronisch-rezidivierenden ausgeprägten Schallleitungsschwerhörigkeit,
- Retraktionen des Trommelfelles in Richtung Mittelohr und evtl. Ausbildung von Retraktionstaschen durch chronischen Paukenunterdruck. Mögl. Ausbildung eines Cholesteatoms (chronische Knocheneiterung),
- Atelektase der Paukenhöhle bei ausgeprägter Retraktion und Anlegen des Trommelfells an die Promontoriumswand.

38.10.4 Diagnostik

- Ohrmikroskopie:
  - Serotympanon: bernsteinfarbener Paukenerguss, manchmal Luftblasen,
  - Mukotympanon: mattes, verdicktes Trommelfell mit Gefäßzeichnung,
- Tympanogramm: kein Gradientenaufbau oder ausgeprägter Paukenunterdruck (300–400 daPa),
- Audiogramm: Schallleitungsschwerhörigkeit,
- Allergiediagnostik.

38.10.5 Differenzialdiagnosen

- Cerumen obturans
- Cholesteatom (iatrogen)
- Hämatotympanon
- Akute Mittelohrentzündung

38.10.6 Konventionelle Therapie

Paukenerguss ohne akuten Infekt der oberen Luftwege
Hohe Selbstheilungsrate, eine konservative Therapie existiert nicht (Mukolytika führen zu vermehrter Schleimsekretion ins Mittelohr, Nasentropfen helfen nur bei einer entzündlichen Schwellung der Adenoide). Bei erstmaligem Auftreten Kontrolle nach 4–6 Wochen, **keine medikamentöse Therapie.**
- Evtl. unterstützendes Tubentraining mittels Nasenluftballons (Otovent oder Otobar) bei Kindern über 4 Jahren,
- Erwägung einer operativen Sanierung durch HNO-Arzt bei Bestehen über 4–6 Wochen, insbesondere bei gleichzeitigem nächtlichen Schnarchen, gehäufter Mundatmung und häufigen Infekten der oberen Luftwege,

> Großzügige Indikationsstellung zur Adenotomie und Paukenröhrcheneinlage bei Kindern mit Sprachentwicklungsstörung!

Chronischer Paukenerguss
Operative Therapie durch HNO-Arzt:
- Alleinige **Adenotomie** führt bei 75 % der Kinder zum Ausheilen der Paukenergüsse,
- **Adenotomie und Parazentese** sowie Absaugen des Mittelohrsekrets führt bei ca. 85 % zum Ausheilen der Paukenergüsse.
- Zusätzliche Paukenröhrcheneinlage beim Ersteingriff bei Risikopatienten (kraniofaziale Dysmorphie, Kinder mit Gaumenspalten – hier keine Adenotomie!), ggf. Dauerpaukenröhrchen.
- Therapieversager (ca. 15 %) erhalten in einem Zweiteingriff **Paukenröhrchen,** da erhöhtes Risiko zu Rezidivergüssen nach dem Herausfallen der Paukenröhrchen. Frühzeitig das Rezidivrisiko mit den Eltern besprechen und regelmäßige Kontrollen durch HNO-Arzt vereinbaren.

Kontraindikationen der Adenotomie: Gaumenspalten, sehr kurzes Velum und ausgeprägte Hypotonie der Gaumensegelmuskulatur, da erhöhtes Risiko für ein postoperatives offenes Näseln sowie Überschlucken in die Nase.

Paukenerguss im Rahmen eines Infekts der oberen Luftwege
Abschwellende Nasentropfen 3–5 mal tgl. im Liegen in beide Nasenhaupthöhlen (☞ 38.1), Therapie der Grunderkrankung.

38.10.7 Komplementäre Therapie

Reinhard Schwarz

Akuter Paukenerguss
- Levisticum e rad. D3 Dil.: bis 2-stdl. 5 Tr. in etwas Flüssigkeit: regt den Durchlüftungsvorgang an;
- Ansteigende heiße Bäder (☞ 45.3) mit Zugabe von z. B. Edeltannen Erholungsbad® (1–3 EL/Wanne); reguliert den Wärmehaushalt und wirkt zugleich als In-

halation beruhigend auf die irritierten Schleimhäute der oberen Luftwege;

- Mehrmals tgl. Pflege der entzündeten Nasenschleimhaut mit Nasenbalsam für Kinder®,
- Gencydo® zur nasalen Anwendung mehrmals tgl. außen auf Nase und Umgebung auftragen,
- Druckausgleichversuche mit Otobar o.ä., dieses System besteht aus einem kleinen Ballon, welcher über einen integrierten Olivenansatz in ein Nasenloch eingeführt wird. Nach Verschluss des anderen Nasenlochs mit einem Finger, ausatmen durch das Nasenloch mit dem Ballon, bis dieser den Durchmesser einer Grapefruit hat. Durch die entstandene Druckerhöhung wird ein ähnlicher Effekt wie bei der Anwendung des Pollitzer-Ballons erzielt und die Tube geht meist mit einem Klick auf.

Chronischer Paukenerguss

- Levisticum e rad. D3 dil. (3 mal 5 Tr. in etwas Wasser) im tgl. Wechsel mit Sylvin D3 dil.,
- Luffa D4-Nasenspray DHU® (6 mal tgl.) in tgl. Wechsel mit Euphorbium comp.® Nasenspray oder Rhinodoron-Nasenspray®,
- Gencydo® zur nasalen Anwendung mehrmals tgl. außen auf Nase und Umgebung auftragen,
- Heileurythmie zur Belebung der inneren Atmung (☞ 44.2),
- Regulation des Wärmehaushalts durch Ganzkörpereinreibungen mit Johanniskrauthautöl.

Chlorhältige Badewässer sollten gemieden werden.

EBM Zur komplementärmedizinischen Therapie bei Serotympanon/Mukotympanon liegen keine publizierten Studien der EBM-Grade 1 oder 2 sowie keine Konsensusempfehlungen vor. Allgemeine Bewertung der einzelnen Therapieverfahren ☞ 44.2, 45.2, 45.3.

38.10.8 Integrativer Stufenplan

Stufe	Klinik	Konventionelle Therapie (☞ 38.10.6)	Komplementäre Therapie (☞ 38.10.7)	EBM-Bewert. kompl. Therapie
1	Akuter Paukenerguss	Tubentraining mit Nasenluftballon	Zusätzlich Levisticum e rad. D3	5
			Ansteigende heiße Fußbäder	5
2	Bestehen > 4 Wochen	Operative Sanierung	Zusätzlich Heileurythmie	5
			Regulation des Wärmeorganismus (☞ 38.10.7)	5
3	Sprachentwicklungsverzögerung	Adenotomie und Paukenröhrchen	–	–

38.10.9 Prognose

Der Paukenerguss ist bei den meisten Patienten selbstlimitierend. Wird aber dennoch eine Paukenröhrcheneinlage notwendig, so liegt die Rezidivgefahr eines Paukenergusses nach Herausfallen der Paukenröhrchen bei 20–50 %.

Literatur

1 AWMF online, Leitlinien der Deutschen Gesellschaft für Hals- Nasen- Ohrenheilkunde, Kopf- und Halschirurgie: Seromukotympanon; http://www.uni-duesseldorf.de/WWW/AWMF/ll/hno_ll04.htm

2 Fiebach A, Matschke RG: Komplikationen nach Paukenröhrcheneinlage im Kindesalter, HNO 35: 61–66, 1987

3 Luckhaupt H: Luftinsufflation mittels Nasenballon bei kindlichem Paukenerguss sinnvoll? HNO 48: 2–3, 2000

4 Paradise JL et al. Effect of early or delayed insertion of tympanostomy tubes for persistent otitis media on developemental outcomes at the age of three years; NEJM 344(2001) 1179–97

5 Schwarz R; Otitis, Tubenkatarrh und Sinusitis in der pädiatrischen Praxis, Der Merkurstab, Sonderheft Pädiatrie; 55(2002)

38.11 Lymphadenitis colli

Ruth Lang-Roth (Konventioneller Teil)
Reinhard Schwarz (Komplementärer Teil)

38.11.1 Ätiologie

Ruth Lang-Roth

Halslymphknoten über 10 mm im Durchmesser und supraklavikuläre Lumphknoten sollten immer diagnostisch abgeklärt werden. Mögliche Ursachen:

- Primäre Entzündung oder Infektion der Halslymphknoten,
- Sekundäre Lymphadenitis als Begleiterkrankung bei viralen oder bakteriellen Infektionen im Kopf-Halsbereich:
  - Nuchal: z.B. bei chronisch hyperplastischen Adenoiden,
  - Im Kieferwinkel und lateral entlang des M. sternocleidomastoideus: Tonsillitis, Peritonsillarabszess, Rhinosinusitis,
  - Auf dem Mastoid: z.B. bei Mastoiditis,
  - Submandibulär und submental: Zahnwurzelentzündung oder Entzündungen im Mundraum,
  - Entzündungen der Haut wie z.B. Psoriasis, Ekzemen und Furunkel können im betroffenen Lymphabflussgebiet zu reaktiver Vergrößerung der Lymphknoten führen,
  - Gelegentlich klinisch wegweisendes Symptom im Rahmen der Erstmanifestation einer systemisch beginnenden juvenilen rheumatoiden Arthritis (M. Still, ☞ 35.1).

38.11.2 Epidemiologie

Entzündliche Lymphknotenschwellungen im Halsbereich sind häufig, da im Hals ⅓ der Lymphknoten des menschlichen Körpers zu finden sind. Die meisten gesunden Kinder haben vom Säuglingsalter bis zur Pubertät tastbare Lymphknoten, überwiegend zervikal, inguinal und axillär.

38.11.3 Einteilung

- Unspezifische Lymphadenitis
- Spezifische Lymphadenitis

38.11.4 Klinik und Leitsymptome

Virale Lymphadenitis colli

- Kleine Lymphknoten, verschieblich, berührungsunempfindlich, beidseitig, ohne Hautbeteiligung,
- Reaktive Lymphknotenschwellung bei einer viralen Infektion der oberen Luftwege,
- Röteln (nuchal),
- CMV (in 75 % zervikale Lymphknotenschwellung),
- HIV,
- Infektiöse Mononukleose (☞ 28.9 und 38.3):
  - Bei 95 % zervikale Lymphknotenschwellung,
  - Einzelne Lymphknoten bis 25 mm groß und Konglomerate von Lymphknoten nuchal wie auch zervikal,
  - Leber- und Milzvergrößerung.

Bakterielle Lymphadenitis colli

- Erreger: meist Staphylococcus aureus und Streptococcus pyogenes,
- Meist einseitige Lymphadenitis mit großen Lymphknoten, überwärmter und berührungsempfindlicher Haut, starkem Druckschmerz, deutliche Einschränkung des Allgemeinzustandes, häufig hohes Fieber, Kopf-Schiefhaltung, Schluckbeschwerden, Nahrungsverweigerung
- Eitrige Einschmelzung der Lymphknoten in 85 % der Fälle innerhalb der ersten 14 Tage, Fistelbildung nach außen möglich.

Aktinomykose

- Erreger: Actinomyces-Arten,
- Genese dentogen, durch Knochenbrüche oder Schleimhautverletzungen bedingt,
- Brettharte Infiltration der Halsweichteile, Abszedierung und Fistelbildung möglich, bläuliche Verfärbung der Haut, häufig Fistelbildung.

Katzenkratzkrankheit (Zoonose)

- Erreger: pleomorphe gramnegative Bakterien (Bartonella henselae, seltener Afipia felis),
- Inkubationszeit 3–10 Tage für Hautaffektionen, 15–50 Tage für Lymphadenitis,
- Erkrankungsgipfel im Herbst und Winter,
- Klinik: kleiner Primärherd (Bläschen oder Pustel) an der verletzten Hautstelle, Lymphadenitis in der Kopf-Halsregion, Abszedierung möglich, häufig Fieber und milde Reduktion des Allgemeinzustandes,
- Histologie: lymphoide Hyperplasie, Granulome und Mikroabszesse,

- Diagnostik: klinischer Verlauf und Anamnese, Serologie, PCR, typische Histologie,
- Meist Spontanheilung in 2–4 Monaten,
- Komplikationen sehr selten: Exantheme, Hepatitis, ZNS-Beteiligung (Enzephalitis, Radikulitis, Neuroretinitis), okuloglanduläres Syndrom.

Mykobakterien-Infektionen
Erreger: säurefeste sporenlose Stäbchen, **in 90 % nicht-tuberkulöse Mykobakterien** (Synonym MOTT: mycobacteria other than tuberculosis), meist M. scrofulaceum und M. avium:
- Ubiquitäres Vorkommen,
- In der Regel keine Übertragung von Mensch zu Mensch,
- Eintrittspforte: sämtliche innere und äußere Oberflächen, zumeist jedoch Tonsillen, Gingiva und Konjunktiven,
- **Meist geringe Allgemeinsymptomatik,**
- Bei immunkompetenten Patienten **lokale Erkrankung!**
- Bei immuninkompetenten Patienten (z. B. HIV-Infektion, Z. n. Organtransplantation und Immunsuppression, unter Chemotherapie) disseminierter Organbefall möglich,
- Meist Kleinkinder.

Bei Infektion mit Mycobacterium tuberculosis oder M. bovis (10 %):
- In 95 % postprimäre Erkrankung einer zurückliegenden pulmonalen Primärinfektion,
- Inkubationszeit 3–6 Wochen,
- Häufig bei Immunsuppression.

Toxoplasmose
- Erreger: Toxoplasma gondii,
- Allgemeinsymptomatik häufig wie banaler grippaler Infekt mit reduziertem Allgemeinzustand, Kopf- und Gliederschmerzen, Schwellung nuchaler Lymphknoten,
- Diagnostik: Häm-Agglutinations-Test, indirekter Immunfluoreszenztest, Sabin-Feldman-Test, PCR,
- Komplikationen: Abszedierung, Jugularvenenthrombose, Mediastinitis, Schiefhals.

38.11.5 Diagnostik

- Anamnese: Tierbisse oder Kratzverletzungen durch Tiere, HIV, Tbc, Auslandsaufenthalte, Reisen, Fieber, Gewichtsverlust, B-Symptomatik,
- Inspektion: Rötung, Schwellung, Fistelung,
- Palpation der Halsweichteile (submental, submandibulär, entlang des M. sternocleidomastoideus, nuchal, prä- und retroaurikulär): Beurteilung von Größe, Verschieblichkeit, Schmerzhaftigkeit, Überwärmung (Maligne entartete Lymphknoten oder Lymphknotenmetastasen sind hart, gummiartig, nicht sehr berührungsempfindlich, ohne umgebende Entzündung, später Fixation), Ganzkörper-Untersuchung, Palpation der anderen Lymphknotenstationen,
- Primärherdsuche: Untersuchung des HNO-Bereichs (Ohren, Mundraum inkl. Tonsillen, Adenoide, Nase) und der Haut nach infizierten Bereichen,
- Ganzkörperliche Untersuchung, Palpation der anderen Lymphknotenstationen,
- Labordiagnostik: Differenzialblutbild, BSG, CRP, Serologie bei unklarer Ursache, PCR, LDH,
- Sonographie der Halsweichteile (Verlaufskontrolle, Einschmelzung, Verkalkung), bei V.a. Systemerkrankung auch Sonographie von Leber und Milz,
- Intrakutaner Tuberkulintest bei V.a. Tuberkulose oder atypischer Mykobakterien-Infektion,
- Röntgen Thorax bei V.a. Tuberkulose,
- Ggfs. Lymphknotenbiopsie oder Entfernung zur histologischen und mikrobiologischen Untersuchung.

38.11.6 Differenzialdiagnosen

Angeborene Fehlbildungen
- Halszyste oder Halsfistel,
- Ductus thyreoglossus-Zysten,
- Epidermoidzysten,
- Angeb. Fehlbildungen des lymphatischen Systems.

Maligne Neoplasien
- Maligne Lymphome 60 % (Hodgkin, Non-Hodgkin Lymphome),
- Rhabdomyosarkom 15 %,
- Schilddrüsenmalignom 10 %,
- Neuroblastom 5 %,
- Nasopharynxkarzinom,
- Histiozytosis X,
- Lymphknotenmetastasen.

Systemerkrankungen
- Mukokutanes Lymphknotensyndrom (Kawasaki-Syndrom ☞ 35.6),
- Morbus Still (☞ 35.1),
- M. Boeck (Sarkoidose).

38.11.7 Konventionelle Therapie

Virale Lymphadenitis
In der Regel selbstlimitierend, evtl. symptomatische Therapie.

Bakterielle Lymphadenitis
Bei unspezifischer bakterieller Lymphadenitis ohne erkennbaren Fokus: Antibiotikatherapie (☞ Tab. 38.11-1). Bei ausbleibendem Therapieerfolg nach spätestens 2–4 Wochen weitere Diagnostik: Histologie (nativ und fixiert) Dignität, mikrobiologische Erregerisolierung.
Bei einschmelzender Lymphadenitis:
- Drainage des Abszesses durch HNO, bei dentalem Fokus durch die Mund-Kiefer-Gesichtschirurgie,
- Offene Wundpflege und Sekundärheilung,
- In Ausnahmefällen und bei kosmetisch problematischen Bereichen wiederholtes Abpunktieren des Eiters,
- Initial Breitspektrumantibioikum z.B. Amoxicillin-Clavulansäure oder Ampicillin-Sulbactam (☞ Tab. 38.11-1), später Fortführung der antibakteriellen Therapie nach Antibiogramm.

Tab. 38.11-1: Antibiotikatherapie bei unspezifischer bakterieller Lymphadenitis colli

Wirkstoff	Dosierung	Therapiedauer
Amoxicillin-Clavulansäure	**Oral:** 45 mg/kg/d in 3 ED	14–21 d
	i.v.: < 3. Lebensmonat: 80 mg/kg/d in 2 ED; > 3. Lebensmonat: 60–100 mg/kg/d in 3 ED	
Ampicillin-Sulbactam (2:1)	**Oral:** < 30 kg Körpergewicht: 50 mg/kg/d in 2 ED; > 30 kg Körpergewicht: 750–1000 mg in 2 ED	14–21 d
	i.v.: Früh- und Neugeborene: 75 mg/kg in 2 ED; Ab 2. Lebenswoche: 150 mg/kg in 3 ED	
Clindamycin	**Älter als 4 Wochen:** 20–40 mg/kg in 3 ED p.o. oder i.v.	14–21 d
	Jugendliche: Oral: 900–1350 mg in 3 ED, i.v.: 1800 –2700 mg in 3 ED	

Aktinomykose
- Therapie über 14–21 Tage mit Amoxicillin/Ampicillin und Betalaktamaseinhibitor, Clindamycin oder Tetrazyklin,
- u. U. operative Fokussanierung.

Katzenkratzkrankheit
- In der Regel selbstlimitierende Erkrankung,
- Bei disseminiertem Verlauf antibiotische Therapie mit Azithromycin für 3–5 d, Erythromycin, Co-Trimoxazol für 10 d, Dosierungen (☞ Tab. 38.8-1).
- Reservemedikamente: Doxycyclin (Kinder über 9 Jahre), Rifampicin (bei schweren Verläufen).

Nicht-Tuberkulöse Mykobakterien (MOTT)
- Beim immunkompetenten Patienten lokal begrenzte Erkrankung, daher chirurgische Sanierung des Herdes ausreichend.
- Wenn chirurgische Sanierung nicht vollständig möglich (Radikalität ist der Funktionalität unterzuordnen), zusätzliche antibiotische Therapie, da Gefahr chronischer Infektion und Fistelung: Clarithromycin oder Azithromycin in Kombination mit Rifabutin oder Protionamid für 4 Wochen bis 6 Monaten.

38.11.8 Komplementäre Therapie

Reinhard Schwarz

- Fieber (☞ 5);
- Mercurius viv. Naturalis D12: 2-stdl. 1 Msp. vor dem Essen , evtl. im Wechsel mit Hepar sulf. D12 Glob.
- Als äußere Anwendung:
  - Quarkwickel: zimmerwarmer Quark auf ein Tuch auftragen und für mind. 4 Stunden auf die betroffenen Lymphknoten auflegen (☞ 45.1);
  - Danach Archangelika, Radix 10 % Ungt. Weleda® mehrmals tgl. örtlich als Salbenlappen.
- Bei Druckschmerz/Fieber: Lachesis comp. Glob.: 5 mal 5–10 Glob. (bis 6 Monate: tgl. 5 Glob., bis 36 Monate: 7 Glob., ab 36 Monate: 10 Glob.

EBM
Zur komplementärmedizinischen Therapie bei Lymphadenitis colli liegen keine publizierten Studien der EBM-Grade 1 oder 2 sowie keine Konsensusempfehlungen vor. Allgemeine Bewertung der einzelnen Therapieverfahren ☞ 44.4, 45.1.

38.11.9 Integrativer Stufenplan

Stufe	Klinik	Konventionelle Therapie (☞ 38.11.7)	Komplementäre Therapie (☞ 38.11.8)	EBM-Bewert. kompl. Therapie
1	Ohne Fieber	–	Mercurius vivus naturalis D12	5
			Äußerlich Quarkwickel gefolgt von	5
			Archangelika Radix 10 % Ung. lokal	5
2	Mit Fieber	–	Symptomatische Fiebertherapie ☞ 5	Siehe 5
			Bei Druckschmerz: Lachesis comp. Globuli	5
3	Zusätzlich V.a. bakterielle Infektion	Antibiotische Therapie	Begleitend Maßnahmen der Stufen 1 und 2	Siehe Stufe 1 und 2
4	Einschmelzung	Chirurgische Therapie	–	–

38.11.10 Prognose

Im Allgemeinen eine recht gute Prognose.

Literatur

1 WMF online: chronische Lymphadenitis colli, Leitlinien der Deutschen Gesellschaft für Hals- Nasen- Ohrenheilkunde, Kopf- Halschirurgie. http://www.uni-duesseldorf.de/WWW/AWMF/ll/hno_ll27.htm

2 Brown, R; Azizkhan C: Pediatric head and neck lesions, Pediatric Clinics of North America 45: 889–905, 1998

3 Jäckel C, Sattler B: Tuberkulöse und nichttuberkulöse mykobakterielle Erkrankungen der Halslymphknoten, HNO 49: 320–333, 2001

4 Kelly CS, Kelly RE: Lymphadenopathy in children, Pediatric Clinics of North America 45, 4: 875–888, 1998

5 Peters TR, Edwards KM: Cervical Lymphadenopathy and Adenitis, Pediatrics in Review 21, 12: 399–404, 2000

Komplementärmedizinische Literatur ☞ 44.2, 44.4

39 Erkrankung der Zähne

Ulrich Kaiser (Konventioneller Teil)
Renate Kviske (Komplementärer Teil)

39.1 Karies/Kariesprophylaxe

39.1.1 Ätiologie

Ulrich Kaiser

Zähne sind die härteste Substanz des Organismus, aber säurelabil. Auf einem frisch gereinigten Zahn entsteht innerhalb von Stunden eine bakterielle Besiedelung. In diese erste bakterielle Besiedlung nisten sich weitere Keime ein, die nach 24–48 Std. in der Lage sind, bei Zufuhr von niedermolekularen Kohlenhydraten – aber auch verarbeiteten Stärkeprodukten wie Backwaren, Kartoffeln, Nudeln und Reis – dieses Substrat zu verstoffwechseln. Bei diesem Prozess entstehen letztlich Ameisen-, Essig-, Propion- und Milchsäure. Die Säuren lösen aus der Zahnoberfläche Mineralien heraus. Durch häufige, immer wiederkehrende Zufuhr an vergärbaren Kohlenhydraten kommt es zu lang andauernden Säureattacken. Dadurch gehen mehr Mineralien verloren, als durch den Speichel der Zahnoberfläche wieder zugeführt werden.

39.1.2 Epidemiologie

In der BRD liegt die Karies-Prävalenz der Zwölfjährigen bei 1,7 DMF-T, d.h. in einem Gebiss sind durchschnittlich 1,7 Zähne an Karies und deren Folgen erkrankt.
Die Karies-Prävalenz wird durch verschiedene Faktoren beeinflusst:

- **Sozio-ökonomische Verhältnisse** wie Schulbildung und Einkommen der Eltern bzw. der betroffenen Person selbst. Bei Migranten und Gastarbeitern finden sich höhere DMF-T-Werte. Ebenso haben Hauptschüler einen höheren Zerstörungsgrad als Real- oder Gymnasialschüler.
- Ganz entscheidenden Einfluss hat eine zusätzliche **Fluoridapplikation.**

Es ist eine Polarisierung der Karies festzustellen: etwa 20–25 % der Personen einer Altersgruppe weisen ca. 60–80 % aller kariösen Zerstörungen auf.

39.1.3 Einteilung

Karies wird nach Lokalisation und Ausdehnung eingeteilt.

Ausdehnung

- Initialkaries: Demineralisation, sog. white spot (reversibel),
- Caries superficialis: Läsion im Schmelz,
- Caries media: Läsion im Zahnbein (Dentin),
- Caries profunda: pulpanahe Läsion.

Lokalisation

- Approximal, also im Zahnzwischenraum,
- Okklusal in den Fissuren, also auf der Kaufläche,
- Zervikal, also am Zahnhals.

39.1.4 Klinik und Leitsymptome

- Verfärbungen, opak bis kreideähnlich,
- Verlust der Oberflächenkontinuität,
- Kavitation,
- Missempfindungen bei Süß-, Heiß- oder Kältereiz,
- Dauernde oder intermittierende starke Schmerzen bis hin zu pulpitischen/neuralgiformen Beschwerden. Kleine Kinder sind häufig indolent.

Schmerzen treten ab dem Erreichen der Schmelz-Dentin-Grenze auf. Ursache sind Flüssigkeitsbewegungen in den Dentinkanälchen (Transmissionsmechanismus), chemische und thermische Reize.

39.1.5 Diagnostik

Erfolgt überwiegend visuell bei guter Ausleuchtung der Mundhöhle mit dem Mundspiegel. Vorhandene Kavitäten werden mit der Sonde getastet. Zusätzlich können apparative Verfahren wie Röntgenaufnahmen, elektrische Widerstandsmessung, fiberoptische Transillumination oder Laserfluoreszenz eingesetzt werden.
Fragen nach Ernährungsgewohnheiten, Mundhygienehäufigkeit und Fluoridapplikation, sowie evtl. mikrobiologische Speicheltests liefern Hinweise zur Einschätzung des individuellen Kariesrisikos.

39.1.6 Differenzialdiagnosen

Erosionen

Erosionen sind flache muldenförmige Defekte der Zahnoberfläche, bedingt durch häufige direkte Säureeinwirkung. Säurehaltige Nahrungs- und Genussmittel wie Zitrusfrüchte, Softdrinks (Cola, Limonaden, Sportgetränke, kohlensäurehaltige Mineralwässer) oder Essigdressings bewirken Erosionen an der labialen Seite des Zahns, der Kontakt mit Magensäure durch Erbrechen dagegen auf der palatinalen und okklusalen Fläche. Erosionen im Frontzahnbereich entstehen auch durch starkes Parafunktionieren (Knirschen, Pressen, Lutsch- und Kaugewohnheiten, z. B. am „Nuckeltuch").

Entwicklungsstörungen

- **Vererbte Schmelzhypoplasie:** z. B. Amelogenesis imperfecta (Störung des Schmelzbildungsorgans); Morbididät ca. 1:12 000.
- **Erworbene Schmelzhypoplasie:** Während der Zahnentwicklung bis zum ca. 8. Lj. können Traumata oder Mineralstoffwechselstörungen die Schmelzbildung stören. Mögliche Ursachen sind beispielsweise: Magen-Darm-Infektionen (z. B. Salmonellen-Infektion), Infektionserkrankungen (z. B. Röteln, Lues), Hypovitaminose A, C oder D (z. B. Rachitis), hormonelle Störungen (z. B. Hypoparathyreodismus, Diabetes), Medikamente (z. B. Tetrazyklin, Fluorid).

39.1.7 Konventionelle Therapie

> Oberste Priorität hat die Erhaltung der Milchzähne!

Die Erhaltung der Milchzähne ist wichtig für den weiteren Zahnwechsel, gesunde bleibende Zähne und auch für die Sprachentwicklung. Ein frühzeitiger Verlust kann zudem psychische Beeinträchtigungen mit sich bringen. Neben **regelmäßigen Untersuchungen** (ab dem 30. Lebensmonat in 6- bis 12-monatigen Abständen) ist bei Säuglingen und Kleinkindern die Beratung der Eltern besonders wichtig.

Zahnärztliche Früherkennungsuntersuchung (FU)

- FU1: ab dem 30. Lebensmonat,
- FU2: zwischen dem 49. und dem 72. Lebensmonat,
- FU3: 6 Monate nach FU2,
- Ab dem 6. Lebensjahr sollte halbjährlich kontrolliert werden.

Elternberatung

Die Eltern sollten auf kariesfördernde Ernährungsweisen, Übertragung der Keime und Beginn der regelmäßigen Mundhygiene hingewiesen werden:

- Bei der Kariesentstehung von Kleinkindern ist die **kariesfördernde Ernährungsweise** hauptverantwortlich. Falls eine Nuckelflasche verabreicht wird, sollte die Flasche nicht den Kleinen selbst überlassen werden. Das Nuckeln sollte dem Kind möglichst bald abgewöhnt werden. Einige Kindertees sind weiterhin kohlenhydrathaltig und können die Zähne schädigen oder innerhalb weniger Monate zerstören. Den gleichen Effekt hat Milch in der Nuckelflasche.
- Die **Mundhygiene** wird bei sehr kleinen Kindern von den Bezugspersonen vorgenommen. Bei älteren Kindern kontrollieren die Eltern das Ergebnis und putzen ggf. nach. Mit dem Zähneputzen wird mit dem ersten Zahn begonnen. Es sollte eine fluoridhaltige Kinderzahnpasta verwendet werden. Es ist oft sehr hilfreich, wenn die Eltern selbst in Gegenwart ihres Kindes ihre Zähne putzen: durch die Vorbildfunktion der Eltern werden die Kinder zum Nachahmen motiviert.
- Nach sauren Speisen nicht direkt Zähne putzen, sondern ½ Stunde warten, bis das saure Milieu wieder neutralisiert ist, sonst wird gelockerter Schmelz beim Putzen gelöst.
- Hinsichtlich des Kariesbefalls von Kleinkindern ist auch der Zahnzustand der Eltern von Bedeutung. Sind die Zähne der Eltern in schlechtem Zustand, so sind bei ihnen häufig erhöhte Mengen von kariesauslösenden Keimen vorhanden. Durch Schnullerablecken oder Vorkosten mit dem Löffel kommt es zu einer **Keimübertragung,** was zu einem früheren Kariesbefall auch der Kleinkinder führt. Das Schnullerablecken und Vorkosten mit dem Löffel sollten deshalb unterbleiben. Auch das Gebiss der Eltern sollte am Besten noch vor der Geburt saniert und die Eltern zu eigener gründlicher Mundhygiene angeleitet werden.

Fluoridapplikation

Fluoride spielen in der Kariesreduktion eine bedeutende Rolle. Der Kariesrückgang der letzten 20 Jahre wird überwiegend auf die vermehrte Fluoridzufuhr zurückgeführt. Fluoride begünstigen die Remineralisation (Einbau von Mineralien in die Zahnoberfläche nach einer Säureattacke) und verringern die Säurelöslichkeit der Zahnoberfläche.

Zahlreiche neue Untersuchungen zeigen, dass ihre lokale Wirkung an der Zahnoberfläche von entscheidender Bedeutung ist und nicht ihr Einbau in den Zahnschmelz in der Zahnbildung, wie früher angenommen. Deshalb, und wegen der Gefahr der Überdosierung, raten die großen Fachgesellschaften nicht mehr zur allgemeinen Tablettenfluoridierung, sondern zur lokalen Fluoridprophylaxe, wobei Lacke/ Gele wegen der hohen Fluoridgehalte nur in der zahnärztlichen Praxis angewendet werden sollten.

Die Deutsche Gesellschaft für Zahn-, Mund- und Kieferzahnheilkunde empfiehlt wie andere amerikanische und europäische Fachgesellschaften heute:

- Ab dem ersten Durchbruch eines Zahnes: einmal täglich Zahnreinigung mit einer Zahnbürste und einer linsengroßen Menge an **fluoridhaltiger Kinderzahnpasta** (enthält 0,05 % Fluorid),
- Ab dem zweiten Geburtstag: Zähne zweimal täglich reinigen,
- Ab dem dritten Geburtstag: häusliche Mahlzeiten sollten mit einem fluoridhaltigen Speisesalz zubereitet werden,
- Ab dem sechsten Geburtstag (bleibende Zähne): Erwachsenenzahnpasta mit einem Fluoridzusatz von 0,1 – 0,15 %.

Zahnpasten sollten idealerweise Meersalze als Fluoridspeicher enthalten und frei von Schaumbildnern sein (lockern den Verbund der Schleimhautzellen). Kommen fluoridhaltige Pasten zur Anwendung, sollte das Kind in der Lage sein, sie auch vollständig wieder auszuspucken. Von Pasten mit Erdbeergeschmack etc. ist abzuraten: bei diesen wird bis zur Hälfte der Paste verschluckt, so dass sie die tgl. aufgenommene Fluoridmenge beträchtlich erhöhen (bis hin zum Gehalt einer Fluoridtablette oder mehr pro Tag!).

Fluoridierte Zahnseide sollte täglich, zumindest in den Zwischenräumen der Milchmolaren eingesetzt werden, später in allen Zahnzwischenräumen, da hier mit minimalen Fluoriddosen hohe Wirkungen an den kariesanfälligsten Stellen des Gebisses erzielt werden können. Im Zahnseidenhalter können auch 5-jährige Zahnseide nutzen, die Eltern helfen 2 mal wöchentlich dabei.

In Fällen, in denen keine fluoridhaltige Zahnpasta verwendet wird oder ein erhöhtes Kariesrisiko besteht, sollten **Fluoridtabletten** nach individueller Fluoridanamnese (Frage nach täglicher Fluoridaufnahme aus Nahrungsmitteln, Diäten, Getränken, Trinkwasser, ☞ Tab. 39.1-1), in den nachfolgenden Dosierungen verabreicht werden:

Tab. 39.1-1: Richtwerte für die Dosierung der Fluoridtabletten

Alter	Fluoridkonzentration im Trinkwasser des Kindes		
	< 0,3 mg/l	0,3–0,7 mg/l	> 0,7 mg/l
0–6 Monate	–	–	–
6–12 Monate	0,25 mg/d	–	–
Ab 1 bis unter 3 Jahre	0,25 mg/d	–	–
Ab 3 bis unter 6 Jahre	0,50 mg/d	0,25 mg/d	–
> 6 Jahre	1,00 mg/d	0,50 mg/d	–

Cave: Besonders bei kleinen, zierlichen Kindern und bei schwachem Stoffwechsel bzw. bei Darmproblemen, ist Vorsicht bei jeglicher Fluoridanwendung geboten (stoffwechselhemmende Wirkung, Verhärtungstendenzen). Anwendung nur nach Rücksprache mit dem Pädiater, da eine Verschlimmerung der Darmsituation durch schwer lösliche Gelatbildung zu erwarten ist.

> Auch der Pädiater sollte bei der Untersuchung des Kindes auf frühzeitigen Kariesbefall, Fehlstellungen oder schlechte Angewohnheiten wie Lippen einsaugen, Lippenbeißen, Daumenlutschen etc. achten und das Kind ggf. an einen Zahnarzt weiter überweisen.

39.1.8 Komplementäre Therapie

Renate Kviske

Karies ist aus komplementärer Sicht kein isoliertes Problem der Zähne, sondern immer eingebunden in den Gesamtorganismus zu sehen. Alle Belastungen, denen das Kind in der Zahnentwicklungszeit (bis ca. 7. Lj.) ausgesetzt ist, schwächen auch die sich bildenden Zähne und machen sie empfänglicher für Karies. Zur Kariesentstehung gehören also eine Disposition und das Einwirken äußerer Einflüsse, z. B. Plaque und anderer Säurequellen.

Erkennen schwächender Dispositionen

Die komplementäre Therapie zielt zunächst auf das Erkennen und Behandeln schwächender Dispositionen. Zur Schwächung der Zähne in der Entwicklungszeit können beitragen:

- Genetische und konstitutionelle Faktoren,
- Krankheiten und andere Hypoplasien begünstigende Faktoren (☞ 39.1.6),

- Eingreifende Lebensveränderungen, auch im sozialen Umfeld, z. B. Scheidungen, Umzüge,
- Chronische Überforderungen körperlicher und geistiger Art, z. B. Leistungssport, schulische Überforderungen, die das individuell verträgliche Maß übersteigen,
- Fehlernährung,
- Stoffwechselstörungen (!),
- Schwächende Einflüsse auf dem dem jeweiligen Zahn zugeordneten Meridian (☞ 44.1).

Die Kariesanfälligkeit ist auch abhängig vom Alter des Kindes. Eine erhöhte Gefährdung besteht vor allem:

- Im 5.–6. Lj. an den Milchzähnen,
- In der Pubertät (durch Veränderungen im Stoffwechsel und der Speichelqualität Neigung zur Übersäuerung),

Die Kariesanfälligkeit ist zudem erhöht allgemein bei Stress, z. B. in Prüfungssituationen, sowie bei Zahnengständen (erschweren die Mundhygiene → Bedeutung der Kieferorthopädie!).

Allgemeine Maßnahmen

Eine allgemeine komplementäre Therapieempfehlung zur Kariesprophylaxe gibt es nicht, sie muss immer individuell am Patienten orientiert sein:

- Gewährleistung einer gesunden allgemeinen Entwicklung des Kindes: Ruhe, Zuwendung, ausreichend körperliche Bewegung (stoffwechselfördernd), Förderung der Motorik (Mundraumfunktionen, Entwicklung der Sprache, des Gehens und der Handgeschicklichkeit beeinflussen sich gegenseitig),
- Beachtung und Behandlung von Abweichung der Körperhaltung: diese sind disponierend für kieferorthopädische Abweichungen (☞ 34.1, 34.7),
- Vermeidung von körperlichen und geistigen Überforderungen (z. B. Eindrücke, die das Kind noch nicht verarbeiten kann, verfrühte Einschulung etc.), rechtzeitige Förderung bei auffälligen Entwicklungsverzögerungen (☞ 20, 42.5),
- Ernährungslenkung: Zwischenmahlzeiten sollten möglichst nicht aus Süßigkeiten bestehen, vollwertige Ernährung, Süßigkeiten nur zu festen Zeiten,
- Wesentlich und von entscheidender Bedeutung: besondere Beachtung und ggf. Therapie, der Stoffwechselsituation (besonders Neigung zu Übersäuerung, Darmträgheit, Durchfälle, Vitaminmangel, Diabetes).

Medikamentöse Therapie

- Präventiv wirkt vor allem eine konstitutionelle anthroposophische oder homöopathische Therapie (☞ 44.2, 44.4).
- Über Jahrzehnte bewährt hat sich die belagreduzierende Anwendung von Aesculus Cortex D1 Dil.: vor jedem Zähneputzen 1–2 Tr. auf die Zahnbürste geben (alkoholische Konservierung verdunsten lassen), anschließend ein linsengroßes Stück Zahnpasta zugeben und wie gewohnt putzen.

Abzuraten ist von der weit verbreiteten Gabe von Aufbaukalk 1 und 2, die von vielen Eltern ohne ärztliche Konsultation durchgeführt wird. Die Angabe dieser Präparate erfolgte für die Verwendung in Notzeiten mit schlechter Ernährung. In den vergangenen Jahrzehnten haben sich Hinweise auf schmelzhypoplasieinduzierende Wirkungen bei gut ernährten Kindern ergeben. Bei Mangelernährung sind sie nur nach ärztlicher Anweisung indiziert.

EBM Zur komplementärmedizinischen Therapie bei Karies liegen keine publizierten Studien der EBM-Grade 1 oder 2 sowie keine Konsensusempfehlungen vor. Allgemeine Bewertung der einzelnen Therapieverfahren ☞ 44.1, 44.2, 44.3, 44.4.

Literatur

1 www.dgzmk.de
American Dental Association: Caries Diagnosis and risk assessment. A review of preventive strategies and management. J Amer dent Ass 126, 7 (1995)

2 Featherstone, J.D.B.: The science and practice of caries prevention. J Am Dent Assoc 131, 887 (2000)

40 Erkrankungen des Stoffwechsels und Endokrinums

Reinhard W. Holl, Martin Wabitsch, Markus Bettendorf, Eckhard Schönau, Jürgen H. Brämswig, Gertrud Even, Christoph Land (Konventioneller Teil)
Dörte Hilgard (Komplementärer Teil)

40.1 Diabetes mellitus

Reinhard W. Holl (Konventioneller Teil)
Dörte Hilgard (Komplementärer Teil)

40.1.1 Ätiologie

Reinhard W. Holl

Typ-1-Diabetes

Autoimmunologische Zerstörung von pankreatischen B-Zellen führt zu Insulinmangel. Dieser Prozess dauert meist mehrere Jahre. Wenn ca. 80–90 % der β-Zellen zerstört sind, treten erste Symptome auf. Ursache des Immunprozesses letztlich unklar, eine genetische Prädisposition ist jedoch sicher (u. a. Assoziation zum HLA-DR-Antigenen 3 und 4 sowie anderen Genen). Umweltfaktoren spielen große Rolle. Gängige Hypothesen sind:

- Virusinfekte (Mumps, Röteln, Coxsackie/Enteroviren)
- Früher Fremd-Eiweiß-Kontakt (z. B. Kuhmilch)
- NO im Trinkwasser
- Hyperalimentation
- Vitamin-D-Mangel
- Klimatische Faktoren
- Neonatale Infektionen etc.

Belastungen/Stress-Ereignisse („major life events") gehen überproportional häufig der Manifestation voraus.

Typ-2-Diabetes

- Parallel mit der Zunahme des durchschnittlichen Körpergewichts und dem Anstieg der Prävalenz von Übergewicht und Adipositas kann heute bereits bei Jugendlichen ein Typ-2-Diabetes auftreten. Erhöhte Körperfettmasse und körperliche Inaktivität führen zu Insulinresistenz und reaktivem Hyperinsulinismus (metabolisches Syndrom = Syndrom X).
- Zusätzlich genetische Prädisposition (nicht-kaukasische Bevölkerungsgruppen, familiäre Belastung). Thrifty-Genotype-Hypothese: Über Jahrmillionen der menschlichen Evolution bestand ein Selektionsvorteil durch Gene, die die Nahrungsaufnahme und Energiespeicherung unterstützen; unter aktuellen Ernährungsbedingungen sind diese Gene nachteilig.
- Ein intrauteriner Hyperinsulinismus (adipöse bzw. prädiabetische Mütter, Insulinresistenz bei small-for-date-Kindern) wird als Ursache kontrovers diskutiert.

Typ-3-Diabetes/sekundärer Diabetes

- Genetisch determinierte Störungen der Insulinsekretion (z. B. MODY) oder der Insulinsensitivität (Leprechaunismus, Rabson-Mendenhall-Syndrom, Insulinresistenz Typ A/Typ B).
- Genetische Syndrome (Ullrich-Turner-Syndrom, Trisomie 21) mit erhöhter Diabetesinzidenz.
- Bei Patienten mit sekundärem Diabetes führt die Grunderkrankung zu verminderter Insulinsekretion (z. B. Destruktion von β-Zellen bei Pankreatitis) oder zu peripherer Insulinresistenz (Medikamente wie Wachstumshormon, Kortison etc.).

40.1.2 Epidemiologie

Typ-1-Diabetes

Die Häufigkeit des Typ-1-Diabetes nimmt in Deutschland, wie auch weltweit in den meisten Ländern um ca. 2–3 % pro Jahr zu. Umstritten ist, ob dies eine echte Häufigkeitszunahme darstellt oder z. T. durch Vorverlegung der Manifestation aus dem Erwachsenen- ins Kindes- und Jugendalter zu Stande kommt. Hypothesen zur Häufigkeitszunahme (☞ 40.1.1).
Aufgrund neuester Hochrechnungen aus NRW wird in Deutschland mit ca. 14 000 Patienten mit Typ-1-Diabetes bis einschließlich des 14. Lebensjahres und mit 22 000–25 000 Patienten bis einschließlich des 19. Lebensjahres gerechnet (0–14 Jahre: Inzidenz: 17,4/100 000, Prävalenz ca. 110/100 000).

Typ-2-Diabetes

Da auch in Deutschland Adipositas und Bewegungsmangel zunehmen, ist mit einem Anstieg von Jugendlichen mit Typ-2-Diabetes zu rechnen. Bisher keine populationsbezogenen Zahlen mit Berücksichtigung des genetischen Hintergrunds. Beim Mukoviszidose-assoziierten Diabetes werden ca. 640 Betroffene in Deutschland erwartet (alle Altersgruppen). MODY Diabetes (< 1 % der pädiatrischen DM-Patienten) und Mutationen von HNF1 „alpha" (= MODY 3) sowie Glukokinase-Mangel (= MODY 2) stellen die häufigsten Typen dar.

Begleiterkrankungen

Zöliakie

Überproportional häufig, 2 – 10 % der Patienten. Oft wenig- bzw. asymptomatische Zöliakie (Eisenmangel, Wachstumsverzögerung, Pubertätsverzögerung). Screening über Antikörperbestimmung, Bestätigung durch Dünndarmbiopsie. Gliadinfreie Ernährung bei Typ-1-Diabetes für Patienten oft schwer durchzuhalten. Ob asymptomatische Patienten wirklich von einer Gliadinfreien Ernährung profitieren, wird kontrovers diskutiert (ohne Diät: Gefahr intestinaler Lymphome!).

Autoimmunthyreoiditis

Gehäuft bei Mädchen und in der Pubertät (bis zu 30 % mit positiven Antikörpern). Therapie bei manifester/latenter Hypothyreose (TSH erhöht) oder bei Struma: Substitution mit L-Thyroxin. Selten Hyperthyreose.

Ess-Störungen (Anorexie, Bulimie)

In den letzten Jahren vermehrt bei Mädchen mit Typ-1-Diabetes beschrieben, aber auch Zunahme in der Allgemeinbevölkerung. Oft atypische Ess-Störungen. Frühzeitige psychologische/psychiatrische Mitbetreuung.

40.1.3 Einteilung

Die Einteilung der Diabetesformen ist international standardisiert durch die WHO und die amerikanische Diabetesgesellschaft ADA. Die Deutsche Diabetes-Gesellschaft hat diese Einteilung übernommen (☞ Tab. 40.1-1). Bei pädiatrischen Patienten überwiegt in Deutschland der Typ 1 mit > 95 %. Zweithäufigste Form ist zur Zeit der Mukoviszidose-assoziierte (= CF-assoziierte) Diabetes.

Bei milderen/atypischen Verlaufsformen ohne Ketoazidose bei Manifestation, bei schlanken Patienten und positiver Familienanamnese an MODY denken (MODY 2 oft asymptomatisch, deshalb OGT-Teste bei Geschwistern, Eltern und Großeltern). Bei massiv adipösen Patienten, insbesondere bei nicht-kaukasischer Abstammung und familiärer Belastung auch bei Jugendlichen an Typ-2-Diabetes denken.

Tab. 40.1-1: Aktuelle Klassifikation des Diabetes mellitus

I) Typ-1 Diabetes	**A)** immunologisch vermittelt **B)** idiopathisch
II) Typ-2 Diabetes	
III) Andere spezifische Diabetes-Typen	**A)** Genetische Defekte der Betazell-Funktion (MODY 1–6, mitochondrialer Diabetes) **B)** Genetische Defekte der Insulinwirkung (Insulinresistenz Typ A, Leprechaunismus, Rabson-Mendenhall-Syndrom, lipoatrophischer Diabetes etc.) **C)** Erkrankungen des exokrinen Pankreas (Pankreatitis, Pankreatektomie, Mukoviszidose, Hämochromatose, fibrosierend verkalkende Pankreopathie (früher: „tropischer Diabetes") **D)** Endokrinopathien (Akromegalie, Cushing-Syndrom, Glukagonom, Phänochromozytom, Hyperthyreose, Somatostatinom, Aldosteronom) **E)** Medikamenten- oder Chemikalieninduziert (Vacor [Rattengift], Pentamidin, Nikotinsäure, Glukokortikoide, Schilddrüsenhormone, Diazoxid, β-adrenerge Agonisten, Thiazide, Phenytoin, α-Interferon) **F)** Infektionen (kongenitale Rötelninfektion, Zytomegalievirus etc.) **G)** Seltene Formen des immunvermittelten Diabetes („stiff-person"-Syndrom, Anti-Insulinrezeptor-Antikörper etc.) **H)** Andere genetische Syndrome, die gelegentlich mit Diabetes assoziiert sind (Trisomie 21, Klinefelter, Turner, Wolfram, Friedreich, Lawrence-Moon-Biedl, Chorea Huntington, Dystrophia myotonica, Porphyrie, Prader-Willi etc.)
IV) Gestationsdiabetes	

Der **neonatale Diabetes** ist oft transient (Monate), molekularbiologisch evtl. Auffälligkeiten am Chromosom 6 (paternale uniparenterale Isodisomie, Duplikation etc). Selten (1/400 000), wachstumsretardierte Kinder, Beginn in den ersten Lebenstagen. Insulintherapie (vorwiegend Verzögerungsinsulin, z. T. werden auch Insulinpumpen eingesetzt) für einige Monate notwendig. Ein Teil der Patienten entwickelt im Erwachsenenalter erneut einen Diabetes. Permanenter neonataler Diabetes bei Pankreasagenesie (z. B. Mutation im Insulinpromoter IPF1) oder bei Defekt der Glukokinase.

Bei Kombination von Diabetes mellitus mit neuromuskulären Störungen, Laktatazidose etc. an **mitochondriale Diabetesform** denken. Optikusatrophie und Diabetes bei **Wolfram-Syndrom (DIDMOAD-Syndrom)**.

40.1.4 Klinik und Leitsymptome

- Polyurie, Polydipsie,
- Nykturie, Wiedereinnässen bei Kindern, die bereits trocken waren,
- Müdigkeit, Gewichtsabnahme.
- Selten können Infektionen oder Genitalmykosen zur Diagnose führen.
- Bei fortgeschrittener Ketoazidose: Kussmaulsche Atmung, Stupor, Koma.
- Bei sekundärem Diabetes (z.B. CF-assoziiertem Diabetes) oder manchen genetisch bedingten Formen (z.B. MODY 2) zunächst milde, wenig charakteristische Symptomatik.

40.1.5 Diagnostik

Typische Symptome in Verbindung mit einem **Blutzuckerwert von > 200 mg/dl** (11,1 mmol/l) erlauben die Diagnose Diabetes mellitus (qualitätsgesicherte, enzymatische Labormethode, nicht Messung mit Teststreifen).

In Zweifelsfällen, früh vermutetem Typ-1-Diabetes oder Patienten mit Typ-2 oder Typ-3, insbesondere bei allen asymptomatischen Patienten: oraler Glukosetoleranz-Test (OGTT) oder wiederholte Bestimmung des Nüchtern-Blutzuckers. Grenzwerte für die Beurteilung des OGT-Tests abhängig von Art der untersuchten Blutprobe (☞ Tab. 40.1-2).

- Eine verminderte Insulinsekretion im **intravenösen Glukosetoleranztest (IVGTT)** ist häufig das erste Zeichen einer beginnenden Regulationsstörung des Kohlenhydratstoffwechsels: Erste Phase der Sekretion = 10 min. nach Glukosebolus. Schwierig zu standardisieren (Zeitablauf, Normalwert abhängig von Insulin-Assay). Nur im Rahmen von Studien sinnvoll. Bestimmung der Glukoseassimilation (K-Wert) im IVGTT hat heute keine Bedeutung mehr.
- **Antikörper gegen Inselzellen:** ICA (Immunfluoreszenz), GAD-AK, IA2-AK und Insulin-Autoantikörper (alle Elisa) sind typisch für immunologischen Typ-1-Diabetes. 10–20 % der Patienten haben jedoch bei Manifestation keine Antikörper (idiopathischer Typ-1-B-Diabetes). Für Routine-Patientenbetreuung nicht zwingend notwendig.
- **Insulin-Restsekretion:** Nüchtern-Insulin/C-Peptid (nicht verwertbar bei Insulin-behandelten Patienten) und Stimulationstests mit Arginin, Glukagon, Tolbutamid, Glukose, standardisierten Testmahlzeiten (Sustacal, Boost) möglich. Medizinisch sinnvoll nur im Rahmen von wissenschaftlichen Studien.
- **Insulinsensitivität:** Einfache Schätzwerte beruhen auf Nüchtern-BZ und Nüchtern-Insulin, z.B. Insulin/Glukose-Verhältnis, Insulinsensitivitätsindex HOMA (= Homöostase-Modell) und QUICKI (Quantitative Insulin Sensitivity Check Index).
  Dynamische Schätzwerte beruhen zusätzlich auf während eines OGT-Tests gemessenen Blutzucker- und Insulinwerten. Zahlreiche Modifikationen für Insulinsensitivitätsindizes und -sekretionsindizes wurden vorgeschlagen.
  Exakte Bestimmung der Insulinsensitivität durch **hyperinsulinämische Clamp-Technik** oder „frequent sampling intravenous glucose tolerance test" und **Minimal Model** nur für wissenschaftliche Studien, hoher technischer Aufwand.
  - $ISI_{HOMA} = (22{,}5 \times 18)/G_0 \times I_0$
    (G_0 = Nüchternglukose, I_0 = Nüchterninsulin)
  - $ISI_{QUICKI} = 1/[\log(G_0) + \log(I_0)]$

Tab. 40.1-2: Interpretation des oralen Glukosetoleranztests nach Art der verwendeten Probe zur Blutzuckerbestimmung. Werte in mg/dl (Umrechnung in mmol/l: durch 18 teilen)

		Venöses Plasma	Venöses Vollblut	Kapilläres Plasma	Kapilläres Vollblut
Normal	Nü 2 h	< 110 < 140	< 100 < 120	< 110 < 160	< 100 < 140
Gestörte Glukosetoleranz	Nü 2 h	< 126 140–199	< 110 120–179	< 126 160–199	< 110 140–199
Gestörte Nüchternglukose	Nü (1) evtl. 2 h	110–125 < 140	100–109 < 120	110–125 < 160	100–109 < 140
Diabetes mellitus	Nü oder/und 2 h	≥ 126 ≥ 200	≥ 110 ≥ 180	≥ 126 ≥ 220	≥ 110 ≥ 200

1) Ende 2003 wurde von der amerikanischen Diabetesgesellschaft (ADA) vorgeschlagen, diesen Grenzwert auf 100 mg/dl zu senken

Monitoring im Krankheitsverlauf

Empfohlene Routinediagnostik auf diabetische Folgeerkrankungen und Risikofaktoren abhängig von Alter und Diabetesdauer (☞ Tab. 40.1-3).

Tab. 40.1-3: Langzeitbetreuung: empfohlene Kontrolluntersuchungen

	Untersuchung	Häufigkeit (mind.)
Alle Pat.	HbA_{1c}	Alle 6 Mo.
	Injektionsstellen	Alle 6 Mo.
	Gewicht und Größe	Alle 6 Mo.
	Blutdruckmessung	Alle 6 Mo.
	Kontrolle der Injektionsstellen	Alle 6 Mo.
	Serum-Fettwerte	Alle 12 Mo.
Pat. ≥ 11 J. oder Erkrankungsdauer ≥ 5 J.	Augenhintergrund-Untersuchung	Alle 12 Mo.
	Urinuntersuchung auf Mikroalbuminurie	2 Messwerte/J
Pat. ≥ 11 J.	Gespräch über „Diabetes und Rauchen"	
Pat. ≥ 18 J.	Fußinspektion, Sensibilität	

40.1.6 Differenzialdiagnosen

- **Renale Glukosurie:** erniedrigte Nierenschwelle für Glukose. BZ nüchtern und postprandial normal. Harmlose Funktionsstörung.
- **Transitorische Hyperglykämie, „Stresshyperglykämie":** häufig bei jungen Kinder im Rahmen von Gastroenteritiden (Exsikkose). BZ kann massiv erhöht sein. Unter Infusionstherapie rasche Normalisierung innerhalb von Stunden. Immer an beginnenden Typ-1-Diabetes denken (OGT-Test einige Tage nach Überwinden der akuten Erkrankung, evtl. Bestimmung von AK gegen β-Zell-Antigene: ICA, IA2, IAA, GAD).
- **Neonatale Hyperglykämie:** häufig bei intensivtherapierten Früh- und Mangelgeborenen, Insulinresistenz, meist transitorisch.
- **Iatrogen** nach Infusion von Glukose (u. a. Neonatologie, postoperativ, Akutmedizin!), Gabe von Glukagon (STH-Stimulationstest) und zahlreichen anderen Medikamenten (z. B. Kortison, selten: Antipsychotika).
- **Diabetes insipidus:** ebenfalls Polyurie, Polydipsie, Nykturie. BZ und UZ normal.
- **Münchhausen/Münchhausen-by-proxi:** Vorspiegelung erhöhter Blutzuckerwerte durch Patient/Eltern.
- **Glykogenose Typ 0 (Glykogensynthetase-Mangel):** erhöhte Blutzuckerwerte v. a. postprandial.

40.1.7 Therapie des Typ-1-Diabetes

Therapieziele

- Vermeidung akuter Stoffwechsel-Entgleisungen (Ketoazidosen, schwere Hypoglykämien),
- Reduktion von Folgeerkrankungen durch:
  - normnahe Blutzucker- und HbA_{1c}-Werte,
  - Reduktion von Risikofaktoren (Hypertension, Hyperlipidämie, Adipositas, Rauchen),
- Normale körperliche Entwicklung (Längenwachstum, Gewicht, Pubertät, körperliche Fitness),
- Normale psychosoziale Entwicklung: Familie, Selbständigkeit, Flexibilität, soziale Integration, Schule, Beruf, Partnerschaft etc.

Metabolische Zielwerte

HbA_{1c} spiegelt den mittleren Blutzucker über 2–3 Monate wieder. Aufgrund labormethodischer Probleme ist die Vergleichbarkeit eingeschränkt. Meist werden Werte unter 7,5 % als gute Einstellung angesehen. Dies wird aber gerade in der Pubertät nur von einem Teil der Patienten erreicht. Bei hämolytischen Erkrankungen bzw. verkürzter Erythrozytenüberlebensdauer ist der HbA_{1c}-Wert nicht verwertbar. Alternative: Fruktosamin. Dieses eignet sich auch, um kurzfristigere Veränderungen der Stoffwechseleinstellung nachzuweisen. Schwere Hypoglykämien sollten möglichst selten auftreten. Besonders gefährdet sind junge Kinder.

Initialtherapie bei Manifestation

Initialtherapie bei wachen Patienten ohne schwere Exsikkose und ohne Erbrechen:

- In aller Regel in Deutschland stationäre Aufnahme, nur unter günstigen Bedingungen evtl. ambulant,
- Sicherung der Diagnose und Festlegung des Schweregrads: BZ, UZ, Urinazeton, Säure-Basen-Status und Serumelektrolyte,
- Zum Ausschluss von Komplikationen zusätzlich Blutbild, Kreatinin, Urinstatus,
- HbA_{1c} als Verlaufsmarker, evtl. Fruktosamin,
- Ausführliches Initialgespräch des Diabetesteams mit Patient und Familie, Ernährungsanamnese.

Insulintherapie

Sofortige subkutane Insulintherapie, Initialdosis ca. 1 E/kgKG (0,5 E/kgKG bei Patienten mit nur leicht erhöhtem Blutzucker und fehlendem Urinazeton). Aufteilung auf 2, 3 oder 4 Injektionen je nach Alter, Tagesablauf etc. Mischung aus schnellwirkendem Insulin (Normal-Insulin oder schnellwirkendes Insulinanalogon) und Verzögerungsinsulin, primär wird in der Pädiatrie meist NPH-Insulin eingesetzt.

- **Bei 2 Injektionen/Tag:** Dosisverteilung: 66 % morgens, 33 % abends; Insulinmischung: jeweils ⅔ NPH, ⅓ Normalinsulin;
- **Bei 3 Injektionen/Tag:** Dosisverteilung: morgens 45 %, mittags 20 %, abends 35 %; Insulinmischung: morgens nur Normalinsulin oder Normalinsulin + NPH 50/50, mittags meist nur Normalinsulin, abends ⅓ Normalinsulin + ⅔ NPH;
- **Bei 4 Injektionen/Tag:** ca. 60 % Normalinsulin/schnellwirkendes Analoginsulin, meist in 3 Injektionen vor den Hauptmahlzeiten; 2 Gaben von NPH-Insulin: spätabends 22 – 23 Uhr und morgens vor dem Frühstück. Viele Variationen abhängig von individueller Wirkkinetik, Tagesablauf, Ernährungs- und Aktivitätsgewohnheiten aber auch Gepflogenheiten einzelner Behandlungseinrichtungen.

Bei Verwendung schnellwirkender Analoginsuline sind oft häufigere Gaben (separate Injektion bei Zwischenmahlzeiten), ein höherer Anteil an Verzögerungsinsulin und bei Kombination mit NPH-Insulin mehrere Basalinsulingaben pro Tag notwendig.
Folgende **Regeln** sind zu beachten:

- Während der Initialeinstellung tägliche Anpassung der Insulindosis abhängig von den gemessenen Blutzuckerwerten.
- Zunächst fester Plan für Insulindosen und Kohlenhydratmengen, dann schrittweise zunehmende Flexibilisierung im Sinne einer intensivierten Insulintherapie in Abhängigkeit von Alter, familiärer Unterstützung, intellektuellen Möglichkeiten, Wunsch von Patient und Familie etc.
- Nach 1 – 2 Wochen ist eine deutliche Reduktion des Insulinbedarfs zu erwarten: **Remissionsphase** („honey-moon“-Phase, residuale β-Zell-Aktivität). Die Remissionsphase kann 1 – 2 Jahre andauern, individuell sehr variabel.
- Quantifizierung der Insulin-Restsekretion möglich (Bestimmung stimulierter C-Peptid-Werte), für die Therapie des einzelnen Patienten aber nicht relevant.

Sonstige Medikation

Medikamentöse/immunmodulatorische Ansätze, um weiteren Verlust von ß-Zellen nach Manifestation zu vermeiden, wurden unternommen (u. a. Cyclosporin A, Nikotinamid, anti-CD3-Antikörper, DiaPep277 etc.), aufgrund der Datenlage bzw. möglicher Nebenwirkungen zurzeit für Routinetherapie außerhalb von Studien nicht zu empfehlen.

Schulung

- In der Regel Einzelschulung für Patient und Eltern (evtl. weitere Bezugspersonen), meist stationär begonnen.
- Idealerweise durch multidisziplinäres Team aus pädiatrischem Diabetologen, Diabetesberaterin, Ernährungsberaterin, Psychologe, evtl. Sozialarbeiter.
- Zeitaufwand ca. 20 – 30 Stunden einschließlich praktischer Übungen. Gegebenenfalls Kontaktaufnahme zu Kindergarten, Schule etc., wenn möglich Besuch durch Diabetesberaterin.
- Handlungsrelevante Aspekte zuerst besprechen (Blutzuckermessung, Insulintherapie, Insulindosisanpassung, Notfallmaßnahmen), später auch Auswirkungen auf Familie, Schule, Folgeerkrankungen etc.
- Hinweis auf soziale Hilfen:
  - Ambulante Pflege, Schwerbehindertenausweis, Steuerfreibetrag, ggf. Kontakt zu Sozialarbeiter/in,
  - Hinweis auf lokale und bundesweit aktive Selbsthilfegruppen (Bund Diabetischer Kinder und Jugendlicher, Deutscher Diabetiker-Bund),
  - Informationsmöglichkeiten im Internet.
- Genetische Komponente, Risiko von Geschwistererkrankungen und Möglichkeit der Prädiktion über β-Zell-Antikörper ansprechen.

Dauertherapie

Wahl des Therapieschemas

Intensivierte Insulintherapie (ICT)

In den letzten Jahren eindeutiger Trend zur intensivierten Insulintherapie mit häufigeren Insulininjektionen pro Tag und flexibler Insulindosisanpassung durch den Patienten (☞ Tab. 40.1-4). Man kombiniert dabei **prandiales (mahlzeitenbezogenes) Insulin** mit dem **mahlzeitenunabhängigen Basalinsulin:**

- **Prandiales Insulin:** Meist 3 Injektionen von schnellwirkendem Insulin (Normalinsulin oder schnellwirkendes Analogon) vor den Hauptmahlzeiten, evtl. zusätzliche Injektionen vor Zwischenmahlzeiten, abhängig von Kohlenhydratgehalt, Art des Insulins und zeitlichem Abstand zur vorausgegangenen Injektion.
- **Basalinsulin:** Der basale Insulinbedarf beträgt nach der Remission etwa 0,3 – 0,4 E/kgKG. Selten reicht eine abendliche Basal-Injektion aus, meist 2 Basal-Insulingaben spätabends und morgens oder spätabends

und mittags. Auch 3 Basalinsulingaben (spätabends, morgens, mittags) sind üblich. Bei Jugendlichen oft ausgeprägtes **Dawn-Phänomen** (BZ-Anstieg in den Morgenstunden). In diesem Fall NPH-Insulin abends möglichst spät und in den Oberschenkel (langsamere Resorption) geben. Teilweise bessere Nüchternblutzuckerwerte nach Wechsel auf Zinkinsulin (Semilente) oder Glargin (erst seit 2003 in Pädiatrie zugelassen, deshalb keine Langzeiterfahrungen). Alternative: Insulinpumpentherapie.

Konventionelle Insulintherapie (CT)
Wird heute meist nur noch bei sehr jungen Kindern (Spritzenphobie!) und in der Remissionsphase eingesetzt: 2 Injektionen pro Tag, weitgehend starre Dosis und hoher Anteil an Verzögerungsinsulin.
Mischformen der Insulintherapie z. B. mit 3 Injektionen am Tag werden teilweise als **„Übergangstherapie"** bezeichnet.

Insulinpumpen (CSII = kontinuierliche subkutane Insulin-Infusion)
Wird in den letzten Jahren vermehrt in der Pädiatrie eingesetzt, vorwiegend bei Jugendlichen, aber zunehmend auch bei Kleinkindern.

- **Vorteile:** höchste Flexibilität, keine zusätzlichen Einstiche bei zusätzlicher Kohlenhydrataufnahme, optimale Behandlung des Dawn-Phänomens, weniger schwere Hypoglykämien.
- **Nachteile:** Gerät wird ständig am Körper getragen, Möglichkeit von technischen Defekten, Gefahr von Ketoazidosen bei Unterbrechung der Insulinzufuhr, deutlich höhere Kosten. Indikationsstellung noch nicht in randomisierten pädiatrischen Studien abgesichert.

Wahl der Insulinpräparate

- Meist Kombination aus **schnellwirkendem** und **Verzögerungsinsulin.** Heute fast nur noch Humaninsulin oder gentechnologisch veränderte Analoga, Schweineinsulin nur in Ausnahmefällen (z. B. Semilente-Insulin).
  - Vorteil schnellwirkender Analoga: kein Spritz-Ess-Abstand nötig, physiologischere Kinetik, bessere Abstimmung mit Nahrung, weniger Spät-Hypoglykämien.
  - Nachteil schnellwirkender Analoga: häufigere Injektionen notwendig, Zwischenmahlzeiten erfordern separate Injektion und können nicht mit abgedeckt werden, Basalinsulin muss angepasst werden (Dosiserhöhung, Verteilung auf 2–4 Injektionen/d).
- **Feste Insulinmischungen mit NPH-Insulin** in vielen Verhältnissen verfügbar (10–50 % Actraphane, insuman Komb., Huminsulin, Berlisulin; schnellwirkendes Analogon + NPH), aufgrund der erschwerten Dosisanpassung für pädiatrische Patienten aber oft weniger geeignet.
- **Zinkinsuline** in Deutschland vor allem als Semilente-Insulin spätabends bei Jugendlichen mit Dawn-Phänomen eingesetzt (günstigere Wirkkinetik mit stärkerer Insulinwirkung in den Morgenstunden). Nicht mit schnellwirkendem Insulin mischen!
- **Glargin-Insulin:** lange Wirkdauer, kein ausgeprägtes Wirkmaximum. Seit 2003 auch für Kinder ab 6 Jahren zugelassen, keine Langzeiterfahrungen. Klare Lösung (Verwechslungsgefahr mit schnellwirkendem Insulin!), saure Lösung, nicht mit schnellwirkendem Insulin mischen! Wirkdauer individuell unterschiedlich, nicht alle Patienten kommen mit 1 Injektion pro Tag zur Abdeckung des basalen Insulinbedarfs aus.

Tabelle 40.1-4 stellt Anhaltswerte für die Kinetik häufig eingesetzter Insulinpräparate zusammen. Insulingabe meist über Pen (einfacher und schneller; Pens mit Dosier-

Tab. 40.1-4: Anhaltswerte* für die Kinetik häufig eingesetzter Insulinpräparate

Gruppe	Präparat	Wirkungsbeginn	Wirkungsmaximum	Wirkungsdauer
Schnellwirkende Insuline	**Normal-Insulin** (Actrapid, Insuman Rapid, Huminsulin Normal, Berlisulin Normal, Insulin B. Braun ratiopharm Rapid)	30 min.	2–4 h	bis 6 h
	Schnellwirkende Analoga (Humalog, NovoRapid)	15 min.	1 h	bis 3 h
Verzögerungsinsuline	**NPH-Insulin** (Protaphan, Insuman Basal, Huminsulin Basal, Berlisulin Basal)	2 h	4–6 h	bis 12 h
	Semilente			
	Glargin-Insulin (Lantus)	3 h	Wenig ausgeprägt	24 h

* Werte gelten nur als grobe Anhaltspunkte; individuelle Variabilität durch Resorption, Durchblutung, Injektionsareal, subkutanes Fettgewebe etc.

intervallen von 0,5 E verfügbar). Freie Mischung von Normalinsulin bzw. schnellwirkendem Analoginsulin und NPH-Insulin in einer Spritze möglich, um Zahl der Einstiche zu reduzieren (junge Kinder). Insulinspritzen und Pen-Nadeln können mehrfach verwendet werden. Cave: in Deutschland (noch) Insulin U40 in Flaschen, Insulin U100 in Pen-Kartuschen. In den meisten anderen Ländern, auch Österreich und Schweiz, nur U100-Insulin. Insulin-Spritzen für U100: orange Kappe, für U40: rote Kappe.

Insulindosis und Insulindosisanpassung

> Eine individuelle Dosisfindung ist unerlässlich, es gibt keine feste Rechenregel!

Richtlinien

- Initialtherapie nach Manifestation mit (milder) Ketoazidose: Beginn mit etwa 1 E/kgKG (Perfusor: 0,1 E/kgKG/h).
- In der partiellen Remissionsphase (Definition!) < 0,5 E/kgKG/d. Nach der Remission benötigen Kinder vor der Pubertät im Mittel etwa 0,8 E/kgKG/d, in der Pubertät (physiologische Insulinresistenz!) deutlicher Anstieg bis zu 2 E/kgKG/d, postpubertär weniger.
- Die prandiale Insulindosis muss auf die Nahrungsmenge bezogen werden, oft sind morgens höhere Insulindosen als mittags bzw. abends notwendig.
- Tägliche Blutzuckerselbstmessung durch Patienten/Eltern, meist 3–4 (bis 8, z. B. bei Kleinkindern) Einzelwerte pro Tag. Dokumentation (BZ-Tagebuch, PC etc).

Korrektur erhöhter bzw. erniedrigter Blutzuckerwerte

Eine Einheit zusätzliches Normalinsulin bzw. Analoginsulin senkt den Blutzuckerwert eines Patienten um circa:

- 80–100 mg/dl bei 30–40 kg Körpergewicht,
- 50 mg/dl bei 40–50 kg Körpergewicht,
- 30–40 mg/dl bei > 50 kg Körpergewicht;

Geringere Insulinsensitivität am Morgen: evtl. höherer Korrekturfaktor als mittags bzw. abends.

Dosisanpassung in Abhängigkeit von der geplanten Nahrungsaufnahme (Richtwerte)

- Morgens ca. 1,5–2,5 E Normal/schnellwirkendes Insulin pro BE/KE,
- Mittags ca. 1–1,5 E Normal/schnellwirkendes Insulin pro BE/KE,
- Abends ca. 1,5–2 E Normal/schnellwirkendes Insulin pro BE/KE.

Veränderung der Grundmenge des Verzögerungsinsulins

Dosisanpassung wenn über mehrere Stunden der Blutzucker zur Zeit des Wirkungsmaximums (etwa 6 Std. nach Injektion) außerhalb des Zielbereichs von 70–160 mg/dl liegt. Beispiel: Wenn BZ über mehrere Tage mittags erhöht: morgendliches Basalinsulin um etwa 10 % erhöhen.

Dosisanpassung bei Sport

Minus 10–20 % pro Stunde Sport. Große individuelle Variabilität!
Bei Sport am Nachmittag/Abend: auch Basalinsulin für die Nacht reduzieren.

Ernährung

Eine streng Saccharose-freie Ernährung wird heute nicht mehr empfohlen. Lediglich Limonaden (Cola, Fanta etc.) und Nahrungsmittel, die überwiegend aus Saccharose ohne andere Nahrungsbestandteile bestehen, sind weniger empfehlenswert, da die hierdurch ausgelösten Blutzuckeranstiege auch mit Gabe von Analoginsulin nur schwer ausgeglichen werden können. Tabellen über den Kohlenhydratgehalt von Nahrungsmitteln sind hilfreich. Als Ziel gilt, dass ca. 50 % der Gesamt-Tageskalorien als Kohlenhydrate aufgenommen werden sollten. Keine kohlenhydratreduzierte Kost!
Direkt nach Diabetesmanifestation ist ein Ernährungsplan für die Familie oft hilfreich. Zunehmende Flexibilität mit wachsender Erfahrung/Sicherheit. Die individuelle Nahrungsanamnese dient als Basis für den Ernährungsplan.

> **Grobe Daumenregel (nach White)**
> Kalorienbedarf = 1000 kcal + 100 kcal/Lebensjahr, Maximum 2400 kcal bei Jungen, 2200 kcal bei Mädchen.
> Rechenbeispiel: 5-jähriger Patient, 1500 kcal/Tag, 50 % Kohlenhydrate = 750 kcal = 15 BE. Verteilung nach Tagesablauf des Patienten bzw. nach gewähltem Insulintherapieschema, z. B. 3 Haupt- und 3 Zwischenmahlzeiten.
> - 1 BE = 12 g Kohlenhydrate,
> - 1 KE/KHE = 10 g verwertbare Kohlenhydrate.

Wichtige Begriffe:

- **„Glykämischer Index“:** BZ-Anstieg durch ein Nahrungsmittel im Vergleich zur Gabe von Glukose (= 100 %). Nahrungsmittel mit niedrigerem GI sind vorzuziehen (z. B. Vollkornbrot statt Weißbrot), allerdings hat sich der GI in der Praxis als zu kompliziert herausgestellt. Besser bewährt hat sich die Einteilung in „schnelle" „mittlere" und „langsame" Kohlenhydrate.

- **„Diabetiker"-Nahrungsmittel,** bei denen Saccharose durch Fruktose, Sorbit etc ersetzt wurde, haben ernährungsphysiologisch keine Vorteile, sind deutlich teurer, geschmacklich oft problematisch und werden nicht empfohlen. Inwieweit die enthaltene Fruktose etc. aufgrund des niedrigen glykämischen Indexes in die BE-Berechnung einfließen soll, ist umstritten.
- Neben diesen **Zuckeraustauschstoffen** gibt es **Zuckerersatzstoffe,** komplexe Kohlenhydrate (Cyclamat, Saccharin) oder AS-Derivate (Aspartame K) mit hoher Süßkraft und zu vernachlässigendem Energiegehalt. Beachtung von Obergrenzen für die Tagesaufnahme.

Schulung

Umfassende Schulung von Patient (altersabhängig) und Familie/Bezugspersonen ist Basis einer erfolgreichen Langzeittherapie. Initialschulung bei Manifestation meist als Einzelschulung.

Psychosoziale Hilfen

Schwerbehindertenausweis (GDB: meist 50 %), Steuerfreibetrag, evtl. Sozialstation. Meist wird kein Pflegegeld zugestanden. Bei Schulproblemen, familiären Interaktionsproblemen, Akzeptanz- oder Complianceproblemen frühzeitig qualifizierte psychologische Mitbetreuung. Spritzenphobie oder Essstörungen sind weitere, bei Diabetes mellitus auftretende Probleme.

Rehabilitation

Rehabilitationsmaßnahmen, Kuren, stationäre Gruppenschulungen, Mutter-Kind-Kuren und Betreuung in Langzeiteinrichtungen stellen in Abhängigkeit von regionalen Gegebenheiten, der Familiensituation, der Krankheitsakzeptanz und zusätzlichen medizinischen oder psychosozialen Problemen für einzelne Patienten eventuell eine sinnvolle Ergänzung zur wohnortnahen ambulanten Langzeitbetreuung dar.

Antikonzeption

Information über Antikonzeption und präkonzeptionelle Stoffwechseloptimierung für weibliche Jugendliche ist Teil einer umfassenden ganzheitlichen Langzeitbetreuung.

Akuttherapie der Ketoazidose

Definition der Ketoazidose
Stoffwechselentgleisung bei komplettem Insulinmangel: Hyperglykämie, Glukosurie, Azetonurie, pH-Wert < 7,3 und Bicarbonat < 15, Dehydratation, evtl. Erbrechen, Azidoseatmung (Kussmaul), mehr oder weniger ausgeprägte neurologische Beeinträchtigung bis hin zum Koma.

Ursachen:

- Therapieverweigerung bei Jugendlichen, schwere Compliance-Probleme, Suizidversuche.
- Bei jüngeren Kindern akute fieberhafte Erkrankung/ Erbrechen (Insulin wird reduziert da keine Nahrungsaufnahme, aufgrund der Erkrankung steigt Insulinbedarf tatsächlich aber an).
- Pumpentherapie: technische Defekte, Katheterverschluss, Therapieunterbrechung, Alarmunterdrückung.

! Jede Episode einer Ketoazidose ist potentiell lebensgefährlich!

Abklärung der Ursache, erneute Schulung, gegebenenfalls weitere Maßnahmen (psychologische Beratung, familiäre Hilfen, Reha, in Extremfällen Herausnahme aus der Familie). Bei allen akuten Erkrankungen regelmäßige Urinazetonkontrolle, wenn positiv sofortige zusätzliche Gabe von schnell wirkendem Insulin (ca. 20 % der Gesamt-Tagesdosis). Schnellteste für β-Hydroxybutyrat im Blut verfügbar (Precision Xtra).

Infusionstherapie
Notwendig bei Erbrechen, Bewusstseinstrübung und Dehydratation > 5 % (☞ 10):

- **Bei Schock:** Sauerstoffgabe, NaCl 0,9 % 10 ml/ kgKG über 10–30 min. i.v.
- **Flüssigkeitsersatz:**
  - NaCl 0,9 %: Flüssigkeitsdefizit (% Dehydratation × Körpergewicht) + 48-Stunden-Bedarf gleichmäßig verteilt infundieren.
  - Bei initial erhöhtem Serum-Natrium: 0,45 % NaCl-Lösung verwenden.
  - Wenn BZ < 200–250 mg/dl, Wechsel auf 0,45 % NaCl-Lösung mit 5 %igem Glukoseanteil.
  - Cave: Volumengabe von mehr als 4 l/m^2 KO/h erhöht das Risiko eines Hirnödems!

- **K^+-Substitution:** Wenn Serumkalium nicht erhöht und keine Anurie besteht: Kaliumsubstitution mit 40 mmol KCl/l Infusionslösung.
- **Insulin:** Bei schwerer Ketoazidose kontinuierliche Gabe über Perfusor von 0,1 E/kgKG/h (z. B. 50 E Normalinsulin in 45 ml NaCl 0,9 % + 5 ml Albumin; Infusionsgeschwindigkeit: 0,1 ml/kgKG/h). Bei Kindern unter 5 Jahren: 0,05 E/kgKG/h. Kein initialer Insulinbolus!
- **Bikarbonat:** Nicht empfohlen! Evtl. Ausnahme bei Herzinsuffizienz bei protrahiertem Schock.

Überwachung

- Stündlich Blutzucker, alle 2–4 Stunden Elektrolyte, Säure-Basen-Status, Harnstoff, Kreatinin, engmaschige klinische Überwachung.
- Nach initialer Rehydrierung sollte der Blutzucker nicht schneller als 80–100 mg/dl und Stunde (4–5 mmol/l/h) abfallen, die Osmolarität um < 3 mosm/kg/h. Bei schnellerem Abfall Glukosekonzentration in Infusionslösung erhöhen. Nur bei weiter zu raschem BZ-Abfall Insulindosis reduzieren auf 0,05 E/kgKG/h, nicht weniger.
- Das Serum-Natrium sollte ansteigen wenn der Blutzucker abfällt. Korrigiertes Natrium = gemessenes Natrium + 2 × (BZ-100)/100. Abfallendes Serum-Natrium erhöht Risiko für Hirnödem!!

> Schätzformel für Serumosmolarität (mOsm): 2 × (Na + K) + BZ (mg/dl)/18

Nach klinischer Besserung Beginn mit oraler Flüssigkeitsgabe und paralleler Reduktion der Infusion. Der klinische Zustand ist entscheidend, pH muss nicht völlig normalisiert sein. Wechsel auf subkutane Insulingabe, Insulinperfusor erst 60 min. nach erster Insulininjektion beenden.

Komplikation

Gehirnödem: Nach initialer Besserung plötzlich Kopfschmerzen, Bradykardie, Blutdruckanstieg, neurologische Auffälligkeiten, evtl. Krampfanfall, Papillenödem, Atemstillstand. **Procedere:** Hypoglykämie ausschließen! Sofortige Gabe von Mannitol 1 g/kgKG i.v. über 20 min.; Infusionsmenge halbieren. Kopf-Hochlage, Intensivstation, evtl. Hyperventilation.

Akuttherapie bei Erkrankung und Operationen

- Insulinresistenz bei **fieberhaften Erkrankungen,** d. h. trotz verminderter Nahrungsaufnahme muss Insulindosis erhöht werden! Bei Erkrankungen, Erbrechen etc. immer engmaschige Urinazetonkontrollen. Bei deutlicher Urinazetonausscheidung: zusätzlich 20 % der Gesamt-Tagesinsulindosis als Normalinsulin/schnellwirkendes Analogon s.c. Bei anhaltendem Erbrechen, insbesondere bei jungen Kindern: Infusionstherapie.
- **Operationen:** morgendliche Insulingabe weglassen, dafür i.v.-Infusion von 10 %iger Glukose und 0,18 % NaCl (Päd-Lösung mit Glukose) sowie Insulin über Perfusor wie bei Ketoazidose-Protokoll, Dosis ca. 0,05 E/kgKG/h. BZ-Zielbereich 100–200 mg/dl, Dosisanpassung nach Blutzuckermessung halbstündlich bis 1-stündlich. Postoperativ fortführen bis Patient orale Flüssigkeits- bzw. Nahrungszufuhr toleriert. Wechsel auf übliche subkutane Insulingabe vor der ersten Mahlzeit. Insulinperfusor erst 30–60 min. nach Insulininjektion beenden. Patienten mit Insulinpumpe können mit Pumpe in den OP (Rücksprache Anästhesie/Diabetologe).
- Bei **kleinen, kurzdauernden Eingriffen** kann auch die morgendliche Insulindosis halbiert, der BZ engmaschig kontrolliert und eine erneute Injektion nach dem Eingriff verabreicht werden.

Hypoglykämie

Einteilung

Schwere Hypoglykämien:

- Fremdhilfe erforderlich, Bewusstlosigkeit, Krampfanfall,
- Bei häufigem Auftreten: Ursache klären, Insulintherapie überdenken, Nachschulung von Patient/Familie.

Leichtere Hypoglykämien:

- Schwitzen, Zittern, Verschwommensehen, ungewöhnliche Aggressivität, Müdigkeit u. a.;
- Inwieweit Hypoglykämien bei jungen Kindern dauerhafte neurologische Einschränkungen hinterlassen können, ist umstritten;
- Notfallausweis/SOS-Kapsel, Informationsblatt für Lehrer, Sporttrainer etc.

Akuttherapie schwerer Hypoglykämien

Nicht bewusstloser Patient: orale Gabe von rasch resorbierbaren Kohlenhydraten (Traubenzucker, Hypogluc,

Apfelsaft...), 1 – 2 BE. Nach Besserung zusätzlich längerfristig wirkende Kohlenhydrate. Ursache der Hypoglykämie klären.

> **!** Keine Zeit vergeuden durch BZ-Messung.
> Jeder Patient sollte immer Traubenzucker mit sich führen! Kontrollieren!
> Lehrer/Sporttrainer/Bezugspersonen informieren!

Bewusstloser Patient:

- i.m.-Injektion von Glukagon: 0,5 mg = ½ Ampulle bei Patienten < 12 Jahren, 1 mg = 1 Ampulle bei älteren Patienten. Eltern/enge Bezugspersonen sollten in der Anwendung von Glukagon unterwiesen werden; die Substanz sollte verfügbar sein (Verfallsdatum beachten!). Nach Glukagongabe häufig Kopfschmerzen, Erbrechen.
- i.v.-Injektion von Glukose (nur durch medizinisches Personal): 200 – 500 mg/kgKG i.v. als 10 – 20 %ige Lösung.

40.1.8 Therapie von Diabetes-Sonderformen

Typ-2-Diabetes

Typischerweise keine Ketoazidose bei Manifestation (es gibt aber Ausnahmen); Therapie primär: **Gewichtsreduktion, Lifestyle-Änderung und regelmäßige Bewegung.**

Nur wenn damit langfristig kein Erfolg und dauerhaft unbefriedigende Blutzuckereinstellung (HbA_{1c} > 7 %) zusätzliche medikamentöse Therapie erwägen:

1. Wahl: **Metformin** (Tabletten mit 500, 850 und 1.000 g verfügbar): einschleichender Beginn, um gastrointestinale Nebenwirkungen zu vermeiden: 1 mal tgl. 500 mg für 1 Woche, dann steigern bis maximal 2 g pro Tag, abhängig von Alter/Gewicht des Patienten.

Kontraindikationen: Niereninsuffizienz, hypoxische Phasen; vor Operationen und vor Kontrastmitteluntersuchungen absetzen.

MODY-Diabetes

Typischerweise normalgewichtige Patienten, Ungewöhnlicher Diabetesverlauf mit langfristig oft geringem Insulinbedarf. Autosomal-dominante Erkrankung, deshalb Familienuntersuchung, Bestätigung durch Molekulargenetik.

- MODY-2 (Glukokinase-Mangel): oft ohne Therapie bzw. ausschließlich diätetisch behandelt gute Stoffwechselwerte,
- MODY-1 und MODY-3: oft gutes Ansprechen auf Sulfonylharnstoffe (Glibenclamid). Cave: mit sehr niedriger Dosis beginnen! Wenn über mehrere Monate kein Erfolg evtl. zusätzlich Metformin oder Wechsel auf Insulin.

CF-assoziierter Diabetes

Initial oft wenig spezifische Symptome (Gewichtsabnahme, häufigere Infekte, Verschlechterung der Lungenfunktion), oft stark wechselnder Verlauf (Infektionsaktivität, systemische Steroidgabe). Postprandiale Werte steigen früher an als Nüchtern-Blutzucker, deshalb OGT-Test als Screening sinnvoll (einmal jährlich ab 10. Lj.).

Wirksamkeit von Insulintherapie in Studien nachgewiesen, für orale Antidiabetika (Glibenclamid, Repaglinide) bisher nur Einzelerfahrungen, aktuell prospektive Studien in Deutschland/Österreich und in USA.

Keine Reduktion der hyperkalorischen Ernährung, kein Verzicht auf leicht-resorbierbare Kohlenhydrate. Nach Lungentransplantation meist insulinbedürftig. Kooperation zwischen Mukoviszidose-Ambulanz und spezialisierter Diabetes-Einrichtung sinnvoll.

40.1.9 Komplementäre Therapie

Dörte Hilgard

Typ-1-Diabetes

> In keiner Phase der Erkrankung ist das Ziel einer Reduktion oder Auslassung der Insulingaben unter Missachtung der Normoglykämie vertretbar. Häufig werden zu Beginn des Typ-1-Diabetes von den Familien Hilfen aus der Komplementärmedizin gesucht. Zwingend ist eine ehrliche Aufklärung über die eingeschränkten Möglichkeiten der Komplementärmedizin bei dieser Krankheit.

Ein sinkender Insulinbedarf in den Monaten nach Manifestation wird fälschlicherweise leicht als Therapieerfolg komplementärmedizinischer Maßnahmen gewertet, obwohl der natürliche Verlauf per se meist zu einer vorübergehenden Remissionsphase mit geringem Insulinbedarf führt (☞ 40.1.7).

Phytotherapie

Verschiedene Tees werden gelegentlich bei Neumanifestation empfohlen. Es liegen jedoch keine Berichte über positive Erfahrungen bei Typ-1-Diabetes vor. Insbesondere sind glukokininhaltigen Pflanzen (☞ siehe unten, Phytotherapie des Typ-2-Diabetes) sehr zurückhaltend zu bewerten, da hiermit nur falsche Hoffnungen geweckt werden und keine Einsparungen einzelner Insulinapplikationen zu erwarten sind. Eine gelegentlich empfohlene Reduktion der Gesamt-Insulinmenge sollte nur unter Beibehaltung einer normnahen Stoffwechsellage akzeptiert werden.

Homöopathie

Eine begleitende Konstitutionsbehandlung kann zu verschiedenen Zeitpunkten der Erkrankung hilfreiche Unterstützung der Therapie sein. Wahl des jeweiligen Mittels nach individueller Konstitution (☞ 44.4). Häufig verwendete Mittel sind:

- Sulfur (vor allem in der Manifestationszeit): D30 oder in LM-Potenz 1 mal tgl.,
- Phosphor individuell dosiert, meist in Hochpotenzen, evtl. einmalig je nach Konstitution,
- Silicea D12 – D30: 1 – 3 mal tgl. 1 Tbl.,
- Apis mellifica D20: 1 mal tgl. 1 Tbl. zur Beeinflussung des Autoimmungeschehens bei früh entdeckter Neumanifestation.

Anthroposophische Medizin

Die vorrangigen Zielsetzungen eines adjuvanten ganzheitlichen Therapieansatzes hängen von der Phase der Erkrankung ab.

Phase der Neumanifestation und Remissionsphase (Tertiäre Prävention)

Durch **positive Beeinflussung der psychosozialen Befindlichkeit** Versuch einer positiven Wirkung auf die Immunologie, entsprechend der aus der konventionellen Medizin bekannten aktuellen Forschungsansätze zur Immunmodulation in der Phase des frisch manifestierten Diabetes. Ziel dabei ist es, die Progression der Beta-Zellzerstörung bei frisch manifestiertem Diabetes aufzuhalten. Eine erhaltene Restsekretion der β-Zellen führt nach gegenwärtiger Studienlage zu weniger schweren Hypoglykämien sowie langfristig zur Reduktion von mikrovaskulären Folgeschäden. Psychoimmonologische Zusammenhänge sind nachgewiesen (z.B. AIDS-Forschung). Nach derzeitiger kinderdiabetologischer Erfahrung sind positive Zusammenhänge zwischen einer psychosozial gelungenen Initialphase und einem langfristig stabileren Verlauf der Erkrankung (bessere Krankheitsbewältigung) zu erwarten.

Ziel ist daher Entwicklung eines ganzheitlichen Konzeptes unter Einhaltung der konventionellen Therapiegesichtspunkte. Angestrebt werden langfristig verbesserte Chancen, Lebensqualitätsgewinn und Prävention von Mikroangiopathien. Es gibt bereits erste positive Erfahrungen mit diesem Ansatz. In der Initialschulung sollten unter diesem Aspekt folgende Ziele bewusst beachtet werden:

- Individuelle Förderung des Hereinwachsens der Familie in die neue Aufgabe,
- Begleitung der Familie in der initialen Schock- und Trauersituation bei Manifestation u.a. mit ergänzenden Therapiemaßnahmen,
- Positive Beeinflussung der psychosozialen Stabilität der betroffenen Familie, u.a. durch angemessene Begleitung des Diabetesteam in der ersten Zeit zuhause,
- Gewohnheitsbildung zur Förderung innerer Sicherheiten,
- Erüben von Flexibilität zur Vermittlung neuer bzw. wiederzugewinnender Freiheitsgrade und zum Erhalt der inneren Lebendigkeit.

Dauertherapie

Ziele: Neben normnaher Stoffwechsellage langfristig Befähigung zu einem ausgewogenen Verhältnis zwischen klaren Handlungsstrukturen, Gewohnheiten und **individueller Flexibilität** sowie zur Selbststeuerung und **Autonomie** im Umgang mit dem Diabetes, Nachhaltigkeit von Schulung und der Insulintherapie, **Prävention von Skleroseneigung.**

Hierzu dienen:

- Integration der diabetesrelevanten Handlungen („Diabetes ist eine Aufgabe, weniger eine Krankheit") in den Alltag und das soziale Umfeld, d.h. Einbeziehung aller Lebensbereiche des Kindes in die Schulung;
- Beachtung eines stabilen psychosozialen Umfeldes zur Vermeidung von Non-Compliance mit Berücksichtigung familiärer oder sozialer Spannungsfelder;
- Förderung der Sinnesqualitäten, um die Wahrnehmungsfähigkeit des eigenen Organismus zu unterstützen;
- Bei geringer Insulinsensitivität Förderung des Leberstoffwechsel.

Allgemeine Maßnahmen, aktive Therapieformen zur Verbesserung der Selbstakzeptanz und -wahrnehmung, präventiv für Hypoglykämie-Nonawareness und Polyneuropathien:

- Heileurythmie (☞ 44.2): hat sich bewährt besonders nach Neumanifestation, speziell bei kleinen Kindern (Fördert die Krankheitsakzeptanz, psychosoziale Stabilisierung der Familie), aber auch supportiv in Krisensituationen und zur Verbesserung der Handlungskompetenz (Studie dazu ist in Auswertung).
- Sinnesschulung, Zirkus-Training und Klettern zur Verbesserung der Wahrnehmung des eigenen Körpers (Hypoglykämie-Awareness), der Sorgfalt für den eigenen Körper, fördert Mut, mit sich und seiner Krankheit umzugehen.
- Fußeinreibungen mit Rosmarin- oder Lavendelöl, dadurch lernen Kinder u. a. die Füße besser zu beachten. U. a. präventiver Aspekt zur Vorbeugung späterer Fußprobleme.
- Maltherapie und Plastizieren: stabilisierender Einfluss auf die langfristige Stoffwechselsituation.

Unterstützend haben sich folgende Medikamente bewährt:

Phosphorus D8: morgens 5 Tr. zur Förderung der Eigenaktivität und Krankheitsakzeptanz;
Quarz D12: 2 mal tgl. 1 Msp., unterstützt die Fähigkeit zu Strukturieren, sich sich selbst und der Umwelt gegenüber abzugrenzen;
Rosmarin: Öldispersionsbäder nach Junge® 1 – 3 mal wöchentlich: 3 – 5 ml Öl werden über einen Öldispersionsapparat® mit warmem durchfließenden Wasser feinst zerstäubt dem Badewasser zugegeben. Alternativ sind Abwaschungen oder Fußeinreibungen (siehe oben) möglich.
Für eine wirksame Therapie (Stärkung der Handlungskompetenz, Krankheitsbewältigung) wäre jedoch die sehr langfristige Durchführung notwendig; diese ist selten erfolgreich durchführbar bei Kindern mit Typ 1-Diabetes.
Mistel fördert bei Autoimmunkrankheiten über den Wärmeorganismus die Immunkompetenz. Verwendet wird Viscum mali in D2 – D5, 1 – 3 mal tgl. 5 – 10 Tr. oral, besonders bei dünnen Kindern. Auch bei Neigung zu Hypoglykämien mit Krampfanfällen empfohlen. Viel versprechender Ansatz, bisher liegen jedoch nur vereinzelte Erfahrungen bei Kindern vor.
Taraxacum D3 – D30: 1 – 3 mal tgl. 5 – 10 Tr.: zur Unterstützung des Leberstoffwechsels bei erschwerter Insulinsensitivität und instabiler Stoffwechsellage;
Pancreas/Meteoreisen®: 2 mal tgl. 1 Amp. oral, kann die Erholung nach ketoazidotischer Entgleisung unterstützen;
Chamomilla D3: 3 mal tgl. 5 – 10 Glob. bei Spritzproblemen, Ängsten und Hypoglykämien mit Aggressivität.
Bittermittel Gentiana RH 5 %: 3 mal tgl. 5 – 10 Tr. bei Hypoglykämiewahrnehmungsstörung

Typ-2-Diabetes

Erfahrungen mit komplementärmedizinischen Methoden liegen fast nur für Erwachsene mit Typ-2-Diabetes vor. Weder Insulin noch orale Antidiabetika können dadurch ersetzt werden, jedoch unterstützende Wirkung auf Stoffwechselregulation bekannt (vor allem bei lediglich diätetisch geführtem Diabetes mellitus Typ 2). Insbesondere bei vorliegender Insulinresistenz und hohem Insulinbedarf gute Erfahrungen, hierbei können die Dosierung von oralen Antidiabetika oder Insulin gelegentlich bei vorhandener Normoglykämie gesenkt werden.
Voraussetzung für einen Therapieerfolg sind stets grundlegende Änderungen des Verhaltens, der Ernährungsgewohnheiten (Ziel: ausgewogene Vollwertkost) und der körperlichen Bewegung (Lifestyle). Besonders erfolgreich bei Beteiligung der ganzen Familie an den Änderungen der Lebensgewohnheiten.

Phytotherapie

Unterstützung der Gewichtsabnahme

- **Guar:** erreicht rasch ein Sättigungsgefühl (ähnlicher Wirkmechanismus wie bei Acarbose). Handelspräparat: Guar Verlan® Granulat. 3 mal tgl. 1 TL. Für Kinder selten geeignet, da unangenehmer Nachgeschmack, Völlegefühl und Blähungen verursacht werden.
- **Inulinhaltige Pflanzen:** Geschmacklos oder leicht süßlich, sättigend, ohne Nährwert oder Auswirkung auf den Blutzuckerspiegel; werden als Gemüse bei Patienten mit Adipositas, Insulinresistenz (Typ 2-Diabetes) angewandt:
  - Topinambur (Helianthus tuberosus), Saft kann auch als Süßstoff-Ersatz dienen,
  - Echter Alant (Inula helenium) – regt geistige und körperliche Aktivität an,
  - Artischocke, Kalmus-Wurzel.

Verbesserung der Stoffwechselsituation

Traditionell werden bei Typ-2-Diabetes zahlreiche einheimische Pflanzen empfohlen, einige häufig verwendete sind:

- Heidelbeerblätter (Vaccinnium myrtillus): 1 – 2 mal tgl. eine Tasse als Tee. Verbessert die Insulinempfindlichkeit; Achtung: extrem hohe Dosierung und Langzeitanwendung nicht ungefährlich;

- Bohnenhülsen (Legumina phaseoli): verlangsamt die Kohlenhydratresorption.
- Geißraute, Kraut und Samen (Galega officinalis) sind wegen möglicher toxischer Nebenwirkungen mit Vorsicht anzuwenden.

Diabetes-Tee nach R. F. Weiss
Rp.
Myrtilli fol.
Phaseoli legumin. concis.
Galegae herb.
Galegae sem.
Menth. pip. fol. àà 200.0
Zubereitung als Tee: 2 EL mit 1 l Wasser heiß überbrühen, 20 min. ziehen lassen, abseihen.
Dosierung: 3 – 4 mal tgl. 1 Tasse.

Reinigung des Stoffwechsels

Einige als reinigend auf den Stoffwechsel geltende Pflanzen sind: Brennessel, Holunder, Löwenzahn, Meerrettich, Kresse, Sellerie, Cichorie (Wegwarte), Porree, Zwiebel, Knoblauch, Schwarzwurzel, Mistel.
Sie werden oft als Teemischungen oder Zusatz im Speiseplan adjuvant empfohlen. Für Kinder sollte jedoch dadurch die Freude am vollwertigen Essen nicht beeinträchtigt werden.

Senkung des Blutzuckers

Glucokininhaltige Pflanzen: werden häufig auch für Kinder mit Diabetes empfohlen. Beispielhaft seien genannt: Galega officinalis, Allium cepa, Chelidonium maius, Hordeum vulgare, Lactura sativa var. capitata, Leus culinaris Moench, Lupinus albus, Linse, Pisum arvense, Acker-Erbse, Polygonatum odoratum, Quercus rubor, Trigonella foetinum graecum, Triticum sativum.
Für den Diabetes Typ 2 mag ihre Wirkung von Relevanz sein, bei der Behandlung des Insulinmangel-Diabetes ist davon abzuraten.

Homöopathie

Unterstützende Konstitutionstherapie (☞ 44.4) wie bei Typ-1-Diabetes:

- **Arsenicum album D30:** bei Verfestigungstendenzen, Verhaftung und Übertätigkeit des Empfindungsorganismus; 1 mal tgl. 5 – 10 Tr.
- **Syzygium jambolanum D10 – D30:** gilt als typisches Mittel bei Diabetes; 1 – 3 mal tgl. 1 Msp.

Bei Adipositas, trägem Stoffwechsel, geringer Insulinsensitivität:

- **Antimonum crudum D12:** bei übergewichtigen Kinder mit störrischem Verhalten, beginnen sofort zu weinen, wobei Trösten verschlimmert; 2 mal tgl. 5 Glob.;
- **Barium carbonicum D12:** bei klein wirkenden, plumpen, eher entwicklungsverzögerten Kindern; 2 mal tgl. 5 Glob.;
- **Calcium carbonicum D12:** bei adipösen, pastösen, frostigen Kindern mit wenig Eigenaktivität, verschleppten Krankheitszuständen; 2 – 3 mal tgl. 5 – 10 Glob.

Anthroposophische Medizin

Therapieziele und allgemeine Maßnahmen, aktive Therapieformen siehe Typ-1-Diabetes. Besonders mit Heileurythmie gibt es positive Erfahrungen hinsichtlich Eigenaktivität, Handlungskompetenz.
Typische Arzneisubstanzen aus der anthroposophischen Medizin (zahlreiche positive Erfahrungen bei Erwachsenen bekannt):

- Phosphor, Quarz siehe Typ-1-Diabetes;
- Rosmarin: wirkt aktivierend, fördert die Sinnesfunktionen und die Durchwärmung:
  - Äußere Anwendungen: siehe Typ-1-Diabetes,
  - Innerlich als Rosmarinus D3 (3 mal tgl. 5 – 10 Glob.),
  - Alternativ auch als Rosmarinus comp. (1 – 2 mal tgl. 1 Amp. oral);
- Taraxacum: wirkt regulierend auf den Rhythmus von Assimilation und Dissimilation in der Leber; Taraxacum e. rad. vernale D6 und Taraxacum e. rad. autumnale D6, ggf. im Wechsel, 1 mal tgl. 1 Amp. oral; alternativ Taraxacum planta tota D3, 3 mal tgl. 10 Glob.;
- Formica D6: 3 mal tgl. 5 – 15 Tr.,
- Urtica urens D3 – D6: 3 mal tgl. 5 – 10 Tr.: wirkt entschlackend,
- Bryophyllum D5/Conchae D7, 1 – 3 mal tgl. 1 Amp. oral: bei innerer Unruhe, Getriebensein,
- Stibium D3 – D12: 3 mal tgl. 1 Msp.: Anregung des Formprozesses im Aufbaustoffwechsel.
- Bei Hinweisen auf beginnende Nephropathie: Renodoron®, bzw. Silex lapis cancri: 3 mal tgl. 1 Tbl.,
- Equisetum arvense D6 – D12: 1 – 3 mal tgl. 5 – 10 Tr.: Anregung der Nierentätigkeit und des Aufbaustoffwechsels bei Neigung zu Ablagerungen.

EBM: Zur komplementärmedizinischen Therapie bei Diabetes mellitus liegen keine publizierten Studien der EBM-Grade 1 oder 2 sowie keine Konsensusempfehlungen vor. Allgemeine Bewertung der einzelnen Therapieverfahren ☞ 44.2, 44.3, 44.4, 44.5, 45.3.

40.1.10 Integrativer Stufenplan

Komplementäre Maßnahmen können bei entsprechender Erfahrung parallel zur konventionellen Therapie angewandt werden (EBM gesicherte Daten zur Unbedenklichkeit und Wirksamkeit liegen nicht vor).

40.1.11 Prognose/Prävention

Prognose

- Mortalität während der Kindheit heute sehr gering, langfristig jedoch mikrovaskuläre (Retinopathie, Nephropathie, Neuropathie) und makrovaskuläre Komplikationen möglich. Diese sind abhängig von langfristiger Stoffwechseleinstellung (niedriger HbA_{1c}-Wert = geringes Risiko, kein Schwellenwert jedoch exponentieller Anstieg des Risikos bei hohen HbA_{1c}-Werten).
- Zusätzliche Risikoerhöhung durch Hypertension, Hyperlipidämie, Zigarettenrauchen → konsequentes Screening auf Risikofaktoren und konsequente Therapie von Hypertonie, Hyperlipidämie sowie intensive Aufklärung über Gefahren des Zigarettenrauchens.

Prävention

Geschwister von Patienten mit Typ-1-Diabetes haben ein etwa 5 %iges Risiko, ebenfalls an Typ-1-Diabetes zu erkranken, bei eineiigen Zwillingen liegt das Risiko bei 50 %. Ein betroffener Vater vererbt die Erkrankung in etwa 7 %, eine betroffene Mutter in 3 %. Durch die Bestimmung von Antikörpern gegen β-Zell-Antigene ist eine Prädiktion in Risikopopulationen (z. B. familiäre Belastung), aber auch in der Allgemeinbevölkerung medizinisch möglich.

Zur Prävention der Diabetesmanifestation bei Risikopersonen wurden zahlreiche Ansätze verfolgt. Große Studien der letzten Jahre haben weder für Nikotinamid (Endit-Studie, DENIS-Studie) noch für die parenterale Gabe von Insulin (DPT-1-Studie) eine Wirkung gezeigt. Neuere Ansätze (HSP P44, CD3 AK) müssen in großen Präventionsstudien überprüft werden.

Literatur

Zielgruppe Arzt

1 Heinze E, Holl RW: Diabetes mellitus. In: Reinhardt D, von Harnack GA (Hrsg.): Therapie der Krankheiten des Kindesalters, 7. Aufl., Springer, Heidelberg 2003
2 Heinze E, Holl RW: Tests for β-cell function in Childhood and Adolescence. In: Ranke MB (ed.): Diagnostics of Endocrine Function in Children and Adolescents, pp. 1–21. Karger, Basel 2003
3 Holl RW: Hyperglykämie. In: Michalk/Schönau: Pädiatrische Differentialdiagnose. Elsevier, München 2004
4 Holl RW, Wabitsch M, Heinze E: Typ-2-Diabetes mellitus in der Pädiatrie. Übersichtsartikel, Monatsschrift für Kinderheilkunde 2001; 149: 660–669
5 Holl RW: Diabetes mellitus. In: Dörr HG, Rascher W (Hrsg.): Praxisbuch Jugendmedizin, S. 207–220. Urban & Fischer, München 2001
6 Hürter P: Diabetes bei Kindern und Jugendlichen. Springer, Berlin, 7. Auflage, 2004
7 ISPAD Consensus Guidelines for the Management of type 1 Diabetes mellitus in Children and Adolescents. Ed. PGF Swift. Publ. Medical Forum International, Zeist, Netherlands (auch verfügbar über http://www.ispad.org)
8 Evidenz-basierte Leitlinien der Deutschen Diabetes-Gesellschaft: Diagnostik, Therapie und Verlaufskontrolle des Diabetes mellitus im Kindes- und Jugendalter. Herausgeber: W.A. Scherbaum, W. Kiess, Autoren: T. Danne, P. Beyer, R.W. Holl, W. Kiess, O. Kordonouri, K. Lange, R. Lepler, W. Marg, A. Neu, M. Petersen, R. Ziegler. 2004
9 Steffes MW, Sibley S, Jackson m, Thomas W: β-Cell Function and the Development of diabetes-Related Complications Trial. Diabetes Care (2003) 26: 832–836

Zielgruppe Patient/Eltern

1 Hürter P, Lange K: Kinder und Jugendliche mit Diabetes: Medizinischer und psychologischer Ratgeber für Eltern. Springer
2 Hecker W, Bartus B: TRIAS-Ratgeber: Diabetes bei Kindern; 2002

Patienten-Organisationen

Bund Diabetischer Kinder und Jugendlicher e.V.: www.bund-diabetischer-kinder.de
Deutscher Diabetiker-Bund: www.diabetikerbund.de

40.2 Primär genetische Hyperlipidämien

Martin Wabitsch (Konventioneller Teil)
Dörte Hilgard (Komplementärer Teil)

40.2.1 Einteilung, Ätiologie und Epidemiologie

Martin Wabitsch

Die primär genetischen Hyperlipidämien sind von sekundären Hyperlipidämien, die durch eine andere Grunderkrankung induziert sind, zu unterscheiden (☞ 40.2.4).
Sie gliedern sich in:
- Familiäre Hypercholesterinämien (heterozygote und homozygote Form),
- Polygen vererbte Hypercholesterinämie,
- Familiäre Hypertriglyzeridämie,
- Familiäre kombinierte Hyperlipidämie,
- Hyperchylomikronämie (sehr selten),
- Weitere seltene Störungen des Lipidstoffwechsels (hier nicht abgehandelt).

Die Diagnose familiäre Hypercholesterinämie kann vermutet werden, wenn die Familienanamnese eine dominante Vererbung erkennen lässt.

Familiäre Hypercholesterinämien (FH)
Autosomal dominant vererbte Stoffwechselerkrankungen, die mit einem erhöhten Risiko für eine frühe Arteriosklerose und deren Folgen (Herzinfarkt) einhergehen. Es liegt ein Defekt der LDL-Rezeptorfunktion oder des Apoprotein B vor. Bei der heterozygoten Form (Inzidenz 1:500) ist der Cholesterinspiegel um das 2- bis 3-fache der Norm erhöht. Bei der sehr seltenen homozygoten Form (Inzidenz 1:500 000) liegen Cholesterinspiegel von > 600 mg/dl als Folge eines vollständigen Funktionsverlustes des LDL-Rezeptors vor. Bei diesen Patienten ist die Lebenserwartung deutlich reduziert.

Polygen vererbte Hypercholesterinämie
Wenn nur eine leichte Erhöhung der Cholesterinkonzentration vorliegt, kann man eine polygen vererbte Hypercholesterinämie vermuten.

Hyperchylomikronämie
Durch einen Mangel an Aktivität der Lipoproteinlipase oder des Apoprotein-C-II kommt es zu einer Erhöhung der Chylomikronen. Es liegen sehr hohe Triglyzeridspiegel vor (> 1 000 mg/dl) mit einem hohen Risiko für das Auftreten von Pankreatitiden (Inzidenz 1:1 000 000).

Familiäre Hypertriglyzeridämie
Gekennzeichnet durch erhöhte Nüchtern-Triglyzeridspiegel (bis 500 mg/dl). Auch hier ist ein erhöhtes Risiko für eine frühzeitige Arterioskleroseentwicklung bekannt. Bei dem zusätzlichen Vorliegen einer Adipositas sollte eine durch eine Insulinresistenz hervorgerufene Störung im Glukosestoffwechsel erkannt werden.

Familiäre kombinierte Hyperlipidämie
Erhöhte Cholesterinspiegel kombiniert mit erhöhten Nüchtern-Triglyzeridspiegeln. Es besteht ein deutlich erhöhtes Arterioskleroserisiko. Bei Kindern und Jugendlichen mit Adipositas wird sie vermehrt beobachtet. Bei dem zusätzlichen Vorliegen einer Adipositas sollte eine durch eine Insulinresistenz hervorgerufene Störung im Glukosestoffwechsel erkannt werden.

40.2.2 Klinik und Leitsymptome

Typische **klinische Befunde,** die durch Cholesterinablagerungen in Haut und Sehnen entstehen, aber im Kindesalter nicht immer vorliegen, sind:
- Xanthome im Bereich der Achillesehne und der Fingerstrecksehnen,
- Xanthelasmen,
- Arcus corneae.

40.2.3 Diagnostik

Eine **Screeninguntersuchung** des Cholesterinspiegels ist bei allen Kindern sinnvoll (z. B. bei der Einschulung). Bei einem Gesamtcholesterin > 220 mg/dl sollten folgende Untersuchungen durchgeführt werden:
- Familienanamnese hinsichtlich frühzeitiger Arterioskleroseentwicklung und deren Folgen (Herzinfarkt < 55 Jahre) und hinsichtlich Cholesterinerhöhung,
- Nüchternblutabnahme und Kontrolle nach 4 Wochen bei pathologischem Ergebnis (Cholesterin, HDL-Cholesterin, LDL-Cholesterin, Triglyzeride),
- Bei pathologischem Ergebnis: Familienuntersuchung (Eltern und Geschwister) mit Nüchternblutabnahme,
- Erkennen des Vorliegens weiterer Risikofaktoren für eine frühzeitige Arterioskleroseentwicklung, wie Erhöhung von Lipoprotein (a) oder Homocystein.

Diagnosesicherung: möglich durch Bestimmung der LDL-Rezeptorzahl an Leukozyten oder Fibroblasten, Mutationsanalysen des LDL-Rezeptors oder von Apoprotein B.

Umrechnungsfaktoren
Umrechnung von mg/dl in mmol/l:
- für Cholesterin mal 0,0259
- für Triglyzeride mal 0,0113

Umrechnung von mmol/l in mg/dl:
- für Cholesterin mal 38,6
- für Triglyzeride mal 88,5

40.2.4 Differenzialdiagnosen

Sekundäre Hyperlipoproteinämien bei:
- Diabetes mellitus,
- Hypothyreose,
- Nephrotischem Syndrom,
- M. Cushing,
- Hepatopathien,
- Pankreatitis,
- Als Nebenwirkung von verschiedenen Medikamenten (Östrogene, β-Blocker u. a.).

40.2.5 Konventionelle Therapie

Mit einer Therapie sollte in der Regel erst ab dem 3. Lebensjahr begonnen werden, da für jüngere Kinder keine ausreichenden Daten hinsichtlich möglicher Nebenwirkungen vorliegen.

Hypercholesterinämien (familiäre und polygene Formen)

Therapieziel: Verminderung der Arterioskleroseentstehung. Dies kann durch eine Senkung der Serumkonzentration des LDL-Cholesterin und eine Erhöhung des HDL-Cholesterins erreicht werden.
Wirksame Maßnahmen hierfür sind:

Diätetische Therapie
Optimierung der Nährstoffzusammensetzung
- Reduktion der Zufuhr an gesättigten Fettsäuren (tierische Fette) und der partiell gehärteten Fette (Trans-Fettsäuren).
- Steigerung der Zufuhr von mehrfach ungesättigten (Linolsäure, z. B. Keimöle) und einfach ungesättigten Fettsäuren (Ölsäure, z. B. Olivenöl oder Rapsöl).
- Reduktion der Gesamtfettzufuhr auf 30 – 35 % der Kalorienzufuhr am Tag, mit einem angestrebten Verhältnis gesättigte zu mehrfach ungesättigten zu einfach ungesättigten Fettsäuren von 1:1:1.
- Reduktion der täglichen Cholesterinzufuhr auf 150 mg/d im Kindesalter und 250 – 300 mg/d im Adoleszentenalter.
- Proteine: 10 – 15 % der Energiezufuhr, möglichst pflanzliche Proteine.
- Kohlenhydrate (KH): Steigerung der Zufuhr von komplexen und langsam resorbierbaren KH und Reduktion der Zufuhr von schnell resorbierbaren KH. Anmerkung: Diese Empfehlung wird für Kinder nur schwer umsetzbar sein. Da der Einfluss dieser Maßnahme nur wenig zur Reduktion der Cholesterinspiegel beiträgt, muss hierauf bei der isolierten Hypercholesterinämie nicht streng geachtet werden.
- Steigerung des Ballaststoffanteils in der Nahrung.
- Steigerung der Zufuhr von Antioxidantien (z. B. Vitamin E).

Auswahl der Lebensmittel
- **Empfehlenswerte Lebensmittel:** Brot, Getreideprodukte, Vollkornprodukte, fettarme Milchprodukte, Fleisch mit geringem Fettgehalt, z. B. Geflügel, Hering, Lachs, Magerfische, Gemüse und Obst, mediterranes Essen, Olivenöl, Keimöle.
- **In Maßen geeignet:** Nüsse, Weißmehlprodukte.
- **Nicht geeignete Lebensmittel:** Sahnetorte, Rührkuchen, sahnehaltige Saucen, tierische Fette, Butter, Ente, Gans, handelsübliche Wurstsorten, Aal, Eidotter, Schmalz.

Weitere Maßnahmen
- Steigerung der körperlichen Bewegung und Reduktion der körperlichen Inaktivität,
- Nikotinkarenz,
- Reduktion von Übergewicht,
- Reduktion anderer Risikofaktoren für eine frühzeitige Arteriosklerosentwicklung, insbesondere Bluthochdruck.

Compliance und Langzeitbetreuung
Die Umsetzung der nicht-medikamentösen Therapiebausteine ist nur durch meist bedeutsame Veränderungen der Lebensgewohnheiten der gesamten Familie möglich. Eine kompetente Schulung der Familie und eine kontinuierliche Betreuung in einem interdisziplinären Betreuungsteam sind vorteilhaft. Die Strenge, mit der die Umsetzung der vorgeschlagenen Maßnahmen durchgesetzt werden soll, richtet sich auch nach der Höhe des Cholesterinwertes, dem Geschlecht und nach der Familienanamnese.

Medikamentöse Behandlung

- **Colestyramin:** Steigerung der enteralen Cholesterinausscheidung. Tagesdosis je nach Alter und Höhe des Cholesterinwerts von 2 mal 2 g bis 32 g/d.
  NW: Hemmung der Resorption von fettlöslichen Vitaminen und Folsäure, ggf. Substitution.
- **HMG-CoA-Reduktase-Inhibitoren/Cholesterinsynthesehemmer** werden bei Erwachsenen sehr erfolgreich angewandt. Ausreichende Erfahrung für die Anwendung im Kindes- und Jugendalter liegen für eine allgemeine Empfehlung nicht vor. Die Entscheidung über den Beginn einer solchen Behandlung sollte von einem Spezialisten unter Verwendung der aktuellsten Informationen aus der Literatur getroffen werden.

Homozygote Form der FH

Bei dieser seltenen Form sind besondere Therapiemaßnahmen notwendig, die in einem Spezialzentrum durchgeführt werden (evtl. extrakorporale LDL-Apherese u.a.).

Hyperchylomikronämie

Durch eine drastische Reduktion der Fettzufuhr kann die Triglyzeridkonzentration gesenkt werden. Die Behandlung sollte von einem Spezialisten übernommen werden.

Familiäre Hypertriglyzeridämie

Diätetische Therapie

☞ Hypercholesterinämien

Weitere Maßnahmen

Siehe unter Hypercholesterinämien (familiäre und polygene Formen).

Familiäre kombinierte Hyperlipidämie

Die therapeutischen Maßnahmen entsprechen denen, die für die FH genannt sind.

40.2.6 Komplementäre Therapie

Dörte Hilgard

Allgemeine Maßnahmen

- Die diätetischen und medikamentösen Maßnahmen (☞ 40.2.5) können durch Bewegungstherapien (Heileurythmie, ☞ 44.2) und psychosoziale Begleitung ergänzt werden.
- Eine unterstützende individuell-konstitutionelle anthroposophische oder homöopathische Therapie (☞ 44.2, 44.4) kann positiven Einfluss auf den Therapieerfolg nehmen und sollte – soweit eigene Erfahrungen vorliegen – zu Beginn der Therapie versucht werden.

Phytotherapie

Gesicherte Therapieerfolge mit komplementären Therapien liegen phytotherapeutisch für die Artischocke und den Knoblauch vor:

- Die Wirkung der Artischocke ließ sich im Sinne einer Hemmung der Biosynthese von Cholesterin und rascheren Elimination von Cholesterin in phytotherapeutischen Studien bei Erwachsenen nachweisen.[1, 2] Dosierung bei Kindern über 12 Jahren: wie bei Erwachsenen.
- Plantago ovata Samenschalen (Mucofalk®): 2–6 mal tgl. 1 TL in reichlich Flüssigkeit: In Studien bei Erwachsenen konnte eine durchschnittliche Senkung des Cholesterins um 10 % erreicht werden.[3]
- Angesichts möglicher störender Nebenwirkungen (allein schon der unangenehme Geschmack und Geruch führt zu schlechter Akzeptanz bei Kindern!) erscheint eine Therapie mit **Knoblauchextrakten** bei Kindern **eher nicht sinnvoll**.

> **EBM** Zur komplementärmedizinischen Therapie bei primär genetischer Hyperlipoproteinämie liegen keine publizierten Studien der EBM-Grade 1 oder 2 sowie keine Konsensusempfehlungen vor. Allgemeine Bewertung der einzelnen Therapieverfahren ☞ 44.2, 44.4, 44.5.

40.2.7 Integrativer Stufenplan

Komplementäre Maßnahmen können bei entsprechender Erfahrung parallel zur konventionellen Therapie angewandt werden (EBM gesicherte Daten zur Unbedenklichkeit und Wirksamkeit liegen nicht vor).

40.2.8 Prognose

Die Prognose der Formen der familiären Hyplipidämien, die mit einem erhöhten Risiko für eine frühzeitige Arteriosklerosentwicklung einhergehen, kann durch eine effektive Behandlung deutlich verbessert werden. Ein möglichst frühzeitiger Beginn der therapeutischen

Maßnahmen und eine kompetente Schulung der Familie ist anzustreben, da Lebensgewohnheiten früh eingeprägt werden und die Arterioskleroseentstehung bereits in den ersten Lebensjahren bedeutsam voranschreitet.

Literatur

1 Gebhardt, R: Artischockenextrakt: in-vitro-Nachweis einer Hemmwirkung auf die Cholesterin-Biosynthese. Med. Welt 46 (1995) 348–350

2 Englisch, W, Beckers, Chr, Unkauf, M, et al.: Efficacy of Artichoke Dry Extract in Patients with Hyperlipoproteinemia. Arzneim. Forsch./Drug Res. 50 (I) (2000) 260–265

3 Spence, JD, Huff, MW, et. Al.: Combination therapy with colestipol and psyllium mucilloid in patients with hyperlipidemia. Ann.Intern.Med. 123: 493–499, 1995

40.3 Schilddrüsenfunktionsstörungen

Markus Bettendorf (Konventioneller Teil)
Dörte Hilgard (Komplementärer Teil)

40.3.1 Ätiologie/Epidemiologie

Markus Bettendorf

Erkrankungen der Schilddrüse können mit und ohne Funktionsstörungen auftreten und gehören im Kindesalter zu den häufigsten Endokrinopathien. Die Schilddrüsenhormone spielen im Kindesalter nicht nur bei der Myelinisierung des zentralen Nervensystems (ZNS) eine zentrale Rolle, sondern beeinflussen nahezu alle Reifungsprozesse und sind unverzichtbar für den Intermediärstoffwechsel und die Funktion der Organsysteme. Daher sind die frühe Diagnose und Therapie der Schilddrüsenfunktionsstörungen von entscheidender Bedeutung, um irreversiblen Störungen der Myelinisierung des ZNS und der psychomotorischen Entwicklung vorzubeugen und somit den Kindern eine normale Entwicklung zu ermöglichen.

Hypothyreose

Die Hypothyreose ist gekennzeichnet durch eine **unzureichende Versorgung** des Organismus **mit Schilddrüsenhormon.** Man unterscheidet die primären Hypothyreosen, bei denen die Ursache der mangelnden Hormonproduktion in der Schilddrüse selbst liegt und die sekundären oder zentralen Hypothyreosen, bei denen eine Störung der hypothalamisch-hypophysären Regulation der Schilddrüse vorliegt. Die Erkrankungen können angeboren oder erworben sein und transient oder permanent auftreten.

Die **Schilddrüsenhormonresistenz** ist gekennzeichnet durch einen defekten nukleären Rezeptor der Schilddrüsenhormone mit erhöhten Serumkonzentrationen von Thyroxin (T_4) und Trijodthyronin (T_3) bei normalen oder erhöhten Konzentrationen von TSH im Serum.
Inzidenz der verschiedenen Formen der Hypothyreose:

- Primäre konnatale Hypothyreose 1:3 500,
- Entwicklungsstörungen der Schilddrüse (Dysgenesie) 1:4 000,
- Defekte der Schilddrüsenhormonsynthese (Dyshormonogenese) 1:30 000,
- Transiente, neonatale Hypothyreosen 1:40 000,
- Sekundäre Hypothyreosen 1:100 000.

Die Mehrzahl der Fälle mit Entwicklungsstörungen der Schilddrüse scheint sporadisch vorzukommen. Es konnten aber bei einzelnen Patienten Mutationen in den Genen des TSH-Rezeptors (autosomal rezessiv) und der Transkriptionsfaktoren TTF1, TTF2 und PAX8 (autosomal rezessiv bzw. dominant) nachgewiesen werden. Weitere Hinweise für eine molekulare Pathogenese der konnatalen Hypothyreose sind die Mädchenwendigkeit, die familiäre Häufung von thyreoidalen Dysgenesien und die höhere Frequenz von assoziierten Fehlbildungen (Herz, ZNS, Augen). Die Synthesestörungen werden autosomal rezessiv vererbt.

Hyperthyreose

Die Hyperthyreose ist charakterisiert durch eine **gesteigerte Sekretion der Schilddrüsenhormone** und durch eine vermehrte Schilddrüsenhormonwirkung auf den Organismus. Die Überfunktion kann angeboren oder erworben vorkommen. Sowohl transiente als auch permanente Verlaufsformen werden beschrieben.
Lediglich 1–5 % aller Erkrankungen mit Hyperthyreose treten vor dem 16. Lebensjahr auf (Inzidenz 1:10 000 000). Eine positive Familienanamnese findet sich bei bis zu 60 % der Patienten mit M. Basedow, der bei Mädchen häufiger beobachtet wird als bei Jungen (3:1 bis 5:1).
Die **Autoimmunhyperthyreose** kann bei Neonaten von Müttern mit M. Basedow, als eigenständiger M. Basedow und in der frühen Phase der Hashimoto Thyreoiditis auftreten. Die Pathogenese des M. Basedow wird durch TSH-Rezeptor-Antikörper (IgG) erklärt, die durch Bindung an TSH-Rezeptoren eine stimulierende Wirkung auf Schilddrüsenzellen ausüben.
Aktivierende Mutationen im Gen des TSH-Rezeptors verursachen Hyperthyreosen mit unterschiedlichem

Manifestationsalter. Man unterscheidet eine neonatale Form der Hyperthyreose und eine familiäre Form der Hyperthyreose, die sich erst im Lauf der Kindheit manifestiert und autosomal rezessiv vererbt wird.

Struma

Eine **Vergrößerung der Schilddrüse** (Struma) kann mit und ohne Funktionsstörung der Schilddrüse vorkommen. Der **Jodmangel** stellt die häufigste Ursache der blanden Struma dar.

Im Rahmen der **Autoimmunthyreoiditis** Hashimoto führt eine chronisch-lymphozytäre Entzündung meist zu einer Vergrößerung der Schilddrüse, die bei Mädchen häufiger auftritt als bei Jungen (3:1) und mit einer euthyreoten, hyperthyreoten oder hyothyreoten Stoffwechsellage einhergehen kann. Die Autoimmunthyreoiditis tritt auch im Rahmen von polyglandulären Autoimmunsyndromen auf und findet sich häufiger bei Patienten mit Ullrich-Turner-Syndrom und Down-Syndrom.

Isolierte, knotige Veränderungen in der Schilddrüse werden nur vereinzelt im Kindesalter beobachtet. Die erforderliche Abklärung durch eine Feinnadelbiopsie ergibt bei 75 % der Knoten einen gutartigen Befund. Maligne **Neoplasien** der Schilddrüse sind im Kindesalter selten, sie machen lediglich 1,5 % aller Tumoren im Kindesalter aus und treten häufiger bei Mädchen auf (60 %). Am häufigsten sind dabei papilläre Karzinome. Das medulläre Schilddrüsenkarzinom kann familiär und im Rahmen der multiplen endokrinen Neoplasie (MEN2A, MEN2B) vorkommen (Mutationen im RET-Protoonkogen).

40.3.2 Einteilung

Hypothyreose

Verlaufsform transient oder permanent. Manifestation angeboren oder erworben.

- Primäre Hypothyreose: TSH erhöht, $T_3/T_4/fT_4$ niedrig.
- Sekundäre Hypothyreose: TSH niedrig (basal und TRH stimuliert), $T_3/T_4/fT_4$ niedrig.
- Schilddrüsenhormonresistenz: TSH normal oder erhöht, $T_3/T_4/fT_4$ erhöht.
- Latente Hypothyreose: TSH basal oder nach TRH-Stimulation erhöht, T3/T4/fT4 normal.

Hyperthyreose

Verlaufsform transient oder permanent. Manifestation angeboren oder erworben. TSH niedrig/supprimiert, $T_3/T_4/fT_4$ erhöht.

- Autoimmunhyperthyreose: Nachweis von TSH-Rezeptor Antikörpern (TRAK), Thyroxinperoxidase Antikörpern (TPO-AK).
- Nichtimmunogene Hyperthyreose: Hyperthyreosis factitia, Medikamente (z. B. Jod)
- T_4-Hyperthyreose (euthyreote Stoffwechsellage): TSH normal, TBG erhöht, T_4/T_3 erhöht, fT_4 normal.

Struma

Manifestation angeboren oder erworben.

- Blande Struma,
- Autoimmunthyreopathie: Nachweis von TPO-AK, Tg-AK, TRAK,
- Schilddrüsenfunktionsstörungen: Hypothyreose, Hyperthyreose,
- Neoplasien.

Klinische Einteilung der Struma ☞ Tab. 40.3-1.

Tab. 40.3-1: Klinische Einteilung der Struma

Stadium	Klinische Beschreibung
I	Tastbare Struma
Ia	Bei normaler Kopfhaltung nicht sichtbare Struma
Ib	Bei rekliniertem Hals sichtbare Struma
II	Bei normaler Kopfhaltung sichtbare Struma
III	Deutlich sichtbare Struma

40.3.3 Klinik und Leitsymptome

Hypothyreose

Die klinische Präsentation der Hypothyreose ist abhängig vom Alter des Patienten zum Zeitpunkt des Auftretens der Unterfunktion. Leitsymptom der konnatalen Hypothyreose ist ein **erhöhtes TSH im Screening.** Typische klinische Symptome stellen sich erst in den ersten Lebenswochen ein und umfassen:

- Adynamie, Trinkunlust, Obstipation;
- trockene/marmorierte Haut, stumpfe Haare;
- offene kleine Fontanelle, retardiertes Skelettalter;
- Ikterus neonatorum prolongatum;
- Makroglossie;
- Muskelhypotonie;
- Nabelhernie;

- Bradykardie, Anämie;
- Kleinwuchs, verzögerte Dentition;
- psychomotorische Retardierung (abhängig von Beginn);
- Myxödem;
- Myopathie;
- Pubertas tarda.

Die Symptome der sekundären Hypothyreose können milder ausfallen und protrahierter auftreten.

Hyperthyreose

Die typische Symptomatik beinhaltet:
- Unruhe, Nervosität, Schlafstörung, Schwitzen;
- Enuresis, Konzentrationsschwäche, abfallende Schulleistung;
- Veränderung des Schriftbildes (!);
- Gewichtsabnahme bei gutem Appetit, Diarrhö;
- Tachykardie;
- Muskelschwäche, Hyperreflexie;
- Ophthalmopathie (< 50 %; weite Lidspalte, Lidschlag selten, Exophthalmus);
- Struma.

Struma

Meist asymptomatisch (abhängig von Schilddrüsenfunktion); evtl. lokales Kloß- oder Druckgefühl, inspiratorischer Stridor, Schluckbeschwerden.

40.3.4 Diagnostik

Körperliche Untersuchung

- Bei Säuglingen Palpation der Fontanellen, Schädelnähte und Bruchpforten (Nabel). Beurteilung von Haaren und Haut (Konsistenz, Turgor, Kolorit), Zahnstatus (Dentition), Herzfrequenz, neurologischem Status (Reflexe, Muskeltonus).
- Auxologie: Körpergröße, Wachstumsgeschwindigkeit, Gewicht, Kopfumfang, Pubertätsstadien nach Tanner?
- Inspektion und Palpation der Schilddrüse: Diffuse oder knotige Vergrößerung, solitärer Knoten, Verhärtung, Schluckverschieblichkeit (Tumor?), Halsumfang (zur Verlaufsbeobachtung), Auskultation: Strömungsgeräusch oder Schwirren bei starker Vaskularisierung (Hyperthyreose)?
- Körpertemperatur (↑ bei Hyperthyreose, bakterieller Thyreoiditis)?

Sonographie

Objektivierung und Quantifizierung des klinischen Befunds. Populationsspezifische, altersabhängige Normalwerte bei der Volumenbestimmung entsprechend der Jodversorgung berücksichtigen.
Dokumentiert werden: Lokalisation (Ektopie?), Größe (Hypoplasie, Struma?) und Struktur der Schilddrüse (Echogenität vermindert bei Thyreoiditis), umschriebene Veränderungen (Knoten, Zysten), Perfusion (vermehrt bei Hyperthyreose).

Labor

- Plasma TSH, T_4, fT_4, T_3 (Schilddrüsenfunktion), Thyreoglobulin (Nachweis von Schilddrüsengewebe; Verlaufskontrolle nach Schilddrüsenkarzinom; Kontrolle der Compliance bei T_4-Substitution).
- Antikörper: Thyreoidea Peroxidase-AK (TPO-AK) und Thyreoglobulin-AK (Tg-AK, positiv bei Hashimoto-Thyreoiditis), TSH-Rezeptor-AK (TRAK, positiv bei M. Basedow).
- BB (normochrome Anämie bei Hypothyreose), Cholesterin (↑ bei Hypothyreose).

TSH-Screening bei Neugeborenen
Immunologische Bestimmung von TSH im Trockenblut (nativ). Sekundäre Hypothyreosen (selten) werden nicht erfasst! Probenentnahme am **4. bis spätestens 7. Lebenstag** bei allen Neugeborenen. Bei unreifen oder kranken Kindern Zweit-Screening (aber nie auf primäres Screening verzichten). Bei auffälligem Befund (TSH erhöht) Kontrolle im Plasma (TSH, T_4, fT_4, T_3). **Beginn der Therapie bis zum 14. Lebenstag.** Ein vermeintlich normales Screening-Ergebnis (Anamnese) kann eine Hypothyreose im Säuglingsalter nicht automatisch ausschließen!
Störfaktoren mit falsch positiven oder negativen Werten: Frühere Abnahme, Nabelschnurblut, Transfusion, Austauschtransfusion, Frühgeburtlichkeit, Intensivtherapie, Medikamente (Dopamin, Steroide), Jod (Desinfektion des Geburtskanals oder des Kindes; Kontrastmittel).

Weitere Diagnostik

- **TRH-Test** bei V.a. latente Hypothyreose (TSH leicht erhöht, $T_3/T_4/fT_4$ normal) oder zentrale Hypothyreose.
- **Knochenalter:** Bestimmung vor dem 6. Lebensmonat nach Senecal (Röntgen oder Ultraschall von Knie und Fußwurzel), danach nach Greulich und Pyle (Röntgen linke Hand und distaler Unterarm, Retardierung bei Hypothyreose, Akzeleration bei Hyperthyreose).

- **EKG:** Herzfrequenz, Rhythmus (Hyperthyreose).
- **Exophthalmometrie** nach Hertl (M. Basedow).
- **Szintigraphie:** Differenzierung der konnatalen Hypothyreose (optional), Differenzierung knotiger Veränderungen (Autonomie).

Nachsorgeprogramm bei angeborener Hypothyreose

- **Befundkontrollen** bis TSH-Normalisierung wöchentlich (Ziel: TSH < 10 mE/ml innerhalb 3 Wochen), im 1. und 2. Lebensjahr 3-monatlich, dann 6-monatlich und nach dem 6. Lebensjahr jährlich mit Bestimmung von **TSH, T4, fT4, T3, (Tg) im Plasma, Größe, Gewicht, Kopfumfang und Zahnstatus.**
- Langfristige Kontrollen von BB und Serumchemie (Nieren-, Leberfunktion, Cholesterin, Triglyzeride, alkalische Phosphatase).
- Hörtest im 6. und 12. Lebensmonat.
- Regelmäßiger neurologischer Status.
- Entwicklungstest (Griffith) mit 2 Jahren, psychologische Testung im 5. (KABC) und 8. Lebensjahr (HAWIK).
- Bestimmung des Knochenalters nur bei pathologischem Wachstum.
- Sonographie der Schilddrüse (Aplasie, Hypoplasie, Ektopie, Struma) im 1. Lebensjahr.

40.3.5 Differenzialdiagnosen

Primäre Hypothyreose

- **Angeboren:**
  - **Dysgenesie (80–90 %):** Athyreose (40 %), Ektopie (35 %), Hypoplasie (25 %), Mutationen in den Genen des TSH-Rezeptors und der Transkriptionsfaktoren TTF1, TTF2, PAX8.
  - **Störungen der Hormonsynthese (10–20 %):** Störung der Jodaufnahme: Natrium-Jodid-Symporter Defekt; Störung des Jodeinbaus: Peroxidasemangel, Pendred Syndrom (Innenohrschwerhörigkeit, Struma); Störung der Thyreoglobulinsynthese; Dejodasemangel.
  - **Hypothyroxinämie bei Frühgeborenen:** Unreife der hypothalamisch-hypophysären Regulation und thyreoidalen Hormonproduktion. In der Regel ohne Funktionsstörung.
- **Erworben:**
  - **Diaplazentare/perinatale Einflüsse (transient und permanent):** Jodmangel der Mutter; Jodkontamination (Antiseptika, Kontrastmittel, Medikamente z. B. Amiodaron); Thyreostatika; mütterliche Antikörper.
  - **Postnatal (transient und permanent):** Jodmangel, Jodkontamination, Bestrahlung des Halses, postoperativ nach Thyreoidektomie, Autoimmunthyreoiditis (Hashimoto), late-onset Dysgenesie oder Dyshormonogenese, Systemerkrankungen (Zystinose, Thalassämie, Diabetes mellitus), Chromosomenanomalien (Down-Syndrom, Ullrich-Turner-Syndrom, Klinefelter-Syndrom).
- **Schilddrüsenhormonresistenz:** Mutation im Schilddrüsenhormonrezeptor-β1-Gen (peripher).

Sekundäre (zentrale) Hypothyreose

- **Angeboren:** isolierter TRH- oder TSH-Mangel: Mutationen im β-TSH-Gen oder TRH-Rezeptorgen; kombinierte hypophysäre Hormonausfälle: TSH, WH, Prolaktin (Pit-1 Mutation); TSH, WH, Prolaktin, Gonadotropine (Prop-1 Mutation); septooptische Dysplasie (Hsex Mutation).
- **Erworben:** Zentrale Tumorerkrankungen; nach Radiatio, Operationen oder Entzündungen; Medikamente (Dopamin, Glukokortikoide); nonthyroidal illness syndrome (postoperativ, schwere Allgemeinerkrankungen).
- **Schilddrüsenhormonresistenz:** Eine Mutation im Schilddrüsenhormonrezeptor-β1-Gen (zentral).

Hyperthyreose

- **Autoimmunhyperthyreose:** Neonataler transienter M. Basedow (mütterliche Antikörper) oder erworbener M. Basedow; Autoimmunthyreoiditis (Hashitoxikose; vorübergehend);
- **Autonome Hyperthyreose:** toxisches Adenom;
- **Aktivierende Mutation des TSH-Rezeptors:** neonatale Hyperthyreose, familiäre Hyperthyreose;
- **TSH-sezernierendes Adenom;**
- **Medikamenten induzierte Hyperthyreose:** Hyperthyreosis factitia (Thyroxin), Jod, Amiodaron;
- **T4-Hyperthyreose (normales fT4):** familiäre TBG-Erhöhung, familiäre Dysalbuminämie, Östrogene („Pille").

Vergrößerung der Schilddrüse (Struma)

- **Blande Struma:** Jodmangel;
- **Autoimmunthyreopathien:** M. Basedow, Hashimoto-Thyreoiditis;
- **Mit Hypothyreose:** thyreoidale Enzymdefekte, angeboren oder mit late onset;

- **Schilddrüsenhormonresistenz:** Systemerkrankungen, z.B. Zystinose, Thalassämie, Akromegalie, Entzündungen, Neoplasien.

40.3.6 Konventionelle Therapie

Hypothyreose

Therapie der Wahl ist die Hormonsubstitution mit **L-Thyroxin** (bei TSH erhöht und/oder T3/T4/fT4 unterhalb des altersentsprechenden Normbereichs).
Therapieziel: TSH niedrig (< 4 µU/ml), $T_3/T_4/fT_4$ im altersentsprechenden Normbereich.
Bei erworbener Hypothyreose einschleichende Therapie. Keine Behandlung bei euthyreoter Hashimoto Thyreoiditis ohne Struma.

Richtdosierung L-Thyroxin
- 100 µg/m^2 = 2 – 12 µg/kg/d
- Frühgeborene: 12 µg/kg/d
- Neugeborene: 10 – 15 µg/kg/d.

Übliche Tagesdosen: NG/Sgl. 25 – 50 µg/d; Kleinkinder 75µg/d; Schulkinder 100 µg/d; Jugendliche 150 µg/d. Die Einnahme sollte nüchtern und bei Kontrolluntersuchungen erst nach der Blutentnahme erfolgen.

Steuerung der Therapie nach Klinik (z.B. Wachstum) und regelmäßiger Kontrolle der Schilddrüsenparameter im Plasma.
Auslassversuch bei konnataler Hypothyreose am Ende des 2. Lebensjahr nur wenn in der Neugeborenenzeit die Diagnose nicht zuverlässig gesichert werden konnte. Kontrolle der Schilddrüsenparameter im Plasma dann 4 Wochen nach Absetzen der Substitution.

Hyperthyreose

Thyreostatische Therapie mit **Carbimazol** über mindestens 2 Jahre (bei TSH supprimiert, T4/fT4 und/oder T3 oberhalb des altersentsprechenden Normbereichs): z.B. Carbimazol Henning®:
- Initial 0,5 – 1 mg/kg,
- Nach 6 – 8 Wochen bei Euthyreose langsame Dosisreduktion oder
- Zusätzlich L-Thyroxin bei Hypothyreose: Beibehaltung höherer Thyreostatikadosis, Gewährleistung stabiler euthyreoter Stoffwechsellage, Reduzierung der Kontrolltermine,
- Nebenwirkungen: Granulozytopenie, Exantheme, Arthritis, Hepatitits, Neuritis.

Initial auch Behandlung der adrenergen Symptome: z.B. Propranolol 1 mg/kg über 6 – 8 Wochen, vorher kardiologische Untersuchung.
Bei ernsten Nebenwirkungen und Rezidiv **Operation oder alternativ Radiojodtherapie.** Bei Autonomie und angeborener Hyperthyreose (aktivierende Mutation im TSH-Rezeptor) ist eine primäre Operation indiziert.

Struma

Blande Struma
- **Jodid:** Säuglinge 50 – 100 µg/d, Kinder 100 µg/d, Jugendliche 150 – 200 µg/d.
- Alternativ bei Nichtansprechen: L-Thyroxin oder L-Thyroxin-Jodid-Kombination.

Autoimmunthyreoiditis mit Hypothyreose oder Struma
L-Thyroxin-Gabe (Dosierung s.o.)

Neoplasien
Primäre Operation. Prophylaktische Thyreoidektomie bei Familienangehörigen von Patienten mit einem medullären Schilddrüsenkarzinom (Mutationen im RET-Protoonkogen): MEN2A ≤ 5. Lebensjahr, MEN2B ≤ 6. Lebensmonat.

40.3.7 Komplementäre Therapie

Dörte Hilgard

Bei leichteren Formen der Hyper-/Hypothyreose sowie bei der Struma liegen bei erwachsenen Patienten positive Erfahrungen mit komplementärmedizinischen Therapien vor. Diese Therapien werden in der Pädiatrie ebenfalls erfolgreich angewandt, wissenschaftlich dokumentierte Erfahrungen liegen nicht vor.

Hyperthyreose

Bereits bei latenter Hyperthyreose häufig ausgeprägte subjektiv-vegetative Beschwerden, die auf komplementärmedizinische Therapieansätze gut ansprechen. Bei manifester Hyperthyreose kann in der Regel nicht auf eine konventionelle Therapie verzichtet werden. Eine begleitende Konstitutionstherapie (☞ 44.4) kann jedoch im Verlauf hilfreich sein.
Positive Beeinflussung der Symptomatik durch **Entspannungstechniken** (☞ 47) und Veränderungen des Lebensstils. Heileurythmie (☞ 44.2) ist als künstlerische Therapieform zur Unterstützung der seelisch-physischen Stabilisierung hilfreich.

Phytotherapie

Der Einsatz von pflanzlichen Thyreostatika bei Kindern ist bislang nicht gut dokumentiert, eine entsprechende vorsichtige Anwendung erscheint jedoch bei leichteren Formen der Hyperthyreose gerechtfertigt:

- **Lycopus virginicus s. europaeus** (Amerikanischer bzw. Europäischer Wolfstrapp): wässriger Auszug wirkt thyreostatisch aufgrund einer Hemmung des Jodtransportes und Freisetzung von präformierten Schilddrüsenhormonen sowie TSH-Inhibierung (Scheck 2000).
  Fertigarzneimittel: Lycoaktin® M (1–2 mal wöchentl. 1 Amp. s.c.), Thyreogutt® mono (3 mal tgl. 1 Tbl. bzw. 5–10 Tr.), Thyreo-loges® N (1–2 mal tgl. 1 Tbl.), wirksam bei leichten und latenten Hyperthyreosen mit vegetativ-nervösen Beschwerden.
- **Leonurus cardiaca:** adjuvant bei Herzbeschwerden, oft in Kombination mit Lycopus. Verabreichung als Tee (tgl. 2–3 Tassen) oder in Form von Muttellon® Tropfen (3 mal tgl. 5–10 Tr.).

Homöopathie

Begleitende individuelle Konstitutionstherapie (☞ 44.4) bei Hyperthyreose; hier haben sich u. a. bewährt:

- Fucus vesiculosus D3–D6: 3 mal tgl. 5 Tr.;
- Spongia D12: alle 1–2 Tage 1 Tbl., je nach Ausprägung von Klinik und Laborparametern;
- Jodum D12–D30: 1 mal tgl.; vorsichtig und unter engmaschiger Kontrolle von Klinik und SD-Parametern dosieren und individuell anpassen.

Anthroposophische Medizin

Zur Verbesserung der Stoffwechsellage:

- Colchicum tuber D10–D30: (1–2 mal tgl. 5–10 Tr.)
- Colchicum comp. (besonders bei hyperthyreoter Struma),
- Thyreoidea/Ferrum: 1–3 mal tgl. 5–10 Glob.,
- Thyreodoron-Salbe: 1–2 mal tgl. lokal auftragen.

Besonders bei Hyperthyreose mit Erschöpfung: **Konstitutions- und Begleitbehandlung, ggf. alternativ oder ergänzend zu obiger Therapie:**

- Cuprit D3 Trit.: 1–3 mal tgl. 1 Msp. (nat. Kupfer(I)-oxid),
- Chalcosin D3-D6 Trit.: 1–2 mal tgl. 1 Msp. (Kupfersulfid, Kupferglanz).

Symptomorientiert bei Unruhe, Erregungszuständen, Schlaflosigkeit:

- Bryophyllum 50 % Trit.: 3 mal tgl. 1–2 Msp. und bei Bedarf,
- Valeriana cum Zinco D3: 3 mal tgl. 5–10 Glob.,
- Phosphorus D24/Malva Dil.: 5–10 Tr. zur Nacht.

Bei Tachykardien, Herzklopfen:

- Cardiodoron®: 3 mal tgl. 5–15 Tr.,
- Aurum comp. Ungt.: 1–2 mal tgl. als Salbenlappen auf die Herzgegend.

Hypothyreose

Zusätzlich zur konventionellen Substitutionstherapie entsprechend der o.g. Kriterien können je nach Beschwerdebild und Konstitution empfohlen werden:

- Colchicum tuber Rh D3: 3 mal tgl. 5–10 Tr., Basismittel bei Schilddrüsenerkrankungen, insbesondere mit vegetativen und seelischen Befindlichkeitsstörungen;
- Calcium carbonicum D3–D6: 3 mal tgl. 1 Msp.;
- Chelidonium RH D3: 1–3 mal tgl 3–5 Tr., speziell auch bei konnataler Hypothyreose als langfristige Begleitmedikation;
- Levico D3: 3 mal tgl. 5–10 Tr., als Konstitutionsmittel bei Hypothyreose mit Müdigkeit, Abgeschlagenheit, trägem Stoffwechsel;
- Ferrum metallicum 0,4 %-Salbe: 1 mal tgl. als Salbenlappen oder dünn auftragen auf die Schilddrüsenregion: zur Unterstützung besonders bei vegetativen und seelischen Symptomen;
- Phosphorus D8: morgens 5 Tr., besonders bei Trägheit, innerer Unbeweglichkeit und Kälteempfinden;
- Prunus spinosa RH D3: 3 mal tgl. 5–10 Tr., besonders bei Kälteempfinden, Schwäche, Antriebslosigkeit;
- Heileurythmie (☞ 44.2): begleitende Therapie zur Förderung der eigenen seelischen Aktivität und der Stoffwechselaktivität i.S. der Überwindung von Trägheit und Schwere.

Struma

Je nach Stoffwechsellage entsprechend o.g. Angaben. Phytotherapeutisch sind keine speziellen Substanzen bekannt.

Homöopathie

- Calcium jodatum D3–D6: 1–3 mal tgl. 1 Tbl. bei Struma parenchymatosa und fibrosa, besonders der juvenilen Form;
- Kalium jodatum D3–D6: 3 mal tgl. 1 Tbl., besonders bei Struma diffusa.,
- Spongia D2: 1–3 mal tgl. 1 Tbl., besonders bei Struma diffusa und nodosa;
- Jodum D3 –D12: 1–3 mal tgl. 5–10 Tr., bei Hyperthyreose nicht unter D12. Indiziert v. a. bei Struma no-

dosa, fibrosa und diffusa, besonders bei Schluckbeschwerden und Druckgefühl.

Anthroposophische Medizin

Bei der euthyreoten oder leicht hypothyreoten Struma ist ein Therapiebeginn mit u.g. Präparaten, ggf. in Kombination Erfolg versprechend:

- Spongia comp.: 3 mal tgl. 10 Glob., vor allem bei juveniler Struma (Pubertät);
- Colchicum tuber Rh D3: 3 mal tgl. 5 – 10 Tr.: besonders bei diffuser hypo- oder euthyreoter Struma, bei Hyperthyreose höhere Potenzen verwenden;
- Thyreodoron-Salbe: 1 – 2 mal tgl. lokal auftragen, Begleittherapie bei Struma diffusa und nodosa;
- Colchicum comp.: insbesondere bei mit der Struma verbundenen Befindlichkeitsstörungen, Globusgefühl:
  - Ungt.: 1 mal tgl. lokal auftragen oder abends als Salbenlappen über Nacht,
  - Oral: 3 mal tgl. 5 – 10 Glob.;
- Ferrum metallicum 0,4 %-Salbe: morgens dünn lokal auftragen, bei Unruhe, Herzrasen;
- Thyreoidea/Ferrum: 1 – 3 mal tgl. 5 – 10 Glob., bei Struma, vor allem mit Abgeschlagenheit, Müdigkeit.

> EBM
> Zur komplementärmedizinischen Therapie bei Schilddrüsenfunktionsstörungen liegen keine publizierten Studien der EBM-Grade 1 oder 2 sowie keine Konsensusempfehlungen vor. Allgemeine Bewertung der einzelnen Therapieverfahren ☞ 44.2, 44.4, 44.5, 47.

40.3.8 Integrativer Stufenplan

Komplementäre Maßnahmen können bei entsprechender Erfahrung parallel zur konventionellen Therapie angewandt werden (EBM gesicherte Daten zur Unbedenklichkeit und Wirksamkeit liegen nicht vor).

> ! Insbesondere bei angeborenen Schilddrüsenerkrankungen und in den ersten beiden Lebensjahren ist angesichts der möglichen gravierenden Folgen für die Entwicklung dringend von einer ausschließlich komplementärmedizinischen Therapie abzuraten!

40.3.9 Prognose

Hypothyreose

Bei früher, adäquater Substitution sind psychomotorische Entwicklung, Wachstum und Pubertätsentwicklung der Patienten normal. Bei der Hashimoto Thyreoiditis sind Remissionen möglich. Daher sollte nach der Pubertät die Schilddrüsenfunktion erneut untersucht werden, um erneute Dekompensationen rechtzeitig zu erkennen oder um die Substitution zu beenden.

Hyperthyreose

Die konservative Therapie führt lediglich bei 30 – 40 % der Patienten mit M. Basedow zu einer anhaltenden Remission. Die kombinierte Behandlung mit Thyreostatikum und Thyroxin verbessert die Prognose nicht. Die Operation ist beim M. Basedow in der Regel nicht primär indiziert, hat aber eine Heilungsrate von 90 %. Mögliche NW: Hypothyreose, Hypoparathyreoidismus, Schädigung des N. recurrens. Alternativ zur Thyreoidektomie auch im Kindesalter Radiojodtherapie möglich. Allerdings fehlen LZ-Beobachtungen zu Nebenwirkungen.

Literatur

1 Larsen PR, Davis TF, Hay ID: The thyroid gland. In: Wilson JD, Foster DW, Kronenberg HM, Larsen PR, eds. Williams textbook of endocrinology. Philadelphia: Saunders; 1998: 389 – 515
2 Grüters A: Störungen der Schilddrüse. In: Kruse K, ed. Pädiatrische Endokrinologie. Stuttgart: Thieme; 1999: 30 – 72
3 Bettendorf M: Thyroid disorders in children from birth to adolescence. Eur J Nucl Med Mol Imaging. 2002; 29 (Supplement 2): 439 – 446
4 Girke, M, Kröz, M: Colchicum autumnale in der Therapie der latenten und manifesten Hyperthyreose. Der Merkurstab. 2001; 4: 244 – 249
5 Scheck, R, Biller, A: Wolfstrappkraut – eine Alternative zu synthetischen Thyreostatika? Naturamed 15 (2000) 31 – 36

40.4 Störungen des Kalzium-, Phosphat- und Knochenstoffwechsels

Eckhard Schönau (Konventioneller Teil)
Dörte Hilgard (Komplementärer Teil)

40.4.1 Ätiologie/Einteilung

Eckhard Schönau

Störungen des Kalzium, Phosphat- und Knochenstoffwechsels beeinflussen die Skelettentwicklung und führen zu neuromuskulären Fehlfunktionen. Wichtig ist die

Unterscheidung von Krankheitsbildern, die eine **Rachitis** (Osteomalazie), eine **Osteoporose** oder eine **Störung der Parathormonsekretion** verursachen.

Rachitis

Bei einer Rachitis bzw. Osteomalazie handelt es sich um eine Störung der Knochenmineralisation. Für die Mineralisation (Apatitkristallbildung) ist ein ausreichendes Angebot an Kalzium und Phosphat notwendig. Es wird unterschieden zwischen hypokalzämischen und hypophosphatämischen Ursachen (☞ Tab. 40.4-1).

Tabelle 40.4-1: Einteilung und Ätiologie einer Rachitis

Hypokalzämische Rachitis	• Vitamin-D Mangel: Reduzierte Aufnahme mit der Nahrung, gastrointestinale Erkrankungen, hepatobiliäre Erkrankungen, Niereninsuffizienz, Sonnenmangel, mangelhafte Tageslichtexposition, Immigrantenrachitis • Sekundär bei antikonvulsiver Therapie • Kalziummangel: zu geringe Aufnahme mit der Nahrung • Vitamin-D-abhängige Rachitis Typ I: Enzymdefekt der renalen 25-OHD-1α-Hydroxylase • Vitamin-D-abhängige Rachitis Typ II: Endorganresistenz gegenüber 1,25 $(OH)_2$ D
Hypophosphatämische Rachitis	• Phosphatdiabetes: familiäre hypophosphatämische Rachitis • Phosphatdiabetes mit Hyperkalzurie • Tumorrachitis • Renal-tubuläre Funktionsstörung (z. B. Fanconi-Syndrom) • Mangelnde Aufnahme mit der Nahrung (z. B. bei Frühgeborenen)

Osteoporose

Bei der Osteoporose liegt eine verminderte Produktion der Knochengrundsubstanz (Osteoid), bzw. ein gesteigerter Verlust von bereits ausmineralisiertem, reifem Knochengewebe vor. Wichtig: beim Knochenabbau wird der Knochen nicht ent- oder demineralisiert. Diese gebräuchliche Fehlbeschreibung hat dazu geführt, dass nahezu jede Knochenerkrankung mit Kalzium zur „Aufmineralisation" des Skelettsystems behandelt wird. Die Ursachen der Osteoporose unterteilt man in zwei Gruppen (☞ Tab. 40.4-2).

Bei den primären Ursachen, z. B. der Osteogenesis imperfecta, handelt sich um direkte Störungen der Knochenneusynthese bzw. des Knochenumbaus. Bei den sekundären Störungen handelt es sich in der Regel um eine unzureichende muskuläre Anregung des Skelettsystems. Dies ist bei den meisten chronischen Erkrankungen im Kindes- und Jugendalter zu beachten (Niereninsuffizienz, Lebererkrankungen, Mukoviszidose, etc.).

Tabelle 40.4-2: Einteilung und Ätiologie der Osteoporose

Primäre Ursachen	• Osteogenesis Imperfecta • Idiopathische Juvenile Osteoporose • Skelettdysplasien • Glukokortikoidnebenwirkungen
Sekundäre Ursachen	• Muskelmangel (Sarkopenie) • Muskeldystrophie • Katabolie • Körperliche Inaktivität

Störung der Parathormonsekretion

Störungen der Parathormonsekretion werden unterteilt in Erkrankungen mit einer verminderten Sekretion (Hypoparathyreoidismus) und einer gesteigerten Sekretion (Hyperparathyreoidismus, ☞ Tab. 40.4-3). Im Vordergrund stehen bei diesen Krankheitsbildern die zentralnervösen und neuromuskulären Symptome.

Tabelle 40.4-3: Einteilung und Ätiologie der Parathormonsekretionsstörungen

Hypoparathyreoidismus	• **Verminderte Sekretion:** Nebenschilddrüsenaplasie (+/-Syndrom) Mutation im PTH-Gen Autoimunpolyendokrinopathie Typ I • **Verminderte PTH-Wirkung** Pseudohypoparathyreoidismus
Hyperparathyreoidismus	• **Primär:** Sporadische und familiäre Adenome (MEN I und II) • **Sekundär:** Niereninsuffizienz, kalzipenische Rachitis

40.4.2 Klinik

Rachitis

Hypokalzämische Rachitis

- Die Vitamin-D-Mangel-Rachitis manifestiert sich in der Regel im 1. Lebensjahr mit ersten klinischen und **radiologischen Zeichen** im Bereich der Wachstumsfugen: Akkumulation nicht mineralisierten Osteoids mit den charakteristischen Auftreibungen der Knorpel-Knochen-Grenzen (z. B. rachitischer Rosenkranz) und Kraniotabes.
- Weitere klinische Symptome sind: Schreckhaftigkeit, Unruhe, Blässe, gehäufte Infekte, Trinkschwäche, vorgewölbter Bauch.

- Die Gelenke mit besonders hoher biomechanischer Belastung sind zuerst von **Achsenabweichungen** betroffen. An der unteren Extremität lassen sich Varus-(O-)Stellungen im Kniegelenk und Valgus-(X-)Stellungen im Sprunggelenk nachweisen. Bei rachitischen Veränderungen im Pubertätsalter sind auch Valgusstellungen im Kniegelenk nachweisbar.
- Zusätzlich können bei älteren Kindern und Jugendlichen **Knochenschmerzen** auftreten.
- Die **motorische Entwicklung** ist aufgrund der neuromuskulären Beteiligung **verzögert.**
- Die Kinder sind typischerweise sehr bewegungsarm. Säuglinge liegen meist auf dem Rücken, haben deshalb die Haare am Hinterkopf abgescheuert und schwitzen sehr viel.
- Tonische oder klonisch-tonische **Krampfanfälle** können bei Abfall des Serum-Kalzium-Spiegels im Endstadium der Erkrankung auftreten.
- Besonders gefürchtet sind **Herzrhythmusstörungen** mit QT-Verlängerungen.

Hypophosphatämische Rachitis

Die Veränderungen am Skelettsystem sind vergleichbar mit der hypokalzämischen Rachitis, treten jedoch häufig erst im 2. Lebensjahr auf. Neuromuskuläre Störungen liegen nicht vor.

Osteoporose

Klinische Symptome sind **Knochenschmerzen und Frakturen** bei inadäquaten Traumata. Frakturen der Wirbelsäule führen zu einem disproportionierten **Kleinwuchs**.

Typische Symptome bei der **Osteogenesis imperfecta** sind intrauterine Frakturen, Frakturen unter der Geburt und schlechte Frakturabheilungen mit persistierenden Verkrümmungen der langen Röhrenknochen. Zusätzliche Symptome können blaue Skleren, Bänderschlaffheit, Hörstörungen und Störungen der Zahnentwicklung sein.

Störungen der Parathormonsekretion

Hypoparathyreoidismus

Die klinischen Leitsymptome ergeben sich durch die Hypokalzämie:

- Episodisch auftretende tonische schmerzhafte **Muskelkrämpfe und Parästhesien,**
- Gesteigerte **neuromuskuläre Erregbarkeit:** bei Beklopfen des N. facialis Kontraktion der gleichseitigen Gesichtsmuskulatur (positives Chvostek-Zeichen).
- **Zerebrale Beteiligung** mit generalisierten und fokalen Anfällen, psychischen Veränderungen und Pseudotumor cerebri. Bei chronischer Hypokalzämie: intrakranielle Verkalkungen, insbesondere der Basalganglien, im CT.
- Weitere Symptome sind hypokalzämische Katarakt, ektodermale Veränderungen und Herzrhythmusstörungen.

Der **Pseudohypoparathyreoidismus** kann kombiniert sein mit Kleinwuchs, kurzem Hals, Übergewicht, geistiger Retardierung, Brachydaktylie und subkutanen Verkalkungen.

Hyperparathyreoidismus

Die Symptome sind auf die Hyperkalzämie, Hyperkalzurie und die vermehrte PTH-Wirkung auf das Skelettsystem zurückzuführen:

- Anorexie, Übelkeit, Erbrechen, Gewichtsabnahme,
- Psychische Veränderungen,
- Blutdruckerhöhungen,
- Polyurie, Polydipsie, Nephrolithiasis,
- Knochenschmerzen und subperiostaler Knochenabbau.

40.4.3 Diagnostik

In Tabelle 40.4-4 sind die Leitsymptome und die typischen Laborkonstellationen für die oben aufgeführten Krankheitsbilder dargestellt.

Die **Basisanalytik** umfasst die Bestimmung von:

- Ca^{2+} im Serum,
- PO_4^{3-} im Serum,
- Alkalischer Phosphatase (AP) im Serum,
- Ca^{2+}, PO_4^{3-} im Urin.

In der Regel ist es möglich, anhand der klinischen Symptomatik und der o.g. Basisanalytik die Diagnose zu stellen. Sollte diese Zuordnung nicht eindeutig sein, ist ergänzend die Bestimmung des **Parathormon-Spiegels** und der **Vitamin-D-Metabolite** durchzuführen.

Aus strahlenhygienischen Gründen ist die **röntgenologische Diagnostik** sehr kritisch einzusetzen. Gegebenenfalls werden Röntgenaufnahmen der Hand links, der Kniegelenke und bei Osteogenesis imperfecta die seitliche Aufnahme der Wirbelsäule durchgeführt.

Für die meisten Krankheitsbilder sind **Genmutationen** beschrieben worden. Die Kosten-Nutzen-Analyse dieser Diagnostik muss beachtet werden.

Tabelle 40.4-4: Leitsymptome und Diagnostik

	Manifestationsalter	Leitsymptome	Ca i.S.	PO4 i.S.	Ca i.U.	PO⁴ i.U.	AP	PTH	0.25 Vit. D	1.25 Vit. D
Vitamin-D-Mangel	Säuglinge und Pubertät	Rachitiszeichen Neuromuskuläre Störungen	n–↓	↓	↓	↑	↑	↑	↓	↓–↑
Vitamin-D-abhängige Rachitis Typ I	Säuglinge bis 2. Lebensjahr	Rachitiszeichen Neuromuskuläre Störungen	n–↓	↓	↓	↑	↑	↑	n	↓
Vitamin-D-abhängige Rachitis Typ II	1. bis 2. Lebensjahr	Rachitiszeichen Neuromuskuläre Störungen Alopezie	n–↓	↓	↓	↑	↑	↑	n	↓
Phosphatdiabetes	1. bis 2. Lebensjahr	O-/X-Beine Kleinwuchs	n	↓	n–↑	↑	↑	n	n	n–↓
Osteoporose (Osteogenesis I.)	Säuglinge und Pubertät	Frakturen Knochenschmerzen	n	n	n–↑	n	↓–↑	n	n	n
Hypoparathyreoidismus	Kleinkinder	Neuromuskuläre Störungen	↓	↑	↑	↓	n	↓	n	↓–n
Pseudohypoparathyreoidismus	Kleinkinder	Neuromuskuläre Störungen Syndromale Zeichen	↓	↑	↓	↓	n–↑	↑	n	n
Hyperparathyreoidismus	Säuglings- bis Jugendalter	Neuromuskuläre Störungen Nephrokalzinose	↑	↓	↑	↓	n–↑	↑	n	n

i.S. = im Serum
i.U. = im Urin

40.4.4 Konventionelle Therapie

Rachitis

Vitamin-D-Mangel-Rachitis

Prävention
Zur Prävention der Vitamin-D-Mangel-Rachitis erfolgt im ersten Lebensjahr die tägliche Gabe von 500 I.E. Vitamin-D meist in Kombination mit 0,25 mg Fluorid.

Die Therapie der klinisch manifesten Vitamin-D-Mangel-Rachitis besteht aus einer **protrahierten Vitamin-D-Behandlung:**

- Es werden 5 000 I.E. Vitamin-D_3/d p.o. über 3 Wochen verabreicht.
- Diese Behandlung wird kombiniert mit der täglichen Gabe von 0,5–1 g Kalzium p.o.

Innerhalb der ersten 1–2 Wochen normalisieren sich die Serumspiegel von Kalzium, Phosphat und Parathormon. Die röntgenologischen Skelettveränderungen und die erhöhte Serum-AP normalisieren sich erst nach Wochen bis Monaten. Nach 3 Wochen erfolgt im Säuglingsalter die Fortführung der Prävention mit 500 I.E./d.

! Bei Beginn der Therapie ist auf einen Abfall des Serum-Kalzium-Spiegels zu achten. Die initiale Therapie sollte stationär überwacht werden.

Vitamin-D-abhängige Rachitis Typ I (VDAR I)

Die Therapie erfolgt durch tägliche Substitution mit dem aktiven Vitamin-D-Metaboliten 1,25$(OH)_2D_3$ (z.B. Rocaltrol®) in einer Dosis von 0,5–1,5 µg p.o. Alternativ kann auch 1-α-OH-D_3 (1–3 µg/d) oder Vitamin-D_3 hochdosiert (20 000–100 000 I.E./d) p.o. verabreicht werden.

Vitamin-D-abhängige Rachitis Typ II (VDAR II)

Patienten mit dieser Erkrankung sind im Gegensatz zu denen mit VDAR I oft schlecht, zum Teil gar nicht mit Vitamin-D_3 oder Vitamin-D_3-Metaboliten behandelbar. Aufgrund einer inkompletten Resistenz ist ein Therapieversuch mit hohen 1,25(OH) $_2D_3$ Dosen (bis zu 50 µg/d p.o.) möglich. Bei Misserfolg sind initital (über Monate!) tägliche hochdosierte orale oder intravenöse Kalziumgaben notwendig (Dosierung nach Wirkung).

Hypophosphatämische Rachitis

- Im Vordergrund der Therapie steht die **orale Verabreichung von elementarem Phosphor** mit einer Dosis von 50–70 mg/kg/d in mindestens 5 Einzeldosen (wichtig zur kontinuierlichen Anhebung des Serum-Phosphat-Spiegel und zur Vermeidung von Phosphatspitzen im Blut). Es stehen fertige Phosphatpräparate in verschiedenen Applikationsformen zur Verfügung (Rocaltrol spezial®, Phosphat Sandoz Brausetabletten®).
- Zur Vermeidung eines durch die Phosphatgaben induzierten sekundären Hyperparathyreoidismus und zur Steigerung der intestinalen Phosphatresorption wird die Phosphatsubstitution **mit 1,25(OH)** 2D3 **kombiniert**. Die initiale Dosis von 15–20 ng/kg/d (zwei Einzeldosen) wird in den ersten Behandlungswochen auf 40–60 ng/kg/d gesteigert und auf drei Einzelgaben verteilt.
- Im Falle der seltenen Kombination von Phosphatdiabetes mit Hyperkalziurie wird die Behandlung ausschließlich mit Phosphat durchgeführt. Besonders zu beachten ist unter der Therapie die renale Ausscheidung von Kalzium zur Vermeidung einer Nephrokalzinose: **engmaschige Urin-Kalzium Kontrollen!**
- Im Falle einer unter Therapie auftretender **Hyperkalziurie** kann zusätzlich **Hydrochlorothiazid** (1–2 mg/kg/d p.o.) eingesetzt werden. Hydrochlorothiazid steigert die renale Kalziumretention und verbessert möglicherweise Knochenheilung und Wachstum.

> Grundsätzlich wird die Therapie bis zum Abschluss des Körperlängenwachstums durchgeführt. Treten beim erwachsenen Patienten erneut Symptome auf (z. B. Knochenschmerzen, Ermüdungsfrakturen), ist eine Fortsetzung der Therapie zu erwägen.

Eine **chirurgische Korrektur** der Achsenfehlstellung ist trotz medikamentöser Behandlung in Einzelfällen nicht zu umgehen. Besonders wichtig bei operativen Maßnahmen und Immobilisierung eines Patienten ist die rechtzeitige Unterbrechung einer $1,25(OH)_2D_3$-Therapie (zwei Wochen vor OP), da die längerfristige Immobilisierung eine Hyperkalziurie zur Folge haben kann. Die Phosphatsubsitution kann weiter erfolgen. Unmittelbar nach Remobilisierung wird die oben genannte Therapie fortgesetzt, da sonst der Behandlungserfolg der Umstellungsosteotomie nicht gewährleistet ist.

Therapieziele: Eines der wichtigsten Ziele ist das Erreichen einer normalen Wachstumsgeschwindigkeit und Normalisierung der Achsenfehlstellung. Die Aktivität der AP sollte im oberen Normbereich liegen bzw. kann leicht erhöht sein. Besondere Nebenwirkungen der Therapie sind die Entwicklung einer Nephrokalzinose und eines sekundären Hyperparathyreoidismus. Tabelle 40.4-5 zeigt die wichtigsten Therapiegrundsätze zur Vermeidung von Nebenwirkungen.

Tabelle 40.4-5: Therapiegrundsätze beim Phosphatdiabetes

Problem	Prozedere
Wachstum ↓ AP ↑	Phosphatsubstitution
PTH unter Therapie ↑	$1,25\text{-}(OH)_2D_3$ steigern, falls keine Besserung: Phosphat reduzieren
Hyperkalzurie und/oder beginnende Nephrokalzinose	• Compliance kontrollieren: Phosphat regelmäßig eingenommen? • Bei guter Compliance und normalen PTH-Spiegeln Phosphat steigern. • Falls die o.g. Punkte nicht zur Normalisierung führen: $1,25\text{-}(OH)_2D_3$ reduzieren zusätzlich Behandlungsversuch mit Hydrochlorothiazid

Osteoporose

- Bei chronischen Erkrankungen muss zuerst die Optimierung der **Therapie der Grunderkrankung** erfolgen.
- Bei unzureichendem Muskelaufbau bzw. Muskelverlust sind **physiotherapeutische Maßnahmen** in die Wege zu leiten (☞ 46.1).
- Falls diese Maßnahmen nicht ausreichen, ist in Einzelfällen die Durchführung individueller Heilversuche mit z. B. **Bisphosphonaten** zu diskutieren. In den letzten Jahren wurden zunehmend Studien bei Kindern und Jugendlichen mit Osteogenesis imperfecta und der sog. idiopathischen juvenilen Osteoporose durchgeführt. Die umfangreichsten Erfahrungen liegen mit dem Wirkstoff **Pamidronat** (Aredia®) vor – Therapiekonzept:
  - Jeder Zyklus besteht aus drei i.v. Infusionen von Pamidronat, die an drei aufeinander folgenden Tagen verabreicht werden.
  - Erster Pamidronat-Zyklus im Alter von 3 Monaten. Dosis der ersten Infusion: 0,25 mg/kg, zweite und dritte Infusion: 0,5 mg/kg.
  - Zweiter und weitere Zyklen alle 8 Wochen, bis zum Alter von 24 Monaten. Dosis jedes Mal 0,5 mg/kg an allen drei Tagen.
  - Vom 2. bis zum 3. Geburtstag: Zyklen alle 3 Monate. Dosis 0,75 mg/kg an allen drei Tagen.

– Nach dem 3. Geburtstag: Zyklen alle 4 Monate. Dosis 1 mg/kg an allen drei Tagen.
– Dauer der Therapie: bisher unklar, Kriterien zur Beendigung gibt es noch nicht.

> **!** **Dabei ist unbedingt zu beachten:**
> - Ausreichende Verdünnung der Infusionslösung und langsame Infusionsgeschwindigkeit. Cave: Nierenversagen bei zu konzentrierter Lösung und zu hoher Infusionsgeschwindigkeit!
> - Nach der **ersten Infusion** des **ersten Zyklus** kommt es meist zur sog. **akute-Phase-Reaktion** (Fieber, „grippeartige Symptome", flüchtiges Exanthem, CRP-Anstieg). Dauer: 1 – 2 Tage. Maßnahmen: Paracetamol zur Fiebersenkung.
> - **Hypokalzämie** kommt besonders während und nach den ersten Infusionen häufig vor (oft Abfall des Gesamt-Kalziums auf 1,8 – 1,9 mmol/l). Daher Milch anbieten. Nur bei klinischer Hypokalzämie-Symptomatik (Muskelkrämpfe, Konvulsionen) i.v. Kalzium-Substitution notwendig (sehr selten; 1 ml Ca-Gluconat 10 %/kg, 1:5 in Glucose 5 % verdünnen, über 30 min. laufen lassen).

Störungen der Parathormonsekretion

Hypoparathyreoidismus

Bei nachgewiesener Hypokalzämie ist das initiale Therapieziel die Normalisierung des Serum-Kalzium-Spiegels:

- Bei akuter klinischer Symptomatik (Tetanie, Laryngospasmus, Krampfanfälle): 10 %iges **Kalzium-Glukonat** (1 – 2 ml/kg alle 6 – 8 Std.) langsam i.v. Anschließend erfolgt die **orale Substitution** mit 500 – 1 000 mg elementaren Kalzium/d.
- Aufgrund der erniedrigten 1,25$(OH)_2D_3$-Spiegel und zur Verbesserung der intestinalen Kalziumabsorption wird **zusätzlich Vitamin-D** subsituiert: initial Vitamin-D_2 50 µ/kg/d oder 1-α-OH-D bzw. 1,25-$(OH)_2D_3$ bis 50 ng/kgK/d in drei Dosen.

Beim Hypoparathyreoidimus sollte eine Einstellung der Kalziumwerte im unteren Normbereich bzw. leicht erniedrigt angestrebt werden (Serum-Kalzium 8 – 9 mg/dl bzw. 2,0 – 2,25 mmol/l).
Grundsätzlich kann **bei Hyperkalziurie** eine zusätzliche Behandlung mit **Hydrochlorothiazid** (1 – 2 mg/kg täglich p.o. in zwei bis drei Einzeldosen) in Verbindung mit natriumarmer und kaliumreicher Kost erwogen werden.
Ob zukünftig eine Substitutionsbehandlung mit Parathormon die bisherige Therapie verbessert, muss durch Studien belegt werden.
Vorsicht: Bei ausgeprägter Hyperkalziurie muss an das seltene Krankheitsbild der **autosomal-dominanten Hypokalzämie** gedacht werden. Hierbei handelt es sich um eine Verstellung des Kalziumsensors. In Folge der überschießenden Hemmung der Kalziumrücksresorption bei niedrigem Serum-Kalzium-Spiegel sind diese Patienten durch eine Nephrokalzinose und Nephrolithiasis gefährdet.

Pseudohypoparathyreoidismus

Therapie wie beim Hypoparathyreoidismus. Da jedoch bei Patienten mit Pseudohypoparathyreoidismus keine Tendenz zur Hyperkalziurie besteht, kann zur Vermeidung eines sekundären Hyperparathyreoidismus ein Serum-Kalzium-Spiegel im oberen Normbereich (9 – 10 mg/dl bzw. 2,25 – 2,5 mmol/l) angestrebt werden.

Hyperparathyreoidismus

Die Behandlung des primären Hyperparathyreoidismus besteht in der **chirurgischen Nebenschilddrüsenexploration** und bei Nachweis eines einzelnen Adenoms in dessen Entfernung. Zeigt sich eine Hyperplasie aller vier Nebenschilddrüsen ist die totale Parathyreoidektomie mit Autotransplantation eines Anteils von Nebenschilddrüsengewebe in die Muskulatur des Unterarms durchzuführen. In Einzelfällen gibt es Berichte über die medikamentöse Therapie der akuten Hyperkalzämie durch die Gabe von Bisphosphonaten, Kortison, Kalzitonin und Steigerung der Kalziumausscheidung durch die Gabe von physiologischer Kochsalzlösung in Kombination mit Diuretika (Furosemid). Aufgrund fehlender Literaturangaben muss man sich an den Empfehlungen für Erwachsene orientieren. Im Falle einer Bisphosphonattherapie siehe Osteoporosetherapie.

40.4.5 Komplementäre Therapie

Dörte Hilgard

Prävention der Vitamin-D-Mangel-Rachitis

Es wird eine dem physiologischen Bedarf angemessene Vitamin-D-Substitution und Förderung der körpereigenen Vitamin-D-Bildung angestrebt. Mit Formula-Nahrung ernährte Kinder erhalten auf diesem Wege bereits täglich 400 IE Vitamin D. Ähnliches gilt für voll gestillte

Kinder. Der minimale Vitamin-D-Bedarf wird international auf 150 bis 200 IE/d geschätzt. In natürlicher Form findet sich Vitamin D vor allem im Lebertran, in geringeren Mengen im Eigelb und in Milch. Fertigpräparate mit ausreichenden Mengen an natürlichem Vitamin-D sind nicht mehr im Handel erhältlich.

Aus komplementärer Sicht erscheint es in manchen Fällen sinnvoller, eine mögliche Überversorgung durch die Vitamin-D-Prophylaxe zu vermeiden (diskutiert werden Auswirkungen auf spätere Neigung zu Verhärtungskrankheiten, vorzeitigem Altern und Arterosklerose). Dies ist je nach Konstitutionstyp unterschiedlich zu bewerten. Langjährige Erfahrungen zeigen, dass ein **individueller Umgang mit der Vitamin-D-Prophylaxe** unter bestimmten Vorsichtsmaßnahmen, insbesondere während der Sommermonate, nach individueller sorgfältiger Entscheidung gut zu akzeptieren ist. Grundvoraussetzung hierfür ist, dass die Eltern das Kind ausreichend häufig dem direkten Tageslicht exponieren und die Nahrung angemessen ist.

Folgende Kinder sind als für eine Vitamin-D-Mangel-Rachitis besonders gefährdet anzusehen:

- Früh- und Mangelgeborene (Geburtsgewicht unter 2500 g),
- Nicht gestillte Kinder, die im Herbst geboren wurden und nicht mit einer üblichen Formula-Nahrung ernährt werden,
- Säuglinge und Kinder unter 2 Jahren, die aufgrund einer Neurodermitis oder Kuhmilchunverträglichkeit keine oder nicht ausreichend Milchprodukte erhalten,
- Pastöse und überernährte Kinder,
- Kinder mit längerfristigen Störungen der Resorption oder schweren chronischen Krankheiten (z. B. Mukoviszidose).

Bei ihnen ist der Verzicht auf eine generalisierte Substitutionstherapie besonders sorgfältig zu hinterfragen und meist nicht zu empfehlen.

Bei Verzicht der Eltern auf die routinemäßige Vitamin-D-Substitution oder einer reduzierten Substitution (auf 250 IE/d oder jeden 2. Tag 500 IE) sind engmaschige Kontrollen (ca. alle 4 Wochen, in den Sommermonaten ggf. 6–8-wöchentlich) bei einem mit diesem Vorgehen vertrauten Kinderarzt nötig. Dort werden die anamnestischen Risiko-Parameter, sowie die klinischen und anamnestischen Frühzeichen einer Rachitis sorgfältig und individuell überwacht. Ggf. werden Kontrollen des Kalzium- und Phosphat-Stoffwechsels einschließlich der Parathormonbestimmung durchgeführt. Eine Aufklärung der Eltern, dass Rachitis durch Lichtmangel und Fehlernährung gefördert werden kann, ist essenziell.

Empfehlungen für die Eltern

- Ausreichend Spaziergänge unter Tageslichtexposition (durchschnittlich ½ – 1 Std. tgl.),
- Bei anhaltenden Schlechtwetterperioden ggf. vorübergehend Gabe von 250 IE Vitamin D (entspr. ½ Tbl.),
- Überwachung einer ausreichenden Menge an zugeführten Milchprodukten (ca. 400 – 500 ml/d),
- Einseitige Ernährungsformen sind zu vermeiden (cave veganische Kost)
- Beachtung des individuellen Wärmebedürfnisses des Kindes, Kleidung entsprechend anpassen.

Homöopathie

Je nach Konstitution werden den Knochenstoffwechsel unterstützende Präparate angewandt:

- Calcium carbonicum LM 6: 2 mal tgl. 2 Tr.: bei eher übergewichtigen, pastösen, trägen, zufrieden wirkenden Kindern, die viel schlafen und zu niedrigem Muskeltonus neigen. Phlegmatische Grundzüge.
- Silicea LM 6: 2 mal tgl. 2 Tr.: bei zarten, eher untergewichtigen Kindern, Milchunverträglichkeit, Ängstlichkeit, Infektneigung, mit kühlem übel riechenden Schweiß, hell-wachem Gesichtsausdruck.

Anthroposophische Medizin

- Langjährig bewährte Präparate der anthroposophischen Rachitisprophylaxe, vor allem in den dunkleren Monaten des Jahres angewandt: Apatit/Phosphorus comp. S 3 – 5 Tr. morgens und Conchae/Quercus comp. S abends 1 Msp.;
- Je nach Konstitution werden individuell mit verschiedenen Konstitutionsmitteln zur Anregung des Lichtstoffwechsels gute Erfolge erzielt (☞ 44.4):
  - Apis mellifica D12: morgens 2 – 3 Glob.,
  - Quarz D12 – D20 1 – 3 mal tgl. 1 Msp.

Therapie der Vitamin-D-Mangel-Rachitis

Bei ausgeprägten Zeichen einer Rachitis oder einer Tetanie steht die Substitution von Kalzium und Vitamin D im Vordergrund (☞ 40.4.4). Ergänzend z. B.:

Anthroposophische Medizin

Äußere Anwendungen

- Thymianbäder: bei zarten Kindern,
- Schwefelbäder mit Kalium sulfuricum 10 % (1 EL/ Bad, 2 mal wöchentlich), oder alternativ: Dr. Klopfer

Schwefelbad (¼ Beutel/Kinderwanne): bei mangelhafter Wärmebildung, fehlender Vitalität, starker Nervosität mit Schlafstörungen.

Medikamentöse Therapie

- Bei beginnender Rachitis mit Infektanfälligkeit: Phosphorus D6–D8: 1–3 mal tgl. 3–5 Tr.: verbessert Lichtwirkung im Stoffwechsel;
- Bei Kraniotabes: Cichorium Plumbo cultum RH D3 Dil.: 3 mal tgl. 3–5 Tr. tgl.;
- Conchae D30: 1 Msp. tgl.: v.a. bei großkopfigen, lymphatischen, trägen Kindern, die aufgeschwemmt wirken und zum Schwitzen am Hinterkopf neigen;
- Stannum D10: 1–2 mal tgl. 5 Tr.: bei Knochendeformitäten wie Rosenkranz, O-Beinen;
- Hypophysis D6/Stannum Glob.: 1 mal tgl. 5 Tr.: fördert die plastischen Kräfte des Organismus, Vitalität im Stoffwechsel.

Homöopathie

Siehe auch Rachitisprophylaxe; zusätzlich kommt infrage: Phosphor LM 6 (morgens 1–2 Tr.).

Osteoporose

Diätetische Empfehlungen

Regelmäßige Mahlzeiten mit **Hirse und Gerste** (die Kieselwirkung unterstützt den Knochenstoffwechsel), z.B. je einmal wöchentlich.

Äußere Anwendungen

- Rhythmische Massage (☞ 44.2),
- Heileurythmie (☞ 44.2), im Kontext der anthroposophischen Medizin wichtiger ganzheitlicher Therapiebaustein zur Vermittlung von Aufrichtekraft und Knochenelastizität, Unterstützung der anthroposophischen Medikamente,
- Kupfer-Salbe rot, Wala: 1–3 mal tgl. auf kühle und schmerzende Regionen,
- Solum Oleum: 1–2 mal tgl. auf betroffene Partien, oder als Badezusatz 1 mal wöchentlich.

Anthroposophische Medikamente

Zur Verbesserung der Stoffwechsellage:

- Phosphorus D5–D8: morgens 3–5 Tr. als Konstitutionstherapie,
- Hypophysis/Stannum: 3 mal tgl. 5–10 Glob., v.a. bei Knochendeformitäten,
- Disci comp. cum Stanno: 1–3 mal tgl. 5–10 Glob., hilft die weitere Destruktion zu verhindern, schmerzlindernd.

Bei Knochenschmerzen:

- Arnica comp./Formica Oleum: 1–3 mal tgl. auf die betroffenen Partien auftragen, schmerzlindernd;
- Aconit RH D10 Dil. od. D30: 1–3 mal tgl. 5–10 Tr. oder bei Bedarf,
- Rhus toxidodendron D8–D10: 3 mal tgl. 5–10 Tr. bei akuten Schmerzen; zur chronischen Therapie D30 (1 mal tgl. 5 –10 Tr.);
- Apis mellifica D30: morgens 5 –10 Tr.

Bei Frakturen zur Förderung des Heilungsprozesses:

- Arnica D3-D6 planta tota, 3 mal tgl. 5–10 Glob.,
- Symphytum comp. 1–3 mal tgl. 10–20 Tr.

Osteogenesis imperfecta

Diätetische Empfehlungen, äußere Anwendungen und Therapie bei Knochenschmerzen und Frakturen: ☞ Osteoporose.

Anthroposophische Medizin

- Quarz D12 oder D20: 1 mal tgl. 1 Msp.: Förderung der Knochenbildung,
- Cerussit D6: 3 mal tgl. 1 Msp. (jeweils 3 Wochen i.W. mit 3 Wochen Pause), zur Förderung des Knochenstoffwechsels.

Heileurythmie (☞ 44.2) wirkt verstärkend auf die medikamentöse Wirkung.

Störungen der Parathormonsekretion

Die konventionelle Therapie steht klar im Vordergrund. Unterstützend kann eine individuell angepasste Konstitutionstherapie (☞ 44.4) evtl. den Krankheitsverlauf positiv beeinflussen. Es liegen jedoch keine dokumentierten Erfahrungen vor.
Bei Nephrokalzinose können Maßnahmen zur Förderung der Diurese sinnvoll sein (entsprechend der Erfahrungen von anderen Grundkrankheiten). Infrage kommt z.B. Taraxacum officinale oder Equisetum Tee, Solidago virgaurea, Renodoron bzw. Silex Lapis cancri (3 mal tgl. 1 Tbl.).

> **EBM** Zur komplementärmedizinischen Therapie bei Störungen des Kalzium- und Phosphathaushalts liegen keine publizierten Studien der EBM-Grade 1 oder 2 sowie keine Konsensusempfehlungen vor. Allgemeine Bewertung der einzelnen Therapieverfahren ☞ 44.2, 44.3, 44.4, 45.3.

40.4.6 Integrativer Stufenplan

Komplementäre Maßnahmen können bei entsprechender Erfahrung parallel zur konventionellen Therapie angewandt werden (EBM gesicherte Daten zur Unbedenklichkeit und Wirksamkeit liegen nicht vor).

Literatur

1 Glorieux FH, Bishop NJ, Plotkin H, Chabot G, Lanoue G, Travers R (1998): Cyclic administration of pamidronate in children with severe osteogenesis imperfecta. N Engl J Med 339: 947–952

2 Madeleyn, R: Rachitisprophylaxe aus der Sichtweise der anthroposophisch erweiterten Medizin. Der Merkurstab 6, 558 (1995)

40.5 Wachstumsstörungen

Jürgen H. Brämswig (Konventioneller Teil)
Dörte Hilgard (Komplementärer Teil)

40.5.1 Grundlagen

Jürgen H. Brämswig

Definitionen

Normales Wachstum folgt nach den ersten 1–3, manchmal auch erst nach 4–5 Lebensjahren einem in diesem Zeitraum erreichten **Perzentilenbereich,** dem durch die Körperhöhen der Eltern vorgegebenen „Wachstumskanal“. Die zu diesem Zeitpunkt erreichte Körperhöhe der z.B. 10. oder 75. Perzentile wird fast immer bis zur Pubertät, aber auch während der Pubertät beibehalten, wenn diese zeitgerecht einsetzt.

Der Parameter für normales Wachstum ist die über einen Zeitraum von wenigstens 12 Monaten dokumentierte **Wachstumsgeschwindigkeit.** Normales Wachstum kann entweder in den Perzentilenkurven für die Körperhöhe oder in den Perzentilenkurven für die Wachstumsgeschwindigkeit dokumentiert werden. In den Perzentilenkurven für die Körperlänge/Körperhöhe ist normales Wachstum perzentilen-paralleles Wachstum. Für die Wachstumsgeschwindigkeitskurven gilt, dass die Grenzen der normalen Wachstumsgeschwindigkeit nicht die 3. und 97. Perzentile darstellen, sondern die 25. und 75. Perzentile, wenn längerfristig ein normales perzentilen-paralleles Wachstum und damit eine normale Körperhöhe beibehalten werden soll.

Wachstumsstörungen stellen eine konstante Änderung der Wachstumsgeschwindigkeit außerhalb des Normalbereiches der 25. und 75. Perzentile oder ein deutliches Abweichen der Körperhöhe von dem bisherigen Wachstumskanal im Sinne eines verminderten oder beschleunigten Wachstums dar.

Normvarianten des Wachstums sind dagegen vorübergehende Änderungen der Wachstumsgeschwindigkeit, die den zuvor erreichten Wachstumskanal zwar verlassen, später aber wieder spontan in denselben Wachstumskanal zurückkehren.

Zielgröße

Die Erwachsenengröße wird bei Mädchen mit etwa 16, bei Jungen mit ungefähr 18 Jahren erreicht. Sie ist ganz wesentlich mitbestimmt durch die Körperhöhe der Eltern und in einem gewissen Umfang auch durch die säkulare Akzeleration, die in den letzten Jahrzehnten eine weitere Zunahme der Körperhöhe der Bevölkerung zeigen konnte. Im Hinblick auf etwaige Wachstumsstörungen muss daher die Körperhöhe genau gemessen und in die Perzentilenkurven eingetragen werden. Berechnung der Zielgrößenbereiche nach Tanner (☞ Tab. 40.5-1).

Tab. 40.5-1: Berechnung der Zielgrößenbereiche nach Tanner

Zielgrößenbereich	Formel	Streubereich (2 Standardabweichungen)
Jungen	Mittlere Körperhöhe der Eltern + 6,5 cm	± 8,5 cm
Mädchen	Mittlere Körperhöhe der Eltern – 6,5 cm	± 8,5 cm

Die Berechnung des Zielgrößenbereiches kann nur einen Annäherungswert darstellen. Die Formel von Tanner berücksichtigt keinen säkularen Trend der Körperhöhe und ist nicht speziell für klein- und hochwüchsige Kinder entwickelt worden. Gerade bei diesen Kindern wird sie jedoch am häufigsten eingesetzt, ohne dass die Wertigkeit der Zielgrößenberechnung für diesen Bereich der Körperhöhe genau bekannt ist.

40.5.2 Ätiologie

Verlangsamtes Wachstum

Wachstumsstörungen sind ein Leitsymptom vieler chronischer Erkrankungen des Kindes- und Jugendalters. Die notwendige Konsequenz ist initial die über mehrere Jahre verminderte Wachstumsgeschwindigkeit, erst sehr viel später der Kleinwuchs. Diese verminderte Wachstumsgeschwindigkeit führt innerhalb der Normalbereiches der 3. bis 97. Perzentile zu einem Verlassen des ein-

Tab. 40.5-2: Wachstumsverlangsamung als Folge chronisch-organischer Erkrankungen des Kindes- und Jugendalters. Ausgewählte Krankheitsbilder einzelner Organsysteme

System	Erkrankung
Alimentär	• Mangelernährung, z.B. Kwashiorkor • Fehlernährung im Rahmen spez. Diäten
Ösophagus	• Ösophagitis, z.B. gastroösophagealer Reflux (☞ 31.4) • Motilitätsstörungen, z.B. Dermatomyositis (☞ 35.7), Sklerodermie • Achalasie
Gastrointestinaltrakt	• Chron. Gastritis, z.B. durch Helicobakter pylori • Chron. entzündliche Darmerkrankungen, z.B. M. Crohn (☞ 31.2), Colitis ulcerosa (☞ 31.3) • Zöliakie (☞ 31.8), Kurzdarm-Syndrom, intestinale Lymphangiektasie
Leber	• Cholestase, z.B. Alagille Syndrom • Z.n. Lebertransplantation
Pankreas	• Zystische Fibrose • Schwachman-Diamond Syndrom
Respiratorisches System	• Zystische Fibrose • Asthma bronchiale (☞ 29.5) • Bronchopulmonale Dysplasie (☞ 29.7)
Niere und ableitende Harnwege	• Chronische Niereninsuffizienz (☞ 33.4) • Primär tubuläre Dysfunktion, z.B. renal-tubuläre Azidose, Bartter Syndrom, Fanconi Syndrom, nephrogener Diabetes insipidus • Zystinose, Oxalose
Kalzium-Phosphat-Störungen (☞ 40.4)	• Kalzipenische Rachitis • Phosphopenische Rachitis, z.B. X-chromosomale hypophosphatämische Rachitis • Pseudohypoparathyreoidismus
Kardiovaskuläres System	• Zyanotische und azyanotische Vitien (☞ 30.2) • Kardiomyopathien (☞ 30.6)
Neurologische Erkrankungen	• Zerebralparese mit Hemi-, Di- oder Quadriplegie (☞ 36.4) • Meningomyelozele • Hydrozephalus
Hämatologisches System	• Hämoglobinopathien, z.B. Thalassämien, Sichelzell-Anämien (☞ 41.4) • Schwere Eisenmangelanämien (☞ 41.4)
Immunologisches System	• Schwerer Immunglobulinmangel • Schwere Granulozytenfunktionsstörung, z.B. Kostmann Syndrom
Medikamente	• Chronische Kortisontherapie
Psyche	• Anorexia nervosa (☞ 42.11) • Deprivationssyndrom (Eltern, Schule) • Furcht vor Adipositas

mal ereichten Wachstumskanals von der z.B. 75. Perzentile auf die 50., 25. oder 10. Perzentile.

Chronische Erkrankungen

Störungen des Längenwachstums sind nicht nur das Symptom einer Endokrinopathie, z.B. des Wachstumshormonmangels, sondern viel häufiger das Symptom einer Vielzahl chronischer Organerkrankungen ohne primäre Beteiligung des Endokriniums, z.B. einer Zöliakie (☞ Tab. 40.5-2).

Hormonelle Störungen

Die Wachstumsverlangsamung oder der Kleinwuchs sind auch wichtiges klinisches Zeichen hormoneller Störungen, wie z.B. des Wachstumshormonmangels und der Hypothyreose (☞ Tab. 40.5-3). Zusätzlich können aber auch Störungen der Aktion des Wachstumshormons mit einer verminderten Wachstumsgeschwindigkeit und einem Kleinwuchs einhergehen, wie sie als primäres „growth hormone insensitivity syndrome" beim Laron Syndrom bekannt sind, und sekundär bei Malnutrition und Niereninsuffizienz auftreten.

Tab. 40.5-3: Wachstumsverlangsamung als Folge einer Endokrinopathie des Kindes- und Jugendalters. Ausgewählte Krankheitsbilder einzelner Organsysteme

Hypothalamus-Hypophyse	Störungen der Sekretion des Wachstumshormons	• Hypothalamisch – hypophysäre Läsionen z.B. Hypoplasie des Hypophysenvorderlappens, Kraniopharyngeom, Germinom • Radiatio des Schädels • Gendefekte des z.B. GH I, GHRHR, PROP-1, Pit-1, HesX1, LHX-3 Gens
	Störungen der Wirkung des Wachstumshormons	• Primäre Störungen z.B. Laron Syndrom • Sekundäre Störungen z.B. Malnutrition, Niereninsuffizienz
Schilddrüse	Hypothyreose (☞ 40.3)	
Nebenniere	Cushing Syndrom	
Gonade	Hypogonadismus	

Beschleunigtes Wachstum

Wachstumsstörungen können sich aber auch mit einem akzelerierten Wachstum darstellen (☞ Tab. 40.5-4). Die notwendige Konsequenz ist nicht der Hochwuchs, sondern die über mehrere Jahre beschleunigte Wachstumsgeschwindigkeit, die zu einem Verlassen des einmal erreichten Wachstumskanals führt. In einigen Fällen, wie z. B. bei dem einfach virilisierenden adrenogenitalen Syndrom kann die Erkrankung unbehandelt über eine Akzeleration der Skelettreifung sogar zu einem Kleinwuchs führen.

Tab. 40.5-4: Wachstumsbeschleunigung als Folge einer Endokrinopathie des Kindes- und Jugendalters. Ausgewählte Krankheitsbilder einzelner Organsysteme

System	Erkrankung
Alimentär	Überernährung, z. B. Adiposo-Gigantismus
Gonaden	• Pseudopubertas präcox • Unbehandelter Hypogonadismus, z. B. eunuchoider Hochwuchs
Zentralnervensystem	• Hypothalamisch-hypophysäre Tumoren, z. B. Germinome • Wachstumshormon produzierende Adenome • Pubertas präcox vera • Radiatio des Schädels mit Pubertas praecox vera
Pankreas	GHRH produzierende Pankreastumoren
Nebenniere	• Adrenogenitales Syndrom • Nebennierenkarzinom • Prämature Adrenarche
Schilddrüse	Hyperthyreose
GHRH = Growth hormone releasing hormone	

40.5.3 Epidemiologie

Die Häufigkeit von Wachstumsstörungen ist durch die Häufigkeit der nicht-endokrinen oder endokrinen Grunderkrankung bestimmt. Eine verlässliche Abschätzung dieser Inzidenz ist kaum möglich, da das Symptom Wachstumsstörung, selbst dann, wenn es dokumentiert ist, nicht als klassisches diagnostisches Leitsymptom der nicht-endokrinen Grunderkrankung aufgeführt wird. Auch in vielen Fällen endokriner Störungen, wie z. B. der Hypothyreose, wird die Wachstumsstörung häufig nur am Rande und nicht als Leitsymptom erwähnt.

> Die Häufigkeit des Wachstumshormonmangels wird mit etwa 1:2 000 angegeben, die der Zöliakie mit 1:500!

40.5.4 Einteilung

Man unterscheidet:

- **Normvarianten des Wachstums:** zeitlich begrenztes, von der Norm zwar abweichendes, aber keinesfalls pathologisches Wachstumsverhalten;
- **Wachstumsstörungen:**
  - Nicht-endokrine verursacht,
  - Endokrin verursacht.

40.5.5 Klinik und Leitsymptome

Die Klinik der Wachstumsstörung wird von der Grunderkrankung bestimmt.

Leitsymptome

Das Leitsymptom einer Wachstumsstörung ist die **altersabhängig verminderte Wachstumsgeschwindigkeit.** Ihr wesentlicher auxologischer Parameter ist nicht die einmalig und punktuell gemessene Körperlänge/Körperhöhe, sondern die aus 2 oder mehr Daten der Körperhöhe über einen Zeitraum von wenigstens 12 Monaten errechnete Wachstumsgeschwindigkeit. Sie wird in cm/Jahr angegeben und in die Normkurven für die Wachstumsgeschwindigkeit oder für die Körperhöhe eingetragen.

Die **Absolutwerte für die Körperlänge/Körperhöhe** sind immer von sekundärer Bedeutung, da eine Wachstumsstörung sowohl bei kleinwüchsigen, als auch bei normal großen und hochwüchsigen Kindern auftreten kann (☞ Tab. 40.5-5). Im strengen diagnostischen Sinne hat eine Wachstumsstörung im Sinne einer Wachstumsverlangsamung nichts mit einem Kleinwuchs und eine Wachstumsstörung im Sinne einer Wachstumsbeschleunigung nichts mit einem Hochwuchs zu tun.

> Die Diagnose einer Wachstumsstörung ist unabhängig von der Körperhöhe und sollte nach Möglichkeit lange vor der Diagnose eines Kleinwuchses oder Hochwuchses gestellt werden.

Cave: Kleinwuchs

Kleinwuchs – eine Körperhöhe unterhalb der 3. Perzentile – ist a priori **nicht Ausdruck einer Wachstumsstörung,** da sonst definitionsgemäß 3 % der Bevölkerung eine „Wachstumsstörung“ hätten. Die meisten Kleinwüchsigen wachsen normal mit einer Wachstumsgeschwindigkeit zwischen der 25. und 75. Perzentile. Mit der Dokumentation einer normalen Wachstumsgeschwindigkeit bzw. eines perzentilen-parallelen Wachstums kann die Diagnostik bei einem kleinwüchsigen Patienten in der Regel abgeschlossen werden. Häufig ist der Kleinwuchs ein **familiärer Kleinwuchs** bei kleinwüchsigem Vater oder kleinwüchsiger Mutter oder eine

„transitorische" Normvariante im Sinne der **konstitutionellen Verzögerung** von Wachstum und Pubertät.

Tab. 40.5-5: Diagnose einer Wachstumsstörung und ihr Zusammenhang mit Körperhöhe und Wachstumsgeschwindigkeit

Körperhöhe (cm)	Perzentile	Wachstumsgeschwindigkeit (cm/Jahr)	Wachstumsstörung
Normal	3.–97. Perzentile	Normal	Nein
		Pathologisch	Ja
Kleinwuchs	< 3. Perzentile	Normal	Nein
		Pathologisch	Ja
Hochwuchs	> 97. Perzentile	Normal	Nein
		Pathologisch	Ja

40.5.6 Diagnostik

Die primäre Diagnostik einer Wachstumsstörung führt über die **Auxologie** (griech.: Lehre vom Wachstum) zur Dokumentation einer pathologisch verminderten oder beschleunigten Wachstumsgeschwindigkeit und daran anschließend zur Diagnostik der Grunderkrankung. Alle Organsysteme vom Zentralnervensystem bis zum Gastrointestinaltrakt und bis zur chronischen Nierenerkrankung (☞ Tab. 40.5-2), aber auch psychische und psychosoziale Ursachen müssen berücksichtigt werden.

Basisdiagnostik

- Ausführliche Anamnese im Hinblick auf mögliche chronische organische Erkrankungen, z.B. Kraniopharyngeom, Zöliakie oder endokrine Erkrankungen, wie z.B. Hypothyreose, Wachstumshormonmangel,
- Detaillierte psycho-soziale Anamnese,
- Körperliche Untersuchung,
- Aktuelle Messung der Körperhöhe, des Gewichtes und der Sitzhöhe, ggf. anderer Körpersegmente bei disproportioniertem Kleinwuchs,
- Dokumentation früherer Daten der Körperlänge/Körperhöhe und des Gewichtes,
- Exakte Dokumentation der Körperhöhe der Eltern und Geschwister,
- Erstellen einer Wachstums- oder Wachstumsgeschwindigkeitskurve anhand der vorliegenden auxologischen Parameter, ggf. Verwendung krankheitsspezifischer Wachstumskurven, z.B. beim Ullrich-Turner Syndrom, Noonan Syndrom.

Weiterführende Diagnostik

Bei verminderter Wachstumsgeschwindigkeit

- **Orientierende Labordiagnostik:** BSG, CRP, Blutbild und Differentialblutbild, Blutgasanalyse, Serum Eisen, Transferrin, Ferritin, Harnstoff-N, Kreatinin, Serum Kalzium und Phosphat, Zöliakie-Serologie (☞ 31.8), IGF-1, IGFBP-3, Urin: Status, spezifisches Gewicht und pH;
- **Bildgebende Diagnostik:**
  - Röntgenaufnahme der linken Hand zur Bestimmung des Skelettalters;
  - MRT des Schädels bei Nachweis eines Wachstumshormonmangels zum Ausschluss eines Tumors und/oder anderer hypothalamisch-hypophysärer Veränderungen, z.B. Aplasie oder Hypoplasie des Hypophsenvorderlappens und Ektopie des Hypophysenhinterlappens.

Bei akzelerierter Wachstumsgeschwindigkeit

- **Orientierende Labordiagnostik:** Wachstumshormon, IGF-1, IGFBP-3, Androgene der Nebenniere, z.B. 17-OH-Progesteron; LH, FSH, Testosteron bzw. Östradiol, ggf. GnRH-Test bei Verdacht auf Pubertas präcox oder Pseudo-Pubertas präcox (☞ 40.6);
- **Bildgebende Diagnostik:**
  - Sonographie der Nebennieren zum Ausschluss eines Nebennierenrindenadenoms oder -karzinoms,
  - Gonadensonographie zur Bestimmung der Größe des Uterus und des Ovars bzw. zur Darstellung von großen Ovarialzysten oder Tumoren,
  - MRT des Schädels zum Ausschluss eines Wachstumshormon produzierenden Hypophsenadenoms.

40.5.7 Differenzialdiagnosen

Im Rahmen **interkurrenter Erkrankungen** findet sich nicht selten eine verminderte Wachstumsgeschwindigkeit im Sinne eines Catch-down Wachstums. Dieser Verlust der Körperhöhe wird nach Abklingen der Erkrankung durch ein beschleunigtes Wachstum (Aufholwachstum oder Catch-up Wachstum) wieder ausgeglichen, so dass der vor Erkrankungsbeginn verfolgte Perzentilenbereich der Körperhöhe wieder erreicht wird.

Andere Formen des Catch-down und Catch-up Wachstums sind die **postnatale Wachstumsverlangsamung** hypertroph geborener Neugeborener, wie z.B. die Kinder diabetischer Mütter, oder das **postpartale Aufholwachstum** der Mangelgeborenen.

Zum Zeitpunkt der Pubertät sind vergleichbare „Wachstumsstörungen" die **konstitutionelle Verzögerung** (constitutional delay of growth and puberty, CDGP) bzw. die **konstitutionelle Beschleunigung** von Wachstum und Pubertät (constitutional acceleration of growth and puberty, CAGP). Sie zeigen als Normvariante des Wachstums und der Pubertätsentwicklung erst eine vorübergehende Verlangsamung (CDGP) oder Beschleunigung des Wachstums (CAGP), die sich nach einiger Zeit von selbst reguliert. In beiden Gruppen liegt die Erwachsenengröße im elterlichen Zielgrößenbereich. Als biologisch-statisches Phänomen treten beide Normvarianten des Wachstums mit einer Häufigkeit von jeweils 3 % auf. Sie sind nicht „perzentilengebunden", d. h. sie sind sowohl bei klein-, normal- als auch bei hochwüchsigen Kindern und Jugendlichen zu beobachten. Gleichfalls ist keine Bevorzugung des einen oder anderen Geschlechts für eine der jeweiligen Normvarianten des Wachstums und der Pubertätsentwicklung zu erwarten.

40.5.8 Konventionelle Therapie

Die Therapie der Wachstumsstörung wird durch die Diagnose der Grunderkrankung bestimmt und sollte daher durch einen in der jeweiligen Fachdisziplin Erfahrenen durchgeführt werden. In diesem Kapitel wird nur auf die Therapie der endokrinologisch bedingten Wachstumsstörungen eingegangen.

Hormonsubstitution

Bei Wachstumsstörungen mit pathologisch verminderter Wachstumsgeschwindigkeit liegt sehr häufig ein Hormonmangel vor, der durch eine Substitutionstherapie mit dem fehlenden Hormon ausgeglichen wird (☞ Tab. 40.5-6). Diese Therapie hat bei korrekter Dosierung keine Nebenwirkungen, wenn sie als Substitutionstherapie z. B. für einen Wachstumshormon- oder Schilddrüsenhormonmangel durchgeführt wird. Die Wachstumshormontherapie sollte im Erwachsenenalter, evtl. nach erneuter Überprüfung der Diagnose, fortgeführt werden, da das Wachstumshormon im Kindes- und Jugendalter offensichtliche wachstumsfördernde, aber auch die im Erwachsenenalter wichtigen anabolen, lipolytischen und anderen Wirkungen zeigt.

Wachstumshormontherapie

Neben der hormonellen Substitutionstherapie gibt es weitere zugelassene Indikationen zur Wachstumshormontherapie bei kleinwüchsigen Kindern, die in der Tab. 40.5-7 der Vollständigkeit halber aufgeführt werden. Die Behandlung erfolgt in diesen Fällen mit Wachstumshormondosen, die höher sind als die oben genannten Substitutionsdosen. Ein Wachstumshormonmangel liegt nicht vor.

Tab. 40.5-6: Substitutionstherapie des Wachstumshormonmangels und der Hypothyreose

Diagnose	Substanz	Dosis/m²	Dosis/kg
Wachstumshormonmangel im Kindesalter	Humanes Wachstumshormon	0,7 mg/m²	22 µg/kgKG/d
Wachstumshormonmangel im Erwachsenenalter	Humanes Wachstumshormon	Beginn mit 0,15–0,30 mg/d Gesamtdosis	Beginn mit 0,15–0,30 mg/d Gesamtdosis
Hypothyreose	L-Thyroxin	Richtdosis: 100 µg/m²; Dosen stark altersabhängig!!	Richtdosis: 3 µg/kgKG/d; Dosen stark altersabhängig!!

Tab. 40.5-7: Dosierungsempfehlungen des Wachstumshormons bei anderen zugelassenen Indikationen des Kleinwuchses im Kindesalter

Diagnose	Dosis/m2	Dosis/kg
Chron. Niereninsuffizienz	1,0–1,4 mg/m² KO/Tag	35–50 µg/kgKG/Tag
Ullrich-Turner Syndrom	1,0–1,4 mg/m² KO/Tag	35–50 µg/kgKG/Tag
Prader-Willi Syndrom	1,0 mg/m² KO/Tag	35 µg/kgKG/Tag
Small-for-gestational-age	1,0 mg/m² KO/Tag	35 µg/kgKG/Tag

40.5.9 Komplementäre Therapie

Dörte Hilgard

Es sind keine überzeugenden Therapieerfolge hinsichtlich der Beeinflussung des Wachstums durch komplementäre Methoden bekannt. Folgende Maßnahmen/Empfehlungen können jedoch die konventionelle Therapie sinnvoll ergänzen:

- Vorrangig ist die **psychosoziale Begleitung und Stützung** des Kindes. Eine sorgfältige Aufklärung über den voraussichtlichen Verlauf und die Ursache der Wachstumsstörung ist oft schon ein wichtiger Bestandteil der Therapie.
- Besondere Bedeutung in der Beratung hat die **Ernährung** (häufigste gestellte Frage der Eltern): hier wird eine vollwertige und ausgewogene Mischkost empfohlen.

- Auf die Bedeutung eines regelmäßigen Tageslaufes und der Einhaltung von ausreichend Schlaf wird hingewiesen. Die Frage eines psychosozialen Kleinwuchses bedarf einer sorgfältigen Prüfung.
- Unterstützend können eine Therapie mit Heileurythmie (☞ 44.2) und/oder die Förderung künstlerischer Fähigkeiten zuträglich sein.
- Eine homöopathische Konstitutionsbehandlung (☞ 44.4) kann erwogen werden.

EBM Zur komplementärmedizinischen Therapie bei Wachstumsstörungen liegen keine publizierten Studien der EBM-Grade 1 oder 2 sowie keine Konsensusempfehlungen vor. Allgemeine Bewertung der einzelnen Therapieverfahren ☞ 44.2, 44.3, 44.4.

40.5.10 Integrativer Stufenplan

Komplementäre Maßnahmen können bei entsprechender Erfahrung parallel zur konventionellen Therapie angewandt werden (EBM gesicherte Daten zur Unbedenklichkeit und Wirksamkeit liegen nicht vor).

40.5.11 Prognose

Die Prognose ist ganz wesentlich von der Diagnose der Grunderkrankung abhängig.
Für die Behandlung eines Wachstumshormonmangels oder einer Hypothyreose ist die Prognose bezüglich der Wachstumsentwicklung und der Endgröße als sehr günstig einzustufen. Schwieriger ist dies bei anderen zugelassenen Indikationen der Wachstumshormontherapie, wie z. B. der Niereninsuffizienz oder des Ullrich-Turner Syndroms. Eine Verbesserung der Wachstumsgeschwindigkeit in den ersten Therapiejahren führt nicht notwendigerweise zu einer Erwachsenengröße, die in dem elterlichen Zielgrößenbereich liegt.
Noch schwieriger ist die Prognose für den Wachstumsverlauf und die Erwachsenengröße bei andere chronischen Organerkrankungen, wie z. B. M. Crohn zu stellen, die medikamentös oder diätetisch behandelt werden müssen. Die Kontrolle der Grunderkrankung bestimmt das weitere Wachstum und die Endgröße.

Literatur
1 Growth disorders. Pathophysiology and treatment. Edited by C.J.H. Kelnar, M.O. Savage, H.F. Sterling and P. Saenger. Published by Chapman & Hall 1998

40.6 Pubertätsstörungen

Gertrud Even, Christof Land (Konventioneller Teil)
Dörte Hilgard (Komplementärer Teil)

40.6.1 Definition

Gertrud Even, Christof Land

Unter Pubertätsstörungen versteht man:
- Vorzeitiges Auftreten der sekundären Geschlechtsmerkmale bei Mädchen, die jünger sind als 8 Jahre und bei Jungen, die jünger sind als 9 Jahre,
- Ausbleiben der sekundären Geschlechtsmerkmale bei Mädchen im Alter von 13 Jahren und bei jungen im Alter von 14 Jahren,
- Jede Reihenfolgestörung des chronologischen Pubertätsablaufes.

40.6.2 Pubertas praecox

Definition der Pubertas praecox

Die Entwicklung sekundärer Geschlechtsmerkmale bei Mädchen, die jünger sind als 8 Jahre und bei Jungen, die jünger sind als 9 Jahre wird als Pubertas praecox bezeichnet. Davon abzugrenzen sind Normvarianten der Pubertätsentwicklung wie die meist transienten, prämaturen Teilentwicklungen: z. B. prämature Pubarche/Thelarche/Menarche.

Ätiologie

Pubertas praecox vera (centralis)
Vorzeitige **Aktivierung der hypothalamisch-hypophysär-gonadalen Achse:**
- Idiopathisches Auftreten (am häufigsten),
- Bei intrakraniellen Tumoren (Optikusgliome, Hamartome, Kraniopharyngeom, Astrozytome),
- Bei ZNS-Malformationen (Hydrozephalus, Spina bifida, Arachnoidalzyste),
- Nach Erkrankungen wie zerebralen Infektionen, Traumen, kranialer Radiatio, später AGS-Therapie (☞ 40.7), Phakomatosen, Epilepsie.

Pseudopubertas praecox
Eine so genannte Pseudopubertas praecox kann verursacht sein durch:
- **Gonadotropinunabhängige** prämature Sekretion von:
  - Adrenalen Androgenen bei Enzymdefekten der Nebennierenrinde (☞ 40.7),

- Gonadalen Steroiden bei McCune-Albright-Syndrom, Ovarialzysten, familiärer Testotoxikose (auf das männliche Geschlecht begrenzte, autosomal dominante Störung, die zur prämaturen Reifung von Leydig- und Sertoli-Zellen des Hodens und somit zur Spermatogenese und Testosteronproduktion führt),
- Gonadotropinen- oder Sexualhormonen durch Tumoren;

- **Exogene** Sexualsteroid-Zufuhr.

Epidemiologie

- Die Inzidenz der Pubertas praecox vera beträgt ca. 1:5 000 bis 1:10 000.
- Geschlechtsverteilung Mädchen/Jungen zwischen 3:1 und 23:1.
- Die idiopathische Form betrifft häufiger Mädchen (69–98 %) als Jungen (0–60 %).
- Das Risiko einer organischen Pubertas praecox vera ist bei Jungen und bei jüngeren Kindern höher als bei Mädchen und älteren Kindern.

Einteilung

- **Pubertas praecox vera** (GnRH-Pulsgenerator aktiv)
- **Pseudopubertas praecox** (Gonadotropin unabhängig)
- **Prämature Teilentwicklungen:** prämature Pubarche/Thelarche/Menarche

Klinik und Leitsymptome

Allgemein

- **Mädchen < 8 Jahre:** Thelarche und/oder Menarche, Uterus- und Ovarvergrößerung, Östrogenisierung der Vaginalschleimhaut,
- **Jungen < 9 Jahre:** Hodenvergrößerung > 2 ml, Skrotal- und Penisvergrößerung,
- **Beide:** Pubarche ggf. Axillarbehaarung, Wachstumsbeschleunigung, Akzeleration der Skelettreife, evtl. Schweißgeruch.

Pubertas praecox vera

- Harmonische, meist rasch progrediente Pubertätsentwicklung, mit Wachstums- und Skelettalterakzeleration.
- Pubertärer LH-Anstieg und LH/FSH-Quotient >1 im GnRH-Test, pubertäre LH/FSH-Sekretion im Nachtprofil.

Pseudopubertas praecox

- GnRH-Test mit fehlender oder nur präpubertärer Stimulierbarkeit der Gonadotropine,
- Meist disharmonischer Pubertätsablauf.

Diagnostik

Basisdiagnostik

- **Anamnese:** Alter bei Auftreten der ersten Pubertätszeichen, Geschwindigkeit des Längenwachstums (Perzentilensprung?), Persönlichkeitsveränderungen, hormonhaltige Medikamente/Kosmetika, Begleiterkrankungen, Pubertätsbeginn der Eltern/Geschwister?
- **Auxologie:** Körperhöhe, Gewicht, Wachstumsgeschwindigkeit,
- **Klinische Untersuchung:** Ermittlung der Pubertätsentwicklung (Stadieneinteilung nach Tanner), Hodenvolumen (Orchidometer), gestreckte Penislänge?, iso- oder heterosexuelle Entwicklung, Körpergeruch, Hautveränderungen? Palpation des Abdomens (intraabdominelle Raumforderungen)?
- Augenärztliche Untersuchung: Stauungspapille?
- **Hormonbestimmung:** LH, FSH, Östradiol, Testosteron, DHEA, DHEAS, 17-OH-Progesteron, ggf. weitere Steroide bei V.a. Nebennierenerkrankung.

Spezielle Diagnostik

- **GnRH-Test:**
  - Pubertärer Anstieg von LH; LH/FSH- Quotient > 1 bei Pubertas praecox vera,
  - Verminderter Anstieg bei Pseudopubertas praecox;
- **LH/FSH-Spontansekretion:**
  - Pubertär erhöht bei Pubertas praecox vera,
  - Supprimiert bei Pseudopubertas praecox;
- **Tumormarker:** hCG, α-Fetoprotein (bei Verdacht auf Tumorerkrankung),
- **Röntgenaufnahme der linken Hand:** Bestimmung des Skelettalters,
- **Sonographie:** Abdomen/Nebennieren (Raumforderung), inneres Genitale (Uterus/Ovargröße, Binnenstruktur, Ovarialzysten),
- **MRT:** Schädel (Raumforderung).

Differenzialdiagnosen

Normvarianten:

- Prämature Thelarche: alleinige Brustvergrößerung ohne sonstige Pubertätszeichen, keine Progredienz;
- Prämature Pubarche/Adrenarche: isoliert oder mit Axillarbehaarung/Seborrhö, evtl. geringe Wachstums- und Skelettakzeleration → Ausschluss AGS;

- Prämature Menarche: isoliert, keine Progredienz, → Ausschluss Fremdkörper, Verletzung, Entzündungen der Vagina (☞ 33.8)
- Konstitutionelle Beschleunigung von Wachstum und Entwicklung: früh normale Pubertätsentwicklung, Skelettalter akzeleriert, familiäre Häufung.

Konventionelle Therapie

Normvarianten der Pubertätsentwicklung

Keine Therapie erforderlich

Pubertas praecox vera

Patienten mit geringer Progredienz müssen nicht in jedem Fall behandelt werden, wichtig ist vielmehr der Verlauf. Indikationen für eine Therapie sind:

- Komplette und progressive Form,
- Pubertaler LH-Anstieg nach GnRH-Stimulation,
- Verschlechterung der Endgrößenprognose,
- Verhaltensauffälligkeiten, psychosoziale Probleme.

Medikamentöse Therapie: GnRH-Agonisten (Triptorelin-Depot/Leuprorelin-Depot): deren kontinuierliche Wirkung (im Gegensatz zur pulsatilen des natürlichen GnRH) führt zur Down-Regulation hypophysärer GnRH-Rezeptoren und zur Desensitvierung der gonadotropen Hypophysenzellen. Im Ergebnis wird hier die Gonadotropinsekretion und die Sexualhormonproduktion gehemmt.

Dosierung:

- $<$ 20 kgKG: 1,88 mg alle 28 ± 2 Tage s.c.
- $>$ 20 kgKG: 3,75 mg alle 28 ± 2 Tage s.c.

Pseudopubertas praecox

Indikationen für eine Therapie sind:

- Progressive Form,
- Verschlechterung der Endgrößenprognose,
- Verhaltensauffälligkeiten, psychosoziale Probleme.

Eine einheitliche Dosierung der Medikation ist bei variierenden Literaturangaben nicht möglich (seltenes Krankheitsbild, Einzelfallbeschreibung, wenige Studien). Die Therapiedurchführung ist einem pädiatrischen Endokrinologen vorbehalten.

McCune-Albright-Syndrom:

- Therapie mit Aromatasehemmern, z.B. Testolacton (Östrogenbildung aus Androgenen wird gehemmt),
- Medoxyprogesteronacetat (Gestagen mit antiöstrogener Wirkung),
- Tamoxifen (Östrogen mit bedeutsamer antiöstrogener Wirkung).

Familiäre Testotoxikose:

- Therapie mit Ketoconazol (Cyp17-Inhibitor der Testosteronbiosynthese) oder
- Spironolacton (Testosteronrezeptorblocker), und/oder
- Testolacton (Aromatasehemmer), oder
- Medoxyprogesteronacetat (Gestagen).

Autonome Ovarialzysten:

- Selten chirurgische Intervention,
- Medikamentöse Therapie wie McCune-Albright-Syndrom.

Gonadale oder Nebennierentumoren

In der Regel chirurgische Entfernung.

Komplementäre Therapie

Dörte Hilgard

Im Vordergrund für eine Therapieentscheidung steht die psychosoziale Situation der Familie und des Kindes. Die **eingehende Beratung** umfasst Hinweise auf die Diskrepanz im seelischen Empfinden (das Kind wird in seinem von Spielverhalten und großem Vertrauen geprägten Seelenleben verfrüht von einem pubertätsspezifischen Verhalten und Empfinden „übermannt"), die Bedeutung von künstlerischen und kreativen Tätigkeiten, Betonung des familiären Schutzraumes und der liebevollen Begleitung durch die Eltern.

Für Ausgleich und Harmonisierung der nicht zeitgerechten Pubertätsentwicklung kann **unterstützend** eingesetzt werden:

- Ferrum sid. met. D12: 3 mal tgl. 5 – 10 Tr.,
- Heileurythmie (☞ 44.2).

EBM: Zur komplementärmedizinischen Therapie bei Pubertas praecox liegen keine publizierten Studien der EBM-Grade 1 oder 2 sowie keine Konsensusempfehlungen vor. Allgemeine Bewertung der einzelnen Therapieverfahren ☞ 44.2, 44.4.

Integrativer Stufenplan

Komplementäre Maßnahmen können bei entsprechender Erfahrung parallel zur konventionellen Therapie angewandt werden (EBM gesicherte Daten zur Unbedenklichkeit und Wirksamkeit liegen nicht vor).

Prognose

Bei Pubertas praecox vera ist nach Beendigung der GnRH-Analoga-Therapie mit einem normalen Fortschritt der Pubertätsentwicklung und Progression der Skelettreife zu rechnen. Die Fertilität der behandelten Mädchen und die Spermatogenese behandelter Jungen scheinen nicht beeinträchtigt. Die mittlere Endgröße behandelter Patienten ist im Vergleich zu unbehandelten deutlich verbessert.

Literatur

1 Partsch CJ, Heger S, Sippell WG (2002) Management and outcome of central precious puberty. Clin Endocrinol (Oxf) 56(2): 129–148
2 Mul D, Ostdijk W, Drop SL (2002) Early puberty in girls. Best Pract Res Clin Endocrinol Metab 16(1): 153–163
3 Partsch CJ, Sippell WG (2002) Treatment of central precious puberty. Best Pract Res Clin Endocrinol Metab 16(1): 165–189
4 Roth C, Partsch CJ; (1999) Störungen der Pubertät: Reproduktionsmedizin 15: 18–28
5 Kappy MS, Ganong CS (1994) Advances in treatment of precious puberty. Advances in Pediatrics 41: 223–261
6 Bridges NA, Christopher JA, Hindmarsh PC, Brook CG (1994) Sexual preciocity: sex incidence and aetiology. Archives of Disease in Childhood 70: 116–118

40.6.3 Pubertas tarda

Definition der Pubertas tarda

Gertrud Even, Christof Land

Fehlende Brustentwicklung (Thelarche) bei Mädchen im Alter von 13 Jahren bzw. fehlende Zunahme des Hodenvolumes auf mehr als 2 ml bei Jungen im Alter von 14 Jahren.

> Das Auftreten von Pubes- und Axillarbehaarung ist kein zuverlässiges Kennzeichen des Pubertätsbeginns, da ihr Auftreten auch durch Androgene adrenalen Ursprungs vermittelt wird.

Ätiologie/Einteilung

Funktionelle Variante

- Verzögerte Reaktivierung des GnRH Pulsgenerators,
- Konstitutionelle Verzögerung von Wachstum und Entwicklung (KEV), meist positive Familienanamnese.

Hypogonadotroper Hypogonadismus

- Hypothalamisch-hypophysäre Störung, LH/FSH ↓, Östradiol und Testosteron ↓;
- (Pan-)Hypopituitarismus (idiopathisch, Empty-sella-Syndrom), isolierte Gonadotropin Defizienz, isolierter GH-Mangel, Hypothyreose, Prader-Willi-Syndrom, Kallmann-Syndrom, chronische Organerkrankungen (Darm, Niere, Leber), supraselläre Tumoren (Kraniopharyngeom, Adenom), Anorexia nervosa, Leistungssport.

Hypergonadotroper Hypogonadismus

- Störung der gonadalen Funktion, LH/FSH ↑, Östradiol/Testosteron ↓.
- Gonosomale Anomalien (Klinefelter-Syndrom, Ullrich-Turner-Syndrom), Anomalien der Hormonbiosynthese und Hormonrezeptoren (Testosteronbiosynthesedefekt, Testikuläre Feminisierung), Anorchie, Leydigzell-Hypoplasie, rudimentäre Gonaden, Kryptorchismus, erworbene Funktionsstörung (Trauma, Entzündung, Bestrahlung, Chemotherapie), Syndromale Erkrankungen, z. B. Ullrich-Turner-, Klinefelter-, Noonan-, Smith-Lemli-Opitz-, Leopard-, Louis-Bar-Syndrom u. a.

Klinik und Leitsymptome

Konstitutionelle Entwicklungsverzögerung

- Retardiertes Knochenalter, z. T. vorübergehender idiopathischer Kleinwuchs, normale Wachstumsrate, Endgröße im Vergleich zur genetischen Zielgröße etwas vermindert,
- Harmonischer Ablauf der spät einsetzenden Pubertät, vollständige Fertilität.

Hypogonadotroper Hypogonadismus

Isolierte Störung der Gonadotropinsekretion: Trotz pubertätsreifen Alters keine Zeichen der Gonadarche: Hodenvolumen < 3 ml, bei Mädchen keine Brustentwicklung (Tanner B1), evtl. Sistieren einer begonnen Pubertätsentwicklung, Zeichen der Adrenarche, z. B. Pubesbehaarung, Axillarbehaarung, Schweißgeruch können vorhanden sein;

Kombinierte Ausfälle/Panhypopituitarismus: Das Erscheinungsbild ergibt sich aus der Kombination der Hormonausfälle. Häufige Symptome sind Wachstumsstörungen, vermehrtes Fettgewebe, pigmentarme Haut, trockene, schuppige Haare, neonatale Hypoglykämien, Mikropenis, Hodenhochstand;

Symptome spezifischer Syndrome: Kallmann-Syndrom, Laurence-Moon-Syndrom, Bardet-Biedl-Syndrom, Prader-Willi-Syndrom u. a.;

Tumore: erstes Zeichen häufig Diabetes Insipidus, Symptome der Hormonausfälle wie bei Panhypopituitaris-

mus. Visusminderung, Gesichtsfeldausfälle, Hirndrucksymptomatik, neurologische Ausfälle;
Angeborene Mittelliniendefekte: Lippen-Kiefer-Gaumenspalte, singulärer Schneidezahn, septooptische Dysplasie.

Hypergonadotroper Hypogonadismus

Trotz pubertätsreifen Alters keine Zeichen der Gonadarche: Hodenvolumen < 3 ml, bei Mädchen keine Brustentwicklung (Tanner B1), evtl. Sistieren einer begonnen Pubertätsentwicklung, Zeichen der Adrenarche, z. B. Pubesbehaarung, Axillarbehaarung, Schweißgeruch können vorhanden sein;
Symptome spezifischer Syndrome: Klinefelter-Syndrom, Noonan-Syndrom, Ullrich-Turner-Syndrom, Leopardsyndrom, Louis-Bar-Syndrom, 46 XX-Jungen;
Funktionelle Störung des Hodens: Kryptorchismus und Hodenhochstand, kleiner Hoden, Anorchie, Genitalhypoplasie, kleines Skrotum.
Cave: Tritt ein Hypogonadismus bei intakter Wachstumshormonsekretion vor dem Schluss der Epiphysenfugen auf, resultiert ein eunuchoider Hochwuchs.

Diagnostik

Basisdiagnostik

- **Anamnese:** Pubertätsentwicklung bei Eltern, Großeltern und Geschwistern, Wachstumsverlauf, chronische Krankheiten, Medikamente, Ernährung, Geruchsinn (Kallmann-Syndrom), frühkindliche mentale Entwicklung, Schulleistung und sportliche Aktivität?
- **Körperliche Untersuchung:** Pubertätsstadium nach Tanner, bisheriger Ablauf der Pubertät? (harmonische Verzögerung → KEV; disharmonische Verzögerung, z. B. Thelarche ohne Pubesentwicklung → z. B. bei testikulärer Feminisierung), Körpergröße und -gewicht, Wachstumsrate, Körperproportionen (Armspann, Eunuchoidismus), auf typische Anzeichen syndromaler Erkrankungen achten.
- **Radiologische Diagnostik:** Röntgenbild linke Hand (Knochenalterretardierung), Sonographie inneres Genitale (Uterus- Ovargröße, Endometrium, Lage des Hodens),
- **Labor:** BB, Chemie, BSG, Urinstatus (Nephropathie, Hepatopathie, chron. Darmerkrankung), 17-ß-Östradiol, Testosteron, Dihydrotestosteron (Gonadenfunktion), LH/FSH (Gonadarche), DHEA, DHEA-S (Adrenarche), TSH, fT4, IGF-I, IGF-BP3, Prolaktin (Prolaktinom – selten!)

Spezielle Diagnostik

- **Chromosomenanalyse** (Klinefelter-, Ullrich-Turner-Syndrom),
- **Stimulationstests** (GnRH, HCG), LH/FSH-Sekretionsprofil (pubertäre Pulsatilität),
- **MRT** (intrakranielle Raumforderung, Hypophysenadenom, Empty-sella-Syndrom, Nervus Olfactorius),
- **Olfaktometrie** (Kallmann-Syndrom),
- **Augenarzt** (Stauungspapille, Retinitis pigmentosa),
- **Molekulargenetik** (HESX1, PROP1, LHX3, GnRH/LHRH-Rezeptor-Gen).

Therapie

Konstitutionelle Entwicklungsverzögerung

Gegebenenfalls unterstützende psychologische Beratung, Verhaltensberatung der Eltern.
Im Einzelfall ist bei Jungen eine zeitlich begrenzte (6 – 12 Monate) Therapie mit Testosteronenantat (50 mg einmal im Monat i.m.) oder Oxandrolon (0,05 mg/kgKG/Tag p.o.; max. 2,5 mg/Tag) indiziert, bei Mädchen eine niedrig dosierte Östrogentherapie (z. B. 0,3 mg konjugierte Östrogene) zur Beschleunigung der Entwicklung sekundärer Geschlechtsmerkmale. Nach Absetzen ist mit einem spontanen Fortschreiten der Pubertät zu rechnen.

Hypogonadotroper und hypergonadotroper Hypogonadismus

Einschleichende Substitution mit Sexualsteroiden. Regelmäßige Befundkontrollen durch pädiatrischen Endokrinologen, bei Mädchen auch gynäkologische Untersuchung.

Mädchen

Östrogene und zyklisch Gestagene, z. B.:

- 1.–6. Monat: Östradiolvalerat 0,2 mg/d (z. B. Progynova® Tropfen),
- 6.–12. Monat: Östradiolvalerat 0,5 mg/d (Tag 1–25) und zyklisch (Tag 14–25) Chlormadinonazetat 2 mg/d (z. B. Gestafortin® Tabletten),
- 2. Jahr: Östradiolvalerat 1,0–1,5 mg/d (Tag 1–25) und zyklisch (Tag 14–25) Chlormadinonazetat 2,0 mg/d,
- 3. Jahr: Östradiolvalerat 2,0 mg/d (Tag 1–25) und zyklisch (Tag 14–25) Chlormadinonazetat 2,0 mg/d.

Die genannte Therapie ist als Dauertherapie vorgesehen. Bereits im ersten Behandlungsjahr zeigen sich zumeist deutliche Symptome der Reifeentwicklung (Thelarche, Adrenarche). Die Wachstumsrate kann beschleunigt sein. Selten kommt es zum Auftreten folgender **Nebenwirkungen:** Kopfschmerzen, Magenbeschwerden, Übelkeit, Gewichtszunahme, Thromboembolien, Sehstörungen, Blutdruckanstieg, Cholestase.

Jungen

Testosteron-Substitution:

- 1. Jahr : z. B. Testosteronenantat (z. B. Testoviron® Depot), 50 mg/Monat i.m.,
- 2. Jahr: Testosteronenantat 100 mg/Monat i.m.,
- Ab 3. Jahr: Testosteronenantat 250 mg/Monat i.m.

Verabreichung von Testosteronenantat auch alle 14 Tage i.m. in halbierter Dosis möglich. Alternativ orale Substitution mit Mesterolon (Andriol®, Proviron® 25) oder mit testosteronhaltigem Pflaster:

- Vorteil: schmerzfreie Therapie,
- Nachteil: unsichere Wirkspiegel.

Die Testosteronserumkonzentration unmittelbar vor der nächsten Injektion sollte 250 mg/dl nicht unterschreiten. Die genannte Therapie ist als Dauertherapie vorgesehen. Sie wird in der Regel gut vertragen. Unerwünschte Nebenwirkungen sind bei adäquater Dosierung selten: Blutdruckanstieg, Akne, Gynäkomastie, Ödeme und Priapismus.

Komplementäre Therapie

Dörte Hilgard

Eine sorgfältige Abklärung der Genese durch einen kinderendokrinologisch erfahrenen Arzt ist stets erforderlich.

Bei **konstitutioneller Entwicklungsverzögerung** bedarf es meist vor allem einer psychosozialen Unterstützung des Verlaufs um seelische Folgen zu vermeiden. Mit folgenden unterstützenden Maßnahmen liegen positive Erfahrungen vor:

- Hypophysis/Stannum: 3 mal tgl. 5–10 Glob.,
- Ovaria comp.: 1–3 mal tgl. 10 Glob.,
- Heileurythmie (☞ 44.2)

Als Konstitutionsmittel (☞ 44.4) bei **Pubertas tarda** können förderlich sein:

- Conchae in allmählich aufsteigender Potenzierung von D6 bis LM 6–12, jeweils ca. 3–6 Wochen gegeben (1–3 mal tgl. 1 Msp.),
- Pulsatilla D12 oder höher: 3 mal tgl. 10 Tr. (v. a. bei blonden, empfindsamen, eher verzagten Mädchen).

EBM: Zur komplementärmedizinischen Therapie bei Pubertas tarda liegen keine publizierten Studien der EBM-Grade 1 oder 2 sowie keine Konsensusempfehlungen vor. Allgemeine Bewertung der einzelnen Therapieverfahren ☞ 44.2, 44.4.

Integrativer Stufenplan

Komplementäre Maßnahmen können bei entsprechender Erfahrung parallel zur konventionellen Therapie angewandt werden (EBM gesicherte Daten zur Unbedenklichkeit und Wirksamkeit liegen nicht vor).

Prognose

Durch die hormonelle Substitutionstherapie ist in der überwiegenden Zahl der behandelten Kinder und Jugendlichen mit der Induktion oder Fortsetzung der körperlichen Reifeentwicklung zu rechnen. Im Falle eines hypothalamischen Hypogonadismus kann eine adulte Gonadenfunktion erzielt werden. Der Erfolg in Bezug auf eine Fertilität hängt hier allerdings auch von der Grunderkrankung ab.

Literatur

1 Larsen, Kronenberg, Melmed, Polonsky (Hrsg.) 2003: Williams textbook of endocrinology, Saunders, Philadelphia

2 Sedlmeyer IL, Palmert MR 2002: delayed puberty: analysis of a large case series from an academic center. J Clin Endocrinol Metab. 87: 1613–20

3 Palmert MR, Boepple PA 2001: Variation in the timing of puberty: clinical spectrum and genetic investigation. J Clin Endocrinol Metab. 86: 2364–8. Review

40.7 Virilisierung und Hirsutismus

Christof Land, Gertrud Even (Konventioneller Teil)
Dörte Hilgard (Komplementärer Teil)

40.7.1 Virilisierung

Christof Land, Gertrud Even

Sammelbezeichnung für eine phänotypische Ausprägung der sekundären männlichen Geschlechtsmerkmale bei Kindern weiblichen Geschlechts als Ausdruck einer Androgenisierung. Bei Neugeborenen können Symptome des **Pseudohermaphroditismus femininus** (genetisch weibliche Individuen mit Virilisierungserscheinungen des äußeren Genitale) imponieren, wobei das klinische Spektrum vom weiblichen Phänotyp mit

leicht virilisiertem Genitale über sämtliche Stufen der Ambivalenz bis zum normal erscheinenden männlichen Genitale mit leerem Skrotum reicht.
Bei Jungen sind zumeist Zeichen der **Pseudopubertas praecox** nachweisbar.

Ätiologie

Eine Virilisierung wird häufig durch ein **adrenogenitales Syndrom (AGS)** mit oder ohne Salzverlust verursacht. Das AGS wird durch verschiedene autosomal rezessive genetische Defekte der Steroidbiosynthese hervorgerufen. Durch eine gestörte Enzymaktivität ist die Synthese von Kortisol vermindert (bei AGS mit Salzverlust auch die Synthese von Aldosteron). Durch das vor dem Enzymdefekt angestaute Substrat kommt es zur vermehrten Bildung von Androstendion und Testosteron mit konsekutiver Virilisierung. In Abhängigkeit vom Phänotyp und klinischem Verlauf unterscheidet man klassische (pränatale Virilisierung, Pseudopubertas praecox, Salzverlustsyndrom, intersexuelles Genitale) und nicht-klassische Formen (asymptomatischer Verlauf oder „Late onset AGS").
Ätiologie des AGS:

- 95 % der Fälle 21-Hydroxylase-Defekt (CYP21-Gen, Chromosom 6),
- Selten: 11β-Hydroxylase-, 17α-Hydroxylase-, 3β-HSD-, StaR-Protein-Defekt.

Sonstige Ursachen:

- Exogene oder mütterliche Androgenwirkung während der Schwangerschaft (Medikamente, Tumor, Zysten).
- Androgenproduzierende Tumoren ovarieller oder adrenaler Herkunft.

Epidemiologie

Inzidenz 1:5 000 – 15 000 (USA, Europa)

Klinik

Die klinische Manifestation reicht bei der intrauterinen Virilisierung von der eben erkennbaren Klitorishypertrophie über alle Zwischenstufen bis hin zum äußerlich normal wirkenden männlichen Genitale.

- **Bei AGS mit Aldosteronmangel:** Hyponatriämie, Hyperkaliämie, metabolische Azidose, RR↓, Erbrechen, Gedeihstörung, Exsikkose.
- Weitere Symptome (insbesondere bei nicht klassischem AGS): Hirsutismus (☞ 40.7.2), Seborrhö, Akne, Alopezie, Tieferwerden der Stimmlage, Regression der weiblichen Geschlechtsmerkmale, Oligomenorrhö, Kleinwuchs im Erwachsenenalter, Pseudopubertas praecox.
- Bei Jungen und Mädchen mit **nicht klassischem AGS** stets schleichender Verlauf mit im Kindes- und Jugendalter zunehmender Virilisierung, Klitoris- oder Penishypertrophie und Wachstumsakzeleration, Pseudopubertas praecox.

> Bei Trinkschwäche, Erbrechen, Exsikkose, Apathie, Hyperkaliämie und metabolischer Azidose im Neugeborenenalter immer auch an klassisches AGS mit Salzverlust denken!

Diagnostik

Basisdiagnostik

- Körperliche Untersuchung: Inspektion des äußeren Genitale (Pigmentierung, Phallus, Scrotum, Vagina, Labia majora, Mündung der Urethra),
- Sonographie des inneren Genitale (Ovarien, Hoden, Uterus),
- Labor: Bestimmung von 17α-OH-Progesteron, Testosteron i. Plasma, Östradiol i. Plasma, LH/FSH i.S., DHEA-S, Androstendion, BGA, Elektrolyte i.S., Chromosomenanalyse. Ergebnis des Neugeborenen-Stoffwechselscreenings (17α-OH-Progesteron) aus Geburtsklinik erfragen!

Weiterführende Diagnostik

Wenn Diagnose durch Basisdiagnostik nicht erhärtet werden kann:

- Vaginoskopie
- Genitographie
- MRT Ovarien/Nebennieren
- Steroidprofil in Urin und Plasma
- Molekulargenetik (CYP21, Chromosom 6p)

Typische Befunde

- **Klassisches AGS:** 17α-OH-Progesteron ↑↑ (21-Hydroxylasedefekt), Kortisol ↓; Diagnosesicherung durch Molekulargenetik (CYP21) empfohlen;
- **Klassisches AGS mit Salzverlust:** 17α-OH-Progesteron ↑↑, Plasmareninaktivität und Plasmareninkonzentration ↑, Aldosteron ↓, Kortisol ↓, pH ↓, BE ↓, Natrium ↓, Kalium ↑; Molekulargenetik.

Differenzialdiagnosen

- **Seltene AGS-Formen:** zusätzlich Kortikosteron i. Plasma ↑ (17α-Hydroxylasedefekt), Testosteron i.

Plasma ↓ (17α-Hydroxylasedefekt, 3β-HSD-Defekt); 11-Desoxykortikosteron i. Plasma ↑ (11β-Hydroxylase-, 17α-Hydroxylasedefekt), 17α-Hydroxypregnenolon und DHEA i. Plasma ↑ (3β-HSD-Defekt), DHEA i.S.; Androstendion i. S.; Gaschromatographie/Massenspektrometrie im Urin sehr empfehlenswert bei unklarem Steroidprofil;

- **Nicht klassische AGS-Formen** (Kortisolsynthese ausreichend):
  - Asymptomatischer Verlauf: ausschließlich Laborveränderungen,
  - Symptomatischer Verlauf: „Late-onset-AGS": 17α-OH-Progesteron ↑ nach ACTH-Test; Molekulargenetik.
- **Virilisierende adrenale Tumoren** (☞ 40.7.2)

Konventionelle Therapie

- **Klassisches AGS:** Gabe von Hydrokortison; Richtdosis 15–20 mg/m^2 (Verteilung der Tagesdosis: 50–25–25 %); individuelle Dosis durch regelmäßige Kontrolle des 17-OH-Progesteron ermitteln (s. u.)
- **Klassisches AGS mit Salzverlust:** Zusätzlich 9a-Fluorkortison (Astonin H®, 20–200 μg/d) und orale Zufuhr von NaCl 0,9 % im 1. Lebenshalbjahr (täglich 0,5–1,0 g NaCl zusätzlich zur Nahrung); individuelle Dosis durch Kontrolle der Plasmareninaktivität ermitteln (s. u.).
- **Nicht klassisches AGS:** Hydrokortison 5–10 mg/m^2/d, evtl. Cyproteronacetat 25–50 mg/m^2/d (siehe Therapie Hirsutismus ☞ 40.8.2),
- **Adrenaler Tumor:** Extirpation, perioperativ Glukokortikoide, bei Metastasen und unvollständiger Resektion zytostatische und adrenolytische Therapie,
- **Genitalkorrektur-OP:** Korrektur einer Klitorishypertrophie um den 12. Lebensmonat, oft zusammen mit einer Vaginalerweiterungsplastik. Vaginale Bougierung obsolet! Weitere chirurgische Korrekturen erst gegen Ende der Pubertät.

> **!** Bei Stress und Infekt 3- bis 4-fache Hydrokortisondosis verabreichen, um Symptome einer akuten Nebenniereninsuffizienz zu verhindern. Notfallausweis, Elternaufklärung!

Therapieüberwachung bei AGS

Säuglinge alle 2–3 Monate, Kleinkinder alle 4 Monate, Schulkinder alle 4–6 Monate ambulant vorstellen lassen:

- Anamnese: nach Infekten, Erbrechen und Gedeihen fragen.
- Körperliche Untersuchung: RR, Körperlänge, Gewicht, Tanner-Reifestatus.
- Knochenalterbestimmung einmal im Jahr.
- Regelmäßige Kontrolle des 17-OH-Progesteron im Plasma, Plasmareninaktivität zur Überprüfung der Mineralokortikoidsubstitution.

Komplementäre Therapie

Dörte Hilgard

Beim AGS gibt es keine Alternative zur konventionellen Therapie. Gelegentlich mag es ergänzend homöopathische oder individuell-konstitutionelle Therapieansätze geben, diese sind jedoch nie als ein Ersatz für die lebenslänglich notwendige Substitutionstherapie zu verstehen.

Integrativer Stufenplan

Komplementäre Maßnahmen können bei entsprechender Erfahrung parallel zur konventionellen Therapie angewandt werden (EBM gesicherte Daten zur Unbedenklichkeit und Wirksamkeit liegen nicht vor).

Prognose

Lebenserwartung bei adäquater Therapie nicht eingeschränkt. Eine optimale Therapieeinstellung im Kindes- und Jugendalter reduziert das Risiko eines zeitlich gestörten Pubertätsablaufs, das Auftreten einer Addisonkrise und einer Kleinwüchsigkeit. Im Erwachsenenalter überwiegen Fertilitätsstörungen, Hirsutismus, Adipositas, Menstruationsstörungen, Kleinwuchs.

Literatur

1 Larsen, Kronenberg, Melmed, Polonsky (Hrsg. 2003): The adrenal cortex. Williams textbook of endocrinology, tenth edition, Saunders, Philadelphia

2 White PC, Speiser PW (2000): Congenital adrenal hyperplasia due to 21-hydroxylase deficiency. Endocr Rev; 21: 245–291

3 Azziz et al. (1996): Nonclassic adrenal hyperplasia: current concepts. Clinical Review 56. J Clin Endocrinol Metab 78: 810–815

40.7.2 Hirsutismus

Christof Land, Gertrud Even

Auftreten von Terminalbehaarung nach dem männlichen Verteilungsmuster bei der Frau. Im Kindesalter wird hierunter auch das Auftreten einer entsprechenden

Behaarung bei Mädchen und Jungen vor Eintritt in die Pubertät verstanden.

Ätiologie

Dem Symptom liegt immer eine vermehrte Androgenwirkung zugrunde. Die verursachende Erkrankung kann sowohl erworben als auch angeboren sein. Der überwiegende Anteil der Patientinnen leidet an einem **idiopathischen Hirsutismus** mit fehlender Hyperandrogenämie. Eine häufige Ursache für einen Hirsutismus stellt auch das Syndrom der **polyzystischen Ovarien (PCOS)** dar.

Epidemiologie

Prävalenz des idiopathischen Hirsutismus je nach Ausprägungsgrad ab Adoleszenz 5–10 %, Prävalenz des PCOS 5–7 % ab Menarchealter.
Angaben zur Prävalenz bei präpubertären Kindern sind unsicher, sehr häufig jedoch bestehen erste klinische Zeichen des Hirsutismus bereits im Kindesalter und in der Adoleszenz.

Klinik

Die vermehrte Terminalbehaarung zeigt sich an folgenden Körperbereichen:
- Fazialbereich (Hals, Oberlippe, Kinn, Wange),
- Stamm (Linea alba, perimammilär, obere Rückenpartie),
- Extremitäten (Hand- und Fußrücken, Oberschenkelinnenseiten).

Mögliche Begleitsymptome: Akne, stammbetonte Adipositas, Seborrhö, primäre oder sekundäre Amenorrhö, dysfunktionelle Blutung, prämature Adrenarche.

PCOS

Funktionelle ovarielle Hyperandrogenämie, chronische Anovulation.
Als fakultative Symptome können auftreten: Akne, Hirsutismus, Adipositas, Zyklusstörungen und polyzystisch veränderte Ovarien.

Diagnostik

Basisdiagnostik

- Anamnese: ethnische Volkszugehörigkeit, Medikamenteneinnahme (orale Kontrazeptiva), Regelanamnese, Auftreten von Symptomen bei Familienmitgliedern (auch Diabetes mellitus, Adipositas, Fertilitäts- und Regelstörungen, Herz-Kreislauf-Erkrankungen),
- Labor: Testosteron, Östrogen, DHEA-S, SHBG, LH, FSH, 17-OH-Progesteron, Prolaktin, Androstendion, TSH, Blutzucker, oraler Glukosetoleranztest
- Sonographie des inneren Genitale und der Nebenniere n.

Weiterführende Diagnostik

Bei deutlich erhöhtem DHEA (> 2800 ng/ml) oder Testosteron (> 1,5 ng/ml) zur Differenzierung zwischen endokrin aktivem Tumorgewebe, AGS und funktioneller ovarieller Hyperandrogenämie:
- ACTH-Test, Dexamethason-Kurztest, GnRH-Test,
- Selektive Organvenenkatheterisierung,
- MRT Nebenniere und Hypophyse.

Typische Befunde

- **Idiopathischer Hirsutismus:** vermehrte Aktivität der 5α-Reduktase im Haarfollikel. Diagnostik: 3α-Androstandiolglucuronid i.U.↑, Testosteron und Androstendion uc61611;
- **PCO:** Testosteron↑, Androstendion↑, SHBG↑, DHEA-S↑, Östradiol(uc61611 – ↑), LH/FSH-Quotient > 2,0. Anstieg von 17α-OH-Progesteron im GnRH-Test (zeitgleiche Nebennierensuppression mit Dexamethason);

Differenzialdiagnosen

- **Adrenogenitales Syndrom** (☞ 40.7.19);
- **Androgenproduzierender Ovarial-, Nebennierentumor:** selten! Rascher Beginn und schwerer Verlauf eines Hirsutismus, Virilisierung, ggf. Defeminisierung und körperliche Symptome (z. B. Bauchschmerzen). Diagnostik: Testosteron ↑↑, DHEA-S ↑↑, Nachweis und Staging durch bildgebende Verfahren, Organvenenkatheterisierung;
- **Prämature Adrenarche:** Manifestation einer Pubesbehaarung (evtl auch Akne und Axillarbehaarung) vor dem 8. Lebensjahr. Häufig positive Familienanamnese. Befund: infantiles Genitale, normales Knochenalter, keine Wachstumsakzeleration, DHEA-S (↑);
- **Cushing-Syndrom:** Stammbetonte Adipositas, Striae rubrae, arterieller Hypertonus, Wachstumsstörung. Diagnostik: DHEA-S, Kortisol (24-h-Sammelurin) ↑, Kortisoltagesprofil (aufgehobene zirkadiane Rhythmik), Hochdosis-Dexamethason-Hemmtest;
- **Hyperprolaktinämie.**

Konventionelle Therapie

Leichtgradiger Hirsutismus (z. B. idiopathische Form)

- Epilation (kosmetische Methoden, Laser),
- Äthinylöstradiol 35 µg + 2 mg Cyproteronacetat (Diane-35®, 1.–21. Zyklustag).

Schwerer Hirsutismus (z. B. PCOS)

- Immer eine frühzeitige Therapie anstreben um strukturelle Veränderungen am Ovar zu verhindern (insbesondere Endometrium- und Mammakarzinom). Dabei ist es wichtig, auf die Sorgen und Ängste der betroffenen Kinder und Jugendlichen einzugehen!
- Erste Maßnahme bei PCOS mit begleitender Adipositas: Gewichtsabnahme,
- Cyptoteronacetat (Androcur®: 50 mg, 5.–25. Zyklustag), in Kombination mitperkutanem Östradiol (Estraderm 50®, 16.–25. Zyklustag); Anwendung nur bei jungen Patientinnen, die keines antikonzeptionellen Schutzes bedürfen.
- Bei Mädchen, die vor Konzeption geschützt werden müssen: Therapie mit Äthinylöstradiol 35 µg + 2 mg Cyproteronacetat (Diane-35®, 1.–21. Zyklustag) zusammen mit Cyproteronacetat 50–100mg (Androcur®, 14.–25. Zyklustag).

Komplementäre Therapie

Dörte Hilgard

- Bei PCO steht die konventionelle Therapie ganz im Vordergrund. Unter dem Aspekt der Adipositas und der Prävention eines Diabetes mellitus Typ 2 sind ergänzend eine **Lifestyle-Änderung** mit Verbesserung des Bewegungsausmaßes sowie Heileurythmie empfehlenswert (☞ 40.1.9).
- Entscheidung zu einer hormonellen Therapie des idiopathischen Hirsutismus nur nach sorgfältiger Beratung, in einzelnen schweren Fällen mit hohem Leidensdruck angezeigt. Erfolgversprechende Therapieansätze aus der Komplementärmedizin sind nicht bekannt.

Integrativer Stufenplan

Komplementäre Maßnahmen können bei entsprechender Erfahrung parallel zur konventionellen Therapie angewandt werden (EBM gesicherte Daten zur Unbedenklichkeit und Wirksamkeit liegen nicht vor).

Prognose

Frauen mit PCOS haben ein erhöhtes Risiko für die Entwicklung folgender Erkrankungen: Endometriumkarzinom, kardiovaskuläre Ereignisse, Insulinresistenz, Diabetes mellitus Typ 2, chronische Anovulation, Infertilität.

Literatur

1 Larsen, Kronenberg, Melmed, Polonsky (Hrsg.2003): The physiology and pathology of the female reproductive Axis. Williams textbook of endocrinology, tenth edition, Saunders, Philadelphia

2 Azziz R, Carmina E, Sawaya ME (2000): Idiopathic Hirsutism. Endocrine Reviews; 21: 347–362

3 Franks S (2002): Adult polycystic ovary syndrome begins in childhood. Best Pract Clin Endocrinol Metab; 16: 263–272

40.8 Gynäkomastie

Christof Land, Gertrud Even (Konventioneller Teil)
Dörte Hilgard (Komplementärer Teil)

40.8.1 Ätiologie

Christof Land, Gertrud Even

Als Gynäkomastie wird die benigne Vermehrung von männlichem Brustdrüsengewebe bezeichnet. Sie ist Symptom einer transienten oder permanenten endokrinen Störung.

- Häufigste Ursache: transiente Störung der physiologischen Testosteron/Östrogen-Balance mit Überwiegen der Östrogene in der Pubertät;
- Verminderung freier endogener Androgene durch verminderte Synthese, vermehrten Umsatz, vermehrte Bindung an SHBG;
- Überwiegen freier Östrogene durch direkte Sekretion (maternal-plazentar-fetale Einheit, Testes, Nebenniere), extraglanduläre Aromatisation von Vorstufen;
- Androgen-Insensivität,
- Medikamente, die die Androgen- oder Östrogenproduktion oder deren Metabolismus beeinflussen.

40.8.2 Epidemiologie

- Im Neugeborenenalter entwickeln ca. 60–90 % aller Kinder eine transiente Gynäkomastie.
- Während der Pubertät liegt die Prävalenz der Gynäkomastie bei 65–70 % aller Jungen.
- Die Gynäkomastie im Erwachsenenalter betrifft ca. 30–50 % der Männer.

40.8.3 Einteilung

Physiologische, temporäre Östrogen-Testosteron-Imbalance
- Neugeborenengynäkomastie
- Pubertätsgynäkomastie

Verminderte Testosteronsynthese oder -wirkung
- Hypergonadotroper Hypogonadismus infolge:
  - Hodenschädigung durch z. B. Orchitis, Trauma, Radiatio,
  - Testosteronbiosynthesedefekt,
  - Klinefelter-Syndrom.
- Hypogonadotroper Hypogonadismus, z. B. Prolaktinom,
- Androgen-Insensivität, z. B. Androgenrezeptordefekt.

Vermehrte Östrogensynthese oder -wirkung
- hCG-produzierende Tumoren, z. B. Keimzell-Tumore, Hepatoblastome,
- Östrogen-produzierendeTumoren: Leydigzell-, Sertolizell-, Nebennierentumor,
- Vermehrte Bereitstellung von Vorstufen: Hyperthyreose, Nebennierenrinden-, Leberkrankungen, Malnutrition,
- Aromatase-Excess-Syndrom,
- Ovarielle Keimdrüsenanteile: Hermaphroditismus verus,
- Medikamenteninduzierte Gynäkomastie, z. B. Östrogene, Testosteronantagonisten, Psychopharmaka, Tuberkulostatika, kardial wirksame Medikamente, Drogen,
- Idiopathische Gynäkomastie.

40.8.4 Klinik und Leitsymptome

Pubertätsgynäkomastie
Jugendlicher mit normalem Pubertätsverlauf, palpatorisch homogener, subareolärer Brustdrüsenkörper in der Regel ≤ 3,5 cm.

Pathologische Gynäkomastie
- Brust: ein- oder beidseitige vergrößert, rasche Größenzunahme, Absonderungen,
- Hochwuchs, eunuchoide Proportionen, inkomplette Virilisierung,
- Kryptorchismus, Maldescensus testis, Hypospadie, derbe, kleine Testes,
- Präpubertäres Alter.

40.8.5 Diagnostik

Basisdiagnostik
- **Anamnese:** Alter bei Auftreten der Brustvergrößerung, Geschwindigkeit der Größenzunahme, zurückliegende Hodenhochstandbehandlung, Hodentrauma, Orchitis, Östrogenexposition, Medikamenteneinnahme, Begleiterkrankungen, Familiarität?
- **Klinische Untersuchung:** Körpergröße, Gewicht, BMI, Proportionen, Schilddrüsengröße, Lebergröße, Pubertätsstadien, Mammae (Drüsenkörperdurchmesser), Mamillen (Einziehungen, Sekretion), Hoden (Volumen, Tastbefund), Genitale (Hypospadie, Penislänge);
- **Labor:** Leber-, Nierenwerte, Schilddrüsenfunktion (bei chronischer Grunderkrankung); Hormonbestimmung (LH, FSH, Östradiol, Testosteron, DHEAS, Prolaktin, SHBG);

Spezielle Diagnostik
- Labor: hCG, α-Fetoprotein (bei Verdacht auf Tumorerkrankung),
- Chromosomenanalyse (bei Verdacht auf Klinefelter-Syndrom),
- Sonographie: Brust (ggf. Differenzierung Lipomastie/Gynäkomastie/Pseudogynäkomastie), Hoden, Abdomen/Nebennieren (bei Tumorverdacht),
- MRT: Schädel (bei Prolaktinomverdacht), Hoden, Nebenniere (bei Tumorverdacht).

40.8.6 Differenzialdiagnosen

Abzugrenzen sind:
- **Pseudogynäkomastie** (Brustvergrößerung durch submamilläre Raumforderungen)
- **Lipomakromastie** (subkutane Fettvermehrung, die bei adipösen Kindern und Jugendlichen eine Brustvergrößerung vortäuscht)

40.8.7 Konventionelle Therapie

- **Neugeborenen-Gynäkomastie:** keine Therapie erforderlich
- **Pubertäts-Gynäkomastie:**
  - In der Regel keine Therapie erforderlich,
  - Ausführliche Beratung und Aufklärung bei oft erheblicher psychischer Belastung,
  - Bei erheblicher Schmerzhaftigkeit: Tamoxifen 2 mal 10 mg/d über 3 Monate,

- Bei Persistenz nach Ende der Pubertät: chirurgische Entfernung als ultima ratio,
- Bei Kombination mit Lipomakromastie: Gewichtsreduktion.

- **Pathologische Gynäkomastie:** Therapie der Grunderkrankung in Zusammenarbeit mit den jeweiligen Spezialisten.

40.8.8 Komplementäre Therapie

Dörte Hilgard

Es ist bislang keine Erfolg versprechende komplementäre Therapie bekannt, meist ist auch keine therapeutische Intervention notwendig. Die psychologische Begleitung ist von hoher Bedeutung.

40.8.9 Prognose

Die Dauer der Neugeborenengynäkomastie beträgt im Schnitt wenige Wochen bis Monate. Die durchschnittliche Dauer der Pubertätsgynäkomastie liegt bei 2 – 3 Jahren.

Literatur

1 Hauffa B: Die Gynäkomastie im Jugendalter – Diagnostik und Behandlung. Kinderärztliche Praxis 1998; 2: 86 – 94
2 Lazala C, Saenger P: Pubertal Gynecomastia. J Ped Endokrinol Metab 2002; 15: 553 – 560
3 Mathur R, Braunstein GD: Gynecomastia: Pathomechanisms and Treatment Strategies. Horm Res 1997; 48: 95–102

41 Hämatologische/Onkologische Erkrankungen

Rita Röhling, Christian Schultz, Tobias Strunk (Konventioneller Teil)
Alfred Längler, Christoph Tautz (Komplementärer Teil)

Anmerkung der Herausgeber
Da die komplementäre Begleittherapie für viele Tumorarten sehr ähnlich ist, wird sie in diesem Kapitel nicht den einzelnen Diagnosen untergeordnet, sondern erscheint als eigenständiges Unterkapitel (☞ 41.4).

41.1 Akute Leukämien

41.1.1 Ätiologie

Rita Röhling

Maligne Erkrankung der weißen Blutkörperchen, gekennzeichnet durch ungehemmte klonale Proliferation hämatopoetischer Vorläuferzellen, welche die normalen Blutzellen im Knochenmark verdrängen und unbehandelt in jedem Fall zum Tode führen. In Abhängigkeit von immunologischen Differenzierungsmerkmalen des Ursprungklons definiert man die **akute lymphoblastische Leukämie (ALL)** oder **akute myeloblastische Leukämie (AML).** Sonderformen sind die akute biphänotypische Leukämie (zwei differente Blasten-Populationen mit jeweils eindeutiger myeloischer bzw. lymphatischer Zuordnung) sowie die akute unklassifizierbare Leukämie (AUL) ohne Nachweis von B-, T-, oder myeloischen Antigenen.

Ätiologie der Leukämien:

- Weitgehend unbekannt, erhöhte Inzidenz bei Kindern mit angeborenen Immundefekten, chromosomalen Störungen oder Erkrankungen, die mit einer Beeinträchtigung von DNA-Reparaturprozessen einhergehen.
- Einwirkung ionisierender Strahlung,
- Chemische Substanzen mit knochenmarkstoxischer Wirkung, gesichert für Benzen, Zytostatika (Leukämie als Zweitmalignom!),
- Einfluss von Viren, v. a. EBV, HTLV 1 wird diskutiert.

41.1.2 Epidemiologie

- Leukämien mit ca. 35 % häufigste der kindlichen Krebserkrankungen, ca. 600 Neuerkrankungen pro Jahr in Deutschland.
- 80 % ALL mit 3,3 Erkrankungen/100 000 Einwohner < 15 Jahre, 20 % AML mit 0,7 Erkrankungen/100 000 < 15 Jahre.
- Altersverteilung: bei ALL Häufigkeitsgipfel zwischen 2. und 5. Lj. (Median 4,7 Jahre), bei AML in den ersten 2 Lj. und ab dem 13. Lj. (Median 7,9 Jahre).
- Geringe Knabenwendigkeit.

41.1.3 Einteilung/Klassifikation

- Stadieneinteilung nicht praktikabel, da es sich um disseminierte Systemerkrankungen handelt. Für die risikoadaptierte Behandlungsplanung wird die initiale Leukämiezellmasse sowie Manifestation von Organsystemen, insbesondere ZNS herangezogen.
- Die Klassifikation erfolgt nach Morphologie: FAB-Klassifikation L1 – L3 bei der ALL, M0 – M7 bei der AML (☞ Tab. 41.1-1).
- Weitere Klassifikation nach Zytochemie, Immunphänotypisierung, Zytogenetik, Molekulargenetik; Durchführung in Referenzzentren, wichtig für Risikoabschätzung und damit Therapiestratifizierung.

Tab. 41.1-1: FAB-Klassifikation der AML

FAB M0	Akute undifferenzierte myeloische Leukämie
FAB M1	Akute myeloische Leukämie ohne Ausreifung
FAB M2	Akute myeloische Leukämie mit Ausreifung
FAB M3	Akute Promyelozytenleukämie
FAB M4	Akute myelomonozytäre Leukämie
FAB M4Eo	Akute myelomonozytäre Leukämie mit Eosinophilie
FAB M5	Akute Monozytenleukämie
FAB M5a	Akute Monoblastenleukämie
FAB M5b	Akute promonozytäre-monozytäre Leukämie
FAB M6	Akute Erythroblasten-Leukämie
FAB M7	Akute Megakaryoblasten-Leukämie

41.1.4 Klinik und Leitsymptome

- Zeit zwischen Auftreten erster Symptome und Diagnosestellung meist kurz (2–6 Wochen),
- Zeichen der **Knochenmarkinsuffizienz** durch Verdrängung der normalen Hämatopoese:
  - Müdigkeit, Spielunlust, Blässe (Anämie),
  - Haut- und Schleimhautblutungen (Thrombopenie),
  - Gehäufte Infekte oder Fieber ohne Fokus (Neutropenie).
- Häufig **Knochen- und Gelenkschmerzen** mit Gehunfähigkeit (durch Leukämiewachstum),
- **Lymphknotenvergrößerungen** (ALL), Bauchschmerzen durch Vergrößerung von Leber und Milz (ausgeprägter bei AML), obere Einflussstauung durch Thymustumor bei T-ALL, akutes Abdomen durch intraperitoneale Lymphome bei B-ALL,
- Kopfschmerzen, Erbrechen, Sehstörungen, Hirnnervenlähmungen bei ZNS-Befall,
- Seltener andere Organbeteiligungen wie Hoden- oder Nierenbefall, Hautinfiltrate, Gingivahyperplasie, Parotisschwellung (häufiger bei AML),
- Bei AML, besonders FAB-M3: plasmatische Gerinnungsstörung mit Gefahr lebensbedrohlicher Blutungen sowie Verbrauchskoagulopathie.

41.1.5 Diagnostik

Labordiagnostik

- **Differenzial-BB:**
  - Normochrome Anämie, Thrombopenie, Granulozytopenie.
  - Leukozyten meist n bis leicht ↑, bei AML oft ↑↑ über 100.000/μl,
  - Im Ausstrich bei ALL lymphatische Blasten, bei AML myeloische Blasten,
  - Auerstäbchen für AML beweisend.
- **Serumchemie:** LDH, Harnsäure, Nierenfunktionswerte, Leberenzyme, Bili, CHE, Elektrolyte, BGA,
- **Kompletter Gerinnungsstatus** mit APC-Resistenz, Prot. S, Prot. C,
- **Infektionsstatus:** Virologie, Bakteriologie, Mykologie,
- **Blutgruppe** mit AK-Suchtest, **HLA-Typisierung.**

Spezielle initiale Leukämiediagnostik

Benötigtes Untersuchungsmaterial: Nativ-Ausstriche von Blut und Knochenmark (KM), EDTA- und heparinisiertes Blut bzw. KM, Liquor (Ausnahme: keine initiale LP bei extrem blutungsgefährdeten Pat. oder Hyperleukozytose). Durchführung der Diagnostik in besonders qualifizierten Referenzzentren (s. entspr. Studie):

- **Zytomorphologie:** Definitionsgemäß Blastenanteil im KM ≥ 25 % (ALL) bzw. ≥ 30 % (AML).
- **Zytochemie:** In zweifelhaften Fällen hilfreich:
  - ≥ 3 % Myeloperoxidase pos. bei AML,
  - Pos. Esterasereaktion schließt ALL aus,
  - Saure Phosphatase bei ≥ 50 % der Blasten Hinweis auf T-ALL.
- **Immunphänotypisierung:** Abgrenzung der verschieden Subtypen der ALL (c-ALL, T-ALL, prä-B-ALL, B-ALL) und AML ($M_1 - M_7$ nach FAB). 80 % aller AML-Fälle entsprechen M_4 (Myelomonomzyten-L.) und M_5 (Monozyten-L.); M_3 (Promyelozyten-L.) und M_6 (Erythroleukämie) sind selten. Nachweis von Oberflächen- oder zytoplasmatischen Markern auf ≥ 20 % d. Blasten.
- **Zytogenetik/Molekulargenetik:** Der Nachweis von chromosomalen Anomalien und Translokationen ist wichtig für die weitere Therapie sowie prognostische Beurteilung; MRD („minimal residual disease")-Diagnostik zur Rezidivrisikoabschätzung:
  - **ALL:** t (9;22) = Philadelphia-Chromosom und t (4;11) prognostisch ungünstig, DNA-Index ≥ 1,16 günstig.
  - **AML:** t (8;21) und t (15;17) sowie Inversion 16 progn. günstig, Monosomie 7 ungünstig.

Apparative Diagnostik

- **Sonographie:** Leber-/Milzgröße, intraperitoneale Lymphome, Nieren-/Darminfiltrate, periphere LK-Stationen, Hoden, Pleura-/Perikarderguss, Thymusgröße?
- **Röntgen:** Thorax (Thymustumor? Lymphom?). Skelett nach Indikation.
- **EKG, Echokardiogramm, EEG, Audiometrie:** V.a. zur prätherapeutischen Dokumentation der Organfunktionen hinsichtlich Therapietoxizität.
- **CCT/kranielles MRT:** Empfehlenswert als Ausgangsbefund, **immer** bei V.a. cerebrale Blutung, ZNS-Beteiligung, positivem Liquorbefund, Hirnnervenausfällen.
- CT/MRT Thorax/Abdomen/Skelett und Skelettszintigrafie bei entsprechender Indikation.

41.1.6 Differenzialdiagnose

- Reaktive Leukozytosen bei bakteriellen (z. B. Pertussis) oder viralen Infektionen (v. a. bei **infektiöser Mo-**

nonukleose häufig Hepatosplenomegalie, parainfektiöse Thrombopenie).

- Andere maligne Erkrankungen mit KM-Infiltrationen (Neuroblastome, Rhabdomyosarkome, Ewingsarkome u. a.), bei Sgl. an Histiozytosen denken.
- Nicht-maligne hämatologische Erkrankungen (ITP, aplastische Anämie, Panmyelophthise).
- Rheumatische Erkrankungen (Cave: vor Steroidtherapie Leukämieausschluss!); Osteomyelitis.

41.1.7 Konventionelle Therapie

Einsatz intensiver Polychemotherapiepläne, die sich sowohl für ALL und AML als auch für die Untergruppen bzw. Risikogruppen unterscheiden.

> ! Die Behandlung sollte nach den aktuell gültigen Protokollen der Gesellschaft für Pädiatrische Onkologie und Hämatologie (GPOH) erfolgen: Für ALL richtet sie sich nach der BFM-ALL- oder COALL-Studie, für AML nach der AML-BFM-Studie. Die Therapie sollte in erfahrenen, **ausgewiesenen Therapiezentren mit entsprechender apparativer und personeller Ausstattung,** auch zur supportiven Therapie und der Behandlung von Komplikationen, durchgeführt werden.

Allgemeine Therapieprinzipien

- **Induktionstherapie** zur Erreichung einer Remission (Remission = Verminderung des Blastenanteils um 2 Größenordnungen, Wiedereinsetzen der normalen Hämotopoese erkennbar),
- **Konsolidierungs- oder Intensivierungsphase** zur weiteren Leukämiezellreduktion,
- **Präventive ZNS-Therapie** durch intrathekale Zytostatikainjektionen sowie ZNS-Bestrahlung bei bestimmten Vorraussetzungen,
- **Dauertherapie** ggf. mit eingeschalteten Reintensivierungsblöcken zur Vernichtung residueller Leukämiezellen.

Therapie der ALL

Stratifizierung der Therapie

Zu Beginn Stratifizierung der Therapie anhand prognostischer Faktoren:

- Alter: besonders ungünstig ≤ 1 Jahr, Behandlung nach Interfant-Protokoll,
- Intiale Zellzahl: ungünstig ≥ 100 000/µl,
- Ansprechen auf Prednisonvorphase (ungünstig: an Tag 8 > 1 000 Blasten/µl Blut) bzw. initiale Induktionstherapie (ungünstig: an Tag 33 M_2- oder M_3-Mark = ≥ 5 % – < 25 % bzw. ≥ 25 % Blasten im KM),
- Ergebnisse der Immunphänotypisierung bzw. Zytogenetik (s. o.).

Ablauf der Therapie

- **Induktionstherapie:** 7-tägige zytoreduktive Prednisonvorphase, Chemotherapie nach entsprechendem Protokoll mit Asparaginase (L-ASP), Prednison oder Dexamethason (randomisiert), Vincristin (VCR), Daunorubicin (DNR), Methotrexat (MTX) i.th., Cyclophosphamid (CPM), Cytarabin (ARA-C), 6-Mercaptopurin (6-MP) oder VM26.
- **Konsolidierungstherapie:** Hochdosis-MTX i.v., MTX i.th. und 6-MP p.o.
- **Reinduktionstherapie:** Dexamethason (DEXA), L-ASP, Doxorubicin (DOXO), VCR, ARA-C, CPM und Thioguanin (TG).
- **Erhaltungstherapie:** 6-MP oder TG p.o., MTX p.o. oder i.m., Gesamttherapiedauer 24 Monate, Therapiesteuerung nach Leukozytenzahl im peripheren Blut.
- **ZNS-Therapie:** Bei allen Pat. regelmäßige i.th.-MTX-Injektionen, bei initialem Befall (Meningiosis leucaemica mit > 5 Zellen/mm^3 und eindeutigen Blasten) zusätzliche Injektionen. Schädelbestrahlung bei initialem Befall sowie bei Pat. mit immunologischer T-ALL oder inadäquatem Therapieansprechen.
- **Allogene Knochenmarkstransplantation:** in erster Remission nur bei eindeutig erhöhtem Rezidivrisiko und vorhandenem HLA-ident. Familienspender indiziert, bei extrem ungünstigen Vorraussetzungen auch Fremdspender-KMT (hohes Risiko). Qualifikationskriterien: t(9;22), t(4;11), Prednison-poor-response + T-/pro-B-ALL oder + initial > 100 000 Blasten im peripheren Blut, frühes KM-Rezidiv.

Therapie der AML

Intensive Polychemotherapie nach Protokoll AML-BFM 2004, Studienzentrale Kinderklinik der Universität Münster.

Stratifizierung der Therapie

Einteilung der Pat. in **Standardrisiko (SR)** und **Hochrisiko (HR)** nach folgenden Kriterien:

- Immunphänotyp und Zytogenetik: SR: FAB M_1, M_2 Auer, M_3, M_4Eo, t (15/17), t(8;21), inv (16); HR: alle anderen;

- Initiales Therapieansprechen: HR: KM-Punktion an Tag 15 > 5 % Blasten.

Der einzige Therapieunterschied: bei HR-Patienten besteht eine Indikation zu allogener KMT in der ersten Vollremission.

Ablauf der Therapie

- **Induktionstherapie:** 1. Block mit ARA-C i.v. und i.th., Idarubicin (IDR), Etoposid (VP16). 2. Block mit Hochdosis-ARA-C, Mitoxantron und ARA-C i.th. Randomisierter Einsatz von G-CSF (nicht bei Blastenpersistenz an Tag 15).
- **Konsolidierungstherapie:** Prednison, VCR, IDR, ARA-C i.v./i.th., CPM und TG.
- **Intensivierungstherapie:** HD-ARA-C, VP16 und ARA-C i.th.
- **Zusatzblock:** Bei Pat. mit pos. MRD-Befund an Tag 112: ARA-C/VP16 oder ARA-C/DNR.
- **ZNS-Therapie:** ARA-C i.th. in altersabhängiger Dosierung, prophylaktische Schädelbestrahlung ab 1 Jahr, Dosis randomisiert (12 vs. 18 Gy). Bei prim. ZNS-Befall initial zusätzliche i.th.-ARA-C-Gaben, Bestrahlung mit 18 Gy.
- Bei Hodenbefall oder sonstigem lokalisierten extramedullären Befall lokale Radiatio.
- **Dauertherapie:** TG, ARA-C s.c. alle 4 Wochen, ARA-C i.th. 4 mal (1x/Woche) parallel zur Schädelbestrahlung. Gesamttherapiedauer 18 Monate.

Sonderregeln

- Patienten mit FAB M_3: u.a. Einsatz von All-trans-Retinsäure (ATRA) zur Vermeidung von Blutungskomplikationen,
- Patienten mit M. Down: Therapiereduktion,
- Patienten mit Myelosarkom: systemische Th., kein G-CSF, SZT-Indikation bei Familienspender, lokale Radiatio mit 20 – 30 Gy.

Therapie von Komplikationen und Supportivmaßnahmen

> **!** Sowohl die Erkrankung selbst, als auch die intensive Chemotherapie bergen eine Vielzahl von lebensbedrohlichen Komplikationen (insbesondere bei der AML), so dass die Behandlung spezialisierten Zentren vorbehalten sein sollte!

Tumorlysesyndrom

Durch spontanen oder therapiebedingten Tumorzellzerfall entsteht eine Hyperkaliämie und Hyperurikämie mit konsekutivem Nierenversagen; erhöhtes Risiko bei großen Leukämiezellmassen (T-ALL), Hepatosplenomegalie und renaler Infiltration.

Prophylaxe

- Aufrechterhaltung eines hohen Urinflusses durch Flüssigkeitsgabe (3 000 ml/m^2/d NaCl 0,9 % oder Gluc 5 %),
- Ggf. Furosemid 1 – 10 mg/kgKG/d,
- Urinalkalisierung mit $NaHCO_3$ 40 – 80 mmol/l,
- Sorgfältige Flüssigkeitsbilanzierung und Überwachung der Nierenfunktion,
- Austauschtransfus. bei Hyperleukozytose > 100 000/µl,
- Einschleichender Therapiebeginn (zytoreduktive Vorphase).

Therapie

Wie Prophylaxe, ggf. Dialyse.

Infektiöse Komplikationen

Myelo- und Immunsuppression durch die Erkrankung selbst und/oder durch Therapie; v.a. bei der AML-Therapie treten langdauernde Aplasiephasen auf. Gefährdung durch exogene und endogene (cave: Virusreaktivierungen!) Infektionen, auch atypische und apathogene Erreger.

Prophylaxe

- Haut- u. Schleimhautdesinfektion (Mundspülungen, Kathetereintrittsstellen!),
- Pilzprophylaxe mit Fluconazol (Diflucan®) 3 – 5 mg/kgKG/d in 2 ED p.o.,
- Pneumocystis-carinii-Prophylaxe mit Cotrimoxazol (5 mg Trimethoprim-Anteil/kgKG/d in 2 ED p.o.),
- Selektive Darmdekontamination mit Colistin (Diarönt®, 100 000 I.E./kgKG/d in 3 bis 4 ED p.o.),
- Bei Varizellenkontakt passive Immunisierung innerhalb von 72 Std. (Varitect® 1 ml/kgKG i.v.),
- G-CSF-Therapie bisher nur experimentell.

Allgemeine Maßnahmen

- Konsequente Hände- und Umgebungsdesinfektion, Einzelzimmerpflege (Mundschutz/Handschuhe/Kittel!) und Besucherbeschränkung in Aplasie-Phasen,
- Aufklärung der Eltern über Infektionsrisiken (Nahrung, Umgebung),
- kalorisch ausreichende Ernährung, ggf. parenteral.

Maßnahmen bei Infektionsverdacht
Ein Infektionsverdacht besteht bei Fieber > 38,5 °C bzw. mehrfach > 38 °C in Neutropenie. Maßnahmen:
- Frühzeitige Diagnostik (Blut-, Urin-, Stuhlkulturen; Abstriche von Kathetereintritt, Wunden, Rachen, Anus; Virus- und Pilzserologie sowie Antigen-/DNA-Nachweis; BB, CRP wiederholt; ggf. Rö-Thorax, Abdomensonographie),
- Im Zweifelsfall ist eine sofortige breitgefächerte antibiotische Therapie indiziert (in der Regel hausinterne Kombinationen mit Cephalosporin und Aminoglykosid),
- Bei V.a. systemische Pilzinfektion Amphotericin B (Ambisome® = liposomales Ampho. B, besser verträglich) 0,8–1,5 mg/kgKG/d,
- Bei Verdacht auf oder nachgewiesener Herpes- oder Varizella-Zoster-Virusinfektion Therapieversuch mit Aciclovir (Zovirax®) 30 mg/kgKG/d als Kurzinfusion in 3 Einzeldosen für 5–10 Tage, gegebenenfalls danach auf Brivudin (Helpin®) 15 mg/kgKG/d oral umstellen,
- Bei V.a. CMV-Infektion Ganciclovir (Cymeven®) 10 mg/kgKG/d als Kurzinfusion in 2 ED, ggf. kombiniert mit CMV-Hyperimmunglobulin (Cytotect®) 2 ml/kgKG/d.

Maßnahmen bei manifester Infektion
Bei manifester Infektion und ausbleibender Entfieberung Umstellung der Antibiose auf eine andere Kombination oder Erweiterung, i.d.R. mit Vancomycin 40 mg/kgKG/d, bei V.a. Anaerobier mit Clindamycin oder Metronidazol.

Substitution von Blutbestandteilen
Durch KM-Insuffizienz sowie iatrogen (Blut-/KM-Entnahmen) können rezidivierende Anämien und Thrombopenien entstehen.

> **Indikationen zur Transfusion**
> EK-Transfusion bei Hb < 8 g/dl, Thrombozytentransfer bei Thrombos < 10–20.000/µl oder Blutungszeichen. Cave: Restrisiko einer transfusionsbedingten Hepatitis- oder HIV-Infektion.

V.a. bei AML FAB M_3 (s.o.) unter Asparaginasetherapie oder bei familiärer Thrombophilie treten häufig Blutungskomplikationen durch Störung der plasmatischen Gerinnung auf. Therapie: Substitution von FFP, AT3, Plasminogen, Protein C.

> **!** Es sollten nur bestrahlte, leukozytendepletierte Blutprodukte eingesetzte werden. Die Spender müssen CMV-seronegativ sein. Leukozytenfilter sind erforderlich (Prävention einer GvHD).

Therapiekomplikationen/-nebenwirkungen
- **Übelkeit/Erbrechen:** frühzeitige bzw. prophylaktische Gabe von Antiemetika, z.B. Odansetron (Zofran®) 5 mg/m² i.v./p.o in 2 ED, Granisetron (Kevatril®) 10 µg/kgKG i.v./p.o. in 1 ED, ggf. kombiniert mit Steroid (z.B. Urbason®, 2 mg/kgKG).
- **Steroidbedingte NW (v.a. bei DEXA):**
  - Psychose: gerade bei KK schwerste Dysphorien mit Wutausbrüchen, depressiven Episoden, Schlafstörungen; passagere Neuroleptikagabe oft hilfreich (z.B. Neurocil®, 1 mg/kgKG/d p.o., 1 Tr. = 1 mg);
  - Diabetes mellitus: häufiger bei Jugendlichen, Insulintherapie, i.d.R. Abklingen nach Ende der Steroidtherapie.
- **Allergische Reaktion auf L-ASP:** bei ca. 20 % der ALL-Pat. in Reinduktions-Therapie; bei raschem Reagieren (Infusionsstop, Aspirieren der ASP aus Katheter, Gabe von Prednisolon sowie H1- und H2-Antagonisten) i.d.R. gut beherrschbar, Ersatz durch Erwinia- oder Pegasparaginase.
- **Paravasaten:** zur Vermeidung Implantation von Verweilkathetersystemen (Broviac/Hickman- oder Port-a-cath-system) empfehlenswert.
- **Kardiomyopathie durch Anthrazykline:** vor jedem neuen Block EKG/Echo, bei Einschränkung der linksventrikulären Funktion ggf. Reduzierung/Auslassung.

> **!** Schmerzhafte und/oder unangenehme Maßnahmen immer in ausreichender Analgesie oder Sedierung durchführen!

41.1.8 Prognose

ALL
95 % der Pat. erreichen eine komplette hämatologische Remission, die Heilungsrate liegt insgesamt bei ca. 75 %. Deutlich schlechtere Prognose bzw. hohe Rezidivwahrscheinlichkeit bei Vorliegen von Risikofaktoren (☞ 41.1.5). Häufigste Rezidivlokalisationen: KM, ZNS, Hoden bei Jungen.
Frühe Rezidive (< 6 Monate nach Therapieende), v.a. KM-Rezidive, qualifizieren zur KMT, bei späteren Rezi-

diven ist eine erneute Polychemotherapie Erfolg versprechend, insgesamt ist die Prognose bei Rezidiven jedoch wesentlich schlechter als bei Erstbehandlung (eine anhaltende Zweitremission ist bei ca. 30 % der Kinder zu erwarten).

AML

Erreichen einer Remission nur bei ca. 80 % der Kinder, Heilungsrate ca. 50 %. Im Vergleich zur ALL höhere Frühletalität durch Blutungskomplikationen (v.a. ZNS) und schwere Infektionen.

Bei Auftreten eines Rezidivs unter laufender Rezidivtherapie liegt die 5-Jahres-Überlebens-Rate bei ca. 20 %. Man erwartet eine Verbesserung der Prognose durch allogene oder autologe SZ mit verstärkter Konditionierung nach Erreichen der Remission (AML-REZ-BFM-97).

Literatur

1 Creutzig U, Henze G (Hrsg.): Leitlinien für die Diagnostik und Therapie in der Pädiatrischen Onkologie, W. Zuckschwerdt, 2. Auflage 2001

2 Gutjahr P: Krebs bei Kindern und Jugendlichen. Klinik und Praxis der Pädiatrischen Onkologie. Deutscher Ärzte-Verlag, 4. Auflage 1999

3 Aktuelle Therapiestudien unter www.gpoh.de

41.2 Maligne Knochentumoren

Christian Schultz, Tobias Strunk

41.2.1 Osteosarkom

Osteosarkome und Ewing-Sarkome sind die häufigsten bösartigen Knochentumoren des Kindes- und Jugendalters. Sie machen etwa 5 % aller Krebserkrankungen bei Kindern aus. Der Häufigkeitsgipfel liegt zwischen dem 10. und 20. Lebensjahr.

Ätiologie

Die genaue Ätiologie ist ungeklärt. Folgende Faktoren scheinen jedoch eine Rolle bei der Entstehung des Osteosarkoms zu spielen:

- **Genetik:**
  - Erhöhtes Risiko bei Patienten mit hereditärem Retinoblastom und Vorliegen des Retinoblastom-Gens;
  - Eine Mutation im Tumor-Suppressor-Gen p53 wird bei 25 % der Osteosarkome nachgewiesen. Die familiäre Tumorerkrankung „Li-Fraumeni-Syndrom" entsteht durch p53-Mutation. Die Patienten entwickeln neben zahlreichen anderen malignen Erkrankungen häufig Osteosarkome.
- **Röntgenstrahlen:** Das Osteosarkom gehört zu den häufigsten Sekundärmalignomen nach vorausgegangener Bestrahlung des Knochens.
- **Knochenwachstum:** Der Tumor tritt vor allem während des pubertären Wachstumsschubs auf. Prädilektionsstellen sind die Metaphysen der langen Röhrenknochen, in denen das stärkste Wachstum stattfindet.

Epidemiologie

- Etwa die Hälfte der Patienten erkrankt zwischen dem 10. und 20. Lebensjahr, nur 4 % sind jünger als 10 Jahre. Jungen sind etwas häufiger betroffen als Mädchen (1,5:1);
- Prädisponierende Erkrankungen: Hereditäres Retinoblastom, Li-Fraumeni-Syndrom, Morbus Paget, Osteochondrome, Enchondrome, Enchondromatose (Ollier-Erkrankung), osteokartilaginäre Exostosen, fibröse Dysplasie und chronische Osteomyelitis;
- 3 % aller Osteosarkome entstehen 4–40 Jahre (Median 12–16 Jahre) nach vorausgegangener Bestrahlung.

Einteilung

Lokalisation/Histologie

- **Medulläre Lokalisation:**
  - Klassische Osteosarkome: osteoblastisch (50 %), chondroblastisch (25 %), fibroblastisch;
  - Kleinzelliges Osteosarkom: ungünstige Prognose, histologisch dem Ewing-Sarkom sehr ähnlich, Abgrenzung histologisch durch Osteoidbildung und radiologisch durch Knochenneubildung;
- **Juxtakortikale Lokalisation:**
  - Parossales Osteosarkom: geht vom Kortex aus, starke Ossifikation, neigt zu Lokalrezidiven, selten periphere Metastasen;
  - Periosteales Osteosarkom: geht vom Kortex aus, histologisch häufig chondroblastisch, Prognose eher schlechter als beim parossalen Osteosarkom;
- **Intrakortikale Osteosarkome:** wichtige DD zu benignen Knochentumoren wie fibröse Dysplasie, selten Metastasen;
- **Extraossäres Osteosarkom:** selten, überwiegend ältere Patienten, nach Bestrahlung.

Klassifikation nach Größe und Ansprechen auf Chemotherapie

- Regressionsgrade 1–6 nach Salzer-Kuntschik: Prozent vitaler Tumorzellen nach Chemotherapie im Resektat;

- Standardrisiko: Tumorvolumen < 150 ml bei Regressionsgrad 3–4 oder > 150 ml bei Regressionsgrad 1–4;
- Hochrisikogruppe: Tumorvolumen > 150 ml bei Regressionsgrad 5–6.

Klinik und Leitsymptome

Symptome

- Schmerzen (90 %), lokale Schwellung (50 %), pathologische Fraktur (8 %),
- Ein Gelenkerguss kann Hinweis auf einen Gelenkeinbruch sein;
- Häufig Anamnesedauer länger als drei Monate, insbesondere bei parossalen Osteosarkomen.

Lokalisation

- Bei 50 % der Fälle ist das Knie betroffen: distaler Femur (32 %), proximale Tibia (15 %);
- Verteilung insgesamt: Femur (42 %), Tibia (20 %), Humerus (10 %), Becken (9 %), Schädel (9 %); ☞ Abb. 41.2-1
- Etwa 20 % der Patienten haben bei Diagnosestellung nachweisbare Metastasen in der Lunge, seltener im Knochen.

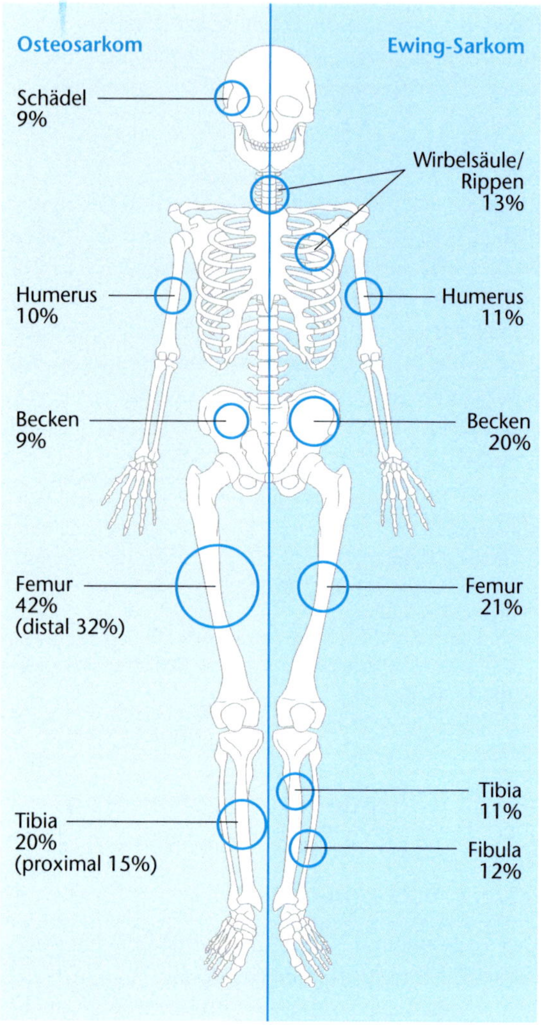

Abb. 41.2-1: Häufigkeit der Tumorlokalisation

Diagnostik

Basisdiagnostik

Labor

BB, BSG, Alkalische Phosphatase erhöht (> 40 % der Fälle), LDH erhöht (ca. 30 % der Fälle).

Röntgen

- Lokal: Weichteilschwellung, periostale Knochenneubildung mit Spikulae bis ins umliegende Gewebe reichend (45 %), Osteolyse der Metaphyse (isoliert 30 %, kombiniert mit Osteosklerose 25 %), Codman Dreieck, Periostabhebung;
- Rö-Thorax in zwei Ebenen: Metastasen? Zusätzlich immer CT erforderlich.

MRT/CT

- MRT der Tumorregion: Ausdehnung, Tumorgröße in ml; das MRT sollte den betroffenen Knochen in seiner gesamten Länge darstellen, um so genannte „Skip-Lesions" zu erfassen.
- CT der Lunge: ein pleuraler oder pulmonaler Knoten > 1 cm bzw. mehrere Knoten > 0,5 cm werden als Metastasen gewertet, falls keine andere Erklärung infrage kommt, z. B. Gefäß, Fibrose.

Skelettszintigraphie

- Ausdehnung des Tumors, Beziehung zur Epiphysenfuge;
- Nachweis von Skelettmetastasen;
- Die Aktivität in der Szintigraphie korreliert besser mit dem histologischen Ansprechen nach Chemotherapie als mit der Größe im CT oder MRT.

Invasive Diagnostik

- Offene Biopsie des Tumors: bevorzugt aus der Weichteilkomponente; Feinnadel-Aspirations-Zytologie ist kontraindiziert; Punktionsstelle sollte im späteren Resektionsgebiet bzw. Bestrahlungsfeld liegen;

- Bakterienkulturen anlegen: DD Osteomyelitis;
- Knochenmark-Aspiration, Knochenstanze am Beckenkamm bei V.a. Ewing-Sarkom (☞ 41.2.2).

Spezielle Diagnostik vor der Therapie

- Elektrolyte, Kreatinin, CK, Leberenzyme, Bilirubin, AP, U-Status, große Gerinnung;
- Virologie;
- EKG, Echokardiographie, Lungenfunktion, EEG, Hörtest.

Differenzialdiagnosen

- Ewing-Sarkom, Chondrosarkom, Fibrosarkom;
- Gutartige Knochentumoren: Osteochondrom, aneurysmatische Knochenzyste, fibröse Dysplasie;
- Non-Hodgkin-Lymphome, Langerhanszell-Histiozytose;
- Osteomyelitis.

Konventionelle Therapie

Die Therapie wird in Deutschland einheitlich nach der multizentrischen Therapiestudie COSS-96 durchgeführt. Sie sollte nur in einem onkologischen Zentrum mit entsprechender Erfahrung erfolgen.

Chemotherapie

- **Präoperativ** fünf Blöcke Chemotherapie: Adriamycin, Hochdosis Methotrexat, Ifosfamid und Cisplatin;
- **Postoperativ** drei Blöcke Chemotherapie: Adriamycin, Hochdosis Methotrexat.
- Dann je nach Tumoransprechen und initialer Größe (☞ 41.2.1 Einteilung):
- **Standardrisikogruppe:** zehn Blöcke mit Adriamycin, Hochdosis Methotrexat, Ifosfamid und Cisplatin;
- **Hochrisikogruppe:** fünf Blöcke mit Carboplatin und Etoposid.

Operation

Zeitpunkt: in der Regel nach fünf Blöcken Chemotherapie;
Ziel: komplette Entfernung mit Sicherheitsabstand von ca. 7 cm oberhalb des Tumors unter Berücksichtigung der Ausdehnung im MRT und Skelettszintigraphie; Biopsiekanal muss komplett entfernt werden;
Techniken:

- Amputation: größere Tumoren mit Weichteilanteil;
- Gelenk erhaltende Verfahren durch Endoprothesen: kleiner Tumor, keine Infiltration von Nerven, keine pathologische Fraktur, Kind bereits ausgewachsen;
- Umkehrplastik nach Borggreve bei Lokalisation im distalen Femur: Der Tumor tragende Oberschenkel wird entfernt, der Unterschenkel um 180° gedreht und an seine Stelle platziert. Der nach hinten zeigende Fuß ersetzt die Beugefunktion des fehlenden Kniegelenks, an den eine Prothese angepasst wird. Mit diesem Verfahren kann eine weitaus radikalere Tumorentfernung als bei endoprothetischen Verfahren bei gut erhaltener prothetischer Versorgung erfolgen;

Operative Entfernung von Lungenmetastasen, entscheidend für die Prognose!

Strahlentherapie

Osteosarkome sind **nicht strahlensensibel**; Indikation nur bei Tumoren erwägen, die nicht resezierbar sind.

Prognose

- Ohne Chemotherapie können nur etwa 10 % der Patienten geheilt werden;
- Mit Chemotherapie liegt das ereignisfreie Überleben nach fünf Jahren bei etwa 55 – 70 %; bei pulmonalen Metastasen bei etwa 20 – 40 %, je nach Tumoransprechen und kompletter Entfernung aller Metastasen;
- Ungünstige Prognosefaktoren: Metastasen bei Diagnose, „Skip-Lesions", Skelettmetastasen ungünstiger als Lungenmetastasen, Auftreten von Metastasen im Verlauf, stammnahe Lokalisation des Primärtumors, geringes Ansprechen auf präoperative Chemotherapie, Tumorvolumen > 150 ml, histologisch kleinzelliges Osteosarkoms, Alter < 10 Jahre, erhöhte Alkalische Phosphatase und/oder LDH.

41.2.2 Ewing-Sarkom

Ätiologie

Die genaue Ätiologie ist ungeklärt. Bei fast allen Tumoren findet sich die Translokation t (11; 22). Das daraus entstehende Fusionsprotein EWS/FLI1 scheint eine bedeutende Rolle in der malignen Transformation zu spielen.
Es wird angenommen, dass Ewing-Sarkome aus parasympathischen Neuronen hervorgehen.

Epidemiologie

- Etwa die Hälfte der Patienten erkrankt zwischen dem 10. und 16. Lebensjahr.
- Bei Farbigen und Asiaten kommt der Tumor fast nicht vor.

- Bei 12 % der Patienten Assoziation mit Urogenitalanomalien: Kryptorchismus, Hypospadie, Doppelanlage des Ureters.

Einteilung

Ewing-Sarkome (ES) gehören zu den kleinen rundzelligen Tumoren wie Neuroblastome, Rhabdomyosarkome und Lymphome.

Histologie (Biopsie)
- Typisches Ewing-Sarkom: undifferenziert;
- Atypisches Ewing-Sarkom: mäßig differenziert, gelegentlich Expression neuraler Marker (NSE, S-100);
- Peripherer primitiver neuroektodermaler Tumor (PPNET): differenziert, Expression neuraler Marker, gelegentlich Pseudorosetten. Synonyme: peripheres Neuroepitheliom, adultes Neuroblastom, Askin-Tumor.

Klassifikation nach präoperativer Chemotherapie
- Entfernung radikal, marginal oder intraläsional;
- Ansprechen nach Salzer-Kuntschick Grad 1–6: Anteil lebender Tumorzellen in Prozent.

Lokalisation
- Ossäres ES: häufig mit Weichteilkomponente;
- Extraossäres ES: differenzialdiagnostisch schwer von Weichteilsarkomen abzugrenzen, werden wie diese behandelt.

Klinik und Leitsymptome

Symptome
- Schmerzen (90 %), lokale Schwellung (60 %), Fieber (20–30 %);
- Seltener: pathologische Fraktur, Paraplegie;
- Bei 50 % der Patienten ist die Anamnesedauer länger als drei Monate.

> ! Cave: Das Ewing-Sarkom wird wegen des Fiebers häufig fälschlich als Osteomyelitis behandelt oder aufgrund nur intermittierend auftretender Schmerzen nicht weiter abgeklärt.

Lokalisation
- Bei zwei Drittel der Fälle sind die unteren Extremitäten und das Becken betroffen: Femur (21 %), Becken (20 %), Wirbelsäule/Rippen (13 %), Fibula (12 %), Tibia (11 %), Humerus (11 %). (☞ Abb. 41.2-1)
- 20–30 % der Patienten haben bei Diagnosestellung Metastasen: Lunge (38 %), Knochen (31 %), Knochenmark (11 %), seltener Lymphknoten und Leber.
- Bei Tumoren der Rippe Pleuraerguss möglich.

Diagnostik

Basisdiagnostik

Labor
- BB, BSG, NSE, LDH;
- Katecholamine im Urin: Abgrenzung zum Neuroblastom, dort häufig positiv.

Röntgen
- Lokal: lytische Läsionen der Meta-/Diaphyse, Mottenfraß, Zwiebelschalen, Spikulae, Codman Dreieck, Periostverdickung;
- Rö-Thorax in zwei Ebenen: Metastasen? Zusätzlich immer CT erforderlich.

MRT/CT
- Bevorzugt MRT der Tumorregion: Ausdehnung, Tumorgröße in ml bestimmen;
- CT der Lunge: ein pleuraler oder pulmonaler Knoten > 1 cm bzw. mehrere Knoten > 0,5 cm werden als Metastasen gewertet, falls keine andere Erklärung infrage kommt, z. B. Gefäß, Fibrose.

> ! Das Ewing-Sarkom kann radiologisch nicht eindeutig vom Osteosarkom unterschieden werden.

Skelettszintigraphie
- Ausdehnung des Tumors, Beziehung zur Epiphysenfuge;
- Nachweis von Skelettmetastasen: ein zusätzlich positiver Herd sollte nach MRT biopsiert werden, zwei oder mehr Herde sind ohne Biopsie beweisend.

Invasive Diagnostik
☞ 41.2.1

Spezielle Diagnostik vor der Therapie
☞ 41.2.1

Differenzialdiagnosen

- Klinisch: vor allem Osteomyelitis;
- Radiologisch: Osteosarkom, gutartige Knochentumoren, Langerhanszell-Histiozytose;
- Histologisch: Rhabdomyosarkom, Neuroblastom, Non-Hodgkin-Lymphom, kleinzellige Osteosarkome.

Konventionelle Therapie

> **!** Die Therapie wird in Deutschland, England, Frankreich, Holland, Österreich und der Schweiz einheitlich nach der multizentrischen Therapiestudie EURO-E.W.I.N.G. 99 durchgeführt. Sie sollte nur in einem onkologischen Zentrum mit entsprechender Erfahrung erfolgen.

Chemotherapie

- Präoperativ sechs Blöcke Chemotherapie: VIDE-Schema bestehend aus Vincristin, Ifosfamid, Doxorubizin und Etoposid;
- Postoperativ ein Block VAI: Vincristin, Actinomycin D und Cyclophosphamid.

Dann je nach Tumoransprechen und Vorliegen von Metastasen:

- Sieben Blöcke VAI (s. o.) oder
- Hochdosis-Chemotherapie mit Busulfan und Melphalan gefolgt von autologer Stammzelltransplantation; Stammzellen sollten nach dem 2., 3. oder 4. VIDE-Block asserviert werden, bei Knochenmarkbefall erst nach Erreichen einer Remission.

Operation

Zeitpunkt: In der Regel nach sechs Blöcken Chemotherapie; Ausnahme initiale Querschnittsymptomatik;
Ziel: komplette Entfernung mit Sicherheitsabstand, Biopsiekanal muss komplett entfernt werden;
Techniken: (☞ 41.2.1)
Entfernung von Lungenmetastasen, die auf Chemotherapie nicht ansprechen.

Strahlentherapie

Ewing-Sarkome sind **strahlensensibel**. Die Bestrahlung führt bei 5 – 10 % der Patienten innerhalb von 20 Jahren zu Sekundärmalignomen, deshalb nur bei folgenden Indikationen sinnvoll:

- Präoperativ: Tumorprogress, keine radikale Entfernung möglich;
- Postoperativ: Tumor wurde nicht radikal entfernt, kein adäquates histologisches Ansprechen;
- Extrapulmonale Metastasen;
- Lungenmetastasen werden bestrahlt, wenn keine Hochdosistherapie erfolgt.

Prognose

- Ohne Chemotherapie können nur etwa 10 % der Patienten geheilt werden.
- Mit Chemotherapie liegt das ereignisfreie Überleben nach fünf Jahren bei etwa 50 – 70 %. Bei initialen Metastasen bei etwa 20 – 30 %.
- Ungünstige Prognosefaktoren: Metastasen bei Diagnose, Skelettmetastasen sind ungünstiger als Lungenmetastasen, stammnahe Lokalisation des Primärtumors, > 10 % lebende Tumorzellen nach präoperativer Chemotherapie, Tumorvolumen > 200 ml, Histologie eines PPNET, Alter > 17 Jahre, LDH > 200 IU/l.

Literatur

1 Horowitz ME, Malawer MM, Woo SY, Hicks MJ, Ewing's sarcoma family of tumors: Ewing's sarcoma of bone and soft tissue and the peripheral primitive neuroectodermal tumors. In: Pizzo PA, Poplack DG (eds.) Principles and Practice of Pediatric Oncology, Lippincott-Raven Publishers Philadelphia 1997, pp 831 – 863

2 Link MP, Eilber F, Osteosarcoma. In: Pizzo PA, Poplack DG (eds.) Principles and Practice of Pediatric Oncology, Lippincott-Raven Publishers Philadelphia 1997, pp 889 – 920
Studienprotokoll: EURO-E.W.I.N.G. 99, COSS-96

3 Malignant bone tumors. In: Lanzkowsky P (Ed.) Manual of Pediatric Hematology and Oncology, Academic Press San Diego 2000, pp 555 – 570

41.3 Hirntumoren

Tobias Strunk, Christian Schultz

41.3.1 Grundlagen

Ätiologie

Hirntumoren treten meist sporadisch auf. Die genaue Ätiologie ist überwiegend noch ungeklärt. Selten sind Hirntumoren mit anderen Erkrankungen assoziiert. Prädisponierend sind eine vorangegangene Strahlentherapie des Hirnschädels, Phakomatosen (Neurofibromatosen Typ I und II, tuberöse Sklerose, von-Hippel-Lindau Syndrom), Turcot Syndrom, Ataxia teleangiectatica, Retinoblastom und Mutationen des Tumor-Suppressor-Gens p53 (☞ 41.2).

Epidemiologie

Primäre Tumoren des zentralen Nervensystems sind mit etwa 20 % aller bösartigen Neubildungen nach den akuten Leukämien die zweithäufigsten malignen Erkrankungen im Kindes- und Jugendalter. Die Erkrankungen zeigen einen diskreten Gipfel in der ersten Dekade. Insgesamt sind Jungen etwas häufiger betroffen als Mädchen (1,3:1).

Einteilung

Primäre Hirntumoren bilden biologisch und pathohistologisch eine sehr heterogene Gruppe. Die klinischen Zeichen sind abhängig von der Lokalisation des Tumors. Eine klinische Einteilung nach Lokalisation in infra- und supratentorielle Tumoren ist daher sinnvoll.

Infratentorielle Tumoren
- ca. 60 % der ZNS-Tumoren,
- Lokalisation: Zerebellum, IV. Ventrikel, Pons oder kaudaler Hirnstamm,
- Typische Entitäten: Medulloblastome (ca. 20 %), zerebelläre Gliome (10–20 %), Hirnstamm-Gliome (10–20 %), Ependymome (3–6 %).

Supratentorielle Tumoren
- ca. 40 % der ZNS-Tumoren,
- Lokalisation: Großhirnhemisphären, Chiasma-Sella-Bereich, Mittelhirn, Corpus pineale, III. Ventrikel, Zwischenhirn,
- Typische Entitäten: niedrig-maligne Gliome (Grad I/II, 15–25 %), Kraniopharyngiome (5–10 %), hochmaligne Gliome (Grad III/IV, 5–10 %), Ependymome (2–4 %).

Klinik und Leitsymptome

Die nachfolgend aufgeführten Symptome können einzeln oder in Kombination auftreten.

Infratentorielle Tumoren
- Kopfschmerzen,
- Hirndruckzeichen (Kopfschmerzen, morgendliches Erbrechen, Visusstörung, Abduzensparese, Lethargie, Gedeihstörung, Entwicklungsretardierung),
- Zerebelläres Syndrom mit Ataxie, Nystagmus, Dysdiadochokinese und/oder Intentionstremor,
- Hirnnervenparesen.

Supratentorielle Tumoren
- Kopfschmerzen,
- Zerebrale Krampfanfälle,
- Umschriebene neurologische Ausfälle oder Sehstörung,
- Hirndruckzeichen (☞ Infratentorielle Tumoren),
- Verhaltensauffälligkeiten,
- Dienzephales Syndrom, v. a. bei Kleinkindern mit dienzephalen Tumoren (Erbrechen, Kachexie trotz ausreichender Kalorienzufuhr, inadäquate Euphorie),
- Dysmetrie/Chorea bei Tumoren der Basalganglien,
- Neurohormonelle Störungen (Diabetes insipidus, Wachstumshormonmangel, Pubertas praecox),
- Neurovegetative Störungen (Blutdruck, Puls, Atmung, Temperatur).

> ! Cave: Je jünger das Kind, desto unspezifischer sind die Symptome!

Diagnostik

Basisdiagnostik
- Klinisch-neurologische Untersuchung,
- Ophthalmologische Untersuchung,
- Bildgebung (CT und/oder MRT, bei Säuglingen auch Ultraschall),
- Liquoruntersuchung mit Protein, Laktat, Zellzahl, Zytologie, evtl. AFP, β-HCG (bei V.a. Keimzelltumoren), Prolaktin (bei V.a. Hypophysenadenom).

> ! Achtung: immer vorher Hirndruck ausschließen, sonst Einklemmungsgefahr! Evtl. intraoperative Liquorgewinnung.

Spezielle Diagnostik
- EEG,
- Bei spezifischen Fragestellungen evozierte Potentiale (AEP, VEP, SSEP),
- Ggf. Rö-Thorax, Abdomensonographie, Knochenmarkpunktion, Skelettszintigraphie,
- Spezielle Voruntersuchungen je nach zu applizierender Chemotherapie: BB, Blutgruppe, große klinische Chemie, Krea-Clearance, Virologie, Audiometrie.

Differenzialdiagnosen

- **Supratentoriell:** andere supratentorielle Tumoren, Hirnabszess, Gefäßfehlbildung, demyelinisierende Erkrankungen (z. B. Multiple Sklerose), Enzephalitis;
- **Infratentoriell:** andere infratentorielle Tumoren, selten Enzephalitis, Zerebellitis, degenerative Kleinhirnerkrankungen;
- **Hirnstamm:** Gefäßmalformationen, Hirnstamm-Enzephalitis, demyelinisierende Erkrankungen (Multiple Sklerose, subakute nekrotisierende Enzephalomyelopathie), selten parasitäre Zysten.

Konventionelle Therapie

Die Behandlung erfolgt in Deutschland einheitlich gemäß multizentrischer Therapieoptimierungsstudien der

Gesellschaft für Pädiatrische Onkologie und Hämatologie (GPOH). Die Behandlung sollte nur in einem pädiatrisch-onkologischen Zentrum mit entsprechender Erfahrung durchgeführt werden.

Operation
Möglichst radikale Tumorentfernung (immer unter Beachtung der zu erwartenden neurologischen Schäden!), Hirntumoren haben typischerweise schlecht definierte Tumorgrenzen. Oft Operation auch bei Rezidiven möglich. In etwa 30 % der infratentoriellen Tumoren Anlage einer dauerhaften Liquordrainage notwendig.

Strahlentherapie
Dosis altersabhängig (> 5 Jahre ca. 50 – 60 Gy, < 5 Jahre ca. 50 Gy nur bei bestimmten Indikationen, bei jüngeren Kindern möglichst keine Radiotherapie), Größe des Bestrahlungsfelds oder kraniospinale Bestrahlung abhängig von Tumorentität, auch hyperfraktionierte Radiotherapie, stereotaktische Einzelbestrahlung oder Brachytherapie im Rahmen von Therapiestudien.

> **!** Bei Kindern unter fünf Jahren möglichst keine Radiotherapie, da dosis- und altersabhängig Spätfolgen auftreten, wie Entwicklungsverzögerung, motorische und neurologisch-kognitive Defizite.

Chemotherapie
Wirksamkeit stark von Tumorentität abhängig:
- gut bei Medulloblastomen und PNET,
- nicht ausreichend bei Astrozytomen Grad II und III, Glioblastomen und Ependymomen.

Immer als adjuvante Therapie, Hochdosis-Chemotherapie mit autologer Stammzell-Transplantation nur im Rahmen von Therapiestudien.

Mögliche Spätfolgen von Hirntumoren und ihrer Therapie
- Neurologische Ausfälle,
- Kognitive und psychosoziale Defizite,
- Neuroendokrinologische Störungen (v. a. GH-Mangel, Hypothyreose, selten Störungen der Gonadotropine, ACTH oder Panhypopituitarismus),
- Zerebrale Krampfanfälle,
- Wachstumsstörungen (v. a. nach kraniospinaler Radiotherapie, GH-Mangel),
- Erhöhtes Risiko für Zweittumoren (v. a. Gehirn, Knochen, Knochenmark, Schilddrüse).

41.3.2 Medulloblastom

Epidemiologie
20 – 25 % der ZNS-Tumoren im Kindesalter und 40 % der infratentoriellen Tumoren. Altersgipfel 4. – 8. Lebensjahr, Jungen sind häufiger betroffen als Mädchen (2 – 3:1).

Klinik und Leitsymptome
- Lokalisation und Histologie: Medulloblastome sind hoch-maligne, primitive embryonale neuroektodermale Tumoren (PNET), meist im Vermis cerebelli, selten in der Kleinhirnhemisphäre lokalisiert, typisch ist infiltratives Wachstum, aber auch Wachstum per continuitatem sowie ZNS-Metastasierung,
- Vorgeschichte oft nur Tage bis wenige Wochen,
- Typische Hirndruckzeichen,
- Zerebelläre Symptome und/oder Verhaltensauffälligkeiten.

Diagnostik
- MRT/CT-Schädel und MRT-Spinalkanal,
- Histologische Untersuchung nach Operation,
- Lumbalpunktion initial risikoreich, stattdessen Punktion vor Eröffnung der Dura mater bei Operation, evtl. zusätzlich postoperative Lumbalpunktion,
- Aufgrund möglicher extraneuraler Metastasierung auch Rö-Thorax, Abdomensonographie, Knochenmarkpunktion,
- Skelettszintigraphie bei erhöhter Neuronen-spezifischer Enolase (NSE).

Differenzialdiagnosen
☞ 41.3.1

Konventionelle Therapie
Die Therapie sollte im Rahmen der Hirntumor-Therapieoptimierungsstudie (HIT-2 000) der GPOH erfolgen.
- **Operation:** möglichst radikale Tumorresektion, oft zusätzlich Anlage eines temporären, seltener eines dauerhaften Liquordrainagesystems notwendig.
- **Radiotherapie:** postoperative kraniospinale Bestrahlung mit ca. 55 Gy im Bereich des Primärtumors und ca. 35 Gy in der übrigen Neuraxis, evtl. auch hyperfraktionierte Radiotherapie, bei Kindern < 4 Jahre initial möglichst keine Radiotherapie, sondern Chemotherapie zur Vermeidung von Bestrahlungsfolgen.
- **Chemotherapie:**
  - Polychemotherapie in Kombination mit Radiotherapie führt zu einer signifikanten Verbesserung des Überlebens.

- Bei Hochrisikopatienten, Rezidiven oder primär therapieresistenten Medulloblastomen evtl. hochdosierte Chemotherapie mit autologer Stammzell- oder Knochenmarktransplantation.

Komplikationen
- Postoperatives Auftreten des „Syndroms der hinteren Schädelgrube“ mit Mutismus, Hirnnervenparesen, zerebellären Symptomen und Hemiparese möglich, oft spontane Besserung innerhalb von Wochen,
- ZNS-Metastasierung in 15–40 %, häufiger im Verlauf als bei Diagnosestellung, entweder als umschriebene Herde oder diffuse Meningeosis, selten supratentorielle Metastasen, extraneurale Filiae sind eine Rarität.

Prognose
Rezidivfreie 5-Jahres-Überlebenszeit bei multimodaler Therapie etwa 60–80 %, ohne Chemotherapie etwa 50 %, häufig neurologische und psychologisch-kognitive Spätschäden, daher Nachsorge notwendig.
Ungünstige prognostische Faktoren: inkomplette Tumorresektion, Metastasierung, histologisch differenzierte Tumoren, Diploidie der Tumorzellen und jüngeres Alter bei Diagnose.

41.3.3 Niedrig-maligne Gliome (WHO-Grad I und II)

Epidemiologie
Supratentorielle Gliome machen etwa 15–25 % aller ZNS-Tumoren im Kindesalter aus. Diese Tumoren treten vorwiegend in der ersten Dekade auf. Insgesamt sind Jungen häufiger betroffen als Mädchen (2:1).
Infratentorielle Gliome umfassen etwa 10–20 % der kindlichen ZNS-Tumoren. Bevorzugtes Auftreten mit 5–9 Jahren. In 10 % Assoziation zu Neurofibromatose.

Klinik und Leitsymptome
- Lokalisation und Histologie:
  - Heterogene Gruppe von Tumoren, zusammengefasst werden Astrozytome, Oligodendrogliome, Mischtumoren, gemeinsame Merkmale: langsames Wachstum, nicht-aggressives klinisches Verhalten und relativ benigne histologische Eigenschaften;
  - Supratentoriell: 35–50 % in den Großhirnhemisphären, 50–65 % in Thalamus, Hypothalamus, III. Ventrikel und Basalganglien, meist Astrozytome oder Astrozytom-Oligodendrogliom-Mischtumoren, selten reine Oligodendrogliome;
  - Infratentoriell: typisch laterale Kleinhirnhemisphären, selten auch zentral, meist Astrozytome.
- Aufgrund des langsamen Wachstums typisch schleichender Beginn der klinischen Zeichen, Symptomatik je nach Lokalisation (☞ 41.3.1).

Diagnostik
- MRT und/oder CT
- Histologie nach Operation
- Spinales MRT und Liquoruntersuchung

Differenzialdiagnosen
☞ 41.3.1

Konventionelle Therapie
Die Therapie sollte im Rahmen der „Low Grade Glioma Study“ der GPOH erfolgen.
- **Operation:** möglichst radikale Tumorresektion, diese ist stark abhängig von der Lokalisation, insbesondere von einer Hirnstammbeteiligung, auch bei Rezidiven oft erneute Operation möglich, bei 30 % der infratentoriellen Gliome Anlage einer Liquordrainage bei persistierendem Hydrozephalus notwendig,
- **Radiotherapie:** lokale Bestrahlung mit 50–55 Gy, indiziert bei inkompletter Tumorresektion, Tumorrezidiv oder Progression, nicht indiziert bei Kindern jünger als fünf Jahre,
- **Chemotherapie:** indiziert bei Rezidiven sowie bei Kindern jünger als fünf Jahre, bei Progression zur Verzögerung der Radiotherapie.

Prognose
5-Jahres-Überlebensrate bei kompletter Resektion 75–100 %, bei inkompletter Resektion allein 50–60 %, in Kombination mit Radiotherapie etwa 80 %.
Ungünstige prognostische Faktoren: histologisch fibrilläre oder diffuse Tumoren, geringes Ausmaß der Tumorresektion.

41.3.4 Hirnstamm-Gliome

Epidemiologie
Insgesamt etwa 10–20 % aller ZNS-Tumoren bei Kindern sind im Hirnstamm lokalisiert. Sie treten am häufigsten im Alter von 6–9 Jahren auf.

Klinik und Leitsymptome
- Lokalisation und Histologie: Zusammengefasst werden verschiedene histopathologische Entitäten in Mittelhirn, Brücke und Medulla oblongata; beschrieben werden Gliome (Grad I–III), Astrozytome, primitive

neuroektodermale Tumoren und Glioblastome (Grad IV) mit diffus infiltrierendem (80 %), fokalem, zystischem, exophytischem oder zervikomedullärem Wachstum.

- Bei diffus infiltrierenden Hirnstamm-Gliomen: typisch kurze Vorgeschichte (meist < 1 Monat), multiple und oft bilaterale Hirnnervenparesen, Pyramidenbahnzeichen, Ataxie und in 10 % der Fälle obstruktiver Hydrozephalus, häufig auch Verhaltensauffälligkeiten wie Apathie und Lethargie oder Aggressivität und Hyperkinese.
- Bei den übrigen Hirnstamm-Gliomen meist schleichender Beginn mit isolierten Hirnnervenparesen und kontralateraler Hemiparese, das Auftreten von Hirndruckzeichen ist seltener als bei anderen Hirntumoren.

Diagnostik

- Im Bereich des Hirnstamms ist das MRT dem CT deutlich überlegen,
- Probebiopsie nur bei unklarem Befund und vertretbarem Risiko der Verletzung essenzieller Strukturen,
- Liquoruntersuchung zum Ausschluss einer entzündlichen ZNS-Erkrankung bei entsprechendem Verdacht.

Differenzialdiagnosen

☞ 41.3.1

Konventionelle Therapie

Diffuse Ponsgliome werden gemäß der HIT-GBM-D-Studie der GPOH behandelt.

- **Operation:** bei diffus infiltrierenden Tumoren nicht möglich, für die übrigen Hirnstamm-Gliome je nach Lokalisation möglichst weit gehende Resektion, auch bei Rezidiven eventuell erneute Operation möglich, eventuell Anlage einer Liquordrainage notwendig.
- **Radiotherapie:** indiziert bei nicht operablen Tumoren bei Kindern jünger als drei Jahre, Therapiemöglichkeiten: konventionelle Radiotherapie mit ca. 55 Gy über 6 Wochen, fraktionierte stereotaktische Bestrahlung oder interstitielle Radiotherapie, selektiver postoperativer Einsatz der Radiotherapie bei hochgradigen Tumoren und bei postoperativer Progression.
- **Chemotherapie:** primär indiziert bei Kindern jünger als drei Jahre, in Kombination mit Radiotherapie.

Prognose

Abhängig von Lokalisation und Tumorentität. Patienten mit diffus infiltrierenden Tumoren haben ein medianes Überleben von maximal einem Jahr, 2-Jahres-Überlebensraten sind kleiner als 20 %, günstiger ist die Prognose für fokale und dorsal-exophytische Tumoren.

41.3.5 Optikusgliome

Epidemiologie

Gliome von N. opticus, Chiasma opticum und Tractus opticus umfassen etwa 5 % der kindlichen ZNS-Tumoren. Tumoren des N. opticus treten meist schon vor dem fünften Lebensjahr auf. In 50 – 80 % sind die Optikusgliome mit einer Neurofibromatose (NF-1) assoziiert. Patienten mit Tumoren des Chiasma sind meist jünger als fünf Jahre und zeigen nur in ca. 20 % der Fälle Zeichen einer NF-1.

Klinik und Leitsymptome

- Lokalisation und Histologie: Optikusgliome sind histologisch meist niedrig-maligne (Grad I/II), langsam wachsende Astrozytome, die sich entlang der Strukturen der Sehbahn ausbreiten, seltener ist die Invasion in Frontallappen, Hypothalamus, Thalamus oder andere Mittellinienstrukturen;
- Symptome unspezifisch, da Kleinkinder subjektiv keinen Visusverlust beklagen;
- Mögliche Symptome: Strabismus, Protrusio bulbi, Nystagmus, Verlust des Fixierens, Entwicklungsverzögerung, Kopfschiefhaltung, selten Hirndruckzeichen, bei intrakraniellen Tumoren auch dienzephales Syndrom (☞ 41.3.1).

Diagnostik

- MRT/CT-Schädel
- Ophthalmologische Untersuchung
- Histologie nach Operation

Differenzialdiagnosen

Rhabdomyosarkome der Orbita, Neuroblastome, Angiome, Lymphangiome, Gliome, Kraniopharyngiome.

Konventionelle Therapie

Die Therapie sollte gemäß der SIOP-LGG 2004 erfolgen.

- **Operation:** bei Fehlen von schwerer Protrusio bulbi, progredienter Visusstörung, großen Chiasmatumoren, Invasion des Tractus opticus, Hypothalamus oder III. Ventrikels ist zunächst Beobachtung indiziert, **Therapie nur bei Progression** (klinisch oder bildmorphologisch Zunahme um > 20 %); bei Operations-Indikation möglichst radikale Resektion, bei intraorbitalen Tumoren meist Bulbus-erhaltende

Operation möglich, bei Chiasma- oder Tractusgliomen meist keine totale Resektion möglich,
- **Radiotherapie:** bei Kindern älter als fünf Jahre, verbessert sowohl den Erhalt des Visus als auch das Überleben, kann initial oder postoperativ angewendet werden, Gesamtdosis 45 – 55 Gy über 5 – 6 Wochen;
- **Chemotherapie:** kann insbesondere bei Kindern jünger als fünf Jahre angewendet werden, um den Einsatz der Radiotherapie zu verzögern.

Komplikationen
Bleibende Visusstörung, bei Tumoren von Chiasma oder Tractus opticus auch neurologische und neurohormonelle Störungen, bei Neurofibromatose erhöhtes Risiko für andere ZNS-Tumoren.

Prognose
10-Jahres-Überlebensrate 90 – 100 % bei intraorbitalen Tumoren, 40 – 85 % bei Tumoren des Chiasma.
Ungünstige prognostische Faktoren: chiasmatische oder Tumoren des Tractus opticus.

41.3.6 Hoch-maligne Gliome (WHO-Grad III und IV)

Epidemiologie
Hoch-maligne Gliome machen insgesamt etwa 7 – 11 % der ZNS-Tumoren bei Kindern aus. Sie treten typischerweise im Alter von 9 – 10 Jahren auf.

Klinik und Leitsymptome
- Lokalisation und Histologie: 65 % dieser Tumoren betreffen die Großhirnhemisphären, 20 % das Dienzephalon und 15 % die hintere Schädelgrube. Histologisch handelt es sich vorwiegend um hochgradige Astrozytome und Glioblastome, seltener um Oligodendrogliome oder Mischtumoren,
- Symptome abhängig von der Lokalisation (☞ 41.3.1).

Diagnostik
- MRT/CT-Schädel und MRT-Spinalkanal
- Liquoruntersuchung
- Histologie nach Operation

Differenzialdiagnosen
☞ 41.3.1

Konventionelle Therapie
Die Therapie sollte gemäß der HIT-GBM-D-Studie der GPOH erfolgen.
- **Operation:** weit gehende Tumorresektion; leider aufgrund des infiltrativen Wachstums meist nicht radikal möglich.
- **Radiotherapie:** bei Kinder älter als fünf Jahre postoperativ auf die Tumorregion mit ca. 2 – 4 cm Sicherheitsabstand und einer Gesamtdosis von 50 – 60 Gy, evtl. stereotaktische Einzelbestrahlung,
- **Chemotherapie:** Verbesserung der Überlebensrate bei anaplastischen Gliomen und Mischtumoren, nicht bei Glioblastomen.

Komplikationen
ZNS-Metastasen in 25 – 50 %, seltener auch extraneurale Filiae in Lunge, Lymphknoten, Leber und Skelettsystem.

Prognose
Bei hoch-malignen Astrozytomen und Glioblastomen insgesamt schlecht mit 5-Jahres-Überlebensrate von 10 – 30 % bei Operation und Radiotherapie, zusätzliche Chemotherapie verbessert das Überleben bei Glioblastomen nicht,
Ungünstige prognostische Faktoren: dienzephale Tumoren, Ausmaß der Tumorresektion, Grad IV-Tumoren.

41.3.7 Ependymom

Epidemiologie
Ependymome machen etwa 5 – 10 % der kindlichen ZNS-Tumoren aus. Sie betreffen vorwiegend Kleinkinder mit einem Altersgipfel bei fünf Jahren.

Klinik und Leitsymptome
- Lokalisation und Histologie: Ependymome entstammen dem Ependym der Ventrikelwände oder des Canalis centralis und können daher sowohl infratentoriell (60 %) oder supratentoriell (30 %) als auch intraspinal (10 %) auftreten. Unterschieden werden die histologischen Malignitätsgrade I – III. Infratentoriell meist Grad III, supratentoriell und intraspinal meist Grad I und II. Spezialfall: Ependymome des Conus medullaris sind typischerweise vom myxopapillären Subtyp Grad I;
- Klinik je nach Tumorlokalisation (☞ 41.3.1).

Diagnostik
- MRT/CT-Schädel **und** Spinalkanal
- Liquorzytologie
- Keine initiale Lumbalpunktion, da Einklemmungsgefahr!

Differenzialdiagnosen

☞ 41.3.1

Konventionelle Therapie

Die Therapie sollte gemäß der HIT-2 000-Studie der GPOH erfolgen.

- **Operation:** möglichst radikale Tumorresektion, auch bei Rezidiven Operation eventuell möglich;
- **Radiotherapie:** bei Kindern älter als fünf Jahre zur Prophylaxe von Lokalrezidiven auch nach totaler Resektion indiziert, Gesamtdosis meist 50 – 55 Gy, da infratentorielle Ependymome häufig Beteiligung des Zervikalmarks aufweisen, sollte das Bestrahlungsfeld kaudal bis zum Wirbelkörperübergang C3/4 reichen, bei leptomeningealen Metastasen ist eine kraniospinale Radiotherapie mit zusätzlichen 30 – 35 Gy notwendig;
- **Chemotherapie:** bei Kindern jünger als fünf Jahre: Ependymome sind wenig Chemotherapie-sensibel, bei Kindern älter als fünf Jahre immer im Rahmen von Therapieoptimierungsstudien in Kombination mit Radiotherapie.

Komplikationen

Typisch für Ependymome ist das hohe Risiko für Lokalrezidive. In etwa 10 % kommt es zu spinaler Metastasierung. Extraneurale Filiae sind sehr selten.

Prognose

5-Jahres-Überlebensrate insgesamt etwa 50 %, 0 – 25 % bei inkompletter, 50 – 75 % bei kompletter Tumorresektion.

Ungünstige Prognosefaktoren: inkomplette Tumorresektion, Grad III, invasives Tumorwachstum, insbesondere in den Hirnstamm, jüngeres Alter und initiale Metastasierung.

41.3.8 Kraniopharyngiom

Epidemiologie

Kraniopharyngiome machen etwa 6 – 10 % der ZNS-Tumoren bei Kindern aus. Sie werden meist im Alter von 8 – 15 Jahren diagnostiziert.

Klinik und Leitsymptome

- Lokalisation und Histologie: meist supraselläre Tumoren des Hypophysenstiels und des Hypothalamus, seltener in der Sella turcica oder parasellär, Kraniopharyngiome sind dysontogenetische Tumoren, die aus Resten der Rathke Tasche hervorgehen. Sie können zystisch, solide oder zystisch-solide Tumoren sein. Typisch sind intratumorale Verkalkungen;
- Hirndruckzeichen bei obstruktivem Hydrozephalus durch Verlegung des III. Ventrikels oder der Foramina Monroi, typisch auch Gesichtsfelddefekte, am häufigsten homonyme oder bitemporale Hemianopsie, häufig sind neurohormonelle Störungen, v. a. Wachstumshormon- und/oder ADH-Mangel. Obwohl histologisch benigne, können Kraniopharyngiome aufgrund der Lokalisation und des infiltrativen Wachstums klinisch maligne imponieren und bei inkompletter Resektion rezidivieren.

Diagnostik

- Schädelübersichtsaufnahme, MRT/CT-Schädel,
- Ophthalmologische Untersuchung (aufgrund des langsamen Tumorwachstums häufiger Optikusatrophie als Stauungspapille),
- Prolaktin, β-HCG und AFP,
- Osmolalität in Serum/Urin,
- Präoperativ und im Verlauf Kontrolle der neurohormonellen Funktionen (Wachstumshormon, ADH, Schilddrüsenhormone, Steroidhormone, Sexualhormone),
- Histologie nach Operation.

Differenzialdiagnosen

Hypothalamische Gliome, Chiasmatische Gliome, Zysten der Rathke Tasche, Supraselläre Keimzelltumoren, Hypophysenadenom.

Konventionelle Therapie

Die Therapie sollte gemäß der multizentrischen Therapiestudie Kraniopharyngiom 2 000 der GPOH erfolgen.

- **Operation:** radikale Tumorresektion bei ca. 75 % möglich; mit der Tumorgröße (> 3 cm), Radikalität der Operation sowie bei soliden Tumoren steigt das Risiko für operationsassoziierte Morbidität (neurohormonelle, visuelle und neuropsychologische Störungen), gelegentlich Anlage einer Liquordrainage notwendig.
- **Radiotherapie:** postoperative Radiotherapie mit 50 – 55 Gy bei subtotaler Resektion, evtl. auch interstitielle Radiotherapie möglich.
- **Chemotherapie:** bislang keine Indikation in der Therapie von Kraniopharyngiomen.

Komplikationen

Neurohormonelle Störungen (Kleinwuchs, Diabetes insipidus, Hypothyreose, Hypokortisolismus, Adipositas, gestörte Pubertätsentwicklung), neuropsychologische Störungen, Gesichtsfelddefekte, Häufigkeit der Komplikationen signifikant geringer nach Kombination aus Operation und subtotaler Resektion als nach radikaler Resektion allein.

Prognose

5-Jahres-Überlebensrate bei totaler Resektion 60–100 %, bei subtotaler Resektion ohne postoperative Radiotherapie 40–70 %, mit postoperativer Radiotherapie 70–95 %.
Ungünstige prognostische Faktoren: großer Tumor, subtotale Tumorresektion, Alter jünger als fünf Jahre, solide oder zystisch-solide Tumoren.

Literatur

1 Gutjahr P, Tumoren des Zentralnervensystems. In: P. Gutjahr (Hrsg.) Krebs bei Kindern und Jugendlichen. Deutscher Ärzte-Verlag, Köln 1999, pp 320–369
2 Heidemann RL, Packer RJ, Albright LA, Freeman CR, Rorke LB, Tumors of the central nervous system. In: P.A. Pizzo, D.G. Poplack (eds) Principles and Practice of Pediatric Oncology, Lippincott-Raven Publishers, Philadelphia 1997, pp 633–697
3 Multizentrische Therapiestudien der GPOH: HIT 2000, Low Grade Glioma Study, HIT-GBM C, Kraniopharyngeom 2000
4 Redner A. In: Lanzkowsky P. (Ed.) Manual of Pediatric Hematology and Oncology, Academic Press, San Diego 2000, pp 471–491

41.4 Komplementäre Therapien in der Kinderonkologie

Alfred Längler, Christoph Tautz

41.4.1 Grundlagen

Alternative versus komplementäre Therapieverfahren

Grundsätzlich muss man zwischen alternativen und komplementären Therapieverfahren unterscheiden. Mit **„alternativ“** wird in der Regel ein Vorgehen bezeichnet, das sich im Gegensatz zu einem z. B. konventionellen oder traditionellen Vorgehen sieht und das eine gegen das andere austauscht. Es gilt das **„entweder oder“.**
Unter **„komplementär“** wird ein Ansatz verstanden, der erweiternd oder ergänzend zu einem z. B. konventionellen oder traditionellen Therapieansatz hinzugenommen wird, also nicht primär ein gegensätzliches Vorgehen darstellt. Hier gilt ein **„sowohl als auch“.**

Für bösartige Erkrankungen im Kindesalter steht außer Frage, dass bei einem klinisch begründeten Verdacht auf das Vorliegen einer derartigen Erkrankung eine kompetente und zügige Diagnostik eingeleitet und bei Bestätigung der Verdachtsdiagnose eine auf den etablierten Studienprotokollen basierte Therapie (☞ 41.1-3) begonnen werden muss. Der Versuch, z. B. eine akute Leukämie des Kindesalters mit einem „alternativen“ Verfahren zu behandeln und erst beim regelhaft eintretenden Misserfolg zu bewährten Therapien zu greifen, muss als **nicht zu rechtfertigen und unverantwortlich** bezeichnet werden. Die hohen Heilungsraten kindlicher Malignome sind in der Regel nur erreichbar durch eine konsequente Umsetzung der jeweiligen protokoll- und stadiengerechten multimodalen Therapieansätze.

> **!** Insofern existieren in der **primären Behandlung** kindlicher Leukämien und Tumorerkrankungen keine „alternativen“ sondern allenfalls die konventionelle Therapie ergänzende, d. h. komplementäre Behandlungsansätze.

Anders stellt sich die Situation dar, wenn es um die Behandlung einer Krankheitssituation geht, von der bekannt ist, dass die verfügbare konventionelle Therapie kaum noch zur Heilung führen kann und gleichzeitig möglicherweise erhebliche Nebenwirkungen zu erwarten sind. Hier kann ein individueller „alternativer“ Therapieansatz gesucht werden, wobei „alternativ“ durchaus auch wenig geprüfte Ansätze auf schulmedizinischer Grundlagen sein können (wie z. B. Tumorvakzine u. ä.). Stehen keine sinnvollen konventionellen Therapieoptionen mehr zur Verfügung, nimmt der Patient durch ein solches Vorgehen keinen Schaden.
Letztlich sind auch in der Lebensendphase bei unheilbaren Tumorerkrankungen komplementäre Verfahren zusammen mit einer symptomatischen Behandlung entweder ergänzend oder auch teilweise alternativ zu konventionellen Verfahren (soweit verfügbar) anwendbar.

Erwachsenenonkologie versus Kinderonkologie

Die konventionelle Therapie kindlicher Leukämien und Tumorerkrankungen ist in den vergangenen 30 Jahren dadurch so erfolgreich geworden, dass sie einen eigenständigen, von der Erwachsenenonkologie losgelösten therapeutischen Weg gegangen ist. Die kindlichen Er-

krankungen unterliegen genetisch und biologisch anderen Gesetzmäßigkeiten und erfordern daher eigene Therapiestrategien.
Für viele bei Kindern angewandte komplementäre Behandlungsmethoden gilt aber, dass sie aus der Erwachsenenonkologie kritiklos übernommen werden. Diejenigen alternativen „Therapeuten", die derartige Ansätze anbieten und teilweise auch regelrecht bewerben, haben oft als nicht immer approbierte Ärzte keine eigene Erfahrung in der Behandlung onkologisch erkrankter Kinder, weder in der konventionellen noch in der komplementären oder „alternativen" Therapie.

Hieraus ergeben sich folgende grundlegende Anforderungen an die Behandlung pädiatrisch-onkologischer Patienten:

- Die Behandlung muss durch einen approbierten und in der Behandlung kindlicher Tumorerkrankungen/Leukämien erfahrenen Arzt erfolgen.
- Die Tumor-spezifische Therapie muss klar auf die zu behandelnde kindliche Tumorerkrankung/Leukämie abgestimmt sein.
- Bei rein symptomatischen bzw. supportiven Maßnahmen (z. B. Antiemese) hingegen können, soweit entsprechende Erfahrung vorliegt, durchaus Anleihen in der Erwachsenenmedizin – sowohl in der konventionellen als auch in der unkonventionellen – Therapie mit entsprechender Dosisanpassung gemacht werden.

Häufigkeit der Anwendung

Obwohl das Thema komplementäre Therapien auch in der pädiatrischen Onkologie seit Jahren zum Teil sehr kontrovers diskutiert wird, liegen zur Anwendungshäufigkeit dieser Therapien in der pädiatrischen Onkologie weltweit bislang nur wenige kleinere Studien (Fernandez 1998, Kelly 2000) vor. Diese deuten darauf hin, dass auch bei Kindern mit bösartigen Erkrankungen teilweise über 50 % der Eltern komplementäre Therapien im Krankheitsverlauf einsetzen. Größere Bevölkerungs-repräsentative Untersuchungen fehlen. Eigene Ergebnisse aus einer Pilotstudie (Längler 2003) für eine repräsentative deutschlandweite Befragung zur Häufigkeit der Anwendung von komplementären Therapien in der pädiatrischen Onkologie belegen, dass etwa ein Drittel aller Befragten derartige Therapien im Krankheitsverlauf bei ihren Kindern anwandten. Besonders häufig kamen komplementäre Therapien zum Einsatz, wenn:

- Die betroffenen Familien bereits vor der Krebserkrankung ihres Kindes Erfahrungen mit komplementären Therapien hatten.
- Die betroffenen Familien einen höheren Sozialstatus aufweisen.
- Bei dem Kind längere und kompliziertere Krankheitsverläufe bestanden.

Die am häufigsten angewandten Behandlungsmethoden waren dabei Homöopathie, anthroposophische Medizin inklusive Misteltherapie sowie pflanzliche Medikamente (Phytotherapeutika). Auch Veränderungen in der Ernährung sowie die Gabe von Vitaminen und Spurenelementen spielten eine nennenswerte Rolle. Auffallend war, dass nur 9 % der Eltern mit den behandelnden pädiatrischen Onkologen über den Einsatz von komplementären Therapien bei ihrem Kind gesprochen hatten. Gerade diese Tatsache aber verdeutlicht die Notwendigkeit für pädiatrische Onkologen, sich mit dem Thema komplementäre Therapien konsequent und unemotional auseinanderzusetzen.

41.4.2 Gründe für den Einsatz komplementärer Behandlungsmethoden in der Kinderonkologie

In der Regel sind es die Eltern, die nach Möglichkeiten ergänzender Therapien nachfragen. Ein ärztlich geleitetes, empathisches und Ergebnis-offenes Gespräch zwischen Eltern und Behandlungsteam kann helfen, die Motivationslage der Eltern in Bezug auf ihren Wunsch, ergänzende Verfahren zur Anwendung zu bringen, deutlicher werden zu lassen und letztlich „die Fragen hinter den Fragen" ansatzweise herauszuarbeiten.
Im Gespräch werden meist drei wesentliche Motive deutlich:

- Angst vor der Intensität der zu erwartenden konventionellen Therapie (insbesondere Chemo- und Strahlentherapie) und der damit verbundenen Organ- und Organismus-schädigenden, z. T. lebensbedrohlichen oder potenziell gar tödlichen Nebenwirkungen. Dabei können dann die in der konventionellen Therapie begründeten hohen Heilungschancen oft nicht gesehen werden, so dass nach „sanften" oder „natürlichen" Alternativen gesucht wird. Nahezu alle Eltern stimmen letztlich auch einer konventionellen Therapie zu, wenn sie sich in ihrem Anliegen (siehe unten) ernst genommen fühlen und diesem Anliegen auch entgegengekommen wird.

- Die Suche von Eltern, die mit der konventionellen Therapie vollauf zufrieden sind und deren Notwendigkeit in keiner Weise in Frage stellen, nach etwas „Zusätzlichem" (komplementärem) für ihr Kind. Die Motivation nach Zusatzverfahren leitet sich nicht selten auch aus Gesprächen mit anderen Eltern ab, die subjektiv gute Erfahrungen mit komplementären Behandlungen gemacht haben. Sie bezieht sich sehr häufig auf die Frage nach der Unterstützung körpereigener Ressourcen, um zu einer verbesserten Krankheitsüberwindung und minimierten Nebenwirkungsrate beizutragen.
- Die Suche nach „Expertenmeinungen" von Eltern, die ein extrem hohes Bedürfnis nach vielfältiger Information haben und sich in diesem Zusammenhang auch in der „alternativen" Szene umtun. Solche Eltern sind meist auch auf der Suche nach einer zweiten bzw. multiplen Meinung von „Experten". Ein Grundmisstrauen prägt ihr Verhältnis zum behandelnden pädiatrisch-onkologischen Team.

Die von Eltern in solchen Gesprächen vorgetragenen Sorgen und Wünsche klingen zunächst oft diffus und undifferenziert, lassen sich aber meist auf die im folgenden kurz skizzierten unterschiedlichen Ebenen eines möglichen therapeutischen Zugangs beziehen:

- Tumor- und Leukämieerkrankungen zeigen sich zunächst auf einer rein körperlichen Seite. Es findet eine Überwältigung des gesunden Organismus statt, indem es zur (sichtbaren) Tumorbildung oder zu einer rasch fortschreitenden Schwäche, Blässe oder Blutungsneigung im Rahmen einer exzessiven Blastenvermehrung kommt.
  Notwendigerweise setzen die lebensrettenden und meist zur Heilung führenden konventionellen Therapieverfahren (Operation, Chemotherapie, Bestrahlung) auf dieser biologisch-leiblichen Ebene an. Auch viele komplementäre Therapien (unter anderem zum Beispiel Spurenelemente, Enzympräparate) setzen auf dieser Ebene an.
- Ein häufig geäußertes Anliegen von Eltern ist es, „etwas für die Lebenskräfte" zu tun oder „das Immunsystem zu stärken" oder ähnliche Formulierungen. Gemeint ist das „Lebendige", von manchen philosophischen Richtungen auch als Leben-spendendes Prinzip o.ä. bezeichnet. Hier treffen ein konventionell-materialistisches und ein komplementäres Krankheitsverständnis mit einem übergeordneten Ganzheitsprinzip aufeinander (☞ 4).
- Die Befindlichkeit des erkrankten Kindes ist meist entweder durch die Erkrankung selbst oder aber meist noch mehr durch deren Therapie (z.B. Persönlichkeitsveränderungen unter Steroidtherapie bei ALL) erheblich gestört. Die befürchteten oder schon sichtbaren „seelischen Folgen" im Krankheitsverlauf müssen erkannt und wo möglich in einem integrativen Behandlungskonzept mit berücksichtigt werden.
- Schließlich ist noch der von den betroffenen Eltern oft elementar erlebte, aber zunächst nicht leicht zu greifende Bereich schicksalhafter Gestaltung im Lebenslauf zu beschreiben. Dies ist der Bereich, in dem die „Sinn"-Frage („Warum mein Kind?") oft auch gepaart mit einer mehr oder weniger deutlich ausgesprochenen Frage nach „Schuld" gestellt wird. Während mit betroffenen erkrankten Erwachsenen dieses Feld unmittelbar bearbeitet werden kann, ist dies mit Kindern kaum zu realisieren. Stellvertretend kann hier das therapeutische Gespräch mit den Eltern gesucht werden.

Auch wenn in diesem Abschnitt bislang die Motivation für komplementäre Verfahren nahezu ausschließlich aus Elternsicht dargestellt wurde, so lassen zumindest die drei zuletzt genannten Ebenen (Lebendiges, Seelisches und Individuelles) erkennen, dass es durchaus auch für den behandelnden Arzt selbst Motive geben kann, in der Behandlung onkologischer Erkrankungen im Kindesalter komplementäre Behandlungen mit einzubeziehen.

41.4.3 In der Kinderonkologie angewandte komplementäre Verfahren

Das Angebot von alternativen, komplementären und unkonventionellen Verfahren in der Therapie auch kindlicher Leukämie- und Tumorerkrankungen ist nahezu unüberschaubar. Neben einigen bekannten und teilweise seit vielen Jahrzehnten praktizierten Verfahren (z.B. Homöopathie, anthroposophische Medizin) gibt es immer wieder neu auf den Markt drängende, Heilung versprechende Medikationen. Dies sind i.d.R. Einzelmaßnahmen bzw. einzelne Substanzen (z.B. Recancostat comp.®), auf die häufig durch nicht-wissenschaftliche Medien (Laienpresse, Internet, Gesundheits-Ratgeber) aufmerksam gemacht wird. Differenzierte Sichtweisen, wie z.B. die Unterscheidung von Malignomen im Kindes- und Erwachsenenalter, kommen hier kaum zur Darstellung. Eine Differenzierung in Diag-

nose- und Therapieverfahren wird auch nicht immer trennscharf vorgenommen.
Grundlage vermuteter oder behaupteter pharmakologischer Wirksamkeiten sind oft einzelne Inhaltsstoffe eines nicht immer klar definierten Wirkgemisches. Nur vereinzelt sind einzelne Inhaltsstoffe auf ihre zytostatische oder zytotoxische Wirkung in vitro untersucht. Auch für die klinische Situation gilt, dass bisher kein komplementäres Therapieverfahren bei pädiatrischen Leukämie- und Tumorerkrankungen eine Wirksamkeit bewiesen hat, wiewohl immer wieder Einzelbeobachtungen mit z.T. eindrucksvollen Therapieverläufen dokumentiert sind. Sofern klinische Studien mit komplementären Verfahren aus der Erwachsenenonkologie vorliegen, sollten diese jedoch für die Therapie von Kindern kritisch gewürdigt werden.
Um die Vielzahl der den Eltern „angepriesenen" Therapien zu systematisieren, können folgende Kategorisierungen Anwendung finden:

- Substantielle versus nicht-substantielle Verfahren,
- Anwendung von Einzelsubstanzen,
- Rein spirituelle Verfahren (ohne Anwendung von pharmakologischen Substanzen),
- Verfahren, die primär die Ernährung beeinflussen,
- Rein äußerliche Anwendungen.

Aufgrund der postulierten Wirkung/Wirksamkeit lassen sich komplementäre Verfahren in der Kinderonkologie in drei große Gruppen einteilen:

- Postulierte antitumoröse/antineoplastische Wirksamkeit,
- Postulierte symptomatische Wirksamkeit (Supportivtherapie),
- Postulierte generelle Lebensqualitätsverbesserung.

Einige Verfahren beanspruchen eine Wirksamkeit in allen drei Bereichen (z.B. die Misteltherapie als Teil eines anthroposophischen Therapiekonzeptes), während z.B. rein diagnostisch orientierte Verfahren (z.B. Irisdiagnostik) hier nicht einzuordnen sind.

41.4.4 Empfohlene/bewährte komplementäre Therapien

Während die exakte histologische oder immunologische Diagnose einer kindlichen Tumorerkrankung für die Therapiestratifizierung innerhalb eines konkreten Behandlungsprotokolls bedeutsam ist, ist dies für den Einsatz einer bestimmten komplementären Therapie meist von geringerer Bedeutung. So kann komplementärmedizinisch u.U. das gleiche Medikament bei sehr unterschiedlichen Diagnosen zur Anwendung kommen. Deshalb beschränken wir uns auf eine generelle Übersicht komplementärer Therapieverfahren.

> Das hier Dargelegte soll als Orientierungshilfe für ein Beratungsgespräch mit nachfragenden Eltern dienen. Ein komplementärer Ansatz kann nur von solchen Ärzten verordnet und begleitet werden, die über eine hinreichende Erfahrung sowohl in der konventionellen als auch in der komplementären pädiatrisch-onkologischen Therapie verfügen.

Anthroposophische Medizin

Aus der anthroposophischen Menschenkunde (☞ 44.2) lassen sich wesentliche und übergeordnete Gesichtspunkte auch für die Behandlung kindlicher Leukämie- und Tumorerkrankungen gewinnen. Hieraus resultiert ein zwar wissenschaftlich bislang wenig untersuchtes, aber in jahrelanger praktischer Anwendung bewährtes Therapiekonzept.[1] Dieses Therapiekonzept besteht sowohl aus allgemeinen, als auch aus im individuellen Einzelfall zu findenden therapeutischen Interventionen bzw. Hilfsangeboten für den erkrankten Organismus.

Medikamentöse Anwendungen

Eine „Basistherapie" für die gesamte Phase der intensiven antineoplastischen Therapie bilden folgende Substanzen:

- Phosphor D8: morgens 5 – 10 Glob.,
- Phosphor D30: abends 5 – 10 Glob.,
- Formica D6: 3 mal tgl. 5 – 10 Tr. (oft im mehrwöchigen rhythmischen Wechsel mit Oxalis folium D3),
- Cichorium 5 %: 3 mal tgl. 5 – 10 Glob.,
- Hepatodoron®: 2 mal 1 Tbl.

Ergänzt wird diese Basistherapie in vielen Fällen durch eine zumeist subcutan applizierte Misteltherapie (s.u.). Symptomatische Maßnahmen bei z.B. Übelkeit/Erbrechen (☞ 8), Mukositis, Dysphorie unter Steroiden kommen hinzu.

Misteltherapie

Unter den komplementären onkologischen Verfahren ist die Therapie mit Mistelpräparaten bei Erwachsenen die am weitesten verbreitete Therapie. Sowohl die präklinische als auch die klinische Anwendung sind in einer Vielzahl von wissenschaftlichen Studien untersucht.[2]

Die Diskussion über die Wirksamkeit der Misteltherapie in Bezug auf Überleben und Lebensqualität hält an. Die Anwendung von Mistelpräparaten in der Kinderonkologie ist bislang nur im Rahmen von kasuistischen Darstellungen dokumentiert,[3] wenn auch über einige Jahrzehnte erprobt.
An wesentlichen pharmakologisch wirksamen Inhaltsstoffen der Mistel wurden neben vielen anderen vor allem Viscotoxine und Viscolektine beschrieben. Zu den wesentlichen und in klinischen Studien bei Erwachsenen nachgewiesenen Wirkungen zählen:

- Reduktion von Übelkeit und Erbrechen,
- Geringere Mukositisrate,
- Geringere Anzahl klinisch bedeutsamer Infektionen,
- Verbesserung der Lebensqualität.

In der Kombination mit Chemotherapie und Radiatio beschleunigen Mistelextrakte die hämatopoetische Regeneration. Die gleichzeitige Anwendung von Misteltherapie mit Chemo- oder Strahlentherapie zeigte in einzelnen präklinischen Studien einen synergistischen Effekt. Eine negative Interaktion zwischen Zytostatika und Mistelpräparaten konnte hier nicht beobachtet werden.
Beobachtete Nebenwirkungen sind passagere Temperaturerhöhung, vorübergehende grippeähnliche Symptome, lokal-allergische und selten systemisch-allergische Reaktionen.

> Die Misteltherapie von Kindern mit onkologischen Erkrankungen sollte nur von Ärzten durchgeführt werden, die hierin über ausreichende Erfahrung (auch in der Auswahl und Dosierung des jeweils indizierten Mistelpräparates) verfügen. Zum Erfahrungsaustausch ist ein regelmäßig tagender ärztlicher Qualitätszirkel eingerichtet (Kontakt über die Autoren). Eine wissenschaftliche Aufarbeitung der vorliegenden klinischen Erfahrung ist in Vorbereitung.

Künstlerische Therapien

Sofern entsprechende Therapeuten zur Verfügung stehen, wird o.g. medikamentöses Therapiekonzept ergänzt durch künstlerische Verfahren in Form von Musik, Malen, Plastizieren, Heileurythmie, Sprache[4]. In der Begegnung und Auseinandersetzung mit dem Künstlerischen und der Entdeckung künstlerischer Kreativität leben elementar heilsame Prozesse. Schöpferisches Tun tritt an die Stelle einer bloß passiv erlebten und erlittenen Tumorelimination. Die hierbei zugrunde liegende Idee ist: der „Produzent" der Tumorerkrankung schafft ein neues, jetzt künstlerisches „Produkt". Diese Form von Therapie spricht insbesondere den o.g. psychischen Bereich an.

Äußere Anwendungen

Von den Kindern oft als subjektiv sehr wohltuend erlebte äußere Anwendungen können sowohl unter rein symptomatischen als auch unter konstitutionellen Gesichtspunkten durchgeführt werden. Die wesentliche therapeutische Wirksamkeit liegt hier im Bereich des Lebendigen. Im speziellen können dies sein:

- Wickel und Auflagen zur Linderung bestimmter Symptome, wie z.B. Schmerzen, Übelkeit (☞ 45.1),
- Rhythmische Einreibungen/Massage zur allgemeinen Stärkung und Kräftigung (☞ 45.2),
- Bäder mit medizinischen Zusätzen; z.B. ein Bad mit Lavendelöl zur Entspannung (☞ 45.3).

Homöopathie

Eine homöopathische Therapie speziell kindlicher Leukämie- und Tumorerkrankungen gibt es nicht. Die homöopathische Begleittherapie eines onkologisch erkrankten Kindes hat zwei Ansatzpunkte:

- Die individuelle Konstitution des erkrankten Kindes (Konstitutionstherapie, ☞ 44.4),
- Eine symptomatische Therapie bei krankheits- oder therapiebedingten Symptomen (z.B. Übelkeit, Stimmungsschwankung etc., ☞ Teil I).

Insofern können an dieser Stelle keine speziellen Therapieempfehlungen gemacht werden.
Bemerkenswert ist eine Studie mit einem potenzierten Komplexmittel (antihomöotoxisches Präparat Traumeel®) bei Mukositis, die einen deutlich positiven Einfluss auf den Verlauf der Mukositis nach Hochdosischemotherapie nachweisen konnte.[5]

Phytotherapie

Viele der häufig eingesetzten Zytostatika sind pflanzlichen Ursprungs, wobei es sich bei den Pharmaka meist um partialsynthetisch veränderte Substanzen handelt (z.B. Vincaalkaloide, Vindesin-Sulfat, Camtothecine, Etoposid).
Die einzige pflanzliche Droge, die für die Anwendung bei Tumorerkrankungen eine positive Monographie der Kommission E erhielt, ist die weißbeerige Mistel (Mistel album L.). Zur Misteltherapie siehe oben.
Abzuraten ist vom unkritischen Einsatz so genannter „Immunstimulanzien" wie z.B. Echinacea-purpurea-

Präparaten oder Shiitake-Pilzen bei kindlichen Malignomen.

> **!** Folgende Pflanzenextrakte haben zwar teilweise eine (in vitro) nachgewiesene direkt zytotoxische Wirkung; von ihrer Anwendung insbesondere bei Kindern muss jedoch dringend abgeraten werden, da sie allenfalls als Nahrungsergänzungsmittel im Verkehr sind und keine geeigneten und ausreichend geprüften Arzneimittelzubereitungen zur Verfügung stehen:
> - Lapachorinde (auch als „Juka-Tee" bezeichnet),
> - Ukrain (semisynthetisches Mischpräparat aus Alkaloiden des Schöllkrautes und Thiotepa),
> - PC-SPES (Chinesisches Kombinations-Phytotherapeutikum mit teilweise Beimengung synthetischer Östrogene).

Weihrauchpräparate

Weihrauchpräparate (H15®) wurden in den vergangenen Jahren insbesondere in der Therapie von Hirntumoren auch in klinischen Studien mit wechselnden, aber durchaus ermutigenden Ergebnissen eingesetzt. Über eine Hemmung der 5-Lipoxygenase wird die Leukotriensynthese blockiert. Böker und Winking[6] beschreiben in-vitro-Ergebnisse, die den Boswellia-Säuren eine antiödematöse und bei Gliomen proliferationshemmende Wirkung zuschreiben. Der klinisch-kontrollierte Beweis für diese Wirkung bleibt noch zu erbringen. Janßen et al.[7] konnten allerdings bereits in einer Gruppe von 13 pädiatrischen Patienten mit Hirntumor in einer Palliativsituation eine Beeinflussung des peritumoralen Ödems nachweisen, eine Beeinflussung des Tumorwachstums konnten sie „nicht ausschließen". Die verwendeten Tagesdosen lagen zwischen 1200 mg und 3600 mg (entspricht 3 mal 1 bis 3 mal 3 Kps. H15®).

Mikronährstoffe/Spurenelemente

Ohne Zweifel kann es spätestens im Rahmen einer antitumorösen Therapie und deren Nebenwirkungen (insbesondere Inappetenz, Erbrechen, Mukositis) zu Mangelzuständen in der Versorgung mit Mikronährstoffen und Spurenelementen kommen. Einige dieser Substanzen lassen sich zwar quantitativ z. B. im Serum bestimmen (z. B. Zink, Selen). Sofern validierte altersentsprechende Normwerte überhaupt verfügbar sind, gibt es kaum Erkenntnisse darüber, welches Spurenelement in welcher Dosis auf welchem Weg appliziert werden muss. Man muss davon ausgehen, dass hier teilweise isolierte Teile eines hoch komplexen Regelkreises quantifiziert werden. Eine Substitution wird in den seltensten Fällen zu einem gewünschten neuen Gleichgewicht, sondern vielmehr zu neuen (jetzt vielleicht nicht quantifizierbaren) Ungleichgewichten führen. Nicht zuletzt aus diesem Grund raten wir ähnlich wie bei den Vitaminen und Spurenelementen von einer unkritischen Substitution einzelner Spurenelemente ebenso ab wie von der Gabe mehr oder weniger gut definierter Mikronährstoff-Gemische.

Vitamine/Antioxidanzien

Der Einsatz von Vitaminen, speziell von Vitaminen mit potentiell antioxidativen Eigenschaften (Vitamin C, E, A) und Antioxidanzien im engeren Sinn (α-Tocopherol, Retinoide, β-Karotin) wird in der Erwachsenenonkologie sehr kontrovers diskutiert. Prinzipiell wird in der Dosierung zwischen niedrig (physiologische Dosen), hoch (oft 1 000fach) und toxisch unterschieden. Es gibt ernst zu nehmende Hinweise, dass in Abhängigkeit von der Dosis (niedrig oder hoch) teilweise entgegengesetzte Wirkungen auf das Tumorwachstum auftreten können. Zusätzlich wird die postulierte Wirksamkeit vom Zeitpunkt der Anwendung (vor, während oder nach einer Chemo- und/oder Strahlentherapie) beeinflusst.
Aufgrund der teilweise kontroversen Datenlage zur Anwendung von Antioxidanzien bei Erwachsenen und fehlender breiterer Erfahrung in der Anwendung bei Kindern raten wir derzeit vom therapeutischen Einsatz von einzelnen Vitaminen bzw. antioxidativen Substanzen (unabhängig von der Dosis) ab. Dies betrifft nicht die physiologische Zufuhr von qualitativ hochwertigen Vitaminen, Spurenelementen und den oben genannten Antioxidanzien im Rahmen einer ausgewogenen und qualitativ hochwertigen Mischkost.

Enzyme

Für die Anwendung von Enzymen bei pädiatrisch-onkologischen Erkrankungen fehlen entsprechende systematische Erfahrungsgrundlagen und/oder wissenschaftliche Studien. Auf der Basis der Beobachtung, dass im höheren Lebensalter die hydrolytische Serumaktivität nachlässt, sowie die Häufigkeit des Auftretens maligner Erkankungen zunimmt, wurden und werden insbesondere proteolytische Enzyme in der onkologischen Anwendung erforscht. Für die Begleittherapie bei Erwachsenen mit Malignomen gibt es ernst zu nehmende Empfehlungen zur Anwendung von proteolytischen Enzymen. Für Kinder können diese Empfehlungen bislang nicht gegeben werden.

Ernährung

In der Beratung von Eltern zu komplementären Möglichkeiten, die Heilung ihres Kindes zu unterstützen, wird regelhaft auch die Frage nach der richtigen Ernährung gestellt. Oft wird dieses Thema auch im Zusammenhang mit der Frage nach einer Minimierung von Nebenwirkungen bewegt. Hier herrschen in der Bevölkerung teilweise sehr unterschiedliche und nicht immer rationale Vorstellungen von Möglichkeiten und Grenzen einer „gesunden" Ernährung.
Prinzipiell kann festgehalten werden, dass es **die** „Krebsdiät" weder für Erwachsene und erst recht nicht für Kinder gibt. Gerade der kranke kindliche Organismus braucht ein ausreichendes Angebot sowohl an Energieträgern als auch an Vitaminen und Spurenelementen. Grundsätze einer der Gesundung dienlichen Ernährung insbesondere bei onkologisch erkrankten Kindern sind:

- Das Essen muss Spaß machen,
- Verwendung qualitativ hochwertiger Nahrungsmittel (aus artgerechtem Anbau/Tierhaltung),
- Ausgewogenheit der Ernährung, d.h. abwechslungsreiche Mischkost sowohl pflanzlichen als auch tierischen Ursprungs,
- Schonende und frische Zubereitung (keine Tiefkühlkost oder Fertiggerichte),
- Auch wenn gerade unter Chemotherapie der Appetit oft erheblich beeinträchtigt ist, kann es gelingen, diese Grundsätze im Alltag auch ohne Dogmatismus weitgehend zu berücksichtigen.

> **!** Immer wieder trifft man auf Diätempfehlungen, die dazu raten, „den Krebs auszuhungern". Diesem Rat folgend werden den Kindern wesentliche Nährstoffe vorenthalten, was sie zusätzlich schwächt und negative Auswirkungen sowohl auf die Tumorerkrankung als auch auf die Verträglichkeit der konventionellen Therapie hat.

41.4.5 Bewertung/Studienlage

Josef Beuth

Die Wirksamkeit der indikationsbezogenen Anwendung definierter komplementäronkologischer Maßnahmen im Erwachsenenalter ist studienmäßig dokumentiert (EBM-Evidenzgrade I–II), u.a. Ernährungsoptimierung, körperliche/sportliche Aktivierung, psychonkologische/psychosoziale Betreuung, Gabe von proteolytischen Enzyme und Natrium-Selenit zur Reduktion von Nebenwirkungen der tumordestruktiven Standardtherapien; standardisierte Mistelextrakttherapie zur Kompensation der therapieinduzierten Immunsuppression solider, nicht systemischer Tumore.
Zur komplementären Therapie in der Kinderheilkunde liegen bislang keine Daten aus wissenschaftlichen/begutachteten Publikationen vor, die den Unbedenklichkeits-/Wirksamkeitsnachweis definitiv führen könnten (Studien der EBM-Evidenzgrade I oder II).
Komplementäronkologische Anwendungen haben jedoch in einer Vielzahl empirischer Untersuchungen der EBM-Evidenzgrade III – V (experimentelle, nichtrandomisierte klinische Studien; Kasuistiken; Expertenberichte) therapeutische Auswirkungen gezeitigt und können demnach individuell/indikationsabhängig sinnvoll sein (u.a. Weihrauchextrakte zur Ödemprophylaxe/-therapie; bilanzierte Vitamin-/Spurenelementgemische bei unzureichender Nahrungsaufnahme). Sie bedürfen aber der weiteren Austestung in Wirksamkeits-relevanten Studien (z.B. prospektiv randomisierte klinische Studien: EBM-Grad I oder epidemiologische Kohortenstudien: EBM-Grad II), ehe sie allgemein indikationsbezogen empfehlenswert sind.
Ausdrücklich zu warnen ist vor einer Vielzahl nicht auf Qualität, Unbedenklichkeit und Wirksamkeit geprüfter Diagnostik- und Therapieverfahren, die zuweilen fälschlicherweise mit der wissenschaftlich-begründeten Komplementärmedizin assoziiert werden (u.a. Redox-Serum Analysen; Bioresonanzdiagnostik/-therapie; Dunkelfeldmikroskopie; Praxis-irrelevante immunologische-/molekularbiologische Diagnostikverfahren; Immunzell-Aktivierungstests; Galavit; PC-SPES; SPES; Ukrain; Dr. Rath Zellularmedizin; Neue Medizin nach Dr. Hamer; Thymusfrischzellextrakt-Therapie; Noni Saft; Megamin; Juice Plus etc.). Ihre übertrieben hohen Kosten werden von den gesetzlichen Krankenkassen zurecht nicht erstattet. Sie werden aber äußerst aggressiv beworben, in diversen Privatkliniken und Privatarztpraxen verabreicht und können für Patienten/Innen (lebens-)gefährlich sein.

Literatur

1 Tautz Ch: Grundlagen einer anthroposophisch begründeten Tumor- und Leukämie-Therapie im Kindesalter; in Fintelmann V : Onkologie auf anthroposophischer Grundlage, J. M. Mayer, Stuttgart 2004

[2] Kienle GS, Kiene H (2003) Die Mistel in der Onkologie. Fakten und konzeptionelle Grundlagen. Schattauer Stuttgart, New York
[3] Lenard HG, Engelbrecht V et al. (1998) Complete remission of a diffuse pontine glioma. Neuropediatrics 29: 328–330
[4] Bettermann H, von Bonin D, Frühwirth M, Cysarz D, Moser M; Effects of speech therapy with poetry on heart rate rhythmic and cardiorespiratory coordination. International Journal of Cardiology 84: 77–88; 2002
[5] Oberbaum M, Yaniv I, Ben-Gal Y, Stein J, Ben-Zvi N, Freedman LS, Branski D (2001) A randomized, controlled clinical trial of the homeopathic medication TRAUMEEL S in the treatment of chemotherapy-induced stomatitis in children undergoing stem cell transplantation. Cancer 92: 684–90
[6] Böker D-K, Winking M: Die Rolle von Boswellia-Säuren in der Therapie maligner Gliome. Dt. Ärzteblatt 1997; 94: A-1197–2000
[7] Janßen G, Engelbrecht V et al.: Boswellia-Säuren in der Palliativtherapie bei kindlichen Hirntumoren; Monatsschrift Kinderheilkunde 1998: 531

41.5 Anämien

Rita Röhling (Konventioneller Teil)
Alfred Längler, Christoph Tautz (Komplementärer Teil)

41.5.1 Ätiologie

Rita Röhling

Eine Anämie ist definiert durch eine Erniedrigung des Hämoglobingehaltes, der Erythrozytenzahl und/oder des Hämatokrits auf Werte unterhalb des altersentsprechenden Normbereiches (s. Normwertetabelle).
Ätiologie ☞ 41.5.7

41.5.2 Epidemiologie

Tab. 41.5-1: Die häufigsten Anämieformen

Neugeborene	Prä- oder peripartale Blutverluste (Plazenta praevia, vorzeitige Plazentalösung, fetomaternales Transfusionssyndrom, Vit.-K-Mangelblutungen), hämolytische Anämien durch maternale Antikörper oder (seltener) angeborene Enzymdefekte
Kleinkinder	Eisenmangelanämien, Infektanämien
Schulkinder	Eisenmangel- und chronische Blutungsanämien (v.a. bei menstruierenden Mädchen); Abhängig von ethnischer Herkunft an Thalassämia minor denken!

Insgesamt überwiegen Substratmangel- und sekundäre Anämien, während erbliche Formen und aregeneratorische Anämien erheblich seltener sind (Einzelheiten ☞ 41.5.7).

41.5.3 Einteilung

Die Anämien lassen sich einteilen in:

- **Hämolytische Anämien:**
  - Membrandefekte der Erythrozyten (z. B. Hereditäre Sphärozytose/ Elliptozytose),
  - Enzymdefekte der Erythrozyten (Glukose-6-Phosphat-Dehydrogenasemangel, Pyruvatkinasemangel),
  - Hämoglobinsynthesestörungen (z. B. Sichelzellanämie, Thalassämien, Methämoglobinämie),
  - Immunologisch bedingte Membranschäden (Paroxysmale nächtliche Hämoglobinämie, Hämolytisch-urämisches Syndrom).
- **Hypo- und aregeneratorische Anämien:**
  - Fanconi-Anämie,
  - Erworbene schwere aplastische Anämie,
  - Kongenitale hypoplastische Diamond-Blackfan-Anämie (DBA),
  - Kongenitale dyserythropoetische Anämie (CDA),
  - Transitorische Erythroblastopenie des Kindesalters.
- **Anämien durch Substratmangel:**
  - Eisenmangelanämie
  - Megaloblastische Anämien (Folsäuremangel, Vitamin-B_{12}-Mangel)
- **Sekundäre Anämien:**
  - Blutungsanämien
  - Anämien bei chronischen Erkrankungen
  - Infektanämien

41.5.4 Klinik und Leitsymptome

Allgemeine Symptomatik bei Anämien:

- Blässe von Haut und Schleimhäuten,
- Schnelle Ermüdbarkeit, Spielunlust,
- Appetitlosigkeit, bei Säuglingen Trinkschwäche,
- Tachykardie, Belastungsdyspnoe bei kardialer Insuffizienz durch stärkere bzw. rasch auftretende Anämie,
- Neurologische Symptome wie Schwindel, Kopfschmerzen, Synkopen durch zerebrale Minderversorgung.

41.5.5 Diagnostik

Anamnese
Familiäre Erkrankungen/Herkunftsland? fieberhafte/chronische Infektionen, Ernährung (bei gestillten Säuglingen auch Ernährung der Mutter), Urinverfärbung, akute oder chronische Blutungen, Knochenschmerzen?

Klinische Untersuchung
Haut-/Schleimhautblässe, Ikterus, Petechien/Exantheme, Dystrophie, Leber-/Milzgröße, Ödeme, Skelettveränderungen, Dysmorphiezeichen?

Labor
- Komplettes BB mit mikroskopischer Differenzierung (Veränderung auch der weißen Reihe und der Thrombozyten?), Erythrozytenmorphologie und -indizes,
- Hämolysezeichen: Bili↑, LDH↑, Haptoglobin↓, ggf. Coombstest pos.,
- Eisenstoffwechsel: Serum-Fe, Ferritin, Transferrin,
- Infektionsdiagnostik: CRP, Procalcitonin, ggf. serologischer Nachweis. Krea, Hst, U-Status bei V.a. Hämolytisch-Urämisches Syndrom (HUS),
- Hämoccult® bei V.a. chron. GI-Blutungen,
- Hb-Elektrophorese und Erythrozytenenzyme bei V.a. genetische Erkrankung.

Knochenmarkpunktion
Immer bei V.a. maligne Erkrankung, vor Beginn einer Kortisontherapie!
Beurteilung der Blutbildung: Ausreifungsstörung/-stop? Retikulozyten? Dysplastische Veränderungen? Verdrängung durch maligne KM-Infiltration?

Apparative Diagnostik
- Abdomensono: Leber-/Milzgröße, Gallensteine bei hämolytischer Anämie?, Nieren bei V.a. Hämolytisch-Urämisches Syndrom (HUS)
- EKG/Echo bei kardialen Insuffizienzzeichen,
- Bildgebung bei V.a. maligne Erkrankung.

41.5.6 Differenzialdiagnose

Hypochrome (mikrozytäre) Anämien (MCV ↓, MCH ↓)
- **Eisenmangelanämie:** Fe i.S. ↓, Ferritin ↓, Transferrin ↑. Nach Ernährungsgewohnheiten, insbes. vegetarischer Ernährung fragen, Malabsorption?
- **Infekt- und Tumoranämie:** Fe n oder ↓, Ferritin oft ↑ oder n, Transferrin n oder ↑, Infekthäufigkeit erfragen.
- **Frühgeborenen- und „Trimenon"-Anämie:** Fe normal oder ↓
- **Sideroachrestische Anämie** (sehr selten)
- **Thalassämie:** Herkunftsland, Familienanamnese, Milz vergrößert?

Normochrome (normozytäre) Anämien
- **Akute Blutungsanämie:** Symptome variieren abhängig von Höhe und Geschwindigkeit des Verlustes. Bei 15–20 % oder mehr RR ↓, Tachykardie, Atemnot, Ohnmacht, Schock (je nach Ausmaß des Blutverlustes); nach 5–7d Retikulozytose, Aniso- bis Poikilozytose, Leukozytose, Thrombozytose. Hauptursachen: Trauma, gastrointestinale Blutungen. Hb oder Hkt unmittelbar nach Blutung kaum verändert, Hämodilution führt zu Reduktion der Werte.
- **Hämolytische Anämien:** Indir. Bili ↑, Retis ↑, LDH ↑, freies Hb i.S. ↑, freies Hb im Urin erst nach Sättigung von Haptoglobin, Haptoglobin i.S. ↓
- **Hämatologische Systemerkrankungen** (☞ 41.1).

Hyperchrome (makrozytäre, megaloblastäre) Anämie
- **Folsäure-u./o. Vit. B_{12}-Mangel:** durch gestörte Aufnahme oder Absorption, verbunden mit schnellem Wachstum oder Infektion (Ziegenmilchanämie), Malabsorption (Zöliakie), Zytostatika oder Antikonvulsiva, bei gestillten Kindern vegetarischer Mütter.
  Cave: Auf Veränderungen der Granulo- und Thrombopoese achten!
- **Makrozytäre Anämien** ohne megaloblastäre Veränderungen im Knochenmark: aplastische Anämie, Diamond-Blackfan-Anämie, dyserythropoetische Anämie, Lebererkrankungen, Hypothyreose.

41.5.7 Besonderheiten/konventionelle Therapie der verschiedenen Anämieformen

Hämolytische Anämien

Membrandefekte der Erythrozyten
Hereditäre Sphärozytose (Kugelzellanämie)
Pathophysiologie/Epidemiologie/Ätiologie
Häufigste erbliche hämolytische Anämie in Nordeuropa (ca. 1:5 000 Geburten), 75 % autosomal-dominanter Erbgang. Kugelförmige Erythrozyten werden vermehrt in der Milz eliminiert, dadurch verkürzte Erythrozytenüberlebenszeit.

Klinik
Blässe, Haut- und Sklerenikterus, Milzvergrößerung, Gallensteine, schubweiser Verlauf.
Bei körperlichen Stresssituationen oder Infektionen **hämolytische Krisen,** vermehrter Ikterus und Zunahme der Anämie, kompensatorischer Anstieg der Retikulozyten. **Aplastische Krisen** (Parvovirus B19!) mit starkem Hb-Abfall und verminderten Retikulozyten kommen vor.

Befunde
Normochrome Anämie, verminderte osmotische Resistenz, indirektes Bilirubin ↑, negativer direkter Coombstest (DD zu Autoimmunhämolyse, da hier ebenfalls Sphärozyten).

Konventionelle Therapie
- Vermeidung von Stresssituationen und Infektionen,
- Bei aplastischen Krisen oder erheblicher Anämie (Hb < 6–8 g/dl) Transfusion (☞ 41.5.8),
- Splenektomie erhöht Erythrozytenüberlebenszeit, Indikation bei gehäufter Transfusionsfrequenz.

> **!** Splenektomie möglichst nicht im Vorschulalter, Gefahr letal verlaufender septischer Infektionen! Pneumokokken- und Hämophilusimpfung obligat! Penicillinprophylaxe bis Adoleszenz!

Hereditäre Elliptozytose
Ähnliches klinisches und laborchemisches Bild wie bei Sphärozytose, i.d.R. milder Verlauf, Splenektomie nur selten erforderlich.

Enzymdefekte der Erythrozyten

Glukose-6-Phosphat-Dehydrogenasemangel

Pathophysiologie/Epidemiologie/Ätiologie
X-chromosomaler Erbgang, verschiedene Typen und Ausprägung abhängig von ethnischer Herkunft, Pentosephasphatzyklus.

Klinik
Akute hämolytische Anämie als Folge von oxidativem Stress, ausgelöst durch Medikamente (z.B. Antipyretika, Sulfonamide), Verzehr von Favabohnen, Infektionen; selten: Ikterus neonatorum, chronische hämolytische Anämie.

Befunde
Nachweis des Enzymmangels, Heinz-Innenkörper.

Konventionelle Therapie
Vermeidung auslösender Faktoren.

Pyruvatkinasemangel

Pathophysiologie/Epidemiologie/Ätiologie
Störung der Glykolyse; autosomal-rezessiver Erbgang.

Klinik
Hämolytische Anämie unterschiedlicher Ausprägung bereits im frühen Kindesalter, keine Milzvergrößerung.

Befunde
Pyruvatkinase ↓↓, normozytäre Anämie.

Konventionelle Therapie
- Ggf. Austauschtransfusion bei Neugeborenen, bei Ikterus gravis und oder Hb < 8–10 g/dl (☞ 41.5.8),
- Ery-Transfusion bei Hb < 6–8 g/dl jenseits NG-Periode oder klin. Insuffizienzzeichen (☞ 41.5.8),
- Splenektomie kann bei schwerer Anämie Hämolyseintensität vermindern, Indikation bei gehäufter Transfusionsfrequenz.

Hämoglobinsynthesestörungen

Genetisch bedingte Bildung qualitativ oder quantitativ anomaler Hämoglobine, die eine chronische hämolytische Anämie verursachen. Homozygote Formen führen zu schweren Krankheitsbildern, während bei heterozygoten Genträgern nur milde Krankheitserscheinungen auftreten.

Sichelzellanämie

Pathophysiologie/Epidemiologie/Ätiologie
Austausch der Glutaminsäure durch Valinsäure in Position 6 der β-Kette führt zur Bildung von HbS, welches bei erniedrigtem Sauerstoffpartialdruck polymerisiert und zur typischen Sichelform der Erythrozyten führt.

Klinik
- Variable chronische hämolytische Anämie durch frühzeitige Zerstörung der deformierten Erythrozyten. Aufgrund der guten O_2-Abgabe von HbS häufig nur leichte Anämiesymptome. Im Vordergrund stehen die durch die Sichelzellen verursachten Gefäßverschlüsse, die zu Infarkten in nahezu allen Organen führen können.
- **Schmerzkrisen** durch Gefäßverschlüsse, v.a. in Knochen (typisch: Hüfte, Schulter, Wirbel, „Hand-Fuß-Syndrom"), Lunge, Nieren. Bei 7 % der Patienten zerebrovaskuläre Insulte.

- **Sequestrationskrisen** viszeraler Organe mit akutem Hb-Abfall, je nach Lokalisation Thorax-Syndrom, sekundäre „Autosplenektomie“, Priapismus.
- Starke **Infektanfälligkeit** (Pneumokokken, Hämophilus, Salmonellen) → Pneumonien, **Osteomyelitiden.**

Befunde
- Typischer Blutausstrich mit Sichel- und Targetzellen, „Sicheltest“ unter Sauerstoffentzug,
- Hb-Elektrophorese: Nachweis des HbS.

Konventionelle Therapie
- **Präventiv:** Vermeidung hypoxischer Zustände, Immunisierung (Pneumokkoken!), Penicillin-Prophylaxe. Frühzeitige Antibiotikatherapie bei fieberhaften Erkrankungen.
- **Symptomatisch:** suffiziente Schmerztherapie, i.v.-Hydratation, Bluttransfusion (☞ 41.5.8), Splenektomie bei wiederholter Milzsequestration.
- **Kurativ:** Allogene KMT bei HLA-kompatiblen Geschwister.
- **Experimentelle Therapie:** Hydroxy-Urea (Litalir®) zur Anhebung des intrazellulären HbF.

Thalassämien

Pathophysiologie/Epidemiologie/Ätiologie

Vielfältige Gruppe genetisch bedingter, quantitativer Störungen der Hämoglobinketten-Synthese, die durch ineffektive Erythropoese und gesteigerte Hämolyse zu einer mikrozytären, hypochromen Anämie führen.
- **α-Thalassämie:** Synthesestörung der α-Polypeptid-Ketten, alle Hämoglobine betroffen, bei Homozygotie intrauteriner Fruchttod.
- **β-Thalassämia minor:** Synthese der β-Ketten gestört, heterozygote Form, mäßige Anämie.
- **β-Thalassämia major:** Homozygote Form, schwere chronische Anämie.
- **Thalassämia intermedia:** Alle Fälle mit mäßiger klinischer Ausprägung, die nicht regelmäßig transfusionsbedürftig sind, unabhängig vom Genotyp (häufig Kombinationstypen).

Klinik
- β-Thalassämia major führt ab dem 3. bis 6. LM zu transfusionsbedürftiger Anämie.
- Bei nicht-transfundierten Kindern durch Markraumwucherungen typische Gesichtsdysmorphien mit vorspringenden Knochen, „Bürstenschädel“.
- Hepatosplenomegalie durch vermehrten Erythrozytenabbau, später durch Eisenüberladung.

Befunde
- Schwere hypochrome mikrozytäre Anämie, Targetzellen, basophile Tüpfelung.
- Hb-Elektrophorese: HbF ↑↑, HbA ↓↓ bis fehlend.
- Organmanifestationen bei Hämochromatose (Leber, Myokard, Endokrinum).

Konventionelle Therapie
- Regelmäßige Erythrozyten-Transfusionen ca. alle 3 Wo., Ziel-Hb **vor** Transfusion ≥10 g/dl (☞ 41.5.8).
- Nächtliche s.c.-Desferrioxamin-Gaben (Desferal®) über Pumpe 20–40 mg/kg über 7 d; Beginn im KK-Alter nach ca. 10–15 EKs; gf. kombiniert mit Vit. C 100 mg abends zur Verbesserung der Fe-Ausscheidung. Wichtig: regelmäßige Kontrolle des Eisenstatus unter Therapie.
- Bei speziellen Indikationen oraler Chelator L1 = Deferiprone (Ferriprox®) 75 mg/kgKG/d; Langzeiteffekt noch nicht sicher bekannt, daher nur im Rahmen von Studien empfohlen (akt. Studie Thal-99, Dr. H. Cario, Universitätskinderklinik Ulm).
- Kurative Therapie durch KMT möglich.

Andere genetische Hämoglobindefekte

- Hämoglobin C-, Hämoglobin D-, Hämoglobin E-Krankheit: meist nur milde klinische Symptome, Kombinationen z. B. mit HbS möglich.
- „Innenkörperanämie“, schon im heterozygoten Zustand spontane Hämolyse: Hb Köln, Hb Wien, Hb Genova.

> Pränatale Diagnostik an fetalem Nabelschnurblut oder durch Chorionzottenbiopsie bei genetischen Hämoglobinopathien möglich, derzeit steht eine Gentherapie allerdings noch nicht zur Verfügung.

Methämoglobinämie

Pathophysiologie/Epidemiologie/Ätiologie

Oxidation des Häm-Fe zur Ferri-Form führt zu funktionslosem Methämoglobin. Hereditär (autosomal-dominant) oder im Rahmen von Intoxikationen v. a. mit Nitriten, junge Säuglinge besonders gefährdet.

Klinik

Klinisch bräunliche Zyanose bei HbM ≥ 1,5 g/dl. Zentralnervöse oder kardiopulmonale Symptome bei Met-Hb > 40 %.

Befunde
Blutgasanalyse normal, Met-Hämoglobin erhöht (physiolog.: < 5 % des Gesamt-Hb).

Konventionelle Therapie
- **Hereditäre Methämoglobinämie:** In der Regel nicht therapiebedürftig, DD Vitium cordis.
- **Intoxikation:** i.v.-Applikation von Methylenblau 2 mg/kg; bei Met-Hb > ⅔ des Gesamt-Hb lebensbedrohliche Situation.

Immunologisch bedingte Membranschäden

Autoimmunhämolytische Anämien

Pathophysiologie/Epidemiologie/Ätiologie
Zerstörung der Erythrozytenmembran durch Auto-Antikörper. Ursache der Auto-AK:
- Infektionen (Hepatitis, EBV, Mykoplasmen),
- Kollagenosen (v. a. Lupus erythemotodes),
- Maligne Lymphome,
- Immundefekte,
- Medikamenteneinnahme,
- Idiopathisch.

I.d.R. inkomplette IgG-Wärmeagglutinine, aber auch Kälteagglutine der IG-M-Klasse, Kälte-/Wärme-Hämolysine. Morbus haemolyticus neonatorum durch Iso-AK (☞ 43.1)

Klinik
Klinische Zeichen der hämolytischen Anämie; akute, subakute und chronische Verlaufsformen möglich. Symptome der Grunderkrankung.

> **!** Autoimmunhämolytische Anämie kann Grunderkrankung um Jahre vorausgehen, daher regelmäßige diagnostische Überprüfung!

Befunde
- Charakteristisch: **Positiver direkter Coombstest**, d. h. Nachweis der Antikörper auf der Erythrozytenmembran.
- Aniso- und Sphärozytose, Hämoglobinurie, Befunde der Grunderkrankung.

Konventionelle Therapie
- Prednisolon initial 2 mg/kgKG/d i.v. oder p.o. bei Hb < 8 g/dl, Ausschleichversuch bei Sistieren der Hämolyse,
- Immunsuppressiva bei Steroidresistenz: Azathioprin 2 – 3 mg/kg/d p.o., Cyclophosphamid 10 – 40 mg/kg i.v. 1 mal alle 1 – 3 Wochen (weniger Toxizität als bei oraler Gabe) oder Cyclosporin A initial 2,5 mg/kg/d p.o., max. Dosis 5 mg/kg/d,
- Plasmapherese bei erhöhtem freien Auto-AK-Titer bzw. Versagen o. g. Maßnahmen,
- Behandlung der Grundkrankheit,
- Bei Therapieresistenz ggf. Splenektomie (vorher szintigrafischer Nachweis, dass Milz Hauptabbauort).

> **!** Bei Transfusion nur gewaschene, komplementfreie Erythrozyten, da sonst Gefahr einer hämolytischen Krise!

Paroxysmale nächtliche Hämoglobinämie (PNH)

Pathophysiologie/Epidemiologie/Ätiologie
Seltener, erworbener Membrandefekt der Knochenmark-Stammzellen mit konsekutiver Lyse (auch der aus dieser Zelle hervorgehenden Granulo-, Mono- und Thrombozyten) durch aktiviertes Komplement, vorwiegend nachts auftretend.

Klinik
- Chronische hämolytische Anämie, z. T. lebensbedrohliche hämolytische Krisen,
- Rezidivierende Thrombosen peripherer und zentraler Venen, z. B. Budd-Chiari-Syndrom.

Befunde
- Normochrome hämolytische Anämie, häufig auch Granulo- und Thrombozytopenie,
- Positiver Säure-Serumtest.

Konventionelle Therapie
- Transfusion (☞ 41.5.8), evtl. gewaschene Erythrozyten,
- Bei thrombotischen Komplikationen Prophylaxe mit Cumarinen, z. B. Marcumar®, Ziel-INR 2,5 – 3,5, zunächst für 6 Monate,
- In schweren Fällen allogene KMT erwägen.

Hämolytisch-urämisches Syndrom

Pathophysiologie/Epidemiologie/Ätiologie
Mikroangiopathische hämolytische Anämie mit akuten Nierenversagen, ausgelöst durch toxinbedingte Endotheläsion, am häufigsten in Folge einer Gastroenteritis, auch familiäre Formen. Häufigster Erreger E. coli (O157:H7), aber auch durch andere Bakterien und Viren.

Klinik

- Zunächst Enterokolitis mit Fieber, blutigen Stühlen. Seltener Atemwegsinfekt,
- Nach 5–7 Tagen Blässe, Schwäche, neurologische Symptome, Oligurie, Ödeme.

Befunde

- Zeichen der Antikörper-negativen hämolytischen Anämie, Fragmentozyten, Thrombopenie,
- Akutes Nierenversagen mit Krea ↑, Hst ↑, K^+ ↑, Hämaturie, Proteinurie,
- Evtl. Erregernachweis (Stuhl) oder serologischer Toxinnachweis.

Konventionelle Therapie

- Flüssigkeitsbilanzierung, Ausgleich des Säure-Basen-Haushalt, Antihypertensiva,
- Frühzeitige Kontaktaufnahme mit Kinderdialyse.

> **!** Antibiotikagabe scheint Toxinbildung zu verlängern, daher nur bei septischem Verlauf!

Hypo- und aregeneratorische Anämien

Aplastische Anämien (Panmyelophthise)

Bei aplastischen Anämien besteht eine starke Verminderung der Erythrozyten, Granulozyten und Thrombozyten durch hämatopoetische Insuffizienz infolge Verödung des hämatopoetischen Knochenmarks mit Verminderung der Zahl der pluripotenten Stammzellen.

Fanconi-Anämie

Pathophysiologie/Epidemiologie/Ätiologie

Autosomal-rezessiver Erbgang, Manifestation im 5. bis 10. Lj., selten.

Klinik

- Häufig Wachstumsverzögerungen und Begleitfehlbildungen des Skelettsystems, der Nieren oder der Haut, in einigen Fällen auch geistige Retardierung,
- 10 % der Patienten entwickeln akute myeloische Leukämie.

Befunde

Beginn meist mit Thrombopenie. Nachweis einer erhöhten Chromosomenbrüchigkeit.

Konventionelle Therapie

Therapieversuch mit Androgenen (Cave: NW bei Kindern). Sonst wie bei erworbener Form.

Erworbene schwere aplastische Anämie

Pathophysiologie/Epidemiologie/Ätiologie

Ursächlich werden KM-Schädigung durch ionisierende Strahlung, chemische Substanzen sowie immunologische Mechanismen nach Infektionen angeschuldigt. Die Inzidenz liegt bei ca. 10/1 000 000, davon 20 % im Kindes- und Jugendalter.

Klinik

- Meist schleichender Beginn mit Blutungszeichen (Epistaxis, Hämatome, Petechien), Anämiesymptomen und schweren bakteriellen Infekten vorwiegend im Kopfbereich,
- Bei Fortschreiten der Erkrankung mit zunehmender Neutropenie Auftreten lebensbedrohlicher generalisierter Infektionen,
- **Vergrößerung von LK, Leber und Milz spricht gegen die Diagnose!**

Befunde

- Im BB normochrom-normozytäre Anämie, Retikulozytopenie, Leukopenie und Thrombopenie. Definitionsgemäß Neutropenie ≤ 200/µl = VSAA (very severe aplastic anemia),
- Knochenmarkpunktion/-biopsie: Hypoplasie mit Verlust des blutbildenden Gewebes und Ersatz durch Fettgewebe, evtl. fleckförmige Resthämatopoese.

Konventionelle Therapie

- Betreuung möglichst in speziellen hämatologisch-onkologischen Zentren, Studie SAA, Ulm,
- Konsequente und gezielte Behandlung von Infektionen, im Intervall supportive antibiotische und antimykotische Prophylaxe analog der bei Patienten unter intensiver Chemotherapie,
- Erythrozyten- und Thrombozytenkonzentrate bei Hb ≤ 6–8 g/dl bzw. Thrombozyten ≤ 20 000/µl,
- Bei HLA-identischem Geschwisterspender baldmöglichst KMT anstreben,
- Bei negativer Familienspendersuche: immunsuppressive Therapie mit Antilymphozyten-Globulin (ALG), Cyclosporin A (CSA), Methylprednisolon (Urbason®) sowie G-CSF (Neupogen®, nur bei VSAA wegen möglicher Induktion einer AML),
- Therapieversager (Cave: Erfolg oft erst nach Monaten!): haploidente Transplantation.

Aregeneratorische Anämien

Kongenitale hypoplastische Diamond-Blackfan-Anämie (DBA)

Pathophysiologie/Epidemiologie/Ätiologie

Isolierte Hypoplasie oder Aplasie der roten Zellreihe im Knochenmark; ca. 10 % familiär, Ätiologie ansonsten unbekannt. Inzidenz 6/1 000 000 Lebendgeburten, Diagnosestellung bei 90 % der Patienten im 1. LJ.

Klinik

Blässe, Anämiesymptome wie Trinkschwäche, Dystrophie. Transfusionsbedürftigkeit ab 2. – 6. LM.

Befunde

Normochrome-normozytäre Anämie, Retis ↓↓ bis 0.

Konventionelle Therapie

- Prednison 2 mg/kg/d, ca. ⅔ initiales Ansprechen, Indikation bei gehäufter Transfusionsfrequenz,
- Bei weiter bestehender Transfusionsbedürftigkeit Eiseneliminationstherapie notwendig (☞ 41.5.7, Thalassämien), Indikation zur HLA-identen Geschwisterspender-KMT gegeben.

Kongenitale dyserythropoetische Anämie (CDA)

Pathophysiologie/Epidemiologie/Ätiologie

Geno- und phänotypisch heterogene Gruppe angeborener Erkrankungen mit ineffektiver Erythropoese und charakteristischer Morphologie, 3 Haupttypen.

Klinik

Therapieresistente chronische, meist nur mäßig ausgeprägte Anämie.

Befunde

Aniso- und Poikilozytose, indirektes Bili ↑, Neigung zu Eisenüberladung auch bei seltenen Transfusionen!

Konventionelle Therapie

Transfusion (☞ 41.5.8), Splenektomie, Eisenentzugstherapie, α-Interferon, Stammzelltransplantation.

Transitorische Erythroblastopenie des Kindesalters

Pathophysiologie/Epidemiologie/Ätiologie

Akuter Produktionsstop von Erythroblasten im Knochenmark durch Teilunghemmung der Proerythroblasten, ausgelöst durch Infektionen, allergische Reaktionen oder Toxine. Vorkommen v. a. bei Säuglingen und Kleinkindern, häufigster Erreger Parvovirus, auch andere Erreger möglich.

Klinik

Blässe, meist klin. guter AZ, da sich Anämie nur langsam entwickelt.

Befunde

Normochrom-normozytäre Anämie, Retikulozyten ↓↓ bis 0.

Konventionelle Therapie

Therapie meist nicht erforderlich, ggf. Transfusion (☞ 41.5.8).

Anämien durch Substratmangel

Eisenmangelanämie

Pathophysiologie/Epidemiologie

Weltweit häufigste Anämieform; fehlendes Eisen führt zu einer Störung der Hämoglobinsynthese mit hypochromer, mikrozytärer Anämie. Vorkommen v. a. im Säuglings- und Kleinkindesalter (Eisenbedarf im Wachstumsalter ca. 1,5 mg/d).

Ätiologie

- FG, Mehrlinge (fetofetale Transfusion), peripartaler Blutverlust, Dystrophie, Fehlernährung der Mutter,
- Alimentäre Ursachen: im Alter von 6 Mo. bis 2 Jahren hoher Fe-Bedarf, Ernährung häufig viel Milch, wenig Fleisch oder vegetarisch. Bei Mädchen nach Menarche: Diät, Essstörung?
- Erhöhter Fe-Bedarf in Wachstumsphasen und bei Blutneubildung,
- Chron. Blutverluste: Magen-Darm-Trakt (Gastritis, Ulzera, Polypen, Meckel-Divertikel, Hämangiome, chron.-entzündliche Darmerkrankung), rez. Epistaxis; Menorrhagien/Hypermenorrhö,
- Enterale Resorptionsstörung (selten): Kurzdarm-Syndrom, Kuhmilchproteinintoleranz.

Klinik

- Haut- und Schleimhautblässe, evtl. atrophische Veränderungen wie Mundwinkelrhagaden,
- Appetitmangel, Adynamie, verminderte Belastbarkeit,
- Entwicklungs- und Gedeihstörungen.

Diagnostik

- Mikrozytäre, hypochrome Anämie, Retikulozyten normal oder kompensatorisch ↑. MCV, MCH, MCHC ↓. Serum-Fe ↓, Ferritin ↓, Transferrin ↑, Eisenbindungskapazität ↑,
- Diagnostik im Rahmen der Ursachenabklärung!

Therapie

- Orale Substitution mit Fe-(II)-Salzen, 3 – 5 mg/kg/d in 3 ED z. B. Ferro sanol®. NW: Übelkeit, Bauchschmerzen, Verstopfung, Durchfall, Stuhlverfärbung. Therapiedauer 3 Monate,
- Parenterale Substitution nur bei strengster Indikationsstellung! Cave: Blutdruckabfall!

Megaloblastische Anämien

Störung der Erythropoese durch Mangel an Vitamin B_{12} und Folsäure; Störung der DNA-Synthese führt zu asynchroner Kernreifung mit Auftreten abnorm großer, atypischer Erythrozyten. Bei schwerem Mangel auch Granulo- und Thrombopoese betroffen.

Folsäuremangel

Pathophysiologie/Epidemiologie/Ätiologie

Folsäure wird im Duodenum und Jejunum resorbiert, Tagesbedarf Erw. 150 µg/d, in Schwangerschaft und Wachstumsphasen höher. Ursachen für einen Mangel:

- Ernährungsbedingt (Fehlernährung, **Ziegenmilchanämie),**
- Malapsorption bei chron. Darmerkrankungen,
- Medikamente (**Antikonvulsiva**, Methotrexat),
- Gesteigerter Verbrauch bei hämatologischen und onkologischen Erkrankungen.

Klinik

Schlechtes Gedeihen, Anämiesymptome, Infektionen und thrombozytopenische Blutungszeichen, evtl. leichter Ikterus.

Befunde

- Makrozytäre Anämie mit MCV ≥ 100 fl. Aniso- und Poikilozytose, basophile Tüpfelung, Jolly-Körper. Retikulozyten ↓, evtl. Granulozyten ↓, Thrombozyten ↓. LDH-Erhöhung;
- Im KM Megaloblasten, Hyperzellularität, Riesenmetamyelozyten;
- Folsäurespiegel i. Serum ↓↓.

Konventionelle Therapie

- Folsäure initial 5 mg/d i.m., dann 2,5 mg/d p.o. für 14 d.

> Hämatologische Antwort innerhalb 1 – 2 Tagen, bei Vitamin B_{12}-Mangel (s. u.) Verschlechterung der neurologischen Symptomatik!

Vitamin-B_{12}-Mangel

Pathophysiologie/Epidemiologie/Ätiologie

Resorption im distalen Ileum nach Bindung an Intrinsic Factor (IF) im Magen. Transport im Blut gebunden an Transcobalamin II. Mangelzustände durch:

- Inadäquate Nahrungzufuhr **(Veganer),**
- Magen-Darm-Resektion,
- chron. Darmerkrankungen mit Malabsorption,
- Transcobalamindefekt.

„Echte" Perniziosa (Auto-AK gegen Parietalzellen oder IF) kommt im Kindesalter praktisch nicht vor!

Klinik

- Symptome der perniziösen Anämie, Anorexie, psychische Auffälligkeiten, Hunter-Glossitis,
- Neurologische Symptomatik: Hypo-/Areflexie, Parästhesien, Ataxie.

Befunde

BB/KM wie bei Folsäuremangel, Vit. B_{12} i.S. ↓↓. Ggf. Absorptionstest ohne und mit Intrinsic Factor (Schilling-Test).

Konventionelle Therapie

- 1 000 µg Vitamin B_{12} i.m. zunächst wöchentlich, später monatlich,
- Ggf. zusätzliche Eisensubstitution erforderlich.

Sekundäre Anämien

Blutungsanämien

Akute Blutungsanämie

Pathophysiologie/Epidemiologie/Ätiologie

- Ursachen beim NG: Plazenta prävia, vorzeitige Plazentalösung, M. hämorrhagicus neonatorum durch Vit.-K-Mangel, fetomaternale Transfusion,
- Ansonsten OP-Nachblutung (v. a. Adeno-/Tonsillektomie!), Epistaxis, Magen-Darm-Blutung (Ulkus, Polypen, Meckel-Divertikel), traumatisch (z. B. bei Femurfraktur erheblicher innerer Blutverlust!).

Klinik

Bei Verlust ≥ 20 % des Gesamtvolumens Schockzustand mit RR-Abfall, Tachykardie.

Befunde

- Initial Hb und Hk normal, nach Volumenersatz bzw. kompensatorischem Einstrom von Gewebsflüssigkeit normochrome, normozytäre Anämie (Vollbild nach 1 bis 3 Tagen),
- Retikulozytenanstieg nach 5 – 7 Tagen.

Konventionelle Therapie
Blutstillung, Schocktherapie, Volumenersatz, ggf. Transfusion (☞ 41.5.8).

Chronische Blutungsanämie
Pathophysiologie/Epidemiologie/Ätiologie
Okkulte Magen-Darm-Blutungen, Hypermenorrhö, rez. Epistaxis führen zum Bild einer Eisenmangelanämie.

Klinik/Befunde/Konventionelle Therapie
☞ 41.5.7, Eisenmangelanämie.

> Wichtigste Maßnahme ist die Behandlung der Ursache und Ausschaltung der Blutungsquelle!

Anämien bei chronischen Erkrankungen
Pathophysiologie/Epidemiologie/Ätiologie
Im Rahmen chronisch-entzündlicher, neoplastischer oder chronischer Nierenerkrankungen tritt regelmäßig eine Anämie auf; ursächlich sind eine verminderte Erythrozytenüberlebenszeit durch extrakorpuskuläre Faktoren, unzureichende Erythropoeseantwort aufgrund mangelnder Erythropoetinproduktion sowie Fixierung des Speichereisens in Makrophagen.
Mögliche Grunderkrankungen: M. Crohn/Colitis ulcerosa, Rheumatoide Arthritis, SLE, Arteriitis-Formen, Endokarditis lenta, Tuberkulose, Malignome, urämische Nierenerkrankungen, Leberzirrhose u. v. m.

Klinik
I. d. R. stehen die Symptome der Grunderkrankung im Vordergrund, Anämie entwickelt sich oft nur langsam und moderat.

Befunde
- Normo- bis mikrozytäre Anämie, Retikulozyten normal bis ↓,
- Fe i.S. ↓, EBK ↑, Ferritin oft ↑,
- Leukozytose, BSG ↑, CRP ↑.

Konventionelle Therapie
- Wichtigste Maßnahme ist die optimale Behandlung der Grundkrankheit!
- Therapieversuch mit rekombinantem, humanem Erythropoetin (z. B. Erypo®), 100 I.E./kg 3 mal wöchentlich v. a. bei Nierenerkrankungen erwägen,
- Auf ausreichende Zufuhr von Fe, Folsäure und Vitamin B_{12} achten!

Infektanämien
Pathophysiologie/Epidemiologie/Ätiologie
Häufig bei Kindern, nach protrahiert verlaufenden oder rezidivierenden bakteriellen oder viralen Infektionen: Anämie durch Eisenverschiebung in das RES, mangelnde Erythropoetinbildung und verkürzte Erythrozytenüberlebenszeit. Zusätzlich infektionsbedingte Hämolysen durch Erregertoxine und immunologische Mechanismen möglich.

Klinik
☞ 41.5.4

Befunde
I. d. R. mäßige normo- bis hypochrome Anämie, Retikulozyten ↓, Fe ↑, normal oder ↓, EBK ↑, Transferrin↓, Ferritin normal bis ↓.

Konventionelle Therapie
Behandlung des Infektes. Eisensubstitution nur bei nachgewiesenem Eisenmangel nach Rekonstitution!

41.5.8 Grundregeln zur konventionellen Anämietherapie

- Bei asymptomatischen Kindern mit leicht erniedrigtem Hb (evtl. Zufallsbefund) zunächst Verlaufskontrollen; bei Befundpersistenz oder weiterem Absinken Diagnostik: initial mindestens Differentialblutbild, BSG, CrP, LDH, Bili, Eisenstoffwechsel, weiteres nach Verdachtdiagnose.
- Vor Beginn einer oralen Eisentherapie kompletter Eisenstatus mit Ferritin und Tranferrin (cave: Thalassämia minor).
- Vor Beginn einer Kortisontherapie ebenfalls über Komplettierung der Diagnostik, insbesondere KMP nachdenken!

Verabreichung von Bluttransfusionen

Grundregeln
- EK-Transfusionen sind bei sich schnell entwickelnder Anämie (akute Blutung, akute Hämolyse) früher notwendig als bei chronischer Anämie; wichtiger: Diagnose und Therapie der Anämieursache.
- Risiko-Nutzen-Abwägung (Transfusionshepatitis und -HIV-Infektion kommen auch heute noch vor!)
- Diagnostische Blutentnahmen immer **vor** EK-Gabe!
- Bei Erkrankungen mit evtl. vorhandener KMT-Indikation HLA-identische EK's geben. Bei chronischer

Transfusionsbedürftigkeit regelmäßiges Antikörper-Screening.

Voraussetzungen
Die Einleitung der Transfusion von Blutprodukten obliegt nach vorheriger Aufklärung und Einwilligungserklärung der Pat. bzw. deren Eltern dem zuständigen Arzt. Während und nach der Transfusion ist für eine geeignete Überwachung der Pat. zu sorgen. Nach Beendigung der Transfusion ist das Behältnis mit dem Restblut und dem Transfusionsbesteck steril abzuklemmen und 24 Std. bei +4 °C ± 2 °C aufzubewahren. Angebrochene Konserven dürfen nur in Notfällen in einer Zeit von 6 Std. weiterverwendet werden, wenn sie in dieser Zeit im Kühlschrank lagern. Übereinstimmung von Konservennummer, angegebenem Empfänger und Blutgruppenbefund sowie Alter der Konserve überprüfen.

Anforderungen an Blutkonserven
Blutgruppenbestimmung, Rh-Formel, Anti-HIV-½-AK neg., Anti-HCV-AK neg., HBs-Antigen neg., HCV-Genom neg., AK gegen Treponema pallidum, ALT Frauen ≤ 45 U/L, Männer ≤ 68 U/L, Antikörpersuchtest: keine klinisch relevanten Antikörper nachweisbar.

Erythrozytentransfusion

Erythrozytentransfusionen verfolgen das Ziel, die Sauerstofftransportkapazität des Blutes bei ausgeprägter Anämie zu steigern.

Vollblut

Gebräuchlichste Stabilisatoren für Vollblut sind CPD (Citrat, Phosphat, Dextrose) und CPDA-1 (CPD mit Zusatz von Adenin). Lagerungsstabilität bis 21 d; Hb 12 g/dl, Hkt. ca. 40 %, bis zu 5 d gelagertes Blut wird als Frischblut bezeichnet. Lagerung von Vollblut bei 4 °C über 24 Std. führt bereits zum Verlust von Thrombozyten und labilen Gerinnungsfaktoren (V;VIII). Deshalb Ausgleich eines Gerinnungsdefekts besser mit Thrombozyten, FFP oder Gerinnungsfaktorkonzentraten.

Indikationen
- Austauschtransfusion bei neonataler Hyperbilirubinämie. Da häufig frisches Vollblut (niedrige Plasma-Kalium-Konzentration!) nicht verfügbar, auch Erythrozyten in FFP möglich.
- Anämie mit Hypovolämie bei andauernden akuten Blutverlusten (Verdünnung der plasmatischen Gerinnungsfaktoren führt bei alleiniger Substitution mit Ery-Konzentraten zur Verstärkung der Blutung; FFP und Thrombozytenkonzentrate indiziert!). Wiederherstellung der Gewebeperfusion mit kristalloiden oder kolloidalen Lösungen hat Vorrang. Danach oder wenn sofort verfügbar, gleichzeitig Erythrozyten.

Erythrozytenkonzentrate

- Erythrozyten werden nach Zentrifugation von Buffy coat (Leukozyten und Thrombozyten) sowie Plasma im geschlossenen System abgetrennt oder durch Apherese gewonnen und anschließend in Additivlösung suspendiert. Hkt. 50 – 70 %. Verwendung in der Pädiatrie innerhalb von 5 d (Hyperkaliämie!).
- Leukozytendepletierte Ery-Konzentrate: Leukozytenfilter können 99 % der Leukozyten eliminieren. Hkt. 50 – 70 %, Haltbarkeit bei 4 °C 24 Std..

Indikationen
- Ausgleich des Hb-Wertes bei symptomatischer Anämie. 10 ml/kgKG steigern den Hämatokrit um 10 %; max. Transfusionsvolumen 15 – 20 ml/kgKG, max. Transfusionsgeschwindigkeit 5 ml/kgKG/h. Für Austauschtransfusionen Komplettierung mit kompatiblen FFP.
- Leukozytendepletierte Ery-Konzentrate zur Vermeidung von Fieberreaktionen durch Leukozyten-AK, der Übertragung von Zytomegalieviren und der Alloimmunisierung gegen HLA-Antigene bei Pat. mit Leukämien, aplastischen Anämien oder Stammzelltransplantationen und der Notwendigkeit von Langzeittransfusionen.

Richtlinien für Erythrozytentransfusionen
(nach Pediatric Hemotherapy Committee of the American Association of Blood Banks)
Kinder und Adoleszente:
- Akuter Verlust > 15 % des zirkulierenden Blutvolumens.
- Hb < 8 g/dl perioperativ.
- Hb < 13 g/dl bei schwerer kardiopulmonaler Erkrankung.
- Hb < 8 g/dl bei symptomatischer chronischer Anämie.
- Hb < 8 g/dl bei Knochenmarkversagen.

Die empfohlene Dosis einer Ery-Standardsuspension mit einem Hkt. von 60 % ist 10 – 15 ml/kgKG.
Säuglinge in den ersten 4 Lebensmonaten:
- Hb < 13 g/dl bei schweren pulmonalen Erkrankungen.
- Hb < 10 g/dl bei leichten pulmonalen Erkrankungen.

- Hb < 13 g/dl bei schwerer Herzerkrankung.
- Hb < 10 g/dl bei größeren Operationen.
- Hb < 8 g/dl bei symptomatischer Anämie.

Die empfohlene Dosis einer Ery-Suspension mit einem Hkt. von 70–90 % ist 15 ml/kgKG mit einer Infusionsdauer von 2–4 Std. Junge Ery-Konzentrate (< 7 d Lagerung) verwenden.

Bestrahlung von Blutprodukten

Pat. mit zellulären Immundefekten (angeboren oder erworben), denen Blutprodukte einschließlich frischem flüssigen Plasmas mit lebenden Lymphozyten transfundiert werden, haben ein hohes Risiko an einer Graft-versus-Host-Krankheit zu erkranken. Deshalb sind alle Blutprodukte für diese Pat. mit einer Strahlendosis von 30 Gy zu bestrahlen.

Transfusionsreaktionen

Bei etwa 5 % der Bluttransfusionen treten Sofortreaktionen, bei 7 % verzögerte Reaktionen auf.

Fieberreaktionen
Bedingt durch AK gegen inkompatible Leukozyten oder Thrombozyten, hämolytische Reaktionen oder bakt. Verunreinigung und begleitet von Kopfschmerz, Übelkeit und Erbrechen. Zellbedingte Reaktionen beginnen 30–60 min. nach Transfusionsbeginn. Gutes Ansprechen auf Antipyretika.

Allergische Reaktionen
Kurz nach Transfusionsbeginn Juckreiz und Urtikaria. Bedingt durch immunologische Reaktionen gegen Plasmabestandteile. Verlangsamung der Transfusion und Antihistaminika. Cave: hereditärer IgA-Defekt!

Hämolytische Transfusionsreaktionen
Rascher Beginn mit Unruhe, Angst, Gesichtsflush, präkordiale Schmerzen, Tachypnoe, Tachykardie und Rückenschmerzen. Schwerste Reaktionen durch Anti-A oder Anti-B im Patientenplasma gegen A- oder B-Antigene auf Spendererythrozyten. Folgen: Hämoglobinämie, Hämoglobinurie, Anstieg des Bilirubins, Abfall des Serumhaptoglobins.

Lungenödem
Herzinsuffizienz durch Volumenüberlastung oder durch immunologische Reaktion von Leukoagglutininen im Spenderplasma. Führt zu Leukozytenagglutinaten in Lungenkapillaren. Tachypnoe, Dyspnoe, RR ↑, ZVD ↑. Transfusion stoppen, ggf. Aderlass.

Bakterielle Kontamination
Selten. Rascher Beginn mit schwerem Schüttelfrost, Fieber, Verwirrtheit. Schwere Verläufe mit Schock (Endotoxin), DIC und Nierenversagen. *DD:* Hämolytische Transfusionsreaktion.

> **!** **Management des Transfusionszwischenfalls**
> Jeder Transfusionszwischenfall muss schriftlich fixiert und der Blutbank gemeldet werden. Rückgabe der transfundierten Konserve, Transfusionsbesteck und Begleitpapiere an Blutbank.
> - Transfusion stoppen.
> - Venösen Zugang mit Infusion offen halten.
> - Blutdruck- und Urinausscheidung messen.
> - Blutentnahme (Nativ- und Zitratblut), Blutkultur. Erneute Bestimmung von Blutgruppe des Empfängers und Spenders, Kreuzprobe, Blutkultur von Empfänger/Spender, BB, E'lyte, Gerinnung, GOT, GPT, Bilirubin, Haptoglobin, LDH, freies Hb im Serum. Aus Urin freies Hb und Sediment. Sofortige Zentrifugation des Zitratbluts, rotgefärbtes Plasma ist Hinweis auf Hämolyse.
> - Bei Fieber: Antipyretika, Antihistaminika.
> - Bei V.a. bakterielle Verunreinigung der Konserve Sepsisbehandlung (bei Auswahl der Antibiotika an gramnegative Keime denken, ☞ 6.3.1).
> - Schocktherapie (☞ 3.2).
> - Bei Hämolyse zusätzlich forcierte Diurese mit Ringer/Furosemid oder Mannitol, ggf. Hämofiltration/Dialyse (*Ind.:* 24-h-Anurie, Krea-Anstieg, RR- und K^+-Anstieg).
> - Bei massiver Fehltransfusion bei NG, Sgl. oder KK totaler Blutaustausch, bei größeren Kindern partieller Blutaustausch (3–4 Konserven).

41.5.9 Komplementäre Therapie der Anämien

Alfred Längler, Christoph Tautz

Die Vielfalt der unterschiedlichen und meist auch eher seltenen Anämie-Formen spiegelt sich in keiner Weise in den eher fragmentarischen Erfahrungen der komplementären Anämie-Therapie wieder. Meist steht eindeutig die konventionelle Therapie im Vordergrund. Dennoch kann im Einzelfall eine unterstützende komplementäre Therapie hilfreich sein.

Anthroposophische Medizin

Bei einigen Anämieformen ist aus anthroposophischer Sicht der so genannte Eisenprozess gestört: die Aufnahme des Eisens aus dem Stoffwechselbereich in das dem rhythmischen System zugehörige Blutsystem ist blockiert. Hier haben sich in der anthroposophischen Medizin insbesondere diejenigen Mittel bewährt, die den Eisenprozess in der Blutbildung unterstützen. Zum Einsatz kommen:

- Pflanzlich:
  - Urtica dioica (ferro culta) Rh D3 : 3 mal tgl. 5–10 Tr.,
  - Anaemodoron® Rh D2: 3 mal tgl. 5–10 Tr. (Anwendung über einen längeren Zeitraum von 2–3 Monaten).
- Mineralisch:
  - Ferrum met. Praep. D6, D12: 3 mal tgl. 1 Msp.,
  - Ferrum ustum comp.: 3 mal tgl. 1 Msp.,
  - Levico comp.: 3 mal tgl. 5 Globuli.

Gelegentlich kann der Eisenstoffwechsel so angeregt werden, dass eine substantielle Eisensubstitution vermieden werden kann.

Homöopathie

In der homöopathischen Therapie der verschiedenen Anämien des Kindesalters steht die ergänzende Konstitutionstherapie der der Erkrankung zu Grunde liegenden kindlichen Konstitution (☞ 44.4) ganz im Vordergrund. Darüber hinaus kommen u.a. auch folgende Medikamente in teilweise sehr unterschiedlicher Potenzierung und Dosierung zur Anwendung (☞ 44.4):

- Ferrum metallicum
- Graphites
- Arsenicum album
- Kalium arsenicosum
- Phosphorus
- China

Diätetik

Insbesondere bei den Substrat-Mangel-Anämien spielt eine entsprechende diätetische Therapie eine entscheidende Rolle. Eine dauerhafte sinnvolle Ernährungsumstellung ist meist langfristig effektiver und insbesondere den Eisenstoffwechsel betreffend weitaus nebenwirkungsärmer als eine kurzfristige synthetische Substitution des fehlenden Substrates (Eisen, Vitamin B_{12}, Folsäure). Hierzu ist eine kompetente und wiederholte Diätberatung ohne Zeitdruck erforderlich.

EBM

Zur komplementärmedizinischen Therapie bei Anämie liegen keine publizierten Studien der EBM-Grade 1 oder 2 sowie keine Konsensusempfehlungen vor. Allgemeine Bewertung der einzelnen Therapieverfahren ☞ 44.2, 44.3, 44.4.

Literatur

1 Niemeyer C: Diamond-Blackfan-Anämie DBA 2000-Studie (GPOH)

2 Kooperative Thalassämiestudie THal-99, Universitätskinderklinik Ulm, Studienleitung Prof. Dr. Kohne, Dr. H. Cario (Tel. 0731 502 7725/ 7726)

3 Kooperative Studie zur Versorgung von Patienten mit angeborenen Hämoglobinopathien/Sichelzellkrankheit, Studienkoordination Fr. Dr. R. Dickerhoff, Johanniter-Kinderklinik St. Augustin (Tel. 02 241/249 – 1)

4 Kooperative Studie zur Behandlung der erworbenen schweren aplastischen Anämie im Kindesalter SAA-94, Studienkoordionation Prof. Dr. Ch. Bender-Götze, Fr. Dr. M. Führer, Kinderklinik der LMU München (Tel. 089/ 5160/3704/ 3689

42 Psychische Störungen

Arne Schmidt, Michael Meusers, Alexander von Gontard, Manfred Döpfner, Peter Melchers, Alfred Wiater (Konventioneller Teil)
Arne Schmidt, Stefan Schmidt-Troschke, Karl Rüdiger Wiebelitz, Michael Meusers, Alfred Längler (Komplementärer Teil)

42.1 Schreikind

Arne Schmidt, Michael Meusers (Konventioneller Teil)
Arne Schmidt (Komplementärer Teil)

42.1.1 Ätiologie/Epidemiologie

Arne Schmidt, Michael Meusers

5–10 % der Säuglinge sind so genannte Schreikinder. Sensible, reizoffene Kinder und Knaben sind häufiger betroffen.
Säuglinge reagieren auf viele Ursachen mit Schreien: auf **organische, psychische oder interaktionelle Ursachen.** Die hier gemeinte Regulationsstörung fußt evtl. auf **Überstimulation der Wahrnehmung** (abendliche „Schreistunde"). Sie ist häufig und absolut harmlos. Eine andere Ursache kann eine interaktionelle Störung oder eine Bindungsstörung sein (verzerrte Wahrnehmung und Kommunikation, unvorhersagbares Verhalten Erwachsener).
„Schwieriges Temperament" ist erst ab dem 2.–3. Lebensjahr ein stabiles Merkmal. Bei 50 % der 4- bis 6-Jährigen, bzw. 29 % der 10- bis 12-Jährigen findet sich aggressives Verhalten. Ob ein schwieriges Temperament vorliegt oder nicht, entscheidet sich nach:

- Kontext,
- Passen des Verhaltens zu den gegebenen Verhältnissen,
- Sicht der Mutter: ob sie das Kind schwierig findet (Wirkung der Attribution!).

In der Bindungsgestaltung zwischen Mutter und Kind sind folgende Elemente bedeutsam:

- Mitteilungen des Babys wahrnehmen, d.h. in der Nähe und zugänglich sein;
- Mitteilungen richtig deuten, d.h. mitfühlen können, die Sicht des Babys nachvollziehen, unterscheiden zwischen eigenen Wünschen und Zielen und denen des Babys;
- Prompte Reaktion, d.h. das Baby kann nur lernen, wenn etwas schnell auf seine Handlungen folgt, und es möchte umgehend sein Leid beendet haben;
- Angemessene Reaktion, d.h. genau das geben, was das Baby braucht, es weder überreizen, noch isolieren, auf jeden Fall erst einmal antworten; wenig Unterbrechungen der Handlung.

42.1.2 Einteilung

In der ICD 10 wird diese Störung nicht ausdrücklich erwähnt, sondern nur als Komponente der „Fütterstörung im frühen Kindesalter" (F 98.2). In den Leitlinien der Fachgesellschaften für Kinder- und Jugendpsychiatrie werden folgende Störungen aufgeführt:

- Exzessives Schreien im ersten Lebensjahr;
- Schlafstörungen;
- Fütterstörung im Säuglingsalter.

In den Leitlinien wird zwischen unkomplizierter, isolierter oder generalisierter Regulationsstörung (dann alle drei Kategorien nebeneinander oder überlappend) unterschieden. Diese können jeweils mit oder ohne Beziehungsbelastung oder -störung auftreten. Beim exzessiven Schreien als einzigem Symptom handelt es sich um eine **isolierte Regulationsstörung.**

42.1.3 Klinik und Leitsymptome

Die Leitlinien definieren das exzessive Schreien im ersten Lebensjahr wie folgt:

- Anfallsartige, unstillbare Schrei- und Unruheepisoden in den ersten sechs Lebensmonaten (Dreimonatskoliken) ohne erkennbaren Grund bei einem ansonsten gesunden Säugling;
- Beginn meist um die zweite Lebenswoche, Zunahme an Intensität und Häufigkeit bis etwa zur sechsten Lebenswoche, in der Regel bis zum dritten Lebensmonat weitgehender Rückgang, gelegentlich Persistenz bis zum sechsten Lebensmonat;
- Zeitliche Bindung der Schrei- und Unruheneigung an eine Phase physiologischer Reifungs- und Adaptationsprozesse. Letztere können sich auch in einer unterschiedlich stark ausgeprägten Unreife der Schlaf-Wach-Regulation widerspiegeln;

- Definition der Schrei- und Unruhephasen als exzessiv in erster Linie anhand der elterlichen Belastungsempfindung. Häufig wird zusätzlich folgendes Kriterium herangezogen (sog. „Dreier-Regel"): durchschnittliche Schrei-/Unruhedauer von mehr als 3 Stunden pro Tag an durchschnittlich mindestens 3 Tagen der Woche über mindestens 3 Wochen.

Weitere Symptome sind Häufung der Schreiphasen in den Abendstunden und evtl. geblähtes Abdomen mit hochrotem Hautkolorit und Hypertonie der Muskulatur (Syndrom der Säuglingskoliken).

42.1.4 Diagnostik

- „Schreikind" oder „Trimenonkoliken" sind Ausschlussdiagnosen, aber dennoch häufig; daher zuerst pädiatrische und neurologische Untersuchung; bei Auffälligkeiten: weitere organische Abklärung (☞ 42.1.5); Hinweise auf neuromotorische Entwicklungsstörung?
- Verhaltens- oder Ernährungsprotokolle, Schlaftagebuch;
- Orientierende oder funktionelle Entwicklungsdiagnostik (Denver-Test, ET-6-6, Snijders-Oomen nonverbaler Intelligenztest, Münchner Funktionelle Entwicklungsdiagnostik);
- Psychiatrisch-psychologische Beurteilung der Eltern-Kind-Interaktion, z.B. videogestützte Interaktionsanalyse in alters- und störungsrelevanten Kontexten oder Test (z.B. Parent-Infant Relationship Global Assessment Scale);
- Videoaufnahme des Ess- oder Schlafverhaltens;
- Temperamentsbeurteilung („schwieriges Temperament"?) als Elternwahrnehmung oder Einschätzung durch Arzt, Pflegende etc.; hierzu gehören aggressives Verhalten, mangelnde Empathie und mangelnde emotionale Schwingungsfähigkeit („difficult to manage"). Prädiktoren, aber auch Folge schwierigen Temperamentes können problematische Erziehungsbedingungen, Misshandlung, Ablehnung des Kindes und unzureichende Aufsicht sein.

42.1.5 Differenzialdiagnosen

- Blähungen (☞ 12): Schreien nach jeder Mahlzeit, geblähtes Abdomen, Erbrechen;
- Wurmerkrankungen;
- Nahrungsmittelallergien und -Unverträglichkeiten (Laktoseintoleranz etc., ☞ 31.6, 31.7); jedoch eher selten; weiterführende Diagnostik nur bei schwerer Symptomatik mit Durchfällen oder Anämie bzw. bei belasteten Verwandten ersten Grads;
- Harnwegsinfekte (☞ 33.1): oft mit Rückenschmerzen, andauernde Schmerzen beim Wasserlassen;
- Akutes Abdomen (Invagination, Volvulus): kolikartige oder kontinuierliche Bauchschmerzen, ggf. Erbrechen, blasses Hautkolorit, brettharte Muskelhypertonie im Bauchbereich;
- Grippale oder andere Infekte: auch Otitiden, Tonsillitiden etc. werden bei kleinen Kindern oft in den Bauch projiziert;
- Azetonämisches Erbrechen (☞ 31.5): kolikartige Schmerzen vorher, Störung des Fettabbaus mit Azetonbildung (apfelähnlicher Geruch);
- Nabelkoliken;
- Neurologisch-psychiatrische Erkrankungen, Behinderungen etc.;
- Vernachlässigung und Misshandlung: selten, oft hilflos wirkende Mütter, die selber Opfer sind; meist sichtbare Spuren, z.B. Hämatome, Brandwunden, Frakturen etc.; Misshandlung ist auch als Folge des Schreiens möglich;
- „Münchhausen by proxy"-Syndrom: sehr selten, aber dann gefährlich; durch Eltern induzierte Erkrankungen oder Symptome, Nachweis gelingt nur bei direkter Beobachtung; Eltern wirken oft kooperativ, bestehen aber auf ausführlicher, invasiver Diagnostik, z.B. Laparotomie; auf wahnhafte oder andere psychiatrische Störungen der Eltern achten;
- Psychische Erkrankungen der Eltern: Depressionen v.a. der Mutter; Impulsivität als Risiko für Misshandlung, Drogen- oder Alkoholkonsum etc. als Risiko für Verwahrlosung; wahnhafte Störungen oder schwere traumatische Belastungsstörungen verzerren z.T. die Wahrnehmung, ein normal entwickeltes Kind wird dann als „schrecklich" erlebt;
- Fütterstörungen: Störungen der Mundmotorik.

42.1.6 Konventionelle Therapie

Wenn vorhanden: Behandlung somatischer Grunderkrankung des Kindes (☞ 42.1.5); durch das lange Schreien kann sich die Bauchmuskulatur des Kindes jedoch auch ohne Bauchschmerzen verspannen.

Beratung

- Beratung der Eltern über natürliche Entwicklung und **Entlastung von Schuld- oder Versagensgefühlen:**

Im häufigsten, unkomplizierten Fall ohne Erkrankung der Eltern bzw. ohne sichtbare Interaktionsstörung **handelt es sich weder um Versorgungs- noch um Erziehungsfehler;** bei gesunden Eltern ohne Misshandlungsverdacht nicht ohne Auftrag nach Konflikten suchen! Die meisten schreienden Kinder wurden weder misshandelt noch missbraucht.

- Belastung der Familie: Das erste Kind bedeutet für Eltern eine massive Umstellung zahlreicher Lebensumstände, gepaart mit der Sorge um den Säugling. Über längere Zeit nachts schreiende Kinder stellen eine reale erhebliche Belastung für Eltern dar und können in der Folge auch zu Partnerkonflikten beitragen (gerade auch, wenn das Kind „nichts hat"); z. T. Stigmatisierung von Familien (hellhörige Mehrfamilienhäuser); Entlastung durch Mobilisierung von Helfern, ggf. Verordnen von Haushaltshilfe.
- Erarbeitung einer individuellen Beruhigungsstrategie: Schreiende Kinder können auch überstimuliert sein und schreien dann umso mehr, wenn sie Reizen ausgesetzt werden, auch wenn diese eigentlich beruhigen sollen (singen, schaukeln etc.), andere brauchen gerade bestimmte Stimuli (Schaukelbewegungen, z. T. auch monotone Geräusche wie Autofahren). Überstimulierte Kinder an gewohntem, gleich bleibendem Ort belassen; Eltern sollten dann in kurzen Abständen das Kind (freundlich, aber nicht dramatisierend) beruhigen.

Entwicklungspsychologisch-interaktionszentrierte Therapie

Entwicklungspsychologisch-interaktionszentrierte Gespräche, ggf. umfassende Eltern-Säuglings-Psychotherapie:

- Verbalisieren und bearbeiten ambivalenter elterlicher Gefühle gegenüber dem Kind ohne Schuldzuweisung;
- Unterstützung beim Dechiffrieren der emotionalen Signale des Säuglings;
- Training angemessenen elterlichen Verhaltensrepertoires;
- Ggf. Behandlung psychischer Erkrankung der Eltern;
- Bei Verdacht auf Misshandlung (☞ 42.1.5) oder V.a. „Münchhausen by proxy"-Syndrom (selten, aber dann für Kind gefährlich!) möglichst umfassende, frühe Beweissicherung (Foto, Video, Zeugen, evtl. rechtsmedizinisches Konsil); ggf. Einschalten des Jugendamts; auch hierbei gegenüber den Eltern möglichst transparent bleiben; ggf. Einschalten einer ärztlichen Beratungsstelle gegen Misshandlung im Kindesalter und/oder eines Kinder- und Jugendpsychiaters; „Münchhausen by proxy"-Syndrom wird oft hartnäckig verneint; hier beweist oft nur Zeugenschaft/Video auf frischer Tat; wenn Kind vor Traumatisierung sicher, ggf. später spezifische Traumatherapie (z. B. EMDR).

42.1.7 Komplementäre Therapie

Arne Schmidt

Die Behandlung kann spezielle Konstitutionsgesichtspunkte und deren Diagnostik mit einschließen.

Basistherapie

Therapie des Kindes:

- Passiv geführte Heileurythmie (☞ 44.2): auch im Säuglingsalter möglich, sofern diesbezüglich erfahrener Therapeut vorhanden;
- Kraniosakraltherapie (☞ 46.3): Die Bedeutung des KISS-Syndroms (☞ 46.2.3, kraniosakrale Überleitungsstörung) ist umstritten. Es gibt einzelne, individuell positive Erfahrungen (jedoch keine aussagekräftigen systematischen Studien) mit entsprechender Behandlung durch Kraniosakraltherapie. Die Behandlung sollte ggf. von einem erfahrenen Therapeuten durchgeführt werden.
- Evtl. heilpädagogische Behandlung: Auch hier gibt es in der anthroposophischen Heilpädagogik spezielle, konstitutionelle Gesichtspunkte (z. B. erweiterte Sinneslehre).

Therapie der Eltern:

- Evtl. Konstitutionsbehandlung der Eltern hinsichtlich Erschöpfung oder anderer Störungen.
- Ggf. Heileurythmie für die Eltern (in Abwesenheit des Kindes als eigene Übungen).

Behandlung spezieller Konstitutionsgesichtspunkte

Schlafstörungen

- Rhythmische Tagesgestaltung mit regelmäßigen, festen Mahl- und Zubettgehzeiten, Einschlafritual, Vermeidung von zu vielen Sinnesreizen, Zurückhaltung mit elektronischen Medien;
- Auf richtige Wärmemenge achten: Kind soll so bekleidet sein, dass es warm ist, aber nicht schwitzt (Mütze); ggf. Einreibung der Füße und Nieren mit Cuprum met. 0,4 % Salbe abends.

- Abendmedikationen zur Schlafförderung, jeweils 10 Glob. bzw. 1 Supp. oder 10–20 Tr.:
- Passiflora/Avena comp. Supp. für Kinder,
- Avena sativa comp. Glob. oder Avena comp. Glob.,
- Valeriana comp. Glob.
- Konstitutionsmittel ggf. zusätzlich:
- Bryophyllum Rh D3 Dil., Bryophyllum argento cultum D2 (nach Schockereignissen mit nächtlicher Unruhe, 3 mal tgl. 10 Tr.) oder Bryophyllum 50 % (zum Schlafen, 1 Msp. bis ¼ Teelöffel);
- Belladonna Rh D4–D6 mit Oxalis Rh D4 Dil.: 3 mal tgl. 5 Tr.;
- Primula Auro culta Rh D3 Dil.: abends oder 3 mal tgl. 10–20 Tr.;
- Ambra D2–D4: 1–3 mal tgl.

Verdauungsstörungen
- Cichorium Rh D6 Dil.: 5 Tr. vor den Mahlzeiten;
- Alternativ: Taraxacum Rh D3 bzw. Taraxacum stanno cultum Rh D3: 5 Tr. vor den Mahlzeiten.

Kolikartige Schmerzen (wenn wirklich vorhanden)
- Baucheinreibungen mit Kümmelöl ein- bis mehrmals täglich je nach Symptomatik;
- Chamomilla comp. supp. oder Carum-carvi-Kinderzäpfchen bei Bedarf oder vor dem Zubettgehen;
- Fuß- oder Rückeneinreibungen mit Lavendelöl abends;
- Entkrampfung mit vegetabilisiertem Kupfer, z. B. Chamomilla cupro culta Rh D3 Dil. (3 mal tgl. 5–10 Tr.) oder Tabacum cupro cultum Rh D3 (bei Spasmen vor dem Zubettgehen oder bei Bedarf);
- Alternativ auch Magnesium phosphoricum cum cinere Avena Glob.: bei Spasmen, Schlafstörungen (abends 10 Glob. oder bei Bedarf).

EBM Zur komplementärmedizinischen Therapie bei Schreikindern liegen keine publizierten Studien der EBM-Grade 1 oder 2 sowie keine Konsensusempfehlungen vor. Allgemeine Bewertung der einzelnen Therapieverfahren ☞ 44.2, 44.4, 45.2, 46.3

42.1.8 Integrativer Stufenplan

Komplementäre Maßnahmen können bei entsprechender Erfahrung parallel zur konventionellen Therapie angewandt werden (EBM gesicherte Daten zur Unbedenklichkeit und Wirksamkeit liegen nicht vor).

42.1.9 Prognose

Wenn keine organische Erkrankung, Deprivation, Misshandlung oder elterliche psychische Erkrankung vorliegt: gut.

Literatur

1 Deutsche Gesellschaft für Kinder- und Jugendpsychiatrie und Psychotherapie, Bundesarbeitsgemeinschaft leitender Klinikärzte für Kinder- und Jugendpsychiatrie und Psychotherapie, Berufsverband der Ärzte für Kinder- und Jugendpsychiatrie (Hrg.): Leitlinien zu Diagnostik und Therapie von psychischen Störungen im Säuglings- Kindes- und Jugendalter. Köln: Deutscher Ärzte-Verlag, 2000
2 Goebel, W, Glöckler, M: Kindersprechstunde. 13. A. Stuttgart, Freies Geistesleben & Urachhaus, 1998
3 Mitchell, A; Boss, BJ: Adverse effects of pain on the nervous systems of newborns and young children: a review of the literature. J Neuroscience Nurs 34 (5) 228–236, 2002
4 Riedl, B: Acute abdominal pain in children – a multifaceted condition. MMW Fortschr Med 29; 145 (22), 40–41, 2003
5 Soldner, G: Stellmann, HM: Individuelle Pädiatrie. Stuttgart, Wissenschaftliche Verlagsgesellschaft, 2001
6 Zeiter, DK; Hyams, S: Recurrent abdominal pain in children. Pediatr Clin North Am 49 (1), 53–71, 2002

42.2 Enuresis/Enkopresis

Alexander von Gontard (Konventioneller Teil)
Stefan Schmidt-Troschke (Komplementärer Teil)

42.2.1 Enuresis

Alexander von Gontard

Enuresis (Einnässen) und Enkopresis (Einkoten) sind häufige Störungen des Kindesalters, die mit einem hohen Leidensdruck für Kinder und Eltern verbunden sind. Sie zählen zu den klassischen **Entwicklungsstörungen,** da sie mit einer hohen Spontanremissionsrate bis zum Jugendalter abnehmen.
Die Enuresis wird nach der ICD-10 als ein unwillkürlicher (und zu Unrecht als ein willkürlicher) Harnabgang ab einem Alter von 5 Jahren und nach Ausschluss organischer Ursachen (Epilepsie, neurologische Inkontinenz, strukturelle Veränderungen des Harntraktes, medizinische Erkrankungen) definiert. Die Mindestdauer der Symptomatik beträgt 3 Monate, die Häufigkeit minimal 2 mal pro Monat unter einem Alter von 7 Jahren und minimal 1 mal pro Monat bei älteren Kindern. Das Einnässen tags wird als funktionelle Harninkontinenz bezeichnet, da Zeichen einer Blasendysfunktion vorliegen.

Ätiologie

Enuresis nocturna

Genetisch bedingte Reifungsstörung des zentralen Nervensystems:

- Formale Genetik:
  - Familienuntersuchungen: bei 60 – 80 % weitere Verwandte betroffen,
  - Wiederholungsrisiko: 40 % bei einem, 70 % bei beiden betroffenen Eltern,
  - Zwillingsuntersuchungen: Konkordanzrate 68 % bei eineiigen, 36 % bei zweieiigen Zwillingen,
  - Segregationsanalysen: autosomal dominant mit reduzierter Penetranz (90 %): 45 % der Familien,
  - Sporadisch: 30 %.
- Molekulargenetisch (Kopplungsanalysen): mehrere Genorte (Loci) auf Chromosomen 4, 8, 12, 13 und 22,
- Genetische Disposition bei allen Formen der Enuresis nocturna.

Subformen der funktionellen Harninkontinenz (Einnässen tags)

- Idiopathische Dranginkontinenz: Genetisch bedingte Instabilität der Blase;
- Harninkontinenz bei Miktionsaufschub: Psychogen bedingtes, erlerntes Verweigerungssyndrom mit Urinretention und Aufschub der Miktion;
- Detrusor-Sphinkter-Dyskoordination: Erworbene Störung, entweder erlerntes Verhalten oder mit schwerwiegenden psychischen Begleiterkrankungen.

Seltene Formen

- Stressinkontinenz: Erworbene Sphinkterinsuffizienz,
- Lachinkontinenz: Genetisch bedingt, Komorbidität zur Kataplexie und Narkolepsie,
- Lazy-Bladder-Syndrom: Erworben, erlerntes Verhalten mit Urinretention.

Epidemiologie

Enuresis nocturna

- Prävalenz: 20 % der 4-, 10 % der 7-Jährigen, 1 – 2 % der Jugendlichen und 0,3 – 1,7 % der Erwachsenen,
- 2 – 3 mal häufiger als das Einnässen tagsüber,
- Geschlechtsverhältnis: 1,5 – 2:1 (männlich zu weiblich),
- Spontane Remissionsrate 13,5 % pro Jahr,
- Primäre Enuresis nocturna häufiger als sekundäre,
- Monosymptomatische Enuresis nocturna häufiger als nicht-monosymptomatische.

Funktionellen Harninkontinenz (Einnässen tags)

- Prävalenz: 18 % der 3-Jährigen, 2 – 3 % der 7-Jährigen, < 1 % der Jugendlichen,
- Geschlechtsverhältnis: 1 – 1,5:1 (weiblich zu männlich),
- **Idiopathische Dranginkontinenz** häufigste Form des Tagseinnässens,
- Harninkontinenz bei Miktionsaufschub zweithäufigste Form,
- Detrusor-Sphinkter-Dyskoordination dritthäufigste Form.

Einteilung

Globale Einteilung

- **Tageszeitlich:** Einnässen nachts und/oder tags,
- **Trockenes Intervall:**
  - **Primäres Einnässen:** längste konsekutive trockene Periode < 6 Monate,
  - **Sekundäres Einnässen:** längste konsekutive trockene Periode > 6 Monate.
- **Blasendysfunktion:**
  - **Enuresis:** normale, vollständige Blasenentleerung am falschen Platz und zur falschen Zeit, überwiegend nachts, tagsüber sehr selten,
  - **Harninkontinenz:** Harnabgang mit Blasendysfunktion (strukturell, neurogen oder funktionell); häufigste Form: funktionelle Harninkontinenz bei fast allen tagseinnässenden Kindern,

Spezielle Subformen und Syndrome müssen differenziert werden.

Subformen der Enuresis nocturna

- Primäre monosymptomatische (isolierte) Enuresis nocturna: Nächtliches Einnässen ohne Zeichen einer Blasendysfunktion (z. B. Drangsymptome, Aufschub oder Dyskoordination),
- Primäre nicht-monosymtomatische Enuresis nocturna: nächtliches Einnässen, jedoch mit Miktionsauffälligkeiten wie Drangsymptomen, Aufschub oder Dyskoordination tagsüber,
- Sekundäre monosymptomatische Enuresis nocturna: Rückfall nach einer trockenen Periode von 6 Monaten, keine Miktionsauffälligkeiten,
- Sekundäre nicht-monosymptomatische Enuresis nocturna: Rückfall nach einer trockenen Periode von 6 Monaten, jedoch mit Miktionsauffälligkeiten.

Subformen der funktionellen Harninkontinenz (Einnässen tags)

- **Idiopathische Dranginkontinenz:** Ungewollter Harnabgang mit starkem Harndrang, Pollakisurie, verminderter Blasenkapazität, Haltemanöver; urodynamisch: Detrusorinstabilität während der Füllungsphase,
- Harninkontinenz bei Miktionsaufschub: Hinauszögern der Miktion und Retention von Urin mit Haltemanövern,
- Detrusor-Sphinkter-Dyskoordination: Fehlende Relaxation und paradoxe Kontraktion des Blasenschließmuskels während der Miktion; Kontraktionen des Beckenbodens mit stakkatoartigen oder fraktionierten Miktionen und inkompletter Blasenentleerung.

Seltene Formen

- Stressinkontinenz: Harnabgang in Zusammenhang mit erhöhtem intraabdominellem Druck, z.B. beim Husten oder Niesen,
- Lachinkontinenz: Komplette Blasenentleerung beim Lachen,
- Lazy-Bladder-Syndrom: Detrusordekompensation mit seltenen, irregulären Miktionen und großen Restharnmengen.

Klinik und Leitsymptome

Subformen der Enuresis nocturna

Primäre monosymptomatische (isolierte) Enuresis nocturna

- Tiefer Schlaf und erschwerte Erweckbarkeit,
- Polyurie mit grossen Einnässmengen,
- Fehlende Unterdrückung des Miktionsreflexes bei voller Blase nachts,
- Urodynamik unauffällig,
- Psychiatrische Komorbidität nicht erhöht.

Primäre nicht-monosymtomatische Enuresis nocturna

Wie oben, aber mit Zeichen von Aufschub, Drangsymptomen ohne Einnässen oder Dyskoordination,

Sekundäre monosymptomatische Enuresis nocturna

- Höhere psychiatrische Komorbidität,
- Erhöhte Raten von belastenden Lebensereignissen vor dem Rückfall.

Sekundäre nicht-monosymptomatische Enuresis nocturna

Wie oben, nur mit Miktionsauffälligkeiten tagsüber.

Subformen der Funktionellen Harninkontinenz (Einnässen tags)

Idiopathische Dranginkontinenz

- **Hohe Miktionsfrequenz** > 7 mal/Tag (Pollakisurie),
- Kurze Miktionsabstände,
- Drangsymptomatik mit häufigem, plötzlichem, oft **imperativem Harndrang,**
- Einnässen von **kleinen Urinmengen,** bei Ermüdung gehäuft am Nachmittag,
- Haltemanöver wie Anspannung der Beckenbodenmuskulatur, Hockstellung, Fersensitz,
- Vulvovaginitis, perigenitale Hautmazeration, rezidivierende Harnwegsinfekte.

Harninkontinenz bei Miktionsaufschub

- Niedrige Miktionsfrequenz (< 5 mal/Tag),
- Aufschieben der Miktion in bestimmten Situationen (Schule, Spielen, Fernsehen),
- Harndrang mit Miktionsaufschub immer stärker,
- Haltemanöver,
- Obstipation und Enkopresis,
- Hohe Rate von expansiven psychischen Begleitstörungen (wie Störungen des Sozialverhaltens mit oppositionellem Verhalten, Hyperkinetisches Syndrom).

Detrusor-Sphinkter-Dyskoordination

- Pressen zu Beginn der Miktion,
- Intermittierender, **stotternder, zum Teil unterbrochener Harnfluss,**
- Resturin, Harnwegsinfekte, vesiko-ureteraler Reflux,
- Stuhlretention, Obstipation und Enkopresis.

Seltene Formen

- Stressinkontinenz: Einnässen bei Husten, Niesen und erhöhtem intraabdominellen Druck,
- Lachinkontinenz: reflektorisch durch Lachen ausgelöste komplette Blasenentleerung mit großen Urinmengen,
- Lazy-Bladder-Syndrom: seltene Miktionen (z.T. 2 mal/Tag), Megazystis, große Restharnmengen, Detrusorkontraktion sistiert vor dem Ende der Miktion (Dekompensation).

Diagnostik

Basisdiagnostik

- Anamnese der Einnässproblematik wie auch allgemeine kinderpsychiatrische Entwicklungs- und Familienanamnese,
- 24-Stunden-Miktionsprotokoll: wichtiges Beobachtungsinstrument mit Registrierung von Volumen und

Zeit der Miktionen, Flüssigkeitszufuhr, Einnässen, usw.,
- Fragebögen: speziell zum Einnässen und Miktionsverhalten,
- Fragebögen: allgemein (CBCL: Child Behavior Checklist),
- Pädiatrische körperliche Untersuchung,
- Sonographie,
- Urinstatus.

Nach Indikationsstellung
- Uroflowmetrie mit Beckenboden-EMG,
- Urinbakteriologie,
- Radiologische und urologische Untersuchungen,
- Testpsychologische Diagnostik.

Differenzialdiagnosen

- Strukturelle Störungen: Epispadie, Urethralklappen, andere Fehlbildungen des Harntraktes,
- Neurogene Störungen: Spina bifida occulta, Tethered-cord-Syndrom,
- Allgemein-pädiatrische Störungen: Diabetes insipidus, Diabetes mellitus.

Konventionelle Therapie

Enuresis nocturna

Immer symptomorientierte Therapie! Die Grundprinzipien der Therapie sind für alle Formen gleich:
- Nicht-monosymptomatische Formen: Miktionsprobleme tagsüber zuerst behandeln,
- Enkopresis: zuerst behandeln,
- Ineffektive Behandlungen beenden (z. B. Wecken, Abhalten, Blasentraining, ineffektive Medikamente, Bestrafung),
- Beratung, positive Verstärkung, Beruhigung, Motivationsaufbau, Entlastung,
- **Kalenderführung** (z. B. „Sonne-und-Wolken-Kalender") über 4 Wochen: danach sind ca. 15 % der Kinder trocken;
- **Apparative Verhaltenstherapie (AVT)** mit Klingelgerät über maximal 16 Wochen; effektivste Behandlungsform, danach sind 60 – 70 % der Kinder trocken; ggf. Verstärkung der AVT mit verhaltenstherapeutische Programmen (z. B. Arousal Training),
- Pharmakotherapie mit **Desmopressin (DDAVP):** intranasal 2 – 4 Hübe abends (20 µg bis 40 µg) oder oral 1 – 2 Tabletten abends (200 µg bis 400 µg); 70 % trocken unter Therapie, hohe Rückfallquote nach Absetzen;
- Nur bei Therapieresistenz: **Imipramin** (EKG-Kontrollen wegen kardialen Nebenwirkungen);
- Bei sekundären Formen: höhere psychiatrische Komorbidität berücksichtigen.

Subformen der funktionellen Harninkontinenz (Einnässen tags)

Idiopathische Dranginkontinenz
- Symptomorientiertes kognitiv-verhaltenstherapeutisches Vorgehen;
- Ziel: zentrale Kontrolle der Drangsymptome ohne motorische Haltemanöver,
- Wahrnehmung des Harndrangs und Registrierung in einem Plan (4 Wochen),
- Falls nicht ausreichend, Pharmakotherapie mit **Oxybutinin** (Dosierung: 0,3 mg/kgKG/d in 2 – 3 Dosen bis maximal 0,6 mg/kgKG/d (maximal 15 mg/d);
- Dabei immer Fortsetzung der Verhaltenstherapie.

Harninkontinenz bei Miktionsaufschub
- Symptomorientiertes Vorgehen, Beratung, Information;
- Ziel: Miktionsfrequenz erhöhen (auf 7 mal/Tag),
- Regelmäßigen „Schickzeiten" zur Toilette und Kalenderführung,
- Oft weitergehende kinderpsychiatrische und -psychotherapeutische Maßnahmen notwendig.

Detrusor-Sphinkter-Dyskoordination
- Motivationsaufbau, kognitive und verhaltenstherapeutische Elemente,
- Biofeedback mit Uroflow und/oder EMG.

Seltene Formen
- Stressinkontinenz: Beckenbodentraining und Imipramin (Dosierung s. o.),
- Lachinkontinenz: klassisches Konditionieren oder **Methylphenidat,**
- Lazy-Bladder-Syndrom: intensives Blasentraining.

Komplementäre Therapie

Stefan Schmidt-Troschke

Für komplementäre Therapieansätze liegen insgesamt wenige publizierte Erfahrungsberichte vor. Die hier angegebenen Empfehlungen beziehen sich im strengen Sinne auf die isolierte Enuresis nocturna nach Ausschluss der genannten Differenzialdiagnosen. Akupunktur erwies sich in ersten Studien als weniger effektiv als traditionelle Methoden, mögliche Indikationen müssen in zukünftigen Studien definiert werden.

Äußere Anwendungen

- Einreibungen der Oberschenkel mit Hypericum-Öl kann im Einzelfall erfolgreich sein.
- Unter Umständen kann zur Nacht die Blasenregion mit Eukalyptus-Öl eingerieben werden.
- Heileurythmie (☞ 44.2) kann im Einzelfall sehr wirksam sein. Begleitet werden sollte eine Therapie durch pädagogische Maßnahmen, die den Tagesrhythmus betonen.

Medikamentöse Therapie

- Bei eher reifungsverzögerten Kindern kann ein Versuch mit Sulfur D6 Trit. indiziert sein.
- Tagsüber ggf. Verabreichung von Equisetum cum Sulfure tostum D6 Trit., zusätzlich kann abends Equisetum Silicea cultum D2 Dil. eingesetzt werden.

EBM

Zur komplementärmedizinischen Therapie bei Enuresis liegen keine publizierten Studien der EBM-Grade 1 oder 2 sowie keine Konsensusempfehlungen vor. Allgemeine Bewertung der einzelnen Therapieverfahren ☞ 44.2, 44.4, 45.2.

Integrativer Stufenplan

Komplementäre Maßnahmen können bei entsprechender Erfahrung parallel zur konventionellen Therapie angewandt werden (EBM gesicherte Daten zur Unbedenklichkeit und Wirksamkeit liegen nicht vor).

Prognose

Enuresis nocturna

- **Hohe Spontanremissionsrate:** 13,5 % pro Jahr,
- **Günstige Prognose** unter spezifischer Therapie,
- Prognose **am günstigsten für monosymptomatische Enuresis nocturna** ohne Miktionsauffälligkeiten und ohne begleitende Verhaltensprobleme,
- Persistenz der Enuresis nocturna bis ins Erwachsenenalter möglich,
- Prävalenz bei Erwachsenen: 0,3 – 1,7 %,
- Risiko für Enuresis als Erwachsener: 8-fach erhöht bei kindlicher Enuresis,
- Lebenslanges genetisches Risiko, Reaktivierung der Disposition durch somatische und psychische Belastungen (Rückfall),
- Restsymptom: Nykturie.

Funktionellen Harninkontinenz (Einnässen tags)

- **Beste Prognose: idiopathische Dranginkontinenz,**
- Harninkontinenz bei Miktionsaufschub: Prognose abhängig von psychischen Begleitstörungen,
- Detrusor-Sphinkter-Dyskoordination: mit Biofeedback gute Prognose,
- **Bei Erwachsenen hohe Raten von Harninkontinenz anderer Ursachen** (2 – 18 % der 25 – 64-Jährigen),
- Risiko erhöht, wenn kindliche Enuresis nocturna oder Harninkontinenz vorlag.

42.2.2 Enkopresis

Alexander von Gontard

Definition:

- Willkürliches oder unwillkürliches Absetzen von Faeces an nicht dafür vorgesehenen Stellen ab einem Alter von 4 Jahren,
- Ausschluss neurologischer oder struktureller Inkontinenzformen,
- Häufigkeit: mind. 1 mal/Monat,
- Mindestdauer: 6 Monate.

Ätiologie

Enkopresis mit Obstipation

- Beginn oft im Säuglings- und Kleinkindalter aus einer akuten Obstipation,
- Somatische Auslöser: schmerzhafte Defäkation in 63 % (z. B. nach analen Rhagaden),
- Psychische Auslöser: belastende Lebensereignisse,
- Risiko: Defäkation nur in Windeln, aber nicht auf Toilette,
- **Genetik** der chronischen Obstipation: höhere Konkordanzrate bei eineiigen (70 %) im Vergleich zu zweieiigen Zwillingen (18 %),
- Manometrie: fehlende Relaxation des M. sphincter ani externus und **dyskoordinierte Defäkationen** (vermutlich sekundäre Folge der Obstipation und nicht primärer Defekt),
- Ca. 40 % klinisch relevante **psychische Störungen.**

Enkopresis ohne Obstipation

Ätiologie nicht geklärt, ebenfalls ca. 40 % komorbide psychische Störungen.

Epidemiologie

- 25 % der 2-Jährigen, 3 % der 3-Jährigen, 2,8 % der 4-Jährigen, 2,2 % der 5-Jährigen, 1,9 % der 6-Jährigen;

- Schulalter: 2,3 % der 8-Jährigen, 1,4 % der 13-Jährigen;
- kaum bei Jugendlichen;
- Geschlechtsverhältnis: 3–4:1 (Jungen zu Mädchen),
- Primäre und sekundäre Enkopresis sind gleich häufig,
- Enkopresis diurna häufiger als nocturna.

Einteilung

Zwei Formen:

- Enkopresis mit Obstipation (< 3 Stühle/Woche oder harter, schmerzhafter Stuhl und Überlaufinkontinenz),
- Enkopresis ohne Obstipation und Überlaufinkontinenz.

Klinik und Leitsymptome

Enkopresis mit Obstipation

- Selten Stuhlgang auf der Toilette,
- **Tägliches** Einkoten von **großen Mengen harten Stuhls** überwiegend tagsüber,
- Schmerzen beim Stuhlgang,
- **Bauchschmerzen,**
- Tastbare Skybala,
- **Verlängerte Transitzeit** des Kolons, herabgesetzte Sensibilität,
- Appetit bei 40 % reduziert,
- **Einnässen** tagsüber, aber vor allem nachts,
- Bei 40 % **psychische Begleitstörungen.**

Enkopresis ohne Obstipation

- Täglich normal geformter Stuhlgang auf der Toilette,
- Einkoten seltener, aber **fast ausschließlich tagsüber,**
- Kaum Schmerzen,
- Skybala nicht tastbar,
- Guter Appetit,
- Kolon-Transitzeit nicht verlängert, rektale Wahrnehmung unverändert,
- Einnässen seltener,
- Bei 44 % psychische Begleitstörungen.

Diagnostik

Basisdiagnostik

- Anamnese zur Einkotsymptomatik, aber auch allgemeine kinderpsychiatrische Anamnese,
- Fragebögen zum Einkoten,
- Allgemeine Verhaltensfragebögen (z.B. CBCL),
- Pädiatrische Untersuchung,
- Sonographie des Abdomens.

Nach Indikationsstellung

- Testpsychologische Diagnostik,
- Stuhlbakteriologie,
- Magnetresonanztomographie,
- Manometrie des Sphincter ani,
- Kolon-Kontrast-Einlauf,
- Saugbiopsie.

Differenzialdiagnosen

- Organisch bedingte Formen der Stuhlinkontinenz,
- Infektiös bedingte Diarrhö,
- Fehlbildungen des unteren Gastrointestinal-Traktes,
- Sekundäre Stuhlretention: pharmakologisch, endokrin, Raumforderungen im Beckenbereich,
- Morbus Hirschsprung (Diagnose in 82 % bis zum vierten Lebensjahr).

Konventionelle Therapie

Basistherapie

- Diagnostik, Beratung, Psychoedukation, Entlastung,
- Symptomorientiertes, verhaltenstherapeutisches Vorgehen,
- Ballaststoffreiche Ernährung,
- Regelmäßige Toilettengänge: 3–4 mal/Tag nach den Mahlzeiten 5–15 Minuten entspannt auf der Toilette sitzen, Fußkontakt zum Boden,
- Kalender: Stuhlgang, Einkotepisoden aufzeichnen,
- Falls erforderlich, Verstärkung mit Tokensystem.

Effektivität dieser unspezifischen Massnahmen: danach sistiert die Enkopresis bei ca. 15 % der Kinder. **Biofeedbackmethoden** mit intrarektaler Druckmessung oder perianales EMG sind nicht effektiver als die Standardtherapie, deshalb generell **nicht indiziert.**
Komorbide psychische Störungen müssen adäquat behandelt werden.

Nur bei Enkopresis mit Obstipation

- **Entleerung des Darmes** durch Einläufe: z.B. mit phospathaltigen Klistieren;
- Je nach Ausprägung der Obstipation: Klistiere in den ersten Wochen 1–2 mal pro Woche an festgelegten Tagen,
- Erhaltungstherapie (mindestens 6 Monate): Toilettentraining wie oben beschrieben, orale Laxantien (z.B. Lactulose oder Polyethylen-Glykol, ☞ 11)

Enkopresis ohne Obstipation

- Einläufe und Laxantien: kontraindiziert!
- Verschlechterung möglich.

Komplementäre Therapie

Stefan Schmidt-Troschke

Für die Enkopresis liegen kaum dokumentierte komplementärmedizinische Erfahrungen vor. Ergänzend sei hier lediglich bemerkt, dass Enkopresis auch Ausdruck einer tief greifenden Entwicklungsstörung oder einer Beziehungsstörung sein kann. Im letzteren Falle ist eine störungsspezifische Behandlung erforderlich, die auch tiefenpsychologische oder systemisch psychotherapeutische Verfahren einschließen kann.
Zur komplementären Therapie einer evtl. begleitenden Obstipation (☞ 11).

> **EBM** Zur komplementärmedizinischen Therapie bei Enkopresis liegen keine publizierten Studien der EBM-Grade 1 oder 2 sowie keine Konsensusempfehlungen vor. Allgemeine Bewertung der einzelnen Therapieverfahren ☞ 48.

Integrativer Stufenplan

Komplementäre Maßnahmen können bei entsprechender Erfahrung parallel zur konventionellen Therapie angewandt werden (EBM gesicherte Daten zur Unbedenklichkeit und Wirksamkeit liegen nicht vor).

Prognose

- Ungünstiger als bei der Enuresis, langfristig nur 58–76 % symptomfrei, bei einem Drittel bestehen Restsymptome.
- Enkopresis mit Obstipation: günstigere Prognose als ohne Obstipation.
- Im Jugendalter wird Enkopresis kaum diagnostiziert; im Erwachsenenalter wird die Diagnose gar nicht verwendet (sondern Stuhlinkontinenz), deshalb liegen keine Verlaufsuntersuchungen vor.

Literatur

1 Gontard von, A, Lehmkuhl, G: Enuresis und funktionelle Harninkontinenz. In: Leitlinien zur Diagnostik und Therapie von psychischen Störungen im Säuglings-, Kindes- und Jugendalter. Köln: Deutsche Ärzteverlag, 293–307, 2000
2 Gontard von, A: Einnässens im Kindesalter: Erscheinungsformen – Diagnostik – Therapie. Thieme, Stuttgart, 2001
3 Gontard von, A: Bettnässen – ein Elternratgeber, Walter, Düsseldorf, 2001
4 Gontard von, A, Lehmkuhl, G: Leitlinie Enuresis. Göttingen, Hogrefe, 2002
5 Gontard von, A: Enkopresis: Erscheinungsformen – Diagnostik – Therapie. Stuttgart, Kohlhammer, 2004

42.3 Hyperkinetische Störungen

Manfred Döpfner (Konventioneller Teil)
Stefan Schmidt-Troschke, Karl Rüdiger Wiebelitz (Komplementärer Teil)

42.3.1 Ätiologie

Manfred Döpfner

Die Begriffe „hyperkinetisches Syndrom“, „hyperkinetische Störung“ und „Aufmerksamkeitsdefizit-/Hyperaktivitätsstörung“ werden häufig synonym für ein Störungsbild verwandt, dessen Kernsymptome motorische Unruhe, Aufmerksamkeitsstörung und Impulsivität sind. Generell wird eine **multifaktorielle Genese** hyperkinetischer Störungen angenommen, wobei biologischen und konstitutionellen Merkmalen vermutlich eine entscheidende ursächliche Rolle zukommt, während psychosoziale Faktoren die Ausprägung und den Verlauf der Störung wesentlich beeinflussen können. **Genetische Dispositionen,** die eine Störung des Neurotransmitterstoffwechsels (insbesondere des Dopamin-Stoffwechsels – erhöhte Dopamintransporterdichte) bewirken können, sind vermutlich der größte Einzelfaktor. Der Einfluss anderer Faktoren, wie allergischer Reaktionen auf Nahrungsmittelzusätze oder erworbener Hirnschädigungen ist vermutlich deutlich geringer, wobei Zusammenhänge mit Alkohol- und Nikotinkonsum der Mutter während der Schwangerschaft sowie geringem Geburtsgewicht nachgewiesen wurden. Auf der neuropsychologischen Ebene lassen sich Störungen der Selbstregulation in verschiedenen Funktionsbereichen belegen. Frühe negative Interaktionen zwischen dem Kind und seinen Bezugspersonen (z. B. bei Säuglingen mit Regulationsstörungen) sowie ungünstige Bedingungen in Familie und Schule (z. B. psychische Belastungen der Bezugspersonen, inkompetentes Erziehungsverhalten, große Klassen), aber auch in der Gleichaltrigengruppe (z. B. andere auffällige Kinder) können die weitere Entwicklung der Symptomatik unterstützen.

42.3.2 Epidemiologie

- In Abhängigkeit von Diagnosekriterien, Alter und Erhebungsmethode wird die Diagnose nach dem amerikanischen Klassifikationssystem DSM (Diagnostic and Statistical Manual of Mental Disorders in verschiedenen Fassungen) bei 7–17 % aller Jungen und bei 3–6 % aller Mädchen gestellt.

- Die Prävalenz situationsübergreifender (d.h. sowohl in der Familie als auch in der Schule zu beobachtender) Aufmerksamkeitsdefizit-/Hyperaktivitätsstörungen nach dem DSM-IV liegt im Schulalter bei 3–5 %.
- Nach dem ICD-10, das strengere Kriterien an die Diagnose stellt, werden deutlich geringere Prävalenzraten ermittelt (etwa die Hälfte der Raten von DSM-IV).
- Bei Jungen tritt die Störung etwa dreimal häufiger auf als bei Mädchen.
- Im Jugendalter reduziert sich die Prävalenzrate.

42.3.3 Einteilung

Das ICD-10 fordert, dass sowohl Störungen der Aufmerksamkeit als auch der Impulskontrolle und der Aktivität für die Diagnose einer **Störung von Aktivität und Aufmerksamkeit** (F 90.0) vorhanden sein müssen. Sind zusätzlich die Kriterien einer Störung des Sozialverhaltens (d.h. aggressive Verhaltensauffälligkeiten) erfüllt, dann wird eine **Hyperkinetische Störung des Sozialverhaltens** (F 90.1) diagnostiziert.
Demgegenüber unterscheidet das DSM-IV zwischen folgenden Typen:

- Gemischter Subtypus der Aufmerksamkeitsdefizit-/Hyperaktivitätsstörung, bei dem wie beim ICD-10 alle Kernsymptome auftreten,
- Vorherrschend unaufmerksamer Subtypus (mit Störungen der Aufmerksamkeit),
- Vorherrschend hyperaktiv-impulsiver Subtypus.

Vor allem die Unterscheidung zwischen dem gemischten Subtypus und dem vorherrschend unaufmerksamen Subtypus hat sich in der Praxis bewährt, wenngleich damit auch Störungen von geringerem Schweregrad erfasst werden und die differenzialdiagnostische Abgrenzung mitunter größere Schwierigkeiten bereitet.
Bei Jugendlichen, die nicht mehr alle für eine Diagnose notwendigen Symptome zeigen, kann nach dem DSM-IV die Diagnose durch den Zusatz „in partieller Remission" spezifiziert werden.

42.3.4 Klinik und Leitsymptome

Tabelle 42.3-1 gibt eine Übersicht über die diagnostischen Kriterien nach dem (DSM-IV) der American Psychiatric Association und nach der International Classifi-

Tab. 42.3-1: Symptom-Kriterien der hyperkinetischen Störung nach ICD-10 (Forschungskriterien) und der Aufmerksamkeitsdefizit-/Hyperaktivitätsstörung nach DSM-IV

A) Unaufmerksamkeit	• Beachtet häufig Einzelheiten nicht oder macht Flüchtigkeitsfehler bei den Schularbeiten, bei der Arbeit oder bei anderen Tätigkeiten. • Hat oft Schwierigkeiten, längere Zeit die Aufmerksamkeit bei Aufgaben oder Spielen aufrechtzuerhalten. • Scheint häufig nicht zuzuhören, wenn andere ihn/sie ansprechen. • Führt häufig Anweisungen anderer nicht vollständig durch und kann Schularbeiten, andere Arbeiten oder Pflichten am Arbeitsplatz nicht zu Ende bringen (nicht aufgrund von oppositionellem Verhalten oder Verständnisschwierigkeiten). • Hat häufig Schwierigkeiten, Aufgaben und Aktivitäten zu organisieren. • Vermeidet häufig, hat eine Abneigung gegen oder beschäftigt sich häufig nur widerwillig mit Aufgaben, die längerandauernde geistige Anstrengungen erfordern (wie Mitarbeit im Unterricht oder Hausaufgaben). • Verliert häufig Gegenstände, die er/sie für Aufgaben oder Aktivitäten benötigt (z. B. Spielsachen, Hausaufgabenhefte, Stifte, Bücher oder Werkzeug). • Lässt sich oft durch äußere Reize leicht ablenken. • Ist bei Alltagstätigkeiten häufig vergesslich.
B) Hyperaktivität	• Zappelt häufig mit Händen oder Füßen oder rutscht auf dem Stuhl herum. • Steht {häufig} in der Klasse oder in anderen Situationen auf, in denen Sitzenbleiben erwartet wird. • Läuft häufig herum oder klettert exzessiv in Situationen, in denen dies unpassend ist (bei Jugendlichen oder Erwachsenen kann dies auf ein subjektives Unruhegefühl beschränkt bleiben). • Hat häufig Schwierigkeiten, ruhig zu spielen oder sich mit Freizeitaktivitäten ruhig zu beschäftigen. • {Ist häufig „auf Achse" oder handelt oftmals, als wäre er/sie „getrieben".} • [Zeigt ein anhaltendes Muster exzessiver motorischer Aktivität, das durch die soziale Umgebung oder durch Aufforderungen nicht durchgreifend beeinflußbar ist.]
C) Impulsivität	• Platzt häufig mit der Antwort heraus, bevor die Frage zu Ende gestellt ist. • Kann häufig nur schwer warten, bis er/sie an der Reihe ist [bei Spielen oder in Gruppensituationen]. • Unterbricht und stört andere häufig (platzt z. B. in Gespräche oder in Spiele anderer hinein). • Redet häufig übermäßig viel [ohne angemessen auf soziale Beschränkungen zu reagieren].{Im DSM-IV unter Hyperaktivität subsumiert.}

{ } = nur DSM-IV; [ ] = nur ICD-10

cation of Diseases (ICD-10), die eine Operationalisierung der genannten Leitsymptome darstellen.
Zusätzlich wird gefordert:

- Einige beeinträchtigende Symptome der Störung müssen bereits **vor dem Alter von 7 Jahren** auftreten.
- Die Symptome müssen **mind. 6 Monate lang** in einem dem Entwicklungsstand des Kindes nicht zu vereinbarenden und unangemessenen Ausmaß vorliegen.
- Die Beeinträchtigungen durch diese Symptome müssen in zwei oder mehr Lebensbereichen (z. B. in der Schule bzw. am Arbeitsplatz und zu Hause) beobachtet werden können, wobei die Symptome stärker in solchen Situationen auftreten, in denen von den Kindern oder Jugendlichen eine längere Aufmerksamkeitsspanne erwartet wird, beispielsweise im Unterricht oder bei den Hausaufgaben;
- Deutliche Hinweise auf klinisch bedeutsame Beeinträchtigungen in sozialen, schulischen oder beruflichen Funktionsbereichen müssen vorhanden sein.

Neben den Kernsymptomen können verschiedene Auffälligkeiten zusätzlich auftreten. In klinischen Stichproben sind hyperkinetische Störungen ohne komorbide Störungen eher die Ausnahme – bei bis zu zwei Drittel aller Kinder werden komorbide Störungen diagnostiziert. Die häufigsten sind:

- Oppositionelle Verhaltensstörungen und aggressive oder dissoziale Störungen des Sozialverhaltens,
- Lernstörungen und Schulleistungsdefizite,
- Depressive Störungen,
- Angststörungen,
- Tic-Störungen,
- Sprech- und Sprachstörungen.

42.3.5 Diagnostik

Exploration

Symptomatik

Grundlage der Diagnostik ist die Exploration der Eltern und des Kindes/Jugendlichen hinsichtlich:

- Dem Auftreten der Leitsymptome Hyperaktivität, Impulsivität und Aufmerksamkeitsstörung,
- Der Häufigkeit, Intensität und situativen Variabilität der Symptomatik (z. B. Symptomatik in der Familie, bei fremdbestimmten oder bei selbstbestimmten Aktivitäten, Symptomatik im Kindergarten bzw. in der Schule).

Zu diesen Aspekten müssen auch Informationen vom Kindergarten oder von der Schule eingeholt werden. Fragebogenverfahren für Eltern, Erzieher, Lehrer und Jugendliche können hierbei sehr nützlich sein, ersetzen aber nicht die klinische Exploration. Die Verhaltensbeobachtung des Kindes während der Exploration und weiterer körperlicher und psychologischer Untersuchungen hinsichtlich des Auftretens hyperkinetischer Symptomatik kann ergänzend hilfreich sein; die Symptome müssen jedoch nicht unbedingt beobachtbar sein.

Störungsspezifische Entwicklungsgeschichte

Hauptsächlich durch Exploration der Eltern sollten erhoben werden:

- Regulationsstörungen und ungünstige Temperamentsmerkmale im Säuglingsalter (nicht notwendigerweise vorhanden),
- Beginn der Leitsymptome der hyperkinetischen Störung (muss vor dem Alter von 6 Jahren liegen),
- Verlauf der Symptomatik (konstant, fluktuierend, Beeinflussung durch andere Belastungen).

Psychiatrische Komorbidität und Begleitstörung

Exploration der Eltern, Informationen von Kindergarten und Schule sowie Exploration des Patienten, vor allem hinsichtlich:

- Störungen des Sozialverhaltens (aggressiv-dissoziales Verhalten),
- Umschriebener Entwicklungsstörungen, schulischer Leistungsdefizite und Hinweisen auf Teilleistungsschwächen,
- Hinweisen auf Intelligenzminderung (Lernbehinderung oder geistige Behinderung),
- Tic-Störungen (einschließlich Tourette-Störung),
- Negativem Selbstkonzept oder depressiven Störungen,
- Angststörungen (insbesondere Leistungsängste),
- Beeinträchtigter Beziehungen zu Familienmitgliedern, zu Erziehern/Lehrern und zu Gleichaltrigen.

Intelligenz-, Entwicklungs- und Leistungsdiagnostik zur Abklärung von Intelligenzminderung, umschriebenen Entwicklungsstörungen oder Lernstörungen sind bei anamnestischen Hinweisen indiziert. Eine orientierende Diagnostik wird immer empfohlen.

Störungsrelevante Rahmenbedingungen

- Exploration der Eltern hinsichtlich belastender psychosozialer Bedingungen und familiärer Ressourcen, insbesondere inkonsistentem Erziehungsverhalten, mangelnder Wärme in den familiären Beziehungen, spezifischer Bewältigungsstrategien der Eltern in kritischen Erziehungssituationen.

- Informationen von Kindergarten und Schule hinsichtlich Integration des Kindes in die Gruppe, belastender Bedingungen (z. B. Klassengröße, Anteil verhaltensauffälliger Kinder), Ressourcen (z. B. Kleingruppenunterricht, Kleingruppenbeschäftigung).

Körperliche Untersuchung des Patienten

- Eine orientierende internistische und neurologische Untersuchung sollte durchgeführt werden.
- Durchführung von Hör- und Sehtests, falls indiziert.
- Mögliche begleitende körperliche Erkrankungen, z. B. Störungen des Schilddrüsenstoffwechsels sowie akute und chronische zerebrale Erkrankungen, die durch eine EEG-Ableitung ausgeschlossen werden sollten.

42.3.6 Differenzialdiagnosen

Differentialdiagnostisch müssen hyperkinetische Störungen von folgenden Phänomenen und Störungen abgegrenzt werden:

- **Altersgemäße Verhaltensweisen bei aktiven Kindern:** Vor allem bei jüngeren Kindern sind die Grenzen zwischen einem noch altersgemäßem Bewegungsdrang und hyperaktivem Verhalten oder leichten Konzentrationsproblemen und Aufmerksamkeitsstörungen oft nur schwer zu ziehen. In zunehmendem Maße wird jedoch akzeptiert, dass die hyperkinetische Störung keine diskrete, gut von der Normvariation abgrenzbare diagnostische Einheit darstellt, sondern dass eher eine dimensionale Betrachtung angemessen ist.
- **Durch Medikamente bzw. neurologische Störungen bedingte hyperkinetische Symptomatik:** Hyperkinetische Symptome können durch Medikamente (z. B. Antikonvulsiva) oder auch durch eindeutige neurologische Erkrankungen (z. B. Schädel-Hirn-Trauma) ausgelöst werden.
- **Hyperkinetische Symptome bei Intelligenzminderung:** Vor allem Symptome der Aufmerksamkeitsschwächen, aber auch erhöhte Unruhe und Impulsivität treten bei Kindern mit Intelligenzminderung üblicherweise auf. Dennoch kann auch bei lernbehinderten Kindern eine hyperkinetische Störung diagnostiziert werden. Die Symptome müssen in diesen Fällen jedoch deutlich stärker ausgeprägt sein als bei Kindern gleicher Intelligenz.
- **Hyperkinetische Symptome bei schulischer Überforderung:** Kinder, die schulisch überfordert sind, können im Unterricht als leicht ablenkbar, konzentrationsschwach und unruhig imponieren. Deshalb ist eine Intelligenzdiagnostik bei hyperkinetisch wirkenden Kindern mit Schulleistungsschwächen unabdingbar. Schulleistungsschwächen können aber auch als komorbide Störungen auftreten.
- **Hyperkinetische Symptome bei schulischer Unterforderung:** Bei weit überdurchschnittlich begabten Schülern, die schulisch unterfordert sind, können Symptome einer hyperkinetischen Störung auftreten. Bei Steigerung der schulischen Anforderungen verschwinden diese Symptome jedoch rasch.
- **Hyperkinetische Symptome als Folge chaotischer psychosozialer Bedingungen:** In extrem desorganisierten Familien können Kinder hyperkinetische Symptome entwickeln. Sie zeigen diese Symptomatik jedoch nicht, wenn sie sich in strukturierten Umgebungen aufhalten.
- **Oppositionelle Verhaltensweisen:** Kinder mit oppositionellen Verhaltensauffälligkeiten können gegen Arbeiten oder schulische Aufgaben Widerstand leisten, die Anstrengung und Aufmerksamkeit verlangen, da sie nicht gewillt sind, sich den Forderungen anderer anzupassen. Oppositionelle Verhaltensweisen treten aber bei Kindern mit hyperkinetischen Störungen häufig auch als komorbide Störung auf.
- **Psychomotorische Erregung und Konzentrationsstörungen bei affektiven Störungen und Angststörungen:** Diese Symptome lassen sich manchmal nur schwer von der Hyperaktivität und den Aufmerksamkeitsstörungen einer hyperkinetischen Störung unterscheiden. Ein Unterscheidungsmerkmal kann der Verlauf sein: Hyperkinetische Störungen haben einen kontinuierlichen Verlauf mit Beginn im Vorschulalter, affektive Störungen und Angststörungen treten meist später auf und verlaufen üblicherweise weniger kontinuierlich. Bei Angststörungen treten die Symptome in der Regel ausschließlich in den ängstigenden Situationen (z. B. bei Klassenarbeiten) auf.
- **Autismus, Schizophrenie und Manie:** Bei autistischen Störungen sind im Kindesalter häufig auch hyperkinetische Symptome zu beobachten. Schizophrene Störungen und Manie treten fast ausschließlich im Jugendalter auf und gehen häufig auch mit Symptomen von Unruhe und Antriebssteigerung sowie Impulsivität und Aufmerksamkeitsstörungen einher. Werden diese Störungen diagnostiziert, die durch andere charakteristische Symptome gekennzeichnet sind, dann entfällt die Diagnose einer hyperkinetischen Störung.

42.3.7 Konventionelle Therapie

Therapieplanung

Die Behandlung wird in der Regel als multimodale Behandlung durchgeführt, die folgende Interventionen umfassen kann:

- Aufklärung und Beratung (Psychoedukation) der Eltern, des Kindes/Jugendlichen und des Erziehers bzw. des Klassenlehrers (wird immer durchgeführt),
- Elterntraining und Interventionen in der Familie zur Verminderung der Symptomatik in der Familie,
- Interventionen in Kindergarten und Schule zur Verminderung der Symptomatik in Kindergarten und Schule,
- Kognitive Therapie des Kindes/Jugendlichen (ab dem Schulalter) zur Verminderung von impulsiven und unorganisierten Aufgabenlösungen (Selbstinstruktionstraining) oder zur Anleitung des Kindes/Jugendlichen zur Modifikation des Problemverhaltens (Selbstmanagement),
- Pharmakotherapie zur Verminderung hyperkinetischer Symptome in der Schule (im Kindergarten), in der Familie oder in anderen Umgebungen.

Eine primäre Pharmakotherapie ist meist dann indiziert, wenn eine stark ausgeprägte, situationsübergreifende hyperkinetische Symptomatik mit einer erheblichen Beeinträchtigung des Patienten oder seines Umfeldes (z.B. drohende Umschulung in Sonderschule, massive Belastung der Eltern-Kind-Beziehung) vorliegt. Liegt eine solche ausgeprägte Funktionseinschränkung nicht (mehr) vor und sind deutliche Aufmerksamkeitsstörungen und Impulsivität auch unter optimalen Arbeitsbedingungen in der Untersuchungssituation zu beobachten, dann kann ein Selbstinstruktionstraining indiziert sein. Treten hyperkinetische oder oppositionelle/aggressive (externale) Verhaltensstörungen im Unterricht auf, dann können Interventionen in der Schule (einschließlich Aufklärung und Beratung der Lehrer) angezeigt sein. Sind diese Interventionen nicht (hinreichend) erfolgreich, kann alternativ oder ergänzend eine Pharmakotherapie indiziert sein. Treten hyperkinetische oder oppositionelle/aggressive (externale) Auffälligkeiten des Kindes/Jugendlichen in der Familie auf, können Elterntrainings mit Interventionen in der Familie angezeigt sein. Sind diese Interventionen nicht (hinreichend) erfolgreich, kann alternativ oder ergänzend ebenfalls eine Pharmakotherapie indiziert sein.

Bei Kindern im Vorschulalter sollten in erster Linie Elterntrainings mit Interventionen in der Familie und im Kindergarten sowie flankierende Maßnahmen und Platzierung in speziellen Einrichtungen durchgeführt werden. Eine medikamentöse Therapie sollte erst erwogen werden, wenn diese Interventionen nicht ausreichen.

Pharmakotherapie

Psychostimulanzien (vor allem Methylphenidat) sind i.A. Medikation der Wahl, absolute Kontraindikationen liegen nicht vor. Als relative Kontraindikationen, vor allem für eine initiale Behandlung, gelten Anfallsleiden oder reduzierte Hirnkrampfschwelle, ausgeprägte Tic-Symptomatik, Medikamenten- bzw. Drogenmissbrauch im unmittelbaren Umfeld des Kindes/Jugendlichen oder durch den Jugendlichen selbst.

Eine Stimulanzientherapie zur Verminderung hyperkinetischer Auffälligkeiten in der Schule kann auf Schultage begrenzt werden. Erfolgt die Medikation auch zur Verminderung hyperkinetischer Auffälligkeiten in der Familie, dann können täglich mehrfache Gaben, auch an Wochenenden, notwendig sein. Eine Stimulanzienbehandlung kann auch während der Ferienzeit indiziert sein, wenn hierdurch die soziale Integration des Kindes in die Familie oder in die Gleichaltrigengruppen gewährleistet wird und keine Wachstumsverzögerungen auftreten. Mehrfache Gaben pro Tag sind indiziert, wenn längere Tagesabschnitte abgedeckt werden sollen oder wenn Rebound-Phänomene auftreten. Retard-Präparate können für eine kontinuierliche Wirkung über längere Tagesabschnitte besser geeignet sein.

Eine individuelle Einstellung der optimalen Dosierung ist in kontrollierten Versuchen beginnend mit niedrigen Dosen notwendig. Die Tagesdosis von Methylphenidat liegt i.A. unter 1 mg/kg bzw. überschreitet auch bei Jugendlichen selten 60 mg. Pulsfrequenz, Blutdruck, Wachstum und Körpergewicht sollten kontrolliert werden.

Therapie komorbider Störungen

Zur Behandlung der komorbiden Störungen können ergänzend Interventionen durchgeführt werden, vor allem:

- Soziales Kompetenztraining bei sozialen Kompetenzdefiziten und aggressiven Verhaltensstörungen,
- Einzel- und/oder Gruppenpsychotherapie zur Verminderung von geringem Selbstwertgefühl,
- Übungsbehandlungen zur Verminderung von umschriebenen Entwicklungsstörungen (Teilleistungsschwächen).

42.3.8 Komplementäre Therapie

Stefan Schmidt-Troschke, Karl Rüdiger Wiebelitz

Aus dem anthroposophischen Verständnis handelt es sich bei vielen hyperkinetischen Kindern um ein Ungleichgewicht des sog. Rhythmischen Systems (☞ 44.2). Das rhythmische System (Atmung, Herztätigkeit) vermittelt zwischen der Tätigkeit des Stoffwechsels und der Nerven-Sinnestätigkeit. Die komplementäre Therapie versucht hier, das Gleichgewicht wieder herzustellen.

Allgemeine Maßnahmen

- Rhythmisierung des Alltags (z.B. regelmäßige, gemeinsame Mahlzeiten, klare Absprachen bezüglich der Tagesgestaltung),
- Verabredung und Anwendung von klaren Verhaltensregeln in der Familie,
- Regelmäßige positiv ausgestaltete Zeiträume, die der Beschäftigung mit dem Kind gewidmet sind,
- Herstellung von Kontinuitäten im Alltag: z.B. abendliches Vorlesen mit Anknüpfung an die Inhalte des Vortages; Projekte in der Familie (z.B. gemeinsames Verfertigen von Gegenständen über mehrere Wochen),
- Gestaltung des Wohnraumes: Übersichtlichkeit, Entfernen nicht benötigter/ablenkender Gegenstände,
- Künstlerische oder handwerkliche Beschäftigung des Kindes,
- Ausreichende körperliche Betätigung – z.B. ein zu Fuß (20–30 min.) zurückgelegter Schulweg,
- Klar regulierte und kontrollierbare Einschränkung des Mediengebrauchs wie Fernsehen, Video, Radio, Walkman, CDs (z.B. erst nach Abschluss der Hausaufgaben),
- Führen eines Tagebuchs durch die Eltern, in dem positive Verhaltensweisen und die darauf folgende Reaktion der Eltern dokumentiert werden.

Homöopathie/Anthroposophie

Hyperkinetische Kinder reagieren oft sehr sensibel auf homöopathisierte Arzneimittel. Deshalb sollten eher Einzelmittel zur Anwendung kommen, die Therapie sollte von einem auf diesem Gebiet Erfahrenen gestaltet werden. Darüber hinaus haben sich einzelne wenige Kombinationspräparate bewährt:

- Allgemein strukturfördernd: Aurum Hyoscyamus comp. Dil. (2–3 mal tgl. 10–15 Tr.) oder Aurum/Stibium/Hyoscyamus Glob. (2–3 mal tgl. 7–10 Glob.);
- Bei starker Unruhe vor dem Schlafengehen: Bryophyllum 5–50 % Trit.: 1 Msp. bis ½ TL pro Dosis;
- Bei starker Impulsivität: Sulfur D6 Trit.: 2–3 mal tgl. 1 Msp.; alternativ auch Sulfur LM6–12;
- Bei deutlichen Schwierigkeiten mit der Aufmerksamkeit: Kalium phosphoricum comp. Tbl., evtl. in Verbindung mit Rosenelixier (3 mal tgl. 1 TL);

In Frage kommen außerdem u.a. Acidum nitricum, Arsenicum album, Chamomilla radix, Ignatia, Magnesium carbonicum, Nux vomica und Stramonium (☞ 44.4).

Phytotherapie

Sedierende Pflanzenextrakte wie Passionsblume (Passiflora incarnata), Baldrian (Valeriana officinalis), Melisse (Melissa officinalis) und Hopfen (Humulus lupus) können unterstützend verwendet werden.
Als Kombinationspräparate sind Sedinfant Liqu., Visinal Drg., EsberiNervin, Euvegal N Trpf, Plantival N Trpf, Valomenth Drg./Trpf, Avedorm N Trpf. auf dem deutschen Arzneimittelmarkt.

Ernährung

- Feingold schlug in den 70er Jahren eine allergenarme, salizylat- und nahrungsergänzungsmittelfreie und zuckerarme Diät vor, die in der Folgezeit sehr widersprüchlich beurteilt wurde. Eine Auseinandersetzung hiermit ist für den Arzt wichtig, da diese These eine sehr große Rolle im paramedizinischen Bereich spielt (Heilpraktiker, Selbsthilfegruppen) und viele Patienten damit in Berührung kommen und durch die Diät oft unnötig zu einschneidenden Restriktionen bei der Nahrungsaufnahme verleitet werden.
- Ein erheblicher Prozentsatz der betroffenen Kinder weist – zumindest in bestimmten Untersuchungsgruppen – Nahrungsmittelunverträglichkeiten auf und reagiert auf einen Verzicht auf diese Nahrungsmittel mit verbessertem Verhalten. Allerdings sind in der Literatur sowohl Häufigkeit als auch Wirksamkeit der Nahrungsmittel-Elimination umstritten. Immerhin zeigten mehrere randomisierte Doppelblindstudien signifikante Effekte, wobei die Ansprechrate mehr als halb so groß wie die auf Methylphenidat sein soll.
- Bei Kinder mit ADHS ist der Spiegel von Magnesium, Zink, Kupfer, Eisen und Kalzium im Vergleich zu „normalen“ Kindern niedriger:
  - Magnesiummangel, gemessen am Magnesiumgehalt in den Haarwurzeln als Spiegelbild der lang-

fristigen Magnesiumversorgung, spielt zumindest in Osteuropa bei vielen Kindern eine wesentliche Rolle. Bei nachgewiesenem Mangel führt die Substitution nachweislich zu einer Besserung der Symptome.
  - Zink vermindert die Symptome in der Schule bei Kombination mit d-Amphetamin. Bei Zinkmangel ist die Wirksamkeit des an essentiellen Fettsäuren reichen Nachtkerzenöls am größten – vermutlich kompensiert letzteres den Zinkmangel.
- Zur Substitution mit Vitamin B-Komplex liegen randomisierte Doppelblindstudien vor. Unter Substitution von **Vitamin B_6** kommt es bei ausreichender Dosierung (15 – 30 mg/kgKG) zu einer tendenziell stärkeren Reduktion der klinischen Symptomatik als unter Methylphenidat-Gabe. Zu anderen B-Vitaminen sind die Studienergebnisse widersprüchlich, eine Megadosis-Therapie führte zu Hepatotoxizität ohne nachweisbare positive Wirksamkeit im verblindeten cross-over-Abschnitt der Studie.

Weitere Therapieansätze

Erfahrungsberichte liegen für folgende Therapieverfahren vor:

- Akupunkturbehandlung (☞ 44.1; z.B. Bl 38, Le 2, Le 3, LG 20, Gb 20, Gb 20, Ni 3, Bl 23, Mi 27, Mi 28 oder Mi 1, Mi 6, Ma 36, Le 2);
- Heileurythmie (☞ 44.2): hilft dem Kind, zu sich zu finden und sich in neuen Bezug zur Umwelt zu setzen;
- Ganzkörpereinreibungen mit Lavendelöl 10 % abends oder mit Soluöl;
- Autogenes Training (☞ 47.1);
- Physikalische Therapien wie Hydrotherapie mit Warmanwendungen, Bädern mit Fichtennadelzusatz, Wechselbäder und Wechselgüsse (☞ 45); Luft- und Sonnenbäder und Balneotherapie;
- Bewegungstherapie mit Spaziergängen, leichtem Sport, Gymnastik, Atemtherapie , Reflexzonenmassage.

Kontrollierte Studien zu diesen Verfahren sind nicht publiziert.

EBM
Zur komplementärmedizinischen Therapie bei hyperkinetischer Störung liegen keine publizierten Studien der EBM-Grade 1 oder 2 sowie keine Konsensusempfehlungen vor. Allgemeine Bewertung der einzelnen Therapieverfahren ☞ 44.1, 44.2, 44.3, 44.4, 44.5, 45.3, 47.1.

42.3.9 Integrativer Stufenplan

Komplementäre Maßnahmen können bei entsprechender Erfahrung parallel zur konventionellen Therapie angewandt werden (EBM gesicherte Daten zur Unbedenklichkeit und Wirksamkeit liegen nicht vor).

Literatur

1 Barkley, RA: Attention deficit hyperactivity disorder: A handbook for diagnosis and treatment, 2nd edition. Hove, East Sussex: Guilford, 1998
2 Döpfner, M: Hyperkinetische Störungen. In Petermann, F. (Hrsg.) Lehrbuch der klinischen Kinderpsychologie und -psychotherapie, 151 – 186. Hogrefe, Göttingen, 2000
Döpfner, M; Frölich, J; Lehmkuhl, G: Hyperkinetische Störungen. Leitfaden Kinder- und Jugendpsychotherapie. Göttingen, Hogrefe, 2000
3 Döpfner, M; Frölich, J; Lehmkuhl, G.: Ratgeber Hyperkinetische Störungen. Informationen für Betroffene, Eltern, Lehrer und Erzieher. Ratgeber Kinder- und Jugendpsychotherapie, Band 1. Göttingen, Hogrefe, 2000
4 Döpfner, M; Lehmkuhl, G: Diagnostik-System für Psychische Störungen im Kindes- und Jugendalter nach ICD-10 und DSM-IV (DISYPS-KJ), 2. korrigierte und ergänzte Auflage. Bern, Huber, 2000
5 Döpfner, M; Schürmann, S; Frölich, J: Therapieprogramm für Kinder mit hyperkinetischem und oppositionellem Problemverhalten (THOP), 2. korrigierte Auflage. Weinheim; Psychologie Verlags Union, 1998
6 Döpfner, M; Schürmann; Lehmkuhl, G: Wackelpeter und Trotzkopf. Hilfen für Eltern von Kindern mit hyperkinetischem und oppositionellem Problemverhalten, 2. überarbeitete Auflage. Weinheim: Psychologie Verlags Union, 2000
7 Krummel DA; Seligson FH; Guthrie HA: Hyperactivity: is candy causal? Critical reviews in food science and nutrition; VOL: 36 (1 – 2); p. 31 – 47, 1996
8 Wolraich ML; Wilson DB; White JW: The effect of sugar on behavior or cognition in children. A meta-analysis. JAMA: the journal of the American Medical Association; VOL: 274 (20); p. 1617 – 21, 1995
9 Schmidt MH; Möcks P; Lay B; Eisert HG; Fojkar R; Fritz-Sigmund D; Marcus A; Musaeus B: Does oligoantigenic diet influence hyperactive/conduct-disordered children – a controlled trial. European child & adolescent psychiatry; VOL: 6 (2); p. 88 – 95, 1997
10 Brenner A: The effects of megadoses of selected B complex vitamins on children with hyperkinesis: controlled studies with long-term follow-up. Journal of learning disabilities; VOL: 15 (5); p. 258 – 64, 1982
11 Coleman M; Steinberg G; Tippett J; Bhagavan HN; Coursin DB; Gross M; Lewis C; DeVeau L: A preliminary study of the effect of pyridoxine administration in a subgroup of hyperkinetic children: a double-blind crossover comparison with methylphenidate. Biological psychiatry; VOL: 14 (5); p. 741 – 51, 1979
12 Arnold LE; Pinkham SM; Votolato N: Does zinc moderate essential fatty acid and amphetamine treatment of atten-

tion-deficit/hyperactivity disorder? Journal of child and adolescent psychopharmacology; VOL: 10 (2); p. 111–7, 2000

42.4 Schulphobie

Manfred Döpfner (Konventioneller Teil)
Arne Schmidt (Komplementärer Teil)

42.4.1 Ätiologie

Manfred Döpfner

Mit dem Terminus Schulphobie wird eine Störung bezeichnet, deren Hauptmerkmal ist, dass das Kind sich weigert, die Schule zu besuchen, wobei die Angst vor der Trennung von der Hauptbezugsperson im Zentrum der Problematik steht. Daher wird diese Störung nach ICD-10 als **Störung mit Trennungsangst** bezeichnet. Das diagnostische Hauptmerkmal ist eine fokussierte, übermäßig ausgeprägte Angst bezüglich der Trennung von Personen, an die das Kind gebunden ist (üblicherweise Eltern oder andere Familienmitglieder).

Die Störung ist bei biologischen Verwandten ersten Grades vermutlich verbreiteter als in der Allgemeinbevölkerung, eine **genetische Mitbeteiligung** kann daher auch nicht ausgeschlossen werden. Die Störung kann häufiger bei Kindern von Müttern mit Panikstörungen oder auch anderen Angststörungen auftreten. Ein ängstliches Umfeld (z.B. Eltern) und die positive Verstärkung (Belohnung) von vorsichtigem und ängstlichem Verhalten spielen vermutlich eine wesentliche Rolle bei der Entwicklung der Störung. Als Auslöser für die Symptomatik lassen sich häufig in der Vorgeschichte traumatische Trennungserfahrungen identifizieren (z.B. Tod einer wichtigen Bezugspersonen oder eines geliebten Tieres, Trennung der Eltern). Im weiteren Verlauf der Symptomatik kann ein sekundärer Krankheitsgewinn (zum Beispiel durch besondere Aufmerksamkeit für das Kind oder angenehme Tätigkeiten am Schulvormittag) zur Aufrechterhaltung der Problematik beitragen.

42.4.2 Epidemiologie

Die Störung mit Trennungsangst ist recht verbreitet. Die Prävalenzschätzungen liegen durchschnittlich bei etwa 4 %, wobei die Störung in der Mehrzahl der Fälle nicht so massiv ausgeprägt ist, dass der Kindergarten- oder Schulbesuch völlig verweigert wird. Bei klinischen Stichproben tritt die Störung offensichtlich bei Jungen wie Mädchen gleich häufig auf. In epidemiologischen Stichproben kommt die Störung häufiger bei Mädchen vor.

42.4.3 Einteilung

Eine weitergehende Einteilung wird in der Regel nicht vorgenommen. Gelegentlich wird nach dem Beginn der Symptomatik unterschieden, ob die Störung bereits vor dem sechsten Lebensjahr begonnen hat oder nicht.

42.4.4 Klinik und Leitsymptome

Trennungsangst kann nach ICD-10 auftreten in Form von:

- Unrealistischer, vereinnahmender Besorgtheit über mögliches Unheil, das den Hauptbezugspersonen zustoßen könnte oder Furcht, dass sie weggehen und nicht wiederkommen könnten.
- Unrealistischer, vereinnahmender Besorgtheit, dass irgendein unglückliches Ereignis das Kind von einer Hauptbezugsperson trennen werde – so beispielsweise, dass das Kind verloren geht, entführt, ins Krankenhaus gebracht oder getötet wird.
- Aus Furcht vor der Trennung (mehr als aus anderen Gründen, wie Furcht vor Ereignissen in der Schule) resultierender, überdauernder Abneigung oder Verweigerung, die Schule zu besuchen.
- Überdauernder Abneigung oder Verweigerung, ins Bett zu gehen, ohne dass eine Hauptbezugsperson dabei oder in der Nähe ist.
- Überdauernder unangemessener Furcht davor, allein oder tagsüber ohne eine Hauptbezugsperson zu Hause zu sein.
- Wiederholten Alpträumen über Trennung.
- Wiederholtem Auftreten somatischer Symptome (Übelkeit, Bauchschmerzen, Kopfschmerzen oder Erbrechen) bei Gelegenheiten, die mit einer Trennung von einer Hauptbezugsperson verbunden sind, wie beim Verlassen des Hauses, um in die Schule zu gehen.
- Extremem immer wiederkehrendem Unglücklichsein (das sich in Angst, Schreien, Wutausbrüchen, Unglücklichsein, Apathie oder sozialem Rückzug zeigt) in Erwartung von, während oder unmittelbar nach der Trennung von einer Hauptbezugsperson.

42.4.5 Diagnostik

Exploration

Symptomatik

Grundlage der Diagnostik ist die die Exploration der Eltern und des Kindes/Jugendlichen hinsichtlich:

- Dem Auftreten der Leitsymptome;
- Der Häufigkeit, Intensität und situativen Variabilität der Symptomatik (z. B. bei der Trennung zur Schule, in Abhängigkeit von Bezugspersonen, bei Trennung zu anderen Anlässen oder wenn die Eltern das Haus verlassen).

Fragebogenverfahren für Eltern und Jugendliche können hierbei sehr nützlich sein, ersetzen aber nicht die klinische Exploration. Die Verhaltensbeobachtung des Kindes während der Exploration und weiterer Untersuchungen hinsichtlich des Auftretens von Trennungsängsten kann ergänzend hilfreich sein.

Störungsspezifische Entwicklungsgeschichte

Durch Exploration der Eltern und des Kindes sollten erhoben werden:

- Beginn der Symptomatik (z. B. schon Trennungsprobleme im Kindergarten);
- Auslösende Ereignisse/Traumatisierungen bei Beginn der Symptomatik;
- Verlauf der Symptomatik (konstant, fluktuierend, Beeinflussung durch andere Belastungen).

Psychiatrische Komorbidität und Begleitstörung

Exploration der Eltern und des Patienten, vor allem hinsichtlich:

- Anderer Angststörungen, hauptsächlich sozialen Ängsten, generalisierten Angststörungen oder Leistungsängsten;
- Depressiver Störungen;
- Umschriebener Entwicklungsstörungen, schulischer Leistungsdefizite und Hinweisen auf Teilleistungsschwächen;
- Hinweisen auf Intelligenzminderung oder allgemeiner schulischer Überforderung.

Intelligenz-, Entwicklungs- und Leistungsdiagnostik zur Abklärung von Intelligenzminderung, umschriebenen Entwicklungs- oder Lernstörungen ist bei anamnestischen Hinweisen indiziert. Eine orientierende Diagnostik wird immer empfohlen.

Störungsrelevante Rahmenbedingungen

- Exploration der Eltern hinsichtlich eigener psychischer Störungen, vor allem Angststörungen, depressive Störungen und überbehütender Tendenzen.
- Exploration der Eltern hinsichtlich Erziehungsstil (überprotektiv, restriktiv, angstinduzierend), belastender psychosozialer Bedingungen und familiärer Ressourcen; Bewältigungsstrategien der Eltern in Trennungssituationen.

Körperliche Untersuchung des Patienten

- Eine orientierende internistische und neurologische Untersuchung sollte prinzipiell immer durchgeführt werden.
- Untersuchungen zur Abklärung der häufig auftretenden körperlichen Beschwerden.

42.4.6 Differenzialdiagnose

Differenzialdiagnostisch müssen Störungen mit Trennungsangst vor allem von folgenden Phänomenen und Störungen abgegrenzt werden:

- **Entwicklungsmäßig angemessenen Grade von Trennungsangst:** Passagere Trennungsängste treten häufig in den ersten Wochen des Kindergartenbesuches und des Schulbesuches auf.
- **Schuleschwänzen:** Vor allem bei Patienten mit dissozialen Verhaltenstendenzen muss geprüft werden, ob die Verweigerung des Schulbesuchs dazu dient, andere, attraktivere Orte aufzusuchen (Lokal, Freunde usw.).
- **Leistungsängste:** Stehen Ängste vor Klassenarbeiten und/oder vor der Beteiligung am mündlichen Unterricht im Vordergrund der Symptomatik (Leistungsängste können aber auch eine komorbide Störungen sein)?
- **Soziale Ängste:** Stehen Ängste vor dem Lehrer oder vor Klassenkameraden im Vordergrund der Symptomatik (soziale Ängste können aber auch komorbide Störungen sein)?
- **Agoraphobie:** Stehen Ängste vor einem Kontrollverlust (z. B. ohnmächtig zu werden, zu erbrechen) auf dem Schulweg oder in der Schule im Vordergrund der Symptomatik (agoraphobische Ängste können aber auch komorbide Störungen sein)?

42.4.7 Konventionelle Therapie

Verhaltenstherapie

Die Behandlung kann meist ambulant durchgeführt werden; allerdings ist die Prognose für eine ambulante Behandlung umso ungünstiger

- Je länger die Symptomatik besteht (z. B. kein Schulbesuch seit einem halben Jahr);
- Je stärker Trennungsprobleme und Ängste auch bei wichtigen Bezugspersonen (z. B. der Mutter) ausgeprägt sind;
- Je stärker das Umfeld eher auf eine Entlastung des Kindes hin orientiert ist;
- Je dominanter der Patient in der Familie ist.

Kern der Behandlung stellen **verhaltenstherapeutische Verfahren der graduierten Exposition** dar, bei der das Kind schrittweise mit den angstauslösenden Situationen konfrontiert wird. Das graduierte Vorgehen kann beispielsweise darin bestehen, dass zunächst ein Schulbesuch für kurze Zeit in Begleitung von einer Bezugsperson, später für ausgedehntere Zeiträume ohne unmittelbare Begleitung durchgeführt wird. Dabei ist das Kind in die Planung der einzelnen Behandlungsschritte einzubeziehen. Erfolgreich bewältigte Expositionen sollten intensiv positiv verstärkt werden.
Falls bei intensiven ambulanten Behandlungsversuchen innerhalb von wenigen Wochen keine Veränderungen in der Symptomatik zu erzielen sind, kann eine stationäre Behandlung indiziert sein:

> ! Entlastung des Kindes vom Schulbesuch in Verbindung mit hauptsächlich intrapsychisch/non-direktiv orientierter Psychotherapie kann zur Chronifizierung der Problematik beitragen.

Familientherapie

In der Arbeit mit der Familie müssen ggf. dysfunktionale (z. B. überprotektive) familiäre Interaktionsmuster, angstunterstützendes Verhalten von Bezugspersonen (sekundärer Krankheitsgewinn), ausgeprägte familiäre Konflikte und Angststörungen bei Bezugspersonen bearbeitet werden.

Pharmakotherapie

Pharmakotherapie kann ergänzend und vorübergehend eingesetzt werden, falls die beschriebenen Behandlungsschritte nicht hinreichend erfolgreich sind. Mittel der ersten Wahl sind Antidepressiva. Meist werden selektive Serotonin-Wiederaufnahmehemmer (SSRI) oder trizyklische Antidepressiva (Vorsicht: kardiale Nebenwirkungen!) angewandt.
Während der Expositionsbehandlung ist eine anxiolytische Medikation nur dann indiziert, wenn eine graduierte Exposition auch im Ansatz nicht gelingt (d. h. das Kind auch bei mehreren Versuchen total verweigert). Ansonsten unterstützt das Erleben von Angst und deren erfolgreiche Bewältigung durch das Kind während der Exposition den Behandlungserfolg.

> ! Benzodiazepine (hohes Suchtpotential) sind kontrainindiziert und sollten auch kurzzeitig vermieden werden.

42.4.8 Komplementäre Therapie

Arne Schmidt

Die komplementäre Therapie kann o. g. psychotherapeutische Interventionen nicht ersetzen. Diese stehen in der Behandlung an erster Stelle. Wenn Familien sich diesen Schritten nicht stellen können oder wollen, besteht die Gefahr, dass die Störung chronifiziert. Eine organische Störung besteht bei der Schulphobie nicht – die komplementäre Therapie muss daher im psychisch-funktionellen Bereich ansetzen (☞ 44.2: Grundlagen der Anthroposophie, Wechselspiel zwischen Ätherleib und Astralleib).

Entspannende Verfahren

Zur situativen Angstbewältigung können adjuvant Autogenes Training (☞ 47.1) oder Progressive Muskelrelaxation (PMR) nach Jacobson (☞ 47.2) eingesetzt werden.

Anthroposophische Medizin

- Heilpädagogische oder ergotherapeutische Übungsbehandlung zur Stärkung bestimmter Kompetenzen kann sinnvoll sein (z. B. Schulung der „basalen" Sinne: Lebenssinn, Eigenbewegungssinn, Gleichgewichtssinn, Tastsinn), da diese körperbezogen Selbst- und Lebenssicherheit vermitteln; Gesichtspunkte hierfür sind z. B. Teilleistungsschwächen der Wahrnehmung bzw. andere „soft neurological signs". Oft werden hier auch Gruppentherapien mit dem Ziel angeboten, die soziale Kompetenz zu stärken. Heilpädagogische Therapie ist leider keine Leistung der Krankenkassen.
- Heileurythmie (konstitutionsspezifisch): ☞ 47.2.

- Sprachgestaltung (anthroposophische Sprachtherapie als Konstitutionsbehandlung, nicht zur Behebung von Sprechfehlern).
- Malen, Plastizieren, Musiktherapie.
- Festes Abendritual.

Medikamentöse Therapie

Phytotherapeutisch können antidepressiv wirkende Johanniskrautpräparate (z. B. Jarsin®) versuchsweise eingesetzt werden (Photosensibilisierung und beschleunigten Metabolismus anderer Medikamente beachten!)

Basismittel (anthroposophische Medizin)

- Cuprum met. praep. (Trit. D4 bis D15): 1 Msp. abends oder 2–3 mal tgl.; alternativ Olivenit (Kupferarsenat) D6 (3 mal tgl. 1 Msp.), ggf. als vegetabilisierte Form (z. B. Melissa cupro culta Rh D3) einleiten;
- Bryophyllum 50 % im Akutfall zur Beruhigung (1–3 mal tgl. ¼ TL) oder Bryophyllum Rh D3 Dil. als Konstitutionsbehandlung bei hysteriformer Komponente mit dramatischem Verhalten (3 mal 10 Tr.).

Konstitutionsabhängige Medikamente

- Bei Auftreten im Alter um 9 Jahre (spezieller Entwicklungsschritt) Zyklus mit Eisenpräparaten:
  - Ferrum sidereum D20 Trit.: morgens 1 Msp. eine Woche lang, dann
  - Ferrum citricum D10 Dil.: morgens und abends je 10–15 Tr. eine Woche lang, dann
  - Siderit D4 Trit.: 3 mal tgl. eine Msp. eine Woche lang, dann
  - Eine Woche Pause, dann den Zyklus 1–3 mal wiederholen.
- Alternative: Skorodit (Ferrum arsenicosum) D10: 2 mal tgl. eine Msp.;
- Evtl. ergänzend Rosenelixier 2–3 TL vor den Mahlzeiten;
- Bei leisem, zurückhaltendem Verhalten mit Angst vor Fremden (Kind wirkt zu jung, tendenziell langsam in seiner Entwicklung, dadurch eng an Mutter gebunden; vorherrschend Angst vor Alleinsein, vor Trennung, vor Gewalt): Conchae D6 bis D12 (Reizabschirmung, 3 mal tgl. eine Msp.) und Silicea D20 (morgens oder 3 mal tgl. 1 Msp.); Bad mit ätherischen Ölen (Lavendel-Bademilch abends, Bad mit dispensiertem Zitrusöl morgens, Johanniskrautöl);
- Bei Schulangst: Calcium carbonicum D12: morgens 7 Glob. oder Tr.; wenn nicht ausreichend Stannum comp. Trit. (Mischung aus Apatit D6, Aurum met. praep. D15, Stannum met. praep. D10): 2 mal tgl. 1 Msp.; in Verbindung mit Depression und Kummer Aurum/Apis regina comp. Glob.: morgens oder bis zu 3 mal tgl. 5 Glob. Eine schulische Überforderung durch Begabungsminderung ist auszuschließen (s. o.).

Weitere Medikamente

Bei Angst vor dem Alleinsein, Zukunftsangst, Angst um andere, vor dem Tod etc.: Phosphor D6, morgens 15 Tropfen, oder D12 morgens und mittags je 10 Tropfen, D30 (abends oder 3 mal tgl. 10 Tr.).

EBM

Zur komplementärmedizinischen Therapie bei Schulphobie liegen keine publizierten Studien der EBM-Grade 1 oder 2 vor. Allgemeine Bewertung der einzelnen Therapieverfahren ☞ 44.2, 44.4, 47.1, 47.2.

42.4.9 Integrativer Stufenplan

Komplementäre Maßnahmen können bei entsprechender Erfahrung parallel zur konventionellen Therapie angewandt werden (EBM gesicherte Daten zur Unbedenklichkeit und Wirksamkeit liegen nicht vor).

42.4.10 Prognose

Je frühzeitiger die Intervention, desto günstiger. Bei Ausbleiben der Therapie kann für einzelne Patienten der Gang zur Schule nie mehr gelingen. Nach Knölker et al. neigen Kinder mit Schulphobie dazu, mit emotionalen Störungen und Phobien auffällig zu bleiben. Dies scheint aber vor allem für komplexe Phobien mit Beginn in der Adoleszenz zu gelten. Monosymptomatische Phobien mit Beginn in der Kindheit haben nach Steinhausen eine eher günstige Prognose. Exakte Daten fehlen jedoch.

Literatur

1 Achenbach TM, Manual for he Child Behavior Checklist (CBCL), Manual for the Teacher's Report Form (TRF), Manual for the Youth Self Report (YSR) and Profile. Burlington: University of Vermont, 1991. Übersetzungen zu beziehen über Klinik für Kinder- und Jugendpsychiatrie der Universität zu Köln

2 Deutsche Gesellschaft für Kinder- und Jugendpsychiatrie und Psychotherapie, Bundesarbeitsgemeinschaft leitender Klinikärzte für Kinder- und Jugendpsychiatrie und Psychotherapie, Berufsverband der Ärzte für Kinder- und Jugendpsychiatrie: Leitlinien zu Diagnostik und Therapie von psychischen Störungen im Säuglings- Kindes- und Jugendalter. Deutscher Ärzte-Verlag, Köln 2000

[3] Döpfner M, Lehmkuhl G, Diagnostik-System für Psychische Störungen im Kindes- und Jugendalter nach ICD 10 und DSM IV (DISYPS-KJ). 2. Aufl., Hans Huber, Bern 2000
[4] Döpfner M, Lehmkuhl G, Heubrock D, Petermann F, Diagnostik psychischer Störungen im Kindes- und Jugendalter – Leitfaden Kinder- und Jugend-Psychotherapie. Hogrefe, Göttingen, Bern, Toronto, Seattle 2000
[5] Steinhausen HC, Psychische Störungen bei Kindern. 5. Aufl., Urban & Fischer, München, Jena 2002
[6] Soldner, G; Stellmann, HM: Individuelle Pädiatrie. Stuttgart: Wissenschaftliche Verlagsgesellschaft, 2001

42.5 Lern- und Leistungsstörungen

Peter Melchers (Konventioneller Teil)
Arne Schmidt, Brigitte Beekmann, Michael Meusers, Rüdiger Reichle, Ellen Schneider, Joachim Scholz, Peter Zimmermann (Komplementärer Teil)

42.5.1 Ätiologie

Peter Melchers

Man unterscheidet zwischen so genannten **umschriebenen Entwicklungsstörungen,** zu denen die spezifischen Lernstörungen gehören, und **umfassenden Beeinträchtigungen** wie Lernbehinderung, geistiger Behinderung oder tief greifenden Entwicklungsstörungen (Störungen des autistischen Spektrums). Die Unterschiede betreffen nicht nur Symptomatik und Ursachen, sondern vor allem die therapeutischen und pädagogischen Konsequenzen.

Umschriebene Entwicklungsstörungen

Im Bereich der isolierten, umschriebenen Entwicklungs- oder Lernstörungen sind die Lese- und Rechtschreibstörung, die isolierte Rechtschreibstörung und die Rechenstörung abgrenzbar, außerdem die so genannte kombinierte Störung schulischer Fertigkeiten, die als eine nur fraglich sinnvolle Kategorie aufzufassen ist. Spezifische Lernstörungen sind sehr heterogen und lassen kein monokausales Ursachenmodell erwarten.

Ältere, eindimensionale Ableitungen, beispielsweise der Leseschwäche aus einer Störung der visuellen Wahrnehmung, erwiesen sich als nicht tragfähig, so dass heute linguistische Defizite oder visuell-räumliche bzw. sequenziell-analytische Verarbeitungsdefizite als mit ursächlich angenommen werden. Gegenwärtig schreibt die Forschung vermutlich schon pränatal entstandenen zentralnervösen Funktionsstörungen die Auslösung spezifischer Lernstörungen zu. Familiär-genetische Faktoren werden ebenso diskutiert, jedenfalls im Sinne einer Prädisposition, die durch Umweltbedingungen wie etwa günstigere oder weniger günstige Förderungs- oder Schulbedingungen moduliert werden kann. Im Sinne der Verursachung kommt psychosozialen Bedingungen nach derzeitigem Erkenntnisstand jedoch keine wesentliche Bedeutung zu.

Lernbehinderung

Die Lernbehinderung ist im Verständnis der International Classification of Diseases der Weltgesundheitsorganisation keine Erkrankung; ihr wird dementsprechend auch keine Kodierung zugeordnet. Dazu gibt es im Diagnostic and Statistical Manual (DSM-IV) der American Psychiatric Association (APA) eine deutlich andere Auffassung, indem dort das „Borderline Intellectual Functioning“ als eine kodierbare Beeinträchtigung mit Störungswert erachtet wird. Im psychologischen oder psychometrischen Verständnis kann der Lernbehinderung kein Krankheitswert zukommen, denn die intellektuelle Leistungsfähigkeit des Menschen ist eine nach Gauß normalverteilte Eigenschaft wie Größe und Gewicht. Die Lernbehinderung zur Störung zu erklären, würde bedeuten, allein aus diesem Grund etwa 15 % der Bevölkerung als „auffällig“ zu klassifizieren.

Geistige Behinderung

Anders verhält es sich mit der geistigen Behinderung, die – ebenfalls nach den Erkenntnissen der Normalverteilung – nur bei etwa 2 % der Bevölkerung anzutreffen ist. Für sie kommt eine Vielzahl unterschiedlicher Ursachen in Betracht. Zu den pränatal entstandenen Formen geistiger Behinderung gehören:

- Stoffwechselstörungen, z. B. Phenylketonurie, verschiedene Mukopolysaccharid-Speicherkrankheiten, Kretinismus;
- Dominant vererbte Genmutationen, z. B. Tuberöse Sklerose;
- X-chromosomal gebundene Störungen mit geistiger Behinderung;
- Fehlbildungs-, Retardierungs-Syndrome wie z. B. das Williams-Beuren-Syndrom;
- Verschiedenste Fehlbildungen des Nervensystems;
- Chromosomenanomalien, z. B. Trisomien oder gonosomale Aberrationen (z. B. Ulrich-Turner-Syndrom);
- Exogen verursachte pränatale Entwicklungsstörungen wie Infektionen oder toxische Schädigungen.

Darüber hinaus kommen perinatale Komplikationen wie hypoxische Schäden oder postnatale Ursachen wie entzündliche Erkrankungen des ZNS in Betracht.

42.5.2 Epidemiologie

- Die Schätzung der Häufigkeit spezifischer Lernstörungen ist dadurch massiv erschwert, dass viele Fragen ihrer Definition und Klassifikation keineswegs endgültig gelöst sind. Schätzungen aus internationalen Studien bewegen sich zwischen 3 und 7 % der Schulkinder. Interessant und als Befund sicherer ist, dass das männliche Geschlecht mindestens viermal häufiger betroffen ist als das weibliche; einige Autoren gehen von einer bis zu zehnfach größeren Häufigkeit aus.
- Per Definition durch die Normalverteilungslehre treten Lernbehinderungen bei etwa 14 % der Bevölkerung auf.
- Die Häufigkeit geistiger Behinderungen liegt nach dem psychometrischen Kriterium der Normalverteilung bei ca. 2 %, internationale Feldstudien kommen regelmäßig auf einen Anteil von 2–3 % der Bevölkerung bei mäßiger Betonung des männlichen Geschlechts, die am ehesten auf dessen vermutete größere Vulnerabilität zurückzuführen ist.

42.5.3 Einteilung

Hier ist zunächst zwischen den spezifischen Lernstörungen und den umfassenden Leistungsstörungen zu unterscheiden.

Spezifische Entwicklungs- bzw. Lernstörungen

- **Lese- und Rechtschreibstörung:** Die Prävalenzangaben liegen mit unbefriedigender Schwankung zwischen 2 und 8 % im Schulalter, der Faktor der Jungenwendigkeit beträgt mindestens 3–4;
- **Isolierte Rechtschreibstörungen** sind seltener, die Abgrenzung von der Lese- und Rechtschreibstörung ist inhaltlich einfach, in der Definition aber schwierig, daher scheinen abgrenzende Prävalenzangaben wenig sinnvoll;
- **Rechenstörungen** sind mit einer Häufigkeit zwischen 1 und 5,5 % Prävalenz im Mittel etwas seltener als die Rechtschreibstörungen;
- **Kombinierte Störungen schulischer Fertigkeiten:** (ICD-typische) Kombinationskategorie, bei der sowohl Rechnen als auch Lesen und/oder Rechtschreibung betroffen sind; in der Abgrenzung erscheint diese Kategorie wenig sinnvoll, weil sie dem Konzept der spezifischen Lernstörung widerspricht. Die Angabe differenzierender Prävalenzzahlen ist nicht möglich, die Kategorie wird daher im Folgenden nicht weiter beachtet.

Umfassende Leistungsstörungen

- **Lernbehinderung** (kein Störungswert) ist definiert durch einen „IQ“ zwischen 70 und 84.
- Die **geistige Behinderung** bzw. **„Intelligenzminderung“** in der Terminologie der ICD ist durch einen „IQ“ ≤ 69 definiert, eine feinere Differenzierung unterscheidet die leichte geistige Behinderung bzw. die leichte Intelligenzminderung mit Standardwerten zwischen 50 und 69 von der mittelgradigen (35–49) von einer schweren und schwersten Intelligenzminderung mit Standardwerten unter 35 bzw. unter 20. Die Sinnhaftigkeit dieser letzten Einstufungen kann jedoch bezweifelt werden, da keine Messverfahren für die zuverlässige Beurteilung so niedriger Leistungsniveaus zur Verfügung stehen. Eine alternative vierstufige Klassifikation der geistigen Behinderung orientiert sich am adaptiven Verhalten der Betroffenen und hat häufig mehr Praxisrelevanz als die formalisierte Einteilung nach Intelligenzmesswerten. Diese werden heute als Standardwerte, d. h. als Abweichungskoeffizienten berechnet. Der tradierte Begriff „Intelligenzquotient“ beschreibt die zugrunde liegende, mathematisch relativ komplexe Berechnung daher nicht korrekt.
- **Autistische Störungen** (tief greifende Entwicklungsstörungen) müssen als weitere Entität umfassender Leistungsstörungen differenziert betrachtet werden (☞ 42.6).

42.5.4 Klinik und Leitsymptome

Spezifische Entwicklungs- bzw. Lernstörungen

- Die jeweils im Vordergrund stehende Kulturtechnik ist signifikant schwächer entwickelt, als es nach Lage der allgemeinen Entwicklung des Patienten zu erwarten wäre;
- Signifikante, testdiagnostisch erfassbare Diskrepanz zwischen der Intelligenz als Ausdruck allgemeiner Entwicklung und dem Leistungsvermögen in der be-

treffenden einzelnen Kulturfertigkeit; (allein diese Einschränkung macht deutlich, warum die Diagnose einer kombinierten umschriebenen Störung schulischer Fertigkeiten nicht nur als Entität wenig sinnvoll zu sein scheint, sondern auch besondere Schwierigkeiten in einer sicheren Abgrenzung der Symptomatik auslöst);

- Bei Lese- und Rechtschreibstörung: Verdrehen von Buchstaben- bzw. Zahlenfolgen; vollständige Entstellung des geschriebenen (diktierten) Worts, so dass das Wort von einem unbeteiligten Dritten nicht wieder erkannt wird;
- Begleitsymptomatik: Bei der Begleitsymptomatik ist für emotionale Störungen der stärkere Zusammenhang mit der isolierten Rechenstörung bekannt. Grundsätzlich sind aber Symptome einer gestörten Emotionalität, Symptome einer Depression oder Somatisierung bei allen bisher genannten Störungen häufig anzutreffen. Im Einzelfall kann nicht immer sicher abgegrenzt werden, ob es sich um einen direkten Zusammenhang oder eine sekundäre Folge handelt, z. B. in der Folge eines protrahierten Überforderungserlebens. Die diagnostische Erfassung der Begleitsymptomatik ist jedoch von großer Bedeutung, da sie möglicherweise zur Diagnose einer „drohenden seelischen Behinderung“ führt, die in der Kombination nach dem deutschen Kinder- und Jugendlichenhilfegesetz (KJHG; § 35a) einen Anspruch auf lerntherapeutische Förderung auslösen kann.

Umfassende Leistungsstörungen

- Unterdurchschnittliche allgemeine Intelligenz, die während der Entwicklungsperiode entsteht (wichtig zur Abgrenzung gegenüber den Demenzen);
- Beeinträchtigung des adaptiven Verhaltens;
- Verlangsamte und deutlich limitierte Problemlösefähigkeiten;
- Beeinträchtigung von Fertigkeiten zur Bewältigung alltagspraktischerAufgaben und sozialer Anforderungen;
- Bei manchen Patienten ausgeprägt stereotype Verhaltensweisen (auch als „Lückenfüller“ für die mangelnde Fähigkeit zur Verhaltensmodulation);
- Risiko für eine psychische Störung bei geistig behinderten Menschen drei- bis viermal höher als in der allgemeinen Bevölkerung.

42.5.5 Diagnostik

Lern- und Leistungsstörungen sind eindeutig eine Domäne der **differenzierenden psychometrischen Diagnostik,** ohne die eine qualifizierte Erfassung und Abgrenzung der hier beschriebenen Störungsbilder letztlich nicht möglich ist.

Basisdiagnostik

- Ausführliche Entwicklungsanamnese: Zu welchem Zeitpunkt wurden Entwicklungsdefizite erstmalig gesehen? Betrafen diese einzelne Fähigkeits- oder Fertigkeitsbereiche (wenn ja: welche?), oder betrafen sie ein breiteres Spektrum?
- Ausführliche Familienanamnese im Hinblick auf das Auftreten ähnlicher oder anderer Störungs-, Behinderungs- oder Retardierungsformen in der näheren oder weiteren Familie, Auftreten von Stoffwechselerkrankungen und Ähnlichem;
- Neurologische Basisdiagnostik, d. h. vollständige klinisch-neurologische Untersuchung einschließlich grob- und feinmotorischer Koordination, Diadochokinese und Graphomotorik;
- Beim Auftreten von Verdachtsmomenten: EEG, eventuell bildgebende Verfahren, Abklärung sensorischer Wahrnehmungsfunktionen.

Spezielle Diagnostik

- Durchführung eines differenzierenden, mehrdimensionalen Entwicklungs- bzw. Intelligenztests durch einen psychometrisch erfahrenen (!) Diagnostiker.
- Durchführung eines auf den Einzelbereich bezogenen Fertigkeitentests (zum Lesen und/oder Rechtschreiben bzw. zum Rechnen), dabei Bevorzugung von Verfahren, die auch eine qualitative Fehleranalyse gestatten.
- Diagnostische Erhellung der psychosozialen Situation des Betroffenen mit je nach Indikation mehr oder weniger umfassenden Methoden, zum Ausschluss einer psychogenen Lernstörung.
- Zusätzliche diagnostische Maßnahmen, die sich aus der integrativen Betrachtung der Basisdiagnostik und der speziellen Diagnostik ergeben können, wie z. B. graphomotorische Funktionen, spezifische sensorische Wahrnehmungsfunktionen (Winkelfehlsichtigkeit, zentrale Hörstörungen, etc.).
- Ausschluss oder Feststellung eines Syndroms bei Vorliegen eines entsprechenden Verdachts.

42.5.6 Differenzialdiagnosen

Spezifische Entwicklungs- bzw. Lernstörungen

- Lernbehinderung;
- Intelligenzminderung;
- Umschriebene Entwicklungsstörungen untereinander, z. B. isolierte Rechtschreibstörung vs. Lese- und Rechtschreibstörung; expressive und rezeptive Sprachstörungen;
- Psychogene Lernstörungen.

Umfassende Leistungsstörungen

- Lernbehinderung;
- Autistische Störungen;
- Umschriebene Entwicklungsstörungen, z. B. expressive und rezeptive Sprachstörungen;
- Reaktiv bedingte Entwicklungsstörungen, z. B. nach Migration oder Trauma, nach Deprivation oder Misshandlung bzw. im Rahmen von Bindungsstörungen.

42.5.7 Konventionelle Therapie

Die sorgfältige Diagnostik mit Abwägung differenzialdiagnostischer Überlegungen ist die entscheidende Voraussetzung einer adäquaten Behandlung. Wenn beispielsweise eine Lese- und Rechtschreibstörung als spezifische Lernstörung diagnostiziert wurde und behandelt wird, eine real vorliegende und die schwachen Lese-/Rechtschreibleistungen begründende Lernbehinderung aber übersehen wurde, wird nicht nur der erhoffte Erfolg einer relativ aufwändigen Behandlung ausbleiben. Sie wird eher zu einer Verschlechterung der Prognose führen, weil z. B. die nach oft langdauernder Überforderung ohnehin vorliegende Misserfolgserwartung des Kindes, sein negativ getöntes Selbstbild und begleitende emotionale Symptome noch verstärkt werden.

Spezifische Entwicklungs- bzw. Lernstörungen

- **Aufklärung und Beratung** der Bezugspersonen im Interesse eines besseren Störungsverständnisses und des Abbaus von Leistungserwartungen, die das Kind nicht erfüllen kann.
- Spezifische **pädagogische Maßnahmen** in der Schule, z. B. Förderkurse mit Übungen, die individualisiert und der aktuellen Leistungsfähigkeit angepasst sind, zumindest vorübergehende Notenbefreiung im Problemfach.
- **Motivationsförderung** innerhalb und außerhalb der Schule, z. B. durch Hervorheben der Leistungsfähigkeit des Kindes in anderen Fächern, Betonen und Loben auch kleiner Fortschritte im Problembereich (ggf. unter Einbezug verhaltenstherapeutischer Verstärkerpläne), kein Verzicht auf Freizeitaktivitäten im Interesse von mehr Übungszeit, sondern Förderung außerschulischer Aktivitäten unter dem Aspekt des Selbstvertrauens (s. u.).
- Ausrichtung einer effizienten Behandlungsstrategie an den erfassten neuropsychologischen Teilleistungsbesonderheiten (Schwächen und Stärken). Ein Kind mit Lese- und Rechtschreibstörung wird beispielsweise in Abhängigkeit davon, ob eine Beeinträchtigung des auditiven Kurzzeitgedächtnisses oder der visuellen Erfassung und Verarbeitung festzustellen ist, recht unterschiedlich zu behandeln sein.
- **Neuropsychologische Therapie:** Dazu zählt die Behandlung respektive Förderung von Aspekten, die im Konzept modularer Modelle der Schriftsprachverarbeitung bzw. der Zahlenverarbeitung unmittelbar am Zustandekommen der betreffenden Fertigkeit beteiligt sind, wie z. B. die Graphem-Phonem-Konvertierung und die Phonem-Graphem-Konvertierung. Beide gehören zur Phonem-Graphem-Korrespondenz, bei der eine segmentale und eine lexikalische „Route“ unterschieden werden, die unterschiedliche Behandlungsstrategien erfordern. Zur Domäne neuropsychologischer Therapie zählt aber auch die Behandlung eher grundlegender Defizite wie spezifische Gedächtnisstörungen und visuoperzeptive oder visuokognitive Störungen, die für eine spezifische Lernstörung ursächlich sein können. Die Darstellung dieser Behandlungsmethoden würde hier den Rahmen sprengen (siehe Literatur).
- Durchführung spezifischer **Trainingsprogramme** (Lerntherapie) zur Förderung von Lese-, Rechtschreib- oder Rechenfertigkeiten. Viele örtlich verschiedene Institute und Praxen bieten Behandlungsprogramme an, die für den Praktiker kaum zu überblicken, geschweige denn zu beurteilen sind. Das Spektrum reicht von einfachem, zur Lerntherapie aufgewertetem Nachhilfeunterricht oder edu-kinesiologischen Vorgehensweisen, denen theoretische wie methodische Grundlagen oft völlig fehlen, bis hin zu hoch differenzierten und in ihrem Nutzen auch evaluierten Behandlungsstrategien. Qualitativ hochwertige Angebote sind zumindest teilweise individualisiert und berücksichtigen die schon erwähnten Besonder-

heiten des Teilleistungsprofils. Im Grundkonzept orientieren sie sich oft an neuropsychologischen oder sonderpädagogischen Förderungsstrategien.
- Förderung durch individuell geeignete (!) **Computerprogramme**, sofern deren Anwendung von einem Erwachsenen sachkundig betreut wird. Als fundierte und methodisch durchdachte Beispiele können die Budenberg-Lernprogramme (viele verschiedene zu Lesen, Rechtschreibung und Rechnen; Info unter www.budenberg.de) sowie das Aachener Rechtschreiblabor (Info unter www.arela.de) genannt werden. Diese zwei Beispiele sind nicht die einzigen, bestechen aber durch ihr Preis-Leistungs-Verhältnis.
- **Ergotherapie** kann mit spezifischer Ausrichtung auf feinmotorische Förderung sehr sinnvoll sein, wenn graphomotorische Defizite Bestandteil einer Rechtschreibstörung sind. Eine allgemeine Ergotherapie, z. B. zur Förderung der sensorischen Integration, ist bei spezifischen Lernstörungen nicht indiziert. Allerdings verfügen manche Ergotherapeuten über eine qualifizierte Zusatzausbildung für bestimmte Trainings- oder Förderprogramme.
- **Aufbau von Selbstvertrauen** und Abbau von Misserfolgserwartung sowie störungsbedingter Schulangst durch gezielte Betätigung und Förderung in Gebieten, auf denen das Kind leichter Erfolge erlebt (z. B. Sport, Hobbies, „starke" Schulfächer).

Umfassende Leistungsstörungen

- **Umfassende Aufklärung** der Bezugspersonen (ggf., wenn die Erziehungsberechtigten einverstanden sind, auch der Schule) über die festgestellte Behinderung, ihr Ausmaß, die zu erwartende weitere Entwicklung einschließlich der realistischen Lern- und Ausbildungschancen.
- Prüfung des neuropsychologischen Teilleistungsprofils, ob vorhandene Stärken zur allgemeinen oder speziellen Förderung eingesetzt werden können.
- Prüfung der gegenwärtigen Beschulung und ggf. Beratung über einen Wechsel des Förderorts.
- Planung und Einleitung langfristiger Förderungs- und ggf. Betreuungsmöglichkeiten (wie z. B. Werkstatt für Behinderte u.ä.), generell Sicherung von Eingliederungshilfen.
- Psychiatrische und psychotherapeutische Behandlung begleitender Symptome bzw. komorbider Störungen. Hervorzuheben ist der Beitrag verhaltenstherapeutischer und sonderpädagogischer Maßnahmen zur Rehabilitation und Integration geistig Behinderter.

Psychogene Lernstörungen

Psychiatrisch-psychotherapeutische Behandlung der zugrunde liegenden emotionalen oder Anpassungsstörungen.

42.5.8 Komplementäre Therapie

Arne Schmidt, Brigitte Beekmann, Michael Meusers, Rüdiger Reichle, Ellen Schneider, Joachim Scholz, Peter Zimmermann

Der Kinderarzt ist bei Lern- und Leistungsstörungen oft die erste Anlaufstelle der Eltern, daher gehört es zu seiner Aufgabe, Kontakte zu weiteren Kompetenzträgern zu vermitteln, da die entsprechenden Diagnosen und Therapien spezieller Fachkenntnisse bedürfen. Dies gilt vor allem für:
- Diagnostik der senso-motorischen Integration, der Sprachentwicklung, der Schulleistungen, besonderer Teilleistungsschwächen, des Sozialverhaltens in der Lerngruppe, der Intelligenz, psycho-sozialer und emotionaler Belastungen, der Aufmerksamkeit und der Motivationslage,
- Planung und Durchführung von Fördermaßnahmen,
- Planung und Bereitstellung von Hilfen für die Familie.

In vielen Fällen haben sich Round-Table-Gespräche als sinnvoll erwiesen. Teilleistungsstörungen müssen immer vor dem Kontext der Gesamtbegabung gesehen werden (→ Intelligenztestung). Teilleistungsstörungen können auch in Kombination mit Hochbegabung vorkommen (gleichzeitige Unter- und Überforderung)!

Therapieformen

- **Bewegungsorientierte, anspruchsvolle Förderprogramme** können im Sinne einer konstitutionellen Behandlung Wahrnehmung und Motorik weit über die Teilleistungsstörung hinaus schulen. Zudem helfen sie, Probleme im Selbstwertgefühl abzubauen und damit Copingstrategien zu entwickeln und eine neue Lernmotivation aufzubauen.
- **Kunsttherapie** hat an dieser Stelle daher einen besonderen Stellenwert, da sie authentisch im Erleben, sinnvoll im Inhaltlichen und mit viel größerem Wiederholungspotential Erfahrungen und Fähigkeiten vermitteln kann, als dies im Rahmen einer rein defizitorientierten Therapie möglich sein kann.
- **Ergotherapie** kann bei der Bearbeitung von Teilleistungsstörungen sinnvoll sein, wenn ein hierin geschulter Therapeut z. B. gezielt die Aufmerksamkeit

durch entsprechende Trainings fördert. In entsprechende Lernschritte sollten die Eltern mit einbezogen werden, da ein tägliches Üben den größeren Erfolg verspricht. Eine heilpädagogische Übungsbehandlung (Kostenübernahme ggf. im Rahmen der Jugendhilfe bei drohender seelischer Behinderung) kann ebenfalls indiziert sein. Ungerichtete Ergotherapie zur Förderung von „sensorischer Integration", der „Tiefensensibilität" oder gar zur „Steigerung der Intelligenz" ist nur in Ausnahmefällen indiziert.

- **Musiktherapie,** musikalische Frühförderung und zusätzlicher Musikunterricht in Schulen haben positive Effekte auf die Intelligenz- und Leistungsentwicklung, wie Bastian (2000) in seiner Langzeitstudie an Berliner Grundschulen belegt hat.
- **Heileurythmie** (☞ 44.2) – vor allem mit differenziert zu übenden Sprachlauten und -rhythmen und deren Verknüpfungen mit Bewegungen und Formen der Raumorientierung – ist sinnvoll einsetzbar. In das regelmäßige Üben können die Eltern aktiv mit einbezogen werden. Art, Umfang und Dauer richten sich nach der ärztlichen Verordnung.
- **Medikamentöse Konstitutionstherapie:** Medikamente gegen Teilleistungsstörungen oder gar Intelligenzminderungen sind nicht bekannt. Auch Vitamin- und Mineralstoffgaben empfehlen sich nur bei manifesten, nachgewiesenen Mangel- oder Malresorptionssyndromen. Zu berücksichtigen ist auch ein oft erhöhter Erwartungsdruck von Eltern, die noch im Verarbeitungsprozess bezüglich der Diagnose stehen. Dennoch kann nach individueller Abwägung dieser Faktoren zusätzlich zu einer individuellen Förderung eine unterstützende Konstitutionsbehandlung sinnvoll sein:
  - Aufmerksamkeitsstörungen: Kalium phosphoricum comp. Tbl.: morgens 1–2 Tbl. (bei Energiemangel in Bezug auf Denkprozesse, ungenügendem morgendlichen Erwachen);
  - Equisetum limosum/Rubellit D6: 3 mal tgl. 5–10 Tr. (bei deprimiert wirkenden Kindern, die Probleme zeigen, eine Aufgabe anzugehen);
  - Apatit D12 Trit.: morgens 1 Msp.; Stannum met praep. D12: abends 1 Msp. (bei geistig rasch erschöpfbaren Kindern).
  - Behandlung von Ängsten ☞ 42.7.

Legasthenie

Grundlegend ist immer der Aufbau einer „zutrauenden" und „zumutenden" therapeutischen Beziehung, die gemäß dem Alter des Kindes dessen Lernwillen, Eigenaktivität und Selbstregulation unterstützt. Gleichzeitig werden seine auf Misserfolgserwartungen und Versagensängsten basierenden Lernblockaden aufgelöst und man versucht, dem Kind zu einer realistischen Selbsteinschätzung seines Entwicklungsstandes beim Schriftspracherwerb und seiner Stärken und Schwächen zu verhelfen. Schulz et al. (2003) haben nachgewiesen, dass Kinder mit Lese-Rechtschreibstörung ein signifikant vermindertes Selbstwertgefühl und konsekutiv auch vermehrt internalisierende (z. B. depressive oder emotionale) Störungen haben; dies bessert sich wieder unter dem konsequenten Einsatz einer integrativen Lerntherapie; zusätzlich ergibt sich ein positiver Einfluss auf die gemessene „kognitive Kompetenz".

Im Sinne eines ganzheitlichen Konzepts sind daher hilfreich:

- Die Einordnung der Symptomatik in das Gesamte der kindlichen Entwicklung, vor allem der Sprachentwicklung und der Entwicklung der visuell-räumlichen Informationsverarbeitung im Zusammenhang mit der Entwicklung der Motorik und des Gleichgewichts,
- Die Berücksichtigung der schulischen Lerngeschichte,
- Die Kenntnis der Bedeutung der Symptomatik und des Themas Leistung und Versagen in der Familie und im sozialen Umfeld.

Im Sinne einer Förderung von „Kopf, Herz und Hand" hat es sich bewährt, vor allem bei jüngeren Kindern die Förderstunde mit **Bewegungs-, Raumorientierungs- und Gleichgewichtsübungen** (einschl. eurythmischer Übungen) zu beginnen. Auch die **Sprachlautdifferenzierung,** die Sicherung der Buchstaben bzw. häufiger Buchstabenkombinationen als Grapheme und die Nutzung der Silbengliederung beim Schreiben wird wesentlich effizienter erübt, wenn unterschiedliche Bewegungsübungen den Vorgang des Einprägens unterstützen. Eine Kombination von „Code-orientiertem" Vorgehen, das auf der systematischen Einübung der Elemente der Schriftsprache selber fokussiert, und „Kontext-orientiertem" Vorgehen, das auf die Funktion und Bedeutungshaltigkeit von Schriftsprache und Text eingeht, ist ebenfalls wichtig für die Motivation und das Einprägen. Visualisierte Lernhilfen und Selbstinstruktionstrainings, bei denen das schrittweise, konzentrierte Vorgehen geübt wird, können zusätzlich hilfreich sein (Faber 2003).

Rechenstörungen

Rechenschwäche ist multikausal. Die meisten rechenschwachen Kinder haben keine pathologisierbaren Defizite. Die standardisierten Angebote der Schule können es manchmal dem Kind in seinem aktuellen Entwicklungsstand nicht ermöglichen, sich in der vorgegebenen Zeit die grundlegenden mathematischen Begriffe, Operationen oder Strukturen in einem internalisierten auf eigene Vorstellungen gestützten Aufbau zu eigen zu machen. Der Anfangsunterricht ist hierbei eine besonders kritische Phase, denn die Hierarchie des Stoffes ist in vielen Teilen der Mathematik stärker und wirkt nachhaltiger als in anderen Fächern. Da der Unterricht im normalen Tempo weitergeht, können die Kinder Lernangebote nicht nutzen, den neuen Stoff nicht mehr begreifen und bleiben zurück; neu Erlerntes wird nicht mehr mit Vorwissen verknüpft. Viele Schüler kompensieren ihre Rechenschwäche durch enorme Gedächtnisleistungen, sodass jene, obwohl im Anfangsunterricht entstanden, häufig erst viel später auffällt. Störungen in den geometrischen Leistungen sind seltener; Kinder mit Rechenschwäche können oft dem Geometrieunterricht ihrer Altersgruppe (auch in höheren Klassen) gut folgen.

Der Genese entsprechend muss die Therapie – nach einer individuellen Fehleranalyse – darin bestehen, die nicht tragfähigen Grundlagen neu aufzubauen und zu üben. Nur wenn es gelingt, soviel Vertrauen herzustellen, dass das auf Grund seiner Misserfolge ja bereits entmutigte Kind bereit ist, mitzuteilen wie es denkt, ist die Erkennung und Veränderung der fehlerhaften Denk- und Rechenstrategien des Kindes und seiner Gefühle dabei möglich. Diese individuelle Fehleranalyse ist unverzichtbar. In der Therapie müssen dann jahrelang geübte fehlerhafte Strategien aufgegeben und neue Denkweisen eingeübt werden. Dies stellt an die Schüler auch im emotionalen Bereich erhebliche Anforderungen, denn sie sind sehr mit ihren Unzulänglichkeiten konfrontiert und müssen vermeintlichen „Kinderkram" neu lernen. Ein solcher Neuaufbau der mathematischen Grundlagen kann fast nur im **Einzelunterricht,** in vertrauensvoller Zusammenarbeit und **durch Fachleute** erfolgen und benötigt viel Zeit, parallel zum normalen weiterführenden Schulunterricht (es gibt Angaben von ca. 70 Einzelstunden für die wichtigsten Grundlagen). Eine Hilfe auf eng begrenzter curricularer Ebene ist nicht ausreichend, um die vorhandenen Probleme zu verringern oder zu beseitigen.

In vielen Städten gibt es professionelle Institute für die Diagnose und Therapie der Rechenschwäche (z.B. die Paetec Institute für Lerntherapie in Berlin und anderen Städten, die u.a. in den Sommerferien einwöchige Intensivtherapien, Fachtagungen zu Lernschwierigkeiten usw. durchführen: www.paetec.de), sowie Einzeltherapeuten, die man vor Ort suchen muss.

EBM Zur komplementärmedizinischen Therapie bei Lern- und Leistungsstörungen liegen keine publizierten der EBM-Grade 1 oder 2 sowie keine Konsensusempfehlungen Studien vor. Allgemeine Bewertung der einzelnen Therapieverfahren ☞ 44.2.

42.5.9 Integrativer Stufenplan

Bei Lern- und Leistungsstörungen handelt es sich um sehr verschiedene, komplexe Störungen, die nicht obligat mit einem (psycho-)pathologischen Zustandsbild einhergehen. Ein für alle Problembereiche einheitlicher Stufenplan ist daher nicht sinnvoll anwendbar.

42.5.10 Prognose

- Spezifische Lernstörungen haben gute Behandlungsaussichten vor allem dann, wenn die Problematik früh identifiziert und nach differenzierter Diagnostik mit einem individuell angepassten, spezifischen Programm behandelt wird. Für die Prognose ist zudem wichtig, ob die Ausbildung reaktiver Sekundärstörungen im Sinne der „drohenden seelischen Behinderung" ebenso vermieden werden kann, wie eine generelle Demotivierung des Kindes.
- Bei Intelligenzminderung (und auch Lernbehinderung) sind wesentliche Veränderungen dieser grundlegenden Bedingungen nicht zu erwarten. Förderprogramme zur Steigerung intellektueller Funktionen konnten bei diesen Störungen keinen nachweisbaren Erfolg zeigen. Prognostisch werden die Entwicklung von Sekundärstörungen und die Lebensqualität der Betroffenen stark davon abhängen, dass Unter- und vor allem Überforderungen vermieden werden und insgesamt eine Betreuung erfolgt, die den individuellen Bedingungen des einzelnen Betroffenen gerecht wird.

Literatur
1 Bastian, HG: Musik(-erziehung) und ihre Wirkung. Eine Langzeitstudie an Berliner Grundschulen. Mainz, Schott, 2000
2 Faber, G: Lösungsalgorithmen und Selbstinstruktionen in der Rechtschreibförderung. Kindheit und Entwicklung 12(4), 243–248, 2003
3 Kaufman, AS, Kaufman, NL, (Hrsg.): Specific learning disabilities and difficulties in children and adolescents. Psychological assessment and evaluation. Cambridge University Press, Cambridge, 2001
4 Lorenz, JH, Radatz, H: Handbuch des Förderns im Mathematikunterricht. Schroedel, Hannover 1993
5 Schulz, W; Dertmann, J; Jagla, A: Kinder mit Lese- und Rechtschreibstörungen: Selbstwertgefühl und Integrative Lerntherapie. Kindheit und Entwicklung 12 (4), 231–242, 2003
6 Soldner, G; Stellmann, HM: Aufmerksamkeitsdefizitsyndom mit und ohne Hyperaktivität. Der Merkurstab 57 (1), 15–35, 2004
7 Claros Salinas, D; Willmes, K: Störungen der Zahlenverarbeitung. In: W. Sturm, M. Herrmann & C. Wallesch, Lehrbuch der klinischen Neuropsychologie. Swets & Zeitlinger Publishers, Lisse 2000
8 De Bleser, R: Störungen der Schriftsprachverarbeitung. In: W. Sturm, M. Herrmann & C. Wallesch, Lehrbuch der klinischen Neuropsychologie. Swets & Zeitlinger Publishers, Lisse 2000
9 Spitzer, M: Lernen. Gehirnforschung und die Schule des Lebens. Spektrum, Heidelberg 2002
10 Steinhausen, HC (Hrsg.): Entwicklungsstörungen im Kindes- und Jugendalter. Ein interdisziplinäres Handbuch, Stuttgart, Kohlhammer, 2001

42.6 Autismus

Alexander von Gontard (Konventioneller Teil)
Arne Schmidt (Komplementärer Teil)

42.6.1 Ätiologie

Alexander von Gontard

Autistische Störungen zählen zu den **tiefgreifenden Entwicklungsstörungen,** die in früher Kindheit beginnen und mit qualitativen Einschränkungen der zwischenmenschlichen Interaktion, stereotypem Verhalten und kognitiven und sprachlichen Entwicklungsstörungen einhergehen. Die beiden wichtigsten Störungen sind der **frühkindliche Autismus** und das **Asperger-Syndrom.**

Frühkindlicher Autismus

- Psychopathologisch definierte, aber biologisch bedingte Störung mit multiplen Ätiologien,
- Bei 10–30 % der Fälle mit spezifischen Syndromen und Erkrankungen assoziiert,
- Häufigste biologische Ursachen: Fragiles-X-Syndrom (2–5 %) und Tuberöse Hirnsklerose (3 %).
- Weitere Ursachen: Neurofibromatose, Stoffwechselstörungen, Rötelnembryopathie, Herpes-Enzephalitis u.a.m.

Fragiles-X-Syndrom
- 15 % haben frühkindlichen Autismus,
- Typische Dysmorphiezeichen: schmales Gesicht, lange Ohren, Makroorchidie und geistige Behinderung,
- Zytogenetisch: fragile Stelle am langen Arm des X-Chromosoms (Xq27.3),
- Molekulargenetisch: > 200 CGG-Trinukleotidsequenzen.

Tuberöse Hirnsklerose
- 25–50 % haben frühkindlichen Autismus,
- Faziale Angiofibrome, Hauteffloreszensen, Hamartome, intrakranielle Tumoren,
- Bei 60 % Epilepsie und geistige Behinderung,
- ⅔ Spontanmutationen,
- ⅓ autosomal dominant: Loci Chromosomen 9 und 16.

Idiopathisches Auftreten
Genetik
- Polygen-multifaktorieller Erbgang,
- Formale Genetik: erhöhtes Wiederholungsrisiko (50–100-fach höher) bei Geschwistern (3–7 % betroffen),
- Höhere Raten von schizoiden Persönlichkeits-, Sprach-, depressiven Störungen bei Verwandten,
- Höhere Konkordanzraten bei eineiigen Zwillingen (36–91 %) im Vergleich zu zweieiigen (0–5 %),
- Molekulargenetik: Kopplung zu Chromosomen 2q, 7q, 13q, 16p, 19p.

Beteiligung des ZNS
- Neuropathologie: unspezifische Veränderungen (Erweiterung der Liquorräume, Hypoplasie des Kleinhirnwurms),
- Neurophysiologie: 50 % auffällig (EEG, evozierte Potentiale),
- Neurochemie: überwiegend Störung im Serotoninstoffwechsel (aber auch andere Neurotransmitter).

Asperger Syndrom

- Genetisch bedingt,
- Erhöhtes Wiederholungsrisiko für autistische Störungen,

- Erhöhte Rate, wenn Verwandte betroffen sind,
- Prä- und perinatale Komplikationen bei 40 – 70 %.

42.6.2 Epidemiologie

Frühkindlicher Autismus

- Prävalenz: 4 – 17/10 000,
- Alle Bevölkerungsschichten,
- Geschlechtsverhältnis 3:1 (Jungen zu Mädchen).

Asperger Syndrom

- Prävalenz: 4 – 7/1 000,
- Geschlechtsverhältnis 8:1 (Jungen zu Mädchen).

42.6.3 Einteilung

Gemäß ICD-10 werden folgende Formen unterschieden:

- **Frühkindlicher Autismus (Kanner-Syndrom):** schwerste Ausprägung, meist mit geistiger Behinderung und Sprachstörungen, Beginn vor dem 3. Lebensjahr,
- **Asperger Syndrom:** mildere Ausprägung, meist durchschnittliche Intelligenz, auch späterer Beginn.
- Ferner werden drei atypische Varianten beschrieben, bei denen einzelne Symptome fehlen können:
- Autismus mit atypischen Erkrankungsalter: Beginn nach dem 3. Lebensjahr,
- Autismus mit atypischer Symptomatik: nicht alle Kriterien sind erfüllt,
- Autismus mit atypischen Erkrankungsalter und atypischer Symptomatik.

42.6.4 Klinik und Leitsymptome

Frühkindlicher Autismus

- Beginn **vor dem 3. Lebensjahr**,
- Schwere Störung der sozialen Beziehungen,
- Empathie-Mangel: Unfähigkeit, andere Menschen als denkende, fühlende Individuen wahrzunehmen,
- Sprachstörungen (expressiv und rezeptiv) bei 50 %,
- Qualitative Störungen der Sprache: Echolalien, Perseverationen, Neologismen, fehlende reziproke Kommunikation, eingeschränkte Gestik, Intonation, Sprachrhythmik,
- Geistige Behinderung bei 75 – 90 %,
- Schwierigkeiten im abstrakten, flexiblen Denken, beste Fähigkeiten bei mechanischen Leistungen,
- Starre, thematisch eingegrenzte Sonderinteressen, die nicht flexibel eingesetzt werden,
- Ritualistische und zwanghafte Phänomene: ungewöhnliche Bindungen an Objekte, Veränderungsängste,
- Affektausbrüche,
- Sensorische Störungen wie Augenbohren, Selbstmanipulation, Geräuschempfindlichkeit und andere sensorielle Vorlieben und Abneigungen,
- Neurologische Symptome: in ⅓ der Fälle Epilepsie.

Asperger Syndrom

- Ausgeprägte Auffälligkeiten meist **ab dem 3. Lebensjahr**,
- Intelligenz durchschnittlich,
- Frühzeitige Sprachentwicklung,
- Qualitative Beeinträchtigung der sozialen Interaktion,
- Störung der nicht-verbalen Kommunikation mit Vermeidung des Blickkontakts,
- Beziehungsstörung zu Personen und Objekten,
- Qualitative Störung der Kommunikation: fehlende Reziprozität, Stereotypien, Selbstgespräche,
- Ritualistische Phänomene, Bewegungsstereotypien, Pedanterie,
- Sensorielle Zu- und Abneigungen,
- Motorische Auffälligkeiten: Dyspraxie, Koordinationsstörungen und Ungeschicklichkeit,
- Umgrenzte, z. T. realitätsferne und sehr ausgeprägte Sonderinteressen,
- Störungen des Lernens und der Aufmerksamkeit,
- Aggressives Verhalten und Wutanfälle bei Kritik, Anforderungen und Einschränkungen.

42.6.5 Diagnostik

Basisdiagnostik

- Anamnese: allgemeine kinderpsychiatrische Anamnese und Abfragen der speziellen Autismus-Symptomatik (☞ 42.6.4),
- Fragebögen: allgemeine (CBCL: Child Behavior Checklist), aber auch spezielle für Autismus (VSK: Fragebogen über Verhalten und soziale Kommunikation; oder CARS: Autismus-Beurteilungs-Skalen),
- Testpsychologie: Intelligenztest (K-ABC, HAWIK-III, CMM, usw.),
- Bei fehlender Kooperationsfähigkeit: Einschätzung des Funktionsniveaus (z. B.: Vineland Adaptive Behavior Scale),
- Spezielle Tests für Teilleistungsstörungen,

- Diagnostik der Sprache und des Sprechens (logopädische Diagnostik),
- Körperliche pädiatrisch-internistische und neurologische Untersuchung,
- EEG, evozierte Potenziale (bei idiopathischen Formen in 50 % auffällig).

Nach Indikation
- Seh- und Hörtests,
- Bildgebende Verfahren (z.B. bei tuberöser Hirnsklerose),
- Zytogenetik (bei V.a. chromosomale Aberrationen),
- Molekulargenetik (bei V.a. Fragiles-X-Syndrom),
- Sonstige Labordiagnostik (bei V.a. Stoffwechselstörungen etc.),
- Forschung: Standardisiertes Interview der Eltern (ADI-R: Autismus Diagnostisches Interview); standardisierte Beobachtungsinstrumente (ADOS: Autismus-Diagnostisches-Beobachtungs-Instrument).

42.6.6 Differenzialdiagnosen

- Elektiver Mutismus,
- Hyperkinetische Störungen, häufigste Differenzial- oder Fehldiagnose, Komorbidität bis zu 40 %,
- Störung mit sozialer Ängstlichkeit des Kindesalters,
- Mildere Form (nicht alle Kriterien erfüllt): „Autistic spectrum disorder“,
- Rezeptive Sprachstörung,
- Expressive Sprachstörung,
- Aphasien,
- Landau-Kleffner-Syndrom,
- Rett-Syndrom,
- Tourette-Syndrom,
- Deprivationssyndrome (Bindungsstörungen),
- Schizophrene Psychosen,
- Schizoide Persönlichkeitsstörungen,
- Zwangsstörungen,
- Angststörungen,
- Andere Formen der geistigen Behinderung.

42.6.7 Konventionelle Therapie

Kausale Therapie nicht möglich; stattdessen langfristige Förderung mit dem Ziel, die Interaktionsfähigkeit, Selbständigkeit und Anpassung an die Anforderungen des Alltags zu verbessern.

Basistherapie
- Entlastung der Familie,
- Beratung und Psychoedukation der Eltern,
- Pädagogische Förderung und Strukturierung (geeignete Kindergarten- und Schulform),
- Verhaltenstherapie bei spezifischer Symptomatik mit positiver Verstärkung oder aversiven Methoden (☞ 48.1),
- Stärkung und Training sozialer Kompetenzen,
- Förderung der Alltagskompetenzen,
- Förderung des Spielverhaltens und der Interaktion,
- Kognitive oder Gesprächspsychotherapie bei Patienten mit Asperger Syndrom und höherem IQ. Spezielle Übungsprogramme, z.B. Erkennen von Gesichtsausdrücken und ungeschriebenen Sozialregeln; entsprechende Therapieangebote z.B. über Autismus-Ambulanzen des Vereins „Hilfe für das autistische Kind“ oder ähnlich spezialisierte Therapeuten,
- Eingehen auf besondere Bedürfnisse der Eltern (Krankheitsverarbeitung, aber auch bedingt durch genetische Komponente und ggf. familiäre Häufung ähnlicher Problematik, z.B. „schizoid“ wirkende Elternteile),
- Ggf. Stellung eines Integrationshelfers für die Schule (v.a. bei normaler Intelligenz und Besuch einer Regelschule, Beantragung primär über Schulamt, ggf. auch über Jugendamt),
- Förderung zum Teil als Eingliederungshilfe nach § 39/40 BSHG über die Sozialhilfeträger (bei körperlicher/geistiger Behinderung) oder als Jugendhilfe nach § 35a KJHG ohne geistige/körperliche Behinderung (dann „seelische Behinderung“).

Pharmakotherapie
Nur bei entsprechender Begleitsymptomatik:
- Antiepileptika bei Epilepsien (☞ 36.6),
- Stimulanzien bei Hyperaktivität (☞ 42.3),
- Neuroleptika bei Aggressivität, erethischem Verhalten,
- Antidepressiva (Serotonin-Wiederaufnahme-Hemmer): bei Impulsdurchbrüchen, Ritualisierung.

42.6.8 Komplementäre Therapie

Arne Schmidt

Komplementäre Therapien können die konventionelle Therapie nicht ersetzen, sondern nur sinnvoll ergänzen. Ihre Verordnung hängt daher von der individuellen

Symptomatik, dem Schweregrad und dem Auftrag der Betroffenen ab. In vielen Fällen wird dennoch z. B. eine neuroleptische Behandlung nötig sein, um die soziale Eingliederung zu ermöglichen oder Lerneffekte in dieser Hinsicht zu unterstützen.

Komplementäre Begleittherapie

Zusätzlich zu Trainingsprogrammen und Psychotherapie (☞ 42.6.7) können zum Einsatz kommen:

- Musiktherapie,
- Gestützte Kommunikation mit Computer oder Buchstabenbrett und Protokollant (in vielen Fällen erfolgreiche Kommunikationsmöglichkeit auch mit Fremden,
- Krankengymnastik (☞ 46.1),
- Ergotherapie,
- Logopädie,
- Reittherapie,
- Bei Kooperation auch weitere künstlerisch-übende Verfahren wie z. B. Heileurythmie (☞ 44.2),
- Heilpädagogische Übungsbehandlung.

Autistische Menschen nehmen wesentlich genauer Details wahr, können sie aber schwerer in ein flexibles, wandlungsfähiges Gesamtbild einbauen. Daher sind sie oft leichter oder in schwer nachvollziehbarer Weise seelisch traumatisierbar. In Einzelfällen gibt es gute Erfahrungen mit Traumatherapie in Form von EMDR nach Shapiro (siehe Greenwald 2001).

Homöopathie/Anthroposophie

Eine anthroposophisch-homöopathische Konstitutionstherapie (☞ 44.4) kann sinnvoll sein. Geeignete Kombinationen sind z. B.:

- **Plumbum silicicum D20:** 1 mal tgl. morgens 1 Msp. Trit.,
  plus **Galenit D6 Trit.:** 1 mal tgl. abends 1 Msp. (alternativ Opal D6 bis D15),
  plus **Mercurius auratus D15:** 3 mal tgl. 1 Msp. (alternativ 1mal tgl. eine Trinkampulle oder 3 mal tgl. 5 Glob.);
  Therapiedauer maximal 4 Wochen, da oft rasche und bei längerer Gabe überschießende konstitutionelle Wirkung.
- **Sulfur D6:** 3 mal tgl. 1 Msp. vor dem Essen,
  plus **Silicicum D15:** 3 mal tgl. 1 Msp. nach dem Essen;
- **Myrrha comp. D15 oder D20:** 1–3 mal tgl. 5–10 Tr.;
- Ggf. zusätzlich **Plexus Gastricus D30:** 1–3 mal wöchentlich eine Amp. trinken lassen.

Konstitutionstherapien sollten für max. 3 Monate gegeben werden und bedürfen dann der Überprüfung/Veränderung oder der Pause.

Ineffektive Therapieformen

„Aberziehen" oder Bestrafen von Sonderinteressen; Hörraum- Therapie nach Tomatis (spezielle Therapie der akustischen Wahrnehmung), Ausleitung von Schwermetallen oder Toxinen, Diäten oder Vitaminsubstitutionen.

EBM

Zur komplementärmedizinischen Therapie bei Autismus liegen keine publizierten Studien der EBM-Grade 1 oder 2 sowie keine Konsensusempfehlungen vor. Allgemeine Bewertung der einzelnen Therapieverfahren ☞ 44.2, 44.4, 46.1.

42.6.9 Integrativer Stufenplan

Komplementäre Maßnahmen können bei entsprechender Erfahrung parallel zur konventionellen Therapie angewandt werden (EBM gesicherte Daten zur Unbedenklichkeit und Wirksamkeit liegen nicht vor).

42.6.10 Prognose

- Frühkindlicher Autismus: ungünstige Prognose: nur bei 1–2 % kommt es zu einer relativ unauffälligen Entwicklung, 5–15 % bleiben grenzwertig auffällig; alle anderen (> 85 %) sind langfristig auf externe Hilfe angewiesen.
- Asperger Syndrom: günstigere Prognose, abhängig von IQ, sprachlichen Fähigkeiten, sozialer Integration und Berufswahl.

Literatur

1 Lord, C, Bailey, A: Autism spectrum disorders. In: Rutter, M., Taylor, E. (eds.): Child and Adolescent Psychiatry (4.edition). Oxford, Blackwell, 2002, pp. 636–663

2 Poustka, F, Schmötzer, G, Rühl, D, Werner, K, Bieber-Martig, B, Bölte, S, Amorosa, H, Rotthaus, W: Tiefgreifende Entwicklungsstörungen. In: Leitlinien zur Diagnostik und Therapie von psychischen Störungen im Säuglings-, Kindes- und Jugendalter. 2. überarbeitete Auflage, Köln; Deutsche Ärzteverlag, 225–136, 2003

3 Greenwald, R: EMDR in der Psychotherapie mit Kindern und Jugendlichen. Paderborn: Junfermann, 2001

4 Bundesverband Hilfe für das autistische Kind, Vereinigung zur Förderung autistischer Menschen e.V., Bebelallee 141, 22297 Hamburg, Tel. 040/5115604, www.autismus.de mit weiteren Adressen und Fachliteratur

42.7 Angststörungen

Martin Rieger (Konventioneller Teil)
Arne Schmidt (Komplementärer Teil)

42.7.1 Ätiologie

Martin Rieger

Ängste sind Bestandteile der normalen Entwicklung eines Kindes. Von Angststörungen ist dann zu sprechen, wenn die Ängste in Intensität und Dauer von der Norm abweichen, der Entwicklungsphase nicht angemessen sind und zu einer Beeinträchtigung der Alltagsfunktionen führen.

Forschungsergebnisse deuten auf eine multifaktorielle Ätiologie hin, bei der sowohl eine genetische Komponente als auch in größerem Maß Umwelteinflüsse eine Rolle spielen. Als Risikofaktoren für das Entstehen einer Angststörung gelten:

- Verhaltenshemmung und Schüchternheit in der frühen Kindheit;
- Angsterkrankung oder depressive Störung eines Elternteils;
- Auffälligkeiten in der Eltern-Kind-Interaktion wie Überprotektivität, rigide Erziehungspraktiken, emotionale und psychosoziale Vernachlässigung.

Inwieweit neurobiologische Forschungsergebnisse von Erwachsenen mit Angststörungen auf Kinder übertragen werden können, bleibt unklar. Festgestellt wurde ein erhöhtes Amygdala-Volumen bei Kindern mit generalisierter Angststörung. Pathophysiologisch wurde ein erhöhtes Ansprechen auf respiratorische Stimuli bei Trennungsängsten und Panikstörungen nachgewiesen.

42.7.2 Epidemiologie

Häufigste seelische Störung des Kindes und Jugendalters; Prävalenz 5–10 %, Mädchen häufiger betroffen (w:m = 2:1).

42.7.3 Einteilung

Nach ICD-10 sind folgende Formen der Angststörung zu unterscheiden:

- Emotionale Störung mit Trennungsangst des Kindesalters F 93.0
- Phobische Störung des Kindesalters F 93.1
- Störung mit sozialer Ängstlichkeit des Kindesalters F 93.2
- Generalisierte Angststörung des Kindesalters F 93.8
- Phobische Störung F 40
- Agoraphobie F 40.0
- Soziale Phobie F 40.1
- Panikstörung F 41.0

42.7.4 Klinik und Leitsymptome

Emotionale Störung mit Trennungsangst des Kindesalters F 93.0 (☞ 42.2)

- Ausgeprägte Angst vor Trennung von Bezugspersonen und unbegründete Sorge, dass Bezugsperson oder Kind bei Trennung etwas zustoße; Beginn vor 6. Lebensjahr;
- Weigerung allein ins Bett zu gehen, altersentsprechend allein zu Hause zu bleiben, in Kindergarten/Schule zu gehen;
- Alpträume mit Trennungsthemen;
- Somatische und vegetative Symptome, Schreien, Wut, Anklammern, Apathie und Rückzug in Trennungssituationen.

Phobische Störung des Kindesalters F 93.1/ Phobische Störung F 40

- Übermäßig gesteigerte Furcht vor alterstypisch angstbesetzten Situationen und Objekten, z. B. Geräusche, Dunkelheit, Tiere, Gestalten; bei nicht altersentsprechenden Ängsten Phobische Störung F 40;
- Bei Konfrontation: Angst, typische vegetative Symptome, Weinen, Schreien, Anklammern, Apathie;
- Vermeidungsverhalten.

Störung mit sozialer Ängstlichkeit des Kindesalters F 93.2

- Anhaltende Furcht vor Fremden bzw. wenig vertrauten Personen (Erwachsene oder Gleichaltrige); Beginn vor 6. Lebensjahr;
- Verlegenheit oder übertriebene Sorge, ob eigenes Verhalten gegenüber fremden Personen angemessen ist;
- Im Gegensatz dazu befriedigende Beziehungen zu Familienmitgliedern und vertrauten Gleichaltrigen.

Generalisierte Angststörung des Kindesalters F 93.8

- Intensive anhaltende Ängste und Sorgen, die nicht auf bestimmte Situationen und Objekte fokussiert sind, sondern sich auf eine Vielzahl von alltäglichen Ereignissen erstrecken („flottierende Ängste“);
- Angstthemen: Schule und Schulleistung, Erscheinungsbild, früheres Verhalten, Freundschaften, Familie, ungewohnte/neue Situationen, Zukunft;

- Häufig psychomotorische Anspannung, erhöhte vegetative Erregbarkeit, Vigilanzsteigerung, somatische Beschwerden, Schlafstörungen;
- Im Alltag bei ängstlicher Grundhaltung häufig überangepasst, rigide, zum Teil perfektionistisch;
- Mindestdauer 6 Monate und Beeinträchtigung der Alltagsfunktion; Altersbeginn noch wenig erforscht. Diagnose bei unter Achtjährigen nicht empfohlen.

Agoraphobie F 40.0
- Angst, Haus zu verlassen, sich in Menschenmengen/auf Plätze zu begeben oder allein öffentliche Verkehrsmittel zu benutzen (mindestens zwei angstbesetzte Situationen);
- Häufig zusätzliche Panikstörung mit Furcht, zu kollabieren, hilflos zu sein;
- Vermeidungsverhalten, häufig deutlicher sozialer Rückzug;
- In Kindheit eher selten; Beginn ab Jugendalter.

Soziale Phobie F 40.1
- Übermäßige Furcht, im Zentrum der Aufmerksamkeit anderer (meist überschaubare Gruppen) zu stehen und sich fehlerhaft oder peinlich zu verhalten;
- Angstbesetzte Situationen, z. B.: Sprechen vor Klasse, Unterhaltungen, Essenssituationen, Hinzukommen zu Gruppen, Verabredungen;
- Weitere Symptome: Erröten, Zittern, Furcht zu erbrechen, Miktions- bzw. Defäkationsdrang, Schwitzen, Herzrasen;
- Vermeidungsverhalten, sozialer Rückzug, negatives Selbstwertgefühl, Leidensdruck;
- Beginn meist frühes Jugendalter, Jungen und Mädchen gleich häufig;
- Dem **Elektiven Mutismus** (F 94.0) liegt häufig eine soziale Phobie zugrunde.

Panikstörung F 41.0
- Auftreten wiederholter ausgeprägter Angstattacken ohne Bezug auf spezifische Situationen bzw. Objekte mit angstfreien Intervallen. Dauer meist nur wenige Minuten;
- Deutliches Crescendo vegetativer Symptome im Angstanfall;
- Psychische Symptome: Angst zu sterben, Kontrolle zu verlieren, verrückt zu werden; Derealisations- bzw. Depersonalisationsgefühle;
- Im Angstanfall: meist fluchtartiges Verlassen der Situation, hilfesuchendes Verhalten (z. B. Notarzt-Konsultation);
- Im Intervall: Vermeidungsverhalten (bezüglich Situationen, in denen Attacke auftrat), Erwartungsangst („Angst vor der Angst“);
- In Kindheit selten; Beginn ab mittlerem Jugendalter.

42.7.5 Diagnostik

> Auf Grund von Vermeidungsverhalten wird von den betroffenen Kindern und Jugendlichen u. U. nur wenig von Angstgefühlen berichtet. Ebenso ist möglich, dass angstbestimmtes Verhalten von Kindern durch Bezugspersonen in anderer Weise gedeutet wird. Darauf sollte in einer Exploration geachtet werden.

Basisdiagnostik
- Explorationsgespräch mit Kind/Jugendlichem und Bezugsperson (einzeln und wenn möglich auch getrennt).
- Inhalte der Exploration: Art der Angstsymptome, Frequenz, Dauer, situativer Kontext, dazugehörige Gedankeninhalte, körperliche Symptome, freie Intervalle, Vermeidungsverhalten, Auswirkung auf Familie, psychosoziale Beeinträchtigungen, Leidensdruck.
- Entwicklungsanamnese: medizinische Anamnese, psychische Entwicklung, Temperamentsfaktoren, kognitive Entwicklung, Teilleistungsstörungen, psychosoziale Entwicklung (Selbstständigkeit, Kindergarten- und Schulbesuch, Kontaktverhalten, Risikoverhalten), belastende Lebensereignisse (Vernachlässigung, Trennungen, Missbrauch etc.).
- Familienanamnese: psychische Belastungen/Erkrankungen bei Familienmitgliedern, Angstmodelle in Familie, familiäre Interaktion, Erziehungsstil, soziale Situation.
- Körperlich-neurologische Routinediagnostik.

Spezielle Diagnostik
- Protokoll der Angstsymptomatik durch Kind/Jugendlichen bzw. Bezugsperson („Angsttagebuch“).
- Fremdanamnese durch außerfamiliäre Personen, z. B. Lehrkräfte (Schweigepflichtsentbindung).
- Standardisierte Diagnostik mit Fragebogenverfahren:
  - Child Behaviour Checklist (CBCL). Deutsche Version. (Elternfragebogen ab 4. Lebensjahr, Jugendlichenfragebogen ab 11. Lebensjahr).
  - Kinder-Angst-Test II (KAT II) ab 9. Lebensjahr.
  - Fragebogen für Kinder und Jugendliche (PHOKI) ab 8. Lebensjahr.

- Soziale Phobie- und Angstinventar für Kinder (SPAIK) ab 8. Lebensjahr.
- Angstfragebogen für Schüler (AFS) ab 9. Lebensjahr.

- Testpsychologische Diagnostik bezüglich Intelligenz und Teilleistungsstörungen, insbesondere bei verbundenen Schulproblemen.
- Bei Hinweis auf Angstsymptome im Rahmen einer körperlichen Grunderkrankung spezielle Labor- und apparative Diagnostik (☞ 42.7.6).

42.7.6 Differenzialdiagnosen

- **Depressive Störung:** Angststörungen, vor allem soziale Phobie und generalisierte Angststörung, sind häufig von Depressivität begleitet; differenzialdiagnostisch ist dann von einer eigenständigen depressiven Störung auszugehen, wenn sie die Diagnosekriterien nach ICD-10 erfüllt (F 31 – F 39).
- **Zwangsstörung:** Ängste im Zusammenhang von Zwangsgedanken, -befürchtungen und -handlungen.
- **Schizophrene und schizoaffektive Psychosen:** Angstsymptomatik im Prodromalstadium, im Rahmen wahnhafter, katatoner und desorganisierter Symptomatik (ICD-10: F 20 – 25).
- **Akute Belastungsreaktion, Anpassungsstörung:** Angst im Zusammenhang mit belastendem Ereignis von beträchtlichem Schweregrad (ICD-10: F 43).
- **Intoxikationen und Abusus psychotroper Substanzen:** Ängste in Zusammenhang mit abnormem Rausch, Entzugsymptomen, flash-back-Phänomenen, die durch psychotrope Substanzen induziert wurden.
- **Angstzustände bei körperlichen Grunderkrankungen:** Hyperthyreose, Hyperparathyreose, Cushing-Syndrom, vestibuläres Syndrom, Hypoglykämie, Phäochromozytom, epileptische Anfälle.

42.7.7 Konventionelle Therapie

Behandlungskonzepte sind multimodal, d. h. aus mehreren Behandlungsinterventionen bestehend, angelegt (s. Leitlinien der Deutschen Gesellschaft für Kinder- und Jugendpsychiatrie). Für den überwiegenden Teil von Angststörungen ist eine ambulante Therapie ausreichend. Eine teil- oder vollstationäre Behandlung ist dann in Betracht zu ziehen, wenn trotz ambulanter Behandlung die Symptomatik persistiert und eine erhebliche Beeinträchtigung der Alltagsfunktionen (sozialer Rückzug, kein Schulbesuch etc.) bestehen bleibt.

Psychotherapeutische Verfahren

Verhaltenstherapie

☞ Kap. 48.1

- Bevorzugtes Verfahren bei spezifischen Phobien, Panikstörung, Trennungsängsten und sozialer Phobie.
- Systematische Desensibilisierung und Exposition gegenüber angstauslösenden Objekten und Situationen.
- Weitere Behandlungstechniken: operante Ansätze, Modelllernen, soziales Kompetenztraining, kognitive Therapie.
- Soziales Kompetenztraining bedeutsamer Therapiebaustein bei sozialer Phobie.
- Kognitive Ansätze insbesondere bei Jugendlichen, z. B. Bearbeitung der der Angstsymptomatik zugrunde liegenden irrationalen Annahmen.

Tiefenpsychologische Therapie

☞ Kap. 48.2

Indikationen:

- Angststörungen mit multipler Symptomatik, z. B. generalisierte Angststörung.
- Defizite in der Beziehungsfähigkeit (inkonstante Beziehungen, neurotische Konflikte, regressive Muster).
- Defizite der Ich-Struktur (diffuse Ängste, mangelnde Affektregulation, Agieren)

Meist Anwendung der Standardtechnik. Zusätzlich bei ausgeprägtem Vermeidungsverhalten und begleitenden körperlichen Beschwerden Einsatz konfrontierender Elemente in der Behandlung empfehlenswert.

Entspannungsverfahren

☞ Kap. 47

- Insbesondere im Zusammenhang mit Expositionsbehandlung, um in sensu/in vivo ausgelöste Ängste zu bewältigen.
- Empfehlenswert als Baustein in der Behandlung der generalisierten Angststörung (psychomotorische Anspannung).

Psychoedukation

- Ausführliche Information und Aufklärung des Kindes/Jugendlichen und der Eltern zu Aspekten der Angst, der Angstentstehung und der Folgen auf der Verhaltensebene und im Alltag.
- Ggf. Einsatz von Info-Material und Ratgeberbüchern (z. B. DuBois 1998).
- Psychoedukative Elemente in Einzelsitzungen/Elterngespräche zu integrieren, ist immer empfehlenswert.

Selbsthilfe- und Angehörigengruppen stehen leider nur selten zur Verfügung.

Familientherapeutische Interventionen
☞ Kap. 48.3

- Je nach intrafamiliärer Bedingtheit der Symptomatik Einsatz verschiedener Interventionsformen: Familienberatung, Elterntraining, Einzeltherapie mit begleitenden Familiengesprächen, schwerpunktmäßige Familientherapie.
- Identifizierung von Bedingungen im familiären Umfeld, die das Entstehen von Angstsymptomen begünstigen.
- Abbau angstfördernder Interaktionsstile und Initiierung eines aktiven und nicht vermeidenden Umgangs mit angstbesetzten Situationen.

Bei psychischer Erkrankung eines Elternteils/Familienmitglieds ggf. Empfehlung von Behandlungsmaßnahmen.

Pharmakotherapie

Psychopharmaka bei Angststörungen im Kindes- und Jugendalter
Eine Zulassung für die Indikation Angststörungen bei Kindern und Jugendlichen liegt für die erwähnten Substanzen nicht vor. Eine medikamentöse Therapie erfolgt demzufolge auf Grundlage eines sog. individuellen Heilversuchs (Off-Label Behandlung).

Allgemeine Grundsätze:

- Einsatz nur bei deutlich ausgeprägter Angstsymptomatik. Im Kindesalter ist Zurückhaltung geboten.
- Grundsätzlich nicht allein einsetzen, sondern in Kombination mit psychotherapeutischen Maßnahmen.
- Verordnung durch Kinder- und Jugendpsychiater oder in der Psychopharmakologie erfahrenen Kinderarzt.
- Regelmäßige Verlaufskontrolle (z. B. anfangs 1 – 2 wöchentlich, dann 4 – 6 wöchentlich) mit Erhebung des Wirkungs-/Nebenwirkungsprofils.

Antidepressiva

- Mittel der **ersten Wahl** sind **selektive Serotonin-Wiederaufnahmehemmer** (SSRI). Alternativ sind auch selektive **Serotonin-Noradrenalin-Wiederaufnahmehemmer** (SSNRI) einsetzbar. Erste Placebokontrollierte Studien bei Kindern und Jugendlichen (s. Martin 2003, Rynn 2002) mit Beleg der Wirksamkeit liegen für Fluvoxamin (Fevarin®), Sertralin (Gladem®, Zoloft®) und Venlafaxin (Trevilor®) vor.
- Mittel der **zweiten Wahl** sind **trizyklische Antidepressiva** (TCA). Im Wirksamkeitsnachweis inkonsistente Studien (s. Martin 2003) liegen zu Imipramin (Tofranil®/Generika) bei Trennungsängsten und Schulphobie vor.

Benzodiazepine
Benzodiazepine, z. B. Lorazepam (Tavor®/Tavor Expidet®/Generika) sollten wegen des Abhängigkeitspotentials nur kurzzeitig (z. B. paroxysmale Angst) zum Einsatz kommen, z. B. Lorazepam 0,5 – 1,0 mg als Einzelgabe oder bis max. 2 mg als Tagesdosis bei kurzzeitiger Anwendung (nach mehrtägiger Anwendung stufenweises Ausschleichen der Dosis empfohlen).

42.7.8 Komplementäre Therapie
Arne Schmidt

Komplementäre Therapien sind oft als Erweiterung und Ergänzung einsetzbar; Interferenzen mit einem Psychotherapieprozess (z. B. Verlassen auf Medikamente statt auf eigene Therapieaktivität) müssen abgewogen werden. Trennungsangst (Schulphobie) ☞ 42.4.

Phytotherapie und Homöopathie

- **Kava-Kava-Extrakten** (Rauschpfeffer, Piper methysticum) wurden Haut- und neurologische Nebenwirkungen sowie zum Teil schweren Leberschädigungen zugeschrieben (Singh 2002, Stevinson et al. 2002); der genaue kausale Zusammenhang ist ungeklärt; daraufhin wurde die Zulassung vom BfArM 2002 widerrufen; diese Entscheidung war nicht unumstritten. Lediglich die homöopathische Zubereitung ab D4 (z. B. Hevertoval®) ist noch rezeptierbar. Der phytotherapeutische Kava Spezialextrakt WS 1490 (z. B. Laitan®, jetzt außer Handel), war in der Dosierung 125 mg/d bei Erwachsenen gut wirksam und einem Plazebo bei Angststörungen und Anspannung deutlich überlegen (Gastpar und Klimm 2003); gravierende Nebenwirkungen traten hier nicht auf. Ein ähnliches Ergebnis liefern eine Einzelfallbeschreibung von Boerner (2001) und die Metaanalyse verschiedener Studien von Pittler & Ernst (2000).
- In der Übersichtsarbeit von Krenn (2002) wird **Passiflora** (diverse Zubereitungen) als gut wirksames Anxiolytikum beschrieben. Im Tierversuch wirkt Passiflora-Extrakt anxiolytisch auf Mäuse; der Effekt trat je nach Auszugsart und Zubereitung bei sehr unterschiedlichen Dosierungen auf; dies legt nahe, dass die

Wirkung nicht auf den standardisierten Wirkstoff zurückzuführen sind; die Autoren sehen einen Zusammenhang mit einer Art pflanzenspezifischem „fingerprint", der sich aus verschiedenen Faktoren zusammensetzt (Dhawan et al. 2002).

- **Zitronengras,** in Brasilien zur Sedation benutzter Tee, war im Doppelblindversuch weder toxisch noch spezifisch wirksam (Leite et al. 1986).
- Eine **komplex-homöopathische Behandlung** war bei 7 von 12 Patienten mit Angststörungen erfolgreich (Davidson et a. 1997), in einer plazebokontrolllierten Studie an n = 39 mit generalisierten Angststörungen von Bonne et al. (2003) fand sich hier keine Wirkung.

Anthroposophische Therapie

- Cuprum met. praep. (Wärmehaushalt; Trit. D4 bis D15, 1 Msp. abends oder 2–3 mal tgl.) oder Olivenit (Kupferarsenat; D6 morgens oder 3 mal tgl. 1 Msp.) ggf. als vegetabilisierte Form (z. B. Melissa cupro culta Rh D3, 3 mal tgl. 10 Tr.) einleiten; oder 1–2 mal tgl. kalte Extremitäten mit Cuprum met. 0,4 % Salbe einreiben;
- Ferrum sidereum Trit. (Meteoreisen, Verbindung zu Mut; D20 1 mal tgl. 1 Msp.), oder Skorodit Trit. D10–D30 (Eisenarsenat; morgens und ggf. mittags eine Msp.);
- Betonica D3/Rosmarinus D3 aa (Aufrichtekräfte, Haltungsprobleme): morgens 10 Tr. (Alkoholgehalt beachten);
- Bryophyllum 50 % im Akutfall zur Beruhigung (1–3 mal tgl. ¼ Teelöffel) oder Bryophyllum Rh D3 Dil. als Konstitutionsbehandlung bei hysteriformer Komponente mit dramatischem Verhalten (3 mal tgl. 10 Tr.); ggf. auch Bryophyllum D5/Conchae D7 im Akutfall bei Jugendlichen oder jungen Erwachsenen (10 ml i.v.; Injektionen bei Kindern grundsätzlich vermeiden);
- Pallasit Salbe D2 bis D4 (Sonderanfertigung Weleda) 1–2 mal tgl. auf Waden einreiben (Sommer, 2003).

Auftretende Ängste werden auch oft in Verbindung zu funktionellen Organdysfunktionen oder -veränderungen gesehen (☞ Tab. 42.7-1). Die psychischen Symptome sind jedoch nur ein Hinweis. Eine differenzierte Organanamnese sollte hierbei zusätzlich erhoben werden.
Wegen der häufigen Störungen im Bereich der Atmung (Ausatmen!, Lösen, Entkrampfen) empfehlen sich Sprachgestaltung oder Musiktherapie/Gesang als künstlerisch-übende Verfahren. Wenn Heileurythmie möglich, Übungen mit Konsonanten (B,M,D).

Tab. 42.7-1: Verbindung von Ängsten zu funktionellen Organdysfunktionen

Organ	Art der Erinnerungen	Art der Angst	Therapiebeispiel
Lunge	Abstrakte Erinnerungen	Vor äußerem Unglück	• Cinis cichorii D 4 Trit. (3 mal tgl. 1 Msp.); • Feucht-warme Wickel mit Ingwer-Pulver auf Brust; • Tartarus stibiatus D4 Trit. (3 mal tgl. 1 Msp.); • Bei Verschleimung: Teucrium scorodonia Rh D3 (3 mal tgl. 10 Tr.)
Leber	Bildhafte, gefühlshafte Erinnerungen	Lebensangst, Depression	• Hepatodoron® (abends 5 Tbl. zerkauen); • Taraxacum stanno cultum Rh D3 oder Cichorium Rh D3 (je 10 Tr. vor den Mahlzeiten)
Nieren (Symptom u.a. Lufthunger)	Affektgetragene Erinnerungen	Frei flottierende Angst, hypochondrische Angst	• Equisetum Rh D3 oder D15 (3 mal tgl. 10 Tr.); • Equisetum cum sulfure tostum D6 (3 mal tgl. 1 Msp.); • Einreibung der Nierengegend mit Cuprum met. 0,4 % Salbe abends
Herz	Erinnerungen mit sozialem Schwerpunkt, Gewissensbisse	Todesangst	• Aurum/Lavandula comp. Salbe bei Bedarf oder täglich in Herzgegend einreiben oder Salbenlappen; • Ggf. zusätzlich Cardiodoron® oder Cardiodoron mite (1–3 mal tgl. 5–20 Tr. je nach Alter); • Alternativ auch Aurum/Apis regina comp. (3 mal tgl. 5 Glob.)

42.7.9 Integrativer Stufenplan

Stufe	Klinik	Konventionelle Therapie (☞ 42.7.7)	Komplementäre Therapie (☞ 42.7.8)[1]	EBM-Bewert. kompl. Therapie
1	Leicht-bis mittelgradig ausgeprägte Symptomatik der Angststörung	**Ambulante Behandlung:** Psychotherapie, Beratung und Psychoedukation, ggf. familientherapeutische Interventionen	Cuprum oder Olivenit	5
			Passiflora-Extrakt	5
			Bryophyllum	5
			Sprachtherapie, Gesang, Heileurythmie	5
2	Mäßiggradig bis deutlich ausgeprägte Symptomatik, unzureichende Wirkung von Stufe 1, ggf. zusätzlich mäßiggradige komorbide Symptomatik (z. B. Depression)	**Ambulante Behandlung:** zusätzlich Psychopharmakotherapie (z. B. SSRI Medikation)	Ggf. z. B. zusätzlich Pallasit-Salbe auf Waden	5
			Konstitutionsabhängige Therapie (funktionelle Organgesichtspunkte, ☞ Tabelle 42.7-1)	5
3	Mittelgradig bis deutlich ausgeprägte Symptomatik mit mittelgradiger Beeinträchtigung der sozialen Funktion und ggf. Komorbidität	**Tagesklinische Behandlung:** (soweit Compliance von Pat. und Familie gegeben); Psychotherapie, Psychoedukation, Familientherapie, Gruppentherapie, Training der Alltagsfertigkeiten, ggf. Psychopharmakotherapie	Parallel weiter Maßnahmen der Stufen 1 und 2	Siehe Stufen 1 und 2
4	Deutlich ausgeprägte Symptomatik mit mittelgradig bis deutlicher Beeinträchtigung der sozialen Funktion und ggf. deutlicher Komorbidität. Compliance für teilstationäre Behandlung nicht gegeben.	**Stationäre Behandlung:** Psychotherapie, Psychoedukation, Familientherapie, Gruppentherapie, Training der Alltagsfertigkeiten, ggfs. Psychopharmakotherapie. Nachstationär ist im Regelfall eine ambulant fortsetzende Behandlung erforderlich.	Parallel weiter Maßnahmen der Stufen 1 und 2	Siehe Stufen 1 und 2

[1] Die Auswahl der Medikamente erfolgt in der Regel abhängig von der Gesamtkonstitution und weniger nach dem Schweregrad. Sie stellt daher hier keine verbindliche Leitlinie dar. Die komplementärmedizinische Ergänzung einer konventionellen Therapie ist auf jeder Stufe möglich, sofern sie einen psychotherapeutischen Prozess nicht behindert.

42.7.10 Prognose

- In den meisten Fällen Remission der Angststörung vor Eintritt ins Erwachsenenalter, dennoch zwei- bis vierfach erhöhtes Risiko für Angststörung und depressive Erkrankungen im Erwachsenenalter.
- Relativ stabile Verlaufsmuster für spezifische Phobien und soziale Phobien. Emotionale Störungen mit Trennungsangst sind dagegen verbunden mit einem erhöhten Risiko für die Entwicklung einer Panikstörung; generalisierte Angststörungen haben ein erhöhtes Risiko, in andere Angststörungen bzw. Depressionen überzugehen.
- In einer follow-up-Studie (Petermann 2000) erfüllten 82 % der Kinder nach 3–4 Jahren nicht mehr Kriterien der einstigen Angststörung, aber 30 % entwickelten eine andere psychische Störung, davon die Hälfte eine andere Angststörung.

Literatur

1 Arbeitsgruppe Kinder-, Jugendlichen- und Familiendiagnostik: Child Behaviour Checklist, dt. Version, Köln, 1994

2 Boerner, RJ: Kava kava in the treatnent of generalized anxiety disorder, simple phobia and specific social phobia. Phytother Research 15 (7) 646–647, 2001

3 Bonne, O; Shemer, Y; Gorali, Y, Katz, M; Shalev, AY: A randomized, double-blind, placebo-controlled study of classical homeopathy in generalized anxiety disorder. J. Clin. Psychiatry 64 (3), 282–287, 2003

4 Davidson, JR, Morrison, RM, Shore, J, Davidson, RT, Bedayn, G: Homeopathic treatment of depression and anxiety. Altern Ther Health Med. 3 (1), 46–49, 1997

5 Deutsche Gesellschaft für Kinder- und Jugendpsychiatrie und Psychotherapie et al (Hrsg): Leitlinien zu Diagnostik und Therapie von psychischen Störungen im Säuglings-, Kindes- und Jugendalters, Deutscher Ärzteverlag, Köln, 2000, S. 249–269

6 Dhawan, K, Kumar, S, Sharma, A: Comparative anxiolytic activity profile of varous preparations of Passiflora incar-

nata linneaus: a comment on medicinal plant's standardization. J. of Alternative and Complement Med 8 (3), 283–291, 2002
7 Gastpar, M; Klimm, HD: Treatment of anxiety. Tension and restlessness states with Kva special extract WS 1490 in general practice: a randomized placebo-controlled double-blind multicenter trial. Phytomedicine 10 (8) 631–639, 2003
8 Krenn, L: Die Passionsblume. Ein bewährtes pflanzliches Sedativum. Wien Med Wochenschr 152, (15) 404–406, 2002
9 Leite, JR, Sabra Mde L, Maluf, E, Assolant, K, Suchecki, D, Tufik, S, Klepacz, S, Calil, HM, Carlini, EA: Pharmacology of lemongrass. III. Assessment of eventual toxic, hypnotic and anxiolytic effects on humans. J. Ethnopharmacol., 17 (1) 75–83, 1986
10 Pittler, MH, Ernst E: Efficiacy of kava extract for treating anxiety: systematic review and meta-analysis. J. Clin Psychopharmacol., 20 (1) 84–89, 2000
11 Rynn M et al: Venlafaxin XR for treatment of GAD in children and adolescents (Abstract) In: American Academy of Child and Adolescent Psychiatry (49th Annual Meeting), Scientific Proceedings, S. 91, 2002
12 Singh, YN; Sing, NN: Therapeutic potential of kava in the treatment of anxiety disorders. CNS Drugs, 16 (11), 731–743, 2002
13 Sommer, M: Pallasitsalbe bei Panikstörung. Der Merkurstab, 56 (1), 28–30, 2003
14 Stevinson, C, Huntley, A, Ernst, E: A systemic review of the safety of kava extract in the treatment of anxiety. Drug Saf 25 (4) 251–261, 2002

42.8 Pavor nocturnus

Alfred Wiater (Konventioneller Teil)
Alfred Längler, Alfred Wiater (Komplementärer Teil)

42.8.1 Ätiologie

Alfred Wiater

Unter dem Begriff Pavor nocturnus versteht man ein abruptes Angstschreien mit Aufrichten aus dem Schlaf.
Störung am Ende einer Tiefschlafphase (Non-REM-Schlaf 3–4) mit partieller Aufwachreaktion (partielles Arousal); kein Erreichen des Wachzustands, kein Übergang in den Traumschlaf (REM-Schlaf); Unterbrechung des physiologischen Schlafablaufs.
Konstitutionell begünstigend und auslösend sind genetische Faktoren sowie Reifungs- und Entwicklungsprobleme, Schlafentzug und erhebliche Störungen des Schlaf-Wach-Rhythmus als auch psychologische Faktoren. Hierzu zählen besonders familiäre Konfliktsituationen (beispielsweise bei Scheidung der Eltern etc.) ebenso wie tagsüber unterdrückte Angstreaktionen bei überangepasstem kindlichen Verhalten. Auch Reaktionen auf Missbrauchserlebnisse sind dabei zu bedenken.

42.8.2 Epidemiologie

- Höchste Prävalenz im Vorschulalter; 4 % der Kinder im Einschulungsalter (GSKK-Studie, n = 6583);
- Jungen sind häufiger betroffen als Mädchen (Verhältnis 4:1);
- Genetische Belastung: 7-fach höheres Risiko bei Kindern von ehemals betroffenen Eltern ist anzunehmen;
- Prävalenz im Erwachsenenalter nur noch ca. 1 %.

42.8.3 Klinik und Leitsymptome

- Symptomatik im ersten Nachtdrittel, meistens am Ende der ersten Tiefschlafphase;
- Beginn mit lautem, angstbesessenem Schrei und Aufrichtreaktion;
- Unverständliche Verbalisationen, Herumnesteln am Bettzeug, Bewegungen der Arme;
- Zeichen der autonomen Erregung (Tachykardie, Tachypnoe, Pupillendilatation, Schweißausbrüche, Piloarrektion);
- Anschließendes Schlafwandeln (Somnambulismus) möglich;
- Dauer der Pavor-Episode 1–10 min., danach wird der Schlaf fortgesetzt;
- Schwere Erweckbarkeit in der Pavor-Episode;
- Amnesie nach dem Ereignis;
- Tagessymptomatik mit Kopfschmerzen, Abgeschlagenheit und Tagesschläfrigkeit möglich.

42.8.4 Diagnostik

Basisdiagnostik

- Eingehende Anamnese, insbesondere im Hinblick auf den Zeitpunkt des Auftretens, genauen Ablauf der Ereignisse einschließlich Bewusstseinslage und Erinnerungsvermögen; psychologische Exploration bezüglich Verhaltensproblematik, familiärer Konfliktsituationen oder Psychotraumata;
- Möglichst Videodokumentation der Episoden im häuslichen Umfeld;
- Führen eines Schlaf-Wach-Tagebuchs über drei Wochen.

Spezielle Diagnostik

- Zur differenzialdiagnostischen Abklärung gegenüber epileptischen Anfällen EEG und (!) Schlafentzugs-Schlaf-EEG;
- Zur differenzialdiagnostischen Abklärung gegenüber weiteren Schlafstörungen Polysomnographie (Schlaflaboruntersuchung).

Die spezielle Diagnostik ist im Sinne einer Stufendiagnostik einzusetzen, wenn aufgrund der Anamnese und der weiteren genannten Daten die Diagnose nicht eindeutig zu stellen ist.

42.8.5 Differenzialdiagnosen

Differenzialdiagnostische Kriterien ☞ Tab. 42.8-1.

- Schlafbezogene epileptische Anfälle, insbesondere Frontallappen-Epilepsie;
- Gastroösophagealer Reflux (GÖR);
- Obstruktives Schlafapnoe-Syndrom (OSAS);
- Somnambulismus;
- Albträume.

42.8.6 Konventionelle Therapie

- Meistens keine gezielte Therapie erforderlich;
- Bei gesicherter Diagnose **Beruhigung der Eltern** und Aufklärung über die Gutartigkeit und Selbstlimitierung der Symptomatik;
- Kein Aufwecken des Kindes in der Pavor-Episode, sondern beruhigender Umgang mit dem Ziel, möglichst rasch wieder den physiologischen Schlafablauf fortzusetzen;
- Sicherung der Schlafumgebung, falls Pavor nocturnus mit Somnambulismus einhergeht, um eine Selbstgefährdung des Kindes zu verhindern;
- Vermeidung von Schlafmangel, Förderung eines geregelten Schlaf-Wach-Rhythmus;
- Abbau eventueller konkreter psychischer Stressfaktoren des Kindes, in seltenen Fällen Psychotherapie.

Tab. 42.8-1: Differenzialdiagnostische Kriterien

	Zeitpunkt in der Nacht	Symptome	Bewusstseinszustand	Erinnerungsvermögen/ Tagessymptomatik
Frontallappen-Epilepsie	Jederzeit, häufig bei Schlafbeginn	Stereotyp, turbulente Bewegungen, Angst, Schreien, vegetative Symptome, clusterförmiges Auftreten, Selbstverletzungen möglich	Im Anfall nicht erweckbar, anschließend wach, keine postiktale Verwirrtheit	Amnesie, häufig Tagesschläfrigkeit
GÖR	Jederzeit, gehäuft im REM-Schlaf	Husten, Würgen, Verschlucken, Schmerzreaktionen	Arousalreaktionen bis zum Erwachen	Erinnerung nur nach vollständigem Erwachen, morgens retrosternale Schmerzen, eingeschränkte Tagesvigilanz möglich
OSAS	Überwiegend im REM-Schlaf	Schnarchen, motorische Unruhe, Erstickungssymptomatik, Apnoen, Schweißausbrüche	Arousalreaktionen bis zum Erwachen	Erinnerung nur nach vollständigem Erwachen, morgens oft Kopfschmerzen, tagsüber hyperaktiv oder müde
Albträume	REM-Schlaf-gebunden, häufig letztes Nachtdrittel	Angstträume mit motorischer Inaktivierung	Episode während des Schlafs, nach dem Traum vollständiges Erwachen	Lebhafte Erinnerung, psychisch belastende Tageserlebnisse
Somnambulismus	Vor Mitternacht, aus dem Tiefschlaf	Umhergehen im Schlaf, schlecht koordinierte Bewegungsabläufe, erhebliche Verletzungsgefahr	Episode während des Schlafs, schwere Erweckbarkeit, anschließend Fortsetzung des Schlafs	Amnesie, selten Tagessymptome
Pavor nocturnus	Vor Mitternacht, aus dem Tiefschlaf	Angstschreien aus dem Schlaf, Aufrichten, autonome Erregung	Episode während des Schlafs, schwere Erweckbarkeit, anschließend Fortsetzung des Schlafs	Amnesie, selten Tagessymptome

42.8.7 Komplementäre Therapie

Alfred Längler, Alfred Wiater

Anthroposophische Medizin

- Ca. 1 Std. vor dem Einschlafen Gabe von Aurum/Hyoscymus comp. (10 Tr.);
- 2 bis 3 mal pro Woche abends medizinisches Vollbad mit Papaver rhoeas 20 %;
- Abendliche Einreibung der Füße mit Cuprum met. Praep 0,4 % Salbe.

Wesentlich ist auch die Art, wie das Kind zu Bett gebracht wird. Hilfreich ist hierbei ein gemeinsamer Abendabschluss mit z. B. Vorlesen einer Geschichte, gemeinsamem Singen u. ä. Es sollte nicht am Ende des Tages das Tagesgeschehen intellektuell-analytisch „nachbesprochen" werden.

Homöopathie

Komplementäre Behandlungsmöglichkeiten des Pavor nocturnus finden sich in der klassischen Homöopathie. Es sollte keine symptomatische Behandlung, sondern eine **homöopathische Konstitutionsbehandlung** nach Hahnemann erfolgen. Voraussetzung ist die eingehende homöopathische Anamnese und die individuelle Arzneiauswahl.

Homöopathische Konstitutionsmittel, die Pavor-Episoden beeinflussen können sind (empfohlene Dosierung: Einmalgabe von 3–5 Globuli, dann Verlaufskontrollen innerhalb der nachfolgenden sechs Wochen):

- **Calcarea carbonica C200:** für Kinder mit eher langsamer oder verzögerter psychomotorischer Entwicklung; ängstliche, gelegentlich launig-gereizte Kinder, die im Schlaf häufig stärker schwitzen und in der Nacht durch schrilles Schreien und entsetztes Aufwachen auffallen können;
- **Lycopodium C200:** für ängstlich-besorgte Kinder, die auf ihre Unsicherheiten mit starkem Kontrollbedürfnis und eigensinnig-herrischem Verhalten reagieren; Schlaflosigkeit vor unbekannten Herausforderungen, nächtliches Aufschrecken mit Orientierungslosigkeit und Schreien nach den Eltern;
- **Natrium muriaticum C200:** für zurückhaltend-sensible, sich angepasst verhaltende Kinder; Schlafstörungen ausgelöst durch Grübeln über Tageserlebnisse, Schlafwandeln, nächtliche Angstzustände und Albträume;
- **Phosphorus C200:** für freundliche, lebhaft-aufgeschlossene Kinder mit übermäßigem Vorstellungsvermögen und ausgeprägten Ängsten; schlafen nicht gern alleine, oft nur bei Licht, unruhiger Schlaf verbunden mit Schlafwandeln, Albträumen und Angstsituationen;
- **Pulsatilla C200:** für anhänglich-ängstliche, gefühlvolle Kinder mit großem Bedürfnis nach Geborgenheit und Ängsten, verlassen zu werden; Trennungsängste auch beim Zubettgehen und in der Nacht, nächtliches Weinen, Reden und übermäßiger Speichelfluss im Schlaf;
- **Stramonium C200:** für impulsive, zu Gewalt neigende und psychisch auffällige Kinder mit unruhigem Schlaf, nächtlichen Schreireaktionen in Verbindung mit Desorientierung, Angstschreien und Umklammern der Eltern;
- **Sulfur C200:** geeignet für umtriebig-neugierige Kinder, die gerne im Mittelpunkt stehen und tonangebend sind; unruhiger Schlaf, bevorzugt auf der linken Seite oder auf dem Bauch, oberflächlicher Schlaf mit innerem Unruhegefühl, häufiges Aufwachen, Albträume, Aufschreien, schlagen um sich und sind desorientiert.

Bei der homöopathischen Konstitutionsbehandlung ist zu berücksichtigen, dass nicht alle für ein bestimmtes Arzneimittel zutreffenden Symptome bei einem Patienten vorhanden sein müssen. So können verschiedene Schlafstörungen, z. B. Schlafwandeln, Albträume und Pavor nocturnus durch ein und dasselbe Arzneimittel beeinflusst werden. Ausschlaggebend für die Arzneimittelwahl sind die anamnestisch zu erhebenden individuellen Merkmale eines Patienten.

EBM

Zur komplementärmedizinischen Therapie bei Pavor nocturnus liegen keine publizierten Studien der EBM-Grade 1 oder 2 sowie keine Konsensusempfehlungen vor. Allgemeine Bewertung der einzelnen Therapieverfahren ☞ 44.2.

42.8.8 Integrativer Stufenplan

Stufe	Klinik	Konventionelle Therapie (☞ 42.8.6)	Komplementäre Therapie (☞ 42.8.7)	EBM-Bewert. kompl. Therapie
1	Gelegentlich auftretender Pavor mit Krankheitswert	Allgemeine Maßnahmen wie Aufklärung der Eltern, kein Aufwecken, Sicherung der Schlafumgebung, Vermeidung von Schlafmangel		–
2	Unzureichende Besserung	Weiterführung der allgemeinen Maßnahmen	Aurum/Hyoscyamus comp.	5
			Med. Bad mit Papaver Rhoeas	5
			Bei ängstlich-besorgten Kindern: Lycopodium C200	5
			Bei lebhaft-aufgeschlossenen Kindern: Phosphor C200	5
			Bei anhänglich-ängstlichen Kindern: Pulsatilla C200	5
3	In Ausnahmefällen mit ausgeprägter Symptomatik	Psychotherapie	Parallel weiter Maßnahmen der Stufe 2	Siehe Stufe 2

42.8.9 Prognose

In der Regel günstige Prognose mit abnehmender Frequenz bis zur Adoleszenz.

Literatur

1 Archbold KH, Pituch KJ, Panahi P, and Chervin RD, Symptoms of sleep disturbances among children at two general pediatric clinics, J Pediatr 140 (2002), 97–102

2 Frölich J, Lehmkuhl G, Diagnostik und Differtialdiagnostik von Schlafstörungen im Kindesalter, Fortschr. Neurol. Psychiat. 66 (1998), 553–569

3 Kraenz S, Fricke L, Wiater A, Mitschke A, Breuer U und Lehmkuhl G, Schlafprobleme bei Schulanfängern, Kinder- und Jugendarzt 34 (2003), 562–569

42.9 Affektkrämpfe

Michael Meusers, Arne Schmidt
(Konventioneller und komplementärer Teil)

Affektkrämpfe sind affektbetonte Schreiattacken nach ausgiebig anhaltender Exspiration und folgender kurz dauernder Verzögerung der Inspiration mit Zyanose, Muskelerschlaffung und Bewusstlosigkeit sowie in extremen Fällen Myoklonie. Die Störung wird in den Leitlinien der pädiatrischen Fachgesellschaften als „respiratorische Affektkrämpfe" bezeichnet, in der Kinder- und Jugendpsychiatrie kann die Störung als „dissoziative Störung" (ICD-10: F 44.82) klassifiziert werden.

42.9.1 Ätiologie

Eine Ätiologie im engeren Sinne ist nicht bekannt. Die Symptomatik betrifft oft temperamentvolle Kinder, die früh lernen, durch ihr Verhalten ihre Eltern steuern zu können und dieses u.a. auch in Form sehr dramatisch anmutender Zustände umsetzen. Keine Beziehung zur Epilepsie; gesicherte Daten, dass Affektkrämpfe mit späteren psychiatrischen Erkrankungen korrelieren, liegen nicht vor.

42.9.2 Epidemiologie

Ca. 3 % aller Kinder sind betroffen, beginnend ab sechs Monaten, Verlauf bis ins sechste Lebensjahr.

42.9.3 Einteilung

Neben einfachen Affektkrämpfen mit Zyanose und Bewusstlosigkeit finden sich auch komplexe respiratorische Affektkrämpfe mit Auftreten von tonischer und insbesondere myoklonischer Symptomatik mit dann täuschender Ähnlichkeit zu epileptischen Anfällen.

42.9.4 Klinik und Leitsymptome

Gesunde, aber auch behinderte Kinder können im Laufe des ersten Lebensjahrs Affektkrämpfe entwickeln, die die oft eher erziehungsunsicheren Eltern zu sofortigen Reaktionen bzw. Nachgeben zwingen. Die Anlässe für einen Affektkrampf sind häufig gering, betreffen alle Lebenssituationen, die aus Sicht der Kinder unlustbesetzt sind. Auch zufällige Anlässe, wie z.B. Anstoßen an der Tischkante können zur Auslösung von Affektkrämpfen führen.

Charakteristisch ist der Ablauf: Das Kind stößt sich oder es wird ihm ein gewünschtes Objekt oder Nahrungsmittel (Schokolade) nicht gegeben, es tritt abrupt überflutende Wut und Ärger auf, das Kind beginnt heftig zu schreien und hält schließlich die Luft an.

Affektkrämpfe können auch primär mit Luftanhalten, ohne vorheriges Schreien beginnen, nahezu immer ist aber der wütende Gesichtsausdruck und Blick des Kindes erkennbar. Aufgrund des anhaltenden Schreiens bzw. Luftanhaltens kommt es zu einer exspiratorischen Apnoe und zu einer um 5–10 Sekunden verzögerten Inspiration. Zunächst zeigen die Kinder einen erhöhten Muskeltonus, verbunden mit dem heftigen Schreien, in Auftreten der generalisierten Zyanose werden sie plötzlich schlaff, u.U. verbunden mit hypoxisch ausgelöster Myoklonie und sind für einige 5–10 Sekunden bewusstlos. Anschließend wachen sie desorientiert auf, häufig nassgeschwitzt und erschöpft.

Kinder realisieren offensichtlich früh, dass diese heftigen Attacken die Eltern dahingehend beeindrucken, dass sie auf die unlustbesetzten Forderungen bzw. Verweigerung etwa von Süßigkeiten verzichten und durch rasche Bedürfnisbefriedigung weitere Affektkrämpfe zu verhindern suchen. Damit entsteht eine Rollenumkehr zwischen Kleinkind und Eltern, der auf dem Boden der Belohnung des dysfunktionalen Verhaltens sich einerseits stabilisiert und andererseits an Häufigkeit zunimmt. Viele Eltern versuchen durch Hochnehmen des Kindes, nassen Waschlappen, Schütteln oder Ansprechen vergeblich, die Zustände in ihrer Dauer zu beeinflussen bzw. zu unterbrechen. Wie bei Fieberkrämpfen haben viele Eltern zunächst Angst, ihr Kind könnte sterben, über lange Zeit die zunehmende Furcht, bei jedem Zustand könnten bedingt durch die Zyanose Hirnzellen absterben und das Kind sich dadurch fortgesetzt selber schädigen. Die betroffenen Kinder sind oft willensstark, durchsetzungsfähig, begabt, häufiger Jungen als Mädchen. Es betrifft eher Einzelkinder oder erste Kinder.

42.9.5 Diagnostik

- Genaue Exploration der Bezugspersonen, ggf. Verhaltensbeobachtung (Video); charakteristischer Ablauf der Symptomatik: Beginn mit Wut und Ärger des Kindes, Schmerzerleben, Luftanhalten, Zyanose, manchmal Klonien;
- Pädiatrische Untersuchung: EKG (long QT Syndrom, andere Rhythmusstörungen?), Entwicklungsstand?;
- Neurologische Untersuchung;
- EEG (obligat).

42.9.6 Differenzialdiagnosen

- Fokale und generalisierte Epilepsien des Kleinkindalters: Diese Anfälle treten regelhaft überraschend auf und sind affektfrei. Reflexepilepsien etwa nach Schmerzreizen können mittels EEG, welches in jedem Falle durchgeführt werden sollte, abgegrenzt werden;
- Kardiale Erkrankungen.

42.9.7 Konventionelle Therapie

Die Eltern sollten dem Kind insbesondere am Beginn des Anfalls **keine besondere Aufmerksamkeit** schenken. Voraussetzung für dieses Verhalten ist eine intensive Beratung über Art, Ursache und Ablauf der Wutanfälle.

Ein Milieuwechsel, z.B. Klinikaufenthalt, führt meist zur raschen Unterbrechung einer Anfallsserie. Im Einzelfall bei sehr empfindsamen Kindern kann Thioridazin (Melleretten-Saft) gegeben werden: 1–2 mg/kgKG für einige Tage bis Wochen tgl. prophylaktisch; ein promptes Sistieren der Affektkrämpfe wird berichtet.

Eine **detaillierte Aufklärung** der Eltern über die lerntheoretische Sichtweise des Krankheitsgeschehens ermöglicht ihnen ein verhaltenstherapeutisches Vorgehen (selbstständig bzw. unter Anleitung), um die Affektkrämpfe zu unterbrechen:

- Affektkrämpfe sind erlernt, ihr Vorhandensein und ihr Auftreten werden durch die spezifische Reaktion der Eltern stabilisiert, sogar gefördert.
- Die Angst der Eltern vor Hirnschäden durch Sauerstoffmangel stabilisiert ihrerseits das Verhalten der Eltern.
- Aus Sicht der Kinder sind die Krämpfe lohnend, da durch sie Eltern (intuitiv) steuerbar werden.

Therapeutische Schritte: Erfragen der Krankheitstheorie der Eltern und schrittweises Erarbeiten der obigen Sichtweise, dabei schwerpunktmäßig Verarbeitung der Angst vor Sauerstoffmangel. Dabei ist es erforderlich, dass der Behandelnde sich authentisch darauf festlegen kann, dass kein Mensch sich selber durch Luftanhalten in einen Sauerstoffmangel bringen kann, der ihn tatsächlich schädigt! Erst nach Bearbeitung dieser Ängste ändern in aller Regel Eltern ihr Verhalten dem Kind gegenüber. Authentisches, angstfreies Auftreten dem Kind gegenüber, Erziehungsimpulse einfühlsam, aber bestimmt umzusetzen und ungesteuerte Affektausbrüche seitens des Kindes kränkungsfrei, aber unbeeindruckt hinzunehmen, sind darüber hinaus eine gute Voraussetzung für eine entwicklungsfördernde Beziehung zwischen Kind und Eltern. Im Einzelfall kann die Einbeziehung von Großeltern, sozialem Umfeld und Geschwistern, erforderlich werden.

42.9.8 Komplementäre Therapie

Eine medikamentöse Therapie ist in aller Regel nicht erforderlich, im Einzelfall bei sehr sensiblen Kindern Bryophyllum argentum cultum (3 mal tgl. 7 Tropfen) oder Bryophyllum Trit. 50 % (3 mal tgl. ½ TL) für 3–4 Wochen, maximal 3 Monate.

EBM

Zur komplementärmedizinischen Therapie von Affektkrämpfen liegen keine publizierten Studien der EBM-Grade 1 oder 2 sowie keine Konsensusempfehlungen vor. Allgemeine Bewertung der einzelnen Therapieverfahren ☞ 44.4.

42.9.9 Integrativer Stufenplan

Komplementäre Maßnahmen können bei entsprechender Erfahrung parallel zur konventionellen Therapie angewandt werden (EBM gesicherte Daten zur Unbedenklichkeit und Wirksamkeit liegen nicht vor).

42.9.10 Prognose

Bei guter Compliance der Eltern hervorragend, im Einzelfall kann die Symptomatik bei fehlender Compliance über das 6. Lj. hinaus bestehen bleiben.

Literatur

1 Deutsche Gesellschaft für Kinder- und Jugendpsychiatrie und Psychotherapie, Bundesarbeitsgemeinschaft leitender Klinikärzte für Kinder- und Jugendpsychiatrie und Psychotherapie, Berufsverband der Ärzte für Kinder- und Jugendpsychiatrie, Leitlinien zu Diagnostik und Therapie von psychischen Störungen im Säuglings-, Kindes- und Jugendalter. Deutscher Ärzte-Verlag Köln, 2000, dort weitere Literatur.

42.10 Tics/Stereotypien

Alexander von Gontard (Konventioneller Teil)
Arne Schmidt (Komplementärer Teil)

42.10.1 Ätiologie

Alexander von Gontard

Ticstörungen sind häufige Störungen, die im Kindesalter beginnen und durch motorische und/oder vokale Tics gekennzeichnet sind. Das Spektrum reicht von benignen, vorübergehenden Tics bis zu schweren Formen des Tourette-Syndroms mit erheblichen Einschränkungen.

Stereotypien (z. B. Jaktationen) dagegen sind nicht als Diagnosen aufzufassen, sondern als **Symptome,** die mit vielen verschiedenen psychischen Grundstörungen assoziiert sein können. Stereotypien sind repetitive, relativ gleichförmige und autonome (nicht unwillkürliche) Bewegungen des Kopfes, des Körpers und/oder der Hände, die meist eine gesamte Körperregion, nicht umschriebene Muskelgruppen betreffen. Sie **entsprechen keiner eigenständigen Diagnose** und können mit anderen psychischen Störungen assoziiert sein.

Komplexe Tics und Stereotypien können ähnlich imponieren und sind schwer zu unterscheiden.

Tics

- Keine psychogene, sondern überwiegend genetische Störung,
- Negative, sekundäre Erfahrungen durch Tics können die Symptomatik verstärken,
- Erhöhte Inzidenz von prä- und perinatalen Komplikationen,
- In seltenen Fällen postinfektiös: PANDAS (Pediatric autoimmune neuropsychiatric disorder associated with streptococcal infection) kann Tics und Zwangsstörungen auslösen.

Formale Genetik des Tourette-Syndroms

- Oligogener Erbgang,
- Familienuntersuchungen mit erhöhten Raten bei männlichen (und weiblichen) Verwandten ersten Grades von:
  - Tourette-Syndrom bei 18 % (5 %),
  - Chronisch-motorischen Ticstörungen bei 31 % (9 %),
  - Zwangsstörungen bei 7 % (17 %),
  - Zwillingsuntersuchungen: erhöhte Konkordanzraten bei eineiigen (50–77 %) im Vergleich zu zweieiigen (10–30 %) Zwillingen.

Molekulargenetik des Tourette-Syndroms
- In Sib-Pair-Analysen: Kopplung zu drei Loci auf den Chromosomen 4q, 8p, 11q,
- Alle Kandidatengene wurden bisher ausgeschlossen.

Dopamin-Hypothese
- Dopamin-(D2)-Rezeptoren der dopaminergen Bahnen vom präfrontalen Kortex bis zu den Basalganglien betroffen,
- Tics können durch Dopaminrezeptorenblocker (Neuroleptika) unterdrückt werden,
- Tics können ausgelöst werden:
  - Nach Absetzen von Neuroleptika,
  - Durch Medikamente, die die zentrale dopaminerge Aktivität erhöhen (L-Dopa, Amphetamin, Methylphenidat).

Stereotypien
- **Hirnorganisch:** bei Syndromen der geistigen Behinderung (Lesh-Nyhan-, Cornelia-de-Lange-Syndrom, usw.),
- **Lerntheoretisch:** erlerntes Verhalten, Verstärkung durch Umwelt,
- **Autostimulationshypothese:** Methode der sensorischen Stimulation bei Deprivation,
- **Psychodynamisch:** Versuch, Körpergrenzen zu erfahren.

42.10.2 Epidemiologie

Tics
- Prävalenz aller Tics: 1 – 13 %,
- Häufigkeitsgipfel: 7 – 11 Jahre,
- Am häufigsten sind vorübergehende Tics, am seltensten chronisch-vokale Ticstörungen,
- Prävalenz des Tourette-Syndroms: 0,05 – 0,1 % (max. 3 %),
- Geschlechtsverhältnis: 2:1 (Jungen zu Mädchen).

Stereotypien
Auftreten:
- Säuglingsalter: 15 – 30 %, meist Rückbildung bis zum Alter von 2 – 3 Jahren,
- Kleinkindesalter (3 – 6 Jahre): 3 – 4 %.

Risikogruppen:
- Geistige Behinderung,
- Psychosen,
- Blindheit,
- Deprivationssyndrome (Bindungsstörungen),
- Essstörungen, Borderline Persönlichkeitsstörungen,
- Andere psychische Störungen.

42.10.3 Einteilung

Nach der ICD-10 werden folgende Formen von Tics unterschieden:
- **Tourette Syndrom:** Motorische **und** vokale Tics > 12 Monate Dauer,
- **Chronische motorische oder vokale Ticstörung:** Motorische **oder** vokale Tics > 12 Monate Dauer,
- **Vorübergehende Ticstörung:** Motorische oder vokale Tics < 12 Monate Dauer,
- **Sonstige**, nicht näher bezeichnete Ticstörungen: Restkategorie.

42.10.4 Klinik und Leitsymptome

Tics

Charakteristika
- Unwillkürliche, plötzliche, schnelle, wiederholte, arrhythmische, stereotype Bewegungen und Lautäußerungen,
- **Einfache Tics:** umschriebene Muskelgruppen und/oder einfache Laute,
- **Komplexe Tics:** Bewegungsabläufe und/oder Worte/Sätze,
- Zunahme bei psychischen Belastungen (positiv oder negativ),
- Abnahme im Schlaf und bei Tätigkeiten, die eine gezielte Aufmerksamkeit erfordern,
- Vorboten der Tics sind bei Kindern ab einem Alter von 10 Jahren erkennbar,
- Tics können für Minuten bis Stunden unterdrückt werden, dies ist mit einem „Dranggefühl" verbunden; nach den Tics häufig Gefühl der Entlastung.

Motorische Tics
- Augenblinzeln, Augenrollen, Grimmassieren,
- Mundöffnen, Zunge herausstrecken, Lippenlecken,
- Kopfnicken, Haare wegschütteln,
- Flexion/Extension der Extremitäten, Hüpfen, Treten.

Vokale Tics
- Räuspern, Grunzen, Schnalzen,
- Schneuzen, Husten, Summen,
- Inspiratorische Atemgeräusche,
- Extremformen (sehr selten): Echolalie, Koprolalie.

Stereotypien

- Jaktationen: rhythmische Bewegungen von Kopf und Körper,
- Händewedeln, Drehbewegungen,
- Automanipulationen, Augenbohren,
- Kratzen, Beißen, Schlagen.

42.10.5 Differenzialdiagnosen

Neurologische Differenzialdiagnosen

- Epilepsie
- Dystonien
- Chorea
- Ballismus
- Myoklonien
- Tremor

Psychiatrische Differenzialdiagnosen

- Manierismen
- Konversionsstörungen
- Stereotypien
- Zwangsstörungen

Die Komorbidität von weiteren psychischen Störungen ist bei Ticstörungen häufig:

- Zwangsstörungen: 30 – 90 %,
- Hyperkinetisches Syndrom: 25 – 90 %,
- Angststörungen: 35 %,
- Störung des Sozialverhaltens: 35 %,
- Depressive Störungen,
- Entwicklungsstörungen: Teilleistungsstörungen (Visuomotorik), Autismus.

42.10.6 Diagnostik

- Allgemeine kinderpsychiatrische Anamnese und Anamnese der speziellen Autismus-Symptomatik,
- Fragebögen: allgemeine (CBCL: Child Behavior Checklist), aber auch spezielle Fragebögen (Yale-Globale-Tic-Schweregrad-Skala),
- Beobachtungsbögen (Yale-Tourette-Syndrom-Symptomliste),
- Körperliche pädiatrisch-internistische und neurologische Untersuchung,
- EEG,
- Evtl. Testpsychologie: Intelligenztest (K-ABC, HAWIK-III, usw.), spezielle Tests für Teilleistungsstörungen.

42.10.7 Konventionelle Therapie

Tics

Vorübergehende Tics

- Aufklärung, Beratung, Psychoedukation der Eltern und Kinder,
- Bewältigungsstrategien erarbeiten,
- Selbstbeobachtung,
- Entspannungstechniken (☞ 47).

Chronische Tics

Allgemeine Maßnahmen

- Langfristige Begleitung der Patienten und Familien,
- Behandlung komorbider Störungen,
- Häufig spezifische verhaltenstherapeutische und pharmakologische Massnahmen notwendig.

Verhaltenstherapie: Reaktionsumkehr (habit reversal)

Umfassendes verhaltenstherapeutisches Programm, das nur bei sehr motivierten älteren Kindern und Jugendlichen eingesetzt werden kann. Komponenten der Reaktionsumkehr (können separat angewendet werden):

- Selbstwahrnehmungstraining (Selbstbeobachtung, Beschreibung der Tic-Reaktionen, Training der Reaktionserkennung, Training der Wahrnehmung früher Zeichen einer Tic-Reaktion und Training der Wahrnehmung situativer Einflüsse),
- Entspannungsverfahren (☞ 47),
- Training inkompatibler Reaktionen (habit reversal): motorische Gegenbewegung werden eingeübt, meistens in Form einer isometrische Anspannung der jeweiligen Muskel-Antagonisten über mehrere Minuten,
- Kontingenzmanagement und Generalisierungstraining.

Pharmakotherapie

Die Indikation richtet sich nach Schweregrad, Dauer und subjektiver Beeinträchtigung durch die Tics. Vorübergehende Tics werden üblicherweise nicht pharmakologisch behandelt. Eine kurative Behandlung ist nicht möglich.

Mittel der ersten Wahl: Tiaprid (Tiapridex):

- Spezifischer D2-Rezeptor-Blocker mit geringer neuroleptischer Wirkung und geringen und seltenen Nebenwirkungen (Sedierung, Gewichtszunahme, selten Prolaktinerhöhung, reversible Leukopenien, selten extrapyramidale NW), Wirkung nach 4 – 7 Tagen, gut handhabbar mit breitem Dosierungsspektrum.

- Dosierung: Initialdosis: 2–3 mal 50 mg/d, Steigerung auf 3 mal 100 mg/d, max. 800–1000 mg/d; Anpassung der Dosierung an Tic-Symptomatik, d.h. im Verlauf langsame Reduktions- und Absetzversuche,
- Kombinationen mit Pimozid (s.u.) möglich,
- Bei komorbider Aufmerksamkeitsstörung (ADHD; HKS) Kombination mit Methylphenidat möglich,
- Bei komorbiden Zwangsstörungen Kombination mit Clomipramin oder Fluvoxamin möglich.

Mittel der zweiten Wahl: Pimozid (Orap):
- D2- (z.T. auch D1-) Dopamin-Rezeptoren-Blocker, auch serotoninerge und noradrenerge Wirkung, lange HWZ > 55 h, weniger Nebenwirkungen (als z.B. Haldol): extrapyramidale NW, Sedierung, etc.; EKG-Veränderungen bis hin zu Reizüberleitungsstörungen in 10–25 % (EKG-Kontrollen notwendig!).
- Dosierung: 1 mal 1 mg/d, Steigerung um 1 mg alle 10 d auf max. 6–10 mg/d (ca. 0,2 mg/kg/d).

Medikamente der weiteren Wahl:
Amisulprid (off-Label-Verordnung, aber ähnlich rezeptorselektiv) oder Sulpirid
- Haloperidol (Haldol),
- Pipamperon (Dipiperon),
- Clonidin (Paracefan, Catapresan),
- Atypische Neuroleptika (Risperidon).

Stereotypien
- Diagnostik und Beratung,
- Verhaltenstherapie: aversive Maßnahmen meist erforderlich,
- Pharmakotherapie nur in Ausnahmefällen: Lithium, Carbamazepin, Neuroleptika.

42.10.8 Komplementäre Therapie
Arne Schmidt

Anthroposophische Therapie
Aus Sicht der anthroposophisch erweiterten Medizin (☞ 44.2) kann eine Schwächung der Lebenskräfte oder eine ggf. latente Störung des Schlaf-Wachrhythmus Tic-Störungen auslösen.

Zur Linderung der Symptomatik
- Cuprum aceticum/Zincum valerianicum aa: 1 mal tgl. abends 20 Tr.,
- Mygale comp.: morgens und mittags 20 Tr.,
- Agaricus D12 Dil.: morgens und mittags 10 Tr. in Wasser.

Zur Stärkung der Lebenskräfte
- Oxalis Salbe 10 %: Baucheinreibung abends oder Bäder mit 1 EL Oxalis-Essenz 20 %,
- Thuja occ. Rh D6 Dil.: 3 mal tgl. 20 Tr.,
- Stannum metallicum D6 Trit.: 3 mal tgl. 1 Msp.,
- Mercurius auratus D15: zur Förderung der inneren Beweglichkeit; ggf. als Trinkampulle, nicht länger als vier Wochen, da rasche Konstitutionswirkung!

Bei Schlafstörungen
Förderung des morgendlichen Aufwachens wie auch des abendlichen Einschlafens durch:
- Prunus amygdalus, Flos, oder Amygdalae amareae emuls. D6: morgens zusammen mit Saccharum tostum D3 bis D6, je ca. 10–15 Tr.;
- Hyoscyamus D12 und Primula Auro culta Rh D3: abends zum Einschlafen, je ca. 10–20 Tr. (getrennte Einnahme und Abstand zum Zähneputzen);
- Bei Verdauungsbeschwerden als Ursache des mangelnden Einschlafens: z.B. Cichorium Radix Rh D3 bzw. Cichorium Radix ethanol. Decoctum D3 oder Chamomilla Radix ethanol. Decoctum D3, je 10–15 Tr. in Wasser vor dem Essen;
- Bei hochgradiger Nervosität und Ängstlichkeit: Arsenicum album D30 Glob. (weitere Konstitutionsmerkmale sind Ehrgeiz, zwanghaftes Ordnungsbedürfnis, hohe Intelligenz).

Begleittherapie
Heileurythmie (☞ 44.2), Maltherapie und spezielle motorische Übungen (z.B. Schreiben mit der linken statt mit der rechten Hand bzw. mit den Füßen) zur Stärkung der motorischen Flexibilität können bei entsprechender Motivation des Patienten indiziert sein.

Phytotherapie
- Zur Phytotherapie der Ticstörungen finden sich einige wenige Literaturhinweise auf die Wirksamkeit einer – verbotenen! – Behandlung mit Cannabinoiden (Wirkstoff: Delta-9-Tetrahydrocannabinol): eine 6-wöchige randomisierte Doppelblindstudie brachte hier erhebliche Erfolge ohne nennenswerte Nebenwirkungen (Müller-Vahl 2003).
- Eine Behandlung mit Nikotin, z.B. als Pflaster, scheint die spezifische Wirkung von Neuroleptika erheblich zu verstärken (Übersicht in Sanberg et al., 1997).

> Bei Ticstörungen liegt meist kein psychodynamisch bearbeitbarer seelischer Konflikt vor!

EBM Zur komplementärmedizinischen Therapie bei Tics/Stereotypien liegen keine publizierten Studien der EBM-Grade 1 oder 2 sowie keine Konsensusempfehlungen vor. Allgemeine Bewertung der einzelnen Therapieverfahren ☞ 44.2.

42.10.9 Integrativer Stufenplan

Stufe	Klinik	Konventionelle Therapie (☞ 42.10.7)	Komplementäre Therapie (☞ 42.10.8)	EBM-Bewert. kompl. Therapie
1	Vorübergehende motorische Tics	Beratung und Psychoedukation		–
2	schwerer ausgeprägte oder vokale Tics mit sozialer Stigmatisierung	Selbstbeobachtung und Relaxation Tiaprid	Cuprum aceticum/Zincum valerianicum	5
			Regulation des Schlaf/Wach-Rhythmus (☞ 42.10.8)	5
			Heileurythmie	5
3	Chronische Ticstörung/ Tourette Syndrom	Tiaprid Pimozid Spezifische Verhaltenstherapie	Zur Förderung der inneren Beweglichkeit z. B. Mercurius auratus D15, parallel weiter Maßnahmen der Stufe 2	5
4	Bei ausgeprägten therapieresistenten Störungen	(Teil-)stationäre Therapie	zusätzlich weiter Maßnahmen der Stufen 2 und 3 möglich	Siehe Stufe 2 und 3

42.10.10 Prognose

- Günstige Prognose der vorübergehenden Tics, meist spontane Rückbildung.
- Bei chronischen Tics und Tourette-Syndrom ist eine vollständige Rückbildung nicht zu erwarten. In Ausnahmefällen sind Remissionen bis zur Pubertät möglich.
- Chronische, zum Teil lebenslange Verläufe sind möglich.
- Typisch sind Fluktuationen der Form, Häufigkeit und Intensität der Tics.

Literatur

1 Leckman, JF, Cohen, DJ: Tic disorders. In: Rutter, M., Taylor, E. (eds.): Child and Adolescent Psychiatry (4.edition). Oxford, Blackwell, 2002, pp. 593–611

2 Müller-Vahl, KR: Cannabinoids reduce symptoms of Tourette's syndrome. Expert Opin Pharmacother 4 (19), 1717–25, 2003

3 Sanberg, PR; Silver, AA; Shytle, RD; Philipp, MK; Cahill, DW; Fogelson, HM; McConville, BJ: Nicotine for the treatment of Tourette's syndrome. Pharmacol Ther 74 (19), 21–25, 1997

4 Steinhausen, H-C: Psychische Störungen bei Kindern und Jugendlichen (5. Auflage). München: Urban & Fischer, 2002

5 Müller-Vahl, KR: Cannabinoids reduce symptoms of Tourette's syndrome. Expert Opin Pharmacother 4 (19), 1717–1725, 2003

6 Sanberg, PR; Silver, AA; Shytle, RD; Philipp, MK; Cahill, DW; Fogelson, HM; McConville, BJ: Nicotine for the treatment of Tourette's syndrome. Pharmacol Ther 74 (19), 21–25, 1997

7 Rothenberger,A: Wenn Kinder Zics entwickeln, Gustav Fischer, Stuttgart, 1991

42.11 Anorexia nervosa

Arne Schmidt, Michael Meusers (Konventioneller und komplementärer Teil)

Anorexia nervosa ist durch einen suchtartigen, absichtlich herbeigeführten Gewichtsverlust charakterisiert (ICD-10). Das Körpergewicht liegt hierbei mindestens 15 % unter dem erwarteten Gewicht bzw. der body mass index (BMI = Gewicht/Körpergröße^2) ist deutlich erniedrigt: Bei Erwachsenen unter 17,5 bei Kindern kann ein BMI je nach Alter bis unter 14 noch normal sein (☞ Abb.22-1 und 22-2).

Das Gewicht wird durch Nahrungsverweigerung bzw. Hungern, übermäßige Bewegung, induziertes Erbrechen, zum Teil auch durch Hilfsmittel wie Laxanzien, Appetitzügler, Diuretika oder Schilddrüsenhormone hervorgerufen. Die Patienten haben dabei eine Körperschemastörung mit dem Gefühl, zu dick zu sein; dies kann wahnhafte Züge erreichen; der Wunsch, immer weiter abzunehmen, trägt suchtartige Züge. Bei Frauen kommt es zur Amenorrhö oder die Menarche wird nicht erreicht. Bei präpubertärer Anorexie ist eine generelle Entwicklungsverzögerung möglich.

42.11.1 Ätiologie

Fast alle Mädchen in oder um die Pubertät führen einmal eine Diät durch, oft angespornt durch Bemerkungen aus der peer-group oder von anderen Bezugspersonen. Etwa 1,5 % der Mädchen können diese Diät nicht mehr beenden. Dies ist verknüpft mit Anormalitäten im Leptinhaushalt: der Leptinspiegel ist bei einer akuten Anorexie stark vermindert, bei Gewichtszunahme kommt es zu einer überschießenden Leptinsynthese (Eckert et al., Haluzik et al., Stoving et al.). Erst Monate nach Erreichen des Normalgewichts normalisiert sich der Spiegel vollständig und damit auch die Körperschemastörung sowie das Bedürfnis zu hungern. Am wahrscheinlichsten sind hierfür genetische Ursachen verantwortlich.
In einer Vielzahl der Fälle handelt es sich um eher begabte Mädchen aus intakten Familien. Meist sind diese in ihrer Persönlichkeit leistungsbezogen und eher angepasst. Dennoch gibt es bislang keine klaren Belege dafür, dass die Erkrankung schichtspezifisch, etwa nur in der Mittel- oder Oberschicht auftritt. Bestimmte Familientypologien oder Familiendynamiken sind ebenfalls nicht ausschlaggebend. Es tritt auch nicht in allen Fällen ein Autonomiekonflikt oder etwa das Bedürfnis auf, nicht erwachsen werden zu wollen. Nur selten findet sich Anorexie in Komorbidität zusammen mit einer anderen psychischen Erkrankung oder einer (z. B. familiären) Konfliktsituation.

> Die Eltern/Bezugspersonen tragen in der Regel keinerlei Schuld an der Erkrankung.

42.11.2 Epidemiologie

Die Prävalenzrate liegt bei 0,13 auf 100 Mädchen und Frauen im Alter zwischen 15 und 20 Jahren. Die Erkrankung bricht meist im Alter von 14–19 Jahren aus. Erkrankungen vor der Pubertät oder nach der vierten Lebensdekade sind selten. Eine Zunahme der Erkrankungen in den letzten Jahren wird vermutet, ist aber nicht gesichert. Es sind wesentlich häufiger Mädchen und Frauen betroffen als Jungen bzw. Männer (Verhältnis m:w ca. 1:8 bis 1:40). Eine Bindung an bestimmte soziale Schichten, Religions- oder Kulturzugehörigkeiten besteht nicht. Anorexie kommt in allen industrialisierten Kulturen vor.

42.11.3 Einteilung

Anorexia nervosa
- Asketische, passive, restriktive Form (Gewichtsabnahme ausschließlich durch Nahrungsrestriktion);
- Aktive oder bulimische Form mit induziertem Erbrechen (☞ 42.12) oder z. B. Laxanzienabusus (Forschungskriterien der ICD-10).

Atypische Anorexia nervosa
Diagnose bei leichter Symptomausprägung oder wenn Kernsymptome fehlen (ICD-10).

42.11.4 Klinik und Leitsymptome

Leitsymptome nach der ICD-10
- Körpergewicht um mindestens 15 % unterhalb des erwarteten Gewichts oder unter BMI 17,5;
- Gewichtsverlust ist selbst herbeigeführt durch Vermeidung hoch- oder normalkalorischer Speisen und eine oder mehrere der folgenden Möglichkeiten:
  - Selbst induziertes Erbrechen,
  - Selbst induziertes Abführen,
  - Übertriebene körperliche Aktivitäten,
  - Gebrauch von Appetitzüglern und/oder Diuretika;
- Endokrine Störung auf der Hypothalamus-Hypophysen-Gonaden-Achse mit Amenorrhö bei Frauen und Libido- oder Potenzverlust bei Männern;
- Bei Beginn der Erkrankung vor der Pubertät sind weitere Entwicklungsschritte verzögert oder gehemmt (Wachstum, Geschlechtsmerkmale etc.).

Weitere Symptome
- Wahnhaft anmutendes Gefühl, auch bei starkem Untergewicht zu dick zu sein (Körperschemastörung);
- Depressive Symptome (oft konsekutiv infolge der Anorexie);
- Einengung des Denkens auf Essen und Gewichtsabnahme; umso stärker ausgeprägt, je niedriger das reale Gewicht ist;
- Evtl. Empathiestörung (Komorbidität mit autistoiden Störungen);

- Hypothermie, Neigung zu Akrozyanose, Ödeme, arterielle Hypotonie;
- Lanugo-Behaarung u.a.

Komplikationen
- Reversible Hirnatrophie (Pseudoatrophia cerebri);
- Panzytopenie;
- EKG-Veränderungen: Bradykardie, Überleitungsstörungen (cave: Thymoleptika);
- Irreversible Nierenschädigung;
- Pankreatitis;
- Osteoporose als Langzeitkomplikation;
- Depressive Verarbeitung und Suizid bei Chronifizierung.

42.11.5 Diagnostik

Basisdiagnostik
- **Anamnese:** typischerweise Beginn mit Diät, intakte Familie ohne Vorerkrankungen, dann chronifizierter Verlauf mit massiven Familienkonflikten um das Essen der Patienten; typische Leitsymptome, Körperschemastörung. Die Erkrankung wird von den Patienten selbst verschleiert und bagatellisiert, auch noch bei akuter Lebensgefahr. Exploration von Bezugspersonen ist unerlässlich (evtl. getrennt). In der Regel wird von den Patienten kein, von den Eltern ein massiver Leidensdruck angegeben. Die Leitlinien der Dt. Fachgesellschaften empfehlen die Erhebung einer störungsspezifischen Entwicklungsgeschichte mit Frage nach frühkindlichen Fütter- und Gedeihstörungen, Trennungsangst, sozialer Überempfindlichkeit, spezifischen Ängsten, Zwangs- oder depressiven Symptomen;
- **Körperlicher Befund:** Gewicht, BMI, Perzentile; Zyanose, Ödeme, Blutdruck, Puls, neurologische und internistische Untersuchung;
- **Psychopathologischer Befund.**

Spezielle Diagnostik
- EKG wegen Frage Überleitungsstörungen, bei Elektrolytverschiebungen, v.a. bei ausgeprägter Bradykardie (cave Hypokaliämie!). Überleitungsstörungen sind u.U. nicht klinisch auffällig, sollten dennoch ausgeschlossen werden.
- Labor: Blutbild, Elektrolyte, Transaminasen, GGT, Kreatinin, Harnstoff, Harnsäure, Cholesterin, Triglyzeride; Gesamteiweiß, evtl. T_3, fT_4, TSH.
- Bei gezielten endokrinologischen Fragestellungen Hormonstatus, z.B. somatotropes Hormon (STH), Gonadotropine (LH, FSH), Östradiol, Steroidhormone – jedoch sind diese Hormone i.d.R. sekundär durch die Anorexie erniedrigt und normalisieren sich im Rahmen einer suffizienten Anorexiebehandlung, so dass diese an erster Stelle steht.
- EEG, ggf. kraniales MRT bei neurologischen Auffälligkeiten insbesondere bei Hinweisen auf einen Hirntumor.
- Falls notwendig Diagnosensicherung durch standardisierte Fragebögen (z.B. eating attitudes test, eating disorder inventory);
- Ggf. weitere psychologische Testung (Intelligenztest, Persönlichkeitstests);

42.11.6 Differenzialdiagnosen

Symptom	Differenzialdiagnose
Auffälliger internistischer und/oder neurologischer Befund	z.B. Hirntumor, Malignom, Hyperparathyreoidismus, Diabetes mellitus, Addison-Krankheit, Erkrankungen mit gastrointestinaler Malabsorption
Inhaltliche oder formale Denkstörungen	Starvationsbedingt? Kreisen ausschließlich um Essen, Nahrungsvermeidung, Kalorien? → Diagnose bestätigt
	Wahnhaft, z.B. Angst vor Vergiftung? → Essstörung bei paranoider Psychose
	Kein Anzeichen für inhaltliche oder formale Denkstörungen → Andere Erkrankung, Bulimie oder atypische Anorexie
Angst vor bestimmten oder verdorbenen Lebensmitteln	Essstörung infolge einer Angststörung, Phobie Wahnhaft, z.B. Angst vor Vergiftung? → paranoide Psychose
Zwangssymptome	Essstörung infolge einer Zwangserkrankung
Heißhungerattacken	Vorhanden → Bulimia nervosa; nicht vorhanden → Anorexia nervosa

42.11.7 Konventionelle Therapie

Es sollte eine multimodale Behandlung mit medizinischer, psychotherapeutischer, soziotherapeutischer und ggf. künstlerisch-übender Therapie unter Regie eines Kinder- und Jugendpsychiaters durchgeführt werden. Der Übergang von „konventioneller" zu „komplementärer" Behandlung kann dabei sehr fließend sein.

Psychotherapeutische Interventionen

In der Behandlung sind psychotherapeutische Interventionen unter Einbezug der Eltern **Mittel der ersten Wahl.** Voraussetzung für eine psychotherapeutische Behandlung ist der Auftrag der Familie hierzu und der Aufbau einer tragfähigen Behandlungsbeziehung.

Die Patienten sind oft viel weniger absprachefähig, als sie wirken. Sie neigen erheblich zur Dissimulation. Es besteht die Gefahr, dass ihre Compliance deutlich überschätzt wird. Gleichzeitig ist Anorexie eine prinzipiell lebensbedrohliche Erkrankung.

Wichtige Grundprinzipien der Behandlung:

- **Anstreben von Normalgewicht:** Es muss auch gegen den Willen der Patient für Normalgewicht (BMI um 20!) gesorgt und entsprechende Nahrungsaufnahme durchgesetzt werden, damit die durch Leptinmangel induzierte Fehlregulation durchbrochen wird. Dies gelingt nur mit Durchsetzungswillen von Bezugspersonen. Es genügt keinesfalls, an die Einsichtsfähigkeit der Patienten zu appellieren. Es sollte eine Gewichtszunahme von 300–500 g (nicht über 1000 g) pro Woche angestrebt **und mit der Familie verbindlich vereinbart** werden. Eine stärkere Gewichtszunahme ist eher ungünstig. Die Gewichtskontrollen sollten unregelmäßig und ohne vorherige Ankündigung stattfinden (Gefahr der Manipulation!).
- **Längerfristige Behandlung:** Das Zielgewicht muss mindestens sechs Monate bestehen, bis die Restsymptome verschwinden. Eine langfristige ambulante Begleitung ist zur Rezidivvermeidung notwendig. Ein Unterschreiten des Normalgewichts (auch durch schwere Gastroenteritis) kann einen Rückfall in den Fehlregulations-Kreislauf bedeuten.
- **Gemeinsam gegen die Anorexie:** Es ist hilfreich, die Magersucht als negative Gestalt zu externalisieren, z. B. als „Geist aus der Flasche", der nicht mehr zu kontrollieren ist und gegen den der gesunde Anteil der Patientin verloren hat. Ziel dabei ist, alle im Kampf gegen die Anorexie zu verbünden und nicht die Patientin mit ihrer Erkrankung gleich zu setzen.
- **Bezugspersonen:** Die engsten Bezugspersonen (Eltern!) sind am besten geeignet, normales Essverhalten durchzusetzen. Wenn dies den Eltern nicht gelingt und von Fremden übernommen werden muss, führt dies zwar in der Klinik evtl. zu einer Gewichtszunahme, die dann aber im häuslichen Umfeld nicht anhält. Alternativ versuchen die Patienten alles, um ihre Eltern zum Abbruch der Behandlung zu bewegen. Daher ist es sinnvoll, die Eltern wertschätzend in ihrer Kompetenz im Umgang mit der Patientin zu stärken. Hierbei müssen die Eltern Einigkeit gegenüber dem Kind verkörpern und zeigen. Sie sollten sich bei fehlender Mitarbeit des Kindes gegenseitig trösten und sich in ihrer Partnerbeziehung auf keinen Fall spalten und auseinander dividieren lassen. Induktion von Schuldgefühlen (z. B. durch unbeauftragte Suche nach unbekannten oder unbewussten Pathologien) ist kontraindiziert, da es Familien handlungsunfähig macht.
- Bei ausgeprägter Nahrungsverweigerung wird den Eltern angeboten, in ihrem Beisein ihrer Tochter eine Magensonde zu legen. Den Eltern wird anschließend beigebracht, Nahrung per Magensonde zuzuführen. Wenn es den Eltern damit gelingt, eine Normalisierung des Essverhaltens zu erreichen, hält dieser Effekt auch zu Hause an.
- Ambulante Behandlung: Sofern die Eltern wieder in die Lage gebracht werden, die Kontrolle über das Essverhalten des Patienten zu übernehmen, gelingt oft eine ausschließlich ambulante Behandlung.
- Selbstverständlich können im weiteren Verlauf (Gewichtszunahme ist Voraussetzung!) auch geäußerte Konflikte des Patienten (z. B. Fragen der Autonomie, seelische Traumata) oder ihrer Familien bearbeitet werden (eine Psychotherapie ohne entsprechenden Auftrag ist in der Regel nicht indiziert). In Sonderfällen, z. B. wenn durch Patienten Traumatisierungen, Misshandlungen oder ähnliches offenbart werden, kann im Auftrag der Patientin ein rasches Eingreifen erforderlich sein.

Stationäre Behandlung

Nach den Leitlinien der Deutschen Fachgesellschaften sind **medizinische Kriterien** für eine stationäre Behandlung:

- Kritisches Untergewicht oder Gewichtsverlust,
- Somatische Komplikationen,
- Suizidgefahr und
- Komorbidität mit schwerwiegenderen anderen psychiatrischen Erkrankungen.

Psychosoziale Indikationen bestehen insbesondere bei festgefahrenen familiären Interaktionen, sozialer Isolation oder nach dem Scheitern ambulanter Behandlung.

Auch in der stationären Behandlung wird eine intensive Mitarbeit der Eltern bzw. Bezugspersonen erwartet und die Durchsetzung der elementaren Essverhaltensregeln ist unerlässlich. Ohne die Mitarbeit der Bezugspersonen

verschlechtert sich die Prognose erfahrungsgemäß drastisch. In stationärer Behandlung sollte die Beschulung (Schule für Kranke) sichergestellt werden.
Katamnestisch berichten viele Patienten, dass sie die Strenge, Durchsetzung von Essen und die entsprechenden Grenzsetzungen retrospektiv wesentlich leichter durch ihre Eltern als durch fremdes professionelles Personal ertragen haben.
Die Herausnahme aus der Familie ist heute nur noch in den seltenen Fällen sinnvoll, wenn Eltern die Therapienotwendigkeit trotz weiterer Gewichtsabnahme in den bedrohlichen Bereich nicht einsehen können und damit das Leben ihrer Kinder gefährden.

Medikamentöse Therapie

> Eine allein medikamentöse Behandlung ist niemals ausreichend!

- **Antidepressiva:** Nur in Ausnahmefällen indiziert; empfohlen wird z.B. Mirtazapin (15–30 mg/d), da nicht appetithemmend. Es können aber auch Serotonin-Reuptake-Hemmer (SSRI), z.B. Fluoxetin (10–20 mg/d) oder bei ausgeprägten Zwängen Clomipramin (1mg/kgKG/d) verordnet werden (cave: EKG-Veränderungen!). Depressionen sistieren jedoch oft unter Gewichtszunahme.
- **Elektrolyte:** Ggf. müssen vorübergehend Elektrolyte substituiert werden. Es gelten die üblichen Regeln der Intensivtherapie.
- **Hormone:** Die Notwendigkeit einer hormonellen Substitution ist nicht belegt.
- **Osteoporose:** Vitamin D, Biphosphonate, Kalzium 1 200 mg/d (Leitlinien der Dt. Fachgesellschaften).

42.11.8 Komplementäre Therapie

Eine komplementäre Therapie kann in den oben genannten multimodalen kinder- bzw. jugendpsychiatrischen Behandlungsansatz integriert werden, ist aber dann ein zusätzlicher Behandlungsbaustein. Je nach Indikation sind z.B. folgende künstlerisch-übende Verfahren sinnvoll:

- Malen: eher mit Aquarell, nicht zu stark zeichnend, auch wenn die Jugendlichen hier oft besondere Vorlieben haben; im Sinne einer Anregung von Gestaltkräften sind künstlerische Erfahrungen wichtig, die über das reine Ausagieren von magersuchttypischen Konflikten gehen (Bisseger et al. 1998).
- Heileurythmie (☞ 44.2),
- Reittherapie,
- Musiktherapie (im Einzelfall).

Diese Therapien können im Rahmen eines Stufenplans von der Gewichtszunahme abhängig gemacht werden – entweder um der verminderten körperlichen Belastbarkeit Rechnung zu tragen oder auch als sog. verhaltenstherapeutisches „Belohnungsprogramm". Wenn sie zum Kalorienverbrauch (Gewichtsreduktion) eingesetzt werden, sind sie nicht indiziert.

Medikamentöse Therapie

> Die Arbeit mit Medikamenten im Rahmen einer multimodalen Therapie erfordert ein sorgfältiges Abwägen. Vorrangig ist die Mitarbeit der Familie und letztlich der Patientin. Medikamente (auch komplementäre) sollten diesen aktiven Therapieprozess unterstützen und nicht zu der Anschauung führen, dass die Erkrankung sonst nicht beeinflussbar sei. Bei Familien, die sich diesem Weg nicht stellen können oder wollen, können sie kontraindiziert sein.

Anthroposophische Medizin

Eine ergänzende Medikamentenbehandlung richtet sich nach konstitutionellen Merkmalen, die über reine Erkrankungssymptome hinausgehen. Grundlage der anthroposophischen Behandlung ist die anthroposophische Menschen- und Naturerkenntnis (☞ 44.2). Die Behandlung kann spezielle Konstitutionsgesichtspunkte und deren Diagnostik mit einschließen.
Bei der Anorexie handelt es sich um ein Überwiegen von physischen und seelischen Formkräften (Abbau) zu Lasten von stoffwechselaktiven Aufbaukräften. Gemäß der anthroposophischen Medizin sind hierbei insbesondere das Verhältnis zum Licht- und Wärmeäther gestört. Anthroposophische Medikamente zur Behandlungsunterstützung können z.B. sein:

- **Ovaria comp. Glob.:** 3 mal tgl. 5 Globuli;
- **Hepar sulfuris D4** (1–2 mal tgl.1 Msp.) oder **Argentit D6** (1–2 mal tgl. 1 Msp., kann Entzündungen auslösen), um im Stoffwechsel zu einer Anregung zu gelangen; evtl. auch Behandlungsversuch mit Mistelpräparaten;
- **Magnesium phosphoricum D6:** morgens und ggf. mittags 1 Msp.;
- **Gentiana** in niedriger Potenz;
- **Oxalis 10 % Salbe** zur Baucheinreibung abends, durch Pat. selbst und **Formica D3** (tgl. 1 Amp. oder

3 mal tgl. 10–20 Tr. als Dil.), beide Medikamente im wöchentlichen Wechsel;
- Rhythmische Einreibungen nach M. Hauschka (☞ 45.2), wenn von Patientin toleriert;
- Depressionsbehandlung, z.B. mit Hepatodoron (am Abend 3–4 Tbl. zerkauen), Achillea-Leberwickel (täglich oder 3 mal wöchentlich), Hepar-Magnesium D4 (morgens und mittags 20 Tr.), Taraxacum Stanno cultum Rh D3 (3 mal tgl. 20 Tr. vor dem Essen), Aurum met. präp. D15 (1–2 mal tgl. 1 Msp.).

Weitere Medikamente richten sich nach individuellen Merkmalen.

EBM Zur komplementärmedizinischen Therapie bei Anorexia nervosa liegen keine publizierten Studien der EBM-Grade 1 oder 2 sowie keine Konsensusempfehlungen vor. Allgemeine Bewertung der einzelnen Therapieverfahren ☞ 44.2, 44.4, 45.2, 46.3.

42.11.9 Integrativer Stufenplan

Komplementäre Maßnahmen können bei entsprechender Erfahrung parallel zur konventionellen Therapie angewandt werden (EBM gesicherte Daten zur Unbedenklichkeit und Wirksamkeit liegen nicht vor).

42.11.10 Prognose

Die Mortalität liegt zwischen 5 und 10 %, eine erhebliche Anzahl von Patienten suizidiert sich nach einigen Jahren Erkrankungsdauer. Von einem guten Behandlungserfolg wird gesprochen, wenn das Gewicht nicht mehr als 15 % unter dem Idealgewicht liegt und die Menstruation regelmäßig ist. Dies wird von 60 % der Patienten erreicht. Eine Heilung, in der auch das gestörte Essverhalten sistiert, ist bei 30–50 % der Patienten möglich. Die Prognose ist bei intensiver Mitarbeit der Familie günstiger. Eher günstig sind früher Beginn, kurzer Verlauf, hoher Sozialstatus, konfliktarmes Beziehungsniveau. Ungünstig sind unstete Gewichtszunahme, bulimische Symptome, zu schnelle Gewichtszunahme, langer Verlauf und prämorbide Auffälligkeiten.

Literatur

1 Deutsche Gesellschaft für Kinder- und Jugendpsychiatrie und Psychotherapie, Bundesarbeitsgemeinschaft leitender Klinikärzte für Kinder- und Jugendpsychiatrie und Psychotherapie, Berufsverband der Ärzte für Kinder- und Jugendpsychiatrie (Hrg.): Leitlinien zu Diagnostik und Therapie von psychischen Störungen im Säuglings- Kindes- und Jugendalter. Köln: Deutscher Ärzte-Verlag, 2000.

2 Bissegger, M.; Bräuner-Gülow, G.; Brongs, S.; Klitzke-Pettener, S; Reinhold, S.; Ruckgaber K.H.; Schäfer, M.; Weik, J.: Die Behandlung von Magersucht. Ein integrativer Therapieansatz. Stuttgart: Freies Geistesleben, 1998.

3 Eckert, E.D., Pomeroy, C., Raymond, N. et al.: Leptin in anorexia nervosa. J. Clin. Endocrinol. Metab. 83 (3), 791–795, 1998.

4 Hagenah, U., Blume, V., Flacke-Redanz, M., Herpetz- Dahlmann B.: Psychoedukation als Gruppenangebot für Eltern essgestörter Jugendlicher. Zeitschrift für Kinder- und Jugendpsychiatrie und -psychotherapie, 31 (1), 51–58, 2003.

5 Haluzik, M.; Papezova, M.; Nedvidkova, J.; Kabrt J.: Serum leptin levels in patients with anorexia nervosa before and after partial refeeding, relationships to serum lipids and biochemical nutritional parameters. Physiological Research, 48 (3), 197–202, 1999

6 Hebebrand, J. et al.: Altersperzentilen für den Body-Mass-Index aus Daten der Nationalen Verzehrstudie einschließlich einer Übersicht zu relevanten Einflussfaktoren. Akt. Ernährungsmedizin 19, 259–265, 1994

7 Lay, B., Schmidt, M.H.: Rückfälle im Krankheitsverlauf der Anorexia nervosa. Zeitschrift für Kinder- und Jugendpsychiatrie und -psychotherapie, 27 (3), 207–219, 1999.

8 Stoving, R.K., Vinten, J., Handberg, A., et al.: Diurnal variation of the serum leptin concentration in patients with anorexia nervosa. Clin. Endocrinol (Oxf) 48 (6), 761–768, 1998.

9 Wewetzer, Ch., Mauer-Mucke, K.; Ballauff, A., Remschmidt, H., Hebebrand, J.: Mögliche pathophysiologische, diagnostische und therapeutische Implikationen neuer Befunde zur Leptinsekretion im Rahmen der Anorexia nervosa. Zeitschrift für Kinder- und Jugendpsychiatrie 26, 244–252, 1998.

42.12 Bulimie

Arne Schmidt, Michael Meusers (Konventioneller und komplementärer Teil)

Bulimie (Essbrechsucht) „ist durch wiederholte Anfälle von Heißhunger (Essattacken) und eine übertriebene Beschäftigung mit der Kontrolle des Körpergewichts charakterisiert" (ICD-10).

42.12.1 Ätiologie

Im Gegensatz zur Anorexia nervosa (☞ 42.11) ist ein wahrscheinlich genetisch bedingter Defekt im Fett- und Hormonhaushalt (u.a. Leptine) bei der Bulimie bislang **nicht** nachgewiesen worden. Die Ätiologie ist multifaktoriell (☞ Abb. 42.12-1). Nur bei einem Teil

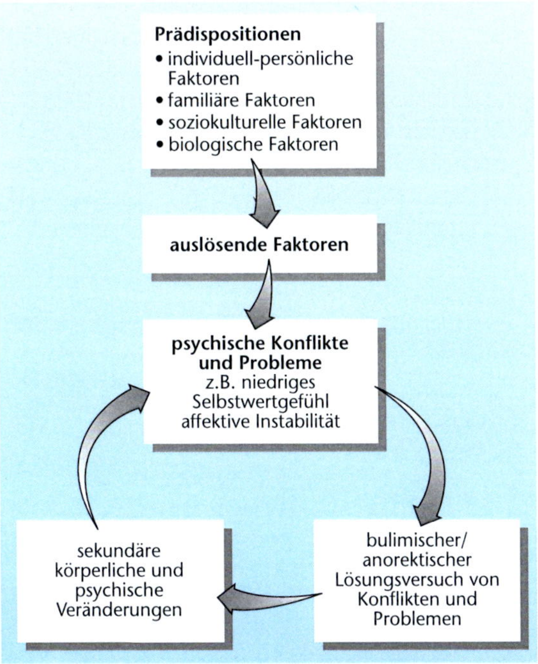

Abb. 42.12-1: Ätiologisches Modell der Bulimia nervosa

der Patienten entsteht die Erkrankung aus einer primären Anorexie heraus. Bei einem weiteren Teil liegt eine andere psychiatrische Erkrankung (z. B. emotional instabile Persönlichkeit, chronisch depressive Erkrankungen, gelerntes Suchtverhalten, posttraumatische Belastungsstörung nach früher Deprivation, Misshandlung oder Missbrauch) zugrunde. Einige Patienten entwickeln eine Bulimie aus vermindertem Selbstwertgefühl und problematischer Biographie, ohne die Kriterien einer anderen psychischen Erkrankung zu erfüllen. Familiäre Risikofaktoren bestehen in Essstörungen, Alkoholismus, affektiven Störungen in der Familie. Bezüglich der Ätiologie besteht noch Forschungsbedarf.

42.12.2 Epidemiologie

Die Angaben zur Prävalenz schwanken zwischen 0,7 und 8 %. Real dürfte sie um 1 % liegen, in Risikogruppen (☞ 42.12.1) jedoch bis zu 20 %. Essattacken ohne Erbrechen werden von bis zu 50 % der normalgewichtigen Frauen angegeben! 1985 lag der Anteil der Jungen bei etwa 5 %. Das Manifestationsmaximum liegt bei 18–25 Jahren und damit in einem etwas höheren Alter als bei der Anorexie (☞ 42.11).

42.12.3 Einteilung

Die ICD-10 grenzt die Bulimia nervosa (☞ 50.2) von einer atypischen Form (☞ 50.3) ab, in der ein oder mehrere Kernmerkmale fehlen, das klinische Bild aber sonst typisch ist. Klinisch kann eine Form mit Anorexiesymptomen und Untergewicht (Bulimarexie) abgegrenzt werden. Die Leitlinien der Fachgesellschaften unterscheiden daher das aktuell gleichzeitige Vorliegen einer Anorexie und einer Bulimie und zusätzlich, ob anamnestisch eine Anorexie bestand. Eine Bulimie kann nur bei Vorliegen von Ess- oder Heißhungerattacken diagnostiziert werden. Ihre Anzahl bestimmt auch den Schweregrad (Leitlinien). Komorbide Depression besteht bei 25 %, Angststörungen bei 15 % der Erkrankten.

42.12.4 Klinik und Leitsymptome

Symptomatik

Auszug aus den Kriterien der ICD-10:

- „Eine **andauernde Beschäftigung mit Essen,** eine unwiderstehliche Gier nach Nahrungsmitteln; die Patienten erliegen Attacken, bei denen große Mengen Nahrung in sehr kurzer Zeit konsumiert werden.
- Die Patienten versuchen, dem dick machenden Effekt der Nahrung durch verschiedene Verhaltensweisen entgegen zu steuern: selbst induziertes Erbrechen, Missbrauch von Abführmitteln, zeitweilige Hungerperioden, Gebrauch von Appetitzüglern, Schilddrüsenpräparaten oder Diuretika. Wenn die Bulimie bei Diabetikerinnen auftritt, kann es zu einer Vernachlässigung der Insulinbehandlung kommen."

Zusätzlich wird auf die aktuelle oder anamnestische Verknüpfung von Anorexie und Bulimie hingewiesen.
Die Leitlinien de Fachgesellschaften führen zudem eine mögliche **Körperschemastörung** auf (Patient hält sich trotz Normal- oder Untergewicht für zu dick), außerdem können bei einem Teil der Patienten zusätzliche Störungen der Impulskontrolle auftreten, z. B. Ladendiebstähle (in der Mehrzahl von Nahrungsmitteln), unkontrolliertes Geldausgeben, selbst verletzendes Verhalten und Alkohol-, Tabletten- oder Drogenabusus.

Komplikationen

- Zahnschmelzerosionen,
- Chronische Parotisveränderungen (Sialadenose),
- Ösophagitis,
- Ösophagusruptur,
- Elektrolytentgleisungen,

- Nephropathien,
- Fremdkörper im Ösophagus/Magen,
- Pseudo-Bartter-Syndrom (sekundärer Hyperaldosteronismus),
- Myopathie als Folge eines Ipecacuanha-Missbrauchs,
- Hypertrophe Osteoarthropathie als Folge eines langjährigen Laxanzienabusus,
- Sozialer Abstieg durch Isolation,
- Beschaffungskriminalität (enorme Nahrungsmittelmengen!).

42.12.5 Diagnostik

Psychisch/anamnestisch

- Exploration von Patient und Familie, ggf. Einzelexploration des Patienten (Erkrankung ist schambesetzt, daher Neigung zur Dissimulation!); störungsspezifisch erfragen: Beginn der Störung, Anorexie in der Vorgeschichte oder aktuell, Häufigkeit der Essattacken, Essmenge, Auslöser, Erbrechen etc.;
- Anamnese: Frage nach spezifischen familiären Belastungen sowie nach Komorbidität: Störungen der Impulskontrolle (selbst verletzendes Verhalten), sozialer Überempfindlichkeit, Trennungsängsten, Depressionen, emotionaler Instabilität (Pflege und Aufrechterhalten von Beziehungen!), Zwangsstörungen aktuell oder in der Vorgeschichte; nach Zustandekommen einer tragfähigen therapeutischen Beziehung ggf. vorsichtiges Thematisieren möglicher traumatischer Erfahrungen;
- Diagnostisches Familieninterview;
- Evtl. Strukturiertes Inventar für Anorektische und Bulimische Essstörungen (SIAB) als standardisiertes Interview oder Fragebogen: z. B. Körperwahrnehmung KW, oder Einstellung zum Essen EAT;
- Ggf. Screeningfragebögen zum Erfassen weiterer psychischer Störungen;
- Ggf. Intelligenztestung;
- Ggf. Persönlichkeitstests: z. B. Borderline-Persönlichkeitsinventar (BPI), High School Personality Questionnaire (HSPQ); Persönlichkeitsfragebpgen für Kinder (PFK 9–14), Hamburger Neurotizismus- und Extraversionsskala (HANES);
- Ggf. Depressionsdiagnostik: z. B. Depressions-Inventar für Kinder und Jugendliche (DIKJ).

Somatisch

- Eingehende körperliche Untersuchung einschließlich Zahnstatus wegen Schmelzerosionen durch Erbrechen, fast immer Parotishypertrophie! Beachten von Refluxschäden im Ösophagus, Trommelschlegelfingern; Bestimmung des body mass index (BMI);
- Labor: Blutbild und Differentialblutbild, Elektrolyte (Hyponatriämie, hypochlorämische hypokaliämische metabolische Alkalose durch Erbrechen, Mangel an Kalzium, Phosphat, Magnesium); Gesamteiweiß, Harnstoff, Kreatinin, Transaminasen, Blutzucker; evtl. auch T_3, fT_4, TSH, Hormonstatus, Amylase, Lipase;
- EKG (bei Bradykardie, Rhythmusstörungen, immer vor geplanter Psychopharmaka-Therapie);
- Bei neurologischen Auffälligkeiten EEG, ggf. MRT des Schädels.

42.12.6 Differenzialdiagnosen

- Somatische Störungen des oberen Gastrointestinaltrakts (Motorik, Reflux, Lumen-Einengung, Tumor; psychische Symptome fehlen, vgl. ICD-10);
- Neurologische Erkrankungen;
- Psychische Störungen, die als Differenzialdiagnosen (anstelle Bulimie) oder komorbid (zusätzlich) auftreten können:
  - Depressive Episoden, chronische depressive Erkrankung, schizoaffektive Psychosen;
  - Angststörungen;
  - Störungen des Sozialverhaltens;
  - Persönlichkeitsstörungen (emotional instabile Persönlichkeit);
  - Anpassungsstörungen, Posttraumatische Belastungsstörungen;
  - Störungen der Impulskontrolle (z. B. mit selbst verletzendem Verhalten);
  - Substanzmissbrauch.

42.12.7 Konventionelle Therapie

Behandlung

Die Behandlung erfordert Erfahrung in Kinder- und Jugendlichenpsychotherapie bzw. Kinder- und Jugendpsychiatrie. Sie ist in der Regel multimodal mit psychotherapeutischem Schwerpunkt; die Familie muss engmaschig einbezogen werden.

Wegen des Suchtcharakters der Bulimie muss das pathologische Verhalten zunächst unterbunden werden. Ähnlich wie bei anderen Suchterkrankungen gelingt dies nicht nur über Einsicht der Patienten. Es handelt sich

um erlerntes Verhalten, das durch Wiederholung stabilisiert wird und das auch nach der Therapie prinzipiell noch zur Verfügung steht.
Motivierte Patienten beauftragen Bezugspersonen selbst mit der Kontrolle, z. B. Verabreichung einer definierten Nahrungsmenge, Induktion von Gewichtszunahme, Ruhezeiten ca. 30 – 45 Minuten nach der Mahlzeit am Tisch ohne Toilettengang, ggf. Kontrolle von Toilettengängen. Auch bei fehlender Einsicht der Patienten muss das Verhalten durch Bezugspersonen unterbunden werden. Vor allem, wenn die Symptomatik im Rahmen einer Anorexie entstanden ist, richtet sich die Therapie nach den Grundsätzen der Anorexiebehandlung (☞ 42.11), jedoch kommt die Kontrolle des Erbrechens hinzu; ggf. können verhaltenstherapeutische Elemente (z. B. Entzug von Privilegien bei Erbrechen etc.) angewandt werden.
Sofern die Bulimie Symptom einer anderen psychiatrischen Grundkrankheit ist, ist oft (nicht immer!) vorrangig deren Behandlung notwendig, z. B.:

- Behandlung einer posttraumatischen Belastungsstörung, z. B. durch spezifische Traumatherapie ggf. mit EMDR (Eye Movement, Desensitization and Reprocessing) nach Shapiro als einem Baustein;
- Bearbeitung von sozialer Kompetenz, Beziehungsfähigkeit etc. bei Persönlichkeitsstörungen, evtl. Vorgehen entsprechend der Dialektisch-Behavioralen Therapie nach Linehan;
- Bearbeiten und ggf. Eingrenzen von selbst verletzendem Verhalten (dies geschieht oft zur Entlastung bei seelischem Druck und bedeutet bei oberflächlichen Hautverletzungen oft keine Suizidalität);
- Bei akuter Suizidalität mit der Einweisung in geschlossene Kinder- und jugendpsychiatrische Abteilung nicht zögern! Zwingend: Eltern müssen nicht nur Einverständnis erklären, sondern ggf. zusätzlich Unterbringungsgenehmigung nach § 1631 BGB beim zuständigen Familiengericht beantragen;
- Evtl. **in gemeinsamer Absprache mit allen Beteiligten** Herauslösung aus dem bisherigen Lebensumfeld (Hilfeplangespräch mit Trägern der Jugendhilfe etc.);
- In stationärer Behandlung sollte die Beschulung (Schule für Kranke) sichergestellt werden.

Diese Aufzählung kann hier nicht vollständig sein. In der Regel ist in solchen Fällen eine stationäre jugendpsychiatrische Behandlung erforderlich.

42.12.8 Komplementäre Therapie

Im Rahmen einer multimodalen Behandlung können je nach Indikation folgende künstlerisch-übende Therapieverfahren durchgeführt werden:

- Heileurythmie (☞ 44.2),
- Motopädie (Bewegungstherapie),
- Malen, Plastizieren, Bildhauerei,
- Reittherapie,
- Musiktherapie.

Bei annährendem Normalgewicht, ausreichender Nahrungszufuhr und Motivation der Patienten Arbeitstherapie (z. B. Landwirtschaft bzw. Berufsorientierung).

Medikamentöse Therapie

> Die Arbeit mit Medikamenten im Rahmen einer multimodalen Therapie erfordert ein sorgfältiges Abwägen. Wenn Medikamente (auch komplementäre) eher die Anschauung unterstützen, es handele sich um eine Erkrankung, die sonst nicht beeinflussbar sei oder deren Therapie keine Mitarbeit erfordere, sind sie gelegentlich kontraindiziert! Oft ist der Behandlungsbeginn erst sinnvoll nach Einstieg in die psychotherapeutische Arbeit.

Die Behandlung kann spezielle Konstitutionsgesichtspunkte und deren Diagnostik mit einschließen:

- Baucheinreibung mit **Oxalis 10 % Salbe** (wenn toleriert und geeignete Bezugsperson vorhanden, oder Patient selber machen lassen) im wöchentlichen Wechsel mit **Formica D3** (1 mal tgl. s.c. oder 3 mal tgl. 10 – 20 Tr. oral) als Eingangstherapie;
- **Stibium met. präp. D6** (3 mal tgl. 1 Msp.) um seelische Formungsprozesse anzuregen oder Suchtbehandlung mit **Minium D6** (1 – 3 mal tgl. 1 Msp.);
- Unterstützende Behandlung von Traumatisierungen mit **Argentum met. präp. D6** (1 mal tgl. abends 1 Msp.), **Oxalis 10 % Salbe** (1 mal tgl. abends als Baucheinreibung, wenn toleriert), **ggf. Arnica 30 % Gel** (1 mal tgl. morgens in den Nacken);
- Depressionsbehandlung, z. B. mit Hepatodoron (1 mal tgl. abends 4 Tbl. zerkauen lassen), Achillea-Leberwickel (3 – 7 mal wöchentlich), Hepar-Magnesium D4 (morgens und mittags 10 Tr.), Taraxacum Stanno cultum Rh D3 (3 mal tgl. 20 Tr. vor dem Essen, getrennt von alkoholischen Auszügen), Aurum met. präp. D15 (1 – 3 mal tgl. 1 Msp.);
- Rhythmische Einreibungen nach M. Hauschka (☞ 45.2), wenn von Patientin toleriert, vor allem Ein-

reibungen der Milzgegend (1 – 7 mal wöchentlich) mit Cuprum met. praep. Salbe 0,4 % bzw. Cuprum met. praep. D5 Salbe oder Plumbum metallicum 0,1 – 0,4 % bzw. Plumbum metallicum praeparatum D5 Salbe.

Weitere Medikamente richten sich nach individuellen Merkmalen.

EBM Zur komplementärmedizinischen Therapie bei Bulimie liegen keine publizierten Studien der EBM-Grade 1 oder 2 sowie keine Konsensusempfehlungen vor. Allgemeine Bewertung der einzelnen Therapieverfahren ☞ 44.2, 45.1, 45.2, 46.1.

42.12.9 Integrativer Stufenplan

Komplementäre Maßnahmen können bei entsprechender Erfahrung parallel zur konventionellen Therapie angewandt werden (EBM gesicherte Daten zur Unbedenklichkeit und Wirksamkeit liegen nicht vor).

42.12.10 Prognose

- Chronifizierung bei 26 % (unbehandelt deutlich höher). Besserung des Essverhaltens in 30 – 90 % der Fälle (in den Studien auch abhängig von der Strenge der Kriterien). Laut Steinhausen 2002 bei 26 % Besserung und 47,5 % Heilung;
- Prognostisch günstig: früher Beginn, histrionische Persönlichkeitsanteile, konfliktarmes Beziehungsniveau, kurzer Krankheitsverlauf, hoher Sozialstatus;
- Ungünstig: begleitender Drogenabusus, Borderline-Persönlichkeitsstörungen, große Gewichtsschwankungen, Anorexie in der Vorgeschichte, soziale Isolation;
- Krankheitsunterhaltende Faktoren: affektmodulierender Effekt der Essattacken und des Erbrechens, effektive Kontrolle des Körpergewichts, soziale Isolation, Depression.

Literatur

1 Bissegger, M.; Bräuner-Gülow, G.; Brongs, S.; Klitzke-Pettener, S; Reinhold, S.; Ruckgaber K.H.; Schäfer, M.; Weik, J.: Die Behandlung von Magersucht. Ein integrativer Therapieansatz. Stuttgart: Freies Geistesleben, 1998

2 Deutsche Gesellschaft für Kinder- und Jugendpsychiatrie und Psychotherapie, Bundesarbeitsgemeinschaft leitender Klinikärzte für Kinder- und Jugendpsychiatrie und Psychotherapie, Berufsverband der Ärzte für Kinder- und Jugendpsychiatrie (Hrg.): Leitlinien zu Diagnostik und Therapie von psychischen Störungen im Säuglings- Kindes- und Jugendalter. Köln: Deutscher Ärzte-Verlag, 2000

3 Steinhausen, H.C.: Psychische Störungen bei Kindern. 5. Auflage; Urban & Fischer Verlag, München, 2002

43 Besondere Erkrankungen des Neugeborenen

Anne Vierzig, Angela Kribs (Konventioneller Teil)
Heike Lummerzheim (Komplementärer Teil)

43.1 Hyperbilirubinämie

Anne Vierzig (Konventioneller Teil)
Heike Lummerzheim (Komplementärer Teil)

43.1.1 Ätiologie/Einteilung

Anne Vierzig

Auch bei gesunden Neugeborenen kommt es zu einem **physiologischen Ikterus** mit typischem Verlauf:

- Allmählicher Anstieg auf ca. 6 mg/dl nach 48–72 Lebensstunden,
- Abfall auf ca. 3 mg/dl bis zum 5. Lebenstag,
- Normalisierung nach 2 Wochen.

Von einer **pathologischen Hyperbilirubinämie** spricht man bei:

- Übermäßigem Bilirubinanstieg (☞ Tab. 43.1-1, Diagnostik),
- Icterus praecox: Bilirubin > 12 mg/dl in den ersten 36 Lebensstunden/sichtbarer Ikterus in den ersten 24 Std.,
- Icterus prolongatus: Ikterus nach der 2. Lebenswoche.

Indirekte Hyperbilirubinämie

Erhöhung des unkonjugierten, wasserunlöslichen Bilirubins auf > 1 mg/dl.
Die indirekte Hyperbilirubinämie hat verschiedene Ursachen:

- **Konjugationsinsuffizienz:** Bei hohem Erythrozytenumsatz und Unreife des Konjugationsapparats: Ligandin, UDP-Glucuronyl-Transferase (hereditärer Mangel bei Crigler-Najjar- und Gilbert-Syndrom): Vermehrter Anfall von wasserunlöslichem Bilirubin, das nicht über die Niere ausgeschieden werden kann.
- **Enterohepatische Zirkulation:** Der Neugeborenendarm enthält weniger Bakterien und eine höhere Aktivität des dekonjugierenden Enzyms beta-Glucuronidase mit der Folge, dass enteral konjugiertes Bilirubin vermehrt dekonjugiert und reabsorbiert wird.

Auch beim physiologischen Neugeborenenikterus handelt es sich um eine indirekte Hyperbilirubinämie. Die indirekte Hyperbilirubinämie kann zudem vorkommen als:

- **Muttermilchikterus:** Muttermilch-assoziierter Icterus prolongatus unklarer Ätiologie;
- **Symptom einer Grunderkrankung:** absolute Höhe des Bilirubins nicht spezifisch, Icterus praecox oder prolongatus, oft liegen sonstige Krankheitssymptome vor (☞ 43.1.5).

Direkte Hyperbilirubinämie

Erhöhung des konjugierten, wasserlöslichen Bilirubin-Diglukuronid auf > 0,3 mg/dl.

> Die direkte Hyperbilirubinämie ist immer pathologisch!

Die Cholestase kann im Rahmen verschiedener Grunderkrankungen auftreten (☞ 43.1.5). Phototherapie kann hier ein Bronze-Baby-Syndrom auslösen mit braungrauer Hautverfärbung und fraglichem Kernikterusrisiko.

Ursachen der Bilirubintoxizität

Die physiologische Funktion des Bilirubins ist unklar, möglicherweise liegt seine biologische Bedeutung in der Bindung freier Sauerstoffradikale. Das indirekte Bilirubin ist an Albumin oder das Ligandin der Hepatozyten gebunden. Bei Überschreiten der Bindungskapazität kann es die Blut-Hirn-Schranke überwinden und dosisabhängig zu einer diffusen Gelbfärbung des Gehirns mit vorübergehender Hörstörung führen, wahrscheinlich ohne permanente pathologische Bedeutung. Es kann auch eine regionale Färbung der Basalganglien entstehen, der klassische **Kernikterus** mit Anzeichen einer Enzephalopathie.
Erhöhung des toxischen Potenzials durch alle Faktoren, die die Konzentration des ungebundenen Bilirubins und die Konzentration von Bilirubinsäure erhöhen, z. B.:

- Azidose,
- Albumin-bindende Medikamente,
- Benzylalkokohol (Konservierungsstoff),
- Niedrige Albuminspiegel,
- Geschädigte Blut-Hirn-Schranke.

Die Toxizität des Bilirubins beruht wahrscheinlich auf einer Störung von Phosphorylierungsreaktionen im Gehirn. Eine altersabhängig zunehmende Cytochrom-cabhängige Oxidation von Bilirubin im Gehirn hat möglicherweise einen protektiven Effekt.[2] Der epidemiologische Zusammenhang zwischen Hämolyse und Kernikterusrisiko ist pathophysiologisch unklar. Experimentelle Daten zeigen keine Erhöhung der zerebralen Bilirubin-Aufnahme oder eine Verlängerung der Clearance im Gehirn durch eine Hämolyse.[2]

43.1.2 Epidemiologie

- Indirekte Hyperbilirubinämie bei 97 % aller Reifgeborenen, 67 % zeigen einen Hautikterus. Ca. 10 % aller reifen Neugeborenen werden wegen eines Ikterus mit Phototherapie behandelt.
- Rückgang der Kernikterusinzidenz nach Einführung der Austauschtransfusion in den 1950er Jahren.
- Eine fragliche Zunahme der Kernikterusinzidenz in den letzten Jahren durch eine weniger aggressive Therapie des Ikterus ist nur durch Fallberichte belegt; im Gegensatz zu früheren Vermutungen ist ein Kernikterus auch bei reifen Kindern ohne Hämolyse bei Bilirubin-Werten ab 30 mg/dl möglich.[5]
- Stillen erhöht Inzidenz der Hyperbilirubinämie.
- Frühgeborene haben ein erhöhtes Risiko.
- Entlassungsdiagnosen von Neugeborenen, die wegen Ikterus wieder aufgenommen wurden: 95 % unklare Ursache oder Muttermilchikterus, 1 % Kephalhämatom, 4 % ABO-Unverträglichkeit, < 1 % Rh-Unverträglichkeit, < 1 % Galaktosämie, 0 % Sepsis.[6]

43.1.3 Klinik und Leitsymptome

Haut- und Sklerenikterus mit zephalokaudaler Ausbreitung; sichtbare Verfärbung der Haut ab einer Konzentration von ≥ 5 mg/dl i.S.

Bilirubinenzephalopathie:

- Initial Schlappheit, verminderte Vigilanz, Trinkschwäche, schrilles Schreien;
- Bei Fortschreiten Irritabilität, Muskelhypertonie bis hin zu Koma, Opisthotonus;
- Das Vollbild des **Kernikterus** entspricht einer athetoiden Zerebralparese mit Schwerhörigkeit.

43.1.4 Diagnostik

Indikation zur Diagnostik

Es gibt keine konkreten einheitlichen Richtlinien zum diagnostischen Vorgehen. Eine **Bestimmung des Bilirubin-Spiegels** sollte erfolgen bei:

- Hautikterus innerhalb der ersten 24 Std. oder im Alter von 2 – 3 Wochen;
- Ikterusausbreitung unterhalb der Mamillarlinie;
- Krankheitszeichen, Tachy-/Dyspnoe, Hepatosplenomegalie, grauem Aussehen, Hämatomen, Erbrechen, Gewichtsverlust;
- Auffälliger Anamnese: Blutgruppenunverträglichkeit oder Stoffwechselerkrankungen in der Familie;
- Auffälliger Hautmessung (z. B. Bilicheck™, Ingram Icterometer™);
- Auf jeden Fall bei Frühgeborenen.

Indikation für **Bilirubin-Verlaufskontrollen:**

- Bei Frühgeborenen alle 1 – 2 Tage bis zum Überschreiten des Maximums;
- Bei reifen Neugeborenen wenn Bilirubinwerte im Alter von 24, 48, 72 Std. über 5, 9 bzw. 11 mg/dl liegen;[1]
- Bei Stillproblemen und Gewichtsverlust.

Basisdiagnostik

- **Serumbilirubin gesamt;** mögliche nicht-invasive Alternative: CO-Messung in der Ausatemluft,[6]
- **Direktes Bilirubin:** bei Icterus prolongatus,
- Mütterliche Blutgruppe, ggf. kindliche Blutgruppe und Coombs-Test, Blutbild,
- TSH- und Stoffwechsel-Screening.

Spezielle Diagnostik

- Zur besseren Risiko-Abschätzung bei Frühgeborenen: Fraktion des nicht an Albumin gebundenen Bilirubins,
- Bei männlichen NG asiatischer oder mediterraner Herkunft: G_6PDH-Screening,
- Bei V.a. Gallensäuresynthesedefekte: Urin-Screening mittels FAB-MS (**F**ast **A**tom **B**ombardement-**M**ass **S**pectrometry),
- Ausschluss konnataler Infektionen: STORCH (Serologisches Screening auf angeborene Infektionen: **S**yphilis, **T**oxoplasmose, **O**thers, **R**öteln, **C**ytomegalie, **H**erpes),
- Akustisch evozierte Potentiale sind eine sensitive Methode zur Früherkennung einer Bilirubin-Enzephalopathie.

43.1.5 Differenzialdiagnosen

Differenzialdiagnosen der indirekten Hyperbilirubinämie

- Physiologischer Ikterus (Ausschlussdiagnose),
- Muttermilchikterus,

- Polyglobulie (bei Hkt > 0,65 verstärkter Anfall von Bilirubin, Überlastung der Glucuronyltranferase),
- Hämatome (verstärkter Anfall von Bilirubin),
- Morbus haemolyticus neonatorum (oft Icterus praecox),
- Hypothyreose (oft Icterus prolongatus),
- Sepsis (verstärkter Bilirubinanfall durch Hämolyse, Organinsuffizienz durch DIC, Schock),
- Hereditäre Hämolyse bei Sphärozytose, Elliptozytose, G_6PDH-Mangel, α-Thalassämie,
- Disseminierte intravaskuläre Gerinnung (DIC),
- Hereditäre Konjugationsstörungen (☞ 43.1.1),
- Pylorusstenose, Duodenalatresie (möglicherweise durch erhöhte enterohepatische Bilirubinzirkulation).

Differenzialdiagnosen der direkten Hyperbilirubinämie

- Parenterale Ernährung: gesteigerte enterohepatische Zirkulation (häufigster Auslöser einer neonatalen Hepatitis),
- Neonatale Hepatitis durch andere Ursachen,
- Sepsis mit gram-negativen Keimen, STORCH-Infektionen,
- Alle Formen der Cholestase, z. B. Gallengangsatresie,
- Stoffwechselerkrankungen wie Mukoviszidose, α-1-Antitrypsin-Mangel, Galaktosämie, Tyrosinämie Typ I, schwere Hämolyse, Trisomie 18, neonatale Hämochromatose, Mitochondriopathien, M. Niemann-Pick, peroxisomale Erkrankungen, Alagille-Syndrom.

43.1.6 Konventionelle Therapie

Basistherapie

- Auf ausreichende Flüssigkeitszufuhr achten!
- Enterale Ernährung fördern Verminderung der enterohepatischen Zirkulation.
- Grundkrankheiten (z. B. Infektionen) behandeln, Azidose ausgleichen.

Phototherapie

Indiziert **bei indirekter Hyperbilirubinämie** (Phototherapie bei direkter Hyperbilirubinämie ist ein Kunstfehler!).

- Durch Bestrahlung mit blauem Licht der Wellenlänge 425–475 nm Umwandlung des indirekten Bilirubins in wasserlösliche Isomere; Intensivierung der Therapie durch mehrere Lampen oder Einsatz von Alufolie zur Steigerung der Reflektion möglich.
- **Indikationen** zur Phototherapie (☞ Tab. 43.1-1).
- **Durchführung:** Phototherapie wirkt auf das in der Haut befindliche Bilirubin, daher das Neugeborene bis auf kleine Windel und Augenschutz ausgezogen lassen und alle 2–3 h Bauch- und Rückenlage abwechseln; auf höheren Flüssigkeitsbedarf achten!
- **Nebenwirkungen:** Hyperthermie, erhöhter O_2-Verbrauch, Tachypnoe, erhöhte Perspiratio, verminderte intestinale Transitzeit, Lethargie, Irritabilität, Entstehung phototoxischer Metabolite aus bestrahlten Fettinfusionen.

Tab. 43.1-1: Indikation zur Phototherapie bzw. Austauschtransfusion bei reifen Neugeborenen ohne Hämolyse (Empfehlungen der AAP);[3] Cave: nur bei indirekter Hyperbilirubinämie!

Alter	Phototherapie erwägen*	Phototherapie*	Phototherapie 4–6 h, falls erfolglos** Austauschtransfusion*	Austauschtransfusion*
≤ 24 h	–	–	–	–
25–48 h	≥ 12 (170)	≥ 15 (260)	≥ 20 (340)	≥ 25 (430)
49–72 h	≥ 15 (260)	≥ 18 (310)	≥ 25 (430)	≥ 30 (510)
> 72 h	≥ 17 (290)	≥ 20 (340)	≥ 25 (430)	≥ 30 (510)

* Bilirubin gesamt in mg/dl (μmol/l)
** Bilirubin-Abfall < 1–2 mg/dl in 4–6 h

Austauschtransfusion

Indikationen:

- Bei gesunden NG (☞ Tab. 43.1-1),
- Bei Hämolyse: wenn Bilirubin in den ersten 12 h > 6 mg/dl, Hb < 10 g/dl oder Bilirubin-Anstieg > 0,5 mg/dl/h in 4–6 Std.

Durchführung: Abwechselnde bilanzierte Entnahme von kleinen Mengen Blut (10–20 ml) und Ersatz durch Gemisch aus Erythrozytenkonzentrat (zumeist 0 rh negatives, bestrahltes, ggf. gewaschenes Eryhtrozytenkonzentrat mit ausreichend hohem Hämatokrit > 75) und Frischplasma in einer Gesamtmenge je nach Indikation bis zum dreifachen Blutvolumen (3 mal 85 ml/kg), entsprechend einem 95 %igen Austausch.
Der Austausch erfolgt in der Regel über einen Nabelvenenkatheter über einen Zeitraum von ca. 3 Std. Deutlich kürzere Austauschzeiten erlauben keine suffiziente Rückverteilung des Bilirubins in die Blutbahn. Die Austauschmenge richtet sich nicht nur nach der Bilirubinkonzentration. Beim Morbus haemolyticus strebt man

einen 95 %igen Austausch an, um möglichst viele der zirkulierenden Antikörper zu entfernen. Azidose, Hypokalziämie und Hypoglykämie müssen überwacht und ausgeglichen werden, ebenso Thrombozyten und Gerinnung.

Andere Therapieoptionen

- **Fiberoptische Phototherapie** (BiliBlanket™): etwas weniger effektiv als konventionelle Phototherapie, Möglichkeit der häuslichen Phototherapie.
- **Phenobarbital:** ggfs. bei Crigler-Najjar-Syndrom Typ II; 5 mg/kgKG/d unter Spiegelkontrolle; der schwerer verlaufende Typ I der Erkrankung spricht nicht auf Phenobarbital an.
- **Metalloporphyrine**, z.B. Zinn-Mesoporphyrin: bislang noch keine Zulassung in Deutschland; mögliche Indikationen bei Frühgeborenen und bei (hereditären) hämolytischen Erkrankungen.

43.1.7 Komplementäre Therapie

Heike Lummerzheim

Allgemeine Maßnahmen

Grundlage einer komplementären Therapie ist die Anregung der Stoffwechseltätigkeit.

- Hierfür ist zunächst auf **ausreichende Wärme** zu achten, das Neugeborene soll warme Hände und Füße haben und eine gute Kerntemperatur (rektal gemessen 37 °C) erreichen. Gegebenenfalls hilft eine Mütze den Wärmeverlust über den Kopf zu verhindern.
- Regelmäßige Mahlzeiten sollen eine **ausreichende Flüssigkeitszufuhr** gewährleisten, bei gestillten Kindern muss die Nahrungsmenge überprüft werden.
- Die Darmtätigkeit kann durch 1–2 mal täglich erfolgende **Einläufe** mit 20 ml gewärmter NaCl 0,9 %-Lösung angeregt werden.
- Neugeborene mit sichtbarem Hautikterus können ans Fenster gestellt werden, um den **Lichteinfluss** auf die Haut zu nutzen.

Äußere Anwendungen

- Bei eher hypotonen, verschlafenen Neugeborenen kann eine zusätzliche Anregung durch Rosmarinsalbe 10 % unter die Fußsohle (z.B. mit Tupfer und Söckchen) erfolgen.
- Eine Ganzkörpereinreibung mit Mandelöl ergänzt durch 1 Tropfen Rosenöl wirkt belebend und durchwärmend.

Medikamentöse Therapie

Medikamentös können zur Unterstützung folgende Präparate gegeben werden:

- Cichorium Rh D3: 6 mal tgl. 4 Tr.,
- Chelidonium Ferro cultum Rh D3 (Weleda) 6 mal tgl. 4 Tr.

EBM

Zur komplementärmedizinischen Therapie bei Hyperbilirubinämie liegen keine publizierten Studien der EBM-Grade 1 oder 2 sowie keine Konsensusempfehlungen vor. Allgemeine Bewertung der einzelnen Therapieverfahren ☞ 44.4, 45.2, 45.4.

43.1.8 Integrativer Stufenplan

Stufe	Klinik	Konventionelle Therapie	Komplementäre Therapie	EBM-Bewert. kompl. Therapie
1	Ikterus unterhalb der Phototherapiegrenze	–	Ausreichende Wärme	5
			Anregung der Darmtätigkeit	5
			Rosmarinsalbe 10 % unter Fußsohlen	5
			Ganzkörpereinreibung mit Mandel-/Rosenöl	5
			Cichorium Rh D3	5
			Chelidonium Ferro culta Rh D3	5
2	Bilirubinwerte oberhalb der Phototherapiegrenze (☞ Tab. 43.1-1)	Phototherapie	Parallel weiter Maßnahmen der Stufe 1	Siehe Stufe 1

43.1.9 Prognose

Mit steigendem maximalen Bilirubinwert nimmt die Wahrscheinlichkeit einer bleibenden Behinderung tendenziell zu, signifikant ist diese Korrelation jedoch nur bei Frühgeborenen mit Hirnblutung.[4]

Literatur

1 Bhutani VK, Johnson LH, Sirieri EM. Predictive ability of a predischarge hour-specific serum bilirubin for subsequent significant hyperbilirubinemia in healthy term and near-term newborns. Pediatrics 1999; 103: 6 – 14

2 Hansen TWR. Bilirubin Brain Toxicity. Journal of Perinatology 2001; 21: S48 – S51

3 American Academy of Pediatrics. Practice Parameter: Management of hyperbilirubinemia in the healthy term newborn. Pediatrics 1994; 94: 558 – 565

4 Van de Bor, M et al. Hyperbilirubinemia in low-birthweight infants and outcome at 5 years of age. Pediatrics 1992; 89: 359 – 364

5 Maisels MJ, Newman TB. Kernicterus occurs in full-term, healthy newborns without apparent hemolysis. Pediatric Research 1994, 35: 239A

6 Polin RA, Yoder MC, Burg FD. Workbook in Practical Neonatology. 3rd ed. 2001, W.B. Saunders Company

43.2 Konnatale Infektionen

Anne Vierzig (Konventioneller Teil)
Heike Lummerzheim (Komplementärer Teil)

43.2.1 Ätiologie/Einteilung

Anne Vierzig

Der Begriff konnatale Infektionen umfasst alle plazentar und/oder durch die Geburtswege auf das ungeborene Kind übertragbaren Infektionen. Das Manifestationsspektrum umfasst Aborte, Embryo-/Fetopathien, Frühgeburten, akut und chronisch symptomatische, sowie primär oder dauerhaft asymptomatische Infektionen. Das Spezifikum konnataler Infektionen ist die Herausforderung einer Prävention/Therapie vor bzw. in der Schwangerschaft. Das effiziente Management konnataler Infektionen erfordert daher eine funktionierende Kooperation zwischen Gynäkologen, Geburtshelfern, Peri-/Neonatologen, Pädiatern, sowie Virologen und Infektiologen.

Der Zusammenhang zwischen Frühgeburtlichkeit und (subklinischer) Infektion bzw. Besiedlung des Urogenitaltrakts der Mutter rückt zunehmend in den Blickpunkt. Die dafür verantwortlichen Erreger sind: Mykoplasmen, Chlamydien, B-Streptokokken, Baceroides sp., Trichomonaden, Anaerobier oder Gonokokken. Diese Keime können zum Blasensprung führen mit konsekutiver Frühgeburtlichkeit, aber nicht in allen Fällen auch zu einer manifesten Infektion des ungeborenen Kindes.

Die zur Aufrechterhaltung der Schwangerschaft physiologisch notwendige partielle Insuffizienz der zellulären Immunität der Schwangeren führt zu einer besonderen Anfälligkeit gegen intrazelluläre Pathogene. Die Auswahl der im Weiteren beschriebenen konnatalen Infektionen erfolgte schwerpunktmäßig hinsichtlich der Häufigkeit, Schwere und Behandelbarkeit. Die wichtigsten Erreger konnataler Infektionen sind in Tab. 43.2-1 dargestellt.

Tab. 43.2-1: Die wichtigsten Erreger konnataler Infektionen, ihr Hauptübertragungsmodus und Infektionszeitpunkt (postnatal behandelbare Erreger fett gedruckt)

Erreger	Plazentare Übertragung	Übertragung via Geburtswege
Toxoplasma gondii	+	–
Röteln-Virus	+	–
Zytomegalie-Virus (CMV)	+	+
Herpes-simplex-Virus (HSV)	(+)	+
Enteroviren	Polio+/?	–
Treponema pallidum	+	+
Varizella-Zoster-Virus (VZV)	+	–
Borrelia burgdorferi	+	–
Human immunodeficiency Virus (HIV)	+	+
Parvovirus B19	+	–
B-Streptokokken, Ureaplasmen, Chlamydien		+
Hepatitis-A/C-Virus	?	?
Hepatitis-B-Virus	(+) maternofetale Blutung	+

Risikofaktoren bei der Schwangeren:

Arbeit in Gemeinschaftseinrichtungen mit Kindern, unzureichendes Händewaschen, Katzenhaltung, Essen von rohem Fleisch, Seronegativität/fehlender Impfschutz (VZV, CMV, Röteln), Zeckenbisse, CMV-positive Transfusionen, i.v.-Drogenabusus, ungeschützte Sexualkontakte, Herpes genitalis.

43.2.2 Epidemiologie

- 2–3 % aller kongenitalen Anomalien sind durch konnatale Infektionen verursacht. Aktuelle epidemiologische Änderungen ergeben sich aus der zunehmenden Zahl überlebender Frühgeborener.
- Die häufigste konnatale Infektion ist die Zytomegalie. Etwa 1 % aller Neugeborenen sind betroffen.
- Die Inzidenz der Lues connata nimmt in einigen Entwicklungsländern und den USA zu, in Deutschland ist sie weitgehend konstant.
- Die materno-fetale Transmission von Borrelia burgdorferi ist wegen der bekannten diagnostischen Probleme bei der Borreliose (u. a. Inter-Labor-Variabilität) schwer zu beweisen. Viele Indizien sprechen aber dafür, dass die kongenitale Borreliose als relevantes Problem existiert. In der amerikanischen Literatur wird nach bis zu 25 % aller Schwangerschaftsborreliosen eine kongenitale Anomalie beobachtet, ca. 5–10 % mit schweren Anomalien wie Herzfehler und Entwicklungsretardierung.

43.2.3 Klinik und Leitsymptome

Man sollte das Vorliegen einer konnatalen Infektion in Betracht ziehen bei:

- Jedem Fehlbildungssyndrom, z. B. Herzfehler, Katarakt (Röteln, Borreliose),
- Jedem sepsisartigen Krankheitsbild (HSV, Enteroviren, Hepatitis, Toxoplasmose),
- Thrombozytopenie (CMV),
- Sonstigen hämatopoetischen Störungen: Anämie, Hepatosplenomegalie (CMV, Toxoplasmose, Lues, Enteroviren, Parvovirus B19),
- Mikrozephalie (CMV),
- Hydrozephalus (Toxoplasmose),
- Unklaren Hauterscheinungen (HSV, VZV, Lues),
- Neonataler Rhinitis (Lues).

Entscheidend für die Erkennung einer konnatalen Infektion ist das Bewusstsein der Tatsache, dass konnatale Infektionen auch erst im späteren Kindesalter klinisch manifest werden können, z. B. Lues und Zytomegalie.

Die Folgen mütterlicher Urogenitalinfektionen zeigen sich bei Frühgeborenen auch in Form der – wahrscheinlich Zytokin-vermittelten – erhöhten Morbidität der Frühgeborenen (Hirnblutungen, bronchopulmonale Dysplasie).

Die klinischen Syndrome ausgewählter konnataler Infektionen sind in Tab. 43.2-2 zusammengefasst.

Tabelle 43.2-2: Klinische Syndrome konnataler Infektionen

Erreger	Typische klinische Symptome
Toxoplasma gondii	Hydrozephalus, intrakranielle Verkalkungen, Chorioretinitis
Röteln-Virus	Herzfehler, Innenohrtaubheit, Katarakt
Zytomegalie-Virus (CMV)	Mikrozephalus, periventrikuläre Verkalkungen, Retinitis, Hepatosplenomegalie, Thrombozytopenie; über 90 % postnatal asymptomatisch à 5–15 % Spätschäden (Hörverlust, geistige Retardierung)
Herpes-simplex-Virus (HSV)	Vesikuläre Effloreszenzen, Keratokonjunktivitis, „Sepsis"
Enteroviren	Sepsisartiges Krankheitsbild
Treponema pallidum	Rhinitis, bullöse, makuläre und ekzematöse Hautveränderungen mit plantarer und palmarer Beteiligung, Daktylitis, Osteochondritis und Periostitis
Varizella-Zoster-Virus (VZV)	Extremitätenfehlbildungen, vernarbende Läsionen
Borrelia burgdorferi	Herzfehler, Meningoenzephalitis
Human immunodeficiency Virus (HIV)	Soor, Gedeihstörung, Verkalkungen der Basalganglien, rezidivierende bakterielle Infektionen
Parvovirus B19	Hydrops fetalis, Anämie
B-Streptokokken	Atemnotsyndrom, pulmonaler Hypertonus
Ureaplasma urealyticum	Bronchopulmonale Dysplasie, Hirnblutung
Chlamydien	Interstitielle Pneumonie, Konjunktivitis, Gastroenteritis, Otitis media
Hepatitis-A/B/C-Virus	Asymptomatisch bei Geburt, später chronische Hepatitis, Zirrhose, Leberzellkarzinom

43.2.4 Diagnostik

Serologisches Screening

Gesamt-IgG und -IgM sowie spezifisches IgG und IgM gegen Treponema pallidum, Toxoplasma gondii, Rubella, Zytomegalie und Herpes simplex.

Diagnostischer Nachweis

- **CMV:** mittels Virusanzucht im Urin oder CMV-PCR, immediate early-Antigen im Urin;
- **HSV:** Liquorkultur und HSV-PCR;
- **HIV:** bei mütterlicher HIV-Infektion HIV-DNA-/-RNA-PCR im EDTA-Blut des Neugeborenen in Woche 1, 2, 6 und 16; BB-Kontrollen/Lymphozyten-Subpopulationen für die Entscheidung über PCP-Prophylaxe; HIV-PCR bei der Mutter zum Ausschluss seltener

HIV-Stämme und falsch-negativer Befunde beim Kind; Transmission kann bei antiretroviraler Vorbehandlung der Mutter erst im 5. Lebensmonat des Kindes mittels negativer PCR ausgeschlossen werden;
- **Kongenitale Lyme-Borreliose:** bei Geburt: IgG- und IgM-ELISA, sowie IgG- und IgM-Western-Blot aus mütterlichem und kindlichem Blut, möglichst auch aus kindlichem Liquor; zusätzlich Kultur aus den genannten Proben von Mutter und Kind.

43.2.5 Differenzialdiagnosen

Fehlbildungssyndrome durch nicht-infektiöse Noxen: Chromosomenanomalien, Medikamente, Drogen, sonstige Toxine, Stoffwechseldefekte.

43.2.6 Konventionelle Therapie

Zytomegalie
- Nach Sicherung der Diagnose bei Mikrozephalie, intrakraniellen Verkalkungen, Retinitis oder anderen schweren Symptomen Therapieversuch mit Ganciclovir 2 mal 5 mg/kgKG/d i.v. für sechs Wochen. Anschließende Erhaltungstherapie mit 1 mal 5 mg/kgKG/d i.v. an 3 Tagen der Woche für eine Dauer bis zu sechs Monaten. Abgeschlossene kontrollierte Studien fehlen; NW: KM-Depression, Nephro-/Hepatopathie.
- Die Frage ob eine Ganciclovir-Therapie bei postnatal asymptomatischen Kindern sinnvoll ist, um die in 5–15 % auftretenden Spätfolgen wie Hörstörung oder leichte geistige Retardierung zu verhindern, ist völlig offen.
- Zur Prophylaxe bei seropostiven Müttern extrem kleiner Frühgeborener ggf. Pasteurisierung der Muttermilch (Wirkung nicht gesichert).

Herpes-simplex-Infektion
Bei klinischem Verdacht (Herpes genitalis der Mutter, sepsisartiges Krankheitsbild beim Neugeborenen) bereits vor Erhalt der serologischen Befunde empirische Therapie mit Aciclovir:
- Bei disseminierter Infektion 3 mal 20 mg/kg/d i.v. für 21 Tage,
- Bei mukokutaner Infektion 3 mal 15 mg/kg/d über 21 Tage,
- Bei FG Dosisreduktion auf 2 mal 10 mg/kg/d.

NW: selten Nephro-/Hepatopathie, Hypoglykämie.

Toxoplasmose
- Jede serologisch gesicherte Infektion des Neugeborenen sollte behandelt werden mit Pyrimethamin 1 mal 1 mg/kg/d, Sulfadiazin 2 mal 25–50 mg/kg/d und Folinsäure 2 mal 3 mg/Woche über 4–6 Wochen.
- Danach im ersten Halbjahr alternierend 4 Wochen Pause und 4 Wochen Therapie, ggf. Fortsetzung bis zu einer gesamten Therapiedauer von 1 Jahr.
- Unter Spiegelkontrollen ist auch eine kontinuierliche Kombinationsbehandlung über 1 Jahr möglich.
- Bei akuten Entzündungszeichen an Auge und ZNS zusätzlich 2 mg/kg/d Prednison.

HIV-Infektion
Behandlung in einem hierfür ausgewiesenen Zentrum!
- Bei gesicherter mütterlicher HIV-Infektion erhält das Neugeborene Zidovudin: 4 mal 1,3 mg/kg/d i.v. über 10 Tage oder 4 mal 2 mg/kg/d per os für 2–6 Wochen.
- Dosisreduktion bei FG < 34. SSW: 2 mal 1 mg/kgKG/d i.v. oder 2 mal 1,5 mg/kg KG/d per os in der 1. und 2. Lebenswoche, ab der 3. Lebenswoche 3 mal 2 mg/kgKG/d per os.
- Bei erhöhtem Transmissionsrisiko, z. B. fehlender Zidovudin-Prophylaxe der Mutter, vaginaler Geburt, vorzeitigem Blasensprung etc.: höhere Zidovudin-Dosis evtl. in Kombination mit Lamivudin oder Videx, Stillverbot!

Borreliose
Nach Schwangerschaftsborreliose, die nicht mit Ceftriaxon, Cefotaxim oder Penicillin-G über mindestens 14 Tage behandelt wurde: Ceftriaxon (50–100 mg/kgKG/d i.v. oder i.m.) oder Cefotaxim (100–200 mg/kgKG/d i.v.) über mindestens 14 Tage (keine offizielle Therapieempfehlung der Deutschen Gesellschaft für pädiatrische Infektiologie!).[1]

Varizella-Zoster-Infektion
- Bei mütterlicher Varizellen-Infektion ≤ 5 Tage vor bis 2 Tage nach Geburt: VZV-Hyperimmunglobulin: 1 ml/kgKG i.v. oder 0,5 ml/kgKG i.m.
- Bei manifester Erkrankung: Aciclovir (☞ Herpes simplex-Infektion).

Lues connata
Penicillin G 100 000–200 000 IE/kg/d i.v. in 2–3 ED über mindestens 10–14 Tage.

43.2.7 Komplementäre Therapie

Heike Lummerzheim

Allgemeine Maßnahmen

Eine spezifische komplementärmedizinische Therapie für die einzelnen konnatalen Infektionen gibt es bisher nicht. Ergänzende Therapiemaßnahmen wie z. B. Krankengymnastik (☞ 46.1), kraniosakrale Therapie (☞ 46.3), Heileurythmie (☞ 44.2) oder äußere Anwendungen in Form von Einreibungen (☞ 45.2) orientieren sich an dem Bild des entwicklungsretardierten Kindes, insofern es sich als Folgezustand einer angeborenen Infektion ergibt. Ziel ist es die meist gestörte Wahrnehmungsmöglichkeit der Integrität des eigenen Organismus zu fördern. Weitere Fördermaßnahmen müssen sich an der jeweils individuellen Situation des Kindes orientieren.

Medikamentöse Therapie

- Als ergänzende Maßnahmen während einer antibiotischen oder virostatischen Therapie kann Carbo betulae D6 (Trit.) gegeben werden: 6 mal tgl. 1 Msp.
- Aufbauend nach der Akutphase der Erkrankung: Argentum D6 Trit. (4 mal tgl. 1 Msp.) oder Prunus spinosa, Fructus Rh. D3 (4 mal tgl. ½ Ampulle p.o.), oder Ferrum rosatum D3/Graphites D15 (1 mal tgl. morgens 5 Glob.), letzteres insbesondere, wenn eine pulmonale Beteiligung bestand.
- Bei Bauchkoliken während der Therapie: Chamomilla cupro culto Rh D3 (6 mal tgl. 5 Glob.), oder Chamomilla radix 2 % (6 mal tgl. 1 Tbl.), sowie Kümmel- oder Fenchelöl Baucheinreibungen.

> **EBM** Zur komplementärmedizinischen Therapie bei konnatalen Infektionen liegen keine publizierten Studien der EBM-Grade 1 oder 2 sowie keine Konsensusempfehlungen vor. Allgemeine Bewertung der einzelnen Therapieverfahren ☞ 44.2, 45.2, 46.1, 46.3.

43.2.8 Integrativer Stufenplan

Komplementäre Maßnahmen können bei entsprechender Erfahrung parallel zur notwendigen konventionellen antiinfektiösen Therapie angewandt werden (EBM gesicherte Daten zur Unbedenklichkeit und Wirksamkeit der komplementären Therapie liegen nicht vor).

43.2.9 Prognose

Die postnatale Therapie beeinflusst natürlich nicht die bereits eingetretenen Fehlbildungen, sondern allenfalls die Folgen einer persistierenden Infektion. Die Unterscheidung zwischen reversiblen und irreversiblen Infektionsfolgen ist aber nicht immer eindeutig, so können sich z. B. Zytomegalie-bedingte Hörstörungen unter Ganciclovir-Therapie bessern.

- **Zytomegalie:** Intrakranielle Verkalkungen bei Geburt sind das bedeutsamste Einzelindiz für eine spätere geistige Behinderung. Kommen postnatale Krämpfe und Mikrozephalie hinzu, so ist eine schwere geistige Behinderung fast ausnahmslos zu erwarten.
- **HIV:** Durch die Prophylaxe bei Mutter und Kind lässt sich die Transmissionsrate von 15 auf 2 % senken.
- **HSV:** Früher Therapiebeginn entscheidend, bei disseminierten Infektionen Prognose aber trotzdem schlecht; spätere Reaktivierungen möglich.
- **Toxoplasmose:** Schlechte prognostische Zeichen sind: Apnoe-Bradykardie-Syndrom, Liquor-Protein > 1 g/dl, Diabetes insipidus, dünner Hirnparenchymsaum; Outcome der subklinischen Infektion wird durch die Therapie (> 1 Monat) verbessert.

Literatur

1 Remington JS, Klein JO (eds): Infectious diseases of the fetus and infant. 5th ed., 2001, W.B. Saunders Company, Philadelphia
2 Handbuch Infektionen bei Kindern und Jugendlichen: Hrsg. Deutsche Gesellschaft für Pädiatrische Infektiologie e. V., 3. Auflage 2000, Futuramed, München
3 American Academy of Pediatrics 2000 red Book: Report of the Committee on Infectious Diseases, 25. ed., 2000, Elk Grove Village

Internet-Adressen

1 Robert-Koch-Institut Berlin: www.rki.de
2 Center for Disease Control and Prevention: www.cdc.gov

43.3 Neugeborenensepsis

Angela Kribs (Konventioneller Teil)
Heike Lummerzheim (Komplementärer Teil)

43.3.1 Ätiologie

Angela Kribs

Prä-, sub- oder postnatal erworbene generalisierte bakterielle Infektion des gesamten Organismus des Neugeborenen. Diese kann durch hämatogene Streuung oder als aufsteigende Infektion aus den mütterlichen Geburtswegen v.a. bei vorzeitiger Wehentätigkeit, protrahiertem Geburtsverlauf und vorzeitigem Blasensprung entstehen. Die häufigsten Erreger sind β-hämolysierende Streptokokken, gefolgt von E. coli, Staph. aureus, Klebsiellen, Enterokokken und Listeria monocytogenes. Auftreten auch als sekundäre Generalisierung einer primär lokalisierten Infektion (z. B. Harnwegsinfekt, Nabelinfektion) möglich. Neben den bereits genannten Bakterien dann v. a. auch Vorkommen von koagulasenegativen Staphylokokken und Hospitalkeimen. Keimnachweis in der Blutkultur beweisend für Diagnose. Die primär virale Sepsis ist selten.

43.3.2 Epidemiologie

- Häufigste lebensbedrohliche Erkrankung im Neugeborenenalter,
- Verantwortlich für etwa 10 % der Hospitalisierungen in den ersten zehn Lebenstagen,
- Bei reifen Neugeborenen ohne Organfehlbildungen häufigste Todesursache.

43.3.3 Einteilung

Early onset
- Auftreten **in den ersten 72 Std. postnatal,**
- Hohe Korrelation mit geburtshilflichen Risikofaktoren,
- **Erreger:** meist β-hämolysierende Streptokokken der Gruppe B, E. coli, Staph. aureus, Klebsiellen, Enterokokken,
- Bei vorausgegangener Hospitalisierung und v. a. bei antibiotischer Vorbehandlung der Schwangeren kommen ursächlich auch die Erreger der Late-onset-Sepsis in Frage.

Late onset
- Auftreten **nach Abschluss des 3. Lebenstages,**
- Auftreten als „Begleitsepsis" bei lokalen Infektionen häufig,
- Kaum Korrelation zu geburtshilflichen Risikofaktoren,
- **Erreger:** meist grampositiv, v. a. Staph. haemolyticus und Staph. epidermidis; seltener gramnegativ, dann v. a. Pseudomonas aeruginosa, Enterobacter, Serratien, Klebsiellen,
- Candida- und Anaerobier-Infektionen möglich.

43.3.4 Klinik und Leitsymptome

- **Allgemeinsymptome:** Blasses, fahles Hautkolorit, muskuläre Hypotonie, Trinkschwäche;
- **Respiratorische Symptome:** Tachypnoe, Dyspnoe, Stöhnen, Zyanose;
- **Kreislaufsymptome:** Tachykardie, Blutdruckabfall, Rekapillarisierungszeit > 3 sek. bei schlechter Hautperfusion;
- **ZNS-Symptome:** Lethargie, Apnoe, Bradykardie, Irritabilität, Krampfanfälle, gespannte Fontanelle;
- **Intestinale Symptome:** Abdominelle Distension, Erbrechen, Magenreste, Nahrungsverweigerung, reduzierte oder gesteigerte Peristaltik;
- **Hämatologische Symptome:** Leukozytose, Leukopenie, Thrombopenie, Anämie, disseminierte intravasale Gerinnung (DIC);
- **Sonstige Symptome:** Lokale Entzündungen von Haut und Weichteilen (z. B. Nabel, Brustdrüse, Nagelbett).

43.3.5 Diagnostik

Obligat
- Blut-, Urin-, Stuhlkultur, Kultur von Magensaft,
- Abstrich von entzündlichem Gebiet bei Lokalinfektionen,
- Kultur vom Trachealsekret bei Beatmung,
- Blutbild mit Differentialblutbild,
- CRP,
- BGA,
- Elektrolyte, BZ,
- Monitoring (HF, AF, RR), um drohende Kreislaufinsuffizienz rechtzeitig zu erkennen.

Fakultativ
- Liquorkultur und -status bei jeglichem V.a. ZNS-Beteiligung,
- Hst, Krea, GOT, GPT, Gerinnung bei Kreislaufinsuffizienz, um ein drohendes Multiorganversagen rechtzeitig zu erkennen,
- IL-6, IL-8, Procalcitonin, falls verfügbar (diese Parameter geben u. U. frühzeitiger einen Hinweis auf eine Infektion als Blutbild und CRP),
- Laktat und Ammoniak zur differenzialdiagnostischen Abgrenzung gegenüber Stoffwechselstörung,
- Echokardiographie zur differenzialdiagnostischen Abgrenzung gegenüber einem Vitium cordis und zur Beurteilung von Kontraktilität und Füllungszustand,

- Röntgen-Thorax bei respiratorischer Beeinträchtigung,
- Virusdiagnostik (Serologie, PCR aus geeigneten Materialien).

43.3.6 Differenzialdiagnosen

- Vitium cordis, v.a. hypoplastisches Linksherzsyndrom und Aortenisthmusstenose,
- Stoffwechselstörungen.

43.3.7 Konventionelle Therapie

Kausale Therapie

! Wegen der potentiellen Gefährdung des Patienten durch die Erkrankung bei jedem begründeten klinischen Verdacht sofort nach Abnahme der Kulturen mit einer empirischen antibiotischen Therapie beginnen. Diese muss das gesamte Spektrum der in Frage kommenden Erreger abdecken.

Initiale Standardtherapie bei Early-onset-Sepsis
Ein häufig angewandtes Schema ist beispielsweise:

- Ampicillin 150 – 200 mg/kg/d i.v. in 3 ED **plus**
- Cefotaxim oder Cefotiam 100 mg/kg/d i.v. in 3 ED

Alternativ:

- Ampicillin (Mezlocillin, Piperacillin) 150 – 200 mg/kg/d i.v. in 3 ED **plus**
- Tobramycin oder Gentamicin (oder Netilmicin) 5 mg/kg initial, 12 Std. danach 3 mg/kg/d, Dosisanpassung nach Spiegelbestimmung.

Bei ZNS-Beteiligung:

- Ampicillin (Mezlocillin, Piperacillin) 200 – 300 mg/kg/d i.v. in 3 ED **plus**
- Cefotaxim 100 – 200 mg/kg/d in 2 – 3 ED **plus**
- Tobramycin oder Gentamicin (wie oben angegeben).

Initiale Standardtherapie bei Late-onset-Sepsis
Ein häufig angewandtes Schema ist beispielsweise:

- Ceftazidim 100 mg/kg/d i.v. in 3 ED **plus**
- Netilmicin (Dosierung wie Tobramycin).

Alternativ:

- Ceftazidim 100 mg/kg/d i.v. in 3 ED **plus**
- Vancomycin in folgender Dosierung:
  - < 30 SSW 10 mg/kg alle 24 Stunden
  - > 30 SSW 10 mg/kg alle 12 Stunden
  - Dosisanpassung nach Spiegelbestimmung.

Therapie bei V.a. Anaerobierinfektion
Sowohl bei Early-onset- als auch bei Late-onset-Sepsis **zusätzlich:**
Metronidazol 20 mg/kg/d in 3 ED.

Therapie bei V.a. Pilzinfektion
Sowohl bei Early-onset- als auch bei Late-onset-Sepsis **zusätzlich:**
Fluconazol 6 mg/kg/ED, in der ersten Lebenswoche alle 2 Tage, dann täglich.

Jede antibiotische Therapie sollte nach Erhalt der Kulturergebnisse und der Resistenzlage an die vorhandene Situation angepasst werden.

Therapiedauer

- 3 Tage: wenn Verdacht aufgrund der klinischen Symptomatik sowie der Labor- und Kulturbefunde nicht erhärtet werden kann,
- 7 Tage: bei klinischem und laborchemischem Verdacht, jedoch fehlendem Keimnachweis,
- 10 Tage: bei positiver Blutkultur,
- 3 Wochen: bei Meningitis und Osteomyelitis.

Begleittherapie

- Bei respiratorischer Problematik großzügig Beatmungsindikation stellen.
- Kreislaufstabilisierung mit Katecholaminen und Volumen, bei septischem Schock zusätzlich Hydrocortison 40 mg/m^{2}KOF in 3 ED verabreichen.
- Ggf. DIC behandeln.
- Säure-, Basen- und Elektrolythaushalt normalisieren.
- BZ normalisieren.

43.3.8 Komplementäre Therapie

Heike Lummerzheim

Aufgrund der Schwere der Erkrankung können komplementäre Maßnahmen allenfalls nach Stabilisierung parallel zur konventionellen Therapie eingesetzt werden. Infrage kommen beispielsweise:

- Carbo betulae D6 Trit.: 4 mal tgl. 1 Msp.;
- Kommt es durch die antibiotische Therapie zu vermehrten Blähungen, kann eine Baucheinreibung mit Kümmelöl 10 % hilfreich sein.

EBM Zur komplementärmedizinischen Therapie der Neugeborenensepsis liegen keine publizierten

Studien der EBM-Grade 1 oder 2 sowie keine Konsensusempfehlungen vor. Allgemeine Bewertung der einzelnen Therapieverfahren ☞ 45.2.

43.3.9 Integrativer Stufenplan

> **!** **Wichtig**
> Bei dieser Erkrankung steht die schulmedizinische, unter Umständen auch intensivmedizinische, Therapie weit im Vordergrund! Komplementäre Therapieverfahren können – soweit eigene Erfahrung vorliegt – allenfalls additiv und im Verlauf eingesetzt werden (EBM gesicherte Daten zur Unbedenklichkeit und Wirksamkeit liegen nicht vor).

43.3.10 Prognose

Unbehandelt ist die Letalität hoch, bei rechtzeitiger und suffizienter Therapie kommt es jedoch fast immer zur vollständigen Genesung.

Literatur

1 Deutsche Gesellschaft für pädiatrische Infektiologie (Hrsg.). Handbuch Infektionen bei Kindern und Jugendlichen, 3. Aufl. Futuramed, München

43.4 Nabelinfektion

Angela Kribs (Konventioneller Teil)
Heike Lummerzheim (Komplementärer Teil)

43.4.1 Ätiologie/Epidemiologie

Angela Kribs

Meist durch Schmierinfektion entstehende Infektion des Nabelstumpfes. Bei Kindern, die die ersten 5 Tage im Krankenhaus verbringen, wird sie meist durch Nosokomialkeime, meist **Staphylokokken,** hervorgerufen. Bei Z.n. Hausgeburt sowie ambulanten Entbindungen kommt es aber durchaus auch zu Nabelinfektionen z.B. durch Staphylokokkus aureus, der sich gerne in den menschlichen Haaren aufhält (cave: Mütter mit langen Haaren).
Eine Ausbreitung der Infektion entlang der noch nicht obliterierten Gefäße und Entstehen einer Late-onset-Neugeborenensepsis (☞ 43.3) ist möglich.

Unter heutigen Hygienebedingungen ist das Auftreten einer Nabelinfektion selten.

43.4.2 Einteilung

- Akute unspezifische Nabelinfektion,
- Schleichende Nabelinfektion: bei liegenden Nabelgefäßkathetern; Auftreten von Abszessen und Phlegmonen möglich,
- Begleitinfektion bei Nabelerkrankungen (persistierender Ductus omphalomesentericus, persistierender Urachus, Urachuszysten),
- Spezifische Nabelinfektionen: Nabeltetanus und Nabeldiphterie sehr selten, Nabelscharlach etwas häufiger.

43.4.3 Klinik und Leitsymptome

Lokale Symptome

- Rötung der periumbilikalen Haut,
- Evtl. Pusteln, Bläschen, eitriger Belag des Nabelstumpfes.

Allgemeine Symptome

Bei Generalisierung der Infektion Symptome wie bei Neugeborenensepsis (☞ 43.3).

43.4.4 Diagnostik

- Abstriche entnehmen.
- Bei jeglicher Sekretion aus Nabelstumpf: Zysten oder persistierende embryonale Strukturen durch Sonographie bzw. Röntgenkontrastdarstellung ausschließen.
- Bei schleichender Nabelinfektion und liegenden Kathetern Leberabszesse sonographisch ausschließen.
- Weitere Diagnostik wie bei Neugeborenensepsis (☞ 43.3).

43.4.5 Differenzialdiagnosen

- Ductus omphalomesentericus
- Persistierender Urachus
- Zysten embryonaler Strukturen

43.4.6 Konventionelle Therapie

- Antibiotische Therapie entsprechend der Keimlage, bis zum Vorliegen der Kulturen; Präparate und Do-

sierungen wie bei Late-onset-Neugeborenensepsis (☞ 43.3).
- Nabel mindestens 1 mal tgl. und bei Bedarf mit 70 %igem Alkohol säubern und steril verbinden.
- Therapie etwaiger Grunderkrankungen (Urachusfistel etc.), ggf. chirurgisch.
- Bei spezifischer Infektion Therapie derselben.

43.4.7 Komplementäre Therapie

Heike Lummerzheim

Bei gutem Allgemeinbefinden und lokal begrenztem Befund (die Entscheidung sollte ein in der Betreuung von Neugeborenen erfahrener Arzt treffen) kann bei jedem Wickeln lokal mit **Salvia officinalis äthanol. Infusum D1** gereinigt und eine sterile mit derselben Tinktur getränkte Kompresse um den Nabel gelegt werden.
Gegebenenfalls muss eine systemische antibiotische Therapie wie unter 43.4.6 durchgeführt werden.

EBM Zur komplementärmedizinischen Therapie bei Nabelinfektionen liegen keine publizierten Studien der EBM-Grade 1 oder 2 sowie keine Konsensusempfehlungen vor. Allgemeine Bewertung der einzelnen Therapieverfahren ☞ 45.1.

43.4.8 Integrativer Stufenplan

Stufe	Klinik	Konventionelle Therapie (☞ 43.4.6)	Komplementäre Therapie (☞ 43.4.7)	EBM-Bewert. kompl. Therapie
1	Lokal begrenzter Befund	Regelmäßiger Verbandwechsel	Reinigung mit Salvia officinalis D1	5
2	Vorhandensein von Allgemeinsymptomen	Antibiotische Therapie	Parallel weiter Maßnahmen der Stufe 1	Siehe Stufe 1

43.4.9 Prognose

Bei rechtzeitiger Therapie gut.

43.5 Mastitis neonatorum

Angela Kribs (Konventioneller Teil)
Heike Lummerzheim (Komplementärer Teil)

43.5.1 Ätiologie/Epidemiologie

Angela Kribs

Durch Manipulation (z. B. reibende Kleidung) hervorgerufene Entzündung der Brustdrüse, der meist eine durch Übertritt mütterlicher Hormone induzierte Schwellung vorausgeht. Erreger v. a. Staph. aureus oder Nosokomialkeime. Kann zu einer Late-onset-Neugeborenensepsis führen (☞ 43.3).
Unter heutigen Hygienebedingungen ist das Auftreten einer Mastitis neonatorum selten.

43.5.2 Klinik und Leitsymptome

Lokale Symptome
- Rötung und Schwellung und Überwärmung der Brustdrüse,
- Sekretion von „Hexenmilch" (häufig),
- Abszedierung (selten).

Allgemeine Symptome
Bei Generalisierung Symptome wie bei Neugeborenensepsis (☞ 43.3).

43.5.3 Diagnostik

- Wenn vorhanden, Sekret für Kultur entnehmen.
- Weitere Diagnostik wie bei Neugeborenensepsis (☞ 43.3).

43.5.4 Differenzialdiagnose

Benigne Brustdrüsenschwellung des Neugeborenen, dann keine lokalen und systemischen Infektzeichen.

43.5.5 Konventionelle Therapie

- Lokale Kühlung,
- Brustdrüse abpolstern, Reibung vermeiden,
- Ggf. antibiotische Therapie entsprechend der Keimlage, bis zum Vorliegen der Kulturen entsprechend der Late-onset-Neugeborenensepsis (☞ 43.3),
- Bei Abszedierung ggf. Inzision und Entlastung (sehr selten erforderlich).

43.5.6 Komplementäre Therapie

Heike Lummerzheim

- Die Lokalbehandlung bei derber Schwellung, Rötung und Überwärmung ohne Fluktuation besteht aus **Auflagen mit zimmerwarmem Magerquark** (möglichst biologischer Herkunft), die bei jedem Wickeln erneuert werden.
- Ist die akute Phase der Entzündung mit Überwärmung und Rötung abgeklungen, jedoch noch eine deutliche meist derbe Schwellung vorhanden, kann zur Vermeidung eines Rezidivs sowie zur Unterstützung des Heilungsvorganges **Mercurialis perennis Salbe 10 %** 2 mal täglich dünn aufgetragen werden.
- Innerlich wird die Therapie in der akuten Phase unterstützt durch **Apis/Belladonna D3/D4 Glob.:** jeweils zwei Stück in Muttermilch oder Tee aufgelöst 4 mal täglich vor der Mahlzeit.

EBM

Zur komplementärmedizinischen Therapie bei Mastitis neonatorum liegen keine publizierten Studien der EBM-Grade 1 oder 2 sowie keine Konsensusempfehlungen vor. Allgemeine Bewertung der einzelnen Therapieverfahren ☞ 44.4, 45.1.

43.5.7 Integrativer Stufenplan

Stufe	Klinik	Konventionelle Therapie (☞ 43.5.5)	Komplementäre Therapie (☞ 43.5.6)	EBM-Bewert. kompl. Therapie
1	Streng lokal begrenzter Befund	Kühlung Vermeidung von Reizen	Quark-Auflagen	5
			Apis/Belladonna Globuli innerlich	5
			Nach Abklingen der Akutsymptome:	5
			Mercurialis perennis Salbe lokal	5
2	Auftreten von Allgemeinsymptomen	Antibiotische Therapie	Parallel weiter Maßnahmen der Stufe 1	Siehe Stufe 1
3	Abszedierung	Inzision und Entlastung	Parallel weiter Maßnahmen der Stufe 1	Siehe Stufe 1

43.5.8 Prognose

Bei rechtzeitiger Therapie gut.

43.6 Neonatale Anpassungsstörungen

Angela Kribs (Konventioneller Teil)
Heike Lummerzheim (Komplementärer Teil)

43.6.1 Ätiologie

Angela Kribs

Störung der kardiopulmonalen Adaptation durch
- Fehlendes Einsetzen der Atemtätigkeit,
- Unzureichende Belüftung der Lunge,
- Unzureichende Diffusion des intraalveolären Gases,
- Unzureichende Perfusion der Lunge: durch persistierende pulmonale Widerstandserhöhung oder primäre Kreislaufinsuffizienz.

43.6.2 Epidemiologie

Die meisten Hospitalisierungen am ersten Lebenstag erfolgen aufgrund einer neonatalen Adaptationsstörung. Bei ca. 10 % aller Neugeborenen muss mit einer neonatalen kardiopulmonalen Adaptationsstörung gerechnet werden.

43.6.3 Einteilung

Respiratorische Störungen

Störungen des Atemantriebs

Passager

- Fehlender Anstieg des pCO_2 unter der Geburt (sehr schnelle Geburt, Sectio),
- Narkoseüberhang bei Vollnarkose der Mutter.

Pathologisch

- Zentrale Regulationsstörung bei Asphyxie,
- Zerebrale Grunderkrankung.

Ventilationsstörungen

Passager

Erhöhter intraalveolärer Flüssigkeitsgehalt der Lunge bei schneller Geburt oder Sectiogeburt, insbesondere bei Sectio am wehenlosen Uterus („Wunschsectio").

Pathologisch

- Aspiration von infiziertem Fruchtwasser, Blut, Mekonium;
- Verlegung der Atemwege durch Tumor;
- Dystelektasen/Atelektasen bei konnataler Pneumonie;
- Surfactantmangel;
- Verlegung der Atemwege durch Tumor.

Diffusionsstörungen

Passager

Erhöhter interstitieller Flüssigkeitsgehalt der Lunge bei schneller Geburt oder Sectiogeburt, insbesondere bei Sectio am wehenlosen Uterus („Wunschsectio").

Pathologisch

- Erhöhter interstitieller Flüssigkeitsgehalt der Lunge bei Hydrops fetalis,
- Infiltration bei konnataler Pneumonie,
- Hyaline Membranen.

Perfusionsstörungen

Passager

Kurzfristige Persistenz der intrauterinen pulmonalen Widerstandserhöhung v. a. nach protrahiertem Geburtsverlauf mit Auftreten einer Azidose.

Pathologisch

- Idiopathische persistierende pulmonale Hypertension des Neugeborenen (PPHN),
- Persistierende pulmonale Hypertension des Neugeborenen bei Mekoniumaspiration, konnataler Pneumonie, Sepsis und perinataler Asphyxie.

Primäre Kreislaufinsuffizienz

Immer pathologisch:

- Volumenmangelschock bei subpartalem Blutverlust,
- Verminderte Kontraktilität, z. B. bei protrahierter Asphyxie oder Sepsis,
- Störungen des Herzrhythmus, z. B. bei konnatalem AV-Block, WPW-Syndrom u. a.

43.6.4 Klinik und Leitsymptome

Respiratorische Symptome

- **Dyspnoe:** Stöhnen, „Nasenflügeln", interkostale und sternale Einziehungen;
- **Störungen der Atemfrequenz:** Tachypnoe, Bradypnoe, Apnoe;
- **Zyanose.**

Kardiale Symptome

- Tachykardie, Bradykardie;
- Arterielle Hypotension;
- Blässe, verlängerte Rekapillarisierungszeit.

43.6.5 Diagnostik

Obligat

- Anamnese (!),
- Risikofaktoren erfragen,
- BB, CRP, ggf. IL-6, IL-8,
- BGA,
- BZ,
- Elektrolyte.

Fakultativ

- Röntgen-Thorax,
- EKG,
- Echokardiographie,
- Laktat,
- Ammoniak,
- Schädelsonographie (zentrale Regulationsstörungen),
- EEG (zentrale Regulationsstörungen).

43.6.6 Differenzialdiagnosen

- Sepsis (☞ 43.3)
- Pneumonie
- Vitium cordis
- Stoffwechselstörungen
- Zerebrale Erkrankungen
- Neuromuskuläre Erkrankungen

43.6.7 Konventionelle Therapie

So vielseitig wie die Ursachen der neonatalen Adaptationsstörungen sind auch die notwendigen therapeutischen Maßnahmen.

Allgemeine Maßnahmen
Atemwege freimachen und freihalten.
Optimierung des Verhältnisses von O_2-Angebot zu O_2-Verbrauch:
- Anreicherung der Atemluft mit O_2,
- Ggf. Erleichterung der Atemarbeit durch nasalen oder pharyngealen CPAP, v. a. bei allen passageren Ventilations- und Diffusionsstörungen,
- Stressreduktion (Minimierung schmerzhafter Maßnahmen, Reizabschirmung),
- Schutz vor Wärmeverlust,
- Vermeidung metabolischer Entgleisungen (Hypoglykämie, Azidose).

Spezielle Maßnahmen
- Bei Z. n. subpartualem Blutungsschock: Transfusion,
- Bei mangelndem Atemantrieb: Beatmung, ggf. vorübergehend mit Maske,
- Bei V.a. Aspiration: endotracheales Absaugen, wenn erforderlich Intubation und maschinelle Beatmung,
- Bei Unreife und bei V.a. sekundären Surfactantmangel, z. B. bei Infektion oder Z. n. Aspiration: Intubation und Surfactantsubstitution (100 mg Phospholipid/kgKG),
- Bei nachgewiesener Mekoniumaspiration und Intubationsnotwendigkeit: Lavage mit verdünnter Surfactantlösung (5mg/ml Phospholipid), anschließend Surfactantsubstitution,
- Bei jeglichem V.a. Infektion sowie bei Blut- oder Mekoniumaspiration: antibiotische Therapie wie bei Early-onset-Neugeborenensepsis (☞ 43.3),
- Bei allen zur PPHN prädisponierenden Erkrankungen sowie bei der primären PPHN:
  - Oxygenierung gut halten ($paO_2 \geq 50$ mmHg),
  - Vermeidung von Hyperkapnie und Azidose, ggf. Pufferung,
  - Vermeidung arterieller Hypotension, ggf. Volumengabe, Katecholamine,
  - Maximale Stressabschirmung, ggf. Analgosedierung,
  - Behandlung möglicher Grunderkrankungen.

43.6.8 Komplementäre Therapie

Heike Lummerzheim

Allgemeine Maßnahmen
Reizabschirmung
- Gutes Licht ist zur Beurteilung gerade dieser Kinder unerlässlich. Da es aber zugleich für die Neugeborenen oft eine aggressive Störung bedeutet, ist darauf zu achten, dass die Augen davor geschützt sind.
- Neugeborene, die durch vorübergehend mangelhafte Adaptation noch irritiert und hyperexzitabel sind, bedürfen klarer Umgrenzung in Form eines „Nestes", evtl. einer Mütze und einem fest um sie oder um sie und die Unterlage gewickelten Tuches, z. B. einer Stoffwindel.
- Frühes, in den ersten Lebensstunden stattfindendes „Kängurooing" auf der Brust von Vater oder Mutter (unter Monitoring) wirkt stabilisierend auf die Gesamtsituation und auf die Atmung des Kindes.
- Eine adäquate Wärmezufuhr sollte sowohl Auskühlen wie Überhitzen des Kindes vermeiden.

Medikamentöse Therapie
Bei Tachypnoe nach primärer Sectio:
- Equisetum Rh D3: 3 mal tgl. ½ Ampulle i.v. oder je 1 Amp. p.o.,
- Rosmarinsalbe 10 % unter die Fußsohlen.

Nach protrahiertem und erschwertem Geburtsverlauf mit kurzfristiger postpartaler Depression des Kindes (wenn evtl. kurze Maskenbeatmung erforderlich war):
- Arnica Rh D30 und Rh D3: je ½ Amp. i.v. oder 1 Amp. p.o. zunächst einmalig, bei Persistenz der Symptome nach einigen Stunden wiederholen;
- Zusätzlich kann gegeben werden: Cuprum met. D30: 1–3 mal tgl. 2 in Tee aufgelöste Globuli;
- Für die folgenden ersten Lebenstage: Oxalis Ungt. 10 % 2 mal tgl. auf den Oberbauch auftragen.

Neugeborene, die zusätzlich im Anschluss an erfolgreiche intensivmedizinische „Starthilfe" hyperexzitabel sind:
- Bryophyllum 5 %: 1–2 ml i.v. oder 50 % Trit. in Tee aufgelöst, wenn nötig bis zu ½ TL 2 stündlich;
- Alternativ: Aurum/Hyoscyamus: ½ Amp. i.v. oder p.o. einmalig, eventuell nach 3 Stunden wiederholen.

EBM
Zur komplementärmedizinischen Therapie bei neonatalen Anpassungsstörungen liegen keine publizierten Studien der EBM-Grade 1 oder 2 sowie keine Konsensusempfehlungen vor.

Allgemeine Bewertung der einzelnen Therapieverfahren ☞ 44.4, 45.2.

43.6.9 Integrativer Stufenplan

Die Entscheidung, welches Neugeborene „nur" eine Anpassungsstörung hat und welches eine ernste intensivpflichtige Erkrankung hat ist häufig erst in den ersten Lebensstunden möglich. In dieser Zeit bedürfen die Kinder einer intensiven Beobachtung während welcher oben genannte komplementäre Maßnahmen angewandt werden können (☞ 43.6.8).

Hinweise auf eine möglicherweise ernsthafte Erkrankung ergeben sich meist aus der Anamnese von Schwangerschafts- und Geburtsverlauf. Die Entscheidung diesbezüglich sollte vom geübten Pädiater oder Neonatologen getroffen werden. Kinder mit ernsten Erkrankungen wie Atemnotsyndrom, Sepsis oder Vitium cordis werden **umgehend** konventionell, ggf. auch intensivmedizinisch behandelt (☞ 43.6.7).

! Das Entscheidende einer Anpassungsstörung ist, dass die Symptome sich rasch bessern. Bei Persistenz münden sie in schwerwiegende intensivpflichtige Krankheitsbilder (s. o.). **Dann fallen sie aber nicht mehr unter den Begriff Anpassungsstörung!**

43.6.10 Prognose

Die Prognose der passageren Anpassungsstörungen ist bei rechtzeitiger und adäquater Therapie gut, die Prognose der auf Grunderkrankungen zurückzuführenden Störungen richtet sich nach der Grunderkrankung.

Literatur

1 Sasse S, Kribs A, Vierzig A, Roth B: A staged protocol for the treatment of persistent pulmonary hypertension of the newborn. Klin Paediatr 1997; 209 (5) 301–7

2 Schneider KT: Cesarian section on demand – must risk of morbidity be considered? Gynäkol Geburtshilfliche Rundsch 2002; 42 (1) 12–4

44 Komplementäre Therapieverfahren

Alfred Längler, Michael Radke, Max Haidvogl, Han Chaling, Sandra Bachmann

44.1 Traditionelle chinesische Medizin/Akupressur

Auszug aus Leitfaden Tuina, Han Chaling[1]

44.1.1 Einleitung

Tuina heißt wörtlich übersetzt „schieben und ziehen" und beinhaltet medizinische Massage und Gelenkmanipulation. Tuina kombiniert spezielle hochwirksame Massage- und Grifftechniken mit der Kenntnis über Akupunkturpunkte und Leitbahnen. Sie stützt sich somit auf die Grundlagen der traditionellen chinesischen Medizin (TCM).
Die Technik der Tuina lässt eine Anpassung an die Konstitution und Zartheit des kindlichen Körpers zu. Die Behandlung mit Akupunktur bereitet bei Kindern Schwierigkeiten, da das System der Leitbahnen noch nicht vollständig ausgebildet ist und oft Angst vor den Nadeln hinzukommt. Weitere Vorteile der Tuina gegenüber der Akupunktur sind die geringere Schmerzhaftigkeit und die Möglichkeit bei entsprechender Erfahrung schon sehr früh (ab der 1. Lebenswoche, unter Aussparung des Nabelbereichs) mit der Behandlung beginnen zu können.

> Die Tuina-Behandlung richtet sich immer nach der TCM-Diagnose, nicht nach westlichen Indikationen. Um die optimale Wirkung der Therapie zu erzielen, ist das Erlernen der traditionellen chinesischen Diagnostik daher unerlässlich.
> Im vorliegenden Kapitel soll dem Leser lediglich ein erster Eindruck der Technik vermittelt werden. Aus pragmatischen Gründen geht das Kapitel dabei von den westlichen Indikationen aus. Für den tieferen Einstieg in die Technik verweisen wir auf Fachliteratur zum Thema (☞ 44.1.8).

44.1.2 Grundlagen der TCM

Yin und *yang*

Die Lehre von *yin* und *yang* ist Teil der theoretischen Basis der chinesischen Medizin. *Yin* und *yang* stehen für die allen Dingen innewohnenden polaren und auch einander bedingenden Aspekte. Im physiologischen Zustand sind die *Yin*- und *Yang*-Funktionen im Gleichgewicht. Weiterhin stehen *yin* und *yang* im Verhältnis gegenseitiger Abhängigkeit und wechselseitiger Wandlung.

Qi, shen, xue und die Körpersäfte

Qi, *xue* und die Körpersäfte gehören zu den wichtigsten Bestandteilen eines Individuums. Sie bilden die substantielle Basis für alle vitalen Prozesse in den Funktionskreisen, Leitbahnen und Netzleitbahnen.

Qi

In der chinesischen Medizin versteht man unter *qi* eine sich unablässig in Bewegung befindliche raffinierte, feinstoffliche Substanz mit ausgeprägter **Lebenskraft.**
Die wichtigsten Funktionen des *qi* sind:
- Das *qi* treibt die Entwicklung und das Wachstum des Menschen an, erhält die Funktionsfähigkeit der Funktionskreise und der Leitbahnen aufrecht, bewegt die Körpersäfte in alle Teile des Körpers und treibt die Zirkulation und Verteilung des *xue* an.
- Das *qi* erwärmt die Funktionskreise und Leitbahnen, erhält die Körpertemperatur aufrecht und bewahrt auch die Temperatur der Körpersäfte, die für deren Zirkulation wesentlich ist.
- Auch Schutz der Haut und ihrer Abwehrfunktion gegen äußere Affektionen durch pathogene Faktoren sind Aufgabe des *qi.*

Die konstellierende Kraft *(shen)*

Im weiteren Sinn versteht man unter dem chinesischen Fachbegriff *shen* alle Kräfte, die der Persönlichkeit Gepräge und Zusammenhalt geben, wie geistige Aktivität, Sprechen, Ansprechbarkeit, das Denken, logische Kohärenz in Denken und Sprechen, äußerer Ausdruck durch Körperhaltung und Koordiniertheit der Bewegungen. Im engeren Sinn sind darunter die **geistigen Kräfte des Individuums** zu verstehen.

Xue

Das *xue* ist ein Sammelbegriff, unter dem alle flüssigen Substanzen im Körper zusammengefasst sind. Deren wichtigster Bestandteil ist das Blut (als welches *xue* häufig, aber missverständlich übersetzt wird). *Xue* setzt sich aus der Bauenergie und den Körperflüssigkeiten zusammen und fließt im gesamten Leitbahnsystem. Zu den wichtigsten Funktionen gehören die Nährung und Befeuchtung des gesamten Körpers. Das *xue* ist die grundlegende Substanz für die Funktion der geistigen Kräfte, mithin der konstellierenden Kraft *(shen)*.

Die Körpersäfte

Unter dem Begriff Körpersäfte werden alle **flüssigen Stoffe im menschlichen Körper,** die funktionskreisspezifischen Flüssigkeiten wie die Säfte des FK Magen oder FK Gallenblase sowie die den Funktionskreisen zugeordneten Flüssigkeiten wie Nasensekret oder Tränen zusammengefasst. Wie das *xue* stellen auch die Körpersäfte eine substanzielle Basis für die vitalen Funktionen des menschlichen Körpers dar.

Krankheitsauslösende Faktoren und Krankheitsmechanismen

Krankheiten können durch zahlreiche Faktoren ausgelöst werden. Man nennt diese krankheitsauslösenden Faktoren auch Agenzien. In der TCM zählen dazu unter anderem:

- Äußere Agenzien, die 6 klimatischen Exzesse,
- Innere Agenzien, die 7 Gefühlsregungen,
- Die nicht äußeren und nicht inneren pathogenen Faktoren.

Die 6 klimatischen Exzesse

- **Wind** ist dem *yang* zugeordnet, seine Wirkung ist öffnend und er affiziert zuerst die dem *yang* zugeordneten Körperbereiche. Störungen durch Wind-Schädigungen verändern sich meist rasch und sind nicht ortsfest.
- **Kälte** ist dem *yin* zugeordnet, sie schädigt meist das *yang-qi*. Durch sie wird die Dynamik verlangsamt. Auf diese Weise wirkt sie blockierend und zusammenziehend.
- **Sommerhitze** wird als *yang* kategorisiert, ihre Haupteigenschaften sind das Emporlodernde und Heiße. Einmal in den Körper eingedrungen steigt sie leicht nach oben, zerstreut, erschöpft das *qi* und schädigt die Körpersäfte. Bei Sommerhitze-Prozessen ist häufig auch Feuchtigkeit beteiligt.
- **Feuchtigkeit** ist dem *yin* zugeordnet. Sie blockiert den *qi*-Mechanismus und stört das *yang*. Von ihrem Wesen her ist die Feuchtigkeit schwer und trüb, sie behindert den freien Fluss und fließt nach unten.
- **Trockenheit** wirkt von ihrem Wesen her aufrauend und schädigt daher leicht die Körpersäfte. Unter den Funktionskreisen wirkt sie besonders störend auf den FK Lunge.
- **Glut** wird dem *yang* zugeordnet und neigt zum „Emporlodern“. Durch Glut wird das *qi* erschöpft und die Säfte geschädigt. Sie kann Wind induzieren, in dessen Gefolge wiederum Blutungen oder Ödeme und Tumoren auftreten können.

Die 7 Gefühlsregungen

Die Gefühlsregungen sind die gesunde Reaktion des Menschen auf seine Umwelt. Sie rufen nur dann Störungen hervor, wenn sie völlig unvermittelt, in außergewöhnlich starkem Ausmaß oder über allzu lange Zeit hinweg stimuliert werden. In diesen Fällen können Störungen des *qi*-Mechanismus und des *yin* und *yang* herbeigeführt werden, durch die dann Krankheiten entstehen. Zu den Gefühlsregungen zählen: Freude oder Lust, Zorn, Sorge, Nachdenken oder Grübeln, Trauer, Angst, Schreck.

Nicht äußere und nicht innere pathogene Faktoren

- Diätfehler,
- Äußere Verletzungen,
- Wässriger bzw. zäher Schleim, der durch Behinderungen des freien Flusses der Körperflüssigkeiten entsteht und sich nicht nur in bronchialem Schleim sondern auch in Form von Knoten, Schwellungen oder Schwindel ausdrücken kann,
- *Xue*-Stasen, worunter man Ansammlungen von *xue* und Blockaden in den Bahnen des *xue* versteht, durch die sein freier Fluss behindert wird,
- Energetische Fülle (Erkrankungen mit deutlicher Symptomatik) und energetische Schwäche (Schwäche und Verfallserscheinungen in den verschiedensten Körperbereichen),
- Störungen von *yin* und *yang*,
- Störungen von *qi* und *xue*.

Die Funktionskreise

Ein Funktionskreis umfasst verschiedene biologische Funktionen, die unter einem Organnamen zusammengefasst sind. **Dabei entsprechen diese Organnamen nicht unserem westlichen anatomischen Bild.**

Entsprechend ihren Funktionen lassen sich die Funktionskreise in folgende 3 Arten unterscheiden:

- **Speicherfunktionskreise:** FK Herz, FK Lunge, FK Milz, FK Leber, FK Niere,
- **Durchgangsfunktionskreise:** FK Dünndarm, FK Dickdarm, FK Magen, FK Gallenblase, FK Blase, FK Sanjiao,

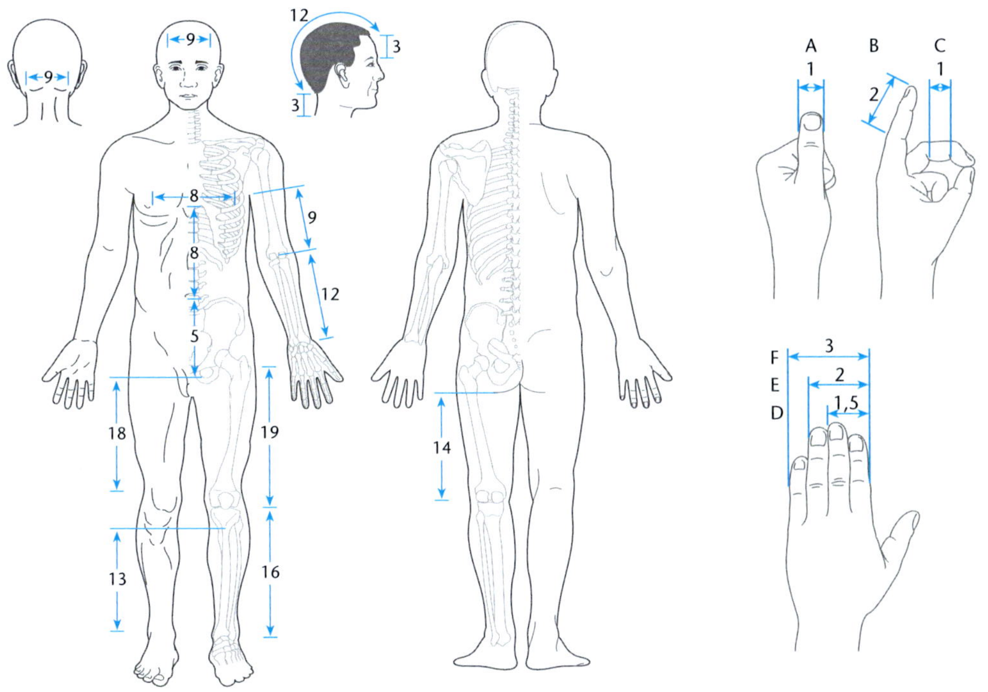

Abb. 44.1-1: Körper-*cun*, Finger-*cun*

- **Para-Funktionskreise** (Durchgangsfunktionskreise, die sich von den anderen Funktionskreisen unterscheiden): Gehirn, Rückenmark, Knochen, Leitbahnen, FK Gallenblase: Uterus.

Das Leitbahnsystem

Die Leitbahntheorie beschäftigt sich mit Lage und Verlauf der Leitbahnen auf dem menschlichen Körper, mit physiologischen Funktionen und pathologischen Veränderungen der Leitbahnen und mit den Verbindungen zwischen Funktionskreisen und Leitbahnen sowie der Leitbahnen untereinander. In den Leitbahnen fließen *qi* und *xue*. Durch die Leitbahnen werden Speicher- und Durchgangsfunktionskreise miteinander und mit den Extremitäten verbunden.

Körpermaße in *cun*

Maßeinheit für die Entfernung der Punkte untereinander ist das *cun*, das sich als relatives Maß auf individuelle Körperproportionen bezieht.

Das Finger-*cun* geht immer von den Fingermaßen des Patienten aus (☞ Abb. 44.1-1). Das Körper-*cun* orientiert sich an den Körpermaßeinheiten (☞ Abb. 44.1-1).

44.1.3 Behandlungsprinzipien und Grundtechniken

Grundtechniken

Pressen

- Mit der Fingerbeere des Daumens, einer anderen Fingerkuppe, der Handfläche oder dem Ellbogen Druck auf Akupunkturpunkte, Schmerzpunkte oder größere Körperregionen ausüben,
- Das Hautareal nicht verlassen,
- Der Druck ist anfangs leicht, wird aber allmählich stärker, damit auf diese Weise auch tiefe Schichten der Muskulatur erreicht werden,
- Kraft gleichmäßig ausüben,
- Plötzliche Kraftänderungen unbedingt vermeiden,
- Weil die Stimulation durch das Pressen mitunter sehr stark ist, wird es häufig mit der Technik des Knetens kombiniert.

Kneten

- Mit Fingerbeere, Handfläche, Handwurzel oder Ellbogen mit sanften, nicht zu schnellen, kreisenden Bewegungen auf Akupunkturpunkte oder bestimmte Körperregionen Kraft übertragen,

- Dabei das behandelte Hautareal nicht verlassen, also nicht auf der Haut reiben,
- In den Handgelenken locker bleiben,
- Gleichmäßig und nicht zu kräftig ausführen.

Schieben
- Daumen, Handwurzel oder Handfläche auf der Haut nach oben, nach unten oder nach zwei Seiten bewegen,
- Die Bewegung muss geradlinig sein, besonders wenn Leitbahnabschnitte behandelt werden,
- Gleichmäßige, starke Kraft ausüben,
- Behandlung langsam und behutsam ausführen,
- Daumen, Handwurzel oder Handfläche bleiben ständig in Hautkontakt.

Reiben
- Mit Zeige-, Mittel- und Ringfinger oder mit der ganzen Hand entlang einer Linie reiben oder Kreise auf der Haut des Patienten beschreiben,
- Das Handgelenk sollte dabei entspannt, die Handfläche locker gestreckt sein,
- Die Bewegungen verlaufen harmonisch, gleichmäßig, nicht zu schnell und mäßig kraftvoll.

Greifen und Kneifen
- Mit Daumen und einem oder mehreren Fingern (Fingerbeeren, nicht Fingernägel!) einen Hautwulst und das Muskelgewebe darunter ergreifen, anheben und leicht vom Körper wegziehen,
- Dann wieder zurückfallen lassen, dabei wird häufig ein Schnalzlaut hörbar,
- Das Handgelenk muss locker sein,
- Die Bewegungen sollen beständig, ohne Unterbrechungen rhythmisch durchgeführt werden,
- Dabei sollte die Kraft zunächst mäßig sein und allmählich stärker werden.

44.1.4 Indikationen/Kontraindikationen

Indikationen

Tuina ist wirksam bei Fieber, Erkältung, Husten, Erbrechen, Durchfall, Verstopfung, Magenausgangsstenose, nächtlichem Weinen, Hautausschlag, akuten und chronischen Krämpfen sowie Bettnässen.

In Tab. 44.1-1 sind einige wichtige westliche Indikationen mit den zugrunde liegenden TCM-Diagnosen (☞ 44.1.2) sowie geeigneten Tuina-Bausteinen (☞ 44.1.6) aufgelistet.

> Im Normalfall richtet sich die Auswahl der Tuina-Bausteine nach der genauen TCM-Diagnose, die hier genannten Bausteine wurden lediglich exemplarisch ausgewählt, da sie bei der jeweiligen westlichen Indikation häufig zum Einsatz kommen.

Tab. 44.1-1: Symptomatische Therapie: exemplarische Auswahl einiger wichtiger Tuina-Bausteine

Symptom	Mögliche TCM-Ursachen (☞ 44.1.2)	Häufig eingesetzte Tuina-Bausteine (☞ 44.1.6)
Fieber	• Wind und Kälte, • Wind und Hitze, • Hitze in den FK Lunge und Magen • Schwäche des *yin*.	• „Zusammengelegten Bambus" schieben, • „Palast des Abgründigen" schieben, • Extrapunkt „Sonne" kneten, • Bereich der Lungen-Leitbahn stützen und kühlen.
Husten	• Äußere krankhafte Einflüsse, • Wind-Hitze, • Schwäche des *yin*, • Schwäche des *qi*.	• „Zusammengelegten Bambus" schieben, • „Palast des Abgründigen" schieben, • Extrapunkt „Sonne" kneten, • Die „drei Passtore" schieben, • Die „acht Trigramme" bewegen, • „Einflusspunkt des FK Lunge" kneten und schieben, • Bereich der Lungen-Leitbahn stützen und kühlen.
Erbrechen	• Kälte, • Hitze, • Diätfehler.	• Bereich der Milz-Leitbahn stützen, kühlen und schieben, • Die „drei Passtore" schieben, • Die „acht Trigramme" bewegen, • Den Bauch schieben und reiben, • „Sammlungspunkt des FK Magen" Ren 12 kneten und schieben, • „Mit Brettern verschlossene Pforte" kneten.
Diarrhö	• Unregelmäßiges Stillen und Diätfehler, • Von außen eingedrungene Wind-Kälte, • Feuchtigkeit-Hitze, • Schwäche der FK Milz und Magen,	• Die „drei Passtore" schieben, • Bereich der Milz-Leitbahn stützen, • Bereich der Dickdarm-Leitbahn kühlen, • „Mit Brettern verschlossene Pforte" kneten, • Die „acht Trigramme" bewegen,

Symptom	Mögliche TCM-Ursachen (☞ 44.1.2)	Häufig eingesetzte Tuina-Bausteine (☞ 44.1.6)
Diarrhö	• Schwäche der *yang* der FK Niere und Milz.	• „Sammlungspunkt des FK Magen" Ren 12 kneten, • Den Bauch schieben und reiben, • Bei lang anhaltender Diarrhö zusätzlich: „Zusammenkunft aller Leitbahnen" Du 20 kneten.
Obstipation	• Hitze, • Energetische Schwäche.	• Bereich der Dickdarm-Leitbahn stützen und kühlen, • Die „acht Trigramme" bewegen, • Den Bauch schieben und reiben, • „Dritter Weiler am Fuß" Ma 36 pressen oder kneten, • Bereich der Milz-Leitbahn stützen, kühlen und schieben, • Die „drei Passtore" schieben.
Hautausschlag		• Bereich der Milz-Leitbahn kühlen, • Bereich der Lungen-Leitbahn kühlen, • Bereich der Leber-Leitbahn kühlen, • Bereich der Dünndarm-Leitbahn kühlen, • Bereich der Dickdarm-Leitbahn kühlen.

Kontraindikationen

Tuina darf nicht eingesetzt werden bei
- Infektiösen Erkrankungen (z.B. Osteomyelitis, eitrige Arthritis),
- Blutungen (z.B. Hämaturie, Blut im Stuhl),
- Geschwülsten und Tumoren,
- Äußeren Verletzungen, Hautgeschwüren und eitrigen Hautausschlägen bzw. Hautentzündungen,
- Knochenbrüchen im Frühstadium,
- Körperlicher Schwäche nach langer Krankheit oder bei Erschöpfung nach sportlicher Anstrengung,
- Übermäßigem Hunger, Übersättigung.

44.1.5 Wichtige Punkte

Tab. 44.1-2: Lokalisation der wichtigen Punkte

Di 4	Nahe der radialen Seite, etwa in der Mitte des zweiten Mittelhandknochens
Di 10	2 cun unter Di 11 auf der Verbindungslinie zur Tabatière des Daumens
Di 11	Bei 90° gewinkeltem Ellbogen in Verbindung der Ellbogenfalte zum Epicondylus lateralis in einer Vertiefung davor
Di 15	Unterhalb des Vorsprungs des Schlüsselbeins an der Schulter; tastbare Mulde, wenn der Arm gehoben wird
Di 20	0,5 *cun* neben dem Nasenflügelansatz
Ma 2	1 *cun* unterhalb der geradeaus blickenden Pupille auf dem Rand des Wangenbeins
Ma 4	0,5 *cun* seitlich des Mundwinkels
Ma 6	Wenig vor und oberhalb des Mandibularwinkels
Ma 7	In einer Vertiefung am unteren Rand des Os zygomaticum, vor dem Processus condyloides mandibulae, am Hinterrand des M. masseter
Ma 36	3 *cun* unterhalb der Patellaunterkante, 1 *cun* fibular der Tibiakante, auf Höhe der Tuberositas tibiae
Mi 6	3 *cun* oberhalb des Malleolus internus am Hinterrand der Tibia
Dü 18	Auf der Höhe von Dü 20, unterhalb des äußeren Augenwinkels
He 7	Proximal und radial des Os pisiforme in der Handgelenksfalte, radial der Sehne des M. flexor carpi ulnaris
Bl 2	Am medialen Ende der Augenbraue
Bl 13	1,5 *cun* seitlich des Dornfortsatzes des 3. BWK
Bl 23	1,5 *cun* seitlich des Dornfortsatzes des 2. LWK
Bl 36	In der Mitte der Glutealfalte
Bl 39	Laterales Ende der Kniegelenksquerfurche auf der medialen Seite der Sehne des Caput longum des M. biceps femoris
Bl 60	Auf der Mitte der horizontalen Strecke zwischen Malleolus externus und Achillessehne

Ni 1	In einer Vertiefung in der Mitte der Fußsohle zwischen 2. und 3. Metatarsophalangealgelenk, ungefähr an der Grenze vom 1. zum 2. Drittel der Fußsohle (Zehen nicht eingerechnet)
Ni 3	In der Mitte der Verbindungslinie zwischen Innenknöchel und der Achillessehne (Puls tastbar)
Pe 6	Zwischen den Sehnen der Mm. palmaris longus et flexor carpi radialis, 2 *cun* proximal der Handgelenksfalte
Pe 8	In der Mitte des Handtellers, zwischen 2. und 3. Os metacarpale. Bei geschlossener Faust zwischen den Spitzen des 2. und 3. Fingers
3E 5	2 *cun* proximal der Handgelenksfalte, Mitte des Unterarmes zwischen Elle und Speiche, gegenüber Pe 6
3E 14	In der Vertiefung zwischen Akromion und Tuberculum maius humeri, bei angehobenem Arm in der hinteren der beiden Vertiefungen auf der Schulter.
3E 17	Am Vorderrand des Processus mastoideus, wo das Ohrläppchen bei Druck den Processus berührt
Gb 14	1 *cun* über der Mitte der Augenbraue
Gb 20	In der geräumigen Vertiefung zwischen M. sternocleidomastoideus und M. trapecius (Höhe von Du 16)
Gb 34	In einer Vertiefung vor dem Fibulaköpfchen (nur bei angewinkeltem Bein auffindbar)
Le 2	Zwischen der ersten und zweiten Zehe, ca. 0,5 *cun* proximal zur Interdigitalfalte
Le 3	Zwischen dem Mittelfußknochen der 1. und 2. Zehe in einer Vertiefung ca. 1,5 *cun* proximal des Grundgelenks
Du 4	Unterhalb des Dornfortsatzes des 2. LWK
Du 14	Unterhalb des Dornfortsatzes des 7. HWK, auf der Medianen
Du 20	An der höchsten Stelle des Kopfes, am Schnittpunkt der Medianen mit der Verbindungslinie zwischen den höchsten Punkten der Ohrmuscheln
Du 26	Unterhalb der Nase, am Übergang vom oberen zum mittleren Drittel des Philtrums
Ren 6	1,5 *cun* unterhalb des Bauchnabels
Ren 8	Mitte des Nabels
Ren 12	4 *cun* oberhalb des Nabels
Ren 24	Unterhalb der Unterlippe, in der Mitte der mentolabialen Furche des Unterkiefers
Ex HN-3 *(yintang)*	In der Mitte zwischen den Augenbrauen
Ex Sonne (HN-5, *taiyang*)	Vom Mittelpunkt zwischen Außenkanthus und äußerem Ende der Augenbraue, ca. 1 *cun* seitlich in einer geräumigen Vertiefung

44.1.6 Bausteine

Tuina-Bausteine ist die Bezeichnung für standardisierte Kombinationen aus Techniken und Bewegungen mit der Hand oder anderen Körperteilen und Körperregionen des Patienten. Die Bausteine variieren hinsichtlich Handtechniken, Reizstärke und Druckintensität sowie Behandlungsdauer der behandelten Regionen.

Im Wesentlichen besteht die Wirkung der Bausteine darin, dass ein oder mehrere Akupunkturpunkte entsprechend ihrer Wirkung ausgewählt werden und dass auf diesen und auf ganzen Körperregionen ausgewählte Handtechniken ausgeführt werden, durch die *qi*-Blockaden und *xue*-Stasen aus den Leitbahnen beseitigt werden, um dadurch den freien Fluss wiederherzustellen. Auf diese Weise wird das *qi* eines Individuums unterstützt, den Körper schädigende Einflüsse werden entfernt.

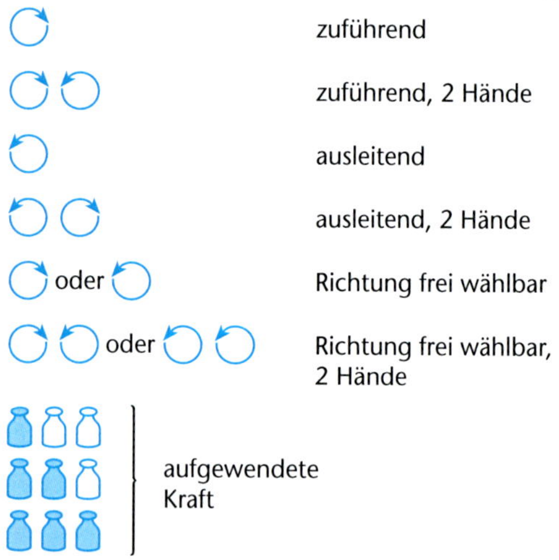

Abb. 44.1-2: Verwendete Symbole

In der Folge sollen einige wichtige Bausteine, die bei Kindern häufig eingesetzt werden, exemplarisch dargestellt werden:

- Im **Bausteinnamen** sind häufig die Namen des wichtigsten, am intensivsten zu behandelnden Akupunkturpunktes enthalten wie z. B. bei „Extrapunkt Sonne", oder die Bezeichnung der zu behandelnden Körperregion wie z. B. bei „Auf der Stirn auseinander schieben".
- Unter **Vorgehen** werden die Position, in der sich der Patient während der Behandlung befinden soll, angegeben, sowie Technik, Behandlungsdauer und Wiederholungsfrequenz.
- Unter **Wirkung** ist die Wirkrichtung des Bausteines aus Sicht der chinesischen Medizin beschrieben, während unter der Liste der Indikationen die wichtigsten klinischen Anzeichen aufgezählt werden, zu deren Therapie der Baustein sinnvoll ist.
- Bei **Indikation** ist eine Auswahl von Erkrankungen angegeben, bei denen der Baustein wirksam ist.

„Zusammengelegter Bambus" ☞ Abb. 44.1-3

Vorgehen: 30 – 50 mal abwechselnd mit beiden Daumen vom Punkt zwischen den Augenbrauen bis zur vorderen Haargrenze schieben.

Wirkung: Wind austreibend, die Oberfläche öffnend, die Sinnesöffnungen freimachend, den oberen Bereich klärend, Krämpfe beruhigend, die konstellierende Kraft beruhigend.

Indikation: Fieber, Kopfschmerzen, geistige Abgeschlagenheit, Schreckhaftigkeit, Unruhe.

„Palast des Abgründigen" ☞ Abb. 44.1-4

Vorgehen: 30 – 50 mal mit den Daumen gleichzeitig auf beiden Augenbrauen nach außen schieben.

Wirkung: Wind austreibend, die Oberfläche öffnend, die Sinnesöffnungen freimachend, den oberen Bereich und die Augen klärend, Kopfschmerzen beendend.

Indikation: Fieber, Zittern und Krämpfe, Kopfschmerzen, Schmerzen und Rötung der Augen.

Extrapunkt „Sonne" ☞ Abb. 44.1-5

Vorgehen: 30 – 50 mal Extrapunkt „Sonne" kneten.

Wirkung: Wind austreibend, die Oberfläche öffnend, die Augen klärend, Kopfschmerzen beendend.

Indikation:

- Kopfschmerzen, Kälte- und Windabneigung; [hier stützen],
- Fieber, Kopfschmerzen, Schmerzen und Rötung der Augen; [hier ausleiten].

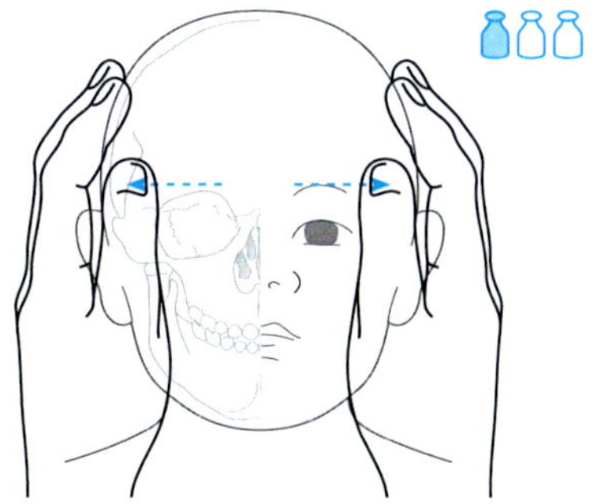

Abb. 44.1-3: Zusammengelegter Bambus
Strecke in der Mitte der Stirn, vom Punkt zwischen den Augenbrauen bis zur vorderen Haargrenze

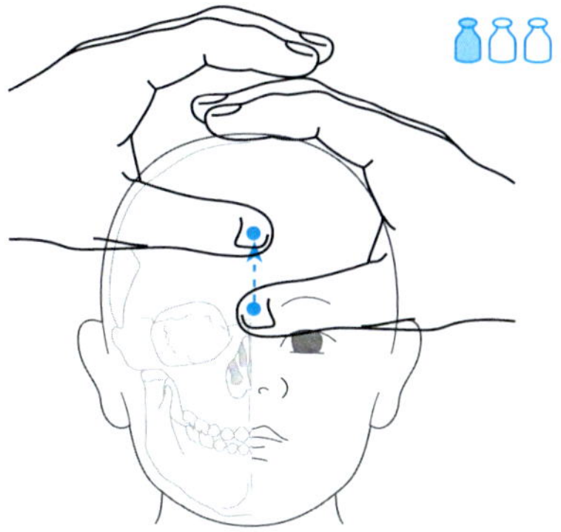

Abb. 44.1-4: Palast des Abgründigen; waagrechte Strecke vom Anfang bis zum Ende der Augenbrauen

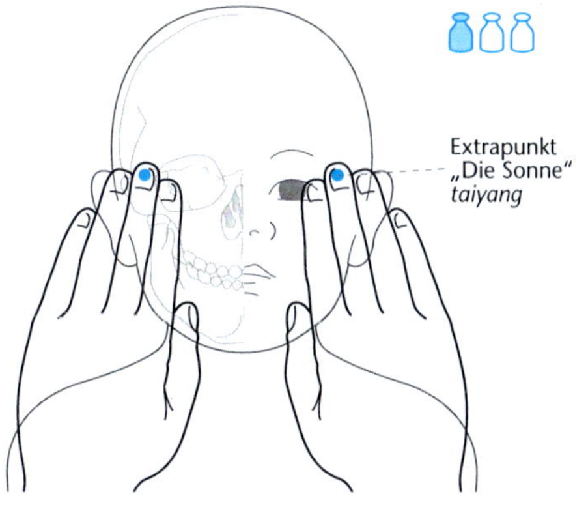

Abb. 44.1-5: Extrapunkt Sonne

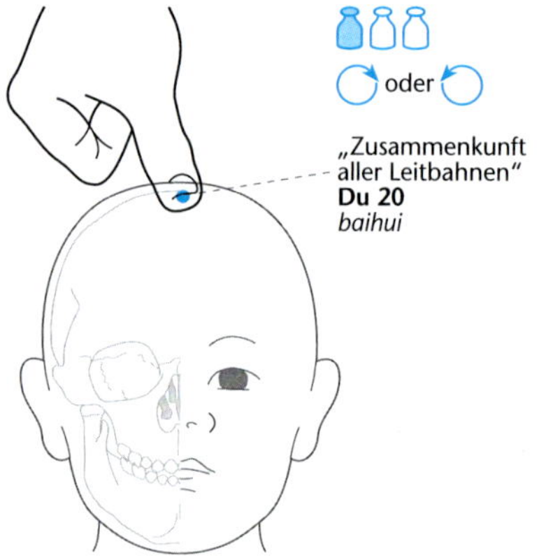

Abb. 44.1-6: Du 20

„Zusammenkunft aller Leitbahnen" Du 20

☞ Abb. 44.1-6

Vorgehen: 100 – 200 mal Du 20 kneten.

Wirkung: Krämpfe und Zittern beruhigend, die konstellierende Kraft beruhigend, zusammenbrechendes *yang* emporhebend.

Indikation:

- Chronische „Krämpfe des Kleinkinds" mit allmählich einsetzender Symptomatik: Müdigkeit, ständiges Schlafbedürfnis, eventuell auch Bewusstlosigkeit, zeitweise schwache Krämpfe, unwillkürliche Bewegungen und Zittern der Extremitäten, Kopfwackeln [hier stützen];
- Enuresis [hier stützen].

„Sammlungspunkt des FK Magen" Ren 12

☞ Abb. 44.1-7

Vorgehen: 100 – 300 mal:

a Ren 12 mit dem Mittelfinger oder der Handwurzel kneten.

b Strecke auf der Mittellinie vom Hals bis Ren 12 schieben.

Wirkung: FK Milz kräftigend, FK Magen harmonisierend, die Umsetzung fördernd und das *qi* des mittleren Wärmebereiches regulierend.

Indikation: Erbrechen, Diarrhö, Diätfehler, Aufstoßen.

Der Bauch ☞ Abb. 44.1-8

Vorgehen:

- In der Bauchregion in Höhe von Ren 12 bis Ren 8 beidseitig mit dem Daumen entlang des Rippenbogens nach unten schieben.

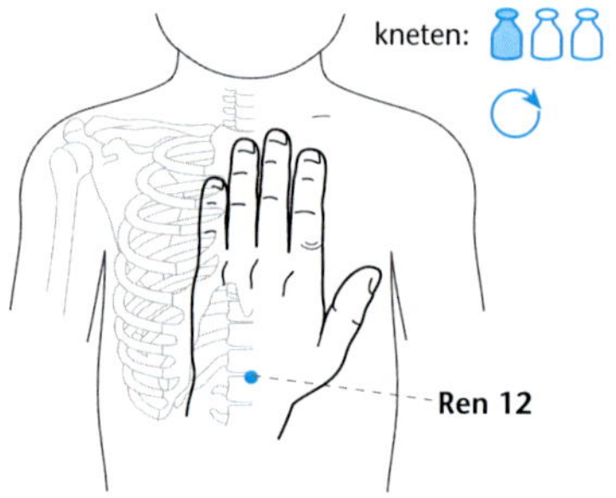

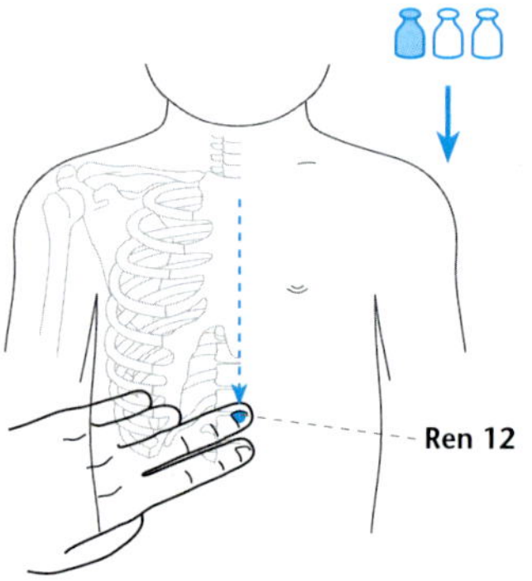

Abb. 44.1-7: „Sammlungspunkt des FK Magen" Ren 12 Strecke auf der Mittellinie vom Hals bis zum „Sammlungspunkt des FK Magen" Ren 12 Rs 12 *(zhongwan, weimu)*

- 100 – 200 mal auf der Region von der Mittellinie aus gleichzeitig nach beiden Seiten auseinanderstrebend schieben.
- 100 – 200 mal mit Zeige-, Mittel- und Ringfinger oder mit der Handwurzel von Ren 12 nach Ren 8 schieben.
- 5 min. lang mit der Handwurzel oder Handfläche über dem Nabel kreisend reiben.

Wirkung: FK Milz kräftigend, FK Magen harmonisierend, *qi* regulierend und Umsetzung fördernd.

Indikation: Spannungsgefühl und Schmerzen im Abdomen, Erbrechen und Verdauungsstörung.

„Einflusspunkt des FK Lunge" Bl 13

☞ Abb. 44.1-9

Vorgehen:

a 50 – 100 mal Bl 13 beidseitig mit dem Daumen oder Mittelfinger kneten.

b 50 – 100 mal beidseitig mit dem Daumen entlang des inneren Schulterblattrandes von oben nach unten schieben.

Wirkung: *Qi* des FK Lunge regulierend, Husten beendend.

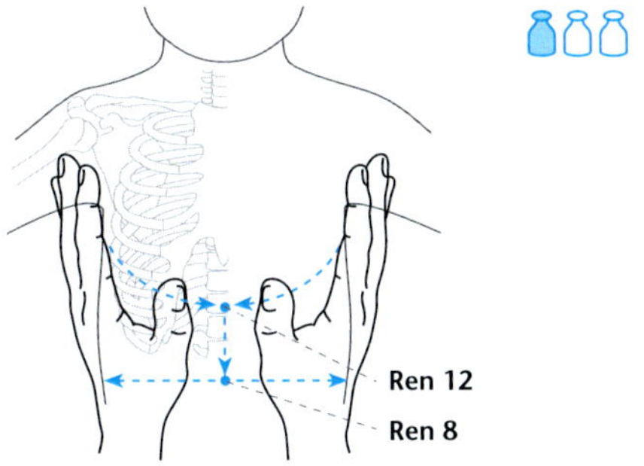

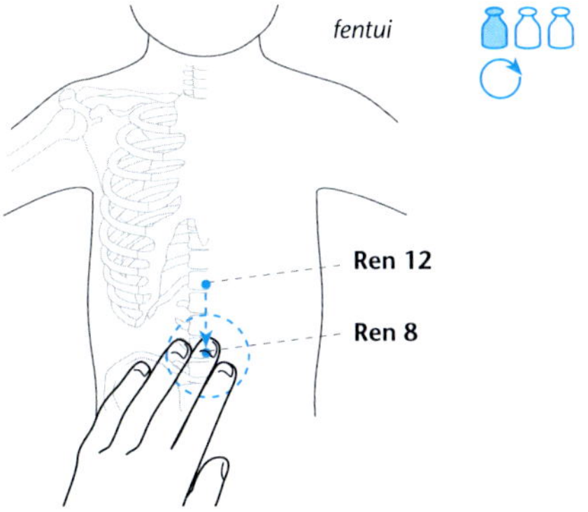

Abb. 44.1-8: Der Bauch
Bauchregion in Höhe von „Sammlungspunkt des FK Magen" Ren 12 Rs 12 *(zhongwan, weimu)* bis „Mitte des Nabels" Ren 8 Rs 8 *(shenque)*

Indikation:

- Keuchatmung, Husten, Schleimrasseln und Druckgefühl auf der Brust [hier ausleiten],
- Lange bestehender Husten, raue Stimme, Erschöpfung [hier stützen].

Bereich der Milz-Leitbahn ☞ Abb. 44.1-10
Vorgehen:

a Bereich der Milz-Leitbahn stützen: 100–500 mal auf der Innenseite des Daumenendgliedes kreisend schieben.

b Bereich der Milz-Leitbahn kühlen: 100–500 mal von der Daumenspitze bis zum handseitigen Ende des Daumenendgliedes gerade schieben.

c Bereich der Milz-Leitbahn schieben: Kombination aus erst **a,** dann **b.**

Wirkung: FK Milz und FK Magen stützend, Hitze kühlend, Feuchtigkeit ausleitend, Schleim umwandelnd, Erbrechen beendend; das gesunde *qi* unterstützend, Exantheme nach außen bringend.

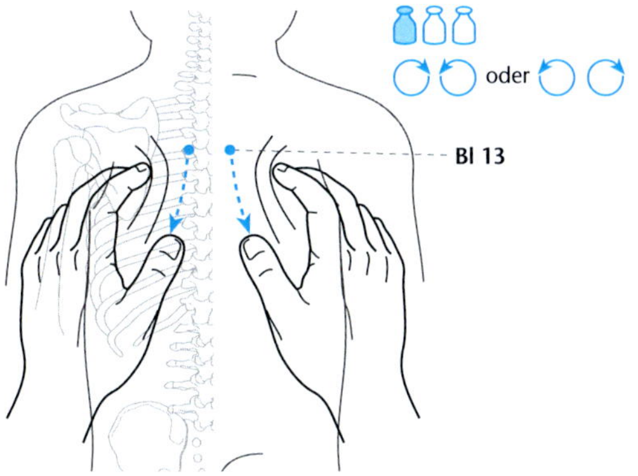

Abb. 44.1-9: Bl 13

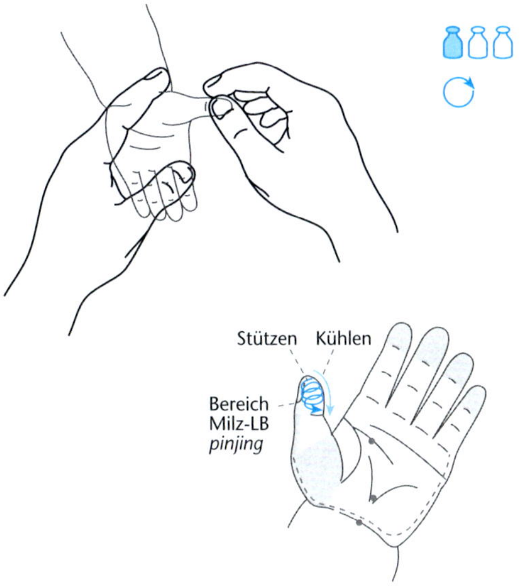

Abb. 44.1-10: Region auf der Innenseite des Daumenendgliedes

Indikation:

a Appetitstörung, Verdauungsstörung, Spannungsgefühl im Abdomen, Muskelatrophie,

b Ikterus, Brechreiz, Erbrechen, Diarrhö, Dysenterie,

c Exanthem, das wegen allgemein schwacher Konstitution nicht an die Oberfläche dringt.

Bereich der Leber-Leitbahn ☞ Abb. 44.1-11
Vorgehen:

a Bereich der Leber-Leitbahn stützen: 100–500 mal auf der Innenseite des Zeigefingerendglieds kreisend schieben.

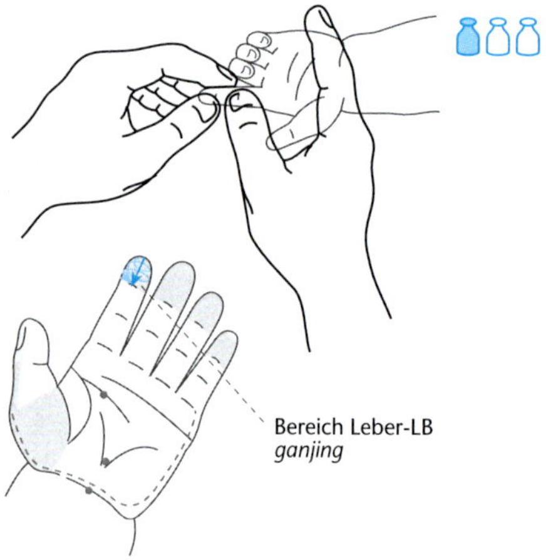

Abb. 44.1-11: Mittellinie der Innenseite des Zeigefingerendglieds

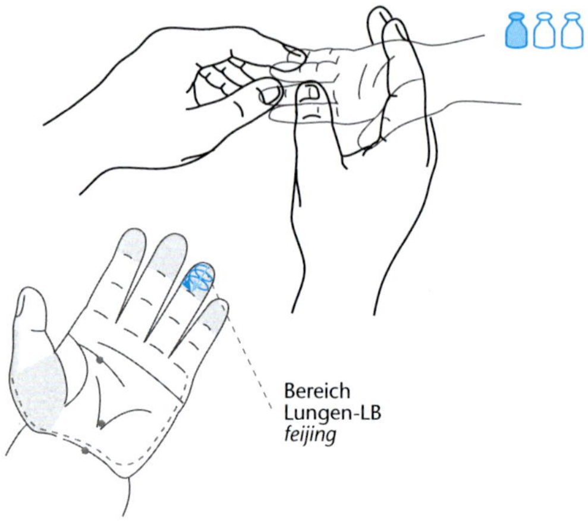

Abb. 44.1-12: Mittellinie auf der Innenseite des Ringfingerendgliedes

b Bereich der Leber-Leitbahn kühlen: 100 – 500 mal von der Zeigefingerspitze bis zum handseitigen Ende des Zeigefingerendgliedes die Strecke schieben.
c Bereich der Leber-Leitbahn schieben: Kombination aus erst **a,** dann **b.**

Wirkung:
a FK Leber beruhigend, Wind löschend, „Krämpfe des Kleinkinds“ beruhigend, Unruhe beendend.

Indikation:
a Rötung der Augen, Unruhe, bitterer Geschmack im Mund, Trockenheit des Rachens,
b Krämpfe und Zittern.

Bereich der Lungen-Leitbahn ☞ Abb. 44.1-12
Vorgehen:
a Bereich der Lungen-Leitbahn stützen: 100 – 500 mal auf der Innenseite des Ringfingerendgliedes kreisend schieben.
b Bereich der Lungen-Leitbahn kühlen: 100 – 500 mal mit dem Daumen von der Ringfingerspitze bis zum handseitigen Ende des Ringfingerendgliedes gerade schieben.

Wirkung:
a FK Lunge stützend und mehrend;
b FK Lunge kühlend und entfaltend, Wind austreibend, Oberfläche ausleitend, Schleim umwandelnd.

Indikation:
a Keuchatmung, raue Stimme, spontane Schweiße, Kälteabneigung, Husten,
b Husten, Keuchatmung, Atemgeräusche, Schleimrasseln, Obstipation, Fieber.

Bereich der Dickdarm-Leitbahn ☞ Abb. 44.1-13
Vorgehen:
a Bereich der Dickdarm-Leitbahn stützen: 100 – 300 mal mit dem Daumen seitlich am Zeigefinger von der Fingerspitze bis zum Grundgelenk schieben.
b Bereich der Dickdarm-Leitbahn kühlen: 100 – 300 mal mit dem Daumen seitlich am Zeigefinger vom Grundgelenk bis zur Fingerspitze schieben.

Wirkung:
a FK Dickdarm zusammenziehend und stabilisierend, die FK Milz und Magen erwärmend und Diarrhö beendend;
b FK Dickdarm kühlend und ausleitend, Hitze kühlend, Feuchtigkeit ausleitend, Blockaden und Ansammlungen klärend und austreibend.

Indikation:
a Diarrhö,
b Fieber, Bauchschmerzen, Obstipation, Diarrhö mit blass rötlichen Stühlen.

Bereich der Dünndarm-Leitbahn ☞ Abb. 44.1-14
Vorgehen: Bereich der Dünndarm-Leitbahn kühlen: 100 – 300 mal mit dem Daumen an der Außenseite des Kleinfingers, vom Kleinfingergrundgelenk bis zur -spitze schieben.
Wirkung: Hitze und Feuchtigkeit aus dem unteren Wärmebereich entfernend, Klares von Trübem trennend.
Indikation: Harnverhalt, dunkler Urin, Diarrhö (wässrig).

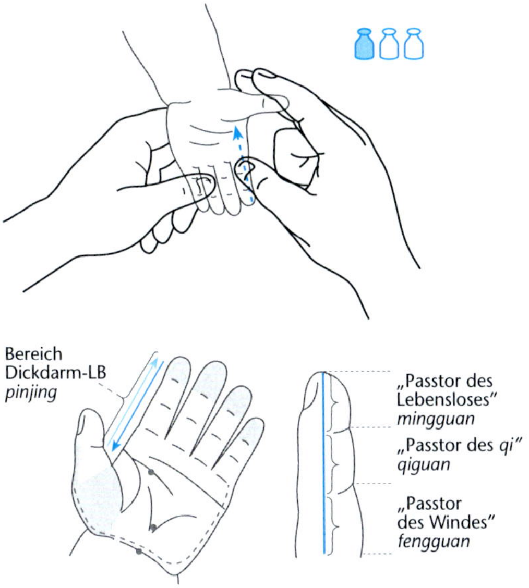

Abb. 44.1-13: Strecke seitlich am Zeigefinger (Daumenseite), von der Fingerspitze bis zum Grundgelenk

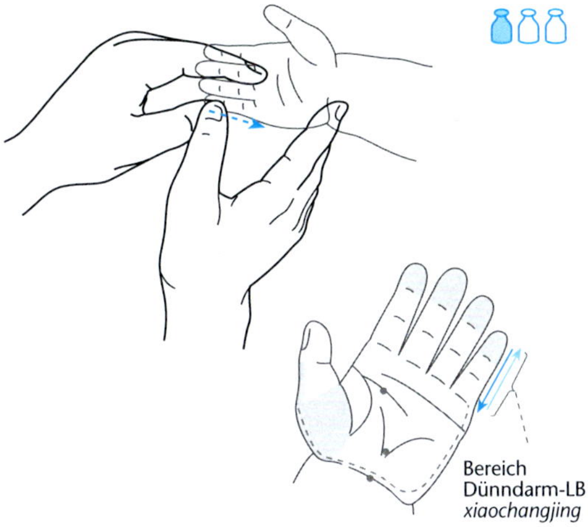

Abb. 44.1-14: Strecke an der Außenseite des Kleinfingers, von der Kleinfingerspitze bis zum -grundgelenk

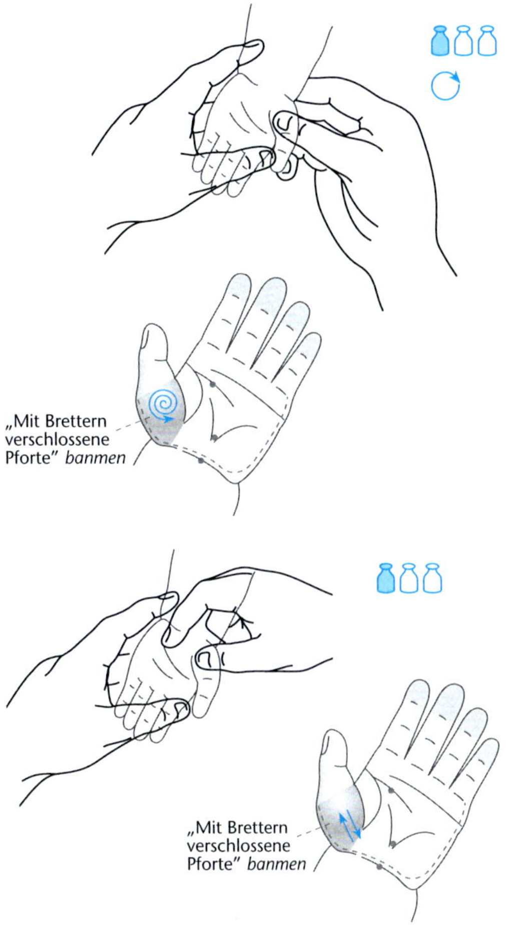

Abb. 44.1-15: Punkt auf der höchsten Erhebung auf dem Daumenballen

„Mit Brettern verschlossene Pforte"

☞ Abb. 44.1-15

Vorgehen:

a 100–300 mal mit dem Daumen auf die „mit Brettern verschlossene Pforte" (dem Punkt auf der höchsten Erhebung des Daumenballens) kneten.

b 100–300 mal von dem Punkt Richtung Handgelenksfalte schieben.

c 100–300 mal von der Handgelenksfalte in Richtung der „mit Brettern verschlossenen Pforte" schieben.

Wirkung:

a FK Milz kräftigend, FK Magen harmonisierend, Verdauungsblockaden auflösend, Umsetzung fördernd;

b Diarrhö beendend;

c Erbrechen beendend.

Indikation:

a Verdauungsstillstand, Aufstoßen, Spannungsgefühl im Abdomen, Diarrhö, Erbrechen,

b Diarrhö,

c Erbrechen.

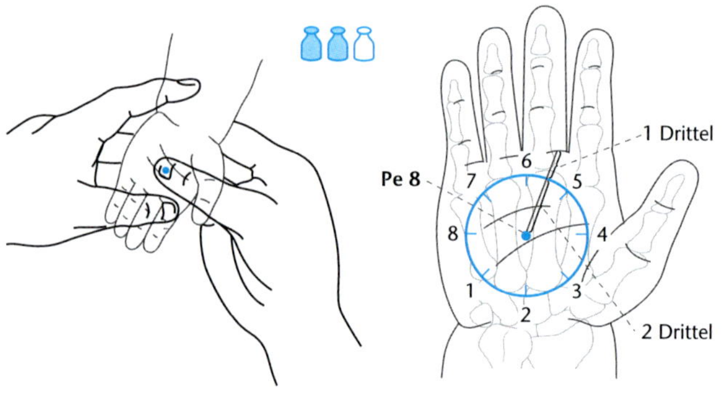

Handfläche: auf einem Kreis* um „Mitte der Handfläche" Pe 8 Pc 8 *(laogong)* liegen acht Punkte – die „acht Trigramme" *(bagua)*:
bei 12 Uhr: „Das Feuer" *(li)*, 1;
bei 1.30 Uhr: „Das Holz" *(sun)*, 2;
bei 3 Uhr: „Der Donner" *(zhen)*, 3;
bei 4.30 Uhr: „Der Berg" *(gen)*, 4;
bei 6 Uhr: „Das Wasser" *(kan)*, 5;
bei 7.30 Uhr: „Der Himmel" *(qian)*, 6;
bei 9 Uhr: „Der See" *(dui)*, 7;
bei 10.30 Uhr: „Die Erde" *(kun)*, 8

* Der Durchmesser des Kreises beträgt zwei Drittel der Strecke zwischen Handflächenmitte und Fingerfalte zwischen Zeige- und Mittelfinger.

Abb. 44.1-16: Die „acht Trigramme"

Die „acht Trigramme" ☞ Abb. 44.1-16

Vorgehen:

Die Bögen unter a–f behandeln, indem man auf die Punkte mit dem Daumennagel presst *(qia)* und von jedem Punkt jeweils zum nächsten schiebt:

a 7 mal Bogen 6–5–4–3 oder Bogen 2–1–8–7
b 7 mal Bogen 6–7–8–1
c 7 mal Bogen 7–8–1–2
d 7 mal Bogen 5–4–3–2
e 7 mal Bogen 2–3–4–5
f 7 mal Bogen 4–3–2–1
g den „Berg", 3, kneten
50–100 mal

Wirkung:

a Bei Schreck beruhigend, Schreckhaftigkeit beendend, die konstellierende Kraft beruhigend;
b Husten stillend, Hitze kühlend, Diarrhö beendend, Übelkeit und Erbrechen beendend, Oberfläche lösend, Schweiße herauslösend, FK Milz kräftigend und FK Magen harmonisierend, Umsetzung fördernd.

Indikation:

a Unruhe, Schreckhaftigkeit, Schlafstörungen, nächtliches Weinen,
b Husten,
c Fieber, Rötung des Teints, Schweiße, Unruhe, Durst, Obstipation, trockener Stuhl etc.,
d Diarrhö,
e Erbrechen,
f Kälteabneigung, Abwesenheit von Schweißen, Gliederschmerzen,
g Diätfehler: Spannungsgefühl und Schmerzen im Abdomen, Übelkeit und Erbrechen, Diarrhö, Obstipation.

Die „drei Passtore" ☞ Abb. 44.1-17

Vorgehen: Vom daumenseitigen Ende der Handgelenksfalte bis zur Ellbeugenfalte 100–300 mal mit dem Daumen schieben.

Wirkung: *Yang* erwärmend, Schweiße herauslösend, Kälte zerstreuend, die Oberfläche lösend.

Indikation:

- Kraftlosigkeit der Extremitäten, Blässe des Teints,
- Magerkeit, Erschöpfung, Erbrechen, Diarrhö,
- Kälteabneigung, Schweißlosigkeit.

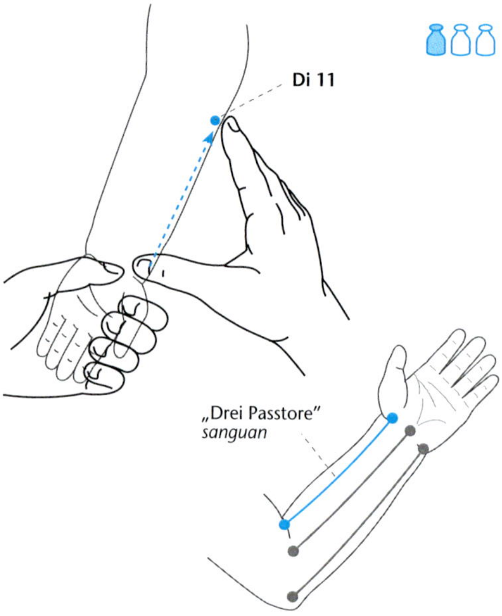

Abb. 44.1-17: Strecke am Unterarm: vom daumenseitigen Ende der Handgelenksfalte bis zur Ellbeugenfalte

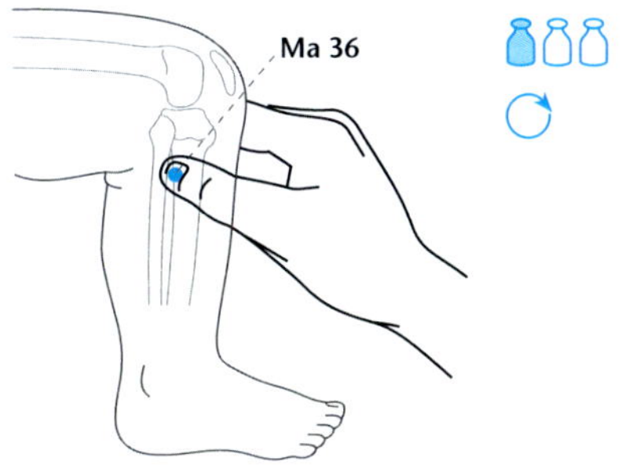

Abb. 44.1-18: Ma 36

„Dritter Weiler am Fuß" Ma 36 ☞ Abb. 44.1-18
Vorgehen: 50 – 100 mal Ma 36 mit Daumen oder Mittelfinger pressen und kneten.
Wirkung: FK Milz kräftigend, FK Magen harmonisierend, *qi* bewegend, Blockaden lösend, Leit- und Netzleitbahnen durchlässig machend.
Indikation: Spannungsgefühl und Schmerzen im Abdomen, Diarrhö, Übelkeit und Erbrechen, Schwäche der unteren Extremität.

44.1.7 Bewertung und Studienlage

Josef Beuth

Für die benannten Therapieverfahren der Traditionell Chinesischen Medizin/TCM (u.a. Tuina) liegen bislang keine validen Daten aus wissenschaftlichen/begutachteten Publikationen vor, die den Unbedenklichkeits-/Wirksamkeitsnachweis (Studien der EBM-Evidenzgrade I oder II) belegen.
Therapeutische Anwendungen (auch die aufgeführten Verfahren der TCM), die bislang nicht in Wirksamkeitsrelevanten Studien sondern ausschliesslich in Untersuchungen der EBM-Evidenzgrade IV – V (Kasuistiken; Expertenmeinungen) getestet sind, können individuell/indikationsbezogen sinnvoll sein, da sie in empirischen Untersuchungen einen Patientenbenefit aufzeigten. Sie bedürfen aber weiterer Austestung (z.B. Studien der EBM-Evidenzgrade I oder II), ehe sie allgemein indikationsbezogen empfehlenswert sind. Dies umso mehr, da kulturkreisübliche Diagnostik-/Therapieverfahren nicht ohne Evaluation in andere Kulturkreise übertragbar sind.

Literatur
1 Han Chaling: Leitfaden Tuina; Urban & Fischer 2002
2 Focks, Hillenbrand: Leitfaden Chinesische Medizin; Urban & Fischer 2003

44.2 Anthroposophische Medizin

Alfred Längler

44.2.1 Grundlagen

Historie

Die anthroposophische Medizin gründet auf einer in ihren Grundlagen sowohl inhaltlich als auch methodisch dargestellten Welt- und Menschenerkenntnis. Dies unterscheidet sie wesentlich von den beiden anderen ebenfalls im SGB V gesetzlich verankerten „besonderen Therapierichtungen" Homöopathie und Phytotherapie.

Anthroposophie allgemein
Rudolf Steiner (1861 – 1925) entwickelte und beschrieb in rund 20 Büchern und mehreren tausend (meist schriftlich festgehaltenen) Vorträgen zu Beginn des 20. Jahrhunderts eine Wissenschaft vom Menschen (Anthroposophie), die neben der physisch-mineralischen Existenz des Menschen auch dessen seelische und geistige Aspekte berücksichtigt. Auf dieser Erkenntnis aufbauend wurden im weiteren Verlauf viele Felder des menschlichen Lebens und Arbeitens durch das Gedankengut der Anthroposophie erweitert und neu gestaltet. Die in der aktuellen gesellschaftlichen Diskussion des 21. Jahrhunderts neben der anthroposophischen Medizin am meisten beachteten Lebensfelder sind der Bereich der Pädagogik (Waldorfschulen und -kindergärten, heilpädagogische Einrichtungen) sowie Landwirtschaft und Ernährung (biologisch-dynamische Wirtschaftsweise).
Anthroposophie und die aus ihr entwickelten Gesichtspunkte für lebens-praktische Fragestellungen (s. o.) sind auf einer wissenschaftlichen Basis gegründet:
„Anthroposophie ist (...) ausgegangen von den Bedürfnissen der Wissenschaftlichkeit selber, wie sich diese in unserem Zeitalter herausgebildet hat, nachdem sie ihren großen, gewaltigen Siegeszug durch die letzten drei bis vier Jahrhunderte vollendet hat. Anthroposophie ist aus dieser Wissenschaftlichkeit hervorgegangen, indem gleichzeitig versucht wurde, sorgsam einzugehen auf dasjenige, was befruchtend für den wissenschaftlichen Geist der Gegenwart die Goethesche Weltanschauung liefern kann." (Steiner, 7.4.1922)
Diese Wissenschaftlichkeit geht nicht immer konform mit der so genannten Schulwissenschaft. Ihre Methoden sind u.a. in den grundlegenden Werken Rudolf Steiners sowie in einer vielfältigen Sekundärliteratur dargelegt.

Anthroposophische Medizin

Im veröffentlichten Schrift- und Vortragswerk Steiners finden sich schon zu Beginn des 20. Jahrhunderts Hinweise auf medizinische Fragestellungen. Aber erst 1920 begann Steiner mit der systematischen Darstellung einer durch Anthroposophie erweiterten Medizin. Er hielt erstmals eine Reihe von Vorträgen, die sich ausschließlich an Ärzte und Medizinstudenten richtete („Geisteswissenschaft und Medizin“). Zusammen mit der Ärztin Ita Wegmann (1876–1943) wurde in der Folge die anthroposophische Medizin sowohl in ihren theoretischen als auch ihren praktischen Grundlagen entwickelt und dargestellt. Ita Wegmann gründete eine anthroposophische klinisch-therapeutische Einrichtung, das „Klinisch-therapeutische Institut“ in Arlesheim. 1925 erschien das von Steiner und Wegmann gemeinsam herausgegebene Grundlagenwerk der anthroposophisch-medizinischen Bewegung „Grundlegendes für eine Erweiterung der Heilkunst nach geisteswissenschaftlichen Erkenntnissen“.[6] Zu Beginn dieses Buches wird betont, dass die Grundlage für eine Erweiterung der Medizin durch Anthroposophie eine wissenschaftlich-fundierte ärztliche Ausbildung sein muss:

„Nicht um eine Opposition gegen die mit den anerkannten wissenschaftlichen Methoden der Gegenwart arbeitende Medizin handelt es sich. Diese wird von uns in ihren Prinzipien voll anerkannt. Und wir haben die Meinung, dass das von uns Gegebene nur derjenige in der ärztlichen Kunst verwenden soll, der im Sinne dieser Prinzipien vollgültig Arzt sein kann.“[6]

Gleichzeitig wird diese konventionell-wissenschaftliche Grundlage methodisch erweitert:

„Allein wir fügen zu dem, was man mit den heute anerkannten wissenschaftlichen Methoden über den Menschen wissen kann, noch weitere Erkenntnisse hinzu, die durch andere Methoden gefunden werden, und sehen uns daher gezwungen, aus dieser erweiterten Welt- und Menschenerkenntnis auch für eine Erweiterung der ärztlichen Kunst zu arbeiten. Eine Einwendung der anerkannten Medizin kann im Grunde gegen das, was wir vorbringen, nicht gemacht werden, da wir diese nicht verneinen.“[6]

Anthroposophische Medizin wird zurzeit in hunderten Praxen niedergelassener Ärzte (darunter insbesondere auch viele Kinderärzte) sowie in einzelnen Kliniken praktiziert und weiterentwickelt. Derzeit gibt es in Deutschland zwei anthroposophisch-pädiatrische Abteilungen in Kliniken der regionalen Regelversorgung: die Filderklinik in Filderstadt bei Stuttgart sowie das Gemeinschaftskrankenhaus Herdecke/Ruhr.

Anthroposophische Menschenkunde

Die Grundlage für ein Verständnis der aus der Anthroposophie entwickelten Diagnose- und Therapieverfahren bildet die anthroposophische Menschenkunde.

Drei-Gliederung des menschlichen Seins

Die anthroposophische Menschenkunde beschreibt den Menschen sowohl in seiner **physischen Existenz** (Leib; Bereich der naturwissenschaftlichen Medizin) als auch in seinem **seelischen und geistigen Sein.** Diese durch jeweils eigene Gesetzmäßigkeiten definierte Dreiheit menschlichen Seins bildet gleichzeitig eine sich gegenseitig durchdringende und zusammenwirkende Einheit. Im Fall einer Erkrankung ist diese Einheit bedroht bzw. in ihrem harmonischen Zusammenspiel gestört.

Diesem leiblich-seelisch-geistigen Leben des Menschen liegt ein ebenfalls dreigegliedertes funktionelles System zugrunde:

- **Nerven-Sinnes-System:** Es bildet die Grundlage der **Denk- und Vorstellungstätigkeit,** welche insbesondere im Wachbewusstsein stattfindet. Wenngleich im gesamten Körper Nerven- und Sinnestätigkeit anzutreffen ist, so findet sich die hauptsächliche Repräsentanz des Nerven-Sinnes-Systems im Kopf.
- **Rhythmisches System:** Seine leibliche Grundlage sind all diejenigen Vorgänge, die sich im Zusammenhang mit der **Atmung,** der **Herzaktion** und dem **Kreislauf** abspielen. Es bildet die Grundlage des Gefühlslebens und ist leiblich vorwiegend im Thorax angesiedelt. Für diese Vorgänge existiert ein allenfalls traumhaftes Bewusstsein.
- **Stoffwechsel-Gliedmaßen-System:** Dieser physisch in der unteren Körperhälfte repräsentierte Funktionszusammenhang bildet die Grundlage des Willenslebens. Für die eigentlichen Stoffwechselvorgänge (z. B. enzymatischer Abbau der Nahrungsstoffe) hat der Mensch kein Bewusstsein.

Vier-Gliederung der leiblichen Ebene

Die durch anthroposophische Medizin erweiterte Therapie setzt zunächst auf der leiblichen Ebene an. Die menschliche Leiblichkeit wird in der Anthroposophie auf vier Wirklichkeitsebenen, den so genannten **Wesensgliedern,** beschrieben. Erst in ihrem Zusammenspiel ermöglichen sie physisches menschliches Leben. Im Krankheitsfall sind diese Wesensglieder in ihrem Wechselspiel durch Dominanz oder Unterfunktion eines dieser Leibesglieder gestört. Der gewöhnlichen Wahrnehmung ist zunächst nur der physische oder Stoffleib zugänglich. Die übrigen Leibesglieder sind lediglich als Phänomene ihrer Tätigkeiten erleb- und wahrnehmbar. Die Wirklichkeit dieser leiblichen Phänomene ist nur existent in ihrem Zusammenhang mit Seele und Geist. Deren differenzierte Darstellung möge der interessierte Leser der spezielleren anthroposophischen Literatur entnehmen.

Die vier Wesensglieder sind im Einzelnen:

- **Physischer Leib/Stoffleib:** Der physische Leib des Menschen bildet die Grundlage der menschlichen Gestalt mit all ihren **festen Gewebe- und Organstrukturen.** Er unterliegt vorwiegend den Gesetzen der Chemie und der Physik. Form und Dauerhaftigkeit als Charakteristika der mineralischen Welt beschreiben den Stoffleib in der Anatomie. Er wird gebildet aus den Vererbungskräften (u.a. Genetik) und erfährt im Laufe der individuell-menschlichen Entwicklung seine individuelle Ausprägung. Ohne den Einfluss der anderen Leibesglieder würde der physische Leib ganz den Gesetzen der mineralischen Welt verfallen, wie dies nach dem Tod des Menschen in der Verwesung geschieht.
- **Ätherleib/Lebensleib:** Er ist das den Stoffleib am Leben erhaltende Prinzip. Ausdruck seiner Tätigkeiten sind die für jeden wahrnehmbaren und insbesondere in der Physiologie beschriebenen Phänomene von Wachstum, Ernährung, Regeneration und Fortpflanzung. In der pflanzlichen Natur sind diese Vorgänge am stärksten und deutlichsten ausgeprägt. **Vitalität und Gesundheit** haben hier ihre Heimat. Zeitliche Abläufe (im Gegensatz zu den räumlichen der mineralischen Welt) charakterisieren die Tätigkeiten des Lebensleibes, den Steiner auch den Bilde-Kräfte-Leib nennt.
- **Astralleib/Seelenleib:** Mit der Tierwelt gemeinsam hat der Mensch seinen Seelenleib. Er ist in der anthroposophischen Literatur als der leibliche Träger der Seele beschrieben. Er lässt sich in seiner Konfiguration kaum noch in Begriffe fassen. Das eigentliche **Leibes**bewusstsein, welches sich z.B. in solchen Gefühlen wie Schmerz, Lust, Hunger oder Durst äußert, wird durch den Empfindungsleib vermittelt. Die in ihm gründenden Instinkte – nicht selten hormonell beeinflusst bzw. gesteuert – sind immer auf Zukünftiges ausgerichtet.
- **Ich-Organisation:** Von allen Naturreichen ist nur dem Menschen eine eigene **Individualität,** eine Ich-Organisation eigen. Sie ist rein geistiger Natur und entzieht sich einer materiellen Betrachtung. Sie ist das dem Leib zugewandte und in diesen eingeschriebene geistige Prinzip, das jeden Menschen in seiner leiblichen, seelischen und geistigen Bedingtheit einzigartig macht und einem auch schon im Kind als Persönlichkeit entgegentritt. Das menschliche **Wachbewusstsein** hat seine Grundlage in der Ich-Organisation, während die übrigen Leibesglieder in absteigender Reihenfolge zunehmend schwächere Bewusstseinsstufen repräsentieren (bis hin zum „Koma" im physischen Leib).

Die hier kurz charakterisierten vier leiblichen Wesensglieder sind bis auf den Stoffleib bei der Geburt des Menschen noch nicht in vollem Umfang ausgebildet. In der kindlichen Entwicklung erobert und „individualisiert" sich der heranwachsende Mensch seine Leiblichkeit. Dies wird äußerlich am deutlichsten im Gestaltwandel vom Säugling über das Klein- zum Schulkind erlebbar. In dieser Lebensphase ist der Zahnwechsel ein entscheidender Meilenstein. Die nächsten großen Hürden in der Leibergreifung sind die Pubertät und schließlich der Eintritt in das Erwachsen-Sein. Das Wissen um diese sukzessive „Geburt" der einzelnen Leibesglieder ist wichtig für das Verständnis von oft krisenhaften biographischen Ereignissen, die sich nicht selten auch in Form einer Krankheit äußern.

Der anthroposophische Krankheitsbegriff

Der anthroposophische Gesundheits- und Krankheitsbegriff bildet die Grundlage für das Verständnis einer durch Anthroposophie erweiterten Therapie. Sowohl Gesundheit als auch das davon Abweichende (Krankheit) entwickeln sich aus dem **Zusammenwirken von Leib, Seele und Geist.** Leibliche Veränderungen werden als Ausdruck seelischer und geistiger Prozesse verstanden.

Es gibt in der anthroposophischen Medizin keinen abstrakten und für alle Menschen gültigen Gesundheitsbegriff. Vielmehr gibt es nur die **individuelle Gesundheit,** die sich nicht primär in der Nicht-Abweichung von definierten Normen ausdrückt. Zum objektiven Befund (Norm) muss immer auch die individuelle Befindlichkeit mitbetrachtet werden. Was für den einen Menschen krank ist, kann für einen anderen durchaus noch oder schon wieder gesund bedeuten. Krankheit und Gesundheit sind insofern Faktoren auf einem individuellen Schicksalsweg und Therapie ist hier Hilfe zur – im echten Wortsinne – „Über-Windung" eines ins Ungleichgewicht geratenen Zusammenspiels sowohl der Leibesglie-

der als auch der gegenseitigen Beeinflussung von Leib, Seele und Geist.
Diese hier dargelegten **inneren (endogenen) Faktoren** bilden die Grundlage für die pathogene Wirksamkeit **äußerer Faktoren,** deren Pathogenität jedoch für die individuelle Erkrankung in der anthroposophischen Medizin oft als sekundär angesehen wird. Die individuell-physiologischen Bedingungen ändern sich durch eine gestörte Harmonie, es kommt zum Ungleichgewicht und in der Folge kann ein von exogen kommendes pathogenes Agens (z.B. Erreger, Allergen) krankheitsbedingend werden. Nach Sieweke ist *„die Krankheit (...) der Durchgang, den sich die Ich-Wesenheit Mensch für Fortentwicklung sucht und selbst bildet"*.[4]

Autonom orientiertes Krankheitsverständnis

Gesundheit und Krankheit werden in der anthroposophischen Medizin demnach als autonome Leistung des Individuums gesehen. Dieses autonom orientierte Krankheitsverständnis (im Gegensatz zum heteronomen Krankheitsbegriff der konventionellen Medizin) lässt sich stichwortartig folgendermaßen zusammenfassen:

- Krankheitsverständnis durch synthetisches Erfassen der organismischen Eigengesetzlichkeiten,
- Krankheit ist Eigenleistung des Individuums im Wechselspiel mit der Umwelt,
- Orientierung an Befunden im Wechselspiel mit Befinden,
- Krankheitssymptome sind aktive Funktionsäußerungen des Organismus,
- Krankheit ist eine aktive, veränderte Gesamtleistung und Krankheitssymptome sind Ausgangspunkt für gelingende oder misslingende Selbstheilungsprozesse,
- Äußere Belastungen können zu aktiven Anpassungsleistungen und auch zu einem erhöhten Maß an Gesundheit führen.

Krankheitssymptome sind immer mit Selbstheilungsprozessen verbunden. Diese **Selbstheilungsprozesse** müssen unterstützt werden, um die richtungsgebende Aktivität einer Erkrankung in den Gesamt-Lebenszusammenhang des erkrankten Menschen zu integrieren. Den Erkrankungen im Kindesalter wird in der anthroposophischen Medizin eine besondere Bedeutung zugemessen. Leibliche, seelische und geistige Entwicklung können nur am Widerstand geschehen. Insofern wird die Frage gestellt, ob kindliche Entwicklung durch ein möglichst vollständiges Fehlen von Kinder-Krankheiten überhaupt erreicht werden kann.

Therapeutischer Ansatz

In dem der anthroposophischen Diagnostik und Therapie zugrunde liegenden funktionalen Krankheitsverständnis spielt die Tatsache eine zentrale Rolle, dass Krankheitsprozesse ebenso Naturprozesse wie Gesundheit sind. Dies bedeutet, dass ein Prozess, der sowohl räumlich als auch zeitlich am „richtigen" Ort Gesundheit bedingt, am „falschen" Ort auftretend krankheitsbedingend sein kann. **Therapie als Unterstützung der regulativen Selbstheilungskräfte** des erkrankten Menschen bedeutet insofern im anthroposophischen Sinne die Einleitung eines Prozesses, der den pathologischen Prozess am „falschen" Ort wieder an den „richtigen" Ort führt und damit Entwicklung ermöglicht und ein höheres Maß an Gesundheit erreicht.
Therapie wird primär nicht als Beseitigung von Symptomen oder Normalisierung von normabweichenden Befunden verstanden. Vielmehr soll der erkrankte Mensch durch die gewählte Therapie befähigt werden, die individuell auftretenden disharmonischen Kräftewirksamkeiten wieder in den Gesamtzusammenhang des Organismus zu integrieren.

Vier Krankheitstypen

Aus der oben skizzierten Vier-Gliederung des menschlichen Leibes lassen sich vier grundlegende Krankheitstypen beschreiben:

- Sklerose
- Entzündung
- Geschwulst
- Allergie

Diese Krankheitstypen repräsentieren gleichzeitig in gewissen Grenzen Grundfähigkeiten leiblicher Gestaltung, ohne die menschliches Leben nicht denkbar wäre. Anthroposophische Diagnostik und Therapie beschränkt sich nicht auf diese vier Krankheitsgruppen. Dennoch kann diese Schematisierung helfen, Krankheitstendenzen im Sinne von Disharmonie der Wesensglieder genauer zu beschreiben und in der Folge die richtigen therapeutischen Schritte zu wählen.

Anthroposophische Heilmittelerkenntnis

Entsprechend der vorangehenden kurzen Charakterisierung der Vier-Gliederung des menschlichen Wesens im Sinne der anthroposophischen Menschenkunde besteht eine Verwandtschaft des Menschen in seinen Wesensgliedern mit den ihn umgebenden außermenschlichen Naturreichen. Menschliches Leben wird in der Anthroposophie verstanden als ein Zusammenspiel

der zu Wesensgliedern gewordenen Naturreiche, wobei die Ich-Organisation dieses Zusammenspiel lenkt und leitet.
In der Erkrankung werden nun diese harmonisch zusammenspielenden Naturprozesse einseitig wirksam. Für den Heilungsprozess, sofern er durch medikamentöse Maßnahmen beeinflusst werden soll, gilt es, einen Naturprozess aufzusuchen, der sich wie ein **Gegenbild zu der Wesensgliederdynamik im erkrankten Organsystem** darstellt. Dieser Naturprozess in Form einer Substanz wird dann im weiteren pharmazeutischen Prozess so zubereitet, dass er in die Dynamik des Krankheitsgeschehens eingreifen kann.

44.2.2 Anthroposophische Therapieverfahren

Voraussetzungen für eine anthroposophische Therapie
Für alle im Speziellen Teil dieses Buches dargestellten Therapieverfahren der anthroposophischen Medizin muss folgende Einschränkung gemacht werden: **Gesundheit und Krankheit sind aus anthroposophischer Sicht nur individuell zu definieren und zu verstehen.** Insofern ist die Grundvoraussetzung des Gelingens einer anthroposophischen Therapie das Eingehen einer Arzt-Patient(Eltern)-Beziehung. Aus der Kenntnis der individuellen Situation (die nicht zwingend aufwendige Anamnesegespräche voraussetzt) wird eine individuell indizierte Therapie verordnet. Insbesondere im Kindesalter treten jedoch bestimmte Erkrankungen in oft recht typischer Form in Erscheinung (am eindrücklichsten bei den so genannten Kinderkrankheiten), so dass es gerechtfertigt sein kann, auch typische Heilmittel für typische Situationen und Erkrankungen einzusetzen.
Ist eine hier aus klinischer oder praktischer Erfahrung vorgeschlagene Therapie im Einzelfall unwirksam, so muss sich der behandelnde Arzt fragen, ob die spezielle Situation des erkrankten Kindes vom typischen Verlauf abweicht und zu einer individuell indizierten Substanz oder einer anderen Potenz der gleichen Substanz greifen. Dies setzt ein vertiefendes Studium und eine intimere Kenntnis der anthroposophischen Medizin und ihrer Methoden voraus.

Neben den **klassisch-medikamentösen Therapieverfahren** haben auch **nicht medikamentöse Therapieverfahren** in der anthroposophischen Medizin einen festen Stellenwert. Teilweise ergänzen und unterstützen sie durch Medikamente eingeleitete Heilprozesse, teilweise kommen sie aber auch als alleiniges Therapieverfahren zur Anwendung.

Heileurythmie

Mit der Heileurythmie wurde in den frühen 20er Jahren des 20. Jahrhunderts parallel zur Entwicklung der anthroposophischen Medizin eine originär aus der anthroposophischen Menschenkunde heraus entwickelte Therapieform geschaffen. Durch beseelte – und nicht rein mechanische – Bewegung des Patienten nach Lautformen, musikalischen Rhythmen bzw. den Rhythmen der Sprache wird eine heilsame Wechselwirkung zwischen den seelisch-geistigen und den leiblichen Kräften des Menschen angeregt. Somit werden möglichst alle Ebenen der menschlichen Persönlichkeit angesprochen.
Die vom Kranken ausgeführten heileurythmischen Bewegungen wirken auf die Bildegesetzmäßigkeiten der erkrankten Organe zurück, so dass
„...äußerlich Ausgeführtes sich gesundend in die Organe hinein fortsetzt, wenn einer Organerkrankung die bewegte Gebärde genau angepasst ist. Weil diese Art durch Bewegungen in dem Menschen zu wirken, auf Körper, Seele und Geist geht, wirkt sie in intensiverer Art in das Innere des kranken Menschen hinein als alle andere Bewegungstherapie."
Heileurythmie bei Kindern hat inzwischen bis hin zur Behandlung von Frühgeborenen eine lange Tradition mit positiven Erfahrungen insbesondere auf den Verlauf chronischer Erkrankungen. **Bei akut-fieberhaften Erkrankungen ist die Heileurythmie kontraindiziert.** Sie ist immer und ausschließlich von einem in dieser speziellen Therapiemethode erfahrenen Arzt zu verordnen und durch einen entsprechend ausgebildeten und diplomierten Therapeuten zur Anwendung zu bringen.

Künstlerische Therapien

Neben der Heileurythmie kommen in der anthroposophischen Medizin auch „künstlerische" Therapien wie Musiktherapie, Maltherapie, plastisches Gestalten und Sprachtherapie (Sprache als Kunstform und nicht als motorische Fähigkeit im Sinne der Logopädie) zum Einsatz. Hierfür gibt es jeweils spezielle staatlich anerkannte Ausbildungen, welche die Gesichtspunkte der anthroposophischen Menschenkunde als elementare Ausbildungsinhalte berücksichtigen. Insofern ist auch das therapeutische Vorgehen in engem Zusammenhang mit einer anthroposophisch-menschenkundlichen Diagnose zu sehen und erfordert einen intensiven Dialog zwischen dem verordnenden Arzt und dem ausführenden Therapeuten.

Rhythmische Massage

Als eine Weiterentwicklung der klassischen Massage, im speziellen der schwedischen Massage wurde in den Anfängen der anthroposophischen Medizin von Ita Wegmann und später Margarete Hauschka die „rhythmische Massage“ unter den speziellen Gesichtspunkten der anthroposophischen Menschenkunde entwickelt und in den folgenden Jahrzehnten in speziellen Ausbildungsstätten gelehrt und weiterentwickelt. Während in der Heileurythmie in der aktiven Bewegung Seelisch-Geistiges und Physisch-Leibliches in einen heilsamen Austausch gebracht werden sollen, legt die rhythmische Massage ihren Schwerpunkt auf die passive Bewegung (auch hier nicht im Sinne der Krankengymnastik) durch den Therapeuten, welche unmittelbar in den Lebensleib des Kranken eingreift.

Äußere Anwendungen

Neben der innerlichen Verabreichung von Heilmitteln kommen in der Praxis anthroposophischer Medizin auch Substanzen äußerlich zur Anwendung. Dies geschieht meist in Form von Wickeln, Auflagen oder Einreibungen. Viele dieser Anwendungen sind aus der traditionellen Naturheilkunde übernommen und unter den speziellen Gesichtspunkten der anthroposophischen Medizin weiterentwickelt worden. Allen äußeren Anwendungen gemeinsam sind folgende Gesichtspunkte (weitere Details ☞ 45 Äußere Anwendungen/Physikalische Therapie):

- Maßnahmen, um das Heilmittel in besonderer Form zur Wirksamkeit zu bringen;
- Anregung der Eigenaktivität des erkrankten Organismus (autonomes Krankheitskonzept);
- Durch regelmäßige Anwendung Rhythmisierung im Tages- und Erkrankungsverlauf;
- Intensivierung der Beziehung zwischen Krankem und den ihn Pflegenden.

Medikamentöse Therapie

Medikamente

In der Praxis anthroposophischer Medizin kommen sowohl potenzierte Heilmittel der Homöopathie (schrittweise Verdünnung und Verschüttelung, ☞ 44.4) als auch Heilmittel, die neben der eventuell notwendigen Potenzierung auch einen speziellen pharmazeutischen Prozess durchlaufen haben, zur Anwendung. Von Beginn der anthroposophischen Medizin an hat sich auch eine anthroposophische Pharmazeutik entwickelt, aus der heraus sich anthroposophische Heilmittelbetriebe (z. B. Abnoba, Helixor, Wala und Weleda) gebildet haben. Zahlreiche der zunächst internen Herstellungsrichtlinien haben im Laufe der Jahre Eingang in das Homöopathische Arzneibuch (HAB) gefunden. Als Ausgangssubstanzen kommen nahezu ausschließlich Natursubstanzen zur Anwendung, die definierte Qualitätskriterien erfüllen.

Mineralien

- Natürlich vorkommend,
- Nach eigenen Verfahren hergestellte Mineralien (z. B. Plumbum mellitum®),
- Metalle:
  - Gediegen, d. h. so wie sie in der Natur vorkommen,
  - Aus Verbindungen chemisch reduziert (metallicum),
  - Nach speziellen Verfahren gewonnen (metallicum praeparatum),
  - Kompositionen nach den Modellen von Heilpflanzen (z. B. Solutio Ferri comp.).

Pflanzen

- Tinkturen aus Frischpflanzen und Drogen nach HAB,
- Pflanzliche Presssäfte (unter Anwendung rhythmischer Verfahren hergestellt),
- „Vegetabilisierte Metalle“: aus Pflanzen, deren Erde mit bestimmten Metallzubereitungen behandelt wurden (z. B. Melissa cupro culta).

Tierische Arzneimittel

- Verreibung ganzer niederer Tiere (z. B. Koralle),
- Aus Organen gesunder Schlachttiere aus biologisch-dynamischer Aufzucht.

Auswahl des Medikamentes

Die für die Therapie geeignete natürliche Ausgangssubstanz wird ausgewählt, indem durch ein aufmerksames Studium der außermenschlichen Natur derjenige Prozess erkannt wird, der dem im Krankheitsgeschehen ablaufenden Prozess in seiner Einseitigkeit am nächsten kommt. Die so beschriebene Natursubstanz wird im pharmazeutischen Prozess zum Menschen hin verändert. Insofern ist der pharmazeutische Prozess mehr als die Isolierung oder Herstellung von Wirkstoffen.

Heilmittelwirkung

Prinzipiell lassen sich verschiedene Modelle der Heilmittelwirkung unterscheiden:

- **Lenkende Begleitung** eines akuten Krankheitsverlaufs (z. B. Aconit D6 in der Behandlung der kindlichen Pneumonie): Hier ist die Wahl des richtigen Zeitpunkts für den Einsatz eines bestimmten Heilmittels im Krankheitsverlauf ganz entscheidend.
- Heilmittel, die dem Organismus als Modell für die **Überwindung des krankhaften Prozesses** dienen (z. B. Quarz-Verbindungen in der Therapie exsudativer Prozesse).
- Heilmittel, die die **krankhafte Tätigkeit selbst „übernehmen“** (ein Gesichtspunkt bei der Therapie mit Mistelpräparaten bei Tumorerkrankungen).
- Heilmittel, die die dem eigentlichen Krankheitsprozess zugrunde liegenden **polaren Kräfte anregen** (z. B. die Anregung des Nerven-Sinnes-Systems durch ein Senfmehl-Fußbad bei Überwiegen der Stoffwechsel-Gliedmaßentätigkeit bei der Sinusitis frontalis).

Prinzipien der medikamentösen Therapie

Die folgenden systematischen Ausführungen zur Medikamentenauswahl können nur als Orientierung dienen. Wird eine solche Systematik grob schematisch angewandt, wird sich kaum der gewünschte Therapieerfolg reproduzierbar einstellen. Dennoch sollen die Ausführungen als grober Orientierungsrahmen zum Verständnis der im Speziellen Teil dieses Buches aus dem Bereich der anthroposophischen Medizin gegebenen Therapieempfehlungen hilfreich sein.

Wahl der Substanzgruppe

Wie oben erwähnt, kommen für die Herstellung anthroposophischer Heilmittel prinzipiell tierische, pflanzliche und mineralische Stoffe als Ausgangssubstanzen in Frage. Je nachdem, aus welchem Naturreich die Ausgangssubstanz gewählt wird, ergibt sich ein prinzipiell unterschiedliches Wesensglied als **primäres Ziel-„Organ“:**

- Tierische Ausgangssubstanz (z. B. Formica, Corallium rubrum) → Lebensleib;
- Pflanzliche Ausgangssubstanz (z. B. Arnika, Schafgarbe) → Seelenleib;
- Mineralische Ausgangssubstanz (z. B. Quarz, Ferrum) → Ich-Organisation.

Neben Einzelsubstanzen kommen auch so genannte **Heilmittelkompositionen** zum Einsatz, in denen u. U. Substanzen aus verschiedenen Naturreichen in einem speziellen Herstellungsverfahren zusammengefügt sind. Diese Kombinationspräparate (ähnlich den homöopathischen Komplexmitteln) ahmen in ihrer Zusammenfügung den ins Auge gefassten Krankheitsprozess bzw. dessen Umkehr nach. Solche typischen Heilmittelkompositionen haben erstmals Steiner/Wegmann in dem schon zitierten Grundlagenwerk beschrieben.[6]

Wahl der Potenz

In der anthroposophischen Medizin im engeren Sinn kommen im Wesentlichen Dezimalpotenzen (zur Potenzierung ☞ 44.4) bis maximal etwa D30 zur Anwendung. Je nach gewählter Höhe der Potenz werden verschiedene Wesensglieder, aber auch Funktionsbereiche angesprochen:

- Substantielle Anwendung (z. B. Bryophyllum 5 %) und potenzierte Heilmittel bis etwa D6 (meist mehrfach tägliche Gabe):
  → Stoffwechsel-Gliedmaßen-System
  → Lebensleib
- Mittlere Potenzen bis etwa D20:
  → Rhythmisches System
  → Seelenleib
- Hohe Potenzen ab etwa D20 (meist einmal tägliche Gabe oder seltener):
  → Nerven-Sinnes-System
  → Ich-Organisation

Wahl der Applikationsform

Schließlich beeinflusst auch die Wahl der Applikationsform die primäre Wirksamkeit und damit den primären Ort der Medikamentenwirkung im funktionell dreigegliederten Menschen:

- Äußere Anwendung (Wickel, Auflagen, Massage, Bäder):
  → primäre Wirksamkeit über das Nerven-Sinnes-System.
- Parenterale Anwendung (s.c.; i.m.; i.v.):
  → primäre Wirksamkeit über das rhythmische System;
  (Dabei stellt die s.c.-Gabe diejenige Form dar, bei der der Patient die größte Eigenaktivität aufbringen muss, um das Heilmittel in sich aufzunehmen. Gerade in krisenhaften Krankheitssituationen, in denen der Patient kaum Eigenaktivität aufbringen kann, kann die i.v.-Gabe besser sein).
- Innerliche Gabe (oral, rektal):
  → primäre Wirksamkeit über das Stoffwechsel-Gliedmaßen-System.

44.2.3 Indikationen und Kontraindikationen

Indikationen

Anthroposophische Medizin findet sowohl in der klinischen als auch der ambulanten Pädiatrie eine breite Anwendung. Entsprechend der oben dargestellten Grundlagen sieht sie sich als eine **Erweiterung der konventionellen Medizin.** Insofern wird sie teilweise „alternativ" im Sinne von ersetzend, je nach Schwere und Komplexität des Krankheitsbildes vor allem aber auch im klinischen Einsatz „komplementär" im Sinne von ergänzend praktiziert.
Indikationsgebiete anthroposophischer Medizin:

- Begleitung einer **„gesunden" kindlichen Entwicklung** durch, wenn erforderlich, unterstützende Therapie:
  - Bei der Überwindung der typischen akuten Erkrankungen des Kindesalters (fieberhafte Infektionserkrankungen inklusive Kinderkrankheiten);
  - Einbeziehung auch pädagogischer Fragestellungen in der kinderärztlichen Begleitung, insbesondere im Rahmen der Vorsorgeuntersuchungen;
  - Entwicklung und Darstellung erweiterter Gesichtspunkte mit starker Betonung individueller Gegebenheiten für die Fragen der Prävention (Vitamin D, Vitamin K, Impfungen, Ernährung).
- Therapie von im weitesten Sinne **chronischen Erkrankungen** des Kindesalters, insbesondere:
  - Rheumatischer Formenkreis,
  - Chronisch-entzündlichen Darmerkrankungen,
  - Allergischen Erkrankungen,
  - Entwicklungsneurologischen Fragestellungen,
  - Leukämien und Tumoren (nahezu ausschließlich komplementär),
  - Palliativtherapie.
- In der **Intensivmedizin** kommen zum einen unterstützende Maßnahmen zum Einsatz, zum anderen ergeben sich u. U. aus den oben dargestellten menschenkundlichen Gesichtspunkten neue Aspekte zum Umgang mit extremen Grenzsituationen.

Kontraindikationen

Unter der Voraussetzung, dass der Verordnende ein approbierter Arzt ist, der auf der Basis einer schulmedizinischen Ausbildung eine solide Diagnose stellt, die Schwere der Erkrankung richtig einschätzt sowie über hinreichende Erfahrung in der anthroposophischen Medizin verfügt und damit auch die Grenzen seiner therapeutischen Möglichkeiten kennt, gibt es keine allgemeinen Kontraindikationen zur Anwendung anthroposophischer Therapieverfahren. Dies gilt vorrangig dort, wo anthroposophische Medizin alternativ zu etablierten und wissenschaftlich fundierten Therapieverfahren zur Anwendung kommt.

44.2.4 Bewertung/Studienlage

Josef Beuth

Für die benannten anthroposophischen Therapieverfahren (u. a. Heileurythmie; künstlerische Therapie; rhythmische Massage; äußere Anwendungen) inklusive der medikamentösen Therapien liegen bislang keine validen Daten aus wissenschaftlichen/begutachteten Publikationen vor, die den Unbedenklichkeits-/Wirksamkeitsnachweis (Studien der EBM-Evidenzgrade I oder II) belegen.
Die Wirksamkeit definierter anthroposophischer Medikationen im Erwachsenenalter ist studienmäßig dokumentiert (EBM-Evidenzgrade I – II), z. B. für standardisierten Mistelextrakt zur Verbesserung der Lebensqualität onkologischer Patienten unter tumordestruktiver Therapie.
Therapeutische Anwendungen (auch die aufgeführten Verfahren der anthroposophischen Medizin), die bislang nicht in Wirksamkeitsnachweis-relevanten Studien, sondern ausschließlich in Untersuchungen der EBM-Evidenzgrade III – V (experimentelle, nichtrandomisierte klinische Studien; Kasuistiken; Expertenmeinungen) getestet sind, können individuell/indikationsabhängig sinnvoll sein, da sie in empirischen Untersuchungen einen Patientenbenefit aufzeigten. Sie bedürfen aber weiterer Austestung (z. B. in Studien der EBM-Evidenzgrade I oder II), ehe sie allgemein indikationsbezogen empfehlenswert sind.

Literatur

1 Fintelmann V, Intuitive Medizin – Einführung in eine anthroposophisch ergänzte Medizin. Hippokrates Stuttgart, 1987

2 Langerhorst U, Petersen P, Heileurythmie – ihre Wirkung und ihre wissenschaftliche Bewertung. Urachhaus Stuttgart, 1999

3 Selg P, Vom Logos menschlicher Physis – Die Entfaltung einer anthroposophischen Humanphysiologie im Werk Rudolf Steiners, Dornach, 2000

4 Sieweke H, Gesundheit und Krankheit als Verwirklichungsformen menschlichen Daseins. Philosophisch-anthroposophischer, Dornach, 1967

5 Soldner G, Stellmann HM, Individuelle Pädiatrie – Leibliche, seelische und geistige Aspekte in Diagnostik und Beratung. Wissenschaftliche Verlagsgesellschaft Stuttgart, 2002
6 Steiner R, Wegmann I, Grundlegendes für eine Erweiterung der Heilkunst, 1925
7 Steiner R, Wegmann I, Grundlegendes für eine Erweiterung der Heilkunst nach geisteswissenschaftlichen Erkenntnissen. Rudolf-Steiner, Dornach, 1984
8 Alm JS, Swartz J, Bjorksten B, Engstrand L, Engstrom J, Kuhn I, Lilja G, Mollby R, Norin E, Pershagen G, Reinders C, Wreiber K, Scheynius A.: An anthroposophic lifestyle and intestinal microflora in infancy.Pediatr Allergy Immunol. 2002 Dec; 13(6): 402–11
9 Alm JS, Swartz J, Lilja G, Scheynius A, Pershagen G.: Atopy in children of families with an anthroposophic lifestyle. Lancet. 1999 May 1; 353(9163): 1485–8
10 Bettermann H., von Bonin D., Frühwirth M., Cysarz D., Moser M.; Effects of speech therapy with poetry on heart rate rhythmic and cardiorespiratory coordination. International Journal of Cardiology 84: 77–88; 2002
11 Goebel W., Glöckler M.; Kindersprechstunde. 15. Auflage, Stuttgart 2004
Kienle G.S., Kiene H., Die Mistel in der Onkologie. Fakten und konzeptionelle Grundlagen. Stuttgart New York 2003
12 Ritchie J., Wilkinson M., Gantley G., Feder Y., Formby J., A model of integrated primary care: anthroposophic medicine. London: National Centre for Social Research Department of General Practice and Primary Care, St Bertholomew's and the Royal London School of Medicine and Dentistry, Queen Mary, University of London, 2001
13 Simon L., Ein anthroposophisches Therapiekonzept für entzündlich-rheumatische Erkr. Ergebnisse einer zweijährigen Pilotstudie. Forsch Komplementärmed 4, 17–27; 1997

44.3 Ernährungsmedizinische Aspekte/Diätetik

Michael Radke

Anmerkung der Herausgeber
Die Diätetik ist eine klassische Schnittstelle zwischen konventioneller und komplementärer Medizin. Hier wird jedoch schwerpunktmäßig die konventionelle Sichtweise der Ernährungsmedizin dargestellt, so dass die Einordnung unter der Überschrift „Komplementäre Therapieverfahren" nur bedingt richtig ist.

44.3.1 Grundlagen gesunder Ernährung

Die Bedeutung der Diätetik in der modernen Kinderheilkunde

Ernährungsstörungen und ernährungsassoziierte Erkrankungen und die Behandlung durch Diät sind seit jeher eine Domäne der Kinderheilkunde. Der vor über 100 Jahren extrem hohen Säuglingssterblichkeit infolge von Ernährungs- und Gedeihstörungen versuchte man vor allem durch Diätetik im weiteren Sinn entgegenzuwirken. Hieraus entwickelte sich bis in die Mitte des 20. Jahrhunderts in Deutschland ein ganz wesentlicher Stimulus für die Kinderheilkunde als selbstständige medizinische Disziplin.

Seit der ätiologischen Klärung vieler angeborener Störungen des Aminosäuren-, Kohlenhydrat- und Fettstoffwechsels in der 2. Hälfte des 20. Jahrhunderts zeichnete sich eine erkennbare Verlagerung der wissenschaftlichen Diätetik auf diese Störungen ab. Die Option der diätetischen Behandlung der durch Screening-Programme identifizierten Patienten mit angeborenen Stoffwechselkrankheiten öffnete eine ganz neue Dimension für die wissenschaftliche Kinderheilkunde. Trotz einer sich abzeichnenden neuen Wissenschaftsrichtung, der Gentechnologie und Gentherapie, ist die Diätetik bei einer großen Anzahl angeborener Erkrankungen nach wie vor der einzige Behandlungsweg.

Des Weiteren kommt in den modernen Industriegesellschaften in immer stärkerem Maße ein präventiver Aspekt der Diätetik hinzu: Es ist heute unbestritten, dass mittels fundierter Diätetik wirksame Prävention von Sekundärschäden ernährungsassoziierter Erkrankungen möglich und notwendig ist, wie am Beispiel von Herz-Kreislauf- und Nierenerkrankungen sowie der Adipositas oder der Entstehung maligner Krankheiten, insbesondere des Gastroenterons nachvollziehbar ist.

Im folgenden Kapitel wird auf praxisrelevante Zusammenhänge der Ernährung von Säuglingen und Kindern und auf die Bedeutung der Behandlungsoption einiger ausgewählter Krankheiten im Kindesalter mit Diät eingegangen.

Säuglingsernährung

Im ersten Lebensjahr macht der Säugling eine rasante neurologische, motorische und psychische Entwicklung durch, die sich auch durch die unterschiedlichen Ernährungs- und Nahrungsarten dokumentiert.

Die physiologische und natürliche Ernährung in der Neugeborenen- und frühen Säuglingsperiode ist die ausschließliche Verabreichung von Muttermilch durch Anlegen des Kindes an die mütterliche Brust (Stillen). **Säuglinge sollten bis zum Ende des fünften Lebensmonats voll gestillt werden** oder bei unmöglichem Stillen eine konfektionierte Säuglingsmilchnahrung (s. u.) erhalten. Dabei gilt das Prinzip der Ernährung nach Bedarf (feeding on demand) bzw. die Ad-libitum-

Fütterung sowohl für das Stillen als auch die Ernährung mit Säuglingsnahrung. Feste Zeitabstände zwischen den Mahlzeiten bzw. Mindest- oder Maximalmengen pro Mahlzeit entfallen hierbei.

Die Nahrungs- und Energieaufnahme von Neugeborenen und Säuglingen wird ganz entscheidend vom Flüssigkeitsbedarf beeinflusst bzw. von diesem geprägt: Das Körperwasser macht bei Neugeborenen und Säuglingen 70–75 % des Gesamtkörpergewichts, bei Erwachsenen lediglich 60–65 % aus.

Sowohl Wasser- als auch Energiebedarf sind im Säuglings- und Kindesalter relativ höher als im Erwachsenenalter. Der tägliche Flüssigkeitsumsatz im ersten Lebensjahr liegt bei 10–15 % (Erwachsene 2–4 %) des Körpergewichts.

Zur Orientierung sind Flüssigkeitsbedarfsgrößen für unterschiedliche Lebensaltersstufen in Tab. 44.3-1 und 44.3-2 und Daten für den Energie- und Proteinbedarf in Tab. 44.3-3 aufgelistet.

Tab. 44.3-1: Tagesbedarf an Flüssigkeit bei Neugeborenen (in ml/kg)

1. LT*	2. LT	3. LT	4. LT	5. LT	6. LT
40	60	80	100	120	150–180
*LT = Lebenstag					

In den ersten zehn Lebenstagen kann der Flüssigkeitsbedarf vereinfacht nach der **Finkelstein-Regel** berechnet werden:
Trinkmenge in ml/d = (Lebenstag – 0,5) × 70
Beispiel für ein sieben Tage altes Neugeborenes:
(7 – 0,5) × 70 = 455 ml/d.

Tab. 44.3-2: Täglicher Flüssigkeitsbedarf in unterschiedlichen Lebensaltersstufen und sein Anteil am Körpergewicht (Schätzwerte)

Altersstufe	Tagesbedarf (ml/kg)	Anteil am KG
Frühgeborene	180–200	1/5
1. Trimenon	150–170	1/6
2. Trimenon	140–160	1/7
3. Trimenon	110–140	1/8
4. Trimenon	100–120	1/10
1.–2. Lj.	ca. 100	1/10–1/15
2.–4. Lj.	ca. 85	1/15–1/20
4.–10. Lj.	ca. 70	1/20–1/30
Jugendliche/ Erwachsene	25–30	1/25–1/33

Tab. 44.3-3: Täglicher Bedarf an Energie und Hauptnährstoffen in unterschiedlichen Lebensaltersstufen (modifiziert nach Empfehlungen der DGE 1991, 2000)

Altersstufe	Energie (kcal/kg)	Eiweiß (g/kg)	Fette (g)	KH (g)
1. Trimenon	112	2,2	28–31	54–58
2.–4. Trimenon	95	1,6	36–40	92
1.–3. Lj.	102	1,2	51–58	159–174
4.–6. Lj.	90	1,1	60–70	220–242
7.–9. Lj.	73	1,0	67–78	244–268
10.–12. Lj.*	54–61	1,0	73–86	268–295
13.–14. Lj.*	54	1,0	80–93	293–322
Jugendl. > 15 J.*	41–45	0,8–0,9	90–105	329–362
*geschlechtsabhängige Unterschiede				

Brustmilchernährung/Stillen

Die Zusammensetzung der Muttermilch passt sich in den ersten beiden Wochen nach Geburt den physiologischen Bedürfnissen des Kindes an:

- **Vormilch (Kolostrum):** Diese bis etwa zum fünften Laktationstag sezernierte Milch enthält eine vergleichsweise hohe Konzentration an Protein, Mineralien und fettlöslichen Vitaminen und im Gegensatz dazu weniger Fett und Energie (50 kcal/100 ml). Ein effektiver Infektionsschutz wird durch sIgA (proteasenresistent) und einen hohen Leukozytenanteil (1 000–4 000/µl, davon 90 % Makrophagen) gewährleistet. Die Absorption des Muttermilchfettkörpers wird durch Muttermilchlipase aktiviert. Ferner hat Muttermilch eine gute laxative Wirkung.
- **Transitorische oder Übergangsmilch:** Diese etwa vom 8.–14. Laktationstag sezernierte Milch gleicht sich zunehmend an reife Muttermilch an.
- **Reife Muttermilch:** Diese etwa ab der 3. Woche post partum sezernierte Milch ist protein- und mineralstoffärmer, jedoch laktosereicher als Kuhmilch.

Vorteile des Stillens

Vorteile für das Kind:

- Zusammensetzung und Absorbierbarkeit der Muttermilch sind optimal, das homologe Protein ist von hoher biologischer Wertigkeit (hoher Gehalt an essenziellen Aminosäuren); Muttermilch immer verfügbar, richtig temperiert, keimarm, kostenlos; die Menge dem Bedarf des Kindes angepasst (self-demand feeding);
- Wesentlich seltenere Flatulenz, Durchfallerkrankungen und Obstipation beim gestillten Säugling (meh-

rere Stühle/d, bei schnellem Wachstum auch nur ein Stuhl alle 5 d = Pseudoobstipation);

- Frukto- (FOS) und Galaktooligosaccharide (GOS) der Muttermilch mit bifidogener (präbiotischer) Wirkung, d. h. sie fördern das Wachstum der apathogenen intestinalen Bifidusflora (probiotische Flora), die ihrerseits die Kolonisation einer putriden Flora supprimiert und das Auftreten von Windeldermatitiden durch antimykotische Effekte reduziert;
- Nur selten Adipositas und Unterkieferfehlstellungen bei gestillten Kindern;
- Ganz wesentlicher Vorteil (in der Dritten Welt sogar lebenswichtig) durch Infektionsschutz aufgrund antiinfektiöser und immunologischer Faktoren als Bestandteile der Muttermilch (sekretorisches IgA, Makrophagen, Granulozyten, T- und B-Lymphozyten, Oligosaccharide, Laktoferrin, Lysozym, Interferon);

Vorteile für die Mutter:

- Förderung der emotionalen Mutter-Kind-Beziehung;
- Förderung der postpartalen Uteruskontraktion, wahrscheinlich Reduktion des Risikos für Genese eines Mammakarzinoms;
- Kontrazeptive Wirkung (nicht sicher).

Praktische Hinweise zum Stillen

- Frühes Anlegen des Neugeborenen bereits kurz nach der Geburt, spätestens jedoch vier Stunden nach der Geburt ist ein entscheidendes Stimulans für die Laktation.
- In Abhängigkeit von der Sekretionsleistung sollten in den ersten Lebenstagen supplementär Maltodextrinlösungen, nicht Glukoselösungen angeboten werden, um den Flüssigkeits- und Energiebedarf des Neugeborenen zu decken.
- Beim Stillen ist möglichst jeweils die vollständige Entleerung zunächst einer Brust anzustreben. Bei jeder Mahlzeit sollen beide Brüste angeboten werden, jeweils die Brust zuerst, an der der Säugling bei der vorhergegangenen Mahlzeit zuletzt gestillt wurde.
- Die volle Milchmenge kann nach etwa sieben Tagen erwartet werden.
- Wichtig ist das Erlernen der richtigen Stilltechnik. Eine optimale Stillberatung erfolgt durch hierfür geschultes Personal, in der Regel durch Stillschwestern und Hebammen. Stilldauer: Säuglinge trinken bis zu 80 % des Trinkvolumens in den ersten fünf Minuten. Ein zu schneller Abbruch des Stillens gefährdet jedoch die Energieversorgung, da die fettreichere Milch in der zweiten Hälfte der Stillmahlzeit sezerniert wird. Es sollte aber nicht wesentlich über zehn Minuten an jeder Brust gestillt werden (zu lange Stilldauer begünstigt Rhagadenbildung). Die Stillfrequenz richtet sich nach dem Bedarf des Kindes. Füttern nach Bedarf ist grundlegendes Prinzip! Die Anzahl der Brustmahlzeiten reduziert sich von 6–10/d im ersten Trimenon auf etwa 5–6/d im weiteren Verlauf.
- Die Stilldauer soll 4–6 Monate betragen. Danach reicht der Energie- und Substratgehalt der Muttermilch allein nicht mehr für ein befriedigendes Gedeihen des Kindes aus. Bei gutem Gedeihen des Säuglings kann bis Ende des sechsten Lebensmonats ausschließlich gestillt werden.

Stillhindernisse/Kontraindikationen des Stillens

- Kindliche Stillhindernisse: schwere Infektionen, konnatale Vitien, Fehlbildungen der Mundhöhle, angeborene Stoffwechselkrankheiten;
- Mütterliche Stillhindernisse (bei weniger als 20 % aller Mütter): Hohl- oder Flachwarzen, Rhagadenbildung mit schmerzhaften Brustwarzen, Mastitis, Brustabszess, Hypogalaktie, Milchstau, zu schneller Milchfluss, blockierter Milchgang, zwingende Einnahme differenter Medikamente;
- Kontraindikationen: Konsumierende Erkrankungen, Drogenabhängigkeit, schwere Psychosen, aktive Tuberkulose (positives Sputum), Hepatitis-Infektion, HIV-Infektion sowie bei Einnahme von Zytostatika oder/und Immunsuppressiva und anderen differenten Medikamenten, die über die Muttermilch zum Kind gelangen können (z. B. Antikonvulsiva, Thyreostatika, bestimmte Antibiotika).

> Die nach wie vor höhere Schadstoffbelastung der Muttermilch verglichen mit jener in konfektionierten Säuglingsnahrungen ist demgegenüber keine Kontraindikation für das Stillen! Nach aktuellem Erkenntnisstand gehen von den heute in Deutschland enthaltenen Schadstoffkonzentrationen der Muttermilch keine Gefahren für das gestillte Kind aus. Zudem ist seit etwa den 80er Jahren des vergangenen Jahrhunderts eine stetige Abnahme der Schadstoffkonzentration in Muttermilch zu verzeichnen.

Ernährung mit Säuglingsmilchnahrungen

Bei objektiven kindlichen oder/und mütterlichen Stillhindernissen bzw. bei Kontraindikationen des Stillens ist die Säuglingsernährung mit industriell hergestellten

Säuglingsnahrungen zu propagieren. Die Selbstherstellung von Flaschennahrung, etwa aus roher Kuhmilch, ist aus ernährungsphysiologischen Gründen abzulehnen. Sie stellt aus vielerlei Gründen keine Alternative zu industriell hergestellten Säuglingsnahrungen dar:

- Wesentlich höherer Gesamtproteingehalt in roher Kuhmilch, insbesondere an Kasein;
- Niedrigerer Gehalt an Molkenprotein in roher Kuhmilch;
- Höherer Gehalt an aromatischen und verzweigtkettigen Aminosäuren (Phenylalanin und Tyrosin sowie Isoleuzin, Leuzin und Valin) bei gleichgestellter Eiweißkonzentration;
- Niedrigerer Gehalt an essenziellen Aminosäuren (z. B. Tryptophan) bei gleichgestellter Eiweißkonzentration.

Vor allem aus diesen Gründen genügt das belassene, unveränderte Kuhmilchprotein nicht den qualitativen und quantitativen Anforderungen für eine bedarfsdeckende Säuglingsnahrung. Der Gehalt der Kuhmilch an Mineralstoffen ist wesentlich höher (höhere renale Molenlast). Milchen anderer Säugetierspezies (Ziege, Stute) oder die Selbstherstellung von Säuglingsnahrungen nach „alternativen", d. h. veganischen, makrobiotischen u. a. Ernährungsweisen stellen ebenfalls keine Alternative zu den nach modernen ernährungswissenschaftlichen Erkenntnissen hergestellten industriellen Säuglingsnahrungen dar.

Eltern mit einem ausgeprägten Wunsch nach Selbstherstellung der Säuglingsnahrung sollten über die Nachteile der Selbstherstellung der Nahrung aufgeklärt werden (beispielsweise aufwändige Herstellung, Verzicht auf lebensmittelchemische und -toxikologische Prüfung der Nahrungsmittel, fehlende Supplementation von Vitaminen, Mineralien und Spurenelementen). Kinderärzte und alle in der Beratung Tätige sollten daher von der Selbstherstellung von Säuglingsnahrungen abraten. Dies gilt sowohl für Säuglingsmilchnahrung als auch für Beikost.

Sollten Eltern dennoch die Säuglingsnahrung selbst herstellen wollen, ist dafür Sorge zu tragen, dass eine gute Anbindung an einen in solchen Ernährungsweisen erfahrenen Kinderarzt gelingt; nur so können frühzeitig Zeichen von Mangel- oder Fehlernährung erkannt und behandelt werden.

Laut Richtlinie der Europäischen Union werden folgende Arten von Säuglingsnahrungen definiert und in Abhängigkeit vom Lebensalter des Kindes empfohlen:

- **Säuglingsanfangsnahrungen:** „Lebensmittel, die für die besondere Ernährung von Säuglingen während der ersten vier bis sechs Lebensmonate bestimmt sind und für sich allein den Ernährungserfordernissen der Säuglinge entsprechen."
- **Folgenahrungen:** „Lebensmittel, die für die besondere Ernährung von Säuglingen über vier Monate bestimmt sind und den größten Anteil einer nach und nach abwechslungsreichen Kost dieser Gruppe darstellen."

Folgende wichtige Charakteristika weisen Säuglingsnahrungen auf (nach Nomenklatur der EU-Richtlinie):

- „Pre"-Nahrungen (Säuglingsanfangsnahrungen): beinhalten Laktose als einziges Kohlenhydrat und einen adaptierten Eiweißkörper mit einem Verhältnis Molkenproteine:Kaseine = mindestens 50:50;
- „1er"-Nahrungen (Säuglingsanfangsnahrungen): dürfen neben Laktose weitere Kohlenhydrate enthalten (z. B. Stärke, Saccharose, Maltodextrin);
- „2er"-Nahrungen (Säuglingsfolgenahrungen): können ebenfalls mehrere Kohlenhydrate enthalten, Eiweißkörper nicht adaptiert.

Säuglingsanfangsnahrungen dürfen lt. EU-Richtlinie auf Kuhmilchbasis (Säuglings*milch*anfangsnahrung) bzw. auf Kuhmilch-Hydrolysat- oder auch auf Sojabasis hergestellt werden (Säuglingsanfangsnahrung). Die frühere Klassifizierung (adaptiert/teiladaptiert) entfällt, bleibt jedoch durch spezifische Kennzeichnung in Deutschland kenntlich. Moderne Säuglingsnahrungen sind das Ergebnis einer intensiven Forschungsarbeit in den letzten Jahrzehnten mit dem ständigen Bemühen, die Kuhmilch an das natürliche Vorbild der menschlichen Ernährung anzupassen und qualitative Merkmale der menschlichen Milch zu erreichen, um den spezifischen Ernährungs- und Stoffwechselsituationen des Säuglings immer besser zu genügen. Tab 44.3-4 macht allerdings deutlich, dass hierfür noch weitere entscheidende Schritte notwendig sind.

Praktische Hinweise zur Flaschenernährung

- Flaschen und Sauger sterilisieren;
- Kontrolle der Trinkwasserqualität, insbesondere bei hauseigener Trinkwasserversorgung: geeignet sind lt. deutscher Trinkwasserverordnung Nitratkonzentrationen < 50 mg/l in der Regel auch für die Ernährung von Säuglingen und Kleinkindern; anderenfalls Verwendung von „für die Herstellung von Säuglingsnahrung geeignetem" Mineralwasser;

Tab. 44.3-4: Zusammensetzung von reifer Frauenmilch, roher Kuhmilch (jeweils Mittelwerte) und konfektionierten Säuglingsnahrungen (lt. EU-Richtlinien)

Bestandteile	Reife Frauenmilch	Rohe Kuhmilch	Säuglingsanfangsnahrung adaptiert („Pre")	Säuglingsanfangsnahrung teiladaptiert („1")	Folgenahrung („2")
Protein (g/dl)	1,0–1,2	3,3	1,2–1,9	1,1–2,25	1,35–3,6
Fett (g/dl)	3,3	3,47	3,2–3,8	2,6–4,9	1,98–5,2
Kohlenhydrate (g/dl)	7,0	4,7	6,0–8,0	4,2–10,5	4,2–11,2
Mineralien (g/dl)	0,20–0,24	0,69–0,84	0,3–0,4	0,3–0,4	0,4–0,5
Energie (kcal/dl)	66–68	66	68–72	60–75	60–80
Verhältnis Molkenprotein: Kasein	70:30	20:80	50:50	50:50	Kaseine > Molkenproteine
Laktose (g/dl)	7,0	4,8	6,0–8,0	> 2,1	> 1,1
Maltodextrin	0	0	nicht erlaubt	erlaubt	erlaubt
Saccharose (bis 20 % des Kohlenhydratanteils)	nicht enthalten	nicht enthalten	nicht erlaubt	erlaubt	erlaubt
Stärke	nicht enthalten	nicht enthalten	nicht erlaubt	erlaubt	erlaubt
Verhältnis gesättigter:ungesättigter Fettsäuren	1:1	1:2	1:1	1:1	1:1

- Wasser 5 min. abkochen, anschließend abkühlen lassen, damit hitzeempfindliche Vitamine (z.B. Vit. C) bei der Milchzubereitung nicht zerstört werden.

Ernährung mit hypoallergenen Säuglingsnahrungen

Die **Indikation** zur Ernährung eines Säuglings mit einer **hypoallergenen Säuglingsnahrung (HA-Nahrung)** hängt vom familiären Allergierisiko ab. Je mehr Familienmitglieder ersten Grades bereits eine Allergie entwickelt haben, desto höher ist eine Allergieprädisposition. Die in Deutschland durchgeführte multizentrische Allergiestudie (MAS 90) konnte zeigen, dass aufgrund einer zweifach positiven Familienanamnese ca. jedes 12. Kind ein hohes Allergierisiko trägt und dass bei ca. 30 % aller Neugeborenen eine einfach positive Familienanamnese vorliegt. Aus diesem Grund ist es nur dann sinnvoll, ungestillten Säuglingen eine HA-Nahrung zu geben, **wenn mindestens ein Elternteil bzw. ein älteres Geschwister Atopiker ist.** Die ärztliche Anamnese kann mit den folgenden Fragen an die Eltern ein evtl. vorhandenes Allergierisiko mit einem vergleichsweise hohen Validitätsgrad erkennen lassen:

- Haben oder hatten Sie ein juckendes Ekzem beim Kontakt bestimmter Dinge mit der Haut (z.B. unechtem Schmuck) oder nach Einnahme von Medikamenten?
- Leiden oder litten Sie jemals an einer Neurodermitis (endogenes Ekzem/atopische Dermatitis)?
- Leiden oder litten Sie an einer juckenden/verstopften/laufenden Nase und/oder an geschwollenen/juckenden Augen, und zwar regelmäßig im Frühjahr oder Sommer oder beim Umgang mit bestimmten Tieren?
- Haben oder hatten Sie Heuschnupfen (allergischen Schnupfen oder allergische Bindehautentzündung)?
- Leiden oder litten Sie an allergischem Asthma?
- Sind bei Ihren leiblichen Kindern folgende Erkrankungen aufgetreten oder diagnostiziert worden: Asthma oder asthmoide Bronchitis, Heuschnupfen (allergischer Schnupfen), Neurodermitis (atopische Dermatitis)?

Eine allergenarme Ernährung der Schwangeren während der Schwangerschaft hat keine Reduktion des Allergierisikos für die Nachkommen zur Folge. Demgegenüber soll insbesondere während der Schwangerschaft auf eine ausgewogene, vitamin- und mineralstoffreiche Ernährung geachtet werden, damit es nicht zu Mangelzuständen und unnötigen emotionalen Belastungen kommt.

Hypoallergene oder Hydrolysatnahrungen unterscheiden sich von sonstigen Säuglingsmilchnahrungen dadurch, dass Nahrungsmitteleiweiße aus Kuhmilch oder Soja mittels Hitzebehandlung und enzymatischer Hydrolyse in kleine Bruchstücke gespalten (hydrolysiert) werden. In Abhängigkeit vom Molekulargewicht, d.h. von der Größe der Proteinbruchstücke unterscheidet

Tab. 44.3-5: In Deutschland verfügbare Hydrolysatnahrungen

Eiweißquelle	Extensives (therapeutisches) Hydrolysat	Partiell hydrolysiert (stärker)	Partiell hydrolysiert (schwächer)
Soja/Kollagen	Pregomin (Milupa) Primergen (Milupa)	–	–
Molke/Kasein	–	Aptamil HA 1 (Milupa) Aptamil HA 2 (Milupa) Humana Erstnahrung	–
Molke	Alfaré (Nestlé)	Hipp HA Milumil HA 1 (Milupa) Milumil HA 2 (Milupa)	Beba HA 1 (Nestlé) Beba HA 2 (Nestlé) Aletemil HA 1 (Nestlé) Aletemil HA 2 (Nestlé) Humana HA
Kasein	Nutramigen (Mead Johnson) Pregestimil (Mead Johnson)	–	–

man **extensiv und schwächer hydrolysierte Nahrungen.** Extensiv hydrolysierte Säuglingsnahrungen enthalten nur noch kleine Eiweißbruchstücke (Peptide). Sie werden auch als therapeutische Hydrolysate bezeichnet, da sie bei manifester Kuhmilchallergie indiziert sind. Schwächer hydrolysierte Nahrungen dienen demgegenüber der Prävention bei vorhandenem Allergierisiko nach den o. g. Kriterien.

Das Angebot von HA-Nahrungen auf dem europäischen Markt ist umfangreich und unterliegt hinsichtlich qualitativer Anforderungen einer gesonderten EU-Richtlinie, ähnlich jener für Säuglingsnahrungen. Eine aktuelle Multicenterstudie (GINI – German Infant Nutritional Interventional Program) hat erkennen lassen, dass partiell hydrolysierte HA-Nahrungen bezüglich ihrer Wirksamkeit zur Prävention von Allergien im Prinzip vergleichbar sind (☞ Tab. 44.3-5).

Zur Reduzierung eines anamnestisch vorhandenen Allergierisikos sind nach gegenwärtigem Kenntnisstand folgende Aspekte wichtig:

- Ausschließliches Stillen möglichst bis zum sechsten Lebensmonat;
- Vor dem Einschießen der Muttermilch sollten keine Milchprodukte zugefüttert werden (cave: „forbidden bottle“);
- Einführung einer möglichst einfach zusammengesetzten Beikost nicht vor Ende des sechsten Lebensmonats;
- Lebenslange oder individuell verlaufsabhängig terminierte Elimination allergener oder allergenpotenter Nahrungseiweiße aus der Nahrung (Fisch, Hühnereiweiß, Nüsse, Südfrüchte);
- Vermeidung der Zufuhr von Farb- und Konservierungsstoffen;
- Bei nicht möglichem Stillen und anamnestisch erhötem Allergierisiko (s. o.) Ernährung mit einer partiell hydrolysierten Säuglingsnahrung (HA-Nahrung).

Daneben sollte für striktes Rauchverbot und eine rauchfreie Atmosphäre in der Schwangerschaft und nach der Geburt sowie für die Reduzierung von Hausstaubmilben gesorgt werden.

Beikost

Nach der Phase der ausschließlichen Ernährung mit Muttermilch bzw. Säuglingsnahrung wird die schrittweise Einführung von Beikost mit dem **Ende des fünften Lebensmonats** empfohlen. Als Beikost werden definitionsgemäß alle im ersten Lebensjahr verabreichten Nahrungen außer Milch bezeichnet, d. h. alle Säfte und Breie. Für die Ernährung mit und die Ernährbarkeit durch Beikost sind seitens des Kindes entwicklungsphysiologische und funktionelle Voraussetzungen zu erfüllen:

- Langsame Entwicklung eines koordinierten Kau-Schluck-Reflexes mit vier Monaten;
- Zunächst häufige Ablehnung (Extrusionsreflex) erstmals per Löffel angebotener Nahrung, nach wiederholtem Angebot jedoch Akzeptanz;
- Im 3.–4. Lebensmonat vergleichbare Fettabsorptionsrate mit der von Erwachsenen; Proteindigestion und -absorption sind zum Zeitpunkt der Geburt ausreichend entwickelt; Aktivität der α-Amylase im 4. Lebensmonat schon so ausgeprägt, dass ein hoher Absorptionskoeffizient für Stärke besteht, volle Aktivität jedoch erst im Kleinkindalter erreicht;
- Ausreichende Entwicklung der Nierenkapazität im 4.–6. Lebensmonat, so dass sie den Anforderungen nach Beikosteinführung gerecht wird;

- Ergänzung der bei gestillten Kindern dominanten Besiedlung des Kolons mit Bifidusbakterien durch Besiedlung mit anaeroben Bakterien, die Hemizellulose und Pektine verwerten.

Aus ernährungsphysiologischer Sicht sind für die schrittweise Einführung von Beikost ab dem 5./6. Lebensmonat folgende Prämissen beachtenswert:

- Der Energiebedarf von Säuglingen ab dem 5./6. Lebensmonat ist mit ca. 90 kcal/kg/d etwas geringer als bei Säuglingen im 1. Trimenon. Dies trifft auch für die Nahrungseiweiße zu. Die wünschenswerte Proteinzufuhr für Säuglinge zwischen dem 4. und 12. Lebensmonat beträgt 1,6 g Protein/kg/d. Die Ergänzung der durch Milch ausschließlich verfügbaren tierischen Fette (Milchfett, Butter) durch in Beikost enthaltene Pflanzenfette ist für die Versorgung mit essenziellen Fettsäuren notwendig. Mindestens 50 % der Nahrungsfette sollten pflanzlicher Herkunft sein. Zur optimalen Versorgung mit Kohlenhydraten sind im Beikostalter komplexe Kohlenhydrate zu bevorzugen. Mono- und Disaccharide sollten möglichst spät in den Speiseplan des Säuglings und Kleinkinds aufgenommen werden.
- Kalzium: Um eine ausreichende Kalziumversorgung sicherzustellen, müssen weiterhin zwei milchhaltige Mahlzeiten/d angeboten werden.
- Die Natriumchloridzufuhr bleibt beschränkt, denn durch die Verwendung von zu viel Kochsalz bei der Herstellung von selbst zubereiteten Säuglingsnahrungen sind nachteilige Effekte auf den Blutdruck im Erwachsenenalter zu befürchten.
- Die Bioverfügbarkeit des Eisens aus tierischen Lebensmitteln (Fleisch) ist besonders hoch. Als erste Breimahlzeit wird daher ein Gemüse-Kartoffel-Fleisch-Brei empfohlen.
- Zur bedarfsdeckenden Vitaminversorgung muss bei der (nicht empfehlenswerten) Selbstzubereitung von Flaschennahrungen aus Frischmilch auf die Vitamin-A- und C-Zufuhr besonders geachtet werden. Mit einem Vitamin-B_{12}-Mangel bei veganischer Ernährungsweise der Mutter (und des Kindes) muss gerechnet werden. Vitamin-D-Supplementation ist bis zum Ende des ersten Lebensjahres erforderlich, bei im Herbst und im Winter geborenen Kindern darüber hinaus bis zum 15. bzw. 18. Lebensmonat. Der zur Rachitis-Prophylaxe ausreichende Tagesbedarf an Vitamin D beträgt bei Frühgeborenen etwa 1 000 IE, bei Säuglingen 500 IE und bei älteren Kindern 200 bis 400 IE. Säuglingen, die konfektionierte Säuglingsmilchnahrungen erhalten wird bereits hierdurch eine Vitamin-D-Bedarfsdeckung weitestgehend gewährleistet. Bei vegetarischer oder gar veganer Ernährungsweise muss der Vitamin-D-Bedarf in höherem Maße durch Supplementation gedeckt werden.

Praktische Hinweise für die Beikosternährung

Generell gilt: Ebenso wie bei der Selbstherstellung der Flaschennahrung aus roher Kuhmilch ist auch die Selbstherstellung von Breien im Haushalt ernährungsphysiologisch nicht immer optimal.

Wie die Säuglingsnahrungen bietet auch die konfektionierte Gläschenkost eine Reihe nicht zu unterschätzender Vorteile für den Säugling, die – ebenfalls wie bei Säuglingsnahrungen – durch entsprechende EU-Richtlinien festgeschrieben sind. Soll der Brei dennoch selbst hergestellt werden, sind für die Ernährung mit Beikost im zweiten Lebenshalbjahr folgende Grundsätze zu beachten:

- **Ab Ende des 5./6. Lebensmonats** wird erstmals eine Milchmahlzeit durch eine Breimahlzeit ersetzt. Beginn mit Karottenbrei (Beikostmahlzeiten = Einzelbausteine einer gemischten Tagesernährung). Ferner Gemüse-Kartoffel-Fleisch-Brei (100 g Gemüse, 50 g Kartoffeln, 30 g Obstsaft oder Saft mit Vitamin-C-Zusatz, 10 g Sojaöl mit Vitamin-E-Zusatz, 30 g Fleisch 1- bis 2-mal/Woche mit zusätzlich einem Eigelb). Trotzdem ist die Eisenversorgung in diesem Fall suboptimal! Die Zugabe von Vitamin-C-reichem Saft verbessert die schlechte Verfügbarkeit des Eisens aus pflanzlichen Lebensmitteln und fördert somit die Eisenabsorption. Kein Salz- oder Zuckerzusatz! Der Brei soll dem Baby nutzen und muss nicht den Eltern schmecken!
- **Im 6. Lebensmonat** wird eine weitere Milchmahlzeit durch einen Milch-Getreide-Brei (ca. 200 – 250 g, bestehend aus Säuglingsnahrung – Säuglingsmilch, Getreideflocken und Obstsaft) ersetzt. Kein Zuckerzusatz. „Kristallzuckerfrei“ ist als Kriterium nicht ausreichend. Süßungsmittel sind auch Saccharose (Haushaltszucker), Maltose (Malzzucker), Maltodextrin, Glukose (Traubenzucker), Glukosesirup, Fruktose (Fruchtzucker), Honig. Stark fruchtzuckerhalte Säfte (z. B. Apfel- oder Birnensaft) können Blähungen und Bauschmerzen infolge einer Fruktosemalabsorption verursachen.
- **Im 7. Lebensmonat** wird eine weitere Milchmahlzeit durch einen milchfreien Getreide-Obst-Brei (ca. 200 –

250 g) ersetzt; Getreide-Obst-Brei (7.–9. Lebensmonat als Getreideflocken, Wasser, Obst der Saison, Butter). Die vierte Mahlzeit im zweiten Lebenshalbjahr ist weiterhin Milch (Muttermilch oder Säuglingsmilchnahrung). Die häufig noch bevorzugte „klassische" Milchflasche im zweiten Lebenshalbjahr mit Vollmilch und Zusatz von Kohlenhydraten (z. B. Haferflocken oder Grieß) entspricht nicht dem aktuellen Kenntnisstand, da sie z. B. zu viel Eiweiß und zu wenig Vitamine und Spurenelemente enthält.

- **Ab dem 10. Lebensmonat** kann Familienkost eingeführt werden. Feste Kost wird neben Milch- und Breinahrung angeboten. Das Kind sollte sich an den Mahlzeitenrhythmus der Familie mit drei Haupt- und zwei Zwischenmahlzeiten gewöhnen und am Familientisch mitessen. Dabei werden außerdem das selbstständige Essen gefördert und Geschmacksbevorzugungen entwickelt.

Eine optimal zusammengesetzte Beikost hat einen wichtigen Einfluss auf die Vorbeugung vor Nahrungsmittelallergien, wobei grundsätzlich nach dem Motto verfahren werden sollte: „weniger ist mehr". Innerhalb einer Woche wird maximal ein neues Lebensmittel hinzugenommen. Die Zahl der verwendeten Nahrungsmittel sollte eingeschränkt werden. Nahrungsmittel mit bekannt hoher Allergenität wie z. B. Süd- bzw. Zitrusfrüchte, Eier, Fisch, Haselnüsse sollten im ersten Lebensjahr komplett gemieden werden. Eine unnötige Vielfalt an Nahrungsmitteln zur Ernährung allergiegefährdeter Säuglinge ist kontraproduktiv.

Für Säuglinge und Kleinkinder ungeeignet sind u. a. folgende Nahrungsmittel:
- Weiß- und Rotkohl, Hülsenfrüchte (Erbsen, Linsen, Bohnen);
- Speisen mit hohem Ballaststoffanteil (Vollkornprodukte, Blattgemüse, u. a.);
- Scharf gebratene Speisen;
- Stark fetthaltige, gewürzte und gesalzene Speisen.

Gesunde Ernährung im Kindesalter

Grundsätze und praktische Hinweise

Die wesentlichen Kennziffern zum Bedarf an Energie und Hauptnährstoffen in den unterschiedlichen Stufen des Entwicklungsalters sind Tab. 44.3-3 zu entnehmen. Folgende Aspekte sollten bei der Auswahl der Lebensmittel mit Blick auf eine gesunde Ernährung im Kindesalter berücksichtigt werden:

- **Proteine:** Das Nahrungsprotein sollte gemischt sein und sowohl tierischen (Fleisch, Fisch, Eier, Milch) als auch pflanzlichen Quellen (Gemüse, Brot, Kartoffeln) entstammen.
- **Fette:** Biologisch hochwertige Fette mit hohem Anteil an mehrfach ungesättigten Fettsäuren (Keimöle, Margarine, Milchfett) sind zu bevorzugen.
- **Komplexe Kohlenhydrate** aus Gemüse, Obst und Getreide sind raffiniertem Zucker, der z. B. in Süßigkeiten, Limonaden, Süßspeisen zu finden ist, vorzuziehen.

Die Ernährung des gesunden Schulkindes und des Jugendlichen sollte **kohlenhydratbetont, ballaststoffreich und fettarm** sein.

Das bedeutet, vorwiegend pflanzliche, in mäßigem Umfang tierische und in jedem Fall nur sparsam fettreiche Lebensmittel zu verzehren. Letzteres dient der Prävention der Adipositas – inzwischen ein gravierendes Problem bereits bei Erstklässlern! Zur Vermeidung von Übergewicht durch Fettreduktion und qualitativ geregelte Fettauswahl sollten die generell sparsam verzehrten Nahrungsfette zu etwa je einem Drittel aus gesättigten, mehrfach ungesättigten (PUFA – polyunsaturated fatty acids) bzw. einfach ungesättigten Fettsäuren zusammengesetzt sein.
In der Pubertät ergibt sich durch den erneuten Längenwachstumsschub ein qualitativ veränderter Nährstoffbedarf: Der Bedarf an Kalzium ist in dieser Zeit erhöht, er wird am besten durch Milchprodukte gedeckt. Bei Mädchen erhöht sich der Eisenbedarf durch die Menstruation zusätzlich. Nicht selten treten Lücken in der Eisenversorgung auf – eine Eisenmangelanämie bei jungen Mädchen kann daher häufig nachgewiesen werden.

Eine ausgewogene Ernährung besteht also aus (☞ Tab. 44.3-6):
- Prinzipiell qualitativ hochwertigen Ausgangsprodukten aus naturnahem Anbau möglichst ohne allzu große komplexe Aufbereitung (z. B. möglichst keine Fertigprodukte),
- Getreideprodukten, die reichlich verzehrt werden können, davon die Hälfte als Vollkornprodukte,
- Kartoffeln, Nudeln, Reis,
- Reichlich Gemüse, Hülsenfrüchte und Obst,
- Milch- und Milchprodukten sowie Fleisch und Wurst in mäßigerem Umfang, letztere sind allerdings wichtige Quellen für gut bioverfügbares Eisen, Vitamin B_{12} und hochwertiges Eiweiß,

Tab. 44.3-6: Empfehlenswerte tägliche Verzehrmengen an Lebensmitteln im Entwicklungsalter (Durchschnittswerte, nach Forschungsinstitut für Kinderernährung, 1994)

Lebensmittel	Bemessungseinheit	1 J.	2–3 J.	4–6 J.	7–9 J.	10–12 J.	13–14 J.	15–18 J.
Reichlicher Verzehr empfohlen:								
Getränke	ml/d	600	700	800	900	1 000	1 200	1 400
Brot/Getreideprodukte	g/d	80	120	170	200	250	280	300
Kartoffeln/Nudeln/Reis	g/d	80	100	120	140	180	200	250
Gemüse	g/d	100	120	180	200	230	250	300
Obst	g/d	100	120	180	200	230	250	300
Mäßiger Verzehr empfohlen:								
Milch/-produkte	ml/d, g/d	300	330	350	400	420	450	500
Fleisch, Wurst	g/d	40	50	60	70	80	90	90
Eier	Stück/Woche	1–2	1–2	2	2	2–3	3	3
Fisch	g/Woche	50	70	100	150	180	200	200
Sparsamer Verzehr empfohlen:								
Margarine/Öl/Butter	g/d	10	15	20	25	30	30	35

- Ausreichend Mineralien und Spurenelementen: Wichtig ist die Zufuhr von Kalzium, Eisen, Vitamin B_2, Vitamin B_{12} und Jod. Jodiertes Speisesalz mit mindestens 0,02 mg Jod/g Salz ist zu bevorzugen.

Getränke für Kinder

Wasser ist auch im Kindesalter das wichtigste Lebensmittel. Das Leitungswasser ist als Trinkwasser in uneingeschränktem Maße zu empfehlen. Zudem können im Kindesalter kohlensäurearmes Mineralwasser, aber auch ungesüßte Kräuter- und Früchtetees verwendet werden. Reine Fruchtsäfte enthalten ca. 10 % Zucker und sollten daher etwa 1:1 mit Wasser verdünnt werden. Ungeeignet sind: Fruchtsaftgetränke, Fruchtnektare, Brausen, Cola-Getränke, Limonaden und Malzbier (zu viel Zucker, keine wichtigen Nährstoffe). Stimulierende Genussmittel wie Bohnenkaffee, Schwarztee und Cola-Getränke sind abzulehnen.

Risiken „alternativer“ Ernährungsformen im Entwicklungsalter

Es gibt weltanschauliche, religiöse, ökologisch-ökonomische Überzeugungen von Bevölkerungsgruppen unterschiedlicher ethnischer und sozialer Zugehörigkeit, die so genannte „alternative“ Kostformen bevorzugen. Ganz allgemein sind damit Ernährungsweisen gemeint, die in Bezug auf die Nahrungsauswahl von der herkömmlichen mitteleuropäischen Kost mit ihrer Mischung aus tierischen und pflanzlichen Nahrungsmitteln abweichen.

Einseitige Kostformen und „Mode-Diäten“, wie rein vegetarische, d.h. nur pflanzliche Kost (Veganerkost), makrobiotische (nur Getreide und Saaten) oder strenge Vegetarierkost (ausschließlich Getreide, Saaten, Nüsse, Gemüse, Obst in meist rohem oder nur mechanisch zerkleinertem Zustand, Milchprodukte und Honig) sind für Kinder vor Abschluss des Wachstums nicht geeignet, da Mangelerscheinungen auftreten können. Der Bedarf an höherwertigen Proteinen, Eisen, Kalzium und fett- und wasserlöslichen Vitaminen wird bei dieser falschen Lebensmittelauswahl nicht gedeckt.

Beispiele für alternative Ernährungsweisen:

- Ovo-Lakto-Vegetarier: akzeptieren Eier und Milchprodukte, z.T. auch Fisch, jedoch keine Fleischerzeugnisse;
- Lakto-Vegetarier: akzeptieren keine Eier und Ei- sowie Fleischprodukte. Milchprodukte sind erlaubt, z.T. auch Fisch;
- Strenge Vegetarier (Veganer): Verzichten völlig auf Fleisch- und Milchprodukte bzw. nehmen überhaupt keine tierischen Produkte, häufig nicht einmal Honig zu sich.

> **!** **Strenger Vegetarismus ist für Kinder, insbesondere für Säuglinge, nicht geeignet und birgt folgende Risiken:**
> - Energie- und Nährstoffmangel;
> - Mangel an essenziellen Mikronährstoffen (Vitamine B_2, B_{12} und D, Kalzium, Eisen und Jod).

Ein Verzicht auf Fleisch ist für Kinder nicht empfehlenswert. Fleisch gewährleistet am ehesten die Eisenversorgung. Sollten ökologische oder weltanschauliche Gründe den Fleischverzicht hervorrufen, so muss zumindest eine Kombination aus Vollkorngetreide und Vitamin-C-reichem Gemüse (z. B. Blumenkohl oder Brokkoli) oder auch Vitamin-C-reichem Orangensaft gegeben werden. Durch Vitamin C wird die Absorption des Eisens aus pflanzlichen Nahrungsmitteln erheblich verbessert

44.3.2 Diätformen bei ausgewählten Krankheiten

Phenylketonurie

Definition

Bei der Phenylketonurie (PKU) handelt es sich um einen autosomal-rezessiv vererbten Mutationsdefekt, der sich auf die nur in der Leber exprimierte Phenylalanin-Hydroxylase (PH) auswirkt. Durch diesen Defekt kann Phenylalanin nicht in Tyrosin umgesetzt werden.

Unbehandelte Kinder bleiben geistig unterschiedlich schwer retardiert und entwickeln neuropsychiatrische Symptome sowie zerebrale Anfälle, Pigmentstörungen, ekzematöse Hautveränderungen und einen typischen, muffigen (mäuseurinartigen) Körpergeruch.

Bei einer Restaktivität der PH von bis zu 5 % spricht man von „klassischer" oder „typischer Phenylketonurie". Mildere Formen mit Restaktivitäten > 5 % werden im deutschsprachigen Raum als Hyperphenylanainämie bezeichnet. Die Inzidenz der Krankheit liegt in Deutschland bei etwa 1:10 000. Die PKU ist geradezu ein klassisches Beispiel für die Wirksamkeit effektiver Screening-Programme: Bei frühzeitiger und hinreichend valider Identifizierung der entsprechenden Neugeborenen kann ein guter Behandlungserfolg erreicht werden. Dies allerdings in aller Regel nur, wenn die Betreuung, vor allem die Langzeitbetreuung von PKU-Patienten in enger Kooperation mit einem Stoffwechselzentrum erfolgt bzw. von diesem selbst realisiert wird.

Diätetische Behandlung

Die Ernährungstherapie, bestehend aus eiweißreduzierter Diät, muss spätestens am 20. Lebenstag beginnen. Sie ist quasi immer eine Gratwanderung zwischen dem Protein- bzw. Phenylalanin-Bedarf des schnell wachsenden Organismus und der Notwendigkeit einer extremen Reduktion der Zufuhr dieser Aminosäure. Tab. 44.3-7 zeigt die Diskrepanz zwischen dem täglichen Phenylalanin-Bedarf und der empfohlenen Proteinzufuhr auf.

Tab. 44.3-7: Täglicher Phenylalanin-Bedarf im Kontrast zur empfohlenen täglichen Proteinzufuhr (nach [3]): Die unterschiedlichen Proteine haben unterschiedliche Phe-Konzentrationen. Die jeweils genannte Menge an nativen Proteinen können trotz PKU aufgenommen werden, der Rest des täglichen Proteinbedarfs (rechte Spalte) muss durch Zufuhr von Phe-armen AS-Gemischen zugeführt werden.

Alter	Phenylalanin-Bedarf (mg/kgKG)	Natives Protein (g/kgKG)	Empfohlene tägliche Proteinzufuhr (g/kgKG)
0–3 Mo.	45	0,9	2,0–2,7
4–11 Mo.	30	0,6	1,3–1,5
1–6 J.	20	0,4	0,9–1,0
> 6 J.	15	0,3	0,9

Nach der Arbeitsgemeinschaft für Pädiatrische Stoffwechselstörungen (APS) für den deutschsprachigen Raum wird für die diätetische Einstellung ein stringentes Monitoring empfohlen, das sowohl klinische Untersuchungen als auch die Kontrolle der Serum-Phenylalanin-Konzentrationen umfasst. Tab. 44.3-8 stellt diese Zusammenhänge in Korrelation zum Alter der Patienten dar.

Für die Ernährung im Kindesalter gelten neben den in Tab. 44.3-8 genannten Kriterien folgende Prämissen:

- Im Gegensatz zu früheren Ansichten muss das Stillen von Säuglingen mit PKU heute nicht vollständig unterbleiben, allerdings unter modifizierten Bedingungen erfolgen. Danach sollen jeweils vor dem Stillen 20 bis 30 ml eines phenylalaninfreien Proteinpräparats gefüttert werden, z. B. PKU 1 – für Säuglinge®;
- Verzicht auf eiweißreiche Lebensmittel tierischen und pflanzlichen Ursprungs;
- Generell eiweißarme Ernährung zur Begrenzung der Phenylalanin-Zufuhr; allerdings derart, dass die sonstigen Bedarfsgrößen für Energie, Mineralien, Spurenelementen und Vitamine nicht unterschritten werden. Hierzu dienen phenylalaninarme konfektionierte Eiweißpräparationen mit supplementierten Vitaminen und Mineralien. Der Energiebedarf wird durch eiweißarme Spezialprodukte sichergestellt.

Die vielfältigen Lebensmittel können zumindest semiquantitativ nach ihrem Phenylalanin-Gehalt unterschieden werden (Auswahl):

- **Phenylalaninarme Lebensmittel:** Obst und Gemüse (Äpfel, Birnen, Wassermelonen, Blattsalat, Gurken, Tomaten, Möhren, Kürbis), Marmelade, Konfitüre, Sirup, Honig, phenylalaninarmes Brot, phenylalaninarme Nudeln sowie Kekse, phenylalaninarmes Mehl,

Tab. 44.3-8: Klinische und Laboruntersuchungen bei PKU-Patienten in Korrelation zu ihrem Alter (modifiziert nach [4])

Alter (Jahre)	Angestrebte Phenylalanin-Konzentration	Intervalle Laborunters.	Intervalle klin. Unters.
< 1	0,7–4,0 mg/dl	1–2 Wo.	3 Mo.
> 1–9	0,7–4,0 mg/dl	2–4 Wo.	3–6 Mo.
10–15	0,7–15,0 mg/dl	4 Wo.	6 Mo.
> 15	< 20,0 mg/dl, bei neurologischen Symptomen niedriger	2–3 Mo.	6–12 Mo.

viele Süßigkeiten (ohne Aspartam!), Wassereis, Gelee, Butter, Margarine, Öl, Limonade, Cola, Tee, Kaffee, Mineralwasser;

- **Nahrungsmittel, deren Phenylalaningehalt unbedingt zu bilanzieren ist** (Abwiegen, Tabelle): Kartoffeln, Pommes frites, Reis und eiweißhaltige Gemüsesorten (z.B. Hülsenfrüchte, Kohl, Artischocken), Bananen, Sahne, Fruchteis;
- **Phenylalaninreiche Nahrungsmittel,** die in Abhängigkeit von der individuellen Phenylalanin-Toleranz gemieden werden sollten: Fleisch, Wurst, Schinken, Fisch, Eier, Milch, Joghurt, Käse, Quark, handelsübliches Brot, Gebäck, Haferflocken, übliche Nudeln, Nüsse, Schokolade, Milcheis mit Eizusatz, „Light"-Produkte mit phenylalaninhaltigem Aspartam.

Galaktosämie

Definition

Die Galaktosämie ist ein autosomal-rezessives Erbleiden mit unterschiedlichen Mutationen des Gens für Galaktose-1-Phosphat-Uridyltransferase (Gal-1-PUT). Aufgrund des Stoffwechseldefekts kommt es zur schweren klinischen Symptomatik infolge intrazellulärer Vergiftung mit Galaktose-1-Phosphat (Gal-1-P), das nicht in UDP-1-Galaktose transformiert werden kann. Mit einer Inzidenz von etwa 1:60 000 bis 1:70 000 ist die klassische Form dieser Krankheit in Europa selten und kommt bei der derzeitigen Geburtenrate in Deutschland bei nur etwa 12–15 Neugeborenen pro Jahr vor.

Diätetische Behandlung

Die diätetische Behandlung besteht in einer laktosefreien und möglichst galaktosearmen Ernährung. Dies bedeutet, dass **Milch und Milchprodukte zeitlebens zu meiden sind,** da Milch Laktose enthält, ein Disaccharid aus Glukose und Galaktose. Für Patienten im Säuglingsalter müssen das Stillen und die Gabe von Säuglingsnahrungen auf Milchbasis untersagt werden. Stattdessen werden industrielle Ersatznahrungen auf Sojabasis gegeben. Eine galaktosefreie Diät ad absolutum ist aber praktisch unmöglich, da Obst, Gemüse, Hülsenfrüchte, Pilze u.a. Nahrungsmittel freie oder glykosidisch gebundene Galaktose enthalten. Auch die in Vitamin-D- und Fluorpräparaten sowie in sehr vielen Medikamenten, ja sogar in Zahnpasten vorhandene Laktose muss berücksichtigt werden.
Die erforderliche Kalziumzufuhr wird bei Wegfall der normalen Milchnahrung durch entsprechende Ersatzpräparate garantiert. Nach dem Säuglingsalter kommt Mineralwasser als Kalziumquelle in Betracht.
Auch für die Behandlung der Galaktosämie gilt, diese in enger Abstimmung mit einem pädiatrischen Stoffwechselzentrum vorzunehmen bzw. die Patienten zur Mitbehandlung an ein solches Zentrum zu überweisen.

Zöliakie

☞ 31.8

Gastroenteritis

☞ 31.1

Orale Rehydratation

Die **frühzeitige Zufuhr von Wasser und Elektrolyten** und die sich **möglichst schnell daran anschließende Ernährung** (Realimentation) von Säuglingen und Kindern mit Gastroenteritis sind ganz wesentliche Kriterien für eine erfolgreiche Behandlung dieser häufigen und besonders in Entwicklungsländern lebensbedrohenden Krankheit.

Realimentation (Diät)

- Gestillte Säuglinge sollten während der Phase der Rehydratationstherapie weiter gestillt werden. Die darüber hinaus notwendige zusätzliche Flüssigkeitszufuhr soll durch Applikation von ORL (s.o.) gewährleistet werden. Bei diesem Vorgehen ist mit einem geringen Dehydratationsrisiko, mit einer Reduktion der Stuhlvolumina sowie mit einer kurzen Krankheits- und Erholungsphase zu rechnen.
- Kinder, die Säuglingsnahrung erhalten, können nach erfolgter Rehydratation mit der vor der Erkrankung verabreichten, unverdünnten Säuglingsnahrung ernährt werden.
- Für ältere Säuglinge, die bereits Beikost erhalten, sowie für Kleinkinder gilt Entsprechendes wie für nicht gestillte Säuglinge: Die Wiedereinführung der alters-

gerechten Beikost/Kleinkinderkost kann unmittelbar nach erfolgreicher Rehydratationstherapie vorgenommen werden.

„Heilnahrungen" und ihr Stellenwert in der Diätetik bei Gastroenteritis

Die Wiedereinführung der Milch in die Ernährung während der Realimentationsphase einer Gastroenteritis führt nicht zu einer tatsächlichen Heilung differenzierter Mukosaläsionen. Auch der Hinweis, dass unter der Bezeichnung „Heilnahrung" bzw. „antidyspeptische Nahrung" in Deutschland besonders präparierte (d. h. geeignete) Kuhmilchformeln zu verstehen sind, ändert daran nichts.

Obwohl der Terminus „Heilnahrungen", den es nur in Deutschland und sonst nirgendwo gab und gibt, in Lehrbüchern der Kinderheilkunde mittlerweile schon seit mehr als einem Jahrzehnt keine Rolle mehr spielt, werden unter eben dieser Bezeichnung bis in unsere Tage Nahrungen mit den Indikationen Diarrhö, Dyspepsie, Zöliakie, Sprue, Pankreasinsuffizienz, sekundäre Laktoseintoleranz, Fruktose- und Saccharoseintoleranz, Kuhmilcheiweißallergie angeboten. Zudem stehen „Heilnahrungen" als terminus technicus für eine heterogene Gruppe von Präparaten, die ebenso heterogen sind wie die ätiologisch völlig unterschiedlichen Krankheiten, die mit ihnen „geheilt" werden sollen (☞ Tab. 44.3-10).

Tab. 44.3-9: Zusammensetzungen von „Heilnahrungen", die derzeit auf dem deutschen Markt angeboten werden (Inhaltsstoffe und Gehalte jeweils pro 100 ml verzehrfertigem Präparat)

Inhaltsstoff/Gehalt	Min.-Konzentration	Max.-Konzentration
Protein (g %)	1,5	2,6
Fett (g %)	1,2	3,6
Kohlenhydrate, ges. (g %)	7,2	9,17
• Laktose (g %)	0,0	1,5
• Polysaccharide (g %)	4,6	5,9
Mineralstoffe (g %)	0,35	0,6
Osmolarität (mOsmol/l)	180	320
Energie (kcal)	57	68

Wenn auch die Anzahl der unter dem Begriff „Heilnahrungen" vertriebenen Präparate abgenommen hat (im aktuellen Verzeichnis der diätetischen und diätgeeigneten Produkte des Diätverbands finden sich noch fünf), so hat sich die Heterogenität ihrer Zusammensetzungen und auch ihrer Indikationen keinesfalls reduziert. In den Dosierungshinweisen einiger Hersteller wird empfohlen, die Nahrung „bis zur Stuhlsanierung in altersentsprechenden Mengen und Mahlzeiten" zu verabreichen.

Dies überrascht umso mehr, als deutsche Kinderärzte bereits von einem halben Jahrhundert darauf hingewiesen haben, dass die Anzahl und Qualität der Stühle bei einer Durchfallerkrankung nicht im unmittelbaren Blickfeld der therapeutischen Bemühungen stehen sollten, sondern, das Allgemeinbefinden des Kindes, seine orale Ernährbarkeit und die Stabilisierung des Wasser- und Elektrolythaushaltes (klinisch gemessen anhand des wiederholt beurteilten Körpergewichtsverhaltens und der Parameter zur Einschätzung des Hydratationszustandes (Hautturgor, Fontanellenbeurteilung, Bulbi, Mundschleimhaut). Es ist nahe liegend, dass die Hersteller von „Heilnahrungen" diese Bezeichnung nach wie vor in der Erwartung verwenden, dass sie bei ihren Konsumenten eine positive Assoziation weckt, in welcher das Absetzen „besserer" Stühle mit einer „Heilung" der Durchfallerkrankung im weiteren Sinne gleichgesetzt wird.

Kohlenhydratmalabsorption

Laktoseintoleranz ☞ 31.7
Fruktosemalabsorption ☞ 31.7

44.3.3 Bewertung/Studienlage

Josef Beuth

Eine Bewertung nach EBM erübrigt sich, da die Verfahren konsensiert und von Fachgesellschaften empfohlen werden.

Literatur

1 Alexy U, Kersting M, Die Ernährung von Kindern und Jugendlichen in Deutschland: Trends und Empfehlungen; Ernährung & Medizin 17 (2002), 126 – 130

2 Biesalski, HK, Fürst P, Kasper H, Kluthe R, Pöhlert W, Puchstein C, Stähelin HB, Ernährungsmedizin. 2. überarb. und erw. Aufl., Thieme Stuttgart, 1999

3 Böhles, H, Angeborene Stoffwechselerkrankungen. In: Ernährungsmedizin. HK Biesalski, Fürst P, Kasper H, Kluthe R, Pöhlert W, Puchstein C, Stähelin HB, 2. überarb. und erw. Aufl., Thieme Stuttgart 1999

4 Bredel D, von Berg A, Prävention allergischer Krankheiten durch diätetische Maßnahmen. In: Nahrungsmittel und Allergie. Wütherich B, Jäger L (Hrsg.), Gustav Fischer Ulm 1998

5 Bremer HJ, Bührdel P, Burghard P, Clemens PC, Leupold D, Mönch E, Przyrembel H, Trefz FK, Ullrich K,Therapie von

Patienten mit Phenylketonurie. Mschr.Kinderheilk. 99 (1997), 961–962
6 D-A-CH (Deutsche Gesellschaft für Ernährung, Österreichische Gesellschaft für Ernährung, Schweizerische Gesellschaft für Ernährugsforschung, Schweizerische Vereinigung für Ernährung), Referenzwerte für die Nährstoffzufuhr, 1. Aufl. Frankfurt/M: Umschau/Braus 2000
7 Deutsche Gesellschaft für Ernährung (DGE) e.V. und Bundeszentrale für gesundheitliche Aufklärung (BZgA), Von Anfang an – Informationen und Tips zur Säuglings- und Kleinkindernährung. 4. Aufl., 1996
8 Dorlöchter L, Radke M, Müller M, Pädiatrie auf den Punkt gebracht. de Gruyter Berlin, 1999
9 Empfehlungen des Forschungsinstituts für Kinderernährung, 3. überarb. Aufl., Dortmund, 1999
10 Koletzko B, Alternative Ernährung bei Kindern in der Kontroverse. Springer Heidelberg, 1996
11 Koppitz P, Matern S, Lammert F, Laktoseintoleranz: Pathogenese, Diagnostik und Therapie, Ernährung & Medizin 17 (2002), 78–81
12 Laupert-Deick C, Bewertung alternativer Kostformen im Kindesalter, Kinder- und Jugendmedizin 2 (2002), 166–172
13 Müller H, Böckler H, Hypoallergene Säuglingsnahrungen – wann ist ihr Einsatz sinnvoll? Medizin und Ernährung 6 (1996) Supplement
14 Müller M, Radke M, Walther F, Wigger M, Kinderheilkunde multimedial, CD-ROM, 3. Aufl., Schattauer, 2002
15 Müller SD, Praxis der Diätetik und Ernährungsberatung. Hippokrates, 2001
16 Nagel A, Gesunde Ernährung bei Kindern – ein Kinderspiel? Kinder- und Jugendmedizin 2 (2002), 173–178
17 Radke M, König B, Akute Gastroenteritis im Säuglings- und Kindesalter: Diagnostische Kriterien, rationelle Rehydratations- und Realimentationstherapie. In: Evidenz-basierte Pädiatrie. Bassler D, Forster J, Anter G, Thieme Stuttgart, 2003
18 Wahn U, Niggemann B, Bergmann R, Besonderheiten im Kindesalter. In: Nahrungsmittel und Allergie. Wütherich B, Jäger L, Fischer, 1998

44.4 Homöopathie

Max Haidvogl

44.4.1 Grundlagen

Grundregeln der Homöopathie

Die Homöopathie ist das Werk eines einzelnen Mannes, Samuel Hahnemanns (1755–1843). Ihre Grundprinzipien sind:

- **Ähnlichkeitsregel:** Arzneistoffe, die in der Arzneimittelprüfung am Gesunden gewisse Symptome erzeugen, sollten imstande sein, Krankheiten mit denselben Symptomen zu heilen. Auf dieser Simile-Regel beruht die homöopathische Therapie.
- **Arzneimittelprüfung:** Um das Wirkungsmuster einer Arznei festzulegen, sind umfangreiche Arzneimittelprüfungen an gesunden Versuchspersonen notwendig. Die Ergebnisse bilden die empirische Basis der Homöopathie.
- **Potenzierung:** Potenzierung bedeutet schrittweise Verdünnung und Verschüttelung des Arzneistoffes.

Formen der Potenzierung

Bei **Dezimalpotenzen,** die vor allem im deutschen Sprachraum gebräuchlich sind, beträgt jeder einzelne **Verdünnungsschritt 1:10;** eine D6 bedeutet z.B. eine Verdünnung von 1:1 000 000. Schon ab der D4 bis D12 ist eine pharmakologische Wirkung eines Arzneimittels kaum mehr zu erwarten, ungefähr ab der D23 (Avogadro'sche Zahl) kann auch rechnerisch kein Molekül mehr in der Lösung sein. Eine Wirkung von Potenzen mit derart hohen Verdünnungen ist in einem pharmakologisch-molekularbiologischen Kontext nicht zu erklären. Hochpotenzen haben sich aber in der klinischen Erfahrung vieler homöopathischer Ärzte bewährt und ihre Wirksamkeit ließ sich auch in kontrollierten klinischen Studien und an experimentellen Modellen zeigen. Nach dem derzeitigen Stand unseres Wissens muss als Erklärung dafür eine physikalische Information postuliert werden, die zusätzlich zur pharmakologischen Wirkung allen Arzneimitteln eigen ist und die vom Lösungsmittel gespeichert wird und mit biologischen Systemen in Wechselwirkung treten kann.

Hahnemann selbst verwendete die **Centesimalpotenzen (C-Potenzen),** bei der jeder Schritt einer Verdünnung von **1:100** entspricht. Die Wirksamkeit einer D- oder C-Potenz vom selben Potenzierungsgrad (D6 oder C6) ist trotz der höheren Verdünnung ungefähr gleich. Vor allem die C30 hat sich in der Behandlung akuter Krankheiten bewährt.

LM(Q)-Potenzen stellen eine ebenfalls von Hahnemann entwickelte Sonderform der Potenzierung dar, wobei bei einem regelmäßigen Wechsel von Globuli und Verdünnung für jeden Potenzierungsschritt ein Verdünnungsgrad von ungefähr 1:50 000 erreicht wird. (Das falsche römische Zahlzeichen für 50 000 ist LM, das richtige wäre Q). LM-Potenzen werden mit römischen Ziffern bezeichnet, gebräuchlich sind bei uns vor allem LM VI, LM XII, LM XVIII und LM XXX. LM-Potenzen sollen weniger Erstverschlimmerungen auslösen als D- oder C-Potenzen und werden daher vor allem bei sehr reaktiven Krankheiten wie z.B. atopischer Dermatitis eingesetzt.

Tritutation
Bei unlöslichen Substanzen erfolgen die ersten Potenzierungsschritte durch Verdünnung und Verreibung in Milchzucker (Trituration). Diese Verreibungen stellen die Ausgangsbasis zur Herstellung von Tabletten dar. Eine Trituration einer unlöslichen Substanz kann ab der D8 in flüssiger Form weiterpotenziert werden.

Einzelmittel versus Kombination homöopathischer Mittel
In der klassischen Homöopathie werden fast ausschließlich nach der Totalität der Symptome des Patienten ausgewählte **Einzelmittel** verwendet. Aber schon Hahnemann selbst hat für einzelne Indikationen Kombinationen angegeben, etwa die fixe Abfolge Aconit, Spongia und Hepar sulfuris beim diphtherischen Krupp, die sich heute noch beim Pseudokrupp bewährt.
Komplexmittel, also fixe Kombinationen homöopathischer Mittel, sind sicher weniger wirksam als das gut gewählte Einzelmittel. Gerade in der kinderärztlichen Praxis kann aber bei akuten Krankheiten unter Zeitdruck oder bei fehlender klarer Symptomatologie der Einsatz von Komplexmitteln sinnvoll sein. Bei chronischen Beschwerden muss immer Zeit zur genauen Anamnese und zur Verordnung eines Einzelmittels gefunden werden.

44.4.2 Arzneimittel

Grundlage der homöopathischen Arzneien bilden zum größten Teil natürliche Rohstoffe **mineralischen, pflanzlichen oder tierischen Ursprungs:**
- Beispiele für mineralische Arzneien sind Calcium carbonicum, Calcium phosphoricum, Natrium muriaticum (Kochsalz) usw.;
- Typische pflanzliche Arzneien sind beispielsweise Aconit, Belladonna, Pulsatilla und viele andere;
- Häufig eingesetzte vom Tier stammende Arzneien sind Apis (Biene), Ambra (Ausscheidung des Pottwals) u.ä.

Nosoden
Nosoden sind homöopathische Potenzen von **Krankheitsprodukten** oder **Bakterien- und Virenkulturen.** Diese werden nach entsprechender Sterilisation potenziert. Die wichtigsten Nosoden sind:
- Tuberkulose-Nosode (Tuberculinum),
- Gonorrhö-Nosode (Medorrhinum),
- Syphilis-Nosode (Syphilinum, Luesinum) und
- Eine aus Krebszellen hergestellte Nosode (Carcinosinum).

Nosoden werden vor allem in der Behandlung chronischer Krankheiten als Zwischenmittel eingesetzt. Für viele akute Krankheiten liegen ebenfalls Nosoden vor, wie etwa Scarlatinum, Morbillinum, Pertussinum oder Influenzinum, die vor allem in der Behandlung von Folgen der entsprechenden Infektionskrankheiten eingesetzt werden.

Qualitätssicherung
Zur Qualitätssicherung homöopathischer Arzneien sind ausführliche Vorschriften im homöopathischen Arzneibuch (HAB) festgelegt, die sowohl die Qualitätskriterien für die Ursprungssubstanzen als auch die Herstellungsvorschriften der homöopathischen Potenzen regeln. Diese Kriterien sind für die Hersteller verpflichtend. Dies ist derzeit die einzig mögliche Form der Qualitätssicherung, da aufgrund der hohen Verdünnungen eine nachträgliche pharmakologische Kontrolle nicht möglich ist.

Herstellungsformen
- Dilution: Verschüttelungen in 43 % Alkohol,
- Trituration: Verreibung in Milchzucker,
- Tabletten: gepresste Triturationen,
- Globuli: Auftropfen weniger Tropfen einer Dilution auf Zuckerkügelchen.

Dosierung
Einzeldosis
Die Einzeldosis beträgt für alle Altersstufen vom Säugling bis zum Erwachsenen:
- 5 Tropfen oder
- 5 Globuli oder
- 1 Tablette oder
- 1 Messerspitze (Trituration).

Die Häufigkeit der Gaben hängt von der verwendeten Potenz ab, da höhere Potenzen eine längere Wirkungsdauer haben. Die Mittel werden durch die Mundschleimhaut am besten aufgenommen, der Patient sollte die Mittel lutschen, nicht hinunterspülen und auch einige Zeit vorher und nachher nichts essen, um eine gute Resorption zu gewährleisten.

Dosierungsintervalle
Bei **längerer Behandlung** verschreibt man im Allgemeinen:
- **Tiefpotenzen (D1 – D6):** 3 mal tgl.;
- **Mittlere Potenzen (D12):** 2 mal tgl.;
- **Hochpotenzen (D30, D200):** in seltenen Gaben; eine D30 wird in manchen Fällen jeden zweiten Tag benötigt werden, eine D200 oder eine noch höhere Potenz

meist überhaupt nur einmal im gesamten Krankheitsverlauf.

Für C-Potenzen gelten die gleichen Dosisintervalle wie für D-Potenzen, ihre Wirkung ist trotz der höheren Verdünnung etwa gleich. LM-(Q-)Potenzen werden wie Hochpotenzen in seltenen Gaben eingesetzt, sie sind vor allem bei reaktiven Krankheiten wie atopischer Dermatitis zu empfehlen, da die Gefahr der Erstverschlimmerung geringer ist.
Bei **akuten Krankheitszuständen** können tiefe und mittlere Potenzen in den ersten Stunden auch häufiger verabreicht werden, um eine rasche Wirkung zu erzielen:

- In der ersten Stunde viertel- bis halbstündlich,
- Dann durch einige Stunden stündlich,
- Dann 2–3 mal täglich.

Bei akuten Krankheiten werden von vielen Homöopathen auch gerne Arzneimittel in C30 anstelle der D-Potenzen eingesetzt. Dazu werden 5 Globuli in wenig Wasser aufgelöst und innerhalb einer Stunde in kleinen Schlucken getrunken.

Dosisanpassung
Für die Häufigkeit der Gaben ist das Befinden des Patienten ausschlaggebend. Bei den ersten Zeichen einer Besserung sollten die Intervalle verlängert werden, die nächste Dosis sollte erst bei Anzeichen eines Nachlassens der Wirkung gegeben werden. Hochpotenzen sollten auch bei akuten Krankheitszuständen nur ein- bis zweimal verabreicht werden. Oft ergibt sich im Verlauf der Behandlung einer akuten Krankheit auch ein Wechsel des Beschwerdebildes, dann muss ein neues Mittel gesucht werden.

Arzneimittelreaktionen
Homöopathische Arzneimittel sind aufgrund ihrer Verdünnung ab einer Potenz von D4–D6 ungiftig, Arzneimittelreaktionen aufgrund der angeregten Selbstregulation des Körpers sind aber nicht selten zu beobachten.

Erstreaktion („Erstverschlimmerung")
Zu starke Anregung der Reaktionen des Körpers durch das homöopathische Mittel kann zu einer Überschussreaktion mit Verstärkung der ursprünglichen Symptomatik führen. Vor allem bei an sich reaktiven Krankheiten wie atopischer Dermatitis oder Asthma, aber auch bei psychischen Erkrankungen können besorgniserregende Exazerbationen auftreten.
Diese Erstverschlimmerungen werden meist durch zu häufige Gaben des Mittels (vor allem bei höheren Potenzen) ausgelöst, sie können aber auch bei vorsichtiger Behandlung auftreten. Sie sind an sich ein Zeichen, dass das richtige Mittel gewählt wurde, und oft der erste Schritt zur Heilung.

Wiederauftreten früherer Symptome
Im Laufe der Behandlung chronischer Krankheiten können früher bestehende Symptome wieder ausgelöst werden, so z.B. bei der Therapie eines Asthma bronchiale eine Jahre zurückliegende atopische Dermatitis. Wenn dabei die Abfolge der Symptomatik von innen nach außen, vom schwereren zum leichteren Krankheitsbild erfolgt, ist erfahrungsgemäß die Prognose für eine endgültige Ausheilung günstig.

44.4.3 Praxis der Homöopathie

Die klassische Form der Anwendung homöopathischer Prinzipien besteht darin, dass in einem **ausführlichen Anamnesegespräch** die bei dem Patienten „auffallenden, sonderlichen, ungewöhnlichen und eigenheitlichen Symptome" (§ 153 von Hahnemanns Organon) erhoben werden, also die Symptome, die über seine individuelle Reaktionslage Auskunft geben.
Danach wird mit Hilfe eines Repertoriums (Lexikon der Symptome mit den Mitteln, die dieses Symptom in der Arzneimittelprüfungen hervorgerufen haben) das Mittel bestimmt, das möglichst alle wichtigen Symptome abdeckt. Für diese **Repertorisierung** stehen heute auch Computerprogramme zur Verfügung.

> Da die Repertorisierung eine gute homöopathische Ausbildung erfordert, werden in diesem Buch vor allem die Verordnungen nach bewährten Indikationen und nach konstitutionellen Merkmalen angeführt, bei denen auch ein nicht homöopathisch ausgebildeter Arzt erste Erfahrungen mit der Homöopathie sammeln kann.

Therapie nach klinischen Indikationen („Bewährte Indikationen")

Der Begriff „Bewährte Indikation" ist aus der Wiener Schule der Homöopathie (Dorcsi) geläufig, er fand aber auch über die französische Schule Eingang in deutschen Sprachraum. Die Therapie wird dadurch vor allem für den nicht homöopatisch ausgebildeten Arzt erleichtert, da die Arzneimittelfindung von der klinischen Diagnose ausgeht. Die Diagnose legt allerdings nur eine Gruppe von Arzneien fest, die nach der individuellen Symptomatik des Patienten differenziert werden müssen.

Zur korrekten Arzneimittelfindung ist zumindest ein **vollständiges Lokalsymptom** notwendig, das den Ort und den Charakter der Beschwerden, die Art der Ausscheidungen, die Reaktion der Beschwerden auf Umwelteinflüsse (sogenannte Modalitäten) und die Auslösungsbedingungen der Krankheit umfasst. Oft spielen auch andere konstitutionelle Faktoren eine Rolle.

Auch bei der Therapie nach bewährten Indikationen werden im Regelfall Einzelmittel verordnet, manchmal ist jedoch bei unklarer Symptomatik auch eine Kombination von gut zu einander passenden Mitteln wie Belladonna und Ferrum phosphoricum oder Phosphor und Bryonia sinnvoll.

Komplexmittel sind meist weniger wirksam als die in der Mischung vorhandenen Einzelmittel, es können sich, wie oben erwähnt, aber in der Praxis Situationen ergeben, in denen ihr Einsatz sinnvoll erscheint.

Beispiele werden in den einzelnen Indikationsgebieten angeführt. Die wichtigste Desktop-Reference ist bislang das Buch von Imhäuser.[11]

Kinderkonstitutionstherapie

Der **Konstitutionsbegriff in der Homöopathie** stützt sich auf zwei Beobachtungen:

- In der Arzneimittelprüfung treten gewisse Symptome bei bestimmten Typen häufiger auf und finden sich in den typischen Krankheiten dieser Menschen wieder.
- Andererseits zeigt die Erfahrung, dass manche Arzneimittel bei Personen mit gewissen körperlichen, geistigen und seelischen Merkmalen besonders erfolgreich eingesetzt werden können.

Um die Konstitution zu erfassen, benötigt man neben dem körperlichen Befund Auskünfte über den Charakter des Patienten und über seine Reaktion auf Einflüsse der Umwelt und der sozialen Umgebung. Dazu ist ein **ausführliches anamnestisches Gespräch** erforderlich, das selbst schon eine gewisse therapeutische Wirkung hat.

Neben den anamnestischen Befunden ist das **körperliche Bild** des Patienten wichtig. Dorcsi hat dafür Gegensatzpaare wie groß-klein, dick-dünn, kräftig-schwach, rot-blass, warm-kalt, ruhig-unruhig herausgearbeitet.

Diese Gegensätze bestimmen nicht nur die Wahl des Konstitutionsmittels, sondern auch die des Akutmittels. So hat sich beispielsweise bei akuten Infekten als Erstmittel beim schlanken asthenischen Typ Aconit D30, beim pyknischen Typ Belladonna D30 und beim nervösen Typ Chamomilla D30 bewährt.

Der Konstitutionstyp ist gerade im Kindesalter nicht unabänderlich, er kann sich aufgrund von Reifungsprozessen, aber auch als Folge von anderen inneren und äußeren Einflüssen ändern. Nicht immer findet man einen klaren Konstitutionstyp, wie er im Folgenden beschrieben ist. Oft ist das Bild so klar, dass man das Kind eindeutig zuordnen kann, manchmal sind die Symptome widersprüchlich, manchmal findet man auch einen wirklichen Mischtyp. Manche Kinder wechseln auch je nach Lebenssituation innerhalb verwandter Typen, z. B. im Dreieck Calcium carbonicum – Pulsatilla – Sulfur.

Die Konstitutionstherapie ist für den Arzt sehr befriedigend, weil er sich zur Arzneimittelfindung mit der Gesamtpersönlichkeit des Patienten und seinen Lebensumständen auseinandersetzen muss, und weil das richtig gewählte Mittel den Patienten befähigt, mit vielen seiner körperlichen, psychischen und sozialen Problemen besser fertig zu werden.

> Der Konstitutionstyp wird in der Homöopathie nach dem Mittel benannt, das den Beschwerden, aber auch dem körperlichen Typus und der Persönlichkeit des Kindes entspricht. Wenn im Folgenden etwa von einem Calcium carbonicum-Kind gesprochen wird, so ist damit ein Typus gemeint, dessen Beschwerden voraussichtlich auf Calcium carbonicum ansprechen werden. In diesem Buch können nur einige häufig anzutreffende Konstitutionstypen beschrieben werden (☞ Tab. 44.4-1), als weiterführende Literatur werden die Bücher von Vermeulen und Herscu empfohlen (☞ Literatur).

44.4.4 Indikationen und Kontraindikationen der Homöopathie

Indikationen für die Homöopathie im Kindesalter

- Unter den **gastrointestinalen Erkrankungen** sprechen vor allem die Trimenonkoliken des Säuglings, die Nabelkoliken des älteren Kindes, Verdauungs- und Gedeihstörungen sowie chronische Obstipation gut auf Homöopathie an. Auch der Verlauf einer akuten Gastroenteritis kann durch eine homöopathische Behandlung signifikant verkürzt werden, entsprechende Studien liegen vor. Natürlich ist bei den meisten dieser Erkrankungen auch auf eine entsprechende Diät zu achten.
- Bei **Infekten der Luftwege** kann Homöopathie erfolgreich eingesetzt werden, differenzierter ist schon

Tab. 44.4-1: Häufige Konstitutionstypen bei Kindern

	Charakteristika	Körperliche Beschwerden	Psychischer Typus	Therapie
Calcium carbonicum-Typ im Säuglingsalter	Der Calcium carbonicum-Säugling ist meist rund und pastös, isst viel und nimmt rasch an Gewicht zu. Großer Kopf, verlangsamter Fontanellenschluss, gewisse Neigung zu Rachitis. Zahndurchbruch kann deutlich verzögert sein. Das Kind schwitzt im Schlaf oder beim Stillen stark am ganzen Körper, besonders am Hinterkopf; Extremitäten können kühl und etwas schweißig sein.	Neigung zu Verstopfung mit seltenen, aber weichen Stühlen ohne sonstige Bauchbeschwerden. Exsudative Ekzeme im Gesicht, am Stamm und hinter den Ohrläppchen, Milchschorfbildung, Windeldermatitis mit Kandidaüberwucherung und Verschleimung im Rachen bis zu einer obstruktiven Bronchitis. In seltenen Fällen Milchunverträglichkeit mit häufigem Erbrechen.	Meist ruhig, still und zufrieden; im pathologischen Fall kann die Entwicklung verzögert verlaufen. Das hypotone Kind lernt verspätet zu sitzen, zu gehen und zu sprechen.	Calcium carb. D6 Tabl. 3 mal täglich, meist sind aber Hochpotenzen D30 (2 mal pro Woche) oder D200 (ca. 1 mal pro Monat) wirksamer.
Calcium carbonicum-Typ im Kleinkindes- und Schulalter	Im Kleinkindesalter Übergang in andere Konstitutionstypen möglich (meist zu Calcium phosphoricum). Wenn der Typus weiter besteht, bleibt das Kind säuglingshaft rund und liebesbedürftig, die Schweißneigung findet sich vor allem an Händen und Füßen. Verlangen nach Zucker, weichen Eiern und Eis, oft Abneigung gegen Milch; manchmal Pica-Syndrom.	Kälteempfindlichkeit und Infektanfälligkeit mit Hypertrophie des lymphatischen Gewebes (Tonsillenhypertrophie, Adenoide, Lymphknotenschwellungen submandibulär), Tonsillitis, Schnupfen mit Tubenkatarrh und Seromukotympanon, Bronchitis und Asthma bronchiale; Atemnot bei körperlicher Belastung auch ohne pneumologischen Befund.	Unsicherheit und Ängstlichkeit (Furcht vor Dunkelheit, Zukunft, allen neuen Anforderungen, besonders in der Schule). Mangelndes Selbstvertrauen hindert das Kind, neue Aufgaben anzugehen (Rechenschwierigkeiten), manchmal auch echte Retardierung. Lernschwierigkeiten werden oft durch mühevolles und unverdrossenes Arbeiten kompensiert. Liebt Strukturen, in die Dinge eingeordnet werden können. Beharrt eigensinnig auf eigenem Vorgehen. Spielt gerne mit jüngeren Kindern, denen es überlegen ist, oder mit älteren, von denen es sich beschützen lässt.	Calcium carb. D6 Tabl. 3 mal täglich, meist sind aber Hochpotenzen D30 (2 mal pro Woche) oder D200 (ca. 1 mal pro Monat) wirksamer.
Calcium phosphoricum-Typ	Vor allem im späteren Kleinkindes- und frühen Schulalter. Kann sich aus dem Calcium carbonicum-Säugling entwickeln, indem das Kind sich streckt und blass und appetitlos wird („Suppenkasper"). Mager, hochgewachsen, grazil, Haltungsschwäche; Blässe, oft leichte hypochrome Anämie. Verlangen nach Süßigkeiten, Rauchfleisch, Speck und geräucherten Fisch.	Rückenschmerzen, Wachstumsschmerzen im Bereich der Beine, Adenoide, Neigung zu Sinusitis und Tubenkatarrh. Infektanfälligkeit, Appetitlosigkeit, Nabelkoliken, manchmal Abneigung gegen Milch aufgrund einer Laktaseinsuffizienz.	Lebhaft bis massiv unruhig, konzentrationsschwach, Mischung aus Draufgängertum und ängstlichem Umkehren. Häufigstes Mittel bei Unruhe und Konzentrationsschwäche im Schulalter (ADD bis zu leichteren Formen des ADHS).	Calcium phos. D6 (Tabl.) 3 mal tägl. oder Calcium phos. D30 2–3 mal pro Woche

Tab. 44.4-1: Häufige Konstitutionstypen bei Kindern (Fortsetzung)

	Charakteristika	Körperliche Beschwerden	Psychischer Typus	Therapie
Phosphor-Typ	Meist erst beim älteren Kindergartenkind, vor allem aber im Schulalter. Eher schlank, helle durchsichtige Haut, leuchtende Augen mit langen Wimpern, seidiges, hellblondes oder rötliches Haar; aber auch „Schneewittchentyp" mit dunklem, feinem Haar und heller, durchsichtiger Haut. Verlangen nach eiskalten Speisen wie Eis, eiskalte Milch, würzige Delikatessen, Essig und Zitronen. Durst auf kalte Getränke.	Erkältung, Schnupfen, Heuschnupfen, Nasenbluten. Laryngotracheobronchitis mit Heiserkeit und Wundheitsgefühl in der oberen Luftröhre, Reizhusten, verstärkt durch kalte Luft, durch Essen oder Sprechen, virale Pneumonien. Neigung zu Hypoglykämien mit Schwäche und Nervosität, muss öfters eine Kleinigkeit essen. Schulkopfschmerzen ausgelöst durch Müdigkeit oder Hypoglykämie. Übelkeit und Erbrechen beim geringsten Anlass, durch kalte Getränke gebessert; Nabelkoliken. Neigung zu trockenen Ekzemen, Gefäßfragilität mit einer Neigung zu Blutungen (Nasenbluten, Hämatome schon nach leichtem Trauma, aber auch Schönlein-Henoch Purpura).	Phantasievoll, interessiert, kann sich für alles begeistern, allerdings in seiner Begeisterung sehr schnell erschöpft, dann müde und abgespannt, erholt sich aber wieder nach kurzem Schlaf. Anfangs schüchtern, dann lebhaft und mitteilsam, hat viele Freunde, steht gerne im Mittelpunkt. Benötigt viel Zuneigung und Bestätigung. Einfühlsam und hilfsbereit, registriert rasch jede Spannung in der Familie, sehr von Stimmung der Umgebung abhängig. Überempfindlich auf Licht, laute Geräusche, Musik und Gerüche. Angst vor dem Alleinsein, braucht ständig Gesellschaft. Angst im Dunkeln, Zimmertür muss zum Einschlafen offen bleiben. Angst vor Gespenstern, Einbrechern etc., schläft gerne im Bett der Eltern. Angst vor Gewitter vor allem bei Erwachsenen, beim Kind eher schaurige Aufregung. Ausgeprägte Wetterfühligkeit mit erhöhter Spannung und Anfälligkeit.	Die am häufigsten gebrauchte Potenz ist D12. Bei rezidivierendem Nasenbluten Phosphor D18 alle 10 Tage eine Gabe. Bei Blutungsneigung sollte nicht unter D12 gegangen werden, eine D6 kann als Erstreaktion Blutungen auslösen. Bei Übergangsformen von Calcium phosphoricum zu Phosphor im späten Kleinkindesalter oder Schulalter: Apatit-Phosphorus für Kinder®.
Natrium muriaticum-Typ	Natrium muriaticum ist ein alter Name für Natriumchlorid. Ein Grundzug des Natrium muriaticum-Typs ist eine Störung des Salz-Wasserhaushalts mit Durst und großem Salzverlangen. Magerkeit, Trockenheit des Mundes und der Lippen, Verstopfung mit hartem, bröckeligem Stuhl. Ernster Charakter mit hohen Anforderungen an sich selbst und andere, leicht kränkbar, nimmt Entschuldigung oder Trost schwer an. Verschlimmerung durch Sonne, Hitze und Meeraufenthalt.	Schlechte Gewichtszunahme bei Säuglingen und Kleinkindern, Magerkeit besonders an Gesicht, Hals und Oberkörper. Schulkopfschmerz bei ehrgeizigen Mädchen bis zum Vollbild der Migräne. Trockene, rissige Lippen, Anfälligkeit für Heuschnupfen bis zum Asthma bronchiale. Verlangen nach Salz und salzigen Speisen, Hunger mit hypoglykämischer Mattigkeit. Unwillkürlicher Harnabgang beim Husten oder Lachen bei Mädchen. Trockene Haut mit Ekzemen an der Stirn-Haargrenze.	Ernst, verschlossen, ehrgeizig, stellt hohe Anforderungen an sich und seine Umgebung. Mag nicht über seine Beschwerden oder seinen Kummer sprechen, ein Versuch zu trösten wird abgelehnt. Kleine Mädchen reagieren darauf mit Verschlossenheit und Weinen, Knaben oft eher mit Zornausbrüchen. Ältere Kinder zeigen ihren Kummer nicht offen und ziehen sich zurück. Langdauernde Trauer nach emotionalen Verlusten.	Natrium muriaticum D30 in Abständen von einigen Tagen oder D200 in seltenen Gaben.

	Charakteristika	Körperliche Beschwerden	Psychischer Typus	Therapie
Pulsatilla-Typ	Meist zart und eher blass, schon in früher Kindheit runde, weibliche Körperformen. Sensibles, schüchternes, gefühlsbetontes Verhalten, weint gerne, braucht ständige Liebesbeweise. Rascher Stimmungswechsel. Angst vor Alleinsein und vor Verlassenwerden. Infektneigung mit dickem gelbem Schnupfen und vielen Symptomen im HNO-Bereich. Widerwille gegen fette Speisen. Besser im Freien.	Neigung zu Kreislaufproblemen, warme und stickige Räume werden schlecht vertragen, alle Beschwerden bessern sich an der frischen Luft. Anfälligkeit im Bereich der oberen Luftwege, Neigung zu chronisch rezidivierendem Schnupfen mit reichlichem milden, gelben Sekret, der sich im Freien bessert. Begleitkonjunktivitis mit dickem, gelbgrünem Sekret. Nasennebenhöhlenentzündungen, Tubenkatarrh mit Seromukotympanon. Otitis media, die sich vor allem in der Nacht verschlimmert, eventuell mit Aufbrechen des Trommelfells mit dickem, gelbgrünen Sekret. Bronchitis, Asthma bronchiale mit einem Husten, der sich nachts beim Hinlegen und in warmen Räumen verschlimmert. Übelkeit nach fetten Speisen und Eis, nach üppigen Kinderjausen. Anfälligkeit im Bereich des Urogenitaltrakts mit Enuresis nocturna oder rezidivierender Zystitis. Rezidivierende Vulvovaginitis mit dickem, gelben Ausfluss. Bei Jugendlichen prämenstruelles Syndrom mit weinerlichem und gereiztem Verhalten. Cutis marmorata, Ekzeme.	Schüchternheit, das Pulsatilla-Mädchen klammert sich als „Kittelfalten-Kind" an den Rock der Mutter oder versteckt sich hinter ihr. Braucht sehr viel Zuwendung, wird gerne gehalten und gestreichelt. Eifersucht wenn das Kind das Gefühl hat, dass jüngeres Geschwister vorgezogen wird. Mädchen holen sich die Liebesbewiese meist durch Weinen, Knaben eventuell auch durch ungezogenes, fast hyperaktives Verhalten. In der Pubertät kann der/die Jugendliche aber ähnlich wie bei Natrium muriaticum seinen Kummer in sich hineinfressen und still und zurückgezogen werden.	Bei akuten Erkrankungen hat sich Pulsatilla D6 in häufigen Gaben bewährt, zur Konstitutionsbehandlung empfiehlt sich Pulsatilla D12 oder Hochpotenzen in seltenen Gaben.
Ignatia-Typ	Ignatia ist vor allem ein Mittel bei akuten Erlebnis- und Trauerreaktionen, ein eigentlicher Ignatia-Typus ist selten klar zu finden, oft ist nach einer Behandlung mit Ignatia ein anderes Konstitutionsmittel angezeigt. Folge von Kummer, Sorge und Enttäuschung, die nicht artikuliert werden können oder in Form von hysterischen Reaktionen ausgelebt werden.	Widersprüchliche Symptome, z. B. Kopfschmerz besser durch Bücken, Magenschmerzen schlechter durch Schonkost, besser durch schwer verdauliche Speisen, Durstlosigkeit bei Fieber etc. Kopfschmerzen durch geistige Anstrengung und Erwartung, Migräne.	Psychischer Rückzug als Folge von Sorge, das Kind wird immer ruhiger und lässt in den Schulleistungen nach, tiefes Seufzen, Trost wird abgelehnt. Alternativ auch hysterisches Verhalten mit Weinen, Schreien, Grimassieren, Tics. Respiratorische Affektkrämpfe bei Kleinkindern werden in einem hohen Prozentsatz durch eine Kur mit Ignatia über 10 Tage gebessert.	Ignatia D30 jeden 2. Tag, meist genügt eine Behandlung über 10–14 Tage, oft schon eine einmalige Gabe.

Tab. 44.4-1: Häufige Konstitutionstypen bei Kindern (Fortsetzung)

	Charakteristika	Körperliche Beschwerden	Psychischer Typus	Therapie
Sulfur-Typ	**Typ 1:** Rund und kräftig bis dick, warm, rot, körperlich leistungsfähig bis unerschöpflich. Freundlich, offen, aktiv bis hyperaktiv. Gesunde Egozentrik. Neigung zu Infekten und Hauterkrankungen, Verlangen nach Süßigkeiten. **Typ 2:** Mager, schwach, Haltungsschwäche, ohne Sinn für Praktisches, philosophische Neigungen.	Viele Hautsymptome von fleckiger Haut bis zu ausgeprägten Ekzemen, schlimmer durch Wärme und Waschen, Neigung zu übelriechendem Schwitzen. „Röte aller Körperöffnungen" mit Blepharitis, Ekzem um den Mund und perianalen Entzündungen. Infektanfälligkeit (Tonsillitis, Bronchitis), Asthma abwechselnd mit Ekzem. Verlangen nach Süßigkeiten, gut gewürzten Speisen, Fett, Abneigung gegen Eier. Hypoglykämien gegen 11 Uhr vormittags mit Konzentrationsabfall. Durchfälle mit perianaler Rötung.	**Typ 1:** Extrovertiert, freundlich, gesellig, praktisch, macht in der Schule nur, was notwendig ist. Sammler, kann auch mit Geld gut umgehen. Im pathologischen Fall egoistisch ohne Rücksicht auf Umwelt, rauflustig, Hyperaktivität bis zum Vollbild des ADHS. **Typ 2:** Eher Einzelgänger voller unausführbarer Ideen und Ratschlägen, mit Abneigung gegen körperliche Betätigung. „Gerümpelsammler".	Sulfur D12 2 mal täglich über einige Wochen, eventuell auch Hochpotenzen. Bei sehr reaktiven Krankheiten wie atopischer Dermatitis hohe Gefahr der Erstverschlimmerung, hier besser Sulfur LM VI in seltenen Gaben. Einsatz auch als Reaktionsmittel, wenn das Kind auf eine andere Arznei nicht anspricht oder als Ausscheidungsmittel etwa nach Antibiotikagaben (Sulfur D12 2 mal täglich über 14 Tage).
Lycopodium-Typ	Angst vor neuen Situationen, Misserfolg. Neigung zu Bauchbeschwerden mit Blähungen; verträgt keine enge Kleidung. Viele Erkrankungen beginnen an der rechten Körperseite oder sind nur rechts lokalisiert, z. B. Otitis media, Tonsillitis, Ekzem. Infektanfälligkeit. Alle Symptome schlimmer von 16 bis 20 Uhr.	Otitis media des rechten Ohres, Tonsillitis rechts beginnend, chronischer Schnupfen mit verstopfter Nase, Bronchitis mit Reizhusten. Bauchschmerzen, Blähungen bes. nach Bohnen, Zwiebeln, Kohl, muss den Gürtel öffnen. Beim Säugling Trimenonkoliken von 16 bis 20 Uhr. Durchfall oder Verstopfung.	Ängstlich und scheu in fremder Umgebung, Erwartungsangst, erwartet Misserfolg bei öffentlichen Auftritten, löst die Aufgabe aber dann mit Bravour. Konzentrationsschwäche, lässt Buchstaben aus. In der Familie kann das Kind ein sehr bestimmtes bis diktatorisches Verhalten zeigen (Haustyrann).	Lycopodium D12 Glob. 2 mal täglich. Bei akuter Tonsillitis oder Otitis auch Lycopodium D30 oder C30 1 mal 5 Glob.
Arsen-Typ	Schlank, fein gebaut, gepflegt. Kälteempfindlich, ordentlich und genau bis zur Pedanterie, agitierte Angst. Periodizität der Beschwerden: z. B. Kopfschmerz jeden 2. Tag zur selben Stunde, Asthmaanfall alle 14 Tage etc.	Erkältungsneigung, Schnupfen mit scharfem Sekret, Asthma bronchiale, oft wechselnd mit Ekzem, Heuschnupfen. Wenig Appetit, aber großer Durst. Neigung zu Durchfällen und Erbrechen nach kalten Speisen. Kopfschmerz besser durch Kühle, sonst alles besser durch Wärme.	Sehr ordentlich bis pedantisch, verträgt keine schmutzigen Hände, möchte ordentlich gekleidet sein, schon das Kleinkind verträgt keinen Fleck auf der Kleidung. Massive, oft zwanghafte und agitierte Ängste. Angst vor Dunkelheit, Alleinsein, Gespenstern, Dieben und Räubern. Angst um die eigene Gesundheit. Pavor nocturnus: das Kind wacht kurz nach Mitternacht schreiend auf und flüchtet ins Bett der Eltern.	Arsenicum album D30 oder D200 in seltenen Gaben. Eine Infektiöse Gastroenteritis mit raschem Verfall spricht meist gut auf Arsenicum album D6 anfangs 2 mal pro Stunde jeweils 5 Glob. an.

die Behandlung eines **Asthma bronchiale** zu sehen. Für die Akutbehandlung steht eine wirkungsvolle klinische Palette zur Verfügung, in der Intervallbehandlung ist Homöopathie oft erfolgreich, wobei anfangs die konventionelle Dauertherapie weitergeführt werden muss und ggf. erst später langsam reduziert werden kann.

- Bei **virusbedingten Kinderkrankheiten** kann die Homöopathie oft eine Mitigierung des Krankheitsverlaufs erzielen und Komplikationen vorbeugen, bei **bakteriell verursachten Infektionskrankheiten** steht natürlich die antibiotische Behandlung im Vordergrund, Homöopathie kann jedoch unterstützend eingesetzt werden.
- Zur **Vorbeugung bei Infektanfälligkeit** hat sich eine homöopathische Konstitutionstherapie nach der Erfahrung homöopathischer Ärzte bewährt, eine kontrollierte Studie konnte allerdings keinen signifikanten Effekt zeigen (☞ 44.4.5).
- **Allergien** sprechen gut auf eine homöopathische Behandlung an, dies ist auch in mehreren kontrollierten Studien bei Erwachsenen belegt. Die Behandlung einer **atopischen Dermatitis** kann aber recht schwierig werden, da hier ein multifaktorielles Geschehen vorliegt. Vor allem besteht bei dieser reaktiven Erkrankung die Gefahr einer massiven Erstverschlimmerung, daher sollte diese Behandlung nur von erfahrenen Ärzten durchgeführt werden.
- **Kopfschmerz** ist im Kindesalter häufig und meist auf ein Zusammenspiel mehrerer Faktoren zurückzuführen. Homöopathie kann im therapeutischen Plan oft eine führende Rolle spielen.
- Auch **Verhaltensstörungen** entwickeln sich durch das Zusammenspiel von mindestens zwei Komponenten. Negative Einflüsse des sozialen Umfeldes führen dann zu einer Verhaltensproblematik, wenn die Persönlichkeitsstruktur des Kindes keine adäquaten Reaktionen gestattet. Durch eine Konstitutionstherapie kann die Reaktionsbreite des Kindes oft so verbessert werden, dass die Verhaltensproblematik deutlich verringert wird. Natürlich ist hier eine zusätzliche pädagogische, psychologische oder systemische Therapie erforderlich. Ähnliches gilt auch für **Schulprobleme** und Teilleistungsstörungen. Beim **ADD/ADHS** kann eine homöopathische Behandlung oft zu einer erstaunlichen Besserung führen, in Einzelfällen ist aber der Einsatz von Stimulanzien erforderlich. Dies ist auch durch zwei Studien belegt. Auch Antriebs- und Verhaltensstörungen beim **behinderten Kind** lassen sich oft günstig beeinflussen.
- **Ängste,** und zwar sowohl einfache Prüfungsängste als auch schwere Angstsymptomatik bis hin zu ausgeprägten Phobien, sprechen meist gut auf eine homöopathische Behandlung an.
- Bei **Schlafstörungen** hat die konventionelle Therapie nur wenig zu bieten. Sicherlich sind auch sie multifaktoriell verursacht, die einzelnen Komponenten sind aber oft nur schwer zu beeinflussen. Eine kurzfristige homöopathische Behandlung führt oft zu einer bleibenden Besserung.

Grenzen der Homöopathie

Wie die meisten Naturheilmethoden kann die Homöopathie nur dort eine Wirkung entfalten, wo noch eine Regulationsfähigkeit des Patienten besteht. Damit ergeben sich klare Grenzen für den Einsatz der Homöopathie:

- **Endokrinologische Störungen** wie Diabetes mellitus oder Hypothyreose lassen sich höchstens dann begrenzt beeinflussen, wenn noch eine Eigenregulation des Organs möglich ist, die Substitutionstherapie steht aber eindeutig im Vordergrund.
- Bei **Neoplasmen und Leukämien** ist natürlich die klinische Therapie mit ihren relativ guten Erfolgschancen das Mittel der Wahl, Naturheilmethoden können eventuell Nebenwirkungen der Therapie mildern.
- Bei **Epilepsien** im Kindesalter ist eine homöopathische Therapie zwar prinzipiell denkbar und es sind auch einzelne Erfolge in der Literatur berichtet, die Wirkung der klinischen Einstellung ist aber viel prompter und sicherer.

> **!** Unabhängig von dieser begrenzten Auflistung von Indikationen und Grenzen muss selbstverständlich bei jedem Patienten kritisch hinterfragt werden, ob ihm durch eine naturheilkundliche Behandlung eine wirksamere konventionelle Therapie vorenthalten wird.

Kontraindikationen der Homöopathie

Absolute Kontraindikationen für eine homöopathische Therapie sind nicht bekannt. Ab einer Potenz von D4 bis D6 sind auch bei hochgiftigen Ausgangssubstanzen keine Vergiftungen zu befürchten, toxische Effekte oder Arzneimittelinteraktionen sind in der Literatur

praktisch nur mit unverdünnten Pflanzenextrakten, also Phytotherapeutika, berichtet, deren Anwendung nicht der Homöopathie zuzurechnen ist.
Es bestehen aber einige **relative Kontraindikationen:**

- Die wichtigste ist ein **ungenügendes Wissen über Ursache, Verlauf und Therapiemöglichkeiten einer Krankheit.** Im Einzelfall muss immer entschieden werden, ob die Homöopathie die geeignete Behandlungsmethode darstellt oder ob nicht andere Therapien sicherer, rascher und nachhaltiger wirken.
- Der **unkritische Einsatz der Homöopathie als alleinige Behandlungsmethode** ist nicht zielführend, der homöopathisch tätige Arzt muss wie jeder andere Arzt mit Kollegen aus der Schulmedizin und anderen komplementären Therapierichtungen, aber auch mit Therapeuten anderer Fachrichtungen wie Psychologen, Psychotherapeuten und vielen anderen eng zusammenarbeiten, um dem Patienten ein für seine Probleme hilfreiches Netzwerk zu bieten.
- Eine relative Kontraindikation ist natürlich auch eine **ungenügende Kenntnis der Methode.** Schwere Nebenwirkungen sind zwar nicht zu befürchten, Verschlimmerungsreaktionen können aber bei falscher – manchmal auch bei richtiger – Wahl der Potenz auftreten und Anlass zu falschen therapeutischen Konsequenzen geben (☞ 44.4.2.).

44.4.5 Bewertung/Studienlage

Studienlage

Zur Wirksamkeit der Homöopathie liegen zwei ausführliche Metaanalysen kontrollierter Studien vor, die mehr als 100 Doppelblindstudien bewerten:

- Kleijnen et al. (1991) analysierten 105 Studien, von denen 81 einen positiven Effekt der Homöopathie zeigten. Viele dieser Studien wiesen methodologische Probleme auf, aber auch von den 16 Arbeiten mit hohem Standard zeigten 11 Arbeiten einen signifikanten Effekt der Homöopathie und nur 4 eine fehlende Wirksamkeit.
- Linde et al. (1997) führten eine Neuberechnung der statistischen Ergebnisse (Metaanalyse) von 89 Studien durch. Über alle Studien gerechnet ergab sich eine Odds-Ratio von 2,45 (95 % Confidence-Intervall von 2,05, 2,93) zugunsten der Homöopathie, das bedeutet vereinfacht ausgedrückt, dass die Homöopathie 2,45 mal wirksamer ist als eine Placebo-Behandlung. Linde und Mitarbeiter ziehen daraus den Schluss, dass die Resultate dieser Metaanalyse nicht mit der Hypothese in Übereinklang zu bringen sind, dass die klinischen Effekte der Homöopathie nur Placebo-Effekten zuzurechnen sind.

Die kontrollierten Studien auf dem Gebiet der Pädiatrie sollen kurz dargestellt werden:

- **Gastroenteritis:** In 3 Studien konnten Jacobs et al. (1993, 1994, 2000) bei akuter Gastroenteritis von Kindern in Entwicklungsländern (Nicaragua, Nepal) die Wirksamkeit von individueller Homöopathie zeigen. Alle Kinder erhielten eine orale Rehydradation; eine zusätzliche homöopathische Behandlung verkürzte die Dauer und Schwere der Durchfälle signifikant.
- **Rezidivierende Infekte:** In einer großen Studie an 175 Kindern mit rezidivierenden Infekten von De Lange de Klerk (1994) fanden sich zwar Tendenzen bezüglich einer Wirksamkeit von individueller Homöopathie auf die Infektanfälligkeit, aber keine statistisch signifikante Wirkung. Allerdings hatten auch die Patienten unter Placebo genaue Hinweise zur Diät und Lebensführung erhalten, was wahrscheinlich den Effekt in der Placebogruppe verstärkte.
- **Otitis media:** In einer Pilotstudie an 75 Kindern fanden Jacobs et al. (2001) einen Trend zugunsten einer Wirksamkeit homöopathischer Behandlung, ein signifikanter Effekt ergab sich aber nur in Bezug auf die subjektive Symptomatik. Zwei offene Beobachtungsstudien (Frei und Thurneysen 2001, Friese et al. 1997) zeigen eine Wirksamkeit der Homöopathie vor allem auf Fieber und Schmerzen. Friese et al. (1997) untersuchte die Wirkung einer Kombination homöopathischer Mittel auf adenoide Vegetationen, fanden aber nur geringe Tendenzen zugunsten der Homöopathie. Ähnliche Tendenzen zugunsten der Homöopathie ohne statistische Signifikanz konnten Harrison et al (1999) in Bezug auf das chronische Seromukotympanon von Kindern zeigen.
- **Aufmerksamkeitsdefizit-Hyperaktivitäts-Syndrom:** Lamont (1997) belegt in einer Doppelblindstudie an 47 Kindern die Wirksamkeit einer individuellen homöopathischen Therapie in hohen Potenzen. Die Erfolge werden von Frei und Thurneysen (2001) in einer offenen Beobachtungsstudie betätigt.
- **Postoperative Unruhe:** Alibeu und Jobert1992 fand eine signifikante Wirkung von Aconit C4 auf die postoperative Agitation von Kindern in einer Aufwachstation.
- **Juvenile Handwarzen:** In einer Doppelblindstudie an 60 Kindern konnten Kainz et al. keine signifikante

Wirkung einer individuellen homöopathischen Behandlung finden.

- **Behinderte Kinder:** In einer offenen prospektiven Studie an 40 behinderten Kindern in einer heilpäd. Einrichtung konnten Haidvogl et al. 1993 eine deutliche Wirkung einer individuellen homöopathischen Behandlung auf Antrieb und Verhalten zeigen.
- **Akute Infekte der Luftwege:** In einer multizentrischen internationalen Outcomes-Studie an 500 Kindern (49 % < 12 Jahren) konnten Riley et al. 2001 zeigen, dass Homöopathie zumindest gleich gut wirkt wie konventionelle Medizin; In der homöopathisch behandelten Gruppe erholten sich die Patienten signifikant rascher und die Nebenwirkungen waren geringer.

Bewertung

Josef Beuth

Die Wirksamkeit von indikationsbezogener Anwendung individualisierter homöopathischer Medikationen im Erwachsenenalter ist für vereinzelte Krankheitszustände studienmässig dokumentiert. Meta-Analysen (u.a. publiziert im Lancet) belegen den therapeutischen Benfit gegenüber Placebokontrollen für definierte Anwendungsgebiete, die allerdings nicht unmittelbar auf die Pädiatrie übertragbar sind.

Zur homöopathischen Therapie bei pädiatrischen Indikationen liegen bislang keine Daten aus wissenschaftlichen/begutachteten Publikationen vor, die den Unbedenklichkeits-/Wirksamkeitsnachweis führen könnten (Studien der EBM-Evidenzgrade I oder II). Homöopathische Anwendungen haben jedoch in einer Vielzahl empirischer Untersuchungen der EBM-Evidenzgrade III und IV (experimentelle, nicht randomisierte klinische Studien; Kasuistiken) therapeutische Auswirkungen gezeitigt und können demnach individuell/indikationsabhängig sinnvoll sein.

Sie bedürfen aber der weiteren Austestung in Wirksamkeitsnachweis-relevanten Studien (z.B. prospektiv, randomisierte, kontrolliert klinische Studien: EBM-Grad I oder epidemiologische Kohortenstudien: EBM-Grad II), ehe sie allgemein indikationsbezogen empfehlenswert sind.

Literatur

1 Alibeu JP, Jobert, J: Aconit en dilution homéopathique et agitation post-opératoire de l'enfant. Pédiatrie 45, 465–466 (1990)

2 De Lange de Klerk E S M, Blommers J, Kuim DJ, Bezemer PD, Feenstra L: Effect of homoeopathic medicines on daily burden of symptoms in children with recurrent upper respiratory tract infections. Brit Med J 309, 1329–1332 (1994)

3 Frei H, Thurneysen A: Homeopathy in acute otitis media in children: Treatment effect or spontaneous resolution? Brit Hom J 90, 180–182 (2001)

4 Frei H, Thurneysen A: Treatment fot hyperactive children: Homeopathy and methylphenidate compared in a family setting. Brit Hom J 90, 183–188 (2001)

5 Friese KH, Feuchter U, Möller H: Die homöopathische Behandlung von adenoiden Vegetationen; Ergebnisse einer prospektiven, randomisierten Doppelblindstudie. HNO 45, 618–624 (1997)

6 Friese KH, Kruse S, Lüdtke R, Möller H: The homoeopathic treatment of otitis media in children – comparison with conventional therapy. Int J Clin Pharm Ther 35, 796–301 (1997)

7 Haidvogl M, Lehner E, Resch DM: Homoeopathic treatment of handicapped children; Review of a series of 40 cases. Brit Hom J 82, 227–236 (1993)

8 Haidvogl M: Homöopathie für Kinderärzte. Bücherei des Pädiaters, Bd 104, Enke, Stuttgart, 1997

9 Harrison H, Fixsen A, Vickers A: A randomized comparison of homoeopathic and standard care for the treatment of glue ear in children. Complement Ther Med 1999 Sep; 7(3): 132–5

10 Herscu P: Die homöopathische Behandlung der Kinder. Kai Kröger, 3. Auflage 1997

11 Imhäuser H: Homöopathie in der Kinderheilkunde. Hippokrates, 12. Auflage 2000

12 Jacobs J, Jiminez LM, Gloyd S, Carares FE, Gaitan MP, Crothers D: Homoeopathic treatment of acute childhood diarrhea. Brit Hom J 82, 83–86 (1993)

13 Jacobs J, Jimenez M, Gloyd S, Gale JM, Crothers D: Treatment of acute diarrhea with homoeopathic medicine: A randomized clinical trial in Nicaragua. Pediatrics 93, 719–725 (1994)

14 Jacobs J, Jimenez LM, Malthouse S, Chapman, Crothers D, Masuk M, Jonas WB: Homeopathic treatment of acute childhood diarrhea: results from a clinical trial in Nepal. J Altern Complement Med 6, 131–139 (2000)

15 Jacobs J, Springer DA, Crothers D: Homeopathic treatment of acute otitis media in children; a preliminary, randomized placebo-controlled trial. Pediatr Infect Dis J 20, 177–183 (2001)

16 Kainz JT, Kozel G, Haidvogl M, Smolle J: Homoeopathic versus Placebo Therapy of Children with Warts on the Hands: A Randomized, Double-Blind Clinical Study. Dermatology 193, 318–320 (1996)

17 Klejnen J, Knipschild P, Ter Riet G: Clinical trials of homoeopathy. Brit Med J 302, 316–323 (1991)

18 Lamont J: Homoeopathic treatment of attention deficit hyperactivity disorder; a controlled study. Brit Hom J 86, 196–200 (1997)

19 Linde K, Clausius N, Ramirez G, Melchart D, Eitel F, Hedges LV, Jonas WB: Are the clinical effects of homoeopathy placebo effects? A meta-analysis of placebo-controlled trials. Lancet 350, 834–843 (1997)

[20] Riley D, Fischer M, Singh B, Haidvogl M, Heger M: Homeopathy and conventional medicine: An outcomes study comparing effectiveness in a primary care setting. J Alternat Complement Med 7, 149–159 (2001)
[21] Vermeulen F: Kindertypen in der Homöopathie. Sonntag, 5. Auflage 1999

44.5 Phytotherapie

Alfred Längler, Sandra Bachmann

44.5.1 Grundlagen

Definition

In nahezu allen Kulturen stellt die Anwendung von Pflanzenextrakten für Heilzwecke die therapeutische Basis der Medizin dar. Viele der in der modernen allopathischen Medizin verabreichten pharmakologischen Substanzen sind ihrer Herkunft nach pflanzlichen Ursprungs. Aber auch schon zu Zeiten der frühesten uns überlieferten medizinischen Zeugnisse wurden Pflanzen bzw. deren Inhaltsstoffe allgemein zu Heilzwecken eingesetzt. Insofern ist die Phytotherapie im weitesten Sinne wohl die älteste und am weitesten verbreitete Therapieform in der Medizin.

Die Phytotherapie als medizinische Wissenschaft wurde Anfang des 20. Jahrhunderts durch Henri Leclerc begründet. Dies geschah in deutlicher Abgrenzung bzw. naturwissenschaftlicher Ergänzung zu der jahrhundertealten Volks- oder Kräutermedizin. In Deutschland wurde die Entwicklung der Phytopharmakologie wesentlich geprägt von R.F. Weiß, dessen „Lehrbuch für Phytotherapie" erstmals 1943 erschien.

Neben der Ernährungs-, der Bewegungs-, der Hydro- und der Ordnungstherapie stellt die Phytotherapie **eine der fünf Säulen der klassischen Naturheilverfahren** dar.

Im Gegensatz zu den vier anderen genannten Verfahren wird die Phytotherapie insbesondere auch im Kindesalter häufig angewandt, wobei der Schwerpunkt ihrer Anwendung in der außerklinischen und insbesondere außeruniversitären Medizin liegt. Die moderne Phytotherapie betont aber, dass es sich um eine **ärztlich indizierte Therapie** handelt, die weit entfernt von Laienmedizin oder Medizin auf dem Niveau von „Ratgebern zur Selbstmedikation" ist.

Das Kuratorium der Gesellschaft für Phytotherapie (1991) hat diese folgendermaßen definiert

„Phytotherapie ist die Behandlung und Vorbeugung von Krankheiten bis hin zu Befindensstörungen durch Pflanzen, Pflanzenteile und deren Zubereitung. (...) Phytopharmaka (...) repräsentieren als Mehr- und Vielstoffgemische eine wirksame Einheit. Isolierte Wirkstoffe aus Pflanzen oder deren synthetische Derivate (...) gelten nicht als Phytopharmaka. (...) Phytopharmaka besitzen aufgrund ihrer besonderen Zusammensetzung von Wirk- und Begleitstoffen ein breites therapeutisches und pharmakologisches Wirkprofil. (...) Die Phytotherapie ist nicht Alternative, sondern Teil der heutigen naturwissenschaftlich orientierten Medizin."

Im Gegensatz zu den beiden anderen im Arzneimittelgesetz von 1976 (§25 Abs. 7) benannten „besonderen Therapierichtungen" Homöopathie (☞ 44.4) und anthroposophische Medizin (☞ 44.2) finden die genannten phytotherapeutischen Arzneimittel oft auf der Basis pharmakologischer Modelle eine allopathische Anwendung. Die Pflanzeninhaltsstoffe werden nach ihrer Extraktion nicht etwa durch Potenzierung weiterverarbeitet. Eine Reihe anderer Therapieverfahren stützt sich zwar im Wesentlichen auf aus Pflanzen gewonnene Heilmittel, ist aber explizit nicht der Phytotherapie im hier gemeinten Sinne zuzuordnen (z. B. Ayurveda-Medizin, Bach-Blütentherapie, Hildegard-von-Bingen-Medizin, Orthomolekulare Medizin, Paracelsus-Medizin, Spagyrik, traditionell chinesische Heilkräuter).

Das Arzneimittelgesetz unterscheidet zwischen **traditionell angewandten Phytopharmaka** (entsprechend AMG mit Registriernummer versehen) und den **rationalen Phytopharmaka,** welche nach- oder neu zugelassene Phytopharmaka sind (tragen im Gegensatz zu den traditionellen Phytopharmaka eine Zulassungsnummer).

Wirkung

Die Wirksamkeit phytotherapeutischer Arzneimittel ist in deren Gehalt an pharmakologisch wirksamen Pflanzeninhaltsstoffen begründet. Grundsätzlich gilt, dass sich ein Phytopharmakon dadurch auszeichnet, dass es ein Pflanzenextrakt ist, welcher die **ursprüngliche Substanzkombination der entsprechenden Pflanze** enthält. Nach AMG wird die Gesamtheit der Inhaltsstoffe als „wirksame Bestandteile" bezeichnet. In der Regel handelt es sich um eine oft komplexe Kombination verschiedener Pflanzeninhaltsstoffe. Nur in Einzelfällen kommen reine Monosubstanzen zur Anwendung.

Inhaltsstoffe

Man unterscheidet folgende Bestandteile bzw. Inhaltsstoffe von Phytopharmaka:

- Hauptinhaltsstoffe, denen aufgrund experimenteller Untersuchungen die klinische Wirksamkeit zugeschrieben wird (Effektoren): z. B. Atropin der Tollkirsche;
- Hauptinhaltsstoffe, die die Wirksamkeit mitbestimmen: z. B. Flavone, Saponine;
- Nebenwirkstoffe, die oft zur Charakterisierung herangezogen werden (Leitsubstanzen), die aber keine nachgewiesene eigene pharmakologische Wirksamkeit besitzen (z. B. Viridiflorol in Pfefferminzöl);
- Begleitstoffe, die die Pharmakokinetik u. U. erheblich mitbeeinflussen können (Koeffektoren): z. B. Saponine in Digitalis-Blättern.

Die hier getroffene Unterscheidung der verschiedenen Inhaltsstoffe ist wesentlich für die Standardisierung des pharmazeutischen Prozesses. Nur sowohl auf den Herstellungsprozess als auch auf die Inhaltsstoffe hin standardisierte phytotherapeutische Arzneimittel gewährleisten eine Reproduzierbarkeit der pharmakologischen Wirkung. Ein optimal hergestelltes phytotherapeutisches Fertigarzneimittel enthält eine definierte Menge Effektoren, einen Mindestgehalt an Hauptinhaltsstoffen, welche die Wirksamkeit mitbestimmen, sowie einen Minimalgehalt an unerwünschten Begleitstoffen, deren vorgegebene Höchstmenge nicht überschritten werden darf. Neben der Untersuchung und Standardisierung der pharmakologischen Bestandteile gehört es zur guten pharmakologischen Praxis, die zur Produktion von Arzneimitteln bestimmten pflanzlichen Ausgangsstoffe auf Schadstoffe, wie z. B. Insektizide, Aflatoxine, Radionuklide, zu untersuchen und bei Überschreitung von vorgegebenen Grenzwerten von der Weiterverarbeitung auszuschließen.

Arzneipflanzen

Um ihre Inhaltsstoffe möglichst exakt zu identifizieren bzw. zu definieren, werden Arzneipflanzen phytochemisch analysiert und die identifizierten Inhaltsstoffe im pharmakologischen Modell geprüft. Diese Modelle, die nicht zuletzt wichtig sind, um z. B. Kanzerogenitäts- und Mutagenitätstestungen durchzuführen, haben den entscheidenden Nachteil, dass hier mit teilweise exzessiven Dosierungen, die im Fertigarzneimittel niemals zur Anwendung kommen (können), Ergebnisse produziert werden, die so nicht auf den konkreten Patienten zu übertragen sind.
In der europäischen Materia medica sind etwa 400 phytotherapeutisch bedeutsame Pflanzen enthalten. Von diesen wiederum sind lediglich etwa 10 % exakt pharmazeutisch untersucht. Von wenigen Ausnahmen abgesehen (z. B. Digitalisglykoside, Mistelpräparate) ist das derzeitige Phytotherapeutika betreffende pharmakologisch-experimentelle Wissen eher als fragmentarisch anzusehen. Im Wesentlichen gründet sich die Phytotherapie nach wie vor auf ärztliches Wissen und ärztliche Erfahrung sowie auf Ergebnisse klinischer Studien. Auf dieser Basis wurden und werden in der von Sachverständigen besetzten **Kommission E** (§25 AMG 76) **Monographien** zu inzwischen etwa 400 Phytopharmaka erarbeitet und im Bundesanzeiger veröffentlicht. Bei etwa einem Drittel der zu bearbeitenden Arzneimittel entwickelte die Kommission – unter anderem aufgrund eines ungünstigen Nutzen-Risiko-Verhältnisses oder aufgrund fehlendem oder unzureichendem wissenschaftlichem Erkenntnismaterial – so genannte **Negativ-Monographien.** Auf europäischer bzw. internationaler Ebene werden im Rahmen der European Scientific Cooperative on Phytotherapy (ESCOP) sowie im Rahmen der WHO ebenfalls (allerdings in noch deutlich geringerer Anzahl) Monographien zu Phytopharmaka erarbeitet.
Von den derzeit etwa 130 000 Arzneimittelpräparaten auf dem deutschen Markt enthalten etwa 70 000 pflanzliche Bestandteile; hiervon sind lediglich etwa 5 000 Monosubstanzpräparate.
Phytopharmaka sind nach AMG §§ 2 und 3 zu behandeln wie chemisch-synthetische Arzneimittel. Sie sind deutlich abzugrenzen von so genannten Nahrungsergänzungsmitteln, letztere müssen hinsichtlich Qualität, Wirksamkeit und Unbedenklichkeit sehr viel geringere Voraussetzungen erfüllen. Sie können auch außerhalb von Apotheken vertrieben werden.

Anwendungsprinzipien

Voraussetzungen für die Durchführung einer phytopharmakologischen Therapie sind:

- Ärztliche Indikationsstellung (Untersuchung und Diagnose);
- Ärztliche Kenntnis der Prinzipien der Phytotherapie;
- Ärztliche Kenntnis der Kontraindikationen, Neben- und Wechselwirkungen (sofern vorhanden);
- Auswahl geeigneter Präparate in adäquater Dosierung;
- Selbstmedikation eher als Ausnahme bzw. Wiederholungsrezeptur.

Sind diese Voraussetzungen erfüllt, so können der Phytotherapie folgende prinzipielle Eigenschaften zugeschrieben werden:

- Oft große therapeutische Breite der eingesetzten Substanzen;
- Umfangreiches Wirkungsspektrum;
- Wirksamkeit im Sinne der Beeinflussung übergreifender Regulationsvorgänge;
- Meist gute Verträglichkeit;
- Vorwiegend geringe oder nicht vorhandene unerwünschte Wirkungen;
- In Notfallsituationen als alleinige Therapie eher nur in Ausnahmefällen eingesetzt; Ausnahme: Silymarin/Silybin aus der Mariendistel als einzig bekanntes Antidot bei der Knollenblätterpilzvergiftung.

Zusammenfassend werden Phytotherapeutika oft als „Mite-Präparate" mit milder Wirksamkeit und geringem oder kaum vorhandenem Nebenwirkungspotenzial angesehen. Dadurch eignen sie sich speziell auch für den **Einsatz in der Pädiatrie.** Hierfür sprechen insbesondere:

- Günstiges Nutzen-Risiko-Verhältnis,
- Oft kindgerechte Applikationsformen (z. B. Bäder, Salben, Säfte),
- Gute Compliance durch die Eltern (ein regelmäßig gegebenes „Mite"-wirksames Medikament ist weitaus effektiver als ein nicht gegebenes starkes Medikament).

Es muss jedoch kritisch betont werden, dass diese Aussagen in jedem Einzelfall zu überprüfen sind und nicht grundsätzlich auf alle Phytopharmaka zutreffen. Wie bereits erwähnt, liegen nur für wenige Substanzen pharmakokinetische Daten vor; dies gilt umso mehr für den Einsatz bei Kindern.

> **!** Die Grenzen bzw. Fehlermöglichkeiten der Phytotherapie müssen dem Anwender ebenfalls bekannt sein:
> - Einsatz ungeeigneter, qualitativ unzureichender Phytopharmaka,
> - Falsche Dosierung oder Applikationsform,
> - Fehlerhafte Abwägung des Nutzen-Risiko-Verhältnisses.

44.5.2 Indikationen, Herstellung und Zubereitung von Phytopharmaka

Indikationen

Die Hauptindikationsgebiete der Phytotherapie (insbesondere unter Berücksichtigung der Spezifika des Kindesalters) sind:

- Beschwerden im Bereich des Magen-Darm-Trakts,
- Katarrhalische Erkrankungen der Atemwege,
- Chronische Infekte,
- Erkrankungen des Urogenitaltrakts (mit Ausnahme des Säuglingsalters!),
- Schlafstörungen,
- Psychovegetative Störungen,
- Hauterkrankungen.

Im Einzelfall ist jeweils zu entscheiden, ob die Phytotherapie als alleinige Therapieform oder in Kombination mit anderen Therapien zur Anwendung kommen muss (☞ II Spezielle Therapie). Diese Entscheidung wird u. a. dadurch beeinflusst, ob es sich um eine akute Erkrankungssituation, eine Phase der Rekonvaleszenz oder um eine intendierte Rezidivprophylaxe handelt.

Herstellung von Phytopharmaka

Die für die Herstellung von Phytopharmaka benötigten Arzneipflanzen stammen zu ca. zwei Dritteln aus Wildsammlungen und zu etwa einem Drittel aus speziell für diesen Zweck angebauten Pflanzen.
Insbesondere bei seltenen bzw. geschützten Pflanzen sowie Pflanzen, die in den benötigten Mengen in der freien Natur nicht zu sammeln sind, ist ein kontrollierter Anbau sinnvoll und notwendig. Durch Kultivierung werden vereinzelt auch Arzneipflanzen mit besonders hohem oder konstantem Gehalt an Hauptinhaltsstoffen gezüchtet.
Heilpflanzen werden in der Regel nur einmal jährlich innerhalb des eng begrenzten Zeitraums ihres höchsten Wirkstoffgehaltes geerntet. Für die übrige Zeit des Jahres müssen sie konserviert werden.
Ziele der Arzneizubereitung:

- Anreicherung erwünschter Wirkstoffe, evtl. im Verbund mit erwünschten Begleitstoffen,
- Abtrennen unerwünschter (z. B. resorptionshemmender, antagonistischer oder toxischer) Begleitstoffe,
- Bessere Verfügbarkeit der Wirkstoffe für den Organismus (Resorption),
- Verlässliche Konzentration der Wirkstoffe,
- Stabilität der Arzneiform während Lagerungs- und Anwendungszeit,
- Verbesserung sensorischer Eigenschaften (Geruch, Geschmack) für eine bessere Akzeptanz,
- Sparsamer Umgang mit den Heilpflanzen (gute Wirkstoffnutzung).

Zubereitung

Die Wahl der jeweiligen Arzneizubereitung erfolgt:

- Nach den Eigenschaften der Hauptwirkstoffe (Löslichkeit, Stabilität, pharmakologische Wirkstärke),
- Nach den Eigenschaften der Begleitstoffe (Löslichkeit, Interaktionen mit den Wirkstoffen),
- Nach den Eigenschaften der verwendeten Pflanzenorgane (z.B. ob zarte Blätter/Blüten oder derbe Wurzeln/Rinden/Hölzer).

Zubereitungen aus frisch geernteten Arzneipflanzen

Ein kleiner Teil von Arzneipflanzen wird in Form von Frischpflanzenzubereitungen bearbeitet:

Pflanzensäfte

Pflanzensäfte werden aus frisch geernteten Pflanzenteilen (oft unter Verwendung der ganzen Pflanze) durch Zerkleinern und Auspressen hergestellt. Nach Flaschenabfüllung wird der Saft pasteurisiert oder kurzzeithocherhitzt. Der Pflanzensaft stellt eine wässrige kolloidale Lösung dar (vergleichbar dem Inhalt der Zellvakuole). Aufgrund des kolloidalen Lösungssystems können auch weniger wasserlösliche Wirkstoffe enthalten sein. Für lipophile und flüchtige oder sehr thermolabile Inhaltsstoffe sind evtl. andere Zubereitungsformen günstiger (z.B. alkoholische Extrakte).

Homöopathische Urtinkturen

Homöopathische Urtinkturen – Ausgangssubstrate für die Potenzierung – werden entsprechend den jeweiligen Monographien des HAB überwiegend durch Mazeration der Frischpflanze hergestellt.

Trocknen der Pflanzen

Die traditionelle Grundlage der Arzneibereitung aus Heilpflanzen ist das schonende Trocknen der verwendeten Pflanzenorgane nach angemessener Zerkleinerung. Damit wird die gesammelte bzw. geerntete Heilpflanze zur **Droge** („Droge" von trocknen, trocken). Durch den

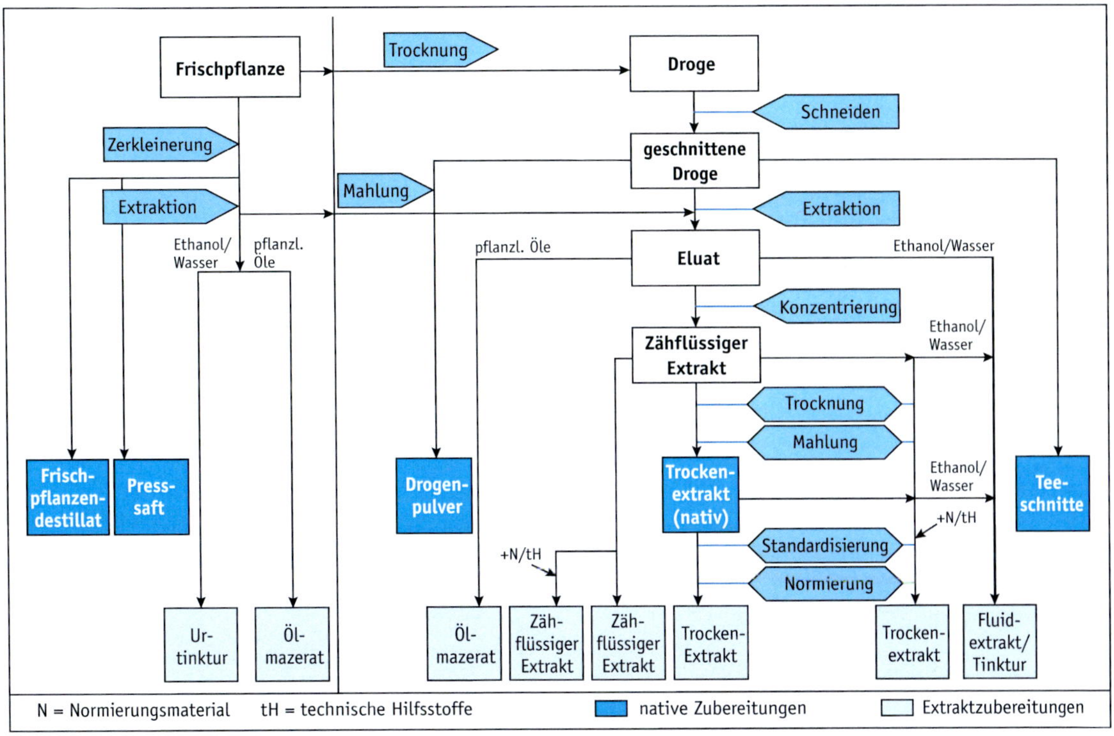

Abb. 44.5-1: Schematische Darstellung der Herstellung von Frischpflanzen-/Drogen-/Extraktzubereitungen und ihre Abgrenzung nach F. Gaedcke. Definitionsgemäß entsteht aus der genuinen Frischpflanze durch Trocknen die Droge. Mit Ausnahme der Herstellung von Frischpflanzenpresssäften und -destillaten erfolgen die weiteren Herstellungsschritte, wie Zerkleinern, Extraktion, Verdampfen bzw. Konzentrierung, Trocknung, Mahlung etc. von der Droge aus. Die angegebenen Endprodukte werden zum Teil noch zu gebrauchsfertigen galenischen Zubereitungen (Tbl., Drg., Kps.) weiterverarbeitet.

Wasserentzug werden (wirkstoffabbauende) Enzyme inaktiviert und die Aktivität von Mikroorganismen (u.a. von Schimmelpilzen und Bakterien) beschränkt. Die so haltbar gemachten Arzneipflanzen werden dann zur definitiv gewünschten Arzneiform weiterbearbeitet.

Zubereitungsformen
An Zubereitungsformen unterscheidet man:

- **Dekokt:** Abkochung mit Wasser, meist bei harten Pflanzenteilen (z.B. Wurzeln, Rinden).
- **Destillat:** („Geist"): Konzentrierter Extrakt aus Drogen mit flüchtigen Wirkstoffen, durch Wasserdampfdestillation gewonnen.
- **Elixier:** Weingeistige Tinktur evtl. mit Zusätzen (z.B. Extrakten, ätherischen Ölen).
- **Extrakt:** Konzentrierter Pflanzenauszug mit wässrigen, alkoholischen oder ätherischen Lösungsmitteln. Man unterscheidet Fluidextrakt, Spissumextrakt (konzentriert) und Trockenextrakt (stark konzentriert) nach Einengungsgrad.
- **Infus:** Aufguss mit kochendem Wasser, meist bei zarten Pflanzenteilen (z.B. Blüten, Blätter, Samen).
- **Mazeration:** Kaltwasserauszug, meist bei schleimhaltigen Drogen sowie Baldrian,
- **Spezies (Teegemisch):** Mischung zerkleinerter oder ganzer Pflanzenteile. Zubereitung meist als Infus, je nach verwendeter Droge aber auch als Dekokt oder Mazeration; ein Teerezept sollte genaue Angaben über seine Bestandteile, die Zubereitungsform, Dosierung und Dauer der Anwendung enthalten.
- **Tinktur:** Dünnflüssiger Drogenauszug, entspricht einer länger dauernden Mazeration mit Ethanol, Extraktionsverhältnis 1:5 – 1:10.

44.5.3 Heilkräutertees

Einen besonderen Stellenwert nehmen die medizinischen Tees in der Phytotherapie ein. Der Tee wird hier nicht als Getränk, sondern als Heilmittel eingesetzt. Es kommen entweder einzelne Pflanzen(teile) oder eine rezepturmäßige Mischung zur Anwendung.

Eine Teerezeptur besteht typischerweise aus:

- Grundmittel (Remedium cardinale),
- Adjuvans (verstärkt oder ergänzt die Wirkung des Grundmittels),
- Füllmittel (Konsituens),
- Geschmacksdrogen (Korrigens).

Bezüglich weiterer Details zur Rezeptur von Heilkräutertees sei auf die einschlägigen Lehrbücher zur Phytotherapie verwiesen.
Die Zubereitung des jeweiligen Tees ist abhängig vom genutzten Pflanzenanteil – Blüte (flos), Blatt (folium), Rinde (cortex), Wurzel (radix), Kraut (herba), Frucht (fructus) oder Samen (semen).

> Da es sich bei den Pflanzenanteilen im pharmakologischen Sinne um eine Droge mit einer spezifischen Wirkungsweise handelt, ist die Art der Zubereitung und die Dosierung nicht beliebig!

Bei der Zubereitung und Lagerung von Heilkräutertees sind einige Grundregeln zu beachten (☞ Tab. 44.5-1). Folgende weitere Aspekte sind bei der Heilkräutertherapie zu beachten:

- Aufbewahren der Tees in lichtgeschützten Glasgefäßen oder Weißblechdosen,
- Kühl und trocken lagern,
- Vor Sonneneinstrahlung schützen,
- Auf gute Qualität beim Kauf der Kräuter achten (Arzneidrogen aus der Apotheke),
- Möglichst ungesüßt verabreichen,
- Bei Zugabe von Honig den Tee erst auf Trinktemperatur abkühlen lassen, da die Inhaltsstoffe des Honigs sonst zerstört werden,
- Tees möglichst frisch zubereiten und zugedeckt ziehen lassen,
- Tees können einzeln oder als Kräutermischung (Rezeptur) zubereitet werden.
- Tab. 44.5-2 nennt einige Beispiele von wichtigen Kräutertees und ihre Wirkungsweisen bei innerer und äußerer Anwendung.

Tab. 44.5-1 Zubereitung der Tees

Blüten, Blätter	1/4 TL auf 150 ml Wasser;	Mit kochendem Wasser überbrühen	1–2 min. ziehen lassen
Feste Blätter, Stängel	1/4–1/2 TL auf 150 ml Wasser;	In kochendes Wasser geben	5 min. ziehen lassen
Stängel, Früchte, Samen, Rinden, Hölzer	1/4–1/2 TL auf 150 ml Wasser;	Kalt ansetzten, teilweise auch über mehrere Stunden	10–15 min. kócheln lassen, vor dem abseihen noch einige Minuten ziehen lassen
Zubereitung für äußere Anwendungen	1–2 TL auf 500 ml Wasser;	Je nach Pflanzenanteilen	i.d.R. 10–15 min. länger kochen als Trinktees

Tab. 44.5-2 Heilkräutertees und ihre Wirkungsweisen

Heilkraut	Menge für innere Anwendung (auf 150 ml kochendes Wasser)	Menge für äußere Anwendung	Wirkungsweise	Anwendungsmöglichkeiten
Anisfrüchte gequetscht (Anisi fructus)	1/4 TL, 5 min. ziehen lassen		Entkrampfend, schleimlösend	Meteorismus, Magen-Darm-Infekt
Brennnesselkraut (Urticae herba)	1/2 TL, 2 min. ziehen lassen		Diuresefördernd, blutreinigend	Harnwegsinfekte
Eichenrinde (Quercus cortex)		2 geh. EL auf 1 l Wasser, kalt ansetzen, 12 h ziehen lassen, 30 min. kochen	Gerbend, entzündungshemmend	• Bei Zahn-, bzw. Schleimhautentzündungen zum Gurgeln • Bei Ekzemen äußerlich • Bei Sonnenbrand • Bei Fissuren als Teilbad
Fenchelfrüchte gequetscht (Foeniculi fructus)	1/4 TL, 5 min. ziehen lassen;		Entkrampfend, schleimlösend	• Meteorismus, Magen-Darm-Beschwerden • Bronchitis
Hagebuttensamen (Cynosbati semen)	1/4 TL, 5 min. ziehen lassen;		Abwehrstärkend durch hohen Vitamingehalt (Vit. C, A, B_1, B_2) sowie Kalium, Phosphate leicht abführend;	Erkältungen, Frühjahrsmüdigkeit
Holunderblüten (Sambuci flos)	1/4 TL, 2 min. ziehen lassen;		Schweißtreibend, abwehrstärkend;	Fiebrige Infekte
Johanniskraut (Hyperici herba)	1/4 TL, 2 min. ziehen lassen;		Beruhigend, stimmungsaufhellend (hypericinhaltig)	Unruhezustände, Schlafstörungen, depressive Verstimmungen
Kamillenblüten (Matricariae flos)	**Nur 3 Blüten! 1 min. ziehen lassen!**	1–2 TL auf 500 ml kochendes Wasser, 5 min. ziehen lassen	Entzündungshemmend (azulenhaltig), krampflösend, beruhigend, karminativ	• Bauchkoliken, Meteorismus, Gastritis, Enteritis • Bei Ekzemen oder Abszessen äußerlich
Kümmelfrüchte (Carvi fructus)	1/4 TL, 5 min. ziehen lassen		Karminativ (enthält 60 % Carvon)	Meteorismus
Lavendelblüten (Lavendulae flos)	1/4 TL, 2 min. ziehen lassen	Als Bad: 50–60 g Lavendelblüten mit 1 l Wasser übergießen, aufkochen, 10 min. ziehen lassen und dem Vollbad zugeben	Beruhigend, ausgleichend, schlaffördernd	• Bei Schlafstörungen **1 Tasse** zur Nacht • Bei Unruhezuständen als Vollbad
Lindenblüten (Tiliae flos)	1/4 TL, 2 min. ziehen lassen		Schweißtreibend, abwehrstärkend, hustenstillend	Fiebrige Infekte, vorbeugend in Erkältungszeiten, Bronchitis;
Melissenblätter (Melissae folium)	1/4 TL, 2 min. ziehen lassen		Beruhigend, harmonisierend, appetitanregend	Einschlafstörungen, Unruhezustände, Appetitlosigkeit, Menstruationsbeschwerden
Pfefferminzblätter (Menthae piperitae folium)	1/4 TL, 2 min. ziehen lassen		Gallenabfluss- und -produktionsfördernd (enthält 60 % Menthol)	Meteorismus, Übelkeit, Brechreiz, Magen-Darm-, Gallen-Beschwerden **Nicht bei Säuglingen und Magenulzera!**

Heilkraut	Menge für innere Anwendung (auf 150 ml kochendes Wasser)	Menge für äußere Anwendung	Wirkungsweise	Anwendungsmöglichkeiten
Ringelblumenblüten (Calendulae flos)	1/4 TL, 2 min. ziehen lassen	1/4 TL, 10 min. ziehen lassen	Wundheilungsfördernd, entzündungshemmend	• Bei Wundheilungsstörungen als Bäder/Umschläge • Bei Mundschleimhautdefekten zum Gurgeln oder Spülen
Rosmarinblätter (Rosmarini folium)	1/4 TL, 2–4 min. ziehen lassen		Kreislauf tonisierend, Stoffwechsel-anregend	Kreislaufprobleme, Hypotonie, Oberbauchkoliken
Salbeiblätter (Salviae folium)	1/4 TL, 2 min. ziehen lassen		Gerbend, entzündungshemmend, leicht anästhesierend, schweißreduzierend	• Bei Mundschleimhautdefekten zum Gurgeln oder Spülen • Bei erhöhter Schweißproduktion
Schachtelhalmkraut (Equiseti herba)	1/2 TL, 10 min. ziehen lassen	1 EL auf 750 ml Wasser kalt ansetzen, 15–20 min. zugedeckt köcheln und 15 min. ziehen lassen	Haut- und bindegewebskräftigend (enthält 10 % Kieselsäure), entzündungshemmend, diuresefördernd	Erkrankungen der Nieren und Harnwege
Schafgarbenkraut (Millefolii herba)	1/2 TL, 4 min. ziehen lassen	2 TL auf 500 ml Wasser, 7 min. ziehen lassen	Krampflösend, heilungsfördernd, anregend auf die Verdauungsfunktion	Leberfunktionsstörungen, kolikartige Beschwerden, Verdauungsbeschwerden, Gastritis
Stiefmütterchenkraut (Violae tricoloris herba)	1/4 TL, 2 min. ziehen lassen		Schleimlösend, diuresefördernd, gerbend	• Bronchitis • Äußerlich bei juckenden Ekzemen
Thymiankraut (Thymi herba)	1/4 TL, 2 min. ziehen lassen		Schleimlösend, entkrampfend, desinfizierend	• Bronchitis • Als Teilbad bei bakteriellen Hauterkrankungen
Wermutkraut (Absinthii herba)	1 Messerspitze in ein Sieb geben, kochendes Wasser durch das Sieb gießen		Regt Magensäureproduktion an, appetitanregend;	Appetitlosigkeit, Koliken im Magen-Darm-Bereich

44.5.4 Bewertung/Studienlage

Josef Beuth

Die Wirksamkeit indikationsbezogener Anwendung definierter phytotherapeutischer Medikationen im Erwachsenenalter ist studienmässig dokumentiert (EBM-Evidenzgrade I–II), u.a. Ginkgo biloba Blätterextrakt bei Demenz; Hypericum perforatum Extrakt zur Behandlung mittelschwerer depressiver Episoden; standardisierte Mistelextrakte zur palliativen Therapie von malignen Tumoren zur Verbesserung der Lebensqualität.

Zur Phytotherapie bei pädiatrischen Indikationen liegen bislang keine Daten aus wissenschaftlichen/begutachteten Publikationen vor, die den Unbedenklichkeits-/Wirksamkeitsnachweis definitiv führen könnten (Studien der EBM-Evidenzgrade I oder II). Phytotherapeutische Anwendungen haben jedoch in einer Vielzahl empirischer Untersuchungen der EBM-Evidenzgrade III und IV (experimentelle, nichtrandomisierte klinische Studien; Kasuistiken) therapeutische Auswirkungen gezeitigt und können demnach individuell/indikationsabhängig sinnvoll sein (u.a. Efeublätter Extrakt bei Bronchitis; Echinacea Extrakt bei Erkältungskrankheiten). Sie bedürfen aber der weiteren Austestung in Wirksamkeitsnachweis-relevanten Studien (z.B. prospektiv randomisierte klinische Studien: EBM-Grad I oder epidemiologische Kohortenstudien: EBM-Grad II), ehe sie allgemein indikationsbezogen empfehlenswert sind.

Literatur

1 Choonara I: Safety of herbal medicines in children; Arch Dis Child 2003; 88 (12): 1032–1033

2 Ernst E, Chrubasik S; Phyto anti-inflammatories: a systematic review of randomized, placebo-controlled, double-blind trials; Rheum Dis Clin North America 26: 13–27; 2000

3 Ernst E, März R, Sieder Ch: A controlled multi-centre study of herbal versus synthetic secretoliytic drugs for acute Bronchitis; Phytomedicine 1997; 4 (4): 287–293

4 Ernst E, Pittler MH; Efficacy of ginger for nausea and vomiting: a systematic review of randomised clinical trials. Intern J Anesth 84: 367–371; 2000

5 Friese KH et al. The homeopathic treatment of otitis media in children – comparisons with conventional therapy, International Journal of Clinical Pharmacology and Therapeutics 35 (7); 1997

6 Fugh-Berman A; Herb-drug interactions Lancet 355: 134–138; 2000

7 Hübner W-D, Kirste T: Erfahrungen mit Johanniskraut bei Kindern unter 12 Jahren mit depressiven Symptomen und psychovegetativen Störungen. Zeitschrift für Phytotherapie 2002; 23 (3): 112

8 Linde K, Rietter G, Hondras M, Vickers A, Saller R, Melchart D; Systematic reviews of complementary therapies – an annotated bibiliography. Part 2: herbal medicine. BMC Complement Altern Med. 2001; 1 (1): 5

9 Melchardt D, Linde K, Fischer P, Kaesmyr J; Echinacea for prevention and treatment of the common cold (Cochrane review); The Cochrane Library, Issue 1, Oxford 1999

10 Rau E: Treatment of acute tonsillitis with a fixed-combination herbal preparation. Adv Ther 2000; 17 (4): 197–203

11 Schilcher H: Phytotherapie in der Kinderheilkunde, 3. Auflage, Wissenschaftliche Verlagsgesellschaft, Stuttgart 1999

12 Subbotina MD, Timchenko VN, Vorobyov MM, Konunova YS: Effect of oral administration of tormentil root extract on rotavirus diarrhea in children: a randomized, double blind, controlled trial. Pediatr Infect Dis J; 2003; 22 (8): 706–711

13 Taylor JA, Weber W, Standish L, Quinn H, Goesling J, McGann M, Calabrese C: Efficacy and safety of Echinacea in treating upper respiratory tract infections in children. A randomized controlled trial. JAMA 2003; 290 (21): 2824–2830

44.6 Sonstige Komplementärverfahren

Sandra Bachmann

Die nachfolgend beschriebenen Verfahren beinhalten Konzepte, die in das alltägliche Handling mit entwicklungsverzögerten, wahrnehmungsbeeinträchtigten, schwerstkranken und unreif oder zu früh geborenen Kindern integriert werden können. Angesprochen sind daher alle Berufsgruppen, die direkt an der Therapie des Kindes beteiligt sind oder das Kind berühren und bewegen, sowohl im stationären als auch im ambulanten Bereich. Sie unterstützen die **physiologische und gesundheitsfördernde Entwicklung** des kranken Kindes und sind insbesondere für die pflegerische Anwendung entwickelt worden.

44.6.1 Basale Stimulation

Entwicklung

Der Sonderpädagoge Prof. Dr. Andreas Fröhlich entwickelte in den 70er Jahren das Konzept der Basalen Stimulation zur Förderung schwer behinderter Kinder. Ziel war die Stimulation und Förderung der Wahrnehmung und Kommunikation dieser Kinder. Heute haben die Konzepte der Basalen Stimulation in stationären und ambulanten pflegerischen Bereichen sowohl bei Kindern als auch bei Erwachsenen Einzug gehalten und sind vielerorts integraler Bestandteil alltäglichen pflegerischen Handelns.

Qualifizierende Grund- und Aufbaukurse werden an speziellen Institutionen angeboten.

Grundlagen des Konzeptes

Nach Fröhlich sind **Wahrnehmung, Bewegung und Kommunikation** grundlegende Voraussetzungen für die menschliche Entwicklung. Der Körperwahrnehmung kommt hier besondere Bedeutung zu. Das Konzept geht davon aus, dass der Patient und die ihn betreuenden Menschen in einem ständigen Dialog stehen. Das Kind nimmt schon intrauterin Kontakt zu seiner Umwelt auf und lernt seinen eigenen Körper durch seine Sinnessysteme kennen(z. B. durch den Hör- und Tastsinn). Kinder, die eine Einschränkung in ihrer Sinnesentwicklung erfahren, sei es durch eine zu frühe Geburt, durch eine Behinderung, ein Polytrauma o. ä., brauchen beständige Unterstützung und Förderung, um eine physiologische Entwicklung zu erfahren und in einen **lebenswichtigen und lebenserhaltenden Dialog zu ihrer Umwelt** zu treten.

Das Konzept der Basalen Stimulation greift diese allgemeingültigen Annahmen auf und überträgt sie auf die Anwendung von wahrnehmungsbeeinträchtigten Kindern. Ziel der Basalen Stimulation ist zunächst durch körperliche Berührung in Kontakt zu dem Kind zu treten. Auf der Ebene der nonverbalen Kommunikation findet ein Dialog zwischen dem Kind und dem Pflegenden statt. Gezielte Berührung heißt konkrete Information auf basaler Ebene, die dem Kind ein ganzheitliches Gefühl für seinen Körper vermittelt. Voraussetzung ist die Beobachtung des kranken Kindes mit dem Ziel seine individuellen Reaktionen und Verhaltensweisen zu verstehen und seine elementaren Bedürfnisse wahrzunehmen. An dieser Stelle sind besonders die direkten Bezugspersonen (Eltern etc.) des Kindes anzuleiten und zu integrieren.

Umsetzung in die Praxis

Somatische Stimulation

Die Qualität der Berührung ist eine der wesentlichsten Prinzipien in der Basalen Stimulation. Besonders in der Pflege von Menschen mit Wahrnehmungseinschränkungen ist die Art der Berührung entscheidend dafür, ob und wie sie weiterhin in eine Interaktion treten. Da oft viele unterschiedliche Menschen an der Versorgung des Kindes beteiligt sind, sollten bestimmte Prinzipien bei jeder Berührung beachtet werden.

Allgemein

- Eindeutige Berührung mit geschlossener warmer Hand,
- Keine hektischen, unruhigen, flüchtigen Berührungen sondern individuell ausgerichtetes Tempo, um dem Kind eine differenzierte Wahrnehmung zu ermöglichen,
- Kein Unterbrechen des Kontaktes während einer Handlung → Planung aller notwendigen Tätigkeiten am Kind,
- Alle genannten Aspekte können und sollen in das alltägliche Handeln integriert werden, wie z.B. das Wickeln, das Baden, die Waschungen, aber auch bei Diagnostik und Untersuchungen,
- Die Berührung soll dem Kind eindeutige Informationen zu sich selbst und seiner Umgebung vermitteln und ihm somit Sicherheit vermitteln (Anwendungsmöglichkeiten ☞ 45.2 und 45.3),
- Lagerung des Kindes: eine „Superweichlagerung" (spezielle Lagerung mit besonderer Matratze mit dem Ziel den Auflagedruck zu reduzieren, um das Dekubitusrisiko zu senken, z.B. durch Wechseldruckmatratze, Wasserbett, etc.) bewirkt nach relativ kurzer Zeit einen Verlust des Körpergefühls. Eine harte Auflagefläche erhöht die Dekubitusgefahr, gibt dem Kind jedoch wesentlich mehr Impulse seine Position zu verändern und seinen Körper wahrzunehmen. **Die Lagerung muss beide Aspekte berücksichtigen.**

Initialberührung

Die Initialberührung wird von allen an der Versorgung beteiligten Personen als Begrüßungs- und Verabschiedungsritual durchgeführt und steht zu Beginn und am Ende jeder Intervention an dem Kind. Initialberührung heißt nichts anderes als bewusste Kontaktaufnahme (Begrüßung) zu einem Menschen in einer für ihn verständlichen Sprache. Bei Frühgeborenen hat sich die Kontaktaufnahme an den Füssen oder am Hinterkopf bewährt.

Vestibuläre Stimulation

Durch Bewegung und Lageveränderungen erhält das Vestibularorgan ständig neue Impulse. Schon intrauterin erhält der Fötus unterschiedliche Anregungen durch die Bewegungen der Mutter und reagiert mit entsprechenden Eigen- und Ausgleichsbewegungen und Positionswechseln. Frühgeborenen, bewusstlosen oder komatösen Kindern fehlen diese Anreize durch ihren Mangel an Eigenbewegung. Sie liegen i.d.R. in Rücken- oder Seitenlage, ohne die Möglichkeit ihre Lage selbständig zu verändern. Möglichkeiten bieten hier langsame aber regelmäßige Lageveränderungen und die gezielte Mobilisation des Kindes, um eine Anregung des Gleichgewichtssinnes zu erreichen. Das behutsame Wiegen des Kindes im Arm der Mutter oder langsame Schaukelbewegungen können hier therapeutisch wirksam sein.
Insbesondere zu früh geborenen Kindern fehlen vestibuläre Stimulationen, schon kleine Versuche sich zu bewegen werden i.d.R. durch die sie begrenzenden medizintechnischen Geräte (Beatmungssysteme, Infusionen u.a.) verhindert oder eingeschränkt.

Vibratorische Stimulation

Im Mutterleib nimmt der Fötus unterschiedliche Geräusche als Vibrationen wahr (Atmung, Darmgeräusche, Herzschlag u.a.). Frühgeborene erleben postpartal Vibrationen von Geräten und Motoren der sie umgebenen Medizintechnik. Bei der so genannten Kängurumethode erfährt das Kind gewohnte und positive Reize durch den Kontakt zur Mutter. Ältere Kinder können auf dem Schoß einer Bezugsperson an den Oberkörper angelehnt sitzen. Die so beim Reden oder Singen erzeugten Vibrationen können von dem Kind wahrgenommen werden und sich beruhigend (z.B. bei Spastiken) und aufmerksamkeitsfördernd auswirken.

Orale Stimulation

Die orale Stimulation ist nicht nur im Kindesalter neben der somatischen und vestibulären Stimulation einer der

essentiellsten Reize. Der Säugling lernt seine Umwelt u.a. über das Schmecken und Ertasten der Nahrungsstoffe mit dem Mund kennen. Der Saugreflex dient zudem der Beruhigung. Im klinischen Bereich erfährt das Kind allerdings auch viele negative und ungewohnte Reize über den Mund, so z.B. durch Beatmung, Absaugen oder Mundpflege.
Positive Stimulation heißt hier bezogen auf die Mundpflege:

- Lagerung und Position beachten (Oberkörperhochlagerung so weit möglich),
- Den Mund niemals gewaltsam öffnen, behutsam Kontakt mit den Lippen aufnehmen,
- Bekannte Materialien verwenden (Zahnbürste, Zahnpasta bei älteren Kindern),
- Gewohnheiten, Rituale, bei der Mundpflege ermitteln und einhalten, um die Durchführung für das Kind nachvollziehbar zu machen,
- Stimulation ist auch durch Lieblingsspeisen möglich.

Auditive Stimulation

Nicht differenzierbare und laute Geräusche dringen, besonders im stationären Bereich, ungefiltert auf schwerstkranke Kinder ein. Diese unterschiedlichen Töne können Ängste und/oder Rückzugstendenzen auslösen. Das Wissen um die spezifischen Geräuschkulissen, insbesondere in der Intensivmedizin und ein bewusster Umgang mit positiven und bekannten Reizen wirken sich positiv auf den Allgemeinzustand des Kindes aus.

Taktil-haptische Stimulation

Die taktil-haptische Stimulation ist insbesondere bei den Kindern bedeutend, die durch bereits vorhandene Kontrakturen oder andere Einschränkungen keinerlei Erfahrungen sammeln können. Positiv stimulierend kann hier sein, die Kinder vor jeder pflegerischen Handlung die benutzten Gegenstände ertasten zu lassen.

Visuelle Stimulation

Die Entwicklung der Sehfähigkeit durchläuft unterschiedliche Stadien, die von der Hell-Dunkel- bis zur differenzierten Wahrnehmung reichen. Nicht nur bei der Pflege von Langzeitkranken sollte auf einen Hell-Dunkel Rhythmus geachtet werden (→ wahrnehmbarer Tag-Nacht-Rhythmus). Die direkte Umgebung des Kindes sollte ansprechend und stimulierend gestaltet sein und vor allem auch regelmäßig verändert werden (z.B. Wechseln von Bildern an der Wand).

Zusammenfassung

Ein Mangel an basaler Stimulation auf der Ebene der Bewegung, der Kommunikation und der Berührung führt zu regressiven Tendenzen und nachfolgend zu Rückzug auf physischer und psychischer Ebene. Um diesen Kreislauf gerade bei schwerstbehinderten oder in ihrer Wahrnehmung eingeschränkten Kindern zu unterbrechen sind gezielte Interventionen, im Sinne der basalen Stimulation, zu einem frühstmöglichen Zeitpunkt im Sinne von Entwicklungsförderung unabdingbar.

Bewertung/Studienlage

☞ 44.6.2

Literatur

1 Enke, Axel (1999): Basale Stimulation in der Pflege zur gezielten Wahrnehmungsförderung. In: Aßmann, Christa: Pflegeleitfaden. Alternative und komplementäre Methoden. Urban & Fischer Verlag, München, Jena. S. 1–28

2 Gebel-Schürenberg, Anke (1999): Basale Stimulation in der Pflege von Früh- und Neugeborenen. In: Aßmann, Christa: Pflegeleitfaden. Alternative und komplementäre Methoden. Urban & Fischer Verlag, München, Jena. S. 29–43

44.6.2 Kinästhetik Infant Handling

Entwicklung

Kinästhetik Infant Handling versteht sich als Konzept zur entwicklungsfördernden Bewegung von Kindern, das von Dr. Lenny Maietta und Dr. Frank Hatch in den 70er Jahren in der Schweiz entwickelt wurde. Ebenso wie das Konzept der Basalen Stimulation ist Kinästhetik Infant Handling nicht als autonomes Therapiekonzept zu verstehen, sondern als integraler Bestandteil jeder pflegerisch-therapeutischer Handlung im Umgang mit Frühgeborenen und sensorisch oder motorisch eingeschränkten Kinder.

Grundlagen des Konzeptes

Forschungsergebnisse der Verhaltenskybernetik, in denen die Interaktionen und der Beziehungsaufbau zwischen Erwachsenen und Säuglingen beobachtet wurden, bilden die Grundlage des Konzeptes von Kinästhetik Infant Handling. Berührung kann nicht losgelöst von Bewegung betrachtet werden. Bewegung unterstützt alle anderen Sinne und beeinflusst unser Verhalten. Schon intrauterin erfährt der Fötus Informationen über sich selbst durch seine Eigenbewegung und die Berührungen über die Uteruswand. Dadurch ist er in der Lage in Inter-

aktion mit seiner Mutter zu treten (☞ 44.6.1). Postpartal werden von der Mutter viele Signale durch Berührung und Bewegung auf das Neugeborene übertragen. Diese Signale und die Fähigkeit des Kindes darauf zu reagieren bilden die Grundlage für seine Lern- und Kommunikationsfähigkeit und somit für eine gesunde Entwicklung.
Die Kinästhetik befasst sich mit **sechs Konzepten,** die Einfluss auf die menschliche Bewegungs- und Interaktionsfähigkeit nehmen. Die Konzepte können als Instrument genutzt werden, um nicht gelungene oder problematische Interaktionen systematisch zu analysieren oder aus einer anderen Perspektive zu beleuchten, um sie im Weiteren effektiver gestalten zu können.

Menschliche Interaktion

Das Konzept der Interaktion bezieht sich auf die Interdependenz zwischen den Sinneserfahrungen eines Kindes und der daraus resultierenden motorischen Entwicklung. Säuglinge lernen wahrzunehmen und können sich physiologisch entwickeln. Das Konzept baut auf der These auf, dass ohne Bewegung keine Sinnesempfindung möglich ist.

Umsetzung in die Praxis

Neugeborene folgen den Bewegungen in ihrer Umgebung und ihrer Bezugsperson und lernen ihre eigene Bewegung zu kontrollieren. Der Erwachsene muss sich in seiner **Bewegung den Ressourcen des Kindes** anpassen. Wichtig dabei ist, Bewegung nicht mit zu viel Kraft durchzuführen, sich dem Tempo des Kindes anzupassen, Bewegungsspielräume des Kindes zu berücksichtigen und seine Eigenbewegung zu nutzen und somit in eine gleichzeitig gemeinsame Interaktion mit dem Kind zu gelangen.

Funktionelle Anatomie

Die Anatomie/Physiologie des Menschen spielt im zweiten Konzept eine wesentliche Rolle. Der menschliche Körper gliedert sich in stabile und bewegliche Bereiche, in Vorder- und Rückseiten. Die stabilen Anteile werden als „Massen“ (Kopf, Brustkorb, Becken, Arme, Beine) und die beweglichen Anteile als „Zwischenräume“ (Muskelverbindungen, Gelenke) bezeichnet. An den Vorderseiten des Körpers befinden sich die Beugemuskeln und die meisten Sinnessysteme. An den Rückseiten befinden sich die Streckmuskeln.

Umsetzung in die Praxis

Werden die Zwischenräume z. B. durch falsche Lagerung oder falsches Handling blockiert, ist die Bewegungsmöglichkeit des Kindes eingeschränkt. Größere Bewegungsmöglichkeit entsteht durch **Unterstützung der stabilen Anteile.** Das Ausstreichen der Vorderseite von unten nach oben und die entgegengesetzte Streichrichtung an der Rückseite unterstützt z. B. das Aufrichten eines Kindes. Schon beim alltäglichen Wickeln lässt sich eine physiologische und entwicklungsfördernde Bewegung durchführen, indem man nur das Becken des Kindes zur Seite rollt um die Windel unterzuschieben.

Menschliche Bewegung – parallele und spiralige Bewegungsmuster

Kinästhetik unterscheidet zwischen Haltungs- und Transportbewegungen, parallelen und spiraligen Bewegungsmustern. Haltungs- und Transportbewegungen werden durch unterschiedliche Achsenbewegungen der Gelenke ermöglicht. Durch parallele Bewegungen wird eine Gewichtsverlagerung in einer Achse ermöglicht. Spiralige Bewegungsmuster bewirken Drehbewegungen und Gewichtsverlagerung um mehrere Achsen. Bei Spiralbewegungen wird das Körpergewicht besser verteilt und die Bewegung kann mit weniger Anstrengung durchgeführt werden. Die motorische Entwicklung von Säuglingen und Kleinkindern erfolgt vorwiegend über spiralige Bewegungsmuster.

Umsetzung in die Praxis

Gerade bei entwicklungsverzögerten Kindern sollten **spiralige Bewegungsmuster bevorzugt** eingesetzt werden, um dem Kind eine aktive Beteiligung an der Bewegung zu ermöglichen und seine Entwicklung durch die Körperwahrnehmung zu fördern.

Menschliche Funktionen oder Grundpositionen

Das Kind durchläuft in seiner motorischen Entwicklung sieben Grundpositionen: Rückenlage, Bauchlage, Schneidersitz, Vierfüßlerstand, Einbein-Kniestand, Einbeinstand, Zweibeinstand. Einzelne Positionen ermöglichen Fortbewegung (Einbein- oder Vierfüßlerstand) in anderen Positionen erhält das Kind Stabilität (Rückenlage, Sitzen, Zweibeinstand) und kann seine Kraft und Aufmerksamkeit anderen Dingen zuwenden. Fortbewegung wird durch Gewichtsverlagerung ermöglicht.

Umsetzung in die Praxis

Aufgrund ihres leichten Gewichtes werden Kindern oft unnötig aus einer Grundposition in eine andere Position **gehoben.** Werden Kinder in ihrer Bewegung durch die Grundpositionen **geführt,** erlernen sie somit physiologische Bewegungsmuster und sie können sich im Rahmen ihrer Fähigkeiten aktiv an der Bewegung beteiligen und ihren Zeitbedarf selber bestimmen.

Anstrengung als Kommunikationsmittel

Zug und Druck sind die zwei Arten der Anstrengung. Beim Zug läuft das Gewicht und die Kraft der Beteiligten vom Kontaktpunkt weg, beim Druck auf den Kontaktpunkt zu. Dieses Prinzip lässt sich auf den eigenen Körper ebenso übertragen wie auf die Interaktion zwischen Menschen. Die Arme sind geeignet für Zugbewegungen, die Beine für Druckbewegungen. Die Körperrückseiten können gut Druck ausüben, während die Vorderseiten besser ziehen können.

Umsetzung in die Praxis

In der Praxis sollten die individuellen Fähigkeiten der Kinder ermittelt und durch **gezielte Bewegungsangebote** gefördert werden.

Gestaltung der Umgebung und ihre Auswirkung auf die Interaktion

Die Gestaltung der Umgebung ist für entwicklungsverzögerte oder in ihren Funktionen eingeschränkte Kinder besonders wichtig. Hier gilt der Leitsatz, dass die Umgebung an die individuelle Situation des Kindes angepasst wird, um dem Kind eine größtmögliche Bewegung und Interaktion zu ermöglichen.

Umsetzung in die Praxis

Wird ein Kind im Rollstuhl so unterstützt, dass die Zwischenräume frei sind, kann es sich leichter bewegen und besser mitteilen. Auch die Lagerungshilfsmittel im Inkubator sollten den **Freiraum des Kindes erweitern** und nicht einschränken.

Zusammenfassung

Das Konzept des Kinästhetik Infant Handling ist ein handlungsorientiertes Modell, das sich in den alltäglichen Umgang mit Kindern integrieren lässt. Die sechs Konzepte lassen sich als Analyseinstrument für schwierige pflegerische Situationen einsetzen, um eine optimale Ausnutzung der Ressourcen der Kinder und eine individuelle Versorgung zu erreichen. Die gesunde Entwicklung des Kindes wird im Wesentlichen beeinflusst durch seine Fähigkeit zur Interaktion (u.a. durch Bewegung und Berührung).

Ein professioneller Umgang von Kindern bedeutet, sich mit den Bewegungs- und Wahrnehmungsmöglichkeiten eines Kindes auseinanderzusetzen und – im Sinne der gezielten Frühförderung – entsprechend seiner Entwicklungsmöglichkeiten einzusetzen.

Bewertung/Studienlage

Josef Beuth

Zu allen erwähnten „sonstigen komplementären Verfahren" (basale Stimulation, inklusive somatische-, vestibuläre-, vibratorische-, orale-, auditive-, taktil-haptische, visuelle Stimulation; Kinästhetik Infant Handling) liegen bislang keine Daten aus wissenschaftlichen/begutachteten Publikationen vor, die den Unbedenklichkeits-/Wirksamkeitsnachweis (Studien der EBM-Evidenzgrade I oder II) belegen.

Therapeutische Verfahren (auch die dargestellten „sonstigen komplementären Verfahren") die gemäß EBM-Evidenzgrad IV (= Fallbeschreibung) oder V (= Expertenmeinung) getestet sind, können individuell und bei gegebener Indikation sinnvoll sein. Sie bedürfen aber weiterer Austestung (z.B. Studien der EBM-Evidenzgrade I oder II), ehe sie allgemein indikationsbezogen empfehlenswert sind.

Literatur

1 Hatch, Frank; Maietta, Lenny (1999): Kinästhetik – Gesundheitsentwicklung und Menschliche Funktionen, Ullstein Medical, Wiesbaden

45 Äußere Anwendung/Physikalische Therapie

Sandra Bachmann

45.1 Wickel und Auflagen

Sandra Bachmann

45.1.1 Grundlagen

Geschichtliche Entwicklung

Wickel und Auflagen lassen sich geschichtlich weit zurückzuverfolgen:

- Schon Hippokrates (460 – 377 v. Chr.) setzte sich für eine den Menschen in seinen Selbstheilungskräften unterstützende, ganzheitliche Therapie ein.
- Auch Paracelsus, mit bürgerlichem Namen Theophrastus Bombastus von Hohenheim (1493 – 1541) wird als medizinisch revolutionär beschrieben. Die Schwerpunkte seiner Arbeit lagen u.a. in der Behandlung von Rheuma und Gicht.
- Als Wegbereiter für eine Heilkunde durch Wasseranwendungen können insbesondere Siegmund Hahn (1664 – 1742) und sein Sohn Johann Sigmund Hahn (1696 – 1773) genannt werden.
- Vinzenz Prießnitz (1799 – 1851) erkannte aus seinen Naturbeobachtungen ebenfalls die Heilkraft des Wassers. Der nach ihm benannte Prießnitz-Wickel findet bis heute Verwendung.
- Ebenfalls im 19. Jahrhundert griff Sebastian Kneipp (1821 – 1897) das Wissen um die heilenden Wirkungen des Wassers auf.
- Leopold Emanuel Felke (1856 – 1926), auch „Lehmpastor" genannt, machte durch Lehmwickel und Lehmumschläge bei äußeren Verletzungen und schmerzhaften inneren Beschwerden auf sich aufmerksam.

Die rasante Entwicklung in der Arzneimittelindustrie führte zunächst zu einem Rückgang und Verdrängung der bewährten alten „Hausmittel" und dem traditionellen Wissen. Speziell in der anthroposophischen Medizin konnte dieses Wissen jedoch über Jahrzehnte hinweg erhalten und weiterentwickelt werden.

Heute erfreuen sich gerade diese schonenden und ganzheitlichen Therapieformen, wie z.B. die äußeren Anwendungen, einer Art Renaissance und werden immer häufiger als komplementäre Therapie zur Schulmedizin, vor allem auch bei Kindern, angewandt.

Therapeutische Wirkung

Allen Therapieansätzen gemein ist die Annahme, körpereigene Regulationsmechanismen zu beeinflussen und somit die Autoregulationsfähigkeit (Selbstheilungskräfte) jedes lebenden Organismus anzusprechen und zu unterstützen.

Wickel und Auflagen sind der **Thermo- und Hydrotherapie** zuzuordnen; in der Substanzanwendung kommen zudem auch **phytotherapeutische Prinzipien** (☞ 44.5) zum Einsatz.

Die Frage, woraus sich das Wirkungsspektrum bei den Wickeln und Auflagen genau zusammensetzt (Physiologie), lässt sich bisher noch nicht befriedigend beantworten. Jedoch zeigen Studien und Erfahrungsberichte von Ärzten, Pflegenden, Betroffenen und Angehörigen, dass die Wirkungsweise (Selbstheilungskräfte anzuregen) ein Zusammenspiel aus folgenden wesentlichen Faktoren darstellt:

- **Physikalische Prinzipien:** Der lokale Kälte- oder Wärmereiz führt über nervös reflektorische Bahnen zu einer Beeinflussung der Durchblutungssituation und der Wärmeverteilung des Organismus. Die therapeutischen Effekte sind abhängig von den physikalischen Eigenschaften des gewählten Mediums. Hierzu zählen Wärme-/Kältebildung, -leitung und -abgabe. In Verbindung mit Wasser erhöht sich der Effekt der Wärme- bzw. Kälteleitung. Zu den erwünschten Wirkungsweisen durch physikalische Prinzipien zählen Durchwärmung, Entspannung und Schmerzlinderung (☞ 45.1.2 Heiße Wickel und Auflagen, ☞ 45.1.2 Mäßig temperierte Wickel und Auflagen), Entzündungshemmung und Abschwellung (☞ 45.1.2 Kühlende/Kälteanwendungen, ☞ 45.1.2 Körperwarme Quarkauflage), Durchblutungssteigerung und Steigerung der Immunabwehr (☞ 45.1.2 Lendenwickel nach Kneipp).
- **Psycho-sozial-therapeutische Wirkung:** Die Zuwendung, die mit einer äußeren Anwendung vermittelt wird, kann Gefühle wie Wohlbefinden und Geborgenheit auslösen und somit den Krankheitsverlauf positiv beeinflussen. Des Weiteren kommt das Kind während oder nach der Anwendung zur Ruhe, was sich wiederum beruhigend und entspannend auf Seele und Körper auswirken kann.

- **Phytopharmakologische Wirkung:** Abhängig von der gewählten Substanz variiert die spezifische Heilwirkung von Entspannung oder Anregung bis zu einem Kälte- oder Frischegefühl (☞ 44.5). Die Wirksubstanzen werden über die Haut resorbiert oder über die Atmung inhaliert. Bestimmte Substanzen setzen aufgrund ihrer Wirkstoffe einen lokalen Wärmereiz (☞ 45.1.2 Anwendungen mit hautreizenden Substanzen), der eine Reaktion des Wärmehaushalts nach sich zieht.

Notwendige Voraussetzungen, Möglichkeiten und Grenzen

- Die Anwendung von Wickeln und Auflagen setzt eine Schulung voraus, diese werden an unterschiedlichen Bildungseinrichtungen für Fachkräfte und Laien (z. B. Elternschulen) angeboten.
- Jede Anwendung sollte auf die individuelle Patientensituation abgestimmt sein (☞ Kontraindikationen).
- Eine unsachgemäße Handhabung kann zu unerwünschten Reaktionen führen, wie z. B. Verbrennung/Verbrühung, Überwärmung oder Auskühlung oder meist lokale allergische Reaktionen.
- Wickel und Auflagen können eine notwendige konventionelle Therapie nicht immer ersetzen, sie sind aber oft eine wichtige Ergänzung.
- Weniger ist mehr: Zu viele Anwendungen können den kindlichen Organismus überfordern!

Anwendungsprinzipien

Begriffsklärung

- **Wickel:** Zirkuläres Anlegen eines oder mehrerer Tücher um einen Körperteil (z. B. Bein, Brust). Das innerste Tuch ist der Substanzträger. Je nach Indikation und Wirksubstanz ist es trocken oder feucht, warm oder kalt.
- **Auflage/Kompresse:** Die Auflagefläche des Innentuchs ist auf eine bestimmte Körperpartie begrenzt (z. B. Bauch, Rücken). Auch hier ist das Innentuch Substanzträger. Auflagen und Kompressen unterscheiden sich nur durch ihre Größe. Die Bezeichnung Kompresse bezieht sich auf kleine Flächen oder Organgebiete (z. B. Augen, Herz).
- **Packung:** Umhüllung des ganzen Körpers oder einzelner Körperabschnitte mit trockenen oder feuchten, kalten oder warmen Tüchern oder anderen guten Wärmeträgern (z. B. Schwitzpackung, Fangopackung).
- **Kataplasma:** Breiumschlag mit pastenartigen Mitteln, i. d. R. aus Pflanzenpulver oder Samen (z. B. Leinsamen).
- **Peloid:** Schlamm oder breiförmige Bäder und Packungen (z. B. Moor, Lehm).

Material

Möglichst natürliche Fasern und keine synthetischen Gewebe verwenden (z. B. Baumwolle, Leinen, Seide und Wolle). Aus hygienischen Gründen werden Seiden und Wolltücher im stationären Bereich seltener verwendet. Ökonomisch sind auch Stoffreste etwa aus alten Betttüchern. Wolle dient als Wärmespeicher und kann bis zu ⅓ seines Eigengewichts an Wasserdampf aufnehmen. Baumwolle hingegen saugt Wasser schnell auf und leitet Wärme schnell ab.
Ein Wickel besteht i. d. R. aus einem Innentuch, einem Zwischentuch und einem Außentuch.

- Das **Innentuch** ist Träger der Wirksubstanz. Die Größe richtet sich nach der gewünschten Auflagefläche. Für das Innentuch eignet sich Baumwolle oder Leinenstoff, evtl. auch Seide.
- Ein **Zwischentuch** ist je nach Art der Anwendung erforderlich. Es sollte das Innentuch überragen. Geeignet sind Baumwolle, Leinen, Frottiertücher.
- Das **Außentuch** bedeckt beide Tücher vollständig, es sollte das Innentuch ca. 2–3 cm überragen. Das Außentuch wird i. d. R. zirkulär um den betroffenen Körperteil gewickelt. Wichtig hierbei ist das faltenfreie und dichte Anlegen des Außentuchs. Wolle, Frottier oder dicke Mollton-Tücher sind hier geeignet. Bei spezifischen Wickeln eignen sich auch Rohwolle oder Baumwollwatte (bei Ölkompressen) und Dusch- oder Badetücher.

Evtl. zusätzlich benötigtes Material:

- Gummiwärmflaschen oder andere Wärmequellen (z. B. Kirschkernsäckchen),
- Auswringtücher (Leinen- oder Frottiertücher) bei feucht-heißen Anwendungen,
- Lebensmittelechte Plastikbeutel oder Alufolie,
- Befestigungsmaterial (z. B. Pflaster, Schlauchverband),
- Schüssel,
- Haushaltskrepp oder Zellstoff, Kompressen,
- Messer, Gabel, Löffel, Spatel.

Wirksubstanzen

Bei der Auswahl der Wirksubstanzen sollte auf den Reinheitsgrad und die Qualität der Ausgangsstoffe geachtet werden. Substanzen können sein:

- Heilpflanzentees (☞ 44.5),
- Öle (ätherische und fette),
- Samen (ganz oder gequetscht),

- Mehle, Pulver,
- Tinkturen/Essenzen,
- Nahrungsmittel und Gewürze,
- Salben.

Allgemeine Vorbereitungen

- Altersentsprechende „Aufklärung" des Kindes,
- Kontinente Kinder sollten vorher die Blase entleeren,
- Evtl. Vitalzeichenkontrolle, (z. B. Puls-, Atemfrequenz, Blutdruck, Temperaturkontrolle),
- Material vollständig vorbereiten,
- Frisch gelüftetes und gut temperiertes Zimmer,
- Ruhige Umgebung, um eine ungestörte Nachruhe zu gewährleisten (kein Fernsehen, Telefon, Radio usw.),
- Anwendung sinnvoll in den Tagesablauf integrieren,
- Zeit für die Nachruhe einplanen (mindestens 15 min., um die indizierte Wirkung zu unterstützen).

Allgemeine Kontraindikationen für Wickel und Auflagen

- Bekannte Überempfindlichkeit gegenüber der Substanz und Wärme bzw. Kälte,
- Offene Hautverletzungen, Hautirritationen in dem betroffenen Hautareal,
- Differenzialdiagnostisch unklare Situation,
- Keine heißen bzw. sehr kalten Anwendungen bei Sensibilitäts- und Durchblutungsstörungen.

45.1.2 Heiße Wickel und Auflagen

Heiße Wickel und Auflagen bewirken eine starke Durchwärmung der oberen Hautschichten. Dieser intensive lokale Wärmereiz kann dann reflektorisch zu einer vermehrten Durchblutung in den tieferen Hautschichten, bzw. -ebenen und den betreffenden Organen führen. Entkrampfung und Entspannung im Sinne der Schmerzreduktion sind die erwünschten Wirkungseffekte.

> **!**
> - Aufgrund des intensiven lokalen Wärmereizes Indikationsstellung bei Säuglingen, Kleinkindern und Kindern mit Sensibilitätsstörungen genau prüfen (Verbrennungsgefahr!).
> - Kontraindiziert bei differenzialdiagnostisch unklaren Situationen und bei Fieber.

Feucht-heiße Wickel und Auflagen

Feucht-heiße Anwendungen werden i. d. R. immer nach dem gleichen Prinzip durchgeführt, die Unterschiede liegen lediglich in der Lokalisation und der Substanzauswahl. Die feucht-heißen Wickel können auch ohne pflanzliche Substanz angewendet werden. Die Zusätze können das therapeutische Wirkspektrum um ihre spezifischen Wirkmechanismen erweitern und verstärken.

Grundregeln

Material

- 500 – 750 ml kochend-heißes Wasser,
- Substanz (z. B. Tee, Essenz),
- 1 saugfähiges Baumwoll-Innentuch doppelt gefaltet, der erforderlichen Größe entsprechend,
- 1 Mollton-Außentuch,
- 1 Wringtuch (z. B. Geschirrtuch für die heiße Kompresse),
- 1 ausreichend große Schüssel,
- Evtl. 2 Wärmflaschen (max. 60 °C), Kirschkernsäcken oder ähnliche Wärmequellen,
- Evtl. Haushaltshandschuhe,
- Befestigungsmaterial.

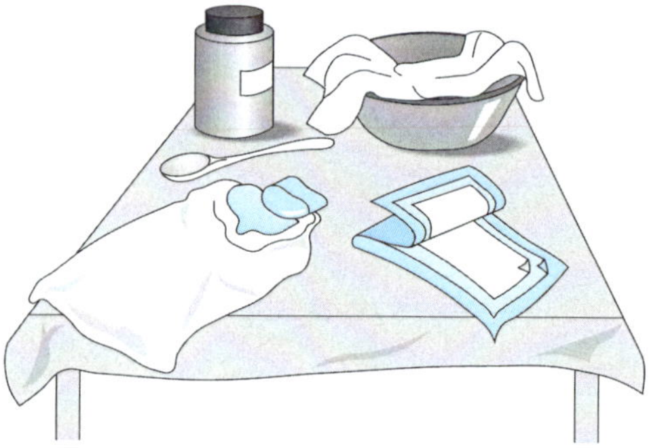

Abb. 45.1-1: Material

Durchführung

Das Innentuch auf die gewünschte Größe falten und von beiden Seiten zur Mitte hin aufrollen. Das aufgerollte Innentuch längs in das Wringtuch und diese Rolle so in die Schüssel legen, dass die Enden des Wringtuchs herausragen.

Mit heißem Wasser übergießen, kurz durchziehen lassen und danach kräftig auswringen (evtl. mit Haushaltshandschuhen). Die Wärme wird umso besser vertragen, je trockener das Innentuch gewrungen wird. Zusätzlich wird die Wärme länger gehalten.

> **!** Vorsicht: Bei kleinen Kindern die Temperatur des Innentuchs zuvor an der Innenseite des eigenen Unterarms testen – Verbrennungsgefahr!

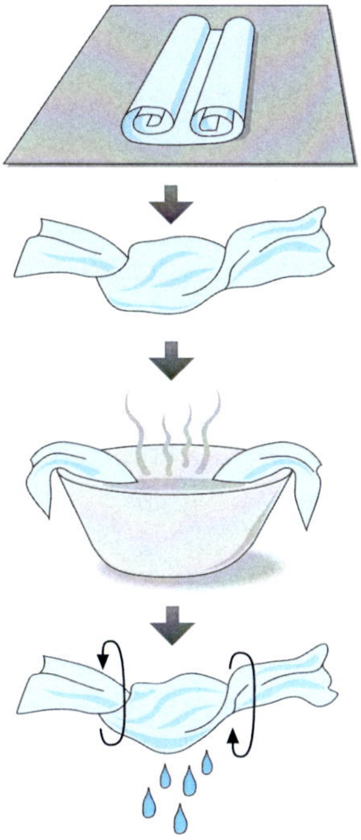

Abb. 45.1-2: Wringtechnik

Das heiße Innentuch leicht geöffnet an die entsprechenden Hautpartien anfächeln, um die Haut an die Wärme zu gewöhnen. Sobald die Wärme akzeptabel ist, das Innentuch rasch und faltenfrei anlegen und mit dem Außentuch zügig und eng umwickeln. Ein Wärmeverlust soll dadurch vermieden werden. Sollte die Auflage als zu heiß empfunden werden, kann das Innentuch kurzzeitig etwas gelockert werden.
Bei Bauch-, Leber- oder Nierenanwendungen können die vorbereiteten Wärmequellen an die Flanken angelegt werden. Danach das Kind gut zudecken.
Tipp: Das Arbeiten mit zwei Personen erleichtert das zügige Anlegen des Wickels.

Anwendungsdauer und Häufigkeit

- Das Innentuch bleibt ca. 20 – 30 min. liegen (so lange, wie es als angenehm empfunden wird). Danach das feuchte Innentuch entfernen und das Kind ca. 30 min. nachruhen lassen. Material entsprechend reinigen und trocknen,
- Max. 2 mal tgl.

Zitronenhals-/Brustwickel

- **Anwendungsgebiete:** beginnende Halsentzündung ohne Fieber, Bronchitis.
- **Wirkungsweise der Heilsubstanz:** sekretionsanregend, abwehrstärkend, erfrischend, Stoffwechselprozesse harmonisierend (☞ 44.2 Anthroposophische Medizin).
- **Kontraindikationen:** ☞ 45.1.1 Allgemeine Kontraindikationen.
- **Anwendungsdauer und Häufigkeit:** ☞ 45.1.2 Feucht-heiße Wickel und Auflagen.

Material

☞ 45.1.2 Feucht-heiße Wickel und Auflagen, zusätzlich:

- ½ unbehandelte abgewaschene Zitrone,
- Messer, Gabel, Glas.

Durchführung

Um neben der Säure des Zitronensafts vor allem die ätherischen Öle, die in der Schale enthalten sind, zu nutzen, empfiehlt es sich, die halbe Zitrone in die Schüssel zu legen und mit heißem Wasser zu übergießen. Die Schale mit dem Messer mehrmals einritzen und danach mit dem Glas ausdrücken. Dann mittels oben beschriebener Wringtechnik den Wickel auswringen und von vorne an den Hals anlegen.

> Bei einem Halswickel sollte das Innentuch die Wirbelsäule nicht überragen (der feuchte Wickel kann zu Verspannungen im Nackenbereich führen).

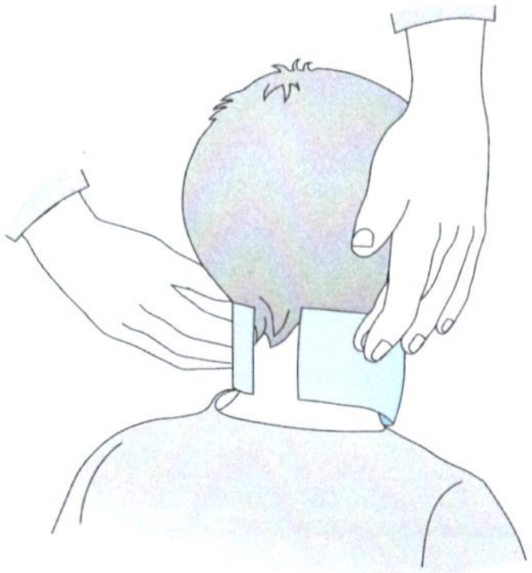

Abb. 45.1-3: Anlegen am Hals

Feucht-heiße Bauchauflage mit Kamille

- **Anwendungsgebiete:** Bauchschmerzen durch Blähungen und Darmkrämpfe, Magen-Darm-Infekt, Unruhezustände, Angstträume, Schlafstörungen, Menstruationsbeschwerden, Blasenkrämpfe, Obstipation.

- **Wirkungsweise der Heilsubstanz:** ☞ 44.5 Phytotherapie.
- **Kontraindikationen:** ☞ 45.1.1 Allgemeine Kontraindikationen; Fieber; V.a. akut-entzündliche Prozesse (z.B. Blindarmentzündung).
- **Anwendungsdauer und Häufigkeit:** ☞ 45.1.2 Feucht-heiße Wickel und Auflagen

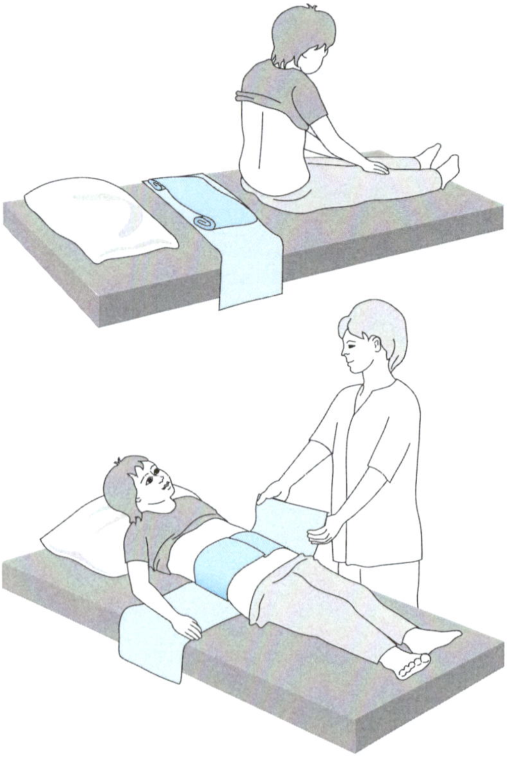

Abb. 45.1-4: Anlegen des Bauchwickels

Material

☞ 45.1.2 Feucht-heiße Wickel und Auflagen, zusätzlich:

- Kamillentee (1–2 TL Kamillenblüten mit 500 ml kochendem Wasser übergießen und max. 5 min. zugedeckt ziehen lassen),
- Evtl. Knierolle.

Durchführung

- Die Lagerung im Bett so angenehm wie möglich gestalten,
- Das vorgewärmte Außentuch unter den Unterkörper des Kindes legen,
- Das Innentuch der Bauchgröße des Kindes entsprechend falten,
- Weiteres Vorgehen ☞ 45.1.2 Feucht-heiße Wickel und Auflagen.

Dampfkompresse mit Kamille

Das heiße Innentuch wird zusätzlich in ein trockenes Baumwolltuch eingeschlagen und so auf den Bauch aufgelegt. Die so abgegebene Wärme wird in der Regel besser vertragen und ist daher besonders bei empfindlichen Patienten geeignet.

Schafgarben-Leberkompresse bzw. -auflage

- **Anwendungsgebiete:** Beschwerden im Leberbereich, kolikartige Beschwerden, Menstruationsbeschwerden, Verdauungsbeschwerden, zur Anregung der Verdauungsfunktion und Entgiftungsfunktion der Leber.
- **Wirkungsweise der Heilsubstanz:** ☞ 44.5 Phytotherapie.
- **Kontraindikationen:** ☞ 45.1.1 Allgemeine Kontraindikationen.
- **Anwendungsdauer und Häufigkeit:** ☞ 45.1.2 Feucht-heiße Wickel und Auflagen.

Material

☞ 45.1.2 Feucht-heiße Wickel und Auflagen, zusätzlich: Schafgarbentee (2 TL Schafgarbentee mit 500 ml kochendem Wasser übergießen und max. 7 min. zugedeckt ziehen lassen).

Durchführung

- ☞ 45.1.2 Feucht-heiße Wickel und Auflagen,
- Das Innentuch der Lebergröße des Kindes entsprechend falten. Das mit Schafgarbentee getränkte Innentuch wird gut ausgewrungen auf die Lebergegend aufgelegt und mit dem vorgewärmten Außentuch umwickelt,
- Anlegen ebenfalls als Dampfkompresse möglich ☞ Dampfkompresse.

Feucht-heißer Arnikawickel

- **Anwendungsgebiete:** als „Pulswickel" im Fieberanstieg, bei Unruhe, Übelkeit, Kopfschmerzen oder Schüttelfrost, als konservative Therapie bei Lumbago oder Ischialgie bei Jugendlichen.
- **Wirkungsweise der Heilsubstanz:** ☞ Tab. 45.1-2, Herz-Kreislauf harmonisierend.
- **Kontraindikationen:** ☞ 45.1.1 Allgemeine Kontraindikationen.
- **Anwendungsdauer und Häufigkeit:** ☞ 45.1.2 Feucht-heiße Wickel und Auflagen.

Bei akuten stumpfen Traumen und intakter Haut auch als kühler Wickel möglich!

Material

☞ 45.1.2 Feucht-heiße Wickel und Auflagen, zusätzlich:

- 5 – 15 ml Arnika-Essenz (20 %ig),
- 250 ml heißes Wasser.

Durchführung

- ☞ 45.1.2 Feucht-heiße Wickel und Auflagen,
- Arnika-Essenz in das heiße Wasser geben,
- Beim Pulswickel werden die gut ausgewrungenen Innentücher um die Pulsstellen an Hand- und Fußgelenken gewickelt und mit dem Außentuch fixiert. Nach 10 min. die Tücher entfernen.

Schachtelhalm-Nierenkompresse

- **Anwendungsgebiete:** Chronische oder abklingende akute Nierenerkrankungen, Funktionsschwäche der Nieren, Nierenkolik, Nierensteine.
- **Wirkungsweise der Heilsubstanz:** ☞ 44.5 Phytotherapie.
- **Kontraindikationen:** ☞ 45.1.1 Allgemeine Kontraindikationen.
- **Anwendungsdauer und Häufigkeit:** ☞ 45.1.2 Feucht-heiße Wickel und Auflagen.

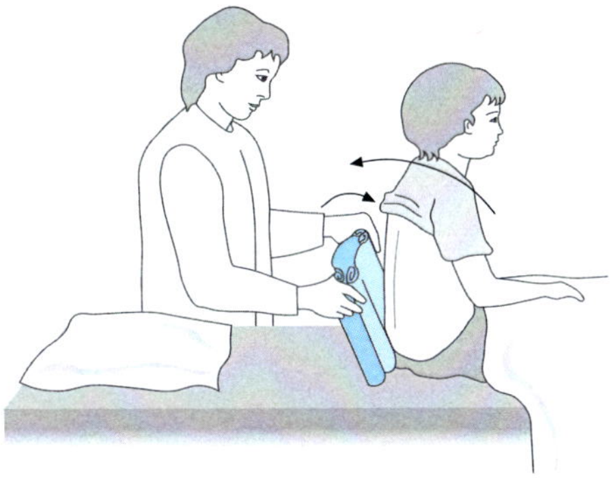

Abb. 45.1-5: Schachtelhalm-Nierenkompresse

Material

☞ 45.1.2 Feucht-heiße Wickel und Auflagen, zusätzlich:

- 750 ml kaltes Wasser,
- 1 EL Schachtelhalmkraut (Equisetum arvense).

Durchführung

- Das Schachtelhalmkraut im kalten Wasser ansetzen und 15 – 20 min. zugedeckt köcheln und 15 min. ziehen lassen. Danach abseihen und in die Schüssel geben.
- Das vorgewärmte Außentuch unterhalb der Nierengegend des Kindes platzieren,
- Innentuch entsprechend falten,
- Weiteres Vorgehen ☞ 45.1.2 Feucht-heiße Wickel und Auflagen.

Trocken-heiße Wickel und Auflagen

Trocken-heiße Wickel setzen ebenso wie die feucht-heißen Wickel einen intensiven Wärmereiz, der von der erwärmten Substanz ausgeht. Anders als bei den feuchten Anwendungen wird die Wärme sehr lange gehalten.

! Aufgrund des intensiven und lang anhaltenden Wärmereizes nur unter guter Beobachtung anwenden.

Fangopackung

- **Anwendungsgebiete:** Spannungsschmerzen (Rücken, Nacken, etc.), chronische rheumatische Beschwerden.
- **Wirkungsweise:** spannungslösend, schmerzreduzierend.
- **Kontraindikationen:** ☞ 45.1.1 Allgemeine Kontraindikationen.
- **Anwendungsdauer und Häufigkeit:** 30 – 60 min., danach wird die Hautstelle mit einem neutralen Öl leicht massiert und wieder gut zugedeckt, 30 – 60 min. Nachtruhe, 1 mal tgl.

Material

- Fangokompresse (in der Apotheke erhältlich),
- Zwischentuch, Außentuch,
- Schüssel mit heißem Wasser oder andere Wärmequelle,

Durchführung

- Fangopackung in heißem Wasser erwärmen, durchkneten, danach wieder glatt streichen,
- Die heiße Kompresse an die entsprechende Körperstelle anlegen, dabei die richtige Temperatur spüren,
- Nach ca. 1 – 2 min. nach Anlegen der Kompresse das Zwischen- und Außentuch straff umwickeln, da die intensive Wärme der Fangokompresse sich erst später entfaltet!

! Verbrennungsgefahr!

45.1.3 Mäßig temperierte Wickel und Auflagen

Im Gegensatz zu dem intensiven Wärmereiz bei den feucht-heißen Anwendungen steht bei den folgenden Anwendungen eine milde Durchwärmung im Vordergrund.

Mäßig temperierte Wickel und Auflagen sind besonders geeignet bei Säuglingen und Kleinkindern.

Ölwickel

Aufgrund des angenehmen Geruchs der jeweiligen Heilsubstanz und der milden Wärme sind Ölwickel eine bei Kleinkindern besonders beliebte äußere Anwendung. Das angewendete Öl besteht i.d.R. aus einem neutralen pflanzlichen Öl (Olivenöl, Mandelöl, Sonnenblumen oder Erdnussöl) als Trägersubstanz und einem ätherischen Öl. Das neutrale (oder auch fette Öl genannt) dient als Wärmespeicher, das ätherische Öl wird darin verdünnt.

- Reinheitsgrad des Öls beachten, um Hautirritationen zu vermeiden,
- Niemals unverdünnte ätherische Öle benutzen.

- **Anwendungsgebiete:** je nach verwendetem Öl (☞ Tab. 45.1-1).
- **Wirkungsweise:** Die Wirkstoffe werden über die Haut, die Einatmung und den Geruchssinn (Aromatherapie) aufgenommen.
- **Kontraindikationen:** ☞ 45.1.1 Allgemeine Kontraindikationen,
- **Anwendungsdauer und Häufigkeit:** 1–2 mal tgl. vorwiegend zur Nacht, 1 bis mehrere Stunden anwenden.

Tab. 45.1-1: Ätherische Öle und ihre Wirkungsweisen

Substanz	Wirkungsweise	Anwendungsgebiete	Mögl. Lokalisation
Eisenhut (Aconitum napellus) 2 %	Schmerzlindernd	Nervenschmerzen (Neuralgien), Knochenschmerzen	Schmerzendes Hautareal
Eukalyptus (Eucalyptus globulus Labill.) 2 %	Antimikrobiell, sekretlösend, spasmolytisch	Harnverhalt, Blasenentzündung, Halsschmerzen	Unterbauch, Blase, Hals
Fenchel (Foenicum vulgare) 5–10 %	Spasmolytisch, sekretlösend	Blähungen (Meteorismus)	Unterbauch
Johanniskraut (Hypericum perforatum) 2–10 %	Beruhigend, schmerzlindernd, durchwärmend, antidepressiv	Nervenschmerzen, Spannungsschmerzen	Schmerzendes Hautareal
Kümmel (Carum carvi) 2–5 %	Spasmolytisch, karminativ, antimikrobiell	Blähungen (Meteorismus), Koliken	Unterbauch
Kamille (Chamomilla recutita) 5–10 %	Spasmolytisch, karminativ, beruhigend, antimikrobiell	Blähungen, Koliken, Unruhezustände	Unterbauch
Lavendel (Lavandula angustifolia) 2–10 %	Beruhigend, entspannend, entkrampfend, harmonisierend	(Spastische) Bronchitis, Reizhusten	Thorax
Melisse (Melissa officinalis) 5 %	Beruhigend, karminativ, spasmolytisch	Menstruationsbeschwerden, Nervöse Magen-Darm-Beschwerden	Unterbauch
Pfefferminze (Mentha piperita) 2 %	Spasmolytisch, karminativ, kühlend, erfrischend	Spannungskopfschmerz, Migräne	Stirn, Nacken
Thymian (Thymus vulgaris) 2 %	Spasmolytisch, antimikrobiell	Bronchitis, Pertussis, starker Reizhusten	Brust (Sternumbereich)
Rosmarin (Rosmarinus officinalis) 2 %	Anregend, durchwärmend	Durchblutungsstörungen, niedriger Blutdruck	Extremitäten, Oberbauch
Zitrone (Citrus limon) 2 %	Strukturierend, gewebestraffend, kräftigend, erfrischend	Halsschmerzen	Hals

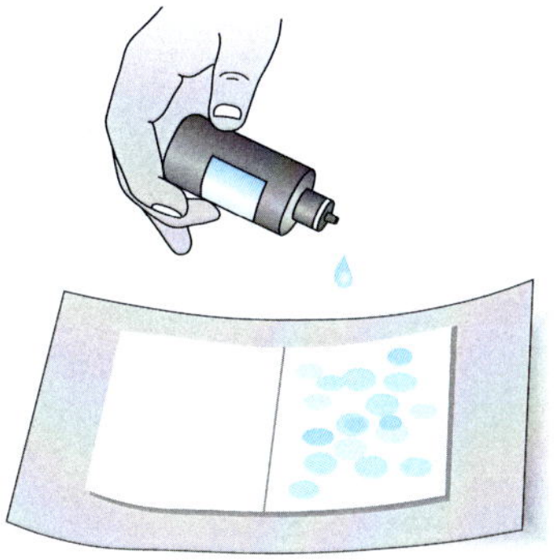

Abb. 45.1-6: Ölwickel

> ! • Verträglichkeit des Öls zuvor an einer Hautstelle des Kindes testen. Das Öl ist kontraindiziert bei auftretendem Juckreiz oder Rötungen.
> • Mentholhaltige Öle (Pfefferminze, Eukalyptus) sind bei Säuglingen aufgrund von potentiell auftretenden Atembeschwerden kontraindiziert!

Material

- Verdünntes ätherisches Öl (2 %ig bis max. 10 %ig),
- 1 doppelt gefaltetes Baumwolltuch entsprechend der gewünschten Körperfläche,
- 1 Außentuch,
- 1 lebensmittelechter Plastikbeutel oder Alufolie,
- 1 – 2 Wärmflaschen (max. 60 °C),
- Evtl. 1 Baumwollwatte oder Rohwolle und 1 Mullkompresse (10 × 10 cm).

Durchführung

- Das doppelt gelegte Baumwolltuch wird mit dem Öl beträufelt und gefaltet in den Plastikbeutel gelegt. Das Paket wird zwischen der gefüllten Wärmflasche erwärmt und auf die entsprechenden Körperstellen aufgelegt. Das vorgewärmte Außentuch zügig um das Innentuch wickeln und fixieren. Eine Schicht aus Baumwollwatte wird mit der Mullkompresse umwickelt und kann als zusätzliche Wärmespeicher auf das Außentuch aufgelegt werden.
- Der Ölwickel kann mehrer Male erwärmt werden, regelmäßig mit neuem Öl beträufeln (da ätherische Öle leicht flüchtig sind) und zwischenzeitlich luftdicht aufbewahren.

Salbenkompressen bzw. Auflagen mit Metall und Pflanzensalben

- **Anwendungsgebiete:** je nach verwendeter Salbe (☞ Tab. 45.1-2).
- **Allgemeine Wirkungsweise:** Stärkung und Harmonisierung der Organfunktionen.
- **Kontraindikationen:** ☞ 45.1.1 Allgemeine Kontraindikationen, Unverträglichkeit gegen die Salbengrundlagen.
- **Anwendungsdauer und Häufigkeit:** 1 – 2 mal tgl. vorwiegend zur Nacht, mindestens 2 Std., evtl. über Nacht, bei luftiger Aufbewahrung der Kompresse ist eine Benutzung der Salbenkompresse bis zu 10 Tagen möglich.

Material

- Verordnete Salbe,
- 1 doppelt gefaltetes Baumwolltuch entsprechend der gewünschten Körperfläche,
- 1 Außentuch,
- Spatel oder Messer,
- 1 Wärmflasche (max. 40 °C) für Pflanzensalben.

Tab. 45.1-2: Salbenkompressen bzw. -auflagen

Substanz	Wirkungsweise	Anwendungsgebiete	Mögl. Lokalisation
Arnika (Arnica montana) Salbe oder Gel	Antiphlogistisch, antiseptisch, wundheilungsfördernd (granulopoetisch)	Prellungen, Verletzungen	Schmerzhafte Stellen
Sauerklee (Unguentum oxalis) 10 %	Beruhigend, spasmolytisch	Nervöse Störungen im Magen-Darm-Bereich, nach traumatischen Erlebnissen	Bauch, Oberbauch
Meerrettich (Armoracia rusticana, Cochlearia armoracia Radix) Salbe 10 %	Schleimlösend, schmerzlindernd	Stirn-, Nebenhöhlenentzündung (Sinusitis), Kopfschmerzen, beginnende Migräne	Stirn, Nacken Cave: Meerrettich kann zu Reizung der Schleimhäute führen!

Durchführung

Bei Pflanzensalben:
- Messerrückendick (1 – 2 mm) auf das Baumwolltuch aufstreichen, bis ein fettiger glänzender Spiegel entsteht,
- Täglich nachstreichen,
- Angewärmten Salbenlappen auf die entsprechende Hautstelle auflegen und mit dem Außentuch fixieren.

Bienenwachskompresse

- **Anwendungsgebiete:** Schmerzen in Muskulatur und Gelenken, rheumatoide Beschwerden, Bronchitis.
- **Wirkungsweise:** tiefe, lang anhaltende Durchwärmung.
- **Kontraindikationen:** ☞ 45.1.1 Allgemeine Kontraindikationen.
- **Anwendungsdauer und Häufigkeit:** mind. 20 min. bis mehrere Stunden, bei Rötung Anwendung beenden, 1 – 2 mal tgl.

Material
- 1 Bienenwachskompresse (mit mehreren Schichten Bienenwachs beschichtete Stoffkompresse, z. B. vom Imker!) in der gewünschten Größe,
- 1 Folie oder lebensmittelechter Plastikbeutel,
- 1 Außentuch,
- Befestigungsmaterial,
- 2 Wärmflaschen.

Durchführung
- Die in der Folie befindliche Bienenwachsauflage und das Außentuch zwischen den Wärmflaschen körperwarm erwärmen, bis sie geschmeidig werden,
- Kompresse ohne Folie auf die entsprechende Hautpartie auflegen,
- Mit dem Außentuch abdecken und fixieren.

Zwiebelkompresse

- **Anwendungsgebiete:** Otitis externa, Otitis media.
- **Wirkungsweise der Heilsubstanz:** schmerzlindernd, entzündungshemmend, schleimlösend.
- **Kontraindikationen:** ☞ 45.1.1 Allgemeine Kontraindikationen, Trommelfellperforation.
- **Anwendungsdauer und Häufigkeit:** Mind. 20 min., danach verwerfen, 1 – 2 mal tgl.

Material
- 1 mittelgroße Zwiebel,
- 1 dünnes Baumwolltuch (Kompressen 10 × 10 cm oder Stofftaschentuch),
- Wärmequelle (z. B. Wärmflasche, Heizung),
- Mütze, Stirnband o. ä.,
- Brettchen, Küchenmesser,
- 1 handgroßes Stück Baumwollwatte oder Rohwolle,
- 1 lebensmittelechter Plastikbeutel.

Durchführung
- 3 – 4 abgelöste Zwiebelblätter so in das Baumwolltuch legen und verschließen, dass zu einer Seite nur eine Stofflage die Zwiebel umgibt. Zwiebelpäckchen in den Plastikbeutel legen und zusammen mit der Baumwollwatte mittels Wärmequelle körperwarm erwärmen. Die warme Zwiebelauflage ohne Plastikbeutel auf legen, so dass sie ca. 4 cm über das Ohr hinausragt. Die Baumwollwatte darüber legen und fixieren.
- Die Zwiebel kann auch kalt gepresst werden, bis der Zwiebelsaft austritt und dann ebenso verpackt angelegt werden.

Kamillenblüten-Säckchen

- **Anwendungsgebiete:** leichte Ohrenschmerzen, Otitis media, Nasennebenhöhlenentzündung.
- **Wirkungsweise der Heilsubstanz:** entzündungshemmend, schmerzlindernd.
- **Kontraindikationen:** ☞ 45.1.1 Allgemeine Kontraindikationen.
- **Anwendungsdauer und Häufigkeit:** beliebig lang, Kamillesäckchen kann 2- bis 3-mal erwärmt werden.

Material
- Kamillenblüten (Apotheke),
- 1 dünnes Baumwolltuch (Kompressen 10 × 10 cm, Stofftaschentuch),
- Wärmequelle (z. B. Wärmflasche, Heizung),
- Mütze, Stirnband o. ä.,
- 1 handgroßes Stück Baumwollwatte oder Rohwolle.

Durchführung
- Die Kamillenblüten (ca. 2 EL) in das vorhandene Tuch legen und verschließen.
- Das Paket zusammen mit der Baumwollwatte trocken erwärmen (☞ Wärmequelle), auf die betroffene Stelle aufgelegen und fixieren.

Körperwarme Quarkauflage

- **Anwendungsgebiete:** fiebrige Bronchitis oder Pneumonie, Mastitis, eitrige Tonsillitis, Gelenkentz. mit Überwärmung und ggf. Rötung, Thrombophlebitis.
- **Wirkungsweise:** entzündungshemmend, fiebersenkend, kühlend, schleimlösend, schmerzlindernd.

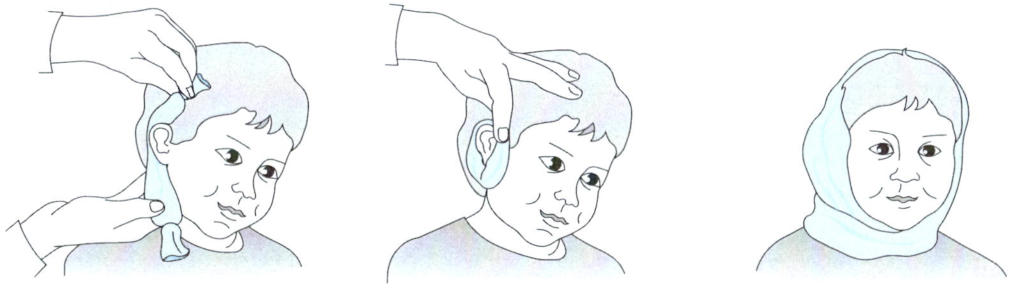

Abb. 45.1-7: Befestigung am Ohr

- **Kontraindikationen:** ☞ 45.1.1 Allgemeine Kontraindikationen.
- **Anwendungsdauer und Häufigkeit:** je nach Körpertemperatur 20 min. bis ca. 4 Std., mind. 15 min. Nachruhe, 1–2 mal tgl.

> ! Bei hohem Fieber Gefahr eines Wärmestaus durch zu langes Anliegen der Quarkauflage!

Material
- 250–500 g Magerquark (Zimmertemperatur!),
- 1–2 Mullkompressen 20 × 20 cm,
- 1 Baumwoll-Innentuch (Größe richtet sich nach der Auflagefläche),
- 1 Zwischentuch (z. B. Handtuch),
- 1 Außentuch (Mollton-Tuch),
- 2–4 Wärmflaschen (max. 60 °C),
- 1 wasserfeste Unterlage (z. B. Tablett),
- Löffel oder Messer,
- Evtl. Nässeschutz (z. B. Badelaken).

Durchführung
- Innentuch auf das Tablett legen und die Mullkompressen auseinander falten,
- Quark gleichmäßig ca. 0,5 cm dick in der gewünschten Größe auf die Mullkompressen streichen. Anschließend mit dem überstehenden Mull und dem Innentuch abdecken,
- Quarkauflage auf die Wärmflaschen legen und kurz erwärmen,
- Quarkauflage an die entsprechende Körperstelle anlegen,
- Mittels Zwischen- und Außentuch fixieren,
- Nässeschutz unterlegen,
- Bei größeren Wickeln wie z. B. einem Brustwickel ist es ratsam, zu zweit zu arbeiten,
- Kind vor dem Auskühlen schützen, insbesondere nach Entfernen des Wickels.

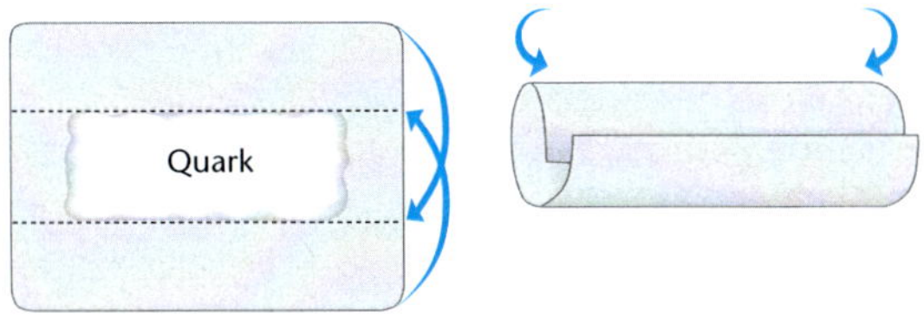

Abb. 45.1-8: Quarkauflage

Oxalis-Bauchauflage (Sauerklee)
- **Anwendungsgebiete:** unspezifische Bauchschmerzen, z. B. nach traumatischen Erlebnissen, krampfartige Menstruationsbeschwerden (☞ Oxalis Salbenlappen).
- **Wirkungsweise der Heilsubstanz:** stoffwechselharmonisierend, Lebenskräfte anregend.
- **Kontraindikationen:** ☞ 45.1.1 Allgemeine Kontraindikationen.
- **Anwendungsdauer und Häufigkeit:** Das Innentuch bleibt ca. 30–45 min. liegen (so lange, wie es als angenehm empfunden wird). Danach die feuchten Tücher entfernen und das Kind ca. 30 min. nachruhen lassen. Material entsprechend reinigen und trocknen, 15–30 min. Nachruhe. Vorzugsweise nach dem Mittagessen oder vor der Nachtruhe (je nach Indikation), max. 2 mal tgl.

Material
- 15 ml Oxalis-Essenz, als Alternative zur Salbe (Unguentum oxalis folium 5 %) mit 300–500 ml 40 °C warmem Wasser übergießen (die wirksamen Inhaltsstoffe von Oxalis werden bei höheren Temperaturen inaktiviert!),

- 1 saugfähiges Baumwoll-Innentuch doppelt gefaltet, der erforderlichen Größe entsprechend,
- 1 Mollton-Außentuch,
- 1 Schüssel,
- Evtl. 2 Wärmflaschen (max. 60 °C), Kirschkernsäcken oder ähnliche Wärmequellen,
- Befestigungsmaterial.

Durchführung

☞ Feucht-heißer Wickel.

45.1.4 Kühlende Wickel und Auflagen/ Kälteanwendungen

Je nach Art der gewählten Anwendung können kühle Anwendungen in Abhängigkeit von Temperatur und Dauer unterschiedliche Reaktionen des Organismus bewirken:

- Ist eine Vasokonstriktion der Gefäße erwünscht, um eine Blutung zu reduzieren, ist eine länger anhaltende Kälteeinwirkung sinnvoll (z. B. bei Prellungen).
- Soll jedoch übermäßige Wärme des Organismus über die Haut abgegeben werden, ist das Prinzip der Verdunstungskälte mit feuchten und mäßig temperierten Auflagen (☞ Wadenwickel bei Fieber) indiziert.
- Dient die Anwendung dem Zweck, eine anregende Wirkung (☞ Kneipp-Anwendungen) zu erzielen, sollte der Kältereiz nur von kurzer Dauer, jedoch intensiv sein. In der Folge kommt es zu einer reaktiven Durchblutungssteigerung und zu einer Eigenwärmeproduktion des Organismus mit anregendem Effekt.

Wadenwickel zur Fiebersenkung

Eine Fiebersenkung, die sich ausschließlich an einem absoluten Temperaturmesswert orientiert, macht nach neueren wissenschaftlichen Untersuchungen keinen Sinn. Wesentlich mit zu berücksichtigen ist das allgemeine Befinden des Kindes (☞ 5).

- **Anwendungsgebiete:** Fieberhafte Zustände mit Unruhezuständen, Fieberträumen, starker Beeinträchtigung des Allgemeinzustands u. a.
- **Wirkungsweise:** Unterstützung der Wärmeabgabe durch Verdunstungskälte und/oder Wärmeleitung.
- **Kontraindikationen:** ☞ 45.1.1 Allgemeine Kontraindikationen, Phase des Fieberanstiegs, kalte, schlecht durchblutete Extremitäten (Hände, Füße), Frösteln, Zittern, Kreislaufinstabilität.
- **Anwendungsdauer und Häufigkeit:** Die feuchten Wickel werden nach 10 min. erneut genässt und angelegt, i. d. R. 3 mal in Folge anwenden, evtl. erneute Temperaturmessung, Nachruhe gewährleisten!

Material

- 1 dickes Baumwolltuch/Handtuch als Matratzenschutz,
- 2 Wickeltücher, die vom Knöchel bis unter das Knie reichen,
- Evtl. 2 Handtücher als Außentuch (wenn nur das bei Prinzip der Wärmeleitung als Kühlungsmaßnahme gewünscht ☞ Durchführung),
- 1 Schüssel mit warmem Wasser (ca. 2 °C unter der Körpertemperatur beginnend),
- 1 Wasserthermometer,
- Evtl. 1 unbehandelte Zitrone oder Zitronensaft,
- Messer, Gabel, Glas zum Ausdrücken.

Durchführung

- Temperatur messen,
- Raum lüften, danach Fenster schließen und auf eine angenehme Raumtemperatur achten,
- Kind mit einer leichten Decke zudecken, evtl. Socken anlassen,
- Schüssel mit warmem Wasser füllen, halbe Zitrone unter Wasser speichenförmig anschneiden und ausdrücken (empfohlen, aber nicht zwingend erforderlich),
- Wickeltücher hineinlegen und kräftig auswringen,
- Feuchte Tücher möglichst faltenfrei zirkulär um die Wade des Kindes anlegen,
- Kind wieder gut zudecken (auch die Beine),
- Ist eine schonendere Wärmeabgabe erwünscht, können die nassen Tücher mit einem trockenen Außentuch umwickelt werden!

> **!** Werden die Füße während der Behandlung kalt, sofort abbrechen!

Brust- bzw. Lendenwickel nach Kneipp

- **Anwendungsgebiete:**
  - Brustwickel: chronische Bronchitis, zur Stärkung des Immunsystems.
  - Lendenwickel: Schlafstörungen, Obstipation.
- **Wirkungsweise:** Der intensive lokale Kältereiz zieht eine Reaktion vegetativer Vorgänge nach sich, die nachfolgend eine körpereigene Wärmeproduktion zum Ziel hat. Stoffwechselanregend, blutdrucksenkend, atmungsvertiefend.

- **Kontraindikationen:** ☞ 45.1.1 Allgemeine Kontraindikationen, akute Infekte. Waschungen, Bäder und Güsse nur bei warmem Organismus anwenden, nicht geeignet für Menschen mit schlechter Reaktionsfähigkeit auf Kältereize.
- **Anwendungsdauer und Häufigkeit:** 45–75 min., bis es zur Durchwärmung mit evtl. Schweißproduktion kommt, Wickel entfernen, abtrocknen und ca. 15 min. zugedeckt nachruhen, 1 mal tgl. über 2–3 Wochen, vorzugsweise früh morgens.

Material

- 1 Innentuch (Größe richtet sich nach Körpergröße, z. B. für Lendenwickel (☞ Abb. 45.1-9): vom Oberbauch bis Mitte Oberschenkel!), 1 Zwischentuch, 1 Außentuch,
- 1 Schüssel mit kaltem Wasser (10–18 °C).

Durchführung

- Der Körper muss warm sein (inklusive Hände und Füße),
- Das Außentuch und das Zwischentuch unter den Brust- bzw. Lendenbereich des Kindes legen,
- Das feuchte Innentuch gut auswringen und dem sitzenden Kind vom Rücken ausgehend möglichst straff anlegen und im Liegen um den Brustkorb bzw. um Unterbauch und die Oberschenkel wickeln,
- Das Zwischen- und Innentuch darüber rollen und fixieren,
- Das Kind gut und warm zudecken.

> Bei anhaltendem Frösteln und Kältegefühl länger als 10 min. nach Anlegen des Wickels feuchte Tücher entfernen und gut abtrocknen!

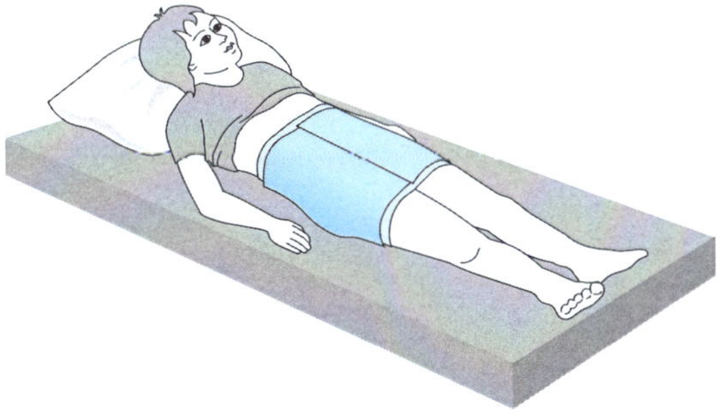

Abb. 45.1-9: Lendenwickel nach Kneipp

Prießnitz-Halswickel

- **Anwendungsgebiete:** Akute Halsentzündungen.
- **Wirkungsweise:** ☞ Brust-/Lendenwickel nach Kneipp.
- **Kontraindikationen:** Fieberanstieg, Schüttelfrost.
- **Anwendungsdauer und Häufigkeit:** bei akuter Entzündung ca. 30 min., ansonsten auch mehrere Stunden, 1 mal tgl., nach der Abnahme des feuchten Wickels den Halsbereich vor Kälte schützen.

Material

- 1 Innentuch (Halsbreite),
- 1 Zwischentuch,
- 1 Außentuch (Wollschal),
- 1 Schüssel mit kaltem Wasser (10–18 °C).

Durchführung

- Das feuchte Innentuch gut auswringen und um den Hals legen, die Wirbelsäule aussparen,
- Das Zwischen- und Außentuch darüber wickeln.

45.1.5 Anwendungen mit hautreizenden Substanzen

Die äußeren Anwendungen mit hautreizenden Substanzen heben sich zu den i. d. R. wohltuenden Wickeln und Auflagen ab. Die in den Substanzen enthaltenen Reizstoffe (z. B. Senföl) lösen eine spezifische lokale Reaktion aus, die individuell erlebt wird und zu unterschiedlichen Reaktionen führen kann. Daher sollten die nachfolgenden Anwendungen nur nach sorgfältiger Indikationsstellung von entsprechend geschultem Personal oder Bezugspersonen durchgeführt werden.

Kind und Eltern sollten in angemessener Form über die lokal auftretenden Reizerscheinungen informiert sein.

Senfmehlkompresse

- **Anwendungsgebiete:** obstruktive Bronchitis, akuter Asthmaanfall, Pneumonie, Pleuritis mit/ohne Erguss.
- **Wirkungsweise:** Hautreizung („künstliche Entzündung"), lokale Durchwärmung durch die Senföle, Durchblutungssteigerung, schleimlösend, stoffwechselanregend.
- **Kontraindikationen:** ☞ 45.1.1 Allgemeine Kontraindikationen, bewusstlose Patienten, Sensibilitätsstörungen, Hautempfindlichkeit, nicht intakte Haut, Fieber > 39,0 °C, kalte Extremitäten.
- **Anwendungsdauer und Häufigkeit:** bei der ersten Anwendung je nach Hauttyp nicht länger als 1–3 min., Steigerung bei den nachfolgenden Anwen-

dungen bis ≥ 10 min. möglich und sinnvoll, 1 mal tgl., vorzugsweise am Vormittag.

Material

- 10 – 30 g Schwarzes Senfmehl (Brassica nigra),
- Zellstoff oder Haushaltsrolle (doppelt so groß wie Auflagefläche),
- 1 Innentuch (der gewünschten Auflagefläche entsprechend), 1 Außentuch (Badetuch), 1 Zwischentuch,
- 250 ml warmes Wasser (max. 38 °C),
- 1 Schüssel,
- Lavendelöl (2 %ig) oder reines Olivenöl,
- Wecker/Uhr,
- Löffel,
- Vaseline.

Durchführung

- Innentuch glatt auslegen,
- Zellstoff oder Haushaltsrollenpapier doppellagig auf das Innentuch legen,
- Senfmehl 2 mm dick auftragen,
- Den überragenden Zellstoff einfalten, so dass kein Senfmehl austreten kann, dann das Innentuch einfalten,
- Die Kompresse vorsichtig von beiden Seiten zur Mitte hin aufrollen,
- Die Kompresse in das Wasser legen und nach kurzem Durchziehen vorsichtig ausdrücken (nicht wringen!), bis sie nicht mehr tropft,
- Die feuchte Senfkompresse möglichst faltenfrei an die entsprechende Körperstelle anlegen und mit den Außentüchern fixieren,
- Den Zeitpunkt des Anlegens dokumentieren,
- Die Reaktionen des Kindes gut beobachten ggf. die Kompresse vorzeitig entfernen,
- 1 – 10 min. nach Einsetzen des gewünschten Hautbrennens die Senfkompresse und Tücher zügig entfernen und die geröteten Hautpartien mit Öl einreiben,
- Patienten wieder gut zudecken und 30 – 60 min. nachruhen lassen,
- Hautinspektion und Dokumentation der Reaktion.

> **!**
> - Empfindliche Hautpartien (Brustwarzen, Achselhöhlen, usw.) sollten mit Vaselineläppchen geschützt werden.
> - Aufgrund des intensiven Hautreizes besteht bei unsachgemäßer Anwendung Verbrennungsgefahr!
> - Das Kind während der Anwendung nicht unbeobachtet lassen.

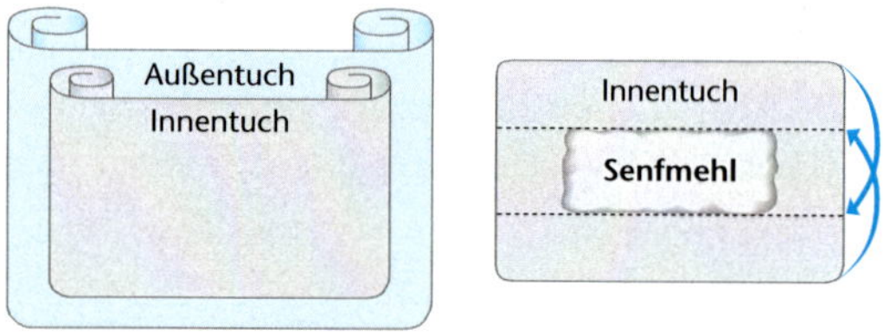

Abb. 45.1-10: Senfmehlkompresse

Senfmehlfußbad

- **Anwendungsgebiete:** Infekt der oberen Luftwege inklusive Sinusitis, Kopfschmerzen, Migräne, Obstipation.
- **Wirkungsweise:** ☞ Senfmehlkompresse.
- **Kontraindikationen:** ☞ Senfmehlkompresse.
- **Anwendungsdauer und Häufigkeit:** 1 mal tgl., vorzugsweise am Vormittag, als Kur 1 mal tgl. über mehrere Wochen.

Material

- Ca. 10 – 30 g schwarzes Senfmehl (Brassica nigra),
- Fußbadewanne mit max. 38 °C warmem Wasser,
- Badelaken, Handtuch,
- Wasser zum Abspülen,
- Lavendelöl (2 %ig) oder reines Olivenöl.

Durchführung

- Das Senfmehl in das Wasser geben und gut verteilen,
- Das Kind sitzt auf einem Stuhl stellt die Füße und Waden bis unterhalb der Knie in die Fußwanne,
- Nach ca. 2 – 10 min. tritt ein typisches Brennen auf,
- Nach dem Einsetzen des Brenneffekts sollten die Füße noch ca. 5 – 10 min. im Wasser verbleiben, das Brennen sollte jedoch auszuhalten sein!
- Füße aus dem Bad nehmen und mit dem warmen Wasser gründlich abspülen,
- Nach dem Abtrocknen der Füße diese mit wenig Öl einreiben,
- 30 – 60 min. Nachruhe im Bett,
- Hautinspektion und Dokumentation der Reaktion.

> **!**
> - Das Einsetzen des Brennens und die Hautreaktionen sind individuell sehr unterschiedlich, daher ist eine gute Hautbeobachtung wichtig.
> - Bei kleineren Kindern ist es ratsam, dass eine Begleitperson ihren Unterarm oder Fuß auch mit in das Wasser gibt.
> - Bei zu starker Rötung oder unangenehmem Schmerz Bad abbrechen.

Ingwermehlwickel (Zingiberis rhizoma)

- **Anwendungsgebiete:** Chronisch obstruktive Bronchitis, Asthma, Pneumonie (insbesondere subfebrile Verläufe).
- **Wirkungsweise:** durchblutungssteigernd, stoffwechselanregend, schleimlösend, ausscheidungsanregend, muskelentspannend, schmerzlindernd.
- **Kontraindikationen:** ☞ 45.1.1 Allgemeine Kontraindikationen, bewusstlose Patienten, Sensibilitätsstörungen, Hautempfindlichkeit, nicht intakte Haut, hohes Fieber, kalte Extremitäten.
- **Anwendungsdauer und Häufigkeit:** Die feuchte Kompresse und die Tücher nach max. 15 – 30 min. abnehmen, den Patienten warm zugedeckt nachruhen lassen, 1 mal tgl., (vormittags) über mehrere Tage.

Material

☞ Feucht-heiße Wickel, zusätzlich:

- 500 – 750 ml heißes Wasser (75 °C),
- 1 – 2 TL Ingwerpulver (möglichst frisch gemahlen, die Menge richtet sich nach der Auflagefläche),
- Messbecher.

Durchführung

- Das Ingwermehl mit wenig Wasser anrühren und kurz quellen lassen,
- Weitere Durchführung ☞ Feucht-heiße Wickel,
- Kind bei der ersten Ingweranwendung nicht alleine lassen, da lokale Unverträglichkeitsreaktionen auftreten können!
- Variante: das gelöste Ingwerpulver direkt auf das Innentuch geben und es anschließend mittels Wringtuch auswringen. So hat die Haut direkten Kontakt zu dem gelösten Ingwerpulver.

> Eine Besonderheit der Ingweranwendung ist die sich langsam ausbreitende intensive Durchwärmung des Organismus. Hierbei kommt es bei vielen Patienten zu einer gesteigerten Sinneswahrnehmung, auch in Verbindung mit Träumen. Daher sollten der Raum möglichst abgedunkelt und Störungen vermieden werden.

45.1.6 Bewertung/Studienlage

Josef Beuth

Trotz der weitverbreiteten Anwendung von Wickel und Auflagen in der naturheilkundlichen/komplementärmedizinischen Praxis, die auf einer Vielzahl empirischer Beobachtungen gründet, liegen bislang keine validen Daten (Studien der EBM-Evidenzgrade I oder II) vor, die den Unbedenklichkeits-/Wirksamkeitsnachweis belegen. Therapeutische Massnahmen wie Wickel und Auflagen, die in Untersuchungen der EBM-Evidenzgrade IV oder V (Kasuistiken oder Expertenmeinungen) getestet sind, können individuell und indikationsbezogen sinnvoll sein. Sie bedürfen aber weiterer Austestung (z. B. Studien der EBM-Evidenzgrade I oder II), ehe sie allgemein indikationsbezogen empfehlenswert sind.

Literatur

1 Bachmann, Sandra: Äußere Anwendungen mit Kamille – bei Kindern und Erwachsenen, Weleda Pflegeforum 7 (2002), 10 – 11
2 Belzner, Susanne: Eukalyptusöl-Kompresse bei Harnverhalt, Pflege aktuell, 50./6 (1997), 386 – 387
3 Faschingbauer, Christine: Schonendere Fiebersenkung durch Zitronenwickel, Pflegezeitschrift 6 (1995), 332 – 340
4 Sonn, Annegret: Pflegethema: Wickel und Auflagen. Thieme, Stuttgart, New York, 1998
5 Weleda Arzneimittelverzeichnis. 20. Aufl. 2002. Weleda AG, Heilmittelbetriebe Schwäbisch Gmünd

45.2 Rhythmische Einreibungen

Sandra Bachmann

45.2.1 Grundlagen

Geschichtliche Entwicklung

Rhythmische Einreibungen haben ihren Ursprung Anfang des 20. Jahrhunderts. Die die anthroposophische Medizin wesentlich prägende Ärztin Ita Wegman (1876 – 1943) entwickelte die rhythmische Massage, die auch heute noch vielfach Anwendung findet. Margarethe Hauschka und Irmgard Marbach bauten diese Massagetechnik für den pflegerisch-therapeutischen Bereich weiter zur „rhythmischen Einreibung nach Wegmann/Hauschka“ aus.

Eigenschaften der rhythmischen Einreibung nach Wegmann/Hauschka:

- Im Unterschied zur klassischen Massage wird bei der rhythmischen Einreibung nicht mit Druck gearbeitet. Die Berührungsqualität ist gekennzeichnet durch leichte und fließende Berührung und rhythmische Bewegung,
- Es wird „auf“ dem Gewebe gearbeitet, ohne es zu verschieben oder zu verformen, nicht „mit“ dem Gewebe wie bei der Massage,
- Die Einreibung nur mit warmen Händen durchführen (keine Handschuhe!),

- Es werden nur die Körperteile aufgedeckt, die behandelt werden (Wärmeverlust vermeiden!),
- Die Kontaktaufnahme geschieht nicht plötzlich,
- Der Kontakt bricht während der Behandlung nicht ab,
- Die Behandlungsdauer beträgt in der Regel nicht länger als 3–5 min. mit anschließender Nachruhe von mindestens 20 min.,
- Während der Behandlung keine Gespräche führen.

Die Technik der rhythmischen Einreibung nach Wegman/Hauschka kann nur in der Praxis vermittelt werden. Daher können die nachfolgenden Ausführungen lediglich exemplarischen Charakter haben. Spezielle Kurse zum Erlernen der rhythmischen Einreibung werden an entsprechenden Ausbildungsstätten angeboten.
Therapeutische Wirkung:
- Durchwärmung, bessere Durchblutung,
- Entspannung bei Unruhe, Ängsten,
- Schmerzlinderung, krampflösend,
- Verdauungsanregend,
- Atmungsvertiefend und beruhigend,
- Stimulation der Sinnesqualitäten (Tastsinn → taktile Stimulation),
- Verbesserte Körperwahrnehmung,
- Regulation des Schlaf-Wach-Rhythmus,
- Ausgleichen von Einseitigkeit → der Behandelte soll seine „Mitte" finden.

Anwendungsprinzipien
Wirksubstanzen
- Öle (☞ Tab. 45.1-1 Ätherische Öle und ihre Wirkungsweisen),
- Salben, Emulsionen oder andere gleitfähige Substanzen.

Allgemeine Vorbereitungen
- ☞ 45.1.1 Wickel und Auflagen

Allgemeine Kontraindikationen
- Bekannte Überempfindlichkeit gegenüber der Wirksubstanz,
- Hautverletzungen, Hautirritationen in dem betroffenen Hautareal,
- Empfindliche, gereizte Haut.

45.2.2 Wichtige Anwendungen

Die Einsatzmöglichkeiten der rhythmischen Einreibungen sind sehr vielfältig. Sie können sowohl als Prophylaxe (z. B. Pneumonieprophylaxe ☞ Brusteinreibung) in die pflegerische Grundversorgung integriert werden als auch in Form einer therapeutische Behandlung bei unterschiedlichen Beschwerden (z. B. bei Schmerzen) zur Anwendung kommen. Rhythmus entsteht durch die wechselnden Phasen des Verdichtens und Lösens in der Art der Berührung, welche der Behandelte als harmonischen, wohltuenden Gesamteindruck erlebt. Grundformen der rhythmischen Einreibung sind die Gerade und der Kreis. I. d. R. orientiert sich die Berührung an der Körperform, der Anatomie (z. B. Darmverlauf) und/oder dem Muskelverlauf.

Baucheinreibung
- **Anwendungsgebiete:** Bauchschmerzen durch Blähungen und Darmkrämpfe, Koliken im Säuglingsalter, zur Beruhigung;
- **Wirkungsweise:** durchwärmend, schmerzlindernd, krampflösend, beruhigend, verdauungsanregend;
- **Kontraindikationen:** ☞ 45.2.1 Allgemeine Kontraindikationen;
- **Behandlungsintervalle:** nach Bedarf, mehrmals täglich.

Material
- Substanz (z. B. Fenchelöl, Melissenöl, Kamillenöl, Kümmelöl);
- 1 vorgewärmtes Handtuch;
- Evtl. Knierolle zur Entlastung der Bauchmuskulatur.

Vorbereitung des Kindes
- ☞ 45.1.1 Allgemeine Vorbereitungen,
- Das Kind liegt möglichst entspannt im Bett (Säuglinge auf dem Wickeltisch),
- Das vorgewärmte Handtuch wird unter den Bauch gelegt.

Durchführung
- *Wenige* Tropfen Öl in den Händen erwärmen, auf warme Hände achten.
- Kontaktaufnahme geschieht an den Flanken. Die linke Hand ist die führende Hand und hält den Kontakt.
- Mit gleichmäßigen ruhigen Bewegungen das Öl auf dem Bauch verteilen und im Uhrzeigersinn um den Bauchnabel einreiben (so genannte Wärmekreise). Die Kreisrichtung richtet sich nach dem Verlauf des Dickdarms.
- Die Einreibung geschieht je nach Größe des Patienten mit einer oder beiden Händen. Die Berührungsqualität sollte eindeutig, aber ohne Druck sein. Hautkon-

takt während der gesamten Einreibung von ca. 2–3 min. halten ☞ 45.2.1.

- Das Kind anschließend wieder gut zudecken und ca. 30 min. nachruhen lassen.

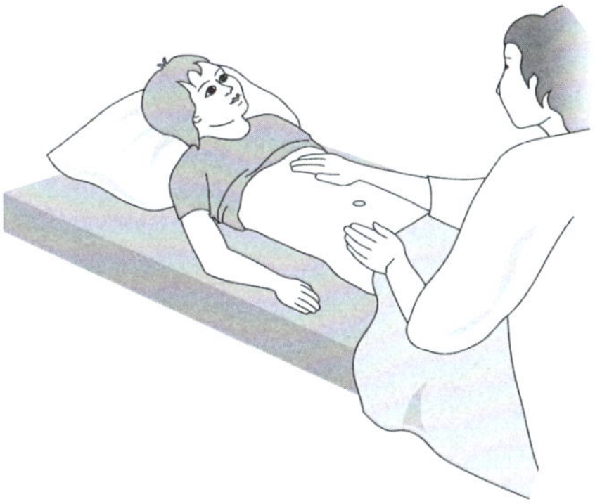

Abb. 45.2-1: Baucheinreibungen

Brusteinreibung

- **Anwendungsgebiete:** Bronchitis, Pneumonie, Reizhusten, zur Pneumonieprophylaxe.
- **Wirkungsweise:** atmungsvertiefend und anregend, durchwärmend, schleimlösend, Hustenreiz lindernd,
- **Kontraindikationen:** ☞ 45.2.1 Allgemeine Kontraindikationen.
- **Behandlungsintervalle:** 2–3 mal tgl., nach Bedarf.

Material

- Substanz (z. B. Lavendelöl, Thymianöl, z. B. Plantago-Bronchialbalsam),
- 1 vorgewärmtes Schultertuch, 1 Abdecktuch.

Vorbereitung des Kindes

- ☞ 45.1.1 Allgemeine Vorbereitungen.
- Das Kind liegt mit leicht erhöhtem Oberkörper zugedeckt im Bett.
- Das vorgewärmte Handtuch wird unter den Oberkörper gelegt, die Schultern sind bedeckt.
- Nur den Körperteil aufdecken, der eingerieben wird.

Durchführung

- Auf einer Seite beginnend taucht eine Hand mit der Handwurzel neben dem Schultergelenk unterhalb des Schlüsselbeins ein und wandert mit zunehmendem Kontakt zur Sternumspitze.
- Vom Sternum aus dreht die Hand und wandert in Richtung der Rippenbögen zur Flanke hin. Das berührungsempfindliche Gebiet über dem Plexus solaris und dem Magen wird ausgespart. Die andere Hand hält den Kontakt an der Schulter.
- Berührungsqualität ☞ 45.2.1
- Danach die Seite wechseln.
- Die Abstriche ca. 3–5 mal pro Seite wiederholen, Dauer insgesamt ca. 3–5 min., das Kind anschließend wieder gut zudecken und ca. 30 min. nachruhen lassen.

> Die Brusteinreibung kann auch auf beiden Seiten gleichzeitig durchgeführt werden!

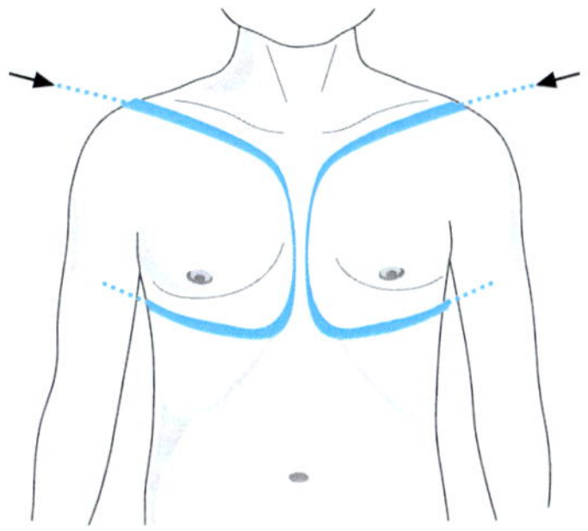

Abb. 45.2-2: Brusteinreibung

Rückeneinreibung (einhändig)

- **Anwendungsgebiete:** Bronchitis, Pneumonie, Reizhusten, Schmerzen, Schlafstörungen, Tag-Nacht-Umkehr, zur Pneumonieprophylaxe, zur Dekubitusprophylaxe;
- **Wirkungsweise:** atmungsvertiefend und anregend, durchwärmend, schleimlösend, Hustenreiz lindernd, beruhigend, schlaffördernd;
- **Kontraindikationen:** ☞ 45.2.1 Allgemeine Kontraindikationen.
- **Behandlungsintervalle:** 1–2 mal tgl., nach Bedarf, besonders geeignet zur Nacht.

Material

- Substanz (z. B. Lavendelöl, Thymianöl, Akonitöl, Plantago-Bronchialbalsam),
- 1 vorgewärmtes Schultertuch (Badetuch), 1 Abdecktuch.

Vorbereitung des Kindes

- ☞ 45.1.1 Allgemeine Vorbereitungen.
- Kind sitzt möglichst entspannt auf einem Stuhl oder im Bett. Der Oberkörper ist nach vorne gebeugt, die Unterarme liegen auf einem Kissen.

- Das vorgewärmte Badetuch wird von vorne um den Oberkörper gelegt, die Schultern sind bedeckt, nur den Körperteil aufdecken, der eingerieben wird.

Durchführung
- Zunächst die Substanz auf einer Rückenseite entsprechend neben der Wirbelsäule gleichmäßig verteilen.
- Danach wird jede Rückenseite einhändig mit abwärts wandernden Kreisen, entlang der Rückenstreckermuskeln (M. erector spinae), neben der Wirbelsäule, eingerieben. Ausgangspunkt ist der siebte Halswirbel bis hinunter zum Kreuzbeinbereich. Die andere Hand hält den Kontakt an der Schulter oder am Oberarm.
- Berührungsqualität (☞ 45.2.1).
- Danach die Seite wechseln, die Einreibung ca. 2–3 mal pro Seite wiederholen, Dauer insgesamt ca. 3–5 min., das Kind anschließend wieder gut zudecken und ca. 30 min. nachruhen lassen.

Andere Formen der Rückeneinreibung wie z.B. zweihändige Rückeneinreibung mit gegenläufigen oder phasenverschobenen Kreisen oder besondere Rückenabstriche können in speziellen Kursen erlernt werden.

> Die Einreibung kann auch in Bauch- oder Seitenlage durchgeführt werden.

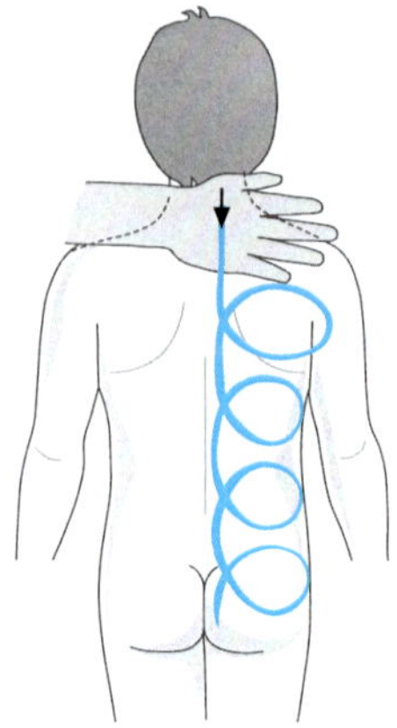

Abb. 45.2-3: Rückeneinreibung, einhändig

Fußeinreibung

Die Fußeinreibung kann isoliert oder in Verbindung mit einer Beineinreibung durchgeführt werden.

- **Anwendungsgebiete:** Schlafstörungen, kalte Füße, Empfindungs- oder Wahrnehmungsstörungen, Kopfschmerzen, Migräne, Schwerstkranke, zur Dekubitusprophylaxe.
- **Wirkungsweise:** schlaffördernd, beruhigend, wahrnehmungsfördernd, entspannend, durchwärmend.
- **Kontraindikationen:** ☞ 45.2.1 Allgemeine Kontraindikationen.
- **Behandlungsintervalle:** 1–2 mal tgl., nach Bedarf, vorzugsweise nach dem Erwachen oder zur Nacht.

Material
- Substanz (z.B. Lavendelöl, Rosmarinöl, Plantago-Bronchialbalsam),
- 1 vorgewärmtes Badetuch,
- Evtl. 1 Kissen.

Vorbereitung des Kindes
- ☞ 45.1.1 Allgemeine Vorbereitungen.
- Das Kind liegt möglichst entspannt im Bett, Säuglinge im Bett oder auf dem Wickeltisch.
- Das vorgewärmte Handtuch wird unter die Beine gelegt, ansonsten ist das Kind zugedeckt.
- Bei größeren Kindern kann das Kissen unter die Knie gelegt werden.

Durchführung für den linken Fuß (rechts entsprechend umgekehrt)
- Das angewärmte Öl mit beiden Händen in einer Bewegung an einem Fuß auftragen, die rechte Hand liegt auf dem Fußrücken, die linke Hand schmiegt sich dem Fußgewölbe an und umgreift das Fersenbein nah an der Ferse.
- Beide Hände gleiten leicht, ohne Druck, aber auch ohne zu kitzeln, vom Fußknöchel ausgehend über den Fuß bis hin zu den Zehenspitzen. Dabei die Zehen ganz bewusst von beiden Händen umschließen, bis die Hände sich lösen.
- Nach 2- bis 3-maliger Durchführung hält die rechte Hand das Bein mit der flachen Hand. Die linke Hand umkreist die Ferse (ca. 2–5 mal) – vom Innenknöchel ausgehend über die Achillessehne bis zum Außenknöchel.
- Den Abschluss der Fußeinreibung bildet der „Abstrich“. Dabei streicht der Daumenballen der linken Hand vom Ballen der zweiten Zehe bis zur Ferse, die rechte Hand liegt auf dem Fußrücken. Der Abstrich wird ca. 2–5 mal durchgeführt, anschließend wird der Fuß in das Badetuch eingeschlagen und zugedeckt. Die Nachruhe sollte mind. 20 min. betragen.

> **!** Der Fußabstrich ist kontraindiziert bei Patienten mit spastischer Parese.

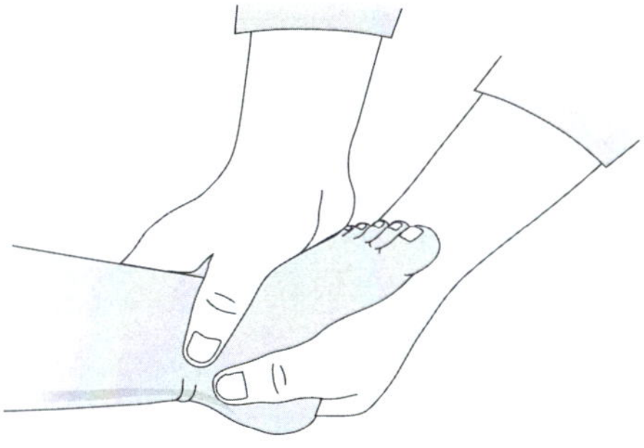

Abb. 45.2-4: Fußeinreibung

Atemstimulierende Einreibung (ASE)

Im Unterschied zur rhythmischen Einreibung nach Wegman/Hauschka wird die ASE mit konstantem Druck durchgeführt. Der Einreibende orientiert sich an der Atmung des Behandelten.

- **Anwendungsgebiete:** Schlafstörungen, Atemprobleme, Unruhe, zur Pneumonieprophylaxe.
- **Wirkungsweise:** atmungsvertiefend und -verlangsamend, beruhigend, schlaffördernd, wahrnehmungsfördernd.
- **Kontraindikationen:** ☞ 45.2.1 Allgemeine Kontraindikationen.
- **Behandlungsintervalle:** 1 – 2 mal tgl., nach Bedarf.

Material

- Unparfümierte Wasser-in-Öl-Lotion (W/O-Lotion).
- Evtl. Kissen.

Vorbereitung des Kindes

- ☞ 45.1.1 Allgemeine Vorbereitungen.
- Das Kind sitzt möglichst entspannt auf einem Stuhl oder im Bett. Der Oberkörper ist nach vorne gebeugt, die Unterarme liegen auf einem Kissen.
- Die Einreibung kann auch in Bauch- oder Seitenlage durchgeführt werden.

Durchführung

- Die angewärmte Lotion von der Schulter abwärts Richtung Steiß auftragen.
- Möglichst synchron zur Atmung des Behandelten wandern die flachen, geschlossenen Hände in kreisenden Bewegungen neben der Wirbelsäule entlang über die Rippenbögen.
- Der Druck der Hand an den Rippenbögen auf die Außenkante der Hände verlagern und verstärken. Dabei soll die Einatmung unterstützt werden.
- Nach ca. 5 – 6 Kreisen werden die Hände nacheinander wieder auf die Schultern gelegt und die Einreibung wiederholt.
- Nach ca. 5 – 10 min. wird die ASE mit der zu Beginn durchgeführten großflächigen Ausstreichung abgeschlossen.

45.2.3 Bewertung/Studienlage

Josef Beuth

Für die beschriebenen rhythmischen Einreibungen (Bauch-, Brust-, Rücken- und Fusseinreibungen sowie atemstimulierende Einreibung) liegen bislang keine Daten aus wissenschaftlichen/begutachteten Publikationen vor, die den Unbedenklichkeits-/Wirksamkeitsnachweis (Studien der EBM-Evidenzgrade I oder II) belegen. Therapeutische Anwendungen (u.a. rhythmische Einreibungen), die empirisch bzw. in Untersuchungen gemäß EBM-Evidenzgrade IV oder V (Kasuistiken; Expertenmeinungen) getestet sind, können individuell/indikationsbezogen sinnvoll sein. Sie bedürfen aber weiterer Austestung (z.B. Studien der EBM-Evidenzgrade I oder II), ehe sie allgemein indikationsbezogen empfehlenswert sind.

Literatur

1 Bachmann, Sandra: Äußere Anwendungen mit Kamille – bei Kindern und Erwachsenen, Weleda Pflegeforum 7 (2002), 10 – 11
2 Bienstein, Christel, Klein, Gerd, Schröder, Gerhard: Atmen. Die Kunst der pflegerischen Unterstützung der Atmung. Thieme, Stuttgart, New York, 2000
3 Glaser, Hermann: In einer wirklich menschlichen Geste Hand anlegen, Pflegezeitschrift 1 (1998), 24 – 27
4 Große-Brauckmann, Edelgard: Rhythmische Einreibung, Deutsche Krankenpflege-Zeitschrift 2 (1992), 94 – 96

45.3 Bäder

Sandra Bachmann

45.3.1 Grundlagen

- Medizinisch-therapeutische Bäder dienen einem jeweils individuellen therapeutischen Ziel und nicht der Körperreinigung. Das schließt die Benutzung von Seifen oder anderen Badezusätzen aus. Die Badetemperatur richtet sich nach der zu erzielenden Wirkung.

- Vollbäder nicht direkt im Anschluss an die Mahlzeit durchführen (mindestens 1 Stunde Pause).
- Die Badedauer liegt bei einem Vollbad zwischen 10 und 20 min.
- Nachruhe: mindestens 20 min., in vorgewärmten Badetüchern und möglichst ungestört.

Therapeutische Wirkung

- **Physikalische Wirkung:** Setzt sich zusammen aus der Wassertemperatur, dem hydrostatischen Druck und dem Auftrieb:[2]
  - Warme Bäder (36–38 °C) führen zur Gefäßerweiterung, besseren Durchblutung und somit zur Stoffwechselanregung,
  - Kalte Bäder (< 30 °C bei Teilbädern) bezwecken das Anregen einer körpereigenen Wärmeproduktion.
- **Chemische Wirkung:** über die Haut und Atmung werden die unterschiedlichen Badezusätze aufgenommen, spezifische Wirkungsweise der entsprechenden Substanzen, z.B. Lavendel = beruhigend, spasmolytisch, Rosmarin = anregend.
- **Psychologische Wirkung:** Steigerung des Wohlbefindens, je nach gewählter Substanz: Entspannung oder Anregung.

Anwendungsprinzipien

Wirksubstanzen/Badezusätze

- Heilpflanzentees (☞ 44.5 Phytotherapie),
- Öle (ätherische und fette),
- Essenzen,
- Andere medizinische Zusätze (z. B. Kaliumsulfuratum pro balneo, Fichtennadel, Kamille u. a.).

Allgemeine Vorbereitungen

- ☞ 45.1.1 Wickel und Auflagen,
- Bett für die Nachruhe vorbereiten,
- Evtl. Wärmflaschen und vorgewärmte Badelaken.

Für eine „Packung“ zusätzlich:

- 1 Laken längs in das Bett legen,
- 1 Baumwolldecke darüber legen,
- 2–3 Badelaken quer in das Bett legen (der Körpergröße entsprechend),
- 3 Wärmflaschen auf die Laken legen und das Bett vorwärmen,
- Wenn möglich: Bett in das Bad holen (in der Klinik).

Allgemeine Kontraindikationen

- Bekannte Überempfindlichkeit gegenüber den Wirksubstanzen,
- Hautverletzungen, Hautirritationen in dem betroffenen Hautareal,
- Frösteln, Frieren, Kreislaufinstabilität,
- Kinder mit Bewusstseinseinschränkungen nur nach gezielter Indikationsstellung,
- Unmittelbar nach der Mahlzeit.

45.3.2 Medizinisch-therapeutische Bäder

Ganzkörperbäder

Ansteigendes Bad/Schwitzbad

- **Anwendungsgebiete:** beginnende Erkältungen.
- **Wirkungsweise:** stoffwechselanregend, Anregen der Schweißproduktion.
- **Kontraindikationen:** ☞ 45.3.1 Allgemeine Kontraindikationen, Säuglinge und Kleinkinder bis ca. fünf Jahre.
- **Anwendungsdauer und Häufigkeit:** max. 20–30 min., Kind vorsichtig aus der Badewanne steigen lassen (Kreislaufreaktion!) und sofort in die vorgewärmten Handtücher oder Bademantel einwickeln, evtl. Packung. Nachruhe im angewärmten Bett mindestens 30 min., 1 mal tgl. max. 3 mal/Woche.
- **Material:** Badethermometer, Fieberthermometer, vorgewärmte Badetücher, Bademantel, Material für anschließende Packung (☞ 45.3.1 Allgemeine Vorbereitungen). Zur Unterstützung der Schweißproduktion einen medizinischen Tee aus je gleichen Teilen Lindenblüten, Hagebutten und Malvenblüten mit etwas Zitronensaft zum Trinken vorbereiten.

Durchführung

- Körpertemperatur ermitteln.
- Beginnend mit einer Badetemperatur von 36 °C wird das Wasser innerhalb von 15 Minuten durch vorsichtiges Zugießen von heißem Wasser vom Fußende aus um 1,5–2 °C erwärmt.
- Mit einer weichen Bürste oder Waschhandschuh das Kind unter Wasser abbürsten.
- Flüssigkeit (Teemischung ☞ Material) verabreichen.

Das Kind während des gesamten Bades gut beobachten und nicht alleine lassen!

Besondere Maßnahmen bei Packungen nach dem Bad

Das Bett wird mit vorgewärmten Tüchern oder Handtüchern ausgelegt. Der Patient wird nach dem Bad nicht abgetrocknet und zügig auf die Tücher gelegt, eingehüllt und gut zugedeckt. Die Nachruhezeit in der Packung sollte 30 min. betragen, anschließend weitere 30 min.

Bäder mit Teezusatz (Beispiel eines Equisetumteebads)

- **Anwendungsgebiete:** Ekzeme, Nesselsucht.
- **Zusätze:** Equisetumtee (Zubereitung siehe ☞ 44.5 Phytotherapie: Teeliste).
- **Wirkungsweise:** stoffwechselanregend, regt die Ausscheidung über die Niere an.
- **Kontraindikationen:** ☞ 45.3.1 Allgemeine Kontraindikationen.
- **Anwendungsdauer und Häufigkeit:** 8 – 10 min., anschließend mit körperwarmem Wasser abduschen, Häufigkeit nach ärztlicher Anordnung (max. 3 mal/ Woche).
- **Material:** Equisetumtee (Dosierung und Zubereitung siehe Phytothertapie).

Durchführung

Badetemperatur 35 – 36 °C als Voll- oder Teilbad.

Ölbad (Beispiel eines Lavendelbads)

Öle können nur in Verbindung mit einem Emulgator als Badezusatz verwendet werden, ansonsten sollte eine fertige Bademilch benutzt werden. Mögliche Emulgatoren: Milch, Sahne, Molke, Kleie, Honig, Meersalz.

- **Anwendungsgebiete:** Einschlafstörungen, Unruhezustände, Erschöpfungszustände, Verspannungen.
- **Zusätze:** emulgiertes Lavendelöl (alternativ: Lavendel-Bademilch), ☞ Tab. 45.1-1 Ätherische Öle und ihre Wirkungsweisen.
- **Wirkungsweise:** beruhigend (☞ Tab. 45.3-1 Mögliche Ölzusätze für Voll- und Teilbäder), entkrampfend, durchwärmend.
- **Kontraindikationen:** ☞ 45.3.1 Allgemeine Kontraindikationen,
- **Anwendungsdauer und Häufigkeit:** 10 – 20 min., anschließend in vorgewärmten Badetüchern mind. 30 min. nachruhen (☞ 45.3.1 Allgemeine Vorbereitungen), 2 – 3 mal pro Woche.
- **Material:** Lavendel-Bademilch, Badetücher, Badethermometer, Fieberthermometer, evtl. Material für anschließende Packung.

Durchführung

- Badezusatz in das einlaufende Wasser geben,
- Wassertemperatur sollte gemessene Körpertemperatur nicht überschreiten, Patient sollte nicht frieren.

Tab. 45.3-1: Mögliche Ölzusätze für Voll- und Teilbäder

Öle	Wirkungsweise
Fette Öle (z. B. naturreines Olivenöl)	Durchwärmend
Eukalyptusöl (2 %ig)	Schleimlösend
Lavendelöl (2 – 10 %ig)	Beruhigend, entkrampfend, durchwärmend
Melissenöl (5 %ig)	Stoffwechselharmonisierend, beruhigend
Thymianöl (2 %ig)	Schleimlösend, entkrampfend, keimreduzierend
Rosmarinöl (2 %ig)	Anregend, durchwärmend
Zitronenöl (2 %ig)	Anregend, erfrischend

Öldispersionsbad (Jungebad®)

Durch die Anwendung eines Öldispersionsgeräts wird das Öl ohne Emulgator sehr fein verwirbelt. Dieser Dispersionsvorgang bezweckt eine größtmögliche Verteilung des Öls im Wasser und eine Oberflächenvergrößerung des Öls (~ 2000-fach). Der statische Druck des Wassers wird um 10 % reduziert.

- **Anwendungsgebiete:** Störungen des Wärmehaushalts, Stoffwechselstörungen, Polyneuropathien.
- **Zusätze:** Ätherisches Öl je nach Indikationsstellung (☞ Tab. 45.3-1 Mögliche Ölzusätze für Voll- und Teilbäder).
- **Wirkungsweise:** Anregung der Wärmebildung durch das ätherische Öl (nicht durch die Wassertemperatur!).
- **Kontraindikationen:** ☞ 45.3.1 Allgemeine Kontraindikationen,
- **Anwendungsdauer und Häufigkeit:** 15 – 20 min., anschließend in vorgewärmten Badetüchern mind. 30 min. nachruhen (☞ 45.3.1 Allgemeine Vorbereitungen), max. 1 mal täglich.
- **Material:** Öldispersionsgerät, ätherisches Öl verdünnt in fettem Öl (vorzugsweise Olivenöl), Badetücher, Badethermometer, Fieberthermometer, evtl. Material für anschließende Packung.

Durchführung

- Das Dispersionsgerät an den Brauseschlauch der Badewanne anschließen und bis zur Markierung mit dem Öl füllen (ca. 5 ml).
- Wassertemperatur 1 °C oberhalb der gemessenen Körpertemperatur einstellen, das Kind erst in das fertige Bad einsteigen lassen.
- Das Kind soll möglichst ruhig im Wasser liegen bleiben und vor dem Ablassen des Wassers aussteigen.

Nährbad

- **Anwendungsgebiete:** Kinder mit ausgeprägten Ernährungsstörungen, insbesondere durch einen gestörten Stoffwechsel.
- **Zusätze:** ¼ l Milch und 1 Eigelb vermischen, 1 unbehandelte Zitrone.
- **Wirkungsweise:** Stoffwechsel harmonisierend, aufbauend.
- **Kontraindikationen:** ☞ 45.3.1 Allgemeine Kontraindikationen.
- **Anwendungsdauer und Häufigkeit:** 7 min., anschließend in vorgewärmten Badetüchern mind. 30 min. nachruhen (☞ 45.3.1 Allgemeine Vorbereitungen), 1 – 2 mal wöchentlich.
- **Material:** Zusatz (s. o.), Messer, Badethermometer, Fieberthermometer.

Durchführung

- Badewasser 1 °C über der gemessenen Körpertemperatur vorbereiten,
- Milch-Eigelb-Gemisch in das Wasser geben, Zitrone unter Wasser einschneiden und ausdrücken.

Schwefelbad

- **Anwendungsgebiete:** zur Anregung des Stoffwechsels.
- **Zusatz:** 25 ml Kaliumsulfuratum pro balneo 10 %.
- **Wirkungsweise:** stoffwechselanregend, kreislaufanregend. Die Wirkung des Schwefels ist temperaturabhängig. Bei untergewichtigen Patienten sollte die Badetemperatur nicht mehr als 1 °C über der gemessenen Körpertemperatur liegen.
- **Kontraindikationen:** ☞ 45.3.1 Allgemeine Kontraindikationen.
- **Anwendungsdauer und Häufigkeit:** beim ersten Bad nicht länger als 5 min., Steigerung bis 20 min. bei gleich bleibender Wassertemperatur möglich, anschließend in vorgewärmten Badetüchern mind. 30 min. nachruhen (☞ 45.3.1 Allgemeine Vorbereitungen), 1 mal tgl.
- **Material:** Zusatz, Badethermometer, Material für anschließende Packung.

Durchführung

- Badetemperatur nicht mehr als 1 °C über der gemessenen Körpertemperatur beginnend.
- Steigerung je nach Akzeptanz und Kreislaufsituation möglich.

Teilkörperbäder

Kneippsche Güsse

- **Anwendungsgebiete:** Kopfschmerzen, Bindegewebsschwäche, Einschlafstörungen, Störungen der Wärmeregulation, Infektanfälligkeit, Hypertonie (bei Kindern selten).
- **Wirkungsweise:** entstauend, durchblutungsfördernd, reaktiv gefäßerweiternd, tonisierend, erfrischend, schlaffördernd am Abend, Stärkung des Immunsystems.
- **Kontraindikationen:** ☞ 45.3.1 Allgemeine Kontraindikationen, Asthma bronchiale, organische Herzerkrankungen, evtl. Menstruation, Harnwegsinfektionen.
- **Anwendungsdauer und Häufigkeit:** 1 mal tgl. und je nach Bedarf (2 – 3 min.).
- **Material:** Gummischlauch (Länge ca. 1,5 m, Durchmesser 20 mm) oder Gießrohr, Handtuch.

Durchführung

Zu unterscheiden sind **Flachgüsse** und **Blitzgüsse**. Flachgüsse werden mit geringem Druck, Blitzgüsse (Druckstrahlgüsse) werden aus einer Entfernung von 2 – 4 m mit entsprechendem Druck (1 – 3 atm) verabreicht. Die Temperatur variiert je nach Indikation von 18 °C (kalt) über 18 – 22 °C (wechselwarm) bis 43 °C (ansteigend bis heiß). Die Intensität des Reizes sollte langsam erweitert werden. Beispiele ☞ Tab. 45.3-2.

Grundregeln von Güssen

- Raum für die Anwendung gut temperieren,
- Das Wasser nach dem Guss nur abstreifen, nicht abtrocknen,
- Nach dem Anziehen auf Wiedererwärmung achten!

Wassertreten

- **Anwendungsgebiete:** Einschlafstörungen, leichte arterielle Durchblutungsstörungen, Störungen der Wärmeregulation, Infektanfälligkeit, Hypertonie, Wetterfühligkeit.
- **Wirkungsweise:** erwärmend, durchblutungsfördernd, stoffwechselanregend, Stärkung des Immunsystems, schlaffördernd am Abend, beruhigend.
- **Kontraindikationen:** ☞ 45.3.1 Allgemeine Kontraindikationen, Menstruation.
- **Anwendungsdauer und Häufigkeit:** 1 mal tgl., 1 – 1,5 min., je nach Wassertemperatur,
- **Material:** Wassertretbecken, warme Strümpfe, Handtuch.

Tab. 45.3-2 Beispiele von Güssen

Lokalisation	Wirkungsweise	Durchführung
Knieguss → kalt und wechselwarm	Blutdrucksenkend, entstauend, ableitend, schmerzlindernd, durchblutungsfördernd, beruhigend, schlaffördernd	• Peripher beginnend, • Beide Beine nacheinander, • Zunächst an der Außenseite einer Wade vom Fußrücken aufwärts bis kurz oberhalb des Knies, • Kurz verweilen, • Auf der Wadeninnenseite wieder hinunter, • Zum Abschluss beide Fußsohlen abgießen.
Armguss → kalt und wechselwarm	Kreislaufanregend, ableitend, atmungsvertiefend, erfrischend, schmerzlindernd	• Peripher beginnend, • Beide Arme nacheinander, • Zunächst an der Außenseite von der Hand aufwärts bis zur Schulter, • Kurz verweilen, • Dann auf der Wadeninnenseite wieder hinunter.

Durchführung

- Temperatur der Füße prüfen,
- Wenn Füße warm, gleichmäßig durch das Wasser gehen, dabei ein Bein immer aus dem Wasser heben („Storchengang"),
- Sofort abtrocknen und Strümpfe und Schuhe anziehen,
- Wiedererwärmung durch Bewegung oder gutes Zudecken, Auskühlen vermeiden!

Senfmehlfußbad

☞ 45.1.2 Anwendungen mit hautreizenden Substanzen.

Hand- bzw. Fußbad, -waschung

- **Anwendungsgebiete:** Unruhezustände, Angstzustände, Schwerstkranke und sterbende Patienten, chronisch kalte Extremitäten, Sensibilitätsstörungen, Tag-Nacht-Umkehr (Kinder, die schlecht in den Tag oder in den Schlaf kommen), (☞ 44.6 Basale Stimulation).
- **Zusätze:** ätherische Öle plus Emulgator, je nach Indikation (z. B. Lavendel, Rosmarin ☞ Tab. 45.1-1 Ätherische Öle und ihre Wirkungsweise).
- **Wirkungsweise** je nach Zusatz: beruhigend, harmonisierend (Lavendel); vitalisierend, erfrischend (Rosmarin); durch die Art der Waschung werden die Extremitäten und die Körpergrenzen deutlich erlebbar.
- **Kontraindikationen:** ☞ 45.3.1 Allgemeine Kontraindikationen.
- **Anwendungsdauer und Häufigkeit:** 1 mal tgl., nach Bedarf, je nach Indikationsstellung früh morgens oder zur Nacht.
- **Material:** Waschschüssel, mit warmem Wasser (~ 37 °C → Badethermometer), Zusatz, Waschhandschuh, Handtuch, Badelaken.

Durchführung eines Fußbads

- Das Kind gut zugedeckt und entspannt in das Bett legen, die Beine auf das Badelaken legen und von beiden Seiten einschlagen,
- Wassertemperatur prüfen und Zusatz hineingeben, Füße vorsichtig in das Wasser eintauchen, bis Bodenkontakt besteht.
- In kreisenden Bewegungen, mit eindeutiger Berührung und Waschrichtung den Fuß entsprechend seiner Anatomie waschen, dabei jede Zehe einzeln ausstreichen.
- Füße einzeln aus dem Wasser nehmen und gut abtrocknen, auch hier auf eindeutige Berührungsqualität (☞ 45.2 Rhythmische Einreibungen) achten.

Durchführung eines Handbads

- Die Durchführung unterscheidet sich nicht wesentlich von der des Fußbads.
- Auch beim Handbad ist auf eine entspannte Lagerung zu achten, insbesondere bei schwerstkranken Kindern.
- Die Hände nacheinander waschen und auch hier auf eine eindeutige Berührungsqualität achten.

Sitzbad

- **Anwendungsgebiete:** Wundbehandlung, Pilzinfektionen;
- **Zusätze:** Kamille, Ringelblume oder Eichenrinde (1 l Tee, Zubereitung ☞ 44.5 Phytotherapie);
- **Wirkungsweise** je nach Zusatz: ☞ 44.5 Phytotherapie, entzündungshemmend, gerbend, stoffwechselanregend,
- **Kontraindikationen:** ☞ 45.3.1 Allgemeine Kontraindikationen,
- **Anwendungsdauer und Häufigkeit:** 10 – 15 min., 30 – 60 min. Nachruhe, 1 – 2 mal tgl.;

- **Material:** Handtuch, Badethermometer, Sitzbadewanne.

Durchführung
- Wasser bis zum Hüftbereich des Kindes (im Sitzen) einlassen,
- Wassertemperatur (s. o.) und Substanz je nach Indikation.

Inhalation bzw. Dampfbad
- **Anwendungsgebiete:** Katarrh der oberen Luftwege.
- **Zusätze:** Kamillenblüten, Thymiankraut (6 EL auf 2–3 l Wasser), 2–5 Tr. ätherisches Öl (z. B. Pfefferminze, Eukalyptus ☞ Tab. 45.1-1 Ätherische Öle und ihre Wirkungsweisen).
- **Wirkungsweise:** sekret-, schleimlösend, entzündungshemmend.
- **Kontraindikationen:** ☞ 45.3.1 Allgemeine Kontraindikationen, Säuglinge.
- **Anwendungsdauer und Häufigkeit:** 10–15 min., 1–2 mal tgl.
- **Material: Schüssel mit heißem Wasser,** Substanz, Badelaken, Handtuch.

Durchführung
- Verordnete Substanz in das heiße Wasser geben,
- Patient vor die Schüssel setzen und mit dem Badelaken kopfüber abdecken, so dass der Dampf eingeatmet werden kann.

> **!** Aufgrund der Verbrühungsgefahr Kinder unter 5 Jahren nur gemeinsam mit einem Erwachsenen inhalieren lassen.

45.3.3 Bewertung/Studienlage

Josef Beuth

Für medizinisch-therapeutische Bäder (Ganzkörper-/Teilkörperbäder mit unterschiedlichen Zusätzen) liegen bislang keine Daten aus wissenschaftlichen/begutachteten Publikationen vor, die dem Unbedenklichkeits-/Wirksamkeitsnachweis belegen.
Medizinisch-therapeutische Bäder sind in einer Vielzahl empirischer Untersuchungen hinsichtlich ihrer Auswirkungen gut belegt (EBM-Evidenzgrade IV oder V; Kasuistiken oder Expertenmeinungen) und können individuell und indikationsbezogen sinnvoll sein. Sie bedürfen aber weiterer Austestung in Wirksamkeitsnachweis-relevanter Studienform (z. B. gemäß EBM-Evidenzgrade I oder II), ehe sie als medizinische Maßnahmen allgemein indikationsbezogen empfehlenswert sind.

Literatur
1. Krause, Monika, Uhlmann, Bärbel: Kompressen und Wickel. In: Pflegehandbuch Herdecke. Sitzmann, Franz (Hrsg.), 3. Aufl., Springer Berlin, Heidelberg, New York, 1998, S. 355–371
2. Rimpau, Wilhelm: Erfahrungen mit dem Rosmarin-Öldispersionsbad bei schmerzhaften Neuropathien. In Sitzmann, Franz (Hrsg., 1998): Pflegehandbuch Herdecke. 3. vollst. überarb. Und erw. Aufl., Springer Berlin, Heidelberg, New York S. 361–364
3. Augustin, M, Schmeidel, V: Leitfaden Naturheilkunde. Methoden, Konzepte und praktische Anwendung. 4. Aufl. 2003 Urban & Fischer, München

45.4 Phototherapie

Sandra Bachmann

Therapeutische Anwendung von natürlichen (Heliotherapie) oder künstlichen Lichtquellen (z. B. Rot-, Blaulicht).

45.4.1 Therapieformen

Infrarotlicht

Bestrahlung mit Licht einer Wellenlänge ≥ 790 nm.

Anwendungsgebiete
- Sinusitis,
- Otitis media,
- Intertrigo,
- Generell indizierte Muskelerwärmung vor Behandlungen wie etwa Massagen oder Physiotherapie.

Wirkungsweise
- Anregen der Hautdurchblutung im Bestrahlungsfeld,
- Wärmeeffekt in oberflächigen und reaktiv in tieferen Gewebeschichten.

Kontraindikationen
- Lichtsensibilität
- Photodermatosen

Durchführung
- Bestrahlung in warmer Umgebung durchführen,
- Metallgegenstände im Bestrahlungsfeld entfernen,
- Ausreichenden Abstand zur Strahlungsquelle beachten (→ Wärmestau, Verbrennungsgefahr!),

- Schutzbrille aufziehen (Augenschädigung!),
- Art und Dauer der Bestrahlung richten sich nach der Indikationsstellung,
- Hautpflege beachten,
- Nachruhe (ca. 30 min.).

Sichtbares Licht, Sonnenlicht (Heliotherapie)

Bestrahlung mit Licht einer Wellenlänge zwischen 400 und 760 nm.

Indikationen
- Allg. Schwächezustände
- Rachitis
- Osteoporose
- Schuppenflechte
- Ekzeme
- Neurodermitis
- Infektneigung
- Schlafstörungen
- Winterdepressionen

Wirkungsweise
- Erythembildung (Cave: Sonnenbrand),
- Reduktion von übermäßiger Immunreaktion der Haut,
- Vitamin-D-Bildung.

Kontraindikationen
- Lichtsensibilität
- Photodermatosen
- Hypertyreose
- Fieber

Durchführung
Art und Dauer der Bestrahlung richten sich nach der Indikationsstellung.

UV-Licht (Ultraviolettes Licht)

Formen der UV-Strahlung
- UV-A-Licht: 315 – 400 nm Wellenlänge
- UV-B-Licht: 280 – 315 nm Wellenlänge
- UV-C-Licht: 100 – 280 nm Wellenlänge

Indikationen
- Neurodermitis (Kombination aus UV-A und UV-B)
- Atopisches Ekzem
- Sklerodermie
- Psoriasis
- Chronische Ekzeme
- Prurigo-Krankheiten

Kontraindikationen
- Lichtsensibilität
- Photodermatosen
- Akut entzündliche Prozesse

Durchführung
- Als Ganzkörperbestrahlung
- Als lokale Bestrahlung
- Art und Dauer der Bestrahlung richten sich nach der Indikationsstellung

- Hochdosis-UV-A1-Therapien nicht bei Kindern und Jugendlichen,
- Grundsätzlich eine strenge Indikationsstellung beachten,
- Einsatz von möglichst niedrigen Kumulativdosen,
- Vermeiden von zu niedrigen Einzeldosen.

45.4.2 Bewertung/Studienlage

Josef Beuth

Zur Phototherapie liegen bislang keine Daten aus wissenschaftlichen/begutachteten Publikationen vor, die den Unbedenklichkeits-/Wirksamkeitsnachweis (Studien der EBM-Evidenzgrade I oder II) belegen.
Therapeutische Anwendungen von natürlichen und künstlichen Lichtquellen (Phototherapie), die erfahrungsheilkundlich weit verbreitet sind und gemäß EBM durch Untersuchungen der Evidenzgrade IV oder V (Falldarstellungen; Expertenmeinungen) belegt sind, können individuell und indikationsbezogen sinnvoll sein. Sie bedürfen aber weiterer Austestung (z. B. Studien der EBM-Evidenzgrade I oder II), ehe sie allgemein indikationsbezogen empfehlenswert sind.

Literatur

[1] Rohde, Jürgen: Physikalische Therapien: Phototherapie. In Augustin, Matthias; Schmeidel, Volker (2003): Leitfaden Naturheilkunde. Methoden, Konzepte und praktische Anwendung. 4. Auflage. Urban & Fischer München

46 Manualtherapien

Silke Schellhammer, Tillman Fellmer

46.1 Physiotherapie

Silke Schellhammer

46.1.1 Grundlagen

Die **Wechselwirkung zwischen Sensorik und Motorik** bildet die Grundlage für die Physiotherapie. Die Kette von Aktion und Reaktion der motorischen Systeme wird über einen kontinuierlichen Zufluss sensorischer Informationen gewährleistet. Jede Berührung, geführte Bewegung, jeder manipulative Griff des Therapeuten, jede Veränderung der Unterstützungsfläche/Lagerung des Patienten stellt einen sensorischen Reiz dar, der im Gehirn aufgenommen und verarbeitet wird. Durch die sensorischen Veränderungen arbeiten die zentralen motorischen Regulationssysteme Alternativen aus, die das Bewegungsspektrum des Patienten vergrößern.
Der **Fachbereich der Pädiatrie** unterscheidet sich im Hinblick auf andere Sparten der Physiotherapie dadurch, dass sich die Therapie in ein extrem schnell entwickelndes System integrieren muss. Die funktionelle Ausbildung von Geist und Körper ergibt eine Dynamik, die eine Therapie nur im Prozess der Entwicklung sinnvoll erscheinen lässt. Dabei werden zum Teil neue motorische Muster angebahnt und schon bekannte Bewegungen verändert. Das Bewegungsverhalten von Kindern ist nicht in dem Maß etabliert wie das von Erwachsenen. Veränderungen sind schneller zu erreichen, da das Gehirn viele synaptische Verbindungen erst ausbildet.

46.1.2 Therapieformen

Die Behandlung verschiedener Krankheitsbilder hat eine Vielzahl therapeutischer Ansätze hervorgebracht. Die z. Zt. am weitesten verbreiten Behandlungskonzepte sind:

- Bobath-Therapie
- Vojta-Therapie
- Alexandertechnik
- Petö
- Orofaziale Stimulationstherapie
- Kraniosakrale Therapie
- Rückenschule
- McMillan
- Hippotherapie
- Autogene Drainage, usw.

Fast alle Therapierichtungen vertreten einen „ganzheitlichen“ Ansatz. Der Therapeut hat im Rahmen dessen, was er gelernt hat, die Auswahl, verschiedene Techniken anzuwenden. Ungeachtet der verschiedenen „Ideologien“ haben alle Techniken das Ziel, den Zustand des Patienten über die Applikation von sensorischen Reizen zu verbessern. Sie enthalten Aspekte der Atemtherapie, Trainingstherapie und des motorischen Lernens.

Atemtherapie

Sowohl die akuten, wie auch die chronischen Atemwegserkrankungen werden in der Physiotherapie behandelt. Akute Erkrankungen wie Bronchitis, Pneumonie, usw. zeichnen sich durch kurze therapeutisch begleitete Zeiträume aus. In der täglichen Behandlung werden, mit Hilfe der unterschiedlichen Techniken, die Symptome wie schlechte Belüftung und Schleim in der Lunge verbessert. Mit dem Abklingen der Grunderkrankung nehmen auch die Umstände ab, die die Atmung erschwert haben.
Die Behandlung von chronischen Atemwegserkrankungen, wie Asthma bronchiale, Mukoviszidose, chronische Bronchitis, bronchopulmonaler Dysplasie usw. umfassen mehrere Ebenen der Therapie:

- Behandlung der aktuellen Atmungssituation, dabei werden Ergebnisse des individuellen Befundes berücksichtigt.
- Schulung des Patienten und seiner Angehörigen im Umgang mit Therapie, Atemhilfsgeräten, Anfallsintervallen und Belastungsgrenzen.
- Eingliederung der Kinder und Jugendlichen in eine möglichst normale Entwicklung wie z. B. Teilnahme an Aktivitäten, Schulsport, Freizeitgestaltung.
- Entwicklung langfristiger Therapieziele.

Die Ziele der Atemtherapie sind die Verbesserung der Belüftung der Lunge und des Transports von Sekret (Schleim). Gezielte Atmungs- und Belüftungstechniken sind Vibrationen, Mobilisation des Brustkorbs, Kräftigung der Atemmuskulatur, Kontaktatmung, Ein- und Ausatemtechniken (z. B. Lippenbremse, Nasenatmung, thorakale und abdominale Atmung), autogene Drainage und reflektorische Atemtherapie. Die physiologischen Ansätze der Techniken unterscheiden sich nur unwesentlich von denen der Erwachsenentherapie. Sie können aber nicht alle zu jeder Zeit angewandt werden. Die Atemtherapie bei Kindern orientiert sich an den unterschiedlichen Entwicklungsstadien des Atemapparates:

- Veränderungen des knöchernen Thorax und Effektivität unterschiedlicher Atemarten.
- Die bindegewebige Ausreifung der Atemwege und der Lunge verändern die Stabilität der Lunge und ihre Belastbarkeit.
- Atemvolumen und Frequenz verändern sich entsprechend der Entwicklung der Lunge.

Des weitern müssen die Techniken altersentsprechend umgesetzte werden. Die Aspekte der Wahrnehmung von Atmung und das Erlernen gezielter Techniken sollten den Kindern spielerisch vermittelt werden.

Autogene Drainage

- Technik zur Entfernung von Sekret aus den Atemwegen.
- Indikation: insbesondere bei restriktiven Atemwegserkrankungen (z. B. Mukoviszidose).
- Prinzip: Durch tiefe Einatmung Luft hinter den Schleim zu atmen, anschließend Ausatmung mit verstärkter Aktivierung aller Atemmuskeln.
- Voraussetzung: ausreichende sensomotorische Fähigkeiten des Kindes.

Reflektorische Atemtherapie

- Intensive Massagetechnik, die reflektorisch den Atem aktiviert.
- Indikation: krankhafte Gewebeveränderungen wie Narben, Myogelosen und verkürzte Muskulatur, Einschränkungen in der Thoraxbeweglichkeit.
- Prinzip: lange verschiebende Ausstreichungen, kurze Scheuergriffe, spezielle Reizgriffe, Vibrationen und Dehnungen zur Lösung von Spannungszuständen und Verbesserung der Körperhaltung.

Entwicklungsneurologische Therapie

Bobath-Therapie

In den 40er Jahren des vergangenen Jahrhunderts hat die Physiotherapeutin Berta Bobath ihre Erfahrungen aus der Arbeit mit spastischen Kindern zu einer Therapieform zusammengefasst. Ihre Arbeit bezieht sich ausschließlich auf die **Störung des zentralen Nervensystems** und ihre Folgen für die Motorik. Die zerebrale Parese wird dabei nicht als Erkrankung oder punktuelles Ereignis gesehen, sondern als der Moment, bei dem der Entwicklungsweg neu formiert wird.

Bei der Bobath-Therapie gibt es keine standardisierten Übungen oder Programme. Alltagsrelevante Bewegungen (z. B. An- und Ausziehen, Aufstehen aus der Rückenlage oder aus dem Sitz, Schreiben, Malen, Essen, Spielen) bilden die Grundlage der Therapie. Die Aufgabe der Therapeuten besteht darin, die Bewegungen des Patienten so nah wie möglich an die Physiologie zu bringen und ihm trotzdem seine motorischen Möglichkeiten zu erhalten. Dazu werden bestimmte Bewegungen geführt, unerwünschte Bewegungen gehemmt und Positionen erarbeitet, die der Physiologie dienen. Die dafür notwendigen Techniken sind:

- **Fazilitation:** Bewegungsaktivierung- bzw. Führung an motorischen Schlüsselpunkten.
- **Hemmung:** Diese Technik bezieht sich auf Muskeln, Muskelgruppen, Körperabschnitte oder den ganzen Körper und ersetzt die physiologische Hemmung, die es jedem Menschen ermöglicht, Teile seines Körpers zu bewegen, während andere Teile muskulär stabil gehalten werden. Die Hemmung wird durch das Halten oder Dehnen einzelner Körperabschnitte erreicht.
- **Stimulation:** Durch verschiedene Techniken werden einzelne Muskeln oder Muskelgruppen in den Bewegungsverlauf integriert.

In der Bobath-Therapie wird das Prinzip des **24-Stunden-Managements** vertreten, das besagt, dass die Versorgung des Kindes, die Gestaltung seiner Umwelt und die Eigenaktivitäten vom therapeutischen Ansatz durchwirkt sein sollten. Das Handling (Handhaben/Anfassen von Kindern unter therapeutischen Aspekten) hat den permanenten Anspruch, die sensomotorische Situation des Kindes zu verbessern.

Castillio Morales-Therapie

Der Rehabilitationsarzt Dr. Rudolfo Castillio Morales entwickelte in 70er Jahren des letzten Jahrhunderts während der Behandlung von überwiegend hypotonen Kindern Techniken zur Regulation des Muskeltonus. Das Therapiekonzept umfasst die Behandlung aller Störungen im sensomotorischen Bereich, die auf eine **neurologische oder genetische Erkrankung** zurückzuführen sind, entwickelt aus der neuromotorischen Entwicklungstherapie und der orofaszialen Regulationstherapie.

Im Mittelpunkt der therapeutischen Arbeit steht die **Funktion.** Sie ist als zentraler Punkt von jeder Veränderung und Aktivität zu sehen. In der genauen Analyse der Funktion benennt Morales sechs Elemente (Materie, Bewegung, Energie, Zeit, Raum und Regulation), die er als Grundlage der Funktion sieht. Die Qualität des Gesamtprozesses orientiert sich am **Gleichgewicht der Funktionen.**

In der Regulationstherapie werden verschiedene sensorische Systeme stimuliert. Das Empfinden ist ein aktiver selektiver Prozess, der verschiedene Komponenten als Reaktion beinhaltet. Nicht immer manifestieren sich muskuläre Reaktionen, manchmal zeigen sich die Reaktionen auf vegetativer Ebene. Propriozeptive Erfahrungen, wie z.B. Aktivitäten, Aufrichtung und räumliche Orientierung, werden durch verschiedene Techniken (Streichungen, Zug, Druck, Vibration etc.) vermittelt.

Morales entwickelte als therapeutisches Rehabilitationsmittel die **Gaumenplatte.** Sie soll bei Kindern mit herabgesetztem Muskeltonus die Aktivitäten der Zunge und weiterführend den Mundschluss verbessern. Die Therapie wird über einen ovalen Stimulationsknopf initiiert, der die Zunge zur Kontraktion nach hinten oben im Gaumen anregen soll. Bevor ein Kind mit einer Gaumenplatte therapiert wird, ist eine klare Indikation festzustellen, da es keine präventive Behandlung ist. Das Alter des Kindes und der jeweilige Zahnstand sind nur für die Herstellung der Platte von Bedeutung. Das Kind trägt die Platte nach der Eingewöhnungsphase den ganzen Tag. Sie wird nur zu den Mahlzeiten und eventuell während des Schlafs herausgenommen.

Vojta-Therapie

Das Therapiekonzept wurde in den 60er Jahren des letzten Jahrhunderts von dem Kinder- und Erwachsenenneurologen Dr. Václav Vojta entwickelt. Es beruht auf der **Aktivierung des Bahnungssystems der Reflexlokomotion** (Reflexumdrehen und Reflexkriechen als genetisch determinierte Muster). Die somatischen Veränderungen sind sehr komplex. Neben der muskulären/motorischen Reaktion kommt es zur Vertiefung der Atmung und vegetativen Reaktionen. Im Zusammenhang mit dieser Therapieform wird vor allem an die Behandlung von neurologischen Krankheitsbildern gedacht. Aufgrund der komplexen Wirkungsweise findet die Therapie weit über die Neurologie hinaus Anwendung. Für die Entwicklung der beiden grundlegenden Muster der Reflexlokomotion machte Vojta folgende Beobachtung: Wenn man bei fixierten Spastikern im Bereich des Kopfes, Rumpfes oder an den großen Gelenken (Hüfte und Schulter) Bewegungen gegen den Widerstand durchführt, lassen sich regelmäßige, gesetzmäßig erscheinende Muskelspiele beobachten, die sich nicht nur auf das bewegte Körperteil, sondern auf den ganzen Körper erstrecken. Für die weitere Arbeitshypothese waren folgende Beobachtungen entscheidend:

- Die Aktivitäten beziehen den gesamten Körper mit ein, entsprechen somit einer globalen Reaktion.
- Der reziproke Charakter der Bewegung war erkennbar. Das bedeutet, dass die Endstellung eines Bewegungsablaufs die Ausgangsstellung für eine weitere ist. Es ist eine zyklische motorische Folge erkennbar.
- Betrachtet man die reziproken Muster in ihrem Verhältnis zueinander, erkennt man, bei genauerer Analyse eine Fortbewegungstendenz.

Die motorischen Aktivitäten lassen sich beim Patienten immer wieder auslösen. Über die Gesetzmäßigkeit der Reaktionen auf bestimmte Reize konnte Vojta die Grundlagen seiner Therapie beweisen.

Die Reflexlokomotion wird aus einer genau **definierten Ausgangslage** und von bestimmten Zonen ausgelöst. Es handelt sich dabei um **Druckpunkte am Körper** mit einer genau definierten Druckrichtung. Über die Zonen werden Exterozeptoren der Haut, Propriozeptoren und Interozeptoren gereizt. Aktiviert man über eine Zone einen Teil des Musters, so wird sich die Aktivität als globales Muster ausbreiten und die gesamte Muskulatur reagiert als Funktionseinheit auf einen Reiz. Das Ziel der Therapie ist es, koordinierte Fortbewegung anzubahnen.

Durch die Kombination der Zonen und Druckrichtungen lassen sich die Reflexantworten für die therapeutischen Ziele nutzen. Man spricht dabei von einer **zeitlichen und räumlichen Summation der Reize,** die sich mit dem Therapieziel auseinandersetzen. Der zeitliche und räumliche Ablauf der Reflexlokomotion ist abhängig von der Zonenauswahl, der aktuellen Empfindlichkeit der Zonen, der Intensität der Kontraktionen und der Geschwindigkeit, in der sich die Muskelspiele ausbreiten.

Die Veränderungen in der Muskulatur halten nach der Therapie an. Vojta nennt dies die Nachbahnung. Mit mehreren Therapieeinheiten am Tag lässt sich somit der Muskeltonus über einen relativ langen Zeitraum positiv beeinflussen.

Schwimmtherapie

Wasser nimmt dem Körper das Eigengewicht und wirkt bei entsprechender Temperatur entspannend auf die Muskulatur. Bewegungen fallen im Auftrieb des Wassers leichter. Ebenso therapeutisch nutzbar ist der Wasserwiderstand zur Kräftigung der Muskulatur. Das Wasser ist

eine sensorische Brücke zu intrauterinen Verhältnissen und aktiviert, vor allem bei kleinen Kindern, komplexe Bewegungsmuster der intrauterinen Phase.
James McMillan entwickelte in den 50er Jahren in einer Schule mit körperbehinderten Kindern (Halliwick-School) eine Therapieform im Wasser: die **McMillan-Schwimmtherapie (Halliwick-Methode).** Sie basiert auf den wissenschaftlichen Prinzipien der Hydrodynamik und Neurophysiologie. Während der Therapie wird eine natürliche Körperbalance mittels Ausgleichsbewegung und Atmung im Wasser angestrebt. Der Patient lernt, sich ohne Schwimmhilfe, im Wasser zu bewegen. Er wird vom Therapeuten im Wasser gehalten. Der Körper des Patienten wird im Wasser bewegt. Die dabei erzeugten Strudel und Turbulenzen werden zur muskulären Stimulation genutzt. Hemmung von Bewegungen erfolgt über den Wasserwiderstand und teilweise auch über den Auftrieb.

Therapeutisches Reiten

Unter den Oberbegriff therapeutisches Reiten fallen heilpädagogisches Reiten und Voltigieren, Reiten für Behinderte und **Hippotherapie.** Die Gangart „Schritt" des Pferdes überträgt dreidimensionale Schwingungsimpulse auf den Reiter. Die neurophysiologische Bahnungstechnik in der Hippotherapie vermittelt mithilfe des Pferdes Bewegungsrhythmus und Ansprüche an die Gleichgewichtsreaktionen. Der rhythmische Vorwärtstransport des Körpers auf dem Pferderücken stimuliert Stell- und Gleichgewichtsreaktionen des aufrechten Gangs. Die rhythmische Bewegung des Pferdes bewirkt Veränderungen im Muskeltonus.

46.1.3 Therapeutisches Konzept

Anforderungen an den Therapeuten

Physiotherapeuten, die in der Pädiatrie arbeiten, haben die reguläre Berufsausbildung absolviert. Nach fünfjähriger Berufserfahrung mit mindestens zwei Jahren im pädiatrischen Bereich sind die Voraussetzungen zu einer Fortbildung zum/zur Kindertherapeut/in erreicht. Die Zusatzausbildung zum Kindertherapeuten erfolgt berufsbegleitend. Sie umfasst eine erfolgreiche Teilnahme an einem der entwicklungsneurologischen Therapeutenkursen der Richtung Bobath oder Vojta. Die Krankenkassen erkennen diese Ausbildungen an. Der Therapeut ist berechtigt Kinderbehandlungen, die zwischen 45 und 60 Minuten dauern, gesondert abzurechnen.

Indikationen zur Physiotherapie

Die Indikationsstellung ergibt sich aus der Aufgabe der Physiotherapie, das sensomotorische System zu verändern. Differenzierter betrachtet unterscheidet man in der Dringlichkeit der Therapieindikation verschiedene Gruppen (☞ Tab. 46.1-1).

Physiotherapeutische Befunderhebung

Der physiotherapeutische Befund besteht aus der Bewertung der aktuellen Situation (Status) und der Beurteilung seines Verlaufs (Entwicklung) in Bezug auf das Alter und das Genesis des Kindes. Jede Entwicklung muss in ihrem zeitlichen Verlauf betrachtet werden.

Aspekte des sensomotorischen Status

- **Neurologischer Status:** Primitive Reflexe, Lagereaktionen und die Entwicklung der automatischen Bewegungsmuster zum Erhalt des Gleichgewichts geben Aufschluss über den Fortschritt der Reifung des zentralen Nervensystems.
- **Sensorischer Status:** Sensorische Reize sollten bei Kindern altersentsprechende Reaktionen auslösen. Mit differenzierten optischen, akustischen und taktilen Reizen wird dabei die Wahrnehmung des Kindes getestet. Zum sensorischen Status gehören auch die sozialen und kognitiven Aspekte der Wahrnehmung (z. B. Neugierde und Interesse an seiner Umgebung, Möglichkeiten der Kontaktaufnahme und Formen der Kommunikation).
- **Motorischer Status:** Die motorische Entwicklung von Kindern lässt sich an ein grobes chronologisches Raster anpassen. Die Zeitspanne, in der eine bestimmte Fertigkeit sich entwickeln soll, ist dabei sehr weit zu fassen. Viel wichtiger als der Zeitraum ist die funktionelle Reihenfolge, in der die motorischen Fertigkeiten auftreten.
- **Harmonische Retardation:** Grundsätzlich unterscheidet man bei der Beurteilung von Bewegungen in Bezug auf das Kindesalter das Maß der Retardation. Kinder, die nach ihrem motorischen Alter etwa vier Monate alt sind, ihr chronologisches Alter aber zehn Monate ist, sind um sechs Monate harmonisch retardiert. Die Ursache dafür könnte z. B. der Zustand nach Frühgeburt sein oder eine längere schwere Krankheit im frühesten Säuglingsalter.
- **Disharmonische oder nicht harmonische Retardation:** Kinder, die innerhalb ihrer motorischen Entwicklung unterschiedliche Altersstufen umfassen, wie z. B. Entwicklung in der Rückenlage um drei Monate

Tab. 46.1-1: Dringlichkeit der Therapieindikationen

Normale motorische Entwicklung	Das Kind zeigt einen unauffälligen neurologischen Status mit motorischen Fertigkeiten, die dem Alter entsprechen und in ihrer Ausführung den koordinativen Ansprüchen genügen. Es besteht **keine Indikation zur Therapie.**
Normale motorische Entwicklung mit koordinativen Defiziten	Der Befund ergibt einen unauffälligen neurologischen Status mit einer harmonischen oder disharmonischen Retardation der motorischen Fertigkeiten. Unter diese Kategorie fallen Kinder, die im Ruf stehen, etwas langsam oder faul zu sein. Keiner zweifelt daran, dass sie sich motorisch im physiologischen Rahmen entwickeln werden. Der therapeutische Handlungsbedarf besteht hier **zur Prävention späterer Haltungsdefizite** (relative Therapieindikation). Durch die immense Plastizität des sich entwickelnden Gehirns lassen sich zu dieser Zeit einfache Korrekturen ins sensomotorische System einbringen, für die man im Erwachsenenalter sehr viel mehr Mühe und Ausdauer benötigen würde. Diagnosebeispiel: Koordinationsstörungen.
Deutliche Retardierung mit pathologischen Bewegungsmustern	Das Kind hat einen auffälligen neurologischen Status (persistierende primitive Reflexe, überschießende Reflexantwort, keine Reflexantwort, pathologische Reflexe). Die Koordination der Bewegungen ist nicht mehr physiologisch. Es zeigen sich beginnende stereotype Bewegungsmuster und keine adäquate Umsetzung von sensorischen Reizen. Die Bewegungsplanung und Umsetzung verläuft nicht in der Norm. Alle aufgeführten Symptome lassen auf eine Störung des zentralen Nervensystems schließen. In diesem Fall besteht sofort eine **dringende Indikation zur Therapie.** Diagnosebeispiele: Infantile Zerebralparese, Muskeldystrophien, -athrophien, Down-Syndrom.
Motorische Primärerkrankungen	Bei dem Kind wird eine Erkrankung diagnostiziert, die sich auf sein weiteres Bewegungsverhalten und motorische Fertigkeiten negativ auswirken wird (z.B. Lähmungen der peripheren Nerven, jede Form von Deformation, Fehlstellung oder Fehlfunktion des Skeletts und der Muskulatur). In diesen Fällen ist physiotherapeutische **Therapie dringend angezeigt.** Diagnosebeispiele: Hüftdysplasie, Klumpfuß, Sichelfuß, Mukoviszidose, Skoliose, Rheuma, Frakturen.
Primärerkrankungen, die das sensomotorische System tangieren	Das Kind hat eine Erkrankung, bei der es durch allgemeinen Bewegungsmangel, Müdigkeit, psychische Belastungen zur Einschränkung der motorischen Ausdruckskraft und Aktivität kommt. Dabei kann **Physiotherapie begleitend und unterstützend** verordnet werden. Diagnosebeispiele: Störungen des Stoffwechsels und Endokrinums, Ess-Störungen, psychische Erkrankungen, onkologische Erkrankungen. (relative Therapieindikation)

der Bauchlage voraus, aber insgesamt zum chronologischen Alter zwei Monate verzögert, sind nicht harmonisch retardiert.

- **Bewegungsqualität:** Es werden physiologische Bewegungsmustern von pathologischen Bewegungsstereotypen unterschieden. Die Differenzierung der stereotypen Bewegungsmuster bezieht sich dann auf den Grad der reflexgesteuerten Motorik und das Maß und die Ausprägung des pathologischen Muskeltonus, der das Bewegungsbild charakterisiert. Die Qualität von physiologischen Bewegungen wird unter den Aspekten der Koordination (Zusammenspiel von Muskelgruppen, Muskelfunktionsdifferenzierung usw.) und der Ökonomie beurteilt (z.B. angemessener Kraftaufwand, Niveau der Bewegungsplanung, Form der Ausführung).

Aspekte der Entwicklung

Die motorische Entwicklung eines Kindes zu beurteilen, bedeutet, den Verlauf zu betrachten. Dabei stellt sich die Frage, in welcher Zeit das Kind in der Lage ist, bestimmte Fertigkeiten zu erlernen. Oder warum es eben nicht in der Lage ist zu lernen. Die ganze motorische Entwicklung funktioniert nur aufgrund der Neugierde des Kindes, seine Umgebung zu erforschen, Sinneseindrücke zu erhalten, zu verarbeiten und weitere Vorgehensweisen zu planen. Auf diesen Pfeilern basiert der motorische Lernprozess. Tritt in einem dieser Bereiche ein Störfaktor auf, so kann die Entwicklung nicht ungestört ihren Lauf nehmen. Für die Lernbedingungen des Kindes gilt es, folgende Fragen zu klären:

- Welchem Reizangebot ist das Kind ausgesetzt?
- Auf welches Reizangebot spricht das Kind am besten an?

Die Differenz zwischen den Antworten zu diesen Fragen kann das Tempo des Lernprozesses vorgeben.

Therapiegrundsätze

Nach der Benennung eines funktionellen Problems und der damit verbunden Zielsetzung für die Therapie kann mit der Planung der Behandlung begonnen werden. Dabei sei anzumerken, dass die Phase der Befunderhebung nie ganz abgeschlossen ist. Während der Behandlung werden neue Erkenntnisse gewonnen, die mit denen des Befundes permanent verglichen werden müssen. Berta Bobath äußerte dazu folgendes: „Therapie ist Befund und Befund ist Therapie". Diese Aussage soll an die Wachsamkeit des Therapeuten appellieren, mit einem neueren, umfassenderen Erkenntnisstand andere Rückschlüsse zu ziehen und die Behandlung dementsprechend zu modifizieren.

Therapieziel
Eine **vorsichtige Einschätzung der Möglichkeiten eines Kindes** kann frühzeitig Missverständnissen vorbeugen. Eltern, wenn möglich das Kind und der Therapeut legen zusammen das Ziel der Behandlungen fest. Die Möglichkeiten der Verbesserungen im Bereich der Pflege, der Handhabung, der aktiven Bewegungsmöglichkeiten des Kindes sollten den Eltern aufgezeigt werden. Die zeitliche und inhaltliche Umsetzung des therapeutischen Ziels wird im **Konzeptentwurf der Therapie** festgelegt. Eine Therapieeinheit dauert zwischen 30 und 60 Minuten. Der Therapeut definiert sein Ziel, das er am Ende der Stunde erreichen möchte. Um seine Arbeit zu kontrollieren, wird ein Parameter gesucht, an dem sich der Erfolg am Ende der Therapieeinheit kontrollieren lässt.

Altersgerechte Behandlung
Sowohl dem Therapeuten wie den Eltern und auch älteren Kindern muss vollkommen klar sein, dass es sich um eine Therapie und nicht um ein Spiel handelt. Spielen stellt nur das Mittel zum Zweck dar und darf nicht so weit in den Vordergrund geraten, dass die Therapie darüber hinaus vergessen wird.

Elternarbeit
Kinderbehandlung ist nicht nur in interdisziplinärer Hinsicht Teamarbeit. Die Integration der Eltern in den therapeutischen Verlauf ist für dessen Erfolg von größter Wichtigkeit. Nur Eltern, die sich mündig fühlen, können aktiv an der Therapie ihres Kindes mitarbeiten. Zu einer Therapieeinheit gehört neben der Behandlung durch den Therapeuten auch die Anleitung der Eltern oder betreuenden Personen. Sie lernen, ihr Kind selbst zu therapieren und müssen dafür in ihrem Alltag den Platz suchen.

Hilfsmittel
Die Versorgung des Patienten mit Hilfsmitteln wird meist vom Physiotherapeuten in Zusammenarbeit mit einem Orthopädiemechaniker betreut. Sitzversorgungen, Lagerungsmaterialien und Schienen werden unter therapeutischen Aspekten erstellt. In der Therapie wird auch nach Lösungen für die alltäglichen Schwierigkeiten bei der Versorgung des Kindes gesucht (z.B. Probleme beim Füttern, Ankleiden, Waschen, gute Alternativen zu Positionen wie Sitzen bei den Hausaufgaben und vor dem Computer, therapeutisch sinnvolle Sportarten).

Interdisziplinäre Zusammenarbeit
Viele Problemstellungen der physiotherapeutischen Behandlung tangieren andere therapeutische Bereiche. Nur die Zusammenarbeit von allen medizinisch-therapeutischen Bereichen bringt auf Dauer einen zufrieden stellenden Therapieerfolg. Kooperation aus den Bereichen der Medizin, Psychologie, Logopädie, Ergotherapie, Physiotherapie, Orthopädiemechanik und häufig auch die Hilfestellung von Kostenträgern dienen dem Wohl des Patienten und sollen seine aktuelle Situation verbessern. Die Basis einer guten interdisziplinären Zusammenarbeit ist die Transparenz der Arbeitsweise aller Bereiche und der gegenseitige Respekt vor der Arbeit des anderen.

46.1.4 Studienlage

Josef Beuth

Für die aufgeführten Verfahren der Physiotherapie (u.a. Atemtherapie; entwicklungsneurologische Therapien, z.B. Bobath-, Castillio Morales- Vojta-, Schwimmtherapie; therapeutisches Reiten) liegen bislang keine validen Daten aus wissenschaftlichen/begutachteten Publikationen vor, die den Unbedenklichkeits-/Wirksamkeitsnachweis (Studien der EBM-Evidenzgrade I oder II) belegen.
Da physiotherapeutische Anwendungen in einer Vielzahl empirischer Untersuchungen der EBM-Evidenzgrade IV oder V (Falldarstellungen; Expertenmeinungen) therapeutische Effekte zeigten, können sie individuell und indikationsbezogen sinnvoll sein. Sie bedürfen aber weiterer Testung in Unbedenklichkeits-/Wirksamkeitsnachweis-relevanten Studien (z.B. der EBM-Evidenzgrade I oder II), ehe sie allgemein indikationsbezogen empfehlenswert sind.

Literatur
1 Brooks VB: The Neural Basis of Motor Control. Oxford University Press, Oxford 2000
2 Morales RC: Die Orofaziale Regulationstherapie. Pflaum, München 1998

[3] Schellhammer S: Bewegungslehre. Urban & Fischer, München, 2002
[4] Vojta V: Die zerebralen Bewegungsstörungen im Säuglingsalter. Hippokrates, Stuttgart 2000

46.2 Manuelle Medizin

Tillman Fellmer

46.2.1 Grundlagen

Therapievoraussetzungen

Dieses Kapitel versteht sich als Einführung in die Grundlagen der Manuellen Medizin. Eine Therapie darf selbstverständlich nur von entsprechend qualifizierten Ärzten durchgeführt werden. Ärzte mit der Zusatzbezeichnung Chirotherapie können mit ausreichender Erfahrung bei Erwachsenen Spezialkurse für die Manualtherapie und Diagnostik bei Kindern und Säuglingen absolvieren. Konsensbeschlüsse für die manualmedizinische Diagnostik und Therapie gibt es bislang zu folgenden Themen:

- Tonusasymmetrien,
- Zerebrale Bewegungsstörungen,
- Hüftreifungsstörungen,
- Dysfunktionen bei struktureller Skoliose,
- Neuromuskuläre Erkrankungen.

Neurophysiologisches Konzept der segmentalen Dysfunktion

Die Behandlungsweise der Manuellen Medizin bei Kindern und Säuglingen wurde empirisch gewonnen. Sie kann heute mit neurophysiologischen und neuroanatomischen Forschungen unterbaut und verstanden werden.

Das sich entwickelnde Bewegungssystem ist durch die wechselseitige Beeinflussung von Sensorik und Motorik als dynamisches System beschrieben. Die Überwindung der Schwerkraft und die freie Bewegung in orthograder Körperhaltung stellen die Grundsäulen der grobmotorischen Säuglingsentwicklung dar. Die damit gewonnene Raumvorstellung ist wiederum Grundlage für die Entwicklung höherer Fähigkeiten wie Sprechen und Denken. Kommt es im Bereich des Achsenorgans zu **segmentalen Dysfunktionen,** z. B. als Folge eines Geburtstraumas oder einer Infektion, geht dies am unausgereiften ZNS des Säuglings oder Kleinkindes mit deutlichen Störungen in der neuromotorischen Entwicklung einher. Die segmentale Dysfunktion ist eine reversible Funktionsstörung des Achsenorgan und beinhaltet eine gelenkmechanische- und eine neurologische Komponente:

- Die **gelenkmechanische Komponente** führt zu „Blockierung“;
- Die **neurophysiologische Komponente** führt in der Folge zu:
  - Nozizeptiver Reizschwellenerniedrigung,
  - Verändertem Tonus der segmental zugeordneten Muskulatur mit möglicher Schmerzkomponente und Schonhaltung,
  - Beeinträchtigung vegetativer Funktionen an segmental zugeordneten Organen und Hautzonen,
  - Beeinflussung zentraler Steuerungsvorgänge,
  - Veränderter Viskoelastizität myofaszialer Strukturen.

Segmentale Dysfunktionen der Halspropriozeptoren führen zu einer gestörten sensomotorischen Steuerung der Kopf- und Rumpfkontrolle und der Extremitätenbewegung im Zusammenspiel mit der autochthonen Rückenmuskulatur. Die posturale Entwicklung wird ebenso durch oft gleichzeitig oder unabhängig davon vorliegenden Dysfunktionen weiter kaudal beeinträchtigt.

Lokalisation wichtiger segmentaler Dysfunktionen im Bereich der Wirbelsäule:

- Kopfgelenke
- ISG
- Zervikodorsaler Übergang
- Dorsolumbaler Übergang
- Segment TH 5/6

46.2.2 Therapieziele und -formen

Therapieziele

Manuelle Medizin bei Kindern beinhaltet das **Erkennen und Behandeln reversibler Funktionsstörungen,** segmentaler Dysfunktionen am Haltungs- und Bewegungssystem.

Die manualmedizinische Behandlung beeinflusst die anatomisch zugänglichen, sensorischen Anteile mit dem Ziel, das motorische Resultat zu verbessern. Von besonderer Bedeutung und von praktischem Nutzen für die manuelle Medizin sind dabei die **Rezeptoren der autochthonen Rückenmuskulatur und der subokzipitalen Muskeln,** die als „Wahrnehmungsorgan“ fungieren. Dabei werden die Exterozeptoren des Achsenorgans und der Extremitäten durch die manualmedizinische Behandlung so behandelt, dass eine **effektivere Wahrnehmungsverarbeitung** über eine Änderung des Afferenzmusters erreicht wird.

Therapieformen

Die im Rahmen der segmentalen Dysfunktion vorliegenden Gewebeveränderungen werden durch verschiedene manualmedizinische Techniken behandelt:

- **Segmentale Manipulation:** Beseitigung von Bewegungshindernissen im Gelenk und Tonusregulierung in den Muskeln, die das Gelenk bewegen;
- **Myofasziale Lösetechnik:** Beeinflussung von Vegetativum und Motorik;
- **Taktile Tonusführung:** Beseitigung von Spannungsimbalancen im muskelaponeurotischen System;
- **Mobilisierende Weichteiltechniken:** Therapie von bewegungseingeschränkten Segmenten;
- **Unspezifische propriozeptive Stimulation an den Extremitäten:** zur Vigilanzverbesserung;
- Die **modifizierte Atlastherapie nach Arlen** bewirkt über ultrakurze digitale Impulse auf das Nackenrezeptorfeld eine lokale Afferenzmodulation und führt ohne Tonusverlust zu einer Normalisierung des vegetativen und muskulären Tonus. Die Impulse werden auf die Querfortsätze des ersten Halswirbels appliziert. Die Impulsrichtung wird durch die röntgenologische Darstellung des Atlas gegenüber Okziputkondylen und Axis und dem klinischen Befund ermittelt. Darüber hinaus bietet die Röntgenaufnahme im Einzelfall Informationen zu knöchernen Fehlbildungen, Traumafolgen und möglichen Differenzialdiagnosen. Willkürlich gesetzte Impulse verstärken die jeweils vorherrschende Pathologie. Die Methode ist atraumatisch. Die Atlastherapie nach Arlen bewirkt auch ohne das Vorliegen einer segmentalen Dysfunktion der Kopfgelenke eine verbesserte Kopf- und Rumpfkontrolle.

46.2.3 Indikationen

TAS/KISS/Schräglagesyndrom

Das Symptombild des „schiefen Säuglings" (mit Haltungs- und Bewegungsasymmetrien) ist seit längerem bekannt.

Innerhalb der verschiedenen Schulen wurden historisch verschiedene Begriffe zur Beschreibung dieses Syndroms gebildet. Heute spricht man in der Fachwelt von einem **Tonusasymmetriesyndrom** (TAS) oder einer **kopfgelenksinduzierten Symmetriestörung** (KISS).

Häufig liegt ein KISS I (fixierte Fehlhaltung in der Frontalebene) oder KISS II (fixierte Retroflexion) und/oder eine kopfgelenkunabhängige, weiter kaudal gelegene segmentale Dysfunktion vor. Aufgrund der unterschiedlichen Blockierungsmuster sind sowohl die Klinik als auch die möglichen Differenzialdiagnosen dieses Syndroms sehr vielfältig.

Klinik

- **Verhaltensauffälligkeiten:** Störung des Schlaf-Wach-Rhythmus, Störung der Nahrungsaufnahme, Schreckhaftigkeit, Aggressivität;
- **Orthopädische Symptome:** Rumpfskoliose, Rippenbuckel, Lendenwulst, Beckenasymmetrie, Hüftabspreizhemmung, blockierte Ileosakralgelenke, Klavikulafraktur intra partum, Schiefhals, Schädelasymmetrie, Gesichtsskoliose, Kyphose dorsolumbal, Fußfehlhaltungen oder Klinik der segmentalen Dysfunktionen;
- **Neuromotorische Zeichen:** Haltungsstereotypien der Extremitäten, persistierende Primitivreflexe (ANTR, TLR, STNR), pathologische Kinesiologie nach Vojta, Opisthotonusäquivalente wie forcierte Retroflexion, Tonusasymmetrie, muskuläre Hypotonie mit intermittierenden Streckspasmen.

Diagnostik

Die Diagnostik umfasst die allgemeine Untersuchung der Verhaltensweise, neuropädiatrische und neuroorthopädische Tests sowie den manualmedizinischen Befund. Damit ist eine Zuordnung zu den verschiedenen Blockierungsmustern möglich. Zeigen sich in den Tests pathologische Befunde, stellen diese einen Risikofaktor für die neuromotorische Entwicklung dar. Die Indikation zur Behandlung ist daher frühzeitig zu stellen.

Therapie

Die neuromotorische Entwicklung gibt die Behandlungsstrategie vor, so dass immer zuerst die Kopfkontrolle optimiert werden muss. Für die Therapie stehen alle unter 46.2.2 genannten Verfahren zur Verfügung. Nach der Behandlung kann die Effizienz direkt durch manualmedizinische und neurophysiologische Tests überprüft werden (u.a. Lagereaktionen nach Vojta, Rotations- und Seitneigetest, frontale Seitkippreaktion). Um die Rezeptorfelder der Schlüsselregionen durch Extremstellungen der Strukturen nicht zu stören, sollte eine physiotherapeutische Übungsbehandlung während einer manualtherapeutischen Behandlung für die Dauer mehrerer Wochen pausieren.

Koordinationsstörungen, Teilleistungsstörungen, Sensomotorische Störungen

Im Rahmen der Diagnostik von sensomotorischen Integrationsstörungen bei Schulkindern (nahezu jeder vierte Schulanfänger weist Teilleistungsstörungen auf) sollte auf Störungen des Achsenorgans in der Kleinkindphase geachtete werden. Nicht selten lässt sich hier eine KISS I- (fixierte Fehlhaltung in der Frontalebene) oder KISS II- (fixierte Retroflexion) Symptomatik aufdecken. Für die Therapie stehen alle unter 46.2.2 genannten Verfahren zur Verfügung. Um eine wesentliche Besserung der Symptomatik zu erreichen, genügen oft 1–2 Behandlungen im Abstand von 6–8 Wochen.[7] Gleichzeitig verbessern sich dann oft die kognitiven und sozialen Fähigkeiten zusammen mit der Bewegungsqualität und Körperkontrolle.[6]

Zerebral bewegungsgestörte Kinder

Im Rahmen der Komplexbehandlung dieser Patienten richtet die Manuelle Medizin ihr Augenmerk auf die Behandlung der Sekundärpathologien. Die durch zentrale Dysregulation hervorgerufenen peripheren Funktionsstörungen, die muskulären Dysbalancen, der muskuläre Hypertonus und die vegetativen Dysregulationen können günstig beeinflusst werden. Atlastherapie, myofasziale Lösetechniken und Manipulation von Extremitäten- und Wirbelsäulengelenken (☞ 46.2.2) bilden die Basis für die manuelle Behandlung. Die Vergrößerung der Bewegungsamplitude durch Manuelle Medizin schafft neue Möglichkeiten, die durch physiotherapeutische Übungsbehandlung gebahnt und konditioniert werden können. Riedel wies mit der Komplexbehandlung dieser Patienten einen ermutigenden grobmotorischen Funktionsgewinn nach.[4]

Hüftreifungsstörungen

Gemäß Konsensusbeschluss der Manuellen Medizin folgt der Untersuchungsgang den klassischen Tests und der obligaten Hüftsonographie. Die Einteilung der Hüftdysplasien erfolgt nach den üblichen Kriterien von Graf. Unabhängig davon wird der manualmedizinische Befund erhoben, dabei spielen die Ileosakralgelenke, der thorakolumbale Übergang und die Kopfgelenke eine Schlüsselrolle. Seifert konnte bei Kindern, die mit Tübinger-Spreizschiene behandelt werden müssen (Hüften schlechter als Typ IIa), zeigen, dass das Behandlungsziel durch die zusätzliche manualmedizinische Behandlung in der Regel 5 Wochen früher als bei allein konventionell behandelten Kindern erreicht werden kann.[8] Für die Therapie stehen die unter 46.2.2 genannten Verfahren zur Verfügung, die zu einer besseren Propriozeption und Biomechanik führen.

Dysfunktionen bei struktureller Skoliose

Bei strukturellen Skoliosen zeigen die betroffenen Segmente partielle Kontrakturen und entsprechende segmentale Dysfunktionen. Es liegt eine muskuläre Dysbalance des Bewegungssystems vor. Die Diagnostik beinhaltet den orthopädischen Status und je nach Befund die Röntgenaufnahme der Wirbelsäule in zwei Ebenen. Die manualmedizinische Untersuchung umfasst die Funktionsuntersuchung des Achsenskeletts und der Beckenstatik. Im Vordergrund der Behandlung steht die Atlastherapie ad modum Arlen, die fakultative Behandlung von segmentalen Dysfunktionen an den Schlüsselregionen der Wirbelsäule sowie die Behandlung der muskulären Dysbalancen mit verschiedenen Techniken. Die zusätzliche Behandlung des Diaphragma wird für sinnvoll erachtet. Art und Umfang von weiterführender Diagnostik und Behandlung richtet sich nach dem Progredienzverhalten und dem Schweregrad der Skoliose. In den Studien von Meissner (1992/1996) ist die Wirksamkeit der manuellen Medizin zusätzlich zur Physiotherapie eindrucksvoll belegt.[9]

Neuromuskuläre Erkrankungen

Bei diesen Erkrankungen handelt es sich um myogene, neurogene oder stoffwechselbedingte oft hereditäre Erkrankungen mit Progression, die zu fortschreitenden Paresen der Muskulatur führen. Im Vordergrund stehen bei den Paresen die Muskeldysbalancen, die zu weiteren trophischen Störungen führen. Bei bekannter Diagnose geht in die Untersuchung der neurologische Status, die manualmedizinische Funktionsuntersuchung und eine genau definierte Leistungsprüfung mit ein. Das Grundprinzip der Behandlung besteht in der Manipulation von Funktionsstörungen am Achsenskelett und der Extremitätengelenke sowie in der Behandlung von Muskeldysbalancen durch die bekannten Techniken (☞ 46.2.2). Oft kann damit die verbliebene Muskelfunktion über lange Zeiträume erhalten bleiben.[4]

46.2.4 Kontraindikationen

Für die hier vorgestellten Techniken bestehen keine Kontraindikation, wenn die Art der strukturellen Schädigung die Wahl der Behandlungstechnik mitbestimmt. Es gibt nur wenige, absolute Kontraindikationen für die Atlastherapie nach Arlen, so z.B. dysraphische Missbildungen und Arthrose der Kopfgelenke. Für Riedel ist jedoch die Inkompetenz des Behandlers die „echte und immerwährende Kontraindikation".[4]

46.2.5 Bewertung/Studienlage

Josef Beuth

Für die aufgeführten Verfahren der manuellen Medizin liegen bislang keine validen Daten aus wissenschaftlichen/begutachteten Publikationen vor, die den Unbedenklichkeits-/Wirksamkeitsnachweis (Studien der EBM-Evidenzgrade I oder II) belegen.
Therapeutische Anwendungen (auch die der manuellen Medizin) deren Effektivität empirisch dokumentiert ist (Untersuchungen der EBM-Evidenzgrade IV oder V; Kasuistiken oder Expertenmeinungen) können individuell und indikationsbezogen sinnvoll sein. Sie bedürfen aber weiterer Austestung (z. B. Studien der EBM-Evidenzgrade I oder II), ehe sie allgemein indikationsbezogen empfehlenswert sind.

Literatur

1 Lohse-Busch H: Zwischenbilanz des Arbeitskreises für Manuelle Medizin bei Kindern in der Deutschen Gesellschaft für Manuelle Medizin. Manuelle Medizin 32: 193 – 196, 1994
2 Wolff H-D: Neurophysiologische Aspekte des Bewegungssystems. Springer Berlin Heidelberg New York, 3. Auflage 1996
3 Coenen W: Manuelle Medizin bei Kindern – Eine entwicklungsneurologische Indikation. Manuelle Medizin 39: 195 – 201, 2001
4 Lohse Busch H, Riedel M, Graf-Baumann T (Hrsg): Das therapeutische Angebot für bewegungsgestörte Kinder: Konzepte, Bewertung, Ausblicke. Springer, 2001
5 Biedermann H (Hrsg): Manualtherapie bei Kindern: Indikationen und Erfahrungen: ein Querschnitt. Enke Stuttgart 1999
6 Coenen W: Koordinations- und Konzentrationsstörung im Kindesalter. Manuelle Medizin 40: 352 – 358, 2002
7 Sacher R: Geburtstrauma und (Hals-) Wirbelsäule. Manuelle Medizin 41: 113 – 119, 2003
8 Seifert I: Behandlung der Hüftdysplasie. Manuelle Medizin 34: 146 – 147, 1996
9 Meissner J: Skoliosebehandlung und Atlastherapie. Orthop. Praxis 6: 397 – 403, 1992
10 Coenen W: Manualmedizinische Diagnostik und Therapie bei Säuglingen. Manuelle Medizin 34: 108 – 113, 1996

46.3 Osteopathie

Tillman Fellmer

46.3.1 Grundlagen

Geschichte

Der amerikanische Arzt, Dr. Andrew Taylor Still (1828 – 1917), stellte sein Konzept „Osteopathy" 1874 öffentlich vor und begründete 1892 eine eigene Hochschule für osteopathische Medizin in Kirksville, Missouri, die noch heute besteht. In den USA gibt es inzwischen 19 Hochschulen für osteopathische Medizin. Der Abschluss D.O. (Doctor of Osteopathy) ist dem M.D. (Medical Doctor) der schulmedizinischen Ausbildung gleichgestellt, mit beiden Abschlüssen kann in den USA eine reguläre Facharztausbildung angetreten werden.

Begriff der Osteopathie

Die Osteopathie versteht sich als umfassende, natürliche sowie ganzheitliche Methode. Der Osteopath nimmt die Bewegungsqualitäten und Elemente der verschiedenen anatomischen Strukturen des Menschen durch geschulte Aufmerksamkeit und Palpation wahr und regt sie therapeutisch zur Selbstregulation und Heilung an. Mit dem Begriff Osteopathie verband Still u. a. die Möglichkeit, sich durch Empathie (griechisch: pathos) dem Bewegungssystem und den Knochen des Menschen (griechisch: osteon) zuzuwenden.

Wirkung und Anwendungsprinzipien

Das Bewegungs- und Bindegewebssystem mit Knochen, Gelenken, Muskeln und Faszien ist das größte Organ des Menschen und war für Still Hauptorgan seiner diagnostischen Exploration und seines therapeutischen Ansatzes. Still sah die Grundlage des Lebens in der Bewegung und der Beweglichkeit der Organe. Bei verminderter Gewebebeweglichkeit kommt es zu einer Stauung der zirkulierenden Körperflüssigkeiten und zu einer Einschränkung der Sauerstoff- und Nährstoffversorgung mit unzureichendem Abtransport von Metaboliten und Radikalen. Dieser Vitalitätsverlust kann den Boden für verschiedene Erkrankungen bereiten.

Osteopathische Dysfunktion

Die osteopathische Dysfunktion bezeichnet eine quantitativ und qualitativ tastbare Bewegungseinschränkung im Gewebe und ist Grundlage für eine osteopathische Therapie. Die **primäre Dysfunktion** stellt sich oft durch ein äußeres Trauma ein und bleibt monosegmentär. Die **sekundäre Dysfunktion** tritt oft als Folge letzterer auf und ist plurisegmentär. Eine osteopathische Dysfunktion ist immer individuell und kann sich in Gelenken, Muskeln, Faszien und allen anderen Bindegewebsstrukturen wie z. B. Diaphragma oder Meningen manifestieren.

Grundlegende Thesen der Osteopathie

Die Osteopathie Stills fußt auf einer philosophischen Anschauung von Mensch und Natur, die wissenschaftlich begründet ist (Anatomie, medizinische Embryologie, Biochemie, Biologie und Physiologie sowie Soziologie). Sie versteht sich in ihrer Auseinandersetzung mit dem Menschen als Kunst:

- Der Mensch ist eine **dynamische Einheit von Funktionen.**
- Der menschliche Körper ist eine Einheit: **Alle Gewebe und anatomischen Strukturen** stellen in Gesundheit und Krankheit eine Einheit dar und **kommunizieren** auf den verschiedenen Wegen über Kreislauf, Nerven, Neuroendokrinium und über die Kontinuität des Bindegewebes.
- **Struktur und Funktion bedingen sich gegenseitig.** Körperflüssigkeiten als bewegliche Strukturen, neurale, viszerale, muskuläre, knöcherne und bindegewebsartige Strukturen mit ihren verschiedenen Bewegungselementen sind Grundlage und Ausdruck der Funktion bzw. ihrer Physiologie. Die Funktion kann über die Struktur behandelt werden.
- Die menschliche Natur verfügt über **Selbstheilungskräfte:** Diese äußern sich aus heutiger Sicht in der Fähigkeit zur Homöostase, in der angeborenen und erworbenen Immunität und in der Fähigkeit zur Regeneration und Kompensation bei irreversiblen Verletzungen und Schäden.

Die genannten vier Punkte sind Bestandteil der Behandlung, die sich wie folgt gliedert:

- Anamnese,
- Aufsuchen von Dysfunktionen und deren Ursachen,
- Behandlung der Dysfunktionen,
- Einordnung der Dysfunktionen in die Gesamtdynamik des Körpers.

In der Regel sollte sich nach 1–3 Behandlungen eine wahrnehmbare Veränderung einstellen.

46.3.2 Therapieformen

Didaktische Gliederung der Osteopathie

Dysfunktionen sind am ganzen Körper zu finden. Die Osteopathie wird didaktisch in die Teilbereiche osteoartikulär (parietal), kraniosakral und viszeral aufgeteilt. Es werden hier nur die allgemeinen Zusammenhänge erläutert, auf die Techniken kann hier nicht gesondert eingegangen werden.

- **Osteoartikulärer oder parietaler Bereich:** Unter Berücksichtigung der neuromuskulären Zusammenhänge stehen für die Untersuchung und Behandlung der Gelenke des Bewegungsapparats einschließlich der Faszien eine Vielzahl von Techniken zur Verfügung.
- **Viszerale Osteopathie:** Die von Still angelegte und von anderen Autoren wie Jean-Pierre Barral weiterentwickelte viszerale Osteopathie unterscheidet die **Organmotilität** als Eigenbewegung von der **Organmobilität,** die durch Atmung oder andere Skelettmuskelkontraktionen bedingt ist. Ein Organ gilt u. a. dann als gesund, wenn es sich selbst gegen die Schwerkraft hält und keine anderen Strukturen durch Zug belastet. Dabei zielt die Behandlung der inneren Organe (Abdomen und Thorax) zum einen auf ihre ligamentäre Aufhängung und die Verankerung am Bewegungsapparat und die Organstruktur selbst ab, zum anderen werden neurovegetative und psychische Einflüsse, aber auch Durchblutung und Druckverhältnisse mit berücksichtigt.
- **Kraniosakrale Osteopathie:** Die von William Garner Sutherland entwickelte kraniosakrale Therapie fußt auf den Prinzipien seines Lehrers Still. Der von ihm beschriebene **primär respiratorische Mechanismus** kann als rhythmische, pulsartige und unwillkürliche Beweglichkeit in der Motilität des Gehirns und des Rückenmarks, in der Fluktuation des Liquor cerebrospinalis, in der durch die Dura mater vermittelten Beweglichkeit zwischen Schädelknochen und Kreuzbein sowie durch die Beweglichkeit der intrakranialen und intraspinalen Membranen wahrgenommen werden. Mithilfe der kraniosakralen Techniken können nicht nur Dysfunktionen der Schädelknochen behandelt werden, sondern auch die Reagibilität des peripheren und zentralen Nervensystems, des Neuroendokriniums und des Stoffwechsels sowie auch emotionale und psychische Verhaltensweisen beeinflusst werden.

Osteopathische Behandlungsgebiete in der Pädiatrie

Aus osteopathischer Sicht stellen Geburtskomplikationen die häufigste Ursache von kraniosakralen Dysfunktionen beim Kind dar. Eine osteopathische Behandlung von Kleinkindern und Säuglingen erfordert große Behutsamkeit und Rücksichtnahme. Die Beseitigung eines Symptoms wie z. B. Beckenschiefstand oder Schädelasymmetrie ist nicht primäres Ziel einer osteopathischen Behandlung, sie kann aber das Ergebnis einer Auflösung von Einschränkungen bzw. osteopathischen Dysfunktionen jeder Art sein. Deshalb ist die Angabe von Indikationen innerhalb der Osteopathie nur bedingt sinnvoll.

Für den im pädiatrischen Bereich tätigen Arzt sollten aber insbesondere folgende Erkrankungen an die Zusammenarbeit mit einem Osteopathen denken lassen:

- Geburtstraumata,
- Saug-, Schluck- und Ess-Störungen, Dreimonatskoliken oder Verdauungsstörungen,
- Schlafstörungen, Hyperaktivität, Koordinationsstörungen,
- Schiefhals, Schädelasymmetrie, Skoliose,
- Wachstumsstörungen und -schmerzen,
- Neurologische Erkrankungen,
- Lernschwierigkeiten, Sehstörungen und Legasthenie.

Grenzen der Behandlung

Im Bereich der Kinderheilkunde gibt es wie in allen anderen Fachgebieten keine Behandlungseinschränkungen für eine osteopathische Behandlung, aber doch Grenzen. Diese ergeben sich aus der Funktionalität der Erkrankung. Wenn Organe fehlen oder zerstört sind, kann natürlich nicht zur Selbstheilung angeregt werden. Dennoch kann z.B. bei zerebralparetischen Kindern (☞ 36.4) die Behandlung nach dem Vojta- (☞ 46.1.2) oder Bobath-Konzept (☞ 46.1.2) durch eine Verbesserung der Beweglichkeit im kraniosakralen Bereich unterstützt werden.

46.3.3 Bewertung/Studienlage

Josef Beuth

Zur Osteopathie liegen bislang keine Daten aus wissenschaftlichen/begutachteten Publikationen vor, die den Unbedenklichkeits- bzw. Wirksamkeitsnachweis (Studien der EBM-Evidenzgrade I oder II) belegen.

Therapeutische Maßnahmen der Osteopathie, die erfahrungsheilkundlich weit verbreitet sind und gemäß EBM durch Untersuchungen der Evidenzgrade IV oder V (Falldarstellungen; Expertenmeinungen) belegt sind, können individuell und indikationsbezogen sinnvoll sein. Sie bedürfen aber weiterer Austestung (z.B. Studien der EBM-Evidenzgrade I oder II), ehe sie allgemein indikationsbezogen empfehlenswert sind.

Literatur

1 Brice C, Study into the efficacy of osteopathic treatment of Irritable Bowel Syndrome, British Osteopathic Journal Vol XXII (2000), 23–25
2 Greenman PE, Lehrbuch der Osteopathischen Medizin. 2. Auflage, Haug, Heidelberg, 2000
3 Hayden C, Patel SP, Cranial osteopathic manipulation in the treatment of infantile colic. 1st International Conference on Advances in Osteopathic Research. Westminster, UK, 1999
4 Lomba IA, Craniosacrale Osteopathie – eine neurophysiotherapeutische Behandlung. Pflaum, München 2001
5 Sergueef N, Die Kraniosakrale Osteopathie bei Kindern. Verl. für Ganzheitliche Medizin Wühr, 1995

47 Entspannende Verfahren

Arne Schmidt, Jens Uwe Möller

47.1 Autogenes Training

Arne Schmidt

47.1.1 Grundlagen

Autogenes Training ist ein gebräuchliches Entspannungsverfahren mit einem breiten Indikationsspektrum (von Stress bis hin zu psychischen, funktionellen und somatoformen Beschwerden). Es wurde von J. H. Schultz 1932 erstmals als Übungsverfahren mit sieben Schritten und Zielen beschrieben:

- Erholung,
- Selbstruhigstellung (Entspannung ohne äußere Hilfsmittel),
- Selbstregulierung sonst unwillkürlicher Körperfunktionen,
- Leistungssteigerung, z. B. des Gedächtnisses,
- Schmerzabstellung,
- Selbstbestimmung durch Versenkung, die durch formelhafte Vorsätze erreicht wird,
- Selbstkontrolle und Selbstkritik durch Introspektion in dieser Versenkung.

Eine gebräuchliche Ruheformel ist beispielsweise: „Ich bin ganz ruhig und entspannt". Die unter 47.1.2 aufgeführte Beschreibung der sechs zentralen Übungen des Autogenen Trainings kann keinen Kurs ersetzen, sondern dient hier nur zur Orientierung. Genauere schriftliche Anleitungen finden sich z. B. bei Aden (2000). Üblicherweise umfasst ein Kurs etwa 10 (Doppel-) Stunden, meist in der Gruppe. Wenn er nach ärztlich gestellter Indikation von einem approbierten Psychotherapeuten durchgeführt wird, übernimmt die Krankenkasse in der Regel die Kosten direkt, sonst muss ggf. eine Erstattung vorher vereinbart werden. Vielerorts werden Kurse auch über Volkshochschulen oder freie Träger angeboten.

47.1.2 Praktische Anwendung

Indikationen

Zur Behandlung von Kindern wurde das autogene Training erst lange nach der erstmaligen Beschreibung von Schultz entdeckt. Indikationen sind hier **Belastungen in der Schule,** aber auch **funktionelle Beschwerden** (z. B. funktionelle Bauchschmerzen, Spannungskopfschmerz, Schlaf- und Konzentrationsstörungen).
Die Therapie ist ab dem Schulalter (etwa 6 Jahre) geeignet; das Kind muss in der Lage sein, Kontakt zum Kursleiter aufzubauen und sich anleiten zu lassen. Im Vorschulalter können jedoch spielerisch zur Entspannung vom Kursleiter angeleitetet „Phantasiereisen" durchgeführt werden (Friebel 1994).

Sechs zentrale Übungen

Das Kind sollte zum Üben über einen ungestörten Ort verfügen. Geübt wird im Liegen oder entspannt im Sitzen bei nach vorn gebeugtem Körper („Kutscherhaltung"). Die entsprechenden Sätze werden zunächst vom Kursleiter vorgegeben; das Kind lernt sie in Gedanken nachzusprechen (lautes Sprechen stört auf Dauer die Entspannung). Es ist möglich, nur einzelne Übungen durchzuführen, z. B. die Atemübung als „Kurzübung" vor Klassenarbeiten etc. Zum Abschluss wird auch dabei die „Rücknahme der Entspannung" durchgeführt.

- **Schwereübung:** Beginnend mit rechtem Arm: „Der rechte Arm ist ganz schwer", dann Ausdehnung auf weitere Extremitäten, bis zum ganzen Körper (Generalisierung);
- **Wärmeübung:** „Die rechte Hand ist angenehm warm", dann Generalisierung;
- **Atemübung:** „Der Atem ist ruhig und regelmäßig";
- **Herzübung:** „Das Herz schlägt ruhig und regelmäßig";
- **Bauchübung** (Sonnengeflechtsübung): „Der Bauch ist ganz warm" oder „Der Bauch ist strömend warm";
- **Gesichtsübung:** „Die Stirn ist kühl – das Gesicht locker und entspannt".

Anschließende Entspannung

- „Vorsatz" fassen und im Zustand der Entspannung autosuggestiv „verankern", bei Kindern z. B. in Reimform: „Ich bin still, weil ich es will".
- Zurücknahme der Entspannung: Vor dem Üben wird das Zurücknehmen der Entspannung in drei Schritten vermittelt: „Tief Luft holen – Arme fest – und Augen auf!".

Weitere kindgerechte Übungen des autogenen Trainings finden sich z. B. bei Knölker et al. Eine Alternative ist die progressive Muskelrelaxation (☞ 47.2) nach Jacobson (Adaptation für Kinder z. B. von Booth 1997).

47.1.3 Bewertung/Studienlage

Studienlage

- In einer Studie an 50 Kindern und Jugendlichen mit internalisierenden psychischen Symptomen (z. B. Depressionen, emotionale Störungen) und einer Kontrollgruppe von 15 Probanden zeigen Goldbeck und Schmid eine deutliche Symptomreduktion in der Behandlungsgruppe (Effektstärke von 49, gemessen mit der Child Behavior Checklist CBCL). 56 % der Kinder und 55 % der Eltern äußerten, das Therapieziel teilweise, 38 % der Kinder und 30 % der Eltern, es ganz erreicht zu haben.
- Bei Erwachsenen zeigt sich deutliche Wirkung bei Angststörungen (51 % Heilung, 24 % Besserung bei 55 Patienten, Sakai 1997).
- Junge Erwachsene mit Alkoholproblemen kamen in der Studie von Sharp et al. (1997) nach einem Kurs in Autogenem Training zu einer eigenverantwortlicheren Grundeinstellung (internaler Kontrollstandpunkt).
- In einer Metaanalyse vorhandener Studien zum Autogenen Training bei Kindern kommt Friebel (1994) zu dem Ergebnis, dass Kinder die Entspannungsreaktion willentlich herbeiführen können – oft noch schneller und effektiver als Erwachsene, dass es ihnen aber weniger gelingt, Entspannung im Alltag einzusetzen und sie für diesen Transfer mehr Anleitung und Unterstützung benötigen.
- Eine weitere Übersichtsarbeit zur Wirksamkeit des Autogenen Trainings auch bei Kindern findet sich bei Stetter & Mann 1992.
- Noeker et al. (2000) beschreiben den spezifischen Einsatz von Entspannungstechniken zur stressreduzierten Wahrnehmung spezifischer Symptome und Zustandsänderungen (Interozeption) chronischer Erkrankungen (z. B. Hypoglykämie bei Diabetes) und deren zentrale Bedeutung für die Krankheitsbewältigung (Coping).
- In der Untersuchung von Gohr et al. (1997) an 21 Kindern im Alter von 9 – 14 Jahren mit einem Persönlichkeitsfragebogen (PFK 9 – 14) zeigten diese in 5 von 15 Skalen nach einem Kurs in Autogenem Training deutlich günstigere Werte, so z. B. „Neurotizismus" oder „emotionale Labilität"; überraschender Weise hatte dies auf die Blutzuckerwerte selbst (HbA1C) keinen Einfluss.
- Bei Frauen konnte die positive Wirkung bei Spannungskopfschmerzen, weniger allerdings bei Migräne, nachgewiesen werden; insgesamt war hierbei eine deutliche Reduktion von Analgetika und Anxiolytika möglich (Zsombok et al. 2002).
- Labbe (1995) untersuchte insgesamt 30 Kinder mit Migräne; ein Biofeedback-Training über die Hauttemperatur war dem Autogenen Training zwar überlegen, doch führte auch letzteres nach 6 Monaten in 50 % der Fälle zu Symptomfreiheit (Kontrollgruppe: 0 %).
- Der Einfluss kombinierter Entspannungsübungen auf Lungenfunktionsparameter bei 15 Kindern mit Asthma bronchiale war in der Pilotstudie von Groller (1992) ebenfalls ermutigend.
- Autogenes Training erhöht bei den meisten Probanden die kutane Durchblutung im Bereich Vorderhirnes (Muck-Weymann et a. 1998) und führt zu charakteristischen Veränderungen im EEG- Spektrum (Jacobs & Lubar 1989).

Auch wenn eher Studien an kleinen Gruppen vorliegen, sind Entspannungsübungen wie das Autogene Training eine wirksame Therapiemaßnahme; zusätzlich können sie Krankheitsverarbeitung erleichtern und Therapiemotivation fördern.

Bewertung

Josef Beuth

Zum autogenen Training liegen bislang keine validen Daten aus wissenschaftlichen/begutachteten Publikationen vor, die den Unbedenklichkeits-/Wirksamkeitsnachweis (Studien der EBM-Evidenzgrade I oder II) belegen.

Therapeutische Anwendungen von autogenem Training, die bislang in Untersuchungen der EBM-Evidenzgrade III bis V (nichtrandomisierte/experimentelle Studien; Kasuistiken; Expertenmeinungen) belegt sind, können individuell und indikationsbezogen sinnvoll sein, z. B. bei Depressionen, emotionalen Störungen. Sie bedürfen aber weiterer Austestung (z. B. Studien der EBM-Evidenzgrade I oder II), ehe sie allgemein indikationsbezogen empfehlenswert sind.

Literatur

1 Aden P, Anleitung zum autogenen Training mit Kindern und Jugendlichen. 2. Aufl., Daedalus Münster, 2000
2 Booth, R: Ich spanne meine Muskeln an, damit ich mich entspannen kann – Progressive Muskelrelaxation für Kinder; Kösel 1998

3 Friebel, V.: Entspannungstraining für Kinder- eine Literaturübersicht. Praxis der Kinderpsychologie und Kinderpsychiatrie 43 (1), 16–21, 1994
4 Gohr, M; Ropcke, B.; Pistor, K; Eggers, C.: Autogenes Training bei kIndern und Jugendlichen mit Diabetes mellitus Typ 1. Praxis der Kinderpsychologie und Kinderpsychiatrie, 46 (4), 288–303, 1997
5 Goldbeck, L; Schmid, K.: Effectiveness of autogenic relaxation training on children and adolescents with behavioral and emotional problems. J. of the American Academy of Child and adolescent Psychiatry, 42 (9), 1046–54, 2003
6 Groller, B.: Zur Effektivität von kombinierten Entspannungsübungen für Kinder mit Asthma bronciale. Kinderärztliche Praxis 60 (1), 12–16, 1992
7 Jacobs, G.D.; Lubar, J.F.: Spectral analysis of the central nervous system effects of the relaxation rresponse elicited by autogenous training. Behavioral Medicine, 15 (3) 125–132, 1989
8 Knölker, U, Mattejat, F, Schulte-Markwort M, Kinder- und Jugendpsychiatrie systematisch. 2. Aufl., Uni-Med Bremen, 2000
9 Labbe, E.E.: Treatment of childhood migraine with autogenic training and skin temperature biofeedback: a component analysis. Headache, 35 (1), 10–13, 1995
10 Muck-Weymann, M.; Tritt, K.; Hornstein, O.P.; Mosler, T.; Joraschky, P.: Rhythmical changes of the cutaneous blood flow in the forehead region under the condition of hypnoid relaxation. Vasa, 27 (4), 220–223, 1998
11 Noeker, M.; von Rüden, U., Staab, D.; Haverkamp. F.: Prozesse der Körperwahrnehmung und deren therapeutische Nutzung in der Pädiatrie: Die Weiterentwicklung unspezifischer Entspannungsverfahren zum Training krankheitsspezifischer Beschwerde- und Symptomwahrnehmung. Klinische Pädiatrie, 212, 260–265, 2000
12 Sakai, M.: Application of autogenic training for anxiety disorders: a clinical study in a psychiatric setting. Fukuoka Igaku Zasshi, 88 (3), 56–64, 1997
13 Sharp, C.; Hurford, D.P.; Allison, J.; Sparks, R.; Cameron, b.P.: Facilitation of internal locus of control in adolescent alcoholics through a brief biofeedback- assisted autogenic relaxation training procedure. J. of Substance abuse Treatment 14 (1), 55–60, 1997
14 Stetter, F; Mann K; Autogenes Training. Dt. Ärzteblatt, 89 S. 1245–1246, 1992
15 Zsombok, T.; Juhasz, G.; Budavari, A., Vitrai, J:, Bagdy, G.: Effect of autogenic training on drug consmption in patients with primary headache: an 8- month follow- up study. Headache 43, 251–257, 2003

47.2 Progressive Muskelrelaxation (PMR) nach Jacobson

Jens Uwe Möller

Die PMR ist eine einfach zu erlernende und schnell wirksame Entspannungsmethode mit hoher Motivationswirkung. Sie besteht aus einem systemat. Anspannungs-Entspannungstraining der Willkürmuskulatur.

47.2.1 Grundlagen

Durch Anspannungsübungen mit nachfolgender Entspannung wird die Wahrnehmung von muskulärer Spannung und Entspannung geschult. Der Patient lernt, durch gezielte Entspannung eine vegetative Umschaltung auf Ruhe herbeizuführen. Mit fortschreitender Übung wird die Entspannung vertieft, gleichzeitig steigt die Fähigkeit, Spannungszustände frühzeitig wahrzunehmen und diesen entgegenzuwirken. Ziel des Trainings ist die Einleitung der Entspannungsreaktion durch das Erinnern des körperlichen Entspannungszustandes, ohne die muskulären Anspannungs-Entspannungs-Übungen körperlich aktiv durchführen zu müssen. Die PMR nach Jacobson ermöglicht es, den Teufelskreis von Schmerz → muskuläre Verspannung → Fehlhaltung mit der Folge verstärkter Spannung und verstärkter Schmerzwahrnehmung zu durchbrechen.

47.2.2 Praktische Anwendung

Die Kinder werden dazu angeleitet, bestimmte Muskelgruppen nur so weit anzuspannen, bis sie eine Spannung wahrnehmen. Es sollte keine maximale Anspannung der Muskulatur erfolgen, da eine *differenzierte* Wahrnehmung von Spannungszuständen erreicht werden soll. Die Spannung wird für ca. 5 sek. gehalten, anschließend werden mit dem inneren Sprechen des Signalwortes „Loslassen" die Muskeln gelockert. Ca. 30 sek. lang sollen die Kinder dann genau auf das Entspannungsgefühl achten.
Sinnvoll sind 2–3 Übungen am Tag von ca. 10 min. Dauer. Während der Übungen ruhig weiter atmen!

Übungsablauf

- **Hände und Arme:** Hände zu Fäusten ballen, Oberarmmuskulatur anspannen,
- **Gesicht:** Augenbrauen hochziehen, Augenbrauen zusammenziehen, Nase rümpfen, Lippen aufeinander drücken, Zunge oben gegen den Gaumen drücken,

- **Hals, Nacken, Schultern:** Schultern nach oben ziehen (wenn ohne Beschwerden möglich),
- **Bauch und Atmung:** Bauch herausdrücken, Bauch hart machen, Bauch einziehen,
- **Gesäß, Beine und Füße:** Gesäßmuskulatur anspannen, Fersen gegen den Boden stemmen, Füße und Zehen nach oben ziehen.

Abschießend *alle* Muskelgruppen nochmals für 5 sek. anspannen und auf einmal loslassen.
Die Entspannung wirken lassen und bewusst genießen.

47.2.3 Bewertung/Studienlage

Josef Beuth

Zur progressiven Muskelrelaxation (PMR) nach Jacobson liegen bislang keine Daten aus wissenschaftlichen/begutachteten Publikationen vor, die den Unbedenklichkeits-/Wirksamkeitsnachweis (Studien der EBM-Evidenzgrade I oder II) belegen.
Die progressive Muskelrelaxation (PMR) nach Jacobson ist empirisch belegt (Untersuchungen der EBM-Evidenzgrade IV oder V; Kasuistiken, Expertenmeinungen) und wird erfahrungsheilkundlich weit verbreitet angewendet. Sie bedarf weiterer Austestung (z. B. Studien der EBM-Evidenzgrade I oder II), ehe sie allgemein indikationsbezogen empfehlenswert ist.

Literatur

[1] Kohl F: Progressive muscle relaxation according to E. Jacobson. A modern relaxation technique, Med Monatsschr Pharm 2002 Mar; 25(3): 77 – 87

[2] Booth, R: Ich spanne meine Muskeln an, damit ich mich entspannen kann – Progressive Muskelrelaxation für Kinder; Kösel 1998

48 Psychotherapie

Manfred Döpfner, Martin Rieger, Ingrid Müller

48.1 Verhaltenstherapie

Manfred Döpfner

48.1.1 Prinzipien der Verhaltenstherapie

Die moderne Verhaltenstherapie stellt mittlerweile ein komplexes Konglomerat aus verschiedenen psychologischen Prinzipien und Methoden, die sich wie folgt charakterisieren lassen:

- **Verhaltenstherapie ist wissenschaftlich-empirisch fundiert.** Verhaltenstherapie basiert auf Erkenntnissen aus der psychologischen Grundlagenforschung einschließlich relevanter Nachbardisziplinen und ist ständig um Weiterentwicklung bemüht. Verhaltenstherapie im Kindes- und Jugendalter fußt besonders stark auf den Lerngesetzen des klassischen und operanten Konditionierens, des Lernens am Modell und verschiedener kognitiver Theorien sowie auf Erkenntnissen der Entwicklungspsychologie, der Entwicklungspsychopathologie und der Neurowissenschaften. Sie integriert stets neue Ergebnisse der genannten Grundlagendisziplinen und modifiziert ihre therapeutischen Techniken, soweit nötig.
- **Verhaltenstherapie ist problemorientiert.** Die verhaltenstherapeutische Behandlung setzt an der aktuellen Problematik des Kindes- oder Jugendlichen und seiner Familie an. Dabei werden die prädisponierenden, auslösenden und aktuell aufrechterhaltenden Bedingungen des Verhaltens analysiert. Der Begriff des Verhaltens bezieht sich dabei nicht nur auf sichtbare Handlungen eines Kindes oder Jugendlichen (aktionale Ebene) sondern auch auf die Gefühle (emotionale Ebene) und Gedanken (kognitive Ebene) sowie auf körperliche Reaktionen (physiologische Ebene).
- **Verhaltenstherapie ist kompetenz- und ressourcenorientiert.** Verhaltenstherapie fokussiert und thematisiert nicht nur die Probleme des Kindes und Jugendlichen und die Belastungen der Familie, sondern auch die Kompetenzen des Patienten und die Ressourcen seines Umfeldes. Neben der problemfokussierten Strategie ist die Stärkung von Kompetenzen und Ressourcen der zweite Pfeiler für eine erfolgreiche Behandlung von Kindern und Jugendlichen.
- **Verhaltenstherapie ist zielorientiert.** Gemeinsam mit dem Patienten und seinen Bezugspersonen werden zu Beginn die konkreten Ziele der Therapie vereinbart. Dabei wird zwischen Teilzielen und Endzielen unterschieden. Der Erfolg der Therapie wird an dem Grad bemessen, in dem diese Ziele erreicht werden.
- **Verhaltenstherapie ist handlungsorientiert.** Insbesondere bei Kindern und Jugendlichen wird die Einsicht in die Bedingungen des Problemverhaltens nicht als hinreichende Bedingung für eine Verhaltensänderung angesehen. Auch wenn kognitive Methoden die Änderung von Einstellungen und automatischen Gedanken betonen, erfordert eine erfolgreiche Therapie in der Regel das aktive Einüben des neuen Verhaltens und somit die praktische Anwendung der gewonnenen Einsichten.
- **Verhaltenstherapie ist transparent.** Alle am Therapieprozess Beteiligten werden ihrem Entwicklungsstand entsprechend über die auslösenden und aufrechterhaltenden Faktoren informiert und gemeinsam werden Ziele definiert und Behandlungspläne erarbeitet. Aufgeklärte Patienten und aufgeklärte Eltern partizipieren entsprechend ihrer jeweiligen Fähigkeit an den Therapieentscheidungen.
- **Verhaltenstherapie ist multimodal.** Obwohl die Arbeit mit dem Kind häufig eine wesentlicher Bestandteil der Verhaltenstherapie ist; ist die Einbeziehung des Umfeldes und wichtiger Bezugspersonen meist von zentraler Bedeutung; mitunter steht die Arbeit mit den Eltern, mit der Familie oder mit Erziehern und Lehrern sogar im Vordergrund der Verhaltenstherapie. Noch stärker als bei der Therapie mit Erwachsenen kommt es bei Kindern und Jugendlichen darauf an, die Therapie in die konkrete soziale Situation (Schule, Familie) zu übertragen. Die multimodale Verhaltenstherapie mit Kindern und Jugendlichen berücksichtigt, dass die psychischen Probleme sich in aller Regel auf verschiedenen Ebenen und in verschiedenen Lebensbereichen manifestieren, die sich gegenseitig beeinflussen. Eine multimodale Verhaltenstherapie kombiniert, wie Abbildung 48.1-1 zeigt, je nach Konstellation patientenzentrierte mit eltern- und kindergarten/-schulzentrierten und auch gleichaltrigenzentrierten Interventionen und sie wendet dabei häufig verschiedene Methoden an.

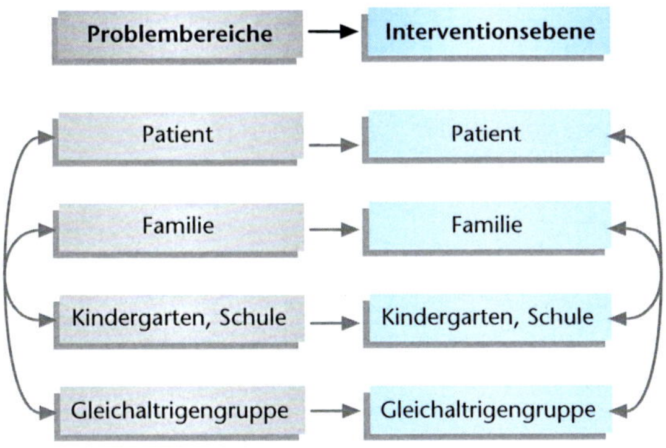

Abb. 48.1-1: Problembereiche bei psychischen Störungen im Kindes- und Jugendalter und Interventionsebenen

48.1.2 Grundlegende Paradigmen der Verhaltenstherapie

Wichtige theoretische und experimentelle Grundlagen der Kinder- und Jugendlichen-Verhaltenstherapie bilden vier Paradigmen:

- Klassisches Konditionieren
- operantes Konditionieren
- Modelllernen
- Kognitive Theorien

Klassisches Konditionieren

Beim klassischen Konditionieren wird eine bestehende Reiz-Reaktionsverbindung (z. B. Präsentation von Futter führt beim Hund zum Speichelfluss) **mit anderen zuvor neutralen Reizen gekoppelt** (konditioniert). So wird in dem klassischen Experiment von Pawlow die Nahrung gleichzeitig mit einem anderen Reiz (z. B. einem Licht) dargeboten und nach mehrfacher gemeinsamer Darbietung von Nahrung mit diesem neuen Reiz löst schließlich der neue Reiz alleine die gleiche Reaktion (Speichelfluss) aus. Dieses Prinzip wird unter anderem bei der Erklärung der Entstehung von Ängsten, aber auch von psychosomatischen Erkrankungen herangezogen.

Operantes oder instrumentelles Konditionieren

Beim operanten oder instrumentellen Konditionieren, dem **Lernen am Erfolg,** wird das Verhalten beeinflusst durch die Art der Konsequenzen, die auf das Verhalten folgen. Die Konsequenzen eines Verhaltens sind in Tabelle 48.1-1 dargestellt. Prinzipiell kann auf ein Verhalten entweder eine angenehme oder eine unangenehme Konsequenz folgen. Eine angenehme Konsequenz kann darin bestehen, dass entweder ein positiver Reiz beginnt (positive Verstärkung – z. B. das Kind wird gelobt) oder dass ein negativer Reiz beendet wird (negative Verstärkung – z. B. die Mutter hört auf zu schimpfen). Eine unangenehme Konsequenz kann sich darin äußern, dass entweder ein negativer Reiz auf ein Verhalten folgt (Bestrafung – das Kind wird ausgelacht) oder dass ein positiver Reiz als Folge eines Verhaltens aufhört (Löschung – die Mutter wendet sich vom Kind ab).

Positive und negative Verstärkungen erhöhen die Wahrscheinlichkeit, dass ein Verhalten zukünftig in einer bestimmten Situation erneut auftritt; Bestrafung und Löschung führen dagegen dazu, dass das Verhalten seltener wird. Operante Methoden werden bei nahezu allen verhaltenstherapeutischen Interventionen angewandt.

Tab. 48.1-1: Konsequenzen eines Verhaltens (operante Konditionierung)

	Positive Reizqualität	**Negative Reizqualität**
Darbietung	Positive Verstärkung	Bestrafung
Entzug	Löschung, Verstärkerentzug	Negative Verstärkung

Lernen am Modell

Beim Lernen am Modell werden Verhaltensweisen durch die Beobachtung des Verhaltens anderer erworben. Bandura beschreibt drei Effekte, die durch das Lernen am Modell ausgelöst werden können:

- **Beobachter-Lerneffekte:** Der Beobachter erwirbt neue Verhaltensweisen, die in seinem bisherigen Verhaltensrepertoire nicht vorhanden waren.
- **Hemmungs- und Enthemmungseffekte:** Durch das Verhalten des Modells werden beim Beobachter vorhandene Verhaltensweisen bestärkt oder geschwächt. Die Beobachtung negativer Verhaltenskonsequenzen führt zur Hemmung, die Beobachtung positiver Konsequenzen zu Enthemmung. Ein Kind, das beobachtet, wie ein anderes Kind durch aggressives Verhalten sich erfolgreich durchsetzen kann, wird sich künftig in vergleichbarer Situation eher aggressiv verhalten.
- **Reaktionserleichterungseffekte:** Das Verhalten hat lediglich die Funktion eines auslösenden Reizes, der das Ausführen schon vorher gelernter Verhaltensweisen erleichtert. Ein Kind das beobachtet, wie ein anderes Kind durch lautes Schreien ein Eis von seiner Mutter bekommt, wird künftig möglicherweise ebenfalls Schreien, um ein Eis zu bekommen.

Prozesse des Modelllernens können bei der Entwicklung verschiedener Verhaltensauffälligkeiten beteiligt sein und auch in der Therapie werden diese Prinzipien eingesetzt.

Kognitive Theorien

Kognitive Theorien entwickelten sich auf der Basis der Theorien des Modell-Lernens. Sie gehen davon aus, dass psychische Störungen durch irrationale Grundüberzeugungen, Erwartungen oder negative automatische Gedanken entstehen können und eine Veränderung dieser Kognitionen auch zur Verminderung psychischer Auffälligkeiten beitragen kann. So wurde beispielsweise erkannt, dass Ängste im wesentlichen auch durch angstinduzierende Gedanken entstehen können oder dass depressive Störungen grundlegend durch kognitive Fehler (z. B. Schwarz-weiß-Denken) ausgelöst werden können.

48.1.3 Grundlegende Methoden der Verhaltenstherapie im Kindes- und Jugendalter

Verhaltenstherapeutische Interventionen zielen im Kern darauf, die auslösenden und aufrecht erhaltenden Bedingungen eines Problemverhaltens zu verändern. Grundlage der Planung therapeutischer Interventionen ist die in jedem Einzelfall durchzuführende Bedingungsanalyse oder funktionale Analyse, in der die auslösenden und aufrecht erhaltenden Faktoren identifiziert werden. Abbildung 48.1-2 zeigt wesentliche Komponenten einer solchen Bedingungsanalyse und zugeordnet die jeweiligen Interventionsmöglichkeiten.

- **Auslösende Situation:** Die auslösende Situation ist die Situation, in der das Problemverhalten auftritt (z. B. die Situation, die dem Kind Angst macht; die Situation in der das Kind aggressiv reagiert).
- **Kognitive Verarbeitung:** Diese Situation wird zunächst vom Kind kognitiv verarbeitet – das Kind nimmt die Situation wahr und verknüpft bestimmte Erwartungen oder Befürchtungen damit.
- **Emotionale und aktionale Reaktion:** Das Kind reagiert vor dem Hintergrund seiner kognitiven Verarbeitung der Situation auf der emotionalen (und der physiologischen) Ebene und auf der Handlungsebene (z. B. es reagiert aggressiv und schlägt ein anderes Kind oder ängstlich und flieht aus einer Situation)
- **Konsequenzen:** Dieses Verhalten hat bestimmte Konsequenzen zur Folge, die möglicherweise zur Aufrechterhaltung des Problemverhaltens beitragen (z. B. das aggressive Verhalten des Kindes ist kurzfristig erfolgreich; durch die Vermeidung der Situation bei dem ängstlichen Kind reduziert sich die Angst).

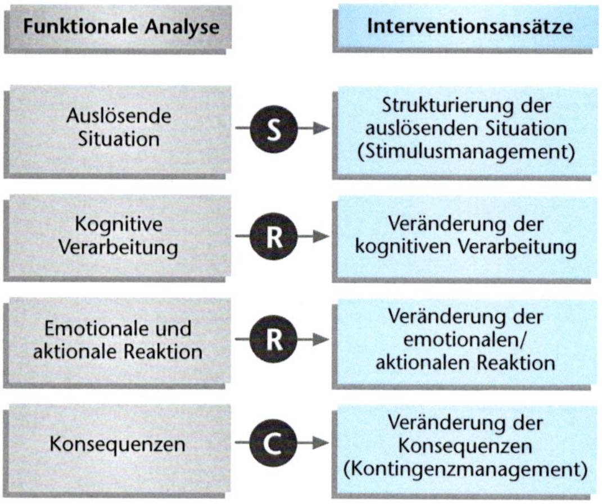

Abb. 48.1-2: Funktionale Analyse und mögliche Ansatzpunkte in der Verhaltenstherapie.

Die Interventionen können nun, wie Abbildung 48.1-2 zeigt, an verschiedenen Punkten dieses Bedingungsmodells ansetzen:

- Durch die **Strukturierung oder Veränderung der auslösenden Situation** kann das Problemverhalten vermindert werden, beispielsweise durch eine Strukturierung der Hausaufgabensituationen oder der Sitzanordnung im Klassenzimmer kann sich hyperkinetisches Verhalten in der jeweiligen Situation vermindern.
- Durch die **Veränderung der kognitiven Verarbeitung** der Situation können auf der Handlungsebene und auf der emotionalen Ebene auffällige Verhaltensweisen abgebaut werden – z. B. durch die Veränderung der überzogen negativen Erwartungen eines Kindes mit Prüfungsangst kann sich die Angst vermindern.
- Die **emotionale Reaktion und die Handlung können direkt beeinflusst** werden, beispielsweise kann durch Entspannungsverfahren die Angst vermindert werden oder durch ein soziales Kompetenztraining kann kompetentes Sozialverhalten eingeübt werden.
- Schließlich können psychische Probleme durch **Veränderungen der Konsequenzen,** die auf das Problemverhalten und auf angemessenes Verhalten erfolgen, beeinflusst werden – beispielsweise indem das Kind belohnt wird, wenn es sich einer bislang vermie-

denen Situationen aussetzt oder einen Konflikt auf angemessene Weise löst.

Operante Verfahren

Operante Verfahren, werden am häufigsten in der Verhaltenstherapie mit Kindern eingesetzt, sie lassen sich unterteilen in Methoden zum Aufbau (Verstärkungstechniken) und Methoden zum Abbau von Verhalten (Löschung und negative Konsequenzen). Eine entscheidende Rolle spielt die kontinuierliche und unmittelbare (kontingente) Konsequenz auf ein Verhalten.

Aufbau neuer Verhaltensweisen

Positive Verstärkung ist das aussichtsreichste Verfahren zum raschen Aufbau von neuem Verhalten. Unabdingbare Voraussetzung ist dabei eine exakte Operationalisierung des zu verstärkenden Verhaltens. Ob eine Belohnung als Verstärker wirkt, hängt entscheidend von der richtigen Auswahl ab, in die der Patient wesentlich einbezogen werden muss. Bei der positiven Verstärkung kann unterschieden werden zwischen sozialer Verstärkung (durch Lob, Zuwendung, Aufmerksamkeit, Nähe, Zustimmung usw.), Aktivitätsverstärkung (durch beliebte Aktivitäten), materielle Verstärkung (durch materielle Güter, Süßigkeiten). Häufig wird auch Token-Verstärkung eingesetzt. Dabei wird ein Verhalten zunächst durch Chips, Punkte, Abziehbilder usw. verstärkt. Die Tokens werden in primäre Verstärker (Eintauschverstärker) – meist materielle oder Aktivitätsverstärker – eingetauscht. Bei Jugendlichen werden statt Token-Verstärker-Programmen Verhaltensverträge geschlossen.

Abbau unerwünschter Verhaltensweisen

Zum Abbau unerwünschten Verhaltens hat sich Verstärkerrückgabe (response cost), natürliche negative Konsequenzen und Auszeit bewährt. Bei der Verstärkerrückgabe werden Tokens entzogen, wenn ein Problemverhalten auftritt. Natürliche negative Konsequenzen sind Konsequenzen, die sich aus dem Problemverhalten direkt ergeben (z.B. solange die Hausaufgaben nicht fertig sind, kann nicht gespielt werden). Bei der Auszeit, wird das Kind kurzfristig isoliert, wenn ein Problemverhalten auftritt.

Reizkonfrontation und Exposition

Reizkonfrontation und Exposition sind Methoden, die vor allem zur **Behandlung von Ängsten, Zwangsstörungen und posttraumatischen Belastungsstörungen** eingesetzt werden. Dabei wird der Patient unter therapeutischer Führung genau jenen Situationen ausgesetzt, die Ängste oder Zwänge auslösen bzw. die den Patienten traumatisiert haben. Bei Zwangsstörungen dient das Zwangsverhalten (z. B. das Händewaschen) der Angstreduktion und ist somit dem Vermeidungsverhalten von Angstpatienten gleichzusetzen. Deshalb wird die Durchführung der Zwangshandlung verhindert (Reaktionsverhinderung). Die Konfrontation erfolgt meist graduiert, das heißt zunächst mit weniger angstauslösenden Situationen bevor stärker angstauslösende Situationen bearbeitet werden. Meist wird die Exposition in vivo durchgeführt; bei manchen Störungsformen (Zwangsgedanken, posttraumatischen Störungen) auf der Vorstellungsebene. Wichtig ist die Exposition so lange durchzuführen, bis sich eine Angstminderung einstellt. Eine langdauernde Exposition bewirkt eine Habituation an die angstauslösende Situation mit Rückgang der entsprechenden psychophysiologischen Erregung sowie eine Veränderung der Wahrnehmung und Bewertung der angstauslösenden Situation, was zu einer zusätzlichen Senkung der physiologischen Reaktionen und zu einer realistischeren Einschätzung von Gefahren und der eigenen Bewältigungsfähigkeiten führt sowie zum Aufbau neuer Verhaltensmuster (Konfrontation statt Vermeidung).

Kognitive Methoden

Kognitive Methoden zielen auf die **Veränderungen von Einstellungen, Erwartungen und automatischen Gedanken,** die für die Entstehung und Aufrechterhaltung psychischer Störungen verantwortlich sein können. Als ältestes kognitives Verfahren gilt die rational-emotive Therapie von Ellis (1962), nach der irrationale Überzeugungen häufig Ursachen psychischer Störungen sind (z.B. die Annahme, man müsse immer alles perfekt können). Diese Annahmen werden im Gespräch aufgedeckt, hinterfragt und durch angemessene Annahmen ersetzt. Eine weitere Methode ist die kognitive Therapie nach Beck (1970), die zunächst zur Behandlung depressiver Störungen entwickelt wurde und bei der negative Schemata oder Überzeugungen, kognitive Verzerrungen (Denkfehler), z.B. Schwarz-weiß-Denken identifiziert und hinterfragt und mit Hilfe eines so genannten sokratischen Dialogs und Verhaltensproben verändert werden.

Zu den kognitiven Verfahren zählt auch das **Selbstinstruktionstraining,** das bei Kindern mit Aufmerksamkeitsdefizit-/Hyperaktivitätsstörungen (ADHS) zum Einsatz kommt und bei dem das Kind anhand von Selbstinstruktionskarten angeleitet wird, Probleme systematisch zu lösen. Das **Problemlösetraining** ist eine weitere kognitive Technik, bei der mit dem Patienten erarbeitet wird, bislang nicht bewältigte Probleme besser zu bewältigen, indem die Probleme zunächst benannt und definiert werden, danach alternative Lösungen erarbeitet werden und dann nach Abwägung der Vor- und Nachteile jeder Lösungsalternative eine Lösung ausgewählt und umgesetzt wird.

Soziale Kompetenztrainings

Soziale Kompetenztrainings fördern bei Kindern und Jugendlichen mit mangelhaft ausgeprägten sozialen Kompetenzen, die beispielsweise sozial ängstliches Verhalten, sozialen Rückzug oder auch aggressives Verhalten auslösen können, den **Aufbau von kompetentem Sozialverhalten.** Dabei werden verschiedene Methoden miteinander kombiniert – neben kognitiven und operanten Verfahren auch Rollenspiele, in denen sozial kompetentes Verhalten eingeübt wird. Wichtig dabei sind Methoden zur Übertragung der in der Therapiestunde erworbenen Kompetenzen auf den Alltag. Kommunikationstrainings zählen ebenfalls zu der Gruppe der sozialen Kompetenztrainings. Dabei werden zusammen mit den beiden Kommunikationspartnern (z. B. Mutter und Kind) Sprecher- und Zuhörerfertigkeiten eingeübt, die die Beteiligten in die Lage versetzen sollen, Inhalte auszudrücken und zu verstehen ohne den jeweils anderen gegen sich aufzubringen oder zu verletzen.

Entspannungs- und Biofeedbackmethoden

Entspannungs- und Biofeedbackmethoden sind Verfahren die dazu dienen, **Stress und Anspannung** entweder generell oder in spezifischen Situationen zu **reduzieren.** Neben den vorstellungsgebundenen Entspannungsverfahren (autogenes Training, ☞ 47.1) wird vor allem die progressive Muskelentspannung und das Biofeedback (z. B. Rückmeldung der Atemfrequenz, Herzrate, des Hautleitwiderstandes) eingesetzt.

Spezifische Verfahren

Spezifische Verfahren wurden für verschiedene Störungen entwickelt, etwa das Enuresis-Alarm-Gerät, zur Behandlung von nächtlichem Einnässen, das auf den Prinzipien der klassischen Konditionierung aufbaut oder die Behandlung von Reaktionsumkehr (habit reversal) bei Ticstörungen und anderen gewohnheitsmäßigen, automatisierten Bewegungsabläufen.

48.1.4 Praxis der Kinder- und Jugendlichenverhaltenstherapie

Kinder- und Jugendlichenverhaltenstherapie wird meist von Psychologen oder Ärzten in Kliniken, Erziehungsberatungsstellen und anderen Institutionen oder in freier Praxis angeboten. In freier Praxis kann Kinder- und Jugendlichenverhaltenstherapie von Ärzten mit Zusatztitel Psychotherapie (Schwerpunkt Verhaltenstherapie) oder von Kinder- und Jugendlichen-Psychotherapeuten bzw. psychologischen Psychotherapeuten durchgeführt und mit Krankenkassen abgerechnet werden.
Das zentrale Ziel der Verhaltenstherapie im Kindes- und Jugendalter ist die erfolgreiche Bewältigung von bislang nicht bewältigten Problemen im Alltag, d. h. in der Familie, in der Schule und bei Gleichaltrigen (☞ Abb. 48.1-3). Diesem Ziel dient im Rahmen der patientenzentrierten Intervention der Aufbau der therapeutischen Beziehung, die Entwicklung von Therapiemotivation und die Steigerung von Kompetenzen sowie von Kompetenzvertrauen und der Erfolgserwartungen hinsichtlich der Problembewältigung (vgl. Döpfner & Walter, 2002). Diese drei Wirkfaktoren beeinflussen sich gegenseitig. Eine erfolgreiche Problembewältigung wird unmittelbar vor allem durch die Stärkung von Kompetenzen sowie von Kompetenzvertrauen und Erfolgserwartungen hinsichtlich der Problembewältigung ermöglicht. Erste Erfolge bei der Problembewältigung steigern ihrerseits nicht nur Kompetenzen, Kompetenzvertrauen und Erfolgserwartungen des Kindes oder Jugendlichen, sie stärken auch die weitere Änderungs- und Therapiemotivation sowie die therapeutische Beziehung. In Abhängigkeit vom Umfeld, in dem die Probleme auftreten, werden diese patientenzentrierten Interventionen ergänzt durch familienzentrierte, schulzentrierte oder auch gleichaltrigenzentrierte Interventionen, indem die entsprechenden Bezugspersonen in die Therapie einbezogen werden. In Abhängigkeit von den individuellen Problemkonstellationen oder auch der Behandlungsphase können patienten-, familien- schul- oder gleichaltrigenzentrierte Interventionen im Zentrum der therapeutischen Gesamtstrategie stehen. Bei den familien- und schulzentrierten Interventionen gilt es, analog zu den patientenzentrierten Verfahren, eine tragfähige Beziehung aufzubauen, die Therapiemotivation zu fördern und Kompetenzen sowie von Kompetenzvertrauen und Erfolgserwartungen hinsichtlich der Problembewältigung zu steigern. Während patienten-, familien- und schulzentriete Interventionen schon eine lange Tradition

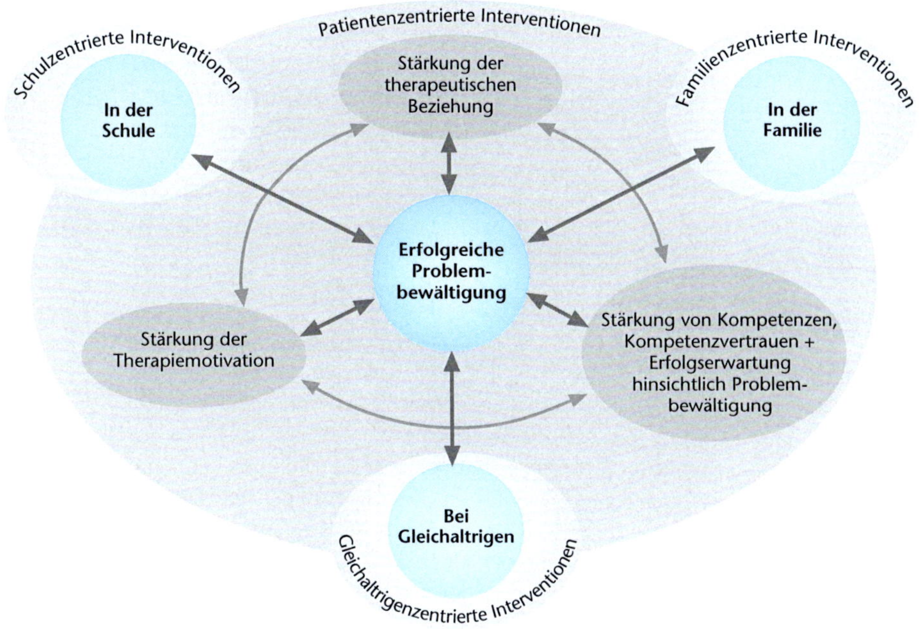

Abb. 48.1-3: Ansatzpunkte und Prozesse in der Verhaltenstherapie von Kindern und Jugendlichen (aus Döpfner & Walter, 2002)

in der Kinder- und Jugendlichenverhaltenstherapie haben, ist die Einbeziehung von Gleichaltrigen auch in der Jugendlichenverhaltenstherapie bislang eher die Ausnahme. Beispiele für gleichaltrigenbezogene Interventionen sind neben sozialen Kompetenztrainings in Gruppenform auch die Bearbeitung von Partnerproblemen gemeinsam mit dem/der Jugendlichen und seinem/seiner Partner(in) oder die Anleitung von Gleichaltrigen zur Konfliktlösung (z. B. Streit-Schlichter-Programme in der Schule).

48.1.5 Bewertung/Studienlage

Josef Beuth

Die Wirksamkeit der Verhaltenstherapie im Kindes- und Jugendalters ist in einer Vielzahl empirischer Untersuchungen (EBM-Evidenzgrade III oder IV; experimentelle, nicht-randomisierte klinische Studien oder Kasuistiken) dokumentiert. Meta-Analysen dieser Untersuchungen deuten darauf hin, dass verhaltenstherapeutische Verfahren als die wirksamsten psychologischen Interventionen im Kindes- und Jugendalter betrachtet werden können. Andere Verfahren zeigen meist deutlich geringere Effekte bzw. ihre Wirksamkeit ist bislang nicht hinreichend untersucht. Dennoch sind verhaltenstherapeutischen Maßnahmen Grenzen gesetzt, die Anlass dazu bieten, diese Methoden bei definierten Störungsbildern mit anderen Therapien, vor allem pharmakotherapeutischen Ansätzen, zu kombinieren.

Verhaltentherapeutische Ansätze bedürfen aber weiterer Austestung in Unbedenklichkeits-/Wirksamkeitsnachweis-relevanten Studien (z.B. der EBM-Evidenzgrade I oder II), ehe sie allgemein indikationsbetogen empfehlenswert sind.

Literatur

1 Döpfner, M: Multimodale Kinder – und Jugendlichenpsychotherapie – auf dem Weg zu einer Schulen übergreifenden Psychotherapie? In: F. Resch & M. Schulte-Markwort (Hrsg.) Trauma – Stress – Konflikt. Langeooger Texte zur Psychotherapie im Kindes- und Jugendalter, Band 2, 87–98. Stuttgart, Schattauer, 2004

2 Döpfner, M; Lehmkuhl, G: Die Wirksamkeit von Kinder- und Jugendlichenpsychotherapie. Psychologische Rundschau, 53, 184–193

3 Döpfner, M; Walter, D: Verhaltenstherapeutische Zugänge in der Adoleszenz. Psychotherapie im Dialog 4, 345–352, 2002

4 Esser, G (Hrsg.): Lehrbuch der klinischen Psychologie und Psychotherapie des Kindes- und Jugendalters, 243–262, Stuttgart, Enke
5 Petermann, F (Hrsg.): Lehrbuch der klinischen Kinderpsychologie und -psychotherapie (5. korr. Aufl.). Hogrefe, Göttingen

48.2 Tiefenpsychologie

Ingrid Müller, Martin Rieger

48.2.1 Grundlagen

Unter Tiefenpsychologie versteht man die Psychologie des Unbewussten, die auf der Psychoanalyse Sigmund Freuds beruht, welche zunächst für die Behandlung Erwachsener entwickelt wurde. Sie umfasst die ätiologisch orientierten Therapieformen, mit denen die unbewusste Dynamik aktuell wirksamer neurotischer Konflikte unter Beachtung von Übertragung, Gegenübertragung und Widerstand behandelt wird. Übertragung bedeutet, dass der Patient frühere Beziehungserfahrungen und Erlebnisse auf den Therapeuten projiziert und diese einer Bearbeitung in der aktuellen Beziehungsgestaltung zum Therapeuten zugänglich werden.

Der Beginn der tiefenpsychologischen Behandlung von Kindern wird auf das Jahr 1909 mit Sigmund Freuds Aufsatz „Analyse der Phobie eines 5-jährigen Knaben" datiert, in dem er einen Jungen wegen einer Pferdephobie behandelt. Im Laufe der Zeit kam es zu Modifikationen, Weiterentwicklungen und Spezifizierungen der klassischen Behandlungsform, durch unter anderem von A. Freud, M. Klein, H. Zullinger, M. Dührssen und DW. Winicott.

Grundannahmen

- Die Entstehung von Symptomen und Störungen wird auf unbewusste Konflikte zurückgeführt.
- Menschliches Verhalten wird durch Triebe und Affekte determiniert und durch so genannte psychische Instanzen (Ich, Es, Über-Ich) reguliert.
- Unbewusste Prozesse bestimmen die psychischen Funktionen des Verhaltens.
- Entwicklung ist gekennzeichnet durch sensible Zeiträume (orale, anale, phallische Phase), in denen sich bestimmte Konflikte manifestieren können.

Anwendungsprinzipien

- Durch Reaktionen des Zuhörens und der Empathie, sowie einer Orientierung gebenden Therapeutenhaltung als grundlegende Voraussetzungen für eine therapeutische Beziehung werden dem Patienten neue affektive Erfahrungen ermöglicht.
- Deutungsvorschläge bzw. gezielte Fragen liefern Hinweise auf Zusammenhänge zwischen aktuellen Problemen und belastenden Erfahrungen der Vergangenheit.
- Die Stimulation von Übertragungsprozessen sowie deren Deutung führt über eine Verinnerlichung der Beziehungssituation zu einer strukturellen Veränderung.

Modifikation der Technik in der Arbeit mit Kindern und Jugendlichen

- Deutlich direktiveres Vorgehen des Therapeuten im Vergleich zur Erwachsenentherapie,
- Der Therapeut muss flexibler und aktiver sein, die Beziehung wird persönlicher und intimer gestaltet,
- Keine Frustrationen durch längere Gesprächspausen oder imaginative Manöver,
- Gezieltes Fragen deckt Zusammenhänge auf und ergänzt/ersetzt Deutungen,
- Vorsicht vor zu starken regressiven Tendenzen! Stattdessen: Realitätsprüfung sowie Stärkung und Aufbau von Ich-Funktionen,
- Einbeziehung der Eltern über regelmäßige gemeinsame Therapiesitzungen oder Elternberatung,
- Einsatz von nonverbalen Medien wie Spiel und Zeichnung.

Indikationen

- Angst- und Zwangsstörungen, Depressionen, emotionale Störungen, Anpassungsstörungen, posttraumatische Belastungsstörungen, Bindungsstörungen, Schulphobien,
- Persönlichkeitsentwicklungsstörungen,
- Psychosomatische und somatoforme Störungen, Störungen der sexuellen Entwicklung,
- Störungsbilder mit multipler psychischer Symptomatik (Komorbidität).

Kontraindikationen

- Schwere dissoziale Entwicklungen,
- Tief greifende Entwicklungsstörungen wie z. B. frühkindlicher Autismus,
- Hirnorganische Störungen und deutliche Intelligenzminderungen liegen meist ebenfalls nicht im Indikationsspektrum,
- Als limitierende Faktoren gelten Introspektionsfähigkeit, Kooperation und Beziehungsfähigkeit.

48.2.2 Therapieformen

Kinderanalyse

- **Setting:** hohe Stundenfrequenz mit drei bis fünf Sitzungen pro Woche, Gesamtbehandlungsdauer: zwei bis vier Jahre;
- **Technik:** Spiel und Handeln als Ausdrucksmöglichkeit des Kindes enthält symbolische und reale Bestandteile, auf die mit Handlungen, Kommentaren und Deutungen reagiert wird. Der Therapeut bringt sich in das Spiel ein, übernimmt zugeteilte Rollen, fungiert teilweise auch als Hilfs-Ich;
- **Ziel:** Fortschritt der psychischen Entwicklung und Beziehungsfähigkeit des Patienten, insbesondere Bewirken einer strukturellen Veränderung.

Tiefenpsychologische Kinderpsychotherapie

- **Setting:** 70 – 120 Therapieeinzelsitzungen à 50 Minuten, ein- bis zweimal wöchentlich, Gesamtbehandlungsdauer: ca. ein bis zwei Jahre;
- **Technik:** ähnlich der Kinderanalyse, jedoch mit stärkerem Schwerpunkt auf das aktuelle Geschehen und Bearbeitung (auch mit Hilfe von Handlungserprobung) von nicht gelösten Konflikten;
- **Ziel:** Konfliktbewältigung, Erwerb von reiferen Bewältigungsmechanismen, Ich-Reifung.

Psychodynamische/tiefenpsychologische Jugendlichentherapie

- **Setting:** zwei bis drei Sitzungen pro Woche à ca. 50 Minuten, Gesamtbehandlungsdauer: 90 – 140 Kontakte;
- **Technik:** vornehmlich verbaler Austausch ohne Couch-Lage des Jugendlichen Sowie Ermöglichung von Blickkontakt; freie Assoziation wird ersetzt durch einen strukturierten Dialog; Fokussierung auf das Gegenwartsgeschehen mit einem vereinbarten Konfliktthema;
- **Ziel:** Auffüllen von Entwicklungsdefiziten, Förderung kathartischer Prozesse und Auflösen neurotischer Reaktionsmuster, wichtige Themen: Formulierung von Ich-Idealen, Gewissensbildung, Lösung von Konflikten zwischen Triebansprüchen und realer Bedürfnisbefriedigungsmöglichkeit, Ablösungsprozesse.

Gruppentherapie

- **Setting:** 40 – 60 Therapiesitzungen à 100 Minuten mit ein bis zwei Terminen pro Woche, nicht mehr als fünf Kinder bzw. sechs bis acht Jugendliche mit gleichem Entwicklungsniveau aber unterschiedlichen Störungsursachen;
- **Ziel:** Vermittlung einer korrigierenden sozialen Erfahrung, Hauptthemen: Konflikte mit Erwachsenen, Geschwistern und der peer-group;
- **Vorteile:** bei einem Teil der Jugendlichen bessere Therapiemotivation; die Übertragungen auf alle Gruppenteilnehmer bieten vielfältigere Ansatzpunkte für therapeutische Interventionen, Gruppenschutz durch gemeinsames Verarbeiten intensiver Gefühlsreaktionen, angstbindende Funktion der Gruppe führt zu geringerem Widerstand, Solidarität mit Mitpatienten führt zu leichterem Ertragen des individuellen Leids.

48.2.3 Bewertung/Studienlage

Studienlage

Tiefenpsychologische Behandlungsformen stellen die klassischen und am häufigsten durchgeführten Verfahren dar, ihre Anwendungshäufigkeit im ambulanten Bereich übersteigt die der anderen Verfahren bei Weitem. Bedauerlicherweise spiegelt sich diese Alltagsrealität nicht in der Zahl der Veröffentlichungen und im Forschungsstand wieder.

Traditionell wurde eine empirische, auf Objektivierung ausgerichtete Forschung als unvereinbar mit dem tiefenpsychologischen Behandlungskonzept angesehen, so dass der Schwerpunkt eher auf Einzelfallstudien lag. Aufgrund der Komplexität und Individualität des Behandlungsansatzes bestehen außerdem methodische Schwierigkeiten, die sich z.B. auf die Messbarkeit bestimmter Parameter beziehen.

Der Effektivitätsnachweis tiefenpsychologischer Psychotherapie wurde eher für Erwachsene geführt. Systematische und kontrollierte Studien liegen für den Kinder- und Jugendlichenbereich nur wenige vor (z.B. Target & Fonagy, 1994). In jüngster Zeit zeichnen sich jedoch Ansätze z.B. in der Therapieprozessforschung und der Evaluation ab.

Bewertung

Josef Beuth

Der Unbedenklichkeits-/Wirksamkeitsnachweis tiefenpsychologischer Psychotherapie wurde trotz intensiver Bemühungen bislang auch für Erwachsene noch nicht geführt. Systematische kontrollierte Studien der EBM-Evidenzgrade I oder II, die den Unbedenklichkeits-/Wirksamkeitsnachweis belegen, liegen für den Kinder- und Jugendlichenbereich nicht vor.

Tiefenpsychologische Behandlungsformen bedürfen demnach weiterer Austestung (z.B. Studien der EBM-Evidenzgrade I oder II), ehe sie allgemein indikationsbezogen empfehlenswert sind.

Literatur

1 Fonagy P, Target M: Kinderpsychotherapie und Kinderanalyse in der Entwicklungsperspektive: Implikationen für die therapeutische Arbeit, Kinderanalyse 3 (1995), 150–186

2 Streek-Fischer A: Psychotherapie mit Kindern und Jugendlichen. In: Praxis der Psychotherapie. Senf W, Broda M (Hrsg.), Thieme, Stuttgart 2000, 614–624

3 Target M, Fonagy P: Efficacy of psychoanalysis for children: Prediction of outcome in a developmental context, J. Amer. Child Adolesc. Psychiat. 33 (1994), 1134–1144

48.3 Sonstige Verfahren

Martin Rieger

48.3.1 Familientherapie

Ausgangspunkt familientherapeutischer Verfahren ist der Einfluss der wechselseitigen innerfamiliären Beziehungen auf die psychische Symptomatik und das Verhalten des einzelnen Familienmitglieds. Die Beziehungen in der Kernfamilie sind wiederum Teil eines erweiterten Kontexts (Mehrgenerationen-Perspektive, soziales und kulturelles Umfeld etc.).

Methoden

Die therapeutische Grundhaltung ist geprägt durch Allparteilichkeit, Neutralität und Empathie gegenüber den Familienmitgliedern.

Aus der Vielzahl familientherapeutischer Ansätze sind folgende Hauptrichtungen schematisch herauszuheben. In der Praxis sind Überschneidungen der Ansätze anzutreffen:

- **Psychoanalytisch orientierte Familientherapie** (Stierlin, Boszormenyi-Nagy): Fokus auf unbewusste intrafamiliäre Prozesse, Selbst-Objekt-Differenzierung, bezogene Individuation, Loyalitäten und Delegationen in der Familie;
- **Strategische Familientherapie** (Bateson, Watzlawick): Fokus auf Kommunikationsabläufe und zugrunde liegende Regeln, Identifikation und Änderung dysfunktionaler Abläufe in der Familie;
- **Strukturelle Familientherapie** (Minuchin): Fokus auf Familienorganisation in Subsystemen, auf Abläufe, Allianzen und Einflussnahmen im Familiensystem;
- **Humanistisch orientierte Familientherapie** (Satir): Fokus auf Kommunikationsregeln und Aufbau kongruenter Prozesse in der Familie und Berücksichtigung von Autonomie, Selbstwertentwicklung und gegenseitiger Anerkennung;
- **Verhaltenstherapeutische Familientherapie** (Alexander, Henggeler): Fokus auf Identifikation und Analyse intrafamiliärer Probleme und Initiation von Problemlöseprozessen mit Transfer in den Alltag; breites Anwendungsspektrum von Psychoedukation und Elterntraining bis zu kognitiv-systemischen Verfahren.

Indikationen

- Emotionale Störungen, Angststörungen, Anpassungsstörungen, Zwangsstörungen, Essstörungen, andere psychosomatische Störungen, chronische Erkrankungen mit Auswirkung aufs Familiensystem, Sozialverhaltensstörungen, Persönlichkeitsentwicklungsstörungen;
- Schwere affektive Störungen und Psychosen, dabei supportiver Einsatz familientherapeutischer Interventionen.

Kontraindikationen

- Deutliche Aversion einzelner Familienmitglieder gegen Familiensitzungen;
- Gefahr der Eskalation innerfamiliärer Konflikte durch Familientherapie;
- Gefahr zu starker Konfrontation, z.B. im Rahmen von schwerer Angst-, Zwangsstörung, Tourette-Symptomatik;
- Akute klinische Symptomatik: Suizidalität, floride psychotische Symptomatik, Manie.

Anwendungsformen

Familientherapie als alleiniges Verfahren

- Innerfamiliäre Manifestation einer psychischen Störung;
- Psychische Störung als Folge auffälliger innerfamiliärer Beziehungen;
- Annerkennung der Beziehungsproblematik als Thema in der Familie;
- Bereitschaft zu Familiensitzungen.

Familientherapie in Kombination mit einzeltherapeutischen Verfahren

- Im Rahmen eines multimodalen Behandlungskonzepts[1];
- Wenn Symptomatik erhebliche negative Auswirkungen aufs Familiensystem hat.

Weitere familientherapeutisch orientierte Interventionen

- Elternberatung: Begleitend bei primär einzeltherapeutischen Interventionen für das Kind;
- Elterntraining: Im Rahmen von verhaltenstherapeutischen Programmen, um Elternkompetenz im innerfamiliären Umgang mit bestimmten Problemstellungen zu stärken (z. B. hyperkinetische Störung);
- Paartherapie: Bei dominierendem Konflikt zwischen Eltern mit negativen Auswirkungen auf Kindesentwicklung

Setting

- Standardsetting: Eltern, Kind und Geschwister;
- Je nach Therapieansatz, Zielstellung und Verfügbarkeit Abweichungen möglich (nur Eltern und Kind, Einbezug weiterer Generationen und anderer wichtiger Bezugspersonen);
- Frequenz je nach Therapieansatz deutlich divergierend: 1 Sitzung pro Woche bis 1 Sitzung alle 3 Monate, ebenso starke Varianz in Gesamtzahl der Sitzungen.
- Familientherapie wird entweder in freien Praxen (Problem: keine Kostenübernahme durch Krankenkassen) oder in Beratungsstellen (z. B. Erziehungsberatungsstellen, in manchen Kommunen kinder- und jugendpsychiatrische Dienste) angeboten; auch wird sie häufig im Rahmen von Klinikbehandlungen (teil- bzw. vollstationär) eingesetzt.

48.3.2 Nonverbale Behandlungsverfahren

Methoden

- Kunst- und Gestaltungstherapie, Musiktherapie, Bewegungs- und Tanztherapie;
- Diverse Schulen, theoretische Ausrichtung überwiegend angelehnt an tiefenpsychologische und humanistisch-integrative Konzepte.

Indikationen

Emotionale Störungen, Depressionen, Angst- und Zwangsstörungen, Persönlichkeitsentwicklungsstörungen, Störungen der Impulskontrolle, Essstörungen, psychosomatische Störungen, Psychosen (nur im Rahmen multimodaler Behandlung).

Anwendungsformen

- Meist kombiniert mit anderen Behandlungsverfahren, z. B. im Rahmen eines stationären Settings (kinder- und jugendpsychiatrische und psychosomatische Kliniken); vereinzelt auch in freier Praxis;
- Als Einzel- oder Gruppentherapie.

48.3.3 Bewertung/Studienlage

Josef Beuth

Der Evaluationsstatus der diversen familientherapeutischen Verfahren ist insgesamt unbefriedigend. Die Analyse der vorliegenden Untersuchungen zur Familientherapie (Meta-Analysen von Daten der EBM-Evidenzgrade III oder IV; experimentelle, nichtrandomisierte klinische Studien oder Kasuistiken) zeigen therapeutische Effekte, ohne den Unbedenklichkeits-/Wirksamkeitsnachweis belegen zu können. Am besten dokumentiert scheint bislang die Effektivität verhaltenstherapeutischer Ansätze (EBM-Evidenzgrade III – IV). Für nonverbale Behandlungsverfahren liegen derzeit ausschließlich Kasuistiken vor (EBM-Evidenzgrad IV), die den Unbedenklichkeits-/Wirksamkeitsnachweis nicht belegen können.

Die therapeutischen Ansätze der Familientherapie bedürfen weiterer Austestung (z. B. Studien der EBM-Evidenzgrade I oder II), ehe sie allgemein indikationsbezogen empfehlenswert sind.

Literatur

1 Deutsche Gesellschaft für Kinder- und Jugendpsychiatrie und Psychotherapie et al., Leitlinien zu Diagnostik und Therapie von psychischen Störungen im Säuglings-, Kindes- und Jugendalter, Deutscher Ärzte, Köln, 2000, S. 24 ff
2 Haffa-Schmidt U et al., Musiktherapie mit psychisch kranken Jugendlichen, Vandenhoeck und Ruprecht, Göttingen, 1999
3 Kraus W, Die Heilkraft des Malens. Einführung in die Kunsttherapie, Beck, München, 2002
4 Mattejat F, Familientherapie. In: Lehrbuch der klinischen Psychologie und Psychotherapie des Kindes- und Jugendalters. Esser G (Hrsg.), Thieme, Stuttgart, 2002
5 Willke E et al., Tanztherapie, Theorie und Praxis, Junfermann, Paderborn, 1991

Register

B

F

G

M

N

S

T